HANDBUCH
DER
KINDERHEILKUNDE

EIN BUCH FÜR DEN PRAKTISCHEN ARZT

HERAUSGEGEBEN VON

GEH. MED.-RAT PROF. DR. MED.
M. v. PFAUNDLER
DIREKTOR DER KINDERKLINIK IN MÜNCHEN
UND
GEH. MED.-RAT PROF. DR. MED.
A. SCHLOSSMANN
DIREKTOR DER KINDERKLINIK IN DÜSSELDORF

UNTER MITARBEIT VON

Prof. Dr. J. BAUER-HAMBURG, Prof. Dr. G. BESSAU-LEIPZIG, Prof. Dr. H. BEUMER-GÖTTINGEN, Prof. Dr. W. BIRK-TÜBINGEN, Prof. Dr. H. BISCHOFF-ROSTOCK, Direktor Dr. O. BOSSERT-ESSEN, Prof. Dr. H. BRÜNING-ROSTOCK, Dr. W. CAMERER-STUTTGART, Prof. Dr. R. DEGKWITZ-GREIFSWALD, Prof. Dr. A. ECKSTEIN-DÜSSELDORF, Dr. E. ECKSTEIN-SCHLOSSMANN-DÜSSELDORF, Dr. M. O. ELTZBACHER-LEIDEN, Prof. Dr. St. ENGEL-DORTMUND, Prof. Dr. E. FEER-ZÜRICH, Prof. Dr. H. FINKELSTEIN-BERLIN, Prof. Dr. R. FISCHL-PRAG, Prof. Dr. E. FREUDENBERG-MARBURG, Dr. W. FREUND-BRESLAU, Prof. Dr. F. GOEBEL-HALLE/S., Prof. Dr. TH. GÖTT-BONN, Prof. Dr. F. von GRÖER-LEMBERG, Prof. Dr. A. GROTH-MÜNCHEN, Prof. Dr. P. GYÖRGY-HEIDELBERG, Prof. Dr. R. HECKER-MÜNCHEN, Doz. Dr. A. HOTTINGER-DÜSSELDORF, Prof. Dr. J. HUSLER-MÜNCHEN, Prof. Dr. J. IBRAHIM-JENA, Prof. Dr. R. v. JASCHKE-GIESSEN, Prof. Dr. W. KELLER-HEIDELBERG, Prof. Dr. H. KLEINSCHMIDT-HAMBURG, Prof. Dr. W. KNOEPFELMACHER-WIEN, Prof. Dr. J. LANGER-PRAG, Prof. Dr. B. LEICHTENTRITT-BRESLAU, Prof. Dr. F. LUST-KARLSRUHE, Prof. Dr. L. F. MEYER-BERLIN, Prof. Dr. E. MORO-HEIDELBERG, Prof. Dr. E. MÜLLER-BERLIN, Prof. Dr. R. NEURATH-WIEN, Privatdozent Dr. A. NITSCHKE-FREIBURG, Prof. Dr. E. NOBEL-WIEN, Prof. Dr. C. T. NOEGGERATH-FREIBURG, Prof. Dr. H. OPITZ-MAINZ, Prof. Dr. M. v. PFAUNDLER-MÜNCHEN, Prof. Dr. A. v. REUSS-GRAZ, Prof. Dr. H. RIETSCHEL-WÜRZBURG, Prof. Dr. E. ROMINGER-KIEL, Dr. O. ROMMEL-MÜNCHEN, Prof. Dr. F. ROTT-BERLIN, Privatdozent Dr. B. DE RUDDER-MÜNCHEN, Prof. Dr. B. SCHICK-NEW YORK, Prof. Dr. A. SCHLOSSMANN-DÜSSELDORF, Dozent Dr. H. SCHLOSSMANN-DÜSSELDORF, Prof. Dr. W. STOELTZNER-KÖNIGSBERG, Prof. Dr. K. STOLTE-BRESLAU, Prof. Dr. E. THOMAS-DUISBURG, Prof. Dr. A. UFFENHEIMER-MAGDEBURG, Prof. Dr. H. VOGT-MÜNSTER, Prof. Dr. E. WIELAND-BASEL, Dr. CHR. WYCKERHELD BISDOM-BANDOENG/Java, Prof. Dr. A. YLPPÖ-HELSINGFORS, Prof. Dr. J. ZAPPERT-WIEN

4 BÄNDE
mit zahlreichen, meist farbigen Tafeln und vielen Textfiguren

VIERTE AUFLAGE

DRITTER BAND
mit 22 Tafeln und 318 Textfiguren

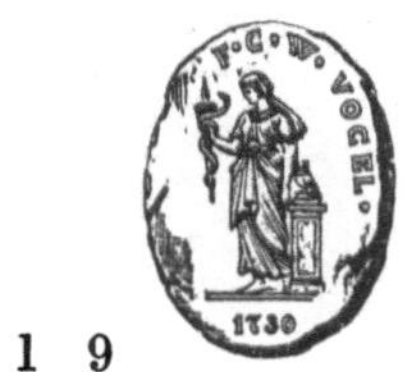

1931

VERLAG VON F. C. W. VOGEL / BERLIN

ISBN-13:978-3-642-88934-9 e-ISBN-13:978-3-642-90789-0
DOI: 10.1007/978-3-642-90789-0

Inhaltsverzeichnis

des III. Bandes.

Krankheiten des Digestionsapparates.

Die Krankheiten des Respirationsapparates.

Seite

Die Krankheiten des Zirkulationsapparates.

Die Krankheiten der Mundhöhle im Kindesalter

Von

RUDOLF FISCHL in Prag.

Inhaltsübersicht.

Die Mundhöhle bildet die Eingangspforte des Körpers, welche nicht nur die Nahrung in diesen befördert, sondern auch unter normalen Verhältnissen die durch die Nasenschleimhaut filtrierte Inspirationsluft passieren läßt, unter pathologischen Bedingungen, bei behinderter Nasenatmung, diese direkt aufnimmt und sowohl de norma bald nach der Geburt zahlreiche Mikroben beherbergt, als auch von außen kommende krankmachende Keime aufnehmen kann, welche sowohl lokale Erkrankungen in ihr erzeugen als auch von da aus sich in verschiedenen Gebieten des Organismus verbreiten können. Bedeutung der Mundhöhle.

Da sowohl die anatomische Beschaffenheit als auch das funktionelle Verhalten der Mundhöhle in den einzelnen Abschnitten der Kindheit gewisse Differenzen aufweisen, welche besonders in der Säuglingsperiode von den späteren Altersstufen stark abweichen, erscheint eine gesonderte Erörterung geboten.

Anatomische und physiologische Eigentümlichkeiten der Mundhöhle des Säuglings.

Bau der Mundschleimhaut beim Säugling.

Geringe Speichelsekretion.

Geringe räumliche Ausdehnung der Mundhöhle.

Zunge und Mundhöhlenboden.

Speicheldrüsen.

Die Mundschleimhaut des Neugeborenen und jungen Säuglings, deren anatomischer Bau, wie auf meine Veranlassung durchgeführte vergleichende Untersuchungen von *Felix Weiß* ergeben haben, sich von der späterer Altersstufen nur durch die lockerere Fügung der Zellen des Stratum Malpighii unterscheidet, ist sehr trocken, was mit der geringen Sekretion der Speicheldrüsen und dem schwachen Absonderungsreiz durch die Brustmilch zusammenhängt, welche dieses Schleimhautgebiet rasch passiert, ohne daselbst digestive Beeinflussung zu erfahren. Sie enthält zahlreiche teils oberflächlich teils tiefer gelegene Schleimdrüsen und die Ausführungsgänge der Speicheldrüsen. Die Zahnlosigkeit der Kiefer und die funktionelle Aufgabe der Mundhöhle in diesem frühen Alter bringen es mit sich, daß ihre räumliche Ausdehnung eine relativ geringe ist. Die Zunge zeigt starke Entwicklung, die Muskulatur des Bodens der Mundhöhle, welcher ja beim Saugakt eine bedeutsame Rolle zukommt, besondere Kraft, die beim Versuch der Inspektion des Cavum oris einen starken Widerstand bietet. Die Speicheldrüsen sind verhältnismäßig klein und sondern ein wenig wirksames Sekret ab, wie aus lange zurückliegenden Untersuchungen von *v. Ritter, Zweifel, Korowin* u. a. hervorgeht. Neuere mit einem von *Juschschenko* konstruierten Apparate durchgeführte Untersuchungen von *Krasnogorski* haben ergeben, daß auf der Seitenfläche des hinteren Zungenabschnittes eine Stelle vorhanden ist, von der aus die Sekretion der Parotis erregt wird, während dies für die Submaxillaris von dem vorderen Abschnitt der Zunge und der Mundhöhlenschleimhaut aus geschieht.

Reaktion der Mundhöhle beim Säugling. Abhängigkeit von der Ernährungsweise.

Über die Reaktion der Mundhöhle beim Säugling hat *Rongel* eingehende Untersuchungen angestellt, aus denen hervorgeht, daß diese in weitgehendem Maße von der gereichten Nahrung abhängig ist. Bei Wasserdiät fand er in 75 % der Fälle schwach sauere Reaktion, bei Kohlehydratdiät in 60 %, bei Kuhmilchernährung in 49 %, bei gemischter Kost in 43 % und bei reiner Brustnahrung in 41 %. Bei Neugeborenen kurz post partum war die Reaktion vor der ersten Mahlzeit meist neutral (71 %) und sehr selten (2 %) alkalisch.

Lippensaugpolster.

Außer den in der Muskulatur der Zunge, der Kiefer und des Mundbodens lokalisierten dem Saugakte dienenden Kräften finden sich auch gewisse diesen Zwecken dienende Einrichtungen im Bereiche der Lippen, der Alveolarfortsätze der Kiefer und der Wange. Im Gebiete der Lippen ist es das von *Luschka, von Pfaundler* u. a. beschriebene Saugpolster. Stülpt man die Lippen eines jungen Säuglings um, so sieht man, daß ihre äußere glatte und etwas blässere Partie durch eine quere Linie von der inneren gesondert erscheint, welch letztere durch eine Reihe von queren Falten in einzelne Abschnitte zerfällt. Nimmt man das Kind während des Trinkens plötzlich von der Brust weg, so kann man sich überzeugen, daß diese Segmente des inneren Lippenabschnittes wie richtige Schwellkörper vorspringen, die offenbar den Zweck haben, den festen Schluß der Lippen um die Brustwarze zu gewährleisten. Die aus der Beobachtung, daß diese Funktion bereits bei Frühgeburten vorhanden ist, abgeleitete Ansicht *von Jaschke*s, es handle sich um eine unvollständige Entwicklung der Lippen, dürfte wohl nicht stimmen.

*Robin-Magitot*sche Falte.

Eine weitere dem gleichen Zwecke dienende Bildung ist die sogenannte *Robin-Magitot*sche Falte, eine Schleimhautduplikatur am freien Alveolarrande der Kiefer, aus welcher später die hintere Gingiva entsteht, und die ebenfalls eine analoge funktionelle Bedeutung haben dürfte.

Saugpolster der Wange.

Eine dritte offenbar gleichfalls mit dem Saugakt in Beziehung stehende Formation ist das Saugpolster der Wange, ein etwa kirschgroßer Fettkörper über der Fascia parotideo-masseterica, welchen zuerst *Bichat* beschrieb, und den *von Ranke* als Corpusculum adiposum bezeichnete. *Von Jaschke* ist der Meinung, derselbe diene zur Versteifung der Wange an dieser wenig resistenten Stelle. Tatsache ist, daß selbst im Zustande höchstgradiger Abmagerung des Säuglings mit vollständigem Schwunde seines Körperfettes diese Fettanhäufung bestehen bleibt, was auf ihre funktionelle

Bedeutung schließen läßt (s. Fig. 1). Dieses andersartige Verhalten gegenüber dem sonstigen Fettgewebe erklärt *Lehndorff* durch höheren Gehalt an schwer schmelzbaren Fettsäuren (Palmitin- und Stearinsäure) und geringerem an Ölsäure.

Epithelperlen.

Eine fast konstante Bildung im Bereiche der Raphe des harten Gaumens sind die sogenannten *Bohn*schen Knötchen oder Epithelperlen, runde hirsekorngroße weißgraue oder blaßgelbe, entweder perlschnurartig hintereinander angeordnete oder in kleinen Gruppen gelagerte halbkugelige Gebilde, welche in den ersten Lebenswochen ausfallen und an der Stelle ihres früheren Sitzes seichte Grübchen hinterlassen, die bald epithelisiert werden und vollständig schwinden. Manchmal finden sie sich auch an der hinteren Partie des oberen Alveolarfortsatzes sowie am knöchernen Unterkieferrand. Diese zuerst von *Bohn* beschriebenen Knötchen hat *Alois Epstein* zum Gegenstande eingehender Untersuchungen gemacht und sie als Umwandlungsprodukte bezeichnet, welche bei der Verwachsung der epithelbedeckten Gaumenplatten in das Innere der Gaumengegend gelangen, während sie früher als Derivate von Drüsen bezeichnet wurden. Neuere Untersuchungen von *K. Peter* bestätigen die *Epstein*sche Deutung und weisen ihnen eine funktionelle Rolle zu, indem sie zur Befestigung der Schleimhaut an den schwachen Stellen derselben im Bereiche der Raphe dienen sollen. Später rücken die beiden knöchernen Gaumenhälften näher aneinander und bieten mit dem Periost und dem Bindegewebe einen genügend starken Widerstand, so daß die Epithelkörperchen unnötig werden und ausfallen. Ihre Rolle bei pathologischen Prozessen der Mundhöhle soll später berührt werden.

Ihre Genese.

Ihre funktionelle Bedeutung.

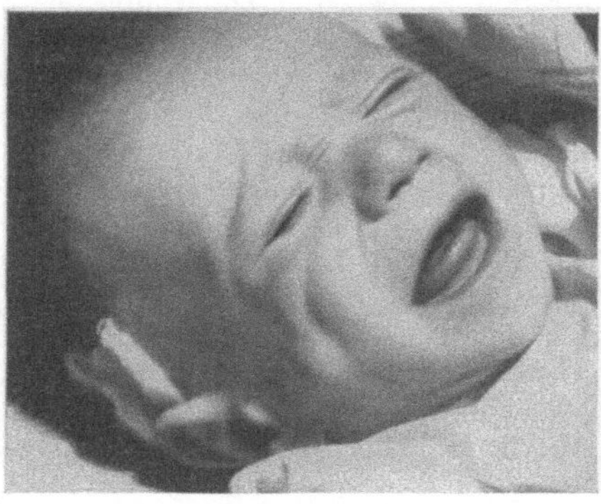

Fig. 1.
Erhaltenes Wangensaugpolster bei hochgradiger Abmagerung.
(Eigene Beobachtung.)

Gaumeneckengeschwüre.

An den beiden symmetrischen Stellen, an welchen die Rachenschleimhaut durch die vorspringenden Hamuli pterygoidei des Keilbeins straff gespannt und anämisiert erscheint, kommt es bei mechanischer Reizung zu Ulzerationen, welche gleichfalls später besprochen werden sollen.

Bedeutung der Zunge.

Die Zunge des Säuglings zeichnet sich, wie bereits erwähnt, durch besonders starke Entwicklung aus und zeigt große Kraft. Sie bildet nach den Beobachtungen von *Sellheim* ein Polster gegen den Unterkiefer, welchen sie überragt und beteiligt sich mit den beiden Lippen und der entsprechenden Muskulatur an der Formation des weichen Mundbodens. Im Schlaf erscheint sie mit ihrem vorderen Anteil an den harten Gaumen gepreßt, so daß durch die leicht geöffneten Lippen ihre untere Fläche sichtbar ist (*Steinert*). An dieser inseriert eine Schleimhautduplikatur, das Zungenbändchen oder Frenulum linguae, welches fächerartig zwischen den beiden Sublingualdrüsen ausgespannt ist, sich in der Regel nicht bis zur Zungenspitze erstreckt, manchmal aber an sie heranreicht und den Vorderrand der Zunge leicht einkerbt. Auch in bezug auf Dicke und Straffheit des Zungenbändchens bestehen individuelle Unterschiede.

Frenulum linguae.

Desquamationsprozesse der ersten Lebenstage.

Die Mundschleimhaut des Säuglings ist sehr gefäßreich, außerordentlich zart und dementsprechend leicht vulnerabel. Sie beteiligt sich sowohl in ihrem Mund- wie in ihrem Zungenanteil in den ersten Lebenstagen an den die Haut und die verschiedenen Schleimhäute betreffenden Desquamationsprozessen, die sich an dieser Stelle besonders in Form von Zungenbelag zeigen, welcher von der Spitze her abgestoßen wird.

Lymphbahnen und Lymphdrüsen.

Über die Lymphbahnen der Mund- und Rachenhöhle sowie das Verhalten der regionären Lymphdrüsen hat *Grünwald* eingehende Untersuchungen angestellt, aus denen hervorgeht, daß die Lymphbahnen und die Sinus der Lymphdrüsen weiter, die Rinde der letzteren schmäler, der amorphe lymphoide Teil größer ist und die Zahl der Drüsen die des Erwachsenen um das Doppelte bis Dreifache übertrifft. Letzterer Umstand macht sich besonders in der starken Beteiligung der Lymphdrüsen

Starke Beteiligung an infektiösen Prozessen. an infektiösen Prozessen dieser Gegend bemerkbar, und zwar sowohl klinisch wie anatomisch.

Speicheldrüsen. Die Speicheldrüsen sind, wie ich schon erwähnt habe, in den ersten Lebensmonaten relativ klein; *Jakobi* betont die verhältnismäßig stärkere Entwicklung der Parotis. Ihre Zellen sind noch wenig differenziert, was nach *Gundobin* ein Zeichen geringer funktioneller Entwicklung ist, und sie bilden, wie wir später sehen werden, nicht selten den Ort infektiöser Entzündungen.

Auslösung des Saugaktes. Zur Physiologie der Mundhöhle des Säuglings ist zu bemerken, daß sich der so wichtige Saugakt durch Berührung der Lippen und der Mundschleimhaut leicht auslösen läßt, was sich am besten durch Einführung des Fingers in das Cavum oris und Betastung der Zunge erreichen läßt. Sein Zentrum liegt nach den Untersuchungen von *K. Basch* bilateral in der Nähe des Atemzentrums an der Innenseite der Corpora restiformia und der Bindearme. Die zuführenden Bahnen bilden die sensiblen Bahnen des Trigeminus, die abführenden die motorischen Nerven der Kaumuskeln, Lippen, der Zunge und des Zungenbeins, welche dem Fazialis, motorischen Trigeminusast und dem Hypoglossus entstammen. Beim Saugakt treten folgende Muskeln in Aktion: der Orbicularis oris, der Myohyoideus, der Myogenioglossus, der Geniohyoideus, der Sternohyoideus, der Thyreohyoideus und der Omohyoideus.

Saugzentrum.

Mechanik des Saugaktes. Zunächst umschließen die Lippen die Brustwarze und einen Teil des Warzenhofes, wobei die beschriebenen Abdichtungsvorrichtungen (Saugpolster der Lippen, Schleimhautduplikatur am Alveolarrande der Kiefer) den sichern Abschluß unterstützen.

Trinkakt. Der Trinkakt besteht in einer Reihe rhytmischer Einziehungen der Warze in die Mundhöhle, Auf- und Abwärtsbewegung der Kiefer und Anspannung der Mundbodenmuskulatur, welcher bei der Herstellung des luftverdünnten Kavums die Hauptaufgabe zufällt. Daneben erfolgt leichte Abflachung der Wangen und Tiefertreten des Kehlkopfes, der sich bei jeder Schluckbewegung nach aufwärts begibt (*von Jaschke*). Die Zunge liegt rinnenförmig eingerollt und verhältnismäßig still am Boden der Mundhöhle. Der Saugakt zerfällt in mehrere Phasen: 1. Aspiration der Milch, 2. Kompression der Kiefer zum Zwecke der Entleerung des in den Milchgängen enthaltenen Sekretes. Dieses Spiel wechselt ab und wird durch anfangs raschere, später seltenere und langsamere Schluckbewegungen unterbrochen. Die auf diese

Saugdruck. Weise entstehenden Druckschwankungen wurden durch *von Pfaundler* mit 4—10 cm Wasserdruck bemessen, der durch die Summierung mehrerer Trinkphasen erzeugte Maximaldruck mit 10—30 cm und darüber bei kräftigen Neugeborenen mit 70—80 cm bei älteren Säuglingen, während *Barth* noch höhere Werte angibt.

Schluckgeräusch. Nach mehreren Zügen aus der Brust erfolgt ein Schluckgeräusch, welches meist auf Entfernung deutlich hörbar ist und eventuell durch Anlegen des Stethoskops am Hals auskultiert werden kann. Der klaglose Ablauf des Saugaktes ist ein wichtiges Zeichen für das Gedeihen des Kindes; Störungen desselben sind teils durch Allgemeinerkrankungen, besonders intrapartal entstandene Hirnblutungen, teils durch lokale Affektionen der Mundschleimhaut bedingt.

Sekretion der Mundschleimhaut. Die Sekretion der Mundschleimhaut spielt, solange ausschließlich Brustmilch getrunken wird und noch keine Zähne vorhanden sind, keine nennenswerte Rolle, indem weder eine digestive Vorbereitung der genossenen Nahrung noch eine Selbstreinigung des Cavum oris in Betracht kommen. Dem entspricht eine auffallende Trockenheit des Mundes bei Säuglingen der beiden ersten Lebensmonate (*Grenet-Fargin-Fayolles* u. a.) und die geringe Sekretion der Speicheldrüsen sowie die unbedeutende diastatische Wirkung ihrer Absonderungen.

Anatomie und Physiologie der Mundhöhle jenseits des Säuglingsalters.

Räumliche Änderung des Cavum oris. Die Änderung der Ernährungsweise und das Auftreten von Zähnen bringen es mit sich, daß sowohl in funktioneller als auch in räumlicher Beziehung eine Anpassung an die neuen Verhältnisse eintritt. Die Mundhöhle wächst nach allen Richtungen, ihre Schleimhaut wird blässer und widerstandsfähiger, zeigt höheren Feuchtigkeitsgrad und durch die Entwicklung des Zahnfleisches größere Ausdehnung. Die Zunge verliert ihre Massigkeit, sinkt mehr in die Mundhöhle zurück und differenziert sich an ihrer Oberfläche, indem sowohl die Papillae filiformes als auch die am Zungengrunde situierten Papillae circumvallatae stärker hervortreten und funktionell größere Bedeutung gewinnen. Die Selbstreinigung des Mundes tritt in Aktion, da die zahlreichen Buchten und Falten um die Zähne und zwischen denselben sowie die andersartige größere Rückstände bietende Nahrung sie erfordern und diese natürliche Schutzmaßnahme genügt oft nicht mehr, um die vielfachen chemischen und mikrobiellen Schädigungen vollständig zu bannen.

Änderung der Zunge.

Selbstscheurung.

Die nunmehr bei der Verarbeitung amylazeenhaltiger Nahrung mitwirkenden Speicheldrüsen vergrößern sich rasch und sondern, oft in überschießender Weise, ein ziemlich zähes fadenziehendes Sekret ab. Die den Kauakt stärker in Anspruch nehmende Kost führt zu einer Verschiebung in der Funktion und folgerichtig auch in der Stärke der betreffenden Muskelgebiete und so tritt dieselbe im Bereich der Zunge und des Mundbodens stark zurück, während die Kiefermuskeln erstarken, was wieder zu einer Änderung der Dimensionen der Mundhöhle führt, welche sich durch stärkere Wölbung des Gaumens in der Höhenrichtung vergrößert.

Wachstum und funktionelle Erstarkung der Speicheldrüsen.

Verschiebung der Muskelwirkungen.

Dementsprechend ändert sich auch das Verhalten in bezug auf die Mundpflege. Diese ist bei noch zahnlosen Säuglingen nicht nur überflüssig, sondern direkt schädlich, da die dabei unvermeidlichen Insulte zu Verletzungen der zarten Schleimhaut führen können, die sich, wie wir später sehen werden, besonders an gewissen Prädilektionsstellen lokalisieren und daselbst typische Veränderungen setzen, von denen lokale und allgemeine Infekte ihren Ausgang nehmen können, die bei der geringen Widerständigkeit dieser Altersperiode zu bedrohlichen Folgen zu führen vermögen. Es ist eines der vielen Verdienste, welche sich *Alois Epstein* erworben hat, daß er auf diese Gefahren hinwies und die Mundreinigung in diesem Alter verwarf, was wohl heutzutage allgemein befolgt wird.

Mundpflege beim Säugling und beim älteren Kinde.

Die Mundpflege der älteren bereits Zähne tragenden und feste Nahrung genießenden Kinder deckt sich mit der Zahnpflege. Gärung der in der Mundhöhle stagnierenden Speisereste führt zu Alteration des Zahnschmelzes und dadurch zu Höhlenbildungen, in denen sich Fäulnisbakterien festsetzen können. Schon im Kleinkindesalter sind somit Zahnbürste und Spülung des Mundes nach jeder Mahlzeit notwendig; je gewissenhafter dies geschieht und je mehr Aufmerksamkeit eventuellen Defekten der Milchzähne geschenkt wird, desto sicherer lassen sich von da ausgehende Infektionsprozesse verhüten, welche besonders im Verlaufe akuter Infektionskrankheiten auftreten und die Prognose derselben stark trüben können. Ich empfehle eine weiche Zahnbürste mit leichter Krümmung nach unten, die sich auch hinter die Zahnreihe führen läßt. Ob man mit gewöhnlichem, selbstverständlich einwandfreiem, Wasser oder mit einem der zu diesem Zweck angegebenen diversen Mundwässer spülen läßt, ist ziemlich gleichgültig. Die Hauptsache ist gründliches Ausspülen des Mundes und ordentliches Gurgeln, das die Kinder recht bald lernen sollen und regelmäßige Vornahme dieser Manipulationen nach jeder Mahlzeit sowie vor dem Schlafengehen. Dazu gesellt sich mindestens einmal jährlich vorgenommene zahnärztliche Kontrolle des Gebisses, die bereits in der Milchzahnperiode beginnen und krankhafte Veränderungen rechtzeitig beseitigen soll.

Technik der Zahnpflege bei älteren Kindern.

Die Dentition.

Bei der großen Bedeutung, welche den Zähnen für die Vorbereitung der festen Nahrung für die weitere Digestion derselben zukommt und die sie auch als eventuelle Eingangspforten diverser Infekte (namentlich der Tuberkulose) sowie Stigmen gewisser chronischer Krankheiten besitzen, müssen wir uns zunächst mit dem normalen Vorgang befassen. Im Kiefer des Neugeborenen sind die Zahnsäckchen für alle zwanzig Milchzähne ausgebildet, liegen in einer Reihe und füllen die Zahnfächer vollständig aus, so daß die Kuppen derselben den freien Rand des Alveolarfortsatzes erreichen (*Zarfl*). Aber auch ein Teil des bleibenden Gebisses ist bereits im Kiefer des Neugeborenen vorhanden, und zwar neben den 20 Zahnsäckchen für das Milchgebiß noch 16 für die bleibenden Zähne, nämlich für dessen Schneide-, Eck- und erste Backzähne, während die anderen erst später gebildet werden, für die Backzähne Ende des zweiten Lebensjahres, für die zweiten Molaren Ende des dritten und für die dritten Molaren Ende des fünften Jahres.

Normale Zahnung.

Die Entwicklung der Zahnkeime beginnt bereits im zweiten Fötalmonat; zunächst werden die Zahnkronen gebildet, die als sogenannte Zahnscherbchen der freien Fläche der Papillen aufsitzen. Ihre Außenfläche besteht aus Schmelz, ihre Innenfläche aus Dentin, die beide zunächst unverkalkt sind. In der zweiten Hälfte der

Bildung der Zähne.

Schwangerschaft beginnt die Kalkablagerung, welche zu Beginn des Extrauterinlebens bereits ziemlich weit vorgeschritten ist, so daß die Milchzähne vollständig oder teilweise verkalkt erscheinen, während die bleibenden noch kalklos sind. Zur Zeit der Geburt besitzt der reife Neugeborene 24 voll ausgebildete Zahnscherbchen, die partiell unverkalkt sind, und von denen 20 den Milchzähnen und 4 den bleibenden Zähnen angehören (*Zarfl*).

Die Chronologie des Zahndurchbruches zeigt gewisse individuelle und wohl auch rassenmäßige Schwankungen, so daß die Angaben der einzelnen Autoren in mäßigen Grenzen schwanken.

Die von *Preiswerk* (deutsches Material) stammenden Zahlen sind:

Untere mittlere und obere mittlere Schneidezähne . . .	zwischen 6 u. 8 Mon.
Obere und untere äußere Schneidezähne	zwischen 8 u. 12 Mon.
Die übrigen Zähne des Milchgebisses	zwischen 20 u. 30 Mon.

Die bleibenden Zähne erscheinen in folgender Reihenfolge:

Erste obere und untere Molaren	zwischen 5 u. 7 Jahren
Mittlere untere Schneidezähne	zwischen 6 u. 8 Jahren
Mittlere obere Schneidezähne	zwischen 7 u. 9 Jahren
Seitliche Schneidezähne	zwischen 7 u. 9 Jahren
Erste Prämolaren	zwischen 9 u. 12 Jahren
Zweite Prämolaren	zwischen 10 u. 13 Jahren
Die Eckzähne	zwischen 10 u. 12 Jahren
Die zweiten Molaren	zwischen 12 u. 14 Jahren
Die Weisheitszähne	zwischen 18 u. 30 Jahren

Die Zahnung erfolgt gruppenweise, und zwar treten in der Zeit zwischen dem 6. und 12. Monat die acht Milchschneidezähne auf, in der Zeit zwischen dem 12. und 18. Monat die vier Prämolaren, in der Zeit zwischen dem 18. und 24. Monat die vier Eckzähne und in der Zeit zwischen dem 24. und 30. Monat die vier zweiten Prämolaren.

Im 5. oder 6. Lebensjahre beginnt die zweite Zahnung mit dem Erscheinen des dritten Backenzahnes und von diesem Zeitpunkte an fallen die Milchzähne in der gleichen Reihenfolge aus, in welcher sie auftraten und werden durch bleibende ersetzt, an welche sich noch die dritten und vierten Backzähne sowie die Weisheitszähne schließen, womit die bleibende Dentition, welche 36 Zähne umfaßt, beendet erscheint.

Angeborene Mißbildungen der Mundhöhle und ihrer Anhänge.

Genese der Spaltbildungen im Gesicht.

Spaltbildungen im Gesicht. Ein Blick auf die Figuren 2 und 3 zeigt, daß der Kopf des Embryo sich aus einer Reihe von noch unverbundenen Teilen zusammenfügt, an deren Grenzen durch das Ausbleiben der Verschmelzung sich gewisse Spaltbildungen lokalisieren können. Man unterscheidet mediane Fissuren der Nase, mediane Fissuren der Oberlippe, schräge oder nasobukkale Gesichtsspalten, seitliche Spaltungen der Oberlippe, auch Hasenscharten genannt, zu denen sich noch Spaltungen des harten oder weichen Gaumens, bzw. beider gesellen können (Schisis palati duri et mollis), quere Gesichtsspalten, die zu kongenitaler Makrostomie füh-

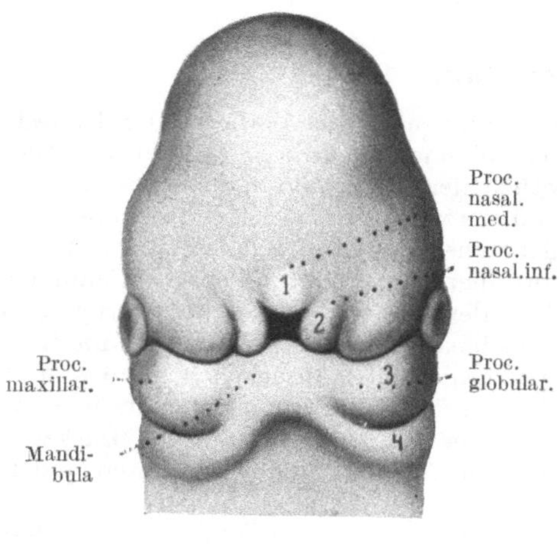

Fig. 2.
Gesicht eines 4 Wochen alten Embryos.

ren, und endlich mediane Spalten der Unterlippe, von welchen es zwei Kategorien gibt, eine solche des Unterkiefers und eine solche der Zunge.

Nasenfissuren.

1. Fissuren der Nase: Sie sind selten so durchgreifend, daß es zu einer direkten Spaltung der Nase in zwei Hälften kommt und beschränken sich in der Regel auf eine in der Medianlinie verlaufende mehr minder tiefe Furche, die an der Nasenwurzel beginnt und sich bis in das häutige Septum sowie zur Oberlippe erstrecken kann (*Beely*).

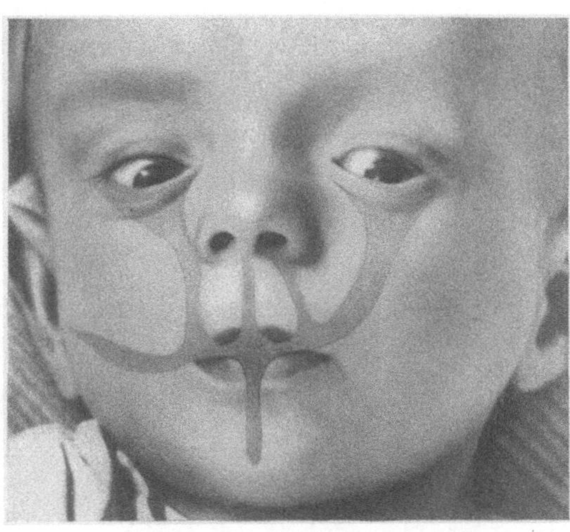

Fig. 3.
Die medianen, queren und schrägen Gesichtsspalten.

Mediane Oberlippenfissur.

2. Mediane Fissur der Oberlippe: Wahrscheinlich fruste Form der Hasenscharte, wofür auch der Umstand spricht, daß dieselbe manchmal, wie ich dies in einem Falle sah, mit Spaltung der Uvula kombiniert erscheinen. In der erwähnten Beobachtung zog von der das untere Drittel der Oberlippe betreffenden Spalte eine feine schräge Narbe gegen die Nase, so daß ich eine partielle intrauterine Vernarbung stärkerer Spaltbildung annahm.

3. Fissura naso-buccalis: Eine schmälere oder breitere Spaltbildung zu einer oder beiden Seiten der Nase, die sich bis zur Haargrenze erstrecken kann, wobei dann das Auge in der Spalte liegt (*Beely*). Mitunter reicht diese Spaltbildung nach

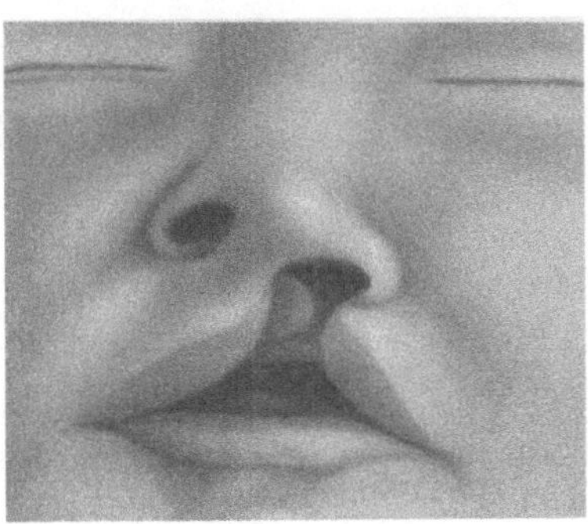

Fig. 4.
Einseitige Hasenscharte.
(Eigene Beobachtung.)

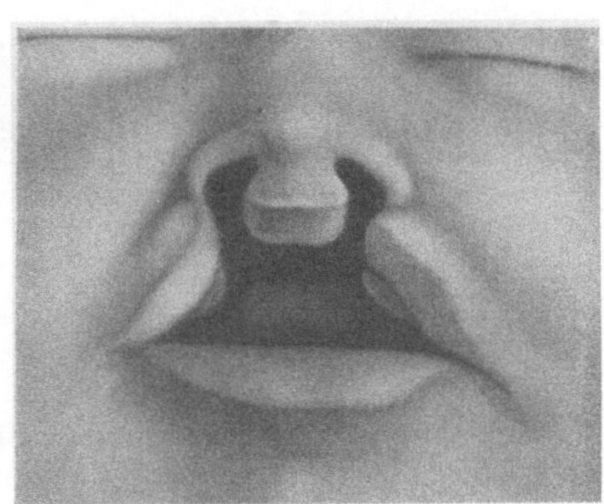

Fig. 5.
Doppelseitige Hasenscharte mit vorstehendem Zwischenkiefer.
(Eigene Boebachtung.)

Schräge Gesichtsspalte.

unten bis zur Mitte der Oberlippe und erstreckt sich von da eventuell in die Mundhöhle. Auch bei dieser Form von Spaltbildung kommen partielle intrauterine Vernarbungen vor.

4. Fissura labii superioris lateralis, auch Cheiloschisis oder Labium leporinum genannt, ist die häufigste Spaltbildung, welche verschiedene Grade aufweisen kann (s. Fig. 4 und 5), die von seichter und kurzer Furche im roten Lippensaum bis zur vollständigen Trennung derselben in ihrer ganzen Dicke bis zum

Hasenscharte. Nasenloch der betreffenden Seite gehen. Es gibt verschiedene Formen der Hasenscharte je nachdem sie schmal oder breit, ein- oder beiderseitig ist, in welch letzterem Falle der Zwischenkiefer als rüsselartiger Vorsprung die beiden Spalten trennt usw.

Wolfsrachen. 4. Wolfsrachen: derselben kann bloß den harten Gaumen betreffen, und sind je nach dem Verhalten des Vomer bilaterale und unilaterale Formen zu unterscheiden. Bei der erstgenannten reicht die Pflugschar in den Spalt hinein und teilt ihn in zwei Hälften, bei der zweiterwähnten ist sie mit der einen Seite des Spaltes verwachsen (s. Fig. 6). Die Spaltung des weichen Gaumens kann diesen allein betreffen und beschränkt sich mitunter auf eine bloße Fissur des Zäpfchens (Uvula succenturiata), oder aber sie kombiniert sich mit einer Fissur des harten Gaumens. Wenn auch eine Hasenscharte besteht, spricht man von Cheilo-Gnatho-Palatoschisis.

Quere Gesichtsspalte. 5. Quere Gesichtsspalte (auch Fissura angularis genannt): Diese beginnt am Mundwinkel und zieht von da aus entweder horizontal nach außen oder in einem nach unten konvexen Bogen gegen die Schläfe, oder aber erscheint sie etwas nach unten gerichtet. Sie stellt die seltenste Form der Gesichtsspalten dar.

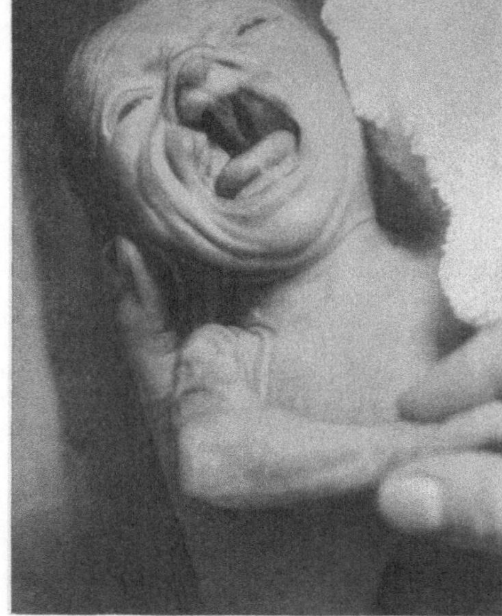

Fig. 6.
Labium et palatum fissum (doppelseitig).
(Dresdner Säuglingsheim, Professor. *Schloßmann.*)

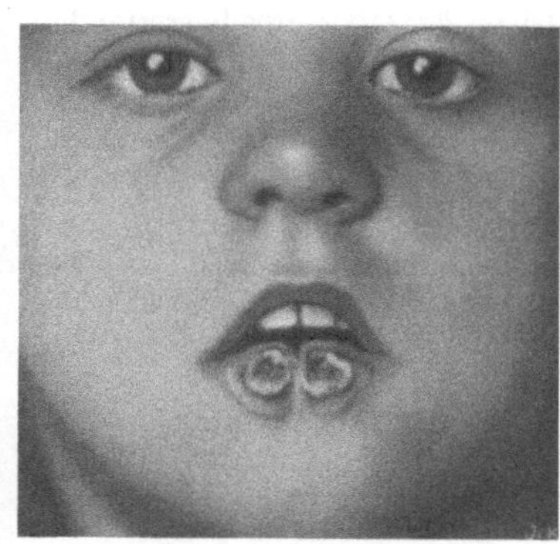

Fig. 7.
Lippenfisteln.
(Beobachtung von *Hilgenreiner* aus meiner Klinik.)

Kiefer-Unterlippen- und Zungenspalte. 6. Fissura maxillae inferioris: Gleichfalls sehr selten ebenso wie die Fissur der Unterlippe und die Spaltung der Zunge.

Amniotische Straenge. Alle diese Spaltbildungen können sich bei demselben Individuum mehrfach kombinieren und sind oft von anderweitigen Mißbildungen begleitet.

In der Genese dieser Spaltbildungen spielen vielfach auch amniotische Stränge eine Rolle.

Lippenfisteln. Fisteln der Unterlippe: Sie sind nicht zu selten. *Hilgenreiner* hat an meiner Klinik das Vorkommen derselben bei einer erwachsenen Frau und ihren beiden Töchtern (s. Fig. 7) beobachtet und sich eingehend mit dieser Mißbildung beschäftigt. Er konnte aus der Literatur 54 einschlägige Beobachtungen sammeln und das häufige familiäre Vorkommen feststellen (*Demarqay-Richet* sahen sie in drei Generationen). Familiäres Vorkommen. Starkes Überwiegen des weiblichen Geschlechtes, meist paariges Vorkommen zu beiden Seiten der Mittellinie. Aus den in der Regel quer gestellten spaltförmigen Fistelmündungen gelangt man in einen blindsackförmigen Raum von 1—2 cm Tiefe, aus Morphogenese. welchem reichlich fadenziehendes Sekret hervorquillt. Genetisch erklärt *Hilgenreiner* die Fisteln als Reste eines pathologischen Furchungsprozesses.

Mißbildungen der Zunge.

Außer der bereits erwähnten medianen Spaltbildung sind noch folgende zu nennen.

I. Angeborene muskuläre Hypertrophie der Zunge. Ein recht seltenes Vorkommnis. *Virchow*, welcher sich mit dem Studium dieses Prozesses befaßte, unterscheidet eine muskuläre und eine fibröse Form, welch letztere er als Elephantiasis linguae bezeichnet, und bei der sich entsprechende Veränderungen an den Lymphgefäßen finden. Die Affektion kann die ganze Zunge betreffen, oder nur eine Hälfte derselben, oder endlich in knotenförmigen Herden auftreten.

Angeborene Zungenhypertrophie.

In der Literatur sind eine Reihe solcher Fälle beschrieben, so von *Bassetta* (Mädchen von 5 Monaten mit einseitiger Hypertrophie), *Brault* (angeborene starke Hypertrophie der ganzen Zunge, die stetig zunimmt und im Alter von 17 Monaten schwere asphyktische Anfälle verursacht, die nach Keilexzision aus dem Organ sistieren. Die mikroskopische Untersuchung ergibt Angiom und Lymphangiom. Eine zweite Beobachtung betraf ein 22jähriges Mädchen, bei dem die stark aus dem Mund hervorragende Zunge die Schneidezähne des Unterkiefers ausgekegelt hatte). Der Fall von *Downie* betraf einen Knaben von 14 Monaten mit echter kongenitaler Hypertrophie usw. Auf die Beziehungen einer abnorm großen Zunge zum Myxödem und zur mongoloiden Idiotie sei an dieser Stelle kurz hingewiesen.

Verschiedene Formen.

Große Zunge bei Myxödem und Mongolismus.

2. Epitheliale Verklebung der Zungenspitze mit dem Mundboden oder dem Gaumen: Nach den Mitteilungen von *Phélip* handelt es sich meist um leichte mit dem Spatel lösbare Verwachsungen, doch kann auch, wie ein Fall seiner Beobachtung zeigte, eine richtige Verschmelzung der ganzen Zunge mit dem Gaumen eintreten. Es handelte sich um ein 5 Tage altes Mädchen, welches noch anderweitige Mißbildungen wie Hemimelie und Oligodaktylie an einer oberen, Syndaktylie an den unteren Extremitäten sowie Fazialisparese und nur ein gemeinsames Nasenloch zeigte. Die Affektion wurde auf operativem Wege mit günstigem Erfolg beseitigt.

Verwachsung der Zunge mit Mundboden oder hartem Gaumen.

3. Ankyloglosson: Wie ich bereits erwähnt habe, kommt es vor, daß das Frenulum linguae sehr straff gespannt erscheint und so weit nach vorne reicht, daß die Zungenspitze eine Einkerbung zeigt. In Laienkreisen, und früher wohl auch bei Ärzten, ist die Meinung verbreitet, daß dieses Verhalten einerseits das Saugen beeinträchtige, andererseits sich später in Störungen der Sprache bemerkbar mache, was beides unrichtig ist. Das Myrtenblatt der von *Jean Louis Petit* angegebenen Hohlsonde enthält einen Einschnitt, der zur Auflagerung des Zungenbändchens zum Behufe seiner Inzision bestimmt war, und an vielen Mundspatelmodellen findet sich die gleiche Vorrichtung. In Ansehung der Zwecklosigkeit eines solchen Eingriffes sollte man sich entschieden gegen denselben aussprechen. Ich sah einen Fall, in welchem trotz meiner Opposition das Zungenbändchen eingeschnitten wurde und das Kind, welches ein Hämophile war, sich aus dieser Wunde verblutete.

Angewachsenes Zungenbändchen.

Warnung vor Inzision des Zungenbändchens.

4. Zysten und Neubildungen der Zunge. A. Zysten: Sie können einfach oder multilokulär sein; ferner werden Dermoide in der Sublingualgegend beschrieben, welche entweder angeboren sind oder sich in den ersten Lebensjahren entwickeln. Auch Zystizerkusblasen kommen vor, so in einer Beobachtung von *Burton* drei derartige Bildungen in einer Zunge. Von *Tumoren* wurden außer tuberkulösen und luetischen Knoten besonders Atherome, Angiome, Lipome, Keloide und Sarkome beobachtet, alles sehr seltene Ereignisse (*Finkelstein*).

Zungenzysten.

Sublinguale Dermoide.

Cysticerken.

Geschwülste.

Die Therapie aller dieser Prozesse ist eine chirurgische[1]), und will ich an dieser Stelle nur über das Vorgehen berichten, wie es an meiner Klinik gegenüber der Hasenscharte beobachtet wird. *Hilgenreiner*, der Chirurg unserer Anstalt, nimmt die Operation möglichst bald vor, gutes Gedeihen des Kindes vorausgesetzt, das sich oft mit Erfolg durch Seruminjektionen unterstützen läßt und legt keinen Verband an, da

Behandlung der Hasenscharte.

[1]) Alles weitere über die chirurgische Therapie findet sich in der „Chirurgie des Kindesalters“ von Drachter und Großmann. Band IX dieses Handbuches (Ergänzungsband) III. Auflage 1930.

nach seinen Erfahrungen unter demselben Sekretstauung eintritt, die oft zu Nahteiterungen und Auseinanderweichen der Wunde führt. Die Operation der Gaumenspalte wird erst nach dem vollendeten zweiten Lebensjahre oder noch später vorgenommen.

Zysten und Tumoren der Wangengegend.

Zystische und andere Geschwülste der Wangengegend: Von Zysten der Wange gibt es solche mit solidem Knorpel, Knochen und andere Gewebe führendem Inhalt, also richtige Teratome und seröse Zystenhygrome, welche uni- oder multilokulär sein können und mitunter ganz bedeutende Größe erreichen. Auch Lipome wurden mehrfach beschrieben. Alle diese Bildungen sind sehr selten und von rein kasuistischem Interesse.

Agnathie.

Mikrognathie.

Epignathie.

Hemignathie.

Anomalien der Kiefer: Eine gute Zusammenstellung der auf diesem Gebiete vorliegenden Beobachtungen danken wir *von Reuß*. Die häufigste Form ist die Agnathie (*J. Vogel* hat einen solchen Fall aus meiner Klinik beschrieben), die den Unterkiefer betrifft und meist mit anderweitigen Mißbildungen sowie mangelhafter Entwicklung des Oberkiefers kombiniert ist und oft auch mit Kleinheit der Zunge einhergeht. Eine weitere Form ist die Mikrognathie, bestehend in abnormer Kleinheit des Unterkiefers und der Zunge, eine dritte die Poly- oder Epignathie, welche in einer Verdopplung des Unterkiefers in Gestalt eines mit Schleimhaut bedeckten Wulstes nach außen vom normalen Unterkiefer besteht. Endlich ist an dieser Stelle noch die Hemignathie zu nennen, bei der die eine Hälfte des Unterkiefers fehlt.

Lippenanomalien.

Anomalien der Lippen: Durch komplette Verwachsung der freien Lippenränder kann es zu vollständigem Verschluß des Mundes kommen. Neben dieser kompletten kommt auch eine teilweise Verwachsung vor. Ferner gehört hierher abnorme Kleinheit des Mundes (Mikrostoma), bei der die Mundöffnung rund und wie geschwollen erscheint. In einem von *Braun* beschriebenen Falle war die Mundöffnung so eng, daß sie nur eine Sonde passieren ließ und bestand gleichzeitig Agnathie des Unterkiefers. Abnorme Kürze der Lippen (Brachycheilie), welche besonders die Oberlippe betrifft und den Alveolarfortsatz sowie die Zähne bei geschlossenem Munde sehen läßt. Die häufigste Form von Lippenmißbildung ist die sogenannte Doppellippe, welche zu Wulstung der Schleimhaut oder der Haut, eventuell Kombination beider Zustände führt. Auch angeborene Hypertrophie der Lippen kommt vor, welche gleichfalls meist die Oberlippe betrifft und entweder durch Wucherung des Bindegewebes oder durch Dilatation der Lymphbahnen bedingt ist. *Bohn* zitiert einen Fall von *Billroth*, welcher eine halbseitige Hypertrophie der Oberlippe betraf.

Kongenitale Halsfisteln.

Kongenitale Halsfisteln: Man unterscheidet laterale durch mangelhaften Verschluß der zweiten Kiemenspalte bedingte und mediale, die durch Persistenz des Ductus thyreoglossus zustande kommen (*von Reuß*). Die letzteren sind nicht angeboren, sondern entstehen sekundär. Die äußere Fistelöffnung liegt an verschiedenen Stellen der Halshaut, die innere in der Gegend der Tonsille oder am Arcus palatoglossus oder an der seitlichen Pharynxwand. Es kommen komplette und inkomplette Fisteln vor und der Ausführungsgang ist oft als derber Strang tastbar.

Zystenhygrom am Hals.

Hygroma colli cysticum: Nach *von Reuß* eine mächtige am Halse in der Gegend der großen Gefäße sitzende Geschwulst, die ziemlich schnell wächst und sich nach oben gegen die Klavikula, nach unten gegen die Brustmuskulatur erstrecken kann. Sie verursacht entweder Atem- oder Schluckbeschwerden und ist ein multilokulärer zystischer Tumor mit klarem Inhalt, der mit der Umgebung fest verwachsen ist, was seine operative Beseitigung erschwert.

Tumoren, Zysten und sonstige Abnormitäten im Bereiche der Speicheldrüsen.

Ranula.

Ranula (Fröschleingeschwulst). Es handelt sich um eine unterhalb der Zunge gelegene zystische Geschwulst, welche die Schleimhaut des Mundbodens nach oben verdrängt und durch das Frenulum linguae in zwei Teile gesondert erscheint. Die Affektion kommt sowohl angeboren als erworben vor, letzteres häufiger, und tritt dann im 4.—5. Jahre auf.

Wesen derselben.

Aller Wahrscheinlichkeit nach handelt es sich um eine Retentionszyste der Glandula sublingualis. Den Inhalt bildet eine fadenziehende helle Flüssigkeit.

Die Therapie besteht in operativer Beseitigung, welche entweder in der Weise erfolgen kann, daß man die Zyste punktiert und durch Einspritzen von Jodglyzerin, Rivanol u. dgl. eine adhäsive Entzündung anregt, oder aber, was wegen leichter Rezidivmöglichkeit empfehlenswerter ist, einen Teil der Hülle exzidiert und die offene Höhle wiederholt intensiv mit dem Lapisstift ätzt. Ein neueres Verfahren von *Küttner* besteht darin, daß ein Teil des Balges exzidiert und der Rest mit der Mundschleimhaut vernäht wird. Behandlung.

In der gleichen Gegend beobachtet man auch Atherome mit breiigem oft Haare führenden Inhalt, welche manchmal sehr groß werden und sich bis zum Halse erstrecken können (*Bohn*), ferner aus den Schleimdrüsen des Mundbodens hervorgehende Zysten, welche bis Haselnußgröße anwachsen (*Bohn*), sowie endlich Lipome und Kavernome dieser Region. Atherome. Mundbodenzysten. Lipome, Kavernome.

Auch im Bereiche der Parotis kann es zu zystischen Bildungen kommen, welche durch Verlegung des Ductus Stenonianus und anschließende Sekretstauung entstehen. Sie erreichen selten mehr als Haselnuß- oder Walnußgröße und sind entweder angeboren oder durch entzündliche Prozesse in der Gegend des Duktus, eventuell Verschluß desselben durch Speichelsteine bedingt. Mitunter kommt diese Verlegung des Ausführungsganges durch von Außen in denselben gelangte Gegenstände zustande, so in einem von *Senator* beschriebenen Falle durch eine Flaumfeder. Bei *von Reuss* ist eine Beobachtung von *Knie* erwähnt, in der es sich um eine angeborene Parotisvergrößerung handelte, welche zu mächtiger gleichmäßiger Schwellung von teigiger Konsistenz führte und langsam an Größe zunahm. Da der Duktus vollständig permeabel war, wurde analog der kongestiven Schilddrüsenschwellung eine Hemmung des venösen Abflusses durch Stauung bei längerer Geburtsdauer angenommen. Parotiszysten. Ihre Genese.

Von den kongenitalen Tumoren der Mundspeicheldrüsen sind nach *von Reuss* die Hämangione der Parotis die häufigsten. Ich selbst habe vor Jahren ein solches beobachtet und durch Claudeninjektionen in dasselbe günstig beeinflußt. Diese Geschwülste sind anfangs klein, können aber allmählich eine bedeutende Größe erreichen und zu suffokatorischen Beschwerden durch Druck auf den Kehlkopf führen, weshalb sich ihre baldige operative Beseitigung empfiehlt. Hämangiom der Parotis.

Ein ganz seltenes Vorkommnis scheint die kongenitale Verlagerung der Parotis zu sein, wie sie *Gruber* beschreibt. Er fand in der Parotisgegend eine tiefe Grube während die Ohrspeicheldrüse als voluminöse Geschwulst zum größten Teil in der oberen Hälfte der Masseterregion, zum kleineren in der Regio buccinatoria lag. Kongenitale Verlagerung der Parotis.

Die Schleimdrüsen des Mundbodens können gleichfalls zum Ausgang zystischer Bildungen oder anderweitiger Tumoren werden. Die Zystome der Schleimdrüsen sitzen entweder am Boden der Mundhöhle, oder, was öfter der Fall, an der Innenfläche der Lippen und am Frenulum labii superioris. Sie sind gestielt oder breitbasig, können Haselnußgröße erreichen und hindern die Bewegungen des Mundes. Von den Schleimdrüsen des Mundbodens ausgehende Tumoren.

Endlich sind an dieser Stelle noch die Speichelgangzysten zu erwähnen, welche auch angeboren vorkommen und durch Verlegung des Duktus durch Steine oder Atresie desselben infolge von Kongestion entstehen (*Finkelstein*). *Von Reuss* erwähnt eine Beobachtung von *Burdal*, der bei einem drei Wochen alten Kinde einen seit der Geburt bestehenden getreidekorngroßen Speichelstein aus dem *Wharton*schen Gange entfernte und einen Fall von *Cloquet*, welcher eine gerstenkorngroße Konkrementbildung aus dem Duktus der Sublingualis mit der Pinzette extrahierte. Speichelgangzysten.

Entzündliche Prozesse der Mundschleimhaut.

Eine scharfe Trennung der einzelnen in Betracht kommenden entzündlichen Affektionen der Mundschleimhaut nach ätiologischen Gesichtspunkten ist bislang nur in beschränktem Umfange möglich. Die Gelegenheit zu ihrer Entstehung ist eine vielfache. Wenn wir von jenen Fällen absehen, in denen sie als primäre oder sekundäre Begleiterscheinung akuter Infektionen spezifischer Natur auftreten (was besonders für die Ätiologische Betrachtungen.

akuten Exantheme gilt), oder als primäre Ansiedelung des diphtherischen Infektes sich entwickeln, sind es die verschiedensten Störungen des Gesamtbefindens, welche die in der Mundhöhle vorhandenen Mikroben aus dem Zustande des latenten Mikrobismus in den des manifesten überführen, wofür namentlich die Soorstomatitis, wie später gezeigt werden soll, ein typisches Beispiel liefert, oder mechanische Momente, welche durch Läsionen der Schleimhqut die Mikroben in die tieferen Gewebsschichten gelangen lassen, von wo aus sie ihre Tätigkeit entfalten, oder endlich besondere durch bestimmte zum Teil noch unbekannte Erreger verursachte Prozesse, die eigenartige Krankheitsbilder hervorrufen.

Keimgehalt der Mund-Rachenhöhle.

In der Mund- und Rachenhöhle sind schon unter normalen Verhältnissen zahlreiche, darunter auch pathogene, Keime vorhanden, die bei solchen Anlässen zur Wirkung gelangen. *Jeannin* hat die mikrobielle Flora des Mundes beim Säugling eingehend untersucht und ist dabei zu folgenden Ergebnissen gelangt: sie ist, ausgenommen seltene Fälle, zum Beispiel Hasenscharte mit Wolfsrachen, bei der Geburt steril, infiziert sich aber schon in den ersten Lebensstunden noch vor der Nahrungsaufnahme, zeigt aber um diese Zeit wenige Keime und spärliche Arten. Mit Beginn der Ernährung erfolgt eine brüske Zunahme in quantitativer und qualitativer Richtung, wobei sowohl aërobe wie anaërobe Arten auftreten. In weiterer Folge bleibt die Flora, unabhängig von der Ernährungsweise, beim gesunden Kinde ziemlich konstant und wird durch etwa sechs verschiedene Arten repräsentiert, von denen besonders aërobe überwiegen, so Pneumokokken, Streptokokken, Staphylokokken und Kolibakterien. Bei diversen Erkrankungen ändert sich gleichzeitig mit der Reaktion der Mundflüssigkeit nach der saueren Seite auch die Flora, wobei mehr Arten und vorwiegend Anaërobier auftreten. *Hutinel-Nobécourt* fanden bei vorzeitigem Blasensprung Infektion des Cavum oris durch Keime aus den Geburtswegen, sonst ziemlich analoge Verhältnisse. Sie erwähnen *Miller*, welcher bereits bei Neugeborenen im Speichel Tetragenus nachwies. Aus jüngster Zeit stammende Untersuchungen von *Herzberg* befassen sich mit dem Vorkommen von Streptokokken und gelangen unter Berücksichtigung der auf diesem Gebiete vorliegenden reichen Literatur zu dem Ergebnis, daß die niedrigsten Werte bei Säuglingen zu verzeichnen sind, die höchsten Zahlen bei in Tuberkulosestationen untergebrachten Kindern, und daß unter den verschiedenen Partien der Mund-Rachenhöhle die Tonsillen die reichste Ausbeute liefern.

Befunde von *Jeannin*.

Befunde von *Hutinel-Nobécourt*.

Befunde von *Herzberg*.

Eigene Befunde.

Um diese Dinge im eigenen Wirkungskreise nachzuprüfen habe ich meinen Assistenten Dr. *Jellinek* veranlaßt, derartige methodische Untersuchungen an dem Material der Gebäranstalt, meiner Klinik und des ihr angegliederten Ambulatoriums durchzuführen, wobei dieser zu dem nicht uninteressanten Ergebnis gelangte, daß außer den sonstigen Befunden, die sich mit den vorerwähnten so ziemlich decken, fusiforme Bazillen schon im Alter von sechs Wochen nachzuweisen waren, um in den späteren Lebensmonaten bereits zu recht ansehnlichen Prozentzahlen anzusteigen, während Spirillen erst im zweiten Lebenshalbjahr bei schon vorhandenen Zähnen auftraten und in Frequenz stark hinter den fusiformen Bazillen zurückblieben. Der häufige Befund von latentem Soor, wie er aus den später zu erwähnenden gleichfalls aus meiner Klinik stammenden Untersuchungen von *B. Epstein* hervorgeht, konnte auch bei älteren Kindern in ziemlich hoher Frequenz nachgewiesen werden.

Einteilung der Stomatitis.

Die Einteilung der Stomatitis scheint mir am besten in der Weise vorgenommen zu werden, daß man katarrhalische, exsudative und ulzero-membranöse, nekrotische, sowie traumatische Formen aufstellt, denen sich die spezifischen Prozesse anreihen, wie sie durch akute oder chronische Infekte mit bekannten Erregern hervorgerufen werden und schließlich eigenartige seltene dem Wesen nach noch recht unklare Typen, wie sie in der einschlägigen Literatur verschiedentlich beschrieben sind. Ich bin dessen sicher, daß damit noch keine definitive Klassifikation erreicht wird, weiß aber nicht, wie man sich sonst in den diversen Symptomenbildern zurechtfinden soll.

Stomatitis catarrhalis oder erythematosa.

Ätiologie der katarrhalischen Stomatitis Neugeborener.

Ätiologie. In den ersten Lebenstagen ist es der Übergang der Mundschleimhaut aus dem fast untätigen Zustande des Intrauterinlebens in die erhöhte Aktivität durch das Saugen und Schlucken, der gewisse Reizzustände vorübergehender Natur in ihrem Bereiche hervorruft, welche den an der Haut und anderen Schleimhäuten zu beobachtenden Desquamationsprozessen gleichzustellen sind, sich in Trockenheit, stärkerer Injektion der Mukosa und Abschilferung ihrer obersten Epithellagen bemerkbar macht, die besonders im Bereiche der Zunge in Gestalt eines florartigen Belages auftritt, der sich von der Spitze her abstößt. Neben dieser physiologischen Erscheinung sind es diverse mechanische, chemische und bakterielle Reize, welche in Betracht kommen. So tritt bei ungeeigneten Brustwarzen, welche eine intensive Saugarbeit seitens des Kindes erfordern, eine Schwellung und Rötung der Mundschleimhaut auf, und in gleicher Weise können sich die diversen Manipulationen der Mundreinigung auswirken, bei denen jedoch bereits die bakterielle Komponente mitspielt. Dies gilt auch für die Gummisauger der Trinkflaschen. Kranke, besonders kariöse, Zähne können teils durch mechanischen Reiz freigelegter Partien, teils durch die in ihrem Bereich befindlichen Keime derartige Irritationen hervorrufen, während die normale Dentition, wie schon hier ausdrücklich betont sei, sich daran nicht beteiligt. Zu heiß verabfolgte Nahrung vermag ebenfalls eine Entzündung der Mundschleimhaut zu erzeugen, weshalb sie durch Vorkosten auf ihren Wärmegrad geprüft werden soll. Dann sind es die verschiedenen Schmutz- und Schmierinfektionen, welche besonders bei bereits kriechenden Kindern ätiologisch in Betracht kommen und namentlich durch unsaubere in den Mund gesteckte Gegenstände die Infektion der Schleimhaut vermitteln können. Entzündliche Prozesse der Nachbarschaft vermögen direkt auf die Mundschleimhaut überzugreifen, was besonders für Gesichtserysipel gilt (*Hutinel-Nobécourt*), welche im Cavum oris intensive und extensive Entzündungen erzeugen können. Das gleiche gilt auch von den Affektionen der Atmungsorgane entzündlicher Natur, welche allerdings öfter lokalen Erkrankungen der Mundhöhle folgen, aber auch durch das infektiöse Sekret die Mukosa des Mundes retrograd in Mitleidenschaft ziehen können. Ernährungskrankheiten des Säuglings mit ihrer Einwirkung auf die Stoffwechsellage verursachen eine Herabsetzung der Resistenz, durch welche die Mundkeime zu pathogener Wirkung gelangen, und eine Trockenheit der Mundschleimhaut, die in schweren Fällen auch mit starker Herabsetzung der Scheuerung einhergeht und die Reaktion ihrer Sekrete nach der saueren Richtung verschiebt, welche Momente entzündungserregend wirken. Dies gilt auch für spezifische Allgemeininfektionen, besonders für den Typhus und die akuten Exantheme, welche teils in dieser Gegend ihre ersten Invasionserscheinungen machen, teils im weiteren Verlaufe die Mundschleimhaut ergreifen. Wenn wir von den unter bekannten Erscheinungen ablaufenden Exanthemen absehen, kann in jeder Phase des Verlaufes akuter infektiöser Ausschläge sich eine unspezifische Entzündung der Mundschleimhaut einstellen und den Verlauf ungünstig beeinflussen. Als Erreger kommen nebst den Keimen der akuten Exantheme die gewöhnlichen Mundhöhlenmikroben in Betracht,

Ungeeignete Brustwarzen, Gummisauger und mechanische Insulte.

Schlechte Zähne.

Zu heiße Nahrung.

Schmutz- und Schmierinfektionen.

Propagation benachbarter Entzündung.

Einfluß von Ernährungskrankheiten.

Rolle der spezifischen Allgemeininfektionen.

Erreger.

unter welchen nach den methodischen Untersuchungen von *Hutinel* und *Nobécourt* die Streptokokken stark in den Vordergrund treten.

Symptome. Rötung, Schwellung und Lockerung der ganzen Mund-, Zungen- und Wangenschleimhaut, deren Farbe von Hochrot bis Dunkelviolett schwankt. Bei älteren Kindern sind mitunter einzelne Teile der Mukosa, besonders in der Umgebung kranker Zähne, allein oder vorwiegend befallen. Die Oberfläche der Zunge ist belegt, ihre Ränder sind mehr weniger geschwollen und lassen die vergrößerten Papillae filiformes als feinkörnige Erhebungen erkennen, deren Spitzen mitunter blutig imbibiert erscheinen. Bei intensiveren Graden von Stomatitis erythematosa älterer Kinder zeigt der Zungenrand die Zahnabdrücke, und am interdentalen Teil der Wangenschleimhaut findet sich eine leistenartige Wulstung derselben. Nicht selten erscheint die Gingiva mit dünnen florartigen Auflagerungen von grauweißer Farbe bedeckt (die französischen Autoren sprechen unter solchen Verhältnissen von Stomatitits pultacea), welche sich bei mikroskopischer Untersuchung als aus abgestoßenen Epithelien bestehend erweisen.

Verfärbung der Mukosa.

Zungenbeschaffenheit.

Gingivabeteiligung.

Bei höheren Graden von Entzündung der Mundschleimhaut sind auch die Schleimdrüsen beteiligt, was sich besonders dort, wo sie dicht stehen, also namentlich an der Innenfläche der Lippen, durch Aufschießen von hanfkorngroßen und größeren oft von rotem Saum umrandeten Knötchen bemerkbar macht, die bei stärkerer Sekretretention sich in kleine Bläschen umwandeln und nicht selten an der Spitze, dem Ausführungsgang der Drüse entsprechend, einen kleinen Schleimpfropf tragen (*Bohn*).

Beteiligung der Schleimdrüsen.

Auch die Mukosa des harten Gaumens beteiligt sich an dem Entzündungsprozeß und zeigt diffuse Rötung oder streifenförmige Injektion oder endlich baumförmig verzweigte Gefäßchen.

Beteiligung der Mucosa palati duri.

Bei Neugeborenen und jungen Säuglingen ist die Schleimhaut trocken und mit zähschleimigem Sekret bedeckt, später, wenn bereits Zähne vorhanden sind, besteht in der Regel Speichelfluß, dessen Sekret die Haut um die Mundspalte reizt.

Speichelfluß.

Die Reaktion der Mundflüssigkeit ist in der Regel neutral oder schwach sauer, niemals in stärkerem Grade alkalisch. Besonderer Mundgeruch ist diesen Formen von Stomatitis nicht zu eigen. Auch die regionären Drüsen beteiligen sich gewöhnlich nicht am Prozeß.

Reaktion des Mundsekretes

Mundgeruch.

Drüsenbeteiligung.

Das Gesamtbefinden leidet bei jüngeren Kindern mehr als bei älteren, namentlich Säuglinge der ersten Lebenswochen können durch die lokale Affektion der Mundschleimhaut in ihrem Gedeihen stark gehemmt werden. Fieber fehlt oder ist gering und von kurzer Dauer. Die subjektiven Beschwerden beschränken sich auf eine gewisse Behinderung der Nahrungsaufnahme besonders des Saugens und eine mehr minder ausgeprägte Appetitlosigkeit.

Gesamtbefinden.

Fieber.

Nennenswerte Komplikationen bleiben meist aus, nur bei Kindern der ersten Lebensmonate kommt es nicht zu selten, besonders bei Übergang der Entzündung auf den Rachen, zu Beteiligung des Mittelohres.

Komplikationen.

Verlauf und Dauer. Im allgemeinen dauert die einfache katarrhalische Stomatitis etwa eine Woche und schwindet ohne Hinterlassung von Spuren; ausnahmsweise zieht sie sich etwas in die Länge, und bei Fortdauer der sie verursachenden Schädlichkeiten kann sie auch rezidivieren. Von

Protrahierter Verlauf.

den relativ seltenen Fällen abgesehen, die sich meist nur im frühesten Säuglingsalter ereignen, in denen sie den Ausgangspunkt einer tiefer greifenden und eventuell zur Allgemeininfektion führenden Entzündung bildet, ist ihre Prognose günstig. Prognose.

Therapeutisch ist die Verhütung wirksamer als die Behandlung. Man vermeide alle mechanischen und chemischen Reizungen der Mundschleimhaut, deren Wesen bereits erwähnt wurde, befleiße sich größter Sauberkeit sowohl in bezug auf die Nahrung als auch auf Saugflaschen usw., vermeide Kontaktinfektionen, welche speziell in Anstalten zu stärkerer Verbreitung des Leidens führen können und berücksichtige die Allgemeinzustände, auf deren Boden sich diese Katarrhe oft entwickeln. Eine lokale Therapie ist wohl nur bei bereits Zähne aufweisenden Kindern am Platze und besteht in öfteren Spülungen des Mundes, besonders nach den Mahlzeiten, fleißiger Reinigung der Zähne und, was wohl am wirksamsten, Entfernung von Zahnstein, dessen Anwesenheit die Entzündung unterhält. Über die kürzlich von *Königsberger* und *Mussliner* gelobte Behandlung mit Stück- oder Staubzucker fehlen mir persönliche Erfahrungen. Prophylaxe und Therapie.

Die mit Exsudation einhergehenden Entzündungen der Mundschleimhaut.

Die Stomatitis aphthosa.

Ätiologie. Trotzdem es sich um eine häufige Erkrankung, besonders des Kleinkindesalters, handelt, welche an das Vorhandensein von Zähnen gebunden ist, sind wir über die Ursachen des Leidens noch so ziemlich im Unklaren. Gehäuftes Auftreten und das Vorkommen mehrerer Fälle in einer Familie lassen an infektiöse Einflüsse denken, deren sicherer Beweis noch aussteht, zumal die bisherigen bakteriologischen Forschungen bald Diplokokken (*Stooß*, *Moro*), bald andere Keime wie Staphylokokken, Streptokokken usw. ergaben, die sich wohl sekundär auf den Geschwürsflächen ansiedeln. Infektiöse Einflüsse. Auch die vielfach behaupteten Beziehungen zur Maul- und Klauenseuche der Tiere, deren Erreger ein bereits von *Löffler* vermutetes invisibles Virus zu sein scheint, wie dies auch aus den neuesten Angaben von *Waltmann* und *Trautwein* hervorgeht, sind durchaus nicht feststehend, denn die Übertragbarkeit dieses Leidens auf Menschen ist nach den Versuchen von *Roux* sehr gering und eigentlich nur durch einen Selbstversuch von *Pape* erwiesen. Beziehungen zur Maul- und Klauenseuche. Auf jeden Fall ist jedoch mit einer solchen Möglichkeit zu rechnen und bei der Prophylaxe darauf Rücksicht zu nehmen. *Minerbi* ist der Meinung, es handle sich um ein spezifisches Schleimhautexanthem, dessen Erreger auf dem Wege der Gaumenmandeln, seltener der Rachentonsille in den Körper eindringen.

Symptome. Es gibt Fälle geringer, mittlerer und starker Intenstiät, und ich möchte auf Grund meiner persönlichen Erfahrung annehmen, daß auch Übergänge zu andersartigen Mundaffektionen, speziell der Stomatitis ulcerosa, vorkommen, so daß die Grenzen zwischen denselben als fließende bezeichnet werden müssen. Übergangsformen. Der Beginn ist in der Regel ein ziemlich plötzlicher, welchen Fieber von wechselnder Intensität, manchmal bedeutender Höhe, einleitet, dem nach ein- bis mehrtägiger Dauer die Lokalisationen in der Mundhöhle folgen. Plötzlicher Beginn. Hat man, was allerdings relativ selten der Fall ist,

Initialstadium.

Gelegenheit, die Anfangsstadien des Prozesses zu beobachten, so sieht man das Aufschießen von kleinen unter dem Epithel gelegenen lebhaft roten hirsekorn- bis erbsengroßen Flecken, deren Eruption meist mit lebhaften Schmerzen einhergeht, und von mehr minder starker Salivation begleitet ist. Dieses Initialstadium, welches im Gegensatz zur Bezeichnung des Leidens als aphthös, also mit Bläschenbildung einhergehend, ein infiltratives ist, dauert nicht lange, denn die geschilderten Schleimhautinfiltrate wandeln sich bald durch Schwund des sie bedeckenden Epithels in kleine rot umrandete Geschwürchen um, die sich wie jeder Substanzverlust in der Mundhöhle bald weißlich-gelb belegen (s. Fig. 8), und aus deren Zusammenfluß größere polyzyklische Ulzera entstehen können. Dieselben

Umwandlung der Schleimhautinfiltrate in Geschwürchen.

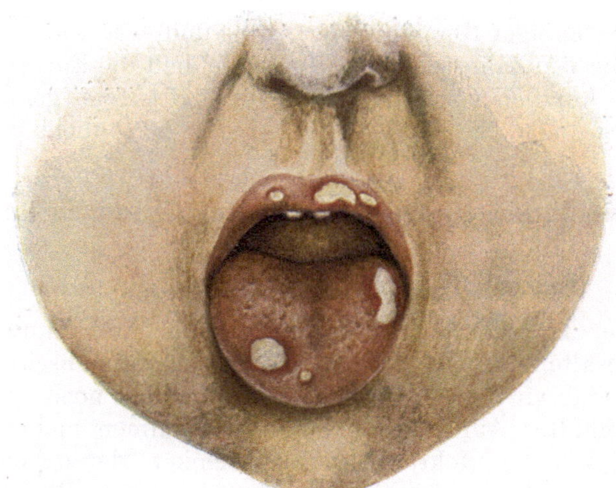

Fig. 8.
Stomatitis aphthosa.
(Grazer Kinderklinik, Professor v. *Pfaundler.*)

sind vorwiegend in den vorderen Partien des Cavum oris lokalisiert, also an der Innenfläche der Lippen, den Umschlagsstellen der Gingiva, der Oberfläche und den Rändern der Zunge, während die Schleimhaut des harten und weichen Gaumens, die Wangenmukosa und die Oberfläche der Tonsillen seltener und in geringerem Grade ergriffen erscheinen. Ein meiner Ansicht nach differentialdiagnostisch bemerkenswerter Umstand, welcher namentlich gegenüber der Stomatitis herpetica in Betracht kommt, ist die bald eintretende und starke Beteiligung des Zahnfleisches, welches in toto gelockert und geschwollen erscheint, bei der leisesten Berührung leicht blutet und sich entweder von den Zähnen ablöst, so daß dieselben bis zum Halse oder noch tiefer freigelegt erscheinen, oder an ihnen hinaufkriecht und sie bis beinahe zum freien Rande einhüllt. Starker Speichelfluß, welcher die Haut der Oberlippe und die Kinngegend irritieren und daselbst zur Eruption von ähnlichen Herden führen kann, wie sie sich in der Mundhöhle vorfinden, ist eine fast regelmäßige Begleiterscheinung. Dazu gesellt sich noch, besonders in den Fällen stärkerer Intensität, eine Schwellung der regionären Drüsen, namentlich der am Kieferwinkel gelegenen,

Vorwiegende Lokalisation in der vorderen Mundhöhle.

Beschaffenheit des Zahnfleisches.

Schwellung der regionären Drüsen.

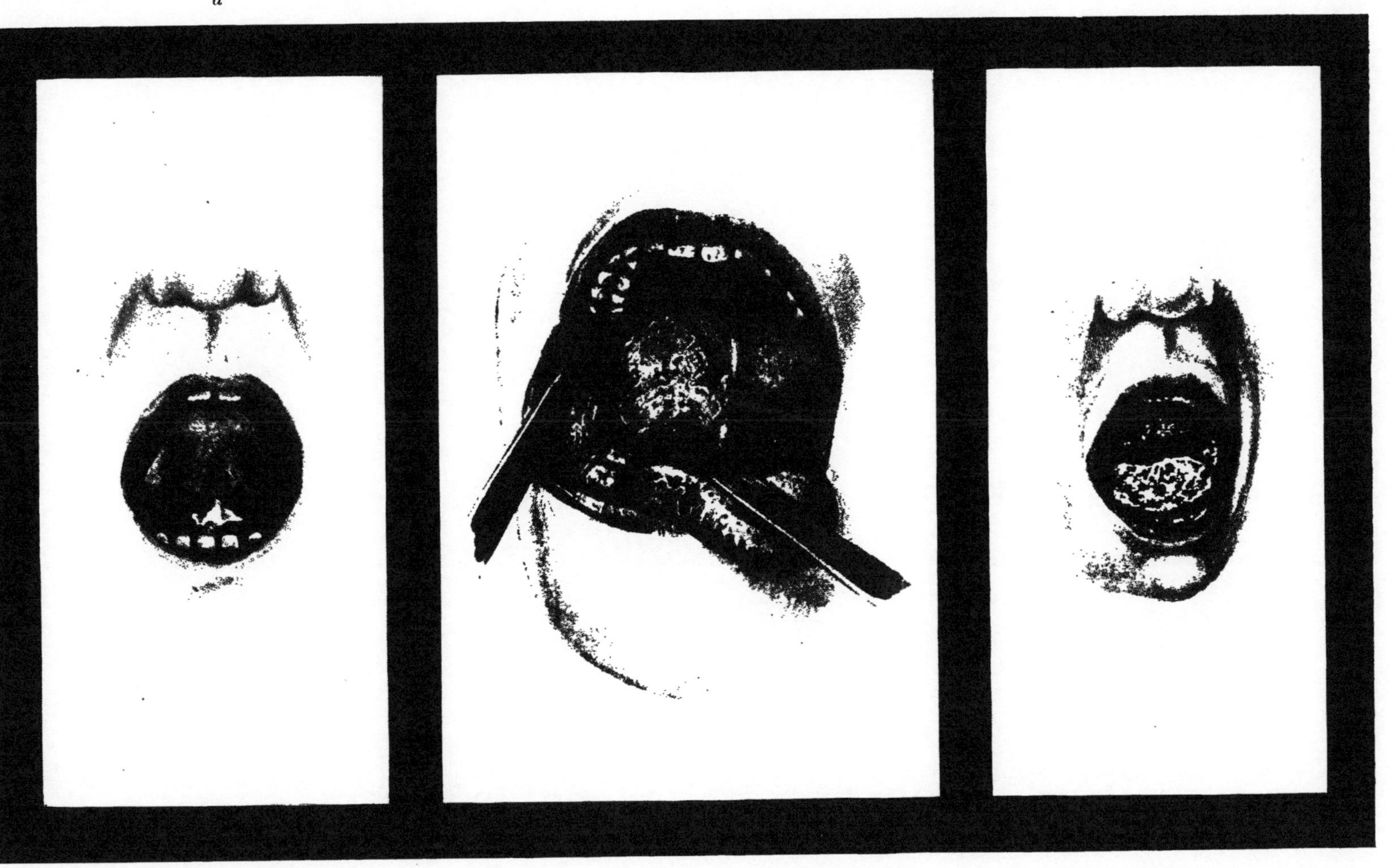

a Subglossitis diphtheroïdes bei einem 3 Jahre alten, an Keuchhusten kranken Knaben, entstanden aus einem typischen Ulcus sublinguale. Geringe Lokalreaktion. Kein Fieber. Spontane Abstoßung der fibrinösen Belagmasse.

b Stomatitis ulcerosa mit ausgedehnten Verschwärungen der Rachen- und Zungenschleimhaut.

c Soor im Munde eines 5½ Monate alten Atrophikers. Mundschleimhaut entzündlich gerötet.

a und c nach Aquarellen der Grazer Kinderklinik — Prof. Pfaundler; b nach einer Skizze des Verfassers.

die besonders bei lymphatischen Individuen mitunter beträchtliche Größe erreicht. Foetor ex ore begleitet die intensiveren Formen, hält sich aber meist in mäßigen Grenzen.

Übler Mundgeruch.

Die subjektiven Beschwerden äußern sich in spontanen oder bei Berührung der Schleimhaut auftretenden Schmerzen, welche das Kauen und Schlucken erschweren; der Appetit leidet stark, und die Empfindlichkeit der Schleimhaut bedingt besonders bei älteren Kindern eine direkte Furcht vor der Nahrungsaufnahme. Die dickbelegte Zunge ergänzt das Bild.

Lokale Schmerzhaftigkeit.

Zungenbelag.

Unter dem Einflusse dieser Veränderungen kommen die Kinder, namentlich bei stärkerer Entwicklung und längerer Dauer des Leidens, stark herunter, magern ab und zeigen verschieden hohe Grade von Anämie, welche die Affektion mitunter ziemlich lange überdauert.

Allgemeine Folgen.

Abhängigkeit der Dauer von der Therapie.

Eigentliche Komplikationen werden in der Regel nicht beobachtet, und trotz der vielfachen Eingangspforten kommt es doch nur ganz ausnahmsweise zu tiefergreifenden von diesen ausgehenden Infektionen.

Verlauf, Dauer und Ausgang. Ohne therapeutisches Eingreifen kann sich der Prozeß in die Länge ziehen und eine bis mehrere Wochen dauern. Unter dem Einflusse einer entsprechenden Behandlung läßt sich der Verlauf stark abkürzen, so daß innerhalb weniger Tage Epithelisierung der Ulzerationen eintritt. Die Eruption erfolgt in Schüben, welche in der Regel zwei bis drei Tage dauern. An die Glättung der Geschwürchen schließt sich die Straffung und Abblassung des Zahnfleisches, welche ziemlich viel Zeit, bis zu einer Woche, in Anspruch nimmt, und schließlich verliert sich auch die Drüsenschwellung, welche mitunter mehrere Wochen anhält und bei stärkerer Entwicklung auch mäßige remittierende Fieberbewegungen unterhalten kann. Mit der beginnenden Epithelisierung der Mundgeschwürchen kehrt gewöhnlich auch der Appetit zurück, und die Schmerzhaftigkeit bei der Nahrungsaufnahme verliert sich schnell.

Schubweise Eruption.

Reihenfolge des Rückganges der Erscheinungen.

Pathologische Anatomie: Die Gutartigkeit des Prozesses bringt es mit sich, daß anatomische Untersuchungen seiner Produkte nur selten möglich sind.

Pathologisch-anatomische Befunde.

Diagnose und Differentialdiagnose. Das typische Bild der Stomatitis aphthosa ist wohl kaum zu verkennen.

Der rasche Beginn, das schubweise Auftreten, die Anordnung der Herde im vorderen Abschnitt der Mundhöhle, die Beteiligung der Gingiva und der starke Ptyalismus, eventuell das Übergreifen des Prozesses auf die Haut um die Mundspalte schaffen recht charakteristische Bilder. Die Stomatitis herpetica, welche bei uns zulande eine sehr seltene Affektion darstellt, während sie die französischen Autoren in ihrer Frequenz weit vor die Stomatitis aphthosa rangieren, produziert kleinere ausgesprochen bläschenförmige Effloreszenzen, die spärlicher aufschießen, in Gruppen angeordnet erscheinen, ohne stärkere Beteiligung des Zahnfleisches verlaufen und oft von Herpeseruptionen an der Gesichtshaut oder um die Mundspalte begleitet sind. Die genuine Stomatitis ulcerosa steht in offensichtlichen Beziehungen zu schadhaften Zähnen, in deren Umgebung die ersten Veränderungen auftreten, um von da aus peripher fortzuschreiten, ohne so multiple Disseminationen zu setzen. Primäre Munddiphtherie, ein sehr seltenes Vorkommnis, beschränkt sich gewöhnlich auf ganz spärliche Herde mit dicken in die Schleimhaut eingesprengten Membranen und läßt ebenfalls die meiner Ansicht nach nicht genügend betonte Beteiligung des Zahnfleisches vermissen.

Unterscheidung von Stomatitis herpetica.

Unterscheidung von Stomatitis ulcerosa.

Unterscheidung von primärer Munddiphtherie.

Prognose. Sie kann, rechtzeitige rationelle Therapie vorausgesetzt, als absolut günstig bezeichnet werden.

Günstige Prognose.

Behandlung. Die Erfahrungstatsache, daß die Stomatitis aphthosa vorzugsweise eine Affektion der ärmeren Volksschichten darstellt, spricht dafür, daß schlechte Mundpflege in ihrer Genese mitspielt, was in prophylaktischer Richtung beachtenswert erscheint. Die Möglichkeit von gewissen Beziehungen zur Maul- und Klauenseuche der Tiere mahnt zur ausschließlichen Verwendung abgekochter oder sterilisierter Milch und zur Vermeidung des Bezuges solcher aus von dem genannten Leiden heimgesuchten Stallungen, deren Sperrung ja in der Regel behördlich angeordnet wird.

Schlechte Mundpflege.

Ausschließlicher Genuß gekochter Milch.

Die Therapie hat eine Reihe von Indikationen zu erfüllen: Erstens die möglichst schnelle Epithelisierung der Mundgeschwürchen, zweitens die Beseitigung der Zahnfleischaffektion, drittens eine dem jeweiligen Stadium des Leidens angepaßte Ernährung, viertens Linderung der mit der Nahrungsaufnahme verbundenen Schmerzen, fünftens Beeinflussung der begleitenden Drüsenschwellung und sechstens Beseitigung der eventuellen allgemeinen Folgen in Gestalt der restierenden Abmagerung und Anaemie.

Rasche Epithelisierung. Zahnfleischbehandl. Entsprechende Kost. Schmerzlinderung. Drüsenbehandlung. Behandlung der Folgezustände.

Chlorkali.

Meiner langjährigen Erfahrung zufolge besitzen wir im Chlorkali das beste und am schnellsten wirksame Mittel zur Epithelisierung der Ulzerationen. Die regelmäßige alle zwei Stunden erfolgende Betupfung der Herde mit 2%iger Lösung von Kalium chloricum, das man mittels kleiner Wattetupfer aufträgt, besorgt dies innerhalb von zwei bis drei Tagen. Dieses Vorgehen hat sich mir als viel wirksamer und angenehmer erwiesen als Argentum nitricum, Wasserstoffsuperoxyd u. dgl. Die Gefahr einer Intoxikation ist bei der bloß lokalen Verwendung dieser schwachen Lösung ganz ausgeschlossen.

B-Vitamin-Zufuhr.

Neuerdings haben amerikanische Autoren (*Gerstenberger*, *Cleveland* u. a.) das in Rede stehende Leiden als Folge eines Mangels an B-Vitamin aufgefaßt und Zufuhr desselben empfohlen. Darauf gründet sich die von *Waltner* vorgeschlagene Therapie, welche in Aufstreuen von Hefepulver (er benützt das Furunkulin Zyma) besteht. Er appliziert dasselbe in Mengen von 0,3—0,5 gr drei- bis fünfmal täglich auf die Herde und ist mit den Erfolgen sehr zufrieden. Mir mangelt hierüber jede persönliche Erfahrung.

Pinselungen der Gingiva.

Die sehr quälende und funktionelle Beschwerden verursachende Zahnfleischaffektion wird bereits durch die Besserung der aphthösen Herde günstig beeinflußt, und kommen als weitere Hilfen noch Pinselungen der Gingiva zum Zwecke ihrer Straffung mit Tinctura Ratanhae oder Tinctura Myrrhae hinzu, zu denen bei Konfluenz der Ulzerationen und stärkerem Fötor noch zwei bis dreimal tägliche Betupfungen mit einem in tintenschwarze Lösung von übermangansauerem Kali getauchten Wattebausch sich gesellen können, welche sowohl adstringierend wie desodorierend wirken.

Zu Beginn flüssige Kost.

Die Ernährung soll auf der Höhe der Erkrankung flüssig sein, da selbst breiige Kost starke Schmerzen auslöst. Die mit der Nahrungsaufnahme verbundenen Schmerzen lassen sich einerseits durch Darreichung von eisgekühlten Flüssigkeiten (Milch, Zuckerwasser, Fruchtsäfte, Fruchteis, eisgekühlte Mandelmilch und kalter Chaudeau) sowie, wenn dies nicht ausreicht, durch fünf Minuten vor der Nahrungsdarreichung erfolgende Betupfung der Ulzera und des Zahnfleisches mit 5%iger Anästhesinlösung wirksam bekämpfen, während ich giftige Anästhetika wie Kokain, Orthoform zu. dgl. lieber meide. Die begleitende Drüsenschwellung läßt sich durch Applikation von Jodjodkalisalbe oder Jodvasogen rascher beseitigen, und die zurückbleibende Abmagerung wird durch gehaltreiche Kost, die bei der sich bald einstellenden Appetenz gern genommen wird, schnell überwunden. Weicht die restierende Anämie nicht mit dem Schwund

Anästhesierung.

Behandlung der Drüsenschwellung.

Gehaltreiche Kost.

der übrigen Krankheitssymptome, so kommt eventuell eine Verschickung der Kinder in ein entsprechendes Klima in Betracht, was jedoch in der Regel nicht notwendig ist.

Klimatische Therapie.

Die französischen Autoren unterscheiden eine unspezifische Stomatitis aphthosa und eine spezifische, das heißt durch Infektion mit dem Virus der Maul- und Klauenseuche hervorgerufene Febris aphthosa. Die Möglichkeit des Auftretens der letztgenannten Form ist nicht abzulehnen, doch scheinen derartige Vorkommnisse sehr selten zu sein und klinisch andersartige Erscheinungen zu machen. Ich schließe dies aus Beobachtungen von *Emil Flusser*, deren einige ich selbst zu sehen Gelegenheit hatte, und in denen es sich um ziemlich derbe nicht zu Ulzeration neigende Infiltrate auf der Mundschleimhaut, zwischen den Fingern und an der Conjunctiva bulbi handelte, deren Aussehen von den Produkten der Stomatitis aphthosa ganz wesentlich abwich, und wie sie vereinzelt auch in dem französischen Schrifttum beschrieben sind.

Unspezifische Stomatit. aphth. u. Febris aphthosa.

Die Stomatitis herpetica.

Ein recht unklares Krankheitsbild, das selbst bei gleichzeitiger bzw. nachfolgender Eruption von Herpes im Gesicht, an den Lippen oder unter der Nase nicht mit Sicherheit als eigenartiger Prozeß agnosziert werden kann, da auch bei aphthöser Stomatitis Kombination mit Hautherpes vorkommen kann.

Unscharfer Krankheitsbegriff.

Zu den mit Exsudation einhergehenden Affektionen der Mundhöhle und ihrer Umgebung gehören auch die sog. Faulecken („Perlèche“ der Franzosen), deren kurze Schilderung hier anschließen soll.

Mundwinkelgeschwüre (Faulecken, Perlèche).

Eine vorwiegende Affektion des Kleinkindesalters, die aber auch später und sogar bei Erwachsenen, wenngleich selten, vorkommt (s. Fig. 9 auf S. 20).

Ätiologie: Nicht recht klar, doch möchte ich dem Einfluß von Schmierinfektionen eine große Rolle zuweisen, wofür auch das vorwiegende Auftreten bei Kleinkindern spricht. Die Übertragung erfolgt entweder direkt, zum Beispiel durch Küsse, oder indirekt durch Gegenstände wie Bleistifte u. dgl., und werden sowohl familiäres Auftreten als auch kleine Epidemien in Schulen, Spitälern usw. beobachtet. Als Erreger hat vor Jahren *Lemaistre* einen anaeroben Streptokokkus beschrieben, den er als Streptococcus plicatilis bezeichnet, für spezifisch erklärt und sowohl in den Lokalisationen des Prozesses als auch in manchen Wasserproben gefunden haben will. Andere Autoren wie *Sevestre* und *Gastou* fanden Staphylokokken, *Raymond* diverse Mikroben und unter diesen vorwiegend Streptokokken, und *Besnier* beschreibt das Leiden als Epidermodermitis streptococcica. Ich glaube nicht fehlzugehen, wenn ich diese Befunde als rein sekundäre auffasse, die mit dem Wesen der Affektion nichts zu tun haben.

Schmierinfektion.

Direkte und indirekte Übertragung. Erreger.

Symptome: Dieses bereits im Altertum bekannte und im Volksmunde vielfach beschriebene Leiden, das eine ganze Reihe populärer Bezeichnungen wie böse Mundwinkel, Spatzenecken, Faulecken, französisch Perlèche (von pour lécher abgeleitet) führt, besteht in einer chronisch entzündlichen Erkrankung der Gegend einer oder beider Lippenkommissuren, welche statt der normalen scharfen Begrenzung zwischen Haut und Schleimhaut eine Verbreiterung, Vorwölbung, braunrote Verfärbung und Schuppung zeigen. Diese beim Öffnen des Mundes hufeisenförmig sich präsentierenden Herde zeigen eine oder mehrere quere Fissuren, die manchmal grau belegt erscheinen, leicht bluten und sich dann mit dunklen Borken bedecken.

Beschreibung.

Die subjektiven Beschwerden sind gering und beschränken sich auf leichtes Brennen, welches die Kinder veranlaßt, die Zunge oft hervorzustrecken und an den Herden zu lecken oder zum Zwecke der Kühlung Luft einzuziehen. Das Gesicht bekommt durch die künstlich verbreiterten Mundwinkel einen eigenartig gemeinen Ausdruck, wie *A. Epstein*, der diesem Leiden eine geistvolle Studie widmete, treffend bemerkt.

Verlauf, Dauer und Ausgang. Diese gutartige Affektion zeigt bei fehlender Behandlung eine ziemlich lange sich auf Wochen bis Monate

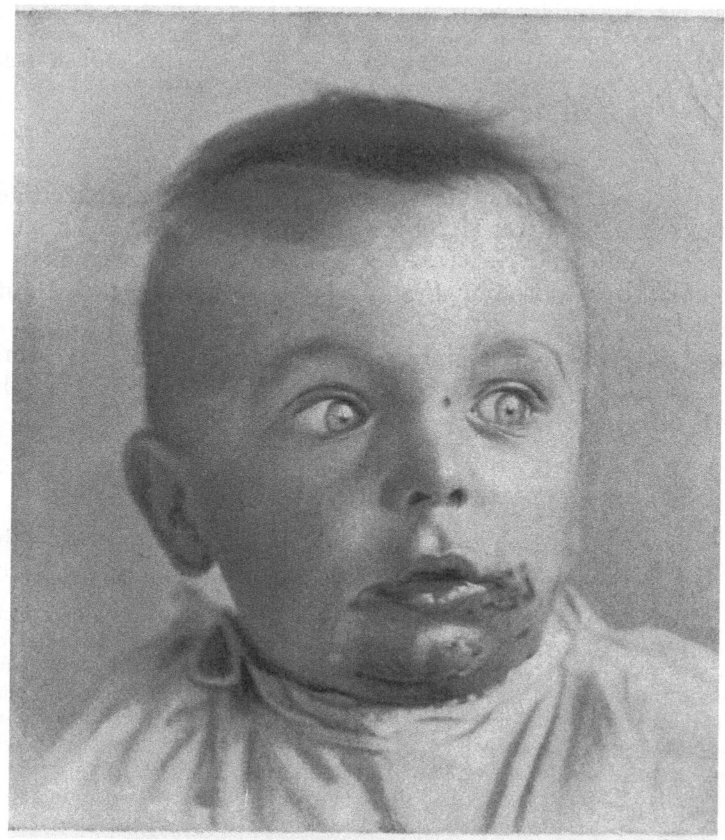

Fig. 9.
Perlèche oder „faule Ecken" bei einem $2\frac{1}{2}$jährigen Kinde.
(Grazer Kinderklinik, Professor *M. v. Pfaundler.*)

erstreckende Dauer und ausgesprochene Rezidivneigung. Ihr im ganzen harmloser Charakter wird nur dadurch etwas ungünstig beeinflußt, daß die Herde nicht zu selten zu sekundärer Ansiedelung von Diphtheriebazillen Gelegenheit geben (*Bauer*, *A. Epstein*), was mitunter auch primär geschehen kann und eventuell zu Fortschreiten des Infektes auf die Mund- und Rachenschleimhaut führt.

Sekundäre diphtherische Infektion.

Verwechslung mit luetischen Plaques.

Diagnose: Dieselbe ist gewöhnlich leicht, doch muß man sich namentlich vor Verwechslungen mit luetischen Plaques in acht nehmen, welche bekanntlich gleichfalls oft an den Mundwinkeln sitzen. Allerdings sind diese nicht so regelmäßig angeordnet, größer und dehnen sich weiter in die Umgebung aus, so daß sie mehr einen geschwulstartigen Eindruck machen. Außerdem findet sich bei genauerer Nachschau auch an anderen Stellen eine oder die andere spezifische Lokalisation und, was meiner Meinung nach das Wichtigste sein dürfte, die luetischen Kondylome gehen in der Regel mit harter Schwellung der regionären Drüsen einher, während die Mundwinkelgeschwüre ohne Drüsenbeteiligung verlaufen. Trotzdem kann die Entscheidung auf Grund des bloßen Aspektes manchmal sehr schwierig werden, und muß zur Sicherung der Diagnose die Spirochätenuntersuchung und die Wassermannreaktion in Anwendung kommen.

Keine Drüsenbeteiligung.

Prognose: Im allgemeinen günstig und nur durch die lange Dauer und Rezidivneigung des Prozesses etwas getrübt. Die Fälle mit Ansiedelung von Diphtheriebazillen in den Herden sind ernster einzuwerten und spezifisch zu behandeln.

Im allgemeinen günstige Prognose.

Prophylaxe: In vorbeugender Richtung erweist sich Sauberkeit als sehr wirksam, und sind derartige Affektionen in Proletarierkreisen viel häufiger. Die Tatsache der Übertragbarkeit, welche öfter indirekt als direkt erfolgt, wird uns veranlassen, jede intime Berührung der Kinder sowie deren gemeinsamen Gebrauch von Gegenständen zu verhindern.

Sauberkeit.

Schutz vor Infektion.

Therapie. Eine rechtzeitige lokale Behandlung der Mundwinkelgeschwüre beseitigt sie schnell. Unter den zu diesem Zwecke empfohlenen Mitteln (20%ige Milchsäure, Eisenchlorid, Lapisstift usw.), welche durch mehrere Tage einmal oder zweimal pro die aufgetragen werden, hat sich mir die Jodtinktur am besten bewährt, welche man mittels Wattebausch appliziert.

Lokale Ätzung.

Jodtinkturbehandlung.

Ich halte es nicht für gerechtfertigt, eine eigene Form von Stomatitis aufzustellen, wie sie im Gefolge einer Impetigo contagiosa des Gesichtes (Stomatitis impetiginosa) auftreten kann.

Nichtberechtigung der Stomatitis impetiginosa.

Das gleiche gilt von der sogenannten Stomatitis varicellosa, welche einfach das Enanthem der Schafblattern repräsentiert.

Enanthem bei Varicella.

Mit Ulzerationen einhergehende Stomatitiden.

Es ist fraglich, ob ein eigenes Krankheitsbild existiert, welches wir mit vollem Rechte als Stomatitis ulcerosa bezeichnen können, denn, wie ich dies schon oben ausgeführt habe, vermögen verschiedene Formen von Mundentzündung in gewissen Stadien ihres Verlaufes geschwürige Veränderungen zu erfahren, mit starkem Ptyalismus und intensivem Foetor ex ore einherzugehen sowie zu bedeutender Schwellung der regionären Drüsen zu führen und das Gesamtbefinden der Patienten stark in Mitleidenschaft zu ziehen, somit alle Erscheinungen zu vereinigen, die man als charakteristisch für ulzeröse Stomatitis bezeichnet.

Bezweiflung der Berechtigung eines eigenen Krankheitsbildes.

Stomatitis ulcerosa.

Ätiologie: Dieselbe hat sich im Laufe der Zeiten geändert, denn während *Bergeron*, ihr erster eigentlicher Schilderer, denn das Leiden war schon den alten Autoren, z. B. *Plinius*, bekannt, wurde aber mit diversen anderen Prozessen zusammengeworfen, sie als bei Kindern und Erwachsenen vorkommende unter dem Einfluß schlechter allgemeiner und Mundhygiene entstehende schwere Affektion beschreibt, deren en- und epidemische Verbreitung an kontagiöse Einflüsse denken ließ (hat sie doch ein so feiner Beobachter wie *Bretonneau* mit Diphtherie verwechselt), werden diese Formen jetzt kaum mehr beobachtet. Gegenwärtig sehen wir im Verlaufe intensiver und spät zur Behandlung kommender Fälle von Stomatitis aphthosa durch Zusammenfluß einzelner Herde derselben und Lokalisation an der Gingiva größere polyzyklische Substanzverluste entstehen, die sich mit fetzigen Auflagerungen bedecken, einen starken Fötor ausströmen, lebhaften Speichelfluß sowie starke Schwellung der Unterkieferwinkeldrüsen veranlassen und die Kinder in ihrem Gesamtbefinden arg mitnehmen. Neben diesen gewiß sekundären Formen beobachtet man auch anscheinend primär entstandene, die mit mangelhafter Pflege der Mundhöhle zusammenhängen und sich besonders in der Nachbarschaft schadhafter Zähne ent-

Änderung des Charakters im Laufe der Zeit.

Beziehungen zur Stomatitis aphthosa.

Primäre und sekundäre Formen.

wickeln (s. Tafel 1, Bild 6), welche die Schleimhaut der Gingiva reizen und von da ausgehend weitgreifende Geschwürsbildungen an verschiedenen Stellen verursachen können.

Keine eigentliche infektiöse Häufung

Die früher so oft konstatierte Häufung der Fälle gehört jetzt zu den Seltenheiten und das familiäre Vorkommen, wie es manchmal festgestellt wurde, so neuerlich erst wieder durch *Scheller*, könnte auch mit den gleichartigen hygienischen Schädigungen zusammenhängen. In diesem Sinne ist wohl auch die Häufung der Fälle in den Kriegs- und Nachkriegsjahren zu deuten, wobei als weiterer Faktor, wie er von verschiedenen Seiten betont wird (*Wallisch* u. a.), Mangel an C Vitamin mitspielen konnte.

Beginn um schadhafte Zähne.

Geschwürsbildung.

Speichelfluß, Drüsenschwellung und Fötor.

Symptome. Hat man Gelegenheit, einen derartigen Fall vom ersten Anfang an zu beobachten, so konstatiert man zunächst an einer begrenzten Stelle, gewöhnlich in der Nachbarschaft eines oder mehrerer schadhafter Zähne, eine leichte Schwellung und graue Verfärbung der Gingiva, deren freier Rand eine dünne fadenartige Auflagerung trägt. Unter dieser bildet sich verhältnismäßig schnell eine Ulzeration, deren Grund sich bald mit fetzigen Gewebsstückchen bedeckt und bei Berührung leicht blutet. Dazu gesellt sich starker Speichelfluß, ziemlich bedeutende Schwellung der Submaxillardrüsen dieser Seite und ein übler Mundgeruch, welcher bereits beim Öffnen des Mundes die Vermutung einer ulzerösen Veränderung nahelegt. Im weiteren Verlaufe erstreckt sich dieser Prozeß im Bereiche des initialen Herdes weiter in die Tiefe und schreitet peripher fort. G.eichzeitig kann es durch Kontaktinfektion zur Ulzeration benachbarter Schleimhautgebiete kommen, so am Zungenrande, welcher mit dem kranken Zahnfleisch in Berührung steht, oder an der Wangenschleimhaut im Bereich der Intermaxillarfalte, seltener am Gaumen oder den weiter rückwärts gelegenenen Teilen der Mund-Rachenschleimhaut. Die subjektiven Beschwerden sind dabei auffallend gering und beschränken sich auf ein leichtes Brennen im Munde, mäßige Schmerzen beim Kauen sowie Appetitverlust, welcher übrigens oft erst recht spät eintritt. Fieber fehlt oder hält sich in niedrigen Grenzen, während die zunehmende Blässe der Patienten und ihr körperliches Herunterkommen die Intensität des Prozesses verraten. An den Zähnen kommt es bald zu intensiver Zahnsteinbildung, sie lockern sich und können auch ausfallen, was jedoch verhältnismäßig selten geschieht. Im unbeeinflußten Zustande breitet sich das Leiden immer mehr aus und kann weite Schleimhautgebiete ergreifen. Komplikationen sind im ganzen selten, auch die Drüsen vereitern fast nie, doch hat *Kunstein* in jüngster Zeit in zwei Fällen durch Arterienarrosion bedingte Blutungen beobachtet. Auch diverse Begleitexantheme, welche wohl als toxische Folgen des Fäulnisprozesses in der Mundhöhle aufzufassen sind, wurden mehrfach beobachtet, so von *Eisen* skarlatiniforme Ausschläge, von *Hutinel-Nobécourt* purpuraartige u. dgl. mehr.

Abklatschgeschwüre.

Wenig Beschwerden.

Fehlendes oder geringes Fieber.

Veränderungen an den Zähnen

Arterielle Blutung.

Toxische Exantheme.

Diskrepanz zwischen Lokalaffektion und Beschwerden.

Solche Vorkommnisse sind jedoch im ganzen selten, und der Unterschied zwischen den schweren lokalen Veränderungen auf der Mundschleimhaut und den verhältnismäßig geringen subjektiven Beschwerden ist recht auffallend und diagnostisch verwertbar, was ja auch für die Angina *Plaut-Vincent* gilt.

Verlauf, Dauer und Ausgang: Auch in dieser Richtung ist gegen frühere Zeiten ein starker Wandel eingetreten. Während die von *Bretonneau*, *Taupin*, *Bergeron* u. a. beobachteten gehäuft auftretenden Erkrankungen, die in hygienisch ungünstigen mit Kranken überfüllten Räumen zahlreich auftraten und oft durch vorhergegangene Affektionen geschwächte Personen betrafen, nicht selten ungünstigen Verlauf nahmen, zu sekundären Infektionen Anlaß boten und auch letal endeten, gestaltet sich der Verlauf gegenwärtig viel milder, und nur bei ausbleibender oder spät einsetzender und nicht rationeller Therapie zieht sich der Prozeß in die Länge, ohne jedoch wirkliche Gefahren zu bringen. Ohne entsprechende Behandlung muß mit wochen- bis monatelanger Dauer gerechnet werden, und auch das Auftreten von Rezidiven, deren Intensität gewöhnlich langsam abnimmt, ist zu besorgen.

Zunehmende Milderung des Verlaufes.

Rezidive.

Prognose. Sie kann nach dem oben Gesagten als günstig bezeichnet werden.

Gute Prognose.

Diagnose. Dieselbe stützt sich einmal auf das Mißverhältnis zwischen den intensiven Lokalerscheinungen und der geringen Beeinträchtigung des Gesamtzustandes des Kranken, dann aber auch auf den bakterioskopischen Befund, welcher in typischen Fällen sehr charakteristisch ist.

Bakterioskopischer Befund.

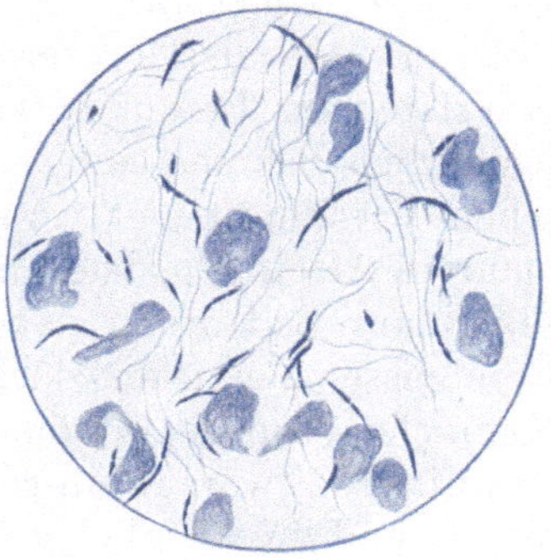

Fig. 10.
Stomatitis ulcerosa: Ausstrich vom eitrigen Belag. Färbung mit Löfflers Methylenblau. Vergr. etwa 700fach. Bac. fusiform., Spirochäten, Eiterzellen.

Bei Untersuchung des Sekretes der Geschwürsoberfläche im Dunkelfeld oder im gefärbten Aufstrich (*Scheller* empfiehlt längere Tinktion mit Kristallviolett) findet man besonders bei aus der Tiefe des Ulkus entnommenem Material (s. Fig. 10) fast nur zweierlei Formen, die langen in der Mitte etwas verdickten leicht geschwungenen und spitz auslaufenden im Zentrum eine oder mehrere Lücken aufweisenden fusiformen Bazillen (*Zikowsky* nennt sie Stinkspieße) und etwas spärlicher lange, bald zartere, bald dickere Spirochäten mit zahlreichen Windungen, also eine fusospirilläre Symbiose, welche gewissermaßen auf den ersten Blick die Diagnose gestattet. Allerdings darf nicht außer acht gelassen werden, daß dieser Befund nicht immer in seiner vollen Eindeutigkeit zu erheben ist und namentlich eine Kombination mit Diphtheriebazillen nicht selten vorkommt.

Fusiforme Bazillen.

Spirochäten.

Kombination mit Diphtheriebazillen.

Gegenüber luetischen Prozessen ist die schnelle Entwicklung, der starke Speichelfluß und der intensive Fötor zu betonen, doch darf man sich darauf nicht zu sehr verlassen, zumal auch Kombinationen beider Prozesse vorkommen und man muß daher in zweifelhafter Situation nach anderweitigen syphilitischen Symptomen suchen und eventuell die Blutprobe machen, welche bei reiner Stomatitis ulcerosa trotz ihrer Spirochätennatur stets negativ ausfällt. Eine Verwechslung mit Stomatitis mercurialis, welcher die Affektion symptomatisch nahesteht, ist wohl kaum zu befürchten, da diese im Kindesalter so gut wie gar nicht vorkommt und anamnestisch leicht festzustellen ist. Auch die skorbutische Stomatitis, welcher man gegenwärtig kaum mehr begegnet, ist von anderweitigen Erscheinungen dieser Krankheit begleitet und daher leicht auszuschließen.

Unterscheidung von Lues.

Stomatitis mercurialis.

Skorbutische Stomatitis.

Was endlich die primäre Munddiphtherie anbelangt, so ist diese viel seltener als die Stomatitis ulcerosa und führt zu richtiger Membranbildung im Bereiche der Herde, aus deren Tiefe die Bazillen zu gewinnen sind.

Primäre Munddiphtherie.

Hämatologische Diagnose.

Inwieweit die übrigens nicht sehr prägnanten neuesten hämatologischen Befunde von *Zikowsky* differential-diagnostische Bedeutung haben, müssen weitere Untersuchungen zeigen.

Befunde von *Plaut* und *Vincent*.

Bakteriologie. Schon *Bergeron* hat in den Produkten der ulzerösen Stomatitis Spirillen nachgewiesen, und *Pasteur* konnte aus ihnen eine Spirillenart züchten, deren weitere Bearbeitung sein Schüler *Netter* übernahm, ohne jedoch zu schlüssigen Ergebnissen zu gelangen oder positive Übertragungsresultate zu erhalten. Es war das große Verdienst von *H. C. Plaut* und *Vincent*, daß die beiden unabhängig voneinander die Eigenartigkeit dieser Prozesse erkannten und die zwei besonders in Betracht kommenden Spaltpilzarten feststellten. Ihre Symbiose bei dem in Rede stehenden Leiden ist durch zahlreiche neuere Arbeiten, von denen nur die von *Bernheim*, *Hartmann* und *Knorr* erwähnt seien, einwandfrei dargelegt worden. Aus den Untersuchungen von *Vincent* und *Mayer*, sowie den bestätigenden Befunden von *Tunicliffe* geht hervor, daß es speziell die fusiformen Bazillen sind, welche in die Tiefe dringen und daselbst die typischen Veränderungen veranlassen, während die Spirochäten, von denen mehrere Arten (Sp. buccalis, denticola usw.) eine Rolle spielen, eine mehr sekundäre Bedeutung haben. Im Tierversuch gelingt es selten, positive Ergebnisse zu erzielen, doch liegen solche vor, und *Moizard* ist es geglückt, Kaninchen von der Vagina aus mit Reinkulturen von fusiformen Bazillen zu infizieren, worauf ein recht tiefgreifendes Ulkus entstand, dessen Wand und Grund in ziemlicher Tiefe von den Erregern durchwuchert waren.

Vorwiegende Rolle der fusiformen Bazillen.

Histologische Befunde.

Pathologische Anatomie: Nach den eingehenden Untersuchungen von *Cornil* und *Ranvier* findet sich oberflächliche Nekrose des Epithels, dessen Trümmer gemeinsam mit Erythro- und Leukozyten sowie spärlichen Resten von Elastingewebe und Bindegewebsfasern die fetzigen Auflagerungen bilden und in der Tiefe kleinzellige Infiltration sowie Exsudation, welche die Gefäße in mehr oder minder hohem Grade komprimiert, wobei die Spirochäten bloß in den oberen Schichten, die fusiformen Bazillen bis in die tieferen Gewebslagen nachzuweisen sind und in ihren Beziehungen zu den Läsionen ihre pathogenetische Rolle verraten.

Isolierung der Patienten.

Mundhygiene.

Prophylaxe und Therapie. Wenn auch nur wenige Beispiele von Kontagion vorliegen (eines der frappantesten ist die von *Brokman* und *Sparrow* beschriebene Epidemie in einem Warschauer Pensionat, welche 80% der Insassen betraf), so erscheint doch eine Isolierung der Patienten und eine strenge Trennung ihrer Gebrauchsgegenstände von den übrigen angezeigt. Sorgsame Mundhygiene und Behandlung der Zähne stehen unter den Schutzmaßnahmen an erster Stelle, zumal es sich auch hier um eine vorwiegende Erkrankung der ärmeren Schichten handelt, in denen dies oft vernachlässigt wird.

Extraktion kranker Zähne.

Chlorkali.

Wo deutliche Beziehungen zu kranken Zähnen bestehen, indem der Prozeß um solche seinen Ausgang nimmt, erscheint ihre Extraktion geboten, welche in der Regel das Leiden schnell beseitigt. In früheren Jahren stand das Chlorkali an der Spitze der Heilmittel, dem bereits *Bergeron* eine geradezu spezifische Wirkung zuschrieb, und das er sowie andere Autoren (*Bohn*, *Comby*, *Grenet*, *Hutinel* usw.) sowohl innerlich in Tagesgaben von 2—4 g als auch in Form von Spülungen in 5%iger Lösung anwandten. Der innere Gebrauch des Mittels ist wohl im Hinblick auf eventuelle nicht gar zu seltene schwere Intoxikationen zu widerraten, die Spülungen können allenfalls vorgenommen werden, doch habe ich von ihnen im Vergleich

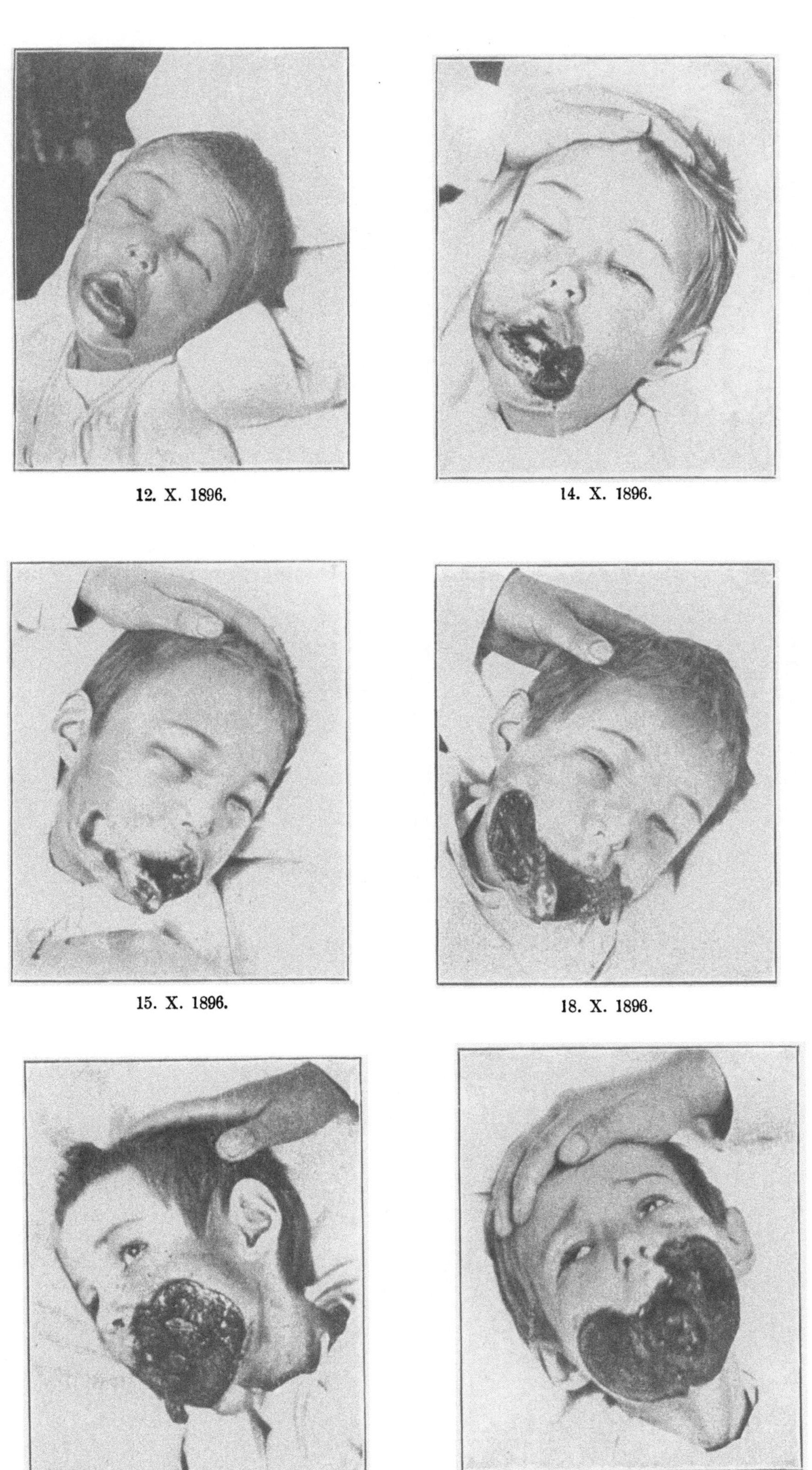

12. X. 1896. — 14. X. 1896.

15. X. 1896. — 18. X. 1896.

22. X. 1896. — 22. X. 1896. †.

Noma faciei, 7¼jähriger Knabe.

(Leipziger Kinderklinik: Prof. Soltmann; nach C. Schmidt: J. K., Bd. 48, 1898.)

zu ihrem Effekt bei Stomatitis aphthosa keine so überzeugenden Erfolge gesehen. Besseres leisteten mir stärkere Konzentrationen von Kalium hypermanganicum (0,1—0,2%), die mittels Wattebausch mehrmals täglich aufgetragen werden und zunächst den Speichelfluß sowie den üblen Mundgeruch beseitigen, woran sich bald Heilung der Ulzera durch Granulation vom Geschwürsgrunde aus anschließt, während die Drüsenschwellung den Prozeß am längsten überdauert. Behandlung der Geschwüre mit Methylenblaupulver, Chlorkalk und Jodtinktur ist sehr schmerzhaft und nicht so wirksam, um dies in Kauf zu nehmen. Das von verschiedenen Seiten empfohlene Wasserstoffsuperoxyd ist durch die starke Schaumentwicklung den Patienten direkt unangenehm. Schon *Ehrlich* hat im Hinblick auf die Spirochätennatur des Leidens das Salvarsan empfohlen, welches von *Hirsch* sehr gelobt wird, der es sowohl lokal als Pinselflüssigkeit (10% in Glyzerin) als auch intravenös in relativ großen Dosen verwendet (0,45 bis 0,75 g). *Weinhardt* ist von seiner Wirkung nicht befriedigt und lobt Lösungen von Perhydrittabletten als Spülflüssigkeit sowie Pinselung mit Salizyl-Glyzerin-Alkohol. Mir fehlt über alle diese Verfahren eigene Erfahrung, da ich mit dem übermangansaueren Kali, welches neben seiner Anwendung in stärkeren Lösungen auf die Geschwüre auch in schwächerer Konzentration (1 : 1000) zu Spülungen dient, stets vollkommen ausgekommen bin.

Übermangansaueres Kali. Methylenblau Chlorkalk. Jodtinktur. Wasserstoffsuperoxyd. Salvarsan.

Gangränöse Mundentzündung (Noma).

Dieses furchtbare Leiden, welches die Bezeichnungen Noma, Wangen-Gesichtsbrand, Cancrum oris, Wasserkrebs und französisch Charbon de la joue führt, ist in den letzten Dezennien dank den Fortschritten der allgemeinen und individuellen Hygiene glücklicherweise sehr selten geworden und hat mehr historisches Interesse gewonnen.

Ätiologie. Es handelt sich nicht um eine primäre Erkrankung sondern um eine Folgeerscheinung schwerer infektiöser Prozesse, welche die Patienten körperlich sehr heruntergebracht haben. Von diesen sind es besonders akute Infektionskrankheiten, unter denen an erster Stelle die Masern, dann Scharlach, Typhus und Pertussis rangieren, ferner schwere Darmaffektionen, in deren Rekonvaleszenz sich das Leiden einstellt, während ich den von verschiedenen Seiten beschriebenen Anschluß an ulzeröse Stomatitis selbst niemals beobachtet habe. Neben diesen allgemeinen dispositionellen Ursachen kommt auch lokaler Einfluß zur Geltung, so das lange unbewegliche Liegen auf einer Gesichtsseite.

Keine primäre Erkrankung. Lokale Einflüsse.

Symptome. Der Beginn der Erkrankung ist meist ein recht unscheinbarer, die initialen Beschwerden sind gering, ja der Gegensatz zwischen den schweren lokalen Veränderungen und der relativen Euphorie der Patienten zu Beginn ihres Leidens ist direkt auffallend. Die Erkrankung, welche vorwiegend einseitig auftritt, beim weiblichen Geschlecht häufiger ist und besonders die Altersstufen zwischen drei und sechs Jahren ergreift (im Säuglingsalter wurde es von *Billard*, *Brehaut* und *Finkelstein* beobachtet), beginnt an der Wangenschleimhaut, wo sich zunächst auf der Innenfläche einer Wange auf der kaum geröteten Mucosa eine Gruppe von mit klarem Inhalt gefüllten Bläschen entwickelt, deren Decke bald birst, und durch deren Zusammenfluß ein mäßig großes graubraun

Unscheinbarer Beginn. Vorwiegend einseitige Affektion. Bevorzugung des weibl. Geschlechtes besonders im Alter von 3 bis 6 Jahren. Beginn mit kleinen Bläschen auf der Wangenschleimhaut.

belegtes Ulkus entsteht, das sich bald sowohl nach der Tiefe als nach der Breite ausdehnt. Um diese Zeit besteht bereits starker Speichelfluß und ein für das Leiden besonders charakteristischer an Leichengeruch erinnernder penetranter Foetor ex ore, der sich auch dem abundant abgesonderten blutig tingierten und mit kleinen Gewebsfetzen gemengten Speichel mitteilt und das ganze Zimmer verpestet. Die Submaxillardrüsen der befallenen Seite schwellen an, und das Schleimhautgeschwür schreitet immer weiter in die Tiefe, ergreift die Submukosa, die Muskelschichten und schließlich auch die Haut der Wange. Diese schwillt in toto an, ist gespannt und anfangs blaß mit leicht fettigem Glanz, um später eine livide marmorierte Farbe anzunehmen. Bei Betastung, welche keine besonderen Schmerzen auslöst, fühlt man ein tiefes derbes Inflitrat und überzeugt sich von der intensiven Spannung der Wangenhaut. Dieses Initialstadium währt einige Tage, um später durch eine immer weiter greifende Zerstörung der befallenenen Gewebspartien abgelöst zu werden. Im Inneren höhlt sich das Wangenulkus immer mehr kraterförmig aus, bekommt aufgeworfene Ränder, einen schmierigfetzig belegten Grund und greift einerseits auf die benachbarte Gingiva, andererseits auf die Zunge über, selten auch auf die Innenfläche der Lippen oder den Gaumen. Der Alveolarfortsatz des Kiefers wird gleichfalls ergriffen, die Zähne lockern sich oder fallen aus. Die Nekrose erstreckt sich eventuell auf den Knochen, von dem kleine Teilchen oder größere Lamellen abgestoßen werden. Auch auf der Wangenhaut ist eine weitere charakteristische Veränderung aufgetreten, indem das Zentrum des infiltrierten Bezirkes sich in einen trockenen Schorf umwandelt, den ein blaßroter Saum umgibt, und der sich bald infolge der aus der Tiefe fortschreitenden Nekrose abstößt und einen kleineren oder größeren Substanzverlust zurückläßt, durch welchen die Mundhöhle, Zunge und Zähne zu sehen sind (s. Fig. 11, 12 u. 13, sowie Tafel 2), ein geradezu grotesker Anblick.

Typischer Fötor.

Blutiger Speichelfluß.

Regionäre Drüsenschwellung.

Wangenschwellung.

Geschwüriger Zerfall.

Wangenschorf.

Durchbruch der Wangenhaut.

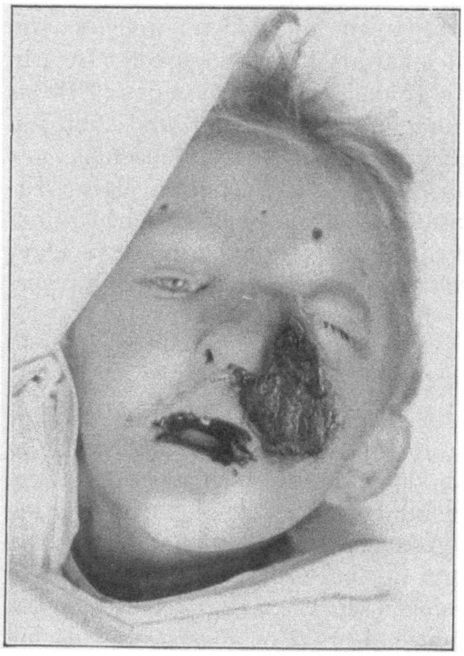

Fig. 11.
Noma faciei. 7jähriger Knabe.
(Kinderklinik München, Professor *M. v. Pfaundler.*)

Während, wie erwähnt, im Beginn das Befinden der Kinder wenig leidet und man sie trotz der schweren lokalen Veränderungen oft sitzend und spielend im Bettchen antrifft, wobei sie noch ganz ausreichend Nahrung nehmen und nicht selten die gelockerten Zähne extrahieren oder die Gewebsfetzen abzupfen, ändert sich die Szene später dahin, daß das Leiden seine Spuren in den ganzen Körper einzeichnet. Es stellt sich hochgradige

Späte Beeinflussung des Gesamtbefindens.

Blässe ein, die kleinen Patienten werden matt, ihr Puls ist beschleunigt und kaum fühlbar, ihre Augen erscheinen haloniert, ihr ganzes Wesen von hochgradiger Mattigkeit beherrscht. Dabei besteht völlige Anorexie, oft auch profuse stinkende Diarrhöe, seltener Erbrechen, und in diesem Stadium hochgradiger Schwäche tritt nach ein bis zwei Wochen der erlösende Tod ein. In anderen Fällen, welche *Grenet* nicht gerade glücklich als ataktische Form bezeichnet, steigert sich das sonst mäßige oder fehlende Fieber zu hohen Graden und treten Unruhe sowie Delirien ein, die den letalen Ausgang einleiten.

Raschere Verlaufsformen.

Mitunter ist der Verlauf ein schnellerer, indem bereits nach wenigen Tagen der Exitus erfolgt, meist aber wird dann die traurige Szene durch hinzutretende Erkrankungen anderer Organe kompliziert, hauptsächlich

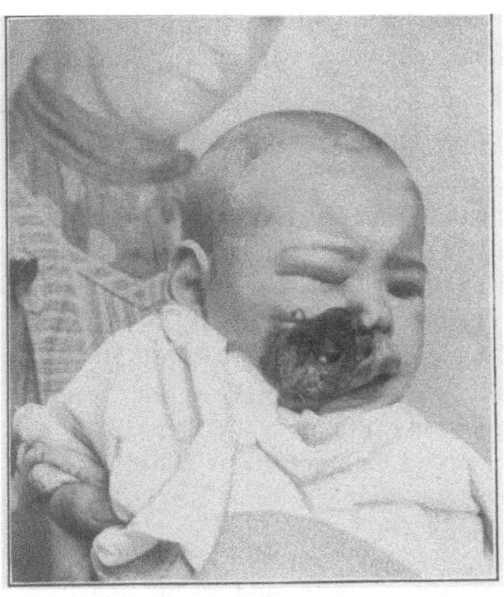

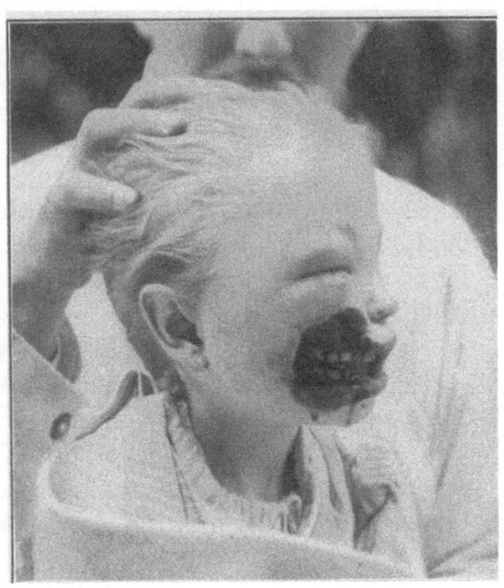

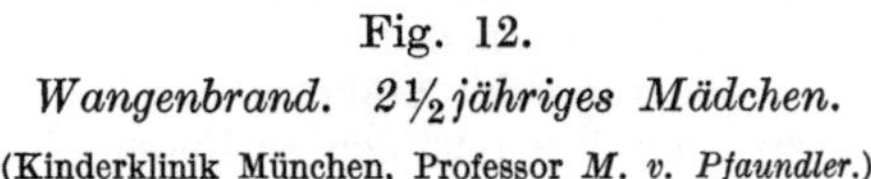

Fig. 12.
Wangenbrand. $2\frac{1}{2}$*jähriges Mädchen.*
(Kinderklinik München, Professor *M. v. Pfaundler.*)

Fig. 13.
Wangenbrand. 5*jähriger Knabe.*
(Kinderklinik München, Professor *M. v. Pfaundler.*)

Pulmonale und intestinale Komplikationen.

durch Mitbeteiligung der Lungen, welche bronchopneumonische Herde mit ausgesprochener Gangränneigung aufweisen, oder schwere Magendarmsymptome, die offenbar auf das Verschlucken der infektiösen Massen zurückzuführen sind, während zu anderweitiger Erkrankung die Zeit und die Kräfte anscheinend nicht ausreichen.

Ausdehnung der Gangrän auf der Haut.

Auch auf der Haut kann der Prozeß ebenso wie in der Mundhöhle fortschreiten und sich nach oben bis zu den Augenlidern, nach unten gegen den Hals und in die Klavikulargegend erstrecken, so daß weite Gebiete der gangränösen Zerstörung anheimfallen, was den schrecklichen Eindruck noch steigert (s. die Figuren 11, 12 und 13 sowie die Tafel 2).

Heilungsmöglichkeit.

Trotzdem ist aber immer noch die Möglichkeit einer Heilung vorhanden, die sich in der Regel durch eine stärkere Färbung des Demarkationsringes auf der Haut einleitet, mit welcher gleichzeitig ein Rückgang des ulzerösen Prozesses in der Mundhöhle einhergeht, worauf Abstoßung des kutanen

Schorfes und Reinigung des Schleimhautgeschwüres eintritt und auf dem Wege der Granulation eine Vernarbung erfolgt, die allerdings meist zu hochgradigen Entstellungen führt.

Seltenheit von Blutungen.

Blutungen bilden trotz des ausgedehnten geschwürigen Prozesses, welcher zahlreiche Gefäße einschmilzt, eine große Seltenheit, was damit zusammenhängt, daß sich bald eine Thrombose der Arterien und Venen einstellt.

Verlauf, Dauer und Ausgang. Nach dem oben Gesagten ist nur noch hinzuzufügen, daß sich das Leiden von einigen Tagen bis auf mehrere Wochen ausdehnen kann, in der Mehrzahl der Fälle (die Prozentangaben wechseln zwischen 70 und 85%) tödlich endet und nur selten nach langem Siechtum einen günstigen Ausgang nimmt, dessen man sich auch nicht sogleich freuen darf, da Rezidive, mitunter auch mehrmalige, deren Intensität bisweilen die erste Attacke erreicht, möglich sind. Unter dem Einfluß energischer Behandlung, welche allerdings frühzeitig einsetzen muß, gelingt es, einzelne Fälle zu retten.

Rezidivmöglichkeit.

Prognose. Sie ist dem Gesagten zufolge als sehr ungünstig zu bezeichnen.

Diagnose. Dieselbe unterliegt wohl keinen Schwierigkeiten, der Beginn auf der Wangenschleimhaut, die charakteristische Beschaffenheit der Wangenhaut mit ihrer derben Infiltration und dem zentralen Schorf sowie der aashafte Geruch sind so typisch, daß kaum ein Zweifel auftauchen kann. Der einzige Prozeß, mit dem man den Zustand allenfalls noch verwechseln könnte, ist die Pustula maligna, doch kommt diese im Kindesalter kaum vor, beginnt im Gegensatz zur Noma auf der Haut, wo der charakteristische von einem Kranz von serumgefüllten Bläschen umgebene Primärherd auftritt und verursacht niemals den Leichengeruch, wie er den Wangenbrand regelmäßig begleitet.

Unterscheidung von Pustula maligna.

Uneinheitliche Ergebnisse.

Bakteriologie: Die Ergebnisse auf diesem Gebiete sind nicht einheitlich. Während die deutschen Autoren unter Führung von *Schimmelbusch* und *Schmorl*, welchen sich *Perthes, Hofmann, Küster, Seifert* u. a. anschließen, eine Cladothrixart als Erreger bezeichnen, die aus einem Stadium abgerundeter Stäbchen zu langen Fäden auswächst, welche am Rande der Nekrose besonders reichlich zu finden sind und speziell die Muskelfasern umspinnen sowie um die Gefäße und im Lumen derselben nachweisbar sind (sie zeigen große Ähnlichkeit mit dem von *Loeffler* als Erreger der sogenannten Kälberdiphtherie beschriebenen Spaltpilz), haben die französischen Autoren eine Reihe anderer Mikroben gefunden. So beschreiben *Costes, Gaillard, Moizard-Carrière* u. a. anaërobe Erreger neben anderweitigen offenbar sekundär eingedrungenen Keimen, so daß auf diesem Gebiete noch durchaus keine völlige Einigung herrscht, zumal kürzlich auch die Symbiose von fusiformen Bazillen und Spirillen gefunden wurde (*Hutinel-Nobécourt*).

Cladothrix.

Anaërobier.

Fuso-spirilläre Symbiose.

Pathologische Anatomie: Makroskopisch findet sich außer der Zerstörung an der Schleimhaut und Haut oft Bronchopneumonie mit häufigem gangränösem Charakter, ferner nicht selten brandige Affektion des Ösophagus, fettige Degeneration der Leber und Nieren sowie Sinusthrombose. Histologisch sieht man neben ausgedehnten Zellnekrosen und Verstopfung der Gefäße durch Mikrobenemboli Zerstörung der Markscheiden der Nerven (*Postrat*) sowie Degeneration der Muskelfasern (*Brüning*).

Prophylaxe und Therapie. Erstere deckt sich mit allgemeinen hygienischen Maßnahmen und sorgsamer Mundpflege, welcher namentlich im Verlaufe akuter infektiöser Erkrankungen ein besonderes Augenmerk zugewendet werden soll, wodurch sich gewiß manche derartige sekundäre Erkrankung vermeiden läßt. Sorgsame Mundpflege bei akuten Infektionskrankheiten.

Die Behandlung muß frühzeitig einsetzen und in energischer Weise durchgeführt werden, falls ein Erfolg erzielt werden soll. Nach den übereinstimmenden Erfahrungen erscheint die gründliche Zerstörung des Gangränherdes bis weit in das Gesunde hinein als Mittel der Wahl. An Stelle des früher zu diesem Zwecke angewendeten Lapisstiftes und Glüheisens ist jetzt der Thermokauter getreten, den man in bräunlicher Glut 1—2mal täglich in den Brandherd einsetzt und in weiter Umgebung desselben einwirken läßt. In der Zwischenzeit werden ausgiebige Spülungen mit schwacher Lösung von übermangansaurem Kali vorgenommen und nachher die Wunde mit Dermatolgaze u. dgl. bedeckt. Die von *Zlocisti* empfohlene Salvarsanbehandlung hat sich nicht bewährt. Frühzeitige und energische Therapie. Thermokauter. Salvarsan.

Ist unter solchem Vorgehen, das bei vorhandener hochgradiger Schwäche der Patienten durch tonisierende Therapie ergänzt werden muß, die Vernarbung des Defektes eingetreten, so tritt die plastische Chirurgie in ihre Rechte, doch darf diese nicht zu früh einsetzen, da die Rezidivgefahr ihre Ergebnisse vereiteln kann. Übrigens kann ich auf Grund meiner auf diesem Gebiete allerdings recht spärlichen Erfahrung *Bohn* nur recht geben, wenn er sagt, daß die Natur in solchen Fällen manchmal direkte Wunder tut, während die plastische Beseitigung der Entstellungen nicht selten enttäuscht. Tonika. Nicht zu frühe Plastik.

Organisch reiht sich dieser Affektion eine andere gleichfalls mit Gangrän einhergehende an, deren Kenntnis noch nicht lange zurückreicht, die sequestrierende Zahnkeimentzündung, wie der von *Zarfl* stammende jetzt allgemein akzeptierte Name lautet.

Sequestrierende Zahnkeimentzündung.

Historisches: Die erste klare Schilderung des in Rede stehenden Zustandes stammt von *Klementowsky*, der im Jahre 1876 drei derartige Fälle aus der Moskauer Findelanstalt beschrieb und das Leiden Osteogingivitis gangraenosa nannte. *Swoboda*, der im Jahre 1905 über die eingehende Untersuchung von drei weiteren Fällen berichtete, spricht von gangränöser Zahnkeimentzündung, da die beiden Autoren das Auftreten brandiger Veränderungen für eines der wesentlichsten Symptome des in Rede stehenden Prozesses hielten, während *Zarfl*, dem wir die grundlegendsten Untersuchungen auf diesem Gebiete danken, ihn als sequestrierende Zahnkeimentzündung im frühesten Säuglingsalter bezeichnet, mit welchem Namen wohl die richtigste Charakterisierung des Leidens gegeben wird. Seine beiden Publikationen stammen aus den Jahren 1913 und 1920. Außerdem sind in der Literatur noch Beobachtungen von *Comby, Dietrich, Kassowitz, Bäumler, Bar* und *König* mitgeteilt, denen ich zwei eigene anschließen kann, die ich aber nicht veröffentlicht habe, so daß die Zahl der Fälle bisher etwa zwanzig beträgt.

Ätiologie: Es handelt sich um eine Affektion der ersten Lebenstage bis -wochen, welche in der Regel sekundär nach anderweitigen schweren Erkrankungen eintritt, von denen in erster Linie das Gesichtserysipel zu nennen ist, an welches sie sich mit besonderer Vorliebe anschließt. Offenbar kommt es zum Fortschreiten eines in der Nachbarschaft etablierten infektiösen Prozesses auf das Zahnfleisch oder aber auf dem Blutwege zur embolischen Verschleppung des eventuell an entfernterer Stelle sitzenden Primärherdes (wiederholt Furunkel an der unteren Extremität). Auch nach Stomatitis kann sich die Entzündung der Gingiva einstellen, was jedoch relativ selten der Fall ist. Meiner Ansicht nach ist früher mancher Fall unter der Sekundäre Natur. Propagation oder hämatogene Entstehung.

Verwechslung mit Dentitio praecox.

Bezeichnung „Dentitio praecox" gegangen, was besonders für die Beschreibungen von *Capdepont* gilt.

Phlegmonöser und osteomyelitischer Typus.

Symptome: *Zarfl*, der wohl die größte Erfahrung auf diesem Gebiete hat, unterscheidet zwei Typen der Erkrankung, einen phlegmonösen und einen osteomyelitischen, von denen der erstgenannte der häufigere und leichtere, der andere seltener und schwerer ist.

Abstoßung des Zahnscherbchens und der Papille.

Beim phlegmonösen Typus tritt zunächst eine lokalisierte Entzündung der Gingiva des Alveolarfortsatzes, und zwar stark überwiegend des Oberkiefers, ein, die sich in Rötung und Schwellung der Schleimhaut am freien Kieferrande und am sogenannten Kieferwulst manifestiert. Kurze Zeit darauf kommt es zu nekrotischem Zerfall an dieser Stelle und aus dem so entstandenen Ulkus kommt zunächst das Scherbchen des entsprechenden Zahnes und später eventuell auch die Papille desselben hervor. Je nachdem man aus der Alveole mit der Sonde in eine Fistel des Knochens gelangt oder nicht, läßt sich bereits klinisch die Unterscheidung des osteomyelitischen und phlegmonösen Typus treffen.

Beginn zwischen 5 und 60 Tagen.

Was das Alter der Patienten betrifft, so ist das Leiden bisher noch niemals bei Neugeborenen angetroffen worden, weshalb auch seine Bezeichnung als Osteogingivitis neonatorum unrichtig ist, sondern es handelt sich um junge Säuglinge, die noch keine Zähne besitzen und bei denen der Prozeß in den vorliegenden Fällen mit 5—60 Tagen, in einer Beobachtung von *Comby*, die ich allerdings für Noma halten möchte, mit 22 Monaten begann.

Schnelle Abstoßung von Scherbchen und Papille.

Meist letaler Ausgang.

Günstigere Prognose d. phlegmon. Typus.

Verlauf, Dauer und Ausgang: Beim phlegmonösen Typus erkrankt zuerst das Bindegewebe in der Nachbarschaft der Alveole, wobei der Verlauf ein so schneller sein kann, daß noch am Abend des Erkrankungstages das betreffende Zahnscherbchen ausgestoßen wird, dem die Papille als polypenartiges Gebilde rasch nachfolgt (*Zarfl*). In der Regel geht es jedoch etwas langsamer, und der osteomyelitische Typus kann sich sogar über einige Wochen erstrecken. Der Ausgang des Prozesses ist in der weitaus überwiegenden Zahl der Fälle ein letaler, was einerseits mit der Schwere des Grundleidens, an das er sich schließt, andererseits mit der Jugend der Patienten und ihrer geringen Widerstandskraft zusammenhängt. Dabei ist die Prognose der phlegmonösen Form etwas günstiger, und die drei in der Literatur mitgeteilten Heilungen betreffen solche Fälle. Auf jeden Fall ist die Prognose als sehr ernst zu bezeichnen.

Unterscheidung von Noma.

Unterscheidung von Stomatit. ulcer.

Diagnose: Sie stützt sich auf die lokale Affektion des freien Zahnfleischrandes und des Kieferwulstes, den raschen Zerfall des Entzündungsherdes und die Ausstoßung von Zahnscherbchen und Papille. Nur in jenen Fällen, in welchen vor Eintritt dieses Ereignisses der Exitus erfolgt, können gewisse diagnostische Zweifel entstehen. Gegen Noma spricht das Freibleiben der Wangenhaut und Wangenschleimhaut sowie das Fehlen des für diese charakteristischen intensiven Fötors, gegen Stomatitis ulcerosa das Alter und die Zahnlosigkeit der Patienten.

Pinselung mit Argent. nitric.

Extraktion locker sitzender Scherbchen.

Therapie: Sie ist ziemlich machtlos und muß sich zunächst gegen das Grundleiden richten. *Zarfl* empfiehlt lokal Pinselungen mit Argentum nitricum sowie Spülungen mit Borlösung. Er rät, locker sitzende Scherbchen mit der Pinzette zu extrahieren, solche jedoch, welche noch ziemlich fest an der Papille haften, nicht zu entfernen. Wenn es zu stärkerer Beteiligung des Kieferknochens kommt tritt die chirurgische Behandlung in ihre Rechte. *Zarfl* empfiehlt Ernährung mit abgedrückter Frauenmilch, um eine eventuelle Infektion der Stillenden zu vermeiden, die übrigens bisher nicht beobachtet wurde.

Ein gleichfalls mit Nekrose der Schleimhaut einhergehender Prozeß ist die septische Stomatitis, welche hier angereiht werden soll.

Septische Stomatitis.

Frühes Säuglingsalter bevorzugt, traumatische Genese.

Ausgang von den Hamuli pterygoidei u. d. Epithelperlen.

Man begegnet ihr vorwiegend im frühen Säuglingsalter und im Gefolge traumatischer Reizung der Mundschleimhaut, wie sie sich nach Waschungen derselben besonders bei zarten und untergewichtigen Kindern einstellt. Von den Prädilektionsstellen für mechanisch bedingte Ulzerationen, den Hamuli pterygoidei des Keilbeins und dem Sitze der Epithelperlen am harten Gaumen ausgehend kann sich der geschwürige Prozeß auf weite Gebiete der Mund- und Rachenschleimhaut erstrecken, den Kehlkopf und die Trachea oder den Ösophagus und tiefere Gebiete der Digestionsschleimhaut erreichen und so zu Krankheitsbildern führen, welche diphtherieähnliches Aussehen zeigen und von *A. Epstein* als septhämische Pseudodiphtherie bezeichnet worden sind. Er faßte diese Erkrankungsformen als sekundären Niederschlag septischer Allgemeininfektionen auf, während sie wohl mit *Finkelstein* richtiger als Ausdruck besonders intensiver mechanischer Reizung der Schleimhaut und außerordentlich geringer Widerstandskraft derselben zu deuten sind. Daß bei diesen Manipulationen auch diverse pathogene Keime in die Mukosa eingeführt werden und so besonders in Anstalten geradezu endemische Verbreitung erfolgen kann, ist ja ohne weiteres begreiflich und von *Finkelstein* beobachtet worden. Seit die Mundwaschung durch das Einschreiten von *A. Epstein* wohl überall aus der Säuglingspflege abgeschafft wurde, kommen derartige Krankheitsbilder kaum mehr zu Gesicht, deren Behandlung recht wirkungslos ist, deren Prognose als sehr ernst bezeichnet werden muß, und die eine richtige Prophylaxe in dem erwähnten Sinne sicher zu vermeiden gestattet.

Weite Ausdehnung. Diphtherie ähnliche Krankheitsbilder.

Endemische Verbreitung in Anstalten.

Aber auch jenseits des Säuglingsalters begegnet man, wenn auch selten, septischen Stomatitisformen, wie sie in der Literatur mehrfach beschrieben werden. So schildert *Trambusti* eine ausgedehnte ulzeröse Veränderung der Mund- und Rachenschleimhaut bei einem dreijährigen Kinde, welche bakteriologisch neben anderen vulgären Keimen auch als ganz singulären Befund die sonst beim Menschen nicht konstatierte Oospora Doriae ergab. *Widowitz* konnte vier Fälle aus einem kleinen Dorf beobachten, bei denen ausgebreitete flächenhafte Beläge aus kleinen Bläschen hervorgingen, toxische Exantheme folgten und Bronchopneumonie mit konsekutivem Empyem sich anschloß. Ein ganz eigentümliches in diese Gruppe gehöriges Vorkommnis beschreibt *Cozzolino* bei einem zweijährigen Kinde, das akut an einer intensiven Schwellung der Gingiva im Oberkiefer erkrankte, eine Reihe von Zähnen verlor und anschließend eine Nekrose des Kieferknochens zeigte. Er erklärt sie für eine Übergangsform zwischen Stomatitis ulcerosa und Osteogingivitis gangraenosa. In dieselbe Kategorie gehören auch die Beobachtungen von *Demuth* und *Gratiot*, während die Fälle von *Frese* ein ganz eigenartiges Krankheitsbild repräsentieren. Es handelte sich um Patienten aus dem gleichen Dorfe (darunter Mutter und Tochter), welche an rezidivierenden ziemlich tiefgreifenden Ulzerationen der Mund- und Rachenschleimhaut erkrankten, deren Eigenart sie sowohl von der Stomatitis aphthosa als auch von der Stomatitis herpetica sondern ließ und für die er den nichts präjudizierenden Namen Stomatopharyngitis ulcerosa disseminata vorschlägt.

Septische Stomatitis bei älteren Kindern.

Endlich wären an dieser Stelle noch die Blutungen aus der Mundschleimhaut zu erwähnen, wie sie sich bei den verschiedensten Zuständen einstellen können.

Blutungen aus der Mundschleimhaut.

Vor vielen Jahren hat *von Ritter* die transitorische Hämophilie der Neugeborenen beschrieben, zu deren Symptomenbilde auch Blutungen aus diversen Schleimhautgebieten gehören, darunter aus dem Cavum oris, und die er als septische Infektionen auffaßte. Dieses Krankheitsbild, welches ich selbst in seinen Ausläufern während meiner Assistentenjahre in der Findelanstalt zu sehen Gelegenheit hatte, ist jetzt gänzlich verschwunden. Auch die Syphilis haemorrhagica, welche gleichfalls mit multiplen Haut- und Schleimhautblutungen einherging und wohl als septisches Addiment der kongenitalen Lues zu deuten war, gelangt kaum mehr zur Beobachtung. Hingegen kann es im Verlaufe der sogenannten Blutungsübel zu Hämorrhagien aus der Mundschleimhaut kommen, ferner bei der *Möller-Barlow*schen Krankheit, bei echter Hämophilie und bei diversen mit Ulzeration einhergehenden Mundaffektionen sowie endlich bei Diphtherie und im konvulsiven Stadium der Pertussis.

Transitorische Hämophilie. Syphilis haemorrhagica. Blutungsübel. Infantiler Skorbut. Haemophilia vera. Ulzeröse Mundaffektionen. Diphtherie, Pertussis.

Mundaffektionen mit spezifischen Erregern.

An ihre Spitze ist die besonders im frühen Kindesalter zu beobachtende Soorstomatitis zu stellen.

Historisches: Die Krankheit war bereits den alten Autoren bekannt, ging jedoch in dem Sammelbegriff „Aphthen“ unter. Erst in den Jahren 1837—1842 wurde ihre Pilznatur etwa gleichzeitig durch *Langenbeck*, *Berg*, *Gruby*, *Julius Vogel*, *Hannover* und *Oesterlen* entdeckt. Der Erstgenannte fand die Pilze bei Erkrankung des Ösophagus eines Typhuskranken und hielt sie für die Erreger des Typhus. *Berg*

Parasitärer Ursprung.

hat in einer 1846 erschienenen meisterhaften Monographie das Wesen des Prozesses klargelegt. Die botanische Stellung des Pilzes ist auch jetzt noch ziemlich unsicher; so wurde er mit zehn verschiedenen Sproßpilzspezien identifiziert. Es scheint sich, wie bereits *Robin* im Jahre 1847 behauptete, um Oidium albicans zu handeln. Die Übertragung auf Tiere ist recht schwierig, trotzdem das Leiden bei einzelnen Arten (Gänsen, Fohlen, Kälbern) spontan vorkommt, doch ist sie mehreren Autoren wie *Grawitz, Plaut, Krauspe, B. Epstein* u. a. gelungen. Der Letztgenannte, dem wir außerordentlich eingehende und aufschlußreiche Untersuchungen über die Soorkrankheit verdanken, hat Katzen in den Zustand des latenten Soormikrobismus versetzt und von diesen aus eine Infektion des sie säugenden Muttertieres festgestellt, bei dem sich eine manifeste Soorerkrankung zeigte.

Botanische Stellung des Soorerregers.

Spontanes Vorkommen bei Tieren.

Künstliche Infektion von Tieren.

Ätiologie. Es handelt sich um eine Infektion mit einem Sproßpilz, dessen Häufigkeit und ubiquitäres Vorkommen den Gedanken seiner großen Verbreitung in der Natur nahelegten. Während jedoch früher die Luft, speziell in Anstaltsräumen, Gegenstände, wie Sauger und Schnuller, die Brustwarzen und andere Quellen beschuldigt wurden, eine gewisse jahreszeitliche Schwankung (nach *Billard* im Sommer dreimal so viele Erkrankungen als im Winter) und besondere Bevorzugung gewisser Gegenden angenommen worden war, konnte *B. Epstein* zeigen, das alle diese Momente gar nicht oder nur ganz nebensächlich in Betracht kommen und die wohl einzige Ansteckungsquelle die erwachsene Umgebung der Kinder, speziell die Stillende, ist, in deren Mundhöhle er den Pilz in latenter Form und oft nur kulturell nachweisbar, in etwa der Hälfte der untersuchten Fälle fand.

Ansteckung durch die erwachsene Umgebung.

Da er sich auch in der Mundhöhle gesunder Säuglinge oft nachweisen läßt, wie dies aus den früher erwähnten Untersuchungen von *Jellinek* aus meiner Klinik hervorgeht und bereits vor vielen Jahren von *Alois Epstein* gezeigt wurde, im Darm und in roher Kuhmilch findet (*Escherich*), ja, wie neuere Untersuchungen von *Jessner* und *Kleiner* ergaben, auch in einem hohen Prozentsatz auf den Nägeln Gesunder nachweisbar ist, kann es nicht Wunder nehmen, wenn der aus später zu erörternden Gründen besonders empfängliche Säugling der beiden ersten Lebensmonate dieses Leiden so häufig akquiriert. Daß diese Neigung später schwindet, hat wohl mit Änderungen in der allgemeinen und lokalen Resistenzfähigkeit zu tun und läßt sich auch bis zu einem gewissen Grade durch intrakutane Reaktion nachweisen (*Thomas*). Überhaupt treten ziemlich enge biologische Beziehungen zwischen Organismus und Pilz ein, die zu positiver Komplementbildung (*Widal, Abrami, Joltrain, B. Epstein* u. a.) führen, während die Agglutinationsprobe an technischen Schwierigkeiten scheitert. Die gewöhnlichen Mundbakterien treten als Wegbahner des Soor in Aktion, wie dies *Stoos* für die banalen Keime, *Moro* speziell für den Bacillus acidophilus annimmt.

Besondere Empfänglichkeit der beiden ersten Monate.

Komplementbildung.

Wegbahnende Funktion der Mundkeime.

Daß zu allen diesen Momenten noch eine gewisse Disposition hinzutreten muß lehrt die klinische Erfahrung in einwandfreier Weise. Zunächst das Alter, denn es sind hauptsächlich die beiden ersten Lebensmonate, welche hohe Frequenzen von Soor aufweisen, dessen Häufigkeit dann rasch abnimmt und nur noch bei schweren kachektisierenden Erkrankungen des Kindesalters, um nur von diesem zu reden, wieder aufflammt. Dann eine gewisse physiologische Anlage, die durch die Trockenheit der Mundschleimhaut, ihren geringen Selbstschutz und ihre oft sauere Reaktion bedingt ist, wozu sich noch die relative Ruhe dieses Kavums gesellt, die mit der Ernährungsweise und dem hohen Schlafbedürfnis des Brustkindes zusammenhängt.

Spezielle Disposition.

Altersdisposition.

Kachektisierende Affektionen.

Trockenheit der Schleimhaut, geringer Selbstschutz, sauere Reaktion usw.

Vorhergehender Mundkatarrh oder digestive Störungen sind nicht unerläßlich, und die leichten Formen von Soor treten auch bei klinisch als gesund zu bezeichnenden Kindern auf. Die Intensität und Dauer des Prozesses werden allerdings durch solche den Boden düngende Momente entschieden gefördert.

Mundkatarrh und Ernährungskrankheiten.

Der Pilz tritt in der Regel in zwei Wuchsformen auf, kleinen den Hefezellen gleichenden stark lichtbrechenden vakuolisierten oblongen Zellen und schmalen aus diesen hervorsprossenden septierten Fäden (Konidien und Myzelien), aus welch letzteren unter besonders ungünstigen Wachstumsbedingungen in Kulturen eigentümliche kugelartige gekörnte Gebilde mit doppeltem Saum herauswachsen, deren Bedeutung

Wuchsformen

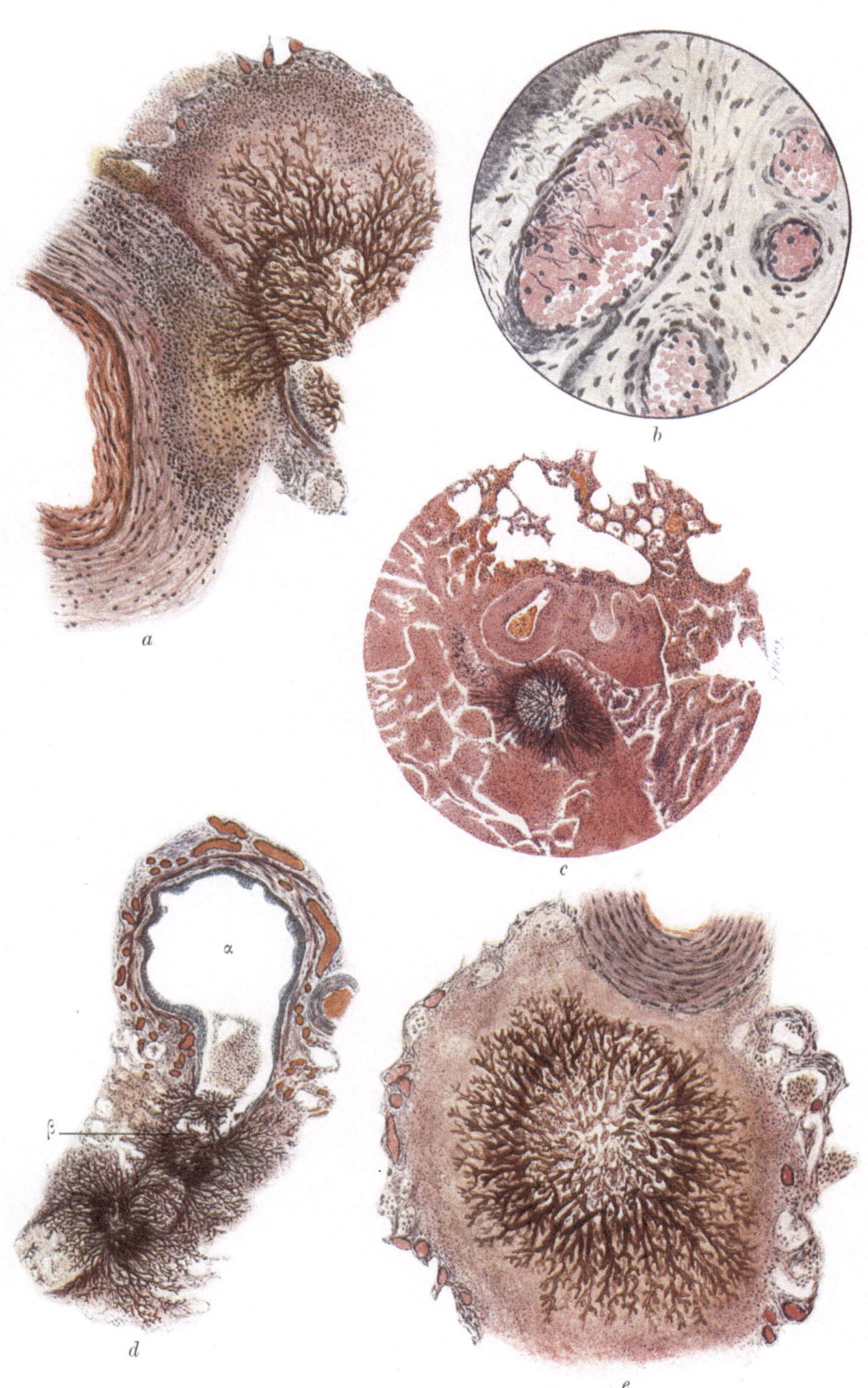

Soorpilz in den Geweben.

a Wucherung des Soorpilzes in die Wand eines Astes der Art. pulmonalis mit umgebender kleinzelliger Infiltration. b Soor in der Submucosa des Oesophagus, bereits in ein Blutgefäß hineingewachsen. c Soor in der Lunge; Wucherung des Pilzes aus einem kleinsten Bronchus in das umgebende pneumonisch infiltrierte Gewebe. d Soor im Ductus alveolaris mit Wucherung in das umgebende Lungengewebe (α Querschnitt durch einen Bronchiolus, β davon ausgehend ein Ductus alveolaris), e Wucherung des Soorpilzes aus dem Bronchiolus in die Umgebung, ohne kleinzellige Infiltration. Freibleiben der Gefäßwand.

Sämtliche Figuren nach Präparaten und Bildern des Dresdner Säuglingsheimes — Prof. Schlossmann.

(Sporangien oder Involutionsformen) noch unklar ist. *B. Epstein* hat gezeigt, daß es eine Reihe von Wachstumstypen gibt, von welchen er besonders drei hervorhebt, einen vorwiegend Konidien zeigenden, einen neben diesen spärlich Myzel produzierenden und einen fast nur Myzel bildenden, die sich auch in ihren pathogenen Wirkungen unterscheiden.

Einfluß hygienischer Momente.

Der früher so sehr betonte Einfluß hygienischer Momente scheint nicht zu Recht zu bestehen, denn wie aus den Ermittelungen von *B. Epstein* hervorgeht, hat sich die Frequenz der Soorerkrankung im Laufe von hundert Jahren kaum geändert und die von *Valleix* sowie von mir (vor etwa 44 Jahren) beigebrachten Prozentzahlen gelten auch jetzt noch.

Einfluß mechanischer Reizung der Schleimhaut.

Auch die disponierende Wirkung mechanischer Momente, denen ich selbst früher eine gewisse Bedeutung zuwies, stimmt nicht, denn trotz der wohl allgemeinen

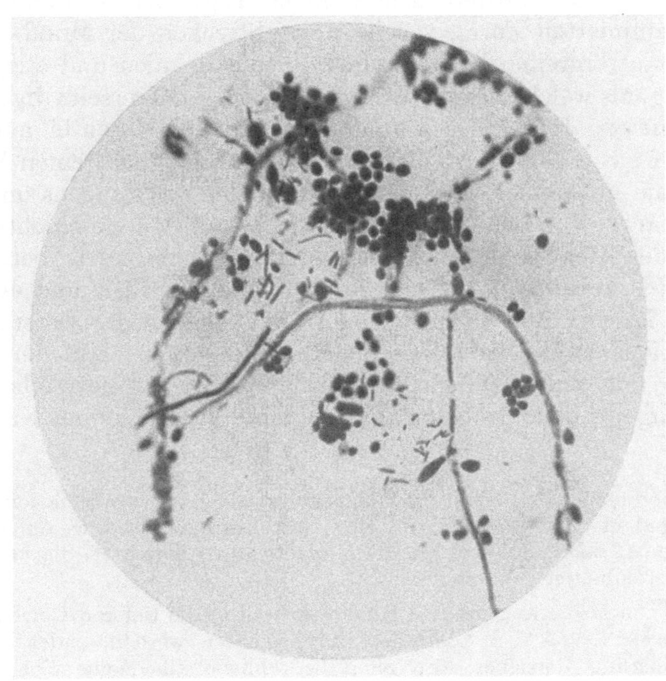

Fig. 14.
Ausstrich aus der Mundhöhle. Belag abgekratzt, gewaschen, kurz im Waschwasser angereichert. Färbung nach Gram. Vergrößert 600fach.
(Präp. u. phot. *M. v. Pfaundler.*)

Sistierung der Mundreinigungen beim Säugling hat sich ein Einfluß auf die Häufigkeit der Soorinfektion nicht bemerkbar gemacht.

Kultur d. Pilzes.

Die üppigsten Kulturen erhält man auf sauer reagierenden festen Nährböden, zum Beispiel Bierwürzeagar; auf damit gegossenen Platten erfolgt vorwiegend Konidienwachstum, in Stichkulturen sieht man in der Tiefe reichlich Myzel und an der Wand des Reagenzglases die beschriebenen großen gekörnten Kugeln.

Präparate.

Der Pilz nimmt Anilinfarben begierig auf und erscheint in so tingierten Aufstrichen aus der Mundhöhle von reichlichen Mundbakterien, Epithelien und Leukozyten begleitet (s. Fig. 14). Bei Gramfärbung lassen sich sehr schöne Doppeltinktionen erzielen, wobei die Soorelemente die blaue Farbe festhalten.

Bevorzugung geschichteten Plattenepithels.

Die Tatsache der Bevorzugung geschichteten Plattenepithels bringt *Askanazy* mit der besonderen Glykogenophilie des Pilzes in Zusammenhang.

Tierpathogenität.

Die Pathogenität für Tiere tritt besonders bei intravenöser Injektion hervor, nach welcher es relativ schnell zu miliarer Dissemination mit vorwiegender Beteiligung der Nieren kommt.

Torpider und disseminierter Typus.

Symptome. Aus meiner Klinik stammende Untersuchungen von *Steinert* haben ergeben, daß die Soorstomatitis beim Säugling hauptsächlich in zwei Formen abläuft, die er als torpiden und disseminierten Typus bezeichnet. Ersterer entwickelt sich gewöhnlich ohne vorhergehende Erkrankung zunächst an der Unterfläche der Zunge, so weit diese im Schlaf bei leicht geöffneten Lippen sichtbar ist, und in der Intermaxillarfalte der Wangenschleimhaut, wo anfangs nur mit der Lupe sichtbare rundliche weiße Herde aufschießen, die bald zackige Ränder bekommen und zu größeren Plaques zusammenfließen (s. Figur c auf Tafel 1). Sie haften relativ lose an der Schleimhaut und lockern sich bald, um spontan abzufallen, womit der Prozeß nach wenigen Tagen zur Heilung gelangt. Bei der disseminierten Form, welche weite Strecken der Mund- und Rachenschleimhaut ergreifen kann, bedarf es einer lokalen und allgemeinen Vorbereitung, als welche einerseits Mundkatarrh, andererseits digestive Störungen fungieren. Ihre Herde können einen dichten Rasen bilden, welcher der Mukosa fest aufliegt, seine Farbe aus dem anfänglich reinen Weiß in Grau und Braun umwandelt, und der zu Störungen des Saugens und Schluckens führen kann. Von dem primären Haftorte auf dem geschichteten Pflasterepithel der Mundhöhle schreitet der Prozeß, besonders bei Andauer der Allgemeinerkrankung, auf den Rachen, die Tonsillen und eventuell auch auf den Larynx und Ösophagus fort und kann sogar tiefere Gebiete der Respirations- und Digestionsschleimhaut ergreifen. Auf der Zunge bildet er einen auf den Papillenspitzen beginnenden festhaftenden Belag, und das rauhgewordene trockene Organ fühlt sich wie eine Katzenzunge an (*Grenet*).

Propagation.

Zungensoor.

Allgemeininfektion.

Über diese lokale Bedeutung hinaus kann jedoch die Sooraffektion auch allgemein werden und in der Literatur sind eine Reihe von tödlich abgelaufenen Allgemeininfektionen (*Zenker, Schmorl, Guidi, Heubner* u. a.) berichtet, die allerdings zu den großen Seltenheiten gehören.

Blutungen.

Das von *Heller* konstatierte Hineinwachsen in die tieferen Gewebslagen und die Gefäße, welche von den Soorfäden durchwachsen werden, endet gewöhnlich mit Thrombosierung derselben also ohne bedrohliche allgemeine Folgen, kann aber, wie neuere Beobachtungen von *Pick, Riemschneider* u. a. zeigen, auch zu tödlichen Arrosionsblutungen führen.

Soor der Speiseröhre. Soor des Larynx.

Starke Wucherung im Ösophagus verursacht Verlegung desselben, Eindringen in den Larynx kann zu schwerer Suffokation Anlaß geben, wie dies schon *Virchow* beobachtete und kürzlich wieder *Marinescou* beschrieb, in dessen Falle sogar Tracheotomie nötig wurde.

Verwechslung mit Milchgerinnseln.

Diagnose. Sie unterliegt in der Regel keinen Schwierigkeiten; Milchgerinnsel, mit denen man die Soorhäufchen allenfalls verwechseln könnte, lassen sich leicht abstreifen und eventuell mikroskopisch agnoszieren, aphthöse und herpetische Prozesse, deren scharf umschriebene rundliche Herde zu Ulzeration führen, kommen im Sooralter kaum vor, und eine Munddiphtherie ist erstens sehr selten, zweitens viel schärfer begrenzt und drittens in der Regel von anderweitigen diphtherischen Manifestationen begleitet. Allenfalls könnte die von *Stoos, Moro* u. a. beschriebene Soorangina Zweifel wecken, die ein Präparat rasch beseitigt.

Aphthen und Herpes.

Munddiphtherie.

Im Allgemeinen gute Prognose.

Prognose. Da es sich vorwiegend um ein lokales Leiden handelt, denn die geschilderten Allgemeininfektionen haben ob ihrer Seltenheit mehr kasuistisches Interesse, kann die Vorhersage günstig gestellt werden, falls es sich nicht um eine ernste Grundkrankheit handelt, der gegenüber die Sooraffektion in den Hintergrund tritt.

Pathologische Anatomie: In den erwähnten Fällen weiteren Fortschreitens findet man Soorwucherungen und daraus hervorgegangene Ulzera im Magen, Verlegung der Speiseröhre durch dichte Soorrasen, deren Fäden in die Tiefe dringen und die Gefäße durchwuchern (s. Fig. 15), wobei auch Epitheldegeneration ihre Spur begleitet und zahlreiche Mikroben die gleiche Straße ziehen, oder Ausfüllung des Kehlkopfes mit den Pilzrasen, die auch auf der Bronchialschleimhaut und in bronchopneumonischen Herden angetroffen werden, sich in enzephalitischen Herden finden oder weite Organgebiete besiedeln (s. Taf. 30). Magengeschwüre. Verlegung des Ösophagus. Verlegung des Larynx. Fund in den Bronchien und pneumonischen Herden.

Therapie. In prophylaktischer Richtung wird man wohl auf Grund der Untersuchungen von *B. Epstein* die Mundhöhle der stillenden Mütter in Angriff nehmen müssen, um diese wichtige Infektionsquelle zu verstopfen, zumal die früher empfohlene Unterlassung der Mundwaschungen beim Kinde ihren Schutzwert nicht erfüllt hat. Behandlung des Mundes der Stillenden.

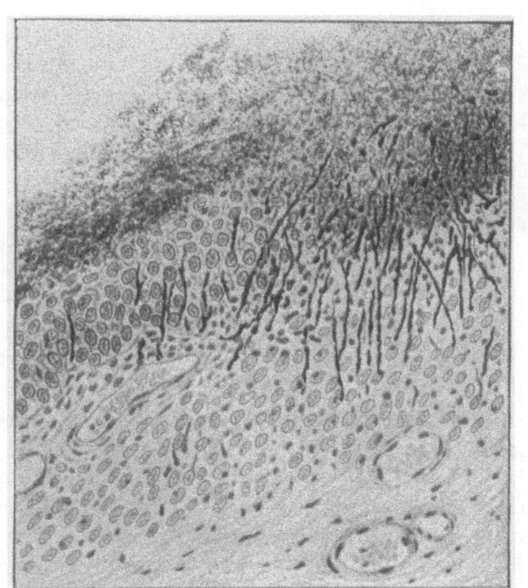

Fig. 15.
Soor des Ösophagus, Tiefenwachstum des Myzels, Begleitmikroben.
(Eigenes Präparat.)

Die eigentliche Therapie soll lokal und allgemein sein. Erstere leistet beim torpiden Soor rasch gute Dienste, sei es, daß man die Herde mit alkalischen Lösungen betupft (10%iges Borglyzerin, Borsäureschnuller nach *Escherich*, Sodalösung u. dgl. mehr) oder Desinfizentien verwendet, z.B. Oxyzyanat (Vorsicht!). Mir hat sich in den letzten Jahren das Eisenchlorid als Pinselflüssigkeit in 2½—3%iger Lösung sehr gut bewährt, so daß ich es jetzt ausschließlich verwende, zumal *Abraham* in meiner Klinik auch seine wachstumshemmende und virulenzabschwächende Wirkung in der Kultur und im Tierversuch nachweisen konnte. Die seinerzeit von *Hutinel* für die Behandlung schwerer Fälle empfohlene Magenspülung mit Vichywasser ist dadurch überflüssig geworden. Kürzlich hat *Faber* Pinselungen mit 1%iger Lösung von Gentianaviolett empfohlen, über welche ich keine Erfahrungen besitze, und *Hahn* und *Junker* wiesen darauf hin, daß man es vermeiden solle, oberflächenaktive Substanzen in die soorkranke Mundhöhle einzuführen, da solche die Myzelbildung fördern, weshalb sie sich gegen den Gebrauch von Soda bicarbonica, Borglyzerin und ähnlicher Mittel aussprechen. Lokale Behandlung. Alkalische Lösungen. Desinfizientien. Eisenchlorid. Alkalische Magenspülung. Gentianaviolettpinselung.

Außer in der Mundhöhle siedelt sich der Soorpilz auch verhältnismäßig oft auf der Haut an und führt daselbst zu einem recht charakteristischen Krankheitsbilde, das ich im Anschluß kurz besprechen will.

Der Hautsoor.

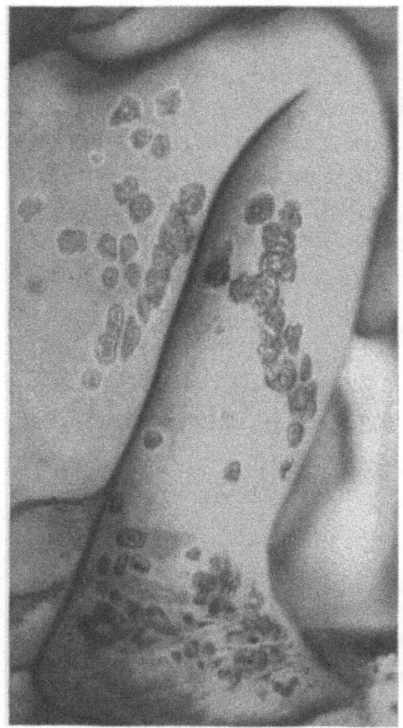

Fig. 16.
Hautsoor.
(Eigene Beobachtung.)

Soor auf der Haut hat bereits *Frerichs* bei Diabetikern im Jahre 1864 nachgewiesen, und von *Moro, Chirary, Satori* u. a. wurden in exkoriierten Hautstellen um den Anus die Pilze gefunden. Ein durch sie hervorgerufenes typisches Krankheitsbild haben jedoch erst fast gleichzeitig *Ibrahim* und *Beck* (1910 und 1911) beschrieben und dasselbe ist seither Gegenstand vielfacher Bearbeitung geworden, wobei ich außer unseren eigenen Beobachtungen nur die eingehenden Untersuchungen von *Kaufmann-Wolf, Kumer, Rajka, Klopstock, Ullmann* und *B. Epstein* erwähnen will (s. Fig. 16).

Anderweitige spezifische Affektionen der Mundhöhle.

Seltenheit gonorrhoischer Infekte der Mundschleimhaut.

Stomatitis gonorrhoica: Es ist eigentlich merkwürdig, daß bei der Häufigkeit gonorrhoischer Infekte der Lidbindehaut, der Vulva und des Rektums solche der Mundschleimhaut relativ selten vorkommen. Trotz des reichen Materials an solchen Erkrankungen, wie es durch meine Hände geht, habe ich einen einwandfreien Fall von Stomatitis gonorrhoica noch nicht beobachtet. Solche wurden seinerzeit von *v. Leyden, Rosinski* und *Kast* beschrieben und sollen folgende Erscheinungen aufweisen: nach kurzer Inkubationszeit, der entweder auf dem Wege der Passage durch die Geburtswege oder von Ophthalmogonorrhoe oder endlich von gonokokkenhaltigen Lochien aus infizierten Neugeborenen und jungen Säuglinge treten bei ihnen in der Mundhöhle und zwar besonders in den Gaumenwinkelgegenden, an der Raphe und der Umschlagsstelle der Gingiva auf die Lippen graugefärbte erhabene Herde auf, die bald gelb werden, auf die Mukosa beschränkt bleiben, einen pulpösen Belag zeigen und nach kurzem Bestande sich zurückbilden ohne Narben oder sonstige Schleimhautveränderungen zu hinterlassen. In diesen Herden haben die obgenannten Autoren Kokken nachgewiesen, welche durch ihre extrazelluläre Lagerung nicht gerade als Gonokokken anzusprechen waren und deren Kultur nicht vorgenommen wurde. Es ist daher begreiflich, daß auch andere Forscher wie *von Reuss* und *Finkelstein* die Dignität dieser Befunde bezweifeln. Daß jedoch gonorrhoische Infekte der Mundschleimhaut vorkommen können zeigt eine ganz einwandfreie Beobachtung von *Flamini*, welche einen Knaben von 26 Monaten betrifft, der die in Gebrauch stehende Tripperspritze seines Vaters in den Mund steckte und nach einigen Tagen starke Schwellung der Lippen, intensive Rötung der Mundschleimhaut sowie Ulzeration derselben mit eitriger Exsudation auf den Geschwüren darbot, wozu ein masernartiger Ausschlag, eitrige Entzündung des linken Schultergelenkes mit Gonokokken im Punktat sowie Gonokokkensepsis traten, was jedoch alles günstig endete.

Symptomatologie nach älteren Schilderungen.

Kein sicherer Gonokokkennachweis.

Sicherer Fall von *Flamini*.

Stomatitis diphtherica.

Diese Affektion ist speziell als primäre Erkrankung der Mundschleimhaut sehr selten, als Fortsetzung eines im Rachen lokalisierten diphtherischen Prozesses häufiger. Näheres siehe Abschnitt Diphtherie (Bd II dieses Handbuchs).

(Die tuberkulösen und syphilitischen Veränderungen der Mundschleimhaut werden ebenfalls an den in Betracht kommenden Stellen dieses Werkes behandelt [s. Band II, Tuberkulose u. Syphilis].)

Auf mechanischem Wege entstandene Mundaffektionen.

Typische Entwicklungsstellen.

Wenn wir davon absehen, daß jede brüske Reinigung der Mundschleimhaut zu Rötung und Schwellung derselben führen kann, aus der sich durch die aus ihrem Ruhezustand aufgeschreckten Mikroben der Mundhöhle katarrhalische Zustände entwickeln, sind es besonders an typischen Stellen auftretende Geschwürsbildungen, welche in Betracht kommen, und deren Frequenz seit Sistierung der Mundwaschungen beim Säugling eine wesentliche Abnahme erfahren hat. Ihre gleichartige Ätiologie gestattet ihre gemeinsame Abhandlung.

Gaumeneckengeschwüre (*Bednár*sche Aphthen) und Geschwüre an der Raphe des harten Gaumens (aus Epithelperlen hervorgehend).

Ätiologie: Während früher die Entstehung der sogenannten *Bednár*schen Aphthen mit dem beim Saugen erfolgenden Zug am Ligamentum pterygomandibulare

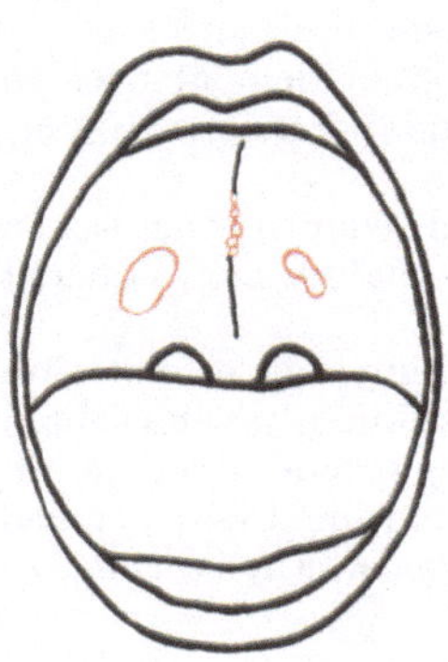
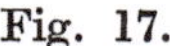
Fig. 17.

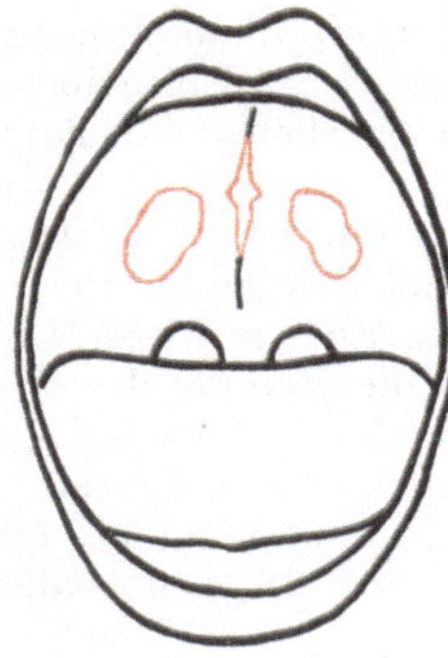
Fig. 18.

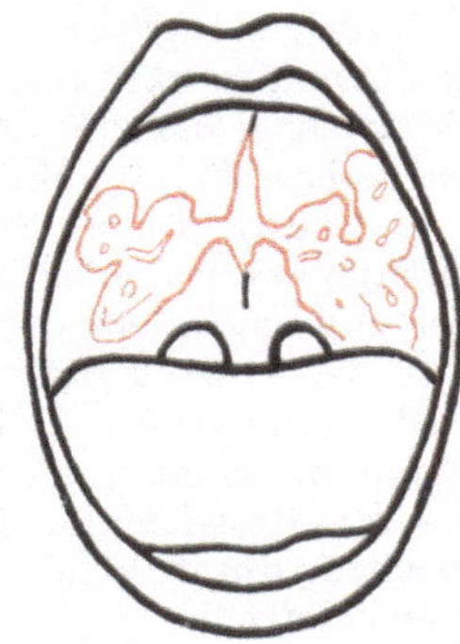
Fig. 19.

Schematische Darstellung der Bednárschen Gaumeneckengeschwüre und des medialen Raphegeschwüres (Fig. 17 und 18).
Konfluenz der Gebilde führt zur Pseudodiphtherie (Fig. 19).
(gez. *Moro.*)

Mechanische Entstehung beim Mundwaschen.

in Beziehung gebracht wurde, unterliegt es nach den Ermittelungen von *Alois Epstein* wohl nicht dem geringsten Zweifel, daß dieselben mechanischen Ursprunges sind, indem bei den Manipulationen gelegentlich der Reinigung der Mundhöhle die Schleimhaut an jenen Stellen, an welchen sie straff über die vorspringenden Hamuli pterygoidei des Keilbeins gespannt ist, einreißt, worauf sich die so entstandenen Substanzverluste gelbgrau belegen und zu den typischen Geschwüren umwandeln. Daß dieser mechanische Ursprung allein in Frage kommt beweist das fast vollständige Schwinden der Affektion seit allgemeiner Sistierung der Mundwaschungen, während die wenigen noch zu beobachtenden Fälle auf ärztliche Manipulationen zurückzuführen sind, wie sie zum Zwecke der Beseitigung von Schleimmassen aus der Mundhöhle bei asphyktischen Neugeborenen vorgenommen werden. Ich konnte vor vielen Jahren zeigen, daß man geradezu die Eigenart der die Mundhöhle maltraitierenden Hände aus dem Charakter der Verletzungen zu erschließen vermochte.

Symptome. An den der Läsion besonders leicht unterliegenden Stellen der Mundschleimhaut, also über den Hamuli pterygoidei und am Sitze der Epithelperlen treten ovale schräg gestellte oder rundliche längsgerichtete oberflächliche, Geschwüre auf, deren Grund sich bald gelbgrau belegt und rot umrandet. Durch Vereinigung der Ulzerationen an den

Gaumenecken und an der Raphe können schmetterlingsflügelartige Substanzverluste entstehen (s. Fig. 17, 18 und 19), die große Strecken der Rachenmukosa betreffen und sich eventuell mit Verletzungen am freien Rande der Gaumenbögen zu ausgedehnten geschwürigen Prozessen vereinigen, welche für sekundäre Infekte vielfache Eingangspforten schaffen, meist jedoch ohne sichtliche Störung des Saug- und Schluckaktes verlaufen. In früheren Zeiten hatten wir mitunter Gelegenheit, ein Tiefgreifen der Affektion bis auf den unterliegenden Knochen mit oberflächlicher Nekrose desselben zu beobachten.

Eingangspforten f. sek. Infekte. Geringe subjekt. Beschwerden. Knochennekrose.

Verlauf, Dauer und Ausgang. Im allgemeinen verlaufen diese Ulzerationsprozesse gutartig, indem nach einigen Tagen die Abstoßung der Beläge erfolgt und die Substanzverluste durch vom Grunde her erfolgende Granulation mit nachfolgender Epithelisierung ausheilen. Im infizierten Anstaltsmilieu kann es durch sekundäre Infektion zum Übergreifen des Prozesses auf den Nasenrachenraum, die Nebenhöhlen, den Ösophagus und den Magen kommen, wie dies *Linzenmeyer* beschreibt.

Meist benigner Verlauf.

Propagation auf Nase und Nebenhöhlen, Ösophag. u. Magen.

Pathologische Anatomie: Die in dieser Richtung angestellten Untersuchungen von *Fraenkel* ergaben eine mykotische Epithelnekrose, und in dem abgelösten Belag fand derselbe desquamierte Epithelien, Leukozyten und zahlreiche Keime, besonders Streptokokken.

Mykotische Epithelnekrose.

Prophylaxe: Sie deckt sich mit der Unterlassung jedweder mechanischen Manipulation in der Mundhöhle zu Reinigungszwecken und mahnt zur Vorsicht bei unvermeidlichen ärztlichen Eingriffen in dieser Gegend.

Keine Mundreinigung, Vorsicht bei ärztlichen Eingriffen.

Therapie: Meist unnötig, da die Heilung der Geschwüre spontan erfolgt. Im Falle ausgedehnter Ulzeration bei durch anderweitige Erkrankung geschwächten Kindern, deren vulnerable Schleimhaut den Prozeß begünstigt und deren herabgesetzte Resistenz die Entstehung sekundärer Infekte fördert, kann man den Versuch machen, durch lokale Applikation von 2% Chlorkalilösung die Epithelisierung zu beschleunigen.

Pinselung mit Chlorkali.

Affektionen der Zunge.

Die alten Autoren haben aus der Beschaffenheit der Zunge manches erschlossen, worüber jetzt vielfach mit vornehmem Achselzucken hinweggegangen wird. Ich halte diese Mißachtung solcher Beobachtungen für nicht ganz gerechtfertigt, denn an dieser Pforte des Körpers spielen sich manche Vorgänge ab, welche gewisse Schlüsse in diagnostischer und prognostischer Richtung gestatten. Die Semiotik der Zunge sollte daher wieder ein wenig mehr berücksichtigt werden. Ich erinnere an ihre trockene Beschaffenheit bei den Durstzuständen der ersten Lebenstage, ihre Teilnahme am Desquamationsprozeß dieser Epoche, das Auftreten und Schwinden von Epitheltrübungen derselben im Verlaufe von Mund- und Rachenaffektionen, aus dem sich der Ablauf derselben beurteilen läßt, ihre charakteristische Beschaffenheit beim Scharlach, Typhus u. dgl. mehr.

Semiotik der Zunge.

Neben diesen akuten sind es eine Reihe von chronischen Veränderungen der Zunge, welche unsere Aufmerksamkeit erregen und zu gewissen konstitutionellen Zuständen in Beziehung stehen. In erster Reihe die

Chronische Zungenveränderungen.

Glossitis exfoliativa (Lingua geographica).

Diese Veränderung der Zunge, welche auch unter der Bezeichnung Desquamatio linguae, Glossitis areolaris usw. bekannt ist, findet sich als häufige Veränderung besonders in der Zeit vom Ende des ersten Halbjahres bis zum Beginn des vierten Lebensjahres.

Ätiologie: Es ist nicht ohne Interesse, daß *Betz* bereits im Jahre 1852 ihre Beziehungen zum Gesichtsekzem feststellte und so ätiologische Anschauungen entwickelte, die erst neuerdings wieder zu Ehren gekommen sind. *Parrot* hielt die Affek-

Beziehungen zum Ekzema faciei, zu Lues.

tion für eine luetische Erscheinung, während sie *Fournier* den parasyphilitischen Symptomen zurechnete, gegen welche Annahme besonders *Guinon* und *Comby* Stellung nahmen. Ihre Einreihung unter die Manifestationen der Skrofulose, die *Böhm* versuchte, ist durch *Carow* auf Grund eines großen Beobachtungsmaterials widerlegt worden. Die Ansicht von *Czerny*, daß es sich um eine Manifestation der exsudativen Diathese handle, besitzt gegenwärtig wohl allgemeine Geltung. Der chronische Reiz, welcher die Veränderungen auf der Zungenoberfläche auslöst, dürfte meiner Ansicht nach meist durch den Schnuller geboten werden, dessen Gebrauch immer mehr überhandnimmt und auf immer längere Zeit ausgedehnt wird, wobei nicht nur seine mechanische Wirkung sondern auch chemische Einflüsse und bakterielle Noxen in Betracht kommen, wie sie einerseits durch den Kautschuk, andererseits durch die Beschmutzung und das Einspeicheln geboten werden. *Moro* hat die bereits von *Betz* beobachteten Beziehungen zu angioneurotischen Prozessen statistisch erhoben und bei zwei Dritteln der Träger einer Landkartenzunge auch derartige Hautveränderungen festgestellt.

Relation zu Skrofulose.

Symptom der exsudativ. Diathese.

Auslösende Wirkung des Schnullers.

Relation zu angioneurot. Prozessen.

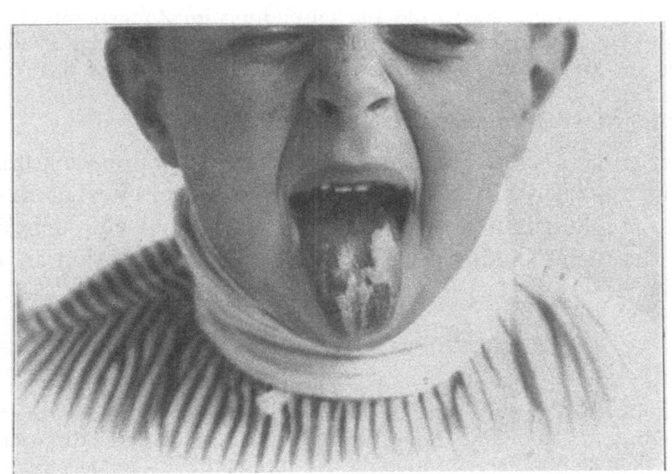

Fig. 20.
Lingua geographica (4½jähriger Knabe).
(Münchener Kinderklinik, Professor *M. v. Pfaundler.*)

Symptome. Den Beginn des Prozesses bildet das Aufschießen kleiner grauweißer Herde, welche ein wenig über die Zungenoberfläche vorragen und meist am vorderen Abschnitt derselben oder an den Rändern vorhanden sind (s. Fig. 20). Sie vergrößern sich nach der Peripherie und verändern sich im Zentrum in der Weise, daß ihre mittlere Partie einsinkt und ihr Epithel teilweise abstößt, so daß sie mehr minder stark gerötet und glatt erscheint. Der so entstehende graue Begrenzungswall schreitet weiter fort, und durch Zusammenfluß benachbarter Herde entstehen eigenartige polyzyklische Figuren, welche aus der Ähnlichkeit mit den Reliefdarstellungen von Gebirgszügen die Bezeichnung „Landkartenzunge" veranlaßten. Durch das Fortschreiten und an anderen Stellen Rückgängigwerden des Prozesses resultiert ein bunt wechselndes Bild, dessen Formen zyklisch wiederkehren und zwar in 6—7tägigen Intervallen, worauf von *Steinitz*, *Weigert* und neuerdings wieder von *Jellinek* hingewiesen wurde. Die Veränderung kann so in stetem Wechsel durch Jahre anhalten und schwindet manchmal erst gegen das Schulalter. Bei Erwachsenen habe ich sie fast niemals beobachtet, obwohl ich namentlich bei den Ammenuntersuchungen

Beschaffenheit der Herde.

Konfluenz derselben.

Zyklische Wiederkehr der Veränderungen.

Jahrelange Dauer.

Keine subjektiv. Beschwerden.

auf der Klinik sehr darauf achte. Irgendwelche subjektive Beschwerden sind mit dem Zustande nicht verbunden, und auch Drüsenschwellungen oder stärkere Speichelsekretion, kommen niemals vor.

Verlauf. Er ist ausgesprochen chronisch.

Verwechslung mit Lues.

Diagnose. Eine Verwechslung des Zustandes mit anderweitigen Zungenaffektionen ist wohl kaum möglich; höchstens käme noch Lues in Betracht, doch treten breite Kondylome auf der Zunge gewöhnlich erst in späterem Alter auf, zeigen keinen so raschen Wechsel der Formen, sind in der Regel von anderweitigen syphilitischen Symptomen begleitet und gehen auf spezifische Behandlung schnell zurück.

Uncharakteristische Befunde.

Pathologische Anatomie: Eine Reihe von Autoren, ich nenne nur *Guinon*, *Balzer*, *Martin* und *Moro*, hat sich mit dem Studium der Histologie der Lingua geographica beschäftigt. Es wurde Lückenbildung im Zungenepithel, Vergrößerung der Zellen der Hornschichte und Wucherung des Stratum Malpighii sowie kleinzellige Infiltration um die Gefäße gefunden, alles Dinge, welche über das Wesen des Prozesses nicht viel aussagen.

Prognose: Absolut günstig.

Verbot des Schnullers.

Diättherapie.

Therapie. Gegen die Zungenaffektion gerichtete Maßnahmen sind vollständig unwirksam. Allenfalls ließe sich durch Verbot des Schnullers vielleicht mancher Fall vermeiden. Im übrigen deckt sich die Behandlung mit der der exsudativen Diathese und bewegt sich in diätetischen Bahnen.

Lingua nigra (Nigritis lingualis).

Kongenitales Vorkommen. Mykotische Theorie. Physikalisch-chemische Theorie. Künstliche Erzeugung.

Diese im Kindesalter seltene, aber mitunter bereits kongenital beobachtete Affektion ist in ihrem Wesen noch recht unklar. Während ein Teil der Autoren mykotische Ursachen annimmt und eine Reihe von Pilzen beschuldigt (Mukorarten, Oospora u. dgl. m.), hält eine andere Gruppe die Affektion für die Folge physikalischer, chemischer oder entzündlicher Reize, und *Oppenheim*, welcher sich sehr eingehend mit ihrem Studium befaßte, konnte sie künstlich durch Applikation verschiedener Medikamente wie Tinctura Ratanhae, Tinctura gallarum usw. erzeugen. Histologisch handelt es sich um Verlängerung der Papillae filiformes und Verhornung ihres Spitzenepithels, das sich diffus schwarz oder braun imbibiert. Daraus resultiert eine eigentümliche besonders auf der Mitte des Zungenrückens lokalisierte Rauhheit und Schwarzfärbung der Zunge, deren Papillae filiformes an den befallenen Stellen mit dem Spatel wie Haare bewegt werden können (*Oppenheim*). Irgendeine pathogenetische Bedeutung kommt der Affektion nicht zu, deren Verlauf ein ausgesprochen chronischer ist, und die ohne Behandlung mit der Zeit spontan schwindet. Eine Verwechslung mit anderweitigen Zuständen ist kaum möglich, da die ähnlichen Pigmentationen nach Genuß von Schwarzkirschen, Gebrauch von Eisenpräparaten u. dgl. m. schnell verschwinden.

Lingua scrotalis.

Es handelt sich um eine eigentümliche Zungenbeschaffenheit, welche vorwiegend am Rücken und den Rändern des Organs vorhanden ist und in Falten- und Rinnenbildung derselben sich ausspricht, wobei die Zunge einen eigentümlich trockenen und rissigen Eindruck macht. Ihre Schleimhaut erscheint in einem Teil der Fälle grau belegt, in einem anderen dunkelrot, trocken wie gekocht. Über die Ursachen dieser Veränderung herrscht noch durchaus keine Klarheit. Sie kommt familiär und kongenital vor, und konnte ich in mehreren Fällen von schwerem infantilem Diabetes eine solche Zunge beobachten. Sie nahmen sämtlich innerhalb kurzer Zeit (vor der Insulinära) einen letalen Ausgang. Man unterscheidet nach *Comby* mehrere Arten: eine nach allen Richtungen angeordnete Rinnen zeigende, welche der Zungenoberfläche ein hodensackartiges Aussehen verleihen (die richtige Lingua scrotalis), sowie einen anderen Typus, bei welchem von einer zentralen tieferen Rinne seitliche Zweige wie die Rippen eines Blattes ausgehen und die er Lingua foliacea nennt, sowie endlich die sogenannte Lingua cerebriformis, die in ihrem Aussehen an die Kleinhirnoberfläche erinnert. Nach meinen Erfahrungen scheint es sich um ein Symptom konstitutioneller Minderwertigkeit zu handeln (s. Fig. 21).

Glossitis diphtheroidea primaria.

Eine ganz eigenartige Affektion der Zunge hat *Durante* bei einem 23 Tage alten und einem 2½ Monate alten Knaben beschrieben. Das Organ erschien vergrößert und dick belegt. Die mikroskopische Untersuchung des Belages ergab Epithelien, Leukozyten und Kokken in Gruppen, die sich kulturell als Staphylokokken erwiesen und im Tierversuch geringe Virulenz zeigten. Innerhalb von zehn Tagen wurde der Prozeß unter Waschungen mit ½% Borlösung rückgängig. Im zweiten Falle traten gelbe Flecke auf der Zunge auf, die sich rasch vergrößerten, so daß aus ihnen eine die ganze Zunge bedeckende membranartige Masse entstand. Auch darin fanden sich Staphylokokken von geringer Virulenz. Die Berechtigung eines eigenen Krankheitsbildes erscheint recht zweifelhaft.

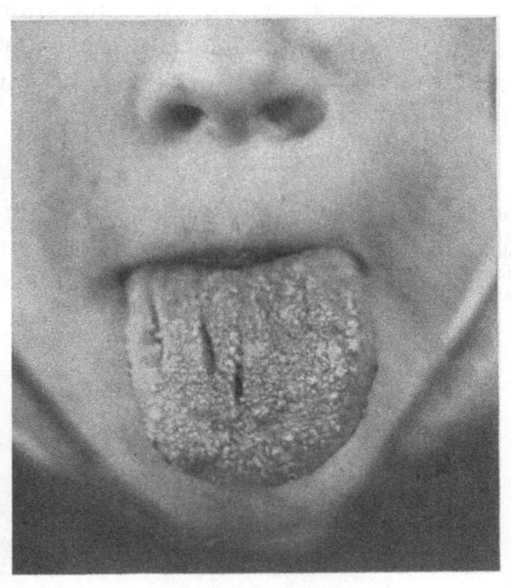

Fig. 21.
Lingua scrotalis.
(Düsseldorfer Kinderklinik.)

Glossitis marginalis erythematosa.

Wertheimber hat bei Säuglingen eine eigenartige Zungenaffektion beobachtet, welche auf die Ränder und die Spitze des Organs lokalisiert erschien, wo sich lebhafte Rötung und partielle Epithelabstoßung fand. Die Veränderung war ganz flüchtiger Natur und machte sich manchmal nur in der Richtung unangenehm bemerkbar, daß sie ein Saughindernis bildete. Sie bildete sich spontan oder eventuell etwas schneller unter Pinselungen mit 2% Chlorkalilösung zurück. Ich bin nicht der Meinung, daß es sich um eine besondere Affektion, handelt sondern erblicke darin bloß eine mehr begrenzte Desquamation des Zungenepithels, wie sie zu den häufigen Erscheinungen der ersten Lebenstage gehört.

*Quincke*sches Ödem der Zunge.

Als Teilerscheinung des sogenannten *Quincke*schen Ödems, welches in seinem Wesen den angioneurotischen Hautaffektionen nahesteht, kann sich eine akute Schwellung der Zunge einstellen, welche in der Regel mit gleichzeitiger Schwellung der Augenlider und der Lippen einhergeht und sich schnell wieder verliert (s. Fig. 22).

Affektionen des Zungenbändchens.

Vom Ankyloglossom und der Verwachsung des Mundbodens ist schon früher die Rede gewesen. Unter den noch in Betracht kommenden Erkrankungen dieser Gegend ist in erster Linie zu nennen

das Ulcus frenuli linguae.

Es handelt sich um ein Einreißen des Zungenbändchens durch die scharfen Ränder der unteren mittleren Schneidezähne, wodurch zunächst eine

Fissur entsteht, die sich unter Fortdauer des Reizes immer mehr ausdehnt und langsam in ein quer gestelltes rhombisches Geschwür umwandelt, das sich wie jeder Substanzverlust in der Mundhöhle bald gelbgrau belegt. Die häufigste Ursache bildet der Keuchhusten, zu dessen Diagnose sein Vorhandensein helfend beiträgt. Allerdings ist dieses Frenulumgeschwür absolut nicht pathognomonisch für Pertussis, sondern jeder heftige Husten kann es bei zähnetragenden Kindern erzeugen, ja auch ohne solchen wird manchmal seine Entstehung beobachtet, so bei vorzeitiger Zahnung, während es bei zahnlosen Kindern zu den großen Seltenheiten gehört und nur unter besonderen Umständen, so bei Retrognathie, schwerer Saugarbeit infolge schlecht geformter Brustwarzen und Milcharmut sowie sehr derbem Alveolarfortsatz zustande kommt. Irgendwelche Beschwerden werden durch dasselbe nicht verursacht, und nach Schwinden der Ursache bildet es sich schnell spontan zurück (s. Fig. a auf Taf. 1).

Am häufigsten bei Pertussis vorkommend.

Prodozione sottolinguale (*Riga-Fede*sche Krankheit).

Eigenartige besonders in Süditalien vorkommende Affektion.

Eine eigenartige Affektion, welche besonders von italienischen Autoren beschrieben wurde und namentlich in den südlichen Provinzen dieses Landes häufig beobachtet wird. Ich selbst hatte nur einmal Gelegenheit, einen derartigen Fall zu sehen, dessen Bild ich hier beifüge (s. Fig. 23 auf S. 46).

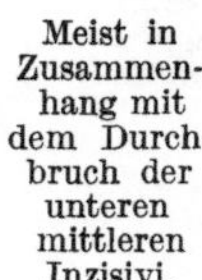

Meist in Zusammenhang mit dem Durchbruch der unteren mittleren Inzisivi.

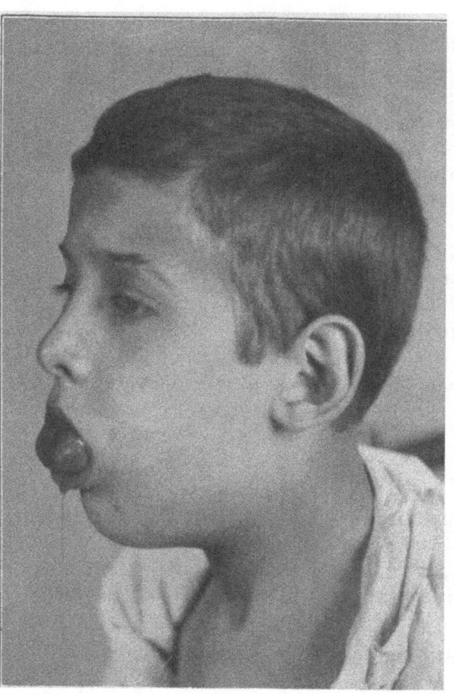

Fig. 22.
Zirkumskriptes, angioneurotisches Ödem (Quincke) an der Zunge.
Intermittierende Makroglossie bei umschriebenem Hautödem; 10jähr. Knabe.
(Münchner Kinderklinik, Professor *M. v. Pfaundler.*)

Ätiologie: Schlechte hygienische Verhältnisse sollen zu dem in Rede stehenden Leiden disponieren. Gewöhnlich stellt es sich nach Durchbruch der mittleren unteren Inzisivi ein, wie dies in 25 von *Gianelli-Memmi* beobachteten Fällen geschah, während es *Fede* auch vor dem Hervorkommen der betreffenden Zähne auftreten sah. Auch familiäres Vorkommen wird beschrieben, das allerdings durch gleichartige hygienische Schäden bedingt sein könnte. Eine bakterielle Ursache wurde außer von *Pianese* niemals gefunden, sondern fast allgemein wird ein Trauma angenommen, das eine chronische Reizwirkung auf diese Gegend ausübt. Das lange Stillen, wie es in Süditalien üblich ist, soll eine gewisse Disposition schaffen. Außer den unteren Schneidezähnen kann auch ein derber Alveolarfortsatz in diesem Sinne wirken.

Beginn mit kleiner Granulationsgeschwulst des Frenulums.

Symptome: Wenn ich aus den Beschreibungen der italienischen Autoren und der eigenen, allerdings vereinzelten, Erfahrung die Symptome schildern soll, so handelt es sich zunächst um eine kleine Granulationsgeschwulst im Bereiche des Zungenbändchens, die sich langsam zu einem bisweilen recht großen Tumor auswächst, dessen Mitte gewöhnlich blaß, dessen periphere Anteile mehr minder gerötet erscheinen. Diese Geschwulst, denn eine solche liegt zunächst immer vor, kann von Erbsen- bis Haselnußgröße anwachsen und so ein Saug- und Schluckhindernis bilden. Durch die scharfen Ränder der unteren mittleren Schneidezähne wird sie in ihrem mittleren Anteil oft oberflächlich ulzeriert, und an dieser Stelle bildet sich dann ein mehr minder ausgedehntes Geschwür, welches auf der Spitze der Geschwulst sitzt. Die namentlich von *Comby* in allerjüngster Zeit versuchte Identifizierung dieses Zustandes mit dem gewöhnlichen Ulcus frenuli linguae, welches er, nicht gerade sehr glücklich, Subglossitis diphtheroidea nennt, halte ich für durchaus verfehlt. Schon der von *Riga* stammende Name „Prodozione sottolinguale" deutet auf den Geschwulstcharakter des Prozesses, welcher erst nach längerem Bestande Ulzeration und auch diese nur in beschränktem Maße zeigt. Eine bloße Geschwürsbildung in dieser Gegend hätte gewiß nicht den Anlaß zu so vielfachen Mitteilungen geboten, wie sie speziell von italienischer Seite vorliegen. Daß ein solcher Tumor verschiedenen Bau aufweisen kann, wie dies aus den gleich zu besprechenden anatomischen Untersuchungen hervorgeht, und daß er eventuell auch vollständig in einem Ulzerationsprozeß aufzugehen vermag, sei zugegeben, doch ändert dies nichts an der Sondernatur des Zustandes.

Saug- und Schluckbeschwerden.

Ulzeration des Tumors.

Symptome: *Fede*, dem wir eine eingehende Bearbeitung des Leidens in dem Handbuch der Kinderheilkunde von *Grancher-Comby* danken, unterscheidet benigne Fälle, in denen es bloß zu Tumorbildung kommt, die nach Wochen bis Monaten spontan schwindet, und maligne Formen, die länger dauern, in ausgedehntem Maße ulzerieren und mit allgemeiner Kachexie einhergehen. Sie zeigen einen sehr protahierten Verlauf. Bei Betrachtung der Mundhöhle sieht man unter der Zunge, die dadurch etwas gehoben erscheint, einen fleischigen Tumor mit leicht geschwüriger Mitte. Speichelfluß oder Drüsenschwellungen gehören nicht zum Krankheitsbilde.

Benigne und maligne Formen.

Pathologische Anatomie: Die diversen Untersuchungen haben zu keinem einheitlichen Ergebnis geführt. *Fede* fand in den exzidierten Tumoren Hypertrophie der Schleimhaut, besonders der papillaren und subepithelialen Schichte oder des Stratum Malpighii, also ein Papillom, was *Brunardi*, *Letulle* und *Concetti* bestätigten. In älteren Fällen bestand oberflächliche Ulzeration und kleinzellige Infiltration sowie ein dichtes Fibrinnetz zwischen den Zellen. *Callari* fand vorwiegend bindegewebige Natur der Geschwulst, während *Pianese* den Tumor als entzündliches Granulom erklärte. Auf jeden Fall geht jedoch aus allen diesen Befunden die produktive Natur des Leidens hervor.

Papillom.

Fibrom.

Entzündliches Granulom.

Therapie: Dieselbe kann sich in den leichten der Spontanheilung zuneigenden Fällen auf Pinselungen mit Jodtinktur, Tuschieren mit dem Lapisstift und eventuell Abfeilen der unteren mittleren Schneidezähne beschränken, während in den schweren wohl die Exstirpation der Geschwulst in Betracht kommt.

Benigne Fälle tuschieren, maligne exstirpieren.

Affektionen der Zähne (einschließlich der sog. Zahnkrankheiten).

Dentitio praecox: Es kommt, allerdings verhältnismäßig selten, vor, daß Kinder bereits mit Zähnen geboren werden oder in den ersten Lebenstagen solche aufweisen. Meist handelt es sich um die mittleren unteren Schneidezähne oder einen derselben, manchmal können auch mehr Zähne vorhanden sein, so in einer Beobachtung von *Oriola*, wo acht vorhanden waren. Diese Zähnchen sind in der Regel wurzellos und als meist locker sitzende Krone vorhanden, oder aber so kümmerlich entwickelt, daß nur ein mit Schleimhaut überzogenes knorpeliges Gebilde den Kieferrand überragt. Unter welchen Umständen diese Dentitio praecox zustande kommt, ist noch nicht ganz klar. Nach *Fleischmann* und *Rosenhaupt* scheinen familiäre Verhältnisse mitzuspielen, und der letztgenannte Autor konnte dieses Vorkommnis in drei Generationen feststellen. Diesen bei der Geburt bereits vorhandenen bzw. durchgebrochenen Zähnen wurde vielfach eine gewisse Bedeutung für die Zukunft ihres Trägers zugesprochen.

Unklare Entstehungsweise.

Familiäres Auftreten.

So soll *Plinius* dem *Manius Curtius*, welcher den Beinamen dentatus führte, eine große Zukunft geweissagt haben, *Gratiot Ludwig XIV.*, welcher gleichfalls mit Zähnen zur Welt kam, das Horoskop eines großen Länderräubers gestellt haben, und auch andere bedeutende Männer wie *Mirabeau, Mazarin* usw. hatten angeborene Zähne. Neben diesen schicksalshaften Momenten, denen ja die zahlreichen Fälle gegenüberstehen, in welchen keinerlei stolze Lebensbahn von diesem Symptom ihren Ausgang nahm, wurden vielfach auch krankhafte Anlagen beschuldigt, so von *Capdepont* Entzündungen der Zahnfollikel von *Marfan*, kongenitale Syphilis u. dgl. m.

Ich glaube, wie ich bereits erwähnt habe, daß mancher Fall eine unerkannte sequestrierende Zahnkeimentzündung darstellt, worauf in Hinkunft geachtet werden sollte. Daß es richtige Milchzähne sind, welche vorzeitig zum Vorschein gelangen, geht aus der Tatsache hervor, daß die nach ihrem Ausfall zurückbleibenden Lücken sich erst zur Zeit des Hervorkommens der bleibenden Zähne ausfüllen. Diese vorzeitigen Zähne können sowohl dadurch unangenehm werden, daß sie die Brustwarzen der stillenden Mutter verletzen, als auch in der Weise, daß sie beim Kinde ulzeröse Prozesse im Bereiche des Zungenbändchens oder Mundhöhlenbodens erzeugen. Ich erinnere mich eines Falles, in welchem ein großes Geschwür die ganze Unterfläche der Zunge einnahm und das Befinden des Kindes stark beeinträchtigte, so daß der schuldtragende Zahn extrahiert werden mußte, worauf schnelle Heilung des Ulkus und eine günstige Wendung im Befinden des Kindes eintraten. Die Extraktion solcher Zähne ist sehr leicht und wird mit der Pinzette bewerkstelligt. In einer Beobachtung von *Magitot*, die einen hämophilen Säugling betraf, trat nach der Extraktion des Zahnes tödliche Blutung ein.

Ulzeröse Prozesse als Folge von Dentitio praecox.

Neben dieser eigentlichen Dentitio praecox gibt es auch eine solche, bei der die Milchzähne entweder früher als sonst, also statt zu Beginn des zweiten Lebenshalbjahres bereits im dritten oder vierten Monat zu erscheinen beginnen und dann entweder in rascher Reihenfolge auftreten, so daß das ganze Milchgebiß bereits mit 1½ Jahren vorhanden ist, oder aber nach dem frühzeitigen Hervorkommen der ersten Zähne das gewöhnliche Tempo einschlagen. Ich habe bereits bei Besprechung der physiologischen Verhältnisse bei der Dentition darauf hingewiesen, daß gewisse rassenmäßige Einflüsse bestehen, und neben diesen scheinen auch konstitutionelle und familiäre Momente mitzuspielen, die es bedingen, daß die Zahnung in schnellerem Tempo erfolgt. Der Vorgang ist ohne jede besondere Bedeutung.

Vorzeitige Zahnung.

Der frühzeitigen steht die verspätete Zahnung gegenüber. Abgesehen von auch hier in Betracht kommenden familiären Dispositionen ist es in erster Reihe die Rachitis, welche dies bedingt. Weniger in Betracht kommen kongenitale Lues und Tuberkulose der Aszendenz oder Alkoholismus der Eltern, und die stärksten Grade von Verspätung beobachtet man bei mongoloider Idiotie, beim Myxödem sowie bei der zuerst von *Apert* beschriebenen Akrokephalosyndaktylie. Unter solchen Verhältnissen kann es 1½—2 Jahre dauern, bevor die ersten Zähne erscheinen, so daß diese Tatsache die Aufmerksamkeit weckt. Der Gang der übrigen Zahnung gestaltet sich verschieden, indem einmal die Pausen zwischen den einzelnen Zahngruppen stark verlängert erscheinen, so daß der ganze Prozeß, statt bis zu 2½ Jahren beendet zu sein, sich bis in das dritte und vierte Lebensjahr hinauszieht, oder aber, was der häufigere Fall ist, die Zahnung setzt spät ein und wickelt sich dann im gewöhnlichen Tempo ab. Unter dem Einfluß akut fieberhafter Zustände kommt es eher zur Beschleunigung der Dentition, während chronische fieberhafte Erkrankungen, die zu Kachexie führen, einen retardierenden Einfluß üben.

Verspätete Zahnung. Familiär bedingt. Rachitis als Ursache.

Mongolismus, Myxödem und Akrokephalosyndaktylie.

Verhältnismäßig selten ist das dauernde Fehlen einzelner Zähne. Dasselbe betrifft gewöhnlich einen bis drei, selten vier und ganz ausnahmsweise alle Zähne (*Hutinel*). Meist sind es die oberen äußeren Inzisivi. *Champret* nimmt für ein Drittel der Fälle kongenitale Lues als Ursache an, was, wie *F. Weiß* richtig betont, schon deshalb nicht richtig sein kann, weil die Infektion in einen so frühen Zeitpunkt des

Dauerndes Fehlen von einzelnen Zähnen. Kongenitale Lues kaum Ursache.

Intrauterinlebens fallen müßte, daß dies den Tod des Fötus zur Folge hätte. In einem von ihm beschriebenen aus meiner Klinik stammenden Falle zeigte der luetische Vater die gleiche Anomalie, so daß wohl an Erblichkeit gedacht werden mußte. Auch *Mebane*, welcher sich mit diesem Vorgang eingehend befaßt, weist der luetische Ätiologie einen sehr bescheidenen Platz zu.

Die Anodontie, wie dieser Zustand genannt wird, betrifft nach den Ermittelungen von *Allerhand* öfter das bleibende als das Milchgebiß, kann aber auch Zähne beider Gruppen ergreifen.

Bleibendes Gebiß öfter betroffen.

Als Gegenstück sind hier noch die überzähligen Zähne zu erwähnen. Diese Anomalie kann sich in der Weise zeigen, daß einzelne Zähne in Mehrzahl vorhanden sind (z. B. fünf Schneidezähne), oder aber so, daß statt einer sich zwei bis drei Zahnreihen finden (*Bohn*). Ersteres Ereignis kommt in der Art zustande, daß die Milchzähne nicht ausfallen und die bleibenden hinter ihnen hervorkommen, letzteres so, daß eine dritte Reihe vorhanden ist, was auf einem Exzeß der Zahnkeimbildung beruht. Mitunter ist die Gesamtzahl der Zähne normal und nur eine Gattung derselben vermehrt, eine andere vermindert, zum Beispiel überzählige Schneidezähne bei fehlenden Backenzähnen. Manchmal zeigen diese überzähligen Zähne eine eigentümliche Zapfenform mit kegelförmigem Hals und ebensolcher Wurzel und stehen entweder in der Reihe oder außerhalb derselben.

Überzählige Zähne.

Diese Eigentümlichkeit leitet zu den Formanomalien der Zähne über, mit der wir uns kurz befassen wollen. Dieselben können zu klein oder zu groß sein; im ersteren Falle spricht man von Mikrodontismus, bei besonderer Kleinheit von Nanismus, im letzteren von Megalodontismus. Diese Formanomalie wird entweder an einzelnen oder an allen Zähnen beobachtet; speziell der Mikrodontismus ergreift gewöhnlich einen größeren Teil oder das ganze Gebiß, während Megalo- oder Gigantodontismus in der Regel auf einzelne Zähne beschränkt bleibt. *Fournier* spricht bei den abnorm kleinen Zähnen von Zahninfantilismus und bringt sie in Beziehung zur kongenitalen Syphilis; ich habe sie wiederholt bei frusten Formen von Myxödem beobachtet. Die abnorm großen Zähne werden besonders bei idiotischen Kindern gefunden, bei denen sie sich nach *Sollier* in 11% der Fälle nachweisen lassen (*Zimmermann* gibt viel niedrigere Zahlen an). Es kommt auch vor, daß einzelne Zähne ihre Gestalt ändern, so zum Beispiel Schneidezähne wie Eckzähne aussehen, oder überhaupt ihre ganze Form einbüßen (sogenannte amorphe Zähne), oder endlich, was der häufigste Fall ist, hochgradige Brüchigkeit aufweisen und bereits nach kurzem Bestande im Niveau der Gingiva abbrechen, so daß nur die Stummel ein wenig über das Zahnfleisch vorragen, ein Ereignis, das besonders an Milchzähnen beobachtet wird und nicht selten familiär auftritt, so daß an ererbte Dystrophie gedacht werden muß.

Formanomalieen der Zähne.

Viel bedeutsamer und oft in diagnostischer Richtung bemerkenswert sind die Schmelzhypoplasien und sonstigen Veränderungen an der Zahnsubstanz.

Die Schmelzbildung erfolgt bei einer Reihe von bleibenden Zähnen, und zwar den Inzisivi und den ersten Molares, bereits im 5. oder 6. Fötalmonat, so daß die an diesen vorkommenden Schmelzhypoplasien, welche früher mit dem nicht passenden Namen Erosionen bezeichnet wurden, auf bereits intrauterin wirkende Einflüsse bezogen werden müssen. In erster Linie kommt da die kongenitale Syphilis in Betracht, und schon vor langen Jahren hat *Hutchinson* unter den von ihm als typisch für kongenitale Spätlues bezeichneten drei Symptomen eine charakteristische Zahnform angeführt, die seitdem unter dem Namen *Hutchinson*zähne geht. Es handelt sich um die mittleren oberen bleibenden Schneidezähne, welche folgende Beschaffenheit zeigen: sie sind relativ klein, durch ziemlich weite Lücken voneinander getrennt, in ihrem distalen Anteil schmäler als im Halsteil, haben abgerundete Ecken und oft an der Schneidekante eine halbmondförmige Aussparung derselben (s. Fig. 24), sowie endlich unterhalb derselben an der Vorderseite oft ein flaches Grübchen, das sich in den erwähnten halbmondförmigen Defekt der Schneidekante verliert (*Hugo Neumann*). Dabei erscheinen sie häufig um ihre Achse gedreht. Nur diese alle genannten Merkmale aufweisenden Zähne (mit Mikrodontismus, Pflock- oder Schraubenzieherform, Achsendrehung und eventueller halbmondförmigem Defekt) sind typisch.

Beginnende Schmelzbildung an einzelnen bleibenden Zähnen im Intrauterinleben.

Beziehungen zur kongenitalen Lues.

***Hutchinson*-zähne.**

Beschaffenheit derselben

Allerdings kann man aus ihrem Vorhandensein allein lediglich das Vorhandensein kongenitaler Lues vermuten und darf nicht etwa die sichere Diagnose darauf gründen, denn wie aus Untersuchungen von *Dawidsohn, Heymann, Zinsser* u. a. hervorgeht, kommen sie einerseits auch bei sicher nichtluetischen Kindern vor und sind andererseits bei Luetikern, wie wir uns an unserem eigenen Material überzeugen konnten, relativ selten. Als Stigma haben sie aber gewiß großen Wert, worauf besonders *Oberwarth* nachdrücklich hingewiesen hat.

Keine diagnostische Überwertung.

Knospenform der ersten Molaren.

Neben dieser Form haben schon *Parrot* und *Magitot* bei Luetischen eine eigentümliche Formveränderung der ersten Molares beobachtet, welche der zweitgenannte Autor gleichfalls zur kongenitalen Lues in ursächliche Beziehung brachte. Es sind dies die sogenannten Knospenzähne, deren Charakteristikum darin besteht, daß die aus vier Teilen bestehende Kaufläche derselben in einen schmalen ohne Kauhöcker spitz zulaufenden Buckel umgewandelt erscheint. Zu Beginn sieht man die Kaufläche von zahlreichen Grübchen und Spitzen im Schmelz durchsetzt, welche der Kauakt allmählich abschleift, so daß dann eine glatte halbrunde Fläche entsteht und der verkürzte Zahn unter das Niveau der anderen Zähne zu liegen kommt. Diese Verbildung ist sel-

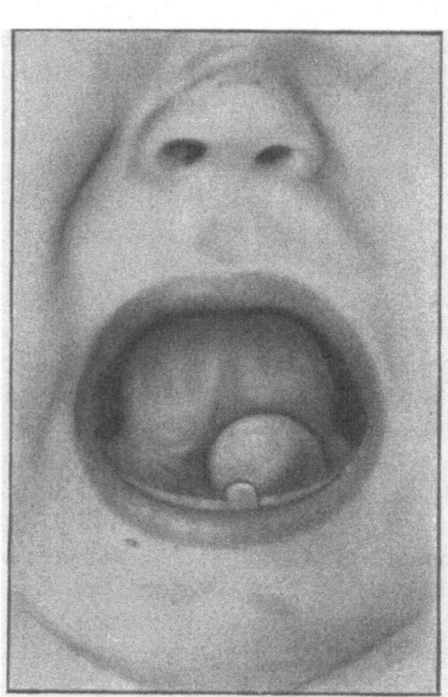

Fig. 23.
Prodozione sottolinguale.
(Eigene Beobachtung.)

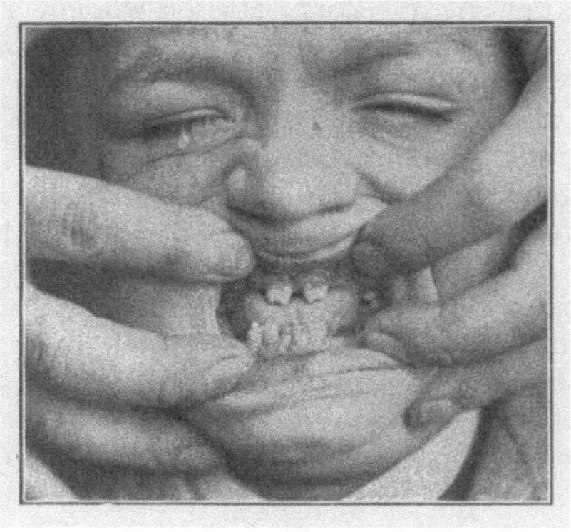

Fig. 24.
Hutchinson-Zähne bei einem 10jährigen Knaben (Lues cong.).
(Poliklinik *Neumann*, Berlin.)

Zweifel an ihrer Bedeutung als luetisches Stigma.

tener als die *Hutchinson*zähne, betrifft stets alle vier Molares und findet sich gleichfalls bei Individuen vor, die weder anderweitige luetische Symptome noch eine positive Wassermannreaktion aufweisen.

Spirochätenfunde in den fötalen Zahnkeimen.

Mangelhafte Beweiskraft derselben.

Eine Reihe von Autoren hat die luetische Genese der geschilderten Zahnanomalien durch den Nachweis von Spirochäten im Bereiche der Zahnkeime beim Fötus zu erhärten gesucht, doch stehen positiven Befunden von *Cavallaro, Pasini* u. a. negative von *Kranz* gegenüber. Aber selbst positive Befunde entbehren der zwingenden Beweiskraft, denn beim luetischen Fötus findet sich sehr häufig eine Spirochätensepsis, und es ist, wie *Dawidsohn* und *Zinsser* mit Recht hervorheben, sehr unwahrscheinlich, daß ein derartiger Infekt einerseits so symmetrische Veränderungen setzen, andererseits den Alveolarfortsatz des Kiefers verschonen sollte. Gerade dieser Umstand, an dem auch der seltene Befund einseitiger *Hutchinson*zähne (*Audry, Zinsser*) nicht viel ändert, deutet auf die Wirkung einer allgemeinen Noxe, als welche von verschiedenen Seiten (*Krause, Kranz*) Affektionen der endokrinen Drüsen, speziell der Epithelkörperchen, der Thymus und der Thyreoidea, angenommen werden, deren Beweis allerdings noch aussteht.

Tetaniezähne.

Eine Reihe von Autoren hat auch bestimmte durch Tetanie, also Epithelkörperchenerkrankung, verursachte Zahnveränderungen angenommen, die besonders in querer Riefung des Schmelzes zum Ausdruck kommen, wodurch die sogenannten

„Stufenzähne" entstehen, doch wird dies von *Kassowitz* und *Groer* auf Grund eingehender Untersuchungen an einem großen Material stark bestritten.

Halskaries der Zähne bei Skrofulose.

Auch die von *Hugo Neumann* als für Skrofulose typisch bezeichnete Halskaries der Zähne, welche an ihrer Vorderfläche bis zum unteren Drittel eigentümliche scheibenförmige grün belegte Substanzverluste setzen soll, wurde von *Moro* viel öfter bei tuberkulinnegativen als bei tuberkulinpositiven Individuen gefunden.

Nur die typischen *Hutchinson*- und *Fournier*zähne diagnostisch verwertbar.

Somit bleiben von diesen Veränderungen in diagnostischer Hinsicht nur die echten *Hutchinson*schen und allenfalls die *Fournier*schen Zähne übrig, welche aber gleichfalls nur als Stigmen aufzufassen sind, deren Wert durch anderweitige Symptome ergänzt werden muß.

Allmählicher Rückgang der Wertung der Zahnkrankheiten.

An den Schluß dieses Kapitels will ich die sog. Zahnkrankheiten setzen, welche seinerzeit in der Pathologie des Kindes eine geradezu überragende Rolle spielten, in den letzten Jahren jedoch sehr, wenn auch noch nicht genug, an Geltung eingebüßt haben.

Angebliche lokale Störungen.

Seit alters her, denn diese Beobachtungen greifen bis auf Hippokrates zurück, hat man eine Reihe von lokalen und allgemeinen Störungen mit dem Durchbruch der Milchzähne in Beziehung gebracht. Besonders die Eckzähne wurden als in dieser Richtung gefährlich bezeichnet, und in den früheren Statistiken finden sich ganz beträchtliche Mortalitätsziffern für Zahnkrankheiten, die allerdings von Jahr zu Jahr starke Abnahme zeigen (*Neumann*, *Helmreich*). Von den lokalen Störungen wurden besonders Stomatitis um die durchbrechenden Zähne oder über die ganze Mundhöhle verbreitet, eventuell auch aphthöse Entzündung, ferner starker Juckreiz der Gingiva (der sog. Pruritus dentalis), Speichelfluß und Schmerzen beobachtet, welche Erscheinungen sich in Zusammenhang mit dem Durchbruch einer Zahngruppe einstellten, um sich in bestimmten Intervallen zu wiederholen. Daß Entzündungen der Mundschleimhaut aus diversen Ursachen im Säuglingsalter vorkommen, geht ja aus den vorstehenden Ausführungen über Stomatitis klar hervor; daß manche Formen derselben nur bei bereits vorhandenen Zähnen auftreten (so die Stomatitis aphthosa und die Stomatitis ulcerosa) ist gleichfalls bekannt und hängt einerseits mit der geänderten, Rückstände hinterlassenden Ernährungsweise, andererseits damit zusammen, daß um die Zähne Buchten und Nischen der Gingiva bestehen, in denen die Mundbakterien Ansiedelungsstellen finden. Wenn man, wie ich dies seit vielen Jahren tue, zahnenden Kindern öfter in den Mund sieht, so wird man niemals irgendwelche mit dem Zahndurchbruch (übrigens eine für einen solchen in langsamem Tempo verlaufenden Vorgang sehr ungeeignete Bezeichnung) zusammenhängende Entzündungserscheinungen feststellen. Daß bei schlechter Mundhygiene und im Gefolge einer ganzen Reihe von Erkrankungen irritative Zustände der Mundschleimhaut sich einstellen können, ist ja klar, und daß man während der fast drei Jahre dauernden ersten Dentition immer wieder eine hervorkommende Zahngruppe findet, darf nicht Wunder nehmen. Der Speichelfluß hat weder mit der Zahnung noch, wie *Fleischmann* glaubte, mit der aufrechten Haltung der Kinder das geringste zu tun, sondern er stellt sich meist schon lange vor Beginn der Dentition als Zeichen der Heranreifung der Speicheldrüsen ein, deren Sekret dann in überschießender Weise abgesondert wird. Die Gewohnheit, die Finger in den Mund zu stecken und an Gegenständen kräftige Beißversuche zu machen findet sich oft schon bei ganz jungen Kindern ohne die Spur

Unabhängigkeit der Stomatitis von der Zahnung.

Erklärung des Speichelflusses.

Zahnfieber.

eines vorhandenen oder kommenden Zahnes. Das Zahnfieber, welches früher viel Unglück angerichtet hat, denn im Vertrauen auf diese Diagnose wurde die anderweitige Untersuchung des Kindes vernachlässigt, wird gegenwärtig wohl allgemein abgelehnt, kürzlich erst wieder durch *Helmreich*, welche Autorin durch sorgsame Untersuchung zahnender Kinder die Abwesenheit jeder mit der Dentition in Beziehung stehenden Temperatursteigerung nachweisen konnte. Zahndiarrhöen und Dentitionserbrechen haben, seit wir die Diagnostik der Ernährungskrankheiten und ihre diätetische Therapie besser beherrschen, vollständig aufgehört. Daß während der Dentition keine mit dieser zusammenhängende Krampfneigung besteht konnte *Feer* zeigen, indem er die galvanische Erregabrkeit vor und nach dem Erscheinen von Zähnen unverändert fand. Der Zahnhusten ist eine Rhinopharyngitis auf infektiöser Grundlage, oder entspringt einem auf gleichem Wege entstandenen Bronchialkatarrh und findet sich sowohl bei zahnenden wie bei nichtzahnenden Kindern. Auch ein Zusammenhang von Hautaffektionen mit der Dentition besteht nicht, sondern dieselben entwickeln sich auf exsudativ-diathetischer oder andersartiger konstitutioneller Grundlage.

Gastrointestinale Begleitsymptome. Zahnkrämpfe. Zahnhusten. Hautaffektionen.

Ich würde diese meiner Meinung nach überflüssige Argumentation nicht so ausführlich vorbringen, wenn es nicht immer noch Ärzte gäbe, die an dem Märchen der Zahnkrankheiten festhalten, so in letzter Zeit *Millon*, *Miller*, *Schrumpf* u. a., mithin eine entschiedene Stellungnahme in dieser Frage notwendig erscheint. Wie leicht falsche Schlüsse auf diesem Gebiete gemacht werden, zeigen die interessanten an *Bohn* anknüpfenden Beobachtungen von *Abels* und *Langstein*, welche im Gefolge akuter fieberhafter Infekte eine Beschleunigung im Hervorkommen der Zähne feststellten, die durch den fieberhaften Wachstumsreiz an den Knochen bedingt ist und früher als Ursache der Temperatursteigerung angenommen wurde.

Verwechslung von Ursache und Wirkung.

Die Mehrzahl der erwähnten allgemeinen Erscheinungen der Dentition beruht auf rachitischer Grundlage und schwindet mit ihrer Beseitigung.

Mehrzahl der allgemeinen Dentitionsersch. durch Rachit. bedingt.

Es gibt außer der antirachitischen und allenfalls der endokrinen Therapie kein Mittel zur Beschleunigung oder Erleichterung der Dentition, und es ist nicht nur ein grausames sondern auch gefährliches Vorgehen, durch Einschnitte in die Gingiva das Hervorkommen der Zähne beschleunigen und seiner angeblichen Gefahren entkleiden zu wollen. Trotzdem dieses auf *Ambroise Paré* zurückreichende Verfahren fast allgemeine Verurteilung findet, gibt es immer noch Ärzte, welche ihm das Wort reden.

Kreuzschnitte in die Gingiva.

Wer sich gewöhnt, ein Kind genau zu untersuchen und dabei alle diesem Zwecke dienenden Hilfsmittel heranzuziehen, der wird niemals Zahnkrankheiten diagnostizieren, und soweit wird es die kommende Generation hoffentlich bald bringen.

Entzündliche Prozesse im Bereiche der Speicheldrüsen und die Mundbodenphlegmone.

Primäre Infektion der Speicheldrüs.

Die Speicheldrüsen können primär infiziert werden, was besonders bei Kindern der ersten Lebenstage, namentlich Frühgeburten, der Fall ist und zum Teil durch ihre geringe Entwicklung, zum anderen durch die mangelhafte Selbstscheuerung der Mundhöhle, ihre Trockenheit und die geringe bakterizide Kraft des Speichels dieser Lebensepoche erklärt werden kann. Meinen Erfahrungen zufolge sind es besonders die Submaxillaris und Sublingualis, welche unter solchen Umständen erkranken, was sich durch das Auftreten einer ziemlich derben mehr in der Längsrichtung entwickelten Schwellung in dieser Gegend und die Möglichkeit des Auspressens von Eiter aus dem Ductus Whartonianus erschließen läßt, während Fieber, Rötung der Haut über der Geschwulst und Fluktuation oft fehlen. Dehnt sich der entzündliche Prozeß auch auf die benachbarten Schleimhautgebiete aus so sprechen wir von Mundbodenphlegmone, Die Affektion ist nicht gerade selten, betrifft manchmal auch kräftige anderweitig nicht kranke Kinder und verläuft, die Fälle bei Frühgeborenen ausgenommen, in der Regel günstig. Selbst die Produktion reichlicher Eitermengen und das Verschlucken derselben machen keine besonderen Erscheinungen (*A. Epstein*), und auch Infektion der stillenden Mutter wird recht selten beobachtet. Als Quelle des Infektes kommt in erster Linie eine Stomatitis in Betracht, und im Eiter finden sich neben den gewöhnlichen Erregern der Suppuration manchmal auch Soorkeime. Wir sind meist ohne chirurgischen Eingriff ausgekommen.

Symptome derselben. **Mundbodenphlegmone.** **Günstiger Verlauf bei reif geborenen Kindern.** **Meist von Stomatitis ausgehend.**

Bei älteren Säuglingen und im späteren Kindesalter ist es besonders die Ohrspeicheldrüse, welche von entzündlichen Prozessen ergriffen wird, die entweder von der Nachbarschaft auf sie fortschreiten, zum Beispiel vom Mittelohr auf dem Wege der Fissura Glaseri, oder durch Eindringen von Keimen in den Ductus Stenonianus aszendierend entstehen, wobei auch in diesen gelangende Fremdkörper auslösend wirken können. Auch metastatische Entzündungen als Teilsymptom allgemeiner Sepsis kommen vor, und endlich sind es akute Infektionskrankheiten, besonders Typhus, Masern, Scharlach und Pertussis, deren Erreger sie hervorrufen. Von der spezifischen Erkrankung der Ohrspeicheldrüse, dem Mumps, ist an anderer Stelle dieses Werkes die Rede.

Später vorwiegend Parotiserkrankung. **Ausgang von Mittelohr, aszendierende Infektionen, Fremdkörper. Metastatische Infekte und Folge akuter Infektionskrankheiten.**

Die erwähnten Entzündungen können entweder durch bloße Schwellung und Schmerzhaftigkeit der Parotisgegend sich manifestieren und nach einiger Zeit restlos verlieren, oder aber sie führen zur Suppuration, welche chirurgisches Eingreifen erfordert, wobei der Schnitt längs des Verlaufes der Fazialisäste geführt werden muß, oder endlich, und dies gilt besonders für die metastatischen Formen, enden sie in Gangrän bzw. Verjauchung und trüben noch weiter die Prognose des an sich ernsten Grundleidens.

Verschiedener Verlauf.

Literatur.

Abels, Wien. klin. Wschr., Bd. 33, S. 959, 1920. — *Abraham*, Arch. Kinderheilk., Bd. 80, S. 26, 1927. — *Auché*, Ref. Arch. Méd. Enf., Bd. 8, S. 48, 1905. — *Bäumler*, Arch. Kinderheilk., Bd. 77, S. 52, 1926. — *Bar*, Ref. Arch. Méd. Enf., Bd. 5, S. 753, 1902. — *Bassetta*, Ref. Arch. Méd. Enf., Bd. 12, S. 304, 1909. — *Bauer*, Arch. Kinderheilk., Bd. 44, S. 55, 1906. — *Beely*, Handb. d. Kinderkrankh. v. Gerhardt, Bd. 6, 2. Hälfte, S. 91, 1880. — *Bendix*, Lehrb. d. Kinderkrankh. Berlin 1919. — *Bergmann-Bruns-Mikulicz*, Handb. d. prakt. Chir. Stuttgart 1900. — *Bernheim*, Zbl. Bakter. 1896. — *Bernheim-Pospischill*, Jb. Kinderheilk., Bd. 46. — *Birkental*, Ref. Mschr. Kinderheilk., Bd. 11, S. 416, 1913. — *Bohn*, Mundkrankheit., Handb. d. Kinderh. v. Gerhardt, Bd. 4, 2. Abteil., 1880. — *Brailowsky-Lounkewitsch*, Ref. Mschr. Kinderheilk., Bd. 17, S. 229, 1921. — *Brault*, Ref. Arch. Méd. Enf., Bd. 11, S. 787, 1908. — *Brecelj*, Jb. Kinderheilk. 1903. — *Brehaut*, Ref. Jb. Kinderheilk., Bd. 71, S. 787, 1910. — *Brüning*, Jb. Kinderheilk. 1900. — *Buday*, Ref. Mschr. Kinderheilk., Bd. 4, S. 471, 1906. — *Cadenat*, Ref. Jb. Kinderheilk., Bd. 101, S. 364, 1923. — *Carow*, Jb. Kinderheilk. 1900. — *Christison*, Ref. Zbl. Hautkrkh., Bd. 17, S. 188, 1925. — *Colyer*, Ref. Jb. Kinderheilk., Bd. 73, S. 533, 1911. — *Comby*, Traité des mal. de l'enfance, 2. Aufl. 1904, Bd. 2, S. 13. — *Comby*, Arch. Méd. Enf., Bd. 15, S. 161, 1912. — *Derselbe*, Arch. Méd. Enf., Bd. 18, S. 335, 1914. — *Derselbe*, Arch. Méd. Enf., Bd. 32, S. 441, 1929. — *Cozzolino*, La Pediatria, Bd. 14, S. 521, 1906. — *Czerny., Ad.*, Jb. Kinderheilk. 1905. — *D'Alise*, Ref. Mschr. Kinderheilk., Bd. 26, S. 489, 1923. — *Dawidsohn*, Z. Kinderheilk., Bd. 25, S. 249, 1920. — *Demuth*, Ref. Mschr. Kinderheilk., Bd. 12, S. 127, 1922. — *Dietrich*, Z. Kinderheilk., Bd. 31, S. 407, 1922. — *Downie*, Ref. Arch. Méd. Enf., Bd. 11, S. 788, 1908. — *Durante*, Ref. Arch. Méd. Enf., Bd. 12, S. 624, 1909. — *Eichmeyer*, Jb. Kinderheilk., Bd. 62, S. 65, 1905. — *Eisen*, Zbl. inn. Med., Bd. 29, S. 629, 1908. — *Epstein, Al.*, Jb. Kinderheilk., Bd. 51. — *Epstein, B.*, Jb. Kinderheilk., Bd. 104, S. 124, 1924. — *Erhardt*, Dtsch. med. Wschr. 1911, S. 124. —

Eulenburg, Realenzyklopädie 1899. — *Escherich*, Ther. Gegenw. 1899. — *Faber* u. u. *Dikey*, Ref. Jb. Kinderheilk., Bd. 113, S. 99, 1926. — *Fede*, Traité des mal. de l'enfance, 2. Aufl., Bd. 2, S. 57, 1904. — *Feer*, Ref. Jb. Kinderheilk., Bd. 75, S. 90, 1912. — *Finkelstein*, Lehrb. d. Säuglingskrankh., Berlin 1921, S. 644. — *Fischl*, Erg. inn. Med., Bd. 16. — *Derselbe*, Mschr. Kinderheilk., Bd. 33, S. 307, 1926. — *Flamini*, Ref. Arch. Méd. Enf., Bd. 11, S. 271, 1908. — *Frese*, Z. Laryng. usw., Bd. 3, S. 455, 1911. — *Gallo*, Ref. Jb. Kinderheilk., Bd. 113, S. 346, 1926. — *Gerstenberger*, Ref. Jb. Kinderheilk., Bd. 106, S. 59, 1924. — *Giliberti*, La Pediatria, Bd. 17, S. 881, 1909. — *Gins*, Handb. d. pathog. Mikroorganism., Bd. 5, S. 607, 1928. — *Giorelli-Brinda*, Arch. Méd. Enf., Bd. 8, S. 724, 1905. — *Göppert*, Ref. Mschr. Kinderheilk., Bd. 15, S. 5, 1919. — *Gratiot*, Ref. Arch. Méd. Enf., Bd. 6, S. 505, 1903. — *Grenet-Fargin-Fayolles*, La pratique des mal. des enf., Bd. 2, S. 17, 1910. — *Grünwald*, Mschr. Kinderheilk., Bd. 10, S. 138, 1912. — *Guidi*, Ref. Mschr. Kinderheilk., Bd. 20, S. 556, 1922. — *Hahn-Junker*, Jb. Kinderheilk., Bd. 71, S. 85, 1928. — *Hegler*, Ref. Mschr. Kinderheilk., Bd. 13, S. 76, 1915. — *Helmreich*, Arch. Kinderheilk., Bd. 88, S. 139, 1929. — *Henoch*, Vorles. üb. Kinderkrankh., Berlin 1897. — *Herzberg*, Mschr. Kinderheilk., Bd. 43, S. 328, 1929. — *Heubner*, Berl. klin. Wschr. 1903 u. Lehrb. d. Kinderkrankh., Leipzig 1906. — *Heymann*, Arch. f. Dermat., Bd. 135, S. 216, 1921. — *Hilgenreiner*, Dtsch. Z. Chir., Bd. 188, S. 273. — *Hirsch*, Münch. med. Wschr. 1920, S. 718. — *Hoffendahl*, Med. Klin. 1912, S. 53. — *Hutinel-Nobécourt*, Les mal. des enf., Bd. 3, S. 1, 1909. — *Janssen*, Z. Kinderheilk., Bd. 24, S. 179, 1919. — *Jaschke*, Deutsche Frauenheilk., Wiesbad. 1918. — *Jeannin*, Ref. Mschr. Kinderheilk., Bd. 3, S. 256, 1905. — *Jellinek*, Z. Kinderheilk., Bd. 8, S. 394, 1913. — *Kassowitz, K.*, Wien. klin. Wschr. 1919, S. 187. — *Derselbe*, Z. Kinderheilk., Bd. 38, S. 224, 1924. — *Kassowitz, M.*, Vorlesung. üb. Kinderkrankh. i. Alt. d. Zahnung, Wien 1902. — *Kaufmann-Wolf*, Dermat. Z., Bd. 22, S. 441, 1915. — *Klotz*, Mschr. Kinderheilk., Bd. 12, Original, S. 535. — *Koelger*, Ref. Mschr. Kinderheilk., Bd. 4, S. 324, 1905. — *König*, Klin. Wschr. 1922, S. 2550. — *Königsberger-Mussliner*, Ref. Jb. Kinderheilk., Bd. 121, S. 212, 1928. — *Krasnogorski*, Jb. Kinderheilk., Bd. 114, S. 268, 1926. — *Kumer*, Arch. f. Dermat., Bd. 140, S. 105, 1922. — *Derselbe*, Ref. Zbl. Hautkrkh., Bd. 17, S. 81, 1925. — *Kunstein*, Arch. Kinderheilk., Bd. 88, S. 191, 1928. — *Lewin*, Arch. Kinderheilk., Bd. 60/61, S. 462, 1913. — *Lexer*, Angeb. Mißbildung d. Gesichtes. — *Maroucescou-Pincou*, Arch. Méd. Enf., Bd. 28, S. 231, 1925. — *Mebane*, Ref. Jb. Kinderheilk., Bd. 110, S. 123, 1925. — *Meyer, O.*, Jb. Kinderheilk. 1905. — *Miller*, Arch. of Pediatr., Bd. 30, S. 538, 1913. — *Millon*, Traité des mal. de l'enfance, 2. Aufl., Bd. 2, S. 1, 1904. — *Minerbi*, Ref. Arch. Méd. Enf., Bd. 10, S. 55, 1907. — *Moizard-Grenet*, Arch. Méd. Enf., Bd. 7, S. 577, 1904. — *Moorhead*, Ref. Jb. Kinderheilk., Bd. 73, S. 382, 1911. — *Morgan*, Ref. Jb. Kinderheilk., Bd. 104, S. 249, 1924. — *Moro*, Brauers Beitr. z. Klin. d. Tbk. 1909, Handb. d. Kinderheilk. v. Pfaundler-Schlossmann, 2. Aufl., Bd. 3, 1910. — *Moussous*, Ref. Arch. Méd. Enf., Bd. 12, S. 877, 1909. — *Neumann*, Volkmanns Samml. klin. Vortr. 1897. — *Derselbe*, Ref. Jb. Kinderheilk., Bd. 74, S. 463, 1911. — *Noeggerath*, Ref. Jb. Kinderheilk., Bd. 74, S. 221, 1911. — *Oberwarth*, Jb. Kinderheilk., Bd. 66, S. 220, 1907. — *Oppenheim*, Wien. klin. Wschr. 1917, S. 712. — *Pasini*, Ref. Mschr. Kinderheilk., Bd. 8, S. 310, 1910. — *Peter*, Dtsch. med. Wschr. 1914, S. 649. — *Pfaundler*, Handb. d. Geburtsh. v. Döderlein, Wiesbaden 1914. — *Phélin*, Arch. Med. Enf., Bd. 23, S. 243, 1920. — *Pick*, Berl. klin. Wschr. 1920, S. 798. — *Plaut-Grätz*, Handb. d. pathogen. Mikroorganism., Bd. 5, S. 175, 1927 u. Bd. 5, S. 180. — *Rajka*, Dermat. Wschr. 1922, S. 561. — *Reuß*, Die Krankh. d. erst. Lebenszeit, Berlin 1914 u. Pathol. d. Neugeb. im Handb. v. Halban-Seitz, Berlin 1927, Bd. 8, S. 735. — *Reber*, Ref. Mschr. Kinderheilk., Bd. 8, S. 744, 1910. — *Riemschneider*, Mschr. Kinderheilk., Bd. 25, S. 71, 1923. — *Rocaz-Leuret*, Ref. Arch. Méd. Enf., Bd. 9, S. 504, 1906. — *Rongel*, Arch. Méd. Enf., Bd. 21, S. 27, 1918. — *Rosenhaupt*, Arch. Kinderheilk., Bd. 55, S. 268, 1911. — *Rosenthal*, Die Zunge u. ihre Begleitersch. bei Krankheit. Berlin 1903. — *Salomon*, Dtsch. med. Wschr. 1899. — *Scheller*, Berl. klin. Wschr. 1921, S. 1042. — *Scheltema*, Ref. Jb. Kinderheilk., Bd. 81, S. 546, 1915. — *Schrumpf*, Mschr. Kinderheilk., Bd. 14, S. 224, 1918. — *Schultz*, Ref. Zbl. Hautkrkh., Bd. 17, S. 188, 1925. — *Schottmüller-Kraus*, Nothnagels Handb. 1897 u. 1904. — *Sellheim*, Arch. Kinderheilk., Bd. 68. — *Springer*, Jb. Kinderheilk., 1904. — *Sternberg*, Zieglers Beitr. z. pathol. Anat. 1902. — *Swoboda*, Verh. dtsch. Ges. Kinderheilk., Bd. 21, S. 94, 1905. — *Thomas*, Jb. Kinderheilk., Bd. 96, S. 95, 1921. —

Toverud, Ref. Jb. Kinderheilk., Bd. 106, S. 363, 1924. — *Trambusti*, Arch. Méd. Enf., Bd. 4, S. 65, 1901. — *Troitzky*, Jb. Kinderheilk. 1899. — *Ullmann*, Zbl. Hautkrkh. Bd. 17, S. 132, 1925. — *Vincent*, Arch. internat. Laryng. etc. 1904. — *Waldmann-Trautwein*, Handb. d. pathogen. Mikroorganism. 3. Aufl. 1928, Bd. 9, S. 189. — *Wallisch*, Wien. klin. Wschr. 1921, S. 197. — *Waltner*, Mschr. Kinderheilk., Bd. 30, S. 52, 1925. — *Weinhardt*, Münch. med. Wschr. 1921, S. 92. — *Weiß*, Mschr. Kinderheilk., Bd. 43, S. 507, 1929. — *Widowitz*, Münch. med. Wschr. 1921, S. 871. — *Wilkins-Lawson-Bayne-Jonses*, Ref. Mschr. Kinderheilk., Bd. 28, S. 93, 1924. — *Zarfl*, Jb. Kinderheilk., Bd. 78, S. 223, 1913 u. Z. Kinderheilk., Bd. 25, S. 266, 1920. — *Zappert*, Dtsch. Klinik 1904. — *Zikowsky*, Wien. klin. Wschr. 1929, S. 1344. — *Zimmermann*, Anomalien d. Zähne, Halle, Marhold 1915. — *Zinsser*, Münch. med. Wschr. 1921, S. 1543. — *Zlocisti*, Ref. Jb. Kinderheilk., Bd. 86, S. 335, 1917.

Erkrankungen des Rachens und des Nasenrachenraumes.

Von

FRANZ LUST in Karlsruhe.

In der Pathologie des Kindesalters spielt der Rachen bzw. der „lymphatische Rachenring" *Waldeyers* — sei es als Sitz einer selbständigen und lokalisierten, sei es als Eingangspforte oder sekundäre Lokalisation einer Allgemeinerkrankung — eine so bevorzugte Rolle, daß es zweckmäßig erscheint, seine

Anatomie und Physiologie

etwas ausführlicher zu besprechen.

Alle Teile des lymphatischen Rachenrings bilden eine histologische und physiologische Einheit.

Der lymphatische Rachenring umfaßt die Rachentonsille am Nasenrachendach, die beiden Gaumentonsillen zwischen dem vorderen und hinteren Gaumenbogen, die Zungentonsille am Zungengrund, die Tubentonsille an der Mündung der Eustachischen Röhre und außerdem noch das in die Schleimhaut des ganzen Nasenrachenraums diffus eingelagerte lymphatische Gewebe, das sich an der hinteren Rachenwand in Form kleiner Knötchen (der sog. Granulae) und seitlicher Falten (Plicae salpingo-pharyngeae) schon makroskopisch, noch besser bei entzündlichen Prozessen, erkennen läßt. Wird das klinische Bild auch vorwiegend von den an den Rachen- und Gaumentonsillen sich abspielenden Erkrankungen beherrscht, so kann die Pathologie der Rachenerkrankungen doch nur aus der Erkenntnis der histologischen und physiologischen Einheit des gesamten Rachenrings verstanden werden. Sie beeinflußt auch das praktische Handeln und erklärt bei ihrer Außerachtlassung manchen therapeutischen Mißerfolg.

Unvollkommene Entwicklung der Tonsillen bei der Geburt.

Die Tonsillen werden zwar im Fötalleben bereits angelegt, und zwar durch Einsenkungen des Mundepithels, in deren Tiefe lymphoide Zellen sich einlagern bzw. einwandern. Die Ausbildung von besonderen, etwa hirsekorngroßen Anhäufungen lymphadenoiden Gewebes, die sogenannten Lymphfollikel, sowie die Vertiefungen der Einsenkungen zu buchtigen Spalten, den Krypten oder Lakunen, vollzieht sich aber erst im Laufe des ersten und zweiten Lebensjahres. Eine angeborene Hypertrophie, wie sie verschiedentlich angenommen wurde, kann daher nicht bestehen; wohl aber darf eine angeborene Disposition zur Hypertrophie in einer nicht geringen Anzahl von Fällen angenommen werden.

Daher keine angeborene Hypertrophie.

Die Bedeutung der Keimzentren.

In das lymphatisch-adenoide Gewebe sind die Keimzentren eingebettet, die heute nicht mehr als Bildungsstätten von Lymphozyten, vielmehr als Reaktionszentren zur Zerstörung der, z. B. nach einer Tonsillitis sehr angereicherten Lymphozyten, sowie zur Unschädlichmachung von Bakterien und Toxinen aufgefaßt werden.

Dadurch, daß bei den Gaumentonsillen im Gegensatz zu der Rachen- und Zungenmandel keine Schleimdrüsen in das Kryptenlumen einmünden, wird die Wegspülung von Detritusansammlungen erschwert und die Bildung von Pfröpfen begünstigt (s. u.).

Die Lymphozytenbewegung nach der Oberfläche hin ist eine aktive Durchwanderung.

Die Beobachtung *Stöhrs*, daß Lymphozyten aus dem tonsillaren Gewebe sich nach der Oberfläche hin bewegen und dort das Epithel durchwandern, hatte früher zu der Annahme eines nach der Oberfläche gerichteten Lymphstroms Anlaß gegeben, eine Annahme, auf die sich die Anhänger der „Abwehrtheorie" der Tonsillenfunktion lange Zeit stützten (*Killian*, *B. Fränkel*, *Görke*, *Fein* u. a.). Heute wissen wir jedoch, daß die Lymphozytenbewegung nach der Oberfläche hin vielmehr Folge einer aktiven Durchwanderung ist, daß ferner die Lymphbahnen in den Tonsillen, wie auch sonst überall in der Haut und in den Schleimhäuten, blind, ohne offene Kommunikation gegen den Pharynx hin, beginnen, und daß der Lymphabfluß ausschließlich zentripetal erfolgt. Eine zentrifugal, d. h. pharynxwärts gerichtete Lymphbewegung existiert überhaupt nicht.

Der Lymphabfluß geschieht nur zentripetal.

Tonsillen keine Lymphdrüsen.

Die Tonsillen sind demnach keine echten Lymphdrüsen; vielmehr können sie am ehesten den Lymphknötchen gleichgesetzt werden (*Hellmann*), wenn diese auch am übrigen Lymphapparat einen etwas abweichenden Aufbau aufweisen. Ihre Tätigkeit ist eine vorwiegend resorptive. Die tiefgehenden, weitverzweigten Krypten bieten dazu eine besonders geeignete anatomische Struktur, wie es anderseits in Anbetracht der vorhandenen üppigen Bakterienflora an genügendem Resorptionsmaterial nie mangelt.

Die Rückbildung erfolgt zu Beginn der Pubertät.

Die physiologische Entwicklung der Tonsillen schreitet, entsprechend der des übrigen lymphatischen Apparates, bis zum Pubertätsalter fort. Dann beginnt, gewöhnlich nach einer mehr oder weniger langen Zeit des Stillstandes, die allmähliche Rückbildung; in der Regel zuerst die der Rachen-, dann der Gaumen- und Zungentonsille, sowie des ganzen übrigen lymphatischen Apparates.

Vorzeitige Rückbildung.

Diese Rückbildung kann aber unter Umständen schon vorzeitig einsetzen und dadurch zu einer pathologischen werden. Die Ursache ist dann entweder in allgemeinen Ernährungsstörungen und konsumierenden Erkrankungen — bekannt ist die Atrophie der Zungentonsille bei Lues — oder auch in örtlich-entzündlichen Vorgängen zu suchen. Narben und Zystenbildung und dadurch eine unregelmäßige Formgestaltung sind die Folgen.

Die Lymphwege des Nasenrachenraums:

Ohne auf die Anatomie der Lymphwege des Rachenraums im einzelnen einzugehen, seien nur einige praktisch wichtige Punkte kurz berührt:

a) der Gaumenmandeln.

Die von den Gaumenmandeln abführenden Lymphwege — und auf diesem Wege auch die von der infizierten Mandel fortgeleiteten Stoffe — gelangen zunächst in die paratonsillären Drüsen der Regio retromandibularis, dann in die zwischen Schilddrüse und Zungenbein, sowie an der Einmündung der Vena facialis communis in die Vena jugularis interna gelegenen, und zuletzt in die tieferen, entlang der Vena jugularis interna gelagerten Drüsen (Glandulae cervicales mediales profundae).

b) der Rachenmandel.

Die Lymphgefäße der hinteren Rachenwand führen zunächst zu den Glandulae pharyngeales und mediales, die ihrerseits wieder durch zahlreiche Anastomosen mit den Glandulae cervicales laterales profundae, den tiefen Nackendrüsen, in Verbindung stehen.

Die diagnostische Bedeutung der Nackendrüsen.

Von diagnostisch praktischer Bedeutung sind daher fühlbar geschwollene Drüsen in der Mitte des hinteren Kopfnickerrandes, da sie einen sicheren Rückschluß auf vorausgegangene entzündliche Vorgänge im Nasenrachenraum, insbesondere an der Rachentonsille, gestatten. Die Verwertbarkeit dieses Symptoms wird noch dadurch erhöht, daß die tastbaren Schwellungen auch nach dem Abklingen der Entzündung noch längere Zeit sich unverändert erhalten.

Noch keine Klarheit über die physiologische Bedeutung der Tonsillen.

Die physiologische Bedeutung der Mandeln ist auch heute, aller darauf verwandten Mühe zum Trotz, noch wenig geklärt.

1. Als Blutbildungsstätte spielt sie praktisch eine zum mindesten ganz untergeordnete Rolle. Die Annahme von der Mitwirkung der Keimzentren für diesen Zweck hat sich als irrig erwiesen (s. o.).

Die Hypothese einer innersekretorischen Funktion.

2. Ungeklärt ist auch die Frage einer innersekretorischen Funktion, die schon früher bejaht (*Allan, Masini, Fleischmann* u. a.), dann wieder verneint (*Amersbach* und *Königsfeld*) und jüngst aufs neue zur Diskussion gestellt wurde, nachdem *Voss* und sein Schüler *Griebel* durch Verfütterung von Gaumentonsillensubstanz bei Kaulquappen eine Verzögerung der Metamorphose und das Entstehen kleinerer Frösche, bei jungen Hähnen eine Verlangsamung ihrer Entwicklung vor der Reife (*Griebel*) beobachteten. Darf daraus, wie *Voss* es will, auf ein wachstumshemmendes Hormon geschlossen werden? Bisher liegt für die Annahme eines solchen noch nicht genügend verwertbares Material vor. Wenn *Voss* nach der Enukleation der Gaumenmandeln — kranken, wohlgemerkt! — ein rasches Aufblühen der Kinder und *Schlesinger* — im Gegensatz zu Tonsillektomierten — kurze Zeit danach eine Zunahme der Körpergröße und des Gewichtes beobachtet haben wollen, so läßt sich dies doch wohl näherliegend mit der Beseitigung lange Zeit wirksamer Infektionsherde als mit der Annahme eines wachstumshemmenden Hormons in Zusammenhang bringen. Das letzte Wort dürfte in dieser Frage von der inneren Sekretion aber wohl noch nicht gesprochen sein.

Die Bedeutung der Tonsillen für Allgemeininfektionen.

3. Unentschieden ist auch immer noch die alte Streitfrage: Welche Bedeutung haben die Tonsillen bei Infektionen? Schützen sie den Körper vor einer Bakterieninvasion durch Abwehr (Abwehrtheorie) oder erleichtern sie einer solchen gar den Weg als bequem zugängliche Eintrittspforte (Infektionstheorie) oder sind sie dabei nur sekundär beteiligt, gleichsam Manifestanten einer hämatogenen Allgemeininfektion (*Feins* Anginoselehre)?

Die Tonsille ist vielfach die Eintrittspforte.

Die namentlich von seiten der Kliniker heute wohl am meisten verbreitete Anschauung sieht in der Tonsille die Eintrittspforte für zahlreiche Krankheitskeime, deren Auswirkung sich entweder auf den Ort der Invasion beschränkt (wenn auch in der Regel unter Einbeziehung der regionären Lymphdrüsen) oder aber nach einem mehr oder weniger langen Stadium der Ruhe — vielleicht nur einer scheinbaren, zur „elektiven" Umbildung der Keime benützten Ruhe — zur Metastasierung, zu einer Allgemeininfektion führt.

Die Lehre von der fokalen Infektion.

Die Lehre von der fokalen Infektion, von *Paessler* in Deutschland begründet, in Amerika namentlich von *Rosenow* ausgebaut, gewinnt, m. E. mit Recht, immer mehr Boden. In ihr stehen die Tonsillen als Fokus für Allgemeininfektionen — neben den Zähnen — an erster Stelle. Tatsächlich heißt es der allgemeinen klinischen Erfahrung auch Gewalt antun, zwischen der so häufig zu beobachtenden zeitlichen Aufeinanderfolge von Angina einerseits und Allgemeinerkrankung (Gelenkrheumatismus, Endokarditis, hämorrhagischer Nephritis, Osteomyelitis, Appendizitis u. a.) anderseits einen inneren Zusammenhang zu leugnen. Auch die günstigen Erfahrungen der operativen Entfernung der „Eintrittspforte", namentlich für die Rezidivprophylaxe, sprechen durchaus im gleichen Sinn.

Ein gleicher Infektionsmodus — wenn auch ohne eine zur Umbildung notwendigen Latenzzeit — wurde für zahlreiche andere Krankheiten vermutet und für manche wahrscheinlich gemacht (epidemische Meningitis, Poliomyelitis, Pest u. a.).

Trotzdem wird man die „Abwehrtheorie“ nicht ganz über Bord werfen dürfen, wenn sie auch in der ursprünglichen Formung *Briegers* nicht mehr haltbar ist, seitdem sich ihre anatomische Voraussetzung (*Stoehrs* zentrifugal gerichteter Lymphozytenstrom) als irrig erwiesen hat. Eine schützende Funktion, im jüngsten Kindesalter sogar in recht hohem Maße, wird man dennoch annehmen müssen, da bei der Unzahl von, zum Teil auch pathogenen, Keimen der Mundhöhle und der durch die Krypten bedingten großen Resorptionsfläche sonst mit einer sehr viel höheren Erkrankungsziffer zu rechnen wäre. Wie dieser Schutz der Tonsillen sich aber vollzieht, ob sie die Aufgabe eines in den Lymphstrom eingeschalteten Filters zum Auffangen infektiösen Materials erfüllen, ob sie bakterizide Fermente absondern, oder ob beim Schluckakt aus ihren Krypten mit dem Auspressen von Detritusmassen auch infektiöses Material entleert wird, ist völlig ungeklärt. Daß dieser Schutz allerdings kein allzu sicherer ist, das beweist die Häufigkeit von Tonsillitiden. Je häufiger aber eine Verwüstung des Tonsillengewebes stattgefunden hat, desto leichter wird die Tonsille vom Abwehrorgan zum Resorptionsorgan für infektiöse Stoffe.

Die Tonsille als Schutzorgan.

Im Gegensatz zu diesen beiden Lehren, die durchaus nicht unvereinbar gegenüberstehen, sieht *Fein* in den Gaumenmandeln nicht die vorzugsweise Eintrittspforte von Krankheitskeimen, da die gleich günstige Gelegenheit auch von anderen Stellen geschaffen werde, angefangen vom Naseneingang bis hinunter zum Kehlkopf. Die Tonsillitis entstände vielmehr entweder lymphogen auf den von *Schoenemann* und *Lénart* nachgewiesenen Lymphstromverbindungen von der Nase und dem Nasenrachenraum zu den Tonsillen oder (häufiger) hämatogen als Manifestation einer Allgemeininfektion. Daher auch die Bezeichnung *Feins*: „Anginose“ an Stelle von Angina.

***Feins* Anginoselehre.**

Das Vorkommen solcher sekundärer Anginen soll keineswegs geleugnet werden — die Angina luetica gehört sicher zu dieser Gruppe, möglicherweise auch die nach der Pockenschutzimpfung gelegentlich auftretende Angina (*Orgler, Koch*), nachdem neuerdings Vakzinevirus in ihr gefunden wurde (*Gins, Eckstein*). Gegen die Allgemeingültigkeit einer solchen Annahme sprechen aber zu viele schwerwiegende und alltägliche klinische Beobachtungen. Auch die heute von sehr kritischer klinischer Seite (*Morawitz, L. Fischer* u. a.) zugegebenen therapeutischen Erfolge der Tonsillektomie, namentlich zur Prophylaxe von Rezidiven bei Nephritis, Polyarthritis u. a., aber auch zur Heilung dieser und anderer „Sekundär“erkrankungen, sollten nicht ganz beiseite gelassen werden, die der Absicht, die *Fein*sche Lehre zu verallgemeinern, durchaus entgegenstehen.

Die akuten Entzündungen des Rachen- und Nasenrachenraumes.

Nachdem der anatomisch-physiologische Standpunkt, den gesamten lymphatischen Rachenring als eine Einheit aufzufassen, sich allgemein durchgesetzt hat, ist es auch für den Kliniker die gegebene Konsequenz, diese Zusammengehörigkeit in seiner Darstellung zum Ausdruck zu bringen.

Die klinische Einheit des lymphatischen Rachenrings.

Denn wenn auch in vielen Fällen einzelne Abschnitte ganz in den Vordergrund des klinischen Geschehens treten und damit den Anschein einer isolierten Teilerkrankung erwecken, so läßt sich doch in vielen andern auch die pathologische Einheit leicht nachweisen, so wenn, wie oft, einem einfachen Schnupfen entzündliche Veränderungen an der Hinterwand des Nasenrachenraumes, am Gaumen und an den Gaumentonsillen folgen, oder wenn auch nach völligem Abklingen einer Angina tonsillaris sich noch wochenlang subfebrile und febrile Temperaturen erhalten, die zusammen mit anderen klinischen Erscheinungen die sehr erhebliche Miterkrankung der Rachentonsille nachträglich erweisen.

Besonders im jüngeren Kindesalter sind die Krankheitserscheinungen der einzelnen Stationen in der Regel verwaschener und rechtfertigen es vollkommen, wenn *Göppert* in seiner bekannten Darstellung der „Nasen-, Rachen- und Ohrenerkrankungen des Kindes" stets nur von einer „Nasopharyngitis" spricht.

Wenn daher auch aus mehr praktischen Gründen die klinischen Bilder der einzelnen Abschnitte im einzelnen besprochen werden sollen, so rechtfertigt die Erkenntnis ihrer pathologischen Einheit ihre gemeinsame Darstellung an dieser Stelle, und auch die Bemerkungen über Disposition, Ätiologie und Bakteriologie haben für alle gemeinsame Gültigkeit.

Bevorzugte Disposition zu Erkrankungen.

Kaum ein Organ des ganzen Körpers ist so häufig Sitz entzündlicher Veränderungen wie der lymphatische Rachenring. Er beteiligt sich bei der Mehrzahl der Infektionskrankheiten (Grippe, Masern, Rubeolen, Scharlach, Meningitis cerebrospinalis, Poliomyelitis acuta anterior, Typhus, Vakzination, Lues und vielen anderen), sowie bei manchen Blutkrankheiten (Leukämie, aplastische Anämie). Er ist aber nicht weniger häufig Sitz selbständiger Erkrankungen, die eine Fülle verschiedenartiger Krankheitsbilder produzieren. Von ihnen soll im folgenden die Rede sein.

Zu- und Abnahme der Disposition.

Disposition. Sie ist im Kindesalter eine ungemein verbreitete. Nur während der ersten Lebensmonate ist sie gering, um von da ab bis zur Pubertät mehr und mehr anzusteigen. Danach nimmt sie wieder ab und ist beim Erwachsenen häufig ganz verschwunden. Es liegt nahe, dieses An- und Abschwellen mit dem physiologischen Entwicklungs- und Rückbildungsprozeß des lymphatischen Apparates in Beziehung zu bringen, wenn auch Veränderungen der Immunitätslage gewiß mitverantwortlich gemacht werden müssen.

Trotz stets lauernder Bakterien in der Regel große örtliche Resistenz.

Auf der Oberfläche der Tonsillen vegetieren stets zahllose Bakterien, darunter auch häufig pathogene und selbst virulente, und in den Tiefen der sich erst postembryonal entwickelnden Krypten finden sie, vermischt mit Zelldetritus, Schleim, Lymphozyten, Speiseresten — in den sogenannten „Pfröpfen" — einen vortrefflichen Unterschlupf. Danach muß man sich fast mehr wundern, daß die Zahl der Erkrankungen nicht noch viel größer ist. Es muß wohl für die Regel ein hohes Maß von örtlicher Widerstandsfähigkeit angenommen werden (Bakterizidie des Speichels ?), die nur zeitweise, und bei manchen Individuen mit besonderer Konstitutionsanomalie häufig, sich vermindert.

Versagen des örtlichen Gewebsschutzes, a) durch Schädigungen des Makroorganismus.

Die Disposition zu Erkrankungen kann bedingt sein durch eine zeitweilige Verminderung des örtlichen Gewebsschutzes, die ihre Ursache häufig in einer Allgemeinerkrankung oder einer starken „Erkältung" oder in klimatischen Einflüssen hat. Daher auch die Zunahme der Anginen im Winter, ihre Häufigkeit im Hochgebirge und an der See, namentlich bei vorübergehend sich dort aufhaltenden, noch nicht akklimatisierten Personen.

In anderen Fällen, besonders bei solchen mit großer Neigung zu Anginen, sind derartige greifbare Einflüsse nicht immer festzustellen. Solch

„Anfällige Kinder".

„anfällige Kinder" erkranken in kurzen Zwischenräumen, trotz aller Vorsicht, immer wieder an Anginen und Nasenrachenkatarrhen, so daß man bei ihnen zur Annahme einer abnormen Veranlagung gedrängt wird. Gekennzeichnet sind sie oft schon äußerlich durch einen pastösen Habitus und durch Zeichen der exsudativen bzw. lymphatischen Diathese. Dagegen ist es umgekehrt nicht angängig, aus hyperplastischen

Tonsillen Rückschlüsse auf vorhandene Anfälligkeit zu ziehen. Kinder mit sehr großen Mandeln können ganz frei von Anginen bleiben, während umgekehrt andere mit kleinen häufig daran erkranken.

b) durch Veränderungen der Mikroorganismen.

Kann bei normaler Anlage auch mit einem hohen Maß von Selbstschutz gerechnet werden, so kann dieser auch ohne örtlich und allgemein bedingte Gewebsschädigungen versagen, sobald sich die angreifenden Bakterien hinsichtlich ihrer Pathogenität, Virulenz oder Menge ändern. Das plötzliche Aufflackern von Endemien in Familien, Anstalten, Hotels usw. kann kaum auf andere Weise erklärt werden. In solchen Fällen werden dann auch Kinder befallen, die sonst keineswegs sich als anfällig erwiesen hatten.

Bakteriologie des Rachens.

Die Mannigfaltigkeit der Bakterienflora.

Schon die normale Rachenflora ist eine derart mannigfaltige, daß eine erschöpfende Bestimmung bisher noch nicht gelungen ist. Aber selbst über grundlegende Fragen herrschen noch viele Unstimmigkeiten, die sich aus der Verschiedenheit des Untersuchungsmaterials und der Art seiner Gewinnung erklären.

Zwölf Stunden nach der Geburt findet sich bereits eine reichliche, wenn auch in der Zusammensetzung viel einfachere Flora als später (*Bloomfield*). Anfangs sind es hauptsächlich apathogene Keime, wie weiße Staphylokokken, seltener diphtheroide und gramnegative Kokken. Es fehlen so gut wie stets die bei Erwachsenen so häufigen Influenzabazillen, Pneumokokken und hämolytische Streptokokken, und zwar so lange, als die Kinder noch keine Zähne besitzen und keine Infektionskrankheiten durchgemacht haben. Nach dieser Zeit ändert sich das Bild. In 111 entfernten hyperplastischen Mandeln von Kindern fand *Wirth* an der Heidelberger Ohrenklinik nur 18 frei von „pathogenen" Keimen. In allen anderen fanden sich Streptokokken (häufig hämolytische [58%], selten vergrünende [1,8%]), ferner Pneumokokken (42%), Influenzabazillen (18,9%), fast regelmäßig Staphylokokken und Mikrococcus catarrhalis, nur einmal Tuberkelbazillen. Bakteriologische Untersuchungen anderer Autoren (*Reichenmüller, Burger, Julianelle, Eves* und *Watson* u. a.) weisen jedoch z. T. so divergente Ergebnisse auf, daß man sich hüten muß, solche wohl höchstens örtlich maßgeblichen Statistiken zu verallgemeinern. *Da pathogene und virulente Keime häufig auch bei gesunden Individuen gefunden werden, ist es sogar sehr zweifelhaft, ob auf ihren Nachweis immer ein ausschlaggebender praktischer Wert zu legen ist.*

Wichtiger ist das Maß der Abwehrkräfte.

Wichtiger als die Art und Virulenz der Erreger dürfte das Maß der lokalen und allgemeinen Abwehrkräfte sein; und es ist zum mindesten sehr diskutabel, ob diese nicht durch die dauernde Anwesenheit schmarotzender pathogener Keime sogar gesteigert werden („stille Feiung" nach *Pfaundler*). Jedenfalls läßt sich am Einzelfall aus dem bakteriologischen Befund allein nicht mit Bestimmtheit voraussagen, ob es zu einer Bakterieninvasion kommt, weil — wie *Dietrich* mit Recht betont — es mehr auf das gegenseitige Verhältnis von Bakterienvirulenz und lokaler Gewebsreaktion ankommt.

Vorsichtige Beurteilung aus Rachenabstrichen notwendig!

Der praktische diagnostische Wert bakteriologischer Rachenabstrichsuntersuchungen ist daher ein begrenzter, und noch viel größere Vorsicht ist geboten, aus ihm allein therapeutische Schlüsse, z. B. für die Frage einer Tonsillektomie, zu ziehen.

Eine **Einteilung der Tonsilliditen** stößt stets auf Schwierigkeiten, da weder rein anatomische, noch rein ätiologische, noch rein klinische Kriterien für alle Fälle scharfe Abgrenzungen ermöglichen. Ein und derselbe Erreger kann anatomisch und klinisch völlig verschiedene Krankheitsbilder schaffen, und umgekehrt kann ein klinisch wohl charakterisiertes Bild durch ganz verschiedene Erreger zustande kommen.

Wir unterscheiden im folgenden unter Anlehnung an ein Schema *Dietrichs*:

I. Anginen mit Ausbreitung an der Oberfläche.
  1. an den Gaumentonsillen:
    a) Angina catarrhalis, follicularis und lacunaris.
    b) Angina pseudomembranosa und Angina necrotica.
    c) Angina herpetica.
  2. an der Rachentonsille und hinteren Rachenwand:
    a) Angina retronasalis bzw. Adenoiditis.
    b) Pharyngitis granulosa und adenoidalis.

II. Anginen mit Ausbreitung ins Gewebe.
  a) Angina ulcerosa (A. ulcero-membranosa *Plaut-Vincent*).
  b) Angina phlegmonosa (tonsillaris, peritonsillaris, retropharyngealis).
  c) Angina gangraenosa.

Allgemeine Symptomatologie.

a) Bei älteren Kindern.

Initialsymptome.

Der Beginn ist in der Regel ein akuter, oft auf die Stunde zu bezeichnender, wobei anfangs die allgemeinen Krankheitssymptome, wie Kopfschmerzen, Übelkeit, gelegentlich auch Erbrechen, Müdigkeit und Abgeschlagenheit, Frösteln oder Hitzegefühl überwiegen. Bei jungen Kindern fallen oft nur der unruhige Schlaf, die üble Laune und Unlust zum Spielen, sowie plötzliche Appetitlosigkeit auf. Das Fieber ist gewöhnlich am ersten Tag hoch (39—40°) und hält sich auf dieser Höhe in der Regel etwa 1—2 Tage, um dann staffelförmig in einigen Tagen abzusinken. Zuweilen ist das Fieber nur gering und von kürzerer Dauer (1—2 Tage); in anderen Fällen kann es auch einen sehr protrahierten Verlauf nehmen, oder die Temperaturen bleiben auch nach Verschwinden der sichtbaren lokalen Symptome noch längere Zeit, gelegentlich wochenlang, subfebril. In der Regel handelt es sich hierbei um eine Mitbeteiligung der Rachentonsille oder regionärer Lymphdrüsen.

Bei jungen Kindern beginnt die Erkrankung nicht selten mit eklamptischen Krämpfen, auch bei solchen, bei denen weder vorher noch nachher objektive spasmophile Symptome immer nachweisbar sind. Sie können sich in den ersten Tagen noch einige Male wiederholen. Oft wird anfangs, zuweilen auch im weiteren Verlauf, über Leibschmerzen geklagt, oder es treten Diarrhöen auf.

Kinder klagen selten über Schluckschmerzen.

Dagegen überrascht immer wieder, daß lokale Beschwerden (Hals- und Schluckschmerzen), selbst von älteren Kindern, durchaus nicht immer angegeben werden. Bessere Hinweise auf den Sitz der Erkrankung geben oft ein fader Mundgeruch, eine belegte Zunge, sowie bei stärkeren Schwellungen eine gaumige Veränderung des Stimmklangs oder eine hörbar werdende Atmung, die je nach dem Sitz der Erkrankung bald mehr schnarchend, bald mehr rasselnd oder stridorös werden kann.

Selten findet sich ein Herpes facialis; noch seltener Milzschwellung oder Ikterus.

Die Mitbeteiligung der regionären Lymphdrüsen macht sich oft schon in den ersten Tagen durch mehr oder weniger starke Schwellungen bemerkbar. In anderen Fällen tritt sie erst im weiteren Verlauf oder sogar erst nach Abklingen der Rachenveränderungen in Erscheinung. Diagnostischen Wert haben besonders die bei Betastung empfindlichen, vergrößerten Zervikaldrüsen (in der Mitte des hinteren Randes des Kopfnickers), die auf entzündliche Vorgänge im Nasenrachenraum, insbesondere an der einer Inspektion so schwer zugänglichen Rachentonsille, schließen lassen.

Diagnostischer Wert von Drüsenschwellungen.

b) Bei Säuglingen.

Die Allgemeinerscheinungen sind bei ihnen um so beachtenswerter, als die lokalen Veränderungen entweder sehr unbedeutend sind oder sich dem direkten Nachweis entziehen. Eine typische Angina lacunaris gehört im ersten Lebensjahr zu den Seltenheiten (s. S. 62). In der Regel spielt sich der Entzündungsprozeß vielmehr im Nasenrachenraum ab (Nasopharyngitis nach *Göppert*).

Angina tonsillaris ist bei Säuglingen selten.

Unruhe und Fieber leiten die Erkrankung ein. Die hier besonders häufig in den Vordergrund tretenden Erscheinungen von seiten des Verdauungsapparates lenken oft von ihrem eigentlichen Sitz ab: Appetitlosigkeit, erschwertes Trinken, Erbrechen, häufig auch Durchfälle. Die Verweigerung der Nahrungsaufnahme kann besonders bei nervösen Säuglingen, selbst bei leichter Infektion, Grade annehmen, daß es direkt zu bedrohlichen Exsikkationserscheinungen kommen kann. Oder die durch die Erkrankung ausgelöste Appetitlosigkeit bleibt auch nach dem Abklingen der Infektion bestehen und bildet eine Quelle fortgesetzter Aufregung bei den beunruhigten Angehörigen.

Vielfach Magendarmsymptome.

I. Anginen mit Ausbreitung an der Oberfläche.

1. An den Gaumenmandeln.

a) Angina catarrhalis, follicularis und lacunaris (s. Tafel 4).

Die in den meisten Darstellungen übliche scharfe Trennung der drei genannten Formen von Anginen scheint mir praktisch von geringer Bedeutung zu sein, da es sich dabei wohl nur um verschiedene Stadien ein und derselben Krankheit handelt, so daß weder ätiologisch noch nosologisch damit etwas gewonnen wird.

Die übliche Trennung ist praktisch bedeutungslos.

Von manchen Autoren wird die Sonderstellung der Angina follicularis überhaupt abgelehnt (*A. Kuttner*), da das follikuläre Gewebe bei jeder parenchymatösen Mandelentzündung in Mitleidenschaft gezogen ist. Es muß auch zugegeben werden, daß die lehrbuchgemäße Schilderung der A. follicularis — die aus der Oberfläche der Tonsillen herausragenden Follikel sollen sich anfangs als graue, später als gelbliche, runde Punkte präsentieren und der Mandel ein an eine Sternkarte erinnerndes Bild verleihen — recht selten anzutreffen ist und daß die Unterscheidung von der Angina lacunaris nicht immer gelingt.

Angina follicularis.

Bei Beginn der Erkrankung ist der Lokalbefund bei allen drei Formen sehr ähnlich: An der Schleimhaut des Rachens zeigen sich eine bald mehr, bald weniger ausgesprochene Rötung und meist auch Schwellung, unter bevorzugter Beteiligung der vorderen und hinteren Gaumenbögen, in manchen Fällen — besonders deutlich oft bei der Influenzaangina — auch des freien vorderen Gaumenrandes, einschließlich der Uvula. Die Mitbeteiligung der Tonsillen ist bei älteren Kindern meist von

Im Anfang bei allen Formen Rötung und Schwellung.

Anfang an sehr deutlich, während sie bei Säuglingen sehr häufig überhaupt nicht wahrnehmbar ist. Die Rötung ist oft fleckweise und gelegentlich von kleinen Blutungen durchsetzt.

Bei Angina lacunaris Beläge.

Während die katarrhalische Angina auf diesem Stadium verharrt, kommt es bei der Angina lacunaris zur Bildung grauer oder graugelblicher Exsudationen, die den Anschein von Belägen erwecken, anfangs

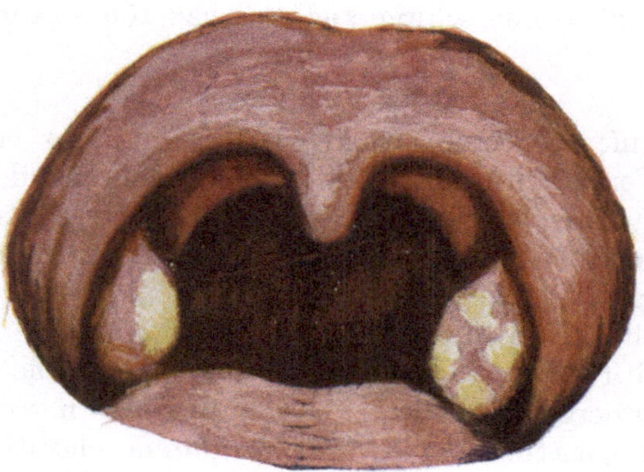

Fig. 25.
Angina pultacea: flatschenförmig ausgebreitete Beläge der l. und pseudomembranöser Belag der r. Mandel (nach W. Schultz).

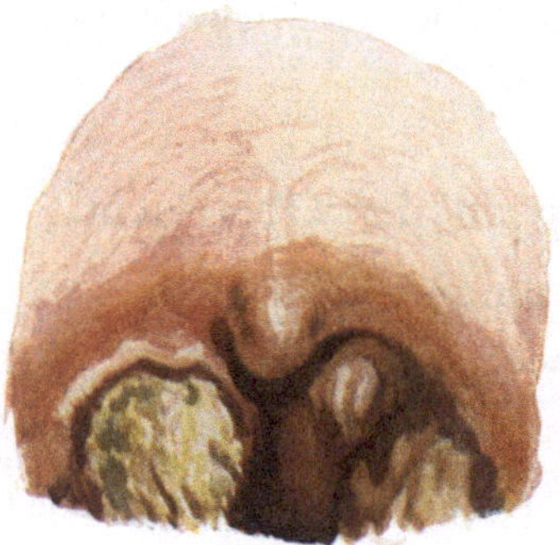

Fig. 26.
Angina ulcero-membranosa (nach W. Schultz).

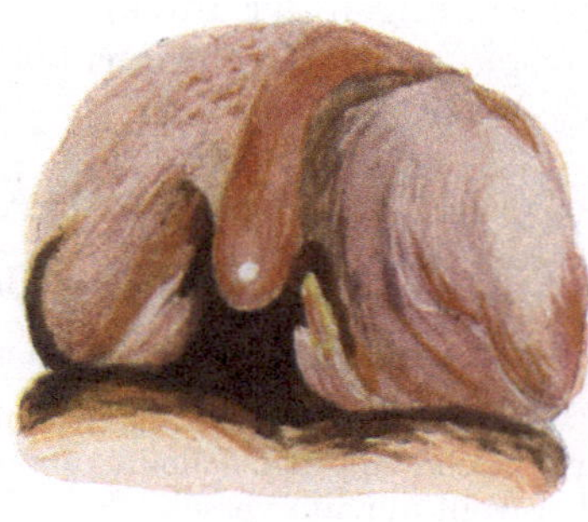

Fig. 27.
Peritonsillärer Abszeß (nach Finder).

zuweilen die ganze Oberfläche der Tonsillen überziehen, sehr bald aber sich auf die Kryptenmündungen beschränken und je nach deren Gestaltung kleinere oder größere, bald mehr rundliche, bald längliche oder sternförmige Flächen bilden.

Die Natur der Beläge.

Die Beläge sind breiartige Sekretmassen, die aus Leuko- und Lymphozyten, Epithelzellen, Zelldetritus und massenhaften Bakterien bestehen und sich zwischen zwei Objektträgern leicht zerreiben lassen.

Angina pultacea.

Auch wenn die Exsudation sich gelegentlich auf der Oberfläche flatschenartig ausbreitet (**Angina pultacea,** s. Fig. 25) und unter Umständen einen zusammenhängenden, diphtherieartigen Überzug bildet, bleibt sie (im Gegensatz zur Diphtherie) doch streng auf die Tonsillen beschränkt und läßt sich mittels Wattebauschs leicht und blutfrei abwischen.

Der Verlauf ist im einzelnen Falle sehr verschieden. In der Mehrzahl der Fälle ist das Allgemeinbefinden nur in den ersten 2 bis 3 Tagen, und in noch erträglichem Maße, gestört. Die Angina kann aber so stürmisch auftreten, mit Apathie, Nackensteifigkeit und Erbrechen, daß das Bild einer zerebralen oder typhösen Erkrankung vorgetäuscht werden kann. Oder das Fieber, das in der Regel schon am 2. oder 3. Tag staffelförmig zu sinken beginnt, kann längere Zeit, bis zu einer Woche und mehr (s. Fig. 28), hoch bleiben, besonders dann, wenn die zweite Seite nicht gleichzeitig oder unmittelbar nach der ersten, sondern erst einige Tage später erkrankt. Ein andermal sieht man eine Prolongation des Fiebers und der Allgemeinerscheinungen dann,

Verschiedene Verlaufsformen.

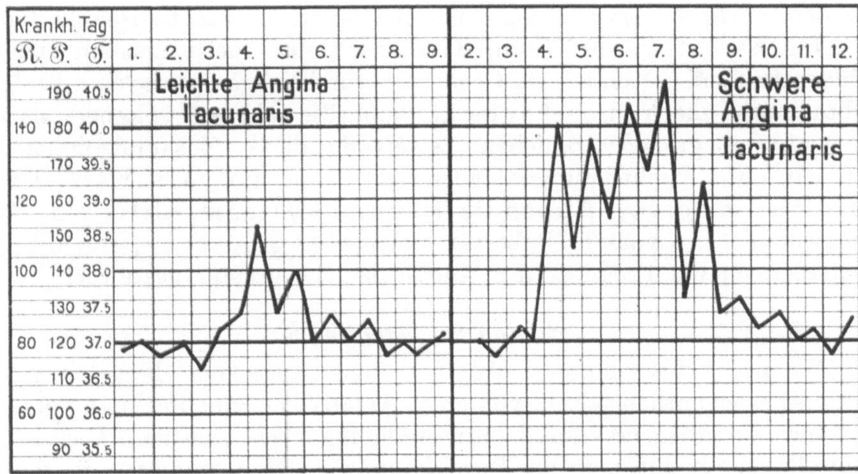

Fig. 28.
Fieberanlauf bei Angina lacunaris.

wenn das Erscheinen der Pfröpfe mehrere Tage auf sich warten läßt. Dieser bei der Angina lacunaris profunda (*Fischl*) nicht seltene Verlauf kann anfangs zu recht erheblichen diagnostischen Schwierigkeiten führen.

Angina lacunaris profunda.

Protrahiertes Fieber über mehrere Wochen findet sich bei der unkomplizierten Angina lacunaris wohl kaum. In solchen Fällen handelt es sich in der Regel um Mitbeteiligung anderer Teile des Nasenrachenraums, besonders der Rachentonsille, sowie der regionären Lymphdrüsen.

Bei protrahiertem Fieber an Komplikationen denken.

Schwellungen der regionären Lymphdrüsen finden sich in fast jedem Fall; aber Grad und Dauer der Schwellung sind im Einzelfalle sehr verschieden. Maßgebend dafür ist neben der Art und Virulenz des Erregers wohl die individuelle Reaktionsbereitschaft der Kinder. Bei solchen mit lymphatischer Konstitution kommt es auch nach leichten Anginen zu mächtigen und schmerzhaften Drüsenpaketen am Kieferwinkel, die nach dem oft raschen Abklingen der primären Erkrankung die Rekonvaleszenz oft um Wochen hinauszögern können. War die oft leichte Angina anfangs gar übersehen worden, so kann geradezu ein selbständiges Krankheitsbild vorgetäuscht werden. Vorwiegend

Die Mitbeteiligung der regionären Lymphdrüsen.

befallen werden die Submaxillar- und Jugulardrüsen, bald der einen, bald beider Seiten, gleichzeitig oder nacheinander.

Über ihre Neigung zur Abszedierung läßt sich anfangs selten etwas Sicheres sagen. Diese kann auch nach wochenlangem, anscheinend recht torpidem Verlauf noch eintreten. Weiteres siehe bei Drüsenfieber (S. 75).

Nachkrankheiten. Im Verhältnis zur Häufigkeit der Anginen ist die Zahl von Komplikationen nicht sehr groß. Unter ihnen sind die per contiguitatem entstehenden zahlreicher als die hämatogenen. Von der ersten Gruppe, die das jüngere Kindesalter bevorzugt, sind — wenn man von den Erkrankungen der Nase absieht, die wir als eine gleichzeitige Manifestation des Infekts betrachten — besonders eine Otitis media und Bronchitis nicht selten, namentlich wenn durch eine früher einmal überstandene derartige Erkrankung ein Locus minoris resistentiae geschaffen ist.

Otitis media und Bronchitis.

Die hämatogenen Komplikationen treten meist erst im späteren Kindesalter auf. Doch ist, im Gegensatz zur häufigen passageren benignen Albuminurie, die hämorrhagische Nephritis sehr viel seltener, als man es nach der großen ärztlichen Bewertung dieses Zusammenhangs annehmen sollte. Nicht häufiger stellen sich akute Polyarthritis, Endokarditis, Chorea, Appendizitis und Osteomyelitis ein. Ganz ungewöhnlich ist vor der Pubertät die postanginöse Sepsis, die beim Erwachsenen die Prognose der Angina so viel ernster gestaltet.

Ernste Komplikationen sind im Verhältnis zur großen Zahl von Anginen keine häufigen Ereignisse.

Angina bei Säuglingen.

Eine eigentliche „Angina“ kommt bei Säuglingen kaum vor.

Wenn die Bezeichnung „Angina“ von „Engigkeit“ hergeleitet wird, dann ist es eigentlich falsch, von einer Angina bei Säuglingen zu sprechen. Stärkere, vorwiegend durch Mitbeteiligung der Tonsillen herrührende Schwellungen kommen in der Regel kaum vor. Man erinnere sich, daß die Ausbildung der Follikel und Krypten (Lakunen) beim Neugeborenen noch ganz rudimentär ist und erst im Laufe des 2. und 3. Halbjahres sich vollzieht (s. S. 52). Der Praktiker spricht bei Säuglingen daher auch mit Recht in der Regel nur vom „roten Rachen“, der seinerseits meist nur eine Teilerscheinung der Rhinopharyngitis ist.

Der „rote Rachen“ der Säuglinge.

In der dem Auge leicht zugänglichen vorderen Partie der Pars oralis sieht man eine zarte Röte des weichen Gaumens und der Gaumenbögen, am sinnfälligsten zu beiden Seiten des Zäpfchens und häufig auch in Form eines 2—3 mm breiten Streifens parallel zum scharfen Rand des Gaumensegels. Die Tonsillen selbst, bei Säuglingen oft noch kaum sichtbar, sind an der Rötung meist nicht beteiligt.

Doch können auch schon in diesem Alter, wenn auch recht selten, punktförmige, weiße, zerstreut liegende Stippchen auf der im übrigen an der Entzündung kaum beteiligten Tonsille auftreten (Angina punctata [*Moro*]). Ganz ähnliche Veränderungen hat *Eröss* schon in der ersten Lebenswoche bechrieben, die ohne oder mit ephemerem Fieber einhergehen und in kurzer Zeit wieder verschwinden.

Angina punctata.

Über die bei Säuglingen selten fehlende Mitbeteiligung der hinteren Rachenwand s. S. 65.

Chronisch rezidivierende Angina.

Häufige Anginen hemmen die körperliche und geistige Entwicklung.

Äußerlich und dem Verlauf der einzelnen Attacken nach von der Angina lacunaris nicht zu unterscheiden, bedarf dieses Leiden doch einer besonderen Besprechung, da es bei dazu disponierten Kindern geradezu den

Frohsinn der Kinderjahre verdüstern kann. Kaum ist eine Attacke abgeklungen, so beginnt nach einem Intervall von nur wenig Wochen eine neue; ja die fieberfreien Intervalle können gelegentlich kürzer sein als die Fieberperioden. Ein solcher Zustand muß begreiflicherweise nicht nur in körperlicher, sondern auch in seelischer und erzieherischer Beziehung ungünstig auf die Kinder einwirken. *Fischl*, der auf diese Form besonders hingewiesen hat, spricht direkt von einer „anginösen Disposition", die meist von mütterlicher Seite vererbt ist und auch bei Geschwistern vorhanden sein kann. Es liegt schon aus therapeutischen Gründen nahe, zu versuchen, das jeweils auslösende Moment im Einzelfalle ausfindig zu machen. *Fischl* führt als solches Stallnähe, Witterung, Jahreszeit, klimatische Einflüsse an. Viel Erfolg wird man damit in der Regel nicht haben. Das gilt auch für die von den Eltern vorwiegend verantwortlich gemachten „Erkältungen", deren in diesem Falle viel zu große Bewertung nur den Nachteil hat, daß die Kinder durch immer mehr verweichlichende Erziehung erst recht „anfällig" werden.

Die Ursache der Rezidive häufig unbekannt.

Übertriebene Erkältungsfurcht schadet nur.

Bemerkenswert ist, daß man bei diesen Kindern als Folge der häufigen Anginen keineswegs immer eine besonders starke Tonsillenhypertrophie findet. Nicht selten beobachtet man im Gegenteil ein rasches Abschwellen der Tonsillen nach jeder Attacke, so daß sie im Intervall sich durchaus nicht immer als besonders entzündungsbereit präsentieren.

Keine Tonsillenhypertrophie.

Mit dem Eintritt der Geschlechtsreife erlischt die Neigung zu Rezidiven in der Regel bald.

b) Angina pseudomembranosa.

Auch bei nicht durch Diphtheriebazillen verursachten Anginen kann es gelegentlich, vermutlich durch eine verstärkte Gerinnungsfähigkeit des Entzündungsexsudates, zur Bildung von Pseudomembranen auf den Mandeln kommen, wobei jedoch — im Gegensatz zur Diphtherie — die Epithelschicht noch erhalten bleibt und nicht wie dort nekrotisch und abgestoßen wird. Die die Mandeln teilweise oder auch ganz überziehenden grauen Beläge sind auch weniger dick und derb und lassen sich leicht und blutungsfrei entfernen. Auch bleiben sie stets auf die Mandeln selbst beschränkt.

Pseudomembranen ohne Diphtherie.

Dennoch kann das klinische Bild mit der echten Diphtherie auf den ersten Blick so große Ähnlichkeiten haben, daß eine Diagnose ohne bakteriologische Untersuchung, namentlich im ersten, aber für das praktische Handeln so wichtigen Stadium, unmöglich sein kann. Ihr Ergebnis jedoch abzuwarten, wäre schon in Anbetracht der Seltenheit dieser Angina gegenüber der Diphtherie unklug. Man findet sie am häufigsten durch Streptokokken (daher auch oft bei Scharlach), selten durch Pneumokokken bedingt.

Die bakteriologische Untersuchung entscheidet.

Ein ganz ähnliches klinisches Bild kommt auch nach der Tonsillotomie zustande, auch wenn die Wunde nicht durch eine echte Diphtherie infiziert ist. Auch bei der von einer lymphatischen Blutreaktion begleiteten Tonsillitis (s. S. 75) sind wiederholt solche diphtheroide Veränderungen beschrieben worden.

Pseudomembranen nach Tonsillotomie und lymphatischer Angina.

c) Angina herpetica.

Bei diesem nicht häufigen Leiden handelt es sich um keine eigentliche Tonsillitis, sondern um eine Herpeserkrankung der Mund- und Rachenschleimhaut, bei der die Mandeln nur mitbeteiligt sind. Anfangs schießen auf dem allgemein ge-

Nur Teilerscheinung einer Herpeserkrankung.

röteten Rachen gruppenförmig etwa stecknadelkopfgroße Bläschen auf — außer an den Tonsillen, finden sich solche oft auch an der Wangenschleimhaut, dem vorderen Gaumenbogen, der hinteren Rachenwand und dem Kehldeckel —, die nach kurzer Zeit platzen und dann zu gelblich belegten Erosionen werden. Aus deren Zusammenfließen können unter Umständen größere Oberflächendefekte werden.

Die subjektiven Beschwerden, besonders bei der Nahrungsaufnahme, sind in der Regel recht groß; die Allgemeinerscheinungen, von gelegentlich höherem Fieber abgesehen, dagegen gering.

Die Erkrankung ist sicher kontagiös — die Inkubationszeit wird mit 4 bis 10 Tagen angegeben — und soll Immunität hinterlassen (*Zaborsky*). Ihr Verlauf erstreckt sich nur über einige Tage. Doch kann er sich durch erneute Schübe auch unliebsam verlängern.

Differentialdiagnose.

Nicht zu verwechseln ist diese an und für sich harmlose Affektion mit den „Aphthen", die sich bekanntlich nicht selten auch an den Tonsillen lokalisieren können. Auch Varizellenbläschen können sich gelegentlich auf den Tonsillen etablieren.

Erleichtert wird die Diagnose, im Falle gleichzeitig ein Herpes labialis besteht.

2. An der Rachentonsille und hinteren Rachenwand.

Häufiger Teilerkrankung, seltener selbständige Erkrankung.

In der Mehrzahl der Fälle beteiligt sich bei der Angina tonsillaris auch das lymphatische Gewebe der hinteren Rachenwand und des Cavum nasopharyngeale an der Entzündung; häufig in so hervorragendem Maße, daß die Erkrankung dieser Teile ganz in den Vordergrund rückt und das klinische Bild beherrscht. In den ersten zwei Lebensjahren ist dies sogar in der Regel der Fall. An die Möglichkeit dieser Lokalisation des Entzündungsprozesses ist stets zu denken, da die Diagnose bei der schweren Sichtbarkeit dieser Teile mehr auf indirektem als auf direktem Wege gestellt werden muß, und die Schwere der Allgemeinerscheinungen und das häufig protrahierte Fieber an ernstere Ursachen denken läßt.

a) Angina retronasalis (Adenoiditis).

Symptome.

Hinweissymptome für eine Erkrankung der Rachentonsille sind die Verlegung der Nasenatmung, die häufig zu schniefendem oder schnarchendem (stridorösem) Atmungsgeräusch führt, die kloßige Veränderung des Stimmklangs und die Schwellung der häufig auch druckempfindlichen Zervikaldrüsen. Von älteren Kindern wird auch oft über Kopf- und Nackenschmerzen, über Ohrenstechen und verminderte Hörfähigkeit geklagt. Säuglinge haben Schwierigkeiten beim Trinken an der Brust oder Flasche und beugen bei stärkerer Nasenverlegung den Kopf nach hinten, so daß ein Opisthotonus entstehen kann. Findet sich, was nicht ganz selten, noch eine vermehrte Spannung der Fontanelle, so kann geradezu das Bild einer Meningitis vorgetäuscht werden.

Direkte Inspektion unmöglich.

Wo die Rhinoscopia posterior gelang, ließen sich an der Rachenmandel dieselben katarrhalischen und lakunären Veränderungen feststellen wie bei der Angina der Gaumenmandeln. Im allgemeinen ist man aber bei Kindern auf die direkte Racheninspektion angewiesen, bei der man, namentlich bei Auslösung eines Würgreizes, meist Gelegenheit hat, an der hinteren Rachenwand dickes, schleimig-eitriges Sekret von oben herunterfließen zu sehen.

Tafel 4.

Lust, Erkrankungen des Rachens und des Nasenrachenraumes.

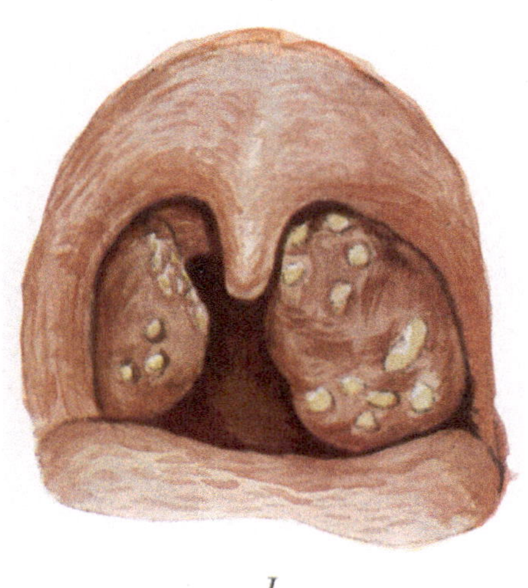

I

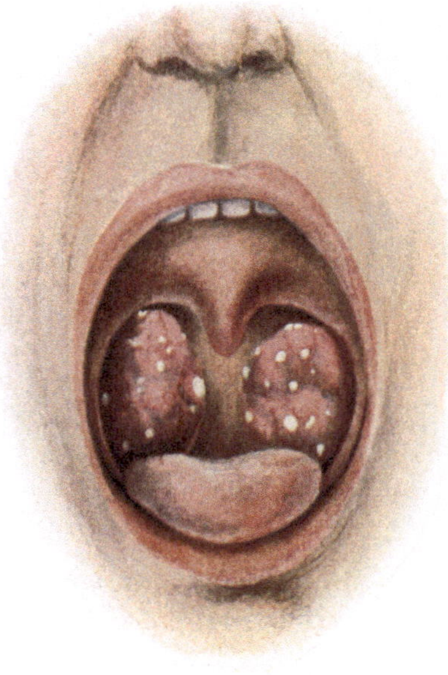

II

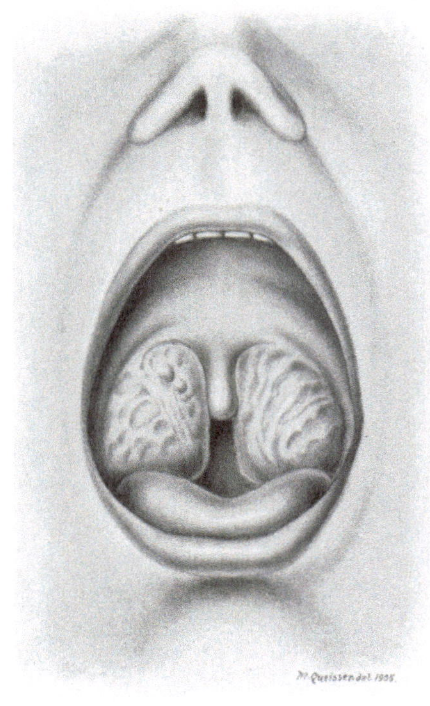

III

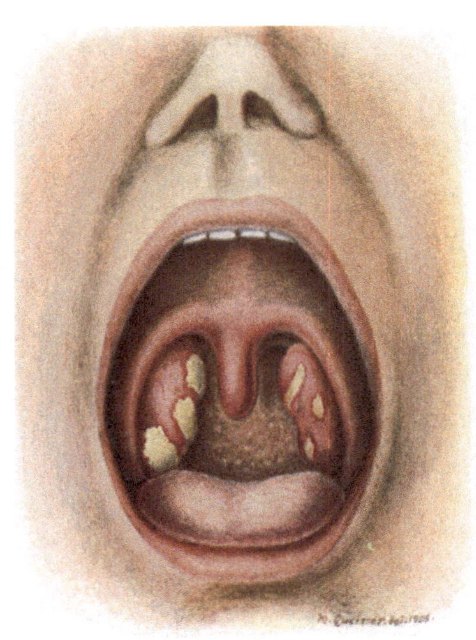

IV

I Angina lacunaris.

Nach W. Schultz – Berlin.

II Angina follicularis.

Poliklinische Beobachtung a. d. Grazer Kinderklinik – Prof. Pfaundler.

III Hyperplasie der Gaumenmandel.

Stark ausgesprochene Lakunen durch in diesem Falle besonders kräftige Wülste getrennt. In der rechten Mandel oben 2 kleine Cysten.

IV Angina lacunaris.

III u. IV Finkelsteins Beobachtung.

b) Pharyngitis granulosa und adenoidalis.

Leichter läßt sich die häufige Mitbeteiligung des in die Schleimhaut der hinteren Rachenwand eingelagerten adenoiden Gewebes erkennen, besonders wenn dies in Form kleiner miliarer Knötchen geschieht, die noch stärker als die Gesamtschleimhaut gerötet sind und dadurch deutlicher hervortreten (Pharyngitis granulosa). Pharyngitis granulosa.

Nach wiederholten Entzündungsprozessen sieht man auch neu gebildetes adenoides Gewebe entweder an der ganzen hinteren Rachenwand verstreut in Form von leicht erhabenen bis hirsekorngroßen, ovalen Flecken, die je nach dem Entzündungsgrad der übrigen Schleimhaut Pharyngitis adenoidalis.

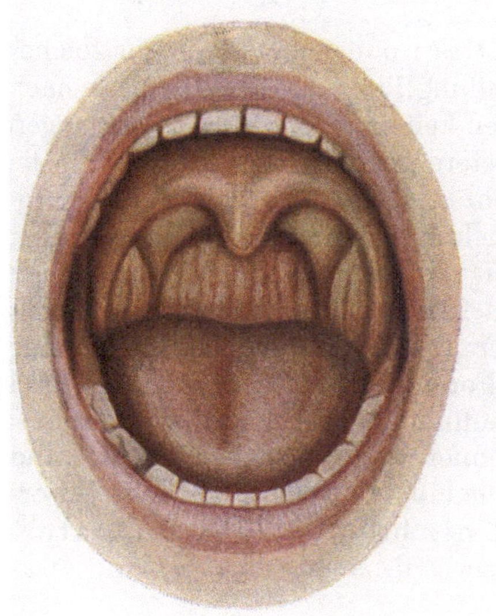

Fig. 29.
Neugebildetes adenoides Gewebe an der hinteren Rachenwand und am Seitenstrang.

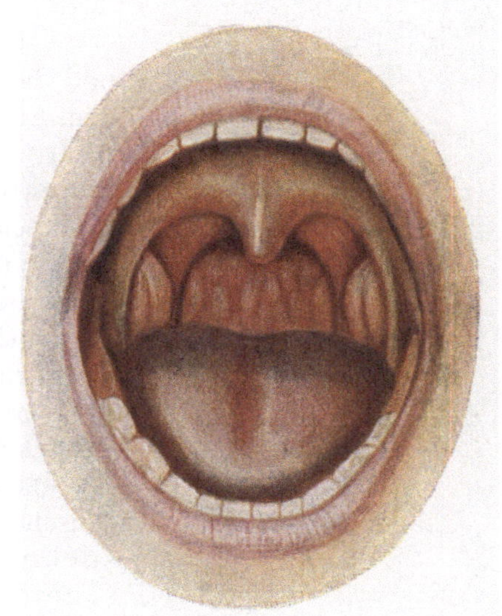

Fig. 30.
Akute Entzündung des wie in Fig. 29 veränderten Pharynx (Pharyngitis adenoidalis).

Rötung der Gaumenbögen, Blässe der Tonsillen.

bald stärker gerötet, bald blaß und gequollen erscheinen; oder dieses beschränkt sich auf die Seitenstränge, die verdickt und gerötet sich stärker wie sonst von der übrigen, blasseren Schleimhaut abheben (Pharyngitis adenoidalis nach *Göppert* [s. Fig. 29 und 30]).

Die Kinder werden durch Schluckschmerzen und ganz besonders durch einen sehr lästigen Hustenreiz gequält (Pharynxhusten), der wochen- und monatelang anhalten kann, besonders nachts, wenn das Sekret etwas eintrocknet, bei stärkeren Graden aber auch tagsüber. Pharyngealer Reizhusten.

Wie schon erwähnt, kann bei Beteiligung des Nasenrachenraums das Fieber einen sehr protrahierten, über Wochen sich erstreckenden Verlauf nehmen, nicht selten sogar von septischem Charakter (s. Fig. 31). Dies ist zuweilen auch ohne eine nachweisbare Komplikation, etwa von Seiten der Ohren oder der regionären Lymphdrüsen der Fall. Häufiger sind jedoch die Drüsen mitbeteiligt, meist nicht nur die eigentlichen regionären, die Zervikaldrüsen, sondern auch die am Kieferwinkel gelegenen. Protrahiertes Fieber.

Nicht identisch mit dem *Pfeiffer*schen Drüsenfieber.

Man hat diesen Zustand häufig mit dem von *Pfeiffer* beschriebenen Drüsenfieber identifiziert. Das scheint mir heute nicht mehr gerechtfertigt. Das Drüsenfieber *Pfeiffers* kann zwar ebenfalls von einer Tonsillenaffektion seinen Ausgang nehmen; es handelt sich aber bei ihm um eine selbständige, mit großer Wahrscheinlichkeit durch ein spezifisches Virus hervorgerufene Erkrankung, deren wesentliches Charakteristikum die lymphatische Reaktion des Blutes ist. Darauf soll in einem besonderen Abschnitt eingegangen werden (s. S. 75).

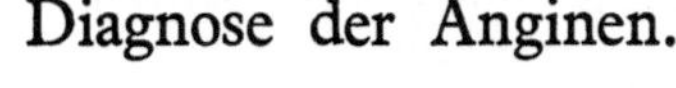

Diagnose der Anginen.

Häufig kan nur die bal teriologisch Untersuchu über die Nat der Angina entscheiden

Über die Diagnose einer Angina als solcher und die Feststellung ihrer Natur bedarf es nach dem Angeführten keiner besonderen Erörterungen mehr. Das erstere ist in der Regel durch die Inspektion leicht möglich, das letztere kann jedoch, namentlich bei der ersten Untersuchung, durch das Auge allein zu unüberwindlichen Schwierigkeiten führen. Das gilt ganz besonders hinsichtlich der Differentialdiagnose gegenüber der lakunären Form der Angina diphtherica und dem ersten Stadium der Angina Plaut-Vincent. Umgekehrt können die Angina pultacea und Angina pseudomembranosa echte Diphtherie vortäuschen. Erst die bakteriologische Untersuchung kann in solchen Fällen entscheiden.

Noch mit zwei chronischen, nicht entzündlichen Veränderungen der Tonsillen können bei oberflächlicher Beobachtung gelegentlich Verwechslungen vorkommen, die daher kurz besprochen werden sollen:

Keratose.

a) Die **Keratose** ist eine bei älteren Kindern nicht seltene Affektion, wobei es an den meist vergrößerten, aber nicht entzündlich veränderten Tonsillen infolge einer keratotischen Verdickung des Epithels zu oberflächlichen, weißen, bandförmigen Veränderungen kommt. Sie haben aber nichts mit einem entzündlichen Belag zu tun und sind von langer Dauer.

Pfröpfe.

b) Die **Mandelpfröpfe.** Man findet bei Kindern, namentlich bei solchen mit hypertrophischen Gaumenmandeln, recht häufig weiße oder gelbliche, kugelige, stecknadelkopfgroße Gebilde aus einer oder mehreren Krypten hervorragen, die sich dort wochen- und selbst monatelang unverändert halten, ohne entzündliche Reaktionserscheinungen zu verursachen. Auf Druck von unten oder hinten, am besten mittels Spatels, lassen sie sich in der Regel aber unschwer herauspressen. Das gleiche kann aber eines Tages auch durch einen kräftigen Schluckakt oder durch Husten geschehen.

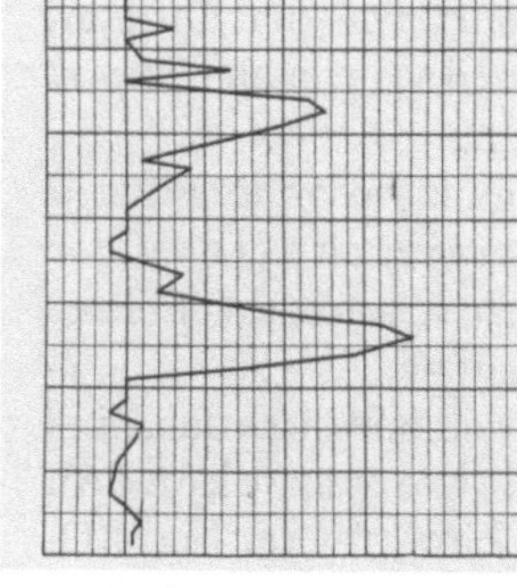

Fig. 31.
Intermittierender Fiebertypus bei Nasopharyngitis.

Ihre Entstehung.

Ihr Hauptinhalt besteht aus Detritus (Plattenepithelien und Leukozyten) und Bakterien. *O. Voss* sieht in ihnen nur den harmlosen Ausdruck des normalen, physiologischen Rückbildungsprozesses, während sie die Mehrzahl der Autoren als Begleiterscheinung einer chronischen Tonsillitis auffassen. Dies liegt um so näher, als in ihrer Nähe, wenigstens histologisch, alte und frische Reaktionserscheinungen selten vermißt werden.

Vielfach merken die Patienten gar nichts von der Anwesenheit von Pfröpfen, andere klagen über ein lästiges Fremdkörpergefühl, über Hustenreiz, schlechten Geschmack und Geruch, Erscheinungen, die nach Entfernung der Ursache sich schnell verlieren.

Selbständiges Leiden oder Begleiterscheinung?

Große diagnostische Schwierigkeiten kann bei der ersten Untersuchung einer Angina auch die Beantwortung der Frage verursachen, ob sie als selbständiges Leiden oder nur als Begleiterscheinung einer fieberhaften Allgemeinerkrankung (Scharlach, Masern, Grippe, Typhus, Poliomyelitis, Meningitis ep. usw.) aufzufassen ist. Darüber kann nur die Gesamtuntersuchung bzw. die weitere Beobachtung Aufschluß geben.

Warum wird sie so oft übersehen?

Es ist eine oft schon festgestellte Beobachtung, daß die Angina trotz der Leichtigkeit ihrer Diagnose noch allzu oft übersehen wird. Wiederholt bin ich schon zu einem Konsilium wegen ungeklärten Fiebers hinzugezogen worden, dessen Ursache durch die einfache Racheninspektion sofort aufgedeckt werden konnte. Die Erklärung ist einfach: Schluckschmerzen werden von Kindern unter 5—8 Jahren, selbst von intelligenten, meist nicht spontan angegeben, selbst nicht bei direktem Befragen. Außerdem hat gerade der Hausarzt bei seinen wiederholten Besuchen eine — oft sehr begreifliche — Scheu, immer wieder eine gründliche Besichtigung des Rachens vorzunehmen, die bei ängstlichen oder ungezogenen Kindern oft nur mit Überwindung großen Widerstands durchführbar ist. Auf die Wiederholung der Untersuchung darf aber nicht verzichtet werden, wenn man sich daran erinnert, daß das Sichtbarwerden der lakunären Beläge oft tagelang auf sich warten läßt.

Gründlich den Rachen inspizieren!

Eine gründliche Untersuchung ist ohne Benützung eines breiten, nicht biegsamen Löffelstiels oder besser eines Spatels — ich benütze mit Vorliebe den gefensterten Spatel von *Bruening* — nicht möglich. Zwar gelingt es bei manchen Kindern oft überraschend gut, durch möglichst weites Öffnen des Mundes und starkes Herausstrecken der Zunge bei gleichzeitigem Äh-sagen einen guten Überblick über den ganzen Introitus faucium bis zur hinteren Rachenwand zu gewinnen. Bei anderen stört aber der stark gewölbte Zungenrücken derart, daß man höchstens die oberen Teile des weichen Gaumens zu sehen bekommt. Eine Untersuchung, die sich aber nicht auf alle Teile, einschließlich der hinteren Rachenwand, erstreckt, ist unvollkommen und nicht verwertbar. Man suche daher, um den bei jeder Wiederholung sich steigernden Widerstand zu umgehen, möglichst schon bei der ersten Inaugenscheinnahme alle Teile sich gut sichtbar zu machen. Das gelingt aber nur, wenn man von vornherein das Kind in eine dazu geeignete Stellung bringt und sich nicht anfangs auf Kompromisse einläßt.

Technik der Racheninspektion.

Die Hilfsperson hält dazu auf ihrem Schoß das Kind so, daß sein Gesicht dem Arzt und einer guten Lichtquelle direkt zugewandt ist. Ihre eine Hand fixiert den Kopf des Kindes, ihre andere umschlingt seine beiden Unterarme; bei sehr widerspenstigen Kindern müssen auch die Beine fixiert werden. Dann werden zuerst die vorderen Teile des Mundes, einschließlich der Wangenschleimhaut, darauf die Gegend des weichen Gaumens und der Tonsillen und zuletzt erst, durch Auslösen eines Würgreflexes, die hintere Rachenwand und, wenn möglich, auch die Epiglottis inspiziert.

Die Racheninspektion als Gradmesser der Erziehung.

Es ist Sache der Kunst mit Kindern umzugehen, auch ängstliche und widerstrebende durch einen Scherz oder ein beruhigendes Zureden dazu zu bringen, sich dieser Prozedur ohne allzu großen Widerstand zu unterziehen. Für die Beurteilung der psychischen Konstitution eines Kindes einerseits und der pädagogischen Fähigkeiten der Eltern andererseits kann die einfache Rachenuntersuchung sehr Wertvolles aussagen.

Schwierigkeiten bei Säuglingen.

Die größten technischen Schwierigkeiten sind oft bei Säuglingen, auch bei ganz jungen, zu überwinden. Manche setzen mit einer geradezu erstaunlichen Kraft ihrer Kaumuskeln dem genügenden Öffnen des Mundes so großen Widerstand entgegen, daß, zumal wenn die Zunge noch besonders dick und plump ist, der Einblick in die hinteren Teile des Rachens geradezu eine Unmöglichkeit werden kann. Doch sind dies glücklicherweise nur Ausnahmen.

Therapie der Anginen.

Bescheidene Wirksamkeit unserer Mittel.

Die Frage, ob die Angina mit den uns verfügbaren Mitteln wirkungsvoll behandelt werden kann, wird man eher verneinen als bejahen müssen. Man kann ihnen höchstens attestieren, daß sie die in der Regel schon guten Heilbestrebungen noch zu fördern und die oft recht großen subjektiven Beschwerden zu lindern vermögen. Deshalb hüte man sich ebenso sehr vor einer die Ruhe des Kindes und der Angehörigen störenden Polypragmasie wie vor einem eigensinnigen Bestehen auf Durchführung von Prozeduren, die dem Kinde lästig sind und es erregen.

a) Lokale Behandlung.

Dies gilt besonders von den Lokalmaßnahmen, deren Wert sehr verschieden beurteilt wird.

Gurgeln dient vorwiegend der Mundreinigung.

Gurgelungen werden von vielen für unwirksam gehalten, sei es, weil sie auf dem Boden der *Fein*schen Anginoselehre stehend, jede Lokalbehandlung ablehnen (*Schultz*), sei es, weil sie — nicht mit Unrecht — annehmen, daß infolge der beim Gurgelakt eintretenden Kontraktion der Gaumenbögen das Gurgelwasser die dahinterliegenden kranken Stellen doch kaum erreicht und sicher nicht bis zu den in den Krypten verborgenen Bakterienherden eindringt; weil außerdem auch die Konzentration der desinfizierenden Flüssigkeiten zu gering und ihre Einwirkungszeit zu kurz seien, um einen wirksamen bakteriziden Effekt entfalten zu können. Trotzdem möchte ich auf die Gurgelungen in der Regel nicht verzichten, da sie wenigstens zur schnellen Fortspülung des Schleims und mit ihm auch von Krankheitserregern beitragen. *Kassowitz* wies mit Recht darauf hin, sich das Spülwasser vor und nach dem Gurgeln anzusehen, um von dem Nutzen einer solchen Reinigungsprozedur überzeugt zu sein. Deshalb mag es auch ziemlich gleichgültig sein, womit man spülen läßt.

Gurgellösungen.

Am besten ist warmes Wasser bzw. Tee unter Zusatz von etwas Salz oder eines milden, nicht unangenehm schmeckenden Desinfektionsmittels. Ich bevorzuge Kamillentee (am bequemsten zuzubereiten durch Zusatz von 1 Kaffeelöffel Kamillosan liquidum auf 1 Glas Wasser oder Tee, eventuell auch durch Zusatz von 1 bis 2 Tabletten Kamillozon [= Kamillosan + H_2O_2]) oder eine schwache Wasserstoffsuperoxydlösung (auf 1 Glas lauwarmes Wasser 1—2 Teelöffel der offizinellen Lösung oder von Perhydrol; statt deren auch 1 Tablette Perhydrit oder Pergenol). Auch essigsaure Tonerdelösungen sind zweckmäßig (z. B. 1 Messerspitze Alacetan auf ein halbes Glas Wasser). Dagegen hüte man sich vor Kalium chloricum-Lösungen, die schon manches Unheil angerichtet haben (Nephritis!).

Kein Kalium chloricum.

Sind die Kinder aber noch zu klein oder dem Gurgeln abgeneigt, dann wird man durch eifriges Trinkenlassen von Flüssigkeiten (z. B. von Zitronenwasser) nahezu den selben Effekt erreichen. Durch reichlichen Zuckerzusatz kann man auch die infolge des Fiebers und der oft sehr hartnäckigen Nahrungsverweigerung drohende Azidose gleichzeitig bekämpfen. Auch die Wirkung von Mundpastillen (Formamint, Chinomint, Panflavin u. a.) wird man sich bei der schweren Zugänglichkeit der Bakterien eher durch eine vermehrte Produktion des Speichels als durch ihre desinfizierenden Eigenschaften vorstellen müssen. Bei großen Schluckschmerzen ist es ratsam, anästhesierende Pastillen (Anästhesinbonbons, Dysphagin- oder Anginatabletten *Neumayer*) zu verwenden.

Reichliches Trinken von Zuckerlimonaden genügt vielfach vollkommen.

Mundpastillen.

Säuglingen, bei denen weder Gurgelungen noch Mundpastillen in Frage kommen, lasse ich, falls auch die Verweigerung der Nahrungsaufnahme eine Reinigung verhindert, den Mund einige Male am Tag mit Kamillentee oder einer ganz schwachen H_2O_2-Lösung mittels eines Gummiballons ausspritzen. Das Kind wird dazu am besten in Seitenlage an den Rand eines Tisches gelegt.

„Gurgelungen" bei Säuglingen.

*Prießnitz*sche Umschläge (mit wasserdichter Zwischenlage) sind sicher von Vorteil. Sie werden morgens und abends gewechselt. Bequemer ist es, statt dessen die amerikanische „Antiphlogistine"-Packung zu verwenden.

Umschläge.

Bei Mitbeteiligung der Nase oder der Rachenmandel führe man eine recht weiche Salbe mehrmals am Tage nach der Nahrungsaufnahme in jedes Nasenloch ein, bei Säuglingen mittels eines gedrehten Wattewickens oder mit dem Löffelstiel, bei älteren Kindern mittels Glasstäbchens;

Behandlung des Nasenrachenraums.

z. B.: Rp. Liquor. Aluminii acetic. 2,0.
Adip. lanae 10,0
Paraff. liquid. ad 20,0

oder Risin- oder Lenireninsalbe oder dgl.

Salben mit Mentholzusätzen sind bei Säuglingen wegen der Gefahr von Erstickungsanfällen nicht verwendbar. Macht bei diesen die Nahrungsaufnahme infolge der Nasenverlegung Schwierigkeiten, so werden 10 Minuten vorher in jedes Nasenloch etwa 2—3 gtt. einer Suprareninlösung (1 : 1000) eingeträufelt, oder ein damit getränkter Wattewicken für einige Minuten eingelegt.

Auf leicht geschwollene Drüsen pinsle man Jodvasogen oder reibe eine Kollargol- oder Jodsalbe (Ung. Kalii jodati oder Jodex) leicht ein. Bei stärkerer Schwellung appliziere man anfangs feuchtwarme Umschläge oder Kataplasmen (eventuell Antiphlogistine); oder man pinsle sie mit reinem Ichthyol ein. Bei längerer Dauer und torpidem Verlauf bringen sie eine oder mehrere, in Abständen von 2—3 Tagen verabfolgte Injektionen artfremden Eiweißes (z. B. 2—3 ccm einer ½ Stunde lang sterilisierten Milch) oft rascher zur Resorption oder zur Erweichung.

Behandlung der Drüsen.

b) Allgemeine Behandlung.

Schwitzprozeduren sind manchmal nützlich.

Ob eine bei Beginn der Erkrankung durchgeführte *Schwitzprozedur* (am besten nach vorausgegangenem heißem Bad) kupierend oder wenigstens abkürzend wirken kann, ist recht fraglich. Trotzdem verordne ich sie bei älteren kräftigen Kindern am 1. Tag häufig, da sie in einer Reihe von Fällen das Allgemeinbefinden, wenn auch in der Regel nur vorübergehend, günstig beeinflußt. Länger als $^1/_2$ Stunde lasse man die Kinder jedoch nicht in der Packung!

Medikamentöse Antipyrese.

Das gleiche gilt von der *Fieberbekämpfung durch Medikamente* (Aspirin, Pyramidon, Chinin usw.). Einen direkten Einfluß auf die Infektion kann man sich davon nicht versprechen. Daher werden sie auch von vielen Ärzten abgelehnt. Ich selbst bediene mich ihrer jedoch regelmäßig, weil, wenn auch nicht die Infektion, so doch die durch sie entstandenen *subjektiven Beschwerden gemildert werden können.*

Für *Säuglinge* nehme man lösliche Präparate, z. B. Apyron (pro dosi 0,1) oder Pyramidon (pro dosi 0,05), 2—3 mal täglich in Lösung. Für *ältere Kinder:* Aspirin oder Gardan (0,25—0,5 g, 2—3mal täglich) und zwar solange das Fieber anhält; auch nachher noch einige Tage 1—2mal täglich.

Abkühlungsprozeduren.

Sind die Kinder matt und teilnahmslos, so wirkt ein mildes *Abkühlungsbad* (Anfangstemperatur 37° C, langsam abkühlen auf 32° C) oder auch *Teilpackungen* mit stubenwarmem Wasser um beide Beine (von $^1/_2$stündiger Dauer, die eventuell 2- oder 3mal wiederholt werden können) anregend.

Keine Angst vor Unterernährung, wohl aber vor Austrocknung.

Große Schwierigkeiten kann die *Nahrungsaufnahme* bereiten. Ist ihre Verweigerung vom kalorischen Standpunkt aus bei der Kürze der Krankheit auch bedeutungslos, so kann sie, wenn sie gleichzeitig mit der Ablehnung jeder Flüssigkeitsaufnahme einhergeht, verhängnisvoll werden; in erster Linie für *Säuglinge*, bei denen sich *ernste Exsikkationserscheinungen einstellen können*, aber auch für *ältere Kinder*, wenn gleichzeitig, wie oft, *heftiges Erbrechen* besteht. In beiden Fällen kommt man mit einer *Magenspülung*, die man mit dem Zurücklassen einer größeren Menge Wassers oder Tees beendet, oft rasch zum Ziel. In leichteren Fällen genügt es meist, gekühlten gezuckerten Tee oder Zuckerwasser (zweckmäßig mit Orangen- oder Zitronensaft) oder Fruchteis in kleinen Mengen häufig anzubieten.

Bekämpfung der Appetitlosigkeit.

Durch Medikamente läßt sich die *Anorexie* auf der Höhe der Erkrankung nicht bekämpfen! Hält sie, wie häufig, aber noch längere Zeit *nach* der Entfieberung an, so mag man es mit einem *Medikament* versuchen, bei dessen Verordnung man aber eine geeignete *Verbalsuggestion* nicht vergesse: z. B. Tinct. Chinae, Acidolpepsin, Pepsin-Glyzerin Grübler, Orexin usw.

Zuckerfrühstück.

Besonders wirkungsvoll fand ich es auch, den Kindern etwa eine Woche lang morgens nur ein Zuckerfrühstück (60—80 g Zucker aufgelöst in $^1/_4$ Liter Wasser, eventuell mit Zusatz von Orangen- oder Zitronensaft) zu verabreichen und erst zur Mittagsmahlzeit mit dem gewöhnlichen Tagesprogramm fortzufahren.

Bettruhe ist genügend lang erforderlich.

Das *Bett* sollte erst verlassen werden, wenn das Kind mindestens 3—4 Tage fieberfrei ist. Es muß aber darauf hingewiesen werden, daß in gar nicht so seltenen Fällen die *Temperaturen auch nach dem Verschwinden der Lokalerscheinungen* und bei völligem Wohlbefinden lange Zeit leicht erhöht (abends 37,4—37,8°) bleiben. Nach dem Aufstehen können sie sich sogar unmittelbar nach vermehrter Bewegung noch um einige Zehntel Grad erhöhen, um etwa eine Stunde nach Wiedereinnahme der Ruhelage wieder zum Ausgangspunkt zurückzukehren. Dieser Zustand kann wochen- und selbst monatelang andauern, ohne daß die sorgfältigste Untersuchung irgendeine Ursache feststellen kann. Es muß dahingestellt bleiben, ob trotzdem irgendein kleiner Infektionsherd noch vorhanden ist, etwa in der Rachentonsille oder in den regionären Drüsen, oder ob es sich dabei um eine durch die Infektion veranlaßte Störung der zentralen Temperaturregulierung handelt. Jedenfalls hat es bei der Harmlosigkeit dieser Rekonvaleszenten-Hyperthermie keinen Sinn, ihr Schwinden im Bett abzuwarten. Ein Klimawechsel scheint sie zuweilen — aber keineswegs immer — schneller herbeizuführen.

Verhalten bei der Rekonvaleszenten-Hyperthermie.

Die Behandlung der chronisch-rezidivierenden Angina ist in der Regel ein fruchtloses Bemühen, solange man sich mit konservativen Methoden (Diät, Abhärtungsmaßnahmen, Ultraviolettbestrahlungen, Solbädern, Klimawechsel, Pinselungen mit 5%igem Jodglzyerin, *Lugol*scher Lösung und dgl.) abmüht. Auch die Entfernung kariöser Zähne, sicher häufig eine Quelle der Rezidive und daher zweckmäßig, kann sie meist nicht auf die Dauer verhindern. So sehe ich — im Gegensatz zu *Fischl* — für diese Fälle in der radikalen Entfernung der Mandeln durch die Tonsillektomie die einzige zum Ziele führende Behandlung (s. S. 86).

Bei rezidivierender Angina Tonsillektomie!

II. Anginen mit Ausbreitung ins Gewebe.

a) Angina ulcero-membranosa (*Plaut-Vincent*sche Angina).

Die Häufigkeit des Vorkommens dieser sehr kontagiösen, oft endemisch in Familien, Anstalten, Kasernen auftretenden Erkrankung, scheint örtlich sehr verschieden zu sein. Während sie z. B. in meiner Gegend nur ganz gelegentlich beobachtet wird, sah *Schultz* im Charlottenburger Krankenhaus in $1^3/_4$ Jahren 53 Fälle (gegenüber 314 Rachendiphtherien, einschließlich der Bazillenträger, im gleichen Zeitraum).

Nimmt die Anfälligkeit für sie auch mit dem Alter zu — besonders disponiert scheint das Ende des 2. und der Anfang des 3. Lebensjahrzehntes zu sein —, so werden doch auch junge Kinder, selbst Säuglinge, keineswegs davon verschont.

Auch bei jungen Kindern.

Charakteristisch ist das Mißverhältnis zwischen der in der Regel sehr geringen Störung des Allgemeinbefindens und der anscheinenden Bösartigkeit der lokalen Veränderungen. Trotzdem können die durch letztere hervorgerufenen Beschwerden so gering sein, daß das Leiden nicht selten zufällig entdeckt wird.

Meist geringe Störung des Allgemeinbefindens.

In der Regel machen aber die Schluckbeschwerden und — besonders charakteristisch — ein sehr übler Foetor ex ore darauf aufmerksam.

Starker Foetor.

Der Beginn ist entweder akut, wie bei einer milden Angina, oder mehr schleichend, so daß er nicht immer genau bestimmt werden kann, zumal da auch das Fieber meist nur mäßig erhöht ist. Auch der Verlauf ist in der Mehrzahl der Fälle ein sehr gutartiger, von nicht längerer Dauer als 1—2 Wochen.

Verlauf meist mild und gutartig.

Seltene Ausnahmen.

Dazu ist jedoch zu bemerken, daß genügend zahlreiche Fälle bekannt sind, wo, sei es durch eine besondere Widerstandslosigkeit des Patienten, sei es durch eine erhöhte Virulenz der Erreger, schwere Allgemeinerscheinungen den Kräftezustand so sehr beeinträchtigten, daß ein letaler Ausgang die Folge war.

Der Lokalbefund, häufiger ein- als beiderseitig, präsentiert sich in zweierlei Weise (s. Fig. 26):

Diphtherieähnlicher Belag.

a) bei der diphtheroiden Form ist die Tonsille von einer grauen bis graugrünen Pseudomembran überkleidet, nach deren spontaner oder künstlicher Entfernung nur ein oberflächlicher, rasch heilender Substanzverlust zurückbleibt. Die Ähnlichkeit mit echter Diphtherie kann dabei eine fast vollkommene sein, ganz besonders dann, wenn — was gelegentlich vorkommt — der Belag sich über das eigentliche Tonsillenbereich hinaus auch auf Uvula und benachbarte Gebiete erstreckt. Die übrige Rachenschleimhaut ist meist stark gerötet und zeigt gelegentlich Neigung zu Hämorrhagien.

oder Ulkus.

b) Bei der ulzero-membranösen Form kommt es dagegen zu einem tieferen Substanzverlust, der scharfrandig und von einem schmierigen Belag überzogen ist. Nur ausnahmsweise werden noch tiefergehende Nekrosen beobachtet. In diesen Fällen sind auch die regionären Lymphdrüsen stärker geschwollen und schmerzhafter.

Blutbild.

Nicht uncharakteristisch ist der Blutbefund: Meist keine absolute Vermehrung der Leukozyten, dagegen eine relative Vermehrung der lymphoiden Elemente (Lympho- und Monozyten).

Die Diagnose wird oft schon durch die klinische Beobachtung wahrscheinlich gemacht; gesichert aber erst durch das bakteriologische Ergebnis.

Die Diagnose hat im Kindesalter wohl nur hinsichtlich der Unterscheidung gegenüber der Diphtherie Schwierigkeiten. Gegen diese sprechen: Die geringere Störung des Allgemeinbefindens, der stärkere Fötor, die Beschränkung — von Ausnahmen abgesehen — auf das Tonsillengewebe, häufig nur einer Seite, das Auftreten eines Geschwürs, sein relativ langes Bestehenbleiben, die Unbeeinflußbarkeit durch Diphtherieserum, vor allem aber der bakteriologische Befund. Es ist das Verdienst *Plauts*, zuerst (1894) die ätiologische Bedeutung der schon früher sowohl in Zahnbelägen (*Miller*) als bei der Stomatitis ulcerosa gefundenen Bakterien erkannt zu haben. Im Ausstrichpräparat der Membranen und aus der Tiefe des Geschwürsgrundes sind die spindelförmigen, oft hintereinander gereihten fusiformen Stäbchen und die mit ihnen stets vergesellschafteten dünnen, langen Spirillen in einer das Bild beherrschenden Anzahl vorhanden und daher leicht zu erkennen.

Fusiforme Stäbchen und Spirillen.

Angine chancriforme.

Differentialdiagnostische Erwägungen gegenüber der Lues, namentlich des Primäraffektes und Gummas (daher auch „Angine chancriforme") dürften bei Kindern nur in seltensten Fällen notwendig werden. Gegebenenfalls entscheiden die luetischen Blutreaktionen.

Behandlung: Außer den üblichen, bei der Therapie der Angina (s. S. 68ff.) angegebenen Maßnahmen empfiehlt sich hier auch eine direkte lokale Behandlung, namentlich bei verzögerter Heilung des Geschwürs. Man betupfe die Wundfläche mehrmals täglich mit 3%iger Wasserstoffsuperoxyd- oder 1—2%iger Kaliumpermanganikumlösung oder — in besonders wirksamer Weise — mit einer 5—10%igen Neosalvarsan-Glyzerinaufschwemmung oder wäßrigen Lösung. Zur intramuskulären oder intravenösen Injektion von Neosalvarsanlösung (0,05—0,15 g pro dosi), deren prompter Erfolg zwar anerkannt wird (*Brokmann*), wird man der Gutartigkeit der Erkrankung wegen jedoch nur sehr selten gezwungen sein.

Auch das Einstäuben von Puderzucker, bei kleinen Kindern das Lutschen an einem mit Zucker gefüllten Schnuller, wird als wirksam empfohlen (*Königsberger* u. *Mussliner*).

b) Angina phlegmonosa (Peritonsillar- und Tonsillarabszeß).

Phlegmonöse Entzündungen der Mandeln und Mandelumgebung, namentlich solche mit eitrigen Einschmelzungen, sind in den ersten Lebensjahren recht selten, wenn auch vereinzelte Fälle schon im Säuglingsalter beschrieben wurden (*Graef*). Erst gegen die Pubertät hin mehrt sich ihr Vorkommen.

Selten bei jungen Kindern.

Häufiger ist ihr Sitz außerhalb der eigentlichen Mandelkapsel, zwischen Mandel und hinterem Gaumenbogen oder in der Fossa supratonsillaris, wo ein weitmaschiges an Lymph- und Blutgefäßen reiches Bindegewebe den geeigneten anatomischen Boden bietet. Diese phlegmonöse Peri- bzw. Retrotonsillitis entsteht hier entweder primär oder sekundär, z. B. nach einer einfachen Tonsillitis.

Die Phlegmone ergreift häufiger die Mandelumgebung als die Mandel selbst.

Nur bei einer kleinen Zahl von Fällen bleibt die Erkrankung auf die Tonsillen selbst beschränkt, wobei das gesamte adenoide Gewebe sich an der Entzündung beteiligt (Angina parenchymatosa) und meist auch zur Einschmelzung gelangt (Tonsillarabszeß).

Symptome.

Die Beschwerden sind größer wie bei jeder anderen Angina: Der ängstliche Gesichtsausdruck des Kranken, die von ihm meist bevorzugte erhöhte Lage des Oberkörpers, die steife Haltung des Kopfes, die Kieferklemme, der starke Speichelfluß und der dadurch häufig notwendige, aber jedesmal zur Qual werdende Schluckakt, die Ablehnung der Nahrungsaufnahme, die mühsame, kloßige Sprache, die häufig wahrnehmbare Anschwellung der Kieferdrüsen führen im Verein mit dem akuten Beginn, dem hohen Fieber und der Pulsbeschleunigung rasch auf die richtige Fährte.

Bild bei der Racheninspektion.

Durch die Racheninspektion wird die Diagnose stets rasch gesichert, wenn auch Einzelheiten infolge der fast regelmäßig bestehenden, mehr oder weniger hochgradigen Kieferklemme und des Speichelflusses nicht immer leicht wahrgenommen werden können. Gewöhnlich sieht man die Gegend des Gaumensegels und des vorderen Gaumenbogens der betreffenden Seite tief rot und vorgetrieben, auch das Zäpfchen meist gerötet und ödematös glänzend oder, bei gleichzeitig beiderseitiger Erkrankung, zwischen den seitlichen Tonsillenschwellungen zusammengepreßt und mit der Spitze nach hinten ausweichend (s. Fig. 27). Die Tonsillen selbst sind häufig ganz oder zum Teil verdeckt. Ist dagegen die Tonsille allein Sitz der Erkrankung, dann tritt sie als mächtige Schwellung aus der Gaumennische hervor.

Abszedierung häufiger als Rückbildung.

Nicht immer kommt es zu einer eitrigen Einschmelzung. Gerade bei Kindern sieht man auch starke Schwellungen sich noch spontan wieder zurückbilden. In der Mehrzahl der Fälle kommt es jedoch zum Abszeß. Der geschilderte qualvolle Zustand ändert sich erst, dann aber meist schlagartig, wenn es zur Entleerung des Eiters durch eine Spontanperforation oder durch Inzision gekommen ist.

Prognose meist gut.

Lokale Komplikationen (Larynxödem, Arrosion einer Karotis, Senkung des Eiters ins Mediastinum), wie solche allgemeiner Art (Pyämie, Sepsis) werden zwar gelegentlich beobachtet, doch können sie die für die Mehrzahl der Fälle gute Prognose nicht ernstlich trüben.

Behandlung: anfangs konservativ.

Die Behandlung wird sich in den ersten Tagen auf Spülungen (nicht Gurgelungen) des Mundes, am besten mit warmem Kamillentee oder H_2O_2-Lösung, auf Linderung der Schmerzen durch anästhesierende Pastillen (Anästhesinbonbons, Dysphagintabletten und dgl.) oder innerliche Mittel (Veramon, Gardan, Allional, auch Pantopon u. dgl.) beschränken. Nur in den ersten Tagen mag man den Versuch machen, durch eine Eiskrawatte oder eisgekühlte Umschläge hemmend auf die Entzündung zu wirken. Später empfehlen sich mehr häufig gewechselte feuchtwarme Wickel oder warme Breiumschläge, besonders empfehlenswert in Form des Antiphlogistine-Umschlags.

Den Zeitpunkt für die Inzision richtig wählen.

Die wesentlichste Aufgabe aber wird sein, den geeignetsten Zeitpunkt für die künstliche Entleerung des Eiters zu finden. Auf die Spontanperforation verlasse man sich nie, da sie wiederholt zur Aspiration von Eiter und tödlicher Erstickung geführt hat. Anderseits eröffne man auch nicht zu früh! Entspannungsschnitte, die nur Blut und blutiges Exsudat zutage fördern, mögen zwar vorübergehend lindern (*Bruenings*), sie sind aber nicht ohne Gefahr und führen selten aufs erstemal zum Ziel. Gerade bei Kindern aber sind Wiederholungen der Inzision mit großer Erregung verbunden und daher möglichst zu vermeiden. Daß die Feststellung einer Fluktuation aber gerade bei ihnen im Anfang oft mit großen Schwierigkeiten verbunden ist, muß unumwunden zugegeben werden.

Keine Entspannungsschnitte!

Technik der Inzision.

Das mit Heftpflaster bis etwa 4—5 mm von der Spitze umwickelte Messer oder noch besser eine vorn spitz zulaufende Kornzange (nach *Denker*) wird an der Stelle des vermuteten Abszesses eingestochen und parallel zum vorderen Gaumenbogen ein etwa 1 cm breiter Schnitt etwas schräg von außen nach der Mundhöhle zu geführt. Durch Spreizen der Kornzange kann die Öffnung zur besseren Entleerung des Eiters bequem erweitert werden. Sofort nach der Eröffnung muß der Kopf des Kindes nach vorn gebeugt werden, um Aspiration von Eiter zu vermeiden.

Wiederholung der Inzision oft notwendig.

Unangenehm ist, daß auch bei guter Technik ein erneutes Anfüllen des Abszesses und so eine Wiederholung der Prozedur sich nicht immer vermeiden lassen.

c) Angina necrotica.

Meist als sekundäre Veränderungen.

Mit Nekrose einhergehende Anginen werden auch im Kindesalter beobachtet; selten als selbständige Krankheit, meist als Folge eines schweren Scharlachs, einer malignen Diphtherie, einer Sepsis oder Leukämie. Dabei bilden sich auf den Tonsillen mißfarbige oder schwärzliche Beläge, nach deren Abstoßung sich Geschwüre bilden; ein Bild, das zwar manche Ähnlichkeit mit der *Plaut-Vincent*schen Angina aufweist, von dieser sich aber leicht durch das Fehlen von fusiformen Bazillen und Spirillen und durch die hier viel schwereren Allgemeinerscheinungen (besonders zu erwähnen sind Anzeichen einer hämorrhagischen Diathese) unterscheiden läßt.

Die Ähnlichkeit mit der Angina *Plaut-Vincent.*

Pseudodiphtherische Rachennekrose.

Bei schwächlichen Säuglingen der ersten Lebenswochen sind hierhergehörige Bilder beschrieben worden, bei denen es nach einem durch fibrinöse Auflagerungen gekennzeichneten Stadium zu deren Abstoßung und zur Nekrose der darunterliegenden Mukosa kommt, die sich flächenhaft rasch auch auf die Rachenschleimhaut ausbreiten kann. Im weiteren Verlauf kann die Nekrose dann noch den Knochen befallen.

Auch ein Übergreifen auf das Naseninnere, auf Epiglottis, Kehlkopfeingang, ja selbst durch die Speiseröhre auf den Magen, sind bei dieser, heute sehr seltenen Erkrankung beobachtet worden, die unter septischen Erscheinungen stets tödlich verläuft.

Rachennekrose bei Säuglingen.

Ob es sich dabei um eine direkte Einimpfung hochvirulenter Erreger (in der Regel Kokken), z. B. gelegentlich einer besonders rücksichtslos geübten Mundwaschung handelt (*Finkelstein*) oder um eine sekundäre, hämatogene Ansiedlung der Bakterien im Gefolge einer primären septischen Allgemeininfektion (*Epstein*), wird sich nicht immer entscheiden lassen.

Die Behandlung ist machtlos.

Anhang: Angina mit lymphatischer Reaktion (*Pfeiffer*sches Drüsenfieber).

Historisches.

Seitdem *Türk* im Jahre 1907 bei einem jugendlichen Patienten mit lakunärer Angina ein Blutbild beobachtete, das statt der üblichen neutrophilen Polynukleose eine absolute und relative Vermehrung von Lymphozyten und größeren einkernigen Zellen (im ganzen 84,8%) zeigte, sind ähnliche kasuistische Mitteilungen nunmehr in großer Anzahl, sowohl in der deutschen als in der ausländischen Literatur, unter den verschiedenartigsten Titeln erschienen, die aber alle darauf hinzielen, diesem Krankheitsbild wegen seines auffälligen Blutbefundes eine Sonderstellung einzuräumen. Am häufigsten wird in der deutschen Literatur die Bezeichnung: Angina mit lymphatischer Reaktion (*Deussing, Königsberger, Nelken, Feer* u. a.) oder nach der Auffassung von *W. Schultz* auch Monozytenangina gebraucht, während in der amerikanischen schon durch die Namensgebung die Blutveränderung höher als der Lokalbefund bewertet wird: infektiöse Mononukleose (*Sprunt* und *Evans, Baldridge, Rohner* und *Hansmann*).

Die Angina ist nur ein, nicht einmal obligates Symptom des Drüsenfiebers.

Aus den zahlreichen, diesem Gegenstand in den letzten Jahren gewidmeten Arbeiten muß man denn auch die Folgerung ziehen, daß die Angina eine zwar recht häufige, oft auch anfangs am meisten in die Augen springende Lokalisation dieser Erkrankung ist, sicher aber nicht ihr Kernpunkt, da in zahlreichen Fällen die Erscheinungen an den Mandeln entweder von Anfang an sehr gering sind und gering bleiben oder sich auch erst im weiteren Verlauf einstellen. Dagegen scheinen die Drüsenschwellungen, nicht nur der Hals- sondern auch aller anderen Drüsen entfernter Regionen, das eigentliche obligate Symptom der Krankheit zu sein, das schon 1880 die Aufmerksamkeit *E. Pfeiffers* derart erweckt hatte, daß er dem von ihm zuerst beschriebenen Symptomenkomplex den Namen Drüsenfieber gegeben hat. Seitdem hat das *Pfeiffer*sche Drüsenfieber in der Literatur bis in die allerletzte Zeit eine etwas unrühmliche Rolle gespielt, da die Mehrzahl der Kinderärzte (*Hochsinger, Schleißner, Finkelstein, L. F. Meyer, Fischl* u. a.) es als Morbus sui generis strikte ablehnten, wie wir heute wohl annehmen dürfen wohl deshalb, weil die schon genannten Blutveränderungen nicht genügend beobachtet worden waren.

Die Wiedergeburt des „*Pfeiffer*schen Drüsenfiebers" durch *Glanzmann*.

Es ist das Verdienst *Glanzmanns*, in die sehr kunterbunte Literatur über diesen Gegenstand neuerdings Ordnung gebracht und der Selbständigkeit des „Drüsenfiebers" wieder Anerkennung verschafft zu haben. Danach kann kaum mehr ein Zweifel sein, daß es eine, für das Kindesalter sehr kontagiöse Infektionskrankheit gibt, die mit den fieberhaften Lymphadenoitiden im Gefolge der alltäglichen Tonsillitiden nicht in einen Topf geworfen werden darf (*E. Schwarz, Lehndorff* u. a.) und für die, zur nachträglichen Ehrenrettung ihres ersten Beschreibers, die Bezeichnung *Pfeiffer*sches Drüsenfieber sich wieder einbürgern sollte.

Aus diesen Gründen möchte ich auch die von *Glanzmann* vorgeschlagene Benennung „lymphadenoides Drüsenfieber" nicht bevorzugen.

Beteiligung des Rachens (anginöser und rhinopharyngealer Typus).

Symptome: Nach einer Inkubationszeit, die meist mit 4—8 Tagen angegeben wird, setzt plötzlich hohes Fieber ein, verbunden mit Verdrießlichkeit, allgemeinem Unbehagen, häufig auch Erbrechen. Nur in einem Teil der Fälle findet sich von Anfang an eine deutliche Beteiligung des Rachens: Schwellung und Rötung der Tonsillen, glasiges Ödem der Uvula, auf den Mandeln keine oder lakunäre oder auch diphtherieähnliche, pseudomembranöse Beläge (anginöser Typ) oder auch nur Schwellung und Rötung der Rachenfollikel, reichliche Schleimsekretion an der hinteren Rachenwand und verlegte Nasenatmung (rhinopharyngealer Typ). Bei beiden Formen treten die unten näher beschriebenen Drüsenschwellungen sehr frühzeitig in den Vordergrund.

Die Drüsenschwellungen.

In anderen Fällen, bei denen die Rachenerscheinungen stark oder ganz zurücktreten, sind auch die Drüsenschwellungen häufig nur gering und nur bei sorgfältiger Untersuchung zu finden. Sind diese auch, namentlich im Anfang, vorwiegend regionäre, wobei sich, dem häufigsten Primäraffekt entsprechend, also vorwiegend die Drüsen am Hinterkopf, über den Warzenfortsätzen, hinter dem Kopfnicker und am Kieferwinkel beteiligen, so zeigt sich die Wirkung dieses eigenartigen „lymphotropen" Virus in der Regel auch durch Schwellungen entfernter Drüsengruppen, z. B. der Achselhöhlen, Ellen- und Leistenbeugen. Auf gelegentliche Schwellungen der Bronchialdrüsen weist ein zuweilen beobachteter Katarrh der Luftwege mit keuchhustenähnlichem Reizhusten hin, auf solche der Mesenterialdrüsen kolikartige Leibschmerzen, die eine akute Appendizitis vermuten lassen könnten.

Größe der Drüsen.

Die Mehrzahl der Drüsen erreicht in der Regel nur Erbsen- und Mandelgröße. Nur die am Kieferwinkel gelegenen können zu mächtigen Knoten anschwellen. Schmerzempfindlich sind sie meist nur in der ersten Zeit. Die Konsistenz der kleineren ist hart, die der größeren prallelastisch oder auch weich und schwammig. So wie die Drüsenschwellungen den fieberhaften Allgemeinerscheinungen tage- selbst wochenlang vorausgehen können, so können sie diese auch lange Zeit, selbst monatelang, überdauern.

Selten Vereiterung.

Nur ganz ausnahmsweise (*Scheer*) tritt eine eitrige Einschmelzung ein.

Milz- und Lebervergrösserung.

In nahezu der Hälfte der Fälle stellt sich ein palpabler Milztumor von derber Konsistenz ein. Auch er kann lange Zeit nach dem Fieberabfall persistieren und so unter Umständen noch nach Monaten die Art der vorausgegangenen Erkrankung vermuten lassen. Auf eine Schädigung der Leber weist eine oft anzutreffende, palpable Vergrößerung und positive Urobilinogenreaktion im Urin hin.

Seltener wurden Exantheme von rubeola- oder scharlachartigem Charakter, eine follikuläre Konjunktivitis oder eine hämorrhagische Nephritis beobachtet.

Charakteristischer Blutbefund.

Alle diese Symptome sind aber vieldeutig und wechselvoll. Ihre Zugehörigkeit zum Drüsenfieber kann erst auf Grund der **Blutuntersuchung** sichergestellt werden.

Im roten Blutbild zeigt sich nichts Besonderes. Die Zahl der Weißen ist in der Regel vermehrt (16—20000, gelegentlich aber wesentlich mehr) und zwar sind daran ganz vorwiegend die einkernigen, lymphozytären Elemente beteiligt, die bis zu 75—90% ausmachen können.

Besonders charakteristisch ist dabei, daß sich weniger die gewöhnlichen kleinen und mittleren Lymphozyten vermehren, als daß sich zahlreiche einkernige Zellen finden, die sonst nicht im Blut anzutreffen sind und deren Klassifizierung nicht immer ganz leicht ist. Dadurch läßt sich auch ihre verschiedene Einreihung, bald zu den Lymphozyten, bald zu den Monozyten (*Schultz*) verstehen. Mit großer Wahrscheinlichkeit handelt es sich aber um pathologische Formen, die zu der Gruppe der lymphatischen Blutelemente gehören: Es finden sich klein- und noch mehr großzellige Lymphozyten, letztere mit exzentrisch gelagertem, oft eingebuckeltem oder gelapptem Kern und sehr breitem, in vielen Fällen auffallend basophil (dunkelblau) gefärbtem Protoplasma. Die typischen Monozyten sind dagegen nicht vermehrt.

Diese Veränderungen des Blutbilds, häufig schon zu Beginn der Erkrankung, in anderen Fällen erst während ihres protrahierten Verlaufes auftretend, können sich, wie die Drüsen- und Milzschwellung, noch tief in die Rekonvaleszenz in gleicher Weise erhalten. Lange Dauer der Blutveränderungen.

Nur ganz ausnahmsweise fehlt Fieber oder bleibt in mäßigen Grenzen. Häufiger hält es sich einige Tage auf höheren Temperaturgraden und fällt lytisch im Laufe von 8—10 Tagen ab. Nicht selten ist auch ein sehr protrahierter Verlauf mit morgendlichen Re- und Intermissionen. Fieberverlauf.

Die Prognose ist wohl immer eine durchaus gute, auch bei protrahiertem Verlauf. Gute Prognose.

Die Pathogenese ist noch dunkel. Daß die lymphatische Reaktion des Blutes in diesem Falle nicht konstitutionell bedingt ist, wie dies anfangs angenommen wurde (*Deussing*), geht aus der Beobachtung ihres epidemischen Auftretens hervor (in Kinderheimen, Schulen, Internaten), wobei wahllos die verschiedensten, durch keine konstitutionellen Stigmen belasteten Individuen befallen wurden, sowie aus der Feststellung, daß Kinder, die eine Angina mit lymphatischer Reaktion überstanden hatten, bei einer nachfolgenden Tonsillenerkrankung mit einer Polynukleose reagierten. Die lymphatische Reaktion ist nicht konstitutionell bedingt.

Man wird daher mit der Annahme nicht fehlgehen, daß die Erkrankung durch einen spezifischen Erreger mit ausgesprochen lymphotropen Eigenschaften hervorgerufen wird, über dessen Natur aber nichts bekannt ist. Die in vielfachen Rachenausstrichen gefundenen Streptokokken, auch fusiforme Bazillen und Spirillen, dürften von keiner ätiologischen Bedeutung sein. Lymphotropes Virus.

Die Diagnose begegnet keinen großen Schwierigkeiten, wenn man bei einer akuten fieberhaften Erkrankung mit besonderer Beteiligung des lymphatischen Systems (allgemeine Drüsenschwellungen und Milztumor) den geschilderten charakteristischen Blutbefund erhebt. Allerdings müssen die Drüsen, die ja nicht in allen Fällen sofort in die Augen fallen, am ganzen Körper, besonders auch über dem Hinterhaupt und den Warzenfortsätzen, sowie am hintern Kopfnickerrand, sorgfältig abgesucht werden. Diagnose.

Nur die Abgrenzung gegenüber der akuten lymphatischen Leukämie kann anfangs, namentlich solange bei dieser noch keine Erscheinungen hämorrhagischer Diathese sich eingestellt haben, schwierig oder sogar unmöglich sein. Das beim Drüsenfieber in der Regel doch erheblich weniger gestörte Allgemeinbefinden und der gutartige Verlauf werden, wenn nicht sofort, so doch meist nach kurzer Beobachtung die Diagnose klären. Unterscheidung von: a) der akuten lymphatischen Leukämie,

Ebenso kann bei der anginösen, pseudodiphtherischen Form anfangs eine echte Diphtherie vorgetäuscht werden. Das Ausbleiben der durch die Diphtherieserumbehandlung erwarteten raschen Abstoßung der Membranen und der negative Diphtheriebazillenbefund im Abstrich werden die Diagnose auf eine andere Fährte lenken können, die mittels des Blutbefundes (bei der Diphtherie stets Polynukleose) bald zum Ziele führt. b) der Diphtherie.

Bei der Behandlung ist die des Allgemeininfektes von der der lokalen Erscheinungen zu trennen. Erstere deckt sich mit der für jede Angina angegebenen: Bei größeren Kindern kann sie mit einer Schwitzpackung begonnen und bei höheren Temperaturen mit einer milden, medikamentösen Antipyrese (z. B. mit Pyramidon oder Aspirin in mehreren kleinen Dosen über den Tag verteilt) fortgesetzt werden. Von man- Allgemeinbehandlung.

chen Seiten (z. B. *Comby, Glanzmann*) wird besonders Chinin empfohlen; z. B. Chinin. hydrobromic. 0,1, Pyramidon 0,02—0,1, Butyr. Cacao 1,0; davon mittags und abends 1 Zäpfchen geben.

Lokale Behandlung des Nasenrachenraums,

Für die Lokalbehandlung des Rachens und Nasenrachenraumes gilt das auf S. 68 gesagte. Auch wenn keine deutlichen entzündlichen Erscheinungen wahrnehmbar sind, wird man die Reinigung durch Mundspülungen, Gurgelungen, Trinkenlassen von Zitronenwasser, eventuell auch Einträufelungen von 2%iger Kollargol- oder Protargollösung in die Nase, nicht vernachlässigen dürfen.

der Drüsen.

Auf die stärker geschwollenen Drüsen am Halse werden feuchtwarme Umschläge (mit Olivenöl oder verdünnter essigsaurer Tonerde) oder Kataplasmen, die aber alle 2—3 Stunden erneuert werden müssen, appliziert. Bequemer sind Packungen mit der amerikanischen Antiphlogistine.

Antiphlogistine.

Sie soll gut warm, aber zur Verhütung von Verbrennungen nur mit dem eigenen Finger, anfangs in dünner, darauf in dickerer Schicht, aufgetragen werden, worauf sie dann 20—24 Stunden liegen bleiben kann. Zwischen zwei Packungen kann man in die Haut etwa Jodsalbe, z. B. Jodex, einmassieren oder 5—10%iges Jodvasogen auftragen.

Milchinjektionen.

Torpide, große Drüsenpakete weichen oft gut einer unspezifischen Reizbehandlung, am besten mit 20 Minuten gekochter Milch, die jeden 2.—3. Tag, d. h. nach völligem Abklingen der fieberhaften Reaktion, in steigenden Dosen (1—5 ccm) intramusculär injiziert wird. Auch tägliche Bestrahlungen mit der Quarzlampe leiten oft eine rasche Rückbildung ein.

Behandlung der seltenen Vereiterung.

Die Gefahr einer Vereiterung ist, wie schon erwähnt, bei dieser Form der Lymphadenitis sehr gering. Erfolgt sie ausnahmsweise einmal, so geschieht ihre Behandlung nach den Regeln der Chirurgie. Betont sei nur, nie zu früh zum Messer zu greifen, sondern erst die völlige Erweichung abzuwarten! Die feine Stichinzision, die dann zur Entleerung des Eiters genügt, vermeidet entstellende Narben.

Die akut entzündlichen Erkrankungen der regionären Lymphdrüsen.

Bei jeder Entzündung des lymphatischen Rachenrings erkranken die regionären Drüsen.

Jede primäre entzündliche Erkrankung an irgendeiner Stelle des lymphatischen Rachenrings führt ebenso regelmäßig zu einer sekundären Erkrankung der regionären Lymphdrüsen, wie etwa dem tuberkulösen Primäraffekt in der Lunge sekundär die Erkrankung der Bronchialdrüsen folgt. In der Mehrzahl der Fälle gewinnt die Erkrankung der Halslymphdrüsen allerdings keine klinische Bedeutung, sei es, daß sie unterhalb der Schwelle klinischer Wahrnehmbarkeit bleibt, sei es, daß die mäßigen und nur wenig empfindlichen Schwellungen nach dem Abklingen des primären Entzündungsprozesses im Nasenrachenraum oder Pharynx ebenfalls rasch zurückgehen.

Nur in einer kleinen Zahl gewinnen sie größere selbständige Bedeutung.

Große Bedeutung kann jedoch dieser sekundäre Prozeß dann gewinnen, wenn sich stärkere schmerzhafte Anschwellungen der Drüsen bilden, die unter Umständen einen wochenlangen, fieberhaften Zustand herbeiführen. Dies kann auch dann der Fall sein, wenn die primäre Erkrankung nur unbedeutend war und deshalb übersehen wurde, so daß die Drüsenschwellungen als selbständige Erkrankungen imponieren.

Wieder in anderen Fällen bleiben nach dem Abklingen der primären

Entzündung im Nasenrachenraum — auch ohne daß es immer zu einer merklichen Erkrankung der regionären Drüsen gekommen war — gut abtastbare, vielfach auch schon sichtbare, empfindliche, harte Drüsen zurück, die bei den Angehörigen häufig die Befürchtung einer skrofulösen bzw. tuberkulösen Erkrankung erwecken, ein Verdacht, der sich in der Regel leicht zerstreuen läßt. Ärztliches Interesse haben diese „Drüsen" nur deshalb, weil sie nachträglich noch mit Sicherheit auf überstandene Infektionen im Nasenrachenraum, und unter Berücksichtigung ihrer regionären Zugehörigkeit, auch auf deren Sitz schließen lassen.

Die „Drüsen" als Meilensteine überstandener Nasenrachenerkrankungen.

Für die Klinik genügt es, folgende Gruppen von Halslymphdrüsen zu unterscheiden:

1. Die nuchalen Drüsen (Glandulae cervicales laterales profundae).

1. Die nuchalen (zervikalen) Drüsen: Abflußgebiet des Nasenrachenraumes.

Vorwiegend am hinteren Rand des Kopfnickers gelegen. Ihr Quellgebiet ist die Schleimhaut des hinteren Nasenrachenraumes, also desjenigen Teils des lymphatischen Rachenrings, der gerade im jüngsten Kindesalter bevorzugter Sitz von infektiösen Prozessen ist, und zwar gerade von solchen, die sich der direkten Wahrnehmbarkeit leicht entziehen.

Das Abtasten von druckempfindlichen, erbsen- bis mandelgroßen Nackendrüsen ist daher nicht selten die einzig greifbare Handhabe zur Diagnose des Sitzes eines sonst unklaren fieberhaften Prozesses.

Im akuten Stadium kann es zu reflektorischer Nackenstarre und Schmerzen bei jeder Kopfbewegung kommen, so daß geradezu eine Meningitis vorgetäuscht werden kann.

Bei jüngeren Kindern mit wiederholten Erkrankungen der Rachentonsillen erstreckt sich häufig eine ganze Perlenkette dieser kleinen harten Drüschen am Hinterrand des Kopfnickers entlang bis zur oberen Schlüsselbeingrube.

Zu einer Vereiterung kommt es in diesen Fällen kaum je.

2. Die Submaxillar- und Jugulardrüsen.

2. Submaxillardrüsen: Abflußgebiet der Gaumentonsillen.

Ihr Quellgebiet sind zum größten Teil die Gaumentonsillen und die hinter ihnen gelegenen Teile des Rachens, zu einem kleineren auch noch der Nasenrachenraum.

Tonsillitis und Pharyngitis gehen ihrer Erkrankung daher stets, wenn auch nicht immer unter klinisch wahrnehmbaren Erscheinungen, voraus. Namentlich bei jüngeren Kindern wird man oft durch eine rasche, oft sehr erhebliche Anschwellung der am Kieferwinkel gelegenen Drüsen, einer oder auch beider Seiten, überrascht, bei denen man erst durch die genauere Anamnese etwas von einem, einige Tage vorher beobachteten, leichten Unbehagen der Kinder erfährt.

Säuglinge, bei denen die Angina der Gaumentonsillen seltener ist, neigen dementsprechend auch weniger zu Drüsenschwellungen dieser Gegend als solche jenseits des 2. Lebensjahres.

Symptome der akuten Entzündung.

Die akute Entzündung der Drüsen schließt sich in der Regel der Rachenerkrankung nach einigen Tagen unmittelbar an oder auch erst, wenn diese schon völlig abgeklungen ist. Das Fieber wird wieder höher oder setzt erneut ein; es kann sich, in der Regel remittierend, gelegentlich wochenlang auf ansehnlicher Höhe halten. Nur selten fehlen Temperaturerhöhungen, entweder von Anfang oder von dem Augenblick an, wo der Einschmelzungsprozeß bereits eingetreten ist.

Die Schwellungen sind fast stets schmerzhaft und können zu ansehnlichen Tumoren von über Hühnereigröße werden, namentlich wenn auch benachbarte Drüsengruppen und das periglanduläre Gewebe in den Prozeß einbezogen werden. In letzterem Falle kommt es in der Regel dann auch zu eitrigen Einschmelzungen. Doch wird man anderseits auch immer wieder von der Tatsache überrascht, daß mächtig geschwollene, selbst prall gespannte Drüsenpakete in wenig Tagen ebenso schnell zurückgehen, wie sie gekommen sind. Die Bildung eines Abszesses macht sich durch vermehrte Druckempfindlichkeit, Rötung der Haut und Fluktuationsgefühl bemerkbar.

Häufig Abszedierung.

Die Behandlung der Lymphadenitis colli wurde schon beim „Drüsenfieber" (S. 77) besprochen. Daher mögen hier einige Bemerkungen genügen: Solange es sich um geringere Entzündungserscheinungen handelt (derbes, gutumschriebenes Infiltrat, ohne periglanduläres Ödem, von mäßiger Größe und Schmerzhaftigkeit), genügt meist Auftragen von purem Ichthyol oder Ichthyolvaseline (20—50%), oder Einpinseln von 10%igem Jodvasogen. Bei zunehmender Empfindlichkeit und Schwellung mit periglandulärem Ödem: heiße Kataplasmen oder Antiphlogistinepackung (s. S. 78). Wiederholt hatten wir den Eindruck, daß parenterale Eiweißtherapie (intramuskuläre Injektionen von 20 Minuten lang gekochter Milch in steigenden Dosen, von 1—5 ccm, oder Kaseosan, 0,3—1,0 ccm, 2 mal in der Woche), die drohende Einschmelzung noch verhütet hatten; in anderen Fällen fördert sie sie dagegen und kürzt die Wartezeit ab. Keinesfalls beeile man sich mit der Inzision. Ein zu früher Termin wird stets erkauft mit der Notwendigkeit zu größerer Spaltung und mit verlängerter Heilungszeit. Wartet man dagegen die völlige Reifung ab, so genügt eine feine Stichinzision, die zu einer später oft kaum wahrnehmbaren Narbe führt.

Therapie: So lang als möglich konservativ.

Milchinjektionen hemmen oder beschleunigen die Abszedierung.

Nicht zu früh inzidieren!

Oft ist es uns auch gelungen, ohne jede Inzision, nur durch ein- oder mehrmalige Punktion den Eiter zu entleeren. Dabei ist zu beachten, von einer gesunden Hautstelle außerhalb und oberhalb(!) des Entzündungsbereiches in den Abszeß einzudringen.

Punktion des Eiters.

Der Entleerung kann eine Bestrahlungskur mit der Quarzlampe angeschlossen werden.

3. Die retropharyngealen Drüsen.

Noch seltener — schon wegen ihres schwer zugänglichen Sitzes — gewinnt bei Infektionen des Nasenrachenraums die Beteiligung der retropharyngealen Lymphdrüsen klinische Bedeutung. Wird darauf jedoch besonders geachtet, so findet man sie — wenigstens im jüngsten Kindesalter — recht häufig miterkrankt.

Keineswegs seltene Erkrankung.

Ihr Abflußgebiet ist der Nasenrachenraum. Von diesem führen Lymphbahnen zu den paarig angelegten Glandulae pharyngeales laterales, von wo aus Anastomosen zu den übrigen Halsdrüsen ziehen. Einige von ihnen passieren vorher die kleinen, medial in der Höhe des 2. Halswirbels gelegenen retropharyngealen Schaltdrüsen, die unbeständig sind und später wieder verschwinden.

Quellgebiet des Nasenrachenraumes.

Die häufigste Ursache ihrer Erkrankung, der nichteitrigen und der eitrigen Form (Retropharyngealabszeß) sind daher Infektionen im Nasenrachenraum (besonders die Angina retronasalis) bei jungen Kindern. Von 467 Erkrankungen entfielen nach *Bokay* 296 auf das erste, nur noch 78 auf das 2. Lebensjahr! Später werden Retropharyngealabszesse kaum mehr beobachtet. Zu Zeiten von Grippeepidemien macht sich nicht selten ein gehäuftes Auftreten bemerkbar.

Sie erkranken vorwiegend in den ersten beiden Lebensjahren.

Klinische Bedeutung gewinnt die Erkrankung der retropharyngealen Lymphdrüsen nur dann, wenn ein größeres Infiltrat entstanden ist, das die Speise- und Luftpassage behindert, oder wenn es gar eitrig einschmilzt und ein

Retropharyngealabszeß

entstanden ist.

Symptomatologie: Obwohl die Diagnose keinerlei Schwierigkeiten macht, wenn man nur an die Möglichkeit denkt, wird sie doch vom Unerfahrenen häufig verfehlt. Dabei weisen sehr charakteristische Erscheinungen darauf hin: Das Schlucken ist erschwert und schmerzhaft. Säuglinge stoßen daher gewöhnlich nach einigen Schlücken die Flasche fort. Die Atmung geschieht mühsam und angestrengt; dabei ist der Mund meist etwas offen und bei jedem Inspirium entsteht der sehr typische pharyngeale Stridor, „ein zwischen Schnarchen und Sägen stehendes Geräusch" (*Finkelstein*); häufig stellt sich noch ein quälender Reizhusten ein. Bei tiefem Sitz der Geschwulst kann es auch zu Zyanose und Erstickungsanfällen kommen, sei es, daß eine Verschwellung des Kehlkopfeingangs oder ein reflektorischer Glottiskrampf eintritt. Die Stimme ist gaumig, kloßig, oft auch heiser. Drehbewegungen des Kopfes werden vermieden, dieser selbst wird meist in halbgeneigter Stellung fixiert gehalten. Das Gesicht ist etwas gedunsen und die Bulbi können leicht hervortreten. Fieber von mittlerer Höhe besteht in der Regel.

Charakteristische Symptome.

Stridor pharyngealis.

Der geschilderte Symptomenkomplex ist so charakteristisch, daß der Verdacht einer Retropharyngealgeschwulst oft schon auf den ersten Blick, richtiger auf das erste Geräusch, erweckt wird. Bestätigt wird er aber erst durch den lokalen Inspektionsbefund und vielfach erst durch den Palpationsbefund. Denn nur die hochsitzende Schwellung ist bei genügender Mundöffnung und guter Beleuchtung als deutliche, halbkugelige Vorwölbung an der Seite oder in der Mitte der hinteren Rachenwand erkennbar. Ohne diese Voraussetzung gelingt es erst durch die Digitalpalpation den Nachweis einer Schwellung zu erbringen und dabei gleichzeitig ihren Sitz (Mitte oder seitlich, hoch oder tief) und das Stadium des Infiltrates festzustellen. Im Gegensatz zu der sonst straffen Spannung der hinteren Rachenwand ist die kissenartige, bald mehr gespannte, bald elastische Vorwölbung leicht zu erkennen.

Die Inspektion genügt nur bei hochsitzender Schwellung.

Sonst stets Palpation!

Keineswegs in allen Fällen kommt es zur Abszedierung. Bei gut einem Drittel der Fälle (unter Zurechnung auch geringerer Infiltrationen in einem noch höheren Anteil) kann mit der spontanen Rückbildung gerechnet werden. Bei der Mehrzahl der Fälle aber weist das nach einigen Tagen wahrnehmbare Fluktuationsgefühl auf die eingetretene eitrige Einschmelzung hin.

Etwa ⅓ der Schwellungen geht spontan zurück.

Verschiedene Wege der Eitersenkung.

Große Abszesse, meist durch Zusammenfließen mehrerer entstanden, können sich auch schon von außen durch eine seitlich am Hals auftretende weiche Vorwölbung zu erkennen geben. In viel selteneren Fällen senkt sich der Eiter nach der Parotis, dem Gehörgang oder gar nach dem Mediastinum hin und gibt in letzterem Fall zu einer eitrigen Mediastinitis Veranlassung. Noch seltener ist eine Pyämie. Tritt eine Spontanperforation, in der Regel nach innen, ein, so kann es durch Aspiration von Eiter zu plötzlichem Erstickungstod oder zur Aspirationspneumonie kommen.

Bakteriologisch werden im Eiter in der Regel Streptokokken, gelegentlich auch Influenzabazillen gefunden.

Differentialdiagnose.

Die Diagnose einer Retropharyngealgeschwulst macht keine Schwierigkeiten, wenn man die charakteristischen Symptome beachtet (das schmerzhafte Schlucken, den pharyngealen Stridor, die Zwangshaltung des Kopfes) und die Abtastung der hinteren Rachenwand nie vergißt, da die Inspektion allein oft im Stiche läßt (ungenügende Mundöffnung, zu viel Schleimabsonderung, zu tiefer Sitz). Nur die Natur der Schwellung kann gelegentlich mit einem Senkungsabszeß bei Halswirbelkaries verwechselt werden, der aber kaum je so akut in Erscheinung tritt, oder mit ganz ausgefallenen Anomalien, wie etwa einer Dermoidzyste des Rachens, einer basalen Enzephalozele, einer pharyngeal gelagerten Struma oder einem Aneurysma der Karotis. Die in der Praxis nicht selten zu beobachtende Fehldiagnose eines Krupps sollte bei Beobachtung des ganz anders gearteten Stridors, der bis zur Aphonie führenden Heiserkeit und des sehr viel stärkeren inspiratorischen Stridors leicht zu vermeiden sein.

Zunächst konservativ behandeln!

Die Behandlung wird so lange abwartend sein dürfen, so lange noch keine Abszedierung eingetreten ist und daher mit einem Spontanrückgang gerechnet werden darf. Man gibt eine Schwitzpackung und macht lokal heiße Umschläge (Kataplasmen).

Nicht zu früh und nicht zu spät inzidieren!

Die Eröffnung des Abszesses soll nicht zu früh erfolgen, da außer einem vorübergehenden Entspannungsgefühl nicht viel damit zu erreichen ist, aber auch nicht zu spät, um nicht die Gefahr einer Eitersenkung oder einer unglücklich ausfallenden Spontanperforation heraufzubeschwören. Sie wird in der Regel vom Mund aus vorgenommen.

Technik.

Technik: Dazu sitzt das Kind auf dem Schoß der Pflegerin mit leicht vornübergeneigtem Kopf, gerade dem Arzt gegenüber. Der Mund wird durch Einklemmen einer Wangenfalte oder durch eine seitlich einzuführende Mundsperre offengehalten; dagegen hat der *Whitehead*sche Mundöffner schon mehrmals plötzliches „Wegbleiben", wohl infolge von Glottiskrampf, ausgelöst.

Keinen „Whitehead" benützen!

Man dringt längs des eingeführten linken Zeigefingers mit einem, bis $\frac{1}{2}$ cm von der Spitze mit Heftpflaster umwickelten, spitzen Skalpell bis zum Geschwür vor und spaltet es mit einem längsgeführten, bei seitlicher Geschwulst besser schräg von außen nach innen gerichteten und wegen der Gefahr einer vorzeitigen Verklebung nicht zu kleinen Schnitt. Zur Vermeidung von Eiteraspiration muß der Kopf sofort nach der Eröffnung stark vornübergeneigt werden. Statt des Messers kann man auch noch besser eine Kornzange mit vorn zugespitzten, sich längs öffnenden Branchen einführen, durch deren Spreizung leichter für genügenden Eiterabfluß gesorgt werden kann. Die Gefahr einer stärkeren Blutung ist, von den seltenen Anomalien der Gefäße abgesehen, sehr gering. Größer ist die eines Anfalles von Glottiskrampf oder exspiratorischer Dyspnoe. Man gibt daher vorsichtshalber bei dazu disponierten Kindern vor dem Eingriff ein Klysma von 0,5 g Chloralhydrat oder innerlich 0,05 g Luminal.

Eine Nachfüllung von Eiter durch Verklebung der Inzisionswunde ist nicht immer zu vermeiden, so daß sie vielfach noch ein oder mehrere Male aufs neue operativ geöffnet werden muß. Auf diese Weise kann sich die Erkrankung wochenlang hinschleppen. Der endgültige Ausgang ist aber in der überwiegenden Mehrzahl der Fälle ein günstiger.

Häufig Eiterverhaltungen.

Nur bei deutlich sichtbarer Vorwölbung an der Außenseite des Halses kann der Abszeß auch von hier aus, am besten vor dem Kopfnicker, eröffnet werden. Doch überlasse man in Anbetracht der Gefährlichkeit dieser Region für den Ungeübten den Eingriff dann lieber dem Chirurgen.

Eröffnung von außen.

Die Hyperplasie des lymphatischen Rachenrings.

Die Hyperplasie des lymphatischen Rachenrings kann eine Teilerscheinung der Hyperplasie des gesamten lymphatischen Apparates (aller Lymphdrüsen, der Milz, des Thymus, der Follikel des Verdauungsapparates usw.) sein, oder sie bleibt örtlich beschränkt, häufig unter Bevorzugung nur einzelner Teile des Rachenrings: der Rachentonsille, einer oder beider Gaumentonsillen oder aller drei Tonsillen gleichzeitig.

Es liegt nahe, für den ersten Fall vorwiegend konstitutionelle, für den zweiten lokale Ursachen, z. B. wiederholte entzündliche Reize, verantwortlich zu machen. Die Erfahrung lehrt aber, daß auch bei einer auf den lymphatischen Rachenring beschränkt bleibenden Vergrößerung äußere und innere Einflüsse in vielfacher Wechselbeziehung wirksam sind. Mag man auch zweifellos gar nicht selten Kinder mit ausgesprochen hypertrophischen Tonsillen finden, die niemals eine besondere Neigung zu entzündlichen Prozessen gezeigt haben, wie es anderseits auch solche mit rezidivierenden, selbst chronischen Tonsillitiden gibt, bei denen es zu keiner hyperplastischen Veränderung kommt, so sind doch in der Mehrzahl der Fälle endogene und exogene Einflüsse unverkennbar. Unter den letzteren dürfte den Infekten die bedeutungsvollste Rolle zuzuschreiben sein.

Ursachen der Hyperplasie.

Exogene und endogene Einflüsse.

Die gleiche Rolle wie der Infektion muß aber wohl auch einer übermäßigen Ernährung zugesprochen werden (*Czerny*). Es ist m. E. kein Zweifel, daß einschneidende Beschränkung der Ernährung eine unverkennbare Verkleinerung der Tonsillen zur Folge haben kann.

Die Bedeutung übermäßiger Ernährung.

So habe ich längere Zeit einen 5jährigen Jungen mit besonders großen, im Schlaf zu starkem Stridor führenden Gaumentonsillen beobachtet, der an einem rezidivierenden Ösophagospasmus litt und bei dem regelmäßig der Stridor verschwand, sobald der Ösophagospasmus sich bis zu völliger, einige Tage anhaltender Passagestörung verstärkte. War eine leidliche orale Nahrungsaufnahme aber wieder durchführbar, so kehrte der Stridor prompt zurück.

Ungeklärt ist noch, ob nur das kalorische Überangebot oder ob bestimmte Nahrungsbestandteile auf den lymphatischen Apparat einen Wachstumsreiz ausüben.

Monrad fürchtet das tierische Fett und hält dementsprechend eine diätetische Behandlung für wichtiger als eine chirurgische — eine Annahme, für die auch die Ergebnisse von Tierversuchen ins Feld geführt werden könnten (*Settle, Lefholz*). Unvereinbar damit ist allerdings die Beobachtung *Viggo Schmidts*, daß in Wien während der Kriegsjahre die adenoiden Vegetationen sogar an Zahl zugenommen hätten, was zum mindesten nicht im Sinne einer vorwiegenden Bedeutung des Fettes verwendet werden kann.

1. Die Hyperplasie der Gaumentonsillen.

Häufigkeit der Hyperplasie.

Über die Häufigkeit der Tonsillenhyperplasie finden sich in der Literatur recht divergierende Angaben. So schwanken z. B. in den Schulstatistiken die Zahlen zwischen 12—44% für die Hypertrophie der Gaumentonsillen, zwischen 6—37% für die der Rachentonsillen. Wenn gar *Nadoleczny* in München bei 94% der Schulkinder oder *Mellat* (allerdings an einem Sektionsmaterial) schon im Säuglingsalter bei 30,7% vergrößerte Rachentonsillen festgestellt haben wollen, so kann man solche Unstimmigkeiten nur damit erklären, daß das, was für pathologisch vergrößert angenommen wurde, eine ganz subjektive Beurteilung erfahren haben muß.

Was gilt als hyperplastisch?

Aber wenn man auch z. B. bei den Gaumentonsillen nur diejenigen als vergrößert bezeichnet, die die Tonsillenbucht in irgendeiner Ebene deutlich überragen, so kommt man auf Grund der Untersuchungen von *Marg. Schönberger* an der Wiener Kinderklinik doch auch zu dem Ergebnis, daß die Zahl von Kindern mit einwandfrei vergrößerten Mandeln im zweiten Lebensjahr bereits 16% beträgt, bis zum vierten auf 30% ansteigt, dann wieder auf etwa 20% absinkt, um im zehnten Jahr wieder auf 25% zuzunehmen. Von da an setzt ein ununterbrochener Rückgang in der Zahl der pathologischen Vergrößerungen ein. Die physiologische Involution macht sich geltend, so daß im 18. Lebensjahr bereits 75% aller Menschen Gaumentonsillen aufweisen, die den hinteren Gaumenbogen nicht mehr erreichen oder sogar in der Nische wieder ganz verborgen sind. *Pirquet* spricht danach von einer Hypertrophia infantilis im vierten und einer Hypertrophia puerilis im zehnten Lebensjahr.

Hypertrophia infantilis und puerilis.

Die Größe der Tonsillen bei Säuglingen.

Besondere Verhältnisse liegen bei den Neugeborenen vor. In 94,5% aller Fälle (*Schönberger*) liegen die Gaumentonsillen in der Nische verborgen. Erst im Verlaufe des ersten Jahres werden sie in einem von Monat zu Monat zunehmenden Prozentsatz sichtbar, so daß gegen Ende der Säuglingszeit nur noch bei 5% der Kinder die geringe Größe, wie sie den Neugeborenen eigen, sich erhalten hat. Pathologische Vergrößerungen sind aber im ganzen ersten Lebensjahr sehr selten (1% nach *Blos*). In solchen Fällen scheinen dann hereditäre Einflüsse maßgebend zu sein. So kenne ich mehrere kinderreiche Familien, bei denen jedes der Kinder bereits um die Mitte des 2. Lebensjahres Gaumentonsillen aufwies, die beinahe aneinanderstießen.

Die Beschwerden hängen weniger von der absoluten Größe als von der Richtung der Vergrößerung ab.

Symptomatologie. Ob die Vergrößerung der Tonsillen dem Träger Beschwerden verursacht, hängt weniger von ihrer absoluten Größe ab, als von der Richtung, die das Wachstum genommen hat. Geschieht es mehr in der Sagittalebene, wenn auch zuweilen mit zapfenartiger Verlängerung, so werden zwar die Gaumenbögen stark nach vorn und hinten gedrängt werden, Atmung, Stimmklang und Nahrungsaufnahme usw. werden aber nur wenig beeinflußt sein. Anders, wenn medianwärts große kugelige Geschwülste vorspringen, die sich bei beiderseits etwa gleicher Größe oft nahezu berühren (s. Tafel 4). Dann wird die Stimme gaumig, kloßig und die Atmung behindert, so daß es zu einem lauten „pharyngealen Stridor“, besonders beim Schlafen, kommen kann. Jüngere Kinder schrecken nicht selten durch Erstickungsgefühl aus dem Schlaf auf. Das ist besonders dann der Fall, wenn, wie so häufig, sich auch die Rachentonsille an der Hypertrophie beteiligt, oder ein akut entzündlicher Prozeß die Hypertrophie zeitweilig noch mehr vergrößert oder andere Partien des lymphatischen Rachenrings zur Schwellung veranlaßt.

Pfröpfe.

Die Oberfläche der vergrößerten Tonsillen kann glatt oder stärker zerklüftet sein. Im letzteren Falle ragen nicht selten aus den Krypten kleine, weiße Retentionspfröpfe (s. auch S. 66 und Tafel 4) vor, die das Bild einer Angina lacunaris vortäuschen können. Das Fehlen sonstiger entzündlicher Erscheinungen an den Tonsillen und ihrer Umgebung, die Beschwerdelosigkeit, der Mangel fieberhafter Allgemeinerscheinungen und das lange Zeit unveränderte Bestehenbleiben dieser „Beläge" lassen ihren Charakter unschwer erkennen. **Häufig Pfröpfe**

Ob sie allerdings keinerlei klinische Bedeutung haben (*Göppert*), scheint mir zweifelhaft, da ich wiederholt bei damit behafteten Kindern wochen- und monatelang leichte Temperaturerhöhungen, wenn auch bei sonst kaum gestörtem Allgemeinbefinden, beobachtet habe, die nach der Entfernung der Pfröpfe verschwanden. **Sind sie ganz harmlos?**

Diagnose: Abgesehen davon, daß man bei einseitiger auffälliger Tonsillenvergrößerung die Möglichkeit einer Tuberkulose oder eines Tumors (s. u.) erwägen soll, macht die Feststellung einer pathologischen Tonsillenvergrößerung, wenn man sich an die oben angegebene Abgrenzung hält, keine Schwierigkeiten.

Behandlung: Man sollte in jedem einzelnen Falle sich nach Möglichkeit zunächst ein Urteil darüber zu bilden versuchen, ob die Vergrößerung der Mandeln als überschüssiges Wachstum (Hyperplasie) durch vorwiegend endogene (Heredität und Konstitution) oder als Hypertrophie durch vorwiegend exogene Einflüsse (z. B. wiederholte Infektionen oder übermäßige Ernährung) entstanden ist. Im ersteren Falle kann man bei mäßiger Vergrößerung vielfach in Ruhe die physiologische Involution abwarten und die Behandlung auf diätetische Maßnahmen (Vermeidung jeglicher zur Mast führenden Ernährung) beschränken. Auch verhältnismäßig große Tonsillen sollte man unangetastet lassen, solange keine Zeichen von Raumbeengung bestehen. **Nicht jede hypertrophische Tonsille muß operiert werden!**

Sind solche jedoch vorhanden, dann hat es keinen großen Zweck, allzu lange sich mit diätetischen Maßnahmen aufzuhalten, da sie dann doch nicht genügend wirksam sind und man mit dem verhältnismäßig einfachen Eingriff der

Abkappung (Tonsillotomie)

den Kindern schnelle Erleichterung bringen kann. In solchen Fällen spielt auch das Alter keine wesentliche Rolle. Selbst bei Säuglingen ist sie wiederholt mit Erfolg durchgeführt worden. **Indikationen der Tonsillotomie.**

Die Tonsillotomie mittels des üblichen *Fahnenstock*schen Tonsillotoms ist überall dort, wo die Tonsille ein gutes Stück aus der Gaumenbucht medianwärts herausragt, ein technisch einfacher Eingriff, bei dem es nur darauf ankommt, zuerst den unteren Pol in den Ring zu bringen und dann durch Druck nach außen auch den oberen Pol hereinzupressen, so daß die Abkappung auch genügend Raum schafft. Technische Schwierigkeiten bietet sie dagegen bei vorwiegend in der sagittalen Ebene vergrößerten Tonsillen, die den Gaumenbögen meist recht fest anliegen. Da in diesen Fällen auch häufiger arterielle Blutungen, sei es aus der Wunde, sei es aus einem verletzten Gaumenbogen beobachtet werden — die allerdings durch genügend lange Digitalkompression oder besser noch durch ein *Mikulicz*sches Kompressorium in der Regel ohne Naht zum Stehen zu bringen sind —, so sollte man zum mindesten diese Fälle stets dem geübten Facharzt überlassen. Dagegen scheint es mir doch vielleicht zu weit gegangen zu sein, diesen Rat, wie *Fischl* will, ganz zu verallgemeinern. **Technik der Tonsillotomie.**

Vielfach wird es als geradezu brutal bezeichnet, den Eingriff anders als in Rauschnarkose (dann am besten mit Chloräthyl) vorzunehmen. Für ängstliche, **Mit oder ohne Narkose?**

sensible oder widerspenstige Kinder ist diese Maßnahme auch durchaus empfehlenswert. Da sie aber eine, wenn auch recht gering einzuschätzende Gefahrenquelle bedeutet und unter Umständen den Eingriff noch technisch erschweren kann, so möchte ich auch hier keiner Verallgemeinerung das Wort reden. Eine richtige psychische Technik im Umgang mit Kindern ist für viele Fälle ein genügender Schutz, um den viel zitierten psychischen Operationsschock zu vermeiden.

Nicht ambulatorisch.

Dagegen halte ich das gerade auch von Fachärzten nicht selten geübte Verfahren „ambulatorischer Tonsillotomien" für gewagt, da auch Spätblutungen vorkommen können.

Ernährung nach der Operation.

Die Kinder gehören sofort für etwa 3 Tage ins Bett. Während dieser Zeit besteht die Nahrung aus flüssigen und breiigen Speisen, die am ersten Tag am besten eisgekühlt gegeben werden. Spülungen des Mundes genügen; eigentliches Gurgeln dagegen ist zum mindesten am ersten Tag zu unterlassen.

Diphtherieähnlicher Mundbelag.

Nach jeder Tonsillotomie bedeckt sich die Operationswunde mit einem, durch Exsudation gebildeten weißen Überzug, der an einen Diphtheriebelag erinnert und sich nach wenigen Tagen abstößt. Doch denke man daran, daß sich nicht ganz selten eine echte Diphtherie auf der Wunde etabliert.

So einfach die Indikationsstellung für die Operation der Tonsillenhypertrophie aus raumbeengenden Gründen ist, so schwierig kann sie werden, wenn die Tonsillen der Schauplatz wiederholter lokaler Entzündungen oder die Quelle einer Allgemeininfektion geworden sind. Hier ist nicht nur das Ob, sondern auch das Wie des Eingriffs zu entscheiden.

Nicht die Größe, sondern die Art der Erkrankung bestimmt die Operationsmethode.

Das letztere ist meist leichter möglich. Wenn man sich überhaupt zu einem Eingriff entschließt, dann muß man sich auch sagen, daß eine einfache Abkappung für diese Fälle keinen sicheren Erfolg versprechen kann. Die neugeschaffene Oberfläche bleibt reich an Krypten und der zurückgebliebene laterale Tonsillenrest kann ebenso pathologisch verändert sein als der entfernte mediale. Keineswegs sind in diesen Fällen die Tonsillen auch immer besonders groß. Gerade nach wiederholten Anginen schrumpfen sie nicht selten beträchtlich zusammen, so daß man die kleinen Tonsillen von diesem Gesichtspunkt aus oft mehr zu fürchten hat als die großen. Nur die totale Entfernung allen Tonsillengewebes in Form der

Tonsillektomie

kann hier einen Nutzen versprechen. Daß diese zu keinerlei nachteiligen Folgen führt, ist durch tausendfältige Erfahrung festgestellt. Selbst die Anhänger der Lehre von der Schutzwirkung der Tonsillen können sich dem Einwand kaum verschließen, daß bei einem entzündlich veränderten Organ von einem Schutz nicht mehr viel die Rede sein kann. Auch bleibt in Anbetracht der physiologischen Einheit des gesamten Rachenrings bei totaler Entfernung der Tonsillen noch genügend diffus eingestreutes lymphadenoides Gewebe zurück.

Sorgfältig abwägen!

Auf der anderen Seite handelt es sich aber bei der Tonsillektomie um eine sehr viel eingreifendere Operationsmethode, die mit erheblich größerer Belästigung und auch mit größeren Gefahren (Blutungen, lokalen und allgemeinen Infektionen) verbunden ist. Die Indikationsstellung erfordert daher ein sehr viel ernsteres Abwägen von Nutzen und Gefahr.

Über den Nutzen gehen die Ansichten in einer kaum mehr übersehbaren Literatur noch immer diametral auseinander. Selbst in Amerika, der Hochburg des Massenangriffs auf die Tonsillen, mehren sich neuerdings die Stimmen der Zurückhaltung (*Davis James*). Am meisten Übereinstimmung herrscht noch hinsichtlich der rezidivierenden Tonsillitiden (auch der Tonsillarabszesse), die das Gedeihen der Kinder immer wieder ein Stück rückwärts werfen und bei älteren auch den Schulbesuch und den Schulerfolg ungünstig beeinflussen. Hier kann die Rezidivgefahr durch die Operation ganz erheblich reduziert werden.

Sicherer Nutzen bei rezidivierenden Tonsillitiden und Tonsillenabszessen.

Sehr viel unsicherer ist man jedoch im Einzelfalle, ob die Tonsille als Infektionsherd für eine Allgemeininfektion entfernt werden muß. Die *Paeßler*sche Lehre von der tonsillogenen Entstehung von Allgemeinerkrankungen (Polyarthritis rheumatica, Chorea, Endokarditis, postanginöse hämorrhagische Nephritis, protrahierte subfebrile Zustände ohne sonstige Symptome usw.) hat heute, namentlich seitdem sie in Amerika (von *Rosenow* und vielen anderen) ausgebaut wurde, zahlreiche Anhänger. Zugegeben, daß eine schlagende Beweisführung für ihre Richtigkeit schwer zu erbringen ist, da Rezidive der Allgemeinerkrankung trotz Tonsillektomie auf das Vorhandensein noch weiterer Infektionsquellen bezogen werden können, während sie anderseits auch ohne den vorausgegangenen Eingriff vielleicht ausgeblieben wären; zugegeben auch, daß die sich z. T. auf ein sehr umfangreiches Material stützenden, katamnestischen Erhebungen (*Kaiser*, *Lawrence*, *Ingerman* und *Wilson*, *Morawitz* und viele andere) teils für, teils wider ihren Nutzen ins Feld geführt werden können. Trotzdem kann man sich auch bei skeptischer Einstellung im Einzelfall oft des Eindrucks eines Zusammenhangs nicht erwehren. Auch das zuweilen zu beobachtende Wiederaufflackern einer Polyarthritis oder Nephritis im unmittelbaren Anschluß an die Tonsillenoperation drängt diese Annahme noch besonders auf. Legt man dann noch das größere Risiko eines in vielen Fällen das Leben schwer beeinträchtigenden oder gar unmittelbar bedrohenden Rezidivs auf die eine Wagschale, das doch recht kleine Risiko des Eingriffs auf die andere, so wird man sich in der Regel doch für letzteren entscheiden müssen. Allerdings sollte man nach Möglichkeit sich vorher die Sicherheit verschaffen, daß die Mandeln auch tatsächlich krank, und daß nicht andere Infektionsherde (Zähne, Nebenhöhlen u. a. m.) anzuschuldigen sind.

Schwer beweisbarer Nutzen bei lokaler Sepsis.

Das Risiko eines Rezidivs ist größer als das Risiko des Eingriffs.

Diese Forderung ist zwar leichter gestellt als erfüllt, da die Feststellung einer Mandelinfektion auch von sehr geübter Hand, namentlich bei Kindern, große Schwierigkeiten machen kann und bakteriologische Befunde in der Regel nicht verwertbar sind. Meist aber muß man sich, wenn Reste von abgelaufenen Entzündungen nicht mehr zu konstatieren sind, auf die Anamnese (wiederholte Tonsillitiden) stützen.

Die Feststellung kranker Tonsillen ist oft schwierig.

Vor dem 5. Lebensjahr wird man die Operation in der Regel nicht ausführen. Der günstigste Zeitpunkt ist ein von Anginen oder Allgemeininfekten freies Intervall.

Zeitpunkt des Eingriffs.

Der Eingriff selbst ist Sache des Halsfacharztes.

Über die an Stelle der Operation neuerdings empfohlene Strahlenbehandlung (Röntgen, Radium) fehlen mir eigene Erfahrungen. Daß namentlich die Röntgenstrahlen das lymphatische Gewebe rasch zur Schrumpfung bringen, scheint sicher zu sein (*Schönfeld*). Eine Verkleinerung der hypertrophischen Tonsillen ist daher leicht zu erreichen. Ob deswegen aber die operativen Verfahren überflüssig werden, scheint mir zweifelhaft, da in Fällen einfacher Hyperplasie die harmlose Kappung genügt und für eine notwendige radikale Entfernung die Strahlenbehandlung anscheinend doch zu unsicher ist.

Strahlenbehandlung.

2. Die Hypertrophie der Rachentonsille (Adenoide Vegetationen).

Große Häufigkeit, auch bei jungen Kindern.

In der Mitte des Rachendachs liegt die *Luschka*sche Rachentonsille, hinter den Choanen und zwischen den Mündungen der Ohrtrompete eingebettet. Begreiflich also, daß schon Vergrößerungen mäßigen Grades viel früher und viel erheblichere Störungen als bei der Gaumentonsille verursachen müssen. Bedenkt man ferner die außerordentliche Häufigkeit der Hypertrophie, die bei Schulkindern mit 25—30% angenommen werden darf, so mag man es schon verstehen, wenn z. B. die italienische Regierung einen wahren Feldzug gegen sie organisiert hat. Im Gegensatz zu den Vergrößerungen der Gaumenmandeln findet man sie auch im Säuglingsalter gar nicht so selten, wenn auch eine angeborene Hyperplasie (*Erdély* u. a.) wohl nicht vorkommt (*Finkelstein*). Auf- und Abstieg der Häufigkeitskurve vollzieht sich ebenso wie bei der Hypertrophie der Gaumentonsillen. Auch hier beginnt die physiologische Involution etwa vom 12. Jahr ab.

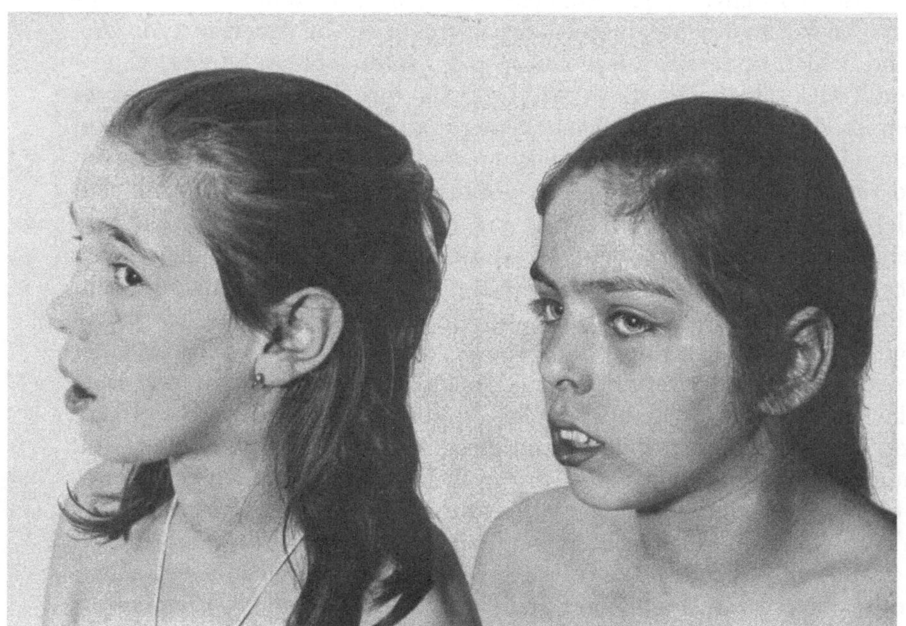

Fig. 32.
Physiognomie bei adenoiden Wucherungen.
(Grazer Kinderklinik, Professor *Pfaundler.*)

Nicht angeboren.

Heredität.

Fast wohl noch augenfälliger als dort drängt sich hier jedem die große Bedeutung der Heredität auf, wenn man den adenoiden Gesichtsausdruck in manchen Familien nicht nur bei einem der Elternteile und allen Kindern, sondern manchmal durch ganze Generationen nachweisen kann. Im übrigen darf für die Rolle der konstitutionellen und infektiösen Einflüsse auf das früher Gesagte (s. S. 83) verwiesen werden.

Vorherrschend sind die Zeichen der Raumbeengung.

Symptomatologie: Sie wird beherrscht von den Folgeerscheinungen der Raumbeengung, die schon den Gesichtsausdruck in einer so typischen Weise verändern, daß die Diagnose hier oft wirklich auf den ersten Blick gestellt werden kann. Das Gesicht scheint etwas in die Länge gezogen, der Mund ist mehr oder weniger offen, die Oberlippe etwas nach oben verzogen, so daß häufig die oberen Schneidezähne sichtbar werden. Der schlaffe, leicht blöde Gesichtsausdruck (Facies adenoidea) bringt seinen Besitzer oft zu Unrecht in den Verdacht einer geringen Intelligenz. **Adenoider Gesichtsausdruck.**

Die Atmung durch die Nase ist behindert, besonders im Schlaf und bei körperlicher Anstrengung, so daß die Kinder mit offenem Mund schlafen und in der Regel schnarchen. Viele schlafen auch sehr unruhig und schrecken oft auf. Auch echter Pavor nocturnus ist nicht selten. Bei stärkerer Vergrößerung leidet auch die Nahrungsaufnahme, besonders an der Flasche. Bei geöffnetem Mund fällt die spitze Form des Oberkiefers (Vortreibung des Zwischenkiefers) und der schmale steile Gaumen (Spitzbogenform) auf, mit der häufig Anomalien der Zahnstellung verbunden sind. **Behinderte Nasenatmung.** **Steiler Gaumen.**

Wir wissen heute, daß diese abnorme Kiefergestaltung nicht, wie man annahm, die Folge der Mundatmung sein kann — findet sie sich doch schon beim Foetus und Neugeborenen (*Siebenmann*) —, sondern ein keineswegs regelmäßiger Nebenbefund, der mit einer abnorm tiefen Lagerung der Zahnkeime (*Landsberger*) in Zusammenhang gebracht wird.

Zähneknirschen wird häufig beobachtet (nach *Benjamin* in 33%). Die Stimme ist gaumig und ohne Resonanz (Rhinolalia clausa). Der „tote" Klang betrifft besonders die Nasallaute (m und n). **Veränderter Stimmklang.**

Während der Appetit auf feste Speise oft gering ist, klagen viele Kinder — wohl infolge der durch die Mundatmung verursachten Trockenheit von Lippen- und Mundschleimhaut — über starkes Durstgefühl und frönen einem übermäßigen Wassergenuß. **Viel Durst.**

Fast nie fehlen in der Vorgeschichte Angaben über häufige Katarrhe der Nase und des Nasenrachenraumes, die sich von leichter Schwellung mit geringem schleimigen Sekret bis zu eitriger Sekretion steigern können und oft einen Dauerzustand darstellen. In vielen Fällen findet man bei der Inspektion der hinteren Rachenwand eine von oben nach unten ziehende Schleim- oder Eiterstraße als Hinweis auf noch bestehende entzündliche Prozesse an der Rachentonsille (Adenoiditis) oder auch kleine miliare rote Knötchen, die sich deutlich von der übrigen Schleimhaut abheben (Pharyngitis granulosa s. auch S. 65). **Neigung zu Katarrhen.** **Adenoiditis.** **Pharyngitis granulosa.**

Auch ein häufiger quälender Reizhusten, der sich namentlich beim Einschlafen und Aufwachen, in schweren Fällen aber auch tagsüber einstellt, dürfte auf das an der hinteren Rachenwand herabfließende zähschleimige Sekret zu beziehen sein. Bei reizbaren Kindern kann auch Würgen und Erbrechen dadurch ausgelöst werden. **Reizhusten.**

Auf die gleichen Ursachen sind auch die häufig anzutreffenden Schwellungen der Nackendrüsen zu beziehen, die in katarrhfreien Zeiten einen wertvollen Hinweis auf den Sitz der vorausgegangenen Infektion bilden und damit auch wieder für die Diagnose der adenoiden Vegetationen von Wert sein können. **Tastbare Cervikaldrüsen.**

Ein gelegentlich vorhandener Exophthalmus soll durch retrobulbäre Lymphstauung (*Spieler*) oder durch Veränderungen des knöchernen Orbitalgerüstes verursacht sein. **Exophthalmus.**

Thorax-deformitäten.

Nur in schweren Fällen stellen sich auch Deformitäten des Thorax ein (Abflachung, Einziehung der unteren Rippen und des Processus xiphoideus, Hühnerbrust, Skoliose der Brustwirbel).

Störungen des Gehörs.

Neigung zu Tuben- und Mittelohrkatarrhen.

Die Nähe der Ohrtrompete macht es verständlich, daß Störungen des Gehörs durch Verlegung der Tubenmündung eine alltägliche Folge der adenoiden Vegetationen sind. Durch die dadurch veranlaßte Luftresorption schaffen sie aber auch für entzündliche Prozesse (Tubenkatarrh, Mittelohrentzündung) die besten Vorbedingungen, so daß sie als deren häufigste Ursache angesprochen werden müssen.

Unsicher ist es dagegen, ob auch tieferliegende Katarrhe (Laryngitis, Bronchitis) durch ihre Anwesenheit unterhalten werden. Ich möchte diesen, von manchen abgestrittenen Zusammenhang für einzelne Fälle, die sich nach der Adenotomie rasch bessern, doch nicht ganz von der Hand weisen.

Fernwirkungen.

Dagegen begibt man sich bei der Besprechung der vielfach angenommenen Fernwirkungen auf ganz unsicheres Gebiet.

Sind die Kinder mit ad. Veg. weniger intelligent?

Es wurde schon erwähnt, daß der adenoide Gesichtsausdruck seinen Träger leicht in den Ruf mangelhafter Intelligenz bringt, für die Mehrzahl sicher zu Unrecht. Genaue vergleichende Intelligenzprüfungen haben keinen Unterschied zwischen Kindern mit und ohne Adenoide ergeben, wie auch umgekehrt keine Besserung der Intelligenzquote nach der Adenotomie erzielt werden konnte (*Hofbauer*, *Rogers*). Der manchen Idioten (Mongolismus, Myxödem) eigene adenoide Gesichtsausdruck hängt in erster Linie mit der bei ihnen besonders häufigen, spitzen Gaumenform zusammen, wodurch die vielen Mißerfolge der so oft überflüssigerweise ausgeführten Adenotomie sich zur Genüge erklären.

Die mangelhaften Schulleistungen stehen damit nur in indirektem Zusammenhang.

Wenn die geistige Entwicklung vieler Kinder mit adeoniden Vegetationen und ihre Leistungen in der Schule zu wünschen übriglassen, so dürfte die einfachste Erklärung dafür darin zu finden sein, daß sie wegen ihres mangelhaften Gehörs und der Behinderung der freien Nasenatmung dem Schulunterricht weniger aufmerksam folgen, wegen ihres unruhigen, oft gestörten Schlafes auch schon weniger ausgeruht und aufnahmefähig in die Schule kommen und wegen der häufigen Katarrhe sie öfters versäumen müssen. Die Adenotomie kann daher auch niemals die geistigen Fähigkeiten an sich heben, wohl aber ihre Verwendung günstiger gestalten.

Kein Zusammenhang mit Nervenkrankheiten.

Ebenso unsicher ist der von vielen Seiten vermutete Zusammenhang mit der Enuresis, Chorea, Epilepsie, dem Asthma bronchiale und vielem anderen. Die zur Erklärung herangezogene Annahme einer stärkeren CO_2-Überladung des Blutes hält einer kritischen Prüfung nicht stand. Eine gelegentlich nach der Adenotomie zu beobachtende Besserung (z. B. bei Enuresis) dürfte näherliegend auf die mit dem Eingriff verbundene psychische Wirkung zu beziehen sein.

Diagnose auf den ersten Blick.

Die Diagnose wird man in der überwiegenden Mehrzahl der Fälle schon auf den ersten Blick kaum verfehlen, wenn sich die Kinder mit ihrer typischen Facies adenoidea, der behinderten Nasenatmung, Veränderung des Stimmklangs, Schwerhörigkeit, Neigung zu Nasenrachenkatarrhen, Anschwellung der Zervikaldrüsen und dem gotischen Gaumendach vorstellen.

Fehldiagnosen durch anders bedingte Verlegung der Nasenatmung.

Trotzdem sind auch in solchen Fällen Fehldiagnosen möglich, weil alle diese Symptome nicht pathognomonisch für die Vergrößerung der Rachenmandel sind, sondern auch bei jeder anderen chronischen

Stenose des Nasenrachenraums (Verbiegung und Verdickung des Septums, Hyperplasie der hinteren Muschelenden, Schwellungen durch chronische Rhinopharyngitis, Verengung des Choanalkanals besonders bei Säuglingen [*Göppert*], hohes Gaumengewölbe usw.) sich finden können. Da sie anderseits keineswegs immer deutlich und vollzählig vorhanden sind, so sollte die Diagnose, namentlich wenn eine operative Behandlung erwogen wird, stets noch durch einen sicheren Nachweis gestützt werden.

Durch die Rhinoscopia anterior lassen sich verhältnismäßig leicht die in Frage kommenden Veränderungen der vordern Nase ausschließen. Dagegen erfordert es große Übung und bedarf vorherigen Einlegens von Tupfern mit 1%iger Novokain- oder Suprareninlösung (1:1000), um auch die vergrößerte Rachentonsille sich sichtbar zu machen. Nach Angabe der Fachärzte darf sie angenommen werden, wenn die punktförmigen Lichtreflexe an ihr beim i- oder a-Sagen sich nach oben verschieben. **Rhinoscopia anterior.**

Technisch noch schwieriger gestaltet sich die Rhinoscopia posterior, die nur bei älteren und besonders verständigen Kindern durchführbar ist. **Rhinoscopia posterior.**

So bleibt als einfachste Methode die palpatorische, wobei man, seitlich oder hinter dem Kinde stehend, mit dem gekrümmten Zeigefinger der rechten Hand so schonend wie möglich hinter das Gaumensegel vordringt und den Nasenrachenraum abtastet. Zur Sicherung vor Biß stülpt die andere Hand die eine Wangenseite möglichst nach innen ein. Auf diese Weise gelingt es zwar in der Regel leicht, die weichen Geschwulstmassen abzutasten, deren Blutreichtum sich auch an dem palpierenden Finger meist ausweist. Aber die Sympathie der Kinder hat man sich meist verscherzt. **Palpatorischer Nachweis.**

Trotzdem sollte man in zweifelhaften Fällen nicht darauf verzichten, um sich nicht zum Mitschuldigen an so vielen unangebrachten und auf falscher Diagnose basierenden Operationen zu machen.

Behandlung: Da wo die freie Nasenatmung fortgesetzt behindert ist oder rezidivierende Nasenrachenkatarrhe das Allgemeinbefinden beeinträchtigen, ganz besonders aber, wo das Gehör durch verminderte Hörfähigkeit oder Mittelohrentzündungen sich als beteiligt erweist, hat es keinen Sinn, längere Versuche mit diätetischen oder klimatischen Maßnahmen zu unternehmen, deren Erfolge ungewiß sind und zum mindesten zu lange auf sich warten lassen. Der operative Eingriff in Form der Adenotomie ist so wenig eingreifend und das Gefahrenrisiko so gering, daß man sie auch schwächeren Kindern zumuten und ängstlichen Eltern empfehlen kann. **Indikationen zur Operation.**

Technik: Das Kind sitzt auf dem Schoß der Pflegerin dem Operateur gegenüber, Arme und Beine gut fixiert. Vorsichtiges Eingehen mit einem Ringmesser (nach *Gottstein, Beckmann* oder *Schütz*) oder dem Instrument von *Siebenmann* hinter das Zäpfchen und etwas nach oben in den Nasenrachenraum. Dabei starkes Senken des Messerstiels, festes Andrücken der Messerschneide an das Rachendach. Dann die schneidende Fläche unter gleichzeitigem festem Andrücken an die hintere Rachenwand und Heben des Griffes nach abwärts ziehen und mit kurzem Ruck aus dem Mund entfernen.

Hinsichtlich der Narkose gilt das schon bei der Tonsillotomie Gesagte. Sie ist bei richtiger psychischer Technik in der Regel überflüssig, jedoch bei sehr aufgeregten oder sensiblen oder widerspenstigen Kindern dem weniger geübten zu empfehlen. Kurzer Chloräthylrausch genügt. **Narkose?**

Postoperative Blutungen sind selten (in etwa 1% der Fälle). Ihre Ursachen sind meist kleine, am Rachendach noch haftende Reste, nach deren Entfernung durch nachträgliches Kurettieren die Blutung meist bald steht. Andernfalls: Tamponade mit einer Lösung von Adrenalin (1:1000) oder Clauden. Subkutan: Gelatine, Pferdeserum. Schwere Blutungen lassen sich zu einem guten Teil vermeiden, wenn alle Fälle mit Verdacht auf eine hämorrhagische Diathese peinlich ausgeschaltet werden. **Blutungen.** **Vorsicht bei hämorrhagischer Diathese.**

Diät und Bettruhe.

Am ersten Tag soll kühle, flüssige, am zweiten breiige Kost genommen werden. Wegen der Möglichkeit von Infektionen soll 3 Tage Bettruhe eingehalten werden.

Die Möglichkeit des „Nachwachsens" ist keine Gegenindikation.

Das Lebensalter braucht für die Entscheidung des Eingriffs nicht von ausschlaggebender Bedeutung zu sein. Wenn man sich bei älteren Kindern auch leichter dazu entschließen wird, so kann er bei sonst einwandfreier Indikation auch in den ersten Lebensjahren gerechtfertigt sein. Der Einwand eines eventuellen „Nachwachsens" (etwa 18% Rezidive!) ist nicht stichhaltig, wenn den Kindern eine Reihe von beschwerdefreien Jahren verschafft werden können.

Ungünstiger Zeitpunkt für den Eingriff.

Dagegen vermeide man den Eingriff in Epidemiezeiten, sowie im unmittelbaren Anschluß an Nasenrachen- und Mittelohrinfektionen. Wenigstens 10 Tage lang sollten die Kinder vorher fieberfrei sein!

Technik bei Säuglingen.

Auch bei Säuglingen kommt der Eingriff ausnahmsweise in Frage. Hier überzeuge man sich vorher aber zuverlässig, ob nicht andere Veränderungen (Rhinitis posterior, Verengerung oder Atresie der Choanen) an der Verlegung der Nasenatmung schuldig sind.

Mit Vorteil bedient man sich hier des *Trautmann*schen Löffels oder einer Kürette mit weichem Stiel, dem man eine solche Biegung gibt, daß man mit der notwendigen Senkung das Dach des Nasenrachenraums noch erreichen kann.

Mißerfolge der Operation.

Man muß zugeben, daß auch bei einwandfreier Technik ein voller Erfolg nicht immer zu erreichen ist. Das gilt namentlich hinsichtlich der Mundatmung, die auch nach völliger Entfernung der Rachentonsille gar nicht selten unverändert bestehen bleibt. Zum Teil liegt dies daran, daß die Kinder sich zu sehr an sie gewöhnt haben und erst durch

Atemübungen.

Atemübungen (dazu bedient man sich bei jungen Kindern nach *Finkelstein* zweckmäßig eines mit der Lippe festzuhaltenden Bleistifts oder eines Seifenblasenspiels oder dgl.) allmählich lernen müssen, die Nase richtig zur Atmung zu gebrauchen. Häufiger aber ist die erwähnte Spitzbogenbildung des Gaumens dafür verantwortlich zu machen.

Tuberkulose der Tonsillen.

Meist sekundäre Tuberkulose.

Nicht ganz so selten, als man es nach der geringen klinischen Bedeutung meinen sollte, wurden in den Tonsillen und adenoiden Vegetationen tuberkulöse Veränderungen gefunden (*Weller*, *Mitchel*, *Scarff* und *Whitby* u. a.). Durchschnittlich kann mit einer Häufigkeit von 4—5% bei einem wahllos untersuchten Material gerechnet werden (*Beck*). In der Mehrzahl der Fälle handelt es sich um eine sekundäre Tuberkulose, z. B. bei Halsdrüsen- oder offener Lungentuberkulose, da die Tuberkelbazillen in der Regel die Tonsillen passieren und erst in der nächsten Lymphstation eine spezifische Infektion setzen. Doch kommt, wenn auch äußerst selten, eine primäre Tonsillentuberkulose vor (*Drösler*).

Geschwülste der Tonsillen und des Rachens.

Die Mehrzahl der Tumoren dieser Gegend im Kindesalter sind angeboren oder auf einer angeborenen Keimanomalie entstanden und gutartiger Natur (Dermoide, Lipome, Fibrome). Doch können auch bösartige Geschwülste vorkommen, wie das Fibrosarkom, der sog. Nasenrachenpolyp. Durch besondere Bösartigkeit (rasch zunehmendes Wachstum) zeichnet sich das Lymphosarkom der Gaumentonsillen aus.

Bei der Seltenheit dieser Geschwülste beanspruchen sie nur kasuistisches Interesse.

Literatur.

Beck, Münch. med. Wschr., Bd. 75, S. 556, 1928. — *Blos*, Z. Kinderheilk., Bd. 39, S. 147, 1925. — *Deussing*, Jb. Kinderheilk., Bd. 88, S. 421, 1925. — *Dietrich*, Münch. med. Wschr., S. 1449, 1922. — *Drösler*, Mschr. Kinderheilk., Bd. 42, S. 240, 1929. — *Fein*,

Die Anginose. Berlin und Wien 1921. — Ders.: Med. Klin. 1923, S. 306. — *Finder*, Neue Deutsche Klinik, Berlin (Urban & Schwarzenberg), Bd. 1, 1928. — *Finkelstein*, Handbuch der Kinderheilk. Leipzig (Vogel) 2. Aufl. 1910, Bd. 3. — Ders., Jkurse ärztl. Fortbildg Bd. 17, 1926. — Ders., Lehrbuch d. Säuglingskrankh. 1924. — *Fischl*, Handbuch der Kinderheilk. Leipzig (Vogel). 3. Aufl., Bd. 3, S. 41ff., 1924. — *Glanzmann*, Das lymphämische Drüsenfieber. S. Karger, Berlin 1930. — *Goerke*, Dtsch. med. Wschr. 1924, S. 141. — *Gohrbandt*, *Bergmann* und *Karger*, Lehrbuch der Chirurgie des Kindesalters. Berlin, Karger 1928. — *Göppert*, Die Nasen-, Rachen- und Ohrenerkrankungen des Kindes. Berlin, Springer 1914. — *C. Hirsch*, Neue Deutsche Klinik. Berlin, Urban & Schwarzenberg 1928, Bd. 1. — *Kaiser*, J. amer. med. Assoc. Bd. 83, S. 33, 1924. — *Koenigsberger*, Arch. Kinderheilk. Bd. 80, S. 161, 1927. — *Langstein* und *Göppert*, Prophylaxe und Therapie der Kinderkrankheiten. Berlin, Springer 1920. — *Meyer-Nassau*, Therapie d. Gegenwart. Bd. 69, S. 263, 1928. — *Morawitz*, Dtsch. med. Wschr. 1930. — *Orgler*, Jb. Kinderheilk. Bd. 100, 1922. — *Schlemmer*, Wien. med. Wschr., Bd. 35, S. 736, 1922. — *Schönberger*, Z. Kinderheilk., Bd. 39, S. 372, 1925. — *Schönfeld*, Med. Klin. 1930, S. 569. — *Schultz*, Die akuten Erkrankungen der Gaumenmandeln. Berlin, Springer 1925. — *Voss*, Arch. Ohrenheilk., Bd. 121, 1929. — *Wirth*, Z. Halsheilk., Bd. 23, S. 579, 1929.

Die Erkrankungen des Ösophagus.

Von

FRANZ LUST in Karlsruhe.

Mißbildungen des Ösophagus.

a) Atresie.

Von den seltenen Mißbildungen der Speiseröhre ist die Atresie noch das häufigste Vorkommnis. In der Regel handelt es sich dabei um einen partiellen Defekt im Verlaufe des Rohres mit blinder, meist konischer Endigung entweder im oberen Drittel oder nahe der Kardia. Der untere Abschnitt mündet in manchen dieser Fälle nach oben nicht ebenfalls blind, sondern in die Trachea (Ösophago-Tracheal-fistel), vereinzelt auch in einen Bronchus.

Der Ösophagus kann mit der Trachea in Verbindung stehen.

Symptome: Gleich bei der ersten Nahrungsaufnahme und ebenso bei allen folgenden läuft die Nahrung wieder aus Mund und Nase zurück. Besteht eine Verbindung mit der Trachea, so treten dabei regelmäßig auch Erstickungsanfälle auf (starke Cyanose, Dyspnoe, Hustenreiz, Trachealrasseln). Der Magen und die angrenzenden Darmabschnitte erweisen sich in diesem Falle vor dem Röntgenschirm als stark luftgefüllt. Mittels Sonde ist der Sitz des Hindernisses leicht feststellbar.

Behandlung: Die Aussichten eines operativen Eingriffes (Gastrotomie) sind praktisch gleich null zu veranschlagen. Infolge der Unernährbarkeit oder einer Aspirationspneumonie gehen die Kinder meist innerhalb der beiden ersten Wochen zugrunde.

b) Angeborene Stenose.

In den ersten Lebensmonaten zuweilen ohne Erscheinungen.

Je nach dem Grade der Stenosierung kann diese Mißbildung monate- selbst jahrelang völlig latent bleiben. Ist sie nicht sehr hochgradig, so wird flüssige Nahrung (Milch) anstandslos geschluckt. Erst beim Übergang zu breiiger oder zu fester Nahrung treten dann Beschwerden auf: Erschwertes Schlucken, Herauswürgen von Schleim, verschlucktem Speichel und unverdautem, alkalischem Speisebrei, meist erst etwa 1—2 Stunden nach der Nahrungsaufnahme. Es spricht nicht gegen die organische Natur der Stenose, daß der Grad der Durchgängigkeit wechseln und sich zeitweise bis zur völligen Passagestörung steigern kann. Die Zunahme der Beschwerden ist die Folge eines Ösophagospasmus, der sich auf dem Boden jeder organischen Veränderung (auch in Fällen ohne eigentliche Läsion) einstellen kann.

Symptome.

Die organische Stenose disponiert zu Spasmen.

Das Röntgenbild (Fig. 33) stammt von einem 2jährigen Knaben, dessen angeborene Stenose, verbunden mit einem Zwerchfellbruch, schon in den ersten Lebenswochen entdeckt worden war. Die andauernd bestehenden dysphagischen Störungen steigern sich etwa alle 2—3 Wochen bis zur kompletten Undurchgängigkeit, die aber durch Atropinisierung immer wieder prompt behoben werden kann, so daß eine perorale Ernährung gut durchführbar ist.

Feststellung der Stenosenstelle.

Der Sitz der Stenose, durch Sondierung und Röntgenbild nach Einführung eines Kontrastbreis leicht feststellbar, findet sich am häufigsten im unteren Drittel, besonders gern am Zwerchfelldurchtritt. Oberhalb ist die Speiseröhre meist mehr oder weniger stark erweitert (s. Fig. 23).

Anatomisch unterscheidet sich die angeborene Stenose von der Läsionsstenose durch den normalen Bau der Wandung an der stenosierten Stelle.

Anatomie der Stenose.

Die konservative Behandlung kann nur in Bougierungen bestehen, die aber, will man etwas damit erreichen, monate- und selbst jahrelang fortgesetzt werden müssen: anfangs täglich, später 1—2mal wöchentlich werden Bougies von zunehmendem Umfang vorsichtig tastend über die stenosierende Stelle eingeführt, mit Heftpflaster an der Wange fixiert und so etwa ¼—½ Stunde lang liegengelassen. Die Kinder gewöhnen sich meist überraschend gut an diese Prozedur, so daß man mit den eingreifenden und unsicheren operativen Verfahren so zurückhaltend wie möglich sein sollte.

Beste Behandlung: lange Zeit durchgeführte Bougierungen.

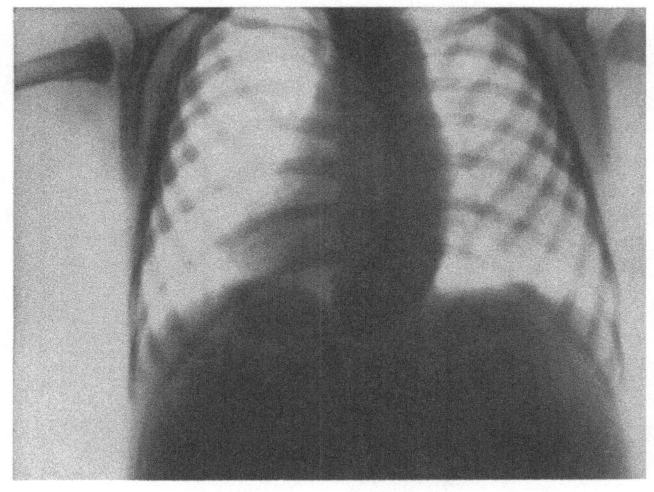

Fig. 33.
Angeborene Ösophagusstenose bei *2jährigem Knaben. Speiseröhre stark erweitert.*
(Aus dem Kinderkrankenhaus in Karlsruhe, Professor *Lust.*)

Verätzungen und sekundäre Stenosen der Speiseröhre.

Die Gewohnheit kleiner Kinder, alles, was sie erwischen, zum Munde zu führen und zu verschlucken, bringt es mit sich, daß in einem unbewachten Augenblick, gelegentlich auch durch schuldhaftes Versehen von Erwachsenen, Säuren (wie Salzsäure, Schwefelsäure, Salpetersäure u. a.) oder, noch häufiger, Laugen getrunken werden, die, je nach der Art der Substanz und der Trinkmenge, zu einer Verätzung leichten oder schweren Grades führen. Dort, wo für gewerbliche Zwecke solche Ätzmittel viel gebraucht werden (wie säurehaltige Tischlerpolitur oder Bäckerlauge, Seifenstein und dgl.), ist die Zahl der Vergiftungen besonders groß.

Säure- und Laugenverätzungen.

Bei geringer Dauer der Ätzwirkung und nicht zu hoher Konzentration kommt es nur zu einer oberflächlichen Epithelnekrose, die unter Abstoßung nach einigen Tagen ohne Geschwürs- und ohne Narbenbildung zur Heilung kommen kann. In der Mehrzahl der Fälle ist mit einer derartigen glücklichen Konstellation jedoch nicht zu rechnen. Vielmehr ist zu befürchten, daß die Verätzung sich auch auf die tieferen Bezirke der Schleimhaut erstreckt, daß sogar die Submucosa, die Muskulatur und die adventitiellen Gewebe mitbetroffen werden. In diesem Falle kommt es entweder sofort zur Perforation mit nachfolgender eitriger Mediastinitis, Pleuritis oder Perikarditis und damit unvermeidlich zum Tod, oder es bilden sich Geschwüre mit sekundärer, zur Strikturierung führender Narbenbildung.

Anatomische Folgen der Verätzung.

Symptome unmittelbar nach der Verätzung.

Symptome: Der Verätzung folgen sofort heftige Schmerzen hinter dem Brustbein, die sich bei jeder Nahrungsaufnahme noch steigern. Blu-

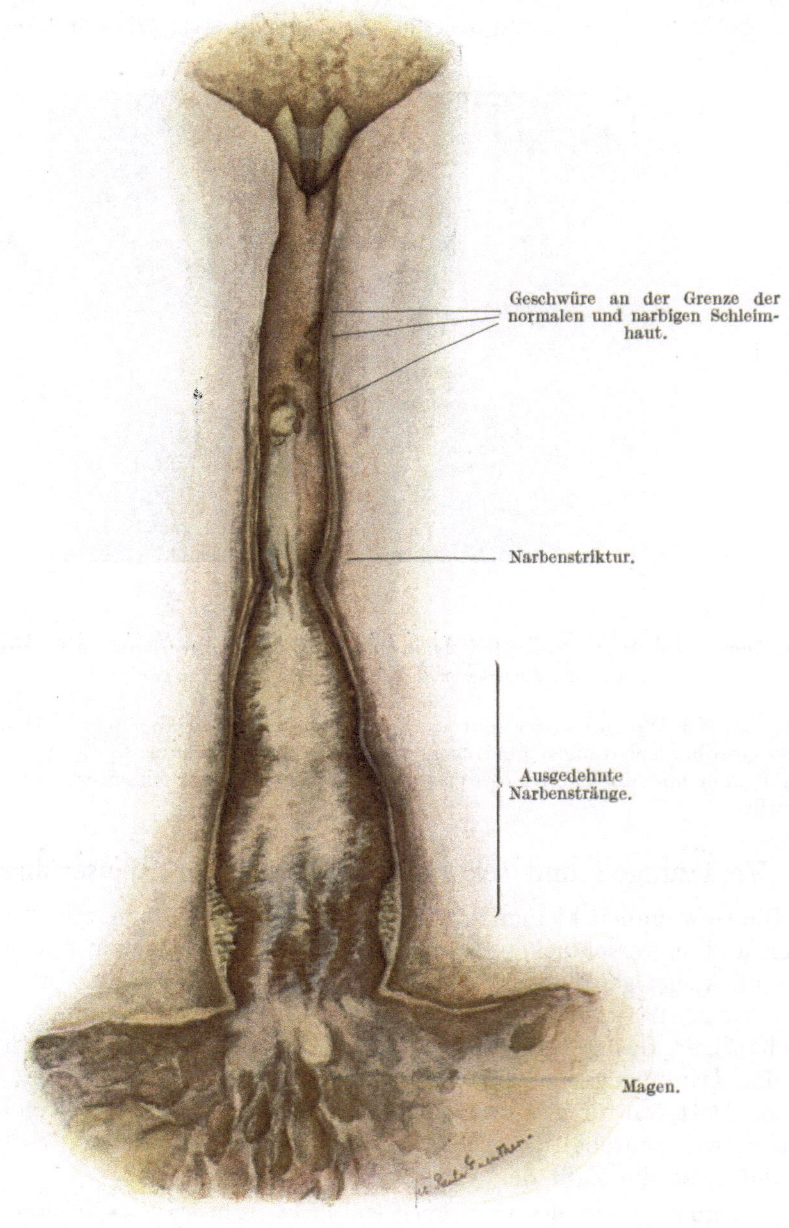

Fig. 34.

Kallöse, ringförmige Verätzungsstriktur der Speiseröhre. 13 jähriger Knabe.

(Berliner Städtisches Krankenhaus am Urban, Professor *Benda*.)

tige Massen und Schleimhautfetzen, die bei tiefergreifender Zerstörung das Bild von röhrenförmigen Abgüssen darstellen können, werden ausgebrochen. Hat das Kind den anfänglichen Kollaps überwunden, so drohen doch bald neue Gefahren: Schon in den nächsten Tagen kann es durch Gefäßarrosion zu heftigen Blutungen oder durch Abstoßung des Schorfs noch nachträglich zur Perforation mit ihren Folgen (s. o.) kommen. Ist aber auch diese Gefahr abgewendet oder überwunden, hat selbst schon wieder eine leidliche Nahrungsaufnahme eingesetzt, so stellen sich nach 2—3 Wochen erneute, zunehmende, wenn auch meist wenig schmerzhafte Schlingbeschwerden ein, sichere Zeichen beginnender Strikturierung. Ihr häufigster Sitz ist im oberen Drittel, seltener im mittleren oder unteren. Je nach ihrer Ausdehnung unterscheidet man annuläre (bei einer Höhe von 2—3 cm) und tubuläre (bei einer Höhe von 5—10 cm). Auch kommen nicht selten mehrfache Strikturstellen zur Beobachtung. Bemerkenswert ist, daß nach *Payr* durch Abbau- und Organisationsprozesse im Narbengewebe eine Strikturierung auch noch nach Jahren eintreten kann.

Sekundäre Folgen.

Zeichen der beginnenden Strikturierung.

Häufig wechselt der Grad der Durchgängigkeit an den einzelnen Tagen. Das ist nicht anders zu erklären, als daß es oberhalb der Stenose zu einem Spasmus der Ösophagusmuskulatur gekommen ist (sekundärer [*Lust*] oder läsionsbedingter [*Husler*] Ösophagospasmus), der den an sich schon qualvollen Zustand noch verstärkt.

Der sekundäre Ösophagusspasmus.

Erworbene Strikturen aus anderer Ursache als der einer Verätzung sind ungleich seltener. Unter 66 Narbenstrikturen an der Mayoklinik waren 52 die Folgen von Laugen-, nur 3 von Salzsäurevergiftung. Der verbleibende Rest verteilte sich auf Geschwürsbildung durch Fremdkörper, Tuberkulose, Lues, Typhus und Scharlach.

Sonstige Stenosenursachen.

Prognose: Sie ist abhängig von der Natur, Konzentration und Menge des Ätzmittels. Säuren, besonders Schwefel- und Salzsäure, führen in etwa der Hälfte der Vergiftungsfälle schon in den ersten Tagen zum Tod. Bei wiederum der Hälfte der Überlebenden muß mit schwerer, bei der anderen mit leichter Stenosierung gerechnet werden. Das Schicksal der Überlebenden ist allerdings zu einem guten Teil abhängig von der Möglichkeit einer frühzeitigen, geschickten und konsequenten Bougiebehandlung. Auch darf, selbst in zunächst recht schwierig gelagerten Fällen, das Wachstum als ein die Prognose imKindesalter günstig beeinflussendes Moment angesprochen werden.

Die Prognose ist abhängig, sowohl von der Art der Verätzung

als von der konsequenten Durchführung einer frühzeitig einsetzenden Behandlung.

Die Behandlung der Verätzung muß in erster Linie für eine möglichst schleunige Neutralisierung des Ätzgiftes bedacht sein. Die Wahl des dazu notwendigen Mittels richtet sich nach der Natur des Giftes.

In erster Linie Neutralisierung des Ätzmittels.

Bei Säuren: Alkalien, am besten in Form von Aufschwemmungen von Magnesia usta (eßlöffelweise zu nehmen), während kohlensaure Salze (Soda, doppelkohlensaures Natrium, Kreide) wegen der Aufblähung des Magens weniger geeignet sind und nur als Behelf verwandt werden sollten. Steht nichts dergleichen zur Verfügung, so lasse man wenigstens reichlich Milch trinken.

Bei Laugen: Trinken saurer Lösungen (verdünnter Essig, Zitronensaft, gesäuerte Milch).

Eine nachdrückliche Wirkung kann man sich aber in Anbetracht der notwendigen Verdünnung und der kurzen Einwirkungszeit von allen diesen Neutralisationsmitteln nicht versprechen. Spülungen sind wegen der Gefahr einer Perforation der verätzten Stelle stets eine recht zweischneidige

Spülungen sind nicht ungefährlich.

Maßnahme. Bei Verätzungen mit starken Säuren sind sie daher nicht erlaubt, während bei Laugen von manchen Seiten eine Spülung mit sehr weicher Sonde bei größter Vorsicht für ratsam gehalten wird.

Mit schmerzlindernden Mitteln nicht sparen!

Zur Linderung der Schmerzen spare man in den ersten Tagen nicht mit Morphium oder einem Morphiumderivat (Laudanon, Pantopon u. dgl.), pinsle die Mundschleimhaut mit 1—2%iger Novokainlösung und lasse 10%iges Anästhesinöl schlucken. Der Kollapsgefahr ist mit Analeptika (Koffein, Kampferpräparaten) vorzubeugen.

Vorsichtige Ernährung.

Die Nahrung bestehe anfangs nur aus eisgekühlter Milch und Eispillen. Zu ihrer Ergänzung können Nährklysmen (z. B. 15%ige Nährzuckerlösung) gegeben werden. Erst nach etwa einer Woche beginnt man vorsichtig mit breiiger Nahrung.

Überlebt das Kind die ersten Tage, so wird die Aufmerksamkeit von da an ganz auf die Vermeidung von Narbenstrikturen gerichtet sein müssen. Während man früher mit der Einführung dehnender Instrumente in den ersten Wochen sehr zurückhaltend war, gewinnt in den letzten Jahren die Methode der Frühbougierung (*Salzer*, *Lotheisen*) immer mehr Anhänger.

Frühbougierung kann Strikturen verhindern.

Schon vom 5.—6. Tag an (aber nicht noch früher!) wird täglich ein weicher, mit Butter gut gleitbar gemachter Magenschlauch vorsichtig eingeführt, anfangs nur für ½—1 Minute, später zunehmend länger, bis zu ½ Stunde. Nach etwa 4 Wochen kann man zu Sonden übergehen, die dann auch nicht mehr täglich, sondern nur jeden 2., später nur jeden 3. Tag usw. eingeführt werden. Daß auf diese Weise in der Mehrzahl der Fälle Strikturen zu vermeiden sind, dürfte außer Zweifel sein (*Gohrbandt*).

Bei eingetretener Strikturbildung konsequent bougieren.

Die größere Zahl der Kinder kommt aber erst zur Behandlung, wenn die Folgen der Strikturierung sich schon bemerkbar machen oder gar eine totale Passagestörung eingetreten ist. Mitschuldig an dieser sind vielfach unzweckmäßige mechanische Maßnahmen, die zu entzündlichen Reizerscheinungen oder zur Auslösung eines Ösophagospasmus geführt haben. In diesen Fällen ist es besser, anfangs auf jede Sondierung zu verzichten, die Kinder 2—3 Tage lang nur rektal zu ernähren und bei Verdacht eines Spasmus Atropin (je nach Alter 0,1—0,5 mg pro dosi) subkutan, 2—3 mal täglich, zu verabreichen.

Erst dann beginne man mit Dilatationsversuchen, nachdem man sich vor dem Röntgenschirm mittels eines Kontrastbreis über den Sitz der Stenose orientiert hat.

Man verwendet am besten französische oder englische Bougies, bei sehr enger Passage auch Uretherenkatheter mit Mandrin. Ist es gelungen, die Strikturstelle zu passieren, so bleibt die Sonde für etwa ½ Stunde liegen, oder man versucht sofort die nächste Nummer einzuführen. Einen Dauererfolg erreicht man aber nur, wenn die Bougierungen monatelang regelmäßig, anfangs täglich, später in zunehmend größeren Zeitabschnitten, durchgeführt werden.

Erst bei völligem Mißlingen wird die Frage der operativen Behandlung akut (s. Lehrbücher der Chirurgie).

Der Ösophagospasmus.

In den vorhergehenden Abschnitten wurde bereits mehrfach auf Spasmen der Ösophagusmuskulatur auf der Basis verschiedenartiger organischer Veränderungen der Speiseröhre hingewiesen.

Dieser sekundäre Ösophagospasmus ist sicher die häufigste Form dieses Krankheitszustandes. Er kann sich an der Stelle der seltenen angeborenenen organischen Stenosen (s. o.) oder der viel häufigeren erworbenen Strikturen (z. B. nach Verätzungen, Geschwürsbildungen usw.) etablieren und verdient in diesen Fällen die *Husler*sche Bezeichnung „läsionsbedingter Ösophagospasmus". Zuweilen ist das lokale Trauma allerdings so unbedeutend (Steckenbleiben eines Bissens, heftiges Verschlucken), daß man in diesen Fällen dem psychischen Insult die übergeordnete Ursache für das Entstehen des Spasmus zuschreiben muß. Am reinsten habe ich diese Form bei neuropathischen Säuglingen beobachtet, bei denen es während einer mit starkem Unlustgefühl verbundenen, ihnen aufgezwungenen Mahlzeit, z. B. bei Gemüse oder Brei, zu einem Spasmus kommt, so daß gegen Ende oder bald nach der Mahlzeit das Genossene völlig unverändert, ohne eigentlichen Brechreiz, langsam wieder zum Munde herausläuft. In Anlehnung an die, ebenfalls durch einen Affekt ausgelösten, bekannten Atemstörungen habe ich diese nicht ganz seltenen Zustände als „ösophagale Affektkrämpfe" bezeichnet. Die Speisen bleiben in diesem Falle, wie man mittels der Sonde oder des Röntgenbildes feststellen kann, meist an der Durchtrittstelle der Speiseröhre durch das Zwerchfell oder an der Kardia (Kardiospasmus) verschieden lange Zeit (in seltenen Fällen bis zu 1 Stunde) liegen.

Der sekundäre Spasmus ist meist läsionsbedingt,

seltener psychisch bedingt.

Die ösophagealen Affektkrämpfe.

Zuweilen ist aber eine greifbare Ursache überhaupt nicht zu finden. Von Zeit zu Zeit kommt es bei solchen Kindern immer wieder zu dysphagischen Beschwerden, die sich bis zu tagelang anhaltender, völliger Passagestörung steigern können. Ein von mir beobachtetes, mit diesem primären, essentiellen Ösophagospasmen behaftetes Kind bekommt solche Krisen seit dem Säuglingsalter alle paar Wochen. Es ist jetzt 12 Jahre alt.

Essentieller Ösophagospasmus.

Nach *Finkelstein*, *Reyher* u. a. sollen Ösophagusspasmen auch auf spasmophiler Grundlage vorkommen.

Behandlung: In leichteren Fällen löst Atropin (am besten subkutan 0,2—0,5 mg) die Spasmen so weit, daß die Nahrungsaufnahme möglich wird. In schwereren Fällen empfiehlt es sich, nach vorausgehender Atropinisierung, regelmäßig (täglich oder jeden 2. Tag) ein Bougie einzuführen und ¼—½ Stunde liegen zu lassen.

Literatur:

Finkelstein, Lehrbuch der Säuglingskrankheiten, 3. Aufl. (Berlin, Springer) 1924. — *Fischl*, In Handbuch der Kinderheilkunde, 3. Aufl., Bd. 3. — *Gohrbandt*, *Karger*, *Bergmann*, Chirurg. Krankheiten im Kindesalter, Berlin (Karger) 1928. — *Husler*, Z. Kinderheilk., Bd. 16, 1917. — *Lust*, Mschr. Kinderheilk. Bd. 27, 1923. — *Reyher*, Z. Kinderheilk., Bd. 38, S. 492, 1924.

Die Ernährungsstörungen des Säuglings.

Von

Erich Rominger in Kiel.

Inhaltsübersicht.

Die chronischen Ernährungsstörungen des Säuglings.

Die Ernährungsstörungen des Säuglings sind Kinderkrankheiten im strengsten Sinne des Wortes. Sie treten als besondere Gegenwirkungen auf die alle Lebensalter mehr oder weniger stark bedrohenden allgemeinen Krankheitsursachen beim jungen Kind unter selbständigen Krankheitsformen auf, denen wegen ihrer weiten Verbreitung und ihrer hohen Mortalität große Bedeutung zukommt.

Die Durchforschung der Pathologie der Säuglingsernährung gilt als besonders schwierig, weil auf diesem Gebiet noch vieles dunkel und widerspruchsvoll erscheint. Der Praktiker, der sich nicht eingehender mit Kinderheilkunde beschäftigt hat, klagt häufig über ein Gefühl der Unsicherheit, das durch den Wechsel der Anschauungen verursacht werde. Demgegenüber ist zuzugeben, daß ebenso wie in anderen Sondergebieten noch manche theoretischen Fragen der Lösung harren und daß über die Bedeutung einzelner krankhafter Vorgänge und namentlich über die Namensgebung und Einteilung der verschiedenen Ernährungsstörungen noch Meinungsverschiedenheiten bestehen. Andererseits muß aber hervorgehoben werden, daß über die Ernährungsstörungen des Säuglings das, was der Arzt am Krankenbett am nötigsten braucht: kennzeichnende Merkmale für die Diagnose und klare Richtlinien für die Behandlung, ihm heute mit hinreichender Sicherheit, jedenfalls mit einer ebenso großen wie auf anderen Gebieten der Kinderheilkunde geboten werden kann.

Der Wechsel der Anschauungen ist nur zum kleineren Teil durch die „Systematisierungs-Freudigkeit" der Kinderärzte bedingt, zum größeren Teil hat er in der Besonderheit der hier zu besprechenden Krankheiten selbst einen Grund.

Wandlung der Formen.

Auch die hier folgende Darstellung der Ernährungsstörungen des Säuglings kann sich heute nicht ohne weiteres an die der vorhergehenden (dritten) Auflage dieses Handbuches anlehnen, sondern bedarf einer Neuprägung, weil die noch vor einigen Jahren übliche Schilderung die Wirklichkeit nicht mehr deckt. Manche Formen der Ernährungsstörungen, denen früher eine größere Bedeutung zugesprochen wurde, sehen wir heute nur noch gelegentlich; andere, die seinerzeit selten zu sein schienen, kommen uns heute tagtäglich zu Gesicht.

Erklärung des Formenwechsels.

Das ist etwa folgendermaßen zu erklären: Die Mehrzahl der Ernährungsstörungen des Säuglings ist auf Fehler in der Ernährung zurückzuführen. Die jeweils gültige Lehre über die richtige Ernährung ist entsprechend den Fortschritten in der Forschung Wandlungen unterworfen und wird nun einerseits keineswegs immer vom Laien richtig verstanden und angewandt, andererseits ist auch sie nicht frei von Irrtümern und Einseitigkeiten, die sich erst im Laufe der Zeit in der Praxis auswirken. Durch die fortschreitende Aufklärung des Volkes über die zweckmäßige Säuglingsernährung, wie wir sie in den letzten 15—20 Jahren in der deutschen Säuglingsfürsorge treiben und die systematische Ausbildung der Studenten in Kinderheilkunde ist wirklich eine Reihe von Ernährungsschäden zu Seltenheiten geworden, ja in manchen Gegenden ganz verschwunden.

Aufkommen neuer Ernährungsfehler.

Auf der anderen, der Minusseite, muß freimütig zugestanden werden, daß nicht nur alte Ernährungsfehler noch nicht ausgemerzt, sondern auch neue hinzugekommen sind. So ist z. B. an Stelle der früher geradezu üblichen Überfütterung der Säuglinge, zum Teil aus Mißverständnis durch das Laienpublikum, zum Teil aber auch infolge von Übertreibungen durch die Ärzte selbst, die Unterernährung der Säuglinge verbreitet worden.

Durch wissenschaftliche Forschung und praktische ärztliche Erfahrung wurden zahlreiche neue Anschauungen gewonnen und zweifellos auch Fortschritte in der Beurteilung, Behandlung und Verhütung der Ernährungsstörungen des Säuglings erzielt. Namentlich hat die Behandlung gegenüber früher an Sicherheit und Kritik gewonnen. Man kann wohl sagen, daß viele Fälle von Ernährungsstörungen, die man früher verloren gab, durchgebracht und geheilt werden, in der Hauptsache deshalb, weil wichtige Grundregeln der diätetischen Behandlung allgemein Anerkennung und Geltung gefunden haben.

Besondere Neigung des Säuglings, an Ernährungsstörungen zu erkranken.

Von jeher hat die Frage, warum der Säugling so besonders häufig an Ernährungsstörungen erkrankt, Praktiker und Theoretiker der Kinderheilkunde wie auch die Sozialhygieniker beschäftigt.

Die Lehre der alten Ärzte, daß der zarte Organismus des Säuglings besonders verletzlich und in seiner Verdauungs- und Ernährungsleistung noch schwach und leistungsunfähig sei, ist nach den grundlegenden Forschungen von *Rubner* und *Heubner* nicht mehr aufrechtzuerhalten. Im Vergleich mit dem Erwachsenen zeigt der Säuglingsorganismus, wie man annimmt zum Ausgleich der Wärmestrahlungsverluste, durch seine verhältnismäßig große Körperoberfläche, einen zwei- bis dreimal so großen Energieumsatz auf die Körpergewichtseinheit berechnet. Unter dem Eindruck dieser Feststellungen gab man der Meinung Ausdruck, daß der junge wachsende Organismus deshalb in seiner Ernährung so leicht Schaden litte, weil bei der schon normalerweise sehr großen Aufgabe jede noch so geringe Steigerung der Ernährungsarbeit zu einem Mißverhältnis zwischen Aufgabe und Leistung führe. Diese Annahme, daß der Säugling wegen der bei ihm besonders leicht eintretenden Überlastung der Verdauungs- und Ernährungsfunktion so häufig an Ernährungsstörungen erkrankt, ist nun ebenfalls in dieser allgemeinen Fassung keineswegs richtig. Der gesunde Säugling zeigt ebenso wie der Erwachsene eine oft erstaunliche Anpassungsfähigkeit an die geforderte Ernährungsaufgabe. Der wesentliche Unterschied gegenüber dem älteren Organismus liegt vielmehr darin, daß der Säugling nur auf eine einzige Nahrung, die Frauenmilch, eingestellt ist und daß er die Verarbeitung und Verwertung der artfremden Milch und aller Nahrungsstoffe der späteren Altersstufen erst erlernen oder besser einüben muß. Nur wenn der Säugling frühzeitig mit unnatürlicher Nahrung aufgezogen oder rasch auf sie umgestellt wird, tritt die genannte besonders hohe Empfindlichkeit gegenüber jeglicher Überlastung der Verdauungs- und Ernährungsfunktion klar in Erscheinung. Bei Frauenmilchernährung dagegen erweist sich nur ein kleiner Prozentsatz von Säuglingen, vorwiegend Frühgeborene und Schwachgeborene als von vornherein empfindlich gegenüber größeren Mengen und Schwankungen in ihrer Zusammensetzung. Aus alledem geht hervor, daß der Hauptgrund für die große Häufigkeit der Ernährungsstörungen der Säuglinge darin liegt, daß sie vorzeitig „künstlich" ernährt werden. Infolgedessen handelt es sich, wie heute allgemein bekannt ist, in der weitüberwiegenden Mehrzahl aller Ernährungsstörungen des Säuglings um solche des „Flaschenkindes".

Große Ernährungsaufgabe.

Einstellung auf eine einzige, adäquate Nahrung.

Hauptursache der Ernährungsstörungen ist die vorzeitige künstliche Ernährung.

Untersucht man die Verdauungsvorgänge des jungen Säuglings mittels Sondenausheberungen, so erweisen sich die Verdauungssekrete als vielfach noch schwankend in ihrer Zusammensetzung. Insbesondere wurde die Salzsäureproduktion im Säuglingsmagen inkonstant gefunden und man hat von einer erst „werdenden Funktion" gesprochen (*Salge*). Diese „Unvollkommenheit" und „Funktionsuntüchtigkeit" gilt aber nur hinsichtlich der unnatürlichen Aufgabe, der nämlich, Kuhmilch zu verarbeiten. Es ist wahrscheinlich, daß, wenn wir erst über noch feinere (physikalisch-chemische ?) Untersuchungsmethoden verfügen, wir eine ganze Reihe von erst „werdenden Funktionen" beim jungen Säugling nachweisen können, die für die vollkommene Frauenmilchverdauung und -verwertung offenbar unwesentlich sind.

Die Unvollkommenheit der Verdauung ist nur eine relative.

Neben diesem mangelnden Anpassungsvermögen in der Ernährungsfunktion an die unnatürliche — nur in seltenen Fällen auch an die natürliche — Ernährung ist als nächster Hauptgrund für die große Häufigkeit der Ernährungsstörungen beim Säugling eine wiederum besonders das Flaschenkind, aber auch das einwandfrei gedeihende Brustkind betreffende, also in der Hauptsache eine alters- und entwicklungsbedingte, auffallende Schwäche der Infektabwehr, festzustellen. So sehen wir, daß enterale und parenterale Infekte zu schweren lebensbedrohlichen Ernährungsstörungen führen, an denen das ältere Kind oder der Erwachsene kaum ernstlich erkrankt. Kann man sich etwa in Analogie zu den ebenso häufigen und bedrohlichen Erkrankungen des Bronchialbaumes beim jungen Kind die enterale bakterielle Schädigung des Darmrohrs ohne weiteres verständlich machen, so ist das Zustandekommen einer Ernährungsstörung durch parenterale Infektschädigung keineswegs leicht widerspruchslos zu erklären. Zwar spricht die Leichtigkeit, mit der sich anfangs lokalisierte Störungen gerade im Verdauungstrakt von einem Abschnitt zum andern ausbreiten, für eine Neigung zur Infekt-Generalisation, also zur Allgemeinerkrankung, andererseits fehlen aber bei parenteralen Infekten häufig die schweren Zeichen jeglicher Allgemeininfektion. Vermutlich handelt es sich in der Mehrzahl dieser parenteralen Ernährungsstörungen um Störungen, die durch Ausscheidung von Bakterientoxinen oder Körpergewebezerfallsprodukten in den Darm verursacht sind.

Schwäche der Infektabwehr.

Die Schwäche der Infektabwehr, durch die eine große Reihe von Ernährungsstörungen als Folge enteraler und parenteraler Infekte erklärt werden, ist nun beim Säugling keineswegs eine allgemeine. Sie zeigt sich vielmehr namentlich banalen „grippalen“ Infekten gegenüber, während manche typischen ernsten allgemeinen und enteralen Infektionen gerade beim Säugling im allgemeinen leicht oder sogar leichter als beim älteren Kind und beim Erwachsenen verlaufen.

Unvollkommenheit der zentralen Regulation.

Für die Entstehung und besondere Erscheinungsform der Ernährungsstörungen, wenn auch mehr mittelbar, sind ferner von Bedeutung die Thermolabilität, die Vasolabilität, die Hydrolabilität und die Schwankungen in der Giftempfindlichkeit, alles Zeichen einer gewissen Unvollkommenheit der zentralen Regulation, namentlich im ersten Trimenon. Hierbei tritt eine Prävalenz des vegetativen Nervensystems gegenüber den Großhirnfunktionen hervor. Diese ist es offenbar, die den Manifestationen der Konstitutionsanomalien des jungen Kindes ihr eigenartiges Gepräge gibt. Sie treten deshalb viel augenfälliger als beim älteren Kind und Erwachsenen auch unter Störungen der Ernährungsvorgänge auf.

Hilflosigkeit und Abhängigkeit des Säuglings von der ihm gewährten Pflege.

Schließlich ist die Hilflosigkeit und Unselbständigkeit des Säuglings gegenüber den Schädigungen der Umwelt, namentlich denen der Pflege, als allgemein zu Ernährungsstörungen führender pathogenetischer Faktor zu erwähnen. Der Säugling kann nur in beschränktem Maße durch Nahrungsverweigerung und Schreien eine eigene Nahrungswahl treffen. Infolge seiner Instinktschwäche nimmt er nicht nur inadäquate Nahrung jeglicher Art, sondern er verweigert auch nicht einmal zu große Nahrungsmengen. Er ist völlig auf seine Umgebung angewiesen. In keiner anderen Altersstufe kommt somit der Pflege im weitesten Sinne des Wortes eine so große Bedeutung zu.

Neben den bisher genannten Besonderheiten des Säuglingsorganismus, die zur Erklärung der großen Häufigkeit der Ernährungsstörungen allgemein berücksichtigt und herangezogen werden können, spielt, wie wir heute wissen, entgegen früheren Lehren die Schädigung durch zersetzte Nahrung nur eine geringe Rolle. Wir wissen heute, daß nicht eine verdorbene Milch, sondern eine falsch zusammengesetzte oder unrichtig bemessene Milchmischung häufiger zu Störungen führt.

Häufigste Art der Schädigung durch die Nahrung.

Die Erweiterung des Begriffes der „Ernährungsstörung" über die lokale Magen-Darmerkrankung und Verdauungsstörung hinaus zu dem der Störung auch des allgemeinen Ernährungszustandes und des Stoffwechsels, die von *Czerny* und *Keller* eingeführt worden ist, hat sich heute fast überall durchgesetzt. Sie hat die klinische Beobachtung und die theoretische Forschung zweifellos stark bereichert und gefördert. Zur „Ernährungsstörung" des Säuglings gehören hiernach heute nicht nur die durch enterale Infektion mit Entzündungsvorgängen ablaufenden Gastroenteritiden, die durch Ernährungsfehler und andere exogenen Faktoren hervorgerufenen funktionellen Verdauungsstörungen, sondern auch die als Begleiterscheinung parenteraler Infektion auftretenden Schädigungen der Verdauungs- und Ernährungsfunktion und schließlich alle Störungen des Ernährungszustandes, wie sie auch durch endogene Faktoren, z. B. die Konstitution, bedingt sind.

Der erweiterte Begriff „Ernährungsstörung" beim Säugling.

Ihre Zusammenfassung unter dem Begriff der Ernährungsstörung ist m. E.s allein gerechtfertigt durch ihre innige Verflechtung und Abhängigkeit von den Ernährungsvorgängen, deren Störung völlig im Mittelpunkt steht. Ex iuvantibus, also damit, daß sie einer Ernährungstherapie zugängig sind, kann ihre Zugehörigkeit zur „Ernährungsstörung" nicht widerspruchslos begründet werden. Einerseits ist die diätetische Beeinflussung mancher „Ernährungsstörungen des Säuglings" oft doch recht unsicher (Infekte!), andererseits bewirkt eine Diätänderung bei sehr vielen Krankheiten eine Besserung, die wir deshalb noch lange nicht als „Ernährungsstörungen" betrachten.

Bei einer solchen Zusammenfassung verschiedener Zustände unter einen recht allgemein gehaltenen Oberbegriff ist es naturgemäß schwierig, eine knappe Begriffsbestimmung, die das Wesentliche aller akuten und chronischen Ernährungsstörungen zum Ausdruck bringt, zu geben. Sie kann etwa folgendermaßen lauten:

Unter Ernährungsstörungen des Säugling verstehen wir zur Zeit eine dem Säuglingsalter, ausnahmsweise auch einmal dem frühen Kindesalter eigentümliche, mit mehr oder weniger beträchtlichen abnormen Vorgängen im Magen-Darmkanal einhergehende, stets die Ernährungsfunktion in leichtem oder schwererem Grade beeinträchtigende Krankheit.

Bestimmung des Begriffes: „Ernährungsstörung des Säuglings".

Bedenkt man die Mannigfaltigkeit der ursächlichen Faktoren, die ein und dasselbe Krankheitsbild hervorrufen können, die oft nur graduellen Abstufungen und fließenden Übergänge von einer Form zur anderen und die Ungleichheit der klinischen Bedeutung der so definierten Ernährungsstörung, dann wird man ohne weiteres die Schwierigkeiten gewahr, die sich einer übersichtlichen logischen Einteilung entgegenstellen.

Bisher hat keines der Einteilungsschemen allgemeine Anerkennung gefunden.

Einteilungsschemata.

Czerny-Keller schlugen vor, nach ätiologischen Gesichtspunkten die Ernährungsstörungen 1. ex alimentatione, 2. ex infectione, 3. e constitutione zu unterscheiden.

Einteilung der Ernährungsstörungen nach *Czerny-Keller.*

1. Ernährungsstörungen ex alimentatione: die eigentlichen Nährschäden, die durch übermäßige (oder unzureichende) oder unzweckmäßig zusammengesetzte (einseitige) aber unzersetzte Nahrung entstehen. Hierher wird außer den Milch- und Mehlnährschäden auch die *Barlow*sche Krankheit gerechnet.

2. Ernährungsstörungen ex infectione: hierher gehören außer den durch bakterielle Zersetzung der Nahrung entstandenen alimentären Toxikosen auch die Ernährungsstörungen infolge enteraler oder parenteraler Infektionen.

3. Ernährungsstörungen e constitutione, bedingt durch angeborene konstitutionelle Abweichungen des Organismus: Exsudative Diathese, Neuropathie, Spasmophilie, Pylorospasmus usw. Auch die Rachitis und die Anämien werden in diese Gruppe eingereiht.

4. Ernährungsstörungen durch angeborene anatomische Fehler: Hirschsprungsche Krankheit usw.

Zweifellos hat dieses Schema den Vorteil größter Einfachheit und Übersichtlichkeit und zwingt gewissermaßen den Arzt am Krankenbett, sich über die drei wichtigsten Ursachen einer Ernährungsstörung beim Säugling Rechenschaft zu geben. Die große Schwierigkeit bei seiner Anwendung liegt darin, daß eine Entscheidung, welcher der drei Faktoren im vorliegenden Fall ursächlich in Frage kommt, selten aus dem klinischen Bild und auch nicht immer aus der sorgfältig aufgenommenen Vorgeschichte und aus dem Verlauf entschieden werden kann. Weiter ist der verursachende Faktor nur selten ein einziger, vielmehr spielen meistens zwei, z. B. Infektion und Ernährungsfehler eine Rolle und häufig alle drei; was den Konstitutionsfaktor angeht, so ist er ja, abgesehen von ganz wenigen schweren Infektionen, eigentlich immer im Spiele, und es bleibt dem subjektiven Eindruck überlassen, wie hoch man seinen Einfluß im einzelnen Fall bewerten will. Für die klinische Praxis erweist sich deshalb diese starke Hervorhebung des Konstitutionsfaktors bei Ernährungsstörungen als nicht ganz unbedenklich.

Die Einteilung von *Finkelstein* und *L. F. Meyer* erfolgt nach klinischen Typen.

Einteilung der Ernährungsstörungen nach *Finkelstein* und *L. F. Meyer.*

Die Einteilung von *Finkelstein* und *Meyer* nach klinischen Gesichtspunkten lautet:

A. Akute Ernährungsstörungen unter dem vorwiegenden Bilde des akuten Durchfalls:

I. Akute Dyspepsie mit mäßigem Durchfall und mäßiger Allgemeinschädigung.

II. Intoxikation oder Coma dyspepticum aus I. hervorgehendes toxisches Koma mit schwerer Exsikkation.

Die akuten Ernährungsstörungen entstehen sowohl primär (alimentär) — durch ungeeignete Nahrung erzeugte Gärungsdyspepsie — als auch (häufiger) sekundär als Folge von Infektion, Wärmestauung.

B. Chronische Ernährungsstörungen unter dem vorwiegenden Bilde des Nichtgedeihens oder des progressiven Marasmus mit gesteigerter Bereitschaft zu komplizierenden Infekten und sonstigen akuten Zwischenfällen.

I. Dystrophie. Unternormaler Fortschritt oder Stillstand, oder langsame Abnahme.

a) Durchfälle fehlen oder sind nicht wesentlich = Dystrophia simplex. 1. Vorwiegend auf Grund qualitativ ungeeigneter Nahrung (Milchnährschäden-, Mehlnährschäden-Avitaminosen).

2. Vorwiegend auf Grund quantitativ ungeeigneter Nahrung (insbesondere Unterernährung).

b) Kompliziert mit chronischen Durchfällen = Dystrophie mit Dyspepsie (chronische Dyspepsie).

II. Dekomposition = Atrophie. Fortschreitender Körperschwund (meist in Etappen) gewöhnlich mit Durchfällen einhergehend.

Die Herausarbeitung der vier Haupttypen: Dyspepsie, Toxikose, Dystrophie und Dekomposition hat sich namentlich für den Unterricht und die kurze Umschreibung des Grades der vorliegenden Ernährungsstörung gut bewährt. Für die Verständigung von Arzt zu Arzt ist aber die Gradbezeichnung, die nichts über die Ätiologie und damit auch die Behandlungsindikation aussagt, nicht prägnant genug. Außerdem kann man m. E.s der Dystrophie nicht die Atrophie oder Dekomposition gegenüberstellen, da sie nur ihren schwersten Grad darstellt.

Langstein teilt die Nährschäden ein; in 1. Dystrophien, chronische Störungen, die sich durch Nichtgedeihen des Säuglings charakterisieren (im Gegensatze zur Eutrophie als Bezeichnung für Wohlergehen), und 2. in Durchfallserkrankungen.

Hier werden zwei wesentliche Krankheitserscheinungen, nämlich das Nichtgedeihen und der Durchfall, von denen die eine die andere nicht ausschließt und die ganz verschiedene Bedeutung besitzen, als Einteilungsgrundsatz herausgenommen.

In verstärktem Grade wird nach verschiedenartigen Einzelerscheinungen von *v. Pirquet* und von *Marfan* eingeteilt. Aus Raummangel muß auf ihre Wiedergabe verzichtet werden.

Diese letztgenannten Einteilungen erweisen sich als recht unpraktisch, da sie unter einem auf vielfache Weise entstehenden Symptom, z. B. Durchfall oder dem Erbrechen, dem naturgemäß ganz verschiedene Bedeutung zukommt, gezwungenermaßen die mannigfachsten wichtigen und unwichtigen Störungen dem Einteilungsgrundsatz zuliebe nebeneinander stellen müssen. Wiederum muß man einwenden, daß weder Durchfall noch Erbrechen, noch mangelnde Zunahme einander ausschließen, sich also nicht als gleichwertige Faktoren gegenübergestellt werden können. In der Tat wiederholen sich die Schilderungen, z. B. der Durchfallserscheinungen, in jedem Abschnitt, wie das von vornherein gar nicht anders möglich ist.

Eine allseitig befriedigende Einteilung der Ernährungsstörungen des Säuglings, wie wir sie heute zusammenfassen, ist, und zwar aus folgendem Grunde, nicht zu geben möglich: Die einzelnen aufgestellten Typen von Ernährungsstörungen sind Symptomenkomplexe und zugleich Stadien von allgemeinen Ernährungsstörungen, die ineinander übergehen oder sich kombinieren können. Aus verschiedenen ätiologischen Faktoren kann das gleiche klinische Bild zustande kommen und andererseits kann das gleiche ätiologische Moment verschiedene Krankheitsformen der Ernährungsstörung hervorrufen. Für die Diagnostik und das therapeutische Vorgehen ist aber das ätiologische Moment wichtig. Infolgedessen hat sich in der praktischen Kinderheilkunde zur Kennzeichnung der Ernährungsstörungen ein Nebeneinander von der *Czerny*schen ätiologischen und der *Finkelstein*schen typenartigen Einteilung durchgesetzt.

Ausgehend von den *Finkelstein*schen Typen und unter Heranziehung der praktisch wichtigen ätiologischen Kennzeichnung der einzelnen Störungen, schildere ich im folgenden die Ernährungsstörungen anhand meiner klinischen Einteilung, wie ich sie in der Vorlesung benutze. Damit möchte ich kein neues Schema propagieren, sondern ich wähle diese Einteilung, weil sie sich für den Unterricht als brauchbar erwiesen hat und weil sie es m. E.s gestattet, auf dem mir hier zur Verfügung stehenden knappen Raum die Ernährungsstörungen des Säuglings, wie wir sie heute in der Sprechstunde und der klinischen Abteilung zu Gesicht bekommen, darzustellen.

Die akuten Ernährungsstörungen des Säuglings.

Die zwei Grundtypen der akuten Ernährungsstörungen.

Die akuten Ernährungsstörungen des Säuglings setzen sich zusammen aus zwei klinisch wohl zu umschreibenden Krankheitsbildern von ganz verschiedener Schwere des Verlaufs und der Bedeutung, die beide durch mannigfache Ursachen bedingt sein können, nämlich dem Bild der im allgemeinen leicht verlaufenden Dyspepsie und dem der prognostisch ernsten intestinalen Toxikose. Die für beide Krankheitsformen jeweils in Betracht zu ziehenden Ursachen, die klinisch oft erst durch den Verlauf und das Ergebnis der Behandlung erkennbar werden, sind im wesentlichen dieselben und sollen deshalb im Folgenden zunächst gemeinsam erörtert werden. Wenn sich auch das akut dyspeptische und das akut toxische Krankheitsbild aus denselben Ursprüngen ableiten lassen und man im allgemeinen zwei Grade ein und derselben Störung vor sich hat, so kommt doch jedem eine gewisse Selbständigkeit zu. Jedenfalls lehrt die klinische Erfahrung, daß viele Dyspepsien trotz akutem, heftigem Verlauf und andere von langer Dauer nicht in eine Toxikose übergehen. Andererseits kommen schwere enterale und parenterale Infektionen vor, die ohne einleitende Dyspepsie von vornherein das Bild der intestinalen Toxikose bieten. Einseitige Ernährung, schroffer Nahrungswechsel und Pflegefehler haben meist nur dyspeptische Störungen zur Folge, ohne daß sich auch bei fortdauernder Schädigung eine toxische Störung anschließt. Daneben kommt es natürlich häufig vor, daß ein dyspeptisches Kind allmählich toxische Züge aufzuweisen beginnt und somit die leichtere Störung in die schwere übergeht, ein Umstand, der manche Autoren veranlaßt hat, die Unterscheidung zwischen einem dyspeptischen und toxischen Symptomenkomplex ganz aufzugeben und nur allgemein von „Gastroenteritis" zu sprechen. Aus den eingangs angeführten Gründen scheint das nicht zweckentsprechend. Bei den akuten Ernährungsstörungen würde ein solches Auflösen der beiden Symptombilder unter den einen Oberbegriff Gastroenteritis, den wir überdies nicht für richtig halten, auch dazu führen, die leichten Dyspepsien von vornherein als zu ernste Störungen aufzufassen und zu behandeln, sehr zum Nachteil der davon befallenen Kinder. Wichtig ist allerdings bei der Unterscheidung der beiden Bilder, sorgfältig auf das Eintreten toxischer Züge zu achten, um nicht in den umgekehrten Fehler der Unterschätzung der ernsteren Störung zu verfallen, sondern rechtzeitig seine Diagnose Dyspepsie in Toxikose zu berichtigen.

Ätiologie.

Bei Betrachtung der Ätiologie der akuten Ernährungsstörungen sind zuerst die Ursachen, also die gut und oft scharf zu umreißenden unmittelbaren Veranlassungen zum Auftreten der Störungen zu erörtern und in zweiter Linie die weniger genau bestimmbaren und bestimmten Bereitschaften.

Ursachen.

a) Die enterale Infektion galt früher als wichtigste und häufigste Ursache der akuten Ernährungsstörungen des Säuglings. Zu Beginn der bakteriologischen Ära glaubte man für die einzelnen Krankheitsbilder einen spezifischen Erreger ausfindig machen zu können. Das eingehende Studium der Darmflora führte aber zu dem Ergebnis, daß bei ähnlich verlaufenden akuten Ernährungsstörungen recht verschiedene Bakterien gefunden wurden und andererseits, daß die Flora häufig nichts von der Norm Abweichendes ergab.

Kritische Vorbehalte bei der Annahme einer enteralen Infektion.

Man kann bei kritischer Einstellung von vornherein nur den Keimen eine pathogenetische Bedeutung zusprechen, von denen feststeht, daß sie normalerweise wenigstens in größerer Anzahl im Magen-Darmkanal nicht vorkommen und von denen wir wissen, daß sie zu epidemischer Ausbreitung von Magen-Darmerkrankungen führen, also den Bakterien der Typhus- und Paratyphusgruppe, in Sonderheit auch dem Bact. parathyphi B, Bact. enteritidis *Gärtner*, Bact. enteritidis sporogenes *Klein*, dann den Dysenteriebazillen *Shiga-Kruse* und den Paradysenteriebazillen Typus *Flexner*, *Strong* und *Y*. Diese Erreger rufen bekanntlich mehr oder weniger scharf gekennzeichnete entzündliche anatomische Veränderungen am Magen-Darmkanal hervor. Das Fehlen dieser anatomischen Substrate spricht aber namentlich da, wo andere Entzündungsprodukte, wie reichlicher Darmschleim und Eiter, abgesondert werden und eine Blutung nachgewiesen werden kann, nicht gegen die Annahme einer enteralen Infektion. Schon unsicherer ist die Bedeutung von „unspezifischen" Keimarten, wie die Streptokokken, Pneumokokken, Proteus, Pyocyaneus, wenn sie in größerer Menge in den Stühlen nachgewiesen werden. Nur da, wo sie fast überall in den Schleimflocken auftreten und besonders dann, wenn sie bei mehreren Säuglingen, die nebeneiander oder nacheinander erkranken, nachgewiesen werden können, ist ihnen eine ursächliche pathogenetische Wichtigkeit zuzuerkennen.

Die wichtigste Rolle als unumstrittene Erreger enteraler Infektion spielen nach den Mitteilungen der letzten Jahre die Paradysenterie- und Dysenteriebazillen (*Albert*, *Grünfelder*, *Spence*, *Paterson*, *Womack*, *Wollstein*, *Laurinsich*, *Jörgensen*). Nach den vorliegenden Zahlenangaben, über 304 an enteraler Infektion erkrankten Säuglingen wurden in 108 Fällen (= 35,5%) Dysenteriebazillen nachgewiesen, in 184 Fällen (= 60,5%) handelte es sich um eine Mischflora. Zu berücksichtigen ist dabei, daß auch bei Gewinnung des Materials nach den heute gültigen Vorschriften (Entnahme einer Schleimflocke möglichst im Rektoskop und sofortigem Ausstrich auf Lakmusagar mit Mannit) nur in etwas mehr als der Hälfte der Fälle bei klinisch Ruhrkranken der Dysenteriebazillennachweis gelingt.

Paratyphus- und echte Typhusbazillen werden bei uns nur selten als spezifische Erreger beim Säugling gefunden.

Die Rolle der *Koli*-Bakterien bei der Infektion des Magendarmkanals ist insofern eine besondere, als sie einesteils von außen mit der Nahrung eingeführt werden können und sie andernteils als obligate Bewohner des Ileums und Kolons in die oberen, nahezu sterilen Magendarmabschnitte hinaufwandern können. Nun spielt offenbar die orale Infektion mit lebenden Koli nicht dieselbe wichtige Rolle, wie die mit „darmfremden pathogenen" Keimen. Es hat sich nämlich feststellen lassen, daß viele Flaschenkinder eine kolibazillenhaltige Milch oft längere Zeit verfüttert erhalten, ohne an Ernährungsstörungen zu erkranken (*Bessau*, *Rosenbaum* und *Leichtentritt*). Man muß also annehmen, daß bei einer exogenen

Koliinfektion entweder ganz besonders große Mengen von Bakterien eindringen oder aber solche von besonderer Pathogenität.

Schon *Escherich* stellte fest, daß die Besiedlung des Darms eine recht gesetzmäßige ist und daß unter verschiedener Ernährung und anderen schädigenden Einflüssen die Kolibakterien im Darminhalt überwuchern. Verschiedentlich wurde den bei den akuten Ernährungsstörungen der Säuglinge gefundenen Kolistämmen eine besondere Pathogenität zugesprochen („Dyspepsie"-Koli von *Adam*, Stamm A VII von *Abraham*); ihre Unterscheid- und Erkennbarkeit nach den bisher gegebenen Merkmalen wird aber von Fachbakteriologen bezweifelt.

Nach den eingehenden Untersuchungen von *Moro, Bessau* und ihren Mitarbeitern kommt es namentlich nach der Verfütterung von zuckerreichen Nahrungsgemischen zu einer „endogenen Koliinvasion" in den oberen Dünndarm. Diese endogene Dünndarmchymusinfektion wäre als das biologische Substrat einer jeden schweren Gärungsdyspepsie zu betrachten. Infolge der bakteriellen Zersetzung kommt es zur Bildung von Säuren und zur Entstehung toxischer Eiweißschlacken.

Durch vielfache Nachuntersuchungen ist die Kolibesiedlung des Dünndarms und Magens bei den akuten Ernährungsstörungen des Säuglings heute erwiesen. Es fragt sich nur — worauf bei der Besprechung der Pathogenese der einzelnen Erkrankungsformen noch einzugehen sein wird — ob ihr eine primäre pathogenetische Bedeutung zukommt.

Alle diese Erreger können nun das Bild einer Gastroenteritis oder Enterokolitis, aber auch das einer Dyspepsie oder einer Toxikose hervorrufen. In manchen Fällen von Ernährungsstörungen wird in der Tat mehr zufällig die infektiöse Ätiologie durch den Bazillennachweis erbracht. Von nur bedingtem Wert sind die serologischen Agglutinationsproben, da der Säugling eine sehr schwankende, oft spät eintretende Agglutininbildung bei sicherer enteraler Infektion zeigt und andererseits schon das Serum des gesunden Säuglings Kolistämme agglutiniert.

Aus der Koliagglutination ist deshalb der Schluß, daß eine akute Magendarmstörung beim Säugling auf einer Koliinfektion beruht, nur unter besonderen Umständen zulässig. Abzulehnen sind die bisher unbewiesenen Theorien, nach denen jede akute Ernährungsstörung des Säuglings eine akute, jede chronische Ernährungsstörung eine chronische (Koli-) „Sepsis" sei.

Man hat der deutschen Kinderheilkunde den Vorwurf gemacht, daß sie die wichtige ursächliche Rolle der enteralen Infektion für die Entstehung der Ernährungsstörungen übersehe und unterschätze. Demgegenüber ist darauf hinzuweisen, daß in der Tat bei uns wohl durch das allgemein eingeführte Abkochen der für den Säugling gebrauchten Kuhmilch auch im kleinen Haushalt in Stadt und Land und durch die in den Anstalten auch in den kleinen Säuglingsheimen heute geübte aseptische Säuglingspflege die epidemischen enteralen Infekte so gut wie vollständig verschwunden sind. Verhütet werden derartige endemische und epidemische Infektionen fraglos durch die einwandfreie Wasserversorgung unserer Städte und Dörfer und durch unser verhältnismäßig günstiges gemäßigtes Klima. Die meisten enteralen

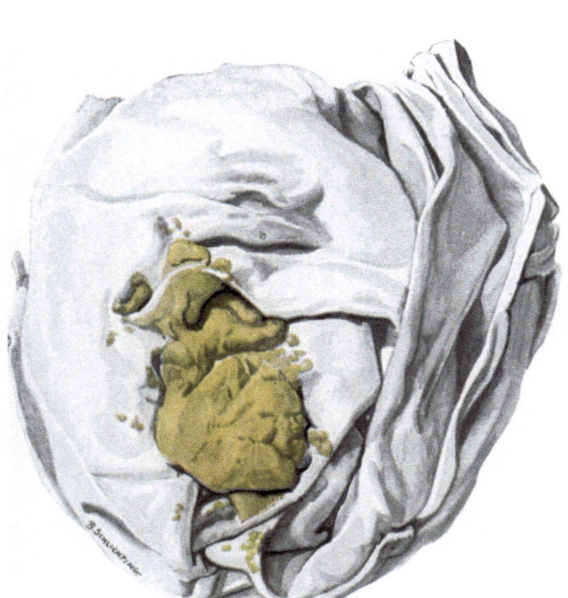

Fig. 1.
Normaler Flaschenmilchstuhl.

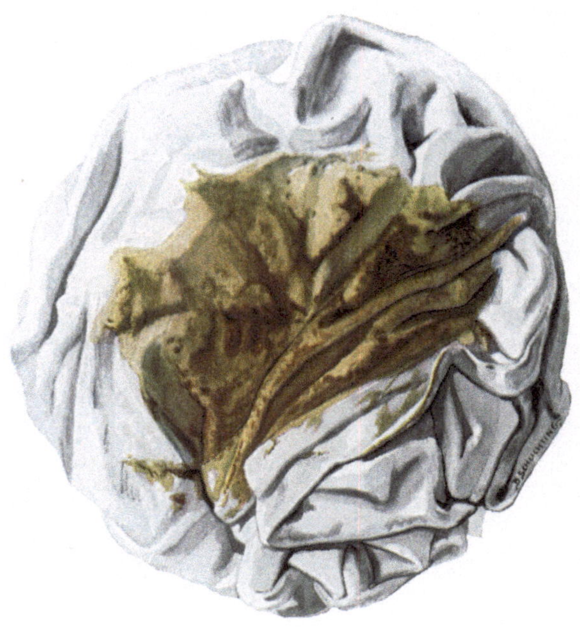

Fig. 2.
Künstlicher Hungerstuhl, sogenannte „Teewindel".

Nach Originalaquarellen von E. Schlichting, Kiel.

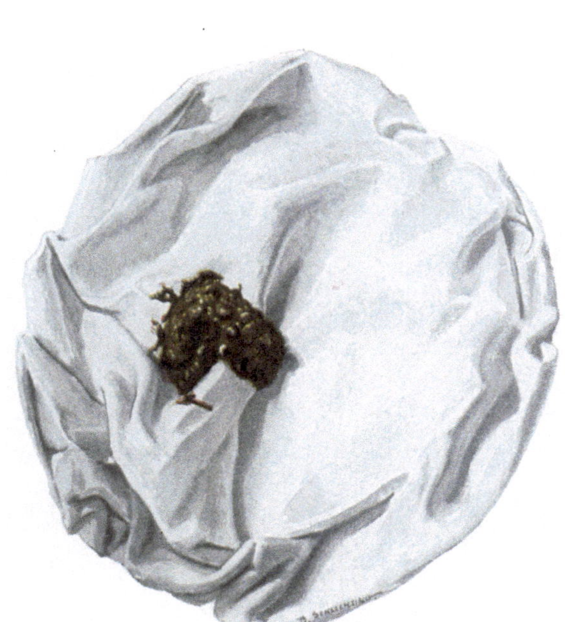

Fig. 3.
Mekoniumstuhl.

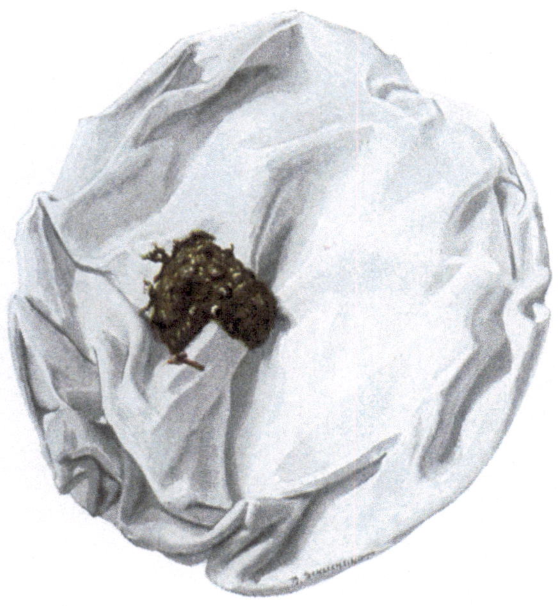

Fig. 4.
Hungerstuhl.

Nach Originalaquarellen von E. Schlichting, Kiel.

Infekte werden bei Säuglingen heute noch in den heißen Ländern beobachtet, so wie bei uns in heißen Sommern gelegentlich eine Häufung der akuten Ernährungsstörungen festgestellt wird. Es handelt sich dabei wohl meist um unsauberes Umgehen mit den beschmutzten Windeln, den Saugern und Flaschen und um unzweckmäßige Aufbewahrung der Säuglingsnahrung, in die nach dem Abkochen eine bakterielle Einsaat erfolgt ist.

Nach alledem liegen die Verhältnisse nur bei den exogenen Infektionen mit pathogenen Keimen einfach und klar. In den übrigen Fällen — und das ist die Mehrzahl — ist zwar die endogene Infektion nachweisbar, sie ist aber wahrscheinlich die Folge anderweitiger Schädigungen. Nur in einem kleinen Teil der Fälle von akuten Ernährungsstörungen sind die Darmbakterien als die primär unbestrittenen Erreger anzusehen, in anderen Fällen gewinnen sie im Verlauf der Erkrankung die Oberhand und vermögen sogar den weiteren Verlauf und Ausgang zu entscheiden, während sie in einer dritten, aller Vermutung nach wohl größten Gruppe von Fällen ihren Wirkungskreis und ihr Wachstum ausdehnen, ohne daß diesem Vorgang eine größere Bedeutung als die eines Symptoms beizumessen wäre.

Praktischer Nachweis einer enteralen Infektion.

Für die Entscheidung, ob bei einer akuten Ernährungsstörung eine enterale Infektion vorliegt, empfiehlt es sich immer, neben der kulturellen Untersuchung einer Schleimflocke und gegebenenfalls der Blutkultur das einfache Mikroskopieren des ungefärbten Stuhles auf Leukozyten und des gefärbten Schleimausstriches auf Bakterien nicht zu vernachlässigen. Auch der Blutnachweis im Stuhl kann Bedeutung erlangen und gelegentlich kann ein Differentialblutbild die Entscheidung fördern (*Rominger*, *Reschid*). Stets ist auch die Fahndung auf ähnliche Fälle in der Umgebung für die Diagnose wichtig. Schließlich liefert die Obduktion auch manchmal da Hinweise, wo auffällige Zeichen bakteriell entzündlicher Ursache intra vitam nicht wahrzunehmen waren.

In einer großen Reihe von sicher infektiösen Magendarmkrankheiten, die unter dem Bilde einer akuten Ernährungsstörung verlaufen, lassen sich die Erreger nicht identifizieren.

Dies gilt für gewisse endemisch auftretende, namentlich auch in den Säuglingsanstalten leicht als ansteckend zu erweisende Störungen, von denen man annimmt, daß sie durch abgeschwächte Ruhrbazillen verursacht sind („Kolitisbazillen“ von *Braun* und *Ließ*); vielleicht gehört auch die sogenannte „Darmgrippe“ hierher.

Die Aufmerksamkeit der Kinderärzte verdient neuerdings die *Bang*sche Krankheit, die Infektion mit dem *Bang*schen Bazillus des infektiösen Rinderabortus, die beim Menschen nach Genuß infizierter Milch (?) zu einem eigentümlichen, Maltafieber-ähnlichen Krankheitsbild führen kann (Lit. bei *Spengler*, *Weigmann*, ferner bei *Langer* Bd. II dieses Werkes). Merkwürdigerweise sind im frühen Kindesalter, das vorwiegend von Milch lebt, noch keine einwandfreien Fälle beobachtet worden. Das spricht dafür, daß die Ansteckung wohl meist durch nahen Umgang mit den erkrankten Tieren und nur selten durch den Genuß infizierter Milch erfolgt. Der Nachweis der Erreger im Kulturverfahren ist schwierig und gelingt auch in sichergestellten Fällen nicht immer. Die Agglutinationsprobe ist nur beweisend, wenn sie in höheren Serumverdünnungen (1 : 300 und darüber) positiv ausfällt.

Ob die von *Kauffeldt* beschriebenen Milbeninfektionen durch milbenhaltige Zusatzstoffe (Zucker, Mehle, Haferflocken, Reis usw.) wirklich für den Säugling wichtig sind und Bilder von akuten Ernährungsstörungen vortäuschen, müssen weitere Untersuchungen und Beobachtungen erweisen.

Wenn auch die primäre enterale Infektion mit pathogenen Keimen bei uns selten ist und bei den dyspeptischen Erkrankungen des Säuglings in der Hauptsache nur die sekundäre Chymusinfektion in Betracht kommt, so ist trotzdem bei allen akuten Ernährungsstörungen immer an die Möglichkeit einer enteralen Infektion zu denken.

b) Ernährungsfehler. Recht häufig lassen sich in der Vorgeschichte der an akuten Ernährungsstörungen erkrankten Säuglinge Fehler in der Ernährung nachweisen. Es handelt sich dabei hauptsächlich um Überfütterung, und zwar entweder um zu große Einzelmahlzeiten oder um zu häufige Verabreichung von an sich normalen, ja kleinen Mengen. Beide Fehler kommen zwar auch bei Brustkindern vor, die an eine milchreiche Brust zu lange oder mit zu kurzen Nahrungspausen angelegt werden, ihre Folgen sind aber bei weitem nicht so unheilvoll, wie bei unnatürlicher Nahrung. Beide Arten der quantitativen Überfütterung führen beim gesunden Säugling oft lange Zeit nur zur Mästung ohne sonstige Krankheitserscheinung; sie lösen offensichtlich nur dann eine akute Störung aus, wenn aus irgendeinem Grunde die Aufarbeitung des angebotenen Milchquantums nicht vollständig erfolgt, die Nahrung also gewissermaßen zu einem unrechten Zeitpunkt zu reichlich gereicht wird. Selbstverständlich kommt neben einer absoluten Überfütterung vor allem auch eine relative in Betracht. Beispiel: Eine schwache Frühgeburt wird an eine leicht fließende Brust angelegt oder mit „normalen“ Kuhmilchmengen ernährt. Aber auch bei gesunden, gut entwickelten Säuglingen ist der Nahrungsbedarf ein recht verschiedener und die Kunstfertigkeit besteht bei der unnatürlichen Aufzucht gerade darin, ihn richtig zu ermessen. Die Verdauungsleistung ist außerdem zu bestimmten Zeiten, z. B. bei großer Hitze, herabgesetzt, so daß nun die Ernährung mit dem üblichen Nahrungsquantum eine Überfütterung darstellt. Hinzu kommt allerdings oft noch der Fehler, daß dem zur warmen Jahreszeit an gesteigertem Durst leidenden Kinde statt Tee mehr Milch als sonst gereicht wird.

Die Bedeutung einer relativen Überfütterung wird unterschätzt.

Die Schädigung durch rein quantitative Überfütterung besteht vermutlich in einer Verlängerung der Magenverweildauer der zu reichlich aufgenommenen Milch, die in anormaler Weise bakteriell zersetzt wird. Dasselbe tritt ein, wenn mit einem Nahrungsbestandteil allein oder mehreren zugleich überfüttert wird; bei den schwereren Formen der akuten Ernährungsstörungen werden häufig unmittelbar vor deren Ausbruch besonders zuckerreiche oder fettreiche Milchmischungen gegeben. Ein Teil der Säuglinge zeigt eine besondere Fettempfindlichkeit, manche auch eine besondere Neigung zu Gärungen bei jeder reichlicheren Kohlehydratzufuhr, die sich meist schon in den ersten Lebensmonaten bemerkbar macht. Bei den meisten Säuglingen läßt sich die Fettverträglichkeit durch entsprechende gleichzeitige Anreicherung der Nahrung mit Fett und Mehl (Buttermehlnahrung!) verbessern. Allerdings sieht man oft ohne be-

Besondere Empfindlichkeit junger Säuglinge gegenüber qualitativen Ernährungsfehlern.

sondere vorherige Warnungszeichen bei einem solchen Ernährungsplan überraschend Dyspepsien auftreten.

Qualitative Ernährungsfehler, die wir heute noch nicht näher erfassen können, liegen zweifellos auch manchen akuten Ernährungsstörungen zugrunde, die nach einem Wechsel in der Fütterung der Milchtiere bei den Säuglingen auftreten. Hierher gehören vielleicht auch die bei manchen Erkrankungen der stillenden Mutter beobachteten Störungen bei Brustkindern. Immer wieder wird behauptet, daß heftige Schreckwirkung, das Einsetzen der Menses u. a. m. die Milch der Mutter verändere. Man will sogar darin ein Menstruationsgift nachgewiesen haben (*Schick*, *Frank*).

Durstschädigung.

In der Hauptsache wird es sich wohl um eine verminderte Milchsekretion und damit um Dursterscheinungen handeln. Der Durst ist, namentlich zur warmen Jahreszeit und bei reichlichen Eiweißgaben (konzentrierte Nahrungen!) zweifellos ein wichtiger pathogenetischer Faktor bei der Entstehung akuter Ernährungsstörungen des Säuglings. Er wird häufig da übersehen, wo der Säugling etwa wegen Schluckstörung oder Appetitlosigkeit (Infekte!) zu wenig Flüssigkeit zu sich nimmt.

Die Unterernährung spielt als unmittelbare Ursache der akuten Ernährungsstörungen nur eine unbedeutende Rolle, nämlich nur insofern, als unangebrachter Hunger bei schroffem Wechsel in der Nahrungsmenge und der Art der Fütterung (die Mutter vergißt das Kind zu füttern!) eine Verdauungsschädigung zur Folge haben kann. Die chronische Unterernährung wird als eine, die Bereitschaft zu akuten Störungen unterhaltende Schädigung im folgenden noch erörtert.

Schließlich ist noch als Ernährungsfehler die Verfütterung von ungeeigneten Nahrungsmitteln an Säuglinge zu nennen, also die jedem Kinderarzt bekannte Unsitte, schon dem jungen Kind Näschereien — beliebt ist Honig, Sirup, Schlagsahne oder andererseits Ei, Wurststückchen, Käse usw. zuzustecken.

c) Parenterale Infektion. Auf die große, besondere Bedeutung der sogenannten parenteralen oder „extraalimentären“ (*Finkelstein*) Infektionen für die allgemeine Entstehung von Ernährungsstörungen wurde eingangs schon hingewiesen. Wir sehen sich bei den verschiedensten Infektionen sofort oder im weiteren Verlauf leichte dyspeptische, aber auch von vornherein schwer toxische akute Ernährungsstörungen entwickeln, die an Häufigkeit den rein enteral-infektiösen, namentlich aber auch den alimentär verursachten Störungen nicht nur gleichkommen, sondern sie weit übertreffen (*Finkelstein*, *L. F. Meyer* und *Nassau*, *Maier* u. a.). Hierher gehören zunächst alle septischen Erkrankungen besonders des Neugeborenen und jungen Säuglings einschließlich der Phlegmone, Osteomyelitis, Furunkulose bis hinab zur einfachen Pyodermie, bei denen man sich eine Allgemeinerkrankung, die auch den Verdauungsapparat ergreift, vorstellen kann. Hierher gehören aber auch Infektionserkrankungen, wie Masern, Pneumonie und Zystopyelitiden, bei denen die Miterkrankung des Magendarmkanals nicht unausbleiblich erscheint. Schließlich sind aber auch ganz leichte, mehr oder weniger lokalisierte Infekte, wie Otitiden, Nasopharyngitiden, Bronchitiden, kurz alles, was unter „grippalen Infekten“ zusammengefaßt wird, deutlich als Ursachen von akuten Ernährungsstörungen zu erkennen. Nur bei einem Teil dieser Fälle kann

In der Familie wird die Gefahr, die dem Säugling durch Übertragung eines „Schnupfens“ droht, noch immer unterschätzt.

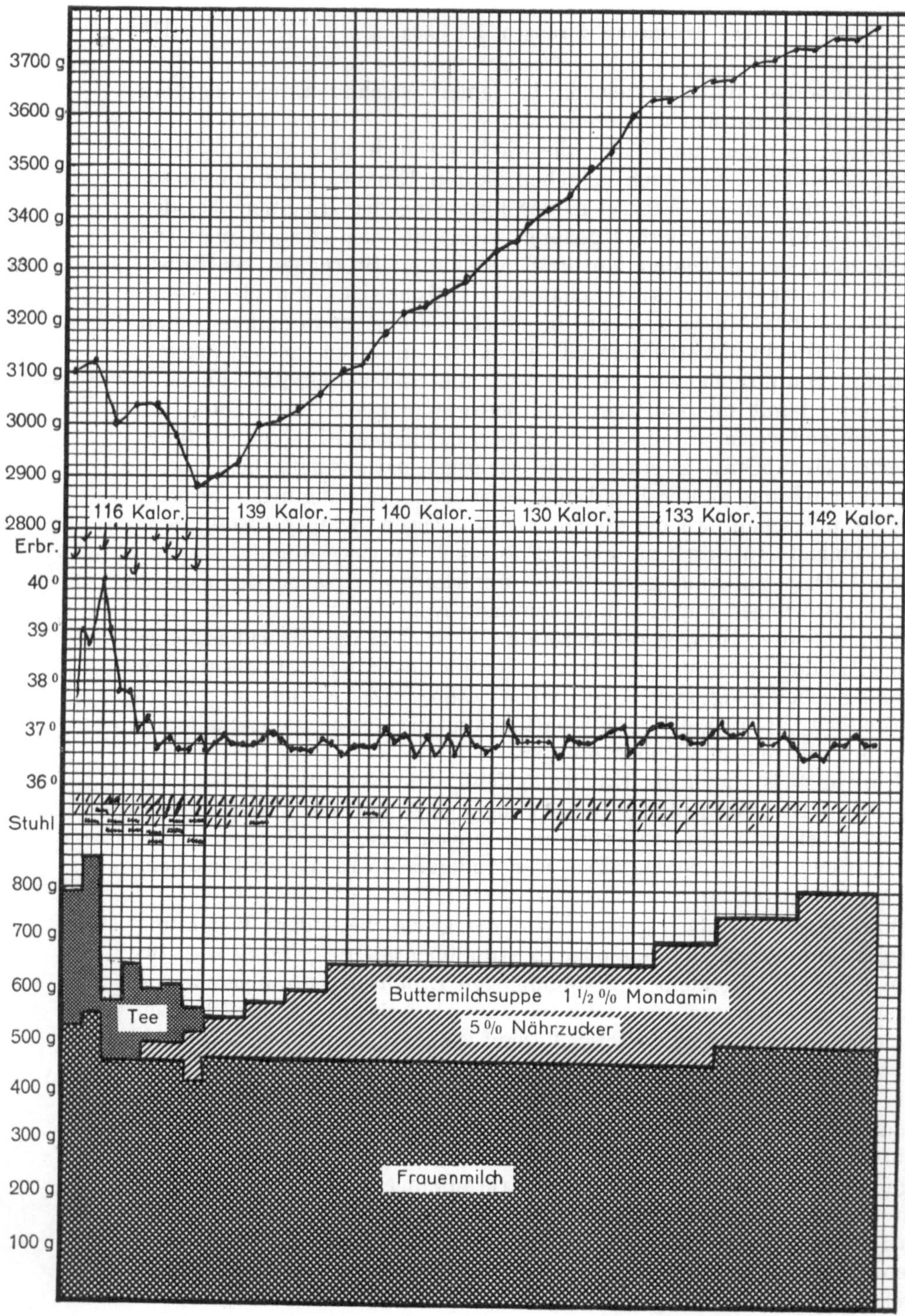

Fig. 35.

Gerda N., $2^1/_2$ Mon. altes Kind mit rein alimentär entstandener Dyspepsie, die lediglich durch Zugabe von Tee bei Frauenmilchernährung und nachheriger Zufütterung von Buttermilchsuppe rasch geheilt wird.

die durch Appetitmangel, Schluckstörung und einseitige Nahrung hervorgerufene „Indigestion“ für die Ernährungsstörung verantwortlich gemacht werden. In der Mehrzahl der Fälle müssen wir vorläufig annehmen, daß der Übertritt von Zerfalls- und Stoffwechselprodukten der Keime — eigentliche Ektotoxine kämen ja nur bei der Dysenterie und der Diphtherie in Betracht — und der bei der Phagozytose entstehenden giftigen Zellzerfallsprodukte in die Körpersäfte und in den Darm auf dem Wege zur Ausscheidung die Reaktion: „akute Ernährungsstörung“, hervorruft. Bei der Infektion mit den verschiedentlichen Erregern wird nach der heute gültigen Lehre im makrophagen Apparat im Sinne *Metschnikoffs* oder im retikulo-endothelialen System (R.E.S.) im Sinne *Aschoff-Landaus* durch Phagozytose und Antikörperbildung die Abwehr bewerkstelligt. Während nun beim älteren Kind und den Erwachsenen offenbar Bakterien, Bakterienzerfalls- und Abbauprodukte körpereigener Zellen bei den in Frage kommenden parenteralen Infekten im allgemeinen im R.E.S. abgefangen werden, die Infektion also mehr oder weniger lokalisiert und erfolgreich abgewehrt wird, versagt diese Abwehr beim Säugling. Ein völliges Versagen führt — vorwiegend beim Neugeborenen — zur „septischen Reaktion“ (im Sinne der von *Saxl* und *Donath* gegebenen Begriffsbestimmung), die mangelhafte Abwehr der Infekte beim Säugling, bei welcher die Zerfalls- und Abbauprodukte vom R.E.S. nicht völlig zurückgehalten und unschädlich gemacht werden, ist, so können wir annehmen, die endogene Ursache der parenteralen Ernährungsstörung.

Versuch einer Erklärung des Zustandekommens einer akuten parenteralen Ernährungsstörung.

Sie tritt entsprechend der Art der Erreger, ihrer Virulenz, der Kraft der Abwehr früher oder später unter der Form nur leicht dyspeptischer oder schwer toxischer Krankheitsbilder in Erscheinung. Verständlich ist so auch die Tatsache, daß die durch eine extraalimentäre Infektion gesetzte Schädigung der Ernährungslage und der Ernährungsfunktion sich noch lange nach Abheilen des eigentlichen Infektes bemerkbar machen und auswirken kann. Man kann geradezu sagen, daß die parenteralen Infekte die Schrittmacher der Ernährungsstörungen bei dem in der Infektionsabwehr schwachen Säuglingsorganismus sind.

d) Von Pflegefehlern, die als Ursache akuter Ernährungsstörung in Betracht kommen, sind zuerst Fehler in der Fütterungstechnik zu

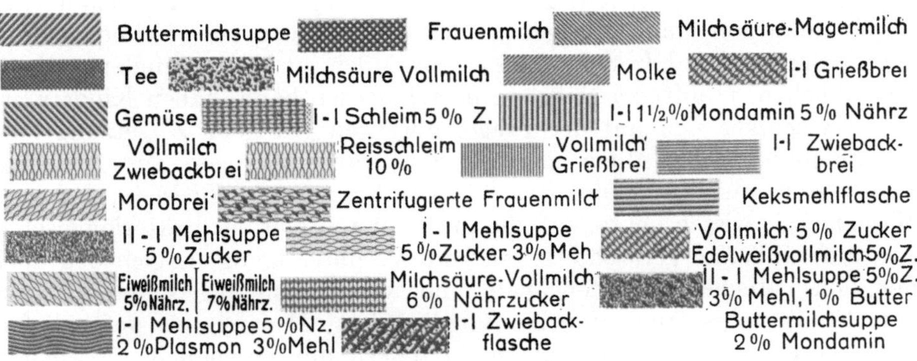

Schema der Säuglingsnahrungen.

nennen. Die unregelmäßige Verabreichung der Brust- und Flaschenmahlzeiten, die Verwendung von Gummisaugern mit zu kleinem oder häufiger zu großem Loch, das „Flaschenlegen“, das häufige Unterbrechen der Einzelmahlzeit und viele andere, scheinbar belanglose Verstöße gegen die Regeln einer sachgemäßen Fütterung können zu Erbrechen, Anorexie und schließlich zu Störungen der Verdauung und Ernährung führen. In zweiter Linie ist die Unachtsamkeit auf die Temperatur des Kinderzimmers als Pflegefehler zu berücksichtigen. Für manche akuten Störungen ist bekanntlich die Hitze, die zu Wärmestauung, Beeinträchtigung der Verdauungsleistung oder auch zu Milchverderbnis führt, verantwortlich zu machen. Die Erfahrung lehrt jedenfalls, daß bei gleicher Pflege und Ernährung die Säuglinge, die in hellen, gut gelüfteten Zimmern und viel in freier Luft aufgezogen werden, seltener an Ernährungsstörungen erkranken. Eine wichtige Rolle dabei spielt die Abhärtung und Infektverhütung, die Förderung des Appetits und vielleicht die beruhigende Wirkung auf das Nervensystem, namentlich bei leicht erregbaren, neuropathischen Kindern.

Eine sich nur auf richtige Ernährung und Sauberhaltung beschränkte Säuglingspflege ist unzulänglich.

Diese bedürfen einer besonders regelmäßigen Pflege und Wartung. Von großer Bedeutung ist die Sicherung eines ungestörten Schlafes, die Fernhaltung von Erregung und, wie bei jedem aufwachsenden Organismus, die Förderung des Behagens. Zu den Pflegefehlern gehört jede Vernachlässigung der Sauberkeit, namentlich der Hautpflege, nicht nur beim Säugling selbst, sondern auch bei der Pflegeperson einschließlich der Achtsamkeit auf eine mögliche Infektübertragung. Auch mangelnde Erziehung oder besser Gewöhnung an regelmäßige Nahrungszeiten, an Ruhe und Sauberkeit kommt bei der Entstehung von Ernährungsstörungen in Betracht. Man kann heutzutage oft beobachten, daß die junge Mutter zwar die rein physische Pflege peinlich sorgfältig durchführt, daneben aber die psychische, das Eingehen auf das seelische Wohlbehagen, das Unterhaltungsbedürfnis u. a. m. versäumt („psychischer Inanitions“-schaden v. *Pfaundlers*). Grund hierfür ist die Angst, der Säugling könnte zu früh geistig angeregt und hierdurch „nervös“ gemacht werden. Nach den Ansichten der heute maßgebenden Kinderärzte ist jedenfalls die Vernachlässigung einer genauen Beobachtung der verschiedenen Lebensäußerungen des Säuglings als Pflegefehler zu bezeichnen, der die Verschlimmerung, wenn nicht sogar die Entstehung akuter Ernährungsstörungen zur Folge haben kann.

e) Zersetzte Nahrung und Milchvergiftung. Da bekanntlich durch Infektion mit pathogenen und nichtpathogenen Keimen, grobe Verunreinigung und fremde Zusätze die Milch zu einem minderwertigen, bedenklichen, ja giftigen Nahrungsmittel werden kann, haben Kinderärzte und Hygieniker sich mit der Frage, inwieweit ektogene Zersetzung oder Verunreinigung der Milch an den Ernährungsstörungen des Säuglings schuld sind, aufs gewissenhafteste beschäftigt (*Bardt, Edelstein, Hanssen, Welde*). Wir wissen heute, daß die in der ersten Zeit der bakteriologischen Ära aufs äußerste gefürchtete, stärkere Verunreinigung, namentlich auch der hohe Milchsaprophytengehalt, nur verhältnismäßig selten Ursache von Ernährungsstörungen beim Säugling ist. Den Beweis dafür liefert die Beobachtung, daß auch in den Ländern mit vorzüglich ausgebauter Milchhygiene ganz wider Erwarten Ernährungsstörungen nach wie vor auftreten. Andererseits ergaben die Beobachtungen in Deutschland in der Kriegs- und Nachkriegszeit, daß mit dem allgemeinen Niederbruch der einwandfreien Milchversorgung keineswegs eine Häufung der akuten Ernährungsstörungen bei den Säuglingen eintrat. Ein gleiches Ergebnis hatten Versuche der Verfütterung gewöhnlicher, oft recht keimreicher „Marktmilch" an Säuglinge in Anstalten (*Finkelstein*, *Rietschel*, *Bernheim-Karrer*). Wir wissen heute, daß die durch Vermehrung der Milchsäurebakterien namentlich in der Wärme eintretende Säuerung an sich nicht bedenklich ist.

Säuerung der Kindermilch.

Wir verwenden ja eigens mit „Säurewecker" geimpfte Sauermilchen in ausgedehntem Maße als Heilnahrungen. Nicht die saure Milch ist schädlich, sondern, wenn die als Kindernahrung dienende Milch sauer ist, so ist anzunehmen, daß ihre Säuerung auf unsachgemäße Behandlung zurückzuführen ist. Eine „saure" Kindermilch ist deshalb trotzdem in jedem Falle bedenklich und zu beanstanden. Eine stark saure Milch, die beim Kochen gerinnt, wird praktisch als Kindernahrung keine Verwendung finden. Dagegen kommen leicht erhöhte Säuerungsgrade bei großer Hitze häufig vor, ohne daß die Kinder davon erkranken. Die Säuerung wird nun durch die Gärung der üblichen Schleim- und Mehlzusätze verstärkt und kann dann durch die Milchfettzersetzung allerdings so hohe Grade erreichen, daß die Verfütterung einer derartigen Nahrung bedenklich ist. Eine solche Milchmischung wird vom Säugling kaum öfters genommen und die dabei eintretende kurzdauernde Schädigung ist für die Entstehung von akuten Ernährungsstörungen im allgemeinen von keiner großen Bedeutung.

Wichtiger ist die nachträgliche Infektion einer schon abgekochten oder pasteurisierten Milch bei unsachgemäßer Behandlung (siehe Kapitel Milch und Milchhygiene), die zu einer bakteriellen Fäulnis und damit zum Auftreten giftiger Eiweißzerfallsprodukte führen kann. Trotz der Verbreitung der pasteurisierten Milch in den Großstädten ist in den letzten Jahren von einer Häufung der Ernährungsstörungen durch Genuß zersetzter Milch nirgends in der Literatur die Rede.

Nach alledem muß man der Deutung des sogenannten Sommergipfels der Säuglingssterblichkeit als Folge einer durch die Sommerhitze bewirkten Milchverderbnis Mißtrauen entgegenbringen. Mögen auch in manchen heißen Ländern, namentlich in denen mit ungenügender Milchhygiene, die Dinge so einfach zusammenhängen, in Deutschland haben die zahlreichen Untersuchungen und Beobachtungen, auf die weiter unten noch eingegangen wird, gezeigt, daß die verdorbene Milch keineswegs die Hauptursache der Sommersterblichkeit ist.

Trotz alledem wird man in der Überzeugung, daß eine möglichst vollwertige, frisch gewonnene keimarme Vollmilch die Grundlage einer zuverlässigen unnatürlichen Ernährung des gesunden und kranken Säuglings ist, alle vernünftigen Forderungen der Milchhygiene als Arzt aufs nachdrücklichste unterstützen.

Futtergifte, die angeblich bei Verfütterung bestimmter Grünfuttersorten an die Milchkühe in der Milch auftreten sollen, haben praktisch für die Entstehung der akuten Ernährungsstörungen keine Bedeutung. Die Frage, ob die Ziegenmilchanämie der Säuglinge auf ein Futtergift zurückzuführen ist, wofür manches spricht, ist noch keineswegs entschieden.

Übergang von Giften durch die Milch.

Eine „Milchvergiftung" im Sinne des Übergangs von Giften (Pharmarka) vom mütterlichen Organismus durch die Milch in den Organismus des Säuglings, die unter dem Bilde einer akuten Ernährungsstörung verläuft, kommt gelegentlich vor. Der Kinderarzt sollte sich daran stets in den Fällen erinnern, wo der leiseste Verdacht vorliegt. Nachgewiesen wurde der Übergang von Morphium, Alkohol, Brom, Jod, Quecksilber und Salizyl. Auch der Gebrauch von Abführmitteln der verschiedensten Art und neuerdings der Nikotin-Abusus der stillenden Frau ist hier zu erwähnen.

Eine besondere Art von „Milchvergiftung" ist die als schwere akute Ernährungsstörung auftretende Kuhmilchidiosynkrasie (siehe unten), die als eigenartige Überempfindlichkeit gegenüber dem artfremden Eiweiß gedeutet wird. Die Annahme, daß diese Empfindlichkeit die Grundlage vieler, ja aller Ernährungsstörungen des Flaschenkindes darstelle, wird durch die Tatsache, daß es leicht gelingt, Tausende und Abertausende von Säuglingen mit Kuhmilch ohne Störung aufzuziehen, widerlegt.

Bedeutung der Hitzeschädigung.

f) Von atmosphärischen Einflüssen auf den Säuglingsorganismus, die zu akuten Ernährungsstörungen führen, ist Sicheres nur von der Sommerhitze bekannt. Die zuerst in Amerika, dann aber auch in unserem Klima beobachtete und eingehend untersuchte Gleichläufigkeit von Sommerhitze, Häufung von akuten Ernährungsstörungen der Säuglinge und steile Erhebung der Sterblichkeitskurve (Sommergipfel) ist trotz mancher örtlichen Verschiedenheiten im großen und ganzen überall bestätigt worden. Wie oben angeführt, hat sich die ursprüngliche Annahme, daß es sich dabei lediglich um Folgen der durch die Wärme gesteigerten bakteriellen Milchzersetzung handele, nicht bestätigen lassen. Vielmehr liegt der Grund einesteils in einer Häufung der enteralen Infektionen (*Liefmann* und *Lindemann*, *Nassau*), die mehr oder weniger stark alle Lebensalter betrifft, andererseits haben wir es mit echten Hyperthermien, also „Hitzschlägen", zu tun, die in ihren verschiedenen Formen aus der experimentellen Pathologie und neuerdings aus den klinischen Beobachtungen in den Tropen (*Willcox*, *Gibbs* u. a.) bekannt geworden sind. Von den besonderen Hitzewirkungen ist die anfängliche Reizung und folgende Lähmung des Zentralnervensystems wahrscheinlich für die dyspeptischen und toxischen Krankheitsbilder beim Säugling verantwortlich zu machen.

Ob die Erkältung bei dem Zustandekommen akuter dyspeptischer Ernährungsstörungen eine größere Rolle spielt, scheint fraglich. Wenn nach plötzlichem äußeren Temperaturwechsel, Abkühlung eines Körperteils, Aufenthalt in Zugluft und nach Durchnässung Säuglinge einige durchfällige Stühle zeigen, so ist eine reflektorische, nervöse Beeinflussung wahrscheinlich. In allen Fällen mit Temperatursteigerung liegt eine „Erkältungskrankheit" vor, bei der offenbar die bakterielle Infektion im Vordergrunde steht.

Bereitschaften.

a) Unnatürliche Ernährung. Die wichtigste Bereitschaft zu Ernährungsstörungen ganz allgemein, in Sonderheit zu den akuten, wird, wie eingangs erwähnt, schon allein durch die unnatürliche Ernährung geschaffen. Es leuchtet ein, daß, auch wenn die allgemeinen Regeln, nach denen die künstliche Ernährung zu erfolgen hat, berücksichtigt werden, das Kind durch quantitative und qualitative Ernährungsfehler gefährdet werden kann. Qualitative Ernährungsfehler spielen hiergegen beim Brustkind nur eine sehr untergeordnete Rolle und ein falsches Nahrungsangebot ist unter normalen Verhältnissen bei ihm weder häufig noch besonders bedenklich. Überall da, wo die Flaschenernährung nicht mit Verständnis und einer pflegerischen Sachkenntnis durchgeführt wird, sind die Ernährungsfehler so häufig, daß man nach der Erfahrung in den Mütterberatungsstunden sagen kann, man vermißt sie fast bei keinem Kind einer in Säuglingspflege ungeschulten Mutter. Ist es nun auf der anderen Seite für den Erfahrenen durchaus nicht schwierig, einen Säugling künstlich aufzuziehen, ohne daß sich Ernährungsstörungen einstellen, so fällt doch immer wieder auf, daß auch das einwandfrei gedeihende Flaschenkind eine besondere Anfälligkeit zeigt und in jedem Erkrankungsfall eine gegenüber dem Brustkind besonders hervortretende mangelnde Wiederherstellbarkeit („Reparationsfähigkeit"). Die Empfindlichkeit gegen Ernährungsfehler und die erhöhte Anfälligkeit, namentlich auch parenteralen Infekten gegenüber, schaffen so eine besondere Bereitschaft beim Flaschenkind für die verschiedenen Formen der Ernährungsstörungen und sind der Grund dafür, daß alle Ernährungsstörungen beim unnatürlich ernährten Säugling schwerer und bedrohlicher verlaufen.

Gründe der Minderwertigkeit der Tiermilch.

Die Frage, warum die Kuhmilch und in jedem weiteren Sinne jede Tiermilch bei der Ernährung namentlich des jungen Säuglings weniger leistet als die Frauenmilch, ist immer wieder aufgeworfen und bearbeitet worden.

Bakterielle Verunreinigung.

Anfänglich nahm man an, daß die bakterielle Verunreinigung die Hauptursache der Minderwertigkeit der Kuhmilch sei. Durch die allmählich erreichten Verbesserungen in der Milchgewinnung und Einführung der Sterilisation der Kindermilch (S*oxhlet*!) wurde zwar ein Rückgang der akuten Ernährungsstörungen, namentlich in der warmen Jahreszeit, erzielt, die ungünstigen Wirkungen der Kuhmilchernährung blieben aber bestehen. Der Reihe nach wurden nun entsprechend der fortschreitenden Erkenntnis über die chemische und physikalisch-chemische Verschiedenheit der Zusammensetzung der Tiermilch und Frauenmilch fast sämtliche Konstituenten als ursächliche schädigende Faktoren bezeichnet. Der diesen Beobachtungen und Forschungen zugrunde liegende Gedanke, der zu jahrelangen Versuchen, die Kuhmilch der Frauenmilch in ihrer chemischen Zusammensetzung ähnlich zu machen, sie zu „humanisieren", führte, war also der, daß irgendeine schädigende Substanz in der Kuhmilch enthalten sei, die es gälte zu entfernen oder doch wenigstens in ihrer Wirkung (durch Verdünnung, „Vorverdauung" u. ä.) abzuschwächen. Diese Untersuchungen der chemischen Verschiedenheiten haben bekanntlich eine große Reihe von wichtigen Ergebnissen für die Theorie und Praxis der „unnatürlichen" Säuglingsernährung gezeitigt; sie konnten aber die Minderwertigkeiten der Tiermilchen im Vergleich zur Frauenmilch nicht befriedigend erklären.

Unterschiede der chemischen Zusammensetzung.

Biologische Besonderheiten der Frauenmilch.

Demgegenüber haben eine Reihe von Autoren schon seit längerer Zeit die Unterschiede in der biologischen Beschaffenheit der Tier- und Menschenmilch untersucht und für die ungleichen Ernährungsergebnisse verantwortlich gemacht (*Hamburger*, *Pfaundler*, *Moro* u. a.). Sichergestellt ist der Übergang von Antikörpern, Agglutininen, bakteriolytischen Komplementen und Opsoninen von der Mutter auf den Säugling in der Milch und damit eine sogenannte Laktationsimmunität (*Ehrlich, Römer, Moro, Salge, Pfaundler, Kolff* und *Noeggerath, Kleinschmidt* u. a.). Wahrscheinlich ist die von *Escherich* und anderen Autoren angenommene laktare Übertragung von Wachstum-, Ansatz- und Ernährung-fördernden, katalysatorisch, fermentartig wirkenden Nutzstoffen (*Aron, Marfan* u. d. gen. Autoren). In zahlreichen Tierversuchen an Säuglingen und überlebenden Organen konnte der auf Verdauung und Resorption günstige Einfluß der arteigenen Milchernährung erwiesen werden (*Moro, Freudenberg, Pfaundler* und *Schübel*).

Diese von biologischen Gesichtspunkten ausgehenden Forschungen haben die Überlegenheit der Frauenmilch, die unbestritten ist, zwar unserem Verständnis in mancher Beziehung näher gebracht, sie haben sie aber nicht auf faßbare ursächliche Faktoren zurückzuführen vermocht. Der laktare Übergang von Schutzstoffen ist für eine Laktationsimmunität wesentlich, für eine bessere Ernährungsleistung aber nur von mittelbarem Einfluß. Der Übergang von ernährungsfördernden Stoffen, sog. Trophozymasen, ist zum mindesten inkonstant. Große Schwierigkeiten bereitet bei den Erklärungsversuchen die Vorstellung, daß, da das arteigene Eiweiß ebenso wie das artfremde bei der Verdauung abgebaut wird, es trotzdem seine „spezifischen" Eigenschaften behalten soll und weiter die Annahme, daß die meisten per os eingeführten, also auch die mütterlichen Antigene und Fermente die Darmschleimhaut unzerstört durchdringen und so in die Blutbahn gelangen sollen. Wenn in der Tat die arteigene Nahrung allein infolge ihres Gehaltes an solchen wichtigen, die Ernährung fördernden Stoffen der Kuhmilch überlegen ist, dann ist es schließlich schwer verständlich, wieso tagtäglich Tausende von Säuglingen ohne jede ernstere Störung bei der artfremden Kuhmilchernährung gedeihen.

Anfängliche Einstellung auf eine bestimmte Nahrung, die Frauenmilch.

Nach alledem ist die Minderwertigkeit der Kuhmilch im Vergleich zur Frauenmilch weder allein auf die biologischen Unterschiede noch auf die chemischen zurückzuführen. Beide sind von Bedeutung. Die Hauptursache ist, wie eingangs betont wurde, die Einstellung des jungen Kindes zunächst nur auf eine einzige Nahrung, die Frauenmilch. Die Verwertung jeglicher anders zusammengesetzter Nahrung muß erst erlernt, sozusagen eingeübt werden. Schwierigkeiten bei der Durchführung der unnatürlichen Ernährung entstehen immer nur dann, wenn die „Umstellung" ungeschickt oder fehlerhaft in einer frühen Entwicklungsstufe vorgenommen wird oder wenn infolge gelegentlicher fehlerhafter Anlage oder besonderer mangelnder Leistungsfähigkeit die Anpassung des Säuglings an die „altersfremde" Ernährung eine ungenügende ist. Wenn man sich vor Augen hält, daß im Laufe einiger Monate die Umstellung auf Tiermilch ein natürlicher, jedenfalls gefahrloser „physiologischer" Vorgang ist, dann wird man bei Charakterisierung der künstlichen Ernährung des jungen Säuglings auf das „Altersfremde" dieser Nahrung das Hauptgewicht legen.

b) Chronische Ernährungsstörungen der verschiedensten Art bilden die Grundlage vieler akuter Störungen, namentlich gilt das von der Hungerdystrophie.

c) Neugeborene, Frühgeborene und Schwachgeborene zeigen auch bei Frauenmilchernährung eine besondere Bereitschaft zu akuten Ernährungsstörungen. Dabei brauchen keine quantitativen und qualitativen Ernährungsstörungen vorzuliegen, so daß man den Grund in der Verdauungsschwäche dieser Kinder suchen muß.

d) Konstitutionsanomalien. Die Durchsicht der Vorgeschichten der an akuten Ernährungsstörungen erkrankten Säuglinge zeigt, daß im Gegensatz zu den subakuten und chronischen Störungen Besonderheiten der Konstitution für die Erwerbung namentlich der schwereren Formen der akuten Störungen keine große Rolle spielen. Nur die exsudative Diathese und die Neuropathie werden mit deutlichen Manifestationen schon vor der akuten Ernährungsstörung öfters verzeichnet, so daß man anzunehmen berechtigt ist, daß sie manchmal einen Ausgangspunkt bilden.

e) Von den Säuglingen mit organischen Erkrankungen erleiden solche mit angeborenen Herzfehlern und anderen Kreislaufstörungen, in zweiter Linie kongenital Luische und Tuberkulöse besonders häufig akute Störungen der Ernährung.

I. Die akuten Dyspepsien.

Die wichtigsten pathologischen Vorgänge bei der dyspeptischen Störung.

Der akute Durchfall.

a) Der akute Durchfall. Durchfall ist ein wesentliches klinisches Merkmal der dyspeptischen Störung. Trotzdem ist zweierlei festzustellen: es gibt Durchfälle ohne eigentliche Dyspepsie und umgekehrt Dyspepsien ohne besonders hervortretende Durchfallserscheinungen. Die Unterscheidung von Durchfall und Dyspepsie ist am Krankenbett von großer praktischer Bedeutung. Es ist zweckmäßig, auch Durchfall und Durchfallserkrankung auseinanderzuhalten. Im allgemeinen ist die Dyspepsie eine Durchfallserkrankung, d. h. außer einer zu schnellen Ausscheidung von zu wenig eingedicktem Darminhalt, erweist sich dieser als auch sonst noch pathologisch verändert, und das Allgemeinbefinden des Säuglings ist mehr oder weniger erheblich gestört.

Die neuere Forschung lehrt, daß gesteigerte Peristaltik allein nicht zu Durchfall führt, sondern daß auch eine vermehrte Absonderung von Flüssigkeit in das Darmlumen erfolgt sein muß, wenn dünnflüssige Stühle auftreten (*Ury*). Mit der Durchfallsstörung geht eine Beeinträchtigung der Resorption einher.

Von den mannigfaltigen Ursachen, die zum Durchfall führen können, handelt es sich zunächst bei der dyspeptischen Diarrhöe um zwei Entstehungsweisen. Die zugeführte Nahrung verursacht eine Verdauungsstörung, eine Indigestion, in deren Auswirkung Durchfall auftritt oder von seiten der Verdauungsorgane treten bei geeigneter Nahrungszufuhr Störungen in Erscheinung, die deren regelrechte Aufarbeitung und Ausnutzung vereiteln.

Die durch Milchüberfütterung oder zucker- und fettreiche Milchmischungen ausgelösten Dyspepsien beim Säugling haben schon frühzeitig besondere Aufmerksamkeit erregt und vielseitige Bearbeitung gefunden. Man ging von der Vorstellung aus, daß eine solche falsche Ernährung zu einer „Chymusstauung" im Magen, einer „Ischochymie" führen müsse. Nach dieser Lehre wird ein Teil dieses zu reichlichen und zu lange im Magen liegenden Inhaltes erbrochen, der andere Teil unterliegt einer sauren Gärung. In erster Linie ist der Kohlehydrat- und Fettabbau gestört. Es gelangt gärfähiges Substrat in den unteren Dünndarm und die im Darm vorhandenen Gärungserreger vermehren sich schrankenlos. Die dünnflüssigen Stühle reagieren sauer; bei erheblicher Störung der Fettverdauung findet man reichlich Neutralfett oder Fettseifenflocken im Stuhl. In besonderen Fällen treten infolge der Fäulnis des überreichlich abgesonderten eiweißreichen Darmsaftes stinkende alkalische Stühle auf.

Als die eine Hypersekretion und Hyperperistaltik erregenden Stoffe werden dabei die niederen Fettsäuren angesehen.

Auf Grund der neueren Forschungen, namentlich mit der Duodenalsondierung, wurde zwar sicher erwiesen, daß unter normalen Verhältnissen Kuhmilch eine längere Magenverweildauer als Frauenmilch zeigt (*Bessau, Rosenbaum* und *Leichtentritt*), für die wahrscheinlich das Kuhmilcheiweiß und die Kuhmilchmolke verantwortlich zu machen sind (*Block* und *Königsberger*), daß aber andererseits bei akuten Ernährungsstörungen die Magenentleerung keineswegs gesetzmäßig verzögert ist. Im Gegenteil scheint bei den unter Kuhmilchernährung eintretenden dyspeptischen Störungen die Magenverweildauer in der Mehrzahl der Fälle abgekürzt zu sein (*Demuth*). Als allgemeingültig kann die Lehre von der Chymusstagnation als Ausgangspunkt der dyspeptischen Störung jedenfalls nicht aufrecht erhalten werden. Die bisher nachgewiesenen Säuremengen, besonders an Essigsäure, sind so gering, daß eine besondere Reizwirkung auf den Magen gar nicht in Frage kommt. Eher scheint das in dem säureempfindlichen Dünndarm möglich. Beim dyspeptischen Säugling wurde eine 1—1½ Stunden nach der Mahlzeit währende Azidität im Duodenum durch das Übertreten des sauren Mageninhaltes nachgewiesen (*Schiff*, *Eliasberg* und *Mosse*). Es ist aber sicher, daß solche Aziditätsgrade schon normalerweise, besonders bei den sauren Nahrungsgemischen alltäglich erzeugt werden, ohne je Dyspepsie oder Durchfall hervorzurufen. Im Gegenteil lehrt die klinische Erfahrung, daß derartige saure Nahrungen antidyspeptisch wirken. Da Fettsäuren und Milchzucker physiologische Reizstoffe im oberen Dünndarm darstellen, muß man also annehmen, daß sie bei der dyspeptischen Störung entweder weit in den unteren Dünndarm gelangen oder daß allgemein die Säureempfindlichkeit bei diesen Säuglingen erheblich gesteigert ist. Beim Säugling fällt, anders als beim Erwachsenen, nur wenig Stärke (Mehle), als vielmehr der Milchzucker oder Rohrzucker der Vergärung anheim. Im allgemeinen wird nun, entsprechend der gesteigerten Darmsaftsekretion auch reichlich diastatisches Ferment zur Verfügung stehen. Immerhin ist eine Beeinträchtigung der Fermentproduktion oder vielleicht besser eine Einschränkung ihrer Wirkungsfähigkeit (*Freudenberg* und Mitarbeiter) bei der Dyspepsie annehmbar.

Aus der Störung der Fettverdauung ist das Auftreten von niederen Fettsäuren schon erwähnt; die Ausscheidung von Fettsäuren in Form von Neutralfett, Fettseifen und Seifenschollen ist eine Folge der ungenügenden Fettresorption. Eine besondere, Durchfall erzielende Wirkung ist ihr nicht zuzusprechen, da sie auch bei gesunden Kindern recht häufig ohne vermehrte Stuhlbildung, überhaupt ohne krankhafte Begleiterscheinungen vorkommt.

Ob der für die bakterielle Eiweißfäulnis im Dünndarm angenommenen Peptonbildung wirklich eine große pathologische Bedeutung zukommt, soll bei der Pathogenese der intestinalen Toxikose näher erörtert werden. Ebenso wie für die Abbauprodukte von Kohlehydraten und Fetten kann man, solange der Gegenbeweis aussteht, annehmen, daß auch für die des Eiweißes ein durchfallerzeugendes Moment nur darin liegt, daß sie in ungewöhnlichen Darmabschnitten auftreten.

Die heute gültige Lehre geht ja dahin, daß im Säuglingsmagen die Milch im wesentlichen nur verlabt wird, während die Einwirkung des Pepsins und der Salzsäure, die sogenannte peptische Verdauung, nur eine geringe Rolle spielt. Wenn auch zweifellos durch eine peptische Vorverdauung die Milcheiweißkörper für die Einwirkung des Trypsins leichter angreifbar werden, so ist doch aus einer mangelhaften peptischen Verdauung im Magen ein besonderes pathogenetisches Moment für die akute Durchfallsstörung nicht zu entnehmen. In diesem Sinne sprechen die aus der experimentellen Pathologie gewonnenen Ergebnisse bei magenexstirpierten Tieren, auf die hier nicht näher eingegangen werden kann (*Ogata*, *Carvallo*, *Langenbusch*, *Schlatter*, *E. S. London* und *W. F. Dagaew*, *Heilmann*). Normalerweise werden die Polypeptide im Darm rasch gespalten und in die einfachen Eiweißbausteine übergeführt, die dann vom Erepsin bis zu ihren letzten kristallinischen Spaltprodukten zerlegt werden. Da das Erepsin aber nur einfache Peptide angreift, nicht aber Proteine, Histone und Peptone, so müßte eine fermentative Störung im Bereich der Wirkung des Trypsins liegen. Allerdings ist darauf hinzuweisen, daß Milcheiweißkörper von Proteincharakter und Aminderivate in den Fäzes gesunder mit Kuhmilch ernährter Säuglinge so gut wie regelmäßig, beim Erwachsenen nur unter pathologischen Verhältnissen vorkommen (z. B. beim Typhus und bei der Cholera). Die Bedeutung des Auftretens solcher Eiweißspaltprodukte im unteren Dünndarm, aber auch im Dickdarm (Stuhl) muß also eine vom Erwachsenen verschiedene, nämlich geringere sein. Da das Milcheiweiß durch die Fermente im Darm tatsächlich bis in seine letzten Bruchstücke zerschlagen werden kann, ist die Beurteilung der bakteriellen Eiweißspaltung aus den zurückgebliebenen Eiweißspaltstücken schwierig.

Es unterliegt keinem Zweifel, daß die bei der endogenen Koli-Infektion des oberen Dünndarms bei den akuten Ernährungsstörungen einsetzende Fäulnis und Gärung eine exzitosekretorische Wirkung, also: Durchfall, hervorzurufen im Stande ist. Diese Keime passen sich dem gebotenen Nährboden an und entwickeln dann allerdings bei der Dyspepsie bis zu einem gewissen Grade besondere Eigenschaften, namentlich hohes Gärungsvermögen: die „Dyspepsie Koli“ *Adams*.

Infolge günstiger Lebensbedingungen steigert sich die Virulenz der Kolikeime. So gut wie alle anderen Darmbakterien werden in ihrem Wachstum zurückgedrängt. Schließlich können auch ihre Endotoxine pathologische Bedeutung erlangen. Trotzdem ist daran festzuhalten, daß sie — abgesehen von den seltenen Fällen primärer enteraler Infektion — eigentlich niemals die Ursache der dyspeptischen Störung, also die „Erreger“ der Dyspepsie sind.

Normalerweise kommt es ja nur deshalb nicht zu bakterieller Nahrungszersetzung im oberen Dünndarm, weil die als Nährboden dienenden Nahrungsschlacken schon fermentativ-chemisch aufgeschlossen und resorbiert sind, so daß den Kolibakterien nur ein kleiner Rest davon und damit geringer Lebensspielraum übrig bleibt.

Ob Gärung oder Fäulnis bei der endogenen Dünndarminfektion vorherrscht, wird in erster Linie von dem vorhandenen Nährsubstrat, also der Zusammensetzung des pathologisch veränderten Chymus bestimmt. Aus zahlreichen Untersuchungen der mit der Duodenalsonde gewonnenen Kolibakterien geht hervor, daß sie sich jedem aus der mangelhaften Verdauung der Kohlehydrate, Proteine und Fette entstehenden Nährboden anpassen können. Sie erweisen sich also sowohl als Gärungs- wie als Fäulniserreger. Es ist verständlich, daß die Beschaffenheit der Stühle neben anderem davon abhängt, ob Gärung oder Fäulnis die Oberhand gewonnen haben. Trotzdem ist aus dem Stuhlbild bei der Durchfallserkrankung, namentlich aus der Art der Reaktion der Stühle nur mit großer Einschränkung und Kritik ein Schluß auf den Charakter der dyspeptischen Störung möglich. Die verschiedene Schnelligkeit des Chymustransportes, die Stärke der Darmsafthypersekretion, die Schleimabsonderung und die Art und Menge der Nahrung modifizieren die Beschaffenheit der Stühle so weit, daß saure Stühle bei hochgradiger Eiweißfäulnis und alkalische bei starker Kohlehydratgärung zustande kommen können. Für die klinische Beurteilung, namentlich auch für therapeutische Verordnungen, ist indessen eine Beachtung und gegebenenfalls Untersuchung der Stühle nicht unwichtig.

Die Störungen von seiten der Verdauungsorgane, die auch bei geeigneter Nahrung zu Durchfall führen, gehen aus von einer veränderten Darmschleimhaut oder vom Nervensystem. Sowohl vom Vagus, wie vom Sympathikus fließen exzitosekretorische Impulse dem Magendarmkanal zu. Die vom Großhirn ausgehende Sekretionsreizung läuft nach den bekannten „Scheinfütterungs“versuchen von *Pawlow* über den Vagus. Man kann nach den Untersuchungen von *Carlson* und seinen Mitarbeitern (*A. C. Joy*) bei der Auslösung der Magensekretion drei Phasen unterscheiden: 1. Eine Hirnphase: reflektorische Auslösung durch Appetit, den Anblick, Geschmack und Geruch der Nahrung. 2. Eine Magenphase, ausgelöst durch die mechanische Dehnung der Magenwände, andererseits durch die unmittelbare Wirkung der Ingesta auf die Magenschleimhaut. 3. Eine intestinale Phase: Einwirkung der Nahrung oder der Verdauungsprodukte auf die Darmschleimhaut, wodurch wieder mittelbar die Magensaftsekretion beeinflußt werden kann.

Die Motilitätsstörungen, denen man lange Zeit neben der Erforschung der chemischen Funktionen weniger Interesse entgegenbrachte, sind für die Entstehung von dyspeptischen Zuständen zweifellos von großer Bedeutung. Zum Teil hängen sie eng mit den oben beschriebenen Sekretionsstörungen zusammen, zum anderen Teil kommen aber spastisch-atonische Zustände selbständig vor, die als Folge einer gesteigerten Reizbarkeit der nervösen Darmzentren aufzufassen sind.

Das akute Erbrechen.

b) Das akute Erbrechen stellt ein bei allen akuten Ernährungsstörungen des Säuglings häufiges Initialsymptom dar. Wir finden es bei den leichtesten Verdauungsunregelmäßigkeiten beim Brustkind, bei ausgeprägten Dyspepsien und namentlich bei der akuten Toxikose.

Nach neueren Untersuchungen kann beim Brechreflexvorgang die Erregung im zentripetalen, wie im zentrifugalen Reflexbogenteil den Vagus- oder den Sympathikusweg einschlagen. Der Brechakt kann also ausgelöst werden einerseits durch die allerverschiedensten unspezifischen Reizungen und Erregungen des vegetativen Systems (psychogene Reize, z. B. Ekel, Labyrinthstörungen, Reizungen des

Pharynx, Reizungen innerer Organe), andererseits durch unmittelbare Erregung des Brechzentrums, durch mechanische Einwirkungen (Hirndruck, Kreislaufstörungen, Tumoren) oder Gifte (Apomorphin, endogene Gifte: bei Urämie, Azetonämie, Cholämie, Ileus, bei akuten Infekten (Enterokatarrh, Scharlach, Pertussis u. a.).

Die Bahnung und Einschleifung des Brechreflexvorganges erfolgt bei jungen Kindern besonders leicht. Mechanisch ist die Schwäche der Kardiamuskulatur, die anfänglich geringe Entwicklung des Fundusteils, der verhältnismäßig große Luftgehalt (Magenblase!) und die durch Inhalt und umgebende Organe immerwährend beeinflußbare Sackform des Säuglingsmagens für das leichte Ingangkommen des rückläufigen Speisentransportes verantwortlich zu machen. Neurologisch ist beim jungen Kind die höhere allgemeine Erregbarkeit des autonomen Systems, die vielleicht Folge der schon erwähnten noch unvollkommenen zentralen Regulation ist und der Fortfall psychischer Hemmungen zweifellos für die große Brechneigung von ursächlicher Bedeutung. Jedenfalls ist die Nausea in der frühen Altersstufe kurz, Schmerzen sind — mit Ausnahme des Pylorospasmus- und Pylorostenose-Brechens — meist gering oder fehlen, desgleichen der Schweißausbruch, der Speichelfluß und die allgemeine Erschöpfung.

Die Bewertung des Erbrechens muß beim jungen Kind schon deshalb eine andere sein, als eine Reihe von wichtigen Grundkrankheiten, die beim Erwachsenen den Reflex auslösen, beim Säugling in Wegfall kommen (Ulcus pepticum, Nierenkolik, Leberzirrhose, tabische Krisen usw.) während bei ihm andere schwere Zustände, wie Ileus (Invagination!) und Pylorospasmus vorwiegend vorkommen und die häufigen Ernährungsstörungen und Infekte fast stets mit Erbrechen einhergehen. Gerade bei diesen Hauptbrechkrankheiten des Säuglings macht sich der Unterschied in der Bedeutung des Erbrechens gegenüber dem Erwachsenen geltend, insofern schon bei diesem, die Grundkrankheit nur begleitendes Symptom beim jungen Kind alsbald lebensgefährdende Folgeschäden wie Hunger, Abmagerung bis zur Macies, Austrocknung, erhöhte Infektneigung, Störungen des Säurebasengleichgewichts, Tetanie und Aspirationspneumonie zu gewärtigen sind.

Die Brechkrankheiten des Säuglings lassen sich nach klinischen Gesichtspunkten zwanglos einteilen in das akzidentelle und das habituelle Erbrechen.

Im folgenden soll zunächst nur das Zustandekommen des Erbrechens bei den akuten dyspeptischen Störungen erörtert werden, während wir uns mit dem habituellen Speien und Erbrechen bei den subakuten und chronischen Dyspepsien später beschäftigen.

Man ging früher von der Vorstellung aus, daß das Erbrechen bei der akuten Dyspepsie einfach ein Zeichen einer einmaligen Überlastung des Magens sei, gegen die sich der Organismus sofort energisch durch Entledigung des Übermaßes wehre, besser frei mache. Wäre dem so, dann könnten Mästungs- und Überfütterungsschäden beim Säugling nicht so häufig entstehen, wie es tatsächlich der Fall ist. Man kann sich — leider! — auf das Erbrechen als Schutzvorgang beim jungen Kind nicht verlassen, im Gegenteil muß man feststellen, daß der Säuglingsmagen sich nur allzuschnell an übergroße Mahlzeiten — auch solche unzweckmäßig verdünnter Kuhmilch — gewöhnt! Gegen die Vorstellung des „Überlaufens" des zu vollen Magens spricht auch die Tatsache, daß dyspeptische Säuglinge oft nach kleinen Nahrungsmengen erbrechen. Trotz alledem kommt natürlich gelegentlich Erbrechen bei zu großem Nahrungsangebot vor, nur darf dieses Vorkommnis nicht verallgemeinert werden. Gewissermaßen als Vorstufe des Erbrechens bei Ernährungsstörungen muß die mangelnde Appetenz des Säuglings aufgefaßt werden. Jedenfalls wissen wir, daß geringfügige Störungen der Sekretionsverhältnisse schon zu einer Verweigerung der Nahrungsaufnahme führen können. Zwingt man solchen Kindern im Beginn einer akuten Verdauungsstörung Nahrung auf, dann tritt sofort Erbrechen ein. Es ist deshalb wichtig bei der Ermittelung der Vorgeschichte einer akuten Ernährungsstörung festzustellen, ob und wann mangelnde Appetenz beobachtet wurde und ob der Versuch, trotzdem Nahrung beizubringen, gemacht wurde. In einem Teil der Fälle, in denen lediglich saurer Mageninhalt oft in mehreren Schüben noch einige Stunden nach der letzten Nahrungsaufnahme erbrochen wird, kann man auf eine verzögerte Magenentleerung schließen. Der dabei auftretende, mehr oder minder krampfhafte Pylorusschluß ist mit Wahrscheinlichkeit nicht, wie man früher annahm, auf eine besonders hohe Säuerung des Mageninhaltes zurückzuführen. Viel wahrscheinlicher ist die Störung, ebenso wie beim Erbrechen von vermischtem Magen- und Darminhalt (galliges Erbrechen), eine Folge von unkoordinierten Vagus- und Sympathikusimpulsen. Vielleicht spielt einerseits die erhöhte Magenwandspannung eine auslösende Rolle. Wir werden dieser Ursache bei den falsch gefütterten „Luftschluckern" noch begegnen. Andererseits ist die Motilität des Magens ebenso wie die des Darmes von den bei der Dyspepsie nie fehlenden Sekretionsstörungen abhängig.

Auch die Annahme, daß bei der akuten Dyspepsie der nicht saure zersetzte Mageninhalt unmittelbar auf die Magenschleimhaut nach Art toxischer Substanzen Erbrechen-auslösend wirke, wird neuerdings nicht mehr geteilt. Die Feststellung, daß bei vielen Dyspepsien die Magenverweildauer gar nicht verlängert, sondern sogar abgekürzt ist und die Beobachtung von Erbrechen auch noch innerhalb der sogenannten „Teepause" spricht dafür, daß das zu Beginn der akuten Dyspepsie auftretende Erbrechen weniger eine Reaktion des abnormen Magendarminhaltes, als vielmehr eine solche der gestörten nervösen Steuerung ist. Für die Leitung der Therapie ist diese Auffassung nicht unwichtig.

Das alimentäre Fieber.

c) Das alimentäre Fieber. Die bei den akuten Ernährungsstörungen der Dyspepsie und der alimentären Toxikose auftretenden Fieberzustände wurden früher wie bei den Infektionskrankheiten als rein bakterielles Toxinfieber gedeutet. *Finkelstein* und *L. F. Meyer* wiesen indessen nach, daß in einem Teil der Fälle die Temperatursteigerungen von der Nahrungszufuhr abhängen — daß sie mit der Zufuhr von Nahrung auftreten und bei ihrem Absetzen verschwinden — daß es sich um „alimentäres Fieber" handelt. Den Beweis dafür, daß infektiöse Schädigungen dabei keine wesentliche Rolle spielen, erbrachten die Autoren und zahlreiche Nachuntersucher damit, daß es unter bestimmten Umständen auch experimentell bei dyspeptischen Säuglingen, namentlich denen im ersten Trimenon, gelingt, durch Verabfolgung von Zucker, Salz oder Eiweiß Fieber zu erzielen. Neben einem „Zuckerfieber" unterschied man ein „Salzfieber" (*Schaps, L. F. Meyer, Schloß, Nothman* u. a.) und ein „Molkenzuckerfieber" (*Hirsch* und *Moro*). Die zahlreichen Untersuchungen über diese dem Säugling eigentümlichen alimentären Fiebererscheinungen ergaben, daß bei der Entstehung das Eiweiß eine wesentliche Rolle spielt, während Zucker und Salze mehr als Hilfsfaktoren in Betracht kommen. Es zeigte sich, daß das Fieber nicht von der absoluten Eiweißmenge abhängig ist, sondern davon, ob viel oder wenig Wasser und Zucker bzw. Salz gleichzeitig gereicht wird. Um „Salzfieber" allein zu erzeugen, braucht man sehr große Kochsalzmengen — bis zu 1 g NaCl pro kg Körpergewicht! Ein solches „Salzfieber" kann man im Gegensatz zum Molkenzuckerfieber auch bei älteren Kindern, ja unter Umständen beim Erwachsenen, hervorrufen. Der Magendarmkanal kann dabei völlig intakt sein und bleiben. Beim „Molkenzuckerfieber" kommt man mit mäßigen, der Zusammensetzung der normalen Nahrungsgemische einigermaßen entsprechenden Eiweiß- und Zuckermengen aus. Vorbedingung ist eine verhältnismäßig starke Wasserbeschränkung. Allerdings antworten nicht alle gesunden Säuglinge auf diese konzentrierte Molkeneiweißzuckerlösung mit Fieber, sondern nur etwa 50% der noch im ersten Trimenon stehenden jungen Kinder und nur dann — wenn durchfällige „dyspeptische" Stühle aufgetreten sind. Daß es auch mit eiweißfreier Molke gelingen soll, alimentäres Fieber zu erzeugen, kann nach eingehenden neueren Untersuchungen als endgültig widerlegt gelten (*Jochims*).

Nun gibt es nach den Feststellungen von *Erich Müller* ein sogenanntes „negativalimentäres" oder „Durstfieber". Läßt man Säuglinge gleichzeitig hungern und dürsten, so entsteht Fieber. Nach Wasserzufuhr verschwindet es sofort, ist also keine einfache Inanitionserscheinung.

Man hat diese verschiedenen „alimentären Fieber" nun deshalb in Zusammenhang gebracht, weil sie sämtlich auf sofortige Wasserzufuhr verschwinden und zwar auch dann, wenn diese Wasserzugabe nur eine relative ist. Z. B. verschwindet das Molkenzuckerfieber auch bei gleichgroßer, d. h. hier geringer Wasserzufuhr dann, wenn man nur den Eiweiß- bzw. Zucker-Salzgehalt einschränkt. Das Tertium comparationis ist das Verschwinden der alimentären Fieber bei Wasserzufuhr. Man schloß daraus: Jedes alimentäre Fieber ist eigentlich Durstfieber.

Über die Entstehung des „alimentären Fiebers" werden folgende Theorien vertreten:

I. Das „alimentäre Fieber“ ist kein echtes Fieber, sondern eine bei absolutem oder relativem Wassermangel eintretende physikalische Wärmeregulationsstörung, nämlich eine Behinderung der Wärmeabgabe, also eine Wärmestauung, eine Hyperthermie (*Heim* und *John*, *Rietschel*, *Freise*, *Goebel*). Durch die spezifisch-dynamische Wirkung des Eiweißes ist außerdem die Wärmebildung vermehrt.

II. Das „alimentäre Fieber“ ist ein alimentär toxisches Fieber. Die pyrogene Giftwirkung haftet beim „Salzfieber“ am Kation Na. Auch K-Salze vermögen gelegentlich Fieber zu erzeugen. Antagonismus zwischen K und Na einerseits und Ca andererseits (*L. F. Meyer*, *Schloß*). Das Kation Na hat zunächst eine hydropigene und erst sekundär eine pyretogene Wirkung. Die Veränderung der Wasserausscheidung durch die Perspiratio insensibilis führt zur Wärmestauung. Das Salzfieber ist der Ausdruck einer osmotischen Schädigung des Körpers, in erster Linie der Leber (*Finkelstein*).

Bei dem „Molkenzuckerfieber“ handelt es sich um ein „relatives Durstfieber“. Dem Molkeneiweiß kommt die wesentlichste Bedeutung zu (*Moro* und *Hirsch*). Die pyretogenen Stoffe sind Eiweißzerfallsprodukte, also Peptone und Peptide. Sie dringen durch die geschädigte Darmwand hindurch und sind — worauf bei der Erörterung der intestinalen Toxikose noch eingegangen wird — geeignet, eine alimentäre Toxikose hervorzurufen (*Moro*). Jedenfalls gelingt es durch Verfütterung verschiedener Peptone, Fieber beim „dyspeptischen“, darmgeschädigten Kind zu erzielen.

Dem Organismus fehlt, sobald der Gehalt an Trockensubstanz in der Nahrung und zwar an Eiweiß zu dem gleichzeitig gereichten Wasser relativ zu hoch ist, das zum regelrechten Eiweißumsatz nötige Wasser. Es kommt, vermutlich infolge osmotischer Schädigungen der Orte des Eiweißabbaues zu einer Hemmung der Hydratation des Nahrungseiweißes (*Finkelstein*). *Finkelstein* stimmt neuerdings *Moro* darin bei, daß der pyretogene Stoff beim alimentären Fieber: das Nahrungseiweiß ist.

III. Im Mittelpunkt der Pathogenese des „alimentären Fiebers“ steht die Exsikkose. Sie ist die Vorbedingung für das Durstfieber. Sie tritt bei Verabreichung einer eiweißhaltigen Nahrung schon bei solchen Wassermengen ein, die bei eiweißfreier Nahrung noch keine Wasserverarmung des Körpers veranlassen würde. Beim „Eiweißfieber“ übt das Nahrungseiweiß nur eine die Exsikkose begünstigende Wirkung aus. Das Wesentlichste beim Eiweißfieber ist nicht die Wärmestauung, auch nicht die spezifisch-dynamische Wirkung der Eiweißkörper, schließlich ist auch die Reizwirkung gewisser Eiweißabbauprodukte unwahrscheinlich, weil nicht ohne weiteres erklärlich ist, wieso diese durch vermehrte Wasserzufuhr prompt beseitigt werden kann. Das Wahrscheinlichste ist, daß der pyretogene Reiz in der Exsikkose bzw. in der Anhydrämie zu suchen ist, der zentral einwirkt. Die Frage, ob hierbei die Gewebsexsikkose oder die Blutexsikkose im Vordergrund steht, ist vorläufig nicht gelöst. Ist die Exsikkose beseitigt durch Wasserzufuhr, so fällt die Reizwirkung fort, und die Temperatur sinkt (*Erwin Schiff*).

Gegen die „Wärmestauungstheorie“ (I) wurde eingewendet, daß bei wiederholter Darreichung großer Eiweißmengen die Fieberbereitschaft schwindet (*Finkelstein*), daß durch Wasserzuführung per os das Eiweißfieber unterdrückt werden kann, dagegen nicht durch anscheinend genügend hohe rektale Wasserzufuhr (*Kleinschmidt*, *Backwin*). Bei Wärmestauung durch Wassermangel wäre eine Herabsetzung der Perspiratio insensibilis zu erwarten; sie wurde aber gesteigert gefunden (*Talbot*). *Finkelstein* weist darauf hin, daß nicht die Temperatursteigerung von der Perspiration abhängig ist, sondern daß nach allen Erfahrungen umgekehrt die Perspiration sich mit der Körpertemperatur erhöht.

Die Auffassung, daß beim alimentären Fieber die Exsikkose bzw. die Gewebs- oder Blutanhydrämie die Ursache des Fiebers sei (Theorie III), ist nach den klinischen Beobachtungen unwahrscheinlich. Die Säuglinge mit „alimentärem“ Fieber befinden sich keineswegs im Stadium einer Exsikkose. *Kleinschmidt* konnte überdies zeigen, daß trotz genügender rektaler Wasserzufuhr sich Eiweißfieber erzeugen läßt, daß also der Gesamtwassergehalt des Körpers im Gegensatz zur angenommenen absoluten Exsikkose für die Pathogenese des Eiweißfiebers nicht von ausschlaggebender Bedeutung ist.

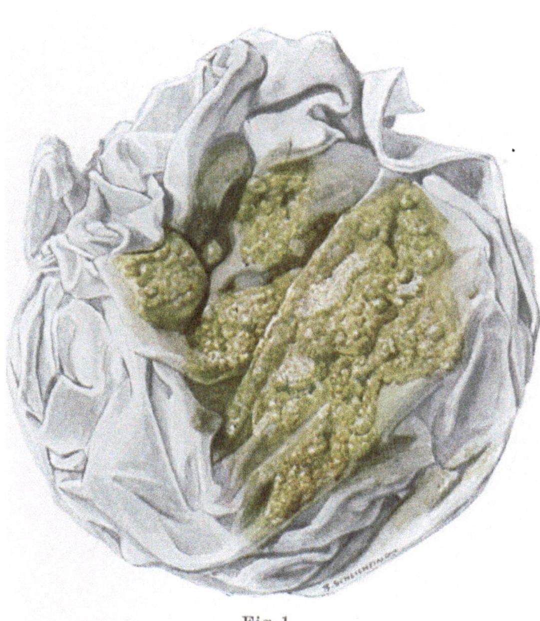

Fig. 1.

rfahrener, halbflüssiger dyspeptischer Stuhl mit Fettseifenklümpchen.

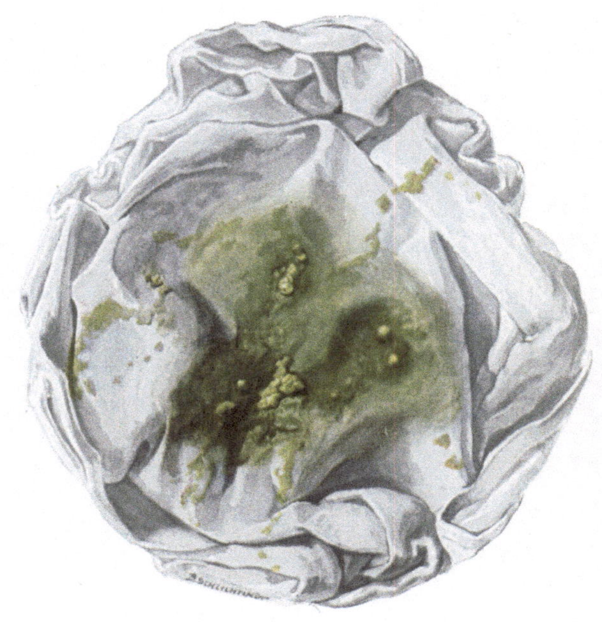

Fig. 2.

Visköser, substanzarmer dyspeptischer Stuhl mit „Wasserhof".

Nach Originalien von E. Schlichting, Kiel.

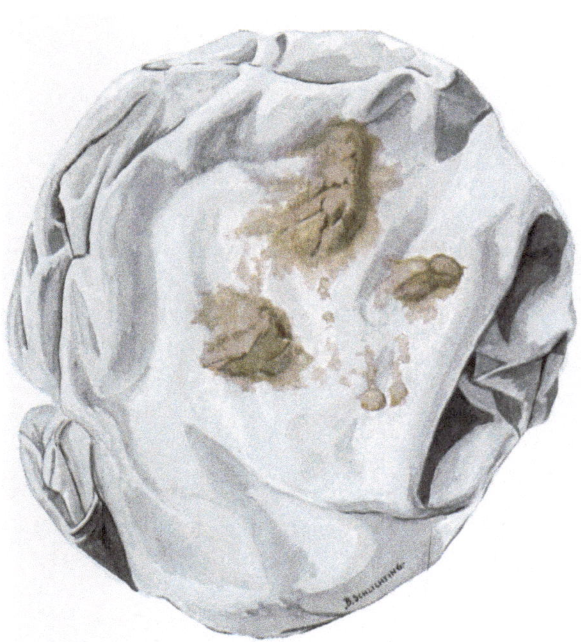

Fig. 3.

Blaß-bröckeliger Fettstuhl.

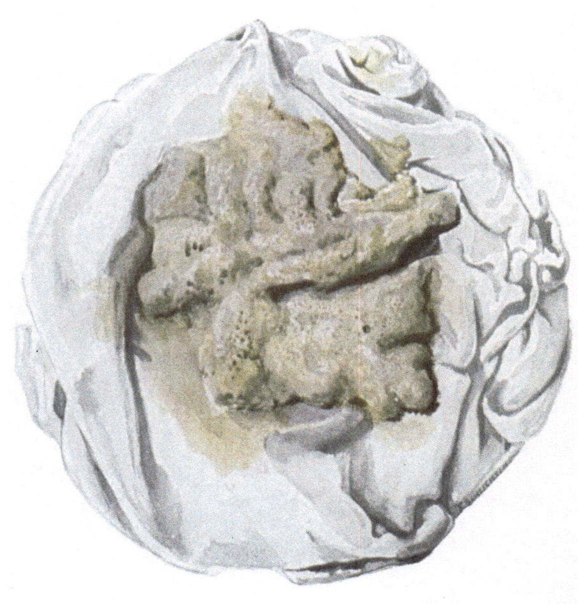

Fig. 4.

Matschig-breiiger Fäulnisstuhl.

Nach Originalien von E. Schlichting, Kiel.

Die in der Peptonvergiftungstheorie (II) von *Moro* und *Finkelstein* (und der Mehrzahl der Autoren) hervorgehobene Bedeutung der Eiweißabbauprodukte für die Fieberentstehung wird gestützt durch zahlreiche Beobachtungen über die pyretogene Wirkung der verschiedenen Eiweißkörper (parenterales Eiweißfieber! anaphylaktische Reaktionen!) und den Nachweis, daß nur eiweißhaltige Molke experimentell das „Molkenzuckerfieber" erzeugen kann. Trotzdem kann die Genese des bei der Dyspepsie beobachteten „spontanen" alimentären Fiebers nicht ohne weiteres mit dem unter sehr anormalen, ausnahmsweisen Versuchsbedingungen erzeugten „Molkenzuckerfieber" als identisch angenommen werden. Zunächst ist in Übereinstimmung mit *Moro* und *Hirsch* das experimentelle Salzfieber ganz abzutrennen vom „Molkenzucker- id est Eiweißfieber". Das „Salzfieber" stellt eine ganz grobe experimentelle Kochsalzvergiftung dar, die für die Pathogenese des Dyspepsiefiebers wenig Bedeutung hat. Dafür spricht der dabei auch beobachtete Temperaturabfall, der als Kollaps aufgefaßt werden muß. Aber auch beim Molkenzuckerfieber ist man gezwungen, eine Darmschädigung hervorzurufen, von der wir nicht annehmen können, daß sie in diesem Grade einer „spontanen" Dyspepsie mit Temperatursteigerungen jedesmal zugrunde liegt. Was die Dursthypothese angeht, so wird es immer schwierig sein, den so komplexen Fieberprozeß auf einen so einfachen Begriff wie „Durst" und „relativen Durst" zurückzuführen. Man muß sich dabei vor Augen halten, daß nicht alles, was sich ex iuvantibus als Durst, also durch reichliche Wasserzufuhr änderlich erweist, mit dem Durstzustand im engeren Sinne identisch zu sein braucht. In diesem Sinne sprechen die erwähnten Beobachtungen über die Möglichkeit, ein Eiweißfieber zu erzeugen bei rektaler Wasserzufuhr und die *L. F. Meyers*, daß auch bei nicht alimentären Fieberzuständen die reichliche Wasser-, namentlich Zuckerwasserzufuhr, entfiebernd wirken kann. Es erscheint fraglich, ob es richtig und für die weitere Forschung auf diesem Gebiet förderlich ist, die Wirkung der Wasserzufuhr per os lediglich als durstlöschende, eine Exsikkose wegschaffende Wirkung anzusehen. Man hat jedenfalls den Eindruck, daß in dem Abschnitt „alimentäres Fieber" z. Zt. Vorgänge, die wahrscheinlich wenig oder gar nichts miteinander zu tun haben, zusammen als Durstzustände betrachtet werden.

Zu berücksichtigen ist in diesem Zusammenhang, daß der Organismus jede erheblichere Wasserentziehung mit Zellzerfall beantwortet, wie aus der vermehrten N-Ausscheidung im Stoffwechselversuch hervorgeht (*Straub*, *Magnus-Levy*, *Salomon*, *Dennig*). Es liegt nahe, das eigentliche „Durstfieber" auf die toxische Wirkung der Zellzerfallsprodukte, die nur ungenügend ausgeschieden werden können, zurückzuführen.

Von der oralen Wasserzufuhr ist andererseits bekannt, daß sie, namentlich nach einer vorausgegangenen Nüchternperiode, eine Steigerung der Verbrennung von Eiweiß, Fett und Kohlehydrate bewirkt (*Heilner*). Ohne Zweifel erzielt man durch reichliche Wasserzufuhr per os eine Steigerung der Wasserdurchströmung von Blut- und Lymphe (Beobachtungen der Trinkversuche) und damit, wenn man so sagen darf: eine Auswaschung des Organismus, die für die Entfernung der oben genannten Zellzerfalls- und Abbauprodukte von Bedeutung sein dürfte. Bei dem „relativen Durstfieber" kommen ja neben den aus dem unvollständigen Eiweißabbau herrührenden Eiweißschlacken noch die Zellzerfallsprodukte aus der gesetzten Darmschädigung als pyrogene toxische Stoffe hinzu. Bei der erwiesenen schnellen Resorption des Wassers aus dem Darm und der — man kann praktisch sagen — Unresorbierbarkeit des Wassers aus dem Magen, kann man sich vorstellen, daß sich beim „Molkenzuckerfieber" die orale Wasserzufuhr als gut, die rektale Wasserzufuhr als unwirksam erweist. Die lokale Schädigung der Darmschleimhaut muß als für die Entstehung des „Molkenzuckerfiebers" wesentlich (*Rupprecht*) berücksichtigt werden. Es ist somit die Annahme eines reinen Nahrungseiweißfiebers ebenso wie die eines mehr oder weniger hochgradigen allgemeinen Durstzustandes möglich, aber nicht zwingend.

Nach alledem können die Fieberzustände bei der akuten Dyspepsie auf verschiedene Weise zustande kommen. Die klinisch-experimentellen Forschungen haben den Einfluß, den Ernährung und Stoffwechsel auf die Körpertemperatur beim akut ernährungsgestörten Säugling auszuüben vermögen, klar erwiesen.

Die Bilanzstoffwechselstörung bei der akuten Dyspepsie.

Die Bilanz-Stoffwechsel-störung bei der akuten Dys-pepsie.

N-Haushalt. Die für den jungen wachsenden Organismus naturgemäße verhältnismäßig hohe N-Retention ist in leichten Fällen von Dyspepsie nicht beeinträchtigt. Auch bei Gewichtsstillstand oder Abnahme bleibt die N-Retention zum mindesten positiv. Bei fieberhaften Dyspeptikern ist die Verschlechterung der N-Retention ausgeprägter (*Malmberg, Birk*) und kann bei schwereren Dyspepsieformen aufgehoben ± 0 sein.

Wenn in der Rekonvaleszenz ein schnelles Ansteigen der N-Retentionswerte bei Stoffwechseluntersuchungen solcher Kinder vermißt wurde (*Birk, L. F. Meyer*), so sind zwei Deutungen möglich: entweder dauert tatsächlich die Störung noch fort (*Rominger* und *Meyer*), oder das N-Angebot ist zu gering. Die Entscheidung ist nur durch lange fortgesetzte Vor- und Nachperioden, also nur langfristige Stoffwechseluntersuchungen zu fällen. Rückschlüsse auf die Qualität des aufgebauten Eiweißes in der Rekonvaleszenz sind wegen der ausgeprägten N-Thesaurierung (Vorratseiweiß; Zelleinschlußeiweiß) nicht möglich.

Fettstoffwechsel. Bei jeder voll entwickelten dyspeptischen Störung gerät Fett in Verlust, was man schon aus dem Schwinden der Fettpolster erkennen kann. Aus den vorliegenden Stoffwechselversuchen und den wenigen in Betracht kommenden Untersuchungen über die chemische Zusammensetzung des Gesamtkörpers geht hervor, daß die Fetteinschmelzung bei den Dyspeptikern schon recht beträchtlich sein kann, daß sie aber fast stets nur Haut und Unterhautzellgewebe betrifft (*Freund*). Die Fettausnützung ist bei stärkeren Durchfällen bis nahezu auf die Hälfte der Norm herabgesetzt (*Holt, Courtney, Fales*).

Kohlehydratstoffwechsel. Die infolge Gärung und der vermehrten Stühle bei der Dyspepsie sofort eintretenden Zuckerverluste sind nach den darüber vorliegenden Berechnungen absolut nicht sehr hoch. Trotzdem ist bei dem im Säuglingsalter bestehenden hohen Kohlehydratbedürfnis, namentlich auch durch die übliche therapeutische Zuckerbeschränkung damit zu rechnen, daß das Kind mit Dyspepsie beträchtlichen Hunger, der in der Hauptsache ein Kohlehydrathunger ist, erleidet. In diesem Sinne sprechen die pathologisch-anatomischen und chemischen Untersuchungen des Körpergewebes von Säuglingen, die an nicht toxischen, akuten Durchfallsstörungen erkrankt waren. Wir finden Glykogenarmut, namentlich in der Leber und der Muskulatur.

Bei der Betrachtung der Störung des Kohlehydratstoffwechsels ist zu berücksichtigen, daß der Gesamtglykogenvorrat beim Säugling gering und schnell verausgabt ist. Entsprechend der Eiweißschutzfunktion, die das Glykogen noch vor den Fetten bei jedem beginnenden Hunger ausübt, ist sein Verbrauch auch schon bei leichteren Dyspepsien beträchtlich. Die bei schwereren Fällen von Dyspepsie — besonders bei jungen Kindern — auftretende alimentäre Laktosurie ist weniger bedeutsam als Zuckerverlust, wie als Zeichen einer Leberschädigung (siehe Toxikose). (*Grosz, Langstein, Steinitz, Finkelstein, L. F. Meyer* u. a.)

Wasser- und Mineralstoffwechsel. Der bei jeder akuten Durchfallsstörung, also auch bei der Dyspepsie klinisch aus der Körpergewichtsabnahme, evtl. der Stuhlwägung und dem Aussehen des Kindes gut wahrnehmbare und abschätzbare Wasserverlust ist eine der wesentlichsten Stoffwechselstörungen dieser Ernährungsstörung. Sie wirkt sich entsprechend der viel schnelleren Wasserbewegung beim jungen wachsenden Organismus auch schon früher als beim älteren Kind oder dem Erwachsenen bis hinter die großen Wasserdepots (Haut, Muskulatur) aus (*Rominger*). Indessen wird, insofern nicht zwei weitere ernste Schädigungen, nämlich Hunger und Toxikose, die Wasserbewegung stören, auch ein verhältnismäßig großer Wasserverlust allein beinahe ebenso schnell, wie er entstanden ist, durch Wasseraufnahme ausgeglichen. Deshalb ist bei unkomplizierten dyspeptischen Störungen (Fehlen von Hunger und Toxikose) mit den lebensgefährlichen Folgeschäden höchstens bei gleichzeitig hartnäckigem Erbrechen zu rechnen. Daß bei ihnen ein Wassermangel in den Geweben und einzelnen Zellen des Organismus, eine Entquellung eintritt, ist nicht bewiesen und auch nicht einmal wahrscheinlich. Die schwereren Wasserhaushaltsstörungen werden bei der Exsikkosetheorie der intestinalen Toxikose und der Dystrophiepathogenese erörtert. Die bei der Dyspepsie namentlich das Flaschenkind betreffenden Wasserverluste zwischen 200—500 g in wenigen Tagen sind an und für sich als Depotverluste ohne besondere ernste Folgen aufzufassen.

Der Mineralhaushalt wird durch den Wasserverlust einerseits und den gestörten Verdauungschemismus andrerseits bis zu einem gewissen Grade schon bei der dyspeptischen Durchfallsstörung in Mitleidenschaft gezogen. Frühere Stoffwechseluntersuchungen ergaben, daß ein Ascheverlust, im besonderen eine erhöhte Chloralkalienausfuhr, also eine gewisse Bedrohung der Alkalibilanz bei allen heftigeren Durchfallsstörungen eintreten kann (*Freund, L. F. Meyer*). Andererseits wurde allerdings in, wegen fehlender Vor- und Nachperioden angreifbaren Stoffwechselbilanzen festgestellt, daß eine besondere Beeinträchtigung der Mineralretention nicht stattfinde (*Jundell*). In neueren langfristigen Stoffwechseluntersuchungen wurden nun bei akuten Dyspepsien verschiedener Ursache die Mineralhaushaltstörungen ermittelt (*Rominger* und *Hugo Meyer*) und Folgendes festgestellt: Die Mineralretention ist bei der Dyspepsie, auch solcher mit geringem Durchfall, stets mehr oder weniger gegenüber der Norm beeinträchtigt. Die Verminderung ist mitunter nur gering, meistens aber wird während der Durchfallsperiode nur die Hälfte bis ein Viertel der unter normalen Umständen (bei gleichem Salzangebot, bei gleichem Alter!) zum Ansatz kommenden Salzmenge retiniert. In mehreren Fällen wurden negative Bilanzen nachgewiesen. In erster Linie ist die Gesamtmineralretention beeinträchtigt, erst in zweiter Linie die Alkaliretention. Die Ca- und K-Bilanz ist fast immer geschädigt. Trotzdem kann von einer wirklichen Alkalibedrohung auch bei heftigeren Durchfällen im Verlauf einer akuten Dyspepsie nicht die Rede sein. Der Mineralverlust ist entgegen den Erwartungen auf Grund der Stoffwechselversuche bei Infekten (*Malmberg, Birk*) bei parenteralen Infektdyspepsien nicht größer, als bei denen anderer, rein alimentärer Ursache.

Die während der Durchfallsperiode einsetzende Beeinträchtigung der Retention wird manchmal durch eine Steigerung derselben in der Nachperiode rasch ausgeglichen, es bleibt aber auch beim akuten einfachen Durchfall selbst bei langfristiger Beobachtung gelegentlich eine langdauernde Beeinträchtigung der Mineralretention bestehen.

Pathologisch-anatomische Veränderungen.

Die pathologisch-anatomischen Befunde,

die bei der Dyspepsie erhoben wurden, sind geringfügig und uncharakteristisch. Die früher immer postulierten entzündlichen Veränderungen der Magen- und Darmschleimhaut fehlen bei einfacher Dyspepsie sehr häufig (*Stephani, Canelli, Saito*). Nur hin und wieder findet man Auflockerung und Hyperämie der Schleimhaut, Zellschädigung, Erosionen, ausgesprochene Blutungen in Magen und Darm und Rundzelleninfiltration. Die Blutungen betreffen den unteren Ileumteil, das Kolon und finden sich gelegentlich in Leber, Nieren und Pankreas. Schwerere Verfettung der Leber und Fettschwund in den Nebennieren kommen im Gegensatz zur schweren akuten Gastroenteritis und der intestinalen Toxikose nicht vor; dagegen wurden Veränderungen im Lipoid- und Eisengehalt der Darmschleimhautzellen gefunden (*Saito*) und eine beginnende Involution des Thymus. Bei Fällen von offenbar primärer enteraler Infektion wurden erheblichere entzündliche Veränderungen, so z. B. Epithelnekrosen, Ulcera, Follikelschwellung, wie bei der Cholera festgestellt (*Adam* und *Froboese*).

Bei allen diesen Befunden ist mit *Marfan* und *Bernard* darauf hinzuweisen, daß die Säuglinge an der dyspeptischen Störung nur selten zugrunde gehen, sondern vielmehr an den Komplikationen, so daß es sich wohl in der Hauptsache dabei stets um Folgen länger dauernder, schwerer Durchfallsreizzustände handelt oder um sekundäre Infekte mit entzündlichen Veränderungen, wie sie auch beim älteren Kind und dem Erwachsenen bekannt sind (*Siegmund*).

Zusammenfassende Betrachtung der Pathogenese der akuten Dyspepsien.

Im Mittelpunkt der dyspeptischen Störung steht die Änderung des normalen Chymus, und zwar keineswegs allein und immer zuerst im Magen, sondern meist zugleich im oberen Dünndarm. Die klinische Beobachtung spricht dafür, daß häufig ein noch verhältnismäßig normaler Speisebrei in das Duodenum übertritt und dort erst die regelrechte weitere Aufarbeitung leidet. Das wäre die sogenannte intestinale Dyspepsie. Aber sogar vom Dickdarm aus — namentlich bei Infekten — kann erst das untere Ileum und anschließend Jejunum, Duodenum und Magen in die dyspeptische Verfassung versetzt werden. Das ist der Fall bei der dyspeptischen Form der Ileocolitis oder der Gastroenteritis.

Die Veränderung, die der Chymus bei der dyspeptischen Störung erfährt, ist nur im großen und ganzen dieselbe, im einzelnen ist sie je nach dem Zustand und der auslösenden Ursache oft recht verschieden. Stets ist die Aufarbeitung mehr oder weniger mangelhaft und die Resorption der lymph- und blutfähigen Nährstoffe ist verändert, meist allseitig verringert. Infolgedessen treten nicht oder unvollkommen abgebaute Nahrungssubstanzen auf an Orten, an denen sie gewöhnlich schon in ihre resorptionsfähigen Konstituenten oder Endprodukte zerlegt sind oder an die sie normalerweise gar nicht hingelangen. So z. B. Zucker und Fette im unteren Ileum und Dickdarm.

In zweiter Linie ist der Chymus verändert durch die außerordentlich gesteigerte Absonderung von Darmsaft. Dabei handelt es sich um eine reine Hypersekretion von vorwiegend schleimhaltiger oder einer Exsudation von entzündlicher, reich eiweißhaltiger Flüssigkeit.

Durch die gesteigerte Peristaltik, die ganz allgemein Ausdruck einer gestörten Motilität ist, wird der veränderte wasserreiche Chymus mit beschleunigter Geschwindigkeit durch die einzelnen Darmabschnitte durchgetrieben und es tritt Durchfall auf.

Mit Beginn der Veränderung der Zusammensetzung des Chymus entwickelt sich auch in den Fällen, in welchen eine orale Infektion mit pathogenen Keimen nicht stattgefunden hat, ein anormales Bakterienleben, namentlich in den sonst keimarmen Abschnitten des Magendarmkanals. Die wenigen vorhandenen Keime finden einen günstigen Nährboden oder bilden ihn und die im unteren Ileum obligaten Bakterien, besonders die Kolibakterien wandern in den oberen Dünndarm ein: Es kommt zur endogenen Dünndarminfektion mit Chymus- und Wandinfektion.

Für den eigentlichen Komplex der dyseptischen Störung, nämlich die Bildung eines abnorm zusammengesetzten Chymus, bei gesteigerter Darmsaftsekretion, vermehrter Peristaltik und herabgesetzter Resorption sind nun eine Reihe von pathogenetischen Momenten verantwortlich zu machen. Zunächst die Aufnahme von zersetzter Milch oder von zuviel Milch oder von reichlich Fett oder zuckerhaltiger Milchmischung. Die dann meist im Magen schon entstehende Verdauungsstörung führt zum Auftreten von Fett, niederen Fettsäuren, Gasen und anderen Abbauprodukten in ungewöhnlicher Menge oder in ungewöhnlichen Abschnitten des Verdauungskanals. Man hat früher in der Kinderheilkunde, als man noch, ausgehend von der Betrachtung und Untersuchung der Stühle, die Ernährungsstörung beurteilte, der Entstehung solcher chemischer Reizsubstanzen aus der „grob geronnenen“ Kuhmilch, dem „schädlichen Nahrungsrest“ und der Überfütterung die größte Bedeutung zugemessen. Heute halten wir eine so verhältnismäßig einfache und übersichtliche Pathogenese nur noch in seltenen Fällen für wahrscheinlich.

Als weiteres pathogenetisches Moment kommt die Wirkung der Bakterien, namentlich des Koli, bei der sogenannten endogenen Dünndarminfektion in Frage. Die durch bakterielle Zersetzung des abnormen Chymus entstehenden Produkte, also wiederum niedere Fettsäuren, Gase, Peptone und Amine, sollen allein oder zusammen mit ihren Endotoxinen die dyspeptischen Störungen in der Hauptsache hervorrufen. Es wird auf diese Hypothese bei der Pathogenese der intestinalen Toxikose noch ausführlich einzugehen sein. Hier sei darauf hingewiesen, daß die genannten Substanzen in mehr oder weniger großer Menge stets bei der Verdauung entstehen, daß die endogene Kolibesiedelung eine sekundäre, allerdings keineswegs gleichgültige Schädigung darstellt und daß eine besondere Toxinwirkung bei der dyspeptischen Störung wohl möglich, aber keineswegs erwiesen und durchaus nicht als allgemein gültige Ursache wahrscheinlich ist.

Als weiteres pathogenetisches Moment ist die Sekretionsanomalie zu nennen. Für einige Formen, z. B. die Hitzeschädigung, nachgewiesen ist eine anfängliche Verminderung der Absonderung der Verdauungssäfte und damit eine Verschlechterung, ja ein Ausfall der fermentativen Verdauung. In anderen Fällen steht die Hypersekretion im Vordergrunde. Sie braucht keineswegs nur vom Darminhalt ausgelöst zu werden, sondern kann auch vom Blut aus, z. B. durch Hormone (Thyreoidin) oder Gifte (Exkretion bei der parenteralen Infektion) in Gang kommen.

Eng verknüpft damit sind die vom intramuralen oder auch vom extraintestinalen Nervensystem ausgehenden Reizwirkungen auf die Sekretion und Motorik des Magendarmkanals. Leichte Störungen, die noch lange nicht zur Dyspepsie zu führen brauchen, sind nach den *Pawlow*schen Untersuchungen offenbar ungemein häufig. Bei der im Säuglingsalter noch vorhandenen Prävalenz des vegetativen Nervensystems spielen solche neurogenen Einflüsse sicher bei der dyspeptischen Störung eine gewisse Rolle. Wahrscheinlich sind die Schwankungen in der Reizbarkeit der Darmschleimhaut den sauren Gärungsprodukten gegenüber auf Übererregbarkeitserscheinungen im vegetativen Nervensystem zurückzuführen. Vermehrte oder verminderte Darmsaftsekretion und gesteigerte Peristaltik führen namentlich bei fortgesetzter Fütterung in diesen Fällen dann zur pathologischen Veränderung der Chymuszusammensetzung.

Schließlich können naturgemäß alle lokalen Veränderungen der Darmwand, angefangen von leichten Quellungszuständen, bei leicht entzündlichen und schwer entzündlich geschwürigen Prozessen die dyspeptische Störung auslösen. In Betracht kommen hierbei Permeabilitätsänderungen bis zur schweren Resorptionsstörung oder abnormen Durchlässigkeit. Wiederum können diese lokalen Veränderungen primär auslösend oder sekundär auch über den Blutweg und die Störung der nervösen Steuerung verschlimmernd wirken.

Für die Pathogenese der im Vergleich zum Erwachsenen auffällig starken Allgemeinstörung, also der Ausprägung des Bildes einer „Durchfallerkrankung" beim Säugling mit Fieber, Blässe, Gewichtsverlust und namentlich der Neigung zu weitergehender Abmagerung sind folgende Faktoren zu erwägen. Die resorbierende Darmfläche ist beim Säugling größer. Der Stoffwechsel ist viel lebhafter. Infolgedessen sind die Verluste an Wasser, Salzen, aber auch an Fett und Glykogen erheblicher.

Die Vorstellung allerdings, daß der Säugling bei der dyspeptischen

Störung eine „Lösung" des Wassers aus seinen Zellen, eine Entquellung der Gewebe erleide, ist unbewiesen und unwahrscheinlich. Der Säugling verfügt über sehr große Wasserdepots, die ihn vor „Entquellung" schützen. Das Studium des Wasserhaushaltes lehrt, daß die Verhältnisse unendlich verwickelt sind und daß, worauf bei der Pathogenese der Dystrophie noch näher einzugehen sein wird, die „Hydrolabilität" im weiteren Sinne des Wortes nicht nur konstitutionell bedingt ist, sondern oft auch im Verlauf der Ernährungsstörungen erworben wird. Sie steht im engsten Zusammenhange mit der beim Säugling so großen Empfindlichkeit der Gewebe gegenüber jeglicher, auch kurzzeitiger Unterernährung. Die Resorptionsstörung bei der Dyspepsie ist offenbar der Grund für die mehr oder weniger erhebliche sofortige Schädigung des Ernährungszustandes bei der Dyspepsie. Sie bedingt auch die nach Abklingen des Durchfalls noch fortbestehende Neigung zu weiterer Abmagerung, kurz zur Dystrophie.

Überblickt man die Mannigfaltigkeit der Dyspepsie erregenden Faktoren und die Möglichkeiten ihrer gegenseitigen Beeinflussung, so wird man gewahr, daß klinisch nur selten, in besonders übersichtlich liegenden Fällen die Ätiologie klar bestimmt werden kann. Aber auch mit den Laboratoriumsmethoden gelingt es nur hin und wieder, Dyspepsie-Entstehung und -Verlauf zu klären. Die Beurteilung der Ätiologie von der Untersuchung der Stühle einerseits oder aus dem mit der Duodenalsonde gewonnenen Duodenalinhalt andererseits ist nur mit größter Kritik und größter Einschränkung möglich. Sagen uns doch weder die Bestimmung der aktuellen Azidität noch der vorhandenen Keime und Fermente etwas Endgültiges über ihre Entstehung und Einwirkung im Zusammenhang mit den anderen pathogenetischen Faktoren aus. Den Versuchen, die Ätiologie des komplexen Krankheitsbildes der Dyspepsie aus einer Ursache heraus zu erklären, wird man nach alledem die größte Skepsis entgegenbringen müssen. Erscheint das Ergebnis der bisherigen umfangreichen, klinisch experimentellen Untersuchungen auch spärlich, so ist doch andererseits darauf hinzuweisen, daß für die sachgemäße Diagnosenstellung und Behandlung die Frage nach dem primären ätiologischen Moment deswegen nicht so wichtig ist, weil die entstandene komplexe Störung in der größten Mehrzahl der Fälle gar keine „ätiologische" Therapie verlangt.

Die verschiedenen Arten der akuten Dyspepsie.

Unterscheidung der drei wichtigsten Arten von akuter Dyspepsie.

Die von der deutschen Kinderheilkunde ausgegangene und von ihr allgemein vertretene Lehre, daß auch schon die akute „Dyspepsie" des Säuglings in ihrem Kern nicht nur ein leichter „Magendarmkatarrh" und nicht nur eine lokale „Verdauungsstörung", sondern in jedem Fall eine allgemeine „Ernährungsstörung" darstelle, hat zur Folge, daß scheinbar verschiedenartige Erkrankungen mit Indigestionserscheinungen zusammen betrachtet werden. Es sind drei Arten von Dyspepsien, die als ein und dieselbe Krankheitsform heute einander beigeordnet werden: Erstens die Dyspepsie bei primärem, enteralem Infekt, bei der die lokale Magendarmerkrankung im Vordergrunde steht, zweitens die alimentäre Dyspepsie, bei welcher durch die zugeführte Nahrung oder eine Störung der Verdauungsorgane, also die „Alimentation", die normalen Verdauungsvorgänge primär in Unordnung geraten sind. Endlich die symptomatische Dyspepsie bei parenteraler Infektion, die eine begleitende Dyspepsie eines Infektes, der außerhalb des Magendarmkanals angreift oder lokalisiert ist, darstellt, bei der die Allgemeininfektion vorherrschend sein kann.

Diese drei Arten von dyspeptischer Störung sind in ihren Ursachen verschieden, sie bieten aber in der Hauptsache ein recht gleichförmiges Krankheitsbild und, was das Wesentliche ist: Die wahrnehmbaren Funktionsstörungen, z. B. die Störung des Wasserhaushaltes, der Fettausnützung, der Stuhlbildung usw. sind so gleichartig, daß sie eine Unterscheidung aus diesen am Krankenbett oder im Laboratorium erhobenen Befunden nicht gestatten. Ein an parenteraler Dyspepsie erkrankter Säugling erleidet z. B. einen ebenso starken Gewichtsverlust und wird ebenso rasch wieder hergestellt, wie ein gleichaltes Kind, das während der warmen Jahreszeit überfüttert wurde. Auch im Vergleich zum älteren Kind und dem Erwachsenen ist die Erkrankungsform beim Säugling eine auffallend eintönige. Aber auch die Bedeutung der dyspeptischen Ernährungsstörungen für die gesamte Ernährungslage und die Folgen sind mit wenigen Abweichungen die gleichen. Schließlich ist die Therapie — abgesehen von Fällen mit ganz eindeutigen aus einer Richtung kommenden ursächlichen Schädigungen — im großen und ganzen dieselbe. Sie kann, trotz der möglicherweise verschiedenen Grundursache da keine ätiotrope sein, wo sorgfältige anamnestische Angaben fehlen oder wie häufig mehrere Faktoren als ursächliche in Frage kommen.

Es unterliegt keinem Zweifel, daß diese in den anderen Gebieten der Medizin ungewöhnliche Zusammenordnung von scheinbar selbständigen Krankheiten, wie eines infektiösen Darmkatarrhs mit Verdauungsstörungen nach Diätfehler, einer Begleitdyspepsie, einer Otitis media usw. für jeden, der sich zum erstenmal damit befaßt, ein Unding darstellt. Hinzu kommt, daß die mit dyspeptischen Erscheinungen einhergehende primäre enterale Infektion als „Gastroenteritis“ im Lehrbuch und in der Vorlesung nochmals abgehandelt oder in anderem Zusammenhang z. B. bei der „Ruhr“ des Säuglings, gelehrt wird. Trotzdem ist diese unter dem Oberbegriff „Ernährungsstörung“ entstehende Zusammenordnung diejenige, welche unserer heutigen Auffassung der Dinge am besten gerecht wird.

Häufigkeit ihres Vorkommens.

Häufigkeit des Vorkommens dieser drei Dyspepsiearten.

Immer mehr hat sich die Erkenntnis durchgesetzt, daß die reinen Fälle alimentärer Störung wenig häufig sind, daß bei uns in Deutschland wenigstens die Gastroenteritiden beim Säugling selten vorkommen und daß wir es, zur Zeit jedenfalls, in der Hauptsache mit Mischformen von parenteralem Infekt und Fehlernährung zu tun haben. Unter 500 klinisch behandelten Ernährungsstörungen der Kieler Kinderklinik wurden 174 akute Dyspepsien beobachtet, das sind 34,8%. Diese verteilen sich in folgender Weise auf die verschiedenen Altersstufen: Auf die erste Lebenswoche 4, auf die zweite bis dritte Lebenswoche 24, auf die dritte Woche bis zum Ende des dritten Lebensmonats 71, auf den 4.—6. Lebensmonat 36, auf den 6.—12. Lebensmonat 39. Davon waren alimentär bedingt 55 (= 31,6%), enteral infektiös erwiesen 7, auf parenterale Infekte zurückzuführen 106 (= 61%!), während bei 6 Fällen die Entstehung unklar blieb. Diese Zahlen stimmen mit denen anderer Autoren gut überein (*Mau*). Diese tatsächlichen Verhältnisse geben uns meines Erachtens die Berechtigung, bei aller Berücksichtigung der drei Hauptgruppen von Dyspepsien das Krankheitsbild zunächst im allgemeinen zu betrachten und die mit eigenen Zügen auftretenden Sonderformen mehr anhangsweise abzuhandeln.

Das Krankheitsbild der Dyspepsie im allgemeinen.

Beginn mit oft wenig auffälligen Symptomen.

Die eine dyspeptische Störung beim Säugling kurz einleitenden klinischen Krankheitszeichen sind geringfügig und vieldeutig: Appetitlosigkeit oder schärfer: Nachlassen des natürlichen großen Nahrungsverlangens; Blässe; Unruhe; unfreundliche Stimmung; manchmal auch Speien oder Regurgitieren, seltener als vorausgehendes Symptom: Erbrechen. Dann tritt gewöhnlich als wichtigstes, die Umgebung des Kindes beunruhigendes, unverkennbares Krankheitszeichen der dyspeptische Durchfall ein. An Stelle des beim Brustkind meist dottergelben, homogenen, aromatisch riechenden und beim Flaschenkind blaßgelben, wurstförmigen Stuhlgangs von fadem, etwas käsigem Geruch, kommt ein dünnbreiiger, oft wie gehacktes Ei aussehender oder flockiger milcheiweiß, blaßgelb oder grünlich gefärbter Stuhl zutage, der Schleim beigemengt enthält (kenntlich am Glanze!) und in der Windel einen großen schmierigen Fleck hinterläßt. Sein Geruch ist anfänglich widerlich käsig, faulig. Die unter reichlichem Gasabgang folgenden, spritzenden, schaumigen Dejektionen nehmen eine immer flockigere Form an, sind wässerig und riechen manchmal stechend sauer. Hat man anfänglich oft den Eindruck, daß der Abgang des anormalen Stuhles und der Darmgase dem Kind Erleichterung verschafft, so merkt man doch bald am Anziehen der Beine an den Leib, der Unruhe und dem Schreien und schließlich an der Spannung des sich auftreibenden Bauches, daß der Säugling an Leibschmerzen leiden muß, die sich nach Art der Koliken oft anfallsweise wiederholen.

Ausprägung des sich rasch verschlimmernden dyspeptischen Krankheitsbildes.

Zum Durchfall kommt nun Erbrechen hinzu. Das Erbrochene riecht und reagiert stark sauer und besteht aus der vor kurzem aufgenommenen, in Flocken und Klumpen geronnenen Milch mit Magenschleim vermengt. In anderen Fällen wird auch noch längere Zeit nach der letzten Mahlzeit ein kaum sauer reagierender Mageninhalt erbrochen, der aus der kaum veränderten Milch zu bestehen scheint. Abgesehen von der dem Brechakt folgenden Mattigkeit, die oft ebenfalls wie eine Erleichterung aussieht, fehlen Zeichen von Nausea und von heftigem Würgen. Manchmal wiederholt sich das Erbrechen bei jedem Lagewechsel, beim Aufnehmen, Zurechtmachen und Trockenlegen. Gelegentlich zeigt das Kind ein hartnäckiges, sauer oder fade riechendes Aufstoßen.

Verschlechterung der Stimmung und des Schlafes zeigt häufig zuerst die Allgemeinstörung an.

Die Stimmung des Kindes ist schlecht, reizbar. Der Schlaf ist unruhig, unterbrochen durch die schmerzhaften Kolikanfälle. Nur in einem Teil der schnell ablaufenden, leichten Fälle, besonders beim Brustkind, macht sich schon kurz nach den stürmischen Entleerungen das Hungergefühl wieder geltend und das Kind nimmt seine Nahrung mit sichtlichem Behagen. In der Mehrzahl der Fälle bleibt der Appetit gestört. Die schon zu dieser Zeit wenige Stunden nach Beginn vorgenommene Temperaturmessung ergibt geringes Fieber (38—38,3°), die Wägung eine beträchtliche Gewichtsabnahme (100—200 g). Geht das Erbrechen weiter, so ist es hin und wieder jetzt gallig gefärbt. In der Mehrzahl der Fälle hört es aber nach 2—3 Stunden auf; nur die Durchfälle setzen sich fort.

Besondere Symptomatologie.

Magendarmkanal.

a) Magendarmkanal. Neben dem schon beschriebenen Erbrechen, das sich am 2. und 3. Krankheitstage meist verliert, tritt die Gasauftreibung des Bauches mehr in Erscheinung. Sie kann stundenweise wechseln. Während der Durchfallsperiode ist gar nicht selten der Leib etwas druckempfindlich. Bei rechtzeitig einsetzender diätetischer Behandlung schwindet erst die Spannung, dann die Blähung und schließlich auch die Empfindlichkeit des Leibes. Inzwischen bemerkt man etwa vom 2. Tag ab eine zunehmende Rötung der Zunge und der Mundschleimhaut, die sich nur in selteneren Fällen mit Soor belegt. Der saure oder käsige Geruch aus dem Munde, ebenso wie das Aufstoßen, verschwinden während der therapeutischen Teepause sehr bald. Mit Ausdehnung des Hungers treten laut gurrende und glucksende Darmgeräusche auf und man sieht gelegentlich durch dünne Bauchdecken hindurch die wurmförmigen Darmbewegungen.

Die durchfälligen Stühle, wie sie für den Beginn der dyspeptischen Störung schon beschrieben sind, wechseln häufig ihre Beschaffenheit schon nach einigen Stunden, namentlich dann, wenn die Dyspepsie sich verschlimmert oder dann, wenn diätetisch eingegriffen wird.

Allgemeines über die Beurteilung des Säuglingsstuhles.

Die Beurteilung der Stühle, der der Laie nach wie vor eine sehr große Bedeutung beimißt, ist durchaus nicht einfach. Ohne Zweifel wurde die Stuhluntersuchung früher überschätzt, glaubte man doch, aus ihr für Prognose und Behandlung der Ernährungsstörungen des Säuglings sichere Anhaltspunkte gewinnen zu können. Jeder Kinderarzt, der viel mit ländlicher Bevölkerung zu tun hat, wird mir bestätigen, daß auch heute noch die Mutter oft weit her mit der Stuhlwindel angereist kommt, um Ratschläge für die Ernährung einzuholen.

Die makroskopische Prüfung erstreckt sich auf Homogenität, Farbe, Geruch, Wassergehalt und Beimengungen. Von den chemischen und mikroskopischen Untersuchungen hat man geglaubt, in der Reaktion, in der Anstellung der *Schmidt*schen Sublimatprobe und Gärungsprobe, der Fermentbestimmung und in der mikroskopischen Untersuchung gefärbter Ausstrichpräparate zur Feststellung der Anteile unverdauter Nahrung (Stärke, Fett) und der Bakterien wichtige Methoden für die Diagnose zu besitzen. Heute ist hierzu kurz folgendes zu sagen: Die Fermentbestimmung hat bei der Dyspepsie der Säuglinge bisher keine praktisch brauchbaren Ergebnisse geliefert. Die *Schmidt*sche Sublimatprobe, die bekanntlich die Unterscheidung von Bilirubin und Hydrobilirubin ermöglicht, ist deshalb beim Säugling mit Durchfall ohne besonderen Wert, weil schon beim gesunden Säugling (bei Brustkindern stets!) Bilirubin im Stuhl vorhanden sein kann (beim Erwachsenen nie!) und weil beim Flaschenkind die Reaktion stets sofort positiv wird, sobald die Dünndarmpassage und Stuhlentleerung beschleunigt ist. Das ist aber beim Durchfall selbstverständlich. Die Gärungsprobe hat kaum besonders erhöhte Werte ergeben. Geringe Zuckermengen kommen auch bei gesunden Kindern vor. Der färberische Nachweis von Stärke (Mehl) im Säuglingsstuhl durch die *Lugol*sche Probe ist unter gewöhnlichen Umständen nicht belangreich. Gelegentlich kann er einmal eine unklare alimentäre Dyspepsie verständlich machen. Bedeutend wichtiger ist der mikroskopische Nachweis von Fett besonders in den Fällen, wo eine beginnende „Fettdiarrhöe“ vermutet wird. Die Untersuchung der Stuhlflora aus dem gefärbten Ausstrich gestattet die Unterscheidung von Brust- und Flaschenkindstuhl, gelegentlich kann sie auch einmal eine enterale Infektion, z. B. eine Streptokokken-Enteritis, aufdecken.

Fettnachweis!

Der chemische und mikroskopische Blutnachweis ist beim dyspeptischen Säugling auch in den Fällen, wo kein Hämatinerbrechen vorgekommen ist, namentlich bei jungen Kindern, nicht unwichtig (*Engel*, *Fürstenau*), weil er anzeigt, daß erosive Schleimhautveränderungen vorliegen.

Die Prüfung der Reaktion der Stühle hat nur einen recht beschränkten Wert. Wir erhalten durch sie lediglich Aufschluß über die Aziditätsverhältnisse im untersten Dickdarm. Bei ausgeprägt saurer Reaktion können im unteren und oberen Dünndarm Fäulnisprozesse pathologischer Art vor sich gehen und umgekehrt kann bei stark saurer Gärung im Magen und Dünndarm infolge der starken Darmsaftsekretion der Stuhl alkalisch reagieren. Nur unter Berücksichtigung der Ernährung, der Zahl der Stühle und anderer schätzungsweise ermittelter Faktoren (Peristaltik, Hypersekretion u. a. m.) kann die Reaktion der Stühle beurteilt werden (*Schloßmann*, *Freudenberg* und *Heller*, *Hess* und *Scheer*, *Bessau* u. a.).

Die Farbe der dyspeptischen Stühle ist außerordentlich wechselnd. Die als ominös geltende grüne Verfärbung ist bei Brustmilchstühlen, die der Luft ausgesetzt sind, nichts Pathologisches. Unter normalen Verhältnissen treten aus der Schleimhaut, insbesondere aus den Lymphfollikeln, Zellen in den Darmschleim ein, aus denen das oxydierende Ferment stammt, welches die Grünfärbung der Fäzes durch Biliverdin herbeiführt (*Wernstedt*, *Köppe*). Bei Hypersekretion von Schleim und bei gesteigerter Leukozyteneinwanderung sehen die Fäzes stets grün aus. Nach *Freudenberg* handelt es sich um eine Oxydationskatalyse durch Eisen, die an saure Reaktion gebunden ist. Nur beim Flaschenkinde deuten grüne Stühle eine Störung an. Infolgedessen sind aus der Farbe bei bekannter Nahrung gewisse Anhaltspunkte für die Beurteilung des Durchfalls zu gewinnen möglich.

Nachweis von Schleim und Eiter!

Von den Beimengungen kommt außer dem schon genannten Blut noch dem Eiter und namentlich dem Schleim eine Bedeutung zu. Eine stark vermehrte Zahl der polynukleären, vielfach zum Zerfall neigenden Leukozyten legt den Verdacht einer Enteritis nahe: Starke Schleimbeimengung spricht für vorwiegende Dickdarmreizung. Die mikroskopische Untersuchung solcher Schleimflocken zeigt oft einen starken Bakteriengehalt! In manchen Fällen hat das unvorsichtige Umgehen mit Dickdarmschleimflocken eine Ausbreitung von Enteritiden, im besonderen Kolitiden auf einer Säuglingsabteilung zur Folge gehabt.

Wassergehalt des Stuhls!

Zweifellos von Wert ist die Beurteilung der Homogenität bzw. des Grades der Auflockerung und Verwässerung des Stuhles. Eine Schätzung des Wasserverlustes kann für die klinische Beurteilung recht wichtig sein (Auffangen des Stuhles in einer Windel auf wasserdichter Unterlage!).

Die ganze Stuhlbeurteilung soll an möglichst frisch entleerten Stühlen erfolgen, da nach dem Liegen an der Luft die Konsistenz, Farbe, und der Geruch stark verändert sind. Häufig erlaubt nur noch der Wasser- oder Schleimhof einen Rückschluß auf die Beschaffenheit des Stuhles bei der Entleerung. Im allgemeinen geben eingetrocknete Stuhlwindeln ein falsches, nämlich zu günstiges Bild. Unnötig hervorzuheben, daß die Zahl der Stühle in 24 Stunden zu kennen unerläßlich ist. Sie schwankt von 4—6 Stühlen bis zu 10 und darüber.

Die im Verlauf einer akuten Dyspepsie zur Beobachtung kommenden abnormen Stühle.

Im allgemeinen kommen bei der Dyspepsie folgende 5 Arten von Stuhlentleerungen in einer gewissen Regelmäßigkeit und Abhängigkeit von der Art der dyspeptischen Störung und der dabei vorgängig oder therapeutisch diätetisch verabreichten Ernährung vor:

Der halb-flüssige, zerfahrene dyspeptische Stuhl (s. Tafel 6 Fig. 1). Er ist verhältnismäßig substanzreich, aber schlecht gebunden, aufgelockert und bröckelig mit großem Wasserhof. Er enthält Klümpchen, halblinsen- bis erbsengroße Fettseifenpartikel und Schleimbestandteile, die grau, grauweiß oder entsprechend der übrigen Stuhlsubstanz, gelb und grün gefärbt sind. Gelegentlich ist der Stuhl mit Gasbläschen zersetzt, ja richtig schaumig. Er riecht widerlich säuerlich, ja stechend sauer oder fade. Die genauere Untersuchung ergibt in mäßiger Menge Fettsäurenadeln und Fetttröpfchen, wenig Leukozyten und Epithelien, reichlich Bakterien.

Der flüssige, visköse dyspeptische Stuhl (s. Tafel 6 Fig. 2). Er enthält nur vereinzelte Klümpchen, wenig Schleim und ist substanzarm.

Er ist grün-gelblich, meist sauer, enthält Fettsäuren, namentlich Essigsäure und Buttersäure; Leukozyten und Epithelien in mäßiger Zahl; sehr reichlich Bakterien. Er wird häufiger, als der zerfahrene Stuhl entleert (8—10 Stühle in 24 Stunden) und ist im allgemeinen der Ausdruck einer profusen Darmsaftsekretion und eines recht erheblichen peristaltischen Reizzustandes im gesamten Dünndarm. Der dabei — mit der Stuhlwage — festgestellte Wasserverlust ist groß.

Der Fettstuhl (s. Tafel 6 Fig. 3) ist nach Art der ikterischen Stühle blaß, bröckelig, stark sauer reagierend, enthält wenig Schleim in Klümpchen und wird in kleinen Portionen abgesetzt. Vermehrter Gehalt an Neutralfetten und freien Fettsäuren. Er folgt oft auf die flüssigen Stühle bei verhältnismäßig fettreicher Nahrung auch unter normalen Verhältnissen (Buttermehlnahrung!) oder tritt vielleicht infolge primärer Fettintoleranz sofort bei der dyspeptischen Störung auf.

Der Fäulnisstuhl ist matschig-breiig, schmierig (s. Tafel 6 Fig. 4). Er wird in ziemlich reichlicher Masse ausgestoßen, verbreitet einen fauligen Gestank und enthält neben Fettseifenklümpchen Neutralfett und freie Fettsäuren. Auch seine Farbe ist hell, schmutziggrau. Er ist meist die Folge einer zu reichlichen Eiweißtherapie, besonders bei den jungen dyspeptischen Säuglingen.

Der dunkle bräunliche, dünnflüssige Hungerstuhl (s. Tafel 5 Fig. 4) ist substanzarm, tropft sozusagen aus dem After, reagiert alkalisch und riecht fade. Er enthält fast gar kein Fett, sondern nur viskösen Schleim mit sehr reichlichen Bakterienmengen. Er kommt nach nährstoffarmen Heilnahrungen vor als Zeichen eines larvierten Hungers und in der „Teepause".

Körpertemperatur.

b) Die Körpertemperatur zeigt stets größere Schwankungen nach oben, als in der Norm. Im allgemeinen werden aber nur während einiger Stunden, selten an 1—2 Tagen subfebrile oder febrile Werte gemessen. Ein nach Einleitung der diätetischen Behandlung einsetzender akuter Fieberstoß ist verdächtig, ein „Durstfieber" zu sein; neue Fiebererscheinungen, namentlich solche von Dauer, sprechen für das Hinzukommen einer Komplikation (Otitis, Cystopyelitis, Bronchopneumonie u. a. m.).

Gewichtskurve.

c) Die Gewichtskurve sinkt infolge des Wasserverlustes naturgemäß in den Fällen am stärksten, bei denen Erbrechen und Durchfälle beträchtlich sind; im allgemeinen sind die Gewichtsabnahmen, wie beschrieben, bei der Dyspepsie nicht sehr erheblich (200—400 g in 2—4 Tagen); richtige Gewichtsstürze fehlen. Während der Teepause ist der Gewichtsabfall gewöhnlich nicht mehr groß, im Gegenteil stellt sich — infolge der guten Wasserresorption beim nichttoxischen Säugling — das Gewicht rasch ein. Bei richtig geleiteter Diätetik beginnen sehr bald die täglichen Zunahmen zu steigen und die vor der Erkrankung festgestellten Grammzahlen zu übertreffen. Eine länger dauernde Verflachung der Körpergewichtskurve ist als Zeichen einer schwereren Beeinträchtigung des Ernährungszustandes und einer etwa beginnenden Dystrophie bemerkenswert, bedeutet aber durchaus nicht in jedem Fall, wie aus den Stoffwechseluntersuchungen hervorgeht (N-Haushalt, Mineralhaushalt!), eine mangelhafte Reparation. In diesem Sinne verdächtig ist eher eine nach Verschwinden aller klinischen Symptome zu beobachtende Gewichtsunregelmäßigkeit (Etagenkurve!) oder erneute Senkung.

Haut. d) Die Haut fühlt sich warm und trocken an und ihre gesunde rosige Farbe verschwindet rasch. Bei allen heftigeren Durchfällen erleiden Haut und Unterhautzellgewebe einen deutlich wahrnehmbaren Elastizitäts- oder Turgorverlust. Turgor! Dieser ist für die prognostische Beurteilung recht wichtig.

Wundwerden! Ödeme fehlen. Infolge der Durchfälle rötet sich schon nach wenigen Stunden die Haut in der Umgebung des Afters und es kann sich, namentlich bei jungen Kindern, eine Dermatitis intertriginosa schweren Grades entwickeln.

Blut. e) Das Blut bietet während der Durchfallsperiode keine Zeichen der Eindickung, wie bei der intestinalen Toxikose und der akuten schweren Gastroenteritis. Die nach der Nahrungsaufnahme festgestellten Leukozytenschwankungen — anfängliche Leukopenie, folgende Leukozytose (*Dorlencourt-Banu*) — sind wegen der großen Unruhe der Kinder (Schreileukozytose!) sehr schwer zu beurteilen. Mit einiger Regelmäßigkeit kann man bei allen schwereren und länger bestehenden Dyspepsieformen eine leichte Anämie feststellen. Die Zahl der Erythrozyten sinkt auf 3,5, ja auf 3 Millionen und der Oxyhämoglobingehalt auf 14 und noch weniger Gramm Prozent. Weniger regelmäßig verschwinden die Eosinophilen aus dem Blut; es kommt zu einer Mononukleose und schließlich treten auch atypische Zellen, insbesondere unreife Markzellen, im strömenden Blut auf (*Benjamin, Japha, Jungmann* und *Grosser* u. a.). In der Mehrzahl der Fälle bietet das Differentialblutbild der Leukozyten bei der akuten Dyspepsie nur Schwankungen der Gruppenprozentzahlen der Neutrophilen, die noch innerhalb der physiologischen Breite liegen. Die mit Infekten einhergehenden Dyspepsien zeigen dagegen meist deutliche „Linksverschiebungen", die namentlich durch ihr Fortbestehen bei sonstiger klinischer Besserung diagnostisch und prognostisch bedeutsam sein können (*Rominger*).

Das Serum von dyspeptischen Kindern agglutiniert Koli — auch darmeigene Stämme — in hohen Verdünnungen nur selten regelmäßig; andererseits findet man gelegentlich auch bei gesunden Säuglingen einen mäßig hohen Agglutinationstiter.

Kreislauforgane. f) Die Kreislauforgane. Kreislaufstörungen in Form einer peripheren Gefäßlähmung kommen bei schwereren Graden der Dyspepsie einerseits bei jungen debilen Säuglingen und Neuropathen vor und andererseits bei Rückfällen und im Verlauf allzu strenger Hungerkuren. Anzeichen sind Kühlwerden der Akra, Blässe, Unruhe und Verfall (Gesichtsausdruck!) und Auftreibung des Abdomens.

Atmungsorgane. g) Die Atmungsorgane. Eine Verlangsamung der Atmung, wie bei der Toxikose, fehlt; im Gegenteil ist infolge des Meteorismus eine gewisse Beschleunigung die Regel. Wegen der allen akuten Ernährungsstörungen eigenen Neigung zu Bronchitis und Bronchopneumonie ist die Beachtung auch geringfügiger Störungen des Atemtypus, der Frequenz und eines beginnenden Hustens wichtig.

h) Die Harnorgane. Der Harn ist entsprechend der Wasserverluste durch das Erbrechen und den Durchfall vermindert und hochgestellt. Er enthält auf der Höhe der Krankheit fast stets etwas Eiweiß und vereinzelte hyaline Zylinder; gelegentlich fallen die Reduktionsproben positiv aus. Harnorgane.

Im allgemeinen ist bei den Dyspeptikern die Ausscheidung von Phosphorsäure (*Moll*, *Knox-Tracy*, *Weidmann* u. a.) und von den mit Schwefelsäure und Glykuronsäure gepaarten Fäulnisprodukten (*Soldin*, *Freund*, *L. F. Meyer*, *Nassau*, *Palffy* u. a.) erhöht ohne deutliche Abhängigkeit von der Zahl und Beschaffenheit der Stühle.

i) Das Nervensystem ist auch bei leichteren dyspeptischen Störungen häufig in Mitleidenschaft gezogen. Angefangen von der Unruhe, der Mißstimmung, dem beeinträchtigten Schlaf kommt es bis zu wahren Schreianfällen und andererseits zu Zuständen von Apathie, die den Verdacht einer beginnenden intestinalen Toxikose oder einer Meningitis erregen können. Nervensystem.

Der Verlauf im allgemeinen.

Im allgemeinen kurzer Verlauf innerhalb weniger Tage.

Die akute Dyspepsie beim bisher gesunden Säugling zeigt im allgemeinen nur in den ersten Stunden oder den ersten 1—2 Tagen heftige Krankheitserscheinungen, um dann bei frühzeitiger und sachgemäßer Behandlung in etwa ebenso kurzer Zeit abzuklingen.

Eine zunehmende Verschlimmerung während dieser 2—4 Tage zeigt entweder den Übergang in eine Toxikose, namentlich in der heißen Jahreszeit, an oder das Hinzukommen von Komplikationen. Rückfälle kommen spontan vor, sind auf Fehler in der Diätetik zurückzuführen oder sind ebenfalls ein Zeichen der Komplizierung. Sie sind stets weniger gut diätetisch beeinflußbar.

Schließlich kommt mit und ohne Komplikationen und Rückfall, namentlich beim Flaschenkind, ein Übergang in die chronische Dyspepsie und die Dystrophie (siehe diese unter chronischen Ernährungsstörungen) vor.

Begleit- und Folgeerkrankungen.

Zahlreiche bedeutungsvolle Begleit- und Folgekrankheiten.

Eine der schon genannten gewöhnlichen Begleiterscheinungen ist die Dermatitis intertriginosa; gelegentlich entwickelt sich eine Pyodermie, aus der in ganz seltenen Fällen eine Phlegmone oder ein Ekthyma entsteht. Die früher in diesem Zusammenhang stets genannten *Bednar*schen Aphthen, die Stomatitis catarrhalis und der Soor spielen heute bei nur dyspeptischen Säuglingen keine große Rolle mehr. Die häufigste Komplikation ist, namentlich im Kinderkrankenhaus, die grippale Infektion oder bei parenteraler Dyspepsie die Weiterentwicklung des die Ernährungsstörung auslösenden Infektes, also eine Bronchitis, Bronchopneumonie, Otitis media usw. Im Gegensatz zu den chronischen Ernährungsstörungen sehen wir diese Sekundärinfektion akut einsetzen. Wesentlich seltener ist das Hinzukommen von Koliinfektionen der Blase und des Nierenbeckens und von ruhrartigen Enteritiden.

Der Übergang in eine intestinale Toxikose ist bei kritischer Sichtung der Fälle, abgesehen von der heißen Jahreszeit, nicht gerade häufig, jedenfalls ein viel selteneres Vorkommnis, als man früher annahm, weil nämlich die so aufgefaßten Fälle in der Mehrzahl von vornherein Toxikosen sind.

Dagegen ist beim Flaschenkind die Dystrophie eine noch immer zu wenig beachtete Folgekrankheit der akuten Dyspepsie (siehe chronische Ernährungsstörungen).

Günstige Prognose im allgemeinen.

Die Prognose

ist im allgemeinen günstig. Bei allen Säuglingen jenseits des ersten Trimenons, die zuvor gesund, zumal nicht ernährungsgestört waren, ist bei richtiger Diätetik eine schnelle und vollständige Wiederherstellung nicht nur möglich, sondern sogar die Regel. Am wenigsten gefährdet sind alle Brustkinder und die bis dahin gesunden älteren Flaschenkinder, mehr schon die jüngeren Flaschenkinder und Dystrophiker leichten Grades, am meisten die Frühgeborenen, Neugeborenen und ,,Atrophiker". Naturgemäß wird die Prognose durch alle Komplikationen, namentlich die Sekundärinfekte, verschlechtert und auch beim Vorhandensein günstigster Pflege- und Ernährungsbedingungen (geschulte Pflegerin, Tag- und Nachtpflege, Absonderung, Frauenmilch) geht ein Teil der Kinder an den Begleit- und Folgeerkrankungen zugrunde.

Diagnostische Irrtümer.

Differentialdiagnose.

Der häufigste diagnostische Irrtum liegt darin, daß nicht gebundene, wässerige ,,schlechte Stühle", die bei gesunden Brustkindern oder beim Flaschenkind bei Nahrungswechsel, im Hungerzustand oder bei konstitutionell abnormen Kindern entleert werden, als Zeichen einer Dyspepsie gedeutet werden (s. Seite 202). Die Folgen einer solchen Verkennung sind: Schematische Hungerkur, Unterernährung und Dystrophie. Andererseits kommt es vor, daß parenterale und enterale Infekte durch Festhalten an der Diagnose: ,,alimentäre" Dyspepsie übersehen werden. Folge nach eigenen Beobachtungen in der Praxis: Durchbruch einer Otitis media, Weiterentwicklung eines Empyems, einer Perikarditis, einer Ruhr. Gar nicht selten wird der Beginn einer intestinalen Toxikose übersehen, was weniger therapeutische, als prognostische Fehlschlüsse herbeiführt.

Eine möglichst sorgfältige Aufnahme der Vorgeschichte der akuten Durchfallsstörung unter Berücksichtigung der Tatsache, daß Durchfall und Dyspepsie keine ganz gleichsinnigen Begriffe sind, beugt der Verwechslung am besten vor.

Therapie.

a) Diätetik.

Beeinträchtigung der Nahrungsverträglichkeit.

Allgemeine Vorbemerkungen über die diätetische Behandlung der Ernährungsstörungen des Säuglings:

Während der gesunde Säugling, auch Fehlnahrungen gegenüber, die kurze Zeit gereicht werden, oft eine erstaunlich große Anpassungsfähigkeit zeigt, ist diese ganz allgemein beim kranken Säugling mehr oder weniger erheblich beeinträchtigt. Nicht aber allein rächen sich grobe Fehler oder Mißgriffe in der Auswahl der dargereichten Nahrung, sondern es läßt sich auch mit wenigen Ausnahmen mit den für das gesunde Kind zweckmäßigen Nahrungsmischungen, ja sogar durch die natürliche Ernährung an der Brust, nicht oder doch nicht ohne weiteres bei kranken Säuglingen stets eine gedeihliche Entwicklung erzielen.

Die gesetzte Schädigung hat, wie im Vorausstehenden zunächst für die akute Dyspepsie auseinandergesetzt wurde, was aber allgemein für alle Ernährungsstörungen des Säuglings gilt, zu einer Funktionsstörung geführt, die sich im Ablauf der Verdauungsvorgänge oder im Stoffwechsel des Gesamtorganismus oder zugleich in beiden abspielt. Die Ausgleichung dieser Störungen wird durch gewisse Ernährungsweisen angebahnt und ist erst dann erreicht, wenn sich der Organismus bei der seinem Alter entsprechenden Kost wieder gedeihlich weiter entwickelt.

Für die praktische Beurteilung des Ernährungserfolges, auch bei den Ernährungsstörungen, handelt es sich nicht allein darum, ob das Kind die Nahrung „verträgt" oder „gut verdaut", als vielmehr darum, ob die Störungen im Ablauf der Verdauungsvorgänge und im Stoffwechsel schwinden und ob das Kind wieder „gedeiht". Viele Säuglinge, die z. B. eine akute Dyspepsie erlitten haben, „vertragen" die ihnen gereichte Nahrung und zeigen auch bei Nahrungszulagen keine wesentlichen Störungen, aber sie gedeihen nicht.

Beurteilung des Ernährungserfolges.

Von den praktisch wichtigen Kriterien einer gedeihlichen Entwicklung ist zwar in erster Linie die für den gesunden Säugling typische Reaktion des Gewichtsanstieges auf eine Nahrungszulage zu nennen; sie allein verbürgt aber die gesunde Entwicklung noch nicht und, je nachdem wir geringere oder höhere Anforderungen an den Ernährungserfolg stellen, ist noch eine Reihe anderer Kennzeichen der Gesundheit notwendig. Wir entnehmen sie bekanntlich der Beobachtung des an der reichlich fließenden Brust ausschließlich ernährten, von gesunden Eltern stammenden und gut gedeihenden Kindes. Dieses zeigt neben der recht regelmäßigen, täglichen Gewichtszunahme eine glatte, reine rosige Haut, einen guten Fettansatz, prallen Turgor, straffe Muskulatur, kurz alle Zeichen der Gesundheit (Appetit, tiefer Schlaf, behagliche Stimmung, gute Widerstandsfähigkeit bei Infekten usf.).

Sorgfältige Pflege ist Vorbedingung des Erfolgs aller diätetischen Maßnahmen.

Beim kranken Säugling ist der Erfolg aller unserer therapeutischen Maßnahmen von der Sorgfalt der Pflege in weitem Maße abhängig. Diese erstreckt sich nicht nur auf die Herbeischaffung der notwendigen Pflegemittel und ihre sachgemäße Anwendung, als vielmehr auch auf die Fernhaltung aller Schädigungen durch Unsauberkeit, Hitze, Kälte usw. und namentlich aller Infekte. Zur Durchführung einer erfolgreichen Heilbehandlung kranker Säuglinge ist im Vergleich zu einer solchen bei älteren Kindern und Erwachsenen ein ungleich größerer Aufwand und viel größere Sorgfalt nötig. Man muß sich darüber klar sein, daß unter ungünstigen äußeren Bedingungen auch die sachgemäße ärztliche Anordnung nicht zum Erfolg führt und daß schwerkranke Säuglinge oft nur durch aufopfernde Pflege von geschulten Pflegerinnen durchgebracht werden können. Hieraus ergibt sich in vielen Fällen die Notwendigkeit, den kranken Säugling in ein Säuglingskrankenhaus zu verbringen oder, wenn die Verhältnisse es gestatten, eine Säuglingspflegerin ins Haus zu nehmen. Auch wenn die Mutter bereit ist, sich Tag und Nacht nur der Pflege ihres kranken Kindes zu widmen, so ist doch zu bedenken, daß die Säuglingspflegerin infolge ihrer Kenntnisse und Erfahrungen und infolge ihrer Objektivität dem erkrankten Kind gegenüber in der Säuglingskrankenpflege Besseres leistet.

Aufstellung eines auf den Einzelfall abgestimmten Ernährungsplanes.

Bei der diätetischen Behandlung der Ernährungsstörungen der Säuglinge handelt es sich darum, nach Feststellung des Zustandsbildes bei sorgfältiger Erhebung der bisherigen qualitativen und quantitativen Ernährungsverhältnisse die von Fall zu Fall besondere Empfindlichkeit gegenüber bestimmten Nahrungsstoffen (Fett, Zucker, Eiweiß, Salze), ebenso wie die Gesamtverdauungsleistung einzuschätzen und einen meist weit ins Einzelne gehenden Ernährungsplan aufzustellen. Hierbei erweist es sich als praktisch, auch den Brennwert der Nahrung, wenigstens in ungefähren Zahlen, anzugeben, um sich bei der Leitung der Diät daran orientieren zu können. Damit soll keineswegs die Ernährung streng nach Kalorien empfohlen werden, was nur zu einer scheinbaren Genauigkeit id est Selbsttäuschung führt. Bekanntlich ist ja der Brennwert der verfütterten Nahrung nur als objektiver Grenzwert in der Diätetik der Ernährungsstörungen zu gebrauchen.

Indikation bestimmter Heilnahrungen.

Wenn nun fast allgemein angenommen wird, daß eine bestimmte Ernährungsstörung nur mit einer bestimmten Heilnahrung behandelt werden müßte, so trifft das nicht zu. Allerdings leisten gewisse Nahrungen bei bestimmten Ernährungsstörungen in richtiger Anwendung so Gutes, daß man sie in solchen Fällen als die Heilnahrung der Wahl bezeichnen könnte. Trotzdem ist die Ernährungslage und vor allem die Gegenwirkung des Gesamtorganismus von Fall zu Fall so verschieden, daß von einer generellen Indikation, wie sie z. B. bei gewissen chirurgischen Eingriffen gelten, nicht gesprochen werden kann. Es lassen sich mit verschiedenen Nahrungsmischungen, wenn sie in richtiger Weise bemessen und sorgfältig dem Zustand immer wieder angepaßt werden, dieselben Erfolge erzielen, und der gewiegte Diätetiker wird sich anheischig machen, mit verschiedenen Heilnahrungen nebeneinander Säuglinge mit gleichartigen Ernährungsstörungen erfolgreich zu behandeln. Es kommt also weniger darauf an, bei jeder Ernährungsstörung eine ganz bestimmte, womöglich kompliziert zusammengesetzte Heilnahrung anzuwenden, als vielmehr darauf, ein bestimmtes Ziel möglichst schnell und sicher zu erreichen. Daß dabei die einfachen Nahrungsmischungen den Vorzug verdienen, braucht nicht besonders hervorgehoben zu werden.

Es wird also im folgenden bei der Erörterung der diätetischen Behandlung in jedem Abschnitt immer zunächst das Ziel, das bei jeder Art von Ernährungsstörung zu erstreben ist, angegeben werden und hierauf Mittel und Wege, durch die jenes erreicht werden kann.

In der Hauptsache beruht unser therapeutisches Handeln immer noch auf der klinischen Erfahrung. Das eingehende Studium der oft recht verwickelten Fragen der Pathogenese der einzelnen Ernährungsstörungen lehrt, daß es trotz aller erzielten großen Fortschritte schwierig ist, aus der Theorie für die Behandlung klare, allgemein anerkannte Ratschläge zur praktischen Diätetik aufzustellen und daß umgekehrt nur selten eine einwandfreie „Erklärung“ der Wirkungsweise der verschiedenen therapeutischen Maßnahmen gegeben werden kann.

Es ist an dieser Stelle nicht möglich, in die Einzelheiten der diätetischen Behandlung einzugehen, die besonderen Maßnahmen bei allen Abweichungen im Heilungsverlauf zu besprechen und Kasuistik zu bringen. Ich beschränke mich deshalb darauf, in kurzen Zügen Richtlinien für die diätetische Behandlung der Ernährungsstörungen vorzuzeichnen, die sich mir aus meiner klinisch-praktischen Erfahrung ergeben haben und von denen ich glaube, daß sie dem Praktiker nützlich sein können. Stets wolle man dabei bedenken, daß die Diätetik kein Handwerk ist, das ohne weiteres gelehrt und gelernt werden kann.

Die wichtigsten Heilnahrungen[1]) werden im Anhang des Abschnittes „Ernährungsstörungen des Säuglings“ kurz aufgeführt, um Wiederholungen zu vermeiden und das Auffinden dieser Anweisungen für den praktischen Gebrauch zu erleichtern.

Ziel der Diätetik bei der akuten Dyspepsie.

Das Ziel der diätetischen Behandlung der akuten Dyspepsie sehen wir heute nicht mehr in erster Linie darin, den Durchfall möglichst schnell zu beseitigen, als vielmehr darin, unter Vermeidung stärkerer und namentlich länger dauernder Beeinträchtigung des Gedeihens der im Magen und zumeist im oberen Dünndarm lokalisierten Verdauungsstörung Herr zu werden. Es erscheint dabei nicht so wichtig, ob der anfängliche Gewichtsverlust geringer oder erheblicher ist, sondern wesentlicher, ob es gelingt, rasch wieder gute Appetenz, normale Lebhaftigkeit und einen guten Allgemeinzustand herbeizuführen. Wir erreichen dieses Ziel durch eine anfängliche Hungerkur — Teepause —, eine folgende vorsichtige Ernährung mit steigenden Milchmengen und eine unmittelbar daran anschließende Vervollständigung der meist einseitig zusammengesetzten Heilnahrung zu einer optimalen Rekonvaleszentenkost. Die Behandlung zerfällt also in drei Einzeldiäten, deren Dauer, Strenge und Übergang ineinander auf Grund sorgfältiger klinischer Beobachtung für jeden Fall verschieden vom Arzt klar angeordnet werden müssen.

Keine allzu langen Hungerkuren!

Der Fortschritt, der in der Behandlung der akuten Durchfallskrankheiten in den letzten Jahren erzielt wurde, besteht zweifellos in der Ver-

---

[1]) Eine Zusammenstellung der von uns in der Kieler Anstalt gebrauchten Säuglingsnahrung findet der Leser in meinem Heftchen: „Richtlinien für die Kinderkost“, Verlag Julius Springer, Berlin.

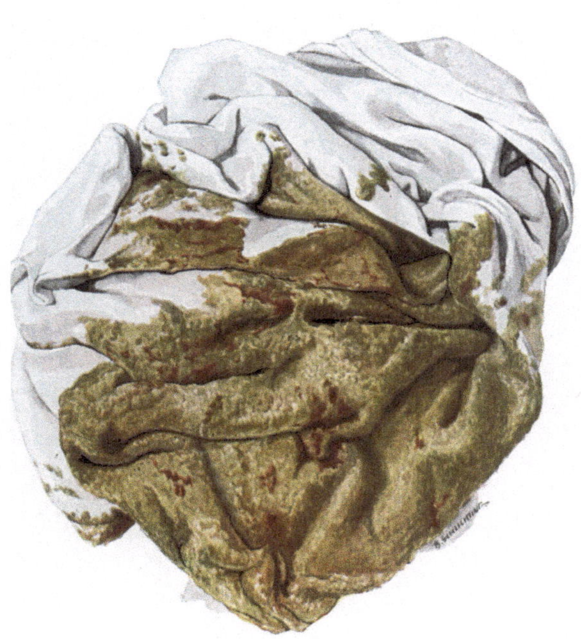

Fig. 1.
Kolitischer Stuhl
aufgesetzten Blutpünktchen und Blutstreifen.

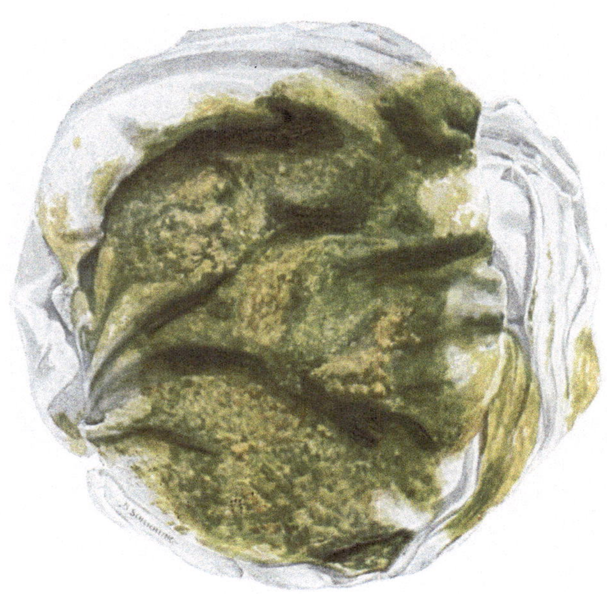

Fig. 2.
„Dyspeptischer“ Stuhl
des Brustkindes.

Nach Originalien von E. Schlichting, Kiel.

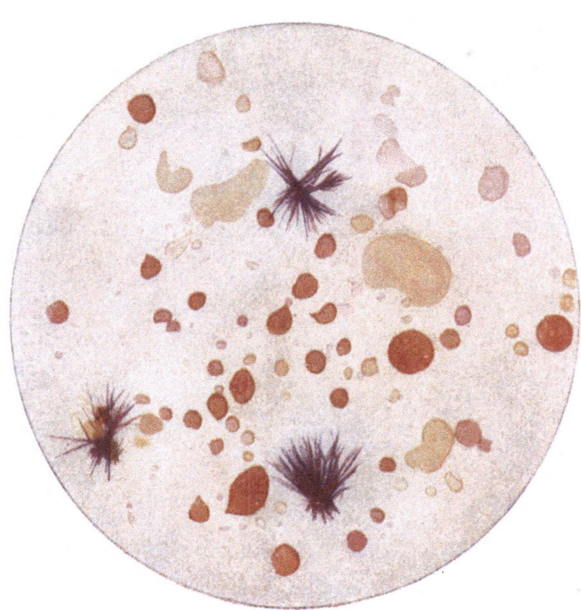

Fig. 3.
Mikroskopisches Bild eines Fettseifenstuhls (Sudanfärbung);
Neutralfett in Tropfen, Fettseifennadeln in Büscheln.

Nach Originalien von E. Schlichting, Kiel.

kürzung der früher unnötig, ja gefährlich lang ausgedehnten Hungerperioden, der allgemeinen Verwendung der sogenannten „sauren“ Nahrungen und der Abstellung des Mißbrauchs nachfolgender langer „Schonungs“kost.

I. Diät: Die Hungerkur: Der Säugling erhält nur reines, abgekochtes Wasser oder mit Süßstoff gesüßten (0,05 g Saccharin auf 100 g Flüßigkeit) Fenchel- (oder schwachen schwarzen) Tee, warm oder kalt (bei Brechneigung!) in kleinen Einzelgaben (30—50 g) aus der Flasche oder mit dem Löffel gefüttert. In 24 Stunden sollen dem Kind mindestens 100, besser 125—150 g Wasser pro Kilogramm Körpergewicht per os beigebracht werden. Im Notfall (Widerwillen! starkes Erbrechen!) kommt die rektale (am besten Tropfklysma) oder subkutane Verabreichung, die wesentlich weniger wirksam ist, in Frage.

Wichtig ist die Zufuhr einer genügend großen Flüssigkeitsmenge.

An Stelle der reinen Teediät, mit der man in der Anstalt meines Erachtens allein auskommen kann, sind empfohlen worden, bei jüngeren Säuglingen von vornherein 10prozentigen Reisschleim (*Bessau*), bei älteren Kindern Gemüsebrühe oder Reisbouillon vom zweiten Hungertag ab zu geben. Außerdem verwenden manche Kinderärzte als sogenannte „Einstellungsdiät“ in der Anstalt süße Molke und Schleim zu gleichen Teilen, die Mandelmolkenmilch (*Moll*), die Salzlösung von *Heim* und *John* (Natr. chlorat., Natr. bicarbon. ana 5,0 auf 100 Wasser oder in der Hausbehandlung die Karottensuppe (*Moro*), die Kalziummolke (*Moll*) und von Mineralwässern alkalische Säuerlinge (z. B. Emser Krähnchen, Fachinger, Offenbacher Kaiser-Friedrichquelle) oder alkalisch-sulfatische Brunnen (Karlsbader Mühlbrunnen, Lullusbrunnen-Hersfeld).

Bei jungen Säuglingen und bei allen vor der akuten Dyspepsie schon ernährungsgeschädigten ist wegen Salzfieber- und Ödemgefahr Vorsicht mit der Anwendung von Salzlösungen geboten.

Wirkung der Hungerkur: Das Erbrechen hört auf, die erhöhte Temperatur sinkt, der Durchfall läßt nach, das Kind wird munterer, äußert Appetit und schläft ruhiger.

Zeichen, die zur Wiederaufnahme der Ernährung auffordern müssen.

Die Dauer der Hungerkur richtet sich nach der Schwere der dyspeptischen Störung und dem Allgemeinzustande. Im allgemeinen muß den schwerkranken Säuglingen ein längerer Hunger als den leichtkranken zugemutet werden. Auf der anderen Seite ist zu berücksichtigen, daß erstens das schwächere und jüngere Kind auch schon durch kurzdauernden Hunger schwer angegriffen wird und zweitens, daß eine Wiederholung des Hungers bei anfänglich zu kurz durchgeführter Nahrungsentziehung nicht nur weniger wirksam, sondern auch gefährlicher ist. Man wird bei leichten Fällen mit 6—8 Stunden, bei schwereren mit 16—24 stündigem Hunger eine gute Wirkung erzielen. Jedenfalls ist bei der akuten Dyspepsie eine Ausdehnung der Hungerkur über 48 Stunden in jedem Fall zu widerraten. Bei jedem längeren Hungern sind nach 8—10 Stunden bei schwachen und jungen Säuglingen Analeptika (Koffein, Cadechol, Cardiazol [Medikation per os! vorzuziehen]; s. Arzneitherapie S. 150) angezeigt. Auf sorgfältige Wärmehaltung (Wärmflaschen!) auch bisher leicht fiebernder Kinder ist zu achten.

II. Diät: Wiederaufnahme der Ernährung mit kleinen steigenden Milchmengen. Man beginnt mit kleinen, aber ständig

Trotz anfänglich kleiner Einzelgaben erstrebe man die baldige Erreichung genügender Tagesmengen.

steigenden Einzelgaben von 20—30 g — auf 40—50 g usw. so, daß in den auf die Teepause folgenden 24 Stunden beim jungen Kind mindestens 300, beim Säugling jenseits des ersten Lebenshalbjahres etwa 400—500 g Tagesmenge der Heilnahrung erreicht werden. Durch Zugabe von Wasser oder Tee soll der Flüssigkeitsbedarf von 100—150 g pro Kilogramm Körpergewicht außerdem gedeckt werden.

Bei Frauenmilchernährung kann man nur in den leichten Fällen das Kind von vornherein — nur wenige Minuten — an die Brust anlegen; in den übrigen Fällen reicht man die abgespritzte Frauenmilch in der beschriebenen Weise abgemessen in steigenden Einzelgaben. Es empfiehlt sich auch bei Fortbestehen noch durchfälliger Stühle zunächst stetig weiter zu füttern, bis das genannte Tagesminimum erreicht ist.

Als Heilnahrungen der Wahl kommen wegen ihrer ausgesprochen antidyspeptischen Wirkungen in erster Linie die gesäuerten Milchen in Betracht, also die natürliche Buttermilch und die künstlichen Säuremilchen namentlich für den jungen Säugling, — die Eiweißmilch und ihre Ersatzmischungen für den älteren Säugling. In zweiter Linie kann man empfehlen, die ebenfalls fettarmen Nahrungsmischungen aus Magermilch und Magermilchpulver und zuletzt die mit Schleim oder Mehl angereicherten gewöhnlichen Milchverdünnungen.

Die Frauenmilch.

Die Frauenmilch entfaltet infolge ihres verhältnismäßig hohen Zucker- und Fettgehaltes keine besonderen antidyspeptischen Eigenschaften. Im Gegenteil wird bei ihr der Durchfall oft verschlimmert. Man wird immer wieder dabei eine Fortdauer des blassen Aussehens und namentlich oft noch tagelang weitergehende geringe oder mäßige Gewichtsabnahmen beobachten. Trotzdem stellt sich — wenn nur die Diagnose richtig war — das Gewicht mit Sicherheit ein, und das Allgemeinbefinden ist eigentlich nie schlecht. Die Stühle bessern sich allerdings meist recht langsam und der Gewebsturgor läßt noch längere Zeit zu wünschen übrig; aber unter dem Einfluß der Frauenmilch verschwinden unbedingt sicher die pathologischen Gärungen und der Appetit kehrt oft mit einem Male zurück. Man erzielt auch hier, anfänglich mit kleineren, häufigen Mahlzeiten und erst allmählich mit den dem Alter entsprechenden größeren, selteneren Mahlzeiten die Heilung am schnellsten.

Die sauren Nahrungen.

Die Buttermilch (in Frage kommt nur im Haushalt selbst hergestellte frische Buttermilch oder Konservenbuttermilch) wird am besten von vornherein mit 3—5% Nährzucker und 1—3% Mehl (Maizena, Kartoffelmehl, Reismehl, ff. Weizenmehl) verabreicht. Man versucht, schon innerhalb 2—3 Tagen auf etwa 100 g pro Kilogramm Körpergewicht zu kommen. Eine sehr gute Wirkung erzielt man bei jungen Säuglingen durch eine Zwiemilchernährung von Buttermilch mit Frauenmilch.

Die Diätetik mit der Buttermilch stößt oft auf zwei Schwierigkeiten; erstens nehmen die Säuglinge die säuerliche Nahrung schlecht, was oft auch nur als ein Zeichen dafür aufzufassen ist, daß die erwünschte Appetenz noch nicht wieder erreicht wurde, oder die durchfälligen Stühle bessern sich nicht, sondern treten noch in größerer Zahl auf. In beiden Fällen versucht man durch höhere Mehlzugaben, etwa zwischen 4 und 5%, der Schwierigkeiten Herr zu werden. Gelingt das innerhalb zweier Tage nicht, so ist ein schleuniger Nahrungswechsel angezeigt.

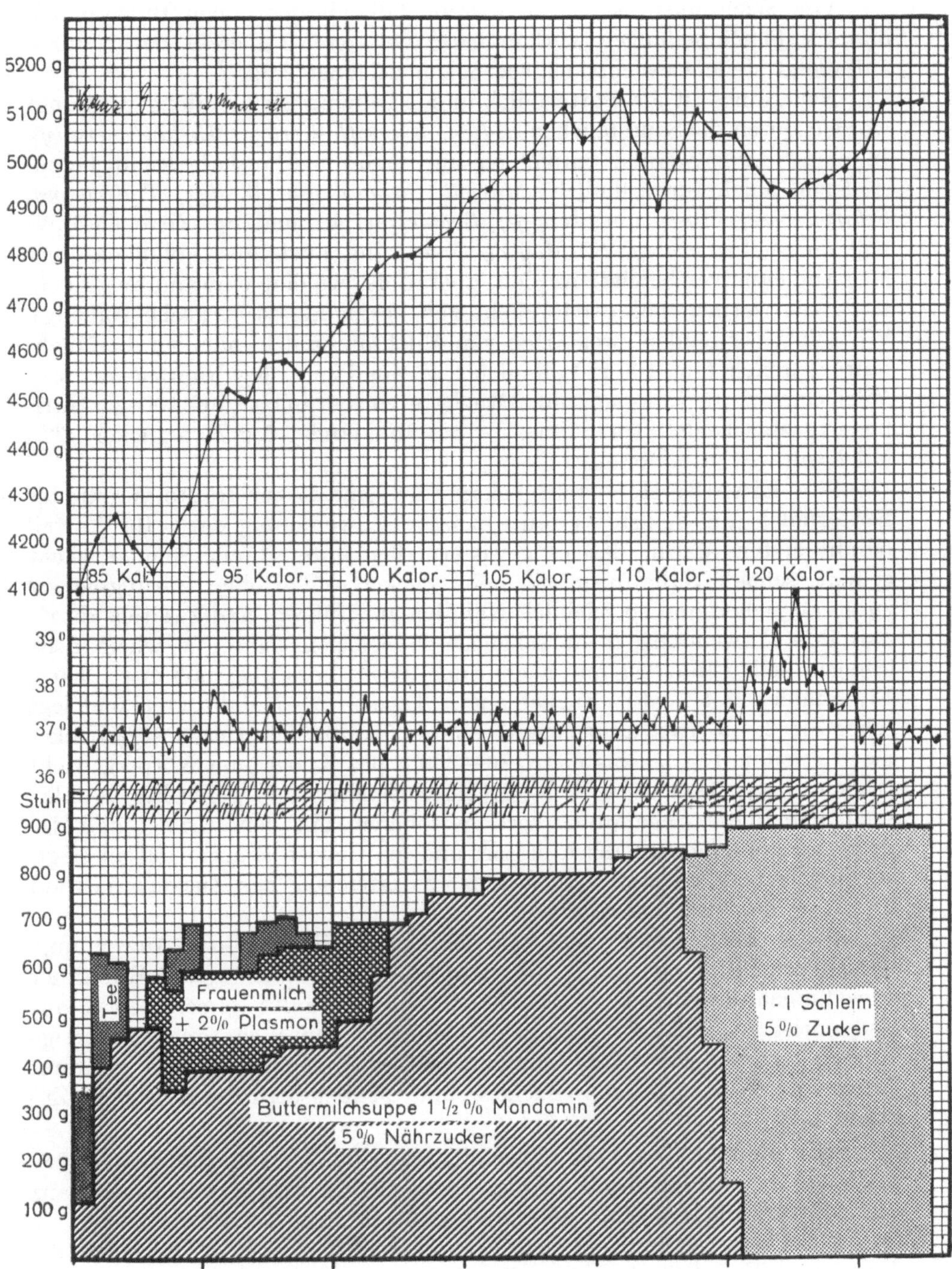

Fig. 36.

Heinz G., 2. Mon. Akute alimentäre Dyspepsie heilt unter Buttermilch mit Frauenmilch. Nach etwa 3 Wochen Infekt mit parenteraler Dyspepsie, die ohne besondere Nahrungsänderung wieder abheilt.

(Zeichenerklärung siehe Seite 117.)

Von Wichtigkeit ist es, zu wissen, daß mit der reinen Buttermilchdiätetik Scheinheilungen vorkommen, die von vornherein meist durch auffallend steile Gewichtsanstiege gekennzeichnet sind.

Neuerdings ist die Buttermilch in der Durchfallsbehandlung verdrängt worden durch die Säuremilchen (*Adam, Kiessoff, Kerley, Marfan-Chevally*). In erster Linie werden empfohlen die auch im Haushalt leicht herzustellende Milchsäurevollmilch (*Mariott, Stephan* und *Walker, Tallermann, Schiff-Mosse, Mosse* und *Happe, Beumer* u. a.) und die Zitronensäurevollmilch (*Weißenberg, S. Meyer*). Sie kann auch aus Vollmilch- und Magermilchpulver bereitet werden, überall da, wo eine einwandfreie Milch, z. B. zur warmen Jahreszeit, nicht zur Verfügung steht (siehe Anhang). Wir selbst verwenden zwei Arten von Milchsäuremilch, nämlich die Milchsäurevollmilch (auf 100 g Vollmilch 2 g Mondamin, 6 g Nährzucker, 6‰ Milchsäure = 97 Kalorien) und Milchsäuremagermilch (auf 100 g zentrifugierte Magermilch 1 g Sahne, 1—2 g Mondamin, 5 g Nährzucker, 6‰ Milchsäure = 70 Kalorien).

Die Eiweißmilch stellt bekanntlich eine in zur Hälfte verdünnter Buttermilch aufs feinste verteilte Käseaufschwemmung dar. Ihr Vorteil beruht erstens darin, daß es gewissermaßen unter ihrem Schutze leicht gelingt, schnell verhältnismäßig hohe Zuckerzusätze ohne Gärungsgefahr zu verabreichen und so reichlich Kalorien zuzuführen, und zweitens darin, daß ihre Anwendung recht schematisch erfolgen kann, ja schematisch erfolgen soll. Man beginnt nach *Finkelsteins* Vorschlag mit etwa 300 g Eiweißmilch mit 5—6% Zucker am 1. Tage in 5—7 Mahlzeiten und legt schon am 2.—3. Tage alternierend je 50 g Eiweißmilch oder 1—2% Zucker jeden zweiten Tag zu, bis man 180—200 g pro Kilogramm Körpergewicht erreicht hat. Ohne ängstliche Rücksichtnahme auf „schlechte Stühle" setzt man diese Behandlung fort, gewöhnlich mit dem Erfolg, daß das Allgemeinbefinden sich rasch bessert und die Gewichtskurve steil umbiegt. In manchen Fällen muß man, um das zu erreichen, den Zuckergehalt auf 6, auf 8 und 10% heraufsetzen.

Gelegentlich bleibt auch bei richtiger Indikation und Anwendung, namentlich bei Kindern, die jünger als 3—4 Monate sind, der Erfolg der Eiweißmilchfütterung aus. Die Kinder bleiben unlustig, sehen blaß aus und entleeren entweder dünnlich-schleimige oder auch topfige, massige Stühle. Dieses Bild verschlimmert sich noch beim Versuch weiterer Nahrungssteigerung; auch Zucker- und Mehlzusätze bessern den Zustand nicht.

Hier empfiehlt es sich, neben der Eiweißmilch süße Molke mit 3% Nährzucker und Buttermilch zu reichen und innerhalb zwei Tagen ganz auf Buttermilchernährung, wie sie oben beschrieben ist, überzugehen.

Als Ersatzmischungen der Eiweißmilch kommen in Betracht die Larosanmilch (*Stoeltzner*) und die Eiweißkalkmilch, sog. Kalziamilch (*Moll*), die Eiweißrahmmilch (*Feer*) und die Milcheiweißmehlsuppe (siehe Anhang). Zu berücksichtigen ist, daß sie keine sauren Nahrungen darstellen.

Neuerdings wird empfohlen, mit konzentriertem Reisschleim und konzentrierter Eiweißmilch mit 5% Zucker vorzugehen (*Bessau*). Auf eine Mahlzeit gezuckerten Reisschleim läßt man, beginnend mit 20—40 g, eine solche von konzentrierter Eiweißmilch folgen.

Die gewöhnlichen Milchmischungen.

Die gewöhnlichen Milchverdünnungen. Nach einer mehr oder weniger langen Teepause wählt man eine höhere Milchverdünnung, als sie das Kind bisher erhielt, also z. B. statt Vollmilch II/I oder I/I, und ersetzt den leicht vergärbaren kristallinischen Zucker durch schwer vergärbare Kohlehydrate. Hierzu eignen sich die Dextrin-Maltosepräparate Nährzucker, Nährmaltose u. a., die man durch Zugabe von Mehlen ergänzen kann.

Die Erfolge mit solchen mehlangereicherten Mischungen sind nur bei leichten Dyspepsien oder älteren Säuglingen gut. Zu warnen ist in jedem Falle vor einer längere Zeit durchgeführten milchfreien Ernährung bei der akuten Dyspepsie.

Gefahr der mißbräuchlichen Fortsetzung der „Durchfall-Diät".

Durch eine kurzdauernde Schleim- und Mehldiät, die man ursprünglich in der Absicht anwandte, schnell des Durchfalls Herr zu werden, läßt sich eine akute Dyspepsie zwar zur Heilung bringen; sie ist aber wegen der qualitativen und quantitativen Unterernährung eine nicht ungefährliche Diätkur. Sie sollte nur jenseits des ersten Lebenshalbjahres und unter strenger zeitlicher Begrenzung auf etwa 2—3 Tage Anwendung finden. Wird sie — wie das leider noch oft geschieht — über längere Zeit mit Mehlabkochung ohne Salz und Eiweißzusätze durchgeführt, so entwickelt sich aus der ursprünglich an sich leichteren akuten Ernährungsstörung eine schwere chronische, nämlich der Mehlnährschaden. Besonders nahe liegt diese Gefahr, wenn bei jedem Auftreten eines „schlechten" durchfälligen Stuhles in der Rekonvaleszenz der akuten Dyspepsie die Mutter ohne — leider aber manchmal auch mit — Zustimmung des Arztes die gehaltlose Mehl-Schleimdiät wiederholt.

Auch wenn durch die Diät der dyspeptische Symptomenkomplex beseitigt ist, ist die Behandlung noch nicht abgeschlossen.

III. Diät: Die Vervollständigung der Heilnahrung und der Übergang zu einer optimalen Rekonvaleszentenkost ist ein wichtiger, früher häufig vernachlässigter Teil der Behandlung. Je nach der gewählten Heilnahrung wird man durch Zusätze die meist einseitig zusammengesetzte Diät zu ergänzen suchen. Man reichert die Nahrung immer erst mit Eiweiß und Mehl, dann mit Zucker und zuletzt mit Fett an. Allerdings hat man den Eindruck, daß wir uns noch immer in einer Ära der Eiweißüberschätzung befinden, während vor Zucker und Fettzusätzen eine übertriebene Angst besteht.

Bei der Buttermilchbehandlung geht man z. B. nunmehr zur Buttermilcheinbrenne (*Czerny-Kleinschmidt*) über, bei der Milchsäuremagermilch zur Milchsäurevollmilch, bei der Eiweißmilch fügt man hohe Mehl- und Zuckerzusätze zu und reichert die gewöhnlichen Milchmischungen mit 1—2% Butter an und reicht etwa einen Flaschenbrei. Bei der Nahrungsberechnung ist es wichtig, das Körpersollgewicht zu berücksichtigen. Erst wenn das Kind bei einer solchen optimalen Nahrung gut gediehen ist und den oben geschilderten Anforderungen, die wir an ein gesundes Kind stellen, genügt (Turgor! Stimmung! Appetit! u. s. f.), setzt man auf die altersübliche gewöhnliche Säuglingskost um. Stellen sich trotz zweckmäßigen Vorgehens erneut Gewichtsstillstände ein, so liegt der Verdacht vor, daß sich aus der akuten dyspeptischen Störung eine progressive Verschlechterung des Ernährungszustandes, also eine Dystrophie entwickelt hat. Bei dieser Sachlage würde eine fortgesetzte Nahrungssteigerung unter Umständen fehlerhaft sein (siehe Dystrophie). Unnötig lange bei der sogenannten „optimalen Rekonvaleszentenkost" zu bleiben, ist nicht empfehlenswert, da man damit nur Mästungen (Buttermehlnahrung!) erzielt. Die Mutter wird dann oft dazu verführt ihr Kind — wie das früher üblich war — zu stopfen und zu überfüttern.

b) Die Pflege des an einer akuten Dyspepsie erkrankten Säuglings ist gegenüber gesunden Tagen mit verdoppelter Sorgfalt durchzuführen. Neben der auf Appetit, Stimmung und allgemeinen Kräftezustand (Dauer der Fütterung!) Rücksicht nehmenden Fütterungsweise ist die gute Wärmehaltung und die peinlichste Hautpflege (Wundsein bei Durchfällen und Hautreizung durch Erbrochenes!) wichtigstes Gebot. Der Erfolg der Behandlung ist in hohem Maße von einer hingebenden, einsichtigen Pflege und der Beobachtung auch von Kleinigkeiten abhängig.

c) Die Arzneitherapie spielt bei der akuten Dyspepsie nur eine untergeordnete Rolle. Im Beginn Abführmittel (Rizinusöl 10 g, Kalomel 0,05 g in höchstens 3 Dosen in 2stündlichem Abstand) zu geben, ist wegen der Möglichkeit einer Verschlimmerung der Durchfalls- und Resorptionsstörung nicht zweckmäßig, mit Ausnahme der gastroenteritischen Form (siehe diese). Eine Magendarmspülung mit 15%igem Tierkohlezusatz ist, falls man das Kind am ersten Tage zur Behandlung bekommt, manchmal zweckmäßig, in den meisten Fällen aber entbehrlich. Von Adstringentien werden empfohlen das Tannin (Tannigen 0,5 g, Tannalbin 0,5 g) und das Bismut subnitricum 0,15 g pro dosi. Eine schnellere Bindung der Stühle wird durch Kalkwasser erreicht (5 bis 6mal 15 g Aquae calcariae der Flasche zugesetzt. Bei länger dauerndem Hunger und Kollapsgefahr sind Analeptica (mehrmals täglich Coffein natriobenz. 0,05, Hexeton 10%ige Lösung intramuskulär 0,3—0,6 ccm, Cadechol 0,05, Cardiazol. liquid. 10% Lösung, davon 10—12 gtt; Sympatol, von der 10%igen Lösung 3—5mal tägl. 5—10 gtt, subkutan 0,025—0,05!) angezeigt. Gelegentlich erfordert die große Unruhe und starke Brechneigung zerebralen Ursprungs auch einmal eine Gabe von Somnifen (3—5! gtt pro dosi) oder von Luminal (0,03—0,05 g). Auf die besondere Arzneitherapie wird im folgenden bei den Sonderformen eingegangen.

Besondere Formen der akuten Dyspepsie.

A. Dyspepsie bei enteralem Infekt.

Bei zahlreichen Dyspepsien ist die Möglichkeit einer enteralen Infektion in Erwägung zu ziehen.

Die verschiedensten enteralen Infekte, die in ausgeprägter Form eine akute Gastroenteritis darstellen, können nicht allein als typhöse, choleraartige und dysenterische Erkrankung auftreten, sondern auch unter dem Bild einer akuten Dyspepsie oder, wie man früher wohl sagte, als „gastrisches Fieber" verlaufen. Dabei zeigt das dyspeptische Krankheitsbild nur wenig eigene Züge, bietet aber infolge der besonderen Pathogenese hinsichtlich Prognose und Behandlung einige Besonderheiten.

Nur in verhältnismäßig wenigen Fällen werden durch die bakteriologische und serologische Stuhl- und Blutuntersuchung bestimmte Erreger, z. B. Paratyphus- oder Pseudodysenteribazillen — oft mehr zufällig oder hinterher als Infektionsursache nachgewiesen. In der Mehrzahl der Fälle wird, namentlich in der Anstalt, durch das epidemieartige Auftreten die enterale Infektion offenbar. In anderen Fällen kann aus dem Beginn, dem Verlauf und aus dem Vergleich mit alimentären und parenteralen Dyspepsien die Diagnose klinisch mehr vermutungsweise gestellt werden. Selbstverständlich wird man in allen diesen Fällen, sei es auch nur, um weitere Übertragungen (auch auf Erwachsene!) zu verhüten, die bakteriologischen und serologischen Methoden zum Nachweis heranziehen.

Die besonderen klinischen Zeichen, die aus dem oben geschilderten allgemeinen Krankheitsbild der akuten Dyspepsie mehr oder weniger hervorstechen, sind folgende:

Der Beginn ist plötzlich, das Erbrechen ist häufiger und heftig, oft 5—7mal am ersten Tage, der Leib ist manchmal besonders stark aufgetrieben und das Kind leidet unter besonders heftigen Kolikschmerzen. Die Stühle wechseln sehr rasch die Beschaffenheit: Auf einen halbflüssig zerfahrenen folgt ein matschig-breiiger Fäulnisstuhl (s. Tafel 6 Fig. 4) und umgekehrt, bis schließlich ein Stuhl mit aufgesetzten Blutklümpchen oder Blutstreifen die Diagnose „Enteritis" nahelegt (s. Tafel 7 Fig. 1). In anderen Fällen wird dieser Verdacht rege durch eine bei der alimentären Dyspepsie nicht gewöhnliche Schwellung von Leber und Milz oder eine fortbestehende Albuminurie. Im weiteren Verlauf kann das Auftreten von putriden, reichlich Leukozyten enthaltenden Stühlen, in denen außerdem mikroskopisch und chemisch Blut nachgewiesen werden kann, ferner das Hinzukommen von Bronchitis oder von Tenesmen die enterale Infektion anzeigen. Schließlich ist der Übergang in das toxisch-typhöse Stadium oder in das dysenterieforme ein Beweis dafür, daß das dyspeptische Bild von der Gastroenteritis bzw. Enterokolitis verursacht war. Aus dem Fieberverlauf, der beim Säugling auch beim Typhus (Paratyphus) und der Dysenterie (Pseudodysenterie) ein sehr milder, wechselnder zu sein pflegt, kann nur mangels aller anderen Fieberursachen gelegentlich einmal die Diagnose gestellt werden.

Differentialdiagnostisch kommen, wie bei allen enterokolitischen, Blut enthaltenden Stühlen eine Invagination, ein Skorbut und alle septischen Allgemeininfektionen in Betracht.

Prognostisch sind wegen ihrer geringeren diätetischen Beeinflußbarkeit, ihrer dystrophierenden Wirkung und der Möglichkeit ernster Komplikationen (Bronchopneumonie, Osteomyelitis, Perikarditis, Gelenkempyeme, Sepsis) die Dyspepsien bei enteralem Infekt vorsichtiger und ernster zu beurteilen, auch beim Brustkind.

Die Behandlung ist in Bezug auf die für die akute Dyspepsie geschilderten nur insofern zu modifizieren, als jede längere Hungerkur unzweckmäßig ist und die Abkürzung der zweiten Diät mit allmählich steigenden Milchmengen gewöhnlich wegen der Fortdauer des enteritischen Infektes undurchführbar ist. Im wesentlichen ist aber die diätetische Behandlung dieselbe, weil ja die Störung, die durch die enteritische Infektion herbeigeführt wird, in diesem Stadium und bei dieser Ausdehnung der pathologisch-anatomischen Veränderungen eben auch eine „dyspeptische" ist. Die Behandlung der schweren (toxischen) Gastroenteritis und der Enterokolitis wird im folgenden Abschnitt besprochen.

Von größerer Bedeutung als bei der gewöhnlichen Dyspepsie gemischter Entstehung ist die Magendarmspülung mit Tierkohleaufschwemmung (15 g auf 1000 g Wasser) und die Verabreichung von einem Abführmittel (Rizinusöl 10 g) im Beginn und die Anwendung von Analepticis.

Eine ätiotrope Therapie: z. B. Ruhrserum, Koliserum kann allerdings mit Aussicht auf Erfolg im allgemeinen nur beim älteren Säugling von 5—6 Monaten empfohlen werden.

B. Besondere akute Dyspepsien alimentärer Art.

1. Die sogenannte Überfütterungsdyspepsie beim Brustkind stellt insofern eine besondere Form der alimentären Dyspepsie dar, als sie sich bei völlig einwandfreier Nahrung aus einer einzigen, leicht abzustellenden Ursache, der einfachen Überdosierung der Brustmilch herleitet. Sie stellt sozusagen den reinsten Typus einer akuten, rein alimentären Dyspepsie dar. Gewöhnlich entsteht sie durch Nichteinhalten der Nahrungspausen während der warmen Jahreszeit und besonders bei jungen Säuglingen, die an eine sehr ergiebige Brust (Amme!) angelegt werden.

Entsteht durch zu große Einzelmahlzeiten oder durch zu häufiges Anlegen.

Wenn auch das Bild der dabei sich entwickelnden akuten Dyspepsie im wesentlichen dem im allgemeinen oben geschilderten entspricht, logisch entsprechen muß, so sind doch einige Besonderheiten hier noch hervorzuheben. Sowohl Erbrechen, wie durchfällige Stühle haben beim Brustkind eine andere Bedeutung als beim Flaschenkind, das ja in der Hauptsache an den Ernährungsstörungen erkrankt. Es gibt Brustkinder, die, obschon sie häufig speien und grüne, zerfahrene, ja oft wässerige und etwas schleimige Stühle ausscheiden, gut gedeihen (siehe subakute und chronische Dyspepsien). Infolgedessen kann es schwierig sein, eine Überfütterungsdyspepsie zu erkennen. Wegleitend sind deshalb hier mehr die anderen dyspeptischen Symptome: die Blässe, der Meteorismus und der beim Brustkind besonders auffällige Appetitmangel, sowie die Unterbrechung seiner Monothermie.

Die Prognose der Überfütterungsdyspepsie der Brustkinder ist, insofern es sich um sonst gesunde Säuglinge handelt, unbedingt günstig.

Die Behandlung besteht in einer kurzen Hungerkur — Aussetzen von etwa 1—2 Mahlzeiten — und einer unter strenger Einhaltung der Nahrungspausen durchzuführenden Ernährung mit steigenden Milchmengen an der Brust. Um das zu erreichen, läßt man das Kind nur kurz (2—3 Minuten, später 5 Minuten) anlegen und läßt die Brust abspritzen. Zu frühes „Freigeben" der Brust führt bei dem hungrigen Kinde leicht zu Rückfällen der Dyspepsie! Nur in sehr seltenen Fällen wird man bei schlechtem Heilungsverlauf ein paar Tage am besten Buttermilch, Säuremagermilch oder eine andere antidyspeptische Heilnahrung beifüttern. Auch bei dieser Form der Dyspepsie vermeide man unnötige Hungerkurven und lange Schonungsdiät und versuche im dritten Stadium der Dyspepsie-Diätetik rasch auf eine reichliche Ernährung an der Brust, deren Leistung durch Wägung der Trinkmengen zu überprüfen ist, zurückzukehren.

Bei der Überfütterungsdyspepsie des Brustkindes wird überall da, wo der Säugling noch sehr jung oder etwas untergewichtig ist, die Möglichkeit, daß es sich um ein frühgeborenes oder schwachgeborenes Kind handeln könne (mit also nur verhältnismäßig zu hohem Nahrungsangebot!), in Erwägung gezogen werden müssen.

Häufigste Erscheinung zu frühen Abstillens.

2. Die Ablaktationsdyspepsie ist ebenfalls eine besondere Art von alimentärer Dyspepsie. Sie entsteht entweder bei unzweckmäßigem,

plötzlichem oder ungeschicktem Absetzen von der Brust auf künstliche Nahrung oder auch bei zu früher Ablaktation infolge der mangelhaften Fähigkeit des jungen Säuglings, die Tiermilchmischung zu verdauen. Die Überempfindlichkeit gegenüber der Kuhmilch, die sogenannte Kuhmilchidiosynkrasie, tritt unter dem Symptomenkomplex einer akuten alimentären Intoxikation ein und wird bei dieser (siehe S. 183) erörtert.

Das dyspeptische Krankheitsbild bietet hier nur insofern gewisse eigene Züge, als das Erbrochene im Beginn oft aus nur kaum oder leicht verdauter, geronnener Milch besteht und die Flatulenz sehr hervortritt. Der rein alimentäre Charakter der Störung wird daran kenntlich, daß mit Aussetzen der Kuhmilchmischung die Erscheinungen, namentlich auch die Temperatursteigerungen, verschwinden, um sofort wieder aufzutreten, wenn man — auch mit geringeren Mengen — Kuhmilch zu ernähren fortfährt.

Die Prognose der Ablaktationsdyspepsie ist ebenfalls günstig. Allerdings nur da, wo eine, wenn auch nur teilweise Rückkehr zur Brusternährung (Zwiemilchernährung) möglich ist und da, wo bei der Störung nicht eine durch mangelhafte Milchproduktion der Mutter verursachte Dystrophie — Hunger an der Brust! — mit im Spiele ist.

Die Differentialdiagnose mit diesen Hungerzuständen (Hungerdiarrhöe!) kann Schwierigkeiten bereiten. Eine enterale Infektion, namentlich zur warmen Jahreszeit, und schließlich eine parenterale Infektion während des Abstillens muß in differentialdiagnostische Erwägung gezogen werden. Bei allen ernsteren „dyspeptischen" Störungen denke man an die Kuhmilchidiosynkrasie.

Die Behandlung weicht nur insofern von der allgemeinen Dyspepsiebehandlung ab, als man besonders vorsichtig bei der Wiederernährung mit steigenden Kuhmilchmengen zu Werke gehen muß. In manchen Fällen gelingt es in der Tat nicht oder nur unvollkommen, die Ablaktation während der „Dyspepsie-Diätetik" durchzusetzen. Man kehrt deshalb am besten nochmals zur Brusternährung zurück, um erst nach einigen Wochen auf dem üblichen Weg über die Zwiemilchernährung abzustillen.

C. Die akute symptomatische Dyspepsie bei parenteraler Infektion.

Die heute nachweislich häufigste Dyspepsieart in Säuglingsanstalten ist die durch eine parenterale Infektion verursachte akute Dyspepsie. Sie weist von allen bisher geschilderten Sonderformen am wenigsten eigene Züge auf. Trotzdem ist sie naturgemäß ihrem Wesen und ihrer Bedeutung nach anders als die rein alimentäre Dyspepsie zu beurteilen und auch anders, d. h. meist schwieriger zu behandeln.

Heute die in Anstalten häufigste Dyspepsieart.

Der Nachweis der nicht enteralen Infektion ist nur in den Fällen einfach, wo ein gut lokalisierter Infektionsprozeß, z. B. eine Nabelinfektion, eine Otitis, Pyelitis, Bronchitis oder eine augenfällige allgemeine Infektionskrankheit, z. B. Masern, Keuchhusten, vorliegen. Schwieriger ist es, die häufigsten parenteralen Infektionen, die grippalen Infekte als auslösende Ursache nachzuweisen. Eine leichte Angina, einen Schnupfen, eine Tracheitis wird man bei manchem Säugling, namentlich in einer Anstalt, finden; es fragt sich nur, ob man berechtigt ist, sie mit der vorliegenden

Infektnachweis beim Säugling selbst und in seiner Umgebung.

akuten Ernährungsstörung in ursächlichen Zusammenhang zu bringen! Als diagnostische Aushilfe kommt in erster Linie der Nachweis in Betracht, daß z. B. auf einem Säuglingssaal verschiedene, von einer Pflegerin versorgte Säuglinge an ähnlichen grippalen Infekten, zum Teil mit Fieber, erkrankt sind — oder in der ambulanten Praxis, daß die Mutter selbst Schnupfen oder Husten hat — und andererseits der Nachweis, daß eine alimentäre Schädigung unwahrscheinlich ist. Ausschlaggebend ist oft die besondere Prägung des dyspeptischen Krankheitsbildes und Ausgang, Verlauf und Reaktion auf die Behandlungsmaßnahmen.

Auch die parenterale Dyspepsie beginnt meist plötzlich, unter Umständen mit hohem — auffällig hohem! — Fieber. Der Säugling erbricht oft mehr, als er Durchfälle hat. In anderen Fällen wird der durchfällige Stuhl immer wieder in Schüben nach stundenlangen Pausen, beinahe gleichzeitig mit Besserung und Verschlechterung des Fiebers und des Allgemeinbefindens entleert. Vielfach beobachtet man erst einen grippalen Infekt, der ohne nachweisbare Mitbeteiligung des Verdauungsapparates verläuft und bei dessen Abheilung nunmehr dyspeptische Erscheinungen einsetzen.

Kennzeichnend für die leichten Dyspepsien bei parenteraler Infektion ist einerseits ihre Abheilung ohne jegliche besondere diätetischen Maßnahmen zugleich mit dem Abklingen des Infektes und andererseits das Versagen der auf eine rein alimentäre Dyspepsie eingestellten Behandlung. Die Hungerkur bessert z. B. dann den Zustand nicht schlagartig, sondern langsam und meist nur vorübergehend. Das Fieber sinkt nicht ab, um zu verschwinden, sondern es tritt am folgenden Tage nach Art des Infektfiebers gegen Mittag wieder auf. Manchmal ist nur anfänglich ein Infektionszustand erkennbar und im folgenden läuft alles wie eine rein alimentäre Dyspepsie ab. Diese Fälle lehren, daß in der Tat auch hier im Mittelpunkt der Erkrankung die oben ausführlich geschilderte dyspeptische Ernährungsstörung steht. Sie kann — insofern der parenterale Infektionsprozeß nicht als solcher therapeutisch beeinflußt werden kann — wiederum im allgemeinen nur nach den ausgeführten diätetischen Methoden behandelt werden. In jedem Fall muß durch eine sorgfältige Untersuchung des ganzen Kindes nach einem parenteralen Infektionsherd gesucht und ein allgemeiner Infektionszustand durch Fiebermessung, Blutbild usw. usw. als wahrscheinlich nachgewiesen werden. Dieser Nachweis hat natürlich nur im Beginn der dyspeptischen Störung wirkliche Beweiskraft!

In einem großen Teil der Fälle wird, wie oben bei der Ätiologie schon ausgeführt worden ist, neben der parenteralen Infektion auch eine zuvor bestehende Schädigung des allgemeinen Ernährungszustandes durch vorangegangene Ernährungsfehler nachzuweisen sein.

Erst nach längerer Beobachtung gänzlich günstig zu prognostizieren.

Die Prognose der parenteralen Dyspepsie ist im allgemeinen ungünstiger als bei rein alimentärer Dyspepsie. Erstens sind die diätetischen Maßnahmen wegen des fortbestehenden Infektes, also der andauernden schädlichen Ursache, nur sozusagen halb wirksam, zweitens führen die parenteralen Infekte erfahrungsgemäß viel schneller einen dystrophischen Zustand herbei, als andere Noxen. Drittens bereitet ein parenteraler Infekt dem folgenden den Boden vor. Es entwickelt sich dann ein Kreislauf von Schädlichkeiten: Infekt, parenterale Ernährungsstörung, Infekt usw.

Die Behandlung beginnt mit den zur Beseitigung des parenteralen Infektionsprozesses dienlichen Maßnahmen. Eine Pyelitis wird etwa mit Blasenspülung, eine Otitis mit Parazentese zu behandeln sein usw. In

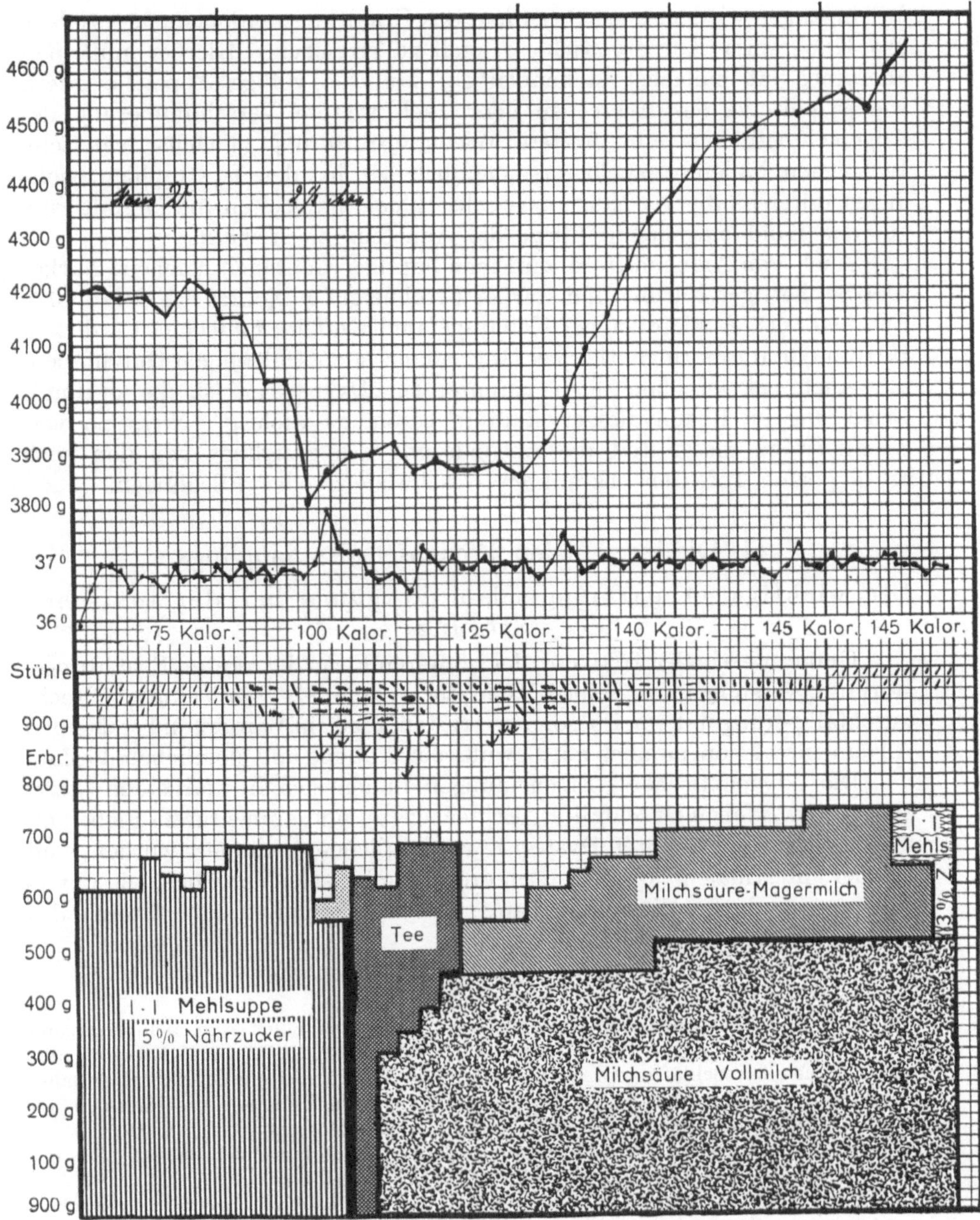

Fig. 37.

Hans W., $2^1/_2$ Mon. alter Säugling erleidet infolge einer relativen Überfütterung mit Halbmilch eine alimentäre Dyspepsie. Teepause. Heilung mit Milchsäuremilch. Die Reparation zieht sich über 1 Woche hin.

(Zeichenerklärung siehe Seite 117.)

leichten Fällen kommt man mit einer regelrechten diätetischen Behandlung zu spät und kann, namentlich in der kühleren Jahreszeit und wenn es sich um ältere Säuglinge handelt, auf sie gänzlich verzichten. In schwereren Fällen versucht man nach kurzer Hungerkur die Kinder mit steigenden Milchmengen wieder zu ernähren und das Erhaltungsmaß, etwa 60—70 Kal. pro Kilogramm Körpergewicht, schnell zu erreichen. Hierbei muß man allerdings oft zunächst stehenbleiben, weil die völlige Appetitlosigkeit, wieder einsetzendes Erbrechen oder auch weitere Verschlimmerung des Allgemeinbefindens eine weitere Wiederauffütterung zunächst vereiteln. In solchen Fällen versucht man, ähnlich wie bei den Dystrophien (siehe diese), durch häufigeren Nahrungswechsel kleine Mahlzeiten und sorgfältigste, auf das Kind eingehende Pflege die Appetenz zu steigern.

Auch von Arzneimitteln wird man häufiger Gebrauch machen: Narkotika bei heftiger Unruhe und starker Brechneigung (Noktal 0,1, Adalin 0,5, Luminal 0,1), Analeptika bei Kollapsgefahr (Koffein, Cadechol, Cardiazol, Hexeton) und Adstringentien bei länger dauernden schleimigen Durchfällen.

Auch bei kurzdauernden parenteralen Dyspepsien ist die optimale Ernährung im Rekonvaleszenzstadium besonders wichtig. Nicht zu vergessen ist zu dieser Zeit die Absonderung des Säuglings von den noch an grippalen Infekten erkrankten Geschwistern oder Pfleglingen.

II. Die intestinalen Toxikosen des Säuglings.

Die wichtigsten pathologischen Vorgänge bei der toxischen Störung.

Unter intestinaler Toxikose, der schweren Form der akuten Ernährungsstörung, verstehen wir einen Symptomenkomplex von akuter Brechdurchfallstörung mit einer besonders ernsten, ganz im Vordergund stehenden Allgemeinreaktion, nämlich mit Bewußtseinstrübung und plötzlichem Verfall.

Die „dyspeptischen“ Erscheinungen finden sich in stärkstem Grade ausgeprägt. Neben Durchfall (a), Erbrechen (b), und alimentärem Fieber (c), wie sie oben bei der akuten Dyspepsie ausführlicher geschildert wurden, sind bei der intestinalen Toxikose noch drei pathologische Vorgänge, die untereinander in engem Zusammenhange stehen, besonders zu erörtern: das Koma, die Azidose und die Exsikkose.

a) Das Koma.

Das Koma.

Das eindrucksvollste und bedeutsamste Symptom einer Allgemeinvergiftung ist die sich manchmal im Anschluß an ein Stadium der Unruhe und Erregung allmählich aus einer Schläfrigkeit entwickelnde Bewußtseinsstörung bei der intestinalen Toxikose. Während man früher das Koma einfach als Kollaps der schwerkranken Säuglinge auffaßte, haben die eingehenden Toxikoseforschungen gelehrt, daß es auf verschiedene Weise zustande kommen kann und somit zwar das klinisch bezeichnendste, aber auch vieldeutigste Symptom darstellt.

Pathologisch-anatomische Veränderungen, namentlich Degenerationserscheinungen an den Markscheiden (*Zappert*, *Thiemich*) und den Ganglienzellen (*E. Müller* und *Manicatide*) wurden zwar gelegentlich gefunden, es ließ sich aber zwischen ihnen und den nervös-klinischen Symptomen keine eindeutige und regelmäßige Beziehung feststellen. Dagegen, daß eigene organische Veränderungen der zentralen Lähmung, dem „Hydrozephaloid“, wie man den nervösen Störungskomplex zeitweilig auch nannte, zugrunde liegen, spricht jedenfalls das Fehlen aller „Herdsymptome“ in den geheilten Fällen.

In Analogie zur echten asiatischen Cholera (*C. Schmidt*), bei der im Anschluß an das Stadium algidum ein komatöser Zustand eintritt, nahm man an, daß auch bei der intestinalen Toxikose der Säuglinge infolge der großen Wasserverluste eine Eintrocknung der Gewebe, also auch des Nervengewebes eintrete. Abgesehen davon, daß aus den Analysen der Organe durstender Menschen und Tiere bekannt ist, daß bis zuletzt das Gehirn vor „Eintrocknung" verschont bleibt, ergibt auch die Beobachtung von Kranken mit Breslauinfektion und Ruhr, daß sich mit und ohne heftige Wasserverluste ein sogenanntes Choleratyphoïd entwickeln kann. Es handelt sich also in solchen Fällen offenbar um primäre Vergiftung des Nervensystems durch die Bakterientoxine mit sekundären Austrocknungserscheinungen.

Als Bakterientoxin bei der Säuglingstoxikose kommt neben den seltenen spezifischen Toxinen das Coliendotoxin in Frage, für dessen ursächliche Bedeutung sich besonders *Plantenga* eingesetzt hat. Jedenfalls gelang es ihm durch Coliendotoxin an jungen Kälbern das Bild der Toxikose zu erzielen.

Wenn somit erwiesen ist, daß ein Koma bei gleichzeitigem Brechdurchfall durch eine rein bakterielle schwere Infektion zustande kommen kann, setzen sich andere Autoren dafür ein, daß primär eine Exsikkose vorhanden sein müsse, wenn das Coliendotoxin vergiftend wirken solle (*Bessau-Rosenbaum*).

Die Exsikkose (siehe diese) gilt als der wesentlichste pathogenetische Faktor (*Mariott*, *Bessau* und Mitarbeiter, *Schiff* und Mitarbeiter) der Toxikose und damit auch des Komas.

Es wurde nun festgestellt, daß man eine komatöse Allgemeinvergiftung mit Durchfällen experimentell ohne Coliendotoxin auch dann bei jungen wachsenden Tieren erzeugen kann, wenn die Nahrung reichlich Eiweiß und zwar Eiweiß mit wenig Wasser enthält (*Kramar* und *Ederer*, *E. Schiff*).

Moro vertritt die Ansicht, daß bei der durch die endogene Coliinvasion eintretenden Magendarmstörung (siehe Seite 112) giftige Amine aus der Tätigkeit der Colibakterien entstehen, die für das Koma verantwortlich zu machen sind.

Neben den bakteriellen Toxinen und den giftigen Aminen aus dem Nahrungseiweiß sucht man die Quelle der Gifte auch in der vitalen Autolyse, bei welcher ein Shockgift in die Zirkulation und damit an das Gehirn heran kommt (*E. Schiff* und Mitarbeiter).

Für einige besondere Fälle spielt auch das Kuhmilcheiweiß als artfremdes, einen anaphylaktischen Shock auslösendes Gift (*Hutinel*, *Lust*, *Weill* u. a.) bei Toxikose unter dem Bilde der sogenannten Kuhmilchidiosynkrasie eine Rolle.

Die bei der Toxikose erwiesene Azidose wurde vielfach in Analogie zum Koma diabeticum als Ursache der toxischen Bewußtseinsstörung aufgefaßt, zumal auch beim Säugling eine *Kußmaul*sche Atmung beobachtet wird.

Schließlich kommt noch eine Hitzschlagwirkung bei den bei großer Sommerhitze plötzlich auftretenden Säuglingstoxikosen in Betracht, die nur da zustande kommt, wo die äußere Wasserzufuhr eine ungenügende ist, also ein Exsikkosephänomen darstellt.

Aus der kurzen Aufzählung der Noxen, die bei der Entstehung der Bewußtseinstrübung bei der Säuglingstoxikose möglicherweise eine Rolle spielen, geht hervor, daß miteinander folgende Arten von Giften konkurrieren: 1. Bakterielle Toxine, 2. Gifte, die aus der zugefütterten Nahrung entstehen, 3. Gifte, die aus dem abgebauten Körpergewebe gebildet werden.

b) Die Azidose.

Die Azidose.

Ausgehend von der Beobachtung *Czernys*, daß die vertiefte Atmung der intoxizierten Säuglinge derjenigen säurevergifteter Tiere gleicht, wurde der Säurebasenhaushalt eingehend untersucht. Es steht heute fest, daß die Wasserstoffionenkonzentration im Blut erhöht (*Salge*, *Yllpö*, *Schiff* und Mitarbeiter) und die Alkalireserve des Blutes deutlich erniedrigt ist (*Schloß*, *O. M. Stetson*, *Schwarz-Kohn*, *Ederer-Kramar*). Die Karbonatzahl ist herabgesetzt und in ausgeprägten Fällen ist auch die Säureausscheidung im Harn vermehrt (*Yllpö*, *Howland-Mariott*). Eine Ausscheidung von Ketonkörpern im Harn kommt zwar gelegentlich vor, ist aber kein regelmäßiger Befund.

Die Azidose kann entstehen durch die hohen Alkaliverluste bei den Durchfällen, durch die bakteriell verursachte enterale Säurebildung, durch die bei jeder Toxikose vorliegende Inanition und durch die Exsikkation. Lehrt nun die Erfahrung am Krankenbett, daß der junge wachsende Organismus die im Hunger und auch bei jedem heftigeren Durchfall eintretenden Alkaliverluste, ohne ernstere Vergiftungserscheinungen zu zeigen, ertragen, also aus seinen Alkalireserven verhältnismäßig rasch ausgleichen kann, so zeigt andererseits die Beobachtung bei experimenteller Exsikkose, daß sie zu einer einwandfreien Azidose führt bzw. eine vorhandene verstärkt (*E. Schiff*, *Bayer* und *Fukuyama*, *Schönthal* u. a.).

Die Azidose bei einer ausgeprägten Exsikkose, die übrigens ebenfalls ohne Ketonurie verläuft, ist eine Folge der mangelhaften Entfernung der im intermediären Stoffwechsel entstehenden sauren Produkte, insbesondere Folge der Behinderung der Ausscheidung saurer Phosphate durch die Niere. Außerdem ist sie aber auch zweifellos auf ein Versagen der Kohlehydratverbrennung zurückzuführen, wenn auch aus noch zu besprechenden Gründen eben eine Ketonurie fehlt. Für die Störung der Kohlehydratverbrennung spricht das Auftreten von Zucker im Harn. Es lassen sich neben der alimentären Glykosurie mit Ausscheidung von Disacchariden auch gelegentlich Monosaccharide nachweisen.

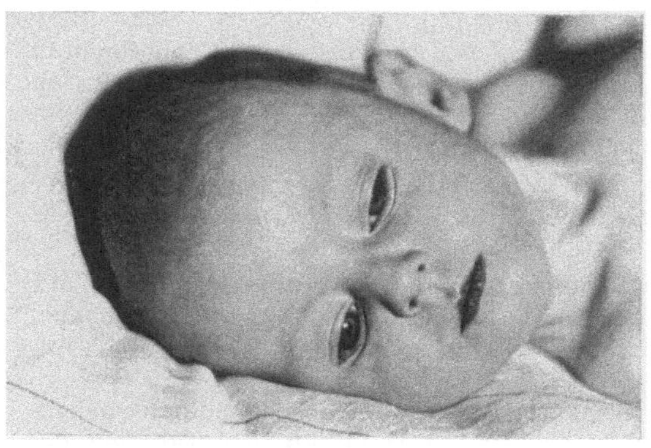

Fig. 38.
2 Mon. alt. Maskenartige Starre des Gesichtsausdruckes bei intestinaler Toxikose[1]).

Es handelt sich aber bei der Azidose der intoxizierten Säuglinge keineswegs um eine isolierte Kohlehydratbrennstörung, sondern diese ist nur eine besonders deutlich nachzuweisende Teilerscheinung einer allgemeinen Oxydationshemmung. Für diese sprechen die Befunde eines gestörten Eiweißabbaus, z. B. die vermehrte Ausscheidung von Aminosäuren (*Goebel*), ihre mangelhafte Oxydation bei Verfütterung (*Meyer* und *Rietschel*). Im selben Sinne ist die Ausscheidung von Neutralschwefel (*Tobler*), die Störung der Glykokollverbrennung u. a. m. zu deuten.

c) Die Exsikkose.

Die Exsikkose.

Der Gewichtssturz, der Turgorverlust, kenntlich am Stehenbleiben der aufgehobenen Hautfalte, dem Einsinken der Bulbi und der Fontanelle, sowie der gesamte Verfall erweisen klinisch den bei der intestinalen Toxikose der Säuglinge nie fehlenden beträchtlichen Wasserverlust.

Im Blut ist der Wassergehalt so stark herabgesetzt, wie beim Erwachsenen nur etwa im Stadium algidum bei der echten asiatischen Cholera (*Lust*, *Mariott*, *Reiß*, *Rominger*, *Rosenbaum* u. a.), und gleichzeitig ist der Serumeiweißgehalt erhöht (*Mariott*, *Reiß*, *Rosenbaum*, *Schiff*); das Blut erfährt also eine beträchtliche Eindickung. Der Reststickstoff ist vermehrt (*Nobécourt*, *Maillet*), wie namentlich auch der Gehalt an anorganischen Phosphaten (*Howland-Mariott*).

Ein weiteres Zeichen der Wasserverarmung ist die Oligurie. Der entsprechend den gewöhnlich hohen Wasserverlusten durch die Durchfälle und das Erbrechen stark eingeengte Harn zeigt ein hohes spezifisches Gewicht (1015—1040), enthält Eiweiß und Cylinder. Bei schweren Fällen und längerer Krankheitsdauer werden gelegentlich auch Nierenepithelien und Blut im Harn gefunden. Trotzdem handelt es sich — mit Ausnahme der seltenen Fälle von Ausscheidungsnephritis — um eine

[1]) Sämtliche Figuren der Abhandlung sind nach Originalbildern der Kieler Universitäts-Kinderklinik angefertigt.

funktionelle Nierenschädigung als Folge der Exsikkose. Dafür spricht das Fehlen besonderer entzündlicher pathologisch-anatomischer Veränderungen (siehe diese) in der Niere und die gute Konzentrations- und Ausschwemmungsfunktion sogleich im Beginn des Reparationsstadiums. Eine deutliche, wenn auch vorübergehende toxische Schädigung des Nierenparenchyms liegt vor und die Annahme, daß hierbei giftige Ausscheidungsprodukte wie bei der Urämie zur Allgemeinvergiftung führen oder doch zu ihr beitragen, daß also eine „Retentionsurämie" entsteht, ist nicht von der Hand zu weisen (*Mariott*). Die Schwankungen und Unstimmigkeiten des Reststickstoffgehaltes (*Bessau*) sprechen nach unseren heutigen Anschauungen über die Urämiegifte jedenfalls nicht gegen eine solche Auffassung. Die nur selten im Verlauf der intestinalen Toxikose bei Verabreichung von Molke oder Salzlösung auftretenden Ödeme haben nur wenig oder gar nichts mit der Nierenschädigung zu tun, sind vielmehr eine Folge von Inanition und Oxydationshemmung der Gewebe.

In welchem Ausmaße durch die Exsikkose die Leber, der Darm und schließlich alle Körpergewebe geschädigt werden, vermögen wir heute noch nicht anzugeben. Die große Arbeit, die darauf verwendet wurde, nachzuweisen, daß die intestinale Toxikose der Säuglinge in der Hauptsache eine Exsikkose sei, hat in einer großen Zahl von, unter extremen Bedingungen angestellten Tierversuchen, wie zu erwarten, eine schwere Beeinträchtigung sowohl der Leberfunktion, als auch der gesamten oxydativen Prozesse in den untersuchten Geweben ergeben (*Bessau* und Mitarb., *Schiff* und Mitarb.). Darüber, daß bei jeder ausgeprägten Exsikkose infolge des Liegenbleibens von Stoffwechselschlacken und infolge der Oxydationshemmung Funktionsstörungen aller Gewebe beim erkrankten Säugling vorliegen, geben die schon oben genannten Nachweise von Zucker im Harn, von nicht abgebauten Aminosäuren, z. B. nicht verbranntem Glykokoll usf. Aufschluß. Auch das Eintreten einer Azidose ist, wie wir sahen, in der Hauptsache Ausdruck davon. Es kann auch keinem Zweifel unterliegen, daß die Gewebe durch die Exsikkose selbst bis zur Autolyse geschädigt oder zum mindesten in ihrem Aufbau verändert werden. In diesem Sinne sprechen Beobachtungen von *Schiff* und *Stransky* an Muskeln von Säuglingen, die an intestinaler Toxikose verstorben waren. Die dem gesunden, jungen wachsenden Organismus eigentümliche schnelle Muskelquellung erwies sich als verlangsamt. Dieser Befund kann in Einklang gebracht werden mit der klinischen Beobachtung, daß die Wasserretention im Stadium der Toxikose stark gestört ist und mit beginnender Heilung sofort normal wird.

Die Exsikkose, oder wie andere Autoren sagen, die Anhydrämie ist also ein ganz schwerer Eintrocknungszustand der Gewebe mit — man kann sagen — allgemeiner Oxydationshemmung. Wenn man immer wieder für diesen pathologischen Zustand den Ausdruck Durst, innerer Durst, Zelldurst usw. angewandt findet, so ist daran zu erinnern, daß hierbei ein unzweckmäßiges Vorurteil abgegeben wird. Es liegt dem Begriff Durst die Vorstellung zugrunde, daß Wassermangel die unbestrittene primäre Ursache des Zustandes und Wasserzufuhr Beseitigung oder Heilung bedeutet. Daß es sich aber bei der hier zu behandelnden Exsikkose der intoxizierten Säuglinge um einen solchen „Gewebedurst" im beschriebenen landläufigen Sinne handelt, ist zum mindesten unbewiesen, ja m. E. unwahrscheinlich. Zwar kann der große Wasserverlust mit Wassermangel in den Geweben die primäre Ursache der Anhydrämie id est der Exsikkose sein, ebensogut kommt aber eine primäre toxische Gewebeschädigung durch die beim alimentären Fieber (siehe Seite 127ff.) und der beim Koma erörterten Gifte in Betracht, die eine Wasseraufnahme behindert oder unmöglich macht. Wie dem auch sei, so ist bei den erkrankten Säuglingen keineswegs ex iuvantibus, durch Wasserzufuhr, in jedem Fall die Exsikkose und damit die Toxikose zu beseitigen. Erst mit Schwinden der Toxikose wird auch die Exsikkose zu beheben möglich. In diesem Sinne lauten auch die Erfahrungen von *Monrad*, *Bratusch-Marrain* u. a. Auch die Exsikkose ist im Ablauf des toxischen Symptomenkomplexes nur ein pathologischer, allerdings wesentlicher, unerläßlicher Teilvorgang.

Die Bilanzstoffwechselstörung.

Die bis zu einem gewissen Grad der intestinalen Toxikose eigentümliche, sie jedenfalls gegenüber leichteren akuten Durchfallserkrankungen kennzeichnende Störung ist die negative Stickstoffbilanz (*L. F. Meyer*, *Jundell*). Die beträcht-

Die Bilanz-Stoffwechselstörung bei der intestinalen Toxikose.

liche N-Ausscheidung ist bei den im allgemeinen hungernden Kindern zurückzuführen auf die Darmsaftverluste im Stuhl und den Eiweißzerfall. Bei letzterem spielen auch Infekt und Fieber eine Rolle (*Birk-Beck*). Daß bei jeder Wasserverarmung der Eiweißzerfall erhöht wird, geht einerseits aus Stoffwechselversuchen bei dürstenden Erwachsenen hervor (*Jürgensen, Dennig, Salomon*), andererseits aus den älteren (*W. Straub*) und neueren Tierversuchen (*E. Schiff* u. Mitarb.). Entsprechend der stark eingeschränkten Harnausscheidung erfolgt die N-Ausfuhr im durchfälligen Stuhl (*van Slyke, Courtney* und *Fales*).

Die Fettverluste spielen bei dem geringen oder in der Hungerkur fehlenden Fettangebot nur im Beginn der Störung eine Rolle. Man findet dabei das Fett in Form von Neutralfett und Fettsäuren. 16—24% des Kotfettes erscheinen ungespalten (*Jundell*). Die schlechte Fettverwertung ist nur z. T. und im Beginn eine Folge der beschleunigten Peristaltik, in der Hauptsache ist sie mit Ausprägung der Toxikose auf die darniederliegende Fettverdauung wohl infolge Lipasenmangels zurückzuführen (*Freudenberg*). Verluste an Kohlehydraten treten ein in geringem Grade durch die Gärung im Darm (*Blauberg, Langstein, Talbot-Lewis*), in der Haupt-

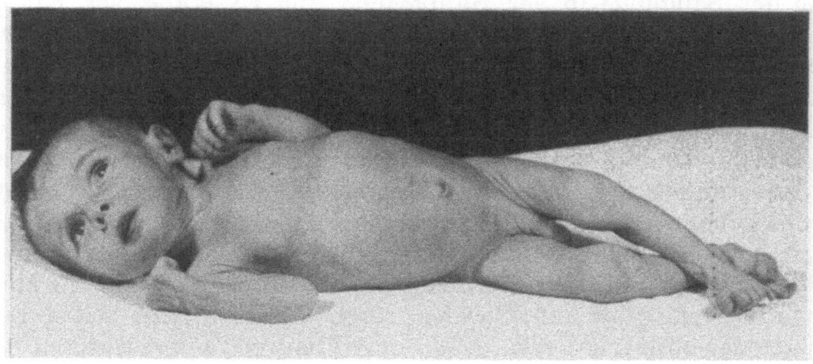

Fig. 39.
Heinz D. (Kurvenbild Nr. 45 auf Seite 117.) Intestinale Toxikose bei einem leicht dystrophierten jungen Kind. Toxischer Gesichtsausdruck, starre Haltung.

sache durch die Durchfälle. Die Zuckerausscheidung im Harn ist ohne Bedeutung für die Gesamtbilanz der Kohlehydrate.

Im Mineralhaushalt finden wir die bei der Dyspepsie einhergehenden geschilderten Störungen nur in viel stärkerem Grade ausgeprägt (s. S. 130 und 131).

Zunächst finden sich auch in der Hungerpause bei der intestinalen Toxikose so beträchtliche Gesamtascheverluste, daß bei Annahme einer normalen Salzretention in der der toxischen Erkrankung vorangegangenen Periode neben der Ausschüttung aus den Salzdepots ein Zellverfall angenommen werden muß.

Im Beginn der Störung können die Ca- und P-Bilanzen noch positiv sein, während schon die Gesamtaschenbilanz negativ ist.

In erster Linie geraten wiederum die fixen Alkalien und Chlor in Verlust. Sie werden bei den heftigen Durchfällen mit dem nicht rückresorbierten Darmsaft abgegeben, zu einem gewissen Teil gebunden an die enteral entstandenen Säuren. Aber auch die Bilanz der Erdalkalien ist negativ: Schon im Beginn der Durchfallsperiode treten erhebliche Ca-Verluste auf (*Rominger-Meyer*).

Auch auf die Mineralienausfuhr verschlechternd wirken Fieber und Infekt (*Schkarin, Birk-Beck*) und schließlich wird der Erdalkalienbestand durch die sich entwickelnde Azidose gefährdet.

Die pathologisch-anatomischen Befunde.

Pathologisch-anatomische Veränderungen.

Sind in noch höherem Maße als bei der Dyspepsie für das schwere Krankheitsbild auffallend geringfügig und bieten wenig Charakteristisches. Je stürmischer der Verlauf war, desto weniger Veränderungen werden gefunden. In diesen Fällen ist der ganze Darm oft blaß, wie ausgekocht. Bei längerem schweren Verlauf finden sich die bei der Dyspepsie schon erörterten, teils entzündlichen, teils degenerativen Schädigungen, also: Auflockerung, Hyperämie, Epithelzerstörung, Rundzelleninfiltrationen und Erweiterung der subepithelialen Lymphräume. Die Granulozytendurchsetzung ist oft so stark, daß man geradezu von einem eitrigen Katarrh sprechen könnte (*Siegmund*). Die *Peyer*schen Haufen und die Follikel sind geschwollen und die letzteren können flache Geschwürchen aufweisen. Die Erosionen sind aber keineswegs an die Follikel gebunden (*Löhlein*). Manchmal ist das viszerale Peritoneum, wie bei der echten Cholera, rosafarben injiziert. In den wenigen Fällen echter Gastroenteritis, namentlich aber in denen, die als intestinale Toxikose verlaufen, finden sich sammetartige Schwellungen der Darmschleimhaut, sogar mit Fibrinauflagerung und Geschwürsbildung. In unserem Kieler Material, dessen sorgfältige pathologisch-anatomische Untersuchung und Beurteilung ich Herrn Kollegen *Schultz*, Oberassistenten des Kieler Pathologischen Instituts, verdanke, sind schwerere, namentlich entzündliche Veränderungen der Darmschleimhaut geradezu selten. Wir bekommen jedenfalls eine „Enteritis fibrinosa und purulenta" mit wenigen Ausnahmen nur bei Ruhr und Paratyphusfällen zu sehen und können uns die Mitteilung *Froboeses*, daß er in jedem Fall von parenteraler Dyspepsie und Intoxikation beträchtliche anatomische Veränderungen fand, ebenso wie *Siegmund*, nur durch Verschiedenheiten des Materials erklären.

Von den übrigen Organen bietet am ehesten noch die Leber einen besonderen Befund in Form der mehr oder weniger beträchtlichen Leberverfettung. Diese ist unabhängig von der Art der vorausgegangenen Ernährung und dem Ernährungszustande (*Czerny*), scheint bei starken Durchfällen besonders ausgeprägt zu sein (*Stephani*) und überall da, wo der Wasserverlust sehr hochgradig ist (*Rosenbaum*). Das würde besagen: In allen schwer toxischen Fällen je stärker, je länger die Krankheit gedauert hat. Man faßt die Leberverfettung als Folge des Glykogenschwundes auf (*Rosenbaum, Rosenfeld, Schiff-Eliasberg-Bayer*). Meist findet man in solchen Fällen auch eine — wenigstens mikroskopisch — ausgesprochene Verfettung der Nierenepithelien, hauptsächlich in den gewundenen Harnkanälchen. Die Nebennieren weisen einen beträchtlichen und auffälligen Lipoidschwund auf, der etwa der Leberverfettung parallel geht (*Hübschmann*). Von den ebenfalls geringfügigen Befunden am Zentralnervensystem (siehe Koma) war schon die Rede.

Wichtig ist, worauf hier besonders hingewiesen sei, die Obduktion eines jeden Falles von Säuglingstoxikose auch da, wo eine primäre alimentäre Störung ohne pathologisch-anatomische Darmveränderungen angenommen werden kann deshalb, weil sie die unter Umständen den Tod verursachende Komplikation (Otitis, Bronchopneumonie u. a.) aufdeckt (*Neumann, Slobozianu*).

Theorien der Toxikose-Entstehung.

Theorien der Toxikose-Entstehung.

Über die Entstehung der intestinalen Toxikose werden folgende Theorien vertreten:

I. Die intestinale Toxikose ist als eine infektiös-toxische Schädigung aufzufassen. Sie stellt die schwere Form der dyspeptischen Störung dar. Mit dem Einsetzen der endogenen Koliinfektion (oder auch gelegentlich einer exogenen bakteriellen Infektion) kommt es zur bakteriellen Zersetzung der Nahrung. Das Fieber ist ein infektiös-toxisches Fieber. Die Folge der Magen-Dünndarm-Infektion ist eine Schädigung der Funktion des Darmepithels und eine abnorme Darmdurchlässigkeit. Die in den intermediären Stoffwechsel übertretenden Gifte (früher nahm man einen Bakteriendurchtritt an) sind in der Hauptsache die Koliendotoxine. Diese führen analog der Cholera und den schweren Gastroenteritiden anderer infektiöser Ursache zu Toxikose, Exsikkose und der letalen Azidose.

II. Die intestinale Toxikose ist als eine primär oder in der Mehrzahl der Fälle sekundär alimentär-toxische Schädigung aufzufassen (*Finkelstein, Moro*). Die endogene Dünndarminfektion führt zu einer bakteriellen Zersetzung der Nahrung, zu Durchfall und abnormer Darmdurchlässigkeit. Es entstehen giftige Eiweißabbauprodukte (Peptonvergiftungstheorie *Moro*), die den durchlässig gewordenen Darm passieren. Das Fieber ist ein toxisches „Eiweißfieber" (*Moro*) oder ein Molkenzucker- bzw. Salzfieber (*Finkelstein*). Die Infektion, als häufigste Auslösung der schweren Brechdurchfallerkrankung, wirkt mittelbar, d. h. über die Störung der Verdauungsvorgänge toxisch, nicht (wie bei Theorie I) unmittelbar. Jede Nahrung kann, im Stadium der dyspeptischen Störung gegeben, alimentär-toxisch wirken. Beweis:

Nahrungsentziehung entgiftet, das (als alimentär angenommene) Fieber schwindet. Es kommt zu einer Leberschädigung, daran anschließend zu toxischer Zellschädigung. Diese ist gefolgt von Exsikkose und der allgemeinen Intoxikation.

III. Die intestinale Toxikose ist im wesentlichen als eine Exsikkose-Schädigung des Säuglingsorganismus aufzufassen (*Mariott*, *Bessau* u. Mitarb., *Schiff* u. Mitarb.). Durch die starken Wasserverluste beim Brechdurchfall, der aus der dyspeptischen Störung, aber auch durch andere Schädigung des Wasserhaushaltes entstehen kann, kommt es zu einer Schädigung sowohl des Darmepithels (abnorme Darmdurchlässigkeit), als auch der sogenannten Blutliquorschranke (*Bessau-Rosenbaum*). Durch die Exsikkose wird die Blutliquorschranke geöffnet, das bakterielle Gift (vornehmlich Koliendotoxin) schädigt die nervösen Zentren. Der gesamte Intoxikationskomplex ist zerebraler Natur, auch das Fieber, die Zuckerausscheidung usw.

Davon abweichend sieht *Schiff* das Wesentliche beim Zustandekommen der Toxikose zwar ebenfalls in der Wasserverarmung des Körpers, diese führt aber zu einer Schädigung der Leberfunktion, wodurch eine Störung des intermediären Eiweißstoffwechsels erfolgt und ein Schockgift in den Kreislauf gelangt. Als Ausgangsort dieses hypothetischen Schockgiftes kommt in Frage das Nahrungseiweiß, bakterielle Substanzen oder vielleicht eine intravitale Autolyse.

Als Beweismittel für die „Exsikkosetheorie" dienen in erster Linie zahlreiche Tierexperimente, in denen die Toxikose erzielt bzw. nachgeahmt wird und die in der Klinik und beim Experiment gemachten Beobachtungen über die eine Toxikose auslösende Wirkung starken Durstes und die heilende Wirkung reichlicher Wasserzufuhr.

Gegen die „Infektionstheorie" wurde eingewandt, daß bestimmte Erreger und Toxine nicht aufgefunden werden können; gegen die Peptonvergiftungstheorie, daß Amine im Darm jedes Säuglings, namentlich bei künstlicher Ernährung vorkommen und daß sie andererseits im Harn nicht regelmäßig gefunden werden und in Blut und Liquor bei den intoxizierten Säuglingen im Gegensatz zum aminvergifteten Tier fehlen. Eine erhöhte Darmdurchlässigkeit, wie auch eine solche der sogenannten Blut-Liquorsperre darf ebenfalls als pathologische Erscheinung bei der Toxikose der Säuglinge nicht überschätzt werden, weil sie bei allen gesunden Kindern der ersten Lebenszeit die Regel ist.

Die Annahme, daß die Exsikkose die primäre und sozusagen die Grundstörung bei der Toxikose sei, ist schon nach der klinischen Beobachtung unwahrscheinlich. Es kommen einmal Toxikosen ohne besonderen Wasserverlust und ohne Bluteindickung vor und es gibt auch sehr heftige Durchfälle beim Säugling mit großem Wasserverlust, bei denen toxische Zeichen fehlen. Andererseits folgt die Toxikose nicht immer zeitlich dem Wasserverlust und wird nicht regelmäßig durch Wasserzufuhr geheilt, was doch der Fall sein müßte, wenn es sich lediglich um eine Exsikkose dabei handelte.

Zusammenfassende Betrachtung der Pathogenese der intestinalen Toxikose des Säuglings.

Überblickt man die in klinischer Beobachtung und experimenteller Forschung gewonnenen Tatsachen und die daraus entwickelten Theorien im Zusammenhang, so ergibt sich folgendes. Je weiter ins Einzelne und Einseitige hinein eine Toxikosetheorie sich verliert, desto angreifbarer ist sie. Die Toxikose-Entstehung kann ohne Widersprüche nur in allgemeinen Umrissen geschildert werden. Das liegt im Wesen des Toxikoseproblems. Einmal handelt es sich, wie bei den pathologischen Teilvorgängen ausgeführt wurde, um recht vieldeutige Symptome: Erbrechen, Durchfall, alimentäres Fieber, Koma, Azidose, Exsikkose, andererseits ist die Störung eine so allgemeine und schwere, daß es im Belieben des einzelnen steht, von wo aus er den Kreislauf der Schädlichkeiten zu betrachten beginnen will. Immer steht im Mittelpunkt aber der akute Zusammenbruch des gesamten intermediären Stoffwechsels, das Coma dyspepticum (*Langer-Langstein*) oder die Stoffwechselkatastrophe, das Coma trophopathicum (*Finkelstein*). Es handelt sich dabei um eine Oxydationshemmung, bei der die Kohlehydratverbrennung nicht zu Ende geführt wird. Beweis: Hyperglykämie, verzögerter Ablauf der glykämischen Reaktion, Glykosurie, Glykogenschwund in der Leber (*Rominger-Mertz, Götzky, Schiff, Rosenbaum*). Die Fettverbrennung ist ebenfalls gestört. Beweis: Enterale und allgemeine Säuerung (*Czerny, Salge, Yllpö, Schiff* u. a.). Der Eiweißabbau ist aufs schwerste beeinträchtigt. Beweis: Die Glykuronsäuresynthese ist gestört, desgleichen die Umwandlung von Benzol in Phenol, Glykokoll wird nicht verbrannt, die Harnstoffausscheidung und die Ausscheidung von Aminosäuren, namentlich nach Belastung, ist erhöht (*v. Pfaundler, Kirsten-Utheim, L. F. Meyer* und *Rietschel, Vogt, Hadlich* und *Großer, Goebel*).

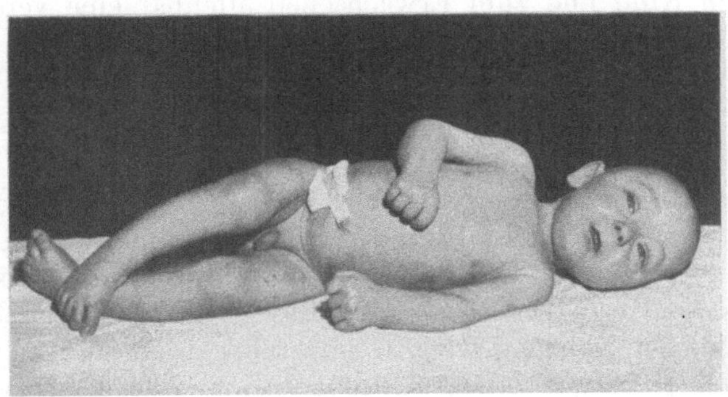

Fig. 40.

Erich Walter F. Alimentäre Toxikose am 4. Tag der schweren Krankheit (siehe Kurvenbild Nr. 44, S. 174). Man erkennt die Gliederstarre, den maskenartigen Gesichtsausdruck und den leeren Blick. Rechts am Abdomen Pflasterverschluß einer Kochsalzinfusions-Stichnarbe.

Eine einzige Ursache der intestinalen Intoxikation gibt es nicht, sondern es kommen eine Reihe von Schädigungen in Betracht. Auf jede derselben antwortet der Säuglingsorganismus mit der „toxischen Reaktion“. Sie setzt ein beim Versagen der gesamten Giftabwehrvorrichtungen (siehe *Czerny*). — Es erscheint allerdings zweckmäßig, die Giftabwehr nicht nur in ein einzelnes Organ, etwa in die Leber, zu verlegen, sondern in ein zusammenwirkendes System von Zellen, wie etwa Darmepithel, Leukozyten, Leberzellen usw. Versagt die Giftabwehr, dann tritt offenbar als erste allgemeine Zellschädigung die Unfähigkeit, das Wasser festzuhalten, auf, es kommt zur Exsikkose. Daß umgekehrt eine erzwungene Wasserverarmung die „toxische Reaktion“ herbeiführen kann, erscheint verständlich. Aus der Exsikkose entwickelt sich die Azidose.

So betrachtet, erscheint es weniger wichtig, der Frage, ob es sich um ein bakterielles oder aus der Nahrungszersetzung stammendes Gift handelt, nachzugehen, als vielmehr die besonderen Bedingungen zu untersuchen, unter denen die gesamte Giftabmehr beim Säugling versagt und somit die „toxische Reaktion“ eintritt. Hier können einseitige Experimente, wie Dürstenlassen, Verfütterung von Durchfall erregenden, im täglichen Leben nicht vorkommenden Nahrungen, nicht weiter helfen; es erscheint von vornherein wahrscheinlich, daß auf solche Schädigungen hin beim jungen Tier auch „toxische Reaktionen“ eintreten, die natürlich alle oder die meisten Zeichen der Toxikose bieten. Auch die „Belastung“ des schon toxischen Organismus muß immer dasselbe ergeben, nämlich die sicher erwiesene Oxydationshemmung im intermediären Stoffwechsel und die „Gift“wirkung jeglicher an diesen Anforderungen stellenden Nahrung. Aussichtsreicher und praktisch wichtiger erscheint es, Anhaltspunkte für die Leistungsgrenze und -breite der Giftabwehr beim wachsenden Organismus in den verschiedenen Altersstufen zu suchen, weil diese Abwehr, wie aus der klinischen Beobachtung und aus den besonderen Reaktionen der pharmakologischen Gifte hervorgeht, im Vergleich zum älteren Kind und zum Erwachsenen offenbar eine verschiedene ist.

Die verschiedenen Arten der intestinalen Toxikose.

Unterscheidung der drei wichtigsten Arten von intestinaler Toxikose.

In Fortsetzung der oben angestellten Betrachtung der wichtigsten Arten der Dyspepsie und in Übereinstimmung mit ihr (siehe Dyspepsie, S. *34) unterscheiden wir auch dreierlei in ihrem Wesen verschiedene Arten der intestinalen Toxikose: Erstens die Toxikose bei primärer enteraler Infektion, also die akute Gastroenteritis mit „toxischer Reaktion“, zweitens die alimentäre Toxikose (*Finkelstein*), bei welcher in der zugeführten Nahrung oder in einer abwegigen Funktion der Verdauungsorgane, jedenfalls in der „Alimentation“ die Ursache der Toxikose zu suchen ist. Endlich die symptomatische Toxikose bei parenteraler Infektion, die eine „toxische Reaktion“ des an einem außerhalb des Magendarmkanals angreifenden oder lokalisierten Infekt leidenden Säuglingsorganismus darstellt.

Häufigkeit des Vorkommens dieser drei Toxikosearten.

Die Häufigkeit der intestinalen Toxikosen hat offenbar gegenüber früher stark abgenommen. Unter 500 klinisch behandelten Ernährungsstörungen der Kieler Kinderklinik wurden 63 intestinale Toxikosen beobachtet, das sind 12,6%. Diese verteilen sich in folgender Weise auf die verschiedenen Altersstufen: Auf die 2.—3. Lebenswoche 12, auf die 3. Woche bis zum Ende des 3. Lebensmonats 28, auf den 4.—6. Lebensmonat 18, auf den 6.—12. Lebensmonat 5. Insgesamt erwiesen sich nach der eingehenden Vorgeschichte, dem Befund und Verlauf als alimentär geschädigt 29 (= 46%), als enteral infektiös nur 3, auf parenterale Infekte zurückzuführen waren 31 (= 49%). Das Fehlen von Toxikosen der ersten Lebenswoche ist so zu erklären, daß die Neugeborenen, wenn sie erkranken, häufig auf den Neugeborenen-Abteilungen der Entbindungsanstalten verbleiben und erst im Alter von 2—3 Lebenswochen zu uns kommen.

Da auch bei den intestinalen Toxikosen wiederum trotz verschiedener Ursache und Wesensart das Krankheitsbild und die Behandlung die gleiche ist, betrachten wir beides zunächst im allgemeinen und schildern die mit eigenen Zügen auftretenden Sonderformen dann anhangsweise.

Das Krankheitsbild der intestinalen Toxikose im allgemeinen.

Beginn mit einem „dyspeptischen“ Vorstadium.

Nach einem kurzen, aber auch mehrere Tage währenden dyspeptischen Vorstadium, das manchmal schon durch besonders heftige Durchfälle, hartnäckiges Erbrechen und auffallend starke, ja fahlgraue Blässe gekennzeichnet ist, macht sich die Unheil drohende Mattigkeit und Schläfrigkeit als Beginn des Komas bemerkbar. In anderen Fällen tritt bei einem bis dahin ganz gesunden Säugling in wenigen Stunden unter Durchfällen und Erbrechen ein rascher Verfall ein und das Kind versinkt nach kurzer heftiger Unruhe, während der es oft gellend aufschreit, in ein tiefes Koma. Als wichtiges klinisches Merkmal ist immer in erster Linie der Umschlag der unruhigen, reizbaren Stimmung in eine gegenteilige Stumpfheit, Lethargie und Somnolenz zu bemerken. Die hereinbrechende Vergiftung kann sich in zweiter Linie in der auffallenden Verfärbung, die eine Folge der Vasomotorenlähmung ist, ankündigen. Beide Erscheinungen werden oft im Anfang noch als Mattigkeit und leichter Kollaps bei einer Dyspepsie gedeutet und verkannt, bis sich zu der verdächtigen Ruhe als beweisendes Zeichen die „tiefe Atmung“ oder „die Fechterstellung“ der Arme hinzugesellt, die jedem, der eine Säuglingstoxikose gesehen hat, die Diagnose aufdrängt.

Schläfrigkeit und Bewußtseinstrübung als Sturmzeichen.

Schwere Beeinträchtigung des Allgemeinzustandes.

Fieber.

Gleichzeitig wird im Beginn meist hohes, nach einem halben Tage oft nur mehr noch mäßiges Fieber festgestellt und die Wägung ergibt — im Gegensatz zur einfachen Dyspepsie — schon steile Gewichtsabnahme (150—250 g), ja einen Gewichtssturz innerhalb 24 Stunden.

Gewichtssturz.

Besondere Symtomatologie.

Nervensystem.

a) Das Nervensystem. Die ersten Zeichen der toxischen Schädigung des Zentralnervensystems sind Unruhe, lebhaftes, oft durchdringendes gellendes Schreien, das die Mutter als „anders, wie sonst“ bezeichnet. Hinzu kommt auch ein Hin- und Herwerfen des Körpers oder nur des Kopfes und gelegentlich eine deutliche Empfindlichkeit gegen stärkere Sinneseindrücke (Geräusche, Licht) und unerwartete Schreckwirkungen, z. B. beim Herantreten der dem Kind bekannten Personen. Selten ist der Beginn mit Krämpfen. Den geschilderten Stimmungsumschlag in Somnolenz und Sopor erkennt man meist daran, daß der Blick starr, wie verloren wird und die Gesichtszüge unbeweglich, maskenartig, ja ängstlich verzerrt werden (s. Fig. 39 S. 160). Es macht sich eine Unachtsamkeit auf die Vorgänge in der Umgebung und schließlich Schläfrigkeit bemerkbar. Die Bewegungen der Glieder werden eigentümlich langsam, pathetisch, erfolgen nach einem gewissen Rhythmus und das Kind nimmt mit den Armen ungewöhnliche Haltungen, wie bei der Katalepsie, ein, die sogenannte Fechterstellung. Der Lidschlag wird selten, die Pupillen sind normal weit, manchmal wie im tiefen Schlaf bei nach oben gewendetem Blick verengt, selten mäßig erweitert. Das anfänglich schwer Leidende, angstvoll Verzerrte in den Gesichtszügen verwandelt sich in eine starre Maske.

Inzwischen tritt die bedeutungsvolle Atemstörung in Erscheinung. Die Atmung wird gleichzeitig beschleunigt und vertieft, also wie die „eines gehetzten Wildes“. Bei fortschreitender Vergiftung wird sie allmählich

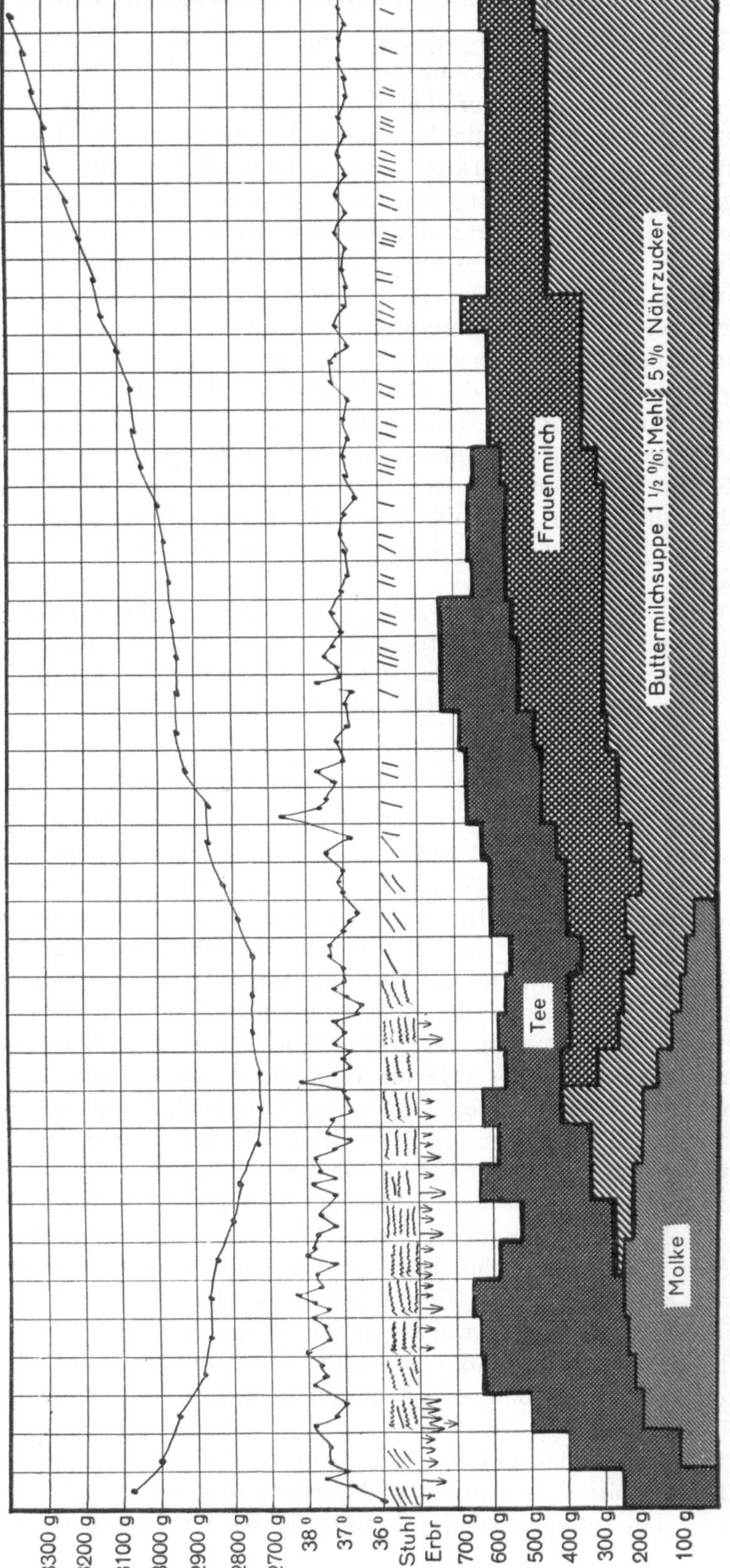

Fig. 41.

Gisela St., 2 Mon. Alimentäre Toxikose nach vorausgegangener Überfütterung. Langsames Abklingen des toxischen Zustandes; ausgeprägte Nahrungsempfindlichkeit; schließlich gute Reparation.

(Zeichenerklärung siehe Seite 117.)

tiefer und pausenlos, schließlich unregelmäßig, von Aufseufzen und Pausen unterbrochen, wie bei der tuberkulösen Meningitis, um sub finem in den rhythmischen *Cheyne-Stokes*schen Typ überzugehen.

Im Sopor sind die Reflexe noch erhalten, der Extremitätentonus ist oft leicht gesteigert. Mit Beginn des Komas erlöschen die Reflexe, das Kind liegt mit schlaffen Gliedern unbeweglich da.

Zum Schlusse können sich allgemeine — seltener örtliche — Krämpfe einstellen.

Von längster Dauer pflegt das reversible Stadium des Übergangs von Lethargie in Sopor zu sein.

b) Magendarmkanal. Erbrechen und Durchfall, allerdings von wechselnder Häufigkeit und Dauer, sind für die Diagnose intestinale Toxikose unerläßliche Symptome. Das Erbrechen kann ähnlich, wie bei der Dyspepsie (siehe diese S. 136) nur im Beginn auftreten oder aber auch hartnäckig weiterbestehen, so daß jegliche Zufuhr von Flüssigkeit per os unmöglich wird. Das Erbrochene besteht anfänglich noch aus Milchresten, wird dann schleimig-wässerig, häufig gallig und weist schließlich — ein schlechtes prognostisches Zeichen! — kaffeesatz- oder schokoladenfarbene Streifen auf (Hämatinerbrechen). Magendarmkanal.

Der Durchfall ist meist sehr heftig. Zuerst werden halbflüssige, noch substanzreiche, aber schlecht gebundene, oft mit Gasblasen durchsetzte, saure Stühle in rascher Folge ausgestoßen. Diese Stühle werden schleimhaltiger und wässeriger, dabei immer substanzärmer. Bis zu einem gewissen Grade kennzeichnend ist dann der flüssige visköse Stuhl, der grüngelb, blaßgelb immer farbloser wird. Er enthält Seifenflocken, Schleimklümpchen, mikroskopisch Leukozyten und Epithelien und sehr reichlich Bakterien. Echte „Reiswasserstühle" kommen nicht vor. Innerhalb der ersten 24 Stunden werden 8—10—20 Stühle entleert! In manchen Fällen liegt das Kind sozusagen dauernd naß. Um Anhaltspunkte für den — meist falsch geschätzten — Flüssigkeitsverlust zu gewinnen, empfiehlt es sich, die vorher gewogenen, frisch beschmutzten Windeln zu wägen, unter die man eine wasserdichte Unterlage im Bettchen gebreitet hat.

Anfänglich leidet das Kind ebenso wie bei der Dyspepsie sichtlich unter Leibschmerzen. Mit fortschreitender Vergiftung des Zentralnervensystems treten aber alle Zeichen von schmerzhafter Kolik und von Tenesmus zurück. Gelegentlich findet man den After leicht klaffend vor.

Weder aus der Stärke der Durchfälle, noch der Heftigkeit des Erbrechens sind zuverlässige prognostische Schlüsse möglich, am ehesten noch aus der Veränderung der

c) Haut und des Turgors. In kurzer Zeit geht die Blässe in fahlgraue und leicht gelbliche Tönung über. Die aufgehobene Hautfalte ist nun plastisch und verstreicht am Bauch oder auch an den Oberschenkeln langsam. Man sieht meist schon beim Zusammenschieben der Haut mit gespreiztem Zeigefinger und Daumen — ein Handgriff, der weniger roh erscheint, als das derbe Aufheben einer Falte — eine feine Runzelung eintreten. Auch im Gesicht wird die Haut schlaff. Die Augen sinken in die Höhlen zurück und sind von dunklen Schatten umlagert. Bei längerem Bestehen der Toxikose kann sich ein Fettsklerem — vorzugs- Haut- und Turgorveränderung.

weise an den Waden, den Nates und der Kreuzgegend — entwickeln. Ödeme kommen meist erst als Folge therapeutischer Maßnahmen gelegentlich vor (siehe Therapie S. 179ff). Eine vorhandene Pustulosis geht in ein Ekthyma über. Infolge der zahlreichen Stühle entsteht, wie bei der Dyspepsie, nur viel häufiger, eine Dermatitis intertriginosa.

Blut. d) Das Blut zeigt schon im Beginn eine polynukleäre Leukozytose von 20 000 und darüber, entsprechend der Bluteindickung, begleitet von einer Polyglobulie. Das Verschwinden der großen Mononukleären (*Benjamin*) und Linksverschiebung ist im allgemeinen nach eigenen Untersuchungen verdächtig für Infektschädigung. Kommt die Linksverschiebung ohne nachweislichen Infekt vor, so kann sie als Signum mali ominis gelten.

Kreislauforgane. e) Die Kreislauforgane. Zwei Erscheinungen lassen sich in den meisten ausgeprägten Toxikosefällen an den Kreislauforganen feststellen:

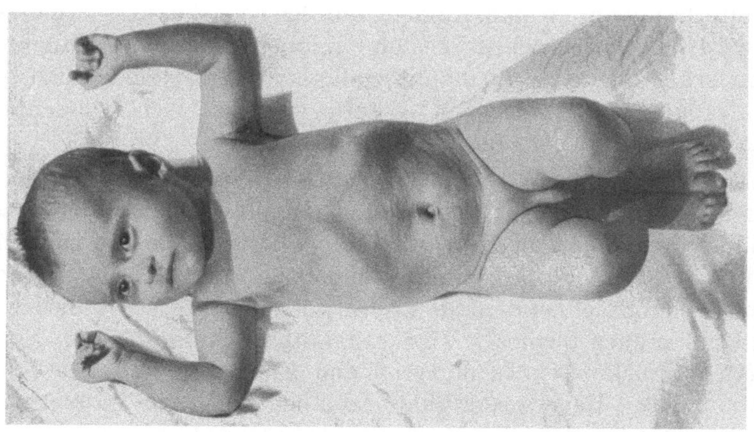

Fig. 42.
Intestinale Toxikose bei einem zuvor völlig gesunden Kind. 4 Monate alt. Maskengesicht, starrer Blick, Fechterstellung der Arme, runzelige Haut am Abdomen als Zeichen des raschen hohen Wasserverlustes.

Ein meist allmählich sich entwickelnder, peripherer Gefäßkollaps und wohl als seine Rückwirkung die verhältnismäßig hierzu rasch einsetzende Schwächung der Herztätigkeit. Schon nach wenigen Stunden läßt sich trotz bestehenden Fiebers ein Kühlwerden der Akra feststellen, das bei hochfrequentem Puls in eine leichte oder schwere Zyanose übergehen kann. Als Beginn des peripheren Gefäßkollapses ist schon die Blässe und der Meteorismus zu deuten. Schließlich wird der Radialpuls klein, ja unfühlbar und man vernimmt nurmehr noch einen Herzton. Im Röntgenbild erscheint das Herz verkleinert (verminderte Blutfüllung, Zwerchfelltiefstand) (*Czerny, Kleinschmidt, Lange-Feldmann, Pétenyi*).

Körpertemperatur. f) Der Fieberverlauf ist sehr wechselnd. Auf einen anfänglich hohen Temperaturanstieg von 39° und 40° folgt meist ein Absturz und weiterhin noch einige unregelmäßige Zacken. Aber auch mehrtägige Continua remittens (Fig. 45 S. 177), ebenso wie fieberloser Verlauf bei lebensschwachen Säuglingen kommt vor. Schon daraus geht hervor, wie schwierig es ist, aus dem Fieberabfall etwas Bestimmtes über die Wirkung therapeutischer Maßnahmen zu sagen (siehe S. 159).

Harnorgane.

g) Harnorgane. Es besteht eine, je nach dem Grad der Wasserabgabe durch Erbrechen, Durchfall und Perspiration weniger oder stärker ausgesprochene Oligurie und Einengung des Harns. Bedeutungsvoll ist der Nachweis von Zucker, und zwar vorwiegend von Milchzucker, da die Zuckerausscheidung eine alimentäre ist. Traubenzucker im Harn soll eine zentral bedingte Störung bei infektiöser Toxikose anzeigen (*Goeppert*). Im Harn finden sich Eiweiß und hyaline Zylinder so gut wie regelmäßig. Gelegentlich werden auch granulierte Zylinder, Nierenepithelien, rote Blutkörperchen und einige Leukozyten nachgewiesen. Azeton und Azetessigsäure treten schon infolge der Hungerkur bald auf.

Atmungsorgane.

h) Die Lungen weisen ein vielleicht mit der Kreislaufstörung zusammenhängendes Volumen pulmonum auctum auf, das an der starken Vorwölbung und Erweiterung der vorderen, oberen Brustkorbpartie zu erkennen ist (*Czerny*, *Bartenstein-Tada*). Auf der Höhe der Krankheit läßt sich häufig am Knisterrasseln der Beginn der gefürchteten hypostatischen, paravertebralen Pneumonie feststellen. Auf der anderen Seite kann der Rückgang der Lungenblähung unter anderen Erscheinungen als günstiges Zeichen gelten.

Der Verlauf im allgemeinen.

Es gibt intestinale Toxikosen beim Säugling, die, wie die Cholera siderans, nur 1—2 Tage, ja, wenn man sich auf die Angaben der Angehörigen verlassen kann, nur einige Stunden dauern und zum Tode führen. Unter diesen hypertoxischen Formen findet man auch solche, die mit wenig Erbrechen und Durchfall wie die Cholera sicca verlaufen.

Kein einheitlicher Verlauf.

Am häufigsten verschlimmert sich das geschilderte Krankheitsbild in den ersten 2—3 Tagen bis zum Koma, um dann, je nach dem Kräfte- und Ernährungszustand und je nach dem Einsetzen der richtigen Behandlung innerhalb der nächsten 24—48 Stunden eine Wendung zum Guten oder zum tödlichen Ausgang zu nehmen. Im allgemeinen kann man sagen, daß in den Fällen, die der Heilung zugeführt werden können, die „Entgiftung" innerhalb von 3—4 Tagen eintritt. Nach weiteren 3—4 Tagen, also nach 6—8tägigem Verlauf, ist die schlimmste Gefährdung überwunden und die Kinder treten in das durch Rezidive und Komplikationen noch stark bedrohte Reparationsstadium. Das gilt von den Fällen, die auf therapeutische, namentlich diätetische Maßnahmen gut ansprechen. Demgegenüber kommen außer den genannten hypertoxischen Formen Fälle vor, die keine gute, namentlich keine sofortige therapeutische Beeinflussung zeigen. Es ist das eine dritte Gruppe von Fällen mit intermittierendem Verlauf, der sich unter Besserungen und Verschlimmerungen verhältnismäßig lange hinzieht. Entweder ist die Entgiftung auch nach 3 und 4 Tagen noch nicht vollständig erreicht und es wiederholen sich in den folgenden Tagen bei der Wiederaufnahme der Ernährung leichte oder bedenkliche Verschlimmerungen, oder aber die anfänglich gut wirksame Therapie scheint in der zweiten Krankheitsperiode zu versagen. Man sieht dann, ohne daß das Kind wieder in das Koma versinkt, immer noch die Durchfälle fortbestehen und die Abmagerung weitergehen. Auch diese Fälle können nach langem Reparationsstadium heilen. Andere Fälle, in denen das Fieber erneut ansteigt und die Bewußtseinstrübung eher zurückgeht, erweisen sich als kompliziert mit Bronchopneumonie, Enteritis, Otitis und anderen Folgekrankheiten.

Zuletzt endlich gibt es, namentlich bei jungen Säuglingen, leichte, abortiv verlaufende Formen, bei denen das Koma und der schwere Wasserverlust nicht voll ausgeprägt sind. Solche Kinder zeigen oft nur auf Stunden eine gewisse Schläfrigkeit, weisen aber noch lange Blässe und Turgorverlust auf, sind auch von der „Dyspepsie" auffallend stark mitgenommen. Gelegentlich deckt ein kleiner Diätfehler, der zu einem Rezidiv mit schwereren toxischen Zügen führt, den toxischen Charakter der ersten akuten Durchfallserkrankung auf.

In jedem Fall folgt dem eigentlichen toxischen Symptomenkomplex ein langes — auf mindestens 2—4 Wochen zu berechnendes Reparationsstadium, das durch Rezidive gefährdet ist und durch eine Reihe von

Begleit- und Folgekrankheiten.

Erhebliche Bedrohung durch Begleit- und Folgekrankheiten.

Die immer wieder überlieferte wichtigste Komplikation ist die Bronchopneumonie. Als Erreger werden in der Mehrzahl der Fälle Pneumokokken angegeben, die auch für die etwas weniger häufige Otitis media verantwortlich gemacht werden. Weiter kommt die Zystopyelitis in Betracht und als seltenere, aber sehr bedenkliche Komplikation eine seröse und eitrige Meningitis. In einigen wenigen Fällen konnten wir auch die Beobachtung französischer Autoren bestätigen (*Marfan*, *Merklen-Deveaux*), daß sich im Anschluß an eine Toxikose eine Hydrozephalie entwickelt hatte.

Eine unter Umständen als Ausgangspunkt für ein Erysipel und eine Sepsis in Frage kommende Hautkomplikation ist das Ekthyma. Es kann entstehen aus der Dermatitis intertriginosa, durch Durchliegen auf den Nates, gelegentlich auch aus Ödem und Sklerem.

Die Prognose.

Immer ernste Prognose.

Die Prognose der intestinalen Toxikose ist ernst. Sie ist sehr schlecht bei jungen Kindern, die lebensschwach, frühgeboren oder vor der Erkrankung schon ernährungsgestört waren, infaust bei der Kachexie-Toxikose. Sie ist weiter schlecht in allen Fällen, die nicht frühzeitig in sachgemäße Behandlung kommen, die ohne die üblichen Heilnahrungen und beste Pflege durchgebracht werden sollen und schlecht während der heißen Jahreszeit. Vom 4. Lebensmonat ab sind die Säuglinge schon weniger stark gefährdet und jenseits des ersten Halbjahres kann unter recht günstigen Bedingungen etwa die Hälfte der Kinder durchgebracht werden. Trotzdem empfiehlt es sich, den Eltern in den ersten 2—3 Tagen noch keine guten Heilungsaussichten zu eröffnen; erst der 4. Tag kann bis zu einem gewissen Grade als Entscheidungstag gelten. Die Prognosestellung ist aber auch fernerhin unsicher durch Gefährdung der lange dauernden Reparationszeit.

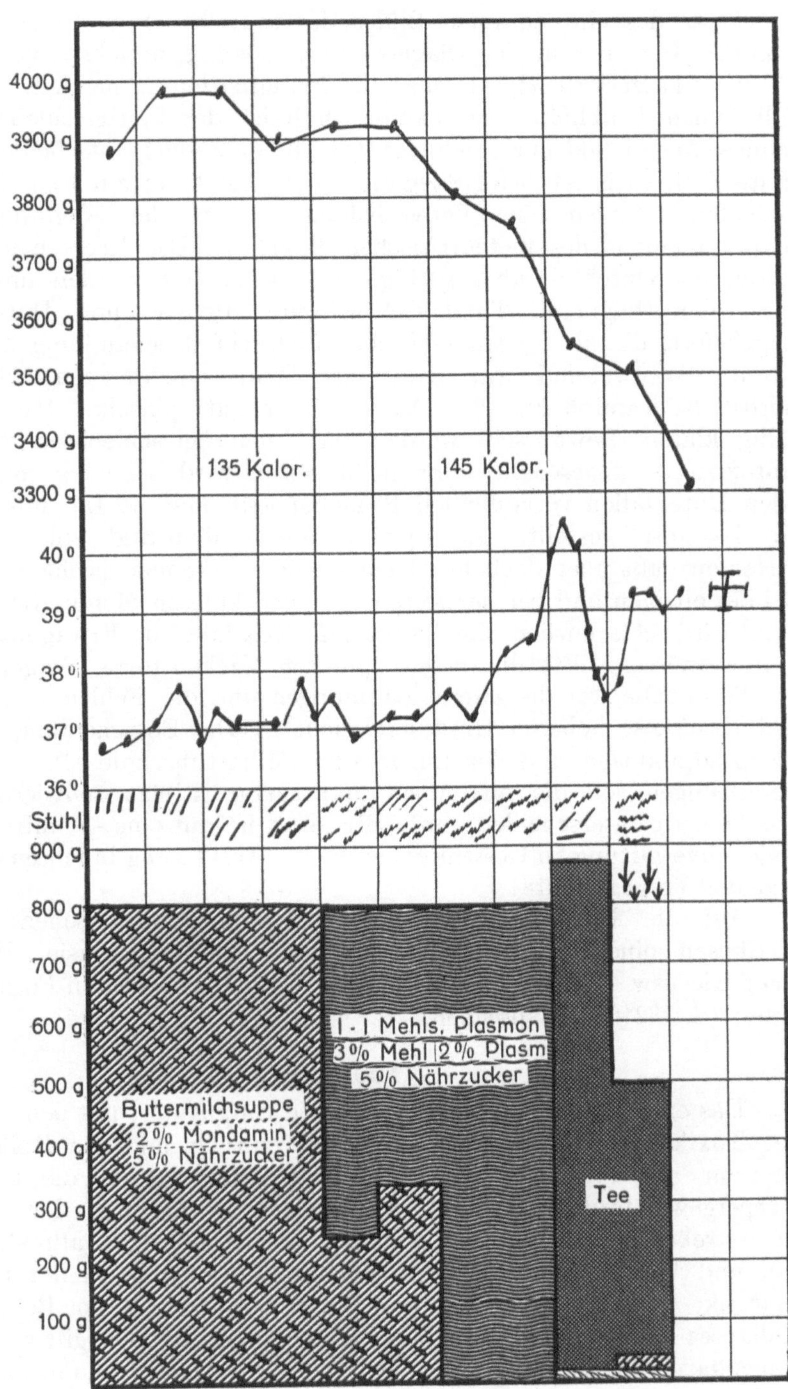

Fig. 43.

Hans Dieter K., 3 Mon. alt. Übergang einer leichten Dyspepsie in schwere Toxikose mit Exitus; wahrscheinlich parenterale Toxikose.

(Zeichenerklärung siehe S. 117.)

Die Differentialdiagnose.

Diagnostische Irrtümer.

Trotz des einprägsamen Bildes des toxischen Symptomenkomplexes kommen Irrtümer in der Diagnose vor. Als folgenreichste Verwechslung ist die inkarzerierte Hernie und die Invagination zu nennen. Im ersten Fall fehlen Durchfälle, im zweiten Fall ist der blutig-schleimige Stuhl kennzeichnend und der Nachweis des Tumorgebildes entscheidend. Eine akute Peritonitis ist beim Säugling selten; sie kann mit toxischen Zügen verlaufen. Gegen eine Verwechslung schützt der Nachweis starker Empfindlichkeit des meteoristischen Bauches. Das Erbrechen ist dabei heftig, der Durchfall aber gering. In letzter Zeit wurden uns häufiger unter der Diagnose „Toxikose“ schwere Hunger- und Durstzustände eingeliefert, die als Folgen fehlerhafter Durchfallsbehandlung aufgetreten waren. Wegweisend war neben der Vorgeschichte meist der „Teestuhl“ (s. Tafel 5 Fig. 2). Auch schwer „atrophische“ Säuglinge mit völlig klarem Bewußtsein werden manchmal bei schlechten Stühlen als „intoxiziert“ angesehen. Gar nicht selten wird bei einer mit parenteralen Durchfällen verlaufenden Bronchopneumonie die Diagnose „alimentäre Toxikose“ gestellt. Die Sepsis kann unter dem Bilde einer „Toxikose“ verlaufen, läßt aber doch meist eigene Züge erkennen (siehe S. 116/117). Bei der eitrigen und bei der selteneren tuberkulösen Meningitis des Säuglings wird gelegentlich die intestinale Toxikose in Erwägung gezogen werden müssen. Für die erstere sprechen Nackenstarre, Vorgetriebensein der Fontanelle, für die zweite Lähmungen und das Fehlen von Durchfall und Exsikkose höheren Grades (Gesicht!). Die Entscheidung bringt die Occipitalpunktion und der Lungenfilm (Miliartuberkulose!). Von echten Vergiftungen soll die mit Arsen und Tartar. stibiat. schwierig von der Toxikose zu unterscheiden sein. Mir selbst ist nur eine — unfreiwillige — Kalomelvergiftung zu Gesicht gekommen. Aufklärung brachten die Stühle und die Vorgeschichte!

Auf die Unterscheidungsmerkmale von dysenterischen, typhösen Toxikosen einerseits und den bei Kuhmilchidiosynkrasie, Hitzschlag, Kachexie usw. andererseits komme ich bei den besonderen Formen weiter unten (S. 182ff.) zu sprechen.

Therapie.

Das erste Behandlungsziel ist die Herbeiführung der Entgiftung.

Das erste Ziel der Behandlung ist die Entgiftung; mit dem Schwinden der Toxikose geht auch die Exsikkose zurück und die Kollapsgefahr. Erst in zweiter Linie ist unter einer Schonungsdiät die regelmäßige Körpergewichtszunahme und die völlige Beseitigung der Durchfälle zu erstreben und schließlich die Reparation, d. h. der allmähliche Umbau und Wiederaufbau. Die Behandlung besteht 1. in der besonderen Diätetik, 2. in Bekämpfung des Wasserverlustes, 3. in Behebung des Kollapses und 4. in Maßnahmen zur Entfernung des giftig wirkenden Magendarminhalts. Alle vier Behandlungsverfahren kommen zur Erreichung der Entgiftung in Betracht; ist diese erreicht, so besteht die Behandlung im wesentlichen aus diätetischen Maßnahmen. Die Diätetik ist der wesentliche Bestandteil der Toxikosebehandlung.

Allgemeine Grundsätze für die Toxikose-Diät.

a) Diätetik. (Siehe auch: Allgemeine Vorbemerkungen über die diätetische Behandlung der Ernährungsstörungen des Säuglings S. 142.)

Die diätetische Behandlung besteht in einer anfänglichen Hungerkur, einer milchfreien Übergangsperiode, der Wiederernährung mit steigenden Milchmengen und der Reparationsperiode. Sie zerfällt also nicht, wie bei der akuten Dyspepsie, nur in drei, sondern in vier Einzeldiäten, deren Dauer und Übergang ineinander auf Grund sorgfältiger klinischer Beobachtung, für jeden Fall verschieden, vom Arzt klar angeordnet werden müssen.

Der Fortschritt gegenüber früher besteht bei der Behandlung der intestinalen Toxikose in der Herausarbeitung recht klarer Indikationen für die einzelnen Diätstufen, in der allgemeinen Verwendung der sogenannten „sauren" Nahrungen, in der Anstalt meist zugleich mit Frauenmilch, die früher fast allein als die Heilnahrung der schweren akuten Durchfallserkrankungen angesehen wurde und, wie bei der akuten Dyspepsie, in der Abstellung des Mißbrauches nachfolgender langer „Schonungskost".

I. Diät: Die Hungerkur. Sie ist sofort einzuleiten und streng unter reichlicher oraler Wasser- bzw. Teezufuhr (mindestens 100, besser 125—150 g Wasser pro Kilogramm Körpergewicht) durchzuführen (siehe S. 145).

Die Dauer der Hungerkur wird von dem Zustand des Kindes bestimmt. Von vornherein sei man sich darüber klar, daß jedem intoxizierten Säugling, auch dem jüngeren, ein sehr viel längerer Hunger zugemutet werden muß, als dem dyspeptischen, und daß eine zu kurz durchgeführte Nahrungsentziehung uns der besten Entgiftungsmaßnahme beraubt, weil jede Wiederholung des Hungers bedeutend weniger wirksam und sehr viel gefährlicher ist. Die vorzeitige Zufütterung von Nahrungsgemischen geringen Kaloriengehaltes macht die ganze Ernährungslage unübersichtlich und kann die Veranlassung dafür sein, daß sich die völlige Entgiftung verzögert.

Voll wirksam ist gewöhnlich nur die erste Hungerkur.

Eine klare Indikation, mit dem strengen Hunger aufzuhören und gegebenenfalls mit der Einstell- oder Übergangsdiät zu beginnen, ergibt das Schwinden des Erbrechens, das Seltenerwerden der Stühle und die Änderung des Gesichtsausdrucks, besonders des Blickes, die das Erwachen aus der Bewußtseinstrübung anzeigt. Beinahe zugleich sinkt das Fieber ab, die Atmung verliert die keuchende Vertiefung, wird freier, etwa vorhandene Kreislaufstörungen bessern sich und die Diurese kommt in Gang.

Zeichen, die zum Abbruch der reinen Hungerkur auffordern müssen.

Im allgemeinen setzt dieser Umschwung nach 24—36—48stündigem Hunger ein. Den Hunger länger als 48 Stunden durchzusetzen, ist nicht notwendig, und wir halten dieses Vorgehen auch bei bis dahin gesunden Kindern trotz neuerlicher Empfehlung (*Monrad*, *Bratusch-Marrain*) für nicht unbedenklich. Wir beginnen deshalb auch in den Fällen mit der Wiederaufnahme der Ernährung, die nach 48 Stunden noch nicht völlig entgiftet erscheinen. Es empfiehlt sich nach Einsetzen des Umschwungs oder nach längstens 48stündigem Hunger zunächst überzugehen zur

II. Diät: der milchlosen Übergangskost. Man reicht süße Molke (50—100 g) oder Kalziummolke (4—5 g Calc. lact. auf 1 Liter Milch, aufkochen, abfiltrieren des Fettkäses nach *Moll*), am besten mit Schleim (10%iger Reisschleim nach *Bessau*). Bei älteren Säuglingen, namentlich solchen mit Enteritisverdacht, empfiehlt es sich, statt dessen Karotten- oder Gemüsesuppe (*Moro*, *Enderlein*) abwechselnd mit Schleim in an-

Die Einfügung einer milchlosen Übergangskost verbürgt besseren Erfolg der anschließenden Auffütterung mit Milch.

fänglich kleinen Mengen, etwa 20 g, später 25, 30 g mit 3—5% Zucker in 8—10 Mahlzeiten zu geben.

Moll empfiehlt als Einstelldiät für jüngere Säuglinge eine Mandelmilchmolkenmischung, für ältere eine milchlose Puddingdiät (siehe Anhang).

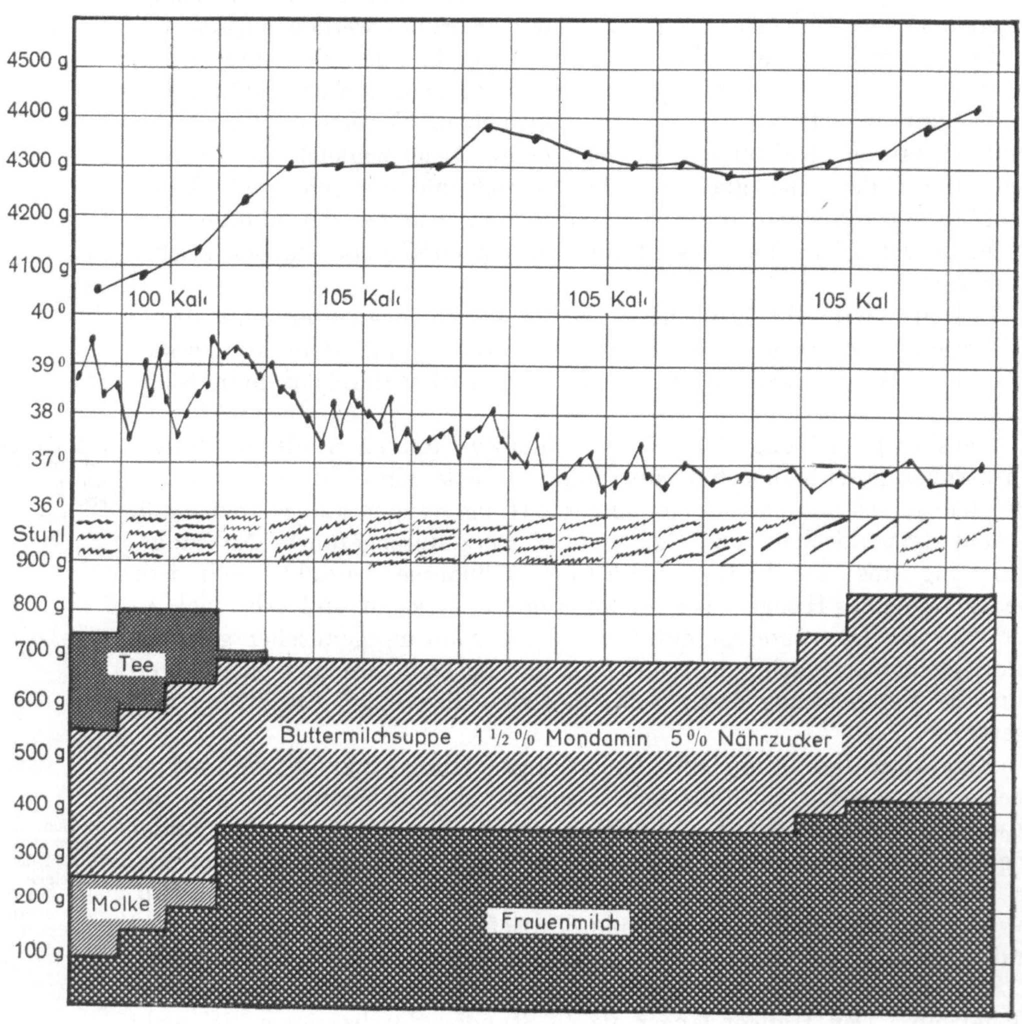

Fig. 44.

Erich Walter F. Alimentäre Toxikose infolge Fettüberdosierung. Entfieberung erst am 5. Tag. Gute Erholung; nur langsame Besserung der dyspeptischen Erscheinungen.

(Zeichenerklärung siehe S. 117.)

Von der Verfütterung von Salzlösungen und ihren Gefahren ist im folgenden die Rede.

Die Besserung schreitet in günstigen Fällen unter der milchlosen Übergangskost fort, der Gewichtssturz hört auf, das Gewicht stellt sich nicht nur ein, sondern nimmt sogar etwas zu und es treten dunkelgelbe bis bräunliche Hungerstühle auf. Das Kind sieht noch blaß, sehr angegriffen und elend aus, ist aber völlig klar und nimmt die Flasche gut. Im allgemeinen ist schon am 2. bis 3. Behandlungstage, in weniger günstig gelegenen Fällen erst am 3. bis 4. dieser Besserungsgrad erreicht. Bei parenteralen Infekten und Toxikosen unklarer gemischter Ätiologie erweist es sich im allgemeinen als richtig, den strengen Hunger nicht über 48 Stunden und die milchlose Übergangsdiät ebenfalls nicht länger auszudehnen. Die Einschiebung der letzteren zwischen Hungerkur und Milchnahrung ist deshalb empfehlenswert, weil die Wiederaufnahme der Ernährung mit Milch hinterher viel weniger Mißerfolge ergibt. Selbstverständlich wird man auch gelegentlich bei sehr rascher völliger Entgiftung auf die Übergangsperiode verzichten können. Von vornherein Molke und Schleim zu reichen, hat sich uns nicht bewährt.

Beginn mit kleinen, rasch vergrößerten Milch-Einzelgaben.

III. Diät: Wiederaufnahme der Ernährung mit kleinen steigenden Milchmengen. Man beginnt — viel vorsichtiger als bei der Dyspepsie — mit kleinen, aber ebenfalls ständig steigenden Einzelgaben von 5—10, dann 15, 20, 30 g, um schon innerhalb der ersten 24 Stunden beim jungen Kind auf 200—250 g, beim Säugling jenseits des ersten Lebenshalbjahres auf 300—350 g Gesamtmenge zu kommen. Durch Zugabe von Schleim und Molke, bei großem Durst noch von Tee, wird der Flüssigkeitsbedarf von 125—150 g pro Kilogramm Körpergewicht gedeckt. In den folgenden 2—4 Tagen steigert man unter Herausgehen mit der Molke in erster Linie, dann mit dem Schleim und Tee die Menge der Heilnahrung weiter schrittweise bis auf das Erhaltungsmaß (etwa 70 Kal. pro Kilogramm Körpergewicht).

Die Frauenmilch.

Die Frauenmilch kann keinesfalls, wie noch vielfach angenommen wird, als die beste Heilnahrung bei den akuten Durchfallsstörungen, im Besonderen bei der intestinalen Toxikose gelten. Steht reichlich Frauenmilch zur Verfügung und kommt das Kind nicht erst nach mehreren Tagen zur Behandlung, so kann man allerdings den größten Teil damit sicher durchbringen, man muß sich aber von vornherein darüber klar sein, daß zunächst keine sichtliche Besserung, ja häufig im Gegenteil sogar eine vorübergehende Verschlimmerung eintritt, der eine sehr allmähliche Reparation folgt. Man erlebt auch bei vorsichtigster Dosierung von 5—10 g pro Mahlzeit weitere Gewichtseinbußen und eine Fortdauer der Durchfälle. Nur der meist sich rasch bessernde Appetit, die Rückkehr der Lebhaftigkeit und das Aufhören des Erbrechens zeigen den Umschwung an. Bleibt man nun kaltblütig bei einer etwa der Erhaltungskost entsprechenden Menge von 400—500 g Frauenmilch stehen, so bessert sich das Allgemeinbefinden weiter, die Stühle werden seltener, und nach mehreren Tagen endlich beginnt auch die Gewichtskurve umzubiegen. Nun steigert man langsam die Frauenmilchmengen und läßt, wenn der Allgemeinzustand es erlaubt, das Kind erst einmal, dann zweimal täglich, kurz — etwa 3—4 Minuten — anlegen. Im Folgenden kann man dann das Kind allmählich „freigeben", d. h. nach Appetit trinken lassen und sich Kind und Mutter bzw. Amme aufeinander einstellen lassen. Immer wieder ist man erstaunt, wie langsam dabei die Gewichtskurve ansteigt, wie lange der Turgor noch schlaff bleibt und das Kind durchsichtig erscheint. Man kann allerdings, wenn erst eine Einstellung erfolgt ist und Rückfälle in die Bewußtseinstrübung nicht vorkommen, mit Sicherheit die Heilung erwarten. Die Hauptaufgabe bleibt es gewöhnlich, von jeglichem Ammenwechsel abzuraten und unentwegt an der knappen Dosierung der Frauenmilchgaben festzuhalten.

Um die anfängliche Verschlimmerung zu vermeiden, ist empfohlen worden (*Salge*, *Friedberg* und *Noeggerath*), in den schwersten Fällen anfänglich zentrifugierte Frauenmilch zu reichen, da zweifellos der hohe Fettgehalt an der anfänglichen Störung schuldig oder besser mitschuldig ist. Abgesehen von der Schwierigkeit, die großen Mengen Frauenmilch, die für diese Behandlung notwendig sind, zu beschaffen, verliert man auch damit einen Teil der Fälle, also die schwersten, und erzielt bei Zwiemilchernährung mit Buttermilch oder Molke unseres Erachtens ebenso Gutes.

Die Zwiemilchernährung mit Frauenmilch und Buttermilch.

Die zuverlässigste und am schnellsten wirksame Heilnahrung ist bei der Toxikose die Frauenmilch in Verbindung mit Buttermilch, Säuremagermilch oder mit Molke und Magermilchpulverkonserve. Diese Zwiemilchfütterung kann also als Nahrung der Wahl gelten und sollte nach Möglichkeit bei allen sehr jungen Säuglingen Anwendung finden. Sie kann auch da durchgeführt werden, wo nur wenig Frauenmilch zur Verfügung steht. Zweckmäßigerweise mischt man Frauenmilch und Buttermilch etwa zu gleichen Teilen, kurz vor dem Reichen der Flasche, da die Buttermilch allein oft wegen ihres säuerlichen Geschmackes verweigert oder erbrochen wird.

Die sauren Nahrungen allein.

Steht keine Frauenmilch zur Durchführung der Zwiemilchernährung zur Verfügung, so nimmt man die Buttermilch in den ersten 2—3 Tagen nur mit 3—5% Nährzucker, dann auch mit 1—3% Mehlzusätzen. Man versucht, wie oben angegeben, in vorsichtigen kleinen, aber ständig steigenden Einzelgaben schon in den ersten 24 Stunden auf mindestens 200 g, höchstens etwa 350 g beim älteren Säugling zu kommen.

An Stelle der Buttermilch verwenden wir auch Milchsäuremagermilch (auf 100 g zentrifugierte Magermilch 1 g Sahne, 1—2 g Mondamin, 5 g Nährzucker, der in erkaltetem Zustand 6‰ Milchsäure zur Gerinnung zugefügt werden; sie enthält ca. 70 Kalorien). Da, wo die Herstellung auf Schwierigkeiten stößt, kann man Magermilchpulver (sogenannte fettfreie Alpenmilch in Pulverform) verwenden, das mit 3—5% Nährzucker bzw. 1—2% Mondamin allein oder mit Säurezusatz angewandt werden kann. Überall da, wo, wie z. B. im Privathaus, zur heißen Sommerszeit die Milch nicht als sicher einwandfrei bekannt ist, empfiehlt es sich, Buttermilch- oder Magermilchkonserve als Ausgangsmaterial zu nehmen. Auch wenn anfänglich die Stühle noch durchfällig und zerhackt sind, soll man nicht von der Buttermilch oder Säuremagermilch als Grundnahrung abgehen, sofern sich nur das Gewicht einstellt und das Allgemeinbefinden sich bessert.

Die Eiweißmilch wird als Heilnahrung bei der Toxikose vielfach gebraucht. Ebenso wie bei der akuten Dyspepsie ist ihre Anwendung verhältnismäßig einfach, da man wenigstens im Beginn der Behandlung nur quantitative Änderungen von Tag zu Tag anzuordnen braucht. Sie bietet den Vorteil, daß man mit sehr kleinen Mengen ohne Hungerschädigung anfangen kann, zumal man in ihr verhältnismäßig viel Zucker reichen kann. Am 1. Tage nach der Übergangsdiät beginnt man mit 10 Mahlzeiten von je 5—10 g Eiweißmilch und steigert am 2. und 3. Tage bis auf etwa 300 g Gesamttagesmenge; der Zuckerzusatz kann 3—5 %ig sein, und zwar in Form von Nährzucker, bald auch von Rohrzucker. Ist die

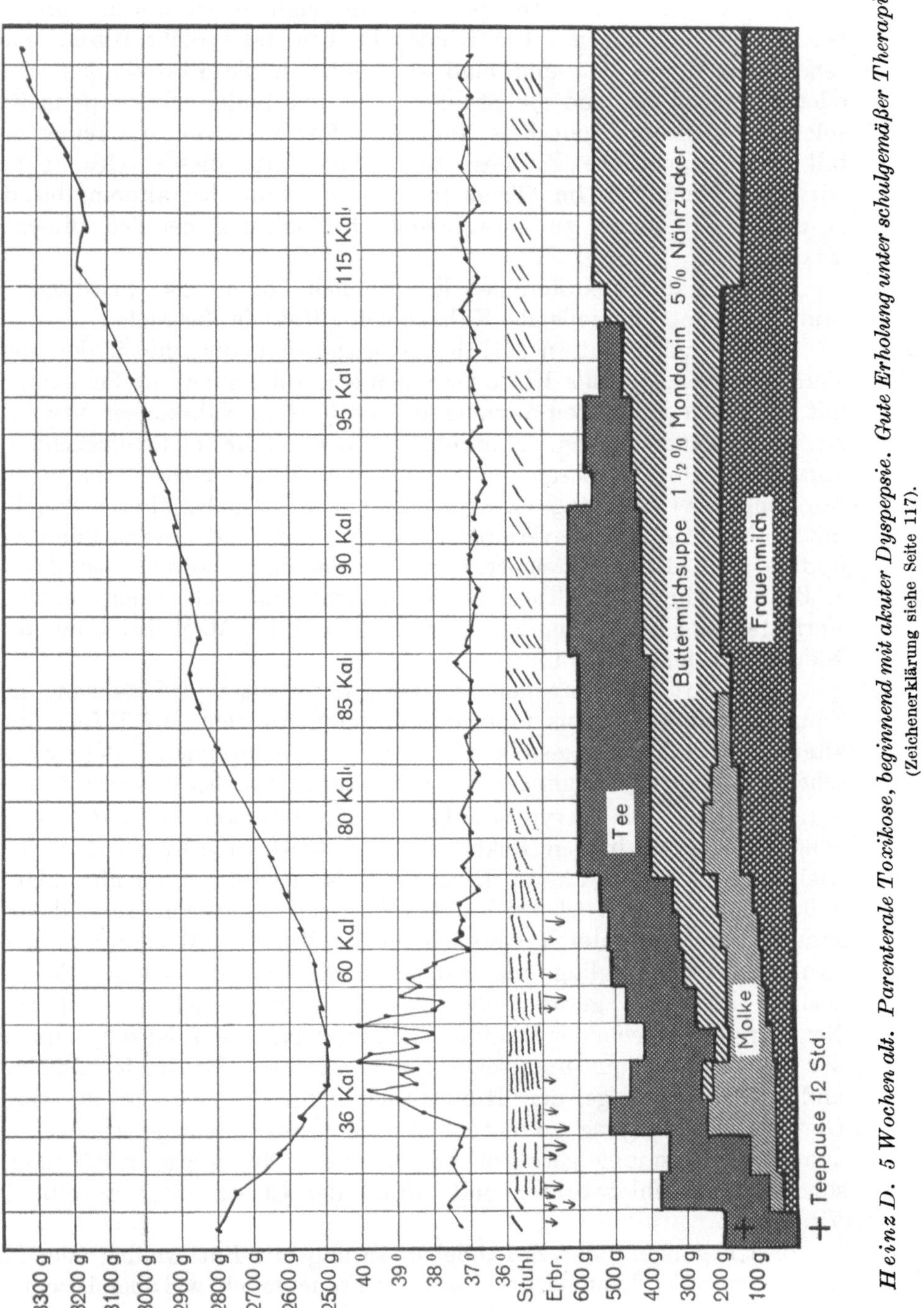

Heinz D. 5 Wochen alt. Parenterale Toxikose, beginnend mit akuter Dyspepsie. Gute Erholung unter schulgemäßer Therapie.
(Zeichenerklärung siehe Seite 117).

Einstellung, die man ruhig bei ein und derselben Gesamtmenge abwarten soll, erfolgt, so kann man, ähnlich wie bei der Dyspepsiebehandlung, nunmehr allerdings vorsichtigere Zulagen von 20—30 g täglich wagen und erzielt durch entsprechende Zuckerzusätze einen sehr regelmäßigen Gewichtsanstieg und schnelle Reparation.

Dieser Erfolg bleibt aber bei vielen Fällen aus, und die Eiweißmilch erweist sich oft von vornherein als ungeeignete Diätform, namentlich bei jungen Säuglingen. Die Kinder bleiben dann nicht frisch, sondern sehen weiter verfallen und blaß aus, nehmen die Eiweißmilch schlecht oder erbrechen sie, und die Stühle zeigen eine faulige Beschaffenheit. In solchen Fällen muß man diese Nahrung sofort aussetzen, um keinen Rückfall in die eigentliche Toxikose zu erleben. Aus diesem Grunde halten wir die Eiweißmilch im allgemeinen für eine nur bei älteren, bis dahin gesunden Säuglingen zu verwendende Heilnahrung bei der alimentären Toxikose.

Von Ersatzpräparaten der Eiweißmilch kommt die allerdings keine saure Nahrung darstellende Kalziamilch (*Moll*) in Betracht.

Die gewöhnlichen Milchmischungen.

Die gewöhnlichen Milchmischungen können nur in den höheren Verdünnungen, also als I/II oder I/I Milch, anfänglich mit Schleim, dann mit Mehlabkochung von vornherein mit 3—5% Nährzucker bzw. Rohrzucker verwandt werden. Man muß, um der Gefahr der Hungerschädigung vorzubeugen, mit diesen nährstoffarmen Mischungen verhältnismäßig rasch mit der Gesamttagesmenge ansteigen, was nur bei älteren Säuglingen mit größerem Aufnahmevermögen gelingt. Sehr bald müssen dann Kohlehydrat- und Eiweißanreicherungen vorgenommen werden, so daß man z. B. etwa vom 4.—5. Tage der Wiederernährung schon den Versuch der Verfütterung einer Halbmilch mit 4—5% Mehl, 2% Milcheiweiß und 5—6% Nährzucker machen muß.

Diese Art des Vorgehens setzt Gewandtheit und Erfahrung in der Säuglingsdiätetik voraus und ist mit guter Aussicht auf Erfolg nur bei älteren, bis dahin gut gedeihenden Kindern anzuwenden. Bei dystrophischen oder jungen Säuglingen ist sie als völlig unsicher zu verwerfen.

IV. Diät: Die Vervollständigung der Heilnahrung und der Übergang zu einer optimalen Rekonvaleszentenkost ist schwieriger und noch wichtiger, als bei der akuten Dyspepsie. Man muß sich darüber klar sein, daß in jedem Fall, auch bei nur kurzfristiger Hungerkur, schneller Übergangsperiode und guter Verträglichkeit der Milch bei Wiederaufnahme der Ernährung der Säugling eine Hungerschädigung erlitten hat. Es besteht deshalb auch bei guter äußerer Nahrungsverträglichkeit erstens eine Neigung zu fortgehender Dissimilation, zu negativen Bilanzen, namentlich der am langsamsten umgesetzten anorganischen Baustoffe (Mineralien) und zweitens infolge der Hungerschädigung der vordem intoxizierten Gewebe eine Neigung zu pathologischer Wasserretention (Ödem). Beidem muß Rechnung getragen werden durch ausgiebige Ernährung, besonders mit Kohlehydraten und Zufuhr der Ersatzstoffe: Eiweiß, Salze, Vitamine.

Langsame, aber stetige Vervollständigung der Heilnahrung.

Die Ergänzung der Zwiemilchernährung mit Buttermilch oder Milchsäuremagermilch kann natürlich gut mit Frauenmilch, wie oben beschrieben, vorgenommen werden. Gewöhnlich fehlt es aber an Frauenmilch und man ist genötigt, die Buttermilch durch Eiweißmilch zu ersetzen, mit Einbrenne anzureichern oder nur höhere Mehl- und Zuckerzusätze zu versuchen. Die Milchsäuremagermilch kann man 100 zu 100 g durch Milchsäurevollmich ersetzen, die Eiweißmilch gibt man mit recht hohen (8—10 bis 12%) Zucker- und Mehlzusätzen und reichert namentlich die gewöhnlichen Milchmischungen ebenfalls mit Zucker, Mehl, Eiweiß, später mit 1—2% Butter an und reicht Breinahrungen. Die Vitamine sind in Form von hochwertigem Fett (auch Lebertran) und Obstsäften eher im Überschuß anzubieten. Eine Fortsetzung des reichlichen Wasserangebotes der Einstellperiode ist unnötig, ja nicht ganz unbedenklich, solange die Ernährung nicht eine vollständige ist. Anfängliche Gewichtsstillstände oder ungenügende Zunahmen brauchen nicht, wie nach der akuten Dyspepsie, schon eine progressive Untererährung, also eine Dystrophie, anzuzeigen, obwohl diese natürlich nach einer intestinalen Toxikose besonders häufig droht, sondern es kann sich lediglich um den Gewebeumbau der Reparation dabei handeln. Aus diesem Grunde ist es zweckmäßig, langsam und stetig die Vervollständigung der Nahrung auch bei Gewichtsstillstand durchzusetzen und jede ängstliche Wiedereinschränkung der Nahrung, die mit Zugaben abwechselt, zu vermeiden.

Keine unnötige Flüssigkeitsüberschwemmung.

Kein Hin und Her von Zugabe und Wiedereinschränkung.

b) Die Bekämpfung des Wasserverlustes besteht in der Verabreichung von Wasser (saccharingesüßtem Tee) per os. Diese orale Wasserzufuhr ist jeder anderen parenteralen, aber auch der rektalen in ihrer antitoxischen Wirkung überlegen. Nur in einem Teile der Fälle ist die Bekämpfung der Exsikkose durch reichliches Trinken wegen des Erbrechens durchführbar und, wenn sie gelingt, deutlich wirksam.

An Stelle der oralen Zufuhr versucht man die rektale, entweder in mehreren Teilklysmen von 25—50 g mit etwas Schleim oder als Tropfklysma (1 Tropfen in der Sekunde). Wegen der Durchfälle kommt man damit gewöhnlich nicht weit, auch lernt das Kind bei mehrfacher Anwendung rasch das Klysma auszupressen.

Es wurde deshalb empfohlen, Injektionen von physiologischer Kochsalzlösung oder *Ringer*scher Lösung (Natr. chlor. 7,0, Kal. chlor. 0,1, Calc. chlor. 0,2, Aqu. 1000,0 mit einigen Tropfen einer Adrenalinlösung 1 : 1000, sterilissime!) oder 6—8%ige Traubenzuckerlösung in Mengen von 100—120—150 g subkutan oder intramuskulär 1—2mal in 24 Stunden oder 250—300 g und mehr auf einmal intraperitoneal vorzunehmen (*Blackfay-Maxy*, *Weinberg*, *Mariott* u. a.). Schließlich wurden intravenöse, d. h. intrasinöse und intrakardiale Infusionen (*Bessau*) von Normosal, Gummilösung oder 10%iger Traubenzuckerlösung (*Mariott*) in verzweifelten Fällen vorgenommen.

Um die ungenügende Wasserretention zu erzwingen, hat man Salzlösungen, namentlich die *John-Heim*sche Lösung (Natr. chlor. 5,0, Natr. bicarb. 5,0 auf 1000 Wasser) schon mit Beginn der Hungerkur oder in der milchlosen Übergangsperiode gewissermaßen an Stelle der Molke zur Einstellung des Körpergewichtes empfohlen.

Bei allen diesen Wasseranreicherungen um jeden Preis muß man, wie z. B. bei den subkutanen Infusionen, Fieber und Schmerzen und bei den intraperitonealen Infusionen sogar Schockwirkungen mit in Kauf nehmen, was um so unangenehmer ist, als die Resorption der hineingezwungenen Flüssigkeit sich — eben als Zeichen der Toxikose! — gewöhnlich als schlecht erweist.

Im Beginn ist ein reichliches Wasserangebot dringend angezeigt; trotzdem sei man mit parenteraler Zufuhr zurückhaltend.

Salzlösungen zur Einstellung per os zu verabreichen erscheint nicht notwendig. Molke, 50—100 g pro die, leistet dasselbe und führt in diesen Gaben nicht zu Ödem, während ebenfalls wieder als Ausdruck der Gewebsschädigung (Toxikose! Inanition!) Salzlösungen in größerer Menge Ödeme verursachen können. In manchen Fällen wird das Salz offenbar trocken retiniert und das Wasser ausgeschieden (*Rominger-Meyer-Berger*). Die zwangsweise Verabfolgung größerer Mengen von Kochsalz- oder Ringerlösung führt gelegentlich zu hochgradiger Azidose (*Hartmann-Morton*). Da andererseits erwiesen ist, daß die Entgiftung ohne erzwungene Wasserzufuhr einsetzen und fortschreiten kann und die Exsikkose sich gewissermaßen zwangsläufig auch ohne Auffüllen der Wasserbestände verliert (*Bratusch-Marrain*), so besteht jedenfalls keine unbedingte Indikation, die Wasserretention in jedem Falle zu erzwingen. Ich selbst versuche dem intoxizierten Kinde oral und, wenn dies nicht gelingt, rektal Wasser beizubringen, mache nur, wenn Erbrechen und Durchfall jede enterale Wasseraufnahme verhindern, gelegentlich eine subkutane Kochsalzinfusion und injiziere in sehr ernsten Fällen 1—2mal in 24 Stunden intrasinös 10—15%ige Traubenzuckerlösung. Praktisch bewährt hat sich uns die Kalorose-Invertzuckerlösung, die in Ampullen zu 10 und 20 ccm rasch in der Apotheke erhältlich ist (Chem. Fabrik Güstrow). Außerdem kann der Kollaps eine ausgiebige Kochsalzinfusion notwendig machen. Entstehen bei zu reichlicher Molkenfütterung oder nach Beibringen von Salzlösungen Ödeme, so sind sie der Ausdruck dafür, daß man dem Kinde mit dem Wasser gar nichts genützt hat; Schädigungen sind aber auch bei längerem Bestehen solcher Ödeme kaum zu befürchten.

Anwendung von Gefäßmitteln.

c) Zur Behebung des Kollapses, der keine primäre „Herzschwäche", sondern ein peripherer Gefäßkollaps ist, dienen in erster Linie Koffein, zunächst per os (von einer 20%igen Lösung 5 gtt = 0,05, 6mal in 24 Stunden) oder (dieselbe Dosis) subkutan oder intramuskulär bei Erbrechen. Man vergesse nicht, das Koffein nach einigen Tagen, wenn es überflüssig geworden ist, abzusetzen, da seine starke erregende und diuretische Wirkung dann unerwünscht ist. Auf der anderen Seite soll man keinen längeren Hunger ohne Analeptika durchführen. Neuerdings wenden wir als Kreislaufmittel das Ephetonin (per os $^1/_4$ bis höchstens $^1/_2$ Tablette und subkutan 0,01) an, das in seiner Blutdruck-hebenden Wirkung dem Adrenalin entspricht; Dauer der Wirkung etwa 2 Stunden. Aussichtsreich erscheint auch das weniger giftige Sympatol (von der 10%igen Lösung 3mal 5—10 gtt, subkutan 0,025—0,05 g!).

Im akuten Kollaps ist empfehlenswert das Hypophysin (subkutan) 0,4—0,6 dreimal in 24 Stunden. Unumgänglich sind meist die Kampfer-Präparate. Da die Entgiftung in der toxisch geschädigten Leber mehr oder weniger beeinträchtigt ist (gestörte Glykuronsäuresynthese!), ist eine vorsichtige Dosierung wegen der Krampfgefahr anzuraten. Das früher verwandte Kampferöl bleibt meist in den Depots liegen und ist verdrängt durch die heutigen löslichen Präparate. Wiederum zu bevorzugen ist die orale Medikation, etwa von Cadechol (*Ingelheim*), das allerdings schlecht schmeckt und leicht erbrochen wird (3mal ½ Tablette = 0,05 g in 24 Stunden), oder von Cardiazol liquid. (3mal 10 gtt in 24 Stunden). Bei bestehendem Erbrechen Hexeton (von der 10%igen

Lösung nur intramuskulär mit sehr rascher zuverlässiger Wirkung 0,3—0,6 bis zu 3mal in 24 Stunden), Cardiazol auch subkutan. In verzweifelten Fällen kann man $^{2}/_{10}$ mg Strophantin intravenös und schließlich intrakardial 0,5—1 ccm! Adrenalin (1 : 1000) versuchen und bei Atemstörungen zentraler Art subkutan Lobelin 1—3 mg pro dosi.

In jedem Kollaps bringe man den Säugling sobald wie möglich in ein heißes Bad (37° C, Nachfließenlassen von heißem Wasser bis auf 40° C) und sorge durch warmes Einpacken und Wärmeflaschen für eine Besserung des Hautkreislaufes. Senfbäder sind wegen der Möglichkeit einer Verstärkung des Kollapses besser zu vermeiden.

In manchen Fällen langdauernder Kreislaufstörung ist mit einer Kochsalz- oder Traubenzuckerinfusion eine bessere Füllung des Kreislaufes und Stärkung der Herztätigkeit zu erreichen.

Magendarmspülung und Abführmittel.

d) Maßnahmen zur Entfernung des giftig wirkenden Magendarminhaltes. Wie bei der exogenen Vergiftung, ist anfänglich trotz Erbrechen und Durchfall die Herausbeförderung der abnormen Ingesta eine ungenügende. Es ist also, falls das intoxizierte Kind früh, d. h. noch innerhalb der ersten 36 Stunden, in Behandlung kommt, eine sachgemäß durchgeführte Magenspülung nicht abzulehnen. Darmspülungen kommen nur bei stark fauligen Stühlen(Enterokolitis!) in Betracht. Hierbei beschränke man sich auf vorsichtige Auswaschungen des Dickdarms ($^{1}/_{8}$—$^{1}/_{4}$ Liter körperwarmes Wasser, dem 1 Eßlöffel Tierblutkohle und etwas Kochsalz zugesetzt sind). Man kann bei Fortbestehen der stinkenden Stühle diese Auswaschung auch in den folgenden Tagen wiederholen. Abführmittel sind, im Gegensatz zur lokalisierten Enterokolitis, namentlich der Kolitis allein, zu widerraten. Höchstens kann man im Beginn bei Säuglingen jenseits des ersten Lebenshalbjahres Rizinusöl (8—10 g) verabfolgen. Ist die Toxikose schon fortgeschritten, so nützt das Abführmittel nicht nur nicht, sondern es führt gelegentlich zur Verschlimmerung. Das früher viel verwendete Kalomel (0,05—0,1 pro dosi) gilt heute — wohl zu Unrecht — als besonders gefährlich; von alten Ärzten wird es auch heute noch verwandt, wie mir scheint, ohne Schaden; uns gilt es als entbehrlich beim Brechdurchfall.

Pflege des intoxizierten Säuglings!

e) Die Pflege des intoxizierten Säuglings stellt, wie aus der Schilderung des Verlaufes und der Behandlung hervorgeht, an die Umgebung die größten Anforderungen. Die häufige Fütterung, die sorgfältige Warmhaltung und die peinliche Hautpflege kann zur Not bei voller Hingabe auch von der unerfahrenen Mutter oder Wärterin unter Aufsicht und Anleitung des Arztes kurze Zeit hindurch bewerkstelligt werden; bei ernstem krisenartigem Verlauf aber und namentlich da, wo Infusionen, Injektionen, Magendarmspülungen u. a. notwendig werden, kann der Arzt einer geschulten Säuglingspflegerin nicht entraten. Jedenfalls hängt viel von der Möglichkeit, eine sachgemäße Säuglingskrankenpflege durchführen zu können, für den guten Ausgang ab. Man wird deshalb häufig schon der bestmöglichen Pflege wegen das intoxizierte Kind in ein Kinderkrankenhaus einweisen müssen.

Besondere Formen der intestinalen Toxikose.

A. Toxikose bei enteraler Infektion.

Die Fahndung nach einer enteralen Infektion ist bei den meisten Säuglingstoxikosen notwendig.

Diejenige Magendarmerkrankung, die von manchen Autoren auch heute noch als die Grundlage jeglicher intestinalen Toxikose angesehen wird, ist die infektiöse Gastroenteritis. Entsprechend der Einteilung beim Erwachsenen unterscheidet man dabei oft eine typhöse, choleraartige und ruhrartige Form. Das will besagen, daß die entzündlichen Gastroenteritiden mit unklarem oder unspezifischem Erreger ebenso, wie Typhus, Paratyphus und Ruhr, beim Säugling unter dem Bilde der intestinalen Toxikose verlaufen können. Daraus folgt wieder, daß wir es bei der Toxikose der Säuglinge mit einem Symptomenkomplex zu tun haben, der sich nach ganz verschiedenen Schädigungen entwickelt, also die besondere — „toxische" — Reaktion des Säuglings bei Versagen der Giftabwehr darstellt.

Gelegentlich wird durch die Obduktion bei an „akutem Brechdurchfall" verstorbenen Kindern ein enterokolitischer oder dysenterischer Befund erhoben, der es geraten erscheinen läßt, die bakteriologischen und serologischen Stuhl- und Blutuntersuchungen bei der intestinalen Toxikose beim geringsten Verdacht einer enteralen Infektion heranzuziehen. Allerdings lassen sie oft im Stiche.

Kritik bei der Verwertung der Agglutinationsproben.

Die Agglutinationsprobe ist im allgemeinen erst bei Verdünnungen, die höher als 1 : 200 sind, diagnostisch verwertbar (besonders gilt das auch für die *Bang*-Infektion).

Besondere klinische Zeichen, die den Verdacht erregen können, daß eine infektiöse Gastroenteritis vorliegt, sind im Beginn und gegen Ende der intestinalen Toxikose zu beachten, während auf der Höhe der Erkrankung eine Unterscheidung oft nicht möglich ist.

Für eine infektiöse Gastroenteritis spricht der plötzliche Beginn, das wechselnde Stuhlbild und die vermehrten Kolikschmerzen (siehe Dyspepsie bei enteralem Infekt, S. 150). Manchmal klärt das Erscheinen von typischen schleimigen Stühlen mit Blutklexen die Sachlage. Auch Auftreten mehrerer Fälle zu bestimmter Jahreszeit, z. B. im Herbst, läßt Ruhr vermuten. Verdächtig ist auch eine Toxikose ohne Fieber mit starker Kollapsneigung; es kann sich um die schwerste toxische Ruhr dabei handeln. Schließlich ist das Gegenteil, nämlich eine Kontinua oder eine staffelförmig ansteigende Hyperpyrexie, dysenterieverdächtig. Typhus, Paratyphus und die nicht bakteriologisch als spezifisch geklärten Gastroenteritiden (Koli, Streptokokken, Proteus und andere Keime wurden in Reinkultur nachgewiesen) zeigen, wenn sie zu toxischen Bildern führen, nichts Kennzeichnendes. Milztumor und Roseolen fehlen, das Fieber ist wechselnd und die Bewußtseinstrübung ist weder leichter noch schwerer, als beim „Coma dyspepticum". Eher noch ist aus den Komplikationen, der begleitenden Bronchitis, einer Phlegmone, Osteomyelitis, einem Empyem u. a. die Vermutungsdiagnose infektiöse Gastroenteritis zu stellen.

Ernste Prognose.

Die Prognose aller mit toxischen Symptomen verlaufenden akuten infektiösen Gastroenteritiden beim Säugling ist recht ernst. Viele Säuglinge gehen am 3. oder 4. Tage mit und ohne Hyperpyrexie im Kollaps zugrunde. Einige Fälle erweisen sich auf der Höhe der Toxikose als Ruhr, die — von Epidemie zu Epidemie verschieden — auch trotz des bedrohlichen Beginns ausheilen kann. Eine verhältnismäßig günstige Prognose bieten die Paratyphusinfektionen (Paratyphus B *Schottmüller*), auch wenn die Toxikose anfänglich bedenklich aussieht. Ob unter den günstig verlaufenden, geheilten Toxikosefällen der Anstalten auch infektiöse Gastroenteritiden sind, ist mangels genügender serologischer Nachweise nicht entscheidbar.

Die spezifische Behandlung ist unsicher.

Die Behandlung weicht nur in einigen Einzelheiten von der geschilderten Toxikosebehandlung ab. Als Spezifika kommen bei toxischer Shigaruhr, wie bei Streptokokkenenteritis die Heilsera in Betracht. Bei den anderen infektiösen Enterokolitiden wird man Darmspülungen mit Tierkohleaufschwemmung (15 g auf 1000 ccm) anzuwenden versuchen und bei der Kolitis Rizinusöl 3—4mal täglich 5 g. In der Diätetik vermeidet man da, wo man die enteritische Genese im Anfang schon erkannt hat, einen länger als 24 Stunden dauernden Hunger und beginnt vorsichtig gleich mit der Ernährung mit kleinen steigenden Milchmengen.

B. Besondere Toxikosen alimentärer Art.

Kuhmilchidiosynkrasie.

1. Die sogenannte Kuhmilchidiosynkrasie. Eine gewisse Ergänzung zur Abstilldyspepsie (s. S. 152) bildet die Abstilltoxikose. Beim Versuch, den Säugling von Frauenmilch auf Kuhmilch umzusetzen, tritt schon nach Aufnahme kleiner Mengen — 5—10 ccm, ja Tropfen sind beschrieben — ein schweres toxisches Zustandsbild auf. Die Temperatur steigt auf 39°, 40° C und darüber, das Kind erbricht, bekommt stürmische Durchfälle und versinkt in Bewußtseinstrübung und Kollaps (*Schlossmann*, *Finkelstein*, *Zybell*, *Neuhaus-Schaub*, *Lust* u. a.). Gleichzeitig können urtikarielle Hautausschläge (*Rhonheimer*) bis zur Ödembildung (*Schricker*) auftreten.

Ursprünglich nahm man eine angeborene und wahrscheinlich vererbbare Intoleranz gegen Kuhmilch an. Neuerdings hat sich auf Grund der Beobachtung, daß Kinder, die früher einmal Kuhmilch bekommen hatten und nun nach längerer ausschließlicher Frauenmilchernährung wieder auf Kuhmilch umgesetzt die toxische Reaktion zeigten, die Ansicht, daß es sich um eine anaphylaktische Erscheinung handele, immer mehr Anhänger verschafft (*Wernstedt*, *Moro*, *Hamburger*, *Weill*, *Kleinschmidt* u. a.). In diesem Sinne wurde die jedesmal auch nach langen Zwischenräumen auftretende Schockwirkung mit Eosinophilie und die gelegentlich sich einstellenden blutig-schleimigen Stühle, die der „Enteritis anaphylactica" im Tierversuch entsprechen, gedeutet. Auch mit dem positiven Ausfall der Hautreaktionen auf Einspritzung oder Einreibung von verdünnter Kuhmilch und Kuhmilch-Kasein und der damit allmählich erzielten „Desensibilisierung" hat man den Beweis für den Anaphylaxien charakter der Erscheinung geführt (*Weill*, *Park*, *Pierret* u. a.). Neben degeschilderten Toxikose, die man als „große Anaphylaxie" bezeichnet, wirr auch eine sogenannte „kleine Anaphylaxie" mit „Pseudoreaktionend (*L. F. Meyer*), die sich in wiederkehrendem Erbrechen oder Durchfälle" und einer Dystrophie leichten Grades offenbaren soll, unterschieden

(*Salès-Verdier*). Der biologische Nachweis wird im passiven Anaphylaxieversuch am Meerschweinchen geführt.

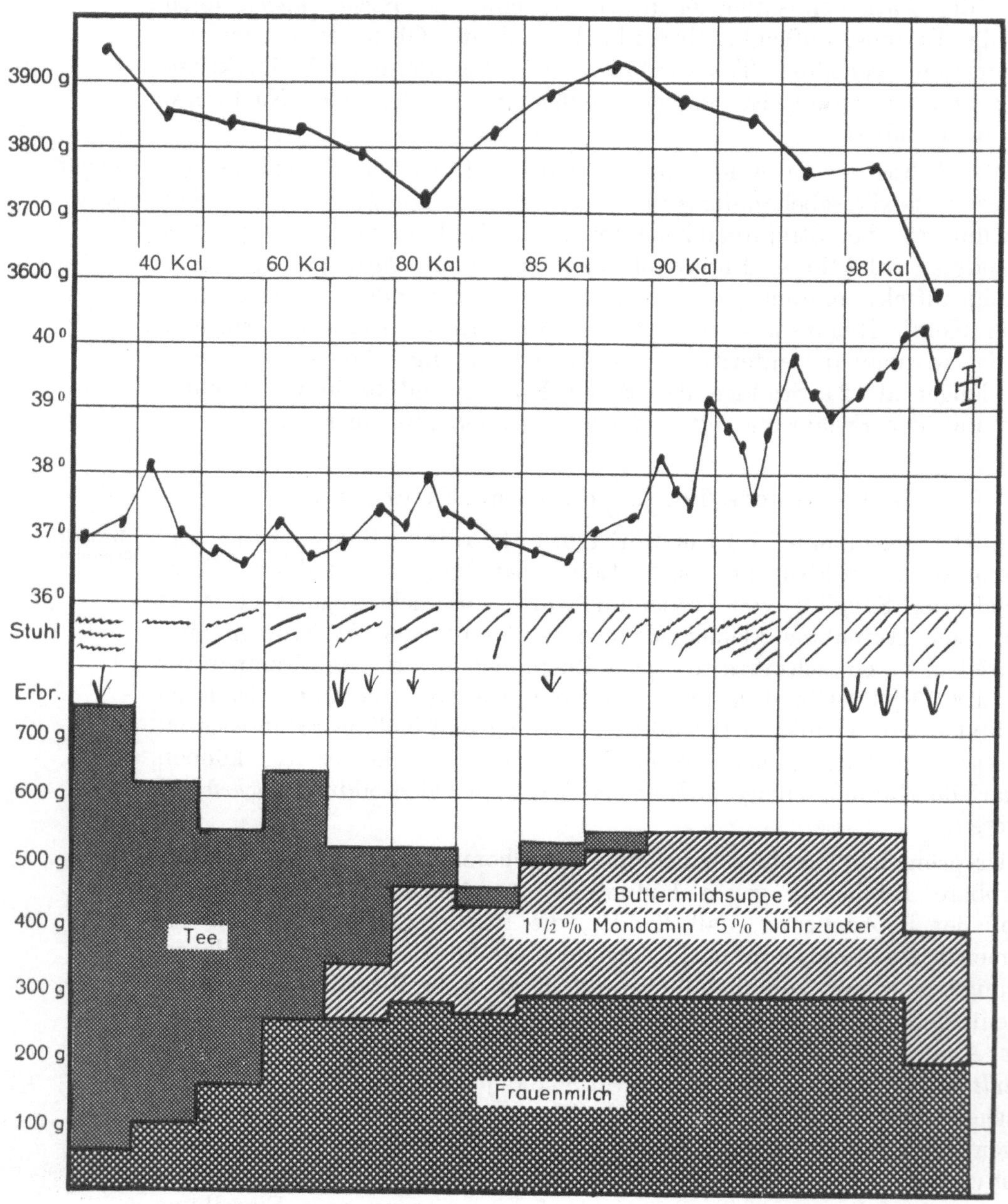

Fig. 46.
Ingrid K., 2 Mon. alt. Toxikose bei enteraler Infektion. Trotz schulgemäßer Behandlung Verschlimmerung und Exitus im Recidiv. Bakteriologisch und serologisch kein spezifischer Befund.
(Zeichenerklärung s. S. 117).

Trotz alledem ist manches bei der Kuhmilchidiosynkrasie noch ungeklärt und nicht ohne Zwang mit der Anaphylaxiehypothese in Einklang zu bringen. Die größten Schwierigkeiten bereitet unter anderem die Vorstellung, daß die Magendarmschleimhaut dieser Kinder als durchlässig für natives Eiweiß angenommen werden muß, was außer der Neugeborenenperiode bisher nur für die schweren Ernährungsstörungen erwiesen ist. Bei dem heutigen Stand unserer Kenntnisse bleibt nichts übrig, als vorläufig eine angeborene und eine erworbene Kuhmilchidiosynkrasie nebeneinander anzuerkennen. Für eine Konstitutionsanomalie sprechen die offenbar nie fehlenden Zeichen allgemeiner Neuropathie und das familiäre Vorkommen. Von diesem Standpunkt aus handelt es sich um die abnorme Reaktion eines neuropathischen Kindes auf einen ungewohnten Reiz (*Czerny-Keller*).

Nach einer Neuropathie fahnden.

Die Diagnose wird einerseits durch den Mißerfolg jeglichen, auch vorsichtigen Abstillversuches vermutungsweise gestellt werden können, andererseits ex iuvantibus, d. h. durch den Erfolg des Fortlassens der Kuhmilch.

Kritik bei der offensichtlich zu häufig gestellten Diagnose.

Die Prognose ist bei frühzeitiger Erkennung der abnormen Reaktion günstig, da bei sachgemäßem Vorgehen fast stets ohne neue Gefährdung eine allmähliche Gewöhnung an Kuhmilch erreicht werden kann. Gefahr birgt nur der brüske Abstillversuch, der den Tod herbeiführen kann.

Die Behandlung besteht nun, was ebenfalls noch unklar ist, keineswegs nur darin, sofort weiter Brustmilch zu reichen, sondern es muß nach Art der Brechdurchfallbehandlung eine Teepause eingefügt werden. Man muß jedenfalls vermeiden, daß Kuhmilch und Frauenmilch gleichzeitig noch im Darm zusammentreffen. Erst nach Leerstellung des Darmes kann man mit steigenden Frauenmilchmengen beginnen, wobei das toxische Krankheitsbild zu verschwinden pflegt. Nach einiger Zeit soll man nach vorsichtiger perkutaner und subkutaner Desensibilisierung (mit 1—5 ccm nicht gezuckerter, 6fach verdünnter, abgekochter Kuhmilch) den Versuch, auf wenige Gramm Kuhmilch umzusetzen, ohne Gefahr wiederholen können. In keinem Fall lasse man sich zu plötzlichem Abstillen auf größere Kuhmilchmengen hinreißen, da man dabei einen akuten Tod im Schock erleben kann (unveröffentlicht mir zugegangener Bericht eines Kinderarztes!).

Vorsicht in der Behandlung namentlich unklarer Fälle.

2. Die Kachexie-Toxikose stellt insofern eine besondere Form der alimentären Toxikose dar, als ganz unerwartet bei einem dystrophierten Säugling die bisher anscheinend gut vertragene Nahrung wie ein Gift wirkt. Nur in einem Teil der Fälle kann eine Nahrungssteigerung für den plötzlichen Verfall und das toxische Bild verantwortlich gemacht werden.

Die Kachexie-Toxikose oft als „Kollaps" angesehen.

Die Krankheitserscheinungen setzen zwar ebenfalls plötzlich, aber meist ohne stürmisches Erbrechen, Unruhe und ohne Fieber ein. Das Kind zeigt schlechte Stühle, verfällt, verliert seine Lebhaftigkeit und versinkt in den komatösen Zustand mit tiefer Atmung und folgender Kreislaufschwäche. In anderen Fällen kommt es zu Krämpfen und Opisthotonus.

Die Obduktion dieser Fälle ergibt außer der mehr oder weniger hochgradigen allgemeinen Mazies keine Anhaltspunkte für einen Infekt, jedenfalls nichts von Enteritis.

Es handelt sich um einen plötzlichen Zusammenbruch der Giftabwehr bei schwer durch Inanition geschädigten Frühgeborenen oder Dystrophikern der verschiedensten Art (Pylorospastiker!). Die Kachexie-Toxikose ist eine gar nicht seltene terminale Erscheinung bei Dystrophie.

Die Diagnose bereitet nur Schwierigkeiten bei ungenügend bekannter Vorgeschichte. Gelegentlich wird ein Gefäßkollaps zu Verwechslung führen.

Die Prognose ist naturgemäß so gut wie infaust.

Eine besondere Behandlung kommt nicht in Frage. Bei Pylorospastikern ist von einer Vornahme der Operation in diesem Stadium dringend abzuraten.

Die Durst-Toxikose als Folge unzweckmäßiger absoluter oder relativer Nahrungskonzentration.

3. Durst-Toxikose. Bei starker Flüssigkeitsbeschränkung in der Nahrung entsteht eine Durstschädigung, die unter bestimmten Umständen eine Toxikose herbeiführen kann. Diese Schädigung wurde seit Einführung der konzentrierten Milchmischungen erst richtig bekannt (*Freise*).

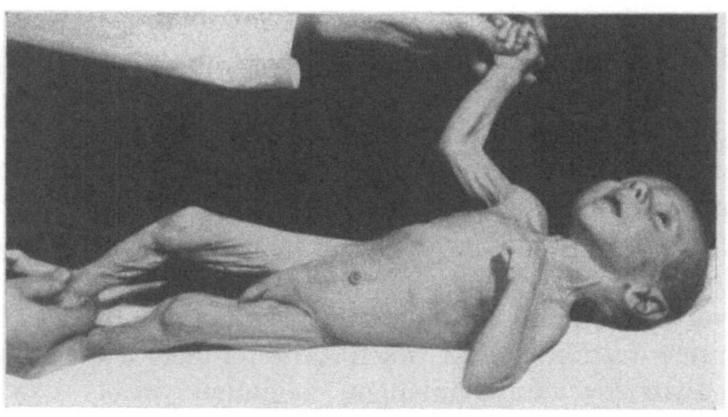

Fig. 47.

Kachexie-Toxikose bei 3 Mon. altem Kind. Starke Abmagerung am ganzen Körper, runzelige Haut am Abdomen; infolge des schnellen Wasserverlustes Hervortreten der Gefäße am Hals, steife Haltung; starrer nach oben gerichteter Blick, offenstehender Mund; Zurücksinken der Bulbi.

In erster Linie erkranken junge Säuglinge, Frühgeborene, Schwachgeborene und solche mit chronischen Ernährungsstörungen namentlich zur warmen Jahreszeit. Die Dursttoxikose tritt nämlich auch bei normaler Nahrung dann in Erscheinung, wenn eine leichte dyspeptische Störung besteht und schwüles Wetter oder richtige Hitze einsetzt. Wird der bei der Wärme sich regelmäßig einstellende vergrößerte Durst nicht durch Wasser- oder Teebeigabe gelöscht, so wird, namentlich bei gleichzeitig bestehendem Durchfall, die Hitzeabwehr so erschwert, daß Wärmestauungen von toxischem Charakter entstehen. Echte Hitzschlag-Toxikosen kommen in unserem norddeutschen Klima, offenbar im Gegensatz zu Amerika und Südwestdeutschland, nicht vor (*Kleinschmidt*, *v. Starck*, *Vogt*). Auch bei Pylorospastikern kann durch das unstillbare Erbrechen einerseits und eine Verfütterung konzentrierter Nahrung (Brei, Buttermehlvollmilch) andererseits ein solcher Wassermangel erzeugt werden, daß mit derselben Regelmäßigkeit, wie in den Tierversuchen (siehe „Wasserverlust" S. 162) eine Dursttoxikose einsetzt. Daß bei der Entstehung der absolute oder relative Durst nur einen der zusammenwirkenden pathogenetischen Faktoren darstellt, wurde bei der Erörterung der Theorie der Toxikose schon erörtert.

Die Dursttoxikose beginnt mit hohem Fieber (Durst- bzw. Konzentrationsfieber), sehr heftigem Erbrechen und schnell fortschreitendem Verfall. Die Atmung ist auffällig früh beschleunigt und vertieft, ein Umstand, der zur weiteren Wasserverdampfung beiträgt und sozusagen automatisch das Koma herbeiführt. Rasch wird auch der periphere Algor erreicht und damit der schwere Kollaps. Im Harn findet sich schon kurz nach Beginn der toxischen Erscheinungen Azeton und Zucker. Auffällig ist die oftmals nur geringe Vermehrung der Stühle, die dünnbreiig, jedenfalls nicht besonders wasserreich zu sein brauchen. In anderen Fällen ist allerdings der Durchfall ebenso stark, wie bei den anderen Toxikoseformen. Die Fahndung nach Infekten ergibt keine Anhaltspunkte und die Obduktion bringt keine Klärung, so daß man die Diagnose einer funktionellen Ernährungsstörung bestätigt findet.

Die Diagnose wird nur auf Grund einer sorgfältig erhobenen Vorgeschichte da zu stellen sein, wo Infekte fehlen und wo die hohe Temperatur und der Verfall in einem gewissen Gegensatz zu den geringen Durchfällen stehen. Besonders in der warmen Jahreszeit ist an die Möglichkeit einer Durstschädigung zu denken.

Im allgemeinen ist trotz des Beginns mit heftigen und bedrohlichen Zeichen die Prognose dieser Dursttoxikosen durchaus nicht schlecht. Nur in der heißen Jahreszeit verliert man solche Fälle trotz sachgemäßer Behandlung im Kollaps oder in der Hauptsache mittelbar an Sekundärinfekten.

Die Behandlung bietet keine Besonderheiten. Auch wenn das Kind mit sehr hohem Fieber im Sommer in Behandlung kommt, sind „abkühlende“ Bäder wegen des peripheren Gefäßkollapses nicht angezeigt, vielmehr nur kühle Kopfwickel und Analeptika.

C. Die symptomatische Toxikose bei parenteraler Infektion.

Die symptomatische Toxikose bei parenteralem Infekt ist verhältnismäßig selten.

Während die symptomatische Dyspepsie bei parenteraler Infektion eine der häufigsten akuten Ernährungsstörungen des Säuglings überhaupt darstellt, ist fraglos der Symptomenkomplex einer intestinalen Toxikose bei parenteraler Infektion etwas keineswegs alltägliches. Das erscheint deshalb auffällig, weil man von vornherein annehmen müßte, daß der Zusammenbruch der gesamten Giftabwehrvorrichtungen beim Säugling im Gefolge eines schweren Infektes leicht eintritt. Offenbar ist nun die Giftabwehr des Organismus nicht oder jedenfalls nicht ohne weiteres mit der Infektabwehr identisch. Die letztere wird nach den heute gültigen Lehren in der Hauptsache in das retikulo-endotheliale System (*Landau-Aschoff*) verlegt. Man kann sich nun vorstellen, daß zwar bei jeglichem parenteralem Infekt infolge der Tätigkeit des R. E. S. Bakterientoxine und Körpergewebezerfallsprodukte auch in den Darm abgesondert werden und hier zu dyspeptischen Störungen führen, daß aber, solange die Giftabwehr (Darmepithel, Leber) noch unversehrt ist, keine Toxikose zustande kommt. Erst unter ganz besonderen Bedingungen, also bei erhöhter Giftüberschwemmung oder bestimmter Schädigung etwa durch die Inanition, wird auch die gesamte Giftabwehr versagen.

Wir sehen jedenfalls ernste, zum Tode führende parenterale bakterielle Infektionen, etwa ein Streptokokkenempyem ohne Toxikose ablaufen, während verhältnismäßig leichtere Infekte: eine Otitis, eine Zystopyelitis plötzlich eine solche auslösen kann. Ganz unterschiedlich verhält es sich mit der Pneumonie, die — offenbar je nach dem Charakter der Endemie — häufiger mit intestinal toxischer Reaktion einhergeht, um jedenfalls in der großen Mehrzahl der Fälle nur mit etwas Durchfall, einer Begleitdyspepsie oder auch ohne jede Ernährungsstörung abzulaufen. Besonders liegen die Verhältnisse bei der Sepsis. Wenn auch kein Zweifel darüber bestehen kann, daß die Sepsis unter dem Bilde der intestinalen Toxikose auftreten kann, so ist das doch keineswegs die Regel. Im Gegenteil wird man das mannigfaltige Sepsis-Krankheitsbild auch schon beim jungen, ja besonders sepsisgefährdeten Säugling deutlich von dem mehr starren Symptomenkomplex der intestinalen Toxikose abzugrenzen imstande sein.

Von der oben geschilderten allgemeinen Symptomatologie weicht die symptomatische Toxikose bei parenteraler Infektion nur wenig ab. Wiederum ist es — wie bei der symptomatischen Dyspepsie (siehe diese, S. 153), vor allen Dingen die Unbeeinflußbarkeit des Fiebers und des schweren Allgemeinzustandes durch die Diätetik, die den Verdacht auf Infekt erregen muß. Umgekehrt sieht man Temperaturrückgänge, die, ob mit Recht, erscheint zweifelhaft, auf die eingeleitete Diät bezogen werden. Zweierlei ist im Verlauf möglich. Entweder geht nach etwas ungewöhnlichem Beginn (Entwicklung aus einer Infektionskrankheit, Entstehung von hohem Fieber mit wenig Durchfall u. a. m.) das Krankheitsbild schrittweise über in das der typischen intestinalen Toxikose und geht sit venia verbo darin völlig auf, oder aber der „Brechdurchfall" erweist sich als merkwürdig unbeeinflußbar und leitet einen schweren — oft tödlichen — allgemeinen Infektionszustand ein.

Die Erkennung des Zusammenhanges zwischen parenteralem Infekt und Toxikose ist oft schwierig.

Auf die Wichtigkeit des Nachweises des Infektionsprozesses im Beginn der Ernährungsstörung wurde schon eingegangen, ebenso auf die geringe Wirksamkeit aller diätetischen Maßnahmen (S. 154).

Ernste Prognose.

Danach ist über die Prognose nur noch wenig hinzuzufügen. Sie ist ernst. Ernster als bei rein alimentärer Intoxikation, weil wir der schweren Störung nur selten durch andere, nicht diätetische Maßnahmen beikommen können. Besonders schlecht ist sie wegen der hier in der Natur der Entstehung ja begründeten Rezidivgefahr.

Schwierigkeiten der Behandlung.

In der Behandlung kann man sich im wesentlichen an die oben gegebenen allgemeinen Richtlinien halten, nur muß man die Hungerkur — sonst unsere wirksamste Maßnahme — in diesen Fällen mehr als Versuch zur Besserung auffassen. Man wird also verhältnismäßig rasch von der Hungerkur zur Übergangskost und zur Wiederauffütterung mit kleinen Milchmengen fortschreiten, um möglichst bei Erhaltungsdiät (70 Kal. pro Kilogramm) die Besserung des Grundleidens, des parenteralen Infektes, abzuwarten. Am günstigsten liegt der Fall, wenn der Infekt der Toxikose gewissermaßen nur voraufgeht. Hier halte man sich streng an die diäte-

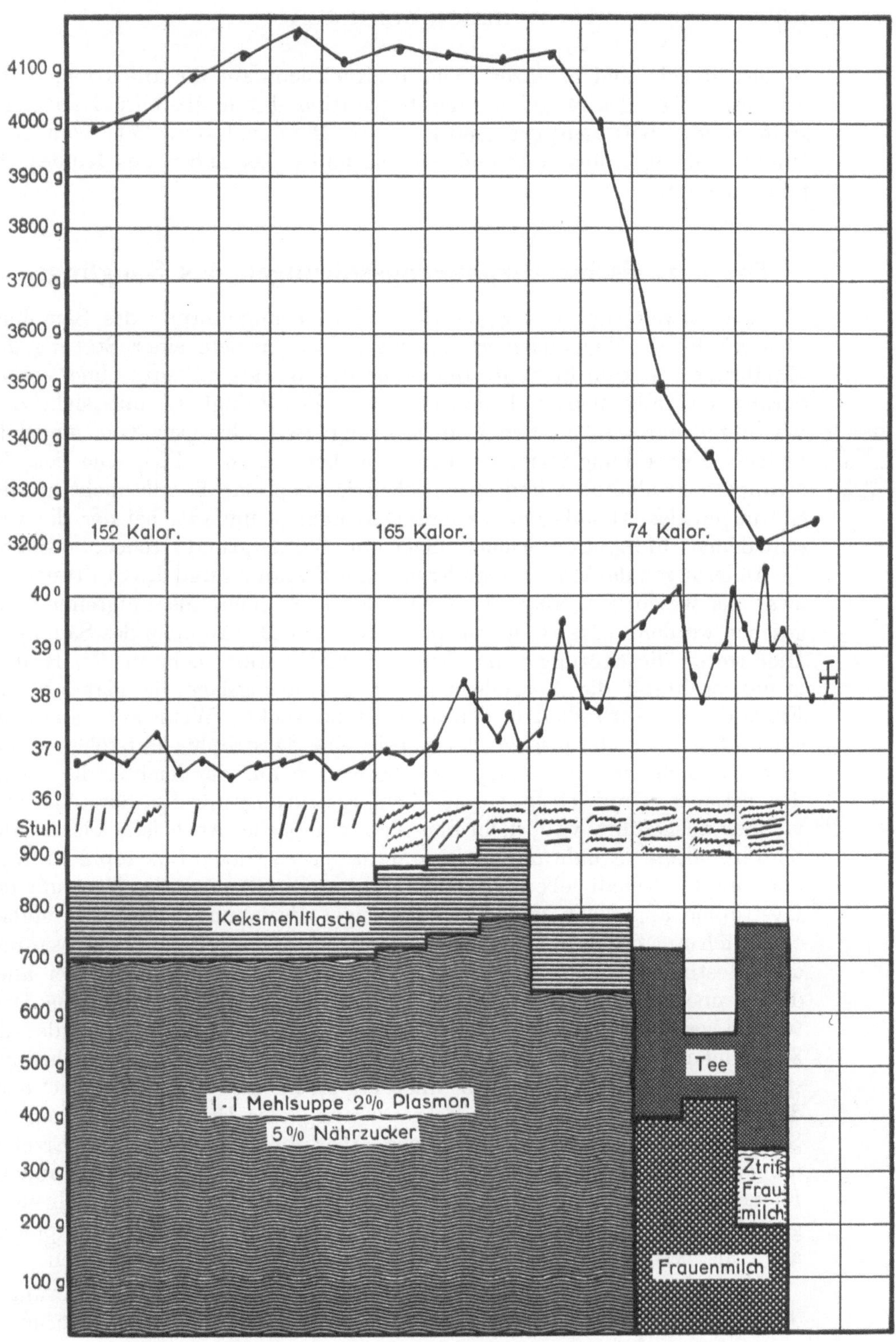

Fig. 48.

Ernst Aug. K., 4 Mon. alt. Parenterale Toxikose bei akuter Osteomyelitis. Sektion: kein besonderer Darmbefund.

(Zeichenerklärung s. S. 117).

tischen Regeln und gefährde nicht in Rücksicht auf die Infektion, z. B. ein stark eiterndes Mittelohr, die Reparation durch übereilte Nahrungssteigerung. Bei richtiger Leitung der Rekonvaleszenzdiät heilt der Infekt schließlich aus, während ein Diätfehler das Leben des Kindes gefährden kann.

Die chronischen Ernährungsstörungen des Säuglings.

Die Erweiterung des Begriffes der Ernährungsstörung des Säuglings über die lokale Magendarmerkrankung hinaus zu dem einer Störung der Ernährungsfunktion im weitesten Sinne des Wortes mit und ohne Veränderung des allgemeinen Ernährungszustandes bringt es mit sich, daß wir unter chronischer Ernährungsstörung zwei Gruppen von ungleichartigen Erkrankungsformen zusammen betrachten. Das eine ist die Gruppe der subakuten und chronischen Dyspepsien, die alle nicht akuten Störungen des Ablaufs der Verdauungsvorgänge umfaßt, bei der die verschiedenen Indigestionserscheinungen im Vordergrund stehen, während die Änderungen des allgemeinen Ernährungszustandes und des Stoffwechsels zwar als wesentlich, aber als nicht oder noch nicht als tiefgreifend angesehen werden. Das zweite ist die Gruppe der Dystrophien des Säuglings. Hier treten die Störungen im Sinne der Indigestion mehr in den Hintergrund, während die Veränderung der Ernährungslage, ja geradezu die Frage der Ernährbarkeit in den Mittelpunkt rückt. Wenn auch aus einer subakuten oder chronischen Dyspepsie eine Dystrophie entstehen kann, so trifft doch die Auffassung, daß die erstere nur der leichte, die zweite der schwere Grad einer chronischen Ernährungsstörung darstelle, wie vielfach ausgeführt wird, nicht den Kern der Sache. Auch jede leichte oder schwere akute Ernährungsstörung kann ja zu einer Dystrophie führen und müßte deshalb ebenfalls als „leichter Grad“ oder die Vorstufe der Dystrophie angesehen werden.[1]) In enger Beziehung zueinander stehen eigentlich nur die akute und die subakute bzw. chronische Dyspepsie und die intestinale Toxikose, insofern die „dyspeptische“ Störung bei allen dreien unerläßlich und wesentlich ist. Demgegenüber kommt eine Dystrophie gegebenenfalls auch ohne „dyspeptische Störung“ zustande; ihr Zusammenhang mit den drei grundsätzlich dyspeptischen Ernährungsstörungen ist also ein nur bedingter. Auch die Dystrophie ist nach der eingangs gegebenen Begriffsbestimmung eine Ernährungsstörung des Säuglings, und zwar eine chronische, aber ihre Wesensart und Erscheinungsform ist doch, verglichen mit den drei genannten, eine völlig andere. Es erscheint deshalb richtiger, die Dystrophie, wie das im folgenden geschieht, als eine besondere Art von Ernährungsstörung überhaupt und auch als besondere chronische Ernährungsstörung zu betrachten.

Zwei Gruppen von chronischen Ernährungsstörungen.

Infolgedessen geht es auch nicht an, wie bei den akuten Störungen die Ätiologie für beide Gruppen der chronischen Ernährungsstörungen gemeinsam zu erörtern.

[1]) Die Lehre, daß alle einzelnen Ernährungsstörungen des Säuglings nur Grade oder Phasen einer Grundstörung darstellen, ist m. E. nicht berechtigt und wirkt eher verwirrend als klärend. Welches soll die Grundstörung sein?

III. Die subakuten und chronischen Dyspepsien des Säuglings.

Begriffsbestimmung der subakuten und chronischen Dyspepsien.

Unter den Begriff der subakuten und chronischen Dyspepsie fallen nicht etwa nur die ausgeprägten Dyspepsien von schleppendem, langwierigem Verlauf, sondern alle mit nicht heftigen „dyspeptischen“ Symptomen, also mit mäßigem Durchfall, Speien, Erbrechen, geringem alimentärem Fieber und dauernden Gewichtsschwankungen einhergehenden Ernährungsstörungen des Säuglings, welche keine Zeichen einer Schwerernährbarkeit und keine progressive Verschlechterung des Ernährungszustandes, also keine Verkümmerung aufweisen. Mit dieser Begriffsbestimmung wird gleichzeitig die für das Verständnis der Lehre von den Ernährungsstörungen wichtige Tatsache zum Ausdruck gebracht, daß Durchfall und Erbrechen, weder allein noch zusammen, in jedem Fall auch bei längerem Bestehen eine schwere Erkrankung des Säuglings anzeigen. Es kann sich dabei nämlich, im Gegensatz zu den geschilderten akuten Durchfall-Brech-Krankheiten — akute Dyspepsie und akute intestinale Toxikose — lediglich um Zeichen harmloser Anomalien der Verdauungsvorgänge handeln, die Wochen und Monate andauern können, ohne daß sie in ernste akute oder chronische Ernährungsstörung übergehen. Damit wird die Schwierigkeit der diagnostischen Beurteilung solcher subakuten und chronischen „dyspeptischen“ Erscheinungen und Zustände klar. Nur die eingehende Untersuchung des Säuglings, namentlich die Feststellung seines Ernährungszustandes, Turgors, seiner Körpertemperatur usw. und die sorgfältige Aufnahme der Vorgeschichte setzt den Kinderarzt in die Lage, die Bedeutung eines in den anderen Altersstufen oft, man könnte sagen mit einem Blick abzuschätzenden Symptoms, wie Erbrechen oder Durchfall, zu erkennen. Es ist klar, daß eine Verwechslung einer solchen subakuten Diarrhöe bei einem sonst gut gedeihenden Säugling mit einer akuten Dyspepsie dann, wenn immer neue Hungerkuren und Schondiäten eingeleitet werden, das Kind in einen bedrohlichen Hungerzustand hineinbringen können. Um Mißverständnissen vorzubeugen, muß hier darauf hingewiesen werden, daß selbstverständlich auch die im allgemeinen harmlosen dyspeptischen Symptome einer sorgfältigen Behandlung bedürfen, damit nicht aus einer Vernachlässigung etwa von Speien und „schlechten Stühlen“ eine Beeinträchtigung der Nährstoffzufuhr oder umgekehrt eine fortgesetzte Überernährung oder Fehlernährung entsteht.

Bei Betrachtung der Ätiologie der subakuten und chronischen Dyspepsien sind im Gegensatz zu den akuten dyspeptischen Störungen, die infolge ihrer Heftigkeit sozusagen Säuglinge jeglicher Konstitution und Kondition befallen, hier in erster Linie die Bereitschaften und erst in zweiter Linie die mannigfachen, den dyspeptischen Zustand hervorrufenden und unterhaltenden Ursachen zu erörtern.

Ätiologie.

Bereitschaften.

Unnatürliche Ernährung.

a) Die unnatürliche Ernährung ist bei vielen Säuglingen, namentlich bei denen des ersten Trimenons, der Ausgangspunkt von subakuten dyspeptischen Störungen. Entsprechend der verschiedenen Empfindlichkeit der Säuglinge gegen die Kuhmilch und die artfremde Nahrung überhaupt ist ihre Bedeutung für die Entstehung der Erscheinungen eine verschiedene. So wird man bei einem bis dahin gut gedeihenden Flaschenkind die Kuhmilchernährung nicht unmittelbar für eine chronische Verdauungsstörung verantwortlich machen dürfen, während in einem anderen Falle, bei dem von vornherein die Umsetzung auf Kuhmilch Schwierigkeiten gemacht hat, diese Schlußfolgerung naheliegend und begründet ist. Die unnatürliche Ernährung schafft aber nicht allein durch ihre besonderen „Ansprüche", die sie an die Magendarmverdauung stellt, die Voraussetzungen für immer wieder auftretende Störungen, sondern sie fördert und unterhält sie mittelbar infolge der bei ihr eintretenden Immunitätsschwächung. Im übrigen wäre es irrig, anzunehmen, daß bei Frauenmilchernährung solche subakuten und chronischen dyspeptischen Zustände garnicht vorkommen. Sie sind im Gegenteil garnicht selten.

Abwegigkeiten der Konstitution.

b) Konstitutionsanomalien. Von den jungen Säuglingen mit Konstitutionsanomalien sind, wie es schon in der *Czerny*schen Begriffsbestimmung ausgedrückt wird, in erster Linie die Säuglinge mit exsudativer Diathese zu subakuten und chronischen Dyspepsien geneigt. Im besonderen erkranken daran die meisten mageren Exsudativen und alle Erythrodermiekinder (*Leiner*). Man nimmt bei den ersteren eine besondere Vulnerabilität der Darmschleimhaut (*Czerny*) und bei den letzteren eine besondere „Hydrolabilität" (*Moro*) an. In zweiter Linie sind die Neuropathen dyspeptischen Zuständen unterworfen. Zum Teil, weil sie überernährt und falsch erzogen, d. h. nicht an abwechslungsreiche Nahrung und ordnungsmäßige Mahlzeiten gewöhnt werden, zum anderen Teil aber auch, weil sich ihre abnorme Übererregbarkeit auch besonders auf den Verdauungsapparat erstreckt. Damit im Zusammenhang steht ihre anormale Empfindlichkeit gegen Geschmackseinflüsse. Beachtenswert ist die Tatsache, daß manche Neuropathen, die gegen Ende des Säuglingsalters an subakuten und chronischen Dyspepsien leiden, später einen Übergang in die *Schütz-Heubner-Herter*sche Verdauungsinsuffizienz aufweisen.

Von Konstitutionsanomalien kann man hier schließlich auch noch die spasmophil-rachitische Diathese anführen, welche eine besondere Bereitschaft zu subakuten und chronischen Dyspepsien aufweist.

Eine „Tropholabilität" kann man meines Erachtens nicht als selbständige Konstitutionsanomalie anerkennen, weil sie nur die Umschreibung einer in gewissem Grade bei jedem Säugling vorkommenden Verletzlichkeit der Verdauungsfunktion darstellt. Diese ist auch keineswegs immer endogen konstitutionell bedingt, sondern häufig exogen. Das heißt, sie wird oft erworben und verschwindet manchmal unter einfachen therapeutischen Maßnahmen. Der junge Säugling ist, wie oben erwähnt, nur auf eine Nahrung: Frauenmilch eingestellt und kann nicht ohne weiteres auch ebensogut mit Tiermilchmischungen aufgezogen werden. Darin liegt in der Hauptsache seine Nahrungsempfindlichkeit. Daß außerdem manche Säuglinge von vornherein selbst mit der arteigenen Nahrung schwer aufzuziehen sind, kann allerdings nicht bestritten werden. Sie stellen aber nur einen kleinen Teil der dystrophierenden und chronisch dyspeptischen Säuglinge dar. Es handelt sich in der Hauptsache um

Schwächliche Kinder.

c) Neugeborene, Frühgeborene und Schwachgeborene. Sie zeigen fast regelmäßig schon in den ersten Tagen Erbrechen und Entleerung häufiger dünner Stühle, allerdings ohne besondere Rückwirkung auf das Allgemeinbefinden (*Langstein* und *Landé*). Andererseits ist ein rascher Übergang in ernste Störungen möglich und bei unnatürlicher Ernährung ist jede Durchfallserkrankung sorgfältig zu überwachen und ernster zu beurteilen.

Organisch kranke Säuglinge.

d) Von den organischen Erkrankungen führen, abgesehen von den Infektionen, von denen im folgenden noch die Rede ist, die Hasenscharte und Gaumenspalte, die Säuglingsnephrose und manche Hautkrankheiten, namentlich der Pemphigus, die Dermatitis exfoliativa (*Ritter*), sowie die entzündlichen Nabelerkrankungen, die Verbrennungen und einige seltene organische Nervenkrankheiten zu chronisch dyspeptischen Zuständen. Bei der kongenitalen Lues sieht man gelegentlich schlechte Stühle und Erbrechen ohne Ernährungsfehler bei Kindern mit Koryza und solchen mit großem Leber- und Milztumor. Es handelt sich dabei offenbar einesteils um Trinkstörungen, andernteils vielleicht um Lageveränderungen und Durchgangsstörungen im Magendarmkanal; spezifische Einflüsse sind unwahrscheinlich, jedenfalls bisher unbewiesen.

Ursachen.

Enterale Infektion.

a) Enterale Infektion. Selbstverständlich können sämtliche bei der Ätiologie der akuten Ernährungsstörungen auf S. 110ff. beschriebenen Erreger auch eine subakute oder chronisch verlaufende Dyspepsie verursachen. Hervorzuheben ist hier, daß keineswegs der milde oder schleppende Verlauf einer dyspeptischen Störung es ausschließt oder unwahrscheinlich macht, daß der Erkrankung eine primäre enterale Infektion mit spezifischen pathogenen Keimen zugrunde liegt. Im Gegenteil pflegt beim Säugling, wenigstens in unserem norddeutschen Klima, sowohl die Ruhr wie der Paratyphus, ja auch der seltene echte Typhus eher unter dem Bild einer chronischen, fieberhaften Dyspepsie zu verlaufen als in Form einer akuten schweren Allgemein- bzw. Brechdurchfallerkrankung. Bei Nahrungsmittelvergiftungen alias Paratyphusinfektionen einer ganzen Familie tritt das oft deutlich zutage: Die Erwachsenen und älteren Kinder erkranken an einem akuten Brechdurchfall, der Säugling zeigt nur eine schleichende dyspeptische Störung. Aus alledem erhellt, daß auch bei den meisten subakuten und chronischen Dyspepsien die primäre enterale Infektion in Erwägung gezogen werden muß.

Ernährungsfehler. Überfütterung.

b) Ernährungsfehler spielen naturgemäß auch hier eine wichtige Rolle. Die Überfütterung ist dabei — siehe S. 114 — oft weniger eine absolute als eine relative. So sieht man besonders etwas untergewichtige, leidlich gut gedeihende Säuglinge, die immer wieder speien und erbrechen und schlechte, zeitweilig richtig durchfällige Stühle ausscheiden, ohne daß die Nahrungsmenge für das Alter besonders groß wäre. Es kommt das besonders auch bei Brustkindern vor. Eine einfache Herabsetzung der Tagesmenge, also z. B. kürzeres Anlegen, beseitigt mit einem Schlage die Störung. Eine qualitative, also mit einem oder mehreren Nahrungsbestandteilen durchgeführte Überfütterung, z. B. mit Fett oder mit Mehl und Malz, kann zu langedauernden leichten Gärungsdurchfällen führen, die keine besondere Rückwirkung auf das Allgemeinbefinden der Kinder zu zeigen brauchen.

Eine besondere Art der subakuten Dyspepsie, die des Brustkindes, ist vermutlich auf eine qualitative Änderung der Frauenmilch (Übermaß

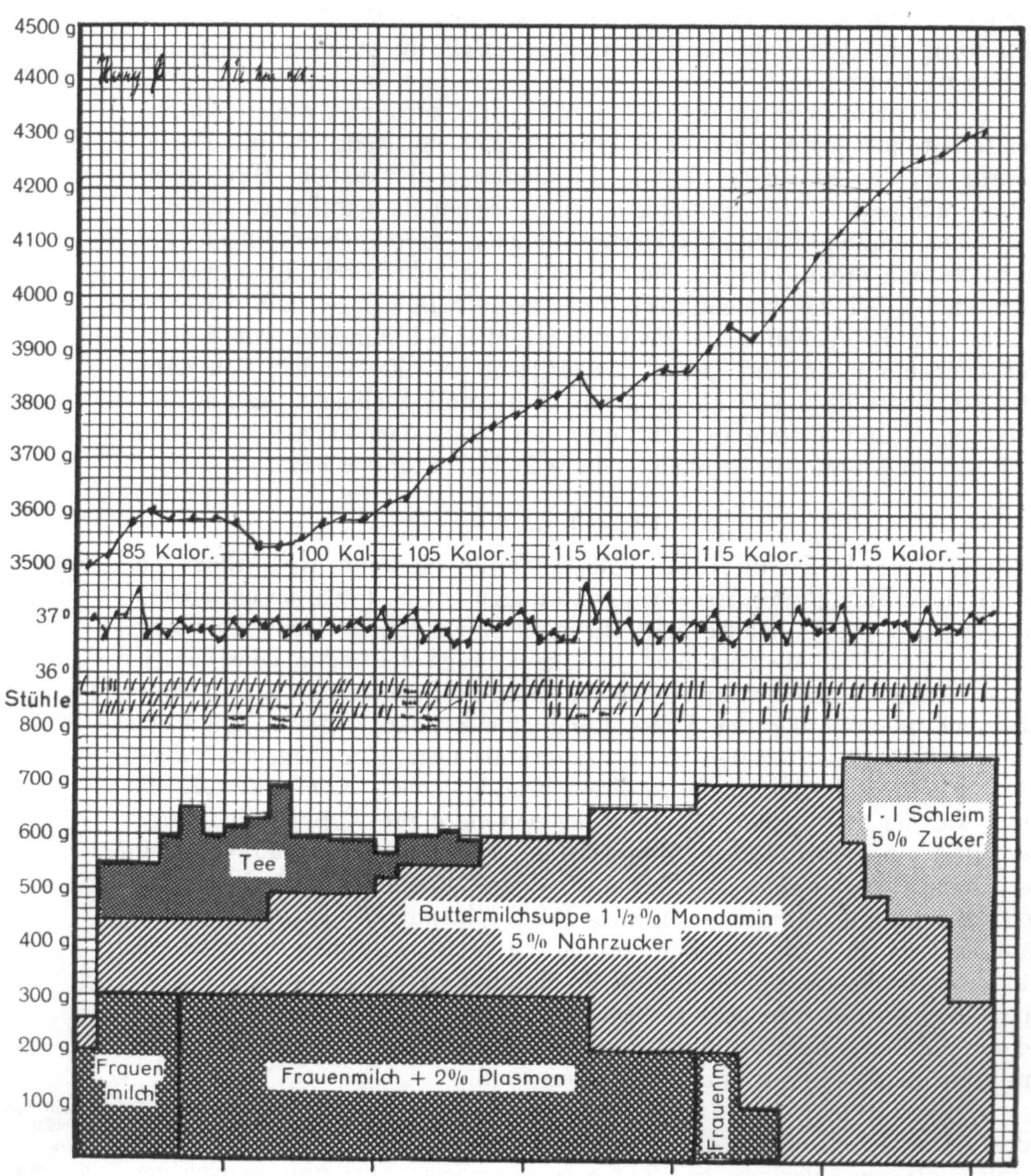

Fig. 49.
Harry P., $1^1/_2$ Mon. Akut beginnende, dann chronisch werdende Dyspepsie ohne Dystrophie, wie aus der guten Gewichtskurve hervorgeht.
(Zeichenerklärung siehe Seite 117.)

an Fett oder im Gegenteil: Besondere Fettarmut, Übergang von Genußmitteln und Medikamenten, Menstruationsgift u. a. siehe S. 115) zurückzuführen.

Besonders wichtig und erst in neuerer Zeit in ihrer Bedeutung gewürdigt ist die Unterernährung als Ursache chronisch dyspeptischer, im besonderen diarrhöischer Zustände. Aus den Laboratoriumsversuchen wissen wir, daß längere Zeit quantitativ, aber auch qualitativ unterernährte Tiere nur selten an Verstopfung, dagegen häufig an Durchfällen erkranken. Daß ähnliche Verhältnisse bei vielen Säuglingen vorliegen, geht daraus hervor, daß solche Kinder, bei denen man aus der Vorgeschichte eine Unterernährung — besonders häufig infolge Verfütterung von verhältnismäßig reichlichen Mengen gehaltloser Milchmischung — vermutet, bei genügendem Nahrungsangebot sofort geheilt werden. Hiervon sind, worauf im folgenden noch eingegangen wird, namentlich die Säuglinge betroffen, die nach einer akuten Ernährungsstörung zu Unrecht immer weiter von der Mutter oder dem Arzt auf Schonungskost, also Hungerration, gesetzt wurden.

Unterernährung.

Hungerdiarrhöe.

Etwas Ähnliches ist das Weiterreichen von verordneten Arzneimitteln, die schon lange nicht mehr angezeigt sind, aber von der Mutter oft als „Prophylaktikum" gegen neue Störungen verabreicht werden. Aus eigener Erfahrung ist mir davon bekannt: Kinderpulver (Mag. sulf. c. Rheo!!), Ipecacuanha infus, Koffeinlösung (4sdtl. 0,05!!!) und als Rachitisschutzmittel Maltosellol und Vigantol in zu großen Dosen!

Unzweckmäßiger Gebrauch von Medikamenten.

Schließlich sind auch hier die ungeeigneten Nahrungsmittel (Zuckerwaren, Honig, Ei, Wurststückchen, Käse usw.) zu erwähnen, die von unvernünftigen Eltern den Kindern zugesteckt, chronisch dyspeptische Störungen hervorrufen oder unterhalten.

Ungeeignete Nahrungsmittel.

c) Parenterale Infektion. Daß parenterale oder „extraalimentäre" Infektionen akute Ernährungsstörungen auslösen, wie auf S. 115 ausgeführt wurde, erscheint zunächst verständlicher, als die Tatsache, daß sie auch die Ursache subakut und chronisch verlaufender Dyspepsien sein können. Man müßte sich vorstellen, daß mit Abheilung eines akuten Infektes auch die akut entstandene parenterale Störung abklingt. Nun verhält sich die Sache damit offenbar folgendermaßen: Auch bei ganz heftig einsetzenden extraalimentären Störungen, z. B. einer Otitis, bleibt der Verdauungsapparat zunächst intakt, um erst bei abheilendem Infekt oder nachträglich ergriffen zu werden. Entweder ist die Nahrungsaufnahme auf dem Höhepunkte der Infektion eine ungenügende und in der Rekonvaleszenz eine übermäßige, oder aber die anfängliche Miterkrankung des Verdauungsapparates führt zu einem Kreislauf der Schädlichkeiten. Es tritt dabei zur Verdauungsstörung ein Infektrezidiv usw. Wir sehen also, daß nicht nur chronische parenterale Infekte die Ursache chronischer Dyspepsien sind, sondern daß diese auch im Gefolge eines einmaligen oder rezidivierenden Infektes auftreten.

Parenterale Infektion.

Besonders häufig haben die Nabelinfektion, die Kopfschwartenphlegmone und die Mastitis des Neugeborenen subakute oder chronische Dyspepsien von ernster Bedeutung zur Folge, während man das von anderen sepsisähnlichen Zuständen (Osteomyelitis, sogenannte Furunkulose [recte Hidroadenitis purulenta], Pemphigus) nicht sagen kann. Auch das Erysipel und die echte Sepsis pflegen beim Säugling nicht mit subakuten dyspeptischen Zuständen einherzugehen. Beim älteren Säugling sind verhältnismäßig häufig von Dyspepsien chronischer Art gefolgt oder begleitet: die Masern, die Grippe, seltener der Keuchhusten, die Bronchopneumonie und die Vakzination.

Auch die Dentitio mit leichter oder ausgeprägter Stomatitis verursacht gelegentlich subakute dyspeptische Zustände.

Ein Musterbeispiel für alle diese durch parenterale Infektion entstandenen chronischen Dyspepsien bieten viele Fälle von „Hospitalismus“.

Pflegefehler.

d) Pflegefehler. Die oben (S. 117) schon beschriebenen Pflegefehler der verschiedensten Art sind naturgemäß auch als Ursachen der subakut und chronisch verlaufenden Dyspepsien in Betracht zu ziehen. Hier seien zur Vervollständigung nur noch folgende Fehler der Brustkinderpflege angeführt. Manche Mutter verschweigt, daß sie bei jeder Mahlzeit das Kind an beiden Seiten trinken läßt, was meist gleichbedeutend mit einer dauernden Überfütterung ist. Andere Mütter lassen in allzu ängstlichem Festhalten an den festgesetzten Stillzeiten oder um das Stillgeschäft abzukürzen, das Kind beinahe vor jeder Mahlzeit eine ganze Weile schreien. Die Folge kann sein, daß das Kind zu gierig trinkt und dauernd durchfällige Störungen aufweist. Ausschlaggebend ist die richtige anfängliche Einstellung von Mutter und Kind aufeinander in bezug auf Milchmenge und Zahl der Mahlzeiten. Eine Reihe von chronischen dyspeptischen Störungen leitet sich aus dieser ersten Zeit der Ernährung an der Brust und dabei vorgekommenen Ungeschicklichkeiten oder Fehlern her.

Die wichtigsten pathologischen Vorgänge bei der subakuten und chronischen Dyspepsie.

Der chronische Durchfall.

a) Der chronische Durchfall stammt entweder von einer akuten Durchfallsstörung her, ist also deren Fortsetzung oder er entwickelt sich ohne besondere akute Erscheinungen aus allmählich sich verschlechternden Stühlen. Jedenfalls gehen durchaus nicht allen chronischen dyspeptischen Zuständen beim Säugling akute Ernährungsstörungen voraus. Es fragt sich nun, welches die Entstehungsbedingungen solcher subakut- und chronisch verlaufender Dyspepsien sind.

Die nächstliegende Vorstellung ist die, daß durch andauernde Schädigung, also z. B. „chronische“ Ernährungsfehler die chronisch dyspeptischen, besonders die durchfälligen Erscheinungen hervorgerufen und unterhalten werden. In der Tat sind lange Zeit fortgesetzte quantitative und qualitative Unterernährung fast stets von Durchfällen gefolgt, während entgegen der früheren Annahme Überfütterung in der Mehrzahl der Fälle zur Gewöhnung an das Kostübermaß und eher zur Verstopfung führt. Von den einzelnen Nährstoffen kommt immerhin für die chronische Durchfallsstörung in erster Linie ein Zuviel an Fett und in zweiter Linie Eiweiß in Betracht, während Zucker und Mehl zwar auf die Dauer dystrophierend (s. Mehlnährschaden), aber so gut wie nie längere Zeit Durchfall erzeugend wirken. Aber auch bei an sich normalem Nahrungsangebot sehen wir bei Brust- und Flaschenkindern chronischen Durchfall, der dafür spricht, daß wir es hier mit einer primären Verdauungsschwäche oder zum mindesten mit einer primären Abwegigkeit der Verdauungsvorgänge zu tun haben. Wiederum ist der chronische Durchfall dieser Art bei jungen und besonders frühgeborenen und lebensschwachen Säuglingen besonders häufig, was mit der Annahme einer Verdauungsschwäche oder Unfertigkeit gut vereinbar ist. Weiterhin sehen wir sich gerade aus diesen Zuständen gelegentlich zwei Arten von Magendarmstörungen entwickeln, die in das Kleinkindesalter (vielleicht das Erwachsenenalter) hineinreichen, erstens die Enteritis membranacea und zweitens die chronische Verdauungsinsuffizienz *Schütz-Heubner-Herters*, die bezeichnenderweise auch intestinaler Infantilismus genannt wird. Wenn man will, kann man diese besondere Neigung zu chronischen Durchfällen bei vermutlicher Verdauungsschwäche dem allgemeineren Diathesebegriff der Neuropathie unterstellen. Man muß allerdings dann gleich hinzufügen, daß auch Exsudative und Rachitiker vielfach eine solche Neigung aufweisen, wenn sie auch da nicht bis zur Verdauungsinsuffizienz hinreicht.

Die hier in Frage stehenden chronischen Durchfallsstörungen des Säuglings bieten noch insofern etwas Besonderes, als sie, auch wenn sie länger bestehen, weder wie der akute Durchfall zu „Enteritis" (Magendarmkatarrh) noch im allgemeinen zu einer ernstlichen Beeinträchtigung des Allgemeinbefindens (Exsikkose, Dystrophie) führen.

Weder aus dem Stuhlbild, noch aus der bakteriologischen und serologischen Stuhl- und Blutuntersuchung haben sich hierfür Unterscheidungsmerkmale vom akuten Durchfall auffinden lassen. Ebenso, wie bei dem letzteren ist die Stuhlflora — abgesehen von den wenigen enteralen spezifischen Infektionen (chronische oder subakute Ruhr, Paratyphus) — die beschriebene vielgestaltige. Auch aus diesen Stühlen kann man dieselben Kolirassen, wie bei den Säuglingen mit akuten Ernährungsstörungen züchten, welche dasselbe Vergärungs- und Fäulnisvermögen zeigen (*Schiff* und *Kochmann*). In den Stühlen kann man ebenso, wie beim akuten Durchfall Amine nachweisen, die Magenverweildauer erweist sich nicht als verlängert, kurz, die gesamten Befunde entsprechen weitgehend denen bei den akuten Störungen, was uns m. E. recht vorsichtig in ihrer Bewertung für die Entstehung der schweren Allgemeinsymptome, die doch hier fehlen, machen muß.

Das chronische Speien und Erbrechen.

b) Das chronische Speien und Erbrechen zeigt sich zunächst als Begleitsymptom auch aller chronischen Indigestionszustände, in seltenen Fällen als Folge zu großer Nahrungsvolumina, dann aber auch als ein Leiden von einer gewissen Selbstständigkeit, als sogenanntes habituelles Speien und Erbrechen. Im ersten Fall pflegt es in seiner Erscheinungsform stark zu wechseln. Nach tagelangen Pausen tritt es vereinzelt oder in ganzen Serien auf. Auch die Menge des Erbrochenen schwankt stark, manchmal handelt es sich nur um einen kleinen Teil der vor kurzer Zeit aufgenommenen Mahlzeit, in anderen Fällen wirft das Kind mehr aus, als es eingenommen hat. Gewöhnlich besteht das Erbrochene aus farbloser, stark saurer, geronnener Milch in Flocken und Schleim enthaltender Flüssigkeit von ranzigem Geruch. Die Beschaffenheit spricht dafür, daß das Erbrechen im wesentlichen hier die Folge eines mit Supersekretion einhergehenden Reizzustandes der Magenschleimhaut ist.

Habituelles Erbrechen.

Beim habituellen Erbrechen erbricht das Kind fast nach jeder Mahlzeit wochenlang. Entweder handelt es sich dabei um Luftschlucken oder ungeschickte Fütterung oder aber es liegen spastische oder atonische Erscheinungen der Magenmuskulatur der Erscheinung zugrunde. Röntgenuntersuchungen haben jedenfalls ergeben, daß sowohl starke Ausweitung des noch sehr beweglichen Säuglingsmagens als Grundlage des atonischen Erbrechens, als auch das Umgekehrte, nämlich Gastrospasmus beim spastischen Erbrechen vorkommt. Gegenüber dem echten Pylorospasmus bzw. der Pylorostenose ist hervorzuheben, daß hier ein Pyloruskrampf bei der Röntgenuntersuchung höchstens als Teilerscheinung von rasch vorübergehendem Charakter nachgewiesen ist (*Variot*). In demselben Sinne sprechen die röntgenologischen Bestimmungen der Magenentleerungszeit und der gesamten Magendarmpassage, die bei habituellen Brechern eher beschleunigt als verzögert ist. Zweifellos ist jede Form des habituellen Erbrechens die Folge einer, wie der Zusammenhang mit der Nahrungsaufnahme zeigt, von der Magenschleimhaut auslösbaren, vielleicht auch von ihr ausgehenden nervösen Übererregbarkeit. Diese Motilitätsstörung ist offensichtlich nicht unmittelbar von der Nahrungszusammensetzung abhängig. Brustkinder zeigen die Erscheinung etwa ebenso häufig wie Flaschenkinder. Möglicherweise spielt eine anfängliche Überfütterung, also eine Gewöhnung an zu große Einzelmahlzeiten eine Rolle. Auf der anderen Seite sehen wir das chronische Speien und Erbrechen auch bei ungenügend ernährten Säuglingen entstehen und bei Steigerung der Nahrungsmenge verschwinden. Zur Erklärung der Hyperästhesie der Magenschleimhaut hat man eine allgemeine Neuropathie, ja die Spasmophilie herangezogen. Von französischen Autoren wird sie als Folge eines echten anaphylaktischen Zustandes (*M. E. Weill*), von anderen Autoren als ein Symptom der kongenitalen Syphilis (*Marfan-Lemaire, Douzeau, Beutter, Dorlencourt*) aufgefaßt. Nach unserer eigenen klinischen Erfahrung bei einem reichen Spasmophilie- und Lues-Kranken-Durchgang tritt ein derartiger Zusammenhang nicht hervor. Eine besondere Bereitschaft der Neuropathen zu Brechen ist unbestritten, dagegen zum habituellen Erbrechen nicht auffällig. Zu

Recht wird sie wohl nur für das sogenannte unstillbare Erbrechen, die extremste Form von Brechneigung überhaupt und für einen Teil der Ruminationsfälle angenommen werden dürfen. Jedenfalls sieht man häufig habituell speiende und ruminierende Säuglinge sich ohne alle sonstigen „neuropathischen" Symptome später entwickeln. Einstweilen wird man deshalb als Grundlage des Leidens einen von der Magenschleimhaut aus auslösbaren Automatismus im Sinne eines primären totalen Gastrospasmus mit nachfolgender, vorwiegend regionärer Atonie annehmen müssen (siehe auch S. 209ff.).

Stoffwechsel.

Die Stoffwechselstörung bei der subakuten und chronischen Dyspepsie.

Alle bei der akuten Dyspepsie geschilderten Stoffwechselstörungen können sinngemäß bei chronisch verlaufenden Dyspepsien eintreten. Bei jeder längeren tiefgreifenden Stoffwechselstörung ist ein Übergang in die Dystrophie (siehe diese) jederzeit möglich. Umgekehrt lehrt aber die klinische Beobachtung, daß subakute und chronische dyspeptische Zustände wochenlang bestehen können, ohne daß ihre Rückwirkung auf das Allgemeinbefinden und den allgemeinen Ernährungszustand erheblich ist.

Die durch chronisches Erbrechen und Durchfall zu Verlust geratenden Nährstoffwerte brauchen demzufolge nur gering zu sein. So kann man z. B. bei einem an einer subakuten Dyspepsie leidenden Säugling lange Zeit im Stuhl reichliche Fettausscheidung in Form von Fettsäurenadeln, Fettseifen und sogar von Neutralfett nachweisen, ohne Gewichtsabnahme und deutliche Verschlechterung des Allgemeinbefindens.

Bemerkenswert ist, worauf bei der akuten Dyspepsie schon hingewiesen wurde, daß der Säugling die durch Tage und Wochen dauernden Wasserverluste durch „schlechte", oft reichlich flüssige Stühle und durch Speien und Erbrechen ohne Austrocknungserscheinungen, ja ohne Gewichtsabnahme sogar bei leidlicher Zunahme erleiden kann. Bei genauer Untersuchung läßt sich dabei feststellen, daß der Organismus die Harnmenge einschränkt und durch vermehrten Durst die Flüssigkeitsaufnahme steigert. Vermutlich wird gleichzeitig — Untersuchungen liegen darüber nicht vor — die Wasserdampfabgabe durch Haut und Lungen herabgesetzt sein.

Die Untersuchung der Mineralstoffwechselbilanzen bei länger dauernden Durchfällen ergibt, daß die Mineralbilanzen während der Durchfallsperiode verschlechtert sind. Manchmal ist nur die Kalkretention betroffen, während die Bilanzen der übrigen Mineralien normal sind. Die Störung im Mineralhaushalt ist aber niemals so hochgradig, daß es zu einem wirklichen Verlust an Mineralien, insbesondere Alkalien kommt.

Zusammenfassende Betrachtung der Pathogenese der subakuten und chronischen Dyspepsien des Säuglings.

Auch bei der Entstehung chronisch dyspeptischer Zustände können wir, wie bei der akuten Dyspepsie, von der Änderung des normalen Chymus ausgehen (S. 131). Man hat vielfach eine anormale Darmflora für den Beginn der subakuten Dyspepsie verantwortlich gemacht. Es besteht kein Zweifel, daß viele schleichende, leichte enterale Infekte, namentlich Ruhr und Grippe, unter dem Bilde einer das Allgemeinbefinden der Säuglinge wenig oder gar nicht beeinträchtigenden chronischen Dyspepsie verlaufen können. Auch die sogenannte „Irritationsdiarrhöe" (*Finkelstein*) stellt wohl eine entzündliche Erkrankung des Kolons und des unteren Ileums dar, wie die „Anstaltsdiarrhöe" (*L. F. Meyer* und *Nassau*). Es handelt sich also hier um Ileokolitiden, die durch spezifische und nichtspezifische Erreger verursacht sein dürften. Daneben gibt es nun eine große Zahl von subakuten und chronischen dyspeptischen Störungen, für die man, da sie auch bei gut gedeihenden Brustkindern ohne Anhalt für Infekte vorkommen, beschönigende Bezeichnungen, wie „physiologische Dyspepsie", „Übergangskatarrh", „initiale Diarrhöe" usw. geprägt hat. Bei manchen davon kann man nachweisen, daß sie die Folgen einer qualitativ oder auch quantitativ unzureichenden Nahrung sind, also wenn man will, „Inanitionsdiarrhöen“ (*Finkelstein*). Bei den bei reichlicher Nahrungsaufnahme sich entwickelnden und wochenlang bestehenden Dyspepsien der Brustkinder spielte früher die Überfütterung eine große Rolle. Namentlich hat man den zu hohen Fettgehalt und andere „Milchfehler“ für die Veränderung des Chymus verantwortlich gemacht (*Moll*, *Ritter*, *Slawik*). Daß solche „Milchfehler“ vorkommen, ist sichergestellt, sie sind aber sicher nur im Stoffwechselversuch zu erkennen und können nach neuen exakten Bilanzuntersuchungen ohne jeden Durchfall verlaufen (*Hugo Meyer*). Ein weiteres pathogenetisches Moment liegt sicher in der konstitutionellen Abwegigkeit. Besonders exsudative und neuropathische Säuglinge zeigen wochen- und monatelang oft abwechselnd mit den anderen Stigmata dyspeptische Erscheinungen.

Am auffälligsten ist nun die Tatsache, daß in der Hauptsache die jungen und ein hoher Prozentsatz aller Neugeborenen, Frühgeborenen und Schwachgeborenen an den chronisch-dyspeptischen Erscheinungen ohne besondere Beeinträchtigung des Allgemeinbefindens leiden. Es sind das dieselben Kinder, die eine Schwäche der Fett-, manchmal auch der Eiweißverdauung zeigen. In den anderen, den meisten Fällen, handelt es sich offenbar nur um einen beschleunigten Chymustransport durch den Dünndarm, der zur Folge hat, daß im Dickdarm ein nicht regelrecht aufgearbeiteter Darminhalt auftritt. Ohne zu einer ernstlichen Resorptionsstörung zu führen, wird diese Beschleunigung der Anlaß zur Entleerung gehäufter „dyspeptischer“ Stühle. Der Zustand stellt sozusagen das Gegenstück zum gut ausnützenden „obstipierten“ Brustkind dar. Zum Teil wird für diese regelwidrige Verdauungsarbeit eine abnorme Konstitution (Neuropathie usw.) verantwortlich gemacht werden können, in der Hauptsache handelt es sich aber um eine Funktionsanomalie ohne ernstere Bedeutung, die allmählich verschwindet. Hierfür spricht die Beeinflußbarkeit durch reine Nahrungszugabe in manchen Fällen und namentlich die Belanglosigkeit der Störung für das Gedeihen, das bei ruhigem Weitergeben der bisherigen Nahrungsmenge, insofern sie quantitativ und qualitativ einwandfrei war, fast stets zu beobachten ist.

Die verschiedenen Arten der subakuten und chronischen Dyspepsie.

Von den verschiedenen Arten der subakuten und chronischen Dyspepsie ist demnach einmal die Gruppe der infektiösen Gastroenteritiden, vorwiegend der Enterokolitis, zu unterscheiden von den alimentären. Hierher gehören die chronisch dyspeptischen Zustände der Brustkinder und der jungen Säuglinge. Eine Gruppe für sich bilden die subakuten Dyspepsien bei Konstitutionsanomalien und schließlich die symptomatischen chronischen Dyspepsien bei parenteraler Infektion.

Das Krankheitsbild der subakuten und chronischen Dyspepsien im allgemeinen.

Monotonie der meist geringfügigen Symptome.

Die Symptomatologie besteht in einem mannigfaltigen Wechsel der beiden geschilderten Grundsymptome: dem chronischen Durchfall und dem chronischen Speien und Erbrechen.

Nur in einem Teil der Fälle kann man Blässe und leichte Grade einer Anämie feststellen. Dabei ist bei nichtinfektiösen Zuständen die Zahl der Leukozyten normal; der Hämoglobingehalt ist stärker herabgesetzt als die Zahl der Roten. Manchmal besteht bei den Kindern ein säuerlicher, oft auch ranziger Mundgeruch. Zungenveränderungen, wie wir sie bei chronischen Dyspepsien älterer Kinder sehen, also weißlicher Belag und Trockenheit, fehlen gänzlich. Die Kreislauforgane bieten ebenso wie die Lungen nichts Besonderes.

Im Harn findet man auch bei Brustkindern oft beträchtliche Phosphorausscheidungen (*Moll*) und Erhöhung des Nitrat- und Glykuronsäuregehaltes (*Mayerhofer*). Bei Flaschenkindern ist der Harn — entsprechend den Wasserverlusten durch das Erbrechen und den Durchfall — hochgestellt. Der Nachweis von Eiweiß und von reduzierenden Substanzen spricht für Infektschädigung.

Eine der gewöhnlichsten Begleiterscheinungen ist das Wundsein. Die, man kann sagen ständig drohende Folgekrankheit ist naturgemäß die Dystrophie.

Die Prognose

ist bei den alimentären Formen am günstigsten. Weniger günstig verlaufen die enteral und parenteral infektiösen Formen und am hartnäckigsten und durch die Dystrophie am meisten bedroht sind diejenigen bei Konstitutionsanomalien.

Diagnostische Irrtümer.

Die Differentialdiagnose

ist naturgemäß oft sehr schwierig. Selten wird man einen echten Pylorospasmus, der im allgemeinen mit Hungerstühlen und hartnäckiger Obstipation einhergeht, auszuschließen haben. Peritonitische und meningitische Krankheitsbilder, auch der Keuchhusten und die Masern, können mit geringfügigen subakuten dyspeptischen Störungen beginnen. Von Wichtigkeit ist es, durch epidemiologische, bakteriologische und serologische Untersuchungen die enteralen Infektionen klarzustellen.

Einige mit chronisch dyspeptischen Erscheinungen verlaufende Fälle bieten schließlich das Bild der *Schütz-Heubner-Herter*schen Verdauungsinsuffizienz, in die sie überzugehen scheinen.

Die wichtigste Entscheidung in der Differentialdiagnose ist die Abgrenzung der subakuten und chronischen Dyspepsien von den dyspeptischen Zuständen bei der Dystrophie. Es handelt sich also darum, die schon bestehende oder sich entwickelnde Dystrophie zu erkennen (siehe diese, S. 246).

Besondere Formen der subakuten und chronischen Dyspepsien.

A. Subakute und chronische Dyspepsie bei enteraler Infektion.

Infektiöse Enterokolitis.

Die am häufigsten unter dem Bild einer chronischen Dyspepsie verlaufenden enteralen Infekte des Säuglings sind die Pseudodysenterie und der Paratyphus. Seltener kommt die Sepsis in Betracht. Bei einer Reihe anderer in Anstalten sich z. B. von Bett zu Bett fortpflanzender oder bei jeder Neuaufnahme auftretender chronischer Dyspepsien ist eine enterale Infektion nicht zu bezweifeln; sie ist aber bakteriologisch und serologisch mit den uns heute zu Gebote stehenden Mitteln meist nicht näher aufzuklären.

Die besondere Erscheinungsform, die durchaus nicht regelmäßig, sondern nur häufig beobachtet wird, ist das Bild einer mit auffallend geringen Allgemeinerscheinungen einhergehenden Enterokolitis. Anfänglich treten nur gehäufte „dyspeptische" Stühle ohne besondere Kennzeichen auf. Die Kinder erscheinen keineswegs schwerkrank oder überhaupt krank. Appetit, Schlaf, Stimmung, Körpertemperatur, Gewichtskurve, alles verhält sich wie beim gesunden, gut gedeihenden Kinde. Nun treten unvermittelt häufige substanzarme Schleimstühle mit Blutpünktchen oder Streifen auf und die Tenesmen lassen keinen Zweifel an der klinischen Diagnose „Ruhr", oder aber man sieht immer nur gelegentlich kleine Schleimklümpchen und Blutklexchen auf den an Zahl und Beschaffenheit unveränderten, also „dyspeptischen", Stühlen aufgesetzt. Anfänglich vermutet die Mutter oder Pflegerin eine kleine Verletzung am After (in Anstalten wird man zunächst an die Rektalmessung denken!), die Hartnäckigkeit der Ausscheidung von Blut und gelegentlich das Klaffen des Afters muß aber trotz des ungestörten Gedeihens den Verdacht einer enterokolitischen Infektion erregen. In anderen Fällen kann allein eine zunehmende Häufigkeit der Entleerungen und wohl auch auffällig starke Schleimbeimengung in Häufchen und Fetzen, zusammen mit der Unbeeinflußbarkeit des Durchfalls durch alle antidyspeptischen diätetischen Maßnahmen, auf die Diagnose hinweisen. Nur verhältnismäßig selten geht nach einem so milden Beginn die Pseudodysenterie, eher schon der Paratyphus, noch in die schwere fieberhafte Form über. Die mittelschweren und namentlich die toxischen Formen zeigen von vornherein oder doch bald akute gastroenteritische oder toxische Erscheinungen (siehe S. 182). Solche schweren Formen treten auf einmal auch zwischen ganz leichten auf. Man erlebt es deshalb in Anstalten immer wieder, daß erst durch deutliche enterokolitische Erscheinungen bei einem Kind vorausgegangene unklare subakute oder chronische Durchfälle bei anderen ihre Aufklärung erfahren.

Bedeutung von Blutbeimengung zum Stuhl.

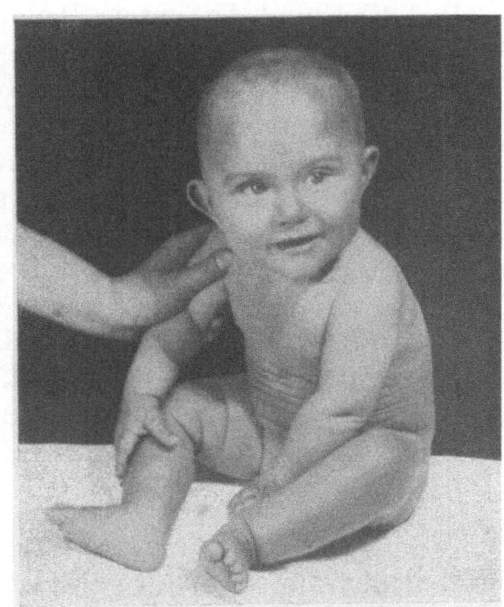

Fig. 50.
6 Mon. alter Säugling mit chronisch dyspeptischen Stühlen, der außerdem an habituellem Speien leidet, dabei aber gut gedeiht.

Pathologisch-anatomisch können auch bei diesen leichten Erkrankungsformen die typischen dysenterischen Dickdarmveränderungen gefunden werden, wie aus Obduktionen von an Komplikationen verstorbener Kinder sichergestellt ist. In anderen Fällen werden sie vermißt und man fand nur geringe Follikelschwellung und leichte Injizierung der Schleimhaut wie bei den rein funktionellen Ernährungsstörungen.

Obduktion.

Differentialdiagnostisch kommt die Invagination, die akut und mit den bekannten Allgemein- und Lokalerscheinungen einhergeht, kaum je in Frage. Skorbut ist gewöhnlich durch die Vorgeschichte auszuschließen. Die Unterscheidung, welche Art von infektiöser Enterokolitis vorliegt, kann trotz Heranziehung der bakteriologisch-serologischen Methoden (S. 113) häufig nicht durchgeführt werden.

Prognostisch sind die hier geschilderten, subakut und chronisch verlaufenden enteralen Infekte, auch die Ruhr und der Paratyphus, trotz des leichten Verlaufes nicht immer günstig zu beurteilen, und zwar weniger wegen der Gefahr einer Verschlimmerung der Enterokolitis selbst, als vielmehr im Hinblick auf die ernsten Komplikationen (Bronchopneumonie, Osteomyelitis, Perikarditis, Gelenkempyeme, Sepsis).

Die Behandlung verlangt bei der guten Appetenz und der auf den Dickdarm und das untere Ileum beschränkten entzündlichen Erkrankung weder die Hungerkur noch die vorsichtig mit kleinen Milchmengen ansteigende Diät. Im Gegenteil besteht von vornherein eine Anzeige, von jeglicher Unterernährung abzusehen und für eine voll ausreichende Kost zu sorgen, die nur eine Dickdarmreizung ausschließt. Wie bei der schweren typischen Ruhrerkrankung ist es zweckmäßig, alle Stopfmittel beiseite zu lassen, also auch sehr eiweißreiche Nahrungsmischungen. Man reicht also die bisherige Nahrung weiter, insofern sie quantitativ und qualitativ richtig zusammengesetzt war und ergänzt sie durch Kohlehydratzugaben, also z. B. durch Brei, je nach dem Alter mit Halbmilch, Zweidrittelmilch oder Vollmilch mit 5—7 % Zucker. Günstig wirken fein pürierte Gemüsesuppen (z. B. Karottensuppe) und bei älteren Kindern gezuckerter Apfelbrei. Eine weitere Behandlung (siehe S. 251 ff.) kommt nur in recht hartnäckigen Fällen in Frage.

B. Besondere chronische dyspeptische Zustände alimentärer Art.

Die subakute und chronische Dyspepsie des Brustkindes.

Chronisch-dyspeptische Brustkinder.

Bei einer gar nicht geringen Zahl von Brustkindern treten oft schon in der Neugeborenenzeit, aber auch später, grüne, zerhackte, dünnbreiige Stühle auf, die mehrmals am Tage, ja in jeder Windel, allerdings dann in kleiner Menge, unter hörbarem Gasabgang abgesetzt werden (siehe Tafel 7, Fig. 2). Bei manchen Säuglingen beobachtet man im unmittelbaren Anschluß an die Brustmahlzeit solche „dyspeptischen" Stühle, die kleine Schleimklümpchen, halblinsen- bis erbsengroße Fettseifenpartikel enthalten und mit Gasbläschen durchsetzt sind. Sie reagieren und riechen scharf sauer. Häufig zeigen Brustkinder auch „spritzende", wässerige, grüne Stühle, wie sie beim Flaschenkind zu Beginn einer akuten Ernährungsstörung erscheinen. In der Zeit zwischen den Mahlzeiten fällt bei manchen Brustkindern auch eine leichte Auftreibung des Leibes und ein starker Abgang von Darmgasen auf. Schließlich erbrechen die Kinder schon gegen Ende der Brustmahlzeit oder auch kürzere oder längere Zeit danach und es kommt vor, daß die nach 2—3 Stunden erbrochene, beträchtliche Milchmenge nur wenig geronnen, also beinahe unverändert ist. Gelegentlich beobachtet man aber auch bei solchen Brustkindern leicht gallig gefärbte, mit Milchgerinnseln durchsetzte Massen.

In einem Teil der Fälle stehen die durchfälligen Stühle, in einem anderen das Erbrechen im Vordergrunde. Trotz aller dieser subakut oder chronisch dyspeptischen Erscheinungen gedeihen diese Brustkinder nicht nur befriedigend, sondern meist sogar ausgezeichnet.

Gutes Gedeihen.

Bemerkenswert bei dieser Dyspepsie ist nun dreierlei. Erstens ist trotz der offensichtlich doch ganz ausgeprägten Störung der Verdauungsvorgänge, die bei ihrem Beginn die Mutter in große Sorgen versetzen kann, eine deutliche ungünstige Beeinflussung des Allgemeinbefindens und des Gedeihens — im Gegensatz zu den meisten Flaschenkindern mit solchen Symptomen — nicht festzustellen. Die Kinder erbrechen an der Brust und trinken weiter, oder sie zeigen trotz ihrer Durchfälle und trotz ihres habituellen Erbrechens eine gute tägliche Gewichtszunahme.

Zweitens entwickelt sich aus den ersten Zeichen nicht etwa eine typische akute Dyspepsie, sondern der Zustand setzt sich nach Art der subakut oder chronisch verlaufenden Störungen mit gewissen Schwankungen Tage, Wochen, ja Monate fort. Allerdings zeigt er bei jedem Kind oder auch bei der Ernährung mit ein und derselben Ammenmilch meist ein bestimmtes Gepräge. Es überwiegen das eine Mal die Durchfälle, die sich recht ähnlich bleiben, im anderen Falle das Erbrechen von einer bestimmten Erscheinungform usw.

Geringe diätetische Beeinflußbarkeit.

Drittens erweist sich diese chronische Dyspepsie der Brustkinder im Gegensatz zu anderen alimentären Dyspepsien als recht wenig diätetisch beeinflußbar und, was das Auffälligste erscheint, sie heilt bei ein und derselben Menge und Art der Frauenmilch schließlich ab.

Das Bild der Störung ist von Fall zu Fall wechselnd zwischen nur angedeuteten und recht ausgeprägten dyspeptischen Erscheinungen. Der Verlauf ist trotz der oft langen Dauer ein durchaus günstiger. Komplikationen fehlen und vor allem droht kein Übergang in Dystrophie. Wundsein als Folge der häufigen saueren Stühle ist meist die einzige hartnäckige Begleiterscheinung.

Nach alledem, besonders wegen des Fehlens der für eine „Dyspepsie" kennzeichnenden Beeinträchtigung des Allgemeinbefindens ist der Einwand, daß diese Erscheinungen beim Brustkind eigentlich gar nicht zur Krankheit „Dyspepsie" gehören, berechtigt. Trotzdem erscheint es aus praktisch-klinischen und didaktischen Gründen zweckmäßig, die Bezeichnung hier beizubehalten.

Die Diagnose ist wegen des häufigen Vorkommens dieser Zustände praktisch wichtig.

Die D i a g n o s e ist überall, wo eine sorgfältige Ernährungsvorgeschichte und Ermittlung der Trinkmengen möglich ist, leicht. Die drei geschilderten klinischen Kennzeichen schützen vor Verwechslung. Eine solche kommt vor mit der Hungerdystrophie da, wo man sich auf die Angaben der Mutter verläßt oder mit der im folgenden geschilderten chronischen Dyspepsie bei Konstitutionsanomalien. Die Abgrenzung von atonischem und spastischem Erbrechen gegenüber dem Pylorospasmus ist gewöhnlich nach kurzer Beobachtung (Wellenbildung, Verstopfung, Abmagerung!) möglich. Zur Unterscheidung von enteral und parenteral infektiösen chronischen Dyspepsien dient das Fehlen von heftigem plötzlichem Erbrechen, Fieber und der guten, ungestörten allgemeinen Verfassung, namentlich das Erhaltenbleiben des guten Appetits, der guten Stimmung und der gesunden, rosigen Hautfarbe. Vorsicht ist bei der Beurteilung solcher chronisch dyspeptischer Zustände beim Neugeborenen geboten. Hier kann sich dahinter bei leidlichem Gedeihen eine Hungerdystrophie und mancherlei infektiöse Erkrankungen — trotz der Fieberlosigkeit! —, besonders auch eine septische Allgemeininfektion verstecken.

Vorsichtige Beurteilung dyspeptischer Zustände beim Neugeborenen.

In der Behandlung muß man auch hier — entgegen dem Gebrauch bei der akuten Dyspepsie — jegliche einleitende Hungerkur und Schondiät vermeiden. Das Wichtigste ist zunächst die Feststellung, ob eine Unterernährung an der Brust, das häufigere Vorkommnis, oder eine fortwährende Überfütterung, der seltenere Fehler, berichtigt werden muß. Hierzu ist eine sorgfältige Überprüfung mindestens zweier aufeinanderfolgender Brustmahlzeiten und der aufgenommenen Frauenmilchmenge erforderlich. Die Berechnung muß auf das Sollgewicht erfolgen. Im ersten Falle wird man zu entscheiden haben, ob eine ungenügende Milchproduktion oder eine gestörte Aufnahme durch das Kind (Trinkschwäche, Trinkfaulheit usw.) vorliegt. Die primäre Hypogalaktie ist, namentlich in der Zeit zwischen der 4. und 6. Woche, häufig. Man sucht sie durch die bekannten Maßnahmen, wie häufigeres Anlegen, Selbstabdrücken (Milchpumpen verschlechtern meist, bessern nicht!) und suggestive Maßnahmen (hierzu gehört meines Erachtens auch die Höhensonnenbestrahlung der Brust) zu überwinden. Bei schlechter Nahrungsaufnahme durch das Kind hilft oft häufiges Anlegen, Anlegen nacheinander an beide Brüste, vorsichtige Verabreichung von Analepticis (Koffein, Cadechol) und letzten Endes die Nachfütterung von gut gezuckertem Brei (80—150 g), z. B. von Vollmilchbrei mit 7% Zucker mit dem Löffel.

Richtigstellung der Nahrungsmenge.

Nach Richtigstellung der Ernährung wird man bei gutem Gedeihen sich ruhig abwartend verhalten, um so mehr, als mit fortschreitender Entwicklung die dyspeptischen Erscheinungen abzunehmen pflegen und die Aussicht, daß man mit Zwiemilchernährung den Zustand beseitigen kann, immer besser wird. Ein Ammenwechsel ist eine unsichere Behandlungsart, weil bei der zweiten Frauenmilch eine Besserung nicht nur ausbleiben, sondern sogar alles noch schlimmer werden kann. Die Zugabe von Natr. bicarb. oder Natr. citric., von Kalkwasser und von Eiweißpräparaten (Nutrose, Plasmon, Larosan, Eiweißmilchkonserve, je 10—15 g in Emser Wasser) wird von manchen Autoren empfohlen. Wir selbst verhalten uns nach Richtigstellung der Frauenmilchtagesmenge mindestens 4 Wochen abwartend und ordnen dann bei Fortbestehen der Erscheinungen die Zwiemilchernährung mit Buttermilch oder Milchsäuremilch an.

Bei hartnäckigen Fällen nach mehreren Wochen Übergang auf Zwiemilch.

Schwierigkeiten kann die Behandlung des Erbrechens bereiten. Ein Teil der Kinder bricht nicht mehr bei seltenen Mahlzeiten, ein anderer bei häufigen. Handelt es sich um Trinkungeschicklichkeit und Luftschlucken, dann wird bei geduldigem Füttern, Aufsetzen des Kindes, Herumtragen nach dem Anlegen u. a. m. das Erbrechen behoben werden können. Am besten bewährt hat sich die Breivorfütterung (*Epstein*), die eine Besserung der peristolischen Magenfunktion erstrebt (?). Man verwendet dazu am zweckmäßigsten einen aus abgespritzter Frauenmilch hergestellten Mondaminbrei (auf 100 g Frauenmilch 5 g Mondamin, 7 g

Behandlung des Erbrechens.

Zucker), von dem man 15—20 g eine kurze Weile (etwa 10—20 Minuten) vor jeder Brustmahlzeit reicht. Steht nicht genug Frauenmilch zur Verfügung, dann nimmt man Kuhmilch (von Vorteil scheint die Verwendung fettfreier Milchpulverkonserve zu sein).

Unterstützen kann man anfänglich diese diätetischen und pflegerischen Maßnahmen durch Arzneimittel. In erster Linie kommt Atropin in Betracht, das zugleich auch eine gewisse beruhigende Wirkung beim Säugling zeigt (von einer 1‰igen Lösung 3mal täglich 2—5 Tropfen; empfehlenswert Bellafolin Sandoz mit standardisiertem Alkaloidgehalt, ½—1 Tablette oder von der Lösung 1 : 2000 4—10 Tropfen) oder mehrere Tage hintereinander ein leichtes Sedativum (Somnifen in Lösung 2 bis 3 bis 5! Tropfen, Luminal 0,025—0,05 pro dosi; Noctal 0,1, ein- bis zweimal ½ Tablette).

Anhangsweise sei hier noch kurz auf die

Die Verstopfung der Brustkinder

Verstopfte Brustkinder.

eingegangen.

Es wird unter Verstopfung zunächst einmal die seltene Entleerung eines vollkommen normalen, nicht besonders eingedickten, meist salbenweichen, goldgelben Stuhles verstanden. Es handelt sich dabei um sogenannte „gut ausnützende Brustkinder" (*Lederer*), die gewöhnlich in der Zeit zwischen dem 2. und 5. Lebensmonat tagelang keinen Stuhl absetzen. Bei gutem Gedeihen, bester Stimmung und regelmäßiger Gewichtszunahme dauert es beinahe immer 3, 5, ja 6 und 7 Tage, bis der normale Stuhl erscheint. Infolge der ausgezeichneten Ausnützung und Schlackenarmut der Frauenmilch sind die Fäzesmengen so gering, daß sie nur in großen Abständen ausgestoßen werden.

Schein-obstipation.

Der Zustand ist bei gutem Gedeihen völlig belanglos, darf aber nicht mit der sogenannten Scheinobstipation verwechselt werden. Hier handelt es sich zwar auch um für eine tägliche Ausleerung zu geringe Fäzesmengen, aber infolge eines zu kleinen Nahrungsangebotes. Der Stuhl ist braungelb bis dunkelbraun, von zäher, beinahe klebriger Beschaffenheit, der richtige „Hungerstuhl".

Echte Obstipation.

Die echte Obstipation, also die immer in solchen Fällen zuerst befürchtete angeborene Stuhlträgheit, kommt zwar vor, ist aber außerordentlich selten. Bei jeder nicht durch Fäzesmangel aus den soeben geschilderten zwei Ursachen erklärbaren Verstopfung ist zu denken an angeborene Darmstenose, das Gegenteil: ein Megakolon congenitum, an Tumoren, Hernien und die im Säuglingsalter seltenen Hämorrhoiden. Eine oft übersehene Veranlassung für den Säugling, den Stuhl zurückzuhalten, bilden schmerzhafte Fissuren und Rhagaden am After. In seltenen Fällen wird eine Athyreose oder eine andere mit Verstopfung einhergehende, weniger charakteristische Idiotieform übersehen. Schließlich ist das beliebte häufige Klistieren mit dem Glyzeringummibällchen, das die Mütter üben, eine alltäglich vorkommende Ursache unregelmäßigen Stuhlgangs und sich entwickelnder Darmträgheit.

Darmträgheit als Folge gewohnheitsmäßigen Klystierens.

Die Behandlung der geschilderten Verstopfung der Brustkinder infolge zu geringer Fäzesmengen besteht bei den hungernden Kindern natürlich in Steigerung der Nahrungsmenge auf das Fünftel des Körpergewichts in den ersten Lebenswochen. Besteht Hypogalaktie, so soll man sich immer eher zu Zwiemilchernährung entschließen als zu langdauernden Versuchen, die Brust zu einer Mehrleistung zu bringen, während deren man das Kind durch den Hunger weiter gefährdet.

Die gut gedeihenden Brustkinder mit seltenem, normalem Stuhl bedürfen nur deshalb einer „Behandlung", weil sonst die Mutter durch Klistieren und Abführmittel selbst versucht, dem „krankhaften" Zustande abzuhelfen. Zucker- und Malzzugaben, die empfohlen wurden, bessern gewöhnlich nicht, sondern mästen nur. Am harmlosesten ist die Zugabe von geschabtem Apfel oder fein zerdrückten Bananen. Wie bei der chronischen Dyspepsie der Brustkinder, wird man sich anfänglich abwartend verhalten und sich nur, wenn die Umgebung des Kindes nicht zu beruhigen ist, zur Beifütterung von etwas Brei (am zweckmäßigsten aus abgespritzter Frauenmilch, aber auch aus Kuhmilch von je 5 g Mehl, 7 g Zucker auf 100 g Milch) entschließen.

C. Die subakute und chronische Dyspepsie bei Säuglingen mit Konstitutionsanomalien.

Subakute und chronische dyspeptische Zustände, die ebenfalls das Gedeihen nicht besonders zu beeinträchtigen brauchen, sehen wir bei Säuglingen mit exsudativer und neuropathischer Diathese sich abspielen. Allerdings droht hier ständig die Gefahr, daß die Kinder in eine Dystrophie hineingleiten.

Chronische Dyspepsie bei exsudativer Diathese.

Am auffälligsten ist die chronische Dyspepsie bei der exsudativen Diathese, und zwar sowohl beim fetten pastösen, wie beim mageren Typ. Es handelt sich hier nicht um Einflüsse der zugeführten Nahrung, sondern um anormale Gegenwirkung des Kindes selbst auf an sich normale Kost. Denn das richtig mit der Flasche wie das an der Brust ernährte exsudative Kind zeigt nahezu dieselben dyspeptischen Zustände, wie wir sie bei der chronischen Dyspepsie des Brustkindes beschrieben haben. Bekanntlich treten die ersten Hauterscheinungen erst einige Wochen nach der Geburt auf. Ein Teil der Kinder hat nun schon von der Neugeborenenzeit her leicht durchfällige Stühle und erbricht gelegentlich, bei einem anderen Teil setzten gleichzeitig mit den Manifestationen auf der Haut erst die dyspeptischen Störungen ein, so daß sie in unmittelbarer Beziehung zueinander zu stehen scheinen. In der Folgezeit zeigt sich aber ein völlig wechselndes Verhalten, also Zunahme des Ekzems bei Abnahme der Dyspepsie, und umgekehrt. Regelmäßig sieht man nur bei Verschlechterung des allgemeinen Ernährungszustandes ein Verschwinden der Hauterscheinungen, wobei Durchfälle häufig sind und ein Wiederauftreten des Ekzems bei Abheilen der das Allgemeinbefinden beeinträchtigenden Ernährungsstörung. Mit einer gewissen Regelmäßigkeit kann man auch feststellen, daß der Übergang von reiner Brustnahrung zu Zwiemilch- oder Kuhmilchnahrung allein auf das Ekzem günstig wirkt und gleichzeitig die dyspeptischen Erscheinungen zu beseitigen scheint. Es scheint nämlich nur so, weil so gut wie jedesmal bald auch bei der Zwiemilchernährung die „schlechten" Stühle wieder auftreten, obgleich es dem Kinde verhältnismäßig gut geht und es ganz gut zunimmt. Am ausgeprägtesten findet man die chronische

Dyspepsie bei den Kindern mit der *Leiner*schen Erythrodermia desquamativa. Diese Kinder sind allerdings meist schon dystrophiert und bilden sozusagen den Übergang zu den schweren Dystrophien e constitutione.

Chronische Dyspepsie bei Neuropathen.

Auch die Neuropathen können bei richtiger Flaschen- und Brusternährung das Bild einer chronischen Dyspepsie zeigen. Hier allerdings ist der Verlauf ein sehr wechselnder. Trotz sorgfältigster Ernährung erbrechen diese Kinder und zeigen Durchfälle von einer Heftigkeit und Plötzlichkeit, daß man nur nach sicherer Erkenntnis der Konstitutionsanomalie es wagen kann, diese als Ursache der manchmal dramatisch ablaufenden Störungen anzuerkennen. Die Unterscheidung von Infektion, alimentärer Störung, beginnendem Pylorospasmus oder sogar von Invagination u. v. a. kann demjenigen, der das Kind zum erstenmal vorgestellt bekommt, die allergrößten Schwierigkeiten bereiten.

Die Prognose der chronischen Dyspepsie auf der Grundlage einer Konstitutionsanomalie ist, wie oben schon erwähnt, nicht günstig, weil der Verlauf langwierig ist und der größte Teil der daran leidenden Kinder schließlich dystrophiert.

Die Behandlung muß nach Erkennung der Konstitutionsanomalie dieser Besonderheit Rechnung tragen, deckt sich aber im wesentlichen mit derjenigen der chronischen Dyspepsie der Brustkinder (siehe S. 204).

D. Die subakute und chronische symptomatische Dyspepsie bei parenteraler Infektion.

Begleitdyspepsien chronischer Art bei parenteralen Infekten.

Wir betrachten hier nicht die bei dystrophierten Kindern auftretenden chronischen Dyspepsien (siehe S. 216) und beziehen uns bei den durch extraalimentäre Infekte hervorgerufenen akuten Störungen auf das bei der akuten symptomatischen Dyspepsie und der symptomatischen Toxikose schon oben Dargelegte.

Nach der klinischen Beobachtung kann man sagen, daß ein sehr großer Teil der parenteralen Infektionen mit einem längeren Verlauf auch subakute oder chronische Begleitdyspepsien aufweist. Wiederum sind es die durch den Infekt verursachte Appetitlosigkeit und geringe Nahrungsaufnahme, die auch die chronische Störung einleiten. Häufiger als bei den akuten symptomatischen Durchfallserkrankungen kommt es hier vor, daß wegen der hartnäckigen Anorexie das Kind eine ganz einseitige, meist gehaltlose Nahrung zugeführt bekommt, die zu einer dyspeptischen Störung Veranlassung gibt. Hinzu kommt die bei allen schmerzhaften Affektionen sich auf die Dauer immer ungünstiger auswirkende Unruhe und Schlaflosigkeit, die auch die Eigenwilligkeit des Kindes bestärkt, so daß ganz unzweckmäßige, oft unsinnige Nahrungen (gezuckerte Sahne!, aufgeweichte Kuchen u. a. m.) gereicht werden. Aber auch bei verständiger Fütterung ist eine subakute dyspeptische Störung mit Erbrechen, das die stark verzögerte Magenentleerung deutlich anzeigt und mit Durchfällen nicht immer zu verhüten. In manchen Fällen stehen die chronisch-dyspeptischen Erscheinungen so im Vordergrunde, daß an eine begleitende Infektion gar nicht gedacht wird oder aber der einleitende Infekt ist schon abgeheilt, während die Verdauungsstörung noch weiter fortbesteht.

Es ist nun nicht so, daß schwere extraalimentäre Infekte auch mit

Keine deutliche Abhängigkeit zwischen dem Grad der dyspeptischen Störung und der Schwere des Infekts.

schweren chronischen Dyspepsien verlaufen und umgekehrt harmlose mit geringfügigen oder ohne solche. Eher kann man sagen, daß von den mannigfaltigen Infekten gewisse mit solchen subakuten und chronischen dyspeptischen Zuständen einherzugehen pflegen, andere selten.

In dieser Hinsicht besonders bekannt ist der Zusammenhang von Otitis media mit chronischer Durchfallserkrankung (*Goeppert*, *Hartmann*, *Ponfick* u. a.); als nächstes kann man den Pemphigus, dann die Pyodermie und die Sepsis anführen. Es handelt sich also in der Hauptsache um Infektionen der Haut oder Allgemeininfektionen, die vorwiegend das ganz junge Kind befallen. Von den alltäglichen Infekten gilt die Grippe in Form der grippalen Infekte (Naso-Pharyngitis, Konjunktivitis, Bronchitis, Bronchopneumonie) als häufigste Ursache der symptomatischen chronischen Dyspepsie. Vielfach wird eine solche Begleitdyspepsie auch glattweg „Darmgrippe" genannt, während andere darunter mehr akute enterale Infekte verstehen. Seltener sieht man chronische Dyspepsien im Verlauf eines Erysipels, einer Phlegmone, einer Osteomyelitis und einer Pyurie auftreten. Wenn man das Zahnen als Infekt gelten lassen will, so ist es hier als gelegentliche Ursache subakuter Dyspepsien anzuführen.

Wechselnder Verlauf.

Der Verlauf dieser chronischen symptomatischen Dyspepsie ist ein recht wechselnder. Im Beginn können entsprechend der gestörten Nahrungsaufnahme und als Folge des Erbrechens und der Durchfälle recht beträchtliche Gewichtsabnahmen (500—700 g und mehr in 3—4 Tagen) eintreten, die aber in der folgenden Zeit wieder verhältnismäßig schnell ausgeglichen werden. Der ganze Verlauf ist sit venia verbo ein intermittierender. Nach einigen Tagen Besserung wird der Durchfall wieder schlimmer, das Kind nimmt die Nahrung schlechter und erbricht auch wieder. Am Tage darauf beginnt das Körpergewicht wieder anzusteigen und der Stuhl ist gebundener. Eine deutliche Abhängigkeit von dem Verlauf des parenteralen Infektionsherdes ist mit Ausnahme etwa der Stimmung des Kindes, seiner Nahrungsaufnahme und seinem Aussehen nicht nachweisbar.

In den meisten Fällen geht es ohne jeden ersichtlichen Grund dem Kinde von einem bestimmten Tag an besser — wir nehmen nachträglich an, weil der Infekt gebessert ist — und es erfolgen regelmäßige tägliche Zunahmen, die Stühle werden normal und die Appetenz ist die ausgezeichnete des Rekonvaleszenten. Häufig bestehen dabei die Pyodermien weiter oder die beiden Ohren eitern nach wie vor und eine Bronchitis ist noch deutlich nachweisbar. Oder aber der Infekt ist schon 1—2 Wochen lang abgeheilt, während die Dyspepsie mit all ihren geschilderten Schwankungen weiter geht. Kurz, wir können unsere klinischen Befunde der enteralen und der parenteralen Störungen zeitlich nicht in Übereinstimmung bringen.

Ein gar nicht kleiner Teil der Fälle geht trotz anfänglich leidlichem Gedeihen allmählich in Dystrophie (s. S. 216) über.

Die Diagnose stützt sich auf den Nachweis eines parenteralen Infekts bei Fehlen von Ernährungsfehlern.

Die Differentialdiagnose gegenüber einer alimentären Dyspepsie muß sich hauptsächlich darauf stützen, daß Ernährungsfehler nicht anzunehmen, parenterale Infekte aber nachzuweisen sind (diesen Nachweis siehe S. 153). Aus dem Umstand, daß Nahrungsentzug einen Fieberabfall zur Folge haben kann, ist der Schluß auf das Vorliegen einer

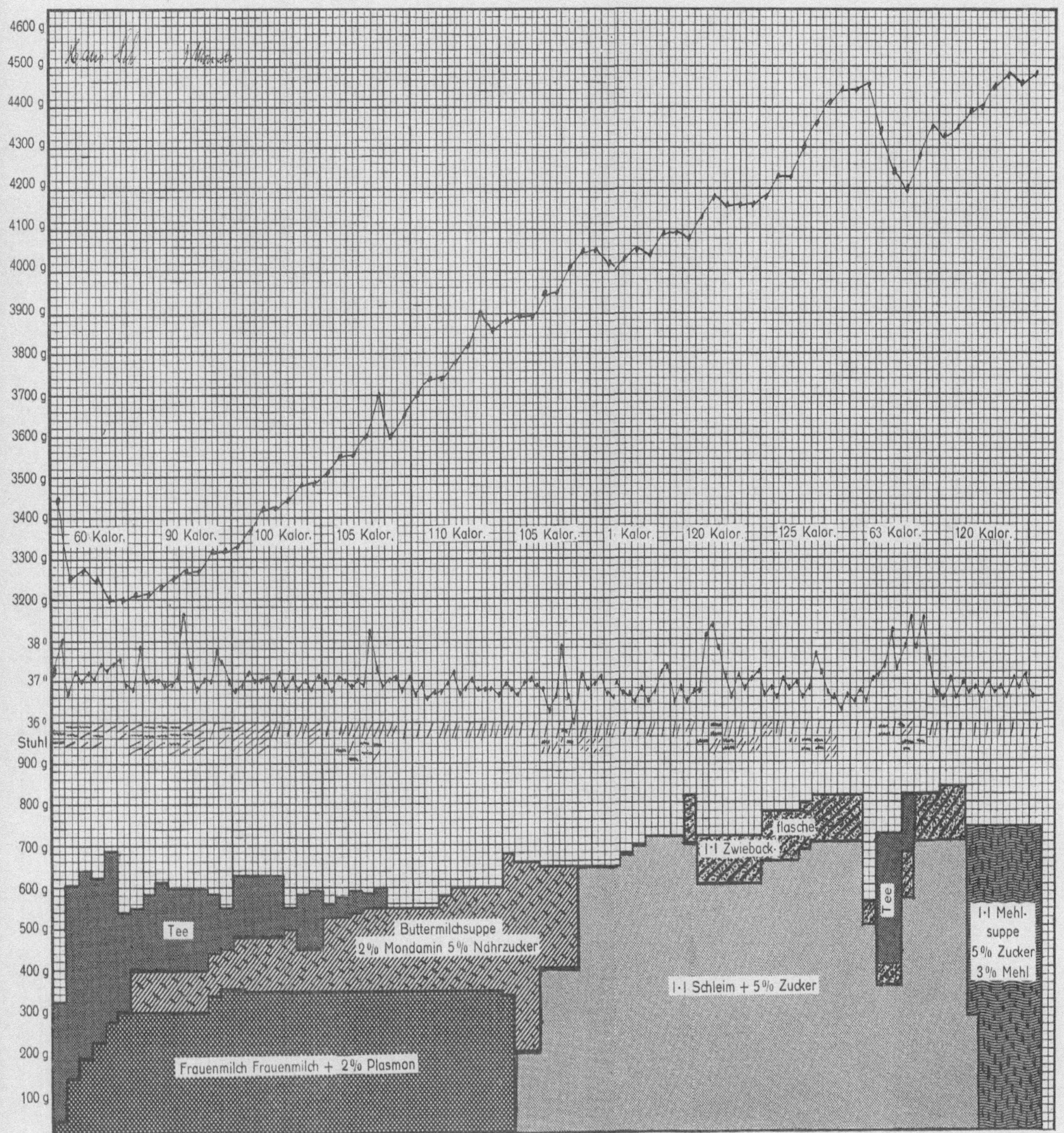

Hans Sch. Chronische Dyspepsie bei einem 3 Mon. alten Kind mit gelegentlich immer wier aufflammenden Infekten ohne Dystrophie. Das Kind gedeiht langsam, aber nicht schlecl

rein alimentären Störung nicht ohne weiteres gerechtfertigt statt. Die wichtigsten Anhaltspunkte liefert der Verlauf. Das geschilderte Auf und Ab aller Erscheinungen spricht auch da, wo der parenterale Infekt fraglich ist, für eine infektiöse Ursache. Auf der anderen Seite zeigt die rein alimentäre Störung einen mehr etappenweisen, beinahe schematischen Verlauf. Schließlich wird der rasche oder unbefriedigende Erfolg der diätetischen Behandlung den Ausschlag geben. (Siehe Kurventafel 8, Hans Sch.)

Die Prognose der chronischen symptomatischen Dyspepsie ist wegen der geschilderten Unberechenbarkeit der Infekteinwirkung auf die dyspeptische Störung und der Dystrophiegefahr nicht besonders günstig. Wieder sind ganz junge Säuglinge und zuvor schon ernährungsgestörte recht gefährdet; die älteren und bisher gesunden wird man ohne Dystrophie im Privathause etwa zu zwei Dritteln, in der Anstalt aber nur etwa zur Hälfte der Fälle zur Abheilung bringen können.

Behandlung nach den allgemeinen Grundsätzen der Dyspepsie-Diätetik.

Die Behandlung beginnt mit den zur Beseitigung des parenteralen Infektionsprozesses dienlichen Maßnahmen (Parazentese, Wickel, Blasenspülung usf.).

Man beginnt mit einer kurzen Hungerkur stets da, wo wahrscheinlich durch einseitige oder sonst unzweckmäßige Nahrung die Verdauungsstörung hervorgerufen wurde. Nur bei verständiger Ernährung und schon durch den Infekt bedingter Unterernährung wird man auf die einleitende Hungerkur verzichten. Stets ist eine vorsichtige Ernährung aber mit rasch steigenden Milchmengen zu empfehlen, um das Erhaltungsmaß (etwa 60—70 Kal. pro Kilogramm Körpergewicht) zu erreichen. Bei diesem bleibt man dann am besten abwartend stehen, bis die sichtliche Besserung des Allgemeinbefindens eine weitere Nahrungssteigerung verlangt. Zu Beginn wird die Verabreichung von 15% Nährzuckerlösung, die allmählich durch die Heilnahrung im Verlauf von etwa 3 Tagen ersetzt wird, empfohlen (*L. F. Meyer*).

In jedem Fall vermeide man eine anfänglich zu reichliche Ernährung auch mit den Heilnahrungen, da sie eher zur Verschlimmerung führt, als bessert (über die Wahl der Heilnahrung siehe S. 146ff.). Häufig wird man, ähnlich wie bei den Dystrophien, (siehe diese) durch häufigen Nahrungswechsel, kleine Mahlzeiten und sorgfältigste, auf das Kind eingehende Pflege die Appetenz zu steigern versuchen. Von den Arzneimitteln spielen Narkotika und Analeptika keine wichtige Rolle, eher wird man sich bei länger dauernden schleimigen Durchfällen einmal zur Anwendung von Adstringentien (Tannalbin, Eldoform) entschließen.

Noch viel mehr als bei den akuten Durchfallserkrankungen bedarf die optimale Ernährung im Rekonvalenszenzstadium einer ständigen Überwachung. Zeigt das Kind keine regelmäßige Gewichtszunahme oder beginnt gar blaß zu werden, so ist die gefürchtete Dystrophie trotz der anfänglich scheinbar guten Reparation in der Rekonvaleszenz doch eingetreten.

Anhang: Das habituelle Speien und Erbrechen der Säuglinge.

Speikinder.

Das oben schon erwähnte chronische Speien und Erbrechen vieler Säuglinge ohne eigentliche Durchfälle und alle sonstigen dyspeptischen

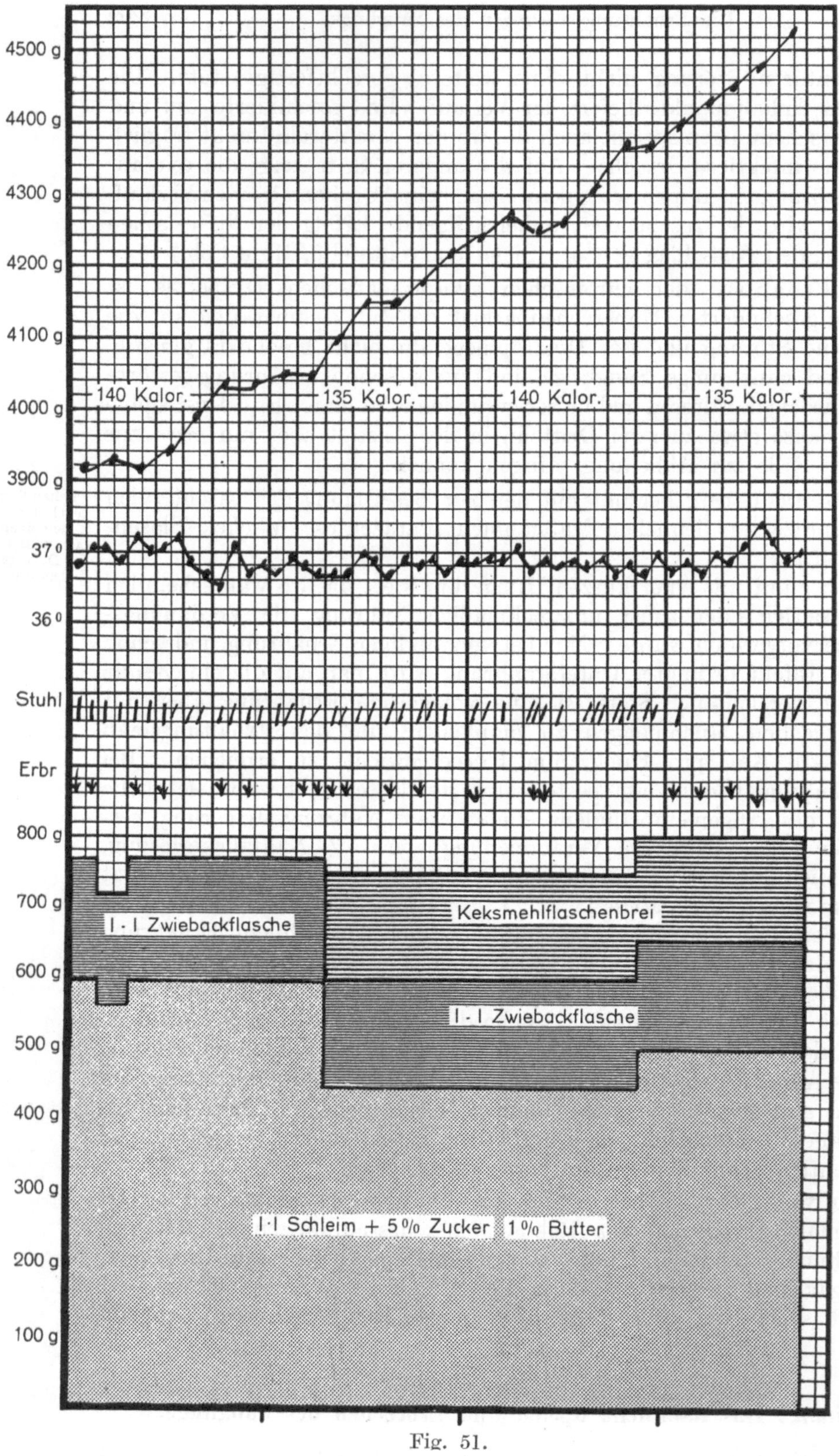

Fig. 51.

Helga Ch. Chronisches Speien eines 3 Mon. alten Kindes, das sehr gut gedeiht.

(Zeichenerklärung siehe S. 117.)

Symptome tritt sowohl bei Brustkindern wie bei Flaschenkindern in Erscheinung. Einmal hat man den Eindruck, daß die Kinder nur jedesmal einen Teil der zuviel getrunkenen Milch herauslaufen lassen (atonisches Erbrechen), ein anderes Mal scheint eine Hemmung jeglicher geordneten Magenverdauung vorzuliegen (gastrisches Erbrechen). Schließlich sieht man die Säuglinge so heftig und krampfhaft erbrechen (spastisches Erbrechen), daß man mit Recht einen echten Pylorospasmus oder eine Pylorostenose in differentialdiagnostische Erwägung zieht. Man vermißt aber bei den sich in gutem Ernährungszustande befindenden Kindern jede Wellenbildung und die Unheil verkündende Verstopfung dieses Leidens. Häufig ist die Aufblähung des Leibes das einzige, mit dem Erbrechen auftretende und zugleich damit verschwindende feststellbare Zeichen. Die sorgfältige klinische Untersuchung ergibt keineswegs immer Anzeichen einer Neuropathie oder gar, wie angenommen wurde, einer Spasmophilie (siehe S. 197). Nur in einem Teil der Fälle beobachtet man den Übergang in das sogenannte unstillbare Erbrechen. Hierbei handelt es sich entweder um ganz junge Kinder (*Finkelstein*) oder um solche, die eine schwere Infektion durchgemacht haben, so daß man den Eindruck gewinnt, es möchte sich um zentrale Störungen (Enzephalitis ?) handeln. Das gewöhnliche habituelle Speien und Erbrechen dauert wochen- und monatelang weiter und erweist sich als schwer beeinflußbar. Zeiten stärkeren Erbrechens wechseln mit solchen mit nur gelegentlichem Speien ab.

Die Behandlung des habituellen Erbrechens besteht in der Hauptsache in den auf S. 204 angeführten Maßnahmen des Erbrechens überhaupt. In erster Linie wird man bestrebt sein, die Ernährung zu regeln und namentlich die Fütterungsweise richtig zu stellen. Ein Versuch mit der erwähnten Breivorfütterung ist anzuraten. In jedem Falle wird man ein Absetzen von der Brust vermeiden und sich eher entschließen, die Frauenmilch teilweise in Breiform beizufüttern. Häufig hat man den Eindruck, daß der „Erfolg" einer gewissen Nahrung ein nur scheinbarer ist, weil nach einigen Tagen bei derselben Nahrung das gewohnheitsmäßige Speien wieder auftritt. Handelt es sich um größere Mengen von Erbrochenem, so muß ein solches Kind sorgfältig nachgefüttert werden. Alle Speikinder bedürfen deshalb einer andauernden Überwachung ihrer Nahrungsmenge oder mindestens ihrer Gewichtskurve. Gedeihen sie trotz des Speiens gut, so wird man von der Einführung besonderer Nahrungen absehen und wird sich darauf verlassen können, daß sich die Gewohnheit allmählich verliert. Von der Arzneibehandlung (siehe S205.) ist im allgemeinen nicht viel zu erwarten. Lediglich bei der schweren Form, dem unstillbaren Erbrechen, empfiehlt es sich, im Anfang Sedativa zu geben. Im übrigen wird man hier meist gezwungen sein, ein Brustkind abzusetzen und unter allen Vorsichtsmaßregeln zu einer konzentrierten Nahrung überzugehen. Wenn das Kind in kurzer Zeit schon stark heruntergekommen ist, so ist die Behandlung mit konzentrierter Nahrung eine zweischneidige, weil sich eine „toxische" Reaktion einstellen kann. Man ist in solchen Fällen dann gezwungen, sich wie beim Pylorospasmus zu verhalten und mit kleinen Frauenmilch- und Buttermilchmengen zu lavieren.

IV. Die Dystrophien des Säuglings.

Begriffsbestimmung der „Dystrophie".

Als Dystrophien des Säuglings fassen wir eine Gruppe von chronischen Ernährungsstörungen im weiteren Sinne des Wortes zusammen, deren äußeres Merkmal die Verkümmerung, unter Umständen bis zum Marasmus, ist und die in ihrem Wesen eine beeinträchtigte, stark verminderte, ja in schweren Fällen aufgehobene Assimilationsfähigkeit zeigen. Im Gegensatz zu den bisher beschriebenen akuten und chronischen Ernährungsstörungen treten die Störungen im Sinne einer Indigestion in den Hintergrund, die Veränderungen der Ernährungslage, ja geradezu die Frage der Ernährbarkeit rückt in den Mittelpunkt. Eine Dystrophie kann auch ohne „dyspeptische" Störung zustande kommen und ist vielfach gar nicht auf Ernährungsfehler zurückzuführen. Ihr Zusammenhang mit den drei geschilderten, grundsätzlich „dyspeptischen" Ernährungsstörungen ist nur ein bedingter. Wir haben es also bei den Dystrophien noch weniger als bei den übrigen Ernährungsstörungen des Säuglings mit „Verdauungskrankheiten", „Krankheiten des Magendarmkanals", zu tun, als vielmehr mit Änderungen des allgemeinen Ernährungszustandes und des Stoffwechsels, die eine Besonderheit des jungen wachsenden Organismus darstellen. Beim älteren Kind und beim Erwachsenen sehen wir im allgemeinen nur bei schweren organischen Erkrankungen, z. B. einer chronischen Enteritis, einer Darmtuberkulose und der Amyloiddegeneration oder einer Tumorkachexie eine so hochgradige Störung der Ernährungsfunktion eintreten, die sich der Säuglingsdystrophie oder -atrophie an die Seite stellen ließe. Beim dystrophischen Säugling fehlen aber meist alle schwereren organischen Veränderungen und wir sehen sich rein funktionell eine gewisse Dissoziation zwischen „äußerer" Verdauung im Magendarmkanal und dem intermediären Assimilationsstoffwechsel entwickeln. Der dystrophierte Säuglingsorganismus lebt von seinem eigenen Körper, und zwar schon in einem Stadium der Störung, in dem ihm, verglichen mit nicht ernährungsgestörten Kindern, eigentlich noch genügend Nahrung zur Ermöglichung eines Ansatzes zugeführt wird.

Unterschied zwischen einfachem Verhungerungs- und dystrophischem Zustand.

Hierdurch unterscheiden sich viele Fälle von Säuglingsdystrophie von den einfachen Verhungerungszuständen. Der nur Hungernde kann, trotzdem seine Nahrungsverträglichkeit, seine „Toleranz", gesunken ist, bei einigermaßen vorsichtiger Nahrungssteigerung ohne besondere Schwierigkeiten wieder aufgefüttert, d. h. sicher geheilt werden. Das ist bei der Dystrophie nur in bestimmten Fällen und auch da nur anfänglich der Fall, während in den anderen Fällen eine einfache Nahrungszulage nicht nur nicht bessert, sondern die Dystrophie verstärkt und beschleunigt.

Man hat in diesen Fällen den Eindruck, daß der dystrophierte Säuglingsorganismus von vornherein eine progressive Dissimilationsneigung besitzt. Auch wenn die schädigende Ursache verschwunden oder eingeschränkt ist, geht offensichtlich die Verkümmerung zunächst noch weiter. Solche Kinder, die sich in einem vorgeschrittenen Stadium der Dystrophie befinden, gedeihen häufig nicht, obgleich ihre „äußere" Verdauung scheinbar regelrecht abläuft, sie also ihre Nahrung „vertragen" und obgleich der Brennwert der aufgenommenen Nahrung auf die Norm und darüber eingestellt wird. In manchen Fällen ist überhaupt die Auffütterung nicht möglich, die Säuglinge erweisen sich als unernährbar (athreptisch). Auch die Überernährung kann mit und ohne „äußere" Verdauungsstörungen zur Dystrophie führen.

Die verschiedenen Grade der Dystrophie.

Die Unterteilung der dystrophischen Zustände, etwa nach dem Grade der Abmagerung bzw. des Fettschwundes ist eine rein äußere. Nach dem derzeitigen Stande unserer Kenntnisse ist es nur möglich, nach dem Grade der Störung der Ernährungsfunktion eine beginnende, ausgeprägte und eine schwere Dystrophie zu unterscheiden (siehe unten). Die beiden ersten Grade werden in der Klinik als „Dystrophie" im engeren Sinne, der schwerste Grad als „Pädatrophie", „Athrepsie" oder „Dekomposition" bezeichnet. Die Abgrenzung und gesonderte Besprechung der „Atrophie", wie sie meist durchgeführt wird, ist meines Erachtens nicht begründet, da es sich hierbei nur um den schwersten Grad der Dystrophie und nicht um eine eigene Ernährungsstörung besonderer Art handelt. Die kurz kennzeichnende klinische Bezeichnung wird trotzdem auch im folgenden beibehalten.

Eine scharfe Trennung der dystrophischen oder hypotrophischen Zustände von der Pädatrophie oder Athrepsie ist aus der Körperverfassung nach dem Aussehen des Säuglings nicht mit genügender Sicherheit durchführbar. Sie gelingt meist nur auf Grund einer mehrtägigen Beobachtung der Reaktion auf die Ernährung. Am ehesten kann man aus dem Zeitpunkt des Beginns auf einen leichteren oder einen schweren Dystrophiegrad schließen. Die klinische Erfahrung lehrt nämlich, daß fast alle schweren Dystrophien innerhalb der ersten vier Lebensmonate entstehen, während sich die leichteren dystrophischen Zustände bei Säuglingen jenseits des vierten Lebensmonats entwickeln. Wenn auch eine leichte Dystrophie, z. B. des älteren Säuglings, jederzeit in den schwersten Marasmus, die Athrepsie oder Dekomposition übergehen kann, so ist das — selbst bei fortbestehender Schädigung — durchaus nicht die Regel oder gar eine Notwendigkeit. Bei älteren Säuglingen kann man deshalb an der Diagnose „leichte Dystrophie" solange festhalten, als die kennzeichnenden schweren Erscheinungen des Körperabbaus fehlen, während man bei jungen Kindern schon z. B. bei langsamer Gewichtsabnahme die schwerste Dystrophie in diagnostische Erwägung ziehen muß. Das Bild der leichteren Dystrophiegrade ist ein außerordentlich mannigfaltiges, während der schwerste Grad als Endzustand eine gewisse Einförmigkeit aufweist.

Ätiologie:

Ätiologie.

Wir erörtern bei der Betrachtung der Ätiologie, die für die Dystrophien im engeren Sinne und die Pädatrophie dieselbe ist, in erster Linie die zum Teil klar erkennbaren Ursachen, in zweiter Linie die für die dystrophischen Zustände bedeutsamen Bereitschaften.

Ursachen.

Ernährungsfehler als wichtigste erkenn- und bestimmbare Ursachen.

a) Ernährungsfehler lassen sich meist in der Vorgeschichte einer Dystrophie nachweisen und können als ihre Hauptursachen gelten.

Die Überfütterung führt häufig auf dem Umwege über eine akute Ernährungsstörung (siehe S. 114) zur chronischen Ernährungsstörung, sie kann aber auch unmittelbar die Ursache einer Dystrophie sein. Bei Brustkindern ist bei erheblicher Überfütterung die Mästung die Regel, die Dystrophiegefahr ist dabei sehr gering; nur in der allerersten Lebenszeit und namentlich bei Frühgeborenen und Schwachgeborenen kommt es nach zu großen oder zu häufigen Einzelmahlzeiten mit und ohne dyspeptische Störungen zu ausgeprägten dystrophischen Zuständen.

Die Überfütterung wirkt nur unter gewissen Umständen dystrophierend.

Die Überfütterung mit Kuhmilch führt bei einer Reihe von Kindern zum „Milchnährschaden". Es handelt sich bei den ohne besondere Verdauungsstörungen beginnenden Fällen wiederum meist um Säuglinge der ersten 2—3 Lebensmonate, die nach anfänglichem scheinbaren Gedeihen dystrophisch werden, oder um Frühgeborene. Gewöhnlich wird eine zu wenig verdünnte Kuhmilch mit ungenügendem Zuckerzusatz verabreicht, also eine $^2/_3$- oder gar $^3/_4$-Milch innerhalb der ersten Wochen.

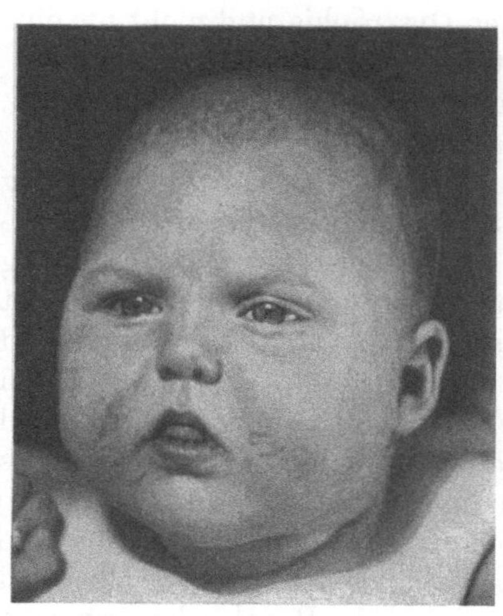

Fig. 52.
8 Mon. alter Säugling bei Breimast.

Bei anderen Säuglingen, die fettempfindlich sind, sieht man Ansatzstörungen nach Verfütterung zu fetter Kuhmilch (Kindermilch) oder konzentrierter fettreicher Mischungen (Buttermehlnahrung), ohne daß sich vorher besondere Störungen bemerkbar machen. Auch Sahne- und Butterzulagen, sogar reichliche Lebertranverabreichung kann bei solchen fettempfindlichen jungen Säuglingen dystrophierend wirken.

Eine besondere Art der Überfütterung ist die mit immer neuen, namentlich hochkonzentrierten Nahrungen.

Zweifellos wurde früher die Überfütterung zu häufig für alle möglichen Ernährungsstörungen des Säuglings verantwortlich gemacht. Heute wird von den Anhängern der Lehre, daß jegliche Dystrophie des Säuglings gleichbedeutend mit einfachem äußeren Hunger sei, wieder in übertreibender Einseitigkeit die Überfütterung als Ursache der Dystrophie allzusehr vernachlässigt. Aus diesem Grunde sei darauf hingewiesen, daß nach längerer Zeit fortgesetzter, oft durchaus nicht starker Überfütterung, namentlich mit ungenügend verdünnter Kuhmilch, bei manchen jungen Säuglingen leichte, aber auch schwere Grade der Dystrophie entstehen können. Jeder Kinderarzt mit ländlicher Klientel bekommt solche Fälle häufig zu Gesicht.

Die Unterernährung als die wichtigste zur Dystrophie führende Fehlernährung.

Die Unterernährung ist indessen fraglos der wichtigste Ernährungsfehler, der zur Dystrophie führt. Die ungenügende Ernährung kann eine quantitative und qualitative sein.

Die quantitative Unterernährung an der Brust ist verhältnismäßig recht häufig. Die Mutter merkt oft längere Zeit nicht, daß ihr Kind an der Brust nicht genug Nahrung bekommt und sucht den Arzt erst spät und meist wegen anderer, viel weniger wichtiger Erscheinungen auf. Manchmal wird in richtiger Erkenntnis der ungenügenden Brustmilchmenge zwar Kuhmilch zugefüttert, aber zu wenig oder mit zu geringen Zusätzen, so daß der Hunger an der Brust zugleich mit einem solchen mit der Flaschennahrung kompliziert ist. Die Folge sind recht beträchtliche Grade von Verhungerung. Trotzdem ist schwere Dystrophie aber auch bei lange fortgesetztem Hunger an der Brust selten.

Von größter praktischer Bedeutung ist die Unterernährung mit Kuhmilch, die entweder in richtiger Verdünnung in zu knapper Tagesmenge oder, was häufiger ist, zu hoch verdünnt in großem Gesamtvolumen von niedrigem Brennwert gefüttert wird. Dabei spielt die Angst vor der Kuhmilch oder die Absicht, „schlechte" Stühle zu verbessern, eine wichtige Rolle. Zu wenig Milch erhalten auch meistens die aus irgendeinem Grunde mit Konservenmilch (Milchpulver) ernährten Kinder. Der häufigste Fehler ist nach unserer Erfahrung die wochen- und monatelang durchgeführte Ernährung mit schwachgezuckerter Halbmilch mit Haferschleim.

Die qualitative Unterernährung kommt bei Brustkindern nur nach sehr langen Stillzeiten in Betracht. Die Kinder leiden dann an einem gewissen Eiweiß-, Salz- und Fettmangel.

Die Flaschenkinder geraten natürlich durch jede minderwertige Kuhmilch in die Gefahr, mit Fett und Vitaminen unterernährt zu werden. Besonders wird der Nährwert der Kuhmilch durch alle Sterilisier- und Vorverdauungsmaßnahmen beeinträchtigt. Schon durch längeres Kochen im Haushalt wird eine an Vitaminen arme Wintermilch entwertet (siehe Kapitel Milch).

Am häufigsten kommt der Zuckermangel als Dystrophieursache bei Kuhmilchkindern in Betracht. Im allgemeinen kann man sagen, daß jede Kuhmilchmischung, die weniger als 5% Zucker enthält, eine unvollständige Säuglingsnahrung darstellt. Der Zucker gilt noch immer bei den Müttern als Genußmittel und wird als durchfallerzeugend gefürchtet. Die letztere Eigenschaft besitzt aber eigentlich nur der — technisch heute noch immer unvollkommene — Milchzucker.

In einem Teil der Fälle hat die Mutter mit und ohne ärztliche Verordnung dem Kind als einzige Nahrung tagelang Haferschleim oder neuerdings auch Gemüsesuppe gefüttert. Sie gibt dann an, daß bei jedem Versuch, dem Kinde wieder Milch beizubringen, „schlechte" oder „durchfällige" Stühle aufgetreten seien. Aus diesem Grunde wird dann eine lange Hungerkur, die besonders beim jungen Säugling schwere Dystrophie zur Folge hat, durchgeführt.

Alle mit Durchfall und Erbrechen einhergehenden auch akuten Störungen können zur Dystrophie führen.

b) Durchfall- und Brechkrankheiten sind eine häufige Ursache der Dystrophie. Entweder handelt es sich um akut oder subakut verlaufende dyspeptische Störungen, zu deren Heilung manchmal tagelange Hungerkuren oder wochenlange Schondiäten durchgeführt wurden, oder aber um chronische Durchfall- und Brechkrankheiten bei an sich ausreichender Ernährung. Im ersten Falle kann die akute Ernährungsstörung selbst die Assimilationsfähigkeit schädigen, wie daraus hervorgeht, daß eine Reihe von Säuglingen auch bei nur kurzdauernder Teepause und sorgfältig geleiteter Diätetik dystrophiert. Solche Kinder sind auch durch rasche Auffütterung und „optimale" Ernährung nicht vor der Dystrophie zu bewahren. Ein beträchtlicher Teil der Säuglinge, die eine akute intestinale Toxikose durchgemacht haben, gleiten sozusagen unaufhaltsam in die Dystrophie. Bei anderen ist die Schädigung in der fortgesetzten Unterernährung zu suchen. Auch für einen Teil der chronischen Brecher trifft die Annahme einer Inanition infolge Verlustes von Nährstoffen zu. Es fehlt aber andererseits bei chronischen Dyspeptikern und habituellem Speien und Erbrechen häufig jegliche Dystrophie (siehe S. 191ff.), so daß man mit der einfachen Erklärung, diese Kinder seien alle chronisch unterernährt, nicht das Richtige treffen wird. Es scheint wahrscheinlicher, daß das Nichtgedeihen der Ausdruck der allgemeinen Störung und nur manchmal Folge des Speiens ist. Jedenfalls sieht man in der Klinik trotz sicher genügender Ernährung die Dystrophie sich weiter entwickeln und sieht auch trotz fortbestehendem Speien die Dystrophie abheilen. Wiederum sind es namentlich die jungen Säuglinge und die Flaschenkinder, die nach Durchfall- und Brechkrankheiten Verkümmerungszustände zeigen.

Von den Infekten wirken oft gerade die banalen grippalen Erkrankungen dystrophierend.

c) Infekte sind beim bisher gesunden, gut gedeihenden Säugling, wie wir aus der Beobachtung von Krippeninsassen wissen, die Veranlassung zu langdauernden Ansatzstörungen. Auffällig ist die Erscheinung, daß enterale Infekte oft schnell und ohne Schädigung der Ernährungsfunktion überwunden werden, während parenterale Infekte von an sich geringfügigem Befund zu schweren Dystrophien führen können. Bei den banalen grippalen Infekten ist es bei dem chronischen Verlauf der Dystrophie allerdings oft schwer, ja unmöglich, zu entscheiden, ob die Grippe die Ursache der Dystrophie oder ihre Begleit- oder Folgeerkrankung ist. Immerhin wird jeder Kinderarzt über genügend häufige Beobachtungen sogar bei gesunden Brustkindern verfügen, die im Anschluß an einen akuten Infekt, z. B. eine Nasopharyngitis, Otitis media, Bronchitis, Pyelitis u. a. eine wochenlange Dystrophie erlitten. (Siehe Tafel 9, Helmut B.) Neben der unmittelbaren Schädigung der Ernährungsfunktion kommt in manchen Fällen auch eine mittelbare, durch mangelnde Appetenz oder ungenügende Rekonvaleszentenkost in Betracht.

Vielfach handelt es sich um eine Miterkrankung des Verdauungsapparates in Form einer subakuten dyspeptischen Störung mit Dystrophie z. B. bei Nabelinfektion, Kopfschwartenphlegmone, Mastitis des Neugeborenen und bei Masern, Keuchhusten, Vakzination, Grippe, Bronchopneumonie des älteren Säuglings.

Am häufigsten kann man rezidivierende Infekte zugleich mit gewissen Ernährungsfehlern in der Vorgeschichte dystrophierter Säuglinge feststellen und es ist nicht möglich, im einzelnen Fall klar zu entscheiden, was die primäre Schädigung ist. Waren nun in manchen Fällen noch dyspeptische Störungen aufgetreten, dann vermögen wir, nur wenn es sich um in Anstalten beobachtete Kinder handelt, gewisse Vermutungen über die ursächlichen Zusammenhänge zu äußern. Nach diesen Erfahrungen — siehe „Hospitalismus" — ist dem parenteralen Infekt die hauptsächliche Bedeutung zuzusprechen.

Von chronisch verlaufenden Infektionskrankheiten mit ausgesprochen dystrophierender Wirkung ist die Otitis media, die Zystopyelitis, das Empyem, der Keuchhusten, die Meningokokkenmeningitis, die kongenitale Lues und schließlich die Tuberkulose zu nennen.

Die Tuberkulose allerdings verläuft nur selten beim Säugling unter 6 Monaten mit Dystrophie und die beim älteren in Erscheinung tretende

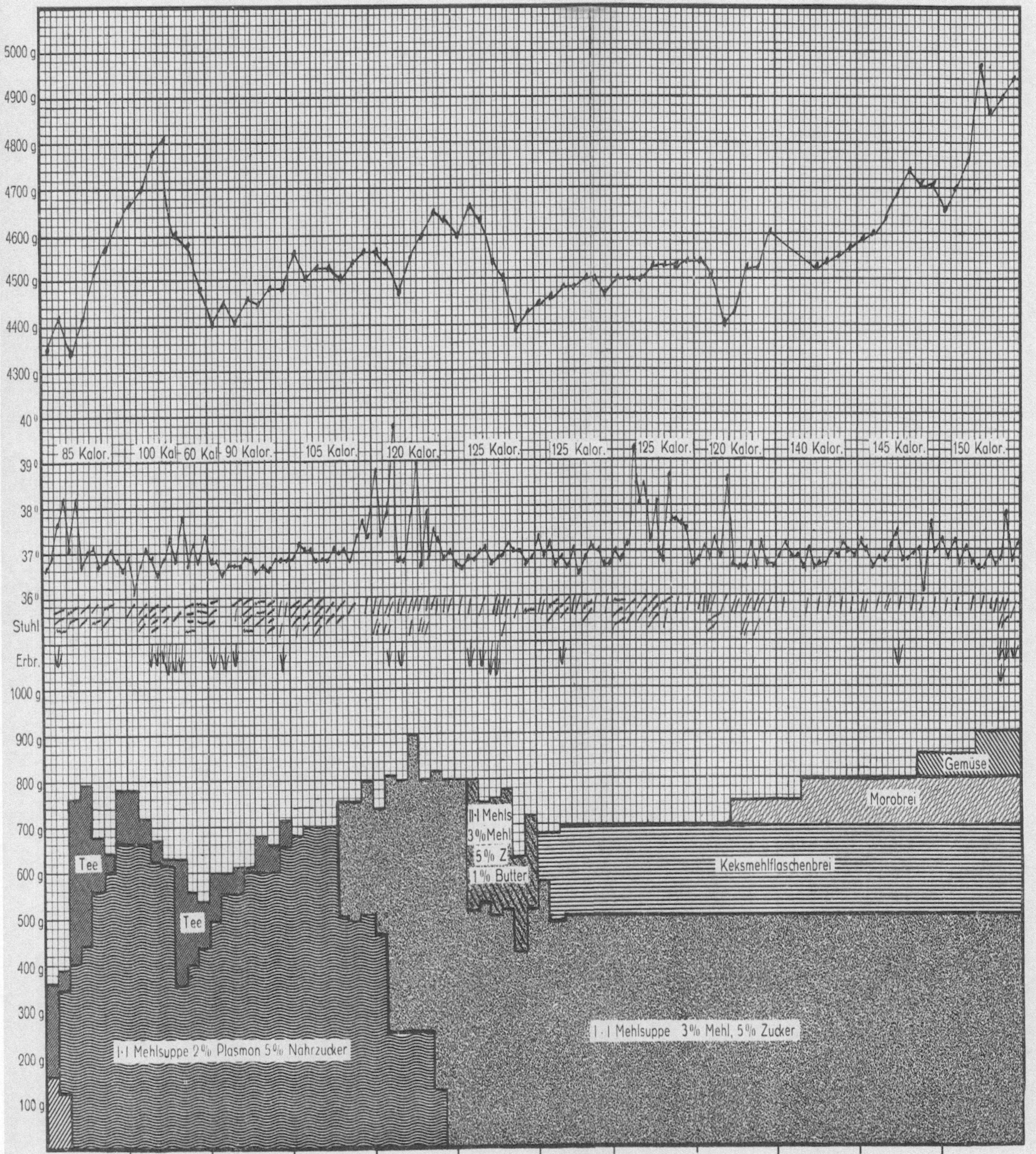

Helmut B. Dystrophie bei chronisch recidivierender Dyspepsie infolge parenteraler Iekte (Bronchitiden). Allmähliche Vervollständigung der Nahrung.

Kachexie, z. B. bei chronischer Verkäsung der Lunge oder bei der Abdominaltuberkulose stellt sich meist erst kurz ante exitum ein.

An sich geringfügige Pflegefehler können dystrophische Zustände verursachen.

d) Die Pflegefehler, die schon bei den akuten und chronischen dyspeptischen Ernährungsstörungen angeführt wurden, können trotz ihrer scheinbaren Geringfügigkeit Ursache leichter und schwerer dystrophischer Zustände sein. Die Art der Nahrungsverabreichung sollte in jedem Falle von Dystrophie aufs genaueste erkundet werden. Es stellt sich dann manchmal heraus, daß der Fehler in der Ernährung, was Zusammensetzung und Menge angeht, recht geringfügig, der Fehler in der Fütterung dagegen erheblich, ja ausschlaggebend war. Hierher gehören unregelmäßige Mahlzeiten, zu hastiges Füttern u. a. m. Zweifellos spielt die Sauberkeit bei der Herstellung der Nahrung, ihre Schmackhaftigkeit und die Anpassung der jeweiligen Nahrungsmenge an den Appetit des Kindes für sein Gedeihen eine wichtige Rolle. Vernachlässigung der Körperpflege, Mangel an Licht und Luft, ungenügende Anregung und andererseits zu wenig Sorge für Ruhe und Schlaf sind Pflegefehler, die namentlich bei jungen und empfindlichen Säuglingen zur Dystrophie führen können. Von besonderer Bedeutung erscheint namentlich bei Anstaltskindern die Verhütung von Infekten (siehe Hospitalismus).

Bereitschaften.

Dystrophierende Wirkung der Kuhmilch bei manchen frühzeitig künstlich Ernährten.

a) Die unnatürliche Ernährung in der allerersten Lebenszeit bildet zweifellos die verhängnisvolle Vorbereitung für die meisten sich entwickelnden schweren Dystrophien. In diesen Fällen tritt die Minderwertigkeit der Kuhmilch als Säuglingsnahrung deutlich in Erscheinung. Entweder machen sich akute oder chronische dyspeptische Störungen als Vorläufer geltend oder die Kuhmilchernährung hat von vornherein mangelndes Gedeihen zur Folge. (Siehe S. 121ff.)

Bei den frühzeitig unnatürlich ernährten Kindern bilden die im Vergleich zum Brustkind häufigeren alimentären Störungen und leichter eintretenden Infekte den Ausgangspunkt mancher dystrophischer Zustände.

Lebensschwache und Frühgeborene sind besonders Dystrophiegefährdet.

b) Gesetzmäßig tritt bei schwachen Frühgeborenen, etwa unter 2000 g Gewicht, eine mehr oder weniger schwere Dystrophie in Erscheinung und ihre Aufzuchtmöglichkeit hängt davon ab, ob es gelingt, die Kinder trotz ihres geringen Assimilationsvermögens zu ernähren. Aber auch kräftigere Frühgeborene schweben eigentlich dauernd in der Gefahr, zu atrophieren. Der mangelnde Ansatz und die fortschreitende Dystrophie sind die manchmal einzigen Kennzeichen der Schwachgeborenen.

Exsudative und neuropathische Dystrophiker.

c) Von klinisch erkennbaren Konstitutionsanomalien sind in erster Linie die exsudative Diathese und die Neuropathie zu nennen, die eine gewisse Bereitschaft zu dystrophischen Zuständen aufweisen. Namentlich sind es die sogenannten „mageren Exsudativen“, die gleichzeitig oder auch alternierend mit den Hauterscheinungen Ansatzstörungen und leichte bis hohe Grade einer Schwerernährbarkeit zeigen. Diese Säuglinge, ebenso wie die Neuropathen, erleiden oft eine dyspeptische Störung nach der anderen, sind sehr anfällig gegenüber allen ihnen zugetragenen Infekten und enden häufig in schwerer Dystrophie.

In einer recht geringen Zahl von Fällen ist die Schwerernährbarkeit angeboren. Alle Kinder einer Familie erweisen sich dann schon innerhalb der ersten Lebensmonate als äußerst schwierig ernährbar, ohne daß Fehler in der Ernährungsweise aufgedeckt werden könnten (Abiotrophie *Gowers*). Gelegentlich läßt sich auch eine Polyletalität in der Familie feststellen.

Eine konstitutionelle Hydrolabilität soll nach *Finkelstein* die Grundlage der schweren Atrophie (Dekomposition) bilden. Meiner Meinung nach läßt sich zeigen, daß im Verlauf einer Dystrophie eine Hydrolabilität vom Säugling häufig erst erworben wird. Die Schwankungen im Wasserbestand gehören zum Wesen der entwickelten Pädatrophie, während sie im Beginn der Dystrophie nicht vorhanden zu sein brauchen. Aus Anstaltsbeobachtungen geht jedenfalls hervor, daß viele schwer dystrophierte Kinder zuvor nichts von abnormen Gewichtsschwankungen als Zeichen einer angeborenen „Hydrolabilität" zeigen.

Der von *Marfan* geprägte Begriff der „Dysergie", der von manchen Autoren übernommen worden ist, welche die Grundlage vieler dystrophischer Zustände sein soll, sagt über die Genese solcher Dystrophien meines Erachtens nichts aus, da sich eigentlich jeder kranke Organismus in einem „dysergischen Zustande" befindet.

Hospitalismus und Dystrophie.

d) **Der Hospitalismus** ist das zahlreiche Dystrophiefälle vorbereitende Übel. Man versteht darunter bekanntlich eine Schädigung der Säuglinge durch Massenpflege in meist eng belegten Sälen. Die mit Infekten neu aufgenommenen Kinder oder an solchen spontan erkrankenden stecken die anderen an. Als Überträger sind insbesondere auch die auf solchen Abteilungen tätigen Pflegerinnen und Ärzte anzusehen. Daß ein Säugling durch Hustentröpfchen den anderen ansteckt, ist bei richtigem Abstand der Betten und aseptischer Pflege jedenfalls nicht wahrscheinlich. Vielmehr muß man auch nach den Erfahrungen mit neuzeitlichen Boxen und der Verhinderung der Infektion durch Besucher annehmen, daß Pflegerin und Arzt, und zwar weniger auf ihrer Kleidung, als auf ihren Schleimhäuten, die Keime beherbergen und übertragen können. Durch ein fortwährendes Herumwandern von solchen Infekten ist das Nichtgedeihen der Säuglinge die Regel. Werden die Kinder außerdem knapp oder nach einem Schema ernährt, dann findet man in solchen Anstalten zahlreiche schwere Dystrophien. Besonders betroffen werden naturgemäß Säuglinge mit abnormer Konstitution, also z. B. Neuropathen, die eine individualisierende Pflege brauchen. Aber auch der gesunde Säugling gedeiht in der Familie, wo er gewöhnlich nur von einer Person, nämlich der Mutter, versorgt wird, auch dann oft besser, wo die Nahrungsbereitung usw. einfacher vor sich geht als in der Anstalt. Hier spielen in der auf das eine Kind persönlich eingestellten Pflege Dinge, wie das Eingehen auf Geschmack und Trinkgewohnheit, Anregung, Ablenkung u. a. m. eine wichtige Rolle. Je besser die Ausbildung der Säuglingsschwestern gerade in der praktischen Säuglingskrankenpflege ist und je weniger Wechsel in der Pflege in 24 Stunden unter den durch einen Facharzt angeleiteten und streng überwachten Schwestern stattfindet, desto seltener ist der Massenpflegeschaden. Hier ist außerdem die richtige Arbeitseinteilung in der Säuglingsanstalt und die Bereitstellung genügender Pflegerinnen und Hilfskräfte von ausschlaggebender Bedeutung.

e) Organische Erkrankungen verlaufen beim Säugling vielfach mit Dystrophien. In erster Linie ist das Vitium cordis congenitum zu nennen. Bei Fällen ohne Zyanose kann der dystrophische Zustand sogar das erste Zeichen sein, das auf das Bestehen des Herzfehlers aufmerksam macht. Die Pylorostenose kann durch einen Verhungerungszustand hindurch, aus dem sich die Kinder anfänglich noch rasch wieder auffüttern lassen, zu schwerer Pädatrophie führen, die dann, trotzdem das Erbrechen aufgehört hat, wochen- und monatelang andauert und häufig tödlich endet. Neugeborene, die, wie uns die Obduktion zeigte, Blutungen in das Gehirn und Rückenmark erlitten hatten, boten vom ersten Tage ab trotz ausreichender Ernährung alle Zeichen der Dystrophie. Die Ursache einer im Anfang oft unklaren Dystrophie bildet die Idiotie mit und ohne nachweisbare Mißbildungen der verschiedensten Art. Von Mißbildungen sind als häufigere die Spaltbildungen im Gesicht (Hasenscharte,

Zahlreiche organische Erkrankungen des Säuglings bilden Dystrophie-Bereitschaften.

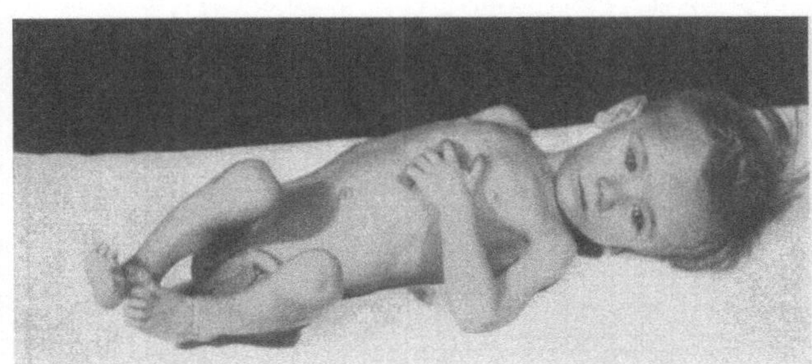

Fig. 53.

Hans O., 7 Mon. alt. Dystrophie bei organischer Krankheit (angeborene Zwerchfellhernie). Die Abmagerung und der leidende sorgenvolle Gesichtsausdruck sind schon deutlich.

Wolfsrachen) die Spina bifida, die Darmstenosen und die Zwerchfellhernien, sowie die Hypo- und Athyreosen zu nennen. Schwere Anaemie, Rachitis und Tetanie geht oft in dystrophische Zustände über. Gelegentlich bilden beim Säugling nicht infektiöse Lungenerkrankungen, z. B. chronische Pneumonien, Bronchiektasien und die noch selteneren Organerkrankungen der Leber und die Nierenerkrankungen des Säuglings Bereitschaften zur Dystrophie.

Die wichtigsten pathologischen Vorgänge bei der dystrophischen Störung.

a) Die Verkümmerung. Während beim Erwachsenen die Erhaltung des Körperbestandes als Norm gilt, ist die Einstellung auf das Stoffwechselgleichgewicht beim jungen, schnell wachsenden Organismus schon ein anormaler Zustand. Als erstes Zeichen der Verkümmerung eines Säuglings wird ein Gewichtsstillstand oder eine unregelmäßige und ungenügende Gewichtszunahme wahrgenommen.

Die Verkümmerung.

Beim bisher einwandfrei gedeihenden jungen Kind ist ein Stehenbleiben des Gewichtes während der Dauer von z. B. 1—2 Wochen schon als unzweifelhaftes Zeichen einer Störung anzusehen. Lediglich geringe oder unregelmäßige Zunahmen sind schon sehr viel schwieriger zu deuten. Ein und dasselbe Körpergewicht am Ende des ersten Jahres wird nämlich von gesunden Kindern ebensowohl durch anfänglich steilen, später flachen Gewichtsanstieg, wie durch langsame Zunahmen in der mittleren und späteren Säuglingszeit erreicht (*Monti, Camerer*). Das Gewichtswachstum, als Teilvorgang des Gesamtwachstums wird zugleich durch konstitutionelle, erbliche und Umwelteinflüsse bestimmt. Im Vergleich zum Durchschnitt

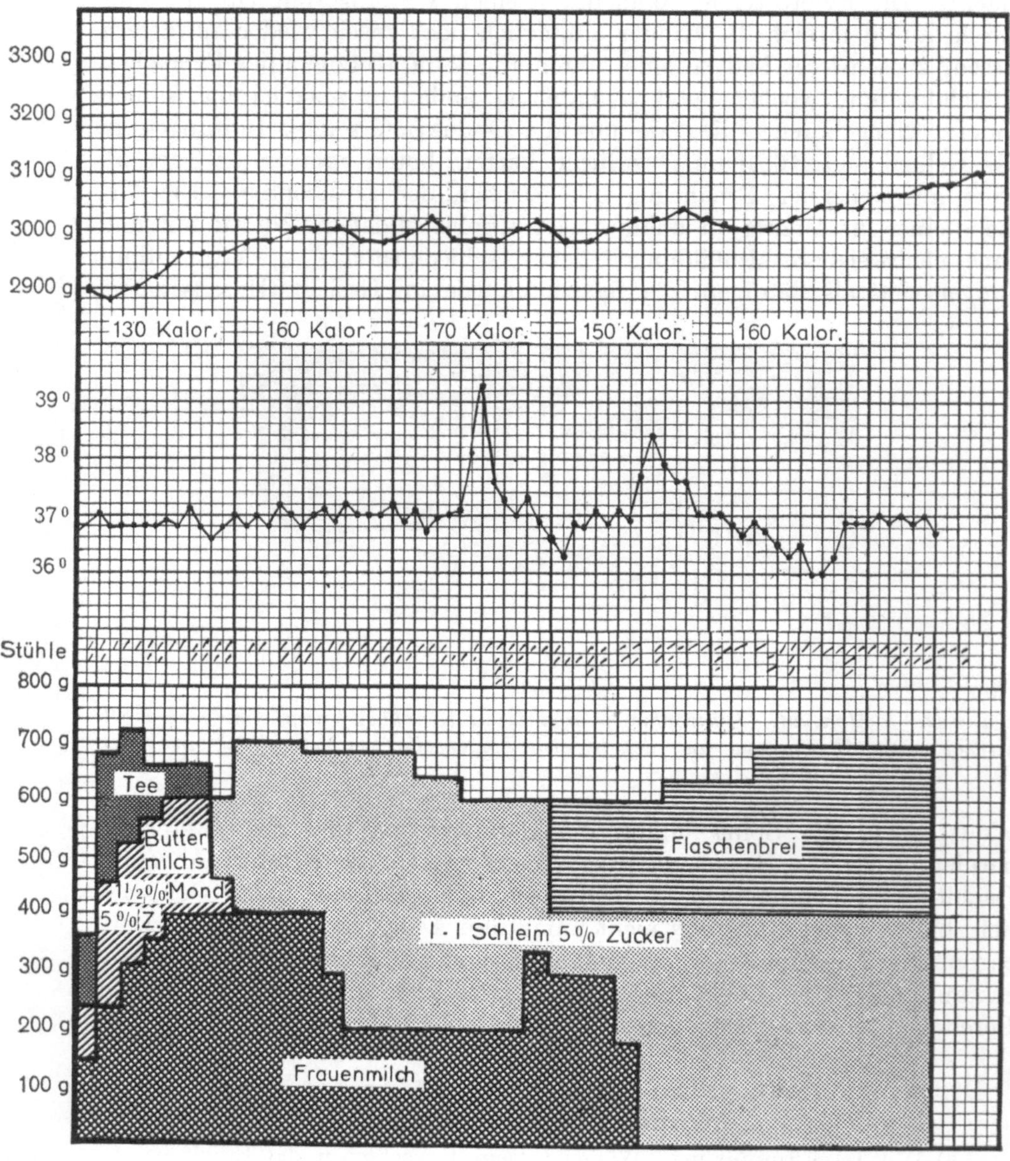

Fig. 54.
Elfriede O. Dystrophie bei angeborenem Herzfehler und bei gelegentlichen Infekten. Die Stühle sind durchweg gut.
(Zeichenerklärung siehe Seite 117.)

kommen nun recht erhebliche Disproportionen zwischen Länge und Gewicht vor, die noch nichts mit Verkümmerung zu tun haben. Ein proportioniertes Zurückbleiben in diesen Werten hinter dem Durchschnitt zeigen weiterhin die sogenannten hypoplastischen Kinder, die ebenfalls nicht als dystrophiert anzusehen sind (Atrophia pondérale simple nach *Variot*). Trotz dieser Einschränkungen ist die Ermittlung des Grades, um den das Gewicht hinter dem Altersdurchschnitt zurückbleibt, bei der Erkennung einer Dystrophie wichtig. Den Ausgangspunkt der Berechnung bildet das Geburtsgewicht, mit dem das tatsächliche Gewicht und das Sollgewicht in Beziehung gesetzt wird. Zum Verständnis der pathologischen Vorgänge bei der Dystrophie ist an der Vorstellung festzuhalten, daß hier in der Tat auch schon eine mangelnde Gewichtszunahme eine Beeinträchtigung des allgemeinen Wachstums darstellt. Die im weiteren Verlaufe der Dystrophie eintretenden Gewichtsabnahmen und die Gewichtsstürze sind der Ausdruck mehr oder weniger schneller Verluste von in erster Linie Depotstoffen (Wasser, Fett) und erst in zweiter Linie von Körper-substanz.

Schließlich macht sich bei jeder länger dauernden Dystrophie auch ein Längenwachstumsstillstand bemerkbar. Im Anfang lebt der dystrophierte Säuglingsorganismus nicht nur unter Abbau seiner Reservedepots und auf Kosten seines Körpers, sondern er wächst infolge des mächtigen Wachstumstriebes auch noch dabei. Auch hungernde Brustkinder und ungenügend ernährte junge Tiere zeigen im Anfang noch keine, erst später eine deutliche Hemmung ihres Gesamtwachstums (*Freund*,

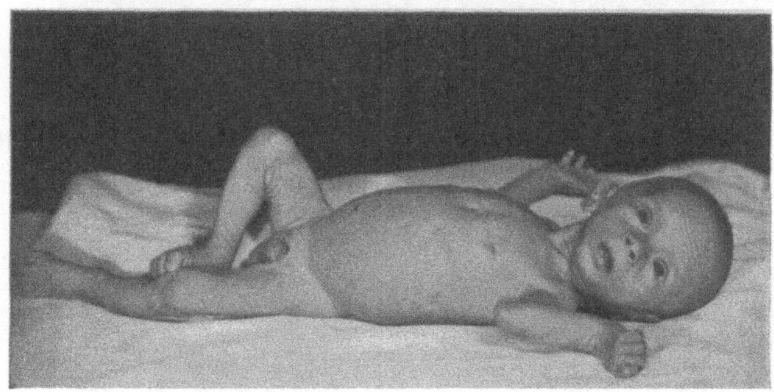

Fig. 55.

8 Mon. alt. Leichte Dystrophie mit noch nicht hochgradiger Abmagerung. Der leichte Meteorismus läßt den Schwund des Bauchfettpolsters auf den ersten Blick nicht erkennen. Den schon vorgeschrittenen Grad der Abmagerung kann man an den Hautquerfalten am Halse feststellen.

Birk, *Aron*, *Peiper*, *Waser*). Auch im Wachstumsstillstand unterscheidet sich wiederum der dystrophische vom einfachen Inanitionszustand dadurch, daß bei dem letzteren durch Nahrungszufuhr die Rekonstruktion (*Rubner*) ohne weiteres, beinahe sofort erfolgt (*Waser* am Beispiel der geheilten Pylorostenose), während das dystrophierte Kind auch in der Reparationsperiode bei nicht nur ausreichender, sondern auch bei dem Zustand angepaßter Nahrung zwar zunehmen kann, aber weder Fett ansetzt, noch auch an Länge zunimmt. Erst nach vollständiger Erholung aus der Verkümmerung wird vom geheilten Dystrophiker die Hemmung des Längenwachstums überwunden, so daß nach längeren Zeiträumen — ½—2 Jahre — der Altersdurchschnitt bzw. das „Familienmaß" des Alters und Stammes erreicht wird. Für die Klinik sind daraus zwei Feststellungen wichtig. Erstens die, daß eine Wachstumshemmung das Zeichen einer vorausgegangenen Dystrophie sein kann und zweitens die, daß beim Dystrophiker im allgemeinen trotz seiner schweren Ernährungsstörung keine rachitischen Zeichen zu erwarten sind, weil sein Gesamtwachstum und somit auch sein Skelettwachstum stark und auf längere Zeit gehemmt ist.

Gesetzmäßiger Schwund des Fettpolsters.

Das neben Hemmung des Längen- und Gewichtswachstums auffälligste Verkümmerungszeichen ist der Schwund der Fettpolsters.

In recht gesetzmäßiger Weise beginnt die Einschmelzung des Fettes am Bauch, setzt sich fort am Rumpf (erst in der Brust-, dann in der Rücken- und hierauf in der Lendengegend), betrifft hierauf die Gliedmaßen (erst die oberen, dann die unteren, zuletzt das Gesäß) und macht sich zuletzt im Gesicht (erst auf der Stirn, dann an den Wangen und am Kinn) bemerkbar (*Marfan*). Am längsten erhalten bleibt das *Bichat*sche Wangenfettpolster, dem für den Saugakt Bedeutung zugesprochen wird.

Wiederherstellung des Fettpolsters bei schwerer Dystrophie am Arm.

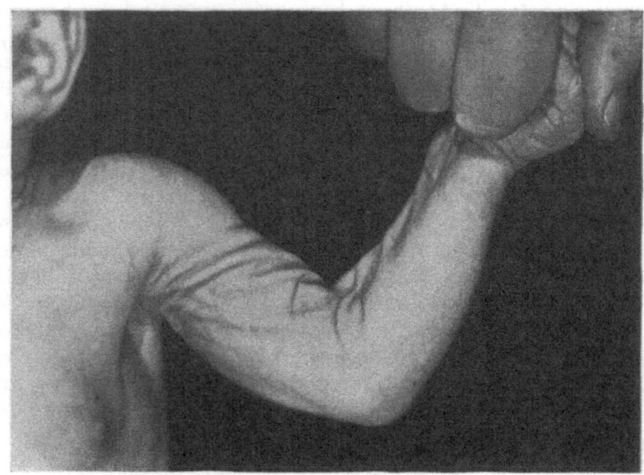

Fig. 56.
Starke Faltenbildung der Haut. Die Haut erscheint zu weit geworden, hängt schlaff über der Muskulatur.

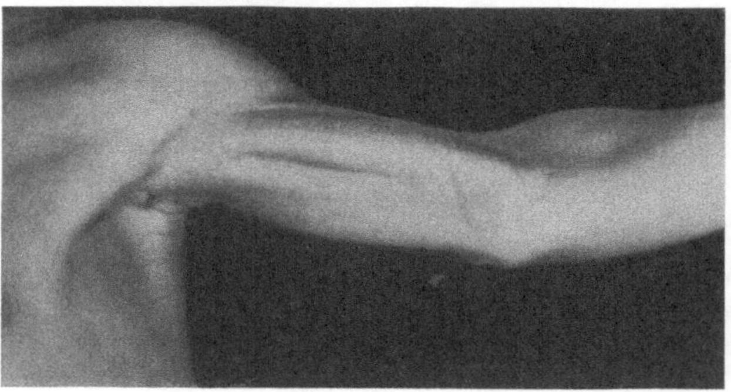

Fig. 57.
Dasselbe Kind 4 Wochen später, Besserung des Hautfettpolsters bei noch schlaffem Turgor. Noch deutliches Hervortreten der einzelnen Muskelwülste und feine Fältelung der Haut.

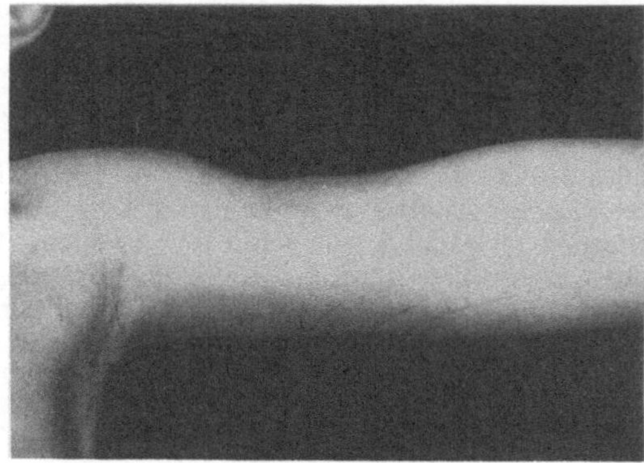

Fig. 58.
Dasselbe Kind weitere 8 Wochen später. Vollständige Wiederherstellung des normalen Fettpolsters und Turgors. Die Haut ist straff, die Muskulatur tritt nicht mehr deutlich hervor, der Arm hat seine runde Zylinderform wieder erhalten.

Mit dem Schwinden des Fettpolsters verliert die Haut ihre rosige Farbe und ihre pralle Spannung. Sie wird dünn, schlaff, schließlich grau und runzelig und umgibt den abgemagerten, knochigen Körper wie eine zu weite Hülle.

Vollständiger Fettschwund.

Die Besonderheiten des Verkümmerungszustandes bei der Dystrophie im Vergleich zu ähnlichen Kachexien etwa beim Erwachsenen liegen zunächst in dem hohen Grade des Fettverzehrs. In Körperanalysen von Pädatrophikern wurde der Fettgehalt der Gesamtleibessubstanz mit 3%, ja auf 2 und 1,45% gegenüber 12,3—13,1% normaler Vergleichskinder ermittelt (*Ohlmüller*, *Steinitz*). Das will besagen, daß das Fett praktisch so vollkommen aufgezehrt ist, wie es beim erwachsenen Organismus nicht beobachtet wurde. Die stärksten Gewichtsverluste zeigen Haut und Muskulatur, deren Wassergehalt durchweg vermehrt gefunden wurde (*Tobler* u. a.). Aber auch der gesamte Körperverzehr erreicht einen ungewöhnlichen Grad; das Körpergewicht geht unter die *Quest*sche Zahl, d. h. unter ein Drittel (34%) des ursprünglichen Gewichtes, die Grenze der Lebenserhaltbarkeit, herunter, ohne daß die Kinder sofort an Ermattung sterben.

*Quest*sche Zahl.

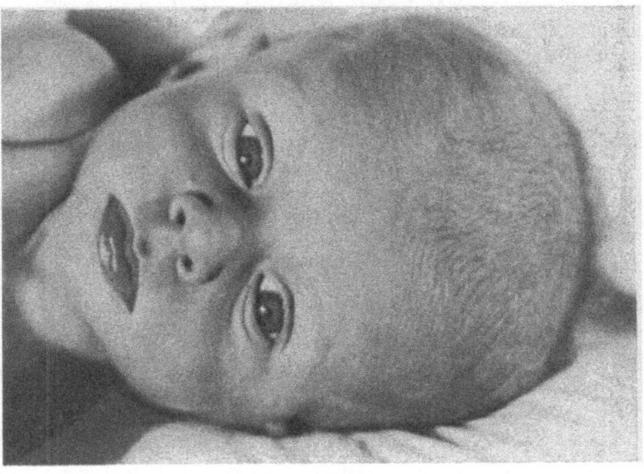

Fig. 59.
6 Mon. altes Kind. Leichtester Grad der Dystrophie mit beginnender Abmagerung, auch im Gesicht trotz noch erhaltenen Wangenfettpolster. Für das Alter schon zu ernster, leidender Gesichtsausdruck.

Wenn auch im allgemeinen die am schwersten abgezehrten Kinder auch den schwersten Grad der dystrophischenErnährungsstörung aufweisen, so ist doch dieser diagnostische Schluß aus dem äußeren Befunde, wie im folgenden noch ausgeführt wird, nur annähernd richtig. So kann z. B. ein atrophierter reiner Hungerdystrophiker eine verhältnismäßig leicht zu reparierende Dystrophie bieten, während ein noch gar nicht stark abgezehrtes Kind mit exsudativer Diathese oder anderer Dystrophieursache sich schon als kaum ernährbar (athreptisch) erweist.

Störung der Ernährungsfunktion.

Neben der Verkümmerung ist b) die Störung der Ernährungsfunktion die wichtigste, allen Dystrophien des Säuglings gemeinsame Grundstörung. Sie findet ihren Ausdruck einmal darin, daß das dystrophierte Kind auch dann, wenn „dyspeptische" Erscheinungen fehlen und das Nahrungsangebot ein scheinbar genügendes ist, nicht gedeiht und andererseits darin, daß bei fortgeschrittener Dystrophie eine Steigerung der Nahrungszufuhr eine sturzartige Verschlimmerung herbeiführt. Es ist das die sogenannte „paradoxe Nahrungsreaktion". Schließlich ernährt sich der dystrophierte Säuglingsorganismus nicht mehr in der Hauptsache oder überhaupt nicht mehr von den zugeführten Nahrungsstoffen, sondern lebt von seinem Körper.

Leichte Dystrophie: Auffütterung verhältnismäßig leicht durchführbar.

Der erste, leichteste Grad der Dystrophie ist durch folgende Störung der Ernährungsfunktion gekennzeichnet. Mit den gewöhnlichen Milchmischungen und den üblichen antidyspeptischen Heilnahrungen ist auch dann kein Ansatz zu erzielen, wenn mit ihnen eine Abheilung „dyspeptischer" Erscheinungen erreicht wurde. Ihre Verabreichung in häufigen kleinen Mahlzeiten, ihr Wechsel, ihre quantitative Steigerung bis zu dem auf das Istgewicht berechneten normalen Kaloriengehalt bringen nur vorübergehende, also scheinbare Besserung. Erst die Konzentrierung, „Komplettierung" und Steigerung auf das vom Geburtsgewicht aus errechnete Sollgewicht bewirkt Ansatz und Reparation. Der leicht dystrophierte Säugling verlangt also eine „optimale", kalorisch über den normalen Bedarf hinausgehende konzentrierte Nahrung, eine Rekonvaleszentennahrung nach Hunger.

Bei diesem Grade der Störung ist die Verwertung der Kohlehydrate und des Eiweißes eine gute, die des Fettes im allgemeinen noch nicht beeinträchtigt. Allerdings macht sich schon bei manchen Kindern mit leichter Dystrophie eine gewisse Fettempfindlichkeit bemerkbar. Der Mineral- und Wasserhaushalt ist bei den mit

Durchfällen einhergehenden leichten Dystrophien und denen von längerer Dauer häufig schon in Mitleidenschaft gezogen.

Im allgemeinen sind die Kinder noch leicht aufzufüttern; an die Brust gelegt, werden sie rasch geheilt.

Ausgeprägte, mittelschwere Dystrophie: Sinkende Nahrungstoleranz, zunehmende Ernährungsschwierigkeit.

Der zweite, schwerere, ausgeprägte Grad der Dystrophie zeigt schon eine beträchtliche Beeinträchtigung der Ernährungsfunktion. Kleine, qualitativ „optimale“ zusammengesetzte Nahrungsmengen bewirken keinen normalen, festen Ansatz mehr, auch wenn sie in häufigen Mahlzeiten und entsprechend der etwa schon nachweislich gesunkenen Nahrungsverträglichkeit in knapper Gesamttagesmenge gereicht werden. Mit Nahrungssteigerung und Konzentrierung läßt sich nicht mehr, wie im Stadium der leichten Dystrophie, Gedeihen erzielen. Schon die auf das Sollgewicht berechneten normalen und alle darüber hinausgehenden großen Nahrungsmengen wirken verschlechternd oder destruierend (= paradoxe Nahrungswirkung).

Auch bei diesem Grade der Störung der Ernährungsfunktion ist die Verwertung der Kohlehydrate im allgemeinen noch eine gute. Immerhin ist unter bestimmten Umständen schon eine Störung des Kohlehydratstoffwechsels im Zusammenhang mit dem Mineral- und Wasserhaushalt vorhanden. Die Fettempfindlichkeit äußert sich in schlechten „Fettstühlen“, Durchfällen, Gewichtsstillständen oder sogar in Gewichtsabnahmen.

Das Kuhmilcheiweiß führt auch in den üblichen, den Bedarf übersteigenden Mengen nicht zum normalen Anwuchs, erscheint oft, namentlich in den Säuremilchen, indifferent bei guter Verträglichkeit und führt gelegentlich zu fauliger Zersetzung (Fäulnisdyspepsie). Der Mineral- und Wasserhaushalt ist stets gestört, was sich im besonderen in der Neigung dieser Kinder zu Gewichtsstürzen und raschen Gewichtszunahmen (Hydrolabilität) einerseits und zu Ödemen andererseits erkennen läßt.

An die Brust gelegt, erfolgt eine langsame, aber durchaus nicht immer störungsfreie Reparation.

Schwere Dystrophie oder Pädatrophie: Auffütterung in Frage gestellt.

Der dritte, schwerste Grad der Dystrophie, die Pädatrophie oder Dekomposition, läßt auch den schwersten Grad der Störung der Ernährungsfunktion erkennen. Hier wirken schon unter dem Erhaltungsmaß stehende kleine Nahrungsmengen häufig destruierend. Die Nahrungsempfindlichkeit betrifft meist alle Qualitäten der Energiespender, ohne daß regelmäßig eine schwere Verdauungsstörung bei Steigerung der Nahrungsmenge einzutreten braucht. Allerdings sind solche dyspeptischen Erscheinungen häufig und auch durch sorgfältigste Diätetik im gesamten Verlauf nicht zu vermeiden. Hier tritt aber, gerade zu den Zeiten, in welchen eigentliche Verdauungsstörungen fehlen, eine gewisse Dissoziation zwischen den äußeren Verdauungsvorgängen im Magendarmtraktus und den assimilatorischen Prozessen im intermediären Stoffwechsel am klarsten zutage. Trotz guter Nahrungsaufnahme und trotz Fehlens von Durchfall und Erbrechen geht die Autophagie weiter. Am ehesten scheinen noch die Kohlehydrate, das Wasser und die Salze von dem kachektischen Organismus in normaler Weise verwertet zu werden, während die sämtlichen übrigen Nährstoffe zwar retiniert werden, aber nicht zum normalen Anwuchs gelangen und den Körperverzehrungsprozeß lange Zeit nicht aufhalten können. In einem Teil der Fälle tritt eine Art von Leerlauf der zugeführten Nahrungsstoffe ein: das Kind ist unernährbar (athreptisch) geworden.

Zwischen diesen drei Graden der Störung der Ernährungsfunktion gibt es naturgemäß fließende Übergänge. Von Fall zu Fall ist der Durchgang durch das erste und zweite Stadium ein kurzer oder längerer. Trotzdem lassen sich durch die klinische Beobachtung meines Erachtens die drei deutlich unterscheiden. Die Wichtigkeit der Unterscheidung dieser drei Stadien für die Klinik, in Sonderheit für die Prognose und Behandlung leuchtet ein. Ihr pathogenetischer Zusammenhang wird im folgenden erörtert.

Bilanz-Stoffwechsel.

Die Bilanzstoffwechselstörung bei der Dystrophie.

N-Haushalt. Die für den jungen wachsenden Organismus naturgemäße, verhältnismäßig hohe N-Retention ist in den leichteren Graden der Dystrophie — genügend großes Angebot vorausgesetzt — nicht beeinträchtigt. Auch bei Gewichtsstillstand und sogar bei Abnahme kann die N-Retention positiv bleiben. Immerhin sind Störungen im N-Haushalt schon im Beginn der Dystrophie offenbar häufig und bei den schnellen und beträchtlichen Körpergewichtsabnahmen, die bei den schweren Dystrophieformen fast niemals fehlen, konnte man starke Unterbilanzen feststellen (*L. F. Meyer, Jundell, Mariott*). Als Ausdruck der schlechten Ausnutzung der Nahrung einerseits und des Körperverzehrs ist die Vermehrung des Harnstoffgehaltes im Blut und Liquor, die Azotämie der Pädatrophiker (*Nobécourt, Marfan*) aufzufassen. In demselben Sinne ist die vermehrte Ausscheidung von organischen Säuren und von Ammoniak

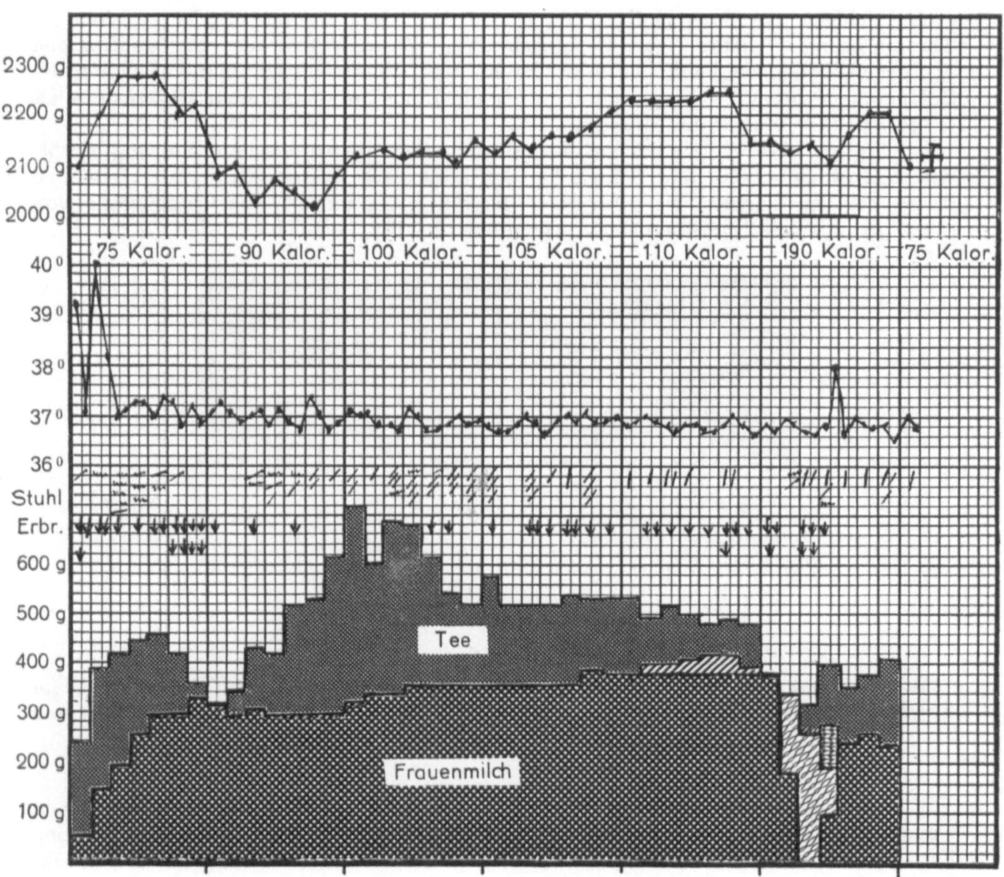

Fig. 60.

Ernst Aug. E. 2 Mon. altes, schwer dystrophisches Kind, das sich als unernährbar erweist. Im Beginn akutes dyspeptisches Stadium. Bei jedem Versuch, Nahrung zuzulegen, tritt heftiges Erbrechen und Durchfall ein. Exitus ohne neue äußere Schädigung oder Infekt.

und die Erhöhung des Verhältnisses von C zu N im Harn bei atrophischen Säuglingen (*Utheim*) zu deuten.

Eigentümliche Veränderungen im N-Haushalt im allgemeinen, im Aminosäurestoffwechsel im besonderen werden auch bei den schwersten Graden der Dystrophie (Athrepsie, Dekomposition) nicht gefunden. Jedenfalls kann auch der atrophierte Organismus, wie aus den positiven N-Bilanzen selbst bei Körpergewichtsabnahme hervorgeht, Stickstoff noch retinieren. Durch den sicher bestehenden, aber stark wechselnden Körperzerfall wird die Beurteilung der N-Bilanz auch da schwierig, wo das N-Angebot ein genügend hohes ist. Der Einreißung von Körpergewebe folgt nicht immer die Ausschwemmung der entstehenden N-Schlacken und die N-Retention bedeutet oft nicht Wiederaufbau, sondern kann auch durch gebesserte Ausnutzung oder durch Anhäufung von N-Schlacken verursacht sein.

Der N-Haushalt bei der Dystrophie entspricht also dem bei Unterernährung und einem dabei gleichzeitig bestehenden Körperzerfall.

In der Rekonvaleszenz sieht man gewöhnlich im Beginn kein rasches Ansteigen der N-Retentionswerte, sondern eine ganz allmähliche Besserung, auch bei gleich hohem N-Angebot, die nur als Besserung der Ausnutzung aufgefaßt werden kann. In einer zweiten Periode wird die N-Retention dann meist eine sehr gute, ohne daß schon sichtlich der Anwuchs gefördert wird. Es kommt somit wieder zu einer N-Thesaurierung (Vorrats- oder Zelleinschlußeiweiß), die, wie aus den langfristigen Stoffwechselbilanzen beim gesunden Brust- und Flaschenkind, namentlich auf N-Zulagen, hervorgeht, eine gewöhnliche Erscheinung im wachsenden Organismus ist (*Finkelstein*, *Rominger* und *Meyer*).

Fettstoffwechsel. Schon im Beginn der dystrophischen Störung gerät, wie man es schon aus dem Schwinden der Fettpolster bei den Kindern erschließen kann, Fett zu Verlust, bis schließlich die schon genannten Abzehrungsgrade von nunmehr noch 1—2% Gesamtfett (gegenüber 12—13%) erreicht werden.

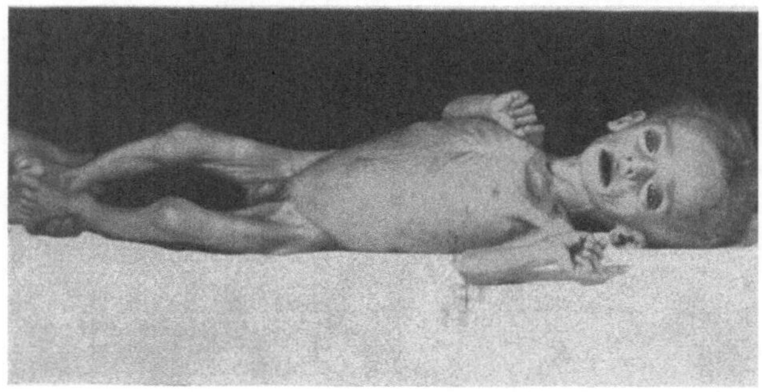

Fig. 61.

Schwerste Dystrophie mit extremer Abmagerung, auch im Gesicht (siehe Kurvenbild Tafel 10). Übersichtsaufnahme mit stark hervortretenden einzelnen Muskelsträngen und Hungerbauch. Das Kind wurde geheilt.

Neben dem Abbrennen der Fettdepots und der verminderten oder aufgehobenen Deponierung ist auch der Verlust und die ungenügende Resorption des aufgenommenen Fettes im Darm bei der Betrachtung des Fettstoffwechsels zu erwähnen. Hochgradige Fettverluste treten nachweislich allerdings nur bei verstärkter Peristaltik, also zu Zeiten dyspeptischer Zwischenspiele, im Verlaufe der Dystrophie auf (*L. F. Meyer*, *Holt-Courtney-Fales*, *Utheim*). Die Lehre von erheblichen Fettverlusten lediglich durch Fettseifenstuhlbildung bei verschiedenen dystrophischen Zuständen (Milchnährschaden!) kann als widerlegt gelten (*Cronheim* und *Müller*, *Rominger* und *Hugo Meyer*). Die durch eine solche Störung der Fettverdauung entstehende relative Alkalipenie (Fettfütterungsazidose) bildete den Ausgangspunkt für die „Demineralisationstheorie" der Dystrophie, die gleichzeitig damit hinfällig wird.

Die Verschlechterung der Fettresorption beträgt bei Atrophikern ohne Durchfälle zwischen 5 und 15%, bei solchen mit Durchfällen sinkt sie auf rund 50% (58,4% nach *Holt-Courtney-Fales*).

Kohlehydratstoffwechsel. Sichergestellt ist eine weitgehende Abnahme des Leberglykogens bei allen schweren Dystrophiegraden. Dafür ist in der Hauptsache die Inanition verantwortlich zu machen. Schon im Beginn der Dystrophie ist eine Kohlehydratinanition vorhanden, die durch reichliche Kohlehydratzufuhr behoben wird. In vorgeschrittenen Fällen liegen Beobachtungen vor, die dafür sprechen, daß, ähnlich wie beim fiebernden Organismus, die Fähigkeit, Glykogen zu zersetzen, gesteigert ist. Wenn aus der Tatsache, daß auch bei ausgeprägter Dystrophie noch immer geringe Glykogenmengen gefunden werden, der Schluß gezogen wurde, daß die Kohlehydrate der Nahrung noch in normaler Weise verarbeitet und zum Ansatz gelangen müßten, so ist demgegenüber darauf hinzuweisen, daß bekanntlich auch der hungernde Organismus aus Eiweiß Glykogen zu bilden vermag (*Pflüger, Zunz* und *Lehmann, Junkersdorf*). Aus dem Glykogenbefund kann also keineswegs auf den Grad des Kohlehydratmangels geschlossen werden. Es ist vielmehr so, daß der hungernde Organismus recht schnell gezwungen wird, seine Eiweißbestände anzugreifen.

Eine im atrophischen Zustande wiederholt gefundene Hypoglykämie (*Cobliner, Mogwitz, Bing* und *Windelöw*) verschwindet alsbald im Reparationsstadium. Die gefundenen Werte (0,058—0,04!) entsprechen wiederum denen bei hungernden Säuglingen (*Mogwitz, Lindberg, Mertz* und *Rominger*). Die Inanitionsglykämie ist bemerkenswerter Weise größer als bei hungernden Erwachsenen; sie ist auch umso beträchtlicher, je jünger die atrophierten Kinder sind.

Übereinstimmend wurde eine besonders hohe Zuckertoleranz bei atrophischen Säuglingen festgestellt (*Matill, Meyer* und *Sauer, Mariott, Nobécourt* und *Levy* u. a.), wiederum in Übereinstimmung mit dem reinen Hungerzustand solcher Kinder.

Die infolge Gärung und vermehrter Stühle bei dyspeptischen Zwischenspielen im Verlaufe der Dystrophie eintretenden Kohlehydratverluste sind absolut, pro die gerechnet, zwar nicht sehr beträchtlich, spielen aber bei der meist knappen Zuckerzufuhr — Zucker gilt ja als recht bedenklich bei allen dyspeptischen Formen der Ernährungsstörungen — eine nicht zu vernachlässigende Rolle.

Wasser- und Mineralhaushalt. Beinahe ebenso eindrucksvoll wie der Schwund des Fettpolsters ist die im Verlauf jeder schweren Dystrophie eintretende, ebenfalls schon klinisch wahrnehmbare Störung im Wasserhaushalt. In leichten Fällen der Dystrophie fehlen Wasserverluste; bei langsam verlaufender Verkümmerung kommt im Gegenteil, wie die Körperanalyse ergab, eine relative Wasseranreicherung mit und ohne sichtbare Ödeme zustande. In den schweren Fällen treten die charakteristischen und ominösen Gewichtsstürze ein.

Die Wasserverluste sind nur zum Teil durch heftige Durchfälle bedingt und müssen in manchen Fällen durch eine stark erhöhte Perspiration erklärt werden. Bei solchen Wasserabgaben werden die Hauptwasserdepots, nämlich die Muskulatur und das Unterhautzellgewebe, in erster Linie herangezogen; trotzdem tritt keineswegs, wie etwa bei der intestinalen Toxikose, ein Gewebewasserverlust und — wie man angenommen hat — eine „Entquellung" der Gewebe ein. Der Wasser- und, wie gleich hinzugefügt werden soll, auch der Aschegehalt z. B. der Muskulatur schwer dystrophierter Kinder ist im großen und ganzen normal (*Ohlmüller, Sommerfeld, Steinitz* und *Weigert*). Eher wurde in manchen Fällen ein leicht erhöhter Wasserbestand des Körpers — auch ohne Ödem — gefunden. Der Blutwassergehalt zeigt keine Besonderheiten. Die Gesamtblutmenge ist bei Atrophikern — entsprechend der Einschmelzung aller Organe — herabgesetzt (*Mariott* und *Perkins*).

Die im Verlaufe mancher schweren Dystrophie auftretende Neigung zu Gewichtszunahmen und darauffolgenden Gewichtsabnahmen ohne besonderen äußeren Grund ist, wie aus der Vorgeschichte solcher Kinder hervorgeht, wohl nur selten Zeichen einer besonderen „konstitutionellen Hydrolabilität". Sie ist vielmehr als eine Begleiterscheinung vieler Zustände kalorischer Unterernährung aufzufassen. Es handelt sich dabei um eine Art forme fruste der Hungerödemkrankheit.

Was die Störung des Mineralhaushaltes angeht, so beobachtet man in langfristigen Versuchen (*Rominger* und *Hugo Meyer*) gute und schlechte Aschen-, insbesondere Alkalibilanzen unabhängig von der Körpergewichtskurve. So kommen schlechte Alkalibilanzen bei leidlicher und guter Gewichtszunahme bei dystrophischen Säuglingen vor, ebenso wie eine recht gleichmäßige Salzretention bei ungenügendem Gedeihen beobachtet wird. Der Mineralhaushalt wird nur bei dyspeptischen Zuständen im Verlauf der Dystrophie stärker in Mitleidenschaft gezogen. Die Alkaliverluste sind dabei aber keineswegs so groß, daß von einer Bedrohung des Alkalibestandes des Körpers gesprochen werden könnte. Am meisten betroffen sind bei der mit Dyspepsie einhergehenden Dystrophie die Ca-Bilanzen. Die früher angenommene Demineralisation des Säuglingsorganismus durch Fettazidose, besonders auch beim Milchnährschaden infolge Ca- und Alkaliverlusten hat sich, wie schon erwähnt, nicht bestätigen lassen (*Cronheim-Müller, Bahrdt, Klotz, Rominger-Meyer*).

Jedenfalls können bei schwerster Dystrophie bei Gewichtsstillstand, ja sogar bei leichter Gewichtsabnahme verhältnismäßig gute Mineralbilanzen vorkommen.

Erst bei eigentlichen Gewichtsstürzen kommt es zu Ascheverlusten mäßigen Grades. Es kann also von einer Parallelität des Alkali- und Wasserhaushalts dabei keine Rede sein. Dafür, daß bei der „Dekomposition" eine Störung des Mineralhaushaltes im Vordergrunde steht, lassen sich aus den Stoffwechselversuchen keine Anhaltspunkte gewinnen (*Rominger-Meyer*).

Die Betrachtung des Gesamtstoffwechsels bei der Dystrophie ergibt alle Zeichen eines Hungerstoffwechsels, bei dem ein Körperverzehr bis zu den höchsten beobachteten Abmagerungsgraden festgestellt werden kann. Irgendeine einseitige, etwa allein vom Fett- und Mineralhaushalt ausgehende Stoffwechselstörung läßt sich nicht nachweisen.

Von Bedeutung ist nun die Feststellung, daß der Gesamtenergieumsatz dem des normalen Säuglings mindestens entspricht (*Rubner-Heubner*, *Schloßmann-Murschhauser*, *Niemann*, *Bahrdt* und *Edelstein* u. a.) und daß er vielfach gesteigert gefunden wurde (*Flemming*, *Talbot*, *Murlin* und *Hoobler*). Diese Steigerung kommt auch noch zum Ausdruck, wenn man das Mißverhältnis vom Istgewicht zum Sollgewicht berücksichtigt. Für die Steigerung des Gesamtenergieumsatzes schon im Beginn der Dystrophie — ihrem ersten Grad — spricht die klinische Erfahrung, daß die Störung durch ein Mehrangebot von Kalorien (konzentrierte Ernährung!) noch geheilt werden kann.

Jedenfalls ergaben auch die mit den heutigen Gaswechselmethoden angestellten Untersuchungen die wichtige Tatsache, daß, im Gegensatz zum Erwachsenen, der offensichtlich hungernde, dystrophierte Säugling sein Oxydationsniveau nicht herabsetzt, sondern in normaler Höhe hält, ja sogar steigert! Beim älteren Kind und Erwachsenen ist ja bekanntlich die Einschränkung der Verbrennungen unter die Norm bei Unterernährung die Regel (*Svenson*, *Grafe*, *Rolly*, *Schick*, *Cohen* und *Beck*, *Benedikt*). Der aus verschiedenen Ursachen dystrophierende Säugling gerät, weil er seine Verbrennungsprozesse nicht nur nicht der Not anpaßt, sondern sogar steigert, auch bei normalem Nahrungsangebot in den Zustand des relativen Hungers.

Nur für die äußersten Grade der Abzehrung kann eine Herabsetzung der Oxydation angenommen werden (*Lemaire*). Das sind Fälle, in denen schon die Untertemperatur die Herabsetzung der Verbrennungsvorgänge anzeigt. Wenn man allerdings versucht hat, diese Umsatzverminderung als Folge des Verlustes von „aktivem Protoplasma" hinzustellen, so ist dem entgegen zu halten, daß weder beim Menschen noch beim Tier ein Parallelismus zwischen N-Verlust und Oxydationsverminderung besteht (*Benedikt*, *Lusk*). Im Gegenteil zeigen die N-Analysen unterernährter Tiere, daß der N-Gehalt und damit sicher erst recht der Gehalt an „aktivem Protoplasma" bei diesen Tieren im Vergleich zum normal ernährten viel eher zu-, als abnimmt (*Grafe*). Nur die vermehrte Ausscheidung von organischen Säuren (*van Slyke-Palmer*), die zu einer Steigerung des Quotienten C:N im Harn (*Utheim*) führt, die mangelhafte Zerlegung von Benzol in Phenole (*Freund*, *Utheim*) u. a. m. spricht für eine solche Störung der Oxydation auch in den schwersten Graden der Dystrophie.

Die pathologisch-anatomischen Veränderungen.

Die pathologisch-anatomischen Befunde

sind makroskopisch eine Dehnung und Gasaufblähung des papierdünn gewordenen atonischen Darmes, der eine sehr blasse, blutarme Schleimhaut zeigt. Nur vereinzelt finden sich infolge von entzündlichen Komplikationen, die schon auf S. 161 bebeschriebenen geschwürigen Veränderungen. Sämtliche Organe zeigen eine starke Gewichtsverminderung, am stärksten der Thymus, dann etwa die Nebennieren und die Ovarien, während auffälligerweise die Thyreoidea und der Hoden an Masse wenig eingebüßt haben (*Aron*, *Lasch-Pogorschelsky*). Die mikroskopische Untersuchung zeigt aber, daß auch diese Organe Inanitionsveränderungen aufweisen. So besitzt der Hoden von normalem Gewicht einen sehr reichlichen Fettgehalt in den Zwischenzellen und ein atrophiertes Bindegewebe (*Jaffé*). Herz, Gehirn und Knochen sind meist am wenigsten von der Atrophie betroffen.

Die größte Bedeutung hat man früher den mikroskopisch wahrnehmbaren Veränderungen der Darmschleimhaut zugesprochen, die, wie wir heute wissen, zum Teil postmortale Erscheinungen oder sekundäre Dehnungswirkungen sind. Die alte, auf Grund der damaligen Befunde aufgestellte Lehre von der „Darmatrophie" (*Nothnagel*, *Widerhofer*, *Baginsky*), welche die Ursache der gestörten Assimilation und damit des Dystrophierens sei, gilt heute als widerlegt.

Schwere Dystrophie mit 2 nachfolgenden Zustandsbildern in der Reparation.

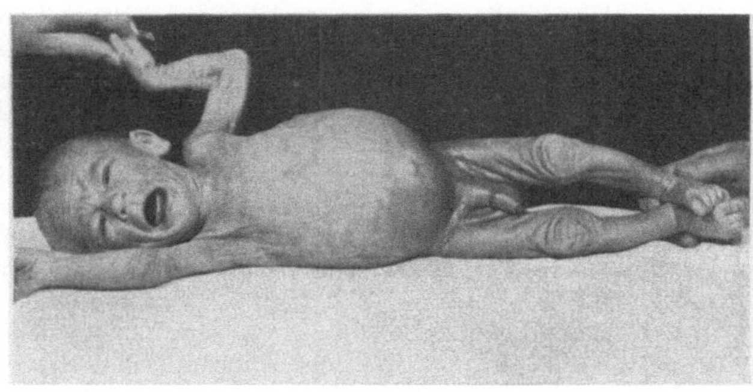

Fig. 62.
2¼ Mon. altes, schwer dystrophiertes Kind. Extremste Abmagerung des ganzen Körpers bei stark hervortretendem Meteorismus des Bauches.

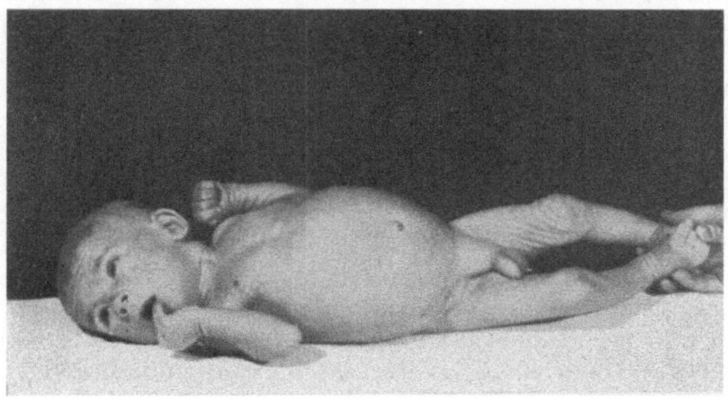

Fig. 63.
Dasselbe Kind 4 Wochen später. Namentlich im Gesicht, aber auch an den Extremitäten ist die Wiederbildung eines Fettpolsters zu erkennen. Auch schon befriedigter Gesichtsausdruck.

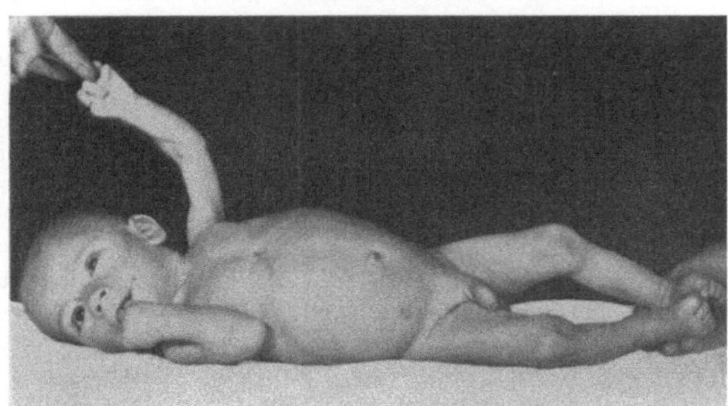

Fig. 64.
Dasselbe Kind 6 Wochen später zeigt eine weitere Verbesserung des Fettpolsters und einen normalen Gesichtsausdruck. Der Meteorismus ist wesentlich zurückgegangen.

Aus den neueren Untersuchungen ist der Befund von Lipoidschwund in Leber und Nebennierenrinde (*Huebschmann, Stephani, Saito*) hervorzuheben. Bei raschem Glykogenschwund, besonders in Verbindung mit starken Wasserverlusten, kommt es auch bei reiner Kohlehydratnahrung noch zu erheblichen Graden von Leberverfettung (bis zur Hälfte des Gewichtes!), während offenbar bei langsamer Verkümmerung eine solche nicht mehr zustandekommt (*Huebschmann, Rosenbaum*). Als Zeichen einer beträchtlichen Störung des Hämoglobin- und Eisen-Stoffwechsels ist die von mehreren Autoren gefundene Hämosiderosis fast aller Organe, namentlich aber der Darmschleimhaut, der Milz und der Leber aufzufassen (*Falkenberg, Helmholz, Dubois, Lubarsch* u. a.).

Der Grad der Hämosiderinablagerungen im Retikuloendothel und den Parenchymzellen geht, wie auch wir bestätigen können, der Schwere des atrophischen Zustandes ungefähr parallel. Allerdings findet man sie besonders reichlich bei ganz jungen Säuglingen, und es steht noch dahin, ob das eine Folge der Aufsaugung der von *Schwartz* so ausführlich beschriebenen Geburtsblutungen ist, oder ob sie mit der „Blutmauserung“ der Neugeborenenperiode etwas zu tun haben (siehe auch *Siegmund*). Man kann also etwa sagen, daß beträchtliche Hämosiderinablagerungen bei jüngeren Säuglingen auch ohne voraufgegangene Ernährungsstörungen vorkommen; daß sie aber bei unklarer Krankengeschichte bei älteren Säuglingen gegen eine ganz akute Störung sprechen und, je mehr sie ausgeprägt sind, als Zeichen einer länger dauernden Dystrophie angesehen werden können.

Ein fast regelmäßiger Befund ist eine mehr oder weniger Eiter enthaltende schleimige Sekretion im Mittelohr. Besonderes Augenmerk ist dann auf die Niere zu richten. Während vielfach eine Zystopyelitis als aszendierende Sekundärinfektion aufgefaßt wird, haben wir an unserem Kieler Material in letzter Zeit häufiger schwere Veränderungen in den Nieren auch ohne Zystitis gefunden, die wir ebenso wie *Siegmund* als Koli-Ausscheidungs-Nephritis bzw. Pyelitis auffassen möchten.

Organanalysen.

Ergänzt werden diese qualitativen Befunde durch wertvolle organanalytische Untersuchungen. Zunächst wurde der schon wiederholt erwähnte außerordentliche Fettschwund bis auf 1—2% Gesamtfett bei schwerster Dystrophie zahlenmäßig ermittelt (*Ohlmüller* und *Steinitz*). Außerdem wurde die verschiedene Beteiligung der einzelnen Organe an der Gesamtatrophie erwiesen. Wenn auch, wie oben erwähnt, eine nennenswerte Untergewichtigkeit der lebenswichtigsten Organe, nämlich des Herzens und des Gehirns, nicht festgestellt werden konnte, so zeigten doch vergleichende Untersuchungen, daß die Atrophikergehirne eine Verminderung des Gehaltes an Phosphatiden, Zerebrosiden und Sulfatiden auf das Doppelte erleiden können (*Ederer, Gralka* und *Reimold*), eine Verschiebung der lipoiden Komponenten, die möglicherweise für gewisse zerebrale Spätererscheinungen verantwortlich zu machen sind. Als solche wurden aus meiner Klinik von *Pampel* Fälle mitgeteilt, bei welchen sich im Anschluß an schwere Dystrophie allmählich Hydrozephalien entwickelt hatten.

Die von manchen Autoren postulierte diskorrelative Körperzusammensetzung als Folge der angenommenen Abgabe von anorganischen Substanzen konnte in Gesamtanalysen von atrophischen Säuglingskörpern nicht aufgefunden werden. Ebensowenig wurde eine „Entquellung“, sondern eher eine gewisse Wasseranreicherung festgestellt (*Ohlmüller, Sommerfeld, Steinitz, Tobler*). Eine Ergänzung und Bestätigung dieser Befunde erbringen die neueren Analysen einzelner Organe.

Die Haut ergibt keinen Wasserverlust. Eine ausgesprochene Wasseranreicherung ist auch bei schwer dystrophierten Säuglingen selten. In der Mehrzahl der Fälle fand *Klose* keine eindeutigen Beziehungen zwischen Wassergehalt und Salzgehalt einerseits und dem N-Gehalt andererseits. Insbesondere konnte dieser Autor die vielfach vermutete Abhängigkeit zwischen dem Gehalt des Gewebes an K, Na, Cl und Wasser nicht erweisen.

Diese Befunde werden ergänzt durch *Aron, Lasch* und *Pogorschelsky*. Auch sie finden keine nennenswerten Unterschiede im Wassergehalt der untersuchten einzelnen Organe.

Zusammenfassend kann man also sagen, daß auch der schwer dystrophierte Säuglingsorganismus die Konstanz seiner Körperzusammensetzung wahrt. Es geht aus diesen analytischen Befunden hervor, daß man aus vieldeutigen klinischen Erscheinungen, z. B. der Körpergewichtsabnahme oder dem Verfall nicht ohne weiteres auf Stoffwanderungen z. B. des Wassers und der Salze, schließen darf, wenn man nicht den Boden der nachweisbaren Tatsachen verlassen will.

Es bietet also auch die pathologisch-anatomische Untersuchung im wesentlichen nur das Bild eines hochgradigen Hungerzustandes mit allen Zeichen einer Gewebseinschmelzung. Irgendein eigenartiger pathologisch-anatomischer Befund, welcher der Dystrophie der Säuglinge und nur ihr zugrunde läge, hat sich — wenigstens bisher — nicht aufdecken lassen.

Theorien der Dystrophie-Entstehung.

Theorien der Dystrophie-Entstehung.

Die über die Pathogenese der Dystrophien aufgestellten Theorien lassen sich kurz etwa folgendermaßen zusammenfassen:

I. Fermentmangel-Theorie.

Die Dystrophie ist eine Assimilationsstörung, die mit und ohne Verdauungsstörungen bei jungen, unnatürlich ernährten Säuglingen auftritt, obgleich sie quantitativ ausreichende Nahrung bekommen. Sie ist eigentlich die Folge der Minderwertigkeit der Kuhmilch als Säuglingsnahrung. Entweder kommt es zu dyspeptischen Verdauungsstörungen, zu „saurer" Dyspepsie mit mehr oder weniger erheblicher Schädigung des Darmepithels, oder aber es entwickeln sich abnorme Fäulnisvorgänge infolge unvollkommener Verdauung der Tiermilch. Die Überbürdung des Verdauungsapparates bei jungen Kindern, die, man könnte sagen, mit der Kuhmilchverdauung nicht fertig werden, führt zu einer Erschöpfung der Verdauungsfermente. Im Gegensatz zur Tiermilch beansprucht die Muttermilch nur wenig Fermente und enthält selbst die für ihre Verdauung wichtigsten (*Marfan*). Beweis: Es erkranken an ausgeprägter Dystrophie nur Flaschenkinder der ersten vier Lebensmonate. An der Brust hungernde Säuglinge sind durch einfache Frauenmilchzulage leicht aufzufüttern. Die aussichtsreichste Heilnahrung bei schwerer Dystrophie ist die Frauenmilchernährung. Der sicherste Schutz auch debiler Säuglinge vor der Dystrophie ist die Ernährung mit Frauenmilch.

II. Intoxikationstheorie.

Die Dystrophie ist eine Assimilationsstörung, die durch eine alimentär-toxische oder infektiös-toxische Schädigung der Körperzelle, im besonderen des Darmepithels und der Leberzelle, hervorgerufen wird. Durch Ernährungsfehler, enterale und parenterale Infektion gerät des Kind in einen „dysergischen" Zustand. Verdauungsstörung oder Infekt oder beide zusammen sind als primärer pathogenetischer Vorgang anzusehen; ein Nährstoffmangel tritt meist noch hinzu. Beweis: Zuvor gut gedeihende Säuglinge dystrophieren namentlich in Säuglingsanstalten (Hospitalismus!) auch bei ausreichender Ernährung im unmittelbaren Anschluß an eine falsche (toxische) Ernährung oder einen Infekt.

III. Demineralisations- und Entquellungstheorie.

Das Wesen der Dystrophie ist in einer Schädigung des wasserbindenden Mechanismus infolge von Wasser- und Salzverlusten zu erblicken (*Finkelstein*). Durch abnorme Gärungsvorgänge und Durchfälle, die eine Herabsetzung der Aufnahme von Alkalien, insonderheit des wasserspeichernden Na-Ions zur Folge haben, kommt es zu einer „Hemmung des Quellungsansatzes" und zu Lockerung des wasserspeichernden Ringes (Wasser — Salze — Eiweiß — Kohlehydrat). Durch Unterernährung oder Infekt kann nun eine rasche „Entquellung" (Dekompositionssturz) ausgelöst werden. Ursache der „Umkehr des Ernährungsvorganges" ist der Verlust von nicht nur totem Baumaterial, sondern auch des Vorrats an fermentativer und hormonaler Energie. Den schwersten Grad der Dystrophie (Dekomposition) erleiden im allgemeinen nur Säuglinge mit labilem Wasser- und Salzhaushalt, mit einer sogenannten konstitutionellen Hydrolabilität.

IV. Inanitionstheorien.

a) Die Dystrophie ist ein einfacher Hungerzustand infolge einer Resorptionsstörung. Verdauungsstörungen und abnorme Fäulnisvorgänge schädigen die Resorption (*Heubner* und *Rubner*). Außerdem treten dabei erhebliche Kalorienverluste durch den Stuhl auf.

b) Die Dystrophien sind „Fehlnährschäden" (*Aron*, *L. F. Meyer*). Nicht nur eine quantitative Unterernährung, sondern namentlich auch ein qualitativer Nährstoffmangel spielt eine wichtige Rolle. Trotz reichlicher Nahrungsversorgung kann der Mangel auch nur eines einzigen Nährstoffs, wie das Beispiel der Avitaminosen zeigt, zu schwerer Dystrophie führen. Außer dem verhältnismäßig zu geringen Angebot von den als lebenswichtig bekannten Nährstoffen, also von Eiweiß, Fett, Kohlehydraten, Vitaminen und Salzen, werden Lipoide und Phosphatide (*Buschmann*, *Vollmer* u. a.) in Betracht gezogen. Von anderen Autoren wird in Erweiterung und Ergänzung der Fermentmangeltheorie der Mangel der für den Anwuchs spezifisch wirksamen Enzyme (Nutramine) angenommen (*Ederer-Kramar*, *Mouriquand*, *Michel*, *Bertoye*, *Bernheim*). Demzufolge wäre die Dystrophie als eine Mangelkrankheit im weitesten Sinne des Wortes aufzufassen.

Gegen jede dieser Theorien, von denen keine das Wesen der Dystrophien ganz befriedigend zu erklären vermag, lassen sich Einwände erheben. Gegen die Fermentmangeltheorie läßt sich einwenden, daß es gelingt, viele dystrophierende Säuglinge mit einer konzentrierten Nahrung, die doch theoretisch zu einer weiteren Überbürdung der Verdauungsvorgänge und Fermenterschöpfung führen müßte, zu heilen. Mit der Intoxikationstheorie nicht vereinbar ist die Beobachtung von Dystrophie bei Säuglingen, die niemals weder eine alimentär-toxische noch eine infektiös-toxische Schädigung erlitten haben. Eine Demineralisation und Entquellung ist bei der Dystrophie zum mindesten nicht wahrscheinlich, da dabei so erhebliche Verluste an Salz und Wasser, daß durch sie der Bestand des Körpers bedroht würde, nicht vorkommen. Die Neigung vieler Fälle zu Wasserretention stützt die Annahme einer „Hemmung des Quellungsansatzes" nicht. Von den Inanitionstheorien stimmt nur für manche Fälle die Deutung als absoluter einfacher Hungerzustand und wiederum nur für gewisse Gruppen von Fällen die Annahme eines Fehlnährschadens. Dagegen aber, daß ganz allgemein die Kuhmilchernährung eine mangelhafte Ernährung darstelle, die zu einer Mangelkrankheit im weitesten Sinne des Wortes führt, läßt sich einwenden, daß Tausende von Kuhmilchkindern bei dieser Art der Ernährung nicht nur nicht dystrophieren, sondern gut gedeihen.

Zusammenfassende Betrachtung der Pathogenese der Dystrophie des Säuglings.

Jede Theorie der Dystrophie muß meines Erachtens davon ausgehen, daß die Betrachtung des Gesamtstoffwechsels, abgesehen vielleicht von den allerletzten Stadien der Erkrankung, keine Beeinträchtigung des Energieumsatzes, sondern im Gegenteil seine Steigerung ergibt. Der Stoffwechselversuch, der pathologisch-anatomische Befund, besonders die Leichenanalysen und auch die klinische Beobachtung zeigen übereinstimmend, daß der schwer dystrophierte Säugling seine Gewebe aufzehrt, sich also im Zustand äußerster Verhungerung befindet. Es erscheint somit am einfachsten, anzunehmen, daß er quantitativ oder qualitativ unterernährt wird, oder in den Fällen, in denen das nicht nachweisbar ist, infolge bestehender Durchfälle wertvolle Nährstoffe verliert oder sie aus dem Darm nicht resorbiert.

In der Tat wurde, wie bekannt, in den letzten Jahren erst von deutscher Seite (*L. F. Meyer*, *Finkelstein*), dann auch von französischen und englischen Kinderärzten (*Ribadeau-Dumas*, *Schreiber*, *Dorlencourt*, *Lesné*, *Guinon*, *Paterson* und *Marr-Geddes* u. v. a.) auf die mißbräuchliche Nahrungsbeschränkung als Ursache der Dystrophie hingewiesen, die zur Zeit die häufigste Ernährungsstörung des Säuglings darstellt.

Trotzdem ist nur ein Teil der Dystrophien als reiner einfacher Hungerzustand nachzuweisen. Einseitige Ernährung, sogenannte „Fehlnährschäden", kommen zwar immer noch hin und wieder vor, sind aber, wie aus dem eingehenden Studium sorgfältiger Vorgeschichten hervorgeht, durchaus nicht häufig und haben jedenfalls gegenüber früher — Säuglingsfürsorge! — beträchtlich abgenommen. Der andere, größere Teil der Fälle ist offenbar die Folge eines relativen Hungers. Die Kinder gedeihen nicht, auch bei normaler Nahrungszufuhr, weil ihr Nahrungsbedarf ein abnorm hoher ist. Beweis: Es gelingt bei Steigerung der Nahrungszufuhr über die Norm hinaus noch Gedeihen, d. h. Heilung zu erzielen (der erste Grad der Dystrophie). Hat allerdings die Dystrophie schon eine Weile gedauert — der zweite Grad — dann ist die Nahrungsverträglichkeit infolge des voraufgegangenen relativen Hungers schon stark eingeschränkt. Jeder Versuch, das Kind durch einfache Nahrungszulage oder Nahrungsvervollständigung aus seiner Dystrophie herauszubringen, es aufzufüttern, scheitert nun an der gestörten Ernährungsfunktion. Durch die Einengung der Nahrungsverträglichkeit wird man in einem Falle früher, im anderen später gezwungen, dem Kind schon an sich ungenügende Nahrungsmengen, nämlich nur das sogenannte Erhaltungsmaß und darunter zu reichen. Nunmehr tritt zum anfänglichen „relativen" Hunger die reine äußere Unterernährung, die durch die immer mehr in Erscheinung tretende Einengung der Nahrungsverträglichkeit kompliziert ist.

Nur, wenn sich unter der knappen oder der Hungerkost die Nahrungsverträglichkeit bessert und die Fähigkeit, aus den resorbierten Nahrungsstoffen körpereigene Substanz zu bilden, wieder herstellt, kann das Kind wieder aufgefüttert werden.

Die Einengung der Nahrungsverträglichkeit ist also ein wichtiger, die Verhungerung beschleunigender Faktor, der durch die verschiedensten Schädigungen verursacht sein kann. Zunächst beeinträchtigt jede länger dauernde, sowohl quantitative wie qualitative Unterernährung die Nahrungsverträglichkeit, wie aus dem Beispiel der Hungerkünstler und den zahlreichen Tierexperimenten bekannt ist. Außerdem wird sie aber durch überreichliche Ernährung geschädigt, die zu relativer Überlastung, besonders bei jungen Kindern führt. Schließlich sinkt die Nahrungstoleranz bei vielen enteralen und parenteralen Infekten.

Der übliche Hergang bei der Dystrophie ist also entweder: Absolute oder relative Unterernährung — infolgedessen gesteigerter Kalorienbedarf — Ausheilung bei erhöhtem Kalorienangebot. Oder: Unterernährung — Einengung der Nahrungsverträglichkeit — Hunger; oder: Infekt mit und ohne Unterernährung — Einengung der Nahrungsverträglichkeit — Hunger. Die einfache Auffütterung aus der „Hunger-Dystrophie" gelingt meist anfänglich ohne weiteres, später nicht mehr, weil die Nahrungsverträglichkeit zu stark eingeengt ist.

Im Beginn der Dystrophie handelt es sich entweder um die Nichtberücksichtigung eines hohen Nahrungsbedarfes bei schnellem Wachstum, lebhafter Unruhe, in der Rekonvaleszenz von leichten Ernährungsstörungen und Infekten (gesteigerter N-Zerfall) oder bei mangelhafter Nahrungsausnutzung, die zu Verlusten führt. Der relativ hungernde Säugling verbrennt mehr infolge seiner großen Unruhe (Schreien!), wie eindeutig aus allen Gaswechseluntersuchungen hervorgeht.

Mit jeder Verringerung des Fettpolsters geht nun eine Steigerung der Wärmeabgabe einher. Infolgedessen beginnt schon trotz noch erhaltener Nahrungsverträglichkeit die Autophagie, und zwar gewöhnlich schon zu einer Zeit, in der der relative Hungerzustand noch nicht erkannt wird. Da keine „Anpassung an die Not“ erfolgt, geht die Verhungerung — im Gegensatz zum Erwachsenen — rasch weiter, auch wenn noch eine absolut nicht geringe Nahrungsmenge aufgenommen und vertragen wird. Schließlich wird durch die relative Inanition die Funktion aller Organe, also auch die des Darmes, geschädigt. Es kommt zu mangelhafter Nahrungsausnutzung einerseits und der erwähnten Einengung der Nahrungstoleranz.

Allerdings spielen die Resorptionsstörung und die Verluste durch den Darm nur eine die Dystrophie unterhaltende und beschleunigende Rolle. Es fehlen jedenfalls sowohl im Beginn der Dystrophie, als auch bei ausgeprägten Fällen des zweiten Stadiums Stühle mit unverdauten und unresorbierten Resten, die allein für die Inanition verantwortlich gemacht werden könnten. Trotzdem spielt bei den mit Durchfällen einhergehenden Fällen die Ausnutzungsstörung, also der „innere Hunger“, zweifellos eine gewisse Rolle.

Im Endzustande, dem dritten Grad der Dystrophie, der Pädatrophie oder der Athrepsie sind alle Reservestoffe aufgebraucht und die Heilung kann durch genügend reichliche Nahrungszufuhr „von außen“ meist deshalb nicht mehr erzwungen werden, weil durch die Hungerschädigung die Nahrungsverträglichkeit aufs stärkste eingeschränkt ist und andererseits die Autophagie weitergeht.

In der Dystrophie-Pathogenese handelt es sich somit um die Zusammenwirkung von Hunger, Steigerung, statt Herabminderung der Oxydationsvorgänge, Einschränkung der Nahrungsverträglichkeit und Störung der Nahrungsausnützung.

Es kommen dabei dreierlei Arten von Hunger in Betracht: 1. Der rein äußere Hunger im gewöhnlichen Sinne des Wortes; 2. der endogene Hunger infolge schlechter Ausnutzung der zugeführten Nahrung und Verluste durch Durchfälle; 3. der relative Hunger infolge Steigerung des Kalorienbedarfs, oder infolge Fehlens eines Nahrungsbestandteils (relativ qualitativer Hunger). Dieser relative Hunger ist offenbar am häufigsten.

Am zweckmäßigsten unterscheidet man drei Dystrophiegrade. Der Dystrophiker des ersten Grades befindet sich im Zustande des gewöhnlichen, meist aber des relativen Hungers. Er ist durch ein entsprechend hohes Kalorienangebot zu heilen.

Der Dystrophiker des zweiten Grades ist infolge der Einschränkung der Nahrungsverträglichkeit nicht mehr ohne weiteres durch erhöhtes Kalorienangebot aufzufüttern und zu heilen.

Der Dystrophiker des dritten Grades befindet sich im Zustande schwerster Inanition, die infolge der fast aufgehobenen Nahrungsverträglichkeit theoretisch nur dann noch durch äußere Nahrungszufuhr behoben werden kann, wenn die Oxydationsgröße einerseits sinkt, die Nahrungstoleranz andererseits steigt.

Eine solche Assimilationsstörung auf Grund eines relativen Hungers mit der typischen progressiven Dissimilationsneigung auch bei anscheinend noch genügendem äußeren Nahrungsangebot ist eine Besonderheit des wachsenden Organismus. Sie kommt unter denselben Bedingungen wie beim menschlichen Säugling als sogenannte „Darrsucht" auch beim jungen Tier vor (*Buschmann*, *Ball*, *Rominger-Meyer*).

Geht man von der Vorstellung aus, daß die beim Erwachsenenorganismus immer wieder bestätigte Einschränkung der Verbrennungen bei vermindertem Nahrungsangebot ein zweckmäßiger Anpassungsvorgang ist, so kann man das Ausbleiben der Umsatzerniedrigung als die Hauptursache der Dystrophie ansehen, als eine beim jungen Säugling noch unvollkommene „Anpassung an die Not". Berücksichtigt man, daß gerade im Beginn der Dystrophie die Wachstumsfunktion die am wenigsten beeinträchtigte vitale Funktion ist, so wäre es vorstellbar, daß das Dystrophieproblem in nuce ein allgemeines zelluläres Wachstumsproblem ist.

Die verschiedenen Arten der Dystrophie.

Theoretische Unterscheidung von primär und sekundär alimentären Typen.

Theoretisch betrachtet, gibt es zwei Arten von Dystrophien, nämlich erstens die durch Ernährungsfehler verursachten Formen, die man als primär alimentäre Dystrophien bezeichnen und sie von der zweiten Gruppe, der der sekundär alimentären, also der „symptomatischen" Dystrophie abgrenzen könnte. Zu dieser zweiten Gruppe wären dann zu rechnen die Dystrophien bei Infekten, die bei nichtinfektiösen Allgemein- und Organerkrankungen, die der Frühgeborenen und Lebensschwachen und die bei Konstitutionsanomalien. Aber eine solche Unterscheidung ist deshalb nicht praktisch, weil sie nur die ursächlichen Möglichkeiten wiederholt, ohne für die Klinik neue Gesichtspunkte zu bringen.

Es empfiehlt sich deshalb, schon um Wiederholungen zu vermeiden, zunächst das allgemeine Krankheitsbild, wie es sowohl primär wie sekundär alimentär entstandene Dystrophien bieten, zu schildern und dann auf die Sonderformen einzugehen.

Häufigkeit des Vorkommens der verschiedenen Dystrophien.

Die Häufigkeit der Dystrophien hat gegenüber früher, wenigstens nach den Angaben in der Literatur, eher zu- als abgenommen. Unter 500 klinisch behandelten Ernährungsstörungen der Kieler Kinderklinik wurden 241 Dystrophien beobachtet, das sind 48,2%. Darunter waren 98 Fälle von Hungerdystrophie; 12 Fälle waren auf Überernährung, vorwiegend Überfütterung mit Kuhmilch, zurückzuführen; bei 28 war eine einseitige Ernährung, namentlich mit Mehl, vorangegangen; in 16 Fällen waren grobe Pflegefehler verantwortlich zu machen. Demgegenüber waren in 170 Fällen Ernährungsfehler und Infekte zugleich vorgekommen. In 4 Fällen lagen dystrophierende organische Erkrankungen vor und in 13 Fällen war eine erkennbare Schädigung als Ursache der Dystrophie nicht feststellbar. Von den 14 Pädatrophien starben 8, also 57%; von den 227 Fällen 1. und 2. Grades 25, also 11%; die Gesamtsterblichkeit betrug somit 33 von 241, also 13,7%.

Das Krankheitsbild der Dystrophie im allgemeinen.

Im Beginn der dystrophischen Störung fällt dem Sachkundigen auch schon vor der Verschlechterung des allgemeinen Ernährungszustandes bei dem Kinde das Verblühen im Aussehen und die Änderung der Stimmung auf.

Statt der rosigen, frischen Hautfarbe bemerkt man eine leichte, anfänglich gelbliche Blässe und manchmal eine leichte Gedunsenheit. Etwas später scheint die Haut trocken und fühlt sich nicht mehr sammetweich an. Zugleich ändert sich das ganze Gehaben der Kinder. Statt freundlicher, behaglicher Laune zeigt es Stille und eine gewisse Unzugänglichkeit; andere Kinder werden im Gegenteil unruhig, schreien viel und sind durch das Reichen der Flasche, durch Ablenkung usw. nicht wie zuvor rasch zu befriedigen. Der Appetit läßt im Beginn der Störung oft nach oder erweist sich als sehr wechselnd. Kinder, die lebhaft zur gewohnten Zeit ihren Hunger bekundeten, sind merkwürdig gleichgültig oder aber sie trinken einige hastige Züge, um dann den Sauger loszulassen und ihn zu verweigern.

Schlechte Stimmung; wechselnder Appetit.

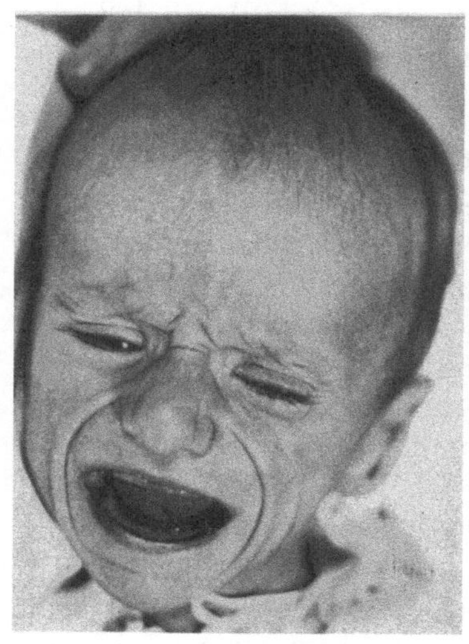

Fig. 65.
2 Mon. altes, schwer dystrophiertes Kind mit starkem Schwund des Fettpolsters im Gesicht, Runzelbildung, stark hervortretender Nasolabialfalte und mit starkem Hervortreten des infolge Schleimhautaustrocknung auf dem Bild dunkler erscheinenden Mundes in dem sonst blassen Gesicht; sogenanntes „Clowngesicht".

Alle diese leichten Unregelmäßigkeiten können sich, ohne daß dyspeptische Erscheinungen, Speien, Erbrechen und durchfällige Stühle auftreten, also ohne deutlich ersichtlichen Grund, immer mehr oder weniger bemerkbar machen. Meist versucht die Mutter nun schon auf eigene Faust mit gewissen Änderungen in der Nahrung die frühere gute Stimmung und den regelmäßigen Appetit wieder herzustellen. Vergebens! Das Kind wird blaß, sieht angegriffen aus und selbst, wenn es die gewohnte Nahrung manchmal unter Anwendung von kleinen Listen oder mit Gewalt beigebracht bekommen hat, so will es doch nicht dabei wie bisher gedeihen.

Blässe; Turgorverlust.

Eine zu dieser Zeit vorgenommene Wägung ergibt dann gewöhnlich das erste objektive Zeichen der beginnenden Dystrophie: den Gewichtsstillstand oder die Gewichtsabnahme. Nach einigen Tagen leidlicher Zunahme folgen solche geringer Abnahme, so daß entweder ein Zickzackkurs der Gewichtskurve, die sich nur wenig über einen mittleren Wert erhebt, festgestellt wird, oder eine Etagenkurve, die nach geringem Anstieg immer wieder längere Zeit auf derselben Höhe stehen bleibt. Unterdessen machen sich die bei der Verkümmerung geschilderten Zeichen des Fettschwundes in der Reihenfolge: Bauch, Rücken, Lenden, Gliedmaßen und zuletzt im Gesicht bemerkbar. Am längsten erhalten bleibt das *Bichat*sche Wangenfettpolster. Der Turgor wird langsam schlechter, die Haut nimmt eine Pergamentfarbe an. Die Muskulatur wird weich und schlaff und schwindet ebenfalls. Besonders früh tritt die Schlaffheit der Bauchmuskulatur in Erscheinung, deren Folge die meteoristische Auftreibung des Leibes ist. Die Stimmung wird bei den Kindern schlecht, sie sind leicht reizbar, stets unzufrieden. Allerdings beobachtet man auch andererseits eine gewisse Stumpfheit, die vielfach von der Mutter als Ausdruck

Gewichtsstillstand; Gewichtsabnahme.

größter Zufriedenheit gedeutet wird. Es ist immer wieder erstaunlich, wie lange die Eltern das Verkümmern ihres Kindes verkennen und wie leicht sie sich mit ganz geringfügigen Gewichtszunahmen und scheinbaren Besserungen über die vielen vorangehenden und folgenden Tage des Nichtgedeihens hinwegtrösten. Erst das Dazwischentreten von akuten dyspeptischen Erscheinungen oder fieberhaften Infekten, die im Anfang der Dystrophie lange Zeit fehlen können, veranlaßt die Eltern, einen Arzt aufzusuchen. Manchmal tun sie das auch auf die dringenden Ermahnungen von Fernerstehenden (Familienfürsorgerin!), die den Siechtumszustand des Kindes auf den ersten Blick wahrnehmen. Ist die Dystrophie weiter fortgeschritten, dann tritt an Stelle der anfänglichen Appetitstörung ein auffälliger Heißhunger. Die Kinder sind immer bereit, die Flasche zu nehmen und brechen in lautes Geschrei aus, wenn sie ihnen entzogen wird. Beim Versuch, diesen Hunger zu stillen, tritt die unerwartete Nahrungswirkung zutage.

Dyspeptische Zwischenspiele.

Sich häufende Infekte.

Besondere Symptomatologie.

a) Die Einschränkung der Nahrungsverträglichkeit kommt in allen ausgeprägten Dystrophien gewöhnlich erst darin zum Ausdruck, daß, wie schon erwähnt, die bisher gereichte Nahrung auch dann nicht mehr zu einer stetigen Gewichtszunahme und zum Anwuchs führt, wenn sie in ihrer Tagesmenge gesteigert wird. Auch ein Wechsel der Milchmischung, der Übergang zu anderen Gemischen und die häufige Fütterung hat, wenn es sich nicht um reine Hungerdystrophien und auch um solche leichten Grades anderer Ursache handelt, keinen oder nur einen vorübergehenden, scheinbaren Erfolg. In manchen Fällen treten auch „dyspeptische" Erscheinungen bei jedem Versuch, mehr oder anders zusammengesetzte Nahrung zu reichen, auf. Das führt dazu, daß die Mutter eine oft gänzlich einseitige oder sonst unzulängliche Ernährung durchführt, bei der das Körpergewicht sich zwar nicht hebt, aber doch auch nicht weiter absinkt und bei der namentlich die gefürchteten durchfälligen Stühle nicht auftreten.

Schlechter werdende Nahrungsverträglichkeit.

Geht die Dystrophie weiter, dann macht sich die ernste Störung der Ernährungsfunktion in zwei kennzeichnenden Erscheinungen besonders eindrucksvoll bemerkbar, nämlich in der paradoxen Nahrungs- und der abnormen Hungerreaktion.

Die paradoxe Nahrungsreaktion besteht darin, daß auf eine Nahrungsänderung, besonders eine Nahrungszulage, ein beträchtlicher Gewichtssturz eintritt. Er erfolgt manchmal mit dyspeptischen Erscheinungen, aber auch ohne solche. Wird die Nahrung sofort eingeschränkt, so kann eine langsame Erholung und Besserung mit Wiederanstieg des Gewichtes einsetzen, die Nahrungsverträglichkeit erweist sich aber meist als geringer, wie zuvor. Das Eintreten von schlechten Stühlen und auch von Speien und Erbrechen bei dem Gewichtssturz auf Nahrungszulage führt dazu, nach der üblichen Behandlungsweise der akuten Ernährungsstörungen eine Hungerkur, also eine „Teepause", durchzuführen. Hierbei kann nun wiederum eine unerwartete Wirkung zutage treten: Die abnorme Hungerreaktion. An Stelle eines Stehenbleibens oder leichten Absinkens des Körpergewichtes beobachtet man auf eine nur wenige

Unerwartete Nahrungswirkung.

Stunden währende „Teepause“ einen starken Gewichtssturz. Diese Gewichtsabnahme kann von einem bedrohlichen Kollaps mit Temperatursturz unter die Norm, grauer Verfärbung der Haut und von allgemeinem Verfall begleitet sein. Das Einsetzen einer solchen „Katastrophe“ oder eines sogenannten „Dekompositionssturzes“ auf kurzzeitigen Hunger zeigt stets einen schweren Grad der Dystrophie an. Handelt es sich um Säuglinge jenseits des ersten Halbjahres, so wird unter richtiger Behandlung der Gewichtssturz oft rasch überwunden und die Gewichtskurve biegt infolge der entstandenen „Hydrolabilität“ unter Wasserretention rasch nach oben um. Bei jungen dystrophierten Säuglingen kann sowohl nach Nahrungszulage, wie nach Hunger der „Dekompositionssturz“ zum Tode führen.

Dekompositionssturz.

Verschlechterung des Ernährungszustandes.

b) Der Ernährungszustand läßt schon in den leichten Graden der Dystrophie zu wünschen übrig, was man allerdings nur bei genauer Inspektion und Palpation des nackten Körpers feststellen kann. Selbst bei ausgeprägter Dystrophie, wo schon das Bauchfett vollständig verschwunden ist, Rücken und Lenden ihre Rundung verloren haben und die Gliedmaßen beginnen, schmächtig zu werden, ist der Unkundige geneigt, nur eine gewisse „Magerkeit“, die auf „schnelles Wachstum“ zurückgeführt wird, anzunehmen. Die schlechte Unterpolsterung der Haut, die sich in dünner Falte, wie ein Leinengewebe, abheben läßt und die mehr oder weniger beträchtliche Auftreibung des Bauches oder sein Eingesunkensein zeigen den dystrophischen Zustand an.

Meteoriste Auftreibung des Bauches.

Das vollkommen abgemagerte Aussehen des Atrophikers mit seinem charakteristischen Greisengesicht (siehe Fig. 71, S. 243), der runzligen Haut, die überall zu weit geworden ist, mit Ausnahme der Bauchgegend, wo sie, durch die Darmaufblähung gespannt, noch einigermaßen normal erscheint, ist als äußerste denkbare Verschlechterung des Ernährungszustandes auf den ersten Blick zu erkennen.

Speien und Erbrechen.

c) Magendarmkanal. Bei manchen Dystrophikern besteht von vornherein eine Neigung zu Speien und Erbrechen, die bemerkenswerterweise mit zunehmender Verschlechterung des Allgemeinzustandes oft abnimmt, ja völlig verschwindet. Andere Kinder beginnen erst im ausgeprägten Stadium der Dystrophie einige Zeit nach der Mahlzeit etwas von der oft nur wenig veränderten Nahrung nach Art des schlaffen Erbrechens herauslaufen zu lassen.

Schlechte Stühle.

Schlechte „dyspeptische“ und ausgesprochen durchfällige Stühle können im Verlauf einer Dystrophie fehlen, treten aber namentlich bei allen in Atrophie auslaufenden Fällen immer auf. Entweder handelt es sich um die häufige dyspeptische Reaktion auf eine Nahrungsänderung, namentlich auf eine versuchte Nahrungszulage oder um die Begleit- und Folgeerscheinungen eines parenteralen Infektes. Am häufigsten treten sozusagen periodenweise einige Tage hintereinander halbflüssige, zerfahrene, dyspeptische Stühle auf, die sich gegenüber den Stühlen bei akuten Ernährungsstörungen durch ihre Tag für Tag sehr ähnliche Beschaffenheit und ihren manchmal beträchtlichen Schleimgehalt unterscheiden.

In vielen Fällen erscheinen die blassen, bröckeligen, stark sauer reagierenden Fettseifenstühle, besonders bei fettreichen Nahrungsmischungen.

Auch Fäulnisstühle von matschiger, schmieriger Beschaffenheit werden oft längere Zeit beobachtet. Dunkle, teerfarbene, schwarze Stühle zeigen das Vorhandensein eines peptischen Duodenalgeschwürs an. Dieses entsteht bei zunehmender Kachexie wohl infolge der schlechten Gewebsernährung. Es kann zu rasch einsetzender, tödlicher Blutung führen oder aber es entwickelt sich langsam, verursacht blutige Stühle oder geht mit Erbrechen, bei dem Blut zutage gefördert wird, einher, was fast stets als unheilvolles Zeichen des tödlichen Ausganges aufgefaßt werden muß. Schließlich werden Duodenalgeschwüre, die während des Lebens keine besonderen Erscheinungen aufwiesen, erst bei der Obduktion der Atrophiker als Nebenbefund nachgewiesen.

Bedeutung von Blutstühlen.

Schwankende Temperaturen.

d) Die Körpertemperatur zeigt schon im Beginn der Dystrophie meist größere Schwankungen (um etwa 1° C) als in gesunden Tagen.

Jedenfalls ist die beim gesunden, gut gedeihenden Säugling übliche Monothermie gestört. Schwankungen nach oben (37,5° C) werden bei fortschreitender Dystrophie bald von solchen nach unten (36,4—36,0° C) abgelöst; schließlich treten auch Kollapstemperaturen auf. Zu beobachten ist bei der Messung, daß der Thermometer genügend hoch (mehr als 3 cm) in den Darm eingeführt wird, da man sonst falsche, nämlich zu niedrige Werte erhält (*Tachau*).

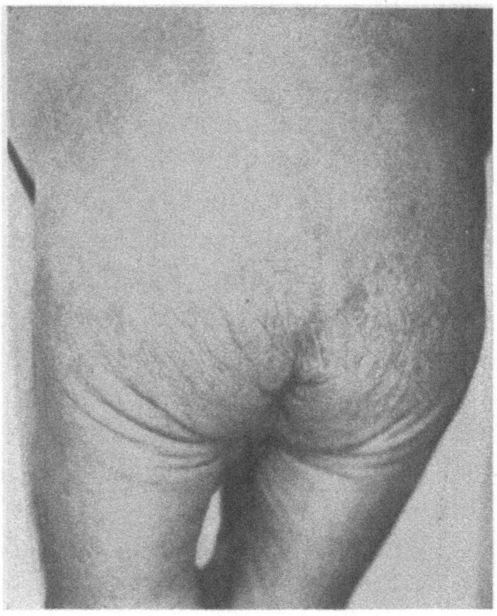

Fig. 66.
Runzelung und Fältelung der Haut ad Nates, die bei schwerer Dystrophie als Folge der Abmagerung charakteristisch ist.

Untertemperatur.

Die im Verlauf der ausgeprägten Dystrophie eintretenden Untertemperaturen sind der Ausdruck einer Unfähigkeit, die lebenswichtige optimale Körperwärme einzuhalten. Durch den Verlust des Fettpolsters wird die Körperoberfläche vergrößert und der Wärmestrahlungsverlust erhöht. Durch die Steigerung der Verbrennungsvorgänge wird anfänglich noch ein gewisser Ausgleich erreicht, schließlich aber, im Endzustand, sinkt infolge der Oxydationshemmung die Körperwärme zu bedenklichen Kollapswerten herab. Die meisten schwerer dystrophierten Säuglinge sind nur mit Wärmflaschen auf normalen Temperaturen zu halten. Der Beginn und der Grad der Neigung zu Untertemperaturen sind für die Diagnose und Prognose aller Dystrophien von großer Bedeutung. Die Temperaturbeobachtung ist aber auch wichtig, um jegliche Fiebererscheinungen, die Zeichen eines komplizierenden Infektes oder eines toxischen Zwischenspiels sind, zu erkennen.

Das Blut.

e) Im Blut findet sich im Beginn der Dystrophie eine mäßige Herabsetzung der Zahl der Roten, die aber die bestehende Blässe nicht zu erklären vermag. Leukozytosen mit mehr oder weniger hochgradiger Linksverschiebung sind meist der Ausdruck parenteraler Infekte.

In allen schweren Dystrophiegraden ist so gut wie immer die Zahl der Roten und das Hämoglobin stark vermindert und es besteht eine Leukozytose von oft beträchtlicher Höhe (*Karnitzky, Schlesinger, Rominger*).

Die Gesamtblutmenge ist herabgesetzt (*Mariott* und *Perkins, Seckel*). Eine Änderung des Blutwassergehaltes läßt sich auch bei Fällen von extremer Macies nicht feststellen, dagegen kann der Eiweißgehalt vermindert sein und manches spricht für eine Änderung des Plasmaeiweißes (*Nassau-Hendelsohn, v. Torday*).

Kreislauforgane.

f) Die Kreislauforgane. Die früh in Erscheinung tretende Blässe, die besonders im Gegensatz zu den roten, oft wundgescheuerten Fersen bei den Kindern hervortritt, ist das erste Zeichen einer peripheren Kreislaufstörung. Im weiteren Verlauf beobachtet man Akrozyanose und Kollapsneigung. Es handelt sich um eine Verengerung der Hautkapillaren, die als Kompensationsvorgang zur Erhaltung des Blutdruckes aufzufassen ist. Mit fortschreitendem Schwund des Fettgewebes werden die Arterien oft als pulsierende Stränge an den Extremiäten sichtbar. Die Pulszahl sinkt unter 100, ja auf 90 und 80 Schläge und der Puls wird schlecht fühlbar. Weder klinisch noch pathologisch-anatomisch lassen sich besondere Veränderungen am Herzen feststellen; die im Elektrokardiogramm beobachtete Verkleinerung aller Zackenamplituden (*Mariott, Culloch, Utheim*) erlaubt keine Beurteilung der Herzleistung und dürfte von Lageveränderungen abhängig sein. Es handelt sich somit bei den schweren Dystrophien um periphere Kreislaufstörungen, die häufig infolge des Einströmens des Blutes in das Splanchnikusgebiet mit starker meteoristischer Auftreibung des Leibes beginnen, während die Haut blaß-grau und der Radialpuls unfühlbar wird.

Sichtbare Pulsation der Arterien.

Langsamer, kleiner Puls.

Harnorgane.

g) Die Harnorgane bieten lange Zeit keine Besonderheiten. Immerhin sind Koliinfektionen eine häufige Komplikation, so daß die regelmäßige Überwachung des Harnes angezeigt ist. In Fällen schwerster Dystrophie, die während des Lebens keinen besonderen klinischen Befund (kein Sediment, kein Eiweiß) geboten hatten, konnten wir gelegentlich ausgesprochene Veränderungen in der Niere (siehe pathologisch-anatomische Befunde, S. 230) feststellen, die als Ausscheidungsnephritis angesprochen werden mußten. In den späten Stadien der Atrophie soll als prognostisch ungünstiges Zeichen die Fähigkeit der Konzentration verloren gehen (*Levy*).

Atmungsorgane.

h) Die Atmung wird im Verlauf der Dystrophie meist flach und flacher und die Lungenlüftung wird schlecht. Der Grund dafür ist die Verschlechterung der Zwerchfellatmung; die kostale Atmung spielt in diesem Alter bekanntlich noch keine große Rolle. Einmal wird das Zwerchfell als Muskel von dem allgemeinen Schlaffheitszustand und Schwund der gesamten Muskulatur mitbetroffen, andererseits erschwert der ebenfalls zum Teil auf der Muskelschwäche beruhende, zunehmende Meteorismus des Abdomens seine Tätigkeit. Die Verschlechterung der Lungenlüftung ist eine der Grundursachen der beim Dystrophiker so häufigen, tödlich endenden Komplikation: nämlich der schlaffen, paravertebralen Pneumonie.

Nervensystem.

i) Das Nervensystem wird, wie der Stimmungsumschwung zeigt, schon bei leichten Dystrophien in Mitleidenschaft gezogen. Man hat häufig den Eindruck, daß im Verlauf der Dystrophie eine Reihe neuropathischer Reaktionen und Zustände erst erworben werden. Das gilt z. B. für manche Fälle von nervösem Speien und Erbrechen und namentlich von der Rumination. Auch Kopfschütteln und ähnliche Tics treten im Verlauf langdauernder dystrophischer Zustände beim Säugling auf, um mit Abheilung der chronischen Ernährungsstörung ebenfalls wieder zu verschwinden. In seltenen Fällen hat man allerdings den Eindruck, daß eine organische Miterkrankung des Zentralnervensystems vorliegt. *Pampel* hat aus unserer Anstalt Hydrozephalien, die im Verlauf langdauernder Dystrophien entstanden waren, mitgeteilt. Im Einklang damit stehen die schon erwähnten Befunde von chemischen Veränderungen der Gehirnsubstanz von *Kramar-Ederer*.

Sinkende Immunität.

k) Die Immunität wird während der Entwicklung eines dystrophischen Zustandes fast regelmäßig und fortschreitend verschlechtert. Man beobachtet im Beginn der dystrophischen Störung, daß die Kinder besonders häufig und verhältnismäßig schwer an banalen Infekten (siehe Begleit- und Folgekrankheiten) erkranken. In fortgeschrittenen und schweren Dystrophiestadien kann ein solcher banaler Infekt ebenso wie Nahrungszulage oder Hunger zu einem Gewichtssturz mit Kollaps,, der sogar tödlich endet („Dekompositionssturz"), führen. Auch noch in der Reparation sind die Kinder infolge ihrer Widerstandslosigkeit gegenüber allen Infekten von solchen Katastrophen bedroht.

Der Verlauf der Dystrophie im allgemeinen.

Der Verlauf der Dystrophie ist je nach der den Zustand auslösenden Ursache, dem Alter des Kindes und der Gefährdung durch Infekte und Pflegefehler ein verschiedener.

Schneller, ungünstiger Verlauf bei Lebensschwachen.

Den ernstesten und kürzesten Verlauf nehmen die Fälle beim Frühgeborenen, Schwachgeborenen und Neugeborenen, in denen vom ersten Lebenstage ab das Körpergewicht in auffälliger Übertreibung der „physiologischen Gewichtsabnahme" stark absinkt, ohne sich einzustellen. Manchmal treten ohne besondere dyspeptische Erscheinungen steile Gewichtsstürze auf, bei anderen Kindern nimmt das Kind Tag für Tag um einen kleinen Betrag (20—50 g) unaufhaltsam ab. Während anfänglich die Nahrungsaufnahme noch gut ist und das Kind oft gierig trinkt, gelingt es schon nach 2—3 Tagen kaum ihm das Nötigste beizubringen. Unter raschem Verfall in einen manchmal toxikoseähnlichen Zustand geht das Kind in äußerster Abmagerung im Kollaps zugrunde. Der ganze Krankheitsverlauf dauert nur wenige Tage.

Einen etwas längeren Verlauf nehmen die Fälle, die ebenfalls in der Neugeborenenzeit mit heftigen Durchfällen beginnen, von denen häufig nicht mit Sicherheit zu sagen ist, ob sie durch Infekt oder einen Ernährungsfehler verursacht sind. Die Kinder scheinen im Anfang nur wenig dystrophiert zu sein, geraten aber dann trotz Besserung oder Abheilung der dyspeptischen Erscheinungen in den Zustand äußerster Atrophie. Ein dyspeptisches Rezidiv auf Grund einer geringfügigen Überdosierung der Nahrung oder ein hinzutretender Infekt führt das Ende herbei.

Ebenfalls ungünstig verlaufen die bei an sich kräftigen Neugeborenen entstehenden Dystrophien

Die schweren Dystrophieformen beim Säugling jenseits der Neugeborenenperiode zeigen zwar nicht von vornherein den mit Gewichtsstürzen einhergehenden progressiven raschen Verfall des schwersten Dystrophiegrades, der „Dekomposition" oder „Athrepsie", aber das Stadium langsamer Verkümmerung ist abgekürzt. Je nach dem Dazwischentreten von

Änderung des Gesichtsausdrucks während der Heilung der leichteren Dystrophien.

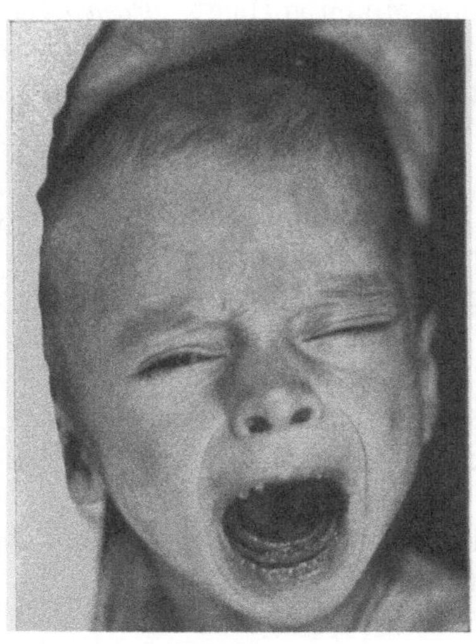

Fig. 67.
Leichter Grad der Dystrophie bei einem 4 Mon. alten Kind. Noch erhaltenes Wangenfettpolster, aber Beginn der Runzelung der Haut, Einsinken der Schläfengegend.

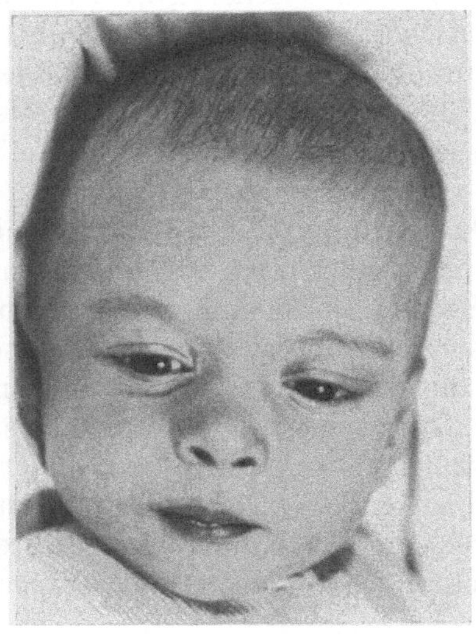

Fig. 68.
Dasselbe Kind 3 Wochen später mit normaler Wangenrundung; Fehlen der Runzelung, befriedigter Gesichtsausdruck.

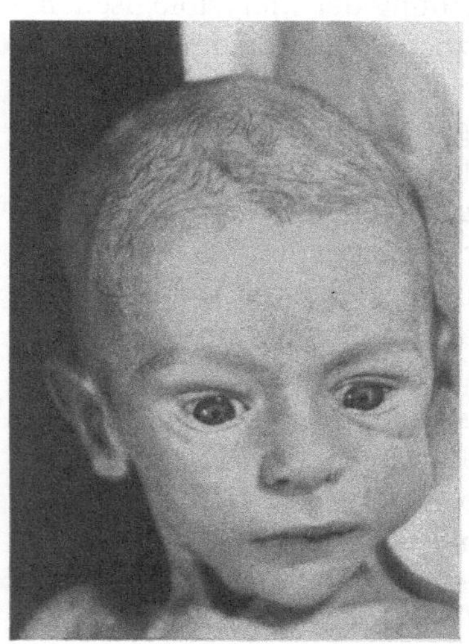

Fig. 69.
Ausgeprägte Dystrophie, 3 Mon. altes Kind mit noch erhaltenem Wangenfettpolster, beginnender Faltenbildung, Einsinken der Fontanelle, starkem Hervortreten der Schädelkapselknochen.

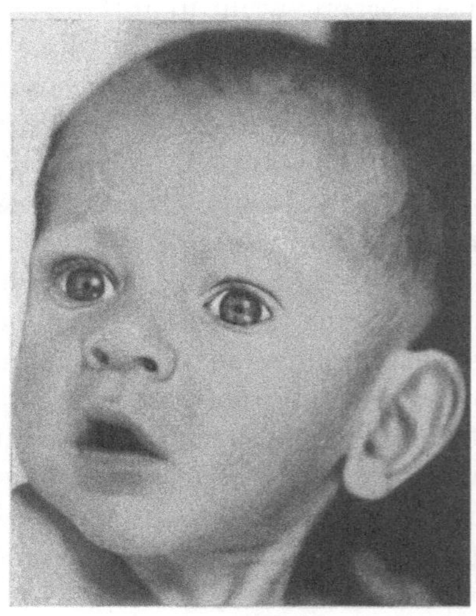

Fig. 70.
Dasselbe Kind 2 Mon. später mit straffer, gespannter Haut, lebhaftem Gesichtsausdruck und normalem Mienenspiel.

Änderung des Gesichtsausdruckes während der Heilung der schwereren Dystrophien.

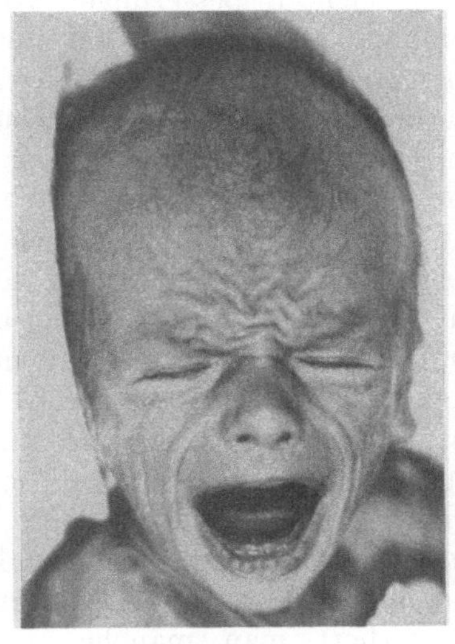

Fig. 71.

Schwere Dystrophie (Pädatrophie), 2 Mon. alt, mit starker Runzelbildung im Gesicht, sogenanntes „Greisengesicht".

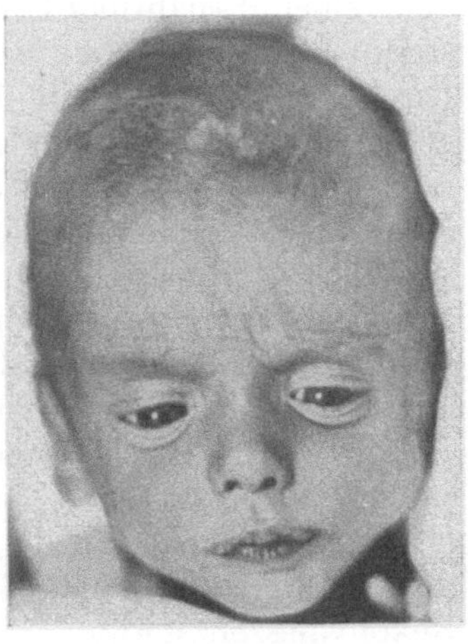

Fig. 72.

Dasselbe Kind, bei dem zuerst das Wangenfettpolster wieder erkennbar ist. Der Gesichtsausdruck ist noch der eines leidenden Erwachsenen.

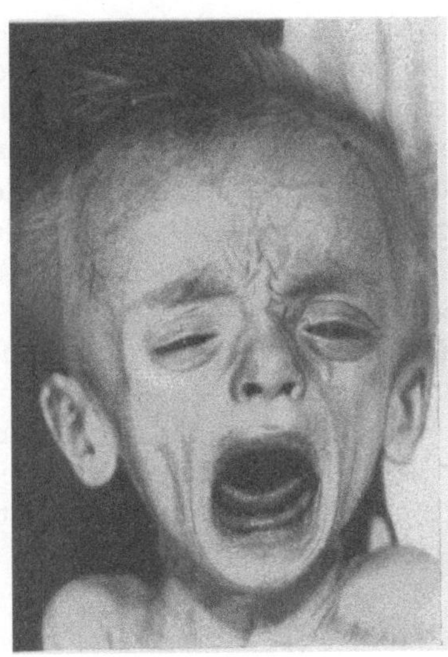

Fig. 73.

Werner Th., 9 Mon. alt (Kurvenbild Tafel 10, Übersichtsaufnahme Seite 226). Schwerste Dystrophie (Pädatrophie) mit extremer Abmagerung, auch im Gesicht. Völliger Schwund des Fettpolsters; ausgeprägte Nasolabialfalte, starke Stirnfalten und eingesunkene Bulbi.

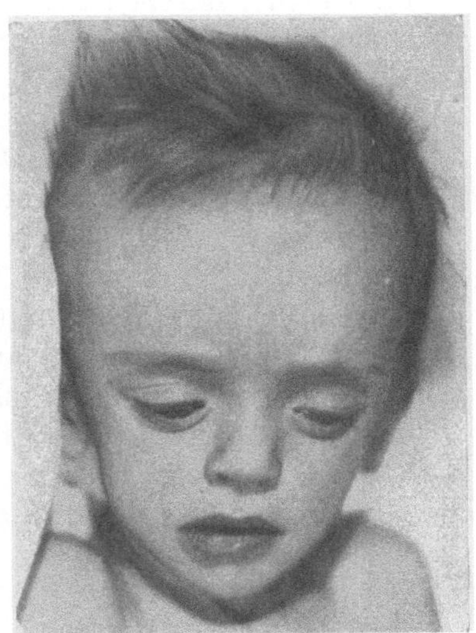

Fig. 74.

Dasselbe Kind 3 Wochen später. Wiederherstellung des Wangenfettpolsters, Verschwinden der Runzeln auf der Stirn, befriedigter Gesichtsausdruck.

Infekten und Ernährungsfehlern oder dem Fortbestehen der ursprünglichen Schädigung tritt dann früher oder später der „Dekompositionssturz“ ein.

Lange sich hinziehender Verlauf kommt am häufigsten vor.

Die häufigste Form ist die eines wochen- und monatelang währenden Verkümmerungszustandes, bei dem die leichten Besserungen von langen Stillständen gefolgt sind. Auch hier kann im Anschluß an einen Infekt oder einen Ernährungsfehler ein Übergang in das schwerste Dystrophiestadium erfolgen. Das ist aber keineswegs die Regel. Die meisten Dystrophiker sterben nicht im Atrophiestadium am Kollaps, sondern sie erliegen einer dazutretenden Infektion. Solche ausgeprägt dystrophischen Säuglinge weisen oft monatelang den stärksten Grad der Einengung der Nahrungsverträglichkeit auf, ohne eigentlich „atrophisch“ zu sein. Erstaunlich ist immer wieder, daß die auf jede geringfügige Nahrungsänderung eintretenden „dyspeptischen“ Störungen so häufig glatt überwunden werden. Schließlich beobachtet man bei ein und derselben Nahrung langsame Zunahmen, Gewichtsstillstand, erneute Zunahme und somit eine ganz allmähliche Aufwärtsbewegung der Gewichtskurve, die in günstigen Fällen von der allgemeinen Erholung begleitet wird. Man hat nun oft den Eindruck, daß die Kinder im eigentlichen Dystrophiestadium weniger anfällig für banale Infekte sind, als in diesem mühevoll erreichten Rekonvaleszenzstadium. Jedenfalls verliert man manches Kind, das dyspeptische und infektiöse Zwischenfälle wiederholt überwunden hat, erst in der Reparation, also zu einem Zeitpunkte, von dem man allgemein annimmt, daß entsprechend dem gehobenen Allgemeinzustand auch die Widerstandskraft gegenüber Infekten eine bessere sei.

Kachierte Dystrophie.

In diesem Zusammenhang ist noch kurz eine Verlaufsart zu erwähnen, die zu einer falschen Beurteilung des Ernstes der Störung führen kann. Es sind das Dystrophien, die manchmal von vornherein keinen sehr schweren Eindruck machen und sich auch rasch zu bessern scheinen. Die Besserung erweist sich aber als eine „Scheinreparation“ (sogenannte „kachierte Dekomposition“ nach *Finkelstein*), wie der alsbald nach einem leichten Infekt oder einer Nahrungsänderung eintretende katastrophenartige Gewichtssturz zeigt. Allzu rasche Besserung und namentlich steile Gewichtsanstiege sind deshalb auch bei anscheinend leichten Graden von Dystrophie vorsichtig, ja beinahe ungünstig zu beurteilen.

Den günstigsten Verlauf zeigen die einfachen Hungerdystrophien und die Fälle leichter Dystrophie des ersten Stadiums. Sie beginnen schon bald nach richtiger diätetischer Behandlung regelmäßig zuzunehmen und können, insofern nur keine Infekte als Komplikation hinzutreten, im Verlauf weniger Wochen auf die dem Alter entsprechende Kost umgesetzt werden, bei der sie dann weiter gedeihen.

Die Begleit- und Folgekrankheiten.

Auch anscheinend leichte Infektionen sind lebensbedrohlich.

Paravertebrale Bronchopneumonie!

Als Begleit- und Folgekrankheiten kommen alle sogenannten „grippalen“ Infekte, also Rhinitis, Pharyngitis, Otitis media und Bronchitis in Betracht. Eine geradezu typische Komplikation ist die paravertebrale Bronchopneumonie, an der viele Dystrophiker sterben. In zweiter Linie folgen die Zystopyelitis und die Pyodermien. Schon im Beginn der Dystrophie wird die Haut vieler Kinder trocken und zeigt Neigung zu Abschilferung. Diese kann bei nicht peinlichster Hautpflege schon der Ausgangspunkt von Pusteln, Schweißdrüsenabszessen und Phlegmonen werden, die sich in dem schlaffen Unterhautzellgewebe rasch ausbreiten. Schon das Scheuern der unruhigen Kinder mit den Fersen auf der Unterlage wird die Veranlassung zu Ekthyma-artigen Dekubitalgeschwüren. Diese Streptodermia epidermo-cutanea ekthymatosa tritt naturgemäß auch in der Kreuzbeingegend erst als flaches Infiltrat auf, das sich oft bläulichrot färbt, zur blasigen Abhebung führt und schließlich zum geschwürigen Zerfall kommt. Man sieht gelegentlich auch infolge des fortgesetzten Fingerlutschens der meist hungrigen Dystrophiker sehr hartnäckige Paronychien entstehen, von denen eine septische tödliche Allgemeininfektion ausgehen kann. Als Erreger der meisten Sekundärinfekte werden Pneumokokken und Streptokokken gefunden.

Haut-Infektionen!

Weniger häufig ist das Hinzutreten einer — bakteriologisch-serologisch meist ungeklärten — Enterokolitis. Echte Bazillenruhr ist offenbar eine äußerst seltene Komplikation. Ob die bei schwersten Dystrophien beobachteten Toxikosen die Folge einer allgemeinen Koliinfektion sind, wie manche Autoren annehmen oder ob sie mehr den Ausdruck eines Zusammenbruches der Giftabwehr darstellen, muß dahingestellt bleiben.

Als Begleit- und Folgekrankheiten der besonderen Dystrophieformen, die wir im folgenden erörtern, sind noch das Hungerödem, die Blutungen und die Hornhautveränderungen zu nennen.

Prognose

Die Prognose ist bei der reinen Hungerdystrophie ohne Komplikationen günstig. Auch in den leichten Fällen des ersten Stadiums kann man die Heilung mit recht großer Sicherheit in Aussicht stellen. Ungünstiger liegen die Fälle, in denen trotz noch nicht stark vorgeschrittener Verkümmerung die Nahrungstoleranz sich schon als beträchtlich gesunken erweist. Im schweren Stadium, dem dritten, ist die Prognose immer ernst. Wichtig für die prognostische Beurteilung ist naturgemäß der Zeitpunkt des Beginns der Dystrophie, sowohl hinsichtlich des Erkrankungsalters, als auch bezüglich der Dauer der Ernährungsschädigung. Am ungünstigsten sind die rasch verlaufenden Dystrophien bei Frühgeborenen, Schwachgeborenen und Neugeborenen zu beurteilen. Eine durch Infekte ausgelöste oder komplizierte Dystrophie bietet im allgemeinen immer eine schlechtere Heilungsaussicht, als eine rein alimentäre. Allerdings gibt es Fälle, bei denen die Fehlernährung solange fortgesetzt wurde, daß auch von einer sachgemäßen Diätetik nicht mehr viel zu erhoffen ist. Bei den häufigsten Dystrophien des ersten und zweiten Grades kann nach alledem die Ausheilung überall da in Aussicht gestellt werden, wo sämtliche diätetischen und pflegerischen Hilfsmittel zur Verfügung stehen, also in den meisten Fällen da, wo die Aufnahme in ein gutes Kinderkrankenhaus ermöglicht werden kann. Einem Kinderheim, das nicht über genügend geschultes Personal und einen zuverlässigen Infektschutz gegenüber den neu aufgenommenen Säuglingen verfügt, ist die Pflege des dystrophierten Säuglings im Hause vorzuziehen.

Nur einfache, frühzeitig erkannte Hungerdystrophien bieten eine günstige Prognose.

Die Prognose ist abhängig von den Pflegehilfsmitteln.

Die Unterscheidung der hier gegebenen drei Stadien der Dystrophie erweist sich für die Prognosenstellung als praktisch gut durchführbar und nützlich.

Die Differentialdiagnose.

Irrtümer in der Diagnose.

Differentialdiagnostisch können im Beginn der Dystrophie und bei leichten Graden überall, wo dyspeptische Erscheinungen bestehen oder vorangegangen sind, die akuten Ernährungsstörungen in Betracht kommen.

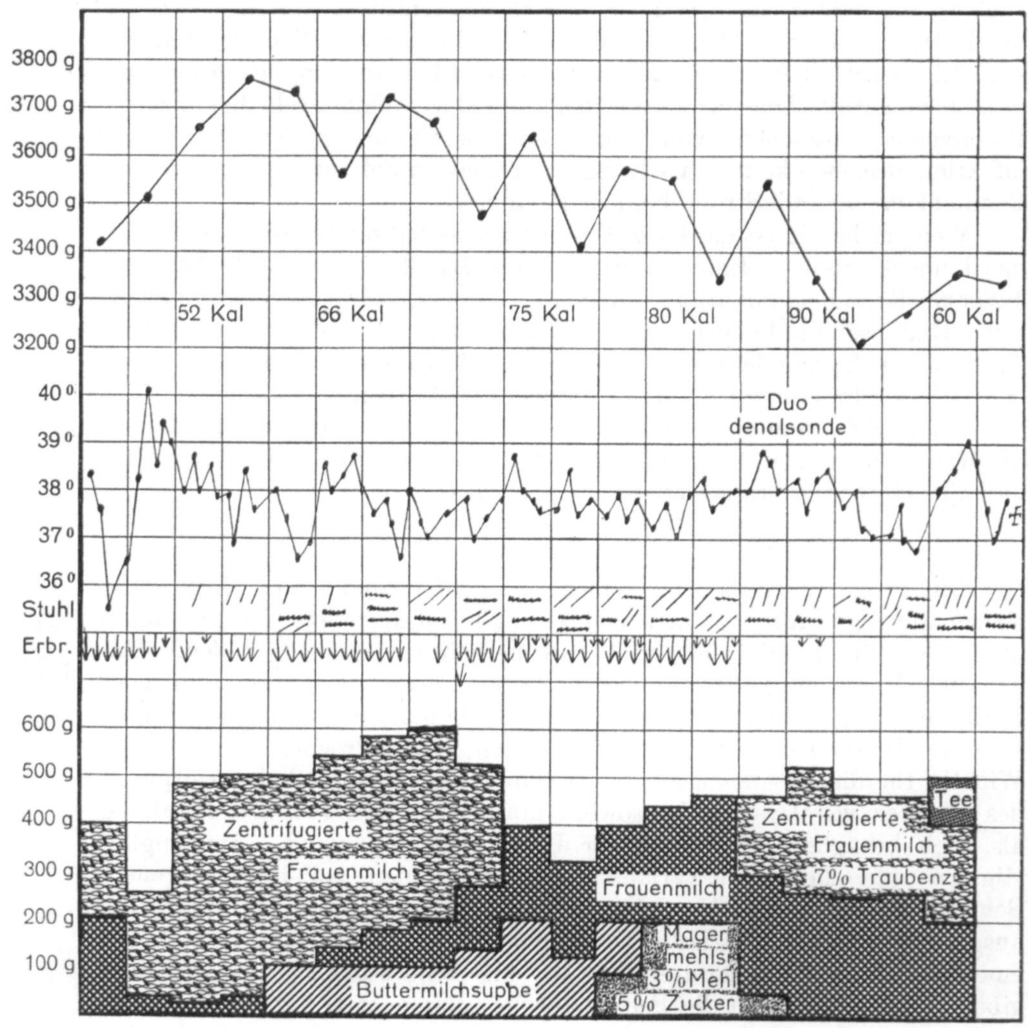

Fig. 75.

Hans Wilhelm Sch. 3 Mon. altes dystrophiertes Kind gerät in den Zustand einer Toxikose als Endstadium einer Dystrophie. Trotz vorsichtigsten Vorgehens erweist sich das Kind als praktisch unernährbar.

(Zeichenerklärung siehe Seite 117.)

Bei allen sehr jungen Kindern ist es empfehlenswert, auch nach geringfügigen akuten Ernährungsstörungen auf die Anzeichen der Dystrophie zu achten. Auffallende, nicht erwartete Reaktionen auf Nahrungszulagen oder kurzen Hunger im Sinne von Gewichtsstürzen, Immunitätssenkungen oder auch Neigung zu Untertemperaturen müssen stets den Verdacht einer vorliegenden Dystrophie erregen.

Von chronischen Krankheitsbildern ist die kongenitale Lues, der angeborene Herzfehler, manche Entwicklungshemmungen und erst in letzter Linie die Tuberkulose in differentialdiagnostische Erwägung zu ziehen. Sie können ebenso die Ursache der dystrophischen Zustände sein, wie auch andererseits diese fälschlich lange Zeit unter einer dieser Diagnosen eingereiht werden, was zur Folge hat, daß die richtige diätetische Behandlung verabsäumt wird.

Therapie.

Die Behandlung der Dystrophie ist in der Hauptsache eine diätetische.

Die Behandlung ist in erster Linie eine diätetische.

a) Diätetik. Wie die Erörterung der verschiedenen Arten und Formen der dystrophischen Zustände mit ihren Entstehungsweisen gezeigt hat, wird die diätetische Aufgabe von jedem Fall anders gestellt. Sie ist verhältnismäßig einfach zu lösen in den Fällen, wo ein Ernährungsfehler, wie z. B. beim Skorbut, klar zu Tage liegt; sie ist schwierig oder gar nicht zu lösen, wo Ernährungsfehler und Infekte schon zu einer so schweren Störung der Ernährungsfunktion geführt haben, daß auch die Erhaltungskost schon schädigend wirkt oder wo die Grundursache der Dystrophie nicht behoben werden kann.

Um dem praktischen Bedürfnis zu entsprechen und Wiederholungen zu vermeiden, sollen zunächst die Richtlinien für die Diätetik der Dystrophie im allgemeinen erörtert werden, die bei allen den Fällen vielgestaltiger Ursachen und Schädigungen, die nicht klar im einzelnen übersehen werden können, Anwendung finden sollen. Die besonderen diätetischen Maßnahmen bei den wichtigsten ätiologisch gekennzeichneten Dystrophieformen werden dann bei deren Beschreibung zur Ergänzung der allgemeinen Richtlinien hinzugefügt.

Die Wiederauffütterung als wichtigstes Ziel der Diätetik.

Das Hauptziel der Behandlung ist die Wiederauffütterung und in den meisten Fällen des zweiten und dritten Grades die Wiederherstellung des Vermögens, die gereichte Nahrung zu regelrechtem Ansatz zu verwenden. Erreicht ist dieses Ziel erst dann, wenn das Kind bei der dem Alter entsprechenden Nahrung gedeiht.

Nur bei der reinen Hungerdystrophie und den leichteren Fällen des ersten Grades kann man durch Steigerung einer alle wichtigen Nährstoffe enthaltenden, „optimal“ zusammengesetzten, kalorienreichen Nahrung dieses Ziel erreichen. Oft wird man durch vorhandene dyspeptische Störungen, Bestehen von Infekten, manchmal durch die Appetitlosigkeit, in den schwereren Fällen aber durch die stark eingeschränkte Ernährungsfunktion in solchem einfachen Auffüttern gehemmt. Das nächste Ziel ist also gewöhnlich ein sehr viel niedrigeres, nämlich das: Vorhandene Ernährungsfehler abzustellen und zu versuchen, innerhalb der noch erhaltenen Nahrungsverträglichkeit eine möglichst kalorienreiche Nahrung, ohne neue Störungen zu verursachen, beizufüttern.

Vorhandene Ernährungsfehler abstellen.

Eine der wichtigsten Grundregeln bei der Diätetik der Dystrophien ist die, Hungerkuren nur unter zwingenden Umständen — z. B. beim Dazwischentreten akuter, toxischer dyspeptischer Störungen — anzuwenden. Auch jede „Schonungskost“ ist eine Hungerkost und hat nur da Berechtigung, wo man wegen der stark herabgesetzten Nahrungs-

Keine unnötige Hungerkur.

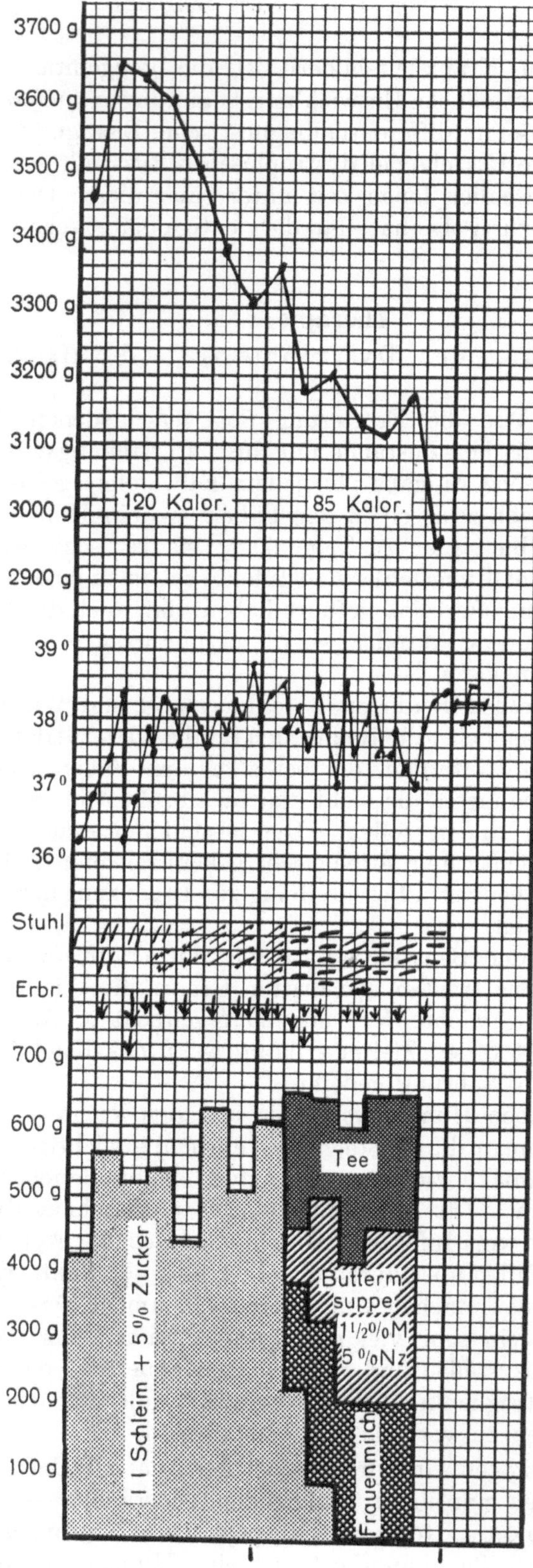

Fig. 76.

Johannes H. 2 Mon. altes Kind erleidet infolge akuten Infektes (Bronchitis und Bronchopneumonie) eine Gewichtskatastrophe, dystrophiert schwer und geht im Collaps zugrunde. Obduktion: Bronchopneumonie, schwere Dystrophie.

(Zeichenerklärung siehe Seite 117.)

verträglichkeit keine andere Behandlungsmöglichkeit mehr hat. Sie kommt also im allgemeinen nur bei den schwersten Dystrophieformen — z. B. in Form der entfetteten Frauenmilch — in Betracht. In der Mehrzahl der Fälle ist aber noch die Verabreichung einer wenigstens hinsichtlich des Gehaltes an Gesamtkalorien ausreichenden Nahrung durchführbar. Die diätetische Behandlung beginnt also, abgesehen von seltenen Fällen, ohne jede Hungerkur.

Berechnung der Nahrung auf das Sollgewicht.

Bei der Berechnung des kalorischen Wertes der anzuordnenden Nahrung ist, was als zweite Grundregel gelten kann, stets vom Geburtsgewicht des Kindes und dem darauf bezogenen Sollgewicht, nicht vom Istgewicht auszugehen.

Sorgfältige Beachtung dyspeptischer Erscheinungen

Schließlich ist, als dritte Grundregel, beim dystrophischen Kind ein Hauptaugenmerk auf alle dyspeptischen Erscheinungen, also Durchfälle — Zahl und Beschaffenheit der Stühle — Erbrechen usw. zu richten. Im allgemeinen ist erst nach dem endgültigen Verschwinden aller dyspeptischen Erscheinungen ein wirklicher Umschwung des dystrophischen Zustandes zu erreichen.

Als allgemein gültig für die diätetische Dystrophiebehandlung kann noch folgendes dienen:

Keine unnötige Flüssigkeitsüberschwemmung.

Die ermittelte Nährstoffmenge soll in einem dem Aufnahmevermögen des dystrophischen Kindes angepaßten Gesamtvolumen gereicht werden. Jede unnötige Flüssigkeitssteigerung unterbleibt zweckmäßigerweise. Zu große Flüssigkeitsmengen führen zu Erbrechen und Speien mit Appetitlosigkeit. Nicht nur das Erbrechen, auch das Speien ist beim Dystrophiker genau zu beachten oder, anders ausgedrückt, ernst zu nehmen. Von größtem Einfluß auf den Ernährungserfolg ist die Weckung oder Erhaltung des Appetits. Schließlich ist noch darauf hinzuweisen, daß im Anfange der Behandlung im allgemeinen von häufigen kleinen Mahlzeiten mehr zu erwarten ist als von selteneren großen.

Diätetik der leichten Dystrophie.

In den leichtesten Graden der Dystrophie kommen zwei Maßnahmen in Betracht: 1. die Nahrung zu konzentrieren und 2. durch saure Nahrungen, die früher oder später ebenfalls konzentriert werden, vorhandene dyspeptische Störungen zur Ausheilung zu bringen.

Anwendung konzentrierter Nahrungen.

Die konzentrierten Nahrungsmischungen. In leichteren Fällen kommt man durch Verabreichung einer schwächeren Milchverdünnung zum Ziel. Statt Halbmilch reicht man Zweidrittelmilch, die man vorsichtig mit höheren Mehl- und Zuckergaben anreichert. Dabei kann man — wenn die Stühle normal bleiben — 1—2% Butter der Milchmischung zufügen. Eine Mehlsuppe von 5—7% Mehl und steigende Zuckerzusätze, beginnend mit 5% und steigend bis zu 10, ja 15%, werden meist gut vertragen. Die Kalorienzahl kann unbedenklich 150, 175 und 200 pro Kilogramm betragen.

Bei älteren Säuglingen empfiehlt es sich, etwa zwei Mahlzeiten Vollmilch mit 5% Rohrzucker zu reichen, die selbst von appetitlosen Kindern meist gut genommen wird. Auch die Malzsuppe ist hier sehr geeignet.

Für jüngere Säuglinge kommt die *Czerny-Kleinschmidt*sche Buttermehlnahrung in Betracht, die als Eindrittelmilch mit Einbrenne von 7% Butter, 7% Mehl und einem Zusatz von 5% Zucker oder manchmal mit noch besserem Erfolg als Einbrennbuttermilch mit 5% Mehl, 4% Butter und 4% Zucker gegeben wird.

Für ganz junge Dystrophiker wurde eine Doppelnahruug empfohlen, die Dubo von *Schick*, die aus Vollmilch mit 17% Rohrzucker besteht.

Als weitere konzentrierte Nahrungsmischungen sind die Buttermehlvollmilch *Moros*, die auf 100 g Vollmilch 5 g Butter, 3 g Mehl und 7 g Zucker enthält, und *Moros* Buttermehlbrei zu nennen, ein Pudding von 5 g Butter, 7 g Weißmehl und 5 g Zucker auf 100 g Vollmilch.

Weiterhin die konzentrierte Eiweißmilch, also Eiweißmilchkonserve, die statt auf I/II nur auf I/I verdünnt wird und hohe Zuckerzusätze (bis zu 15%) enthält. Schließlich wird auch die mit Einbrenne verdünnte Eiweißmilchkonserve angewandt.

Vorsicht bei allen hochkonzentrierten Gemischen.

Bei Verabreichung aller hochkonzentrierter Nahrungen muß natürlich, um Durstschäden zu verhüten, für genügende Flüssigkeitszufuhr gesorgt werden.

Der größte Teil dieser hochkonzentrierten Nahrungen ist nicht ungefährlich. Sie dürfen naturgemäß nur kurze Zeit gegeben werden und sind bei großer Hitze und namentlich da ausgeschlossen, wo es sich um mit Durchfall einhergehende Störungen handelt.

Die vorübergehende Verabreichung solcher hochkonzentrierter Nahrungsmischungen leistet sehr Gutes, verlangt aber eine sorgfältige, im Anfang tägliche ärztliche Überwachung.

Anwendung saurer Nahrungen.

Die sauren Nahrungen. Die Grundnahrung, besonders beim jungen Kind, stellt die Buttermilch dar in Form der Buttermilchsuppe (siehe Dyspepsiebehandlung S. 146). Auch hier versucht man durch steigende Mehl- und Zuckerzusätze verhältnismäßig rasch auf 150—200 Kalorien pro Kilogramm Körpergewicht zu kommen.

Von vorzüglicher Wirkung hat sich bei den leichten Dystrophikern als zugleich kalorienreiche Heilnahrung die Milchsäurevollmilch (siehe auch S. 148) bewährt. Sie enthält auf 100 g Vollmilch 2 g Mondamin, 6 g Nährzucker und 6‰ Milchsäure = 97 Kalorien. Sie wird meist lieber genommen als die Buttermilch. Sie hat zudem vor dieser den Vorteil der recht gleichmäßigen Zusammensetzung, namentlich auch bezüglich des Säuregrades. Der normale Fettgehalt macht weitere Zusätze unnötig und man kommt durch einfache Steigerung der Menge meist auf ein genügendes Kalorienangebot. Hat das Kind sich an die Nahrung gewöhnt und beginnt es langsam ohne Störung zuzunehmen, so kann man auch bei jungen Säuglingen den Zuckergehalt auf 8—10% steigern. Bei älteren Kindern wird man zweckmäßiger eine Breimahlzeit einfügen.

Wenn auch die Milchsäurevollmilch zweifellos gewisse antidyspeptische Wirkungen entfaltet, so ist doch, namentlich in der poliklinischen oder im Hause durchzuführenden Behandlung von dyspeptischen Störungen zu Beginn der Dystrophie die Eiweißmilch, die ja ebenfalls eine saure und konzentrierte Nahrung darstellt, vorzuziehen. Man beginnt mit einer dem Aufnahmevermögen und Appetit angepaßten Tagesmenge von 300—500 g, der von vornherein 5—6% Nährzucker zugesetzt werden, um dann, wie es bei der Dyspepsiebehandlung geschildert wurde, ziemlich rasch und systematisch, etwa jeden zweiten Tag um 50 g Nahrung oder 2% Zuckerzulage zu steigern. Sind die Stühle gebunden und beginnt das Gewicht sich unter der Eiweißmilchtherapie zu heben, so ist es etwa nach einer Woche empfehlenswert, von einem Tag auf den anderen auf eine ebenso große Tagesmenge Milchsäurevollmilch umzusetzen. Auf diese Weise gelingt es gewöhnlich ohne Störung, verhältnismäßig rasch auf das notwendige hohe Kalorienangebot zu kommen. Erst nach einer weiteren Woche wird man — bei älteren Säuglingen — eine Breinahrung an Stelle einer Milchsäuremilchflasche einführen.

Bei manchen appetitlosen dystrophischen Kindern kommt man besser voran, wenn man ihnen kurze Zeit wenig verdünnte, mit Zucker und Mehl nach Geschmack versetzte Trockenmilch reicht.

Eine wichtige Zusatznahrung für die Fortsetzung der Diätetik bei allen leicht dystrophierten Säuglingen stellen die verschiedenen Flaschenbreinahrungen dar (Mondaminbrei, Grießbrei, Zwiebackbrei, Keksbrei[1])), die eine allmähliche Konzentration gestatten.

Von größter Wichtigkeit ist es, sobald der Zustand der Kinder es gestattet, von allen fettarmen oder fettlosen Nahrungen zu solchen mit normalem Fettangebot überzugehen (Vitamin A!). Auch da, wo ein Fehlen von Vitamin C in der bisherigen Nahrung nicht angenommen zu werden braucht, empfiehlt es sich, durch frische Obstsäfte und Gemüsezulage für eine reichliche Vitaminzufuhr zu sorgen. Wir verwenden neuerdings vielfach auch schaumig gerührte, zuvor durch ein Sieb gedrückte, rohe Bananen-Masse als Zusatz zur Säuremilch.

Diätetik der ausgeprägten. mittelschweren Dystrophie.

Die Behandlung des zweiten, ausgeprägten Grades der Dystrophie gestaltet sich schon schwieriger. Eine rasche Steigerung der konzentrierten Nahrungen ist nicht mehr ohne weiteres möglich und man ist gezwungen, unter Ausnützung der noch erhaltenen Nahrungsverträglichkeit recht vorsichtig erst die mögliche Tagesmenge, am besten von Buttermilch oder Eiweißmilch festzustellen. Am leichtesten gelingt es, die Reparation mit Frauenmilch einzuleiten, der man Buttermilch oder Eiweißmilch zufügt. Schon in diesem Stadium der Dystrophie darf man keineswegs mehr vom Anlegen an eine gutgehende Ammenbrust die rasche Reparation erhoffen. Die Kinder trinken entweder während der ersten Brustmahlzeiten zuviel, oder aber sie erweisen sich schon als schnell erschöpfbar, lassen nach wenigen Zügen die Brust los und sind gar nicht imstande, eine normale Brust auszutrinken. Es sind das die Fälle, in denen oft eine Amme nach der anderen versucht wird, weil das Kind jede Brust in wenigen Tagen zum Versiegen bringt. Man läßt also die Milch abspritzen und reicht sie abwechselnd oder noch besser gemischt mit Buttermilch oder Eiweißmilch in kleinen, häufigen (6—8—10) Mahlzeiten.

Zwiemilchernährung.

Je nachdem nun weiter eine Amme zur Verfügung steht oder nicht, stellt man das Kind ganz auf Brustnahrung oder auf Flaschennahrung um. Im ersten Fall ist man gezwungen, recht langsam mit dem Anlegen vorzugehen. Es ist auch zweckmäßig, im Anfang noch zu der eiweiß- und salzarmen Frauenmilch eine Buttermilchnahrung zuzufüttern, später eine Flaschenbreikost. Die Reparation an der Brust erfolgt langsam, aber, insofern nur das Kind genügend trinken kann und die Diagnose Dystrophie stimmt, ist sie an der Ammenbrust mit Sicherheit zu erwarten.

[1]) Ihre Herstellung siehe Anhang (Seite 274).

Vorsichtige Konzentrierung der Nahrung.

Steht nur kurze Zeit Frauenmilch zur Verfügung, wie es in den Anstalten meist der Fall zu sein pflegt, so soll die Konzentrierung immer in erster Linie mit Kohlehydraten erfolgen. Am einfachsten ist es, die Steigerung in der Buttermilch so vorzunehmen, daß man zunächst auf 4—5% Mondamin und 6% Nährzucker geht oder in der Eiweißmilch auf 4—6% Mehlzusatz und 6—8% Zucker. Gleichzeitig kann man schon Flaschenbreinahrung einführen. Vorsichtigerweise wird man dann 1—2% Butter zufügen und erst, wenn auch diese Nahrung vertragen wird, wie bei den geschilderten leichten Dystrophien nunmehr auf eine der konzentrierten Nahrungen (Buttermehlnahrung, Milchsäurevollmilch u. a.) übergehen.

Diätetik der Pädatrophie.

Die Behandlung der Kinder im schwersten Grade der Dystrophie, der Dekomposition oder Athrepsie ist, wie die Bezeichnung schon zum Ausdruck bringt, eine sehr schwierige, manchmal unlösbare Aufgabe. Hier ganz besonders ist die Behebung der meist vorhandenen Durchfallsstörung Vorbedingung für jede erfolgreiche diätetische Behandlung der schweren Ernährungsstörung.

Die Schwierigkeiten, des chronisch dyspeptischen, oft periodenweise auftretenden Zustandes Herr zu werden, sind aber viel größer als bei den einfachen Durchfallsstörungen (siehe Kurventafel 10, Werner Th...), weil wir unsere wirksamste diätetische Maßnahme, nämlich die Hungerkur, hier meist nicht anwenden können und zweitens, weil die Durchführung der Ernährung mit rasch steigenden Nahrungsmengen bei dem schwer geschädigten Organismus nicht möglich ist. Wir sind infolge dessen gezwungen, sozusagen mit einer halben Maßnahme die Behandlung anzufangen, nämlich eine Ernährung einzuleiten, die, wenn möglich, etwa eben das Erhaltungsmaß (etwa 70 Kalorien pro Kilogramm) erreicht. Bei ihr müssen wir zunächst abwartend stehen bleiben, bis die Durchfallsstörung weicht und damit gewöhnlich die überstürzten Dissimilationsvorgänge zum Stillstand kommen. Im Anfange setzt sich der Gewichtsverlust dabei meist noch fort; erst nach einigen Tagen bleibt das Gewicht stehen und, wenn tatsächlich die Reparation eintritt, wendet sich ganz allmählich unter langsamer Besserung des Allgemeinbefindens die Körpergewichtskurve aufwärts. Jede vorzeitige Nahrungssteigerung, jeder diätetische Fehlgriff hat erneut Durchfall und Gewichtssturz zur Folge, der das Kind in größte Lebensgefahr bringt. Gänzlich unberechenbar sind aber außerdem akut toxisch verlaufende Katastrophen oder dazwischentretende parenterale Infekte. Erst wenn die Gewichtszunahmen regelmäßig täglich erfolgen, die Stühle gebunden bleiben, das Kind anfängt, seine Temperatur wieder zu halten, tritt es in die weniger gefährdete Nachperiode ein, in der nunmehr herzhaftere Nahrungssteigerungen gut vertragen werden. Die bei der Einstellung anzuwendenden Nahrungen sind: die Frauenmilch und die sauren Nahrungen, die dann nach erfolgter Einstellung unter Berücksichtigung der meist noch allein guten Kohlehydratverträglichkeit in erster Linie mit Zucker und Mehl angereichert und konzentriert werden.

Beginn mit einer Erhaltungskost.

Stehenbleiben bei der Erhaltungskost, bis die dyspeptischen Erscheinungen völlig verschwunden sind und die Gewichtskurve umbiegt.

Einzelheiten bei der Einstellung.

Für die Berechnung der Nahrungsmenge bei der Einstellung kann die Regel aufgestellt werden: Je schwerer die Dystrophie, desto kleiner die anfängliche Nahrungsmenge! Man beginnt im allgemeinen ohne jede Teepause mit einer — noch nicht konzentrierten — Nahrung in Mengen von höchstens 350 g, mindestens 250 g pro die, in 8—10

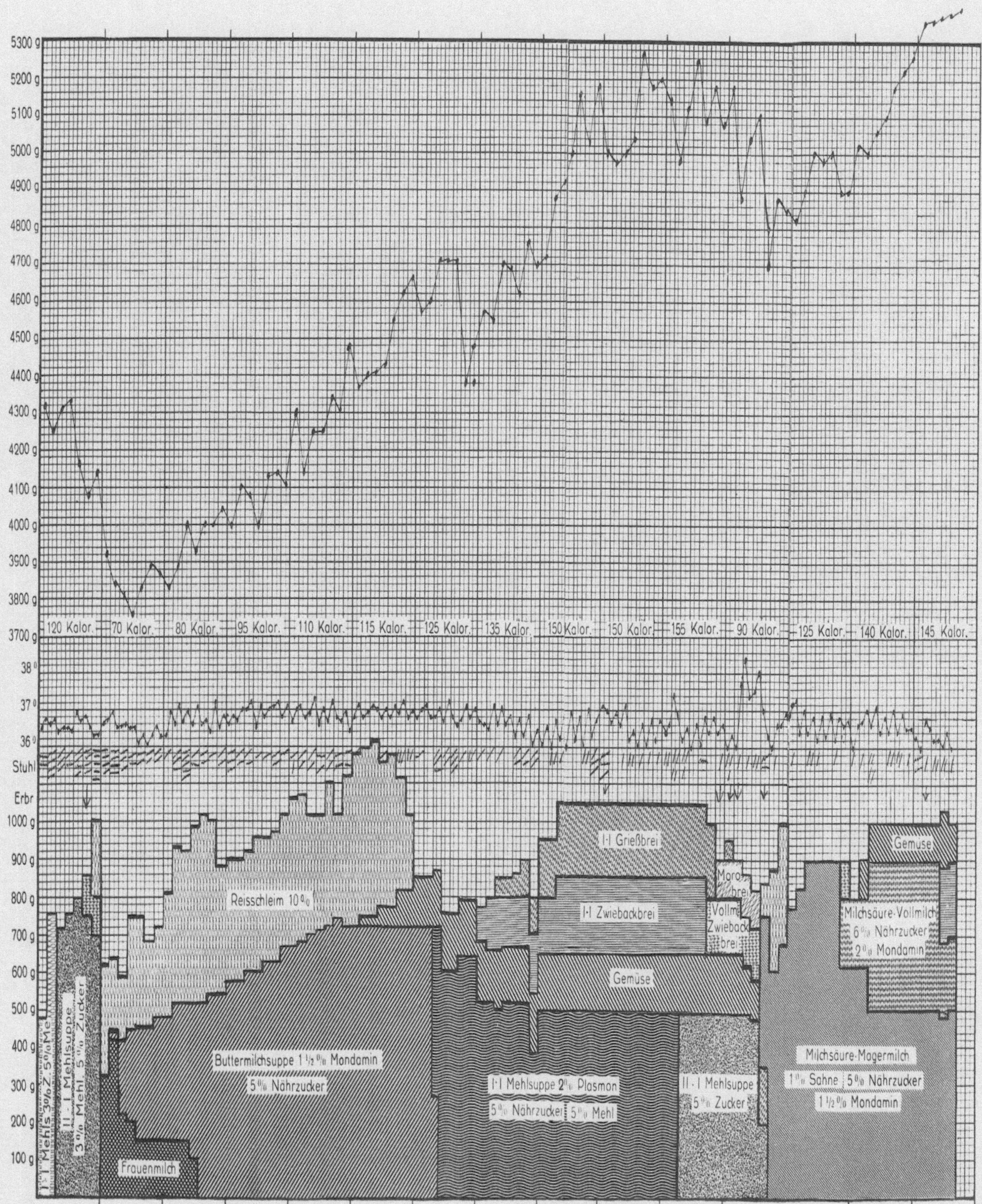

Werner Th. Schwere Dystrophie mit sich immer wiederholenden Gewichtsstürzen (Hydrolabilität), gegentlichen dyspeptischen Zwischenspielen und größter Nahrungsempfindlichkeit. Nach Überwindung der ersten Katastrophe langsame Erholung, dann verschiedene Recidive, schließlich Heilung.

Verlag von F. C. W. Vogel in Berlin.

kleinen Mahlzeiten. Daneben reicht man leicht gezuckerten Tee nach Bedarf.

Früher galt die Frauenmilch als einzige und allein einen Erfolg versprechende Heilnahrung sowohl zur Einstellungsdiät, als auch zur

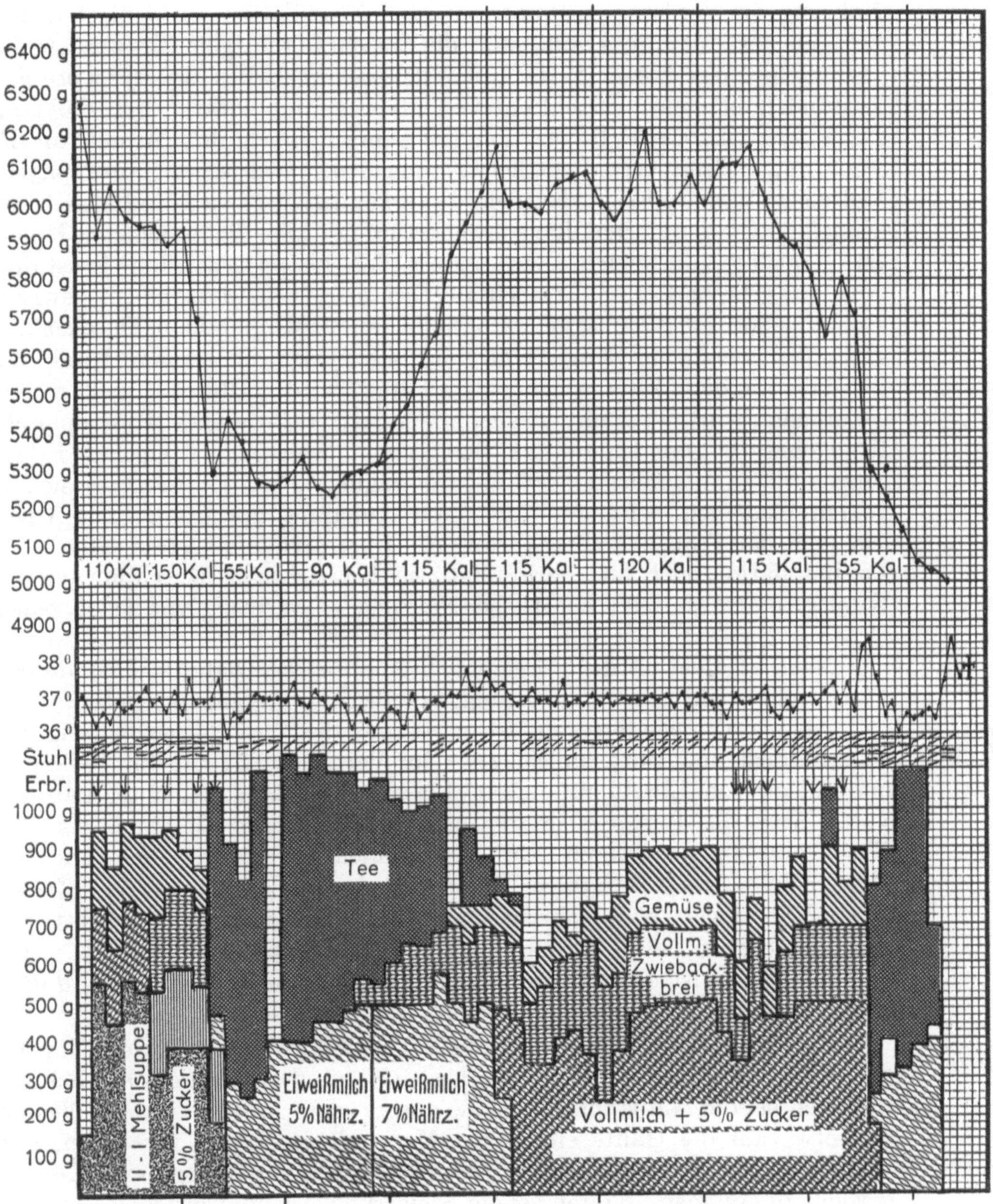

Fig. 77.

Siegfried P. Schwerste Dystrophie, die unter Eiweißmilchtherapie zunächst gebessert wird, die aber dann ohne Nachweis einer äußeren Schädigung in einer erneuten Gewichtskatastrophe zugrunde geht. In den letzten Tagen toxisches Bild.

(Zeichenerklärung siehe Seite 117.)

Die Frauenmilch kann nicht als die eigentliche und einzige zuverlässige Heilnahrung der Pädatrophiker gelten.

Durchführung der Reparation. Die klinische Erfahrung lehrt aber — was übrigens gegen die Ferment- und Nutraminmangeltheorie spricht —, daß von ihr weder eine schnelle noch zuverlässige Einstellung zu erwarten ist und weiter, daß auch die Reparation an der Brust besonders lange dauert. Ihr Vorteil ist nur darin zu erblicken, daß sie als die adäquate arteigene Nahrung die Verdauung, Resorption und Assimilation am wenigsten stört und belastet. Allerdings muß sofort die Einschränkung gemacht werden, daß sie infolge ihres hohen Fett- und Milchzuckergehaltes bei dyspeptischen Zuständen oft eher verschlechternd als bessernd wirkt. Für die langsame und verzögerte Reparation ist wahrscheinlich ihre Armut an Eiweiß und Salzen verantwortlich zu machen. Was schon unter physiologischen Verhältnissen deutlich zu erkennen ist: das anfänglich oft schnellere Gewichts- und Längenwachstum des künstlich ernährten Kindes im Vergleich zum gleich alten, namentlich knapp ernährten Brustkind, tritt ganz besonders in Erscheinung bei dem sich unter einem gewissen Überangebot von Nährstoffen reparierenden dystrophischen Flaschenkind gegenüber dem sehr lange blaß und atrophisch bleibenden Kind, das lediglich an der Brust wieder aufgefüttert wird. Ob, wie vielfach angenommen wird, das mit Frauenmilch sich reparierende dystrophische Kind eine „bessere Immunität" hat, ist — nach meinen eigenen Erfahrungen — zum mindesten im Beginn fraglich. Später, wenn es sich in vollem Gedeihen befindet, mag diese Annahme zutreffen. Die Überlegenheit der Frauenmilchernährung des Dystrophikers besteht ohne jeden Zweifel darin, oder nur darin, daß sie bei richtiger Durchführung die Kinder, mehr als jede künstliche Nahrung es vermag, vor jeder neuen Ernährungsstörung schützt.

Nach alledem ist die Frauenmilch eine für die Diätetik der schweren Dystrophie wichtige Grundnahrung, die aber der Ergänzung bedarf.

Ergänzung der Frauenmilch.

Am empfehlenswertesten ist wiederum die Zwiemilchernährung mit Frauenmilch und Buttermilch, etwa im Verhältnis 2 : 1. Wir ziehen sie der Zulage von Eiweißpräparaten (Plasmon, Laktana, Nutrose, Larosan) vor. Wird die Buttermilch wegen ihres säuerlichen Geschmackes vom Kinde abgelehnt, so kann man Eiweißmilch oder Magermilch (auch als Magermilchpulver) beifüttern. Von vornherein gibt man 5% Zucker (etwa Nährzucker und Rohrzucker zu gleichen Teilen) und steigert, wie oben angegeben, den Zuckergehalt rasch bis auf 10—12—15%. Die Zuckertoleranz ist beim atrophischen Säugling meist eine gute (*Mattill, Mayer* und *Sauer*, *Mariott*, *Nobécourt* und *Levy*).

Eingeengte Frauenmilch.

Will man mit Frauenmilch allein vorgehen, dann muß man im allgemeinen die Nahrungsmengen rascher steigern oder, wenn das auf Schwierigkeiten bei der Aufnahme stößt, die abgedrückte Frauenmilch im Wasserbad etwa auf die Hälfte einengen. Man soll jedenfalls versuchen, verhältnismäßig rasch auf Mengen von 130—150 g pro Kilogramm Körpergewicht zu kommen. Treten bei der Steigerung erneute Gewichtsabnahmen auf, so muß unweigerlich zum Einstellungsmaß zurückgegangen werden, ohne daß man eine Teepause wagen dürfte. Für derartige, schwer zu

Entfettete Frauenmilch.

beeinflussende Fälle, namentlich aber für junge und frühgeborene Kinder, eignet sich die entfettete Frauenmilch, mit der auch in verzweifelter Lage manchmal noch ein Erfolg zu erzielen ist (*Friedberg* und *Noeggerath*). Von der zentrifugierten Frauenmilch reicht man ebenfalls in kleinen Mahlzeiten, bei sehr elenden Kindern die Hälfte der Fütterungen, auch gegebenenfalls durch die Nasensonde; dann allerdings Tagesmengen, die von vornherein etwas größer sind, als die für die Vollfrauenmilch angegebenen. Wir versuchen die Einstellung mit 350—500 g zu bewerkstelligen und ersetzen nach erfolgter Einstellung in Abständen von 2 Tagen je 100 g der entfetteten durch die Vollfrauenmilch.

Eine Zufütterung von Salzwasser und Molke in der Absicht, die Einstellung des Gewichtes zu erzielen, ist wegen der Ödemgefahr, die bei jedem unterernährten Organismus ja besonders droht, nicht zu empfehlen. Wenn man auch im allgemeinen von solchen Fütterungsödemen keine besonderen Schädigungen sieht, so hat man doch damit dem Kinde auch nichts genützt.

Allmählich Übergang zu einem genügend hohen Kalorienangebot.

Ist die Einstellung des Gewichtes erfolgt, und hat eine langsame aber recht regelmäßige Gewichtszunahme von etwa 4—6 Tagen Dauer eingesetzt, dann beginnt man die Nahrung in der oben beschriebenen Weise zu konzentrieren. In erster Linie wird der Kohlehydratanteil der Nahrung gesteigert (bis zu 20% der Gesamtkalorien!). Erst bei einem Kalorienangebot von 150—175 pro Kilogramm bekommt man im allgemeinen regelrechte Zunahmen, man scheue sich aber nicht, auf 200 Kalorien und mehr pro Kilogramm in manchen Fällen heraufzugehen. Die klinische Erfahrung lehrt, daß nicht, wie theoretisch zu erwarten wäre, die Erholung in jedem Fall erst bei einem sehr hohen Gesamtkalorienangebot einsetzt und dabei fortschreitet. Entsprechend der ganz verschiedenen Nahrungsverträglichkeit ist man mit einer, in dem einen Fall eiweiß- im anderen fettreicher zusammengesetzten Nahrung von sehr verschiedenem Kaloriengehalt erfolgreicher. Die hier genannten Kalorienzahlen sollen nur als Richtlinien dienen und dem alten Behandlungsfehler vorbeugen, der darin besteht, daß man bei zu niedrigem Kaloriengehalt der Nahrung die Reparation abwartet.

Auf die zahlreichen Störungen in der Reparation und ihre besondere Diätetik kann hier im einzelnen nicht eingegangen werden.

Hautpflege.

b) Pflege. Neben der diätetischen Behandlung ist in erster Linie die pflegerische von ausschlaggebender Bedeutung für den Erfolg. Peinlichste Hautpflege, umsichtige sachverständige Fütterung und Wartung, gewissenhafte Wärmehaltung und sorgfältige Überwachung sind Vorbedingungen für die Heilung. Die Zahl der notwendigen Wärmeflaschen ist vom Arzt zu bestimmen und ihr regelmäßiger Wechsel von der Pflegerin genau vorzunehmen. (Vorsicht vor Verbrennungen durch Überprüfen des Verschlusses und sachgemäßes Einhüllen am besten in einen eigenen Moltonüberzug ist der Mutter wiederholt einzuschärfen!). Besondere Aufmerksamkeit verdient das Speien und Erbrechen, auf das jedesmal nach einer Stunde eine entsprechende Nachfütterung erfolgen muß. Die offenbar aus Hunger- und Langeweilegefühl von den schweren Dystrophikern geübte Rumination muß in ihren Anfängen von der Pflegerin erkannt und bekämpft werden (Armmanschetten! Kinnschleuderband nach der Fütterung u. a. m.).

Wärmehaltung.

Nachfütterung bei Speikindern!

c) Die Arzneitherapie. Medikamentös kommen zunächst Analeptika in Betracht (siehe Seite 150).

Gelegentlich erfordert die große Unruhe und Brechneigung zerebralen Ursprungs auch einmal eine Gabe von Somnifen (2—3—5 [!] Tropfen) oder Luminal (0,05—0,1 [!] g pro dosi). Zu warnen ist vor den immer noch beliebten Einspritzungen von Kampferöl, das aus dem dystrophierten Gewebe erstens einmal schlecht resorbiert wird und zweitens recht üble Abszesse, die den Exitus verschulden können, herbeiführt. An dessen Stelle verwende man die genannten wasserlöslichen Kampferpräparate (intramuskulär Hexeton). Bei der Dosierung bedenke man den reduzierten Zustand und die besonders hohe Krampfgefahr.

Vorsicht bei der Anwendung von Kampfer.

Von verschiedener Seite wurden Mittel zur „Protoplasmaaktivierung" empfohlen (Pferdeserum 1—5 ccm *Putzig;* Milchinjektionen *Kovacs*). Auch Hormone, insbesondere Thyreoidin (*Simpson, Fowler, Maillet*) und Insulin (*Mariott*) zusammen mit Dextrose wurden angewandt (10 Einheiten Insulin auf 100 ccm 20%ige Dextroselösung intravenös).

Versuch mit Blut- oder Dextroseinfusion.

Eine gewisse Bedeutung haben aber nur Bluttransfusionen (*Husler*) und Dextroseinfusionen erlangt. In der Tat hat man in trostlosen Fällen gelegentlich einmal Erfolg mit einer solchen intravenösen Ernährung. Die Bluttransfusion, die naturgemäß die verringerte Menge des kreisenden Blutes erhöhen und die Ernährung der Gewebe bessern soll, erscheint theoretisch besonders gut begründet. Es empfiehlt sich aber, nur kleine Mengen (40—60—80 ccm) unter den bekannten Vorsichtsmaßregeln einzuführen, um eine akute Herzüberlastung zu vermeiden. Uns haben sich in den Zeiten, in denen es gar nicht gelingen will, den Atrophiker per os zu ernähren, wiederholte 15—35%ige Calorose (Invertzucker-)infusionen (20—40 g) insofern bewährt, als man das Kind so eine kurze Zeit erhalten kann. Bessert sich dann seine Ernährungsfunktion, so kommt man schließlich auf diätetischem Wege weiter. Wir wenden deshalb diese, im Vergleich zur Bluttransfusion einfachen intravenösen Dextroseinfusionen in besonders schweren Fällen an[1]).

Besondere Formen der Dystrophie.

A. Die Hungerdystrophie.

Dystrophie bei chronischer Unterernährung.

Die durch ungenügendes Nahrungsangebot, sei es nach Menge oder Zusammensetzung, entstandenen Dystrophien zeigen im Beginn und im Verlauf klinische Eigentümlichkeiten, die ihre Abtrennung als Sonderformen von dem geschilderten Bild der Dystrophie im allgemeinen rechtfertigen.

Eine vollständige quantitative Unzulänglichkeit des Nahrungsangebotes, also absoluter Hunger ist auch beim Säugling ein ziemlich seltenes Vorkommnis, während die chronische mangelhafte Ernährung ungemein häufig ist. Bei der Ätiologie wurden die verschiedenen Ursachen, die zu einer Unterernährung führen, schon erörtert.

Die chronische Unterernährung kommt beim Brust- und Flaschenkind ungefähr in gleicher Häufigkeit vor, namentlich auch im ersten Lebensvierteljahr.

---

1) Im allgemeinen bereitet die Punktion einer Armvene oder einer Schädelvene im Gegensatz zum gesunden Säugling mit normalem Turgor und Fettpolster bei den atrophierten Kindern, deren Gefäße deutlich hervortreten, keine besondern Schwierigkeiten.

Wie schon erörtert, spielt nicht der absolute, sondern der relative Hunger bei der Entstehung der Dystrophien die allerwichtigste Rolle. Das heißt, das als normal nach Menge oder auch Kalorienwert angesehene oder berechnete Kostmaß erweist sich infolge eines gesteigerten Bedarfs als ungenügend.

Von besonderer Bedeutung für die Dystrophie des wachsenden Organismus ist der qualitative Hunger, also das Fehlen oder das ungenügende Angebot eines oder mehrerer lebenswichtiger Nährstoffe.

Theoretisch kann man Dystrophien bei Fehlen je eines wichtigen Nährstoffs unterscheiden, also eine Dystrophie bei Kohlehydratmangel, bei Eiweißmangel, bei Vitaminmangel usw. Für die Klinik ist aber die Zusammenfassung solcher „Fehlnährschäden" zu den am häufigsten vorkommenden Krankheitsbildern von einem gewissen selbständigen Gepräge und Erscheinungsbild wichtiger. Um so mehr, als in den einzelnen Fällen der Mangel verschiedener lebenswichtiger Nährstoffe nebeneinander vorkommt und andererseits die Identität der einfachen Dystrophie mit einer bestimmten einseitigen Mangelkrankheit noch umstritten ist. Im folgenden wird deshalb zunächst von der zahlenmäßig häufigsten und wichtigsten Dystrophie bei unzulänglicher Ernährung im allgemeinen die Rede sein, im besonderen wird dann das Bild der eigenartigen Hungerdystrophie des Mehlnährschadens erörtert. Im Anschluß daran wird der Milchnährschaden, also die absolute oder relative Milchüberfütterung geschildert und schließlich die unter dem Bilde der Dystrophie einhergehenden Avitaminosen des Säuglings.

Die Vorgeschichte bei der Hungerdystrophie läßt, mit Ausnahme der Pylorospasmusfälle, häufig das ungenügende Nahrungsangebot nur vermuten. Meist ist die Mutter nicht imstande, genaue Angaben über die verabfolgte Menge Milch, Mehl, Zucker usw. zu machen und man bekommt nur ungefähre Beschreibungen der Nahrung, wie: „Halbmilch mit etwas Zucker" und ähnliches mehr. In der Hauptsache handelt es sich um folgende, immer wiederkehrende Fehler: Die Milch wird zu hoch verdünnt; die für ganz junge Säuglinge noch eben ausreichenden Verdünnungen werden monatelang weitergegeben; es wird versäumt, rechtzeitig Brei, Gemüse usw. zuzulegen; das zum Speien und Erbrechen neigende Kind wird nicht „nachgefüttert"; einem erhöhten Bedarf z. B. nach leichten Infekten wird nicht nachgekommen; und schließlich wird eine aus Schleim oder Mehlabkochung mit wenig Milch und Zucker bestehende, bei akuten dyspeptischen Störungen vom Arzt angeordnete „Schondität" aus Angst vor Wiederkehr des Durchfalls beibehalten.

Die alltäglichen Fehler.

Das sich unter einer chronischen Unterernährung entwickelnde Dystrophiebild bietet, insofern eine ganz einseitige Ernährung dabei vermieden wurde, nur im Beginn gewisse eigene Züge.

Zunächst pflegen Durchfallsperioden zu fehlen und es wird ein dunkler gefärbter, manchmal zäher und trockener Hungerkot abgesetzt. Die sogenannte „Hungerdiarrhöe" tritt eigentlich nur bei ganz plötzlich eingeführten Hungerkuren bei bis dahin gutgenährten Säuglingen auf. Bei den im vorgeschrittenen Stadium der Dystrophie auftretenden Durchfällen ist die Ätiologie eine so komplexe, daß man kaum mehr von reiner „Hungerdiarrhöe" sprechen kann. Im allgemeinen jedenfalls ist beim unter-

Hungerdiarrhöe.

Hungerdystrophie, verschiedene Stadien der Heilung bei ein und demselben Säugling.

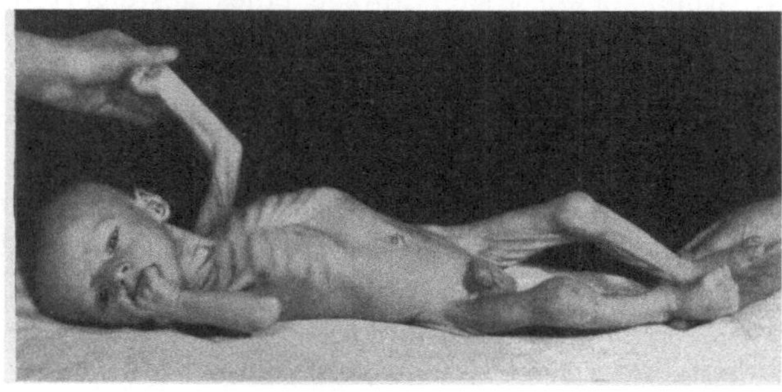

Fig. 78.
Hunger-Dystrophie, 4 Mon. altes Kind, hoher Grad der Abmagerung bei noch erhaltenem Fettpolster im Gesicht, ausgesprochener Hungerbauch.

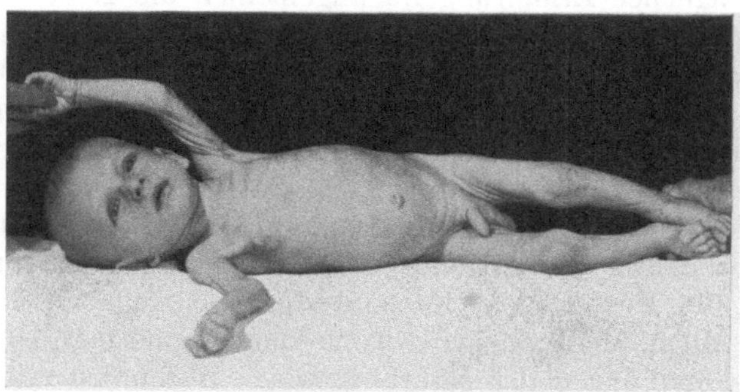

Fig. 79.
Dasselbe Kind 3 Wochen später. Stamm und Gesicht zeigen schon normale Konturen, der Hungerbauch ist verschwunden, beginnender Fettansatz auch schon an den Extremitäten.

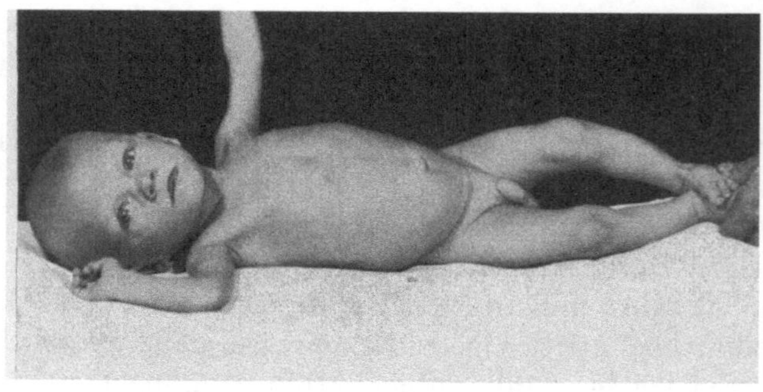

Fig. 80.
Dasselbe Kind 6 Wochen später, Muskulatur und Fettpolster nahezu wieder normal.

ernährten Säuglinge die seltene Stuhlentleerung (sogenannte „Scheinobstipation“; siehe diese S. 205) und der Hungerkot eine häufigeErscheinung. Dyspeptische Zwischenspiele auf Grund von Nahrungswechsel oder von Infekten können dieses Unterernährungszeichen naturgemäß verwischen.

Hungerobstipation.

Während bei den Dystrophien anderer Ätiologie die meteoristische Auftreibung des Bauches schon früh hervortritt, sieht man bei der Hungerdystrophie — wenigstens im Beginn der Störung — eher ein Eingefallensein des Abdomens, also einen „Hungerbauch“. Es handelt sich allerdings dabei keineswegs um ein regelmäßiges Zeichen.

Hungerbauch.

Noch unsicherer sind die anfängliche Unruhe und das sich daran anschließende vermehrte Schlafbedürfnis als Hungersymptome zu verwenden.

Schließlich sind die Gewichtsschwankungen zu nennen, die schon auf eine Gewebsinanition mit Neigung zu Wassereinlagerung, Hungerödem und Wasserabgabe zu beziehen sind. Damit im Zusammenhang steht eine vermehrte Starre der Muskulatur, Neigung der Haut zu eitrigen Affektionen und ein Sinken der Widerstandskraft gegen banale Infekte. Das alles sind aber schon Erscheinungen jeglicher ausgeprägter Form der Dystrophie, die nicht mehr als für den „äußeren“ Hunger, also ein ungenügendes Nahrungsangebot, bezeichnend sind.

Daß ein dystrophischer Zustand im gegebenen Falle durch Nahrungsmangel bedingt ist, kann allein dadurch — wenigstens im Beginn — wahrscheinlich gemacht werden, daß er sich durch entsprechende reichliche Nahrungszufuhr bessern und heilen läßt. Das ist, wie im Vorhergehenden ausgeführt wurde, bei den anderen Dystrophieformen nicht ohne weiteres möglich. So wird ein Milchdystrophiker durch mehr Nahrung ebensowenig gebessert, wie etwa ein skorbutkranker Säugling. Beim Hungerdystrophiker genügt allerdings in den weit vorgeschrittenen Fällen eine Nahrungssteigerung auch nicht mehr, weil inzwischen seine Ernährungsfunktion so stark geschädigt ist, daß er sich von dem Verhalten eines aus anderen Gründen dystrophisch gewordenen Säuglings nicht mehr unterscheidet. In diesen Stadien ist also die Hungerdystrophie aus dem einfachen Ernährungsversuch nicht mehr ohne weiteres zu erkennen.

Diagnose ex iuvantibus?

Gar nicht selten entwickelt sich die Hungerdystrophie bei Brustkindern, namentlich in den ersten Lebenswochen, wenn die dargereichte Frauenmilchmenge in der zweiten Woche noch unter 400—500 g bleibt. Auch bei sogenannten schlechten Trinkern, besonders lebensschwachen Frühgeborenen, die beim Saugen vorzeitig ermüden, bei Neuropathen, bei Brustkindern mit Infekten, die sie unmittelbar (Schnupfen!) oder über die dabei entstehende Appetitlosigkeit in der Nahrungsaufnahme beeinträchtigen, kommen Hungerzustände vor. Schließlich gehören viele Speikinder an der Brust, im besonderen die Pylorospastiker, zu den Hungerdystrophikern.

Hungernde Brustkinder.

Aus Stoffwechseluntersuchungen an hungernden Säuglingen geht hervor, daß das Brustkind wesentlich weniger Eiweißverluste erleidet als das Flaschenkind. Es scheidet weniger Azeton aus und erleidet auch weniger hohe, jedenfalls langsamer einsetzende Wasserverluste (*Schloßmann* und *Murschhauser*, *Amberg* und *Morill*). Somit überwindet das natürlich ernährte Kind den Hunger leichter als das unnatürlich ernährte.

Bedeutung der Diagnose.

Diagnose: Die Erkennung einer Hungerdystrophie ist da, wo eine einigermaßen zuverlässige Vorgeschichte nicht erhoben werden kann, oft recht schwierig und verlangt die Zuhilfenahme des vorsichtigen Auffütterungsversuches. Die Verkennung ist von schwerwiegendsten Folgen begleitet, namentlich dann, wenn bei einer solchen chronischen Stoffwechselstörung eine akute Ernährungsstörung angenommen wird und noch in der schon ungünstigen Ernährungslage eine Teepause, also eine Hungerkur, eingeleitet wird. Gar durch wiederholtes Hungern wird die Dystrophie so rasch verschlechtert, daß das Kind im Kollaps (Dekompositionssturz) zugrunde gehen kann.

Im Beginn Vorsicht mit der Nahrungsanreicherung!

Die Behandlung besteht naturgemäß in einer Nahrungszulage. Es empfiehlt sich da, wo aus der Vorgeschichte und dem Befund die Dauer der voraufgegangenen Unterernährung nicht genauer ermittelt und der Grad der Schädigung der Ernährungsfunktion nicht einigermaßen sicher eingeschätzt werden kann, erst vorsichtig mit der Anreicherung vorzugehen. Der Auffütterungsversuch erfolgt nach den für die Dystrophiediätetik oben aufgestellten Richtlinien.

Besonders wichtig ist dabei, worauf wiederholt hingewiesen sei, die Nahrungsmenge auf das Sollgewicht zu berechnen und die Nahrungssammensetzung sorgfältig auf ihre Vollständigkeit (hoher Kohlehydrat- und Vitamingehalt, zeitig einsetzender normaler Fettgehalt) zu überwachen.

Die hungernden Brustkinder wird man zweckmäßigerweise an der Brust aufzufüttern versuchen, indem man durch häufigeres Anlegen, Trinkenlassen an beiden Brüsten usw. die Brustmilchmenge nach Möglichkeit steigert. Gelingt das — unter wägerischer Prüfung — nicht, so füttert man nährstoffreiche Gemische zu, immer zunächst unter Festhalten an der Zwiemilchernährung.

Der Mehlnährschaden.

Der Mehlnährschaden (*Czerny-Keller*) stellt insofern eine besondere Art der Hungerdystrophie dar, als dabei ein typischer Unterernährungs-Fehler als Ursache nachzuweisen ist und weil er unter wohl charakterisierten Krankheitserscheinungen auftritt.

Es handelt sich bei diesem „Fehlnährschaden“ um eine qualitative Unterernährung, also eine besondere Hungerwirkung. Das Kind erhält mehrere Wochen lang eine Mehlsuppenernährung mit Zugabe von wenig oder gar keiner Kuhmilch. Die Sitte, Säuglinge mit „Mehlbrei“ und „Mehlmus“ zu „päppeln“, war früher in manchen Gegenden weit verbreitet; sie ist heute durch die aufklärende Arbeit der Säuglingsfürsorge stark zurückgedrängt worden. Noch immer wird aber die vorwiegende oder ausschließliche Fütterung von milcharmen, mehlreichen Nahrungen von den Müttern angewandt, die mit „Kindermehlen gute Erfahrungen gemacht haben“ oder aus Angst vor Durchfällen die vom Arzt als Heilnahrung für kurze Zeit verordnete Schleim- und Mehlkost als Dauernahrung beibehalten.

Von manchen Autoren werden auch die bei den üblichen Milchmischungen mit Schleim und Zucker und der 4—5%igen, gewöhnlich als Verdünnungsflüssigkeit gebrauchten Mehlabkochung entstehenden Dystrophien als „Mehlnährschaden“ bezeichnet; nicht ganz zutreffend, denn es handelt sich dabei um Hungerdystrophien ohne die bezeichnende Schädigung durch eine gleichzeitige einseitige Überernährung mit Mehl, durch die das besondere Erscheinungsbild verursacht wird.

Je nach Alter, Entwicklungszustand, Konstitution und der Art der Mehlüberfütterung, ob mit ausreichend oder zu wenig Milch, mit Salzzugabe oder anderer Beikost entwickelt sich eine pastöse oder hydropische oder eine von vornherein atrophische Form.

Die atrophische Form.

Die atrophische Form, die bei jungen Säuglingen auftritt, die mit Mehlsuppe ohne Zugaben gefüttert wurden oder den Endzustand jeder lange durchgeführten einseitigen Ernährung darstellt, ist identisch mit der schwersten Hungerdystrophie. Die falsch, mit zusatzarmen Mehlsuppen ernährten Säuglinge leiden Mangel an Fett, Eiweiß, Mineralien und Vitaminen.

Wie die Untersuchungen bei Menschen und Tieren lehren, ist die Stoffwechselbilanz bei einseitiger Kohlehydratfütterung von der gleichwertigen Zufuhr N-haltiger Nährstoffe abhängig (*Grafe, v. Hoesslin* u. v. a.). Das Eiweißminimum wird nun bei der mit wenig Milchzugabe durchgeführten Mehlsuppendiät meist noch nicht unterschritten. Hierfür sprechen die auch bei solchen Ernährungsfehlern anfänglich noch auftretenden geringen Gewichtszunahmen ohne pathologische Wassereinlagerung, die bei absolutem Eiweißhunger ausbleiben. Der Fetthunger bei der einseitigen Mehlkost ist aus zweierlei Gründen als pathogenetischer Faktor von Bedeutung. Die spezifische Wirkung des Fettes auf das Gedeihen, namentlich auf die Immunität, wird vermißt und, da es nicht ohne weiteres möglich ist, isodyname Mengen von Kohlehydraten als Ersatz des Fettes einem jungen Kinde in der gewöhnlichen täglichen Nahrungsmenge beizubringen, wird das Kind schließlich bei der reinen Mehlsuppendiät in jedem Falle tatsächlich kalorisch unterernährt.

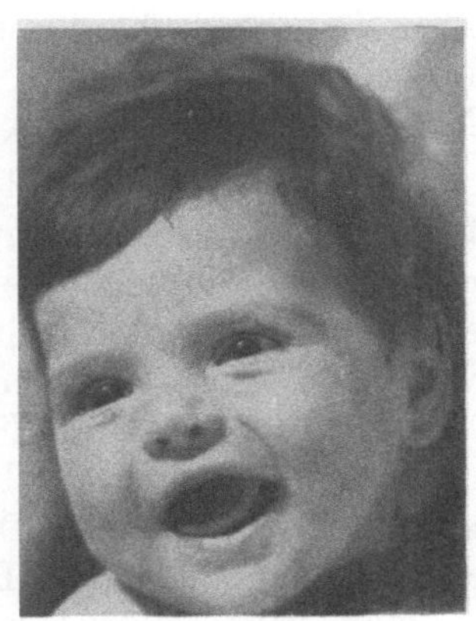

Fig. 81. *Pastöser Habitus des Gesichtes bei beginnendem Mehlnährschaden.*

Von Bedeutung für die Fortsetzung des Hungers ist in vielen Fällen auch der Chlorhunger (*Keller*). Hand in Hand damit geht eine Verminderung der Salzsäureproduktion im Magen, deren Folge eine hartnäckige Inappetenz ist (*Czerny-Keller, Salge, Lederer*). Die Befunde von einem gewissen Wasserreichtum und Salzmangel im Blut, ebenso wie die wenigen vorliegenden Stoffwechselversuche bei Mehldystrophikern sprechen dafür, daß erhebliche Mineral- und Eiweiß-Verluste auftreten können.

Wenn allerdings von manchen Autoren immer noch eine „Demineralisation des Organismus" als der wesentlichste pathologische Vorgang bei der Mehldystrophie angenommen wird, so muß wiederum darauf hingewiesen werden, daß weder der langfristige Stoffwechselversuch noch die Leichenanalysen von Säuglingen und Tieren diese Annahme rechtfertigen (*Rominger* und *Hugo Meyer, Sommerfeld, Weigert* und *Steinitz, Baisch*).

Die Kinder im atrophischen Stadium des Mehlnährschadens sind bei entsprechendem Angebot fähig, Mineralien zu retinieren und die relative chemische Zusammensetzung des Körpers, insbesondere auch der Aschenbestand, bleibt erhalten. Abweichungen von der Norm wurden nur dort, wo unmittelbar dem Tode erhebliche Gewichtsstürze vorausgingen, gefunden. Eine erhebliche Verminderung des Mineralbestandes, wie ihn die „Demineralisationstheorie“ voraussetzt, ist nach unseren heutigen Vorstellungen mit dem Leben nicht vereinbar. Beim Mehlnährschaden atrophischer Form handelt es sich um eine durch Hunger verursachte Dystrophie schwersten Grades, die sich von anderen schweren Dystrophieformen nicht oder nicht mehr unterscheidet.

Auffallend rasches Dystrophieren.

Das klinische Bild ist im allgemeinen das einer in kürzester Zeit alle Dystrophiegrade rasch durchlaufenden Störung. Nur kurze Zeit im Beginn der falschen Ernährung können leidliche Zunahmen über den Hungerzustand wegtäuschen. In manchen Fällen treten kleisterartige, schaumige Stühle auf, die jodfärbbare Mehlreste aufweisen können. Meist aber sind die Stühle bräunlich, gebunden, homogen ohne besondere pathologische Beschaffenheit. Gerade die „guten Stühle“ sind für die meisten Mütter die Veranlassung, bei der einseitigen Mehlkost zu bleiben.

Alsbald tritt die dystrophische Verkümmerung, die unaufhaltsam fortschreitet, in Erscheinung. Die Trockenheit und das fahlgraue Kolorit der Haut sind besonders früh wahrnehmbar. In manchen Fällen macht sich eine gewisse Rigidität der Muskeln bemerkbar. Bei passiven Bewegungen verhalten sich die Glieder starr, die abgemagerten Säuglinge zeigen eine gewisse Steifigkeit in der Wirbelsäule, liegen mit nach hinten geneigtem Kopf und gebeugten übergekreuzten Beinchen wie Meningitiskranke im Bettchen. Diese Hypertonie kommt zwar bei allen rasch einsetzenden schweren Hungerzuständen gelegentlich beim Säuglinge vor — man sieht sie auch z. B. bei Ösophagusatresie —, sie ist aber bis zu einem gewissen Grade bezeichnend für den atrophischen Mehlnährschaden (*Gregor*, *Klose*).

Muskelrigidität.

Sekundärinfekte.

Im weiteren Verlaufe treten häufig parenterale Infekte, Pyodermien und septische Allgemeinerkrankungen hinzu, bei denen große Gewichtsstürze den Verfall herbeiführen. Von manchen Autoren wird eine Neigung zu Krämpfen (Spasmophilie! ?) angegeben.

Immer wieder ist man über den besonders raschen Verlauf der Mehldystrophie überrascht. Schon innerhalb weniger Tage entwickelt sich der schwerste Marasmus.

Keratomalazie.

Bis zu einem gewissen Grade typisch ist die sich schon im Beginn des Mehlnährschadens entwickelnde Keratomalazie oder Xerosis corneae et conjunctivae, die als Erscheinung eines Vitamin-A-Mangels aufzufassen ist.

Ernste Prognose.

Die Prognose des atrophischen Mehlnährschadens ist ernst. Auch wenn es gelingt, die Ernährungsfunktion zu bessern, so verliert man doch einen Teil der Kinder an den dazutretenden Infekten.

Die pastöse Form.

Die pastöse oder hydropische Form des Mehlnährschadens kommt dann zustande, wenn bei der Mehlüberfütterung wenigstens ausreichende Mengen von Fett, Salz und Vitaminen zugegeben werden. In diesen Fällen wird Butter und Salz, oft auch Eigelb der Mehlsuppe zugesetzt. Viele „Kindermehle“ enthalten schon kondensierte Milch und Salz, so daß nur ein relativer Mangel an lebenswichtigen Nährstoffen dabei vorkommen kann.

Alimentäres Ödem.

Trotzdem entsteht ein alimentäres Ödem, das den kachektischen Ödemen, der Ödemkrankheit des Erwachsenen wesensverwandt ist. Es kann zwar jede Form schwerer Unterernährung zur pathologischen Wassereinlagerung führen, der junge wachsende Organismus ist aber gegenüber allen Ernährungseinflüssen unendlich empfindlicher. Hinzu kommt die durch eine einseitige Kohlehydratzufütterung verstärkte Neigung zur Wasserretention in den — durch Inanition geschädigten — Geweben.

Viele mit kohlehydratreicher Kost aufgezogene Säuglinge nehmen schon von vornherein an Gewicht stark zu. Wenn in diesem Zusammenhang immer wieder mit Recht hervorgehoben wird, daß mit Kohlehydratfütterung eine Wasserstapelung verbunden sei (*Weigert*), so muß doch darauf hingewiesen werden, daß die unter ungünstigen anfechtbaren Bedingungen an zwei kranken Tieren gewonnenen Zahlen nicht ohne weiteres auf die Säuglingspathologie übertragbar sind. Neuere sorgfältige Tier-

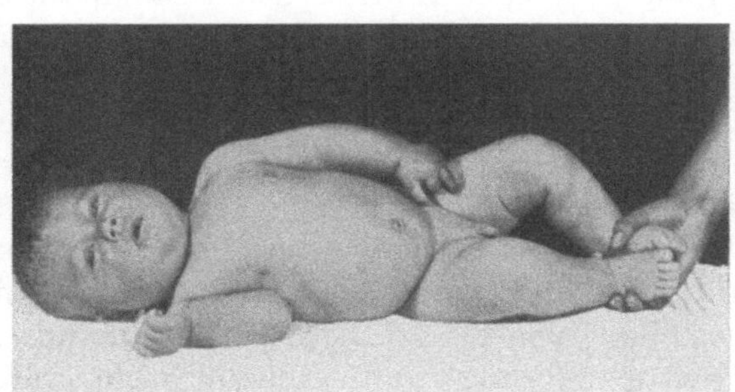

Fig. 82.

8 Mon. alter Säugling mit pastöser Form des Mehlnährschadens. Man erkennt die prall gespannte Haut im Gesicht, an den Vorderarmen und an den Füßen.

fütterungsexperimente unter Berücksichtigung eines gleichen Kalorien-, Salz-, Vitamin- und schließlich auch Lipoidgehaltes (*Baisch*) zeigen, daß diese Ausschläge nur geringfügig sind. Einseitige Kohlehydraternährung führt bei jungen wachsenden Organismen zu einer keineswegs hochgradigen Wasseranreicherung. Diese erweist sich völlig unabhängig vom Salzgehalt und von der Fettmast. In guter Übereinstimmung mit den genannten älteren Leichenanalysen atrophischer Kinder steht auch das Ergebnis dieser neuen Untersuchungen, daß der mit den verschiedenen Nährstoffen, Eiweiß, Fett, Kohlehydraten, einseitig ernährte Organismus junger wachsender Tiere gleichen Aschenbestand bei verschiedenem Wassergehalt in absoluten Analysezahlen für Wasser und in Prozentzahlen der fettfreien Körpersubstanz aufweist (*Rominger* und Mitarbeiter). Es geht also nicht an, jede pathologische Wasseranreicherung bei kohlehydrat- oder salzreich ernährten Kindern, ja jede Gewichtszunahme mit der spezifischen hydropigenen Wirkung von Kohlehydraten und Salzen zu erklären. So einfach liegen die Verhältnisse bestimmt nicht. Man kann nur von einer gewissen Neigung zur Wasseranreicherung bei einseitiger Kohlehydratüberfütterung sprechen. In der Hauptsache handelt es sich aber bei den Mehldystrophikern um Hungerödeme infolge von Eiweiß- und Fettmangel.

Im Beginn oft verkannt.

Das klinische Bild wird im Beginn als das einer schweren Ernährungsstörung oft verkannt, weil die Kinder erst lebhaft sind und gut zunehmen. Mit der Zeit bekommen sie aber ein ungesundes, gedunsenes Aussehen und ihre Hautbeschaffenheit wird schlaff, ja teigig. (Siehe Fig. 81 S. 261 und Fig. 82 S. 263). Während das Gesicht noch rund und voll ist, beginnen schon die Glieder abzumagern.

Die Stühle können lange Zeit gebunden bleiben; gelegentlich tritt aber auch schon eine dünnbreiige, schaumige, stark saure Entleerung auf.

Unerwartete Gewichtsstürze klären das Bild.

Meist ist es ein hinzutretender parenteraler Infektionszustand, der den unverkennbaren Verkümmerungszustand oder den raschen Verfall herbeiführt. Die dabei beobachteten Gewichtsstürze können mehrere hundert Gramm in 24 Stunden betragen.

Ebenfalls ernste Prognose.

Die Prognose auch der hydropischen Form ist ernst. Da im allgemeinen die Kinder bis zum Eintritt der Dekompositionsstürze schon älter sind, kann man bei vorsichtiger Pflege und sachgemäßer Diät mehr Fälle durchbringen als bei der atrophischen Form.

Nur allmähliche Einführung der Kontrastnahrung.

Die Behandlung der Mehldystrophie muß folgerichtig darin bestehen, die fehlenden Nahrungsbestandteile: Eiweiß, Fett, Salze und Vitamine in die Nahrung aufzunehmen. Erschwert wird diese an sich selbstverständliche diätetische Aufgabe durch die oft schon bis zur Unernährbarkeit herabgesunkene mangelhafte Nahrungsverträglichkeit. Oft ist eine schnelle Umstellung von Gewichtssturz begleitet und es empfiehlt sich deshalb, die „Kontrastnahrung“ ganz allmählich einzuführen und schrittweise zu vervollkommnen. Als Heilnahrung kommen nach den oben gegebenen Richtlinien die Frauenmilch unter Zufügung von Buttermilch und bei älteren Säuglingen die Eiweißmilch in Betracht. Leider wird der therapeutische Erfolg infolge der gesunkenen Immunität häufig durch das Dazwischentreten von Infekten vereitelt. Die Reparation dauert viele Wochen, ja oft vergehen 2—3 Monate, bis das Kind die schwere Ernährungsstörung überwunden hat.

Der Milchnährschaden.

B. Der Milchnährschaden (*Czerny*)

ist eine Dystrophie, die durch eine absolute oder relative Überfütterung mit an sich einwandfreier, „unzersetzter“ Kuhmilch hervorgerufen wird. Die Häufigkeit seines Vorkommens hat gegenüber früheren Zeiten nach den Mitteilungen in der Literatur und der Erfahrung der älteren Kinderärzte sehr abgenommen.

Oft erst Bild einer Mast. Gewichtsstillstand.

Im Beginn einer allzu reichlichen Milchernährung nehmen die Säuglinge meist steil an Gewicht zu; sie werden gemästet, bis dann — auch dem Laien sichtbar — das Kind nicht mehr recht gedeihen will. Es kommt zu recht kennzeichnenden Änderungen des Allgemeinzustandes, zum Auftreten grauweißer trockener Stühle (Fettseifenstühle), zu einer Herabsetzung der Immunität und schließlich zu Gewichtsabnahme und Verfall bis zum Bilde der Pädatrophie.

Gewichtsabnahme.

Die Empfindlichkeit der Milchüberfütterung gegenüber ist eine von Fall zu Fall verschiedene. Oft führt eine nahezu das Doppelte der Norm betragende Vollmilchzufuhr lediglich zu einem mäßigen Grad der Mästung ohne stärkere Beeinträchtigung des Gedeihens, während andererseits schon bei noch innerhalb der Norm liegenden Milchquanten ohne eigentliche Mästung die schweren Zeichen der Milchdystrophie auftreten. Die Mästung ist also keine regelmäßige Begleiterscheinung des Milchnährschadens, sie scheint eher eine Art von Abwehr des Organismus gegen ein Übermaß von Milchnahrung darzustellen, über die manche Kinder nicht verfügen. Wenn man auch den Mästungszustand schon als ein „fehlerhaftes Gedeihen" und damit als eine Dystrophie im weiteren Sinne des Wortes (Paratrophie u. a. m.) bezeichnet hat, so lehrt doch die tägliche Erfahrung, daß ein sehr großer Teil von Säuglingen Mästungsstadien ohne irgendwelche nachhaltigen Störungen durchmacht. Der eigentliche Milchnährschaden ist an die Empfindlichkeit gegenüber fehlendem Kohlehydratangebot gebunden. Jedenfalls tritt er oft auch da in Erscheinung, wo normale Milchmengen ohne genügende Kohlehydratzulagen gefüttert werden.

Die Mästung braucht nicht in Erscheinung zu treten.

Für den Beginn der Störung ist beim fetten, wie beim nichtfetten Milchdystrophiker das blasse, schlaffe Aussehen und die verdrießliche Stimmung kennzeichnend. Zugleich fällt das Ausbleiben weiteren Ansatzes bei kalorisch überreichlichem Nahrungsangebot und die Umprägung des Stuhlbildes im Sinne der Kalkseifenstühle auf.

Kalkseifenstühle.

Während man früher eine Störung der Fettverdauung, im Besonderen einen Alkali-, besonders Erdalkaliverlust, durch die Fettseifenstühle als das wesentliche pathogenetische Moment ansah, hat sich heute die Anschauung, daß bei der Milchüberfütterung dem Fettübermaß nur im Verein mit dem hohen Eiweißangebot und dem Kohlehydratmangel eine pathogenetische Bedeutung zukommt, durchgesetzt.

Die bei der Seifenstuhlbildung in Verlust geratenden Mengen des Nahrungsfettes sind nur gering (*Usuki*, *Freund* u. a.). Ein nennenswerter Verlust an Alkalien läßt sich im langfristigen Stoffwechselversuch (*Rominger* und *Hugo Meyer*) nicht erweisen und im besonderen ist die Abgabe von Ca in Fettseifenstühlen nicht höher, als in anderen Stühlen (*Holt*, *Courtney* und *Fales*). Die Kalkabgabe im Stuhl hängt immer in erster Linie vom Kalkangebot in der Nahrung ab (*Hugo Meyer*).

Eine Störung im Mineralhaushalt ist bei der Fettseifenstuhlentstehung nicht notwendig. Es lassen sich beim gesunden Kind jederzeit durch bestimmte Ernährung Seifenstühle hervorrufen, ohne daß das Gedeihen beeinträchtigt wird. Die Fettseifenbildung ist nur ein Zeichen einer anders ablaufenden Fettaufspaltung im Dickdarm bei vorherrschender alkalischer Reaktion. Bei der Entstehung des Milchnährschadens spielt das ungünstige Verhältnis von Eiweiß und Fett zum Kohlehydrat in der Kuhmilch von 1 : 0,54 im Vergleich zu Frauenmilch, wo dieses Verhältnis 1 : 1,20 ausmacht, eine wichtige Rolle (*Bessau*). Der Milchnährschaden beruht weder auf einer bestimmten Störung der Fettverdauung, noch ist er ein reiner Eiweißnährschaden, wie *Biedert* ursprünglich angenommen hat. Mit *Finkelstein* sind die meisten Autoren heute der Ansicht, daß er eine Folge des im Vergleich zu Eiweiß und Fett zu geringen Kohlehydratangebotes sei. Jedenfalls lassen sich die Erscheinungen der Milchdystrophie, wenigstens im Beginn der Störung, durch eine partielle Steigerung der Kohlehydrate bei Herabsetzung von Kuhmilchfett und Eiweiß beseitigen.

Am besten hat sich die Verabreichung der Malzsuppe nach *A. Keller* bewährt, die bei reinen Fällen von Kuhmilchdystrophie eine geradezu spezifische Heilwirkung entfaltet.

Der Erfolg der qualitativen Änderung der Nahrung im Sinne einer Kohlehydratanreicherung spricht jedenfalls dafür, daß die Milchdystrophie der Ausdruck einer partiellen Inanition an Kohlehydraten ist. Das Fehlen genügend großer Kohlehydratmengen hat eine Verlangsamung der Peristaltik, das Überangebot von Eiweiß ein Vorherrschen der Fäulnis zur Folge. Die Reaktion des Dickdarminhaltes wird eine alkalische. Auf dem abnorm langsamen Chymustransport erfährt der Gallenfarbstoff durch bakterielle und fermentative Einwirkungen eine Umwandlung in farbloses Urobilinogen (*Langstein*, *Bessau*, *Freudenberg* u. a.). Die Entfärbung der

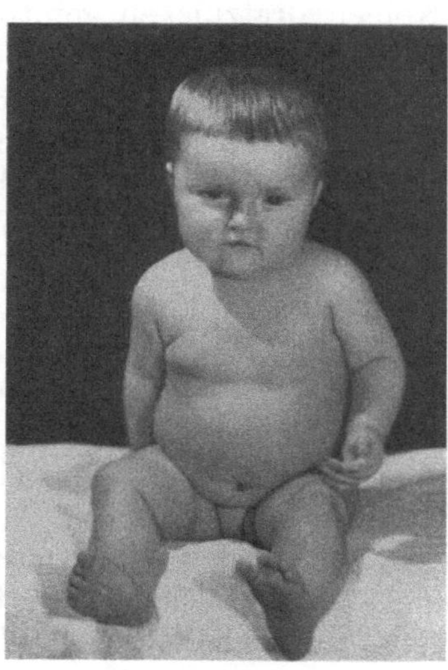

Fig. 83.
11 Mon. alter Säugling mit beginnendem Milchnährschaden.

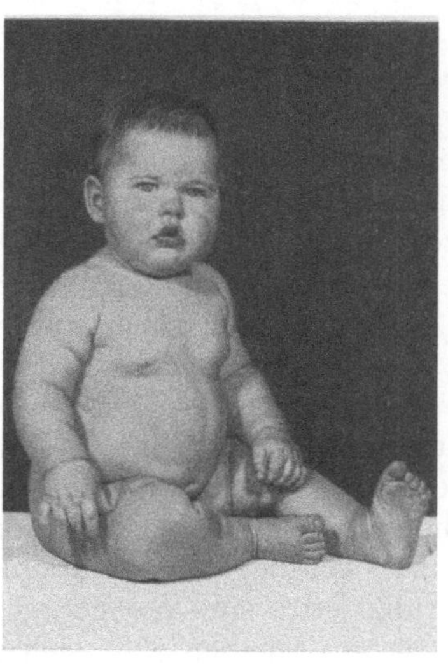

Fig. 84.
11 Mon. alter Säugling mit Milchnährschaden und einem hohen Grad von Mästung.

Stühle ist — obschon sie auch bei anderen Eiweißanreicherungen der Nahrung vorkommt — für den Milchnährschaden bezeichnend und man kann sagen, daß, je schneller der Entfärbungsprozeß einsetzt, desto rascher der Milchnährschaden fortschreitet (*Bessau*).

Begünstigend auf die Kalkseifenbildung wirkt das im Vergleich zur Frauenmilch größere Verhältnis von Nahrungskalk zu Nahrungsfett (*Stolte*).

Nichtgedeihen trotz ausreichenden Kalorienangebotes.

Schließlich ist der relative Kohlehydratmangel bei dem hohen Kohlehydratbedürfnis (etwa 3 g pro Kilogramm Körpergewicht täglich nach *Rosenstern*) des Säuglings auch zur Erklärung des Nichtgedeihens trotz ausreichenden Kalorienangebotes in der Nahrung heranzuziehen. Jedenfalls kann gerade der Kinderarzt täglich die Erfahrung machen, daß durch eine geringe Steigerung des Kohlehydratgehaltes in der sonst vollständigen und ausreichenden Nahrung ein sofortiges Gedeihen einsetzt, das zuvor vermißt wurde. Ein gewisser (spezifischer?) Einfluß der Kohlehydrate auf den Anwuchs, wovon die hydropigene Wirkung, wie oben geschildert, nur eine Teilerscheinung ist, muß angenommen werden. Dabei ist auch an eine katalysatorische Wirkung der Kohlehydrate auf die Verdauungsvorgänge zu denken. Hierher gehört die Förderung des Gewichtsansatzes durch Verfütterung zweier Kohlehydrate, also Mehl neben Zucker, die sich gerade bei der Milchdystrophie (Beispiel: Malzsuppe) bewährt hat (*Keller*). Bei den Mehlen wird der Gehalt an „Extraktstoffen" dafür verantwortlich gemacht (*Aron*).

Von einigen Autoren wird beim Milchnährschaden auch das Vorliegen einer Avitaminose erörtert (*Hess*, *Reyher*, *Ederer* und *Kramar*). Überzeugende Beweise für diese Auffassung stehen noch aus. Immerhin könnte bei der durch Nahrungsänderung oft überraschend schnell einsetzenden Heilung eine Vitaminwirkung in manchen Fällen im Spiele sein.

Nach alledem erweist sich die Kuhmilch, in reichlicher Menge ohne entsprechende Zusätze gereicht, als eine für viele Säuglinge ungeeignete „Dauernahrung". Sie führt, vermutlich infolge ihres ungenügenden Kohlehydratgehaltes, zu einer recht bezeichnenden Form von Dystrophie, die sich allerdings bei länger dauernder Fehlernährung nicht mehr von den Dystrophien anderer Ursache unterscheidet.

Das klinische Bild ist eigentlich nur in den ersten Stadien auffällig. Das bis dahin gut gedeihende Kind wird trotz reichlicher Ernährung blaß, schlaff und verdrießlich und leidet an „grauer" oder „weißer" Obstipation. Durchfälle fehlen.

Die Kinder bleiben dann im Gewicht stehen und beginnen trotz Nahrungszulage abzumagern. Besonders deutlich ist die Erschlaffung der Bauchmuskulatur und der dadurch hervortretende Meteorismus.

Meist verharren die Kinder wochenlang in den leichteren Graden der Dystrophie, bis durch einen parenteralen Infekt oder Dazwischentreten einer bis dahin vollkommen fehlenden dyspeptischen Störung die Gewichtsabnahme oder sogar ein Gewichtssturz ausgelöst wird.

Von da an bietet der Milchnährschaden keine Besonderheiten im Verlauf mehr. Nur kann man im Gegensatz zu den anderen Dystrophieformen in den meisten Fällen leichte rachitische Veränderungen feststellen.

Prognose im allgemeinen günstig.

Die Prognose der Milchdystrophie ist im allgemeinen als günstig zu bezeichnen. In dem ausgeprägten Stadium der Dystrophie, namentlich in den Fällen, wo auf die Obstipation schon Durchfall gefolgt ist, kann die diätetische Beeinflussung schwierig sein. Auch der Milchdystrophiker ist bei der langen Dauer des Zustandes durch sekundäre Infekte recht stark bedroht.

Die Behandlung mit eiweiß- und fettarmen, dagegen kohlehydratreichen Gemischen.

Die Behandlung besteht folgerichtig in einer „Kontrasternährung" mit eiweiß- und fettarmen, dagegen kohlehydratreichen Gemischen.

In leichten Fällen, in denen erst seit kurzer Zeit der Ansatz ausbleibt und außer den festen bröckeligen Kalkseifenstühlen noch keine deutliche Änderung des Allgemeinzustandes erkennbar ist, genügt es, die Milch einzuschränken und Schleim- oder Mehlabkochungen zuzugeben.

Bei Säuglingen jenseits des ersten Lebenshalbjahres setzt man also die Tagesmilchmenge auf 600 g oder 500 g herab, läßt anfänglich die Milch im Haushalt abrahmen oder in der Anstalt die Zentrifugenmagermilch nur mit 1% Fett versetzen und mit 5%iger Mehlsuppe und 5% Kochzucker anreichern. Daneben beginnt man Gemüse zu reichen und frischen Obstsaft.

Bei den appetitlosen Milchdystrophikern ist eine Breimahlzeit angezeigt, und zwar abwechselnd aus Mondamin, Grieß, Zwieback usw. Hier leisten auch die dextrinisierten Kindermehle, zwischen denen ebenfalls öfter gewechselt wird, gute Dienste.

Handelt es sich um Säuglinge des ersten Lebenshalbjahres, so ist die Buttermilch bzw. die gesäuerte Magermilch in Form der Buttermilchsuppe als Heilnahrung recht geeignet.

Bestehen die Erscheinungen der Milchdystrophie schon längere Zeit und ist der Allgemeinzustand schon deutlich verändert, so ist — bei allen Säuglingen, die älter als 3 Monate sind — die aussichtsreichste Heilnahrung die *Keller*sche Malzsuppe. Man wendet sie in der ursprünglichen Form als mit 10% Malzextrakt und 5% Weizenmehl versetzter I/II-Milch bei Kindern im Alter von 2—8 Monaten oder von einem Gewicht von 3000 bis 5000 g an. Bei älteren Kindern gibt man Halbmilch mit nur 3—4% Mehl und 8—10% Malzsuppenextrakt. Bei jüngeren Kindern geben wir nur 3% Mehl und 6% Malzsuppenextrakt. Neuerdings empfehlen *Czerny* und *Keller*, der üblichen, für das jeweilige Alter passenden Milchmehlsuppe zu jeder Einzelmahlzeit, unmittelbar vor dem Trinken einen Teelöffel Malzsuppenextrakt zuzusetzen.

Allmählich geht man zu fettreicheren kohlehydratärmeren Mischungen über, wie ich es in der allgemeinen Diätetik der Dystrophie (S. 247ff.) ausgeführt habe.

C. Avitaminosen des Säuglings unter dem Bild der Dystrophie.

Dystrophische Zustände bei den echten Mangelkrankheiten des Säuglings.

Eine besondere Art von Ernährungsstörungen durch qualitative Unterernährung stellen die echten Avitaminosen dar. In diesem Zusammenhange soll nur auf die dystrophischen Zustände eingegangen werden, die zu Beginn oder im Verlauf der beim Säugling vorkommenden Vitaminmangelkrankheiten auftreten. Die Vitaminlehre und die Avitaminosen in ihrer Gesamtheit werden an anderen Orten dieses Handbuches dargestellt.

Mangelhaftes Gedeihen, Verkümmerung und allgemeine Wachstumsstörung bei kalorisch ausreichender Nahrung ist nur eine Teilerscheinung der im Säuglingsalter nachgewiesenen Insuffizienzkrankheiten und dabei eine recht vieldeutige. Um sie als Avitaminosesymptom zu erkennen und zu erweisen, ist die Feststellung des Vorhandenseins anderer typischer Veränderungen der in Frage kommenden Mangelkrankheit erforderlich und überdies der Beweis ex iuvantibus. Dabei muß aber die Einschränkung gemacht werden, daß, wenn ein dystrophischer Zustand, der vermutlich durch einen bestimmten Vitaminmangel verursacht wurde, nicht rasch, sondern langsam unter Zugabe des entsprechenden Vitamins heilt, seine Zugehörigkeit zu dem Bilde der angenommenen Avitaminose keineswegs sicher erwiesen ist. Sie ist es auch nicht, wenn — wie es meist geschieht — außer der Zugabe des Vitamins irgendeine Änderung in der gesamten Ernährung vorgenommen wurde. Am wenigsten Gültigkeit besitzt aber die einfache Übertragung von Beobachtungen am jungen wachsenden Tier auf den Säugling, weil die Tierexperimente mit synthetischen Nahrungsgemischen vorgenommen werden, wie sie in der praktischen Säuglingsernährung nie eine Rolle spielen. Gegen diesen letzten Einwand wird noch immer in sehr zahlreichen Arbeiten verstoßen. Das Nichtgedeihen wird als Tertium comparationis zwischen Beobachtungen am Tier und am jungen Kind genommen, während der exakte Nachweis, daß die den Nährschaden verursachende insuffiziente Nahrung wirklich beim Säugling denselben Mangel in eben demselben Grad aufweist wie im zugrundegelegten Tierversuch, vernachlässigt wird.

Legt man diesen Maßstab an die beim Säugling beschriebenen, durch Avitaminosen bedingten Dystrophien, so ist ihr Vorkommen gesichert lediglich beim Fehlen des C-Vitamins, wahrscheinlich beim Fehlen des A-Vitamins und nur möglich beim B-Vitaminmangel. Eine D-Avitaminose kann, insofern man unter D-Vitamin den Rachitisschutzstoff versteht, nach den neuen Forschungen über seine Entstehung aus dem Ergosterin nicht anerkannt werden.

Der Säuglingsskorbut.

Dystrophie bei C-Vitaminmangel (*Möller-Barlow*sche Krankheit, Säuglings-Skorbut). Nicht nur im Verlauf bei voll entwickeltem Skorbut der Säuglinge tritt ein Nichtgedeihen und eine Wachstumsstörung so gut wie regelmäßig in Erscheinung, sondern es lassen sich schon im Beginn der Avitaminose dystrophische Zustände erkennen. Dieser Präskorbut, der auch als abortive Form des Skorbuts auftreten kann (*Hess*, *Abels*, *Reyher*, *L. F. Meyer* und *Nassau*), ist für die avitaminotische Dystrophie wichtig.

Das klinische Bild dieser Fälle ist im Beginn das einer unklaren Dystrophie: Gewichtsstillstand, Gewichtsabnahme sowie gelegentliche Temperatursteigerungen. Manchmal treten auch leichte Durchfälle auf, in denen geringfügige Blutbeimengungen festgestellt wurden. So gut wie immer leitet aber ein Infekt (das skorbutische Infektstadium *Abels*) die Blutungen ein. Manche Autoren (*Abels*, *Reyher*, *L. F. Meyer* und *Nassau*) nehmen an, daß durch die skorbuterzeugende Nahrung die Immunität allmählich immer mehr herabgesetzt wird, so daß auch banale Infekte gehäuft auftreten (das skorbutisch-dysergische Stadium *Abels*). Außer den schon erwähnten Blutspuren im Stuhl können Erythrozyten im Harnsediment und das *Rumpel-Leede*sche Phänomen den Verdacht auf eine skorbutische Dystrophie erwecken. Einigermaßen beweisend sind aber erst einwandfreie Zeichen einer hämorrhagischen Diathese: Flohstichartige Hautpetechien und Schleimhautblutungen! Sie werden dann durch die typische Schmerzhaftigkeit der Knochen, an denen schließlich im Röntgenbild das zackigbreite Schattenband in der Epiphysengegend, die subperiostalen Hämatome und alle anderen Veränderungen nachgewiesen werden können, als echte *Möller-Barlow*-Erscheinungen bestätigt.

Nach alledem bleibt im Beginn, vor dem manifest hämorrhagischen Stadium die Diagnose, auch dann, wenn sie ex iuvantibus „bestätigt" wird, eine Vermutung.

Auf der anderen Seite soll man sich aber bei unklaren dystrophischen Zuständen nicht von den Blutungen überraschen lassen. Durch Sedimentuntersuchung, Stauungsversuch, Suche nach der Knochenschmerzhaftigkeit

(„Hampelmannzeichen") und wiederholte Röntgenuntersuchungen der mit Vorliebe und am frühsten erkrankenden Teile des Knochensystems (Knochenknorpelgrenze der Rippen, distale Enden des Femur und proximale Enden der Unterschenkelknochen) soll man die Diagnose zu fördern versuchen.

Die Behandlung der skorbutischen Dystrophie besteht folgerichtig in Zufütterung von frischem Gemüsesaft (Tomaten, Kohl, Spinat, grüner Salat) oder frischem Obstsaft (Zitronen, Apfelsinen, Himbeeren). Von sicherer Wirkung ist nur ein verhältnismäßig hohes Vitamin-C-Angebot. 60 g Zitronensaft mindestens, besser 75—100 g sind die nötige Menge. Daß daneben eine dem Alter entsprechende Nahrung, die dem steigenden Appetit anzupassen ist, dem Säuglinge gereicht werden muß, bedarf keiner weiteren Ausführung.

Dystrophia alipogenetica.

Dystrophie bei A-Vitaminmangel (Dystrophia alipogenetica *Bloch*, Keratomalazie). Die im Anschluß an längere Zeit durchgeführte fettarme oder — was selten vorkommt — fettfreie Ernährung bei Säuglingen eintretende Dystrophie wird, namentlich, wenn sich eine Xerosis hinzugesellt, neuerdings als A-Avitaminose aufgefaßt.

Man kann dagegen mancherlei einwenden. So den Umstand, daß chronische Ernährungsstörungen und Infekte in den meisten Fällen vorangehen. Manche Autoren sind nun, wie oben erwähnt, der Meinung, daß ein Infekt „am Vitaminvorrat zehre" und daß eine vitaminarme Nahrung zu einer Senkung der Immunität führe. Es ließe sich so der Beginn der A-Avitaminose befriedigend erklären. Schwierigkeiten bereitet indessen die Beobachtung, daß bei denselben fettarmen Nahrungen (Buttermilch!) die meisten Säuglinge einwandfrei gedeihen; daß viele Kinder, ohne an einer Avitaminose zu erkranken, auch wiederholte, schwere und langdauernde Infekte überwinden auch ohne eine erhöhte Vitaminzufuhr und schließlich, daß andere Ernährungsstörungen, die sicherlich keine Mangelkrankheiten sind, mit Xerophthalmien einhergehen. Daß die Fette der Nahrung beim wachsenden Organismus nicht lediglich Brennmaterial sind, sondern gewisse spezifische Wirkungen auf die Beschaffenheit der Gewebe und die Immunität ausüben, ist unbestreitbar, so daß man die Möglichkeit des Vorkommens einer Dystrophia alipogenetica beim Säugling trotz der Einwände zugestehen muß.

Das klinische Bild ist das einer ziemlich rasch schwere Grade annehmenden Dystrophie, bei der die besondere Trockenheit der Haut, die Glanzlosigkeit und Dürre der Haare, der Heißhunger und die starke Auftreibung des Leibes auffallen kann.

Es stellen sich dann die schweren Augenveränderungen ein: *Bitot*sche Lidspaltenflecke, Hornhauterweichung, Hypopyon, Irisvorfall und Erblindung. Während des raschen Fortschreitens dieser Symptome geht der Verfall weiter und die Kinder gehen im Kollaps zugrunde.

Im Beginn und Verlauf treten Durchfallsstörungen und Infekte auf. Besonders heimgesucht werden Lebensschwache und Frühgeborene und fettarm ernährte Säuglinge.

In der Tat kann durch sofortige Richtigstellung der Ernährung ein Umschwung und die Rückbildung der Augenveränderungen erzielt werden. Leider kommen bei dem raschen Verlauf des Leidens viele Kinder zu spät in die sachgemäße Behandlung.

Die Behandlung besteht in einer Zulage hochwertigen Fettes — also von Lebertran, Sahne, Butter — die manchmal wie Spezifika wirken.

Säuglingsdystrophie bei B-Avitaminose?

Dystrophie bei B-Avitaminose. In den Ländern, in denen sich die Bevölkerung hauptsächlich von (poliertem) Reis ernährt, kommt angeblich bei Brustkindern von beriberikranken Müttern auch eine echte Säuglingsberiberi mit Erbrechen und Durchfall, Kreislaufstörungen mit Herzerweiterung, Hungerödem und polyneuritischen Störungen vor (*Shimazono, Miura*).

Neuerdings wird von *Reyher* ein dystrophischer Zustand beschrieben, der gekennzeichnet ist durch Appetitlosigkeit, verdrießliche Stimmung und deutliche Hemmung des Gewichts und Längenwachstums, der als Beginn und hauptsächlichste Erscheinung einer B-Avitaminose anzusehen ist. Gelegentlich stellen sich Zeichen der Übererregbarkeit des Nervensystems ein, es entwickelt sich der sogenannte „spasmogene Nährschaden", in dessen Verlauf auch die anderen Erscheinungen, wie Ödeme, Hypertrophie und Dilatation des Herzens, Neigung zu Infekten, Anämie und Wachstumsstörungen am Knochensystem auftreten können.

Eine B-Vitaminarme Ernährung der Schwangeren und der stillenden Mutter soll an der Lebensschwäche der Frühgeborenen und ihrer spasmophilen Diathese Schuld sein (*Reyher, Abels*). Ebenso wie die B-Avitaminose des Erwachsenen soll sich diese Dystrophie langsam entwickeln und auch nach Zufuhr von B-Vitamin (Hevitan 0,5—1 g pro Kilogramm Körpergewicht am Tage) nur langsam ausheilen lassen.

Daß eine solche B-Avitaminose, die im wesentlichen unter dem Bild einer unklaren Dystrophie verläuft, beim Säugling in unseren Breiten vorkommt und als Ernährungsstörung eigenen Gepräges anzuerkennen ist, wird von den meisten Kinderärzten bestritten.

Ob bei vielen Dystrophien des Säuglings, wie manche Autoren annehmen, der Mangel eines uns noch unbekannten Vitamins oder das gleichzeitige Fehlen von mehreren Vitaminen eine Rolle spielt, muß der weiteren Forschung vorbehalten bleiben.

Für den Kinderarzt geht aus allen diesen, zum Teil noch ungeklärten, zum Teil sich widersprechenden Befunden das eine hervor, daß er bei der Aufnahme der Vorgeschichte chronisch ernährungsgestörter Säuglinge die Unvollständigkeit der Nahrung als mögliche Erkrankungsursache in Betracht ziehen muß und daß er bei diätetischer Behandlung auf die rasche Vervollständigung nicht nur jeder Heilnahrung, sondern auch jeder Dauernahrung durch hochwertige vitaminreiche Nahrungsstoffe bedacht sein muß.

Die wichtigsten Heilnahrungen.

I. Die sauren Nahrungen.

1. Buttermilchsuppe.

In 1 l Buttermilch werden 15 g Weizenmehl und 40 g Rohrzucker eingerührt und unter beständigem Schlagen mit der Schneerute dreimal aufkochen gelassen.

Zur Säuglingsnahrung darf nur eine einwandfreie, am besten selbst hergestellte, keinesfalls die im freien Handel erhältliche Mischbuttermilch verwendet werden.

Selbstherstellung von Buttermilch aus angesäuerter Vollmilch. Eine größere Menge Vollmilch läßt man bei einer Temperatur von 15—20° C aufrahmen, nachdem man sie mit 3—5 Eßlöffeln saurer Milch oder mit sogenanntem

Milchsäurewecker geimpft hat. Die geronnene Sauermilch wird in einem Butterungsgefäß, bei kleinen Mengen im Drehbutterglas ausgebuttert und zwar am besten bei einer Temperatur von 19° C. Die Butter wird ausgesiebt und die übrigbleibende Buttermilch wird durch ein feines Haarsieb gegossen und beim Aufkochen mit der Schneerute geschlagen. Der Säuerungsgrad der Buttermilch darf bis zu 30—32 nach *Soxhlet-Henkel* betragen.

Als Ersatznahrungen kommen in Betracht:

a) Holländische Säuglingsnahrung (H. S.) nach *Köppe*: Als Konservenmilch von der Firma M. Töpfers Trockenmilchwerke, Böhlen bei Leipzig. Die H. S. enthält 5% Rohrzucker und 2% Mehl, in Dosen zu 200 und 400 g. Der Inhalt einer Dose wird mit 2 Teilen abgekochtem Wasser angerührt und trinkbar gemacht. Nicht kochen!

b) Holländische Anfangsnahrung (H. A.) nach *Rietschel*: Ohne Mehl und Zuckerzusatz, konzentriert in Dosen zu 200 und 400 g. Der Inhalt der Dosen wird wie bei der H. S. behandelt und die verordnete Zuckermenge zugesetzt.

c) Buco-Buttermilchkonserve nach *Selter* (Deutsche Milchwerke A.-G., Zwingenberg, Hessen).

d) Eledon-Buttermilchkonserve in Pulverform (Linda-Gesellschaft, Lindau a. Bodensee) in Büchsen zu 250 g. Fettgehalt der fertigen Nahrung etwa 1,5%.

e) Edelweiß-Buttermilch in Pulverform (Edelweiß-Milchwerke, Kempten i. Allgäu) in Dosen zu 500 g. Ebenfalls mit einem Fettgehalt von etwa 1,5% der fertigen Nahrung.

2. Einbrennbuttermilch nach *Kleinschmidt*.

Es wird eine Einbrenne von Butter und Mehl hergestellt, die mit der zusatzfreien Konserven-Buttermilch oder selbsthergestellter Buttermilch abgelöscht und verdünnt wird. Die Nahrung enthält 3% Butter, 3% Mehl und 4% Zucker.

3. Milchsäuremilch nach *Mariott*.

Herstellung: Von 75% Milchsäure werden 8 ccm einem Liter Vollmilch zugesetzt. Man kann die Milchsäuremilch auch aus Magermilch mit dem gleichen Zusatz von Milchsäure herstellen, nur beträgt der Nährwert dann die Hälfte. Durch Zusatz von Mehl und Zucker kann sie auf den Gehalt der Frauenmilch an Kalorien gebracht werden. Wir verwenden sie in folgenden zwei Formen:

Milchsäure-Vollmilch: 2% Mondamin, 6% Nährzucker, 6‰ Säure. 1000 g Milch, 20 g Mondamin, 120 ccm Nährzucker, 6 g Säure.

Milchsäure-Magermilch: 1% Sahne, 1½% Mondamin, 5% Nährzucker, 6‰ Säure. 1000 g Magermilch, 10 g Sahne, 15 g Mondamin, 100 ccm Nährzuckerlösung, 6 g Säure. (Kann auch mit fettfreiem Magermilchpulver [Edelweiß-Milchwerk G. m. b. H., Kempten im Allgäu] nach vorherigem Abkochen mit der Verdünnungsflüssigkeit und den Zusätzen unter Zusatz von 6‰ Milchsäure, bezogen auf die Gesamtmischung, hergestellt werden.)

Als Ersatzpräparat wird angewandt die Zitronensäurevollmilch nach *Weißenberg*. Herstellung mit dem Zitrotibinnährzucker der Chemischen Fabrik Dr. Pfeffermann & Co., Berlin-Niederschönhausen, Hermannstr. 64.

4. Originaleiweißmilch nach *Finkelstein* und *L. F. Meyer*.

Herstellung: 1 l rohe Vollmilch wird mit einem Eßlöffel Simons Labessenz versetzt und eine halbe Stunde im Wasserbad von 42° C stehengelassen. Den entstandenen Käseklumpen gibt man in ein ausgekochtes Tuch, das man über einer Schüssel aufhängt und läßt die Molke ohne Pressen ablaufen, ungefähr 2 Stunden lang. Dann wird der Fettkäse unter Zugabe von ½ l Wasser unter sanftem Reiben mittels eines Klöppels oder Pilzes einmal durch ein grobes und fünfmal durch ein feines Haarsieb durchgetrieben; dabei fügt man ½ l bester Buttermilch hinzu. Bei dem Durchsieben muß eine möglichst feine Verteilung des Käses in der Wasser-Buttermilch-Verdünnung erzielt werden. Auf dem Feuer wird die entstandene Aufschwemmung unter fortwährendem Schlagen mit der Schneerute 4 Minuten gekocht, dann sofort durch ein Sieb passiert. Die vorgeschriebenen Zucker- und Mehlzusätze werden, in wenig Wasser gelöst, schon während des Aufkochens beigegeben.

Beim Anwärmen der Einzelmahlzeit auf Trinkwärme ist stärkeres Erhitzen zu vermeiden.

Eiweißmilchkonserve kommt in Büchsen von 350 g Inhalt in den Handel (M. Töpfers Trockenmilch-Werke G. m. b. H., Böhlen bei Leipzig). Auf 1 Teil gut durchgerührten Büchseninhaltes sind je 2 Teile abgekochtes Wasser, in dem die Zucker- und Mehlzusätze gelöst enthalten sind, zuzufügen.

Ersatznahrungen der Eiweißmilch, die aber keine sauren Nahrungen darstellen, sind:

Die Larosanmilch nach *Stoeltzner*. 1 l dieser Eiweißmilchersatznahrung besteht aus: ½ l Vollmilch, ½ l Schleim, 20 g Larosanpulver und im allgemeinen 50 g Rohr- und Nährzucker.

Die Calciamilch nach *Moll*. Herstellung: ½ l Vollmilch und 2 kleine Calciatabletten Nr. 2 = ½ Rolle auf kleiner Flamme bis fast zum Sieden erhitzen, bis Gerinnung eintritt. ¼ Stunde abkühlen lassen, dann die Flüssigkeit durch ein Haarsieb ablaufen lassen und den zurückgebliebenen Käse durch das Sieb in ein zweites Gefäß passieren lassen. ¼ l Molke, ⅛ l frische Vollmilch, ⅜ l Wasser und 8 große Calciatabletten zum durchgeseihten Käse zugeben und das Ganze unter intensivem Rühren und Schlagen mit der Schneerute 5 Minuten schwach kochen lassen. Calciatabletten zur Herstellung der *Moll*schen Eiweißmilch von der Firma Böhringer, Hamburg.

Die Eiweißmehlsuppe. Billiger und einfacher stellt sich die Bereitung einer Eiweißmehlsuppe mit folgender Zusammensetzung: ½ l Vollmilch, ½ l 5%ige Mehlabkochung, 20 g Milcheiweiß (Plasmon oder Nutrose) und 50 g Kochzucker.

Für geschmacksempfindliche Säuglinge verwendet man hier am zweckmäßigsten eines der dextrinisierten Kindermehle (Kufeke, Muffler, Theinhardt usf.).

5. Sauermilchen.

Andere Sauermilchkonserven:

1. Diätmilch nach *Adam*. Kommt in Dosen zu 500 g konzentriert in den Handel (M. Töpfers Trockenmilch-Werke G. m. b. H., Böhlen bei Leipzig). Diätmilch ist eine natürliche Sauermilch von folgender Zusammensetzung als trinkfertige Mischung: 3% Casein, 1½% Fett, 2% Milchzucker, 0,5% lösliche Kalksalze. Kaloriengehalt pro Liter 400.

Zubereitung: 1 Teil Milch ist mit 2 Teilen Wasser zu verdünnen. Der Inhalt einer 400 g-Dose ergibt dann 1200 g Nahrung. Zusatz von 5% Nährzucker zur Verdünnungsflüssigkeit unter Aufkochen. Eventuell noch Zusatz von Saccharin.

2. Cutanmilch nach *Scheer*. In 400 g-Dosen im Handel (M. Töpfers Trockenmilch-Werke G. m. b. H., Böhlen bei Leipzig). Die Cutanmilch ist dreifach konzentriert. Der Inhalt einer 400 g-Dose entspricht also 1200 g Vollmilch. In geöffnetem Zustand hält sie sich, im Eisschrank aufbewahrt, 2—3 Tage.

Zubereitung: Die Verdünnung stellt man so her, daß man zu 1 Teil Milch 2 Teile Wasser unter dauerndem Rühren einfließen läßt. Das vorher abgekochte Wasser wird in kühlem Zustande beigegeben. Vor der Verabreichung ist die Milch auf Körpertemperatur zu erwärmen.

Für Kinder unter 1 Jahr verdünnt man die Cutanmilch zweckmäßig mit 3 Teilen Wasser, so daß sie ungefähr einer ¾-Milchmischung entspricht.

II. Konzentrierte Nahrungen.

1. Buttermehlnahrung.

Es kommen zwei verschiedene Konzentrationen der von *Czerny* und *Kleinschmidt* angegebenen Buttermehlnahrung in Betracht. Bei der Originalbuttermehlnahrung kommen auf je 100 g Verdünnungsflüssigkeit 7 g Butter, 7 g Weizenmehl und 5 g Rohrzucker.

Bei der modifizierten Buttermehlnahrung (für Frühgeborene und für „darmempfindliche" Säuglinge) kommen auf je 100 g Verdünnungsflüssigkeit 5 g Butter, 5 g Weizenmehl und 4 g Rohrzucker.

Herstellung von 300 g der Buttermehlnahrung mit der ursprünglichen Konzentration:

20 g Butter werden in einem Topfe über gelindem Feuer unter ständigem Umrühren so lange erhitzt, bis die Butter schäumt und der Geruch nach niederen Fettsäuren verschwindet — etwa 3—4 Minuten. Dann fügt man die gleiche Menge feines Auszugsweizenmehl hinzu. Beides zusammen wird unter ständigem Umrühren solange erhitzt, bis die Masse ein wenig dünnflüssig und bräunlich angeröstet ist. Die Einbrenne wird mit 300 g warmem, abgekochtem Wasser unter Zugabe von 15 g Rohrzucker abgelöscht; diese Einbrenneverdünnungsflüssigkeit wird je nach Vorschrift im Verhältnis I/II oder I/I mit abgekochter Milch versetzt.

Die Buttermehlnahrung wird auch in Konserven als Bumena von den Deutschen Milchwerken A.-G., Zwingenberg, in Hessen in den Handel gebracht.

2. Dubonahrung nach *Schick*.

Ist eine Nahrung, die in 1 l 1330 Kalorien, also etwa den doppelten Kaloriengehalt der Frauenmilch, besitzt. Sie besteht aus Vollmilch mit 17% Rohrzucker.

3. Konzentrierte Eiweißmilch.

2 l Vollmilch verlaben; zu dem mit ½ l Wasser durchgetriebenen Fettkäse gibt man ½ l Buttermilch. Zuckerzugabe nach Verordnung; im übrigen sind dieselben Vorschriften wie bei der Originaleiweißmilch zu beachten.

Einfacher gestaltet sich die Herstellung aus der Konserve, die statt im Verhältnis 1 : 2 nur 1 : 1 mit Wasser verdünnt wird.

4. Buttermehlvollmilch nach *Moro*.

Die Vollmilch wird mit 5% Butter, 3% Weizenmehl und 7% Rohrzucker versetzt und aufgekocht.

5. Flaschenbreinahrungen.

Flaschenmondaminbrei. Vollmilchmondamin-Flaschenbrei: Herstellung: 30 g Mondamin wird mit etwas Milch angerührt und allmählich auf 1 l Milch verdünnt. Dann werden 100 ccm Rohrzuckerlösung (5%) dazugegeben, zum Kochen gebracht, die Nahrung unter ständigem Rühren 4 Minuten gekocht, durchgesiebt, nachgefüllt auf 1 l und in die reinen Flaschen abgegossen. Der Brei ist somit 3%ig.

Flaschenkeksbrei nach *Moll*. Zubereitung des Flaschenkeksbreis nach *Moll*: Man verrührt 40 g Keksmehl (5 gestrichene Eßlöffel) in ¼ l Wasser mittels der Schneerute und läßt das eingeführte Mehl 2 Stunden weichen. Dann wird unter Rühren das Ganze zum Kochen gebracht und 3 Minuten kochend gehalten. Hierzu gibt man 25 g (5 Würfel) Zucker sowie ¼ l Vollmilch und kocht das Ganze unter Rühren nochmals gut auf. Man erhält so ½ l trinkfertigen, mit der Flasche verabreichbaren Keksbrei. Der fertige Keksbrei wird heiß in die gereinigten und in Wasser ausgekochten Flaschen gefüllt. Die Flaschen werden verschlossen und in den Kühlraum gestellt.

6. Tassenbreinahrungen.

Tassenmondaminbrei. Vollmilchmondamin-Tassenbrei. Herstellung: 80 g Mondamin werden mit 1 l roher Milch angerührt, 100 ccm Rohrzuckerlösung (5%) zugegeben, zum Kochen gebracht und unter ständigem Rühren 4 Minuten gekocht. Der Brei wird dann in die schon abgewogene Porzellantasse bzw. Aluminiumtasse eingefüllt und dort erstarren gelassen.

Tassengrieß-(bzw. Reis-)Brei. Herstellung: 1 l kochende Milch mit 100 ccm Rohrzuckerlösung werden zum Kochen gebracht. In die kochende Milch werden 80 g (5 gehäufte Eßlöffel) Grieß fadendünn einlaufen gelassen und unter fortwährendem Rühren mit der Schneerute 10 Minuten bis auf die Hälfte etwa eingekocht. Dann wird die Nahrung sofort vom Feuer genommen. Der Brei ist somit 8%ig. Diese Vorschriften gelten nur für ganz feine Grießsorten. Grobe Grießsorten müssen zuerst in Wasser gekocht werden, ähnlich wie Reis.

Tassenzwiebackbrei. Wird ebenfalls mit halb Milch, in derselben Weise wie der Flaschenzwiebackbrei hergestellt, nur mit 85 g Zwieback bzw. Keksmehl. Der Brei ist somit 8½%ig.

III. Malzsuppennahrungen.

1. Malzsuppe nach *Keller*.

Herstellung: 1 Drittel rohe Vollmilch, 2 Drittel Wasser, 10% Malzsuppenextrakt nach *Keller* mit Zusatz von Kal. carbonic. (*Löflund*), 5% Weizenmehl. Der Malzsuppenextrakt wird in dem erwärmten Wasser aufgelöst, das Mehl mit der rohen Milch glatt verrührt, beides zusammengegeben, 4 Minuten unter ständigem Rühren kochen gelassen, die verdampfte Flüssigkeitsmenge durch abgekochtes Wasser ergänzt.

2. Malzsuppe nach *Liebig*.

Herstellung: 15 g Weizenmehl werden mit 15 g Malzmehl (geschrotetes Malz wird auf der Kaffeemühle zu Malzmehl gemahlen) und 0,5 g Kal. bicarbic. gemischt und unter Zusatz von 30 g Wasser und zuletzt von 150 g Milch unter beständigem Rühren auf kleiner Flamme solange erhitzt, bis die Mischung dicklich wird; dann wird der Topf vom Feuer gezogen, 5 Minuten gerührt, wieder erhitzt usw., bis eine dünne Mischung erzielt ist. Das Ganze wird 4 Minuten lang gekocht.

IV. Einstelldiäten.

1. Süße Molke.

Herstellung: 1 l Vollmilch wird mit 1 Eßlöffel von Simons Labessenz versetzt und ½ Stunde im Wasserbad von 42° stehen gelassen. Der Käseklumpen wird von der Molke getrennt, indem man diese ohne Pressen ablaufen läßt. Die Molke ist kurz vor Gebrauch herzustellen.

2. Calc. lacticum-Molke.

Zu 1 l Milch werden 10 ccm einer 20%igen Lösung von Calc. chlor. crist. oder 4 g Calc. lact. in Pulverform zugesetzt. Die Gerinnung erfolgt kurz vordem die Milch kocht unter ständigem Quirlen. Durch Sieb trennen.

3. Dicker 7—10%iger Reisschleim nach *Bessau*.

Herstellung: 70—100 g Reis werden gewaschen und in 1 l kaltem Wasser 12 Stunden eingeweicht; langsam weich kochen. Je nach Qualität dauert das Verkochen 2—3 Stunden. Je stärker die Körner verkocht werden, desto mehr gehen beim Durchpassieren die gesamten Körner durch; sorgfältiges dreimaliges Durchpassieren ohne starkes Rühren; auf 1 l mit abgekochtem Wasser nachfüllen. Der 10%ige Reisschleim erstarrt in der Kälte schon eben kleistrig, kann aber als Flaschennahrung gereicht werden. Er wird gegebenenfalls mit Molke zu gleichen Teilen und mit 3—5% Nährzucker versetzt. Er muß dann mit Saccharin eventuell noch nachgesüßt werden. Der 10%ige Reisschleim kommt auch als Trockenreisschleim in den Handel. Trockenreisschleim nach *Bessau* (M. Töpfers Trockenmilch-Werke, Böhlen bei Leipzig).

Herstellung: Zu 1 l trinkfertigen Schleims nehme man 100 Teile Reisschleimpulver und 900 Teile Wasser. Das Trockenreisschleimpulver wird, unter kräftigem Schlagen mit dem Schneebesen, mit der Hälfte des Wassers kalt angerührt, während die andere Hälfte des Wassers zum Kochen gebracht wird. Die angerührte Masse wird in das kochende Wasser eingetragen, das Ganze weiter kräftig mit dem Schneebesen geschlagen, kurz aufgekocht, in Flaschen gefüllt und eventuell noch einmal sterilisiert. Zusatz von Saccharin in gelöstem Zustande.

4. Mandelmilchmolkenmilch nach *Moll*.

Herstellung: 150 g süße Mandeln bei Zimmertemperatur 12—24 Stunden in kaltem Wasser stehen lassen, schälen und zerkleinern. Die zerkleinerten Mandeln in einem Mörser unter allmählichem Zusatz von 1 l Wasser ½ Stunde lang fein verreiben, was dadurch erleichtert wird, daß man in den Mörser etwas gewaschenen Seesand gibt, durch ein Seihtuch filtrieren und mit der gleichen Menge Kalziummolke vermengen. Zur Gewinnung der Kalziummolke wird zu 1 l Vollmilch 4—5 g Calc. lacticum gegeben und aufgekocht, dann durch ein Seihtuch filtriert.

Statt der Mandelmilch kann auch die in den Apotheken erhältliche Emulsio amygdalarum dulcium genommen werden.

5. Karottensuppe nach *Moro*.

500 g Karotten werden geschabt, der Rückstand (375 g) wird zerkleinert mit Wasser solange eingekocht (1—2 Stunden), bis die gesamte Masse püreeförmig ist. Die eingekochte Masse wird durch ein feines Sieb getrieben, auf dem keine Rückstände bleiben dürfen. Je 1 Teil der Karottenmasse wird mit 2 Teilen ungesalzener Fleischbrühe verdünnt, richtiger aufgeschwemmt. Auf je 100 g Suppe kommen noch 0,5 g Kochsalz. Die Fleischbrühe stellt man her aus 500 g Fleisch oder Knochen und 1¾ l Wasser. Täglich frisch zubereiten und kalt aufbewahren.

V. Milcharme und milchfreie Diätnahrungen.

1. Buttermehlnahrung ohne Milchzusatz.

Stellt eine Wasserabkochung mit 7% Butter, 7% Mehl und 5% Rohrzucker dar. Butter und Mehl werden, wie bei der Buttermehlnahrung, eingebrannt, bis die Masse dünnflüssig und bräunlich angeröstet ist. Zur Einleitung einer milchfreien Kost wird bei jüngeren Säuglingen auch nur ein Zusatz von 5% Butter, 5% Mehl und 4% Rohrzucker angewandt.

2. Milchlose Diät nach *Moll*.

Milchloser Keksbrei(-pudding) nach *Moll*. 80 g Keksmehl werden mit 200 g Wasser glatt verrührt, 40 g Zucker mit einem Eidotter schaumig gerührt und der Keksmehlaufschwemmung zugesetzt. Das Eiweiß wird zu Schnee geschlagen und mit 1 g Salz und ½ g Speisesoda mit vorheriger Masse vermengt. Das Ganze wird in einer mit Butter gefetteten und mit Keksmehl ausgestreuten, gut verschlossenen Puddingform eine halbe Stunde im Wasserbad gekocht. Die fertige Masse wird dann aus der Puddingform genommen, durch ein Sieb getrieben und dann mit verschiedenen Flüssigkeiten vermengt. Man nimmt z. B. Kekspudding und Tee zu gleichen Teilen oder die Hälfte vom Tee wird durch Molke ersetzt.

Reispudding. 70 g Reis werden in ¼ l Wasser weichgekocht. Der Reis quillt so auf, daß er mit dem Wasser eine breiige Masse bildet und wird dann durch ein Sieb getrieben. Ein Eidotter wird mit 20 g Butter und 50 g Zucker gut verrührt, der passierte Reis damit vermengt und zum Schluß der Schnee von einem Eiklar, 1 g Salz und ½ g Speisesoda vermischt. Die Puddingmasse wird im Wasserbad 1 Stunde gekocht. Mit der fertigen Masse verfährt man ebenso wie mit Kekspudding. 100 g gebrauchsfertiger Reispudding enthält 200 Kalorien.

Gemüsepudding. 80 g Mehl werden in 200 g Wasser dick eingekocht, 1 Eßlöffel passiertes Gemüse, 1 Eidotter dazugerührt und zum Schluß der Schnee eines Eiklares, 1 g Salz und ½ g Speisesoda. Diese Masse wird 1 Stunde im Dunst gekocht. Verabreichung wie bei Keks- und Reispudding.

Kalorientabelle.

100 g Substanz enthalten Kal.	Säuglingsnahrungen	100 Kal. sind enthalten in Gramm Substanz
70	Frauenmilch	143
65	Kuhmilch	154
70	Ziegenmilch	143
	Verdünnungsflüssigkeiten:	
10	3% Haferflockenschleim	1000
24	7% Reisschleim	417
34	10% Reisschleim	294
7	2% Mehlabkochung	1428
17	5% Mehlabkochung	588

100 g Substanz enthalten Kal.	Säuglingsnahrungen	100 Kal. sind enthalten in Gramm Substanz
	Verdünnte Milchmischungen:	
58	I: I mit 3% Haferschleim und 5% Zucker	172
72	II: I mit 7% Reisschleim und 5% Zucker	139
75	II: I mit 10% Reisschleim und 5% Zucker	133
62	I: I mit 5% Mehl und 5% Zucker	161
70	II: I mit 5% Mehl und 5% Zucker	143
	Buttermehlnahrung (*Czerny-Kleinschmidt*):	
93	a) 1/3 Milch und 2/3 Einbrenne (7% Butter, 7% Mehl, 5% Zucker)	107
86	b) 1/2 Milch und 1/2 Einbrenne (7% Butter, 7% Mehl, 5% Zucker)	116
74	c) 1/3 Milch und 2/3 Einbrenne (5% Butter, 5% Mehl, 4% Zucker)	135
72	d) 1/2 Milch und 1/2 Einbrenne (5% Butter, 5% Mehl, 4% Zucker)	139
62	e) 1/2 Milch und 1/2 Einbrenne (3% Butter, 3% Mehl, 5% Zucker)	161
	Buttermehlnahrung ohne Milchzusatz	
107	Abgekochtes Wasser mit 7% Butter, 7% Mehl, 5% Zucker	93
78	Abgekochtes Wasser mit 5% Butter, 5% Mehl, 4% Zucker	128
	Milchbreinahrungen:	
96	Vollmilchmondamin-Flaschenbrei	104
63	Halbmilchmondamin-Flaschenbrei	159
93	Vollmilchgrieß-Flaschenbrei	107
60	Halbmilchgrieß-Flaschenbrei	167
96	Vollmilchzwieback-Flaschenbrei	104
82	Flaschenkeksbrei nach *Moll*	122
113	Vollmilchmondamin-Tassenbrei	88
80	Halbmilchmondamin-Tassenbrei	103
113	Vollmilchgrieß-Tassenbrei	88
122	Zwieback-Tassenbrei	82
155	Buttermehlvollmilchbrei nach *Moro*	64
	Buttermilch:	
40	Reine Buttermilch	250
56	Buttermilch mit 4% Zucker	178
61	Buttermilchsuppe	164
45	Holländische Anfangsnahrung	222
57	Holländische Säuglingsnahrung	175
	Sauermilch:	
60	Diätmilch nach *Adam* (mit 5% Zucker)	167
97	Milchsäure-Vollmilch (2% Mondamin, 6% Nährzucker)	103
69	Milchsäure-Magermilch (1% Sahne, 1½% Mondamin, 5% Nährzucker)	145
	Eiweißmilch:	
40	Eiweißmilch nach *Finkelstein* und *Meyer* (ohne Zusatz)	250
60	Eiweißmilch nach *Finkelstein* und *Meyer* (mit 5% Zucker)	167
88	Eiweißmilchkonserve (2 Teile Eiweißmilch und 1 Teil Wasser)	114

100 g Substanz enthalten Kal.	Säuglingsnahrungen	100 Kal. sind enthalten in Gramm Substanz
160	Konzentrierte Eiweißmilch (10% Rohr- und 10% Nährzucker)	62
58	Calciamilch nach *Moll* (Calcia ½ Milch und 5% Zucker)	172
65	Calciamilch nach *Moll* (Calcia ⅔ Milch und 5% Zucker)	154
	Malzsuppennahrungen:	
80	Malzsuppe nach *Keller* (Original)	125
70	Malzsuppe nach *Liebig*	143
	Einige besondere diätetische Säuglingsnahrungen:	
133	Dubo-Nahrung nach *Schick*	75
148	Buttermehlvollmilch nach *Moro*	67
65	Mandelmilchmolkenmilch nach *Moll*	154
200	Reispudding nach *Moll*	50

Wichtige Einzelliteratur.[1])

Abels, Med. Klin. 43, 1084, 1919. — *Abraham*, Jb. Kinderheilk. 52, 1900ff. — *Adam*, Jb. Kinderheilk. 101, 295, 1923; Zbl. Kinderheilk. 16, 22, 1924. — *Adam* und *Froboese*, Dtsch. Ges. Kinderheilk. Innsbruck 1924. — *Albert*, Philippine J. Sci. 17, 27, 1920. — *Amberg-Morill*, Jb. Kinderheilk. 69, 280, 1909. — *Aron*, Mschr. Kinderheilk. 13, 1916; Jb. Kinderheilk. 87, 273, 1918; Prakt. Erg. inn. Med. 1922; Biochemie d. Wachstums. Hb. d. Biochemie. Jena 1913. — *Aron-Lasch-Pogorschelsky*, Verdauungskrankheiten. Dtsch. Ges. Kinderheilk. 1924; Jb. Kinderheilk. 62, 11, 1926. — *Backwin, Morrio-Southworth*, Amer. J. Dis. Childr. 27, 578, 1924. — *Bahrdt*, Jb. Kinderheilk. 71, 1910; Z. Kinderheilk. 12, 15, 1915. — *Bahrdt-Edelstein-Hanssen-Welde*, Z. Kinderheilk. 11, 416, 1914. — *Bahrdt-Edelstein*, Z. Kinderheilk. 12, 15, 1915. — *Baisch, A.*, Jb. Kinderheilk. 124, 323, 1929. — *Ball, V.*, Lait. 8, 72, 1928. — *Bartenstein-Tada*, Beitr. Lungenpathologie. Wien 1907. — *Beck*, Mschr. Kinderheilk. 31, 258, 1926. — *Benedikt*, Carnegie Inst. of Wash. Publ. 1919, Nr. 280. — *Benedikt-Talbot*, Carnegie Inst. Public. CCI, 1914. — *Benjamin*, Fol. Haematol. 7, 205, 1905; 8, 284, 1909. — *Bernheim-Karrer*, Z. Kinderheilk. 13, 435, 1916. — *Bessau*, Jb. Kinderheilk. 92, 14, 1920; *Tobler-Bessau*, Allg. pathol. Physiol. Wiesbaden 1914, 194; Dtsch. med. Wschr. 51, 18, 1925; Mschr. Kinderheilk. 22, 1, 1921; Mschr. Kinderheilk. 22, 33, 1921; 25, 17, 1923; 23, 465, 1922; 22, 641, 1922; Dtsch. Ges. Kinderheilk. 1921. — *Bessau-Bossert*, Jb. Kinderheilk. 89, 213, 1919. — *Bessau-Rosenbaum*, Mschr. Kinderheilk. 38, 138, 1928. — *Bessau-Rosenbaum-Leichtentritt*, Jb. Kinderheilk. 95, 123, 1921. — *Beumer*, Dtsch. med. Wschr. 56, 2, 1930. — *Beutter*, La Loire médic. 1921, 727. — *Biedert*, Diätetische Behandlung der Verdauungsstörungen der Kinder. Stuttgart 1901. — *Bing-Windelöw*, Z. Kinderheilk. 9, 64, 1913. — *Birk*, Berl. klin. Wschr. 1911, 72; Stoffw. d. Kindes im Fieber, Berlin 1926; Jb. Kinderheilk. Sonderheft 9, 1926. — *Birk-Beck*, Verhandlg. d. Dtsch. Ges. Kinderheilk. Innsbruck 391, 673, 1924. — *Blackfay-Maxy*, Amer. J. Dis. Childr. 19, 15, 1918. — *Blauberg*, zit. n. *Freudenberg*, Phys. u. Path. d. Verd. Berlin 1929. — *Bloch*, Jb. Kinderheilk. 89, 1919; Mschr. Kinderheilk. 25, 1923. — *Block-Koenigsberger*, Z. Kinderheilk. 40, 272, 1925. — *Bratusch-Marrain*, Arch. Kinderheilk. 78, 246, 1926. — *Buschmann*, Z. Kinderheilk. 42, 568, 1926. — *Camerer, W. sen.*, Jb. Kinderheilk. 22, 106, 1885; 36, 249, 1893. — *Camerer jun.*, Verh. Dtsch. Ges. Kinderheilk. 1905. — *Canelli*, Riv. Clin. pediatr. 21, 93, 1923. — *Carlson*, s. *Joy*. — *Cobliner*, Z. Kinderheilk. 1, 207, 1911; Jb. Kinderheilk. 73, 430, 1911. — *Cronheim-Müller*, Biochem. Z. 9, 28, 1908. — *Czerny*, Jb. Kinderheilk. 45, 15, 1897; 80, 601, 1914. —

[1]) Wegen Raummangels wird nur der Standort der wichtigeren, namentlich auch die einschlägige Literatur enthaltenden Arbeiten hier angegeben.

Czerny-Kleinschmidt, Jb. Kinderheilk. 84, 441, 1916; 87, 1, 1918. — *Demuth, F.*, Erg. inn. Med. 29, 90, 1926. — *Dennig, A.*, Z. physikal. u. diät. Ther. I, 281, 1899; II, 292, 1898. — *Donath-Saxl*, Sept. Erkrankung. Wien 1929. — *Dorlencourt*, Société de Pédiatr. 17. Oct. 1922. — *Dorlencourt-Banu*, C. r. Soc. Biol. Paris 84, 453, 1921. — *Dubois*, Virchows Arch. 236, 481, 1922. — *Douzeau*, Thèse de Paris, Febr. 1922. — *Ederer*, Mschr. Kinderheilk. 24, 3, 244, 1922. — *Ederer-Kramar*, Klin. Wschr. 1923, 2. — *Ehrlich*, Z. Hyg. 12 u. ff., 1892; Jb. Kinderheilk. 52, 1, 1900. — *Engel*, Z. Kinderheilk. 30, 310, 1921. — *Epstein*, Jb. Kinderheilk. 93, 360, 1920. — *Escherisch*, Die Darmbakterien des Säuglings usf. Stuttgart 1886. — *Escherisch-Pfaundler*, Bact. coli commune. Hb. Kolle-Wassermann 2, 334, 1903. — *Falkenberg*, Z. path. Anatomie 1904, 663. — *Feer*, Jb. Kinderheilk. 78, 1, 1913. — *Finkelstein*, Mschr. Kinderheilk. 4, 65, 1905; 37, 289, 1928; Jb. Kinderheilk. 65, 1, 1907; 68, 1908; Mschr. Kinderheilk. 24, 105, 1923. — *Finkelstein* und Mitarbeiter, Mitt. I.—IX., Z. Kinderheilk. 39, 1—40, 277, 1925. — *Flemming, G. B.*, Quart. J. Med. 14, 171, 1921. — *Fowler, J. S.*, Inf. Feeding. London 1909. — *Frank*, Mschr. Kinderheilk. 21, 474, 1921. — *Freise*, Med. Klin. 21, 1921; Mschr. Kinderheilk. 21, 246, 1922. — *Freudenberg*, Klin. Wschr. 1, 21, 1922. — *Freudenberg-Heller*, Jb. Kinderheilk. 94, 251, 1921; 96, 49, 1921. — *Freudenberg-Hoffmann*, Jb. Kinderheilk. 103, 21, 1923. — *Freudenberg-Schofmann*, Jb. Kinderheilk. 79, 1914. — *Freund*, Z. physiol. Chem. 29, 24, 1900; Verh. Dtsch. Ges. Kinderheilk. 1902, 18, 187; Jb. Kinderheilk. 70, 752, 1910; Erg. inn. Med. 3, 139 u. 167, 1909; Bioch. Z. 16, 453, 1909. — *Friedberg-Noeggerath*, Arch. Kinderheilk. 68, 195, 1920. — *Froboese*, Zbl. allg. Pathol. u. pathol. Anat. 34, 618, 1924. — *Fürstenau*, Z. Kinderheilk. 30, 319, 1921. — *Gibbs*, Kongr. Zbl. d. ges. inn. Med. 11, 546. — *Goebel*, Z. Kinderheilk. 34, 94, 1922; 38, 27, 1924; Arch. Kinderheilk. 74, 98, 1924. — *Goeppert*, Jb. Kinderheilk. 45, 15, 1897; 97, 1, 1922. — *Goetzky*, Jb. Kinderheilk. 27, 195, 1920. — *Grafe*, Dtsch. Arch. klin. Med. 101, 209, 1910; Hb. Bethe-Ellinger V. Stoffw. b. Anomalien der Nahrungszufuhr, Berlin; Dtsch. Arch. klin. Med. 113, 1, 1919. — *Gralka-Reimold*, Jb. Kinderheilk. 65, 127, 1927. — *Gregor*, Arch. Kinderheilk. 29, 95, 1900; Mschr. Psychiatr. 10, 1, 1901. — *Grosz*, Jb. Kinderheilk. 34, 83, 1892. — *Guinon*, Clinique 20, 149, 1925. — *Hadlich-Grosser*, Jb. Kinderheilk. 73, 421, 1911. — *Hamburger, R.*, Mschr. Kinderheilk. 19, 209, 1920; Wien. med. Wschr. 1901, Nr. 49; 1904, 217; Arteigenheit und Assimilation. Leipzig 1903. — *Hanssen, P.*, Arch. soz. Hyg. 8, 65, 1913; Z. Säuglingsfürs. 7, 113, 1913. — *Hartmann*, Z. Ohrenheilk. 34, 1898. — *Hartmann-Morton*, Amer. J. Dis. Childr. 35, 4, 1928. — *Heilmann*, Münch. med. Wschr. 72, 178, 1925. — *Heilner*, Z. Biol. 49, 1907. — *Heim*, Mschr. Kinderheilk. 31, 74, 1925; Dtsch. med. Wschr. 1926; Arch. Kinderheilk. 59, 91, 1913. — *Heim-John*, Arch. Kinderheilk. 54, 65, 1910. — *Helmholz*, Jb. Kinderheilk. 70. — *Hess, A.*, Ergebn. inn. Med. 13, 1914; New York State J. of med. 20, 209, 1920; Amer. J. Dis. Childr. 12, 13, 14; J. amer. med. Assoc. 76, 693, 1921. — *Hess-Scheer*, Arch. Kinderheilk. 69, 370, 1921. — *Heubner*, Z. klin. Med. 29, 1, 1890. — *Hirsch-Moro*, Jb. Kinderheilk. 86, 1917; 88, 313, 1918. — *v. Hösslin*, Arch. f. Hyg. 88, 149, 1919. — *Holt-Courtney-Fales*, Amer. J. Dis. Childr. 17, 1919; 19, 97, 1920. — *Howland-Mariott*, Amer. J. Dis. Childr. 11, 310, 1916; 12, 459, 1916. — *Huebschmann*, Zbl. Pathol. 31, 216, 1921; Verhdlg. d. Dtsch. Pathol. Ges. 18. Tag. 1921, 216. — *Husler*, Berl. klin. Wschr. 52, 1031, 1921. — *Jaffé, R.*, Frankf. Z. Path. 26, 250, 1922. — *Japha*, Jb. Kinderheilk. 52, 53, 1900. — *Jochims*, Verhdlg. d. Ges. f. Kinderheilk. Wiesbaden 1929; Z. Kinderheilk. 48, 371, 1929. — *Jörgensen*, Ugeskr. laeg. 86, 449, 1924. — *Joy, A. C.*, J. amer. med. Assoc. 85, 877, 1925; zit. nach *Fürth*, Lehrb. physiol. Chemie, Leipzig 1927. — *Jürgensen*, Arch. klin. Med. 1, 196, 1866. — *Jundell*, Z. Kinderheilk. 8, 235, 1913. *Jungmann-Grosser*, Jb. Kinderheilk. 73, 586, 1911. — *Junkersdorf, P.*, Pflügers Arch. 186, 238, 1921. — *Karnitzky*, Arch. Kinderheilk. 36, 42 1903. — *Kauffeldt*, Ugeskr. laeg. 89, 12, 233, 1927. — *Keller*, *Czerny-Keller*, Ernährung des Kindes II, 1928. — *Kerley*, Arch. of. Pediatr. 40, 7, 1923. — *Kirsten-Utheim*, Amer. J. Dis. Childr. 20, 366; 22, 329, 1920. — *Kissoff*, Klin. Wschr. 2, 24, 1923. — *Kitamura-Shimazono*, Intern. Beitr. z. Physiol. u. Pathol. d. Ernährungsstörungen 430, 1912. — *Kleinschmidt*, Mschr. Kinderheilk. 9, 455, 1910; 10, 163, 254, 1911; Jb. Kinderheilk. 103, 113, 1923. — *Klose*, Jb. Kinderheilk. 91, 157, 1920; 80, 154, 1914; 82, 347, 1915; Med. Klin. 1915. — *Klotz*, Jb. Kinderheilk. 70, 1909. — *Knox-Tracy*, Amer. J. Dis. Childr. 7, 409, 1914. — *Köppe*, Mschr. Kinderheilk. 5, 430, 1906. — *Kolff-Noeggerath*, Jb. Kinderheilk. 70, 701, 1909. — *Koschate, J.*, Jb. Kinderheilk. 128, 308, 1930. —

Kovacs, Dtsch. med. Wschr. 49, 320, 1923. — *Kramar-Ederer*, Jb. Kinderheilk. 101, 159, 1923; 114, 356, 1926; 115, 289, 1927. — *Lange-Feldmann*, Med. Klin. 21, 1921. — *Langer-Langstein*, Z. Kinderheilk. 31, 314, 1922. — *Langstein*, Festschr. Salkowski. Berlin 1904. — *Langstein*, zit. nach *Freudenberg*, Phys. u. Pathol. d. Verd. Berlin 1929. — *Langstein-Landé*, Pathol. d. Neugeburtsperiode, d. Hdbch. 3. Aufl. Bd. I. — *Langstein-Steinitz*, Hofmeisters Beitr. 7, 575, 1906. — *Laurinsich*, Pediatr. 32, 331, 1924. — *Lederer*, Z. Kinderheilk. 10, 463, 1914; Ernährung des Säuglings an der Brust. Wien 1926. — *Lemaire*, Bull. Soc. Pédiatr. Paris 24, 349, 1926. — *Lesné*, Clinique 20, 146, 1925. — *Levy, M.*, Bull. Soc. Pédiatr. Paris 24, 280, 1926. — *Liefmann-Lindemann*, Berl. klin. Wschr. 1912, 29; Vjschr. öff. Ges.Pflege 43, 1911. — *Lindberg*, Z. Kinderheilk. 15, 71, 1916. — *Löhlein, M.*, Veröff. aus d. Kriegs- und Konstitutionspathol. 3, 1923, Anhang S. 16. — *London, E. S.*, *Dagaew, W. F.*, Z. physiol. Chem. 74, 330, 1911. — *Lubarsch*, Zieglers Beitr. path. Anat. 69, 1921. — *Lusk, G.*, Physiol. Rev. 1, 523, 1921. — *Lust*, Arch. Kinderheilk. 54, 260, 1910; Jb. Kinderheilk. 73, 85, 1911; Mschr. Kinderheilk. 11, 1912/13. — *Magnus-Levy*, Hdb. Path. d. Stoffwechsels 1, 443, 1906. — *Maier*, Arch. Kinderheilk. 87, 31, 1929. — *Maillet*, Thèse Paris 1913, zit. nach *Czerny*; Bull. Soc. Pédiatr. Paris 1922, 2, 72. — *Malmberg*, Acta paediatr. 2, 349, 1923. — *Marfan*, Semaine méd., Juni 1896; Nourrisson 9, 193, 1921; Affections de vois digestives, Paris 1923; Traité de l'allaitement. Paris 1930. — *Marfan-Bernard*, Nourrisson 95, 1917. — *Marfan-Chevalley*, Nourrisson 16, 257, 1928.— *Marfan-Lemaire*, Nourrisson 1922, I. — *Mariott, Mc.*, Amer. J. Dis. Childr. 20, 468, 1920; Mschr. Kinderheilk. 25, 462, 1923; Med. Klin. 25, 1923; J. Amer. Med. Assoc. 89, 862, 1927. — *Mariott-Davidson*, Amer. J. Dis. Childr. 26, 542, 1923. — *Mariott-Perkins*, Arch. of Pediatr. 37, 443, 1920. — *Matill-Mayer-Sauer*, Amer. J. Dis. Childr. 19, 42, 1920. *Mau*, Inaug.-Dissert. Kiel 1931. — *Mayerhofer, E.*, Z. Kinderheilk. 1, 226, 1911. — *Merklen-Devaux*, Gaz. Hend. de méd. et de chir. März 1902. — *Mertz-Rominger*, Arch. Kinderheilk. 68, 254, 1920. — *Meyer, L. F.*, Mschr. Kinderheilk. 82, 241, 1927; 4, 344, 1903; Jb. Kinderheilk. 64, 585, 1906; 71, 379, 1910; 65, 585, 1907; Verhdlg. Ges. f. Kinderheilk. 1909; Mschr. Kinderheilk. 24, 454, 1923. — *Meyer, L. F.-Nassau*, Mschr. Kinderheilk. 25, 1923; Jb. Kinderheilk. 94, 1921; Säuglingsernährung, München 1930. — *Meyer, L. F.-Rietschel*, Biochem. Z. 3, 33, 1907; Berl. klin. Wschr. 1908. — *Meyer, Hugo*, Habilitationsschrift Kiel 1929: „Über den Mineralansatz beim wachsenden Organismus“. Nordwestdtsch. Tag. Hamburg 1929. — *Meyer, S.*, Arch. Kinderheilk. 82, 241, 1927. — *Miura*, Ergebn. inn. Med. 4, 280, 1909. — *Mogwitz*, Mschr. Kinderheilk. 12, 569, 1913; 13, 1, 1914. — *Moll*, Jb. Kinderheilk. 69, 129, 304, 450, 1909; Wien. med. Wschr. 1922, 21; Fortschr. Med. 40, 1, 1922; Mschr. Kinderheilk. 26, 250, 1923; Arch. Kinderheilk. 48, 161, 1908. — *Monrad*, Mschr. Kinderheilk. 25, 468, 1923. — *Monti, A.*, Wachstum des Kindes. Berlin-Wien 1898. — *Moro*, Jb. Kinderheilk. 52, 1900ff.; Verhdlg. Hamburg 1901; Jb. Kinderheilk. 55, 396, 1902; Verh. Dtsch. Ges. Kinderheilk. Jena 1921; Jb. Kinderheilk. 94, 217, 1921; Feers Lehrb. d. Kinderkrankheiten. — *Mosse-Happe*, Mschr. Kinderheilk. 36, 1, 1927. — *Mouriquand-Michel-Bertoye-Bernheim*, Presse méd. 77, 769, 1924. — *Müller, E.*, Berlin. klin. Wschr. 1910. — *Müller, E.-Manicatide*, Z. klin. Med. 36, 1, 1899. — *Murlin-Hoobler*, Amer. J. Dis. Childr. 9, 81, 1915. — *Nassau*, Z. Kinderheilk. 17, 222, 1918; 26, 270, 1920. — *Nassau-Hendelsohn*, Klin. Wschr. 2, 40, 1923. *Neuhaus-Schaub*, Z. Kinderheilk. 7, 310, 1913. — *Neumann*, Z. Hals- usw. Heilk. 20, 155 u. 212, 1928. — *Niemann*, Erg. inn. Med. 11, 1913. — *Nobécourt*, Arch. Méd. Enf. 16, 801, 1913. — *Nobécourt-Lévy*, Bull. Soc. Pédiatr. Paris 24, 287, 1926. —*Nothmann*, Z. Kinderheilk. 1, 73, 1911. — *Nothnagel*, Z. klin. Med. 4, 422, 1882. — *Ohlmüller*, Z. Biol. 18, 78, 1882; Inaug.-Diss. München 1882. — *Orgata-Carvallo-V. Pachon* u. a., zit. nach *Fürth*, Lehrb. physiol. Chemie. — *Palffy*, Zbl. Kinderheilk. 23, 403, 1930. — *Pampel*, Inaug.-Diss. Kiel 1930. — *Park*, Amer. J. Dis. Childr. 19, 46, 1920. — *Paterson*, Lancet 203, 320, 1922. — *Paterson-Marr-Geddes*, Arch. dis. childhood 2, 315, 1927. —*Peiper*, Jb. Kinderheilk. 90, 341, 1919. — *Pétenyi*, Fortschr. Med. 40, 1922. — *v. Pfaundler*, Dtsch. med. Wschr. 1909; Z. Kinderheilk. 30, 55, 1921. — *v. Pfaundler-Moro*, Z. exp. Path. u. Therap. 4, 451, 1907. — *v. Pfaundler-Schübel*, Z. Kinderheilk. 30, 55, 1921. — *Pflüger*, Pflügers Arch. 119, 117, 1907. — *Pierett*, Nourrisson 8, 217, 1920. — *Plantenga*, Jb. Kinderheilk. 59, 121, 156, 1928. — *Ponfick*, Berl. klin. Wschr. 38, 1897. — *Putzig*, Berl. klin. Wschr. 58, 151, 1921. — *Quest*, Mschr. Kinderheilk. 3, 453, 1905.

— *Reiß*, Ergebn. inn. Med. 10, 531, 1913. — *Reschid*, Arch. Kinderheilk. 78, 35, 1926. — *Reyher, P.*, Der Skorbut. Spez. Pathol. Kraus-Brugsch IX, I/1, 1923; Arch. Kinderheilk. 76, 1925. — *Rhonheimer*, Jb. Kinderheilk. 94, 128, 1921. — *Ribadeau-Dumas*, Clinique 20, 147, 1925. — *Rietschel*, Jb. Kinderheilk. 75; 78, 312, 1913; Med. Klin. 9, 1; Klin. Wschr. 1, 9, 1923; Mschr. Kinderheilk. 24, 514, 1923; Münch. med. Wschr. 1926, 207; Med. Klin. 1927; Jb. Kinderheilk. 43, 106, 1927. — *Ritter*, V. G. K. Wien 1913. — *Römer*, Sommerfelds Hdb. d. Milchkunde. — *Rolly-Hörnig*, Dtsch. Arch. klin. Med. 95, 122, 1904. — *Rolly-Meltzer*, Dtsch. Arch. klin. Med. 97, 274, 1904; 103, 93, 1911. — *Rominger*, Z. Kinderheilk. 26, 23, 1920; Jb. Kinderheilk. 103, 1/2, 1, 1923; Münch. med. Wschr. 1924, 93; Verhdlg. Dtsch. Ges. Kinderheilk. Hamburg 1928. — *Rominger-Mertz*, Arch. Kinderheilk. 69, 81. — *Rominger-Meyer*, Arch. Kinderheilk. 81, 176, 1927; 80; 85, 1, 1928; Z. Kinderheilk. 50, 5, 1931. — *Rominger-Meyer-Berger*, Z. Kinderheilk. 48, 1, 1929. — *Rosenbaum*, Mschr. Kinderheilk. 28, 289, 1924; 31, 16, 1925; Z. Kinderheilk. 44, 441, 1928. — *Rosenfeld*, Berl. klin. Wschr. 52, 1907. — *Rosenstern*, Ergebn. inn. Med. 7, 1911; Berl. klin. Wschr. 11, 1908. — *Rubner*, Wachstum und Ernährung. München-Berlin 1908; Gesetze des Energieverbrauches bei der Ernährung. Leipzig-Wien 1902; Arch. f. Hyg. 66, 81, 1908. — *Rubner-Heubner*, Z. Biol. 36, 1, 1898; Z. exp. Path. u. Ther. 1, 1, 1905. — *Rupprecht*, Mschr. Kinderheilk. 26, 321, 1923. — *Saito*, Virch. Arch. 250, 69, 1924. — *Salès-Verdier*, Nourrisson 12, 4, 1924. — *Salge*, Jb. Kinderheilk. 60, 1, 1904; Der akute Dünndarmkatarrh des Säuglings. Leipzig 1906; Z. Kinderheilk. 4, 92, 1912; Jb. Kinderheilk. 76, 125, 1912. — *Salomon*, v. Noordens Sammlung klin. Abhdlg., H. 6, Berlin 1905. — *Schaps*, Berlin. klin. Wschr. 1907. — *Schick, B. W.*, Klin. Wschr. 395, 1920. — *Schick, B.-Cohen, P.-Beck, J.*, Amer. J. Dis. Childr. 31, 238, 1926. — *Schiff*, Jb. Kinderheilk. 109, 287, 1925; Erg. inn. Med. 35, 519, 1929. — *Schiff-Bayer-Carelitz*, Jb. Kinderheilk. 118, 17, 1927. — *Schiff-Bayer-Choremis*, Jb. Kinderheilk. 109, 287, 1925. — *Schiff-Bayer-Fukuyama*, Jb. Kinderheilk. 119, 161, 1928. — *Schiff-Eliasberg-Bayer*, Jb. Kinderheilk. 106, 263, 1924. — *Schiff-Eliasberg-Mosse*, Jb. Kinderheilk. 102, 277, 1923. — *Schiff-Kochmann*, Jb. Kinderheilk. 99, 3, 1922. — *Schiff-Mosse*, Abh. Kinderheilk. 3, 1924; Beihefte Jb. Kinderheilk. 3, 1924. — *Schiff-Stransky*, Jb. Kinderheilk. 94, 271, 1921. — *Schkarin*, Arch. Kinderheilk. 41, 81, 1905. — *Schlesinger, E.*, Arch. Kinderheilk. 37. — *Schloss*, Bioch. Z. 18, 1909; 22, 1909. — *Schloss, O. M.-Stetson*, Amer. J. Dis. Childr. 13, 218, 1917. — *Schlossmann*, Arch. Kinderheilk. 41, 99, 1905; Mschr. Kinderheilk. 4, 207, 1905; Zbl. Kinderheilk. 2, 1906. — *Schlossmann-Murschhauser*, Bioch. Z. 53, 1913; 56, 1913; 58, 1914. — *Schmidt, C.*, zit. *Veil*, Erg. inn. Med. 23, 648. — *Schöntal*, Z. Kinderheilk. 46, 491, 1928. — *Schreiber*, Clinique 20, 145, 1925. — *Schricker*, Arch. Kinderheilk. 68, 332, 1920. — *Schwarz-Kohn*, Amer. J. Dis. Childr. 21, 465, 1921. — *Seckel*, Jb. Kinderheilk. 126, 83, 1929. — *Shimazono*, Beriberi in Avitaminosen von *Stepp* u. *György* 1927. — *Siegmund, H.*, Die Darmwandveränderungen bei den Ernährungsstörungen der Säuglinge. Hdb. d. spez. pathol. Anatomie IV. 3. Teil, S. 352ff. — *Simpson, J. W.* Scotl. med. and surg. Journ. 1906, XI. — *Slawik*, Dtsch. med. Wschr. 5, 1919. — *Slobozianu*, Annal. de med. 9, 1921. — *van Slyke-Courtney-Fales*, Amer. J. Dis. Childr. 9, 533, 1915; 17, 1919. — *van Slyke-Palmer*, J. of biol. Chem. 41, 567, 1920. — *Soldin*, Jb. Kinderheilk. 65, 296, 1907. — *Sommerfeldt, P.*, Arch. Kinderheilk. 30, 253, 1900. — *Spence*, South. med. Journ. 15, 189, 1922. — *Spengler, G.*, Bangsche Krankheit. Berlin-Wien 1929. — *Steinitz*, Jb. Kinderheilk. 59, 447, 1904. — *Steinitz-Weigert*, Mschr. Kinderheilk. 4, 301, 1905/6. — *Stephani*, Jb. Kinderheilk. 101, 201, 1923. — *Stephen, J.-Walker*, Lancet 213, 63, 1927. — *Stoeltzner*, Münch. med. Wschr. 1913. — *Stolte*, Jb. Kinderheilk. 74, 1911. — *Straub*, Z. Biol. 38, 537, 1899. — *Svenson*, Z. klin. Med. 43, 86, 1901. — *Tachau*, zit. nach *Feer*, Diagnostik der Kinderkrankheiten. Berlin 1921. — *Talbot, F.*, Amer. J. Dis. Childr. 22, 358, 1921; Trans. Americ.-pediatr. Soc. 39, 54, 1927. — *Talbot-Lewis*, zit. nach *Freudenberg*, Phys. u. Path. d. Verd., Berlin 1929. — *Tallermann*, Arch. Dis. in Child. 1927, 160. — *Thiemich*, Jb. Kinderheilk. 52, 810, 1900. — *Tobler*, Verh. Dtsch. Ges. Kinderheilk. Salzburg 1909; Jb. Kinderheilk. 73, 566, 1911; Arch. exp. Path. u. Pharm. 62, 431, 1910. — *v. Torday*, Orovosképzés 15, 1925. — *Ury*, Arch. f. Verdauungskrankht. 14, 506, 1908. — *Usuki*, Jb. Kinderheilk. 72, 18, 1910. — *Utheim*, Amer. J. Dis. Childr. 22, 329, 1921. *Variot*, Société de pédiatrie 1919. — *Vogt*, Mschr. Kinderheilk. 8, 57 u. 121, 1909; s. *Vogt*, Spez. Pathol. Kraus-Brugsch IX, I/1, 526ff.

— *Vollmer*, Fortschr. 4, 247, 1928. — *Waser*, Z. Kinderheilk. 27, 1, 1920. — *Weidmann*, Mschr. Kinderheilk. 18, 520, 1920. — *Weigert*, Jb. Kinderheilk. 61, 1905. — *Weigert-Steinitz*, Hofm. Beitr. z. chem. Physiol. u. Pathol. 6, 206, 1905. — *Weigmann*, Klin. Wschr. 8. Jg. 351, 1929. — *Weill*, Presse méd., Oktober 1919. — *Weill-Mouriquand*, Paris Précis de Médecine Infantile 1928. — *Weinberg*, Z. Kinderheilk. 29, 15, 1921. — *Weissenberg*, Arch. Kinderheilk. 78, 276, 1926; 84, 200, 1928. — *Wernstedt*, Mschr. Kinderheilk. 4, 241, 1905. — *Widerhofer-Baginsky*, Verdauungskrankheiten der Kinder. Tübingen 1884. — *Willcox*, Lancet 1, 392, 1920. — *Wollstein*, Amer. J. Dis. Childr. 25, 340, 1923. — *Womack*, South med. Journ. 17, 562, 1924. — *Yllpö*, Z. Kinderheilk. 14, 268, 1916. — *Zappert*, Verh. Dtsch. Ges. Kinderheilk. 1898, 221. — *Zuntz-Lehmann*, zit. nach *Geelmuyden*, Erg. d. Physiol. 21, 334, 1923. — *Zybell*, Med. Klin. 1910, 30.

Zusammenfassende Darstellungen.

Abt's Pediatr., W. B. Saunders Company, Philadelphia and London. — *Brugsch*, Kinderkrankheiten in Kraus-Brugsch, Spez. Pathol. u. Therapie innerer Krankht., IX. Bd. I/1, 1923. — *Czerny-Keller*, Des Kindes Ernährung. — *Eckstein-Rominger*, Physiologie und Pathologie der Ernährung und Verdauungsvorgänge im frühen Kindesalter in Hdb. d. normalen u. pathol. Physiologie, Verdauung u. Verdauungsapparat, Berlin 1927. — *Feer*, Lehrb. d. Kinderheilk., 10. Aufl., Jena 1930. — *Finkelstein*, Lehrb. d. Säuglingskrankheiten. — *Funk*, Die Vitamine. — *Freudenberg*, Physiologie und Pathologie der Verdauung im Säuglingsalter, Berlin 1929. — *Göppert-Langstein*, Prophylaxe und Therapie der Kinderkrankheiten, Berlin 1920. — *Langstein, Leo*, Dystrophie und Durchfallskrankheiten im Säuglingsalter. 1926. — *Langstein-Meyer*, Säuglingsernährung und Stoffwechsel, Wiesbaden 1914. — *Marfan*, Traité de l'allaitement, Paris 1930. — *Mayerhofer-Pirquet*, Lexikon der Ernährungskunde. 1923. — *L. F. Meyer-Nassau*, Die Säuglingsernährung. München 1930. — *v. Pfaundler*, Physiologie des Neugeborenen. 2. Aufl. 1924 (Hdb. Döderlin). — *v. Pfaundler-Schlossmann*, 3. Aufl. d. Hdb. Kinderheilk. 1923. — *v. Reuss*, Die Krankheiten des Neugeborenen. 1914. — *Tallermann-Hamilton*, The Principles of Infant. Nutrition, London 1928. — *Tobler-Bessau* in Brünings Handbuch der pathol. Anatomie. — *Weill-Mouriquand*, Précis de Médecine Infantile. Paris 1928.

Magen- und Darmerkrankungen.

Von

HANS KLEINSCHMIDT in Hamburg.

I. Mißbildungen und andere angeborene Abweichungen.

Angeborener Verschluß und Stenose des Dünn- und Dickdarms.

Die angeborenen Passagehindernisse des Darmes betreffen den Dünndarm weit häufiger als den Dickdarm. In ungefähr einem Drittel der Fälle ist das Duodenum Sitz der Erkrankungen, sonst ist meist das untere Ileum am Übergang in das Zökum oder 3—9 cm oberhalb in der Gegend der früheren Abzweigung des Dottergangs befallen. Völliger Verschluß ist häufiger als Stenose. Auf 150000 Kinder kommen nach dem Sektionsmaterial des Petersburger Findelhauses 9 Fälle von kongenitalem Dünndarmverschluß, in Wien auf 111 000 zwei.

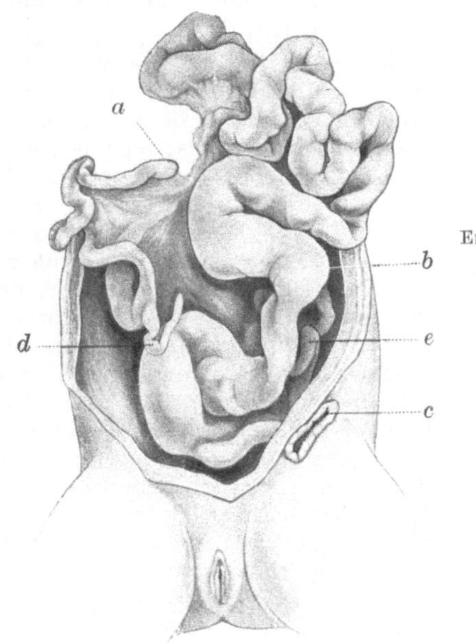

Fig. 85.

Atresia ilei congenita.
Bei a die beiden blinden Enden des Ileum, bei b stark dilatiertes Jejunum, bei c zur Bildung einer Jejunostomie herangezogen, bei d der Proc. vermif.
(Museum des Deutschen pathologischen Institutes in Prag, Professor *Chiari*.)

Die Ätiologie ist nur in einzelnen Fällen mit Sicherheit festzustellen. Kongenitale Tumoren können zu vollkommener Kompression und Verlegung des Darmes führen, in gleicher Weise kann die Fixation an den Ductus omphalo-mesentericus oder das *Meckel*sche Divertikel wirken. Vereinzelt wurden die Reste eines fötalen Intussuszeptums gefunden und schließlich konnte abnorme Strangbildung für die Okklusion verantwortlich gemacht werden. Alles weitere ist noch strittig. Anfänglich dachte man vor allem daran, die Atresien auf fötale Peritonitis zurückzuführen (*Silbermann*, *Tillmanns*), doch kann die Peritonitis auch sekundär Folge einer Ruptur des Darmrohrs oder schwerer Zirkulationsstörungen sein. Viel Interesse hat die von *Tandler* aufgestellte und von *Kreuter* weiter ausgebaute Theorie hervorgerufen, nach der epitheliale, bei der normalen Entwicklung sich zwischen dem 30. und 60. Tage bildende Verklebungen des Darmlumens durch mangelhafte Rückbildung die Ursache von Darmatresien abgeben sollen. *Schridde* ist dieser Theorie jedoch auf Grund eines großen, exakt durchgearbeiteten Materials entgegengetreten. Auch wurde wiederholt Mekonium unterhalb des Darmverschlusses gefunden, was nicht möglich wäre, wenn die Atresie sich regelmäßig so früh ausbildete, wie die genannten Autoren annehmen.

Entstehung.

Wir haben allen Grund, für die Entstehung der Atresie noch andere Momente heranzuziehen, so z. B. Achsendrehung bei abnorm langem Mesenterium, vielleicht auch entzündliche Veränderungen der Darmschleimhaut (*Fanconi*).

Das Zustandekommen der kongenitalen Stenosen wird in gleicher Weise erklärt, doch wurde gelegentlich auch eine Infiltration der Darmwand festgestellt und in Zusammenhang mit Syphilis gebracht (*van der Boyert*). *v. Pfaundler* fand gleichfalls eine angeborene Verdickung und Starre im aufsteigenden bzw. queren Schenkel der Kolonwand, die das Lumen immer enger und weniger dehnbar machte. *Hueter* beobachtete eine Stenose entsprechend der Abgangsstelle des Ductus omphalomesentericus, die auf das umschriebene Fehlen der beiden Muskelschichten des Darmes zurückzuführen war. Ebenso wie man die Atresie nicht selten multipel antrifft, kann auch neben der Stenose gleichzeitig eine Atresie bestehen.

Anderweitige Anomalien oft gleichzeitig.

Die Kinder mit derartigen Anomalien sind vielfach schwach oder zu früh geboren, sie weisen manchmal noch weitere Mißbildungen auf, wie z. B. Epispadie, Ectopia vesicae, Syndaktylie, Septumdefekt, Mongolismus, Hydramnion. Der pathologisch-anatomische Befund am Darme ist wechselnd. Bald erscheint der Darm nur in seinem Lumen stark reduziert, bald ist dieses durch eine Membran verlegt oder für eine Strecke vollständig aufgehoben und durch einen aus Muskularis, manchmal auch aus geringen Schleimhautresten bestehenden Strang ersetzt, oder endlich die betreffende Darmpartie endet als Blindsack, der mit dem benachbarten gleichfalls blind beginnenden Darmstück durch das Mesenterium verbunden ist. Die oberhalb der Stenose gelegenen Darmabschnitte, unter Umständen auch der Magen, erscheinen stark dilatiert, auch hypertrophisch, die unterhalb gelegenen vollständig zusammengefallen, unter Umständen hypoplastisch.

Pathologisch-anatomische Befunde.

Symptomatologie.

Die klinischen Symptome bestehen in Erbrechen, Auftreibung des Leibes, fehlender Entleerung des Mekoniums und sichtbarer Peristaltik. Das Erbrechen setzt häufig schon am ersten Tage ein, im allgemeinen um so früher, je höher das Hindernis sitzt. Differentialdiagnostisch wichtig ist die Beimengung von Galle, zumal wenn diese fast regelmäßig und reichlich vorhanden ist. Sie spricht für den Sitz des Hindernisses im unteren Duodenum oder Dünndarm und gegen die sonst differentialdiagnostisch schwer abzutrennende Pylorusstenose (Stirnrunzeln auch hier!). Die Beimengung von Galle ist jedoch nicht gerade häufig, weil die Duodenalatresien meist oberhalb der *Vater*schen Papille liegen. Bei tiefersitzender Atresie des Dünndarms und Dickdarms nimmt das Erbrochene allmählich das Aussehen von Darminhalt an. Auch Blutbrechen kommt vor (Fehldiagnose Melaena). Die Auftreibung des Leibes kann sich bei hochsitzender Atresie auf das Epigastrium beschränken, in den anderen Fällen ist sie eine allgemeine. An Stelle des Mekoniums geht meistens, wenigstens nach einem Klistier, etwas Darminhalt ab, der aus hellgrauem Schleim oder eingedickten bröckeligen Massen besteht. Fehlender Mekoniumabgang darf aber nicht in allen Fällen erwartet werden. Bei hohem Sitz der Atresie oberhalb der Mündung des Ductus choledochus wird normal gefärbtes Mekonium entleert, desgleichen in den nicht seltenen Fällen, in denen eine kleine Öffnung in der verschließenden Membran besteht. Auch gibt es Fälle, in denen der Ductus choledochus sich in zwei Äste teilt, deren einer oberhalb, deren anderer unterhalb der versperrenden Membran mündet, und schließlich kann der Verschluß sich erst nach dem im 4. Monat erfolgenden Auftreten von Mekonium entwickelt haben. Von Wichtigkeit ist die mikroskopische Untersuchung des Mekoniums (*Walz*). Völliges Fehlen von Lanugohaaren im Mekonium ist das sichere Zeichen eines vor dem 5. Entwicklungsmonat entstandenen völligen Darmverschlusses. Sind alle Erscheinungen weniger ausgeprägt und geht Milchkot ab, so handelt es sich lediglich um eine Stenose. Die Art und Häufigkeit der Entleerungen ermöglicht dann zuweilen die Unterscheidung zwischen hoch- und tiefsitzenden Stenosen (*Trumpp*). Erstere werden von dem noch flüssigen Darminhalt leichter passiert, es können demnach tägliche kleine Stuhlentleerungen erfolgen. Bei den Dickdarmstenosen erfolgt die Entleerung erst bei genügend gesteigertem Druck, periodisch und unter Schmerzen. Besondere Aufmerksamkeit verdient die sichtbare Peristaltik der geblähten Darmschlingen. Bei hochsitzendem Duodenalhindernis betrifft sie gelegentlich auch den Magen und entspricht dann ganz der bei Pylorusstenose beobachteten Peristaltik. Bei tieferem Sitz ist sie meist am ganzen Abdomen sichtbar, eine Entscheidung, ob es sich um Hindernisse im Dünn- oder Dickdarm handelt, ist also auf Grund dieses Symptoms kaum möglich.

Prognose.

Die so charakterisierten Krankheitserscheinungen führen schnell zum Verfall des Kindes. Es kommt zu starkem Gewichtssturz und Untertemperatur, die Auftreibung des Leibes führt infolge der Hochdrängung des Zwerchfells zu Dyspnoe und Zyanose, der Tod erfolgt im Kollaps gewöhnlich noch in der ersten Lebenswoche, seltener später. Eine Lebensdauer von mehreren Wochen oder Monaten wurde fast nur bei Stenosen beobachtet. Geringgradige Dünndarmstenosen können sogar jahrelang bestehen und erst, wenn ein akzidentelles Moment (Fremdkörper, Entzündung, Tuberkulose) die Verengerung hochgradiger macht, manifest werden (*Schmidt*). Wiederholtes Erbrechen von Kirsch- und Orangenkernen kann da einen Hinweis geben.

Differentialdiagnose.

Differentialdiagnostisch kommt in erster Linie die schon erwähnte Pylorusstenose, ferner der chronische arteriomesenteriale Verschluß des Duodenums (Kompression durch die Radix mesenterii und die darin sich befindende Arteria mesenterica), angeborene Geschwülste oder hochgradig eingedicktes Mekonium (*Fanconi*), die das Darmlumen verstopfen, *Hirschsprung*sche Krankheit, einschließlich des Enterospasmus, Achsendrehung und Peritonitis. Schwierig kann schließlich die Unterscheidung von hochsitzenden Rektumstenosen sein. Man wird in solchen Fällen zur Darmsondierung greifen, muß sich aber darüber im klaren sein, daß auch die Wandung eines stark gekrümmten und kollabierten S-Romanum ein scheinbar unüberwindliches Hindernis abgeben kann. In allen Zweifelsfällen wird man das Röntgenverfahren (Kontrastmahlzeit und -einlauf) heranziehen (*Bosch* und *Schinz*). Schleimkonkretionen, wie sie einige Male beim Neugeborenen im unteren Dickdarm beobachtet worden sind, geben meist nur ein vorübergehendes Hindernis für die Entleerung des Mekoniums ab (*Trumpp, Soldin*).

Behandlung.

Die Therapie kann nur eine chirurgische sein, doch sind bisher trotz zahlreicher Versuche erst vereinzelte Erfolge berichtet worden. *Fockens* konnte ein acht Tage altes Kind mit kompletter Dünndarmatresie durch seitliche Enteroanastomose heilen, *Ernst* desgleichen ein elf Tage altes mit infrapapillärer Duodenalatresie durch Duodenoenteroanastomosis anterior antecolica. *Rotter* resezierte fünf Stunden nach der Geburt die untersten 50 cm des Dünndarms und die obersten 10 cm des Dickdarms und schloß eine Iliokolostomie End-zu-End an.

Die Kinder haben sich in durchaus normaler Weise weiter entwickelt. Wichtig ist es, bei der Operation für genügenden Wärmeschutz zu sorgen und statt der Narkose die örtliche Betäubung zu verwenden. Ein weiteres unbedingtes Erfordernis ist die Frauenmilchernährung im Anschluß an die Operation; sie muß natürlich recht vorsichtig eingeleitet werden. Je frühzeitiger die Operation vorgenommen wird, um so besser werden die Aussichten sein. Auch wo eine sichere Unterscheidung zwischen Duodenalstenose und Pylorusstenose nicht möglich ist, wird man heutzutage zu chirurgischem Vorgehen raten, nachdem die guten Resultate der operativen Behandlung bei der Pylorusstenose allgemein bekannt sind. Es muß jedoch regelmäßig eine Verbindung zwischen Duodenum und Jejunum angelegt werden. Die Gastroenterostomie führt nur bei erworbener Stenose zum Ziel (*Göbel*).

Mißbildungen im Bereiche des Mastdarms und Afters.

Die verschiedenen Formen von Atresie des Mastdarms und Afters.

Man unterscheidet 1. einfache Atresie des Rektums oder Anus, von welcher wir drei Typen kennen: a) Atresia ani, die einfache Atresie des Afters, bei der der Mastdarm infolge Nichteröffnung der Analmembran blind endet; b) Atresia recti, die blinde Endigung des Mastdarms bei vorhandener Analöffnung, die eine seichte Grube darstellt; c) Atresia ani et recti, die blinde Endigung des Mastdarms bei Fehlen einer Analgrube.

2. Atresie des Afters bei abnormer Verbindung des Darmes mit dem Urogenitalapparate, und zwar Atresia ani vestibularis, uterina, urethralis, vesicalis.

3. Atresie des Afters mit Fistelbildung vom Rektum aus. Die Fistel mündet in der Analgrube in nächster Nähe des verschlossenen Afters (Atresia ani analis), in der Medianlinie des Perineums (Atresia ani perinealis), in der Raphe

des Skrotums (Atresia ani scrotalis), an der Oberfläche des Penis (Atresia ani cum fistula suburethrali).

Nach *Marchand* handelt es sich bei der Atresia ani nicht um eine einfache Hemmungsbildung, sondern um eine abnorme bindegewebige Verwachsung an Stelle der epithelialen Kloakenmembran bzw. um einen vollständigen Defekt des unteren Darmendes. Die Kommunikation mit den Organen des Urogenitalapparates ergibt sich ohne weiteres aus dem Vorhandensein einer Kloake in früher Entwicklungsperiode, in welche hinein die Geschlechtsgänge, die Ureteren und der Enddarm münden. Nach *Ziemendorff* kommt auf 7581 Neugeborene ein Kind mit Analatresie, nach *Bardeleben* bereits auf 5260. Die abnorme Ausmündung des Rektums findet sich in 40% der Fälle (*Leichtenstern*); am häufigsten ist die Atresia ani vestibularis.

Vielfach ist die Atresie von anderen Bildungsanomalien begleitet, z. B. Überzahl von Zehen, Hypospadie, Blasenspalte, Ureteratresie, Hermaphroditismus, Herzfehler, Defekt des Steißbeins usw. Auch familiäres Vorkommen von Darmmißbildungen wurde beobachtet (*Torkel*).

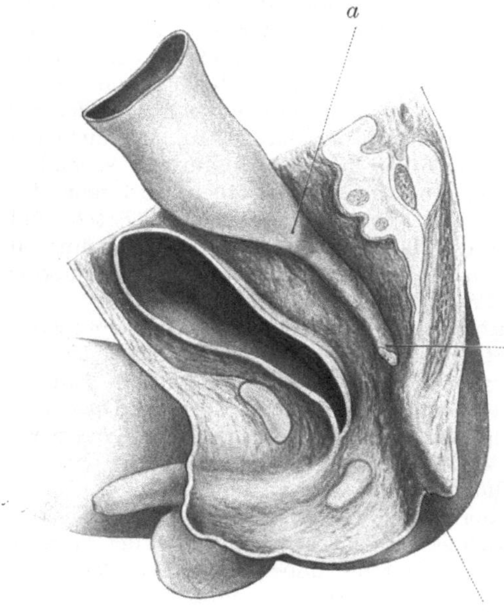

Fig. 86.
Atresia recti simplex.
Bei a blindes Ende des Rektum, bei b von da gegen den Anus ziehender solider Gewebsstrang, bei c Operationskanal.
(Museum des Deutschen pathologischen Institutes in Prag, Professor *Chiari*.)

Stenosen

Neben den vollkommenen Atresien gibt es angeborene Verengerungen des Mastdarms und des Afters. Die Stenose des Rektums stellt eine röhrenförmige Striktur dar, die ihre Entstehung wohl einem sekundären Obliterationsprozeß des bereits entwickelten fötalen Darmes verdankt, oder sie wird durch Schleimhautfalten bewirkt, die bald einseitig, bald zirkulär angetroffen werden. Die Stenose des Afters, die nach Angaben der Literatur seltener vorkommt, es aber in Wirklichkeit nicht zu sein scheint, kann beim Vorhandensein eines membranösen Afterverschlusses durch Perforation desselben zustandekommen. Beide Stenosenformen können durch hinzutretenden Spasmus verstärkt werden und ein dem *Hirschsprung*schen Syndrom entsprechendes Bild hervorrufen (*Göbel, König*). Die Atresia ani analis ist abzugrenzen (*Hilgenreiner*).

Die Symptome der vollkommenen Atresie sind die des Darmverschlusses: Fehlender Abgang von Mekonium, nach einiger Zeit Auftreibung des Leibes und Erbrechen, das bald fäkulente Beschaffenheit annimmt. Schließlich kann es zu Ruptur des Darmes und Peritonitis kommen. Der Tod erfolgt, wenn nicht Abhilfe geschaffen wird, am 4.—6. Tage.

Sind Fisteln vorhanden, so sind diese vielfach so eng, daß nur ganz unbedeutende Entleerungen möglich werden. Immerhin können sich die Ileuserscheinungen in solchen Fällen etwas langsamer einstellen. Genügende Entleerung trifft man am ehesten bei der Atresia ani vestibularis und vesicalis. Bei der Eröffnung in den Sinus urogenitalis kann der Sphincter internus als Schließmuskel fungieren und infolgedessen eine ganz geregelte Stuhlentleerung erfolgen. Dies ist ebenso wie bei den angeborenen Stenosen des Mastdarmes und Afters besonders in den ersten Lebensjahren der Fall, wo der Kot noch flüssige bzw. weiche Beschaffenheit hat. Die Kinder werden dem Arzte daher vielfach erst mit ein oder zwei Jahren zugeführt, wenn sich eine stärkere Kotretention ausgebildet hat. Charakteristisch für die Afterstenose ist die Entleerung bleistiftförmigen Kotes. Bei Kommunikation mit der Blase besteht

I

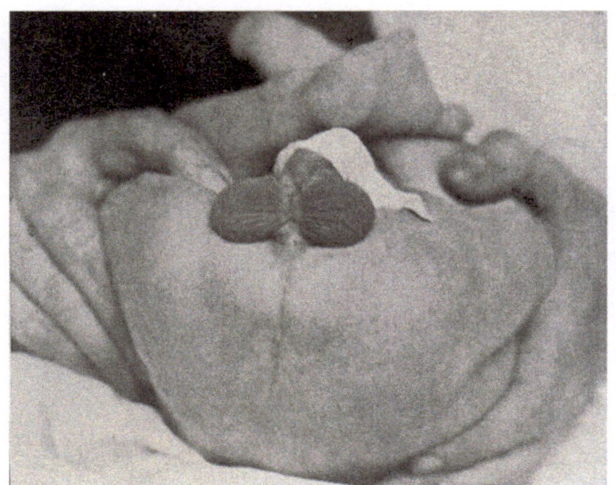

Atresia ani.

Die Haut zieht ohne Grübchenbildung über die Afterstelle, starke Raphenbildung. Die Ampulle wölbt die Haut sichtbar vor. Das Scrotum ist gespalten. Operativ geheilt.

(Beobachtung Prof. Spitzy.)

II

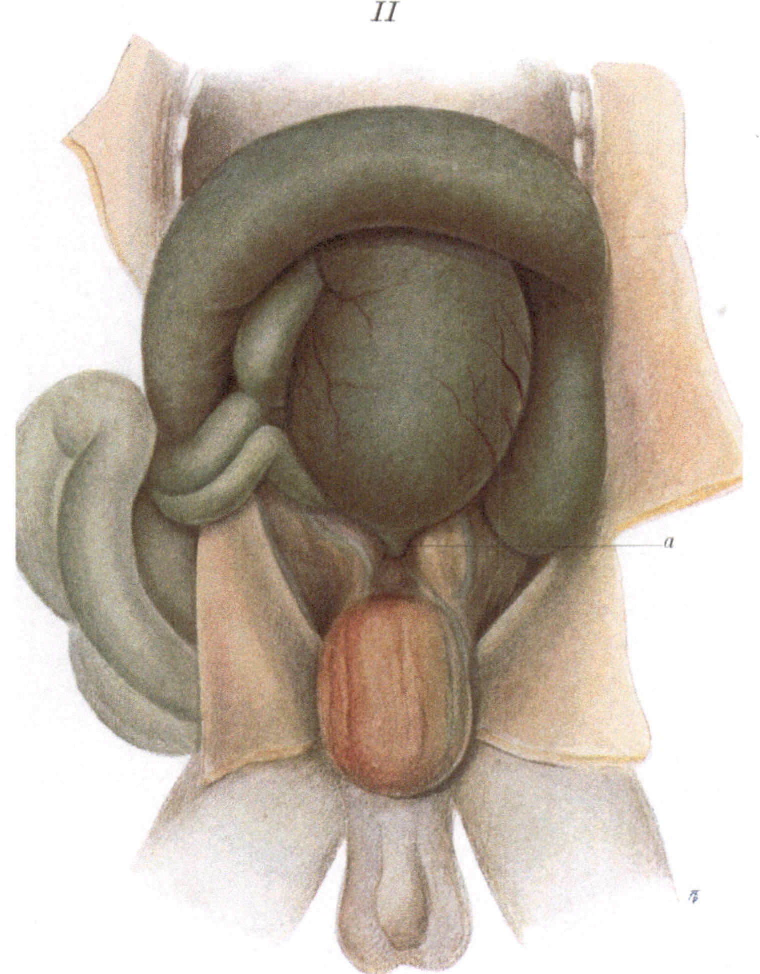

Atresia ani et recti.

(Beobachtung Prof. Spitzy.)

Das Colon kolossal erweitert, das Sigma endet in der Höhe des I-Lendenwirbels mittels eines engen, an der Wirbelsäule festhaftenden Zipfels (a).

die Gefahr einer Infektion der Harnwege, die aber erst nach Monaten einzutreten braucht und nicht immer einen bösartigen Verlauf nimmt.

Die Diagnose stößt nur selten auf Schwierigkeiten. Man sollte es sich zur Pflicht machen, bei jedem Neugeborenen die Analgegend anzusehen, zum mindesten aber muß dies geschehen, wenn über fehlenden Mekoniumabgang berichtet wird. Man bemerkt dann statt der normalen Afteröffnung ein seichtes, von gewöhnlicher Haut überzogenes Grübchen oder der in den normal konfigurierten After eingeführte Finger stößt auf ein derbes Hindernis. Manchmal handelt es sich nur um eine papierdünne Membran, die den tastenden Finger von dem unteren Mastdarmende trennt, andere Male wird die Scheidewand von einer dicken Gewebslage gebildet. Wo man das Hindernis mit dem Finger nicht ereichen kann, führt man ein Darmrohr ein. Doch ist die Sondenuntersuchung trügerisch (s. S. 285). Abnorme Kommunikationen und Mündungen erkennt man an dem Kotabgang aus der Harnröhre oder Scheide oder an einer der obengenannten Stellen; dabei ist zu berücksichtigen, daß die Stuhlbeimengung zum Blaseninhalt nicht in jeder Harnportion nachweisbar sein muß. Diagnose.

Die Therapie ist eine chirurgische. Die Operation der Wahl ist die Proktoplastik *Dieffenbachs*, deren Wesen es ist, den Darm vom Perineum her aufzusuchen, zu lösen, hervorzuziehen, zu eröffnen und seine Ränder mit der äußeren Haut zu vernähen. Um spätere Strikturen zu vermeiden, ist es wichtig, den Darm so weit zu mobilisieren, daß seine Befestigung an der äußeren Haut ohne Spannung möglich ist, außerdem ist peinlichste Asepsis Bedingung. Hat sich aber eine Striktur ausgebildet, so soll man sich in hochgradigen Fällen nicht auf Bougiebehandlung verlassen, sondern den Darm rechtzeitig von neuem lösen und mit der Haut vernähen. Eher ist die Bougiebehandlung bei den angeborenen Stenosen am Platze. Je früher die Operation ausgeführt wird, um so besser sind die Aussichten. Nach 48 Stunden sind sie bereits recht schlechte. *Ziemendorff* berechnet unter 78 Fällen von Proktoplastik eine Mortalität von 26,9%. Dauererfolge (über mindestens 3 Monate) sind aber höchstens in 55% zu erwarten. Die Kolostomie hat eine Mortalität von 79,3%, sie kommt nur in Betracht, wenn der Darm so hoch oben endet, daß ein Hervorziehen zum After unmöglich ist. Die engen Fisteln schließen sich vielfach spontan, breitere Kommunikationen bedürfen in späterer Zeit plastischer Operationen. Bei der Atresia ani vestibularis genügt es, wenn Kotretention eintritt, die Gewebsmasse sagittal zu durchtrennen, so daß der Kot einen geraden, bequemen Ausweg hat (*Fritsch*). Eine häufige Begleiterscheinung der Atresie ist eine eigene Darmträgheit, auch wenn die Operation gut gelungen ist. Ihre Ursache ist bisher nicht aufgedeckt. Behandlung.

Hirschsprungsche Krankheit bzw. Hirschsprungsches Syndrom.

Im Jahre 1886 berichtete der Kopenhagener Kliniker *Hirschsprung* über eine später nach ihm bezeichnete Erkrankung, die „Stuhlträgheit Neugeborener infolge von Dilatation und Hypertrophie des Kolons". Wenn er auch nicht der erste war, der solche Krankheitsfälle beobachtete — die ersten einwandfreien Berichte stammen von *v. Ammon* (1842) und *Favalli* (1846) —, so hat doch *Hirschsprung* durch seine Studien die allgemeine Aufmerksamkeit der Ärzte auf diese Erkrankung gelenkt. Historisches.

In der Folge sind vielfach unter der Benennung „*Hirschsprung*sche Krankheit" verschiedene und nicht zusammengehörige Zustände verstanden worden. Demgegenüber ist daran festzuhalten, daß nach dem Vorgange des Kopenhagener Klinikers nur diejenige Affektion hierher zu rechnen ist, die pathologisch-anatomisch durch eine abnorme Weite und Wandverdickung des Dickdarms gekennzeichnet ist, während eine Verengerung oder sonstiges Passagehindernis am aufgeschnittenen Darm fehlt. Definition.

Die *Hirschsprung*sche Krankheit gehört zu den selteneren Erkrankungen, man sieht auch bei großem Material nur einen oder zwei Fälle Vorkommen.

im Jahr. Die Krankheitserscheinungen setzen vielfach unmittelbar nach der Geburt ein, in anderen Fällen jedoch erst im Laufe des ersten Lebensjahres, z. B. bei der Entwöhnung von der Brust oder in den späteren Kinderjahren, ja sie können auch erst beim Erwachsenen auftreten. In 88 Fällen, die *Löwenstein* zusammenstellen konnte, bestanden die Symptome 55mal seit der Geburt, 13mal begann die Erkrankung später, aber noch im ersten Lebensjahr, 11mal zwischen 1 und 20 Jahren, 9mal waren die Erkrankten

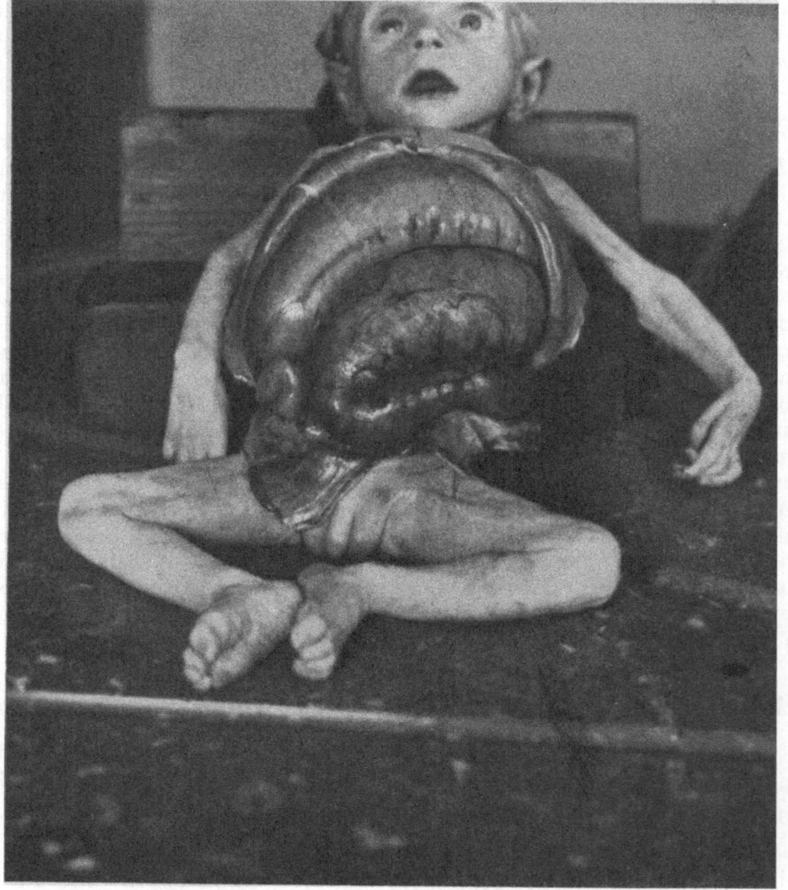

Fig. 87.
Megacolon congenitum (5 monatiges Kind).
(Grazer Kinderklinik, Professor *Langer*.)

beim Beginn des Leidens über 20 Jahre alt, 2 Kranke waren 70 Jahre und darüber. In 18 Fällen eigener Beobachtung wurden regelmäßig Beschwerden schon im ersten Lebensjahre angegeben, wenn die Kranken auch erst in späteren Kinderjahren, z. B. mit 9 oder 10 Jahren, in meine Behandlung gelangten. Das männliche Geschlecht ist in der Erkrankungsziffer wesentlich bevorzugt.

Pathologisch-anatomischer Befund.

Der Hauptsitz der pathologischen Veränderungen ist, wie aus dem Gesagten bereits hervorgeht, der Dickdarm. Der weitaus am häufigsten betroffene

Abschnitt ist die Flexura sigmoidea, seltener diese nebst einem anderen Abschnitte des Dickdarms. Eine Rarität stellt die Beteiligung des Rektums oder des untersten Ileums an der Erkrankung dar. Die Erweiterung des Darmes kann ganz ungeheuerliche Dimensionen annehmen. *Hirschsprung* vergleicht das kindliche Sigma mit dem Ober- und Unterschenkel eines Erwachsenen in Beugestellung, *Cruveilhier* spricht von Pferdedickdarmweite, *Formad* von dem Umfang eines Ochsenkolons

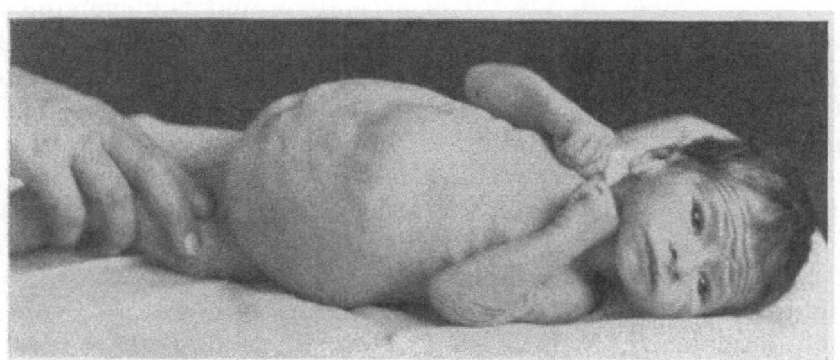

Fig. 88.
Hirschsprungsche Krankheit.
(Kinderkrankenhaus Dortmund. Professor Engel.)

usw. Das sind jedoch extreme Fälle, die eine längere Krankheitsdauer und gänzlich unzureichende Behandlung zur Voraussetzung haben. Die Erweiterung des Dickdarms ist fast ausnahmslos begleitet von einer beträchtlichen Wandverdickung. Sie betrifft, wie schon makroskopisch zu erkennen ist, in erster Linie die Ringmuskelschicht, während die Tänien infolge der Dehnung kaum sichtbar sind, gelegentlich freilich auch als kontinuierliche Schicht die Ringmuskulatur umgeben. Verdünnung der Wand an einzelnen Stellen ist auf sekundäre Druck- oder Dehnungsatrophie zurückzuführen. Über den mikroskopischen Befund liegen noch nicht ge-

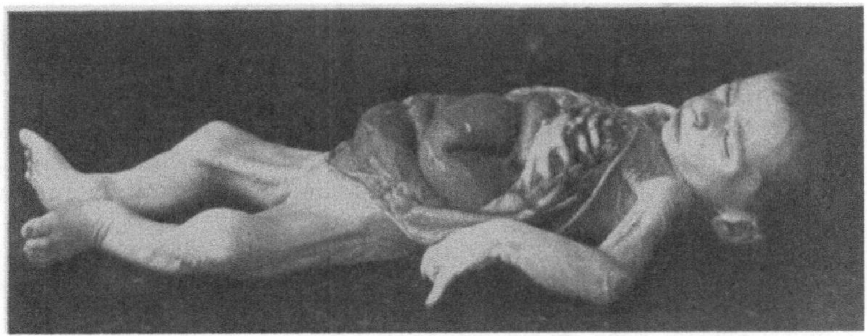

Fig. 89.
Hirschsprungsche Krankheit.
Der gleiche Fall post mortem.

nügend umfangreiche Angaben vor. Man hat eine Hypertrophie der ganzen Darmwand festgestellt, vergrößerte Epithelzellen und Drüsen der Mukosa (*Björkstén*), Hypertrophie der Muscularis mucosae, vor allem aber oder auch ausschließlich der Ringmuskelschicht, deren einzelne Fasern vergrößert sein können (*Concetti, Gourévitsch*). Daneben findet sich Ödem und kleinzellige Infiltration, schließlich können auch Bindegewebswucherungen zur Verdickung der Wand beitragen. Die Nervenelemente sollen zuweilen nur sehr schwach entwickelt gewesen sein (*Tittel, Brentano*). *Schmidt* und *Zoepfel* sahen demgegenüber normale Verhältnisse, *Gee* sogar Hypertrophie der Darmnerven. Auch *Petrivalskys* Befund, eine mangelhafte Ausbildung der Elastika in den mesenterialen Gefäßen und der Darmwand, steht vereinzelt da.

Zur Erweiterung und Wandverdickung kommt in den meisten Fällen eine Verlängerung des Dickdarms, besonders der Flexura sigmoidea, deren Mesenterium dann in der Regel gleichfalls durch abnorme Ausdehnung auffällt. Bei der Bewertung dieser Veränderungen ist zu beachten, daß schon unter normalen Verhältnissen die relative Dickdarmlänge des Kindes diejenige des Erwachsenen übertrifft. Während sich nach *Jakobi* die Länge des gesamten Dickdarms beim Erwachsenen zur Körperlänge wie 2 : 1 verhält, findet sich beim Neugeborenen das Verhältnis $2^2/_3$: 1. Dabei ist das Colon ascendens und transversum ziemlich kurz, verlängert ist das Colon descendens und vor allem das S. Romanum. Bedingen also schon die physiologischen Verhältnisse eine Sonderstellung der kindlichen Flexur, so wird diese noch erhöht durch die Tatsache, daß gar nicht selten eine pathologische Verlängerung der Flexur und ihres Mesenteriums beim Kinde und auch beim Erwachsenen angetroffen wird, ohne daß sonstige anatomische Veränderungen vorliegen (*Curschmann, Konjetzny*). Bei der *Hirschsprung*schen Krankheit erreicht die Länge des Dickdarms bzw. der Flexur nun vielfach ganz exzessive Grade. Meist bildet das S. Romanum eine einzige, gewöhnlich aufrechtstehende, gegen das Zwerchfell gerichtete Schlinge. Doch werden auch Flexuren mit mehreren Schlingen beschrieben, desgleichen die Schlingenbildung des Colon transversum und gar ascendens. Der Inhalt des Darmes sind gewöhnlich reichliche Kotmassen von wechselnder Konsistenz und Gase, nicht selten werden große Kotsteinbildungen gefunden. Die Schleimhaut ist in der Regel geschwollen und gerötet, in Fällen längerer Krankheitsdauer sieht man kleine Epitheldefekte, in einem Drittel der obduzierten Fälle Schleimhautgeschwüre. Unter Umständen sind die tieferen Schichten der Darmwand zerstört. Auch submuköse Abszesse sind von *Hirschsprung* beschrieben. Geht die Nekrose weiter, ohne daß ausgiebige reaktive Bindegewebsbildung eintritt, so kommt es zur Perforation des Darmes, und in einer nicht geringen Zahl von Fällen bietet sich uns infolgedessen das Bild einer allgemeinen Peritonitis; allerdings kommt gelegentlich auch eine einfache Durchwanderungsperitonitis vor.

Sonderstellung der kindlichen Flexur.

Mechanischer Verschluß durch Knickung und Torsion.

Betrachtet man den Darm in situ, so beobachtet man an den Biegestellen vielfach Knickungen, die einen Ventilverschluß zur Folge haben können. Je unvermittelter ein langes Mesenterium aufhört, desto eher kann eine Knickung an dieser Stelle eintreten. Die typische Lokalisation der Knickung ist deshalb am Übergang des freibeweglichen Sigmas in das fixierte Rektum, aber auch an anderen Stellen des Dickdarmes ist sie zu finden, zumal wenn dieser infolge einer Hemmungsmißbildung ein eigenes freies Mesenterium besitzt und daher abnorm beweglich ist (*Goebel*). Um den Abknickungsmechanismus exakt darzustellen, bedarf es freilich gewöhnlich einer besonderen Sektionsmethode. Man muß durch Gefäßinjektion mit Formalin und Härtung des Leichnams in dieser Flüssigkeit die Eingeweide in ihrer wirklichen Lage fixieren (*Konjetzny*). Seltener als die Abknickung sind Torsionen, und zwar handelt es sich gewöhnlich um Achsendrehungen von 90—180°, wobei wiederum die Flexur bevorzugt ist.

Bei der meist gewaltigen Ausdehnung des Dickdarms erweisen sich die übrigen Organe der Bauchhöhle auf einen möglichst kleinen Raum zusammengedrängt. Leber und Milz sind nach oben und hinten verlagert. Das Zwerchfell steht mehr oder weniger extrem hoch, unter Umständen an der zweiten Rippe. Die dünnwandigen Venen des Unterleibs sind gestaut, durch die Kompression der Vena cava inferior bildet sich ein Kollateralkreislauf in den Venen der Bauchwand aus. Selbst die Brustorgane bleiben in schweren Fällen nicht verschont. Zuweilen werden Mißbildungen im Bereiche des Urogenitalsystems und der Lungen gefunden, auch doppelseitige Leistenhernie und Situs inversus wurden beobachtet.

Krankheitsbild.

Das auffälligste Symptom, das man beim Anblick eines Kranken mit *Hirschsprung*scher Krankheit beobachtet, ist die Vergrößerung des Bauchumfanges.

Sie wird unter Umständen schon unmittelbar nach der Geburt bemerkt, häufiger entwickelt sie sich erst in späterer Zeit allmählich. Die Form des Leibes ist kugelig, der größte Umfang etwas oberhalb des Nabels. Die Entfernung zwischen Processus xyphoides und Nabel ist gegenüber dem Abstand Nabel—Symphyse verlängert. Beim Perkutieren bekommt man tympanitischen Schall in ganzer Ausdehnung, nur können manchmal Kottumoren zirkumskripte, unregelmäßige Dämpfungen machen. Es handelt sich also im wesentlichen um meteoristische Auftreibung. Und diese nimmt im Laufe der Erkrankung ganz erstaunlichen Umfang an. Der Bauch erscheint in ernsteren Fällen ballonartig gespannt, die Haut ist dünn, blaß und glänzend, in netzwerkartiger Anordnung schimmern erweiterte Venen durch. Ödem der Bauchdecken kann auftreten und sich bis auf die Beine erstrecken. Die Thoraxformation ist verändert, um so stärker, je jünger der Kranke ist, solange also das Wachstum noch beeinflußt werden kann. Der Thorax ist in seiner unteren Apertur breit auseinandergetrieben, so daß die Linien des Rippenbogens fast quer verlaufen.

Im Anfangsstadium kann der Meteorismus fehlen, dann ist jedoch stets das zweite Kardinalsymptom der *Hirschsprung*schen Krankheit ausgebildet, die Obstipation, anderseits braucht diese anfangs nicht vorhanden zu sein, dafür besteht aber bereits Gasauftreibung.

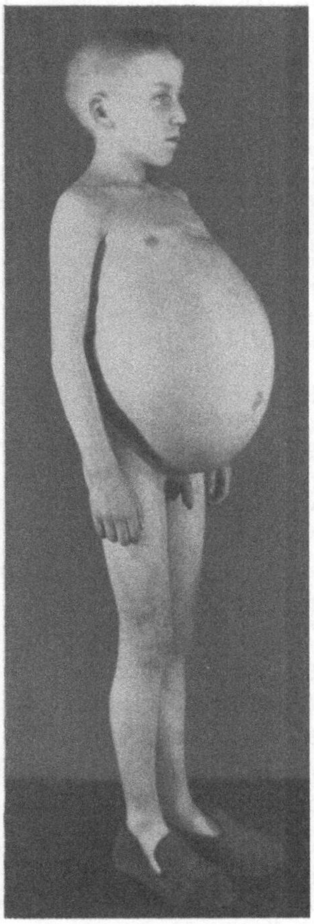

Extreme Grade von Verstopfung.

Von vereinzelten Ausnahmen dieser Art abgesehen, findet man stets Stuhlverstopfung, und zwar kann diese so exzessive Grade annehmen, wie wir es kaum bei einer anderen Krankheit zu sehen gewohnt sind. Beispielsweise erhalten wir ganz gewöhnlich die Angabe, daß nur alle 6—8 Tage ein einziger, mühsamer, aus spärlichen harten Fäzesknollen bestehender Stuhlgang entleert wird, wiederholt hören wir von einem wochenlangen Ausbleiben des Stuhlgangs. Doch sei ausdrücklich hervorgehoben, daß vielfach auf Zeiten hartnäckigster Verstopfung Perioden folgen, in denen über Stuhlbeschwerden wenig oder gar nicht geklagt wird. Natürlich sind damit nicht Krankheitsfälle zu verwechseln, in denen unbedeutende Stuhlmengen womöglich mehrfach am Tage herausgebracht werden, während die Hauptmasse zurückbleibt. Nicht selten tritt auch an Stelle der Verstopfung vorübergehend Durchfall auf. Eine ziemlich konstante Erscheinung ist er im Endstadium. Makroskopische Beimengungen von Blut sind trotz der häufigen Geschwüre eine Seltenheit. Wie der Stuhl, so werden auch die Gase zurückgehalten, sie entleeren sich manchmal, wenn eine bestimmte Körperlage eingehalten wird, z. B. Bauchlage.

Fig. 90.

Megacolon congenitum. 8 jähriger Junge, bei dem in letzter Zeit die Stuhlverhaltung 2—3 Monate angehalten hat. Vollständig geheilt durch Operation nach Gzekow

(siehe zur Therapie und näheres zu dieser Operation *Drachter* und *Gossmann*, Chirurgie des Kindesalters, IX. Band dieses Handbuches, 3. Aufl. 1930, Seite 269 f.).

(Kinderklinik Düsseldorf, Professor *Schloßmann*.)

Der charakteristische Befund bei der Rektaluntersuchung.

Bei der Untersuchung des Afters bemerkt man gelegentlich leicht blutende Fissuren. Der Sphinkter ist für den Finger gut durchgängig, kann jedoch auch krampfartig kontrahiert gefunden werden. Der Mastdarm ist leer oder mit eingedickten Kotmassen angefüllt, die Ampulle kann erweitert sein. Dringt der untersuchende Finger weiter vor, so trifft er vielfach auf einen Widerstand in noch eben erreichbarer Höhe: Die vordere Darmwand erscheint hier gegen das Lumen vorgestülpt, und unter Umständen gelingt es, zumal bei bimanueller Untersuchung, oberhalb dieser Schleimhautfalte einen Tumor im kleinen Becken zu tasten, der die Charakteristika der Kotgeschwulst bietet. Wo es die Größenverhältnisse gestatten — bei kleinen Kindern —, kann man den Widerstand umgehen, indem man sich mit dem Finger an der hinteren Darmwand hält, und so gelangt man bei leichter Krümmung der Endphalange nach vorne plötzlich in einen großen Hohlraum. Gleichzeitig entleert sich dabei reichlich Gas, bei entsprechender Konsistenz auch Stuhl, und der vorher aufgetriebene Leib sinkt völlig zusammen. Ausnahmsweise erfolgt diese Entleerung mit Eintreten eines Mastdarmvorfalles (*Göbel*).

Bei Besichtigung des Abdomens ist nach Darmperistaltik zu fahnden.

Zu den beiden Hauptsymptomen, Obstipation und Meteorismus, gesellt sich als drittes gleich wichtiges die sichtbare oder fühlbare Peristaltik des erweiterten Darmes.

Sie kann schon recht frühzeitig im Säuglingsalter auftreten, ist aber zumal in Perioden einigermaßen geregelter Stuhlentleerung nur bei aufmerksamer Beobachtung und nach längerer Massage des Bauches festzustellen. In spätern Stadien unterstützt die zunehmende Verdünnung der Bauchdecken das Erkennen des Symptoms. Dann werden die Kontraktionen auch fühlbar, ja der sich vorwölbende Darm läßt sich womöglich mit der Hand umfassen und messen. Welchen Darmabschnitten die Bewegungen angehören, ist nicht immer leicht zu entscheiden, da sie diffus erscheinen können und nicht an bestimmter Stelle ausgeprägt zu sein brauchen. Zeigen sich aber zwei lange wurstförmige Darmstücke mehr oder weniger parallel gelagert oder tritt gar eine ganze Schlinge hufeisenförmig mit der Konvexität nach oben zutage, so kann kein Zweifel darüber herrschen, daß es sich um die Flexura sigmoidea handelt. Ebenso läßt sich zuweilen Colon transversum und descendens differenzieren.

Erbrechen.

Weitere Erscheinungen von seiten der Verdauungsorgane können vollkommen fehlen, nur Erbrechen wird öfter erwähnt. Es ist dann entweder vorübergehend und fällt mit der Periode zunehmender Auftreibung des Leibes zusammen, oder stärker entwickelt im Endstadium und bei Ausbildung eines kompletten Darmverschlusses. In diesem Falle kommt es auch zu galligem bzw. fäkulentem Erbrechen, das ich einmal schon beim 14 Tage alten Kinde beobachtete. Ausnahmsweise kann die ganze Erkrankung im frühen Säuglingsalter mit Erbrechen einhergehen.

Beeinträchtigung des ganzen Organismus.

Die schweren Veränderungen der Verdauungsorgane bleiben nicht ohne Rückwirkung auf die übrigen Teile des Organismus. Der Hochstand des Zwerchfells führt zu einer wesentlichen Beeinträchtigung der Atmung und des Blutkreislaufes. Bei jedem stärker ausgebildeten Fall sieht man beschleunigte Atmung bei rein kostalem Atemtyp, Tachykardie, in seltenen Fällen Pulsverlangsamung, auch können Zyanose und Ödeme auftreten. Der Harn enthält fast regelmäßig reichlich Indikan, vereinzelt werden Eiweiß und Zylinder gefunden.

Der allgemeine Ernährungs- und Kräftezustand leidet naturgemäß bei voller Ausbildung der Krankheitssymptome aufs schwerste. Diese Beeinträchtigung pflegt aber keineswegs schnell einzutreten. Vielmehr ist der Verlauf gewöhnlich so, daß sich die Krankheitssymptome vorübergehend bessern; Zeiten schlechteren und besseren Befindens wechseln miteinander ab, und erst allmählich macht sich die Progression des Leidens bemerkbar. Anfangs können sich also die Kinder noch in ganz zufriedenstellender Weise weiterentwickeln. Erst allmählich kommt es zu Abmagerung, Anorexie, blaß gelblicher Verfärbung der Haut, und schließlich bilden die zarten, dünnen Extremitäten, der kleine Kopf mit den tiefliegenden Augen und hohlen Wangen nur mehr die Anhängsel eines gewaltig großen, birnförmigen Rumpfes. Im Endstadium sind die Kranken apathisch, somnolent, auch Konvulsionen werden beschrieben. Mit dem Einsetzen profuser stinkender Durchfälle tritt häufig Fieber auf.

Subjektive Beschwerden.

Die subjektiven Beschwerden sind außerordentlich wechselnd, im allgemeinen wohl proportional der Stärke des Meteorismus und der Obstipation. Kopfweh, Übelkeit, Aufstoßen, Leibschmerzen quälen die Patienten, die Kinder sind mißgestimmt und schwer zu behandeln, der Schlaf ist gestört. Nach einer größeren Entleerung, die selbst oft noch mit starken Beschwerden verbunden ist, bessert sich das Befinden wieder. Unter Umständen verläuft das Leiden so latent, daß erst das Auftreten akuter Ileussymptome den Kranken zum Arzt führt.

Die verschiedenen Theorien über die Entstehung der Krankheit.

Über die Pathogenese der *Hirschsprung*schen Krankheit herrscht bis heute keine vollkommene Klarheit. Die ursprüngliche, von *Hirschsprung* vertretene Auffassung ist die, daß die Dilatation und Hypertrophie des Dickdarms vom Mutterschoße mitgebracht, entweder einer Entwicklungsanomalie oder einem krankhaften fötalen Prozesse zugerechnet werden muß. In diesem Sinne spricht das wiederholt beobachtete familiäre Vorkommen der Krankheit (*Buttersack*, *Brüning*) und das gleichzeitige Vorliegen sicherer Mißbildungen an anderen Organen. Die Mißbildungstheorie ist insofern schwer verständlich, als nicht recht einzusehen ist, warum der so veränderte Darm seine Kontenta nicht weiterbefördern sollte. Man hat daher nach Passagestörungen gesucht und Dilatation und Hypertrophie des Darmes als mechanischen Folgezustand solcher Anomalien erklärt. Die häufigste Passagestörung, die sich in unseren Krankheitsfällen nachweisen läßt, ist, wie schon oben erwähnt, die Abknickung des Darmes. Da gleichzeitig vielfach eine abnorme Länge und Schlingenbildung, insbesondere der Flexur gefunden wird, argumentiert man, daß diese als primärer kongenitaler Zustand den Abgang des Stuhles erschwert und jede aus äußeren Ursachen entstandene Obstipation verstärkt. Kommt es dann bei solcher Gelegenheit zu einer besonders starken Füllung dieser Dickdarmpartie, so wird der abführende Teil unter Ausbildung eines Klappenmechanismus zugedrückt, es resultiert eine hochgradige Zurückhaltung des Darminhaltes (*Marfan*). Die Tatsache, daß die Krankheitserscheinungen des öfteren schon beim Neugeborenen vorhanden sind, schien zunächst mit dieser Anschauung nicht vereinbar. Doch fand man auch hier bereits eine Abknickung mit scharfer Begrenzung der erweiterten und hypertrophischen Flexur gegen das Rektum (*Konjetzny*). Als zweite Form der Passagestörung nannten wir den Volvulus, der ebenfalls durch eine abnorme Länge der Flexur zustandekommt, daneben aber eine gewisse Annäherung der Flexurschenkel in ihren Ansatzpunkten zur Voraussetzung hat. Diese kann kongenital bedingt sein oder auch erst durch chronisch entzündliche Prozesse an der Wurzel des Mesosigmoideums entstehen. Ein der Knickung des Darmes analoges Hindernis können ferner die vergrößerten und verlängerten Plicae transversales des Rektums abgeben (*Josselin de Jong*). Die Falten können bereits angeboren eine erhebliche Größe aufweisen oder aber durch Ptosis der Eingeweide im späteren Leben eine abnorme Länge erwerben. Hieran reiht sich der Spasmus des Darmes, dem insbesondere deshalb große Bedeutung beigemessen worden ist, weil er ja in einfachster Weise erklärt, warum anatomisch am aufgeschnittenen Darm ein Hindernis nicht mehr nachweisbar ist. In einzelnen Fällen wurde ein Krampf des Sphinkter ani festgestellt (*Fenwick*, *Treves*, *Bertelsmann*, *Göbel*), in anderen lag die Kontraktur höher, vielleicht an Stellen präformierter Sphinkterbildung (*Köppe*, *Moser*, *Behring* und *Klercker*). Im ganzen spielt jedoch zweifellos die Krampfätiologie nur eine untergeordnete Rolle, insbesondere ist bei dem Sphinkterkrampf nicht immer leicht zu entscheiden, ob er die primäre Störung darstellt oder lediglich als Folgeerscheinung der Erkrankung aufzufassen ist (s. *Goebel*). Die neurogene Ätiologie ist aber auch von andern Gesichtspunkten aus in neuerer Zeit vielfach diskutiert worden. *Ishikawa* gelang es durch Durchschneiden der zum Dickdarm ziehenden sakral-autonomen Fasern experimentell beim Hunde ein Megakolon hervorzurufen, während Sympathikusdurchschneidung keinerlei Wirkung zur Folge hatte. Bei der Sektion eines einschlägigen Falles wurde überdies die Verlaufsbahn der sakralautonomen Fasern zum Dickdarm nicht aufgefunden, so daß ihr angeborenes Fehlen diskutiert werden mußte. Doch stimmte beide Male das anatomische Bild insofern nicht mit dem üblichen überein, als der dilatierte Darmabschnitt nicht deutlich verdickt war, die Hypertrophie vielmehr die oberhalb gelegenen Darmabschnitte betraf. Die schon von *Bing* erörterte mangelhafte Innervation des Dickdarms wurde wenigstens in Form zirkumskripter Hypotonie neuderings von *Hoefer* und *Wittgenstein* auf Grund günstiger therapeutischer Erfahrungen mit Physostigmin angenommen. *Retzlaffs* durch pharmako-dynamische Untersuchungen gestützte Annahme einer Vagushypotonie konnten wir nicht bestätigen (*Kaeckell*). Auch die von *Brüning* vermutete Dysfunktion der Gewebstrophik als Folge einer abnormen Anlage der segmentären vegetativen Zentren des Rückenmarks ist nicht unwidersprochen geblieben.

So hat sich die Lehre *Hirschsprungs* von dem angeborenen Riesenwuchs des Darmes bis heute aufrecht erhalten. Als Beweisgründe werden angeführt die Beobachtung, daß sich in einzelnen Fällen das Rektum an der Veränderung des Darmes beteiligt ohne Anzeichen von Sphinkterkrampf, daß gleichzeitig auch die Blase eine Hypertrophie aufweisen kann, daß nach operativer Ausschaltung des kranken Darmabschnittes die Veränderungen bestehen bleiben und schließlich, daß von einer scharfen Begrenzung des pathologisch veränderten Darmes an der Knickungsstelle nicht immer die Rede sein kann. Man stellt sich deshalb vor, daß die Knickung und Faltenbildung nicht die Ursache, sondern die Folge eines abnorm weit angelegten Kolons ist. Wenn diese Meinung aber auch ausgesprochen wird, so vertreten doch die meisten Autoren den Standpunkt, daß nicht jeder Krankheitsfall als angeborene Mißbildung zu betrachten ist. Gewöhnlich wird vielmehr heute ein echtes Megacolon congenitum im Sinne *Hirschsprung*s und ein Pseudomegakolon (besser sekundäres oder symptomatisches Megakolon) unterschieden. (Näheres bei *Kleinschmidt* und *Neugebauer*.) Auch am Dünndarm kommt Erweiterung als Mißbildung vor (*Strathmann-Herweg*).

Differentialdiagnose.

Bei typischer Ausbildung des Symptomenkomplexes ist die Diagnose der *Hirschsprung*schen Krankheit im Kindesalter nicht schwierig.

Zunächst wird man die allgemeine Diagnose chronische Darmokklusion stellen und dann genauer differenzieren. Die häufigste Ursache chronischer Darmverengerung im Kindesalter ist die Bauchtuberkulose, die jedoch durch das Vorhandensein von Konglomerattumoren oder Aszites zuweilen leicht auszuschalten ist. Schwieriger kann es beim Neugeborenen sein, die angeborenen Darmstenosen und -atresien in ihren Folgeerscheinungen von der *Hirschsprung*schen Krankheit zu unterscheiden. Wo die sichtbare Darmperistaltik fehlt und sich die Erscheinungen auf Meteorismus und Obstipation beschränken, denkt man ferner leicht zunächst an Ernährungsschäden, Rachitis oder auch Myxödem und wird erst durch den Mißerfolg der daraufhin eingeleiteten Therapie auf das Leiden aufmerksam. Schwierigkeiten bereitet schließlich manchmal das Vorhandensein der Kottumoren. Sie sind schon für kongenitale Zysten, Ovarial- oder Mesenterialtumoren gehalten worden. Je älter die Kranke ist, um so weniger rechnet man mit dem Folgezustand einer kongenitalen Anomalie. Es ist deshalb ungemein wichtig, sich in jedem Falle zu erkundigen, wie lange bereits Stuhlbeschwerden vorliegen. Die so häufige Angabe, daß schon im 1. Lebensjahr Störungen bestanden haben, ist sehr wertvoll für alle differentialdiagnostischen Erwägungen.

Zur Feststellung der Passagestörungen, wie sie bei der *Hirschsprung*schen Krankheit gefunden werden, gehört eine genaue Rektaluntersuchung. Wo der Befund (s. oben) mit dem Finger nicht erhoben werden kann, führt man ein Darmrohr ein. Man bemerkt dann in den entsprechenden Fällen, daß nach einem in verschiedener Höhe liegenden, gelegentlich auch mehrfachem Hindernis das Darmrohr leicht weitergleitet und nun plötzlich Gas und Stuhl in großen Mengen entleert werden, so daß der meteoristische Leib ganz zusammenfällt. Auch kann man nach Überwindung des Hindernisses plötzlich große Wassermengen einlaufen lassen, und die pathologisch veränderte Darmschlinge ohne weiteres sichtbar machen.

Röntgenbild.

Aber nicht immer kommt man auf diese Weise zum Ziel. In solcher Lage verdient die Röntgendiagnostik herangezogen zu werden. Verfolgt man den Schatten einer Kontrastmahlzeit in seinem Verlauf durch den Darm, so kann man nicht nur Schlingenbildung und Dilatation des Darmes, sondern des öfteren auch die Stauung des Inhalts über einer scharf sich abhebenden, nach unten konvexen Linie (Knickungsstelle) erkennen. Man sollte jedoch sehr vorsichtig in der Bewertung des Röntgenbildes sein. Denn abnorme Länge des Darmes allein reicht ebensowenig zur Diagnose aus wie abnorme Weite des Kolons, da auch bei Obstipation aus anderen Gründen vorübergehend starke Erweiterungen vorkommen können. Beim Kontrasteinlauf kann die Knickungsstelle durch Aufrichten des Darmes unsichtbar werden.

Prognose.

Die Prognose der *Hirschsprung*schen Krankheit in unbehandelten Fällen ist schlecht. Es gehört jedoch ein ganz ungewöhnlicher Grad von Indolenz dazu, um nicht gegen die vorhandene hochgradige Stuhlverstopfung einzuschreiten. Heutzutage sehen wir infolgedessen nur Krankheitsfälle, in denen mit mehr oder weniger großem Erfolg bereits für Stuhlentleerung gesorgt wurde. Es gibt zweifellos eine ganze Reihe von Fällen, wo es gelingt, durch Monate und Jahre mit Abführmitteln oder Klistieren eine erhebliche Retention zu vermeiden, und bei sachgemäßer vollständiger Entleerung unter ärztlicher Aufsicht können solche Kinder erst recht beschwerdefrei leben und sich ungestört weiterentwickeln.

Wenn die Krankheit noch im Erwachsenenalter zur Beobachtung gelangt, so geben die Kranken des öfteren an, daß sie von Jugend auf an Stuhlbeschwerden gelitten haben, auch wohl bereits im Kindesalter in klinischer Behandlung waren (z. B. *Steinthal*), andere Male liegt offenbar die anatomische Prädisposition zur Entwicklung der Krankheit vor, die Symptome treten aber erst spät auf.

Völlige Heilung bei interner Behandlung sehr selten.

Völlige Heilung unter interner Behandlung ist sicherlich sehr selten. Ein bestimmtes Urteil darüber ist leider nicht möglich, da der Begriff Heilung sehr verschieden gefaßt wird. *Schneiderhöhn* berechnet unter 151 Fällen 38 Heilungen, *Neugebauer* dagegen betrachtet nur zwei Fälle als sicher und dauernd geheilt (*Kredel*, *Göppert*). Andererseits muß man mit der chirurgischen Therapie zumal in den ersten Lebensjahren zurückhaltend sein. Nach einer Zusammenstellung *Schneiderhöhns* stehen unter 69 im Kindesalter Operierten 32 Heilungen, 6 Besserungen, eine erfolglose Behandlung und 26 Todesfälle gegenüber. Beim Erwachsenen sind die operativen Aussichten wesentlich bessere.

Behandlung.

Die Behandlung der *Hirschsprung*schen Krankheit sollte so früh als möglich einsetzen und muß darnach zunächst eine interne sein. Sogar Ileuserscheinungen geben keine absolute und sofortige Indikation zur Operation ab, wenigstens sah sie *Neumann* beim 13jährigen Kinde, ich selbst beim Neugeborenen unter interner Behandlung völlig zurückgehen. Wo ein Sphinkterkrampf besteht oder eine höher oben gelegene spastische Kontraktionsstenose nachweisbar ist, empfiehlt sich die Anwendung von Suppositorien mit Extractum Belladonnae (zu 0,03) oder Atropin sulfuricum per os. Auch die gewaltsame unblutige Dehnung kommt in Betracht. In Fällen anderer Ätiologie handelt es sich zunächst darum, durch diätetische Maßregeln Einfluß auf die bestehende Obstipation zu gewinnen. Da die Erfahrung lehrt, daß beim Übergang zu künstlicher Nahrung die Erscheinungen vielfach zunehmen oder gar zum ersten Male auftreten, ist es angebracht, die Brustnahrung so lange als möglich zu erhalten. Bei künstlicher Ernährung wird man den Milchmischungen mit Vorteil Malzsuppenextrakt zusetzen. In späterer Zeit kommt man am weitesten mit einer milcharmen, gemischten Kost, die den Stuhl weich erhält. Es kann also wie bei anderen Formen der Obstipation Gemüse, Obst, Mus, Honig, Marmelade reichlich verabreicht werden; zu vermeiden sind nur grobe Zellulose- und Fasermassen wie Pilze, auch kernhaltige Früchte. Die ganze Nahrung sollte in den ersten Kinderjahren ausschließlich in Püreeform gegeben werden. Diese diätetischen Maßnahmen reichen für sich allein jedoch kaum je zur Herbeiführung regelmäßiger Stuhlentleerung aus. Unter diesen Umständen wird gewöhnlich zu Abführmitteln gegriffen. Ihre Wirkung aber ist bei der *Hirschsprung*schen Krankheit eine beschränkte. Zwar kann man bald von diesem, bald von jenem Mittel Erfolg sehen, aber der Erfolg ist unsicher und gewöhnlich nur von kurzer Dauer. Am ehesten hat sich uns noch das Istizin ($\frac{1}{2}$—4 Tabl.) bewährt (siehe auch *Gaedertz*). Von sonstigen Medikamenten, auch dem gelegentlich empfohlenen Physostigmin, sahen wir keine Wirkung. Gewöhnlich werden Eingießungen in den Darm notwendig. Diese können in der gewöhnlichen Form des Klistiers vorgenommen werden, wobei das Ansatzrohr nur eine kurze Strecke im Darm liegt, oder in Form des hohen Einlaufes mittels eines langen Darmrohres. Der hohe Einlauf ist in allen Fällen, wo ein Ventilverschluß an der Übergangsstelle von Sigmoideum ins Rektum vorliegt, oft die einzige Methode, die Erfolg verspricht. Auch zur Entleerung der Gase ist es zweckmäßig, täglich womöglich mehrfach ein Darmrohr über die stenosierte Stelle hinaus einzuführen. Statt dessen ist empfohlen worden, eine permanente Drainage der stenosierten Stelle mit einem Darmrohr vorzunehmen (*Göppert*, *Grüneberg*, *Bernheim-Karrer*, *Blochmann*, *Zarfl*), ich selbst habe diese höchstens einige Tage durchzuführen brauchen und bin dann wieder mit dem wiederholten Einführen des Rohres ausgekommen. Ist bei Übernahme der Behandlung längere Zeit keine Stuhlentleerung mehr eingetreten, so gelingt es nicht, durch die einfache Darmeingießung die lange gestauten Kotmengen zu beseitigen, es ist vielmehr zunächst eine ein- oder mehrmalige ausgiebige Darmspülung mit großen Wassermengen notwendig, um die Passage frei zu bekommen; auch muß man eventuell die manuelle Ausräumung zu Hilfe nehmen. Dann erst kann die Behandlung so weiter geführt

Diät.

Abführmittel.

Eingießungen.

Dauerdrainage.

werden, wie sie eben geschildert wurde. Zwischendurch können jedoch immer wieder Darmspülungen notwendig werden.

Der Erfolg der internen Behandlung ist, wie schon oben erwähnt, nur in seltenen Fällen völlige Heilung. Immerhin gelingt es in der Regel, der Stuhlretention vorzubeugen und damit eine Verschlimmerung des Leidens, stärkere Beschwerden und Belästigungen, zu verhüten. Wo dies nicht der Fall ist, liegt das dringende Bedürfnis vor, das Leiden durch das Messer des Chirurgen radikal zu beseitigen.

Operative Behandlung.

Einfach gestalten sich die chirurgischen Maßnahmen leider nur, wenn es sich um die Durchtrennung der abnorm stark entwickelten Klappen im oberen Mastdarm handelt. Es geschieht dies entweder galvanokaustisch oder durch Einsetzen von federnden Klammern, die die Klappe nekrotisieren (*Gant, Göbel*). In allen sonstigen Fällen sind umfangreiche Operationen erforderlich. Die einfache Koloplikatio, das Einnähen von Längsfalten in den Darm, und die Kolopexie, die Fixation des Darmes am lateralen Peritoneum, können einen Dauererfolg nur selten gewährleisten und werden daher heute wohl kaum mehr ausgeführt. Nur von der Ausschaltung der erkrankten Darmteile ist ein gutes Ergebnis zu erwarten. Der Enteroanastomose zwischen den Fußpunkten des S. Romanum, zwischen Querkolon und Flexur bzw. Rektum oder schließlich zwischen unterstem Ileum und Rektum stehen erhebliche Bedenken entgegen (s. *Neugebauer*), sie wird aber gleichwohl, z. B. von *Schmieden*, als einer der gangbarsten Wege angesehen. Die am häufigsten ausgeführte Operation ist die Resektion. Sie bietet die besten Aussichten, wenn sie mehrzeitig ausgeführt wird, z. B.: 1. Vorlagerung der Schlinge und Anus praeternaturalis, 2. Abtragung der Schlinge, 3. Spornabtragung, 4. Verschluß des Anus praeternaturalis. Handelt es sich um eine gut begrenzte Erkrankung, z. B. der Flexur, so kann man mit der Resektion dieses Darmabschnittes auskommen, andernfalls ist die totale Resektion des Dickdarms vorgeschlagen worden (*Colmers, Huber, Laue, Brüning*).

II. Funktionelle, entzündliche und geschwürige Veränderungen im Magendarmtraktus.

a) Alimentär und konstitutionell bedingte Störungen.

Magenüberladung.

Gärungsprozesse für das Auftreten der Krankheitserscheinungen maßgebend.

Akute Überernährung des Kindes jenseits des Säuglingsalters, wie sie in gehäuftem Maße bei der Obsternte oder bei festlichen Gelegenheiten vorkommt, kann mehr oder weniger schwere Störungen zur Folge haben. Der maximal gefüllte, akut überdehnte Magen gibt seinen Inhalt nur langsam an den Darm ab, es entwickeln sich infolgedessen Zersetzungsvorgänge in dem gestauten Mageninhalt, und zwar in erster Linie Gärungsprozesse, da die genossenen Speisen sich gewöhnlich durch einen hohen Zucker- und Mehlgehalt auszeichnen. Gelangt die zersetzte Nahrung in den Darm, so kann sie hier eine gesteigerte Peristaltik und Saftsekretion hervorrufen.

Symptome von sehr wechselnder Stärke und Dauer.

Klinisch macht sich die Störung am häufigsten durch Erbrechen geltend. Dieses pflegt erst nach mehreren Stunden einzutreten, z. B. in der Nacht, wenn die Überernährung bereits in den Mittags- und Nachmittagsstunden erfolgte. Es werden meist erhebliche Reste der zu dieser Zeit aufgenommenen Nahrung entleert, wobei sich der Zersetzungsprozeß durch den intensiven Geruch der erbrochenen Massen nach Fettsäuren verrät. Übelkeit, Leibschmerzen, auch Kopfschmerzen und unruhiger Schlaf können dem Erbrechen vorangehen, nach der Entleerung des Magens aber verschwinden diese Beschwerden in vielen Fällen sofort, das Kind erscheint in keiner Weise mehr beeinträchtigt, auch der Appetit stellt sich alsbald wieder ein.

Andere Male überwindet das Kind die Störung nicht so schnell, es bleibt Appetitlosigkeit und Mattigkeit zurück, oder die Erscheinungen verschlimmern sich sogar noch in den folgenden Tagen. Es besteht ein andauernder Brechreiz, jede zu-

Ia

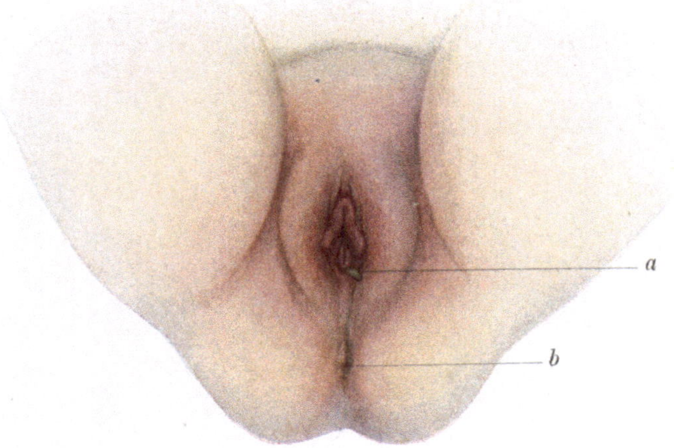

Atresia ani vestibularis.
(8 Monate altes Kind.)
Das Rectum mit dem Sphincter internus mündet ins Vestibulum (a). An der Stelle des Anus ein Hautbürzel, dahinter keine Vorwölbung der Ampulle sichtbar oder fühlbar.

Ib

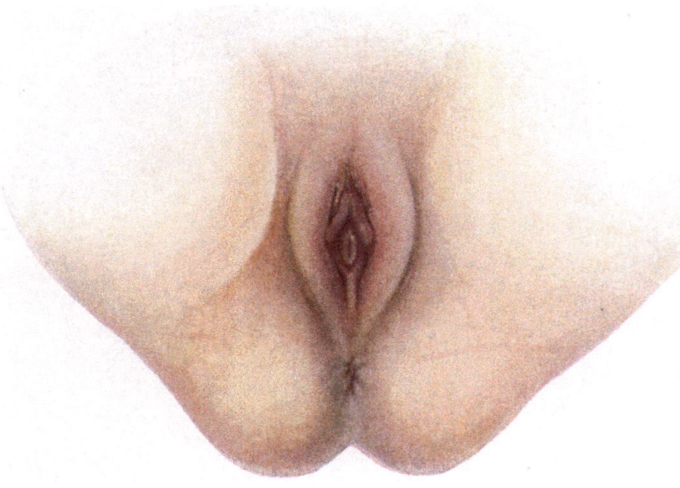

Derselbe Fall.
6 Monate nach der Operation, verschlußfähiger, eingezogener Anus an normaler Stelle, die Mündung ins Vestibulum verödet.

II

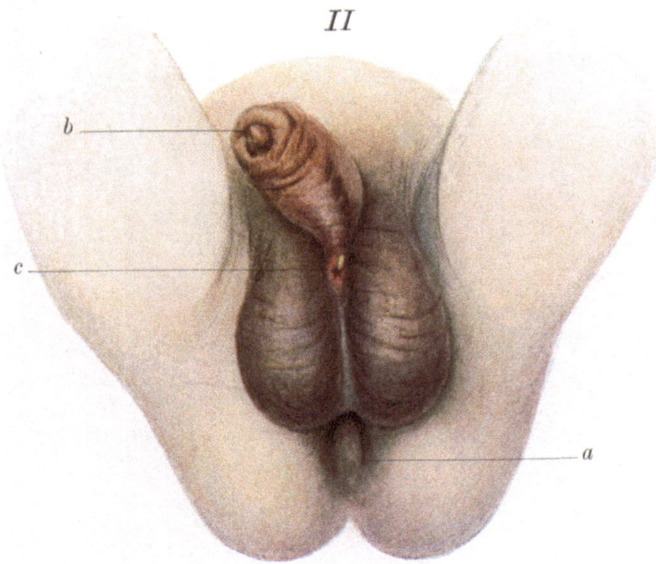

Atresia ani urethralis.
(6 Wochen altes Kind.)
An der Stelle des Afters ein Hautbürzel. Faeces werden entleert durch die Urethra (b), sowie durch eine an der scrotalen Peniswurzel gelegene Fistel (c). Scrotum gespalten. Operative Heilung.

(Beobachtungen von Prof. Spitzy.)

geführte Nahrung, selbst Wasser wird wieder herausgegeben. Das Kind liegt blaß und matt mit halonierten Augen in seinem Bett. Temperatursteigerung stellt sich ein, die Zunge ist belegt, der Leib zuweilen druckempfindlich, Azetongeruch aus dem Munde macht sich bemerkbar, das Allgemeinbefinden ist schwer gestört. Der apathische, ja somnolente Zustand, verbunden mit der hochgradigen Brechneigung, läßt den Gedanken an eine Meningitis aufkommen, und diese Auffassung wird zuweilen noch scheinbar gestützt durch das Eintreten von Pulsverlangsamung und Pulsirregularität. Selbst Konvulsionen sind in solchen Fällen beobachtet worden. Ehe jedoch der Verdacht sich weiter befestigt, bessert sich schon der Zustand, und das Kind befindet sich nach einigen wenigen Tagen in der Rekonvaleszenz. Selten nimmt die Erkrankung einen etwas protahierten Verlauf und erstreckt sich über eine Woche oder noch länger.

Differentialdiagnose gegenüber Meningitis.

In den bisher geschilderten Fällen ist der Darm unbeteiligt. Es besteht lediglich Obstipation, die durch die völlig unzureichende Nahrungszufuhr genügend erklärt ist. Das kann jedoch nicht als die Regel gelten. Findet keine vollständige Entleerung des Magens statt oder bleibt einmal gar das Erbrechen ganz aus, so folgt einige Stunden später vielfach unter Leibschmerzen eine Diarrhöe. Diese kann ebenso wie das Erbrechen schnell wieder sistieren und dauert andererseits zuweilen tagelang an.

Beteiligung des Darmes.

Die starken Differenzen in dem Krankheitsbilde erklären sich nach *Czerny-Keller* aus der verschiedenen Beschaffenheit des Nervensystems der erkrankten Kinder. Normale Kinder pflegen eine solch akute Störung durch Erbrechen oder durch ein- oder mehrmalige Darmentleerung rasch auszugleichen. Sensible Kinder dagegen zeigen die relativ schweren Symptome, und bei ihnen können sich derartige Krankheitserscheinungen bei jeder Gelegenheit wiederholen. Nicht allein die Schwere des Krankheitsbildes aber chrakterisiert diese Kinder, sondern sie erkranken auch viel leichter unter Verhältnissen, unter denen andere Kinder von jeder Störung frei bleiben.

Abhängigkeit der Krankheitserscheinungen vom Nervensystem.

Indem wir die Ähnlichkeit des Symptomenkomplexes mit dem der Meningitis in den schweren Fällen betonen, haben wir schon eine differentialdiagnostisch wichtige Erkrankung genannt. Häufiger noch kommt die Verwechslung mit akuten Infekten, insbesondere des Nasenrachenraumes in Betracht, da sie zu ähnlichen Magendarmsymptomen und Allgemeinerscheinungen, auch zu belegter Zunge und Foetor ex ore Veranlassung geben können. Wo die Magenüberladung nicht anamnestisch feststeht, muß man in erster Linie mit einem solchen Infekt rechnen, vielfach wird man übrigens hierauf durch gleichzeitig in der Familie bestehende Erkrankungen der Luftwege bereits hingelenkt. Bei hochgradigem Erbrechen und starkem Azetongeruch kann man auch fälschlicherweise an das rekurrierende Erbrechen mit Azetonanämie denken (s. S. 352).

Differentialdiagnose gegenüber Nasenracheninfekten.

Die Therapie hat zunächst die Aufgabe, eine vollständige Entleerung des Magens und Darmes herbeizuführen. Dies geschieht am einfachsten durch eine 24 Stunden fortgesetzte Nahrungskarenz. Man läßt während dieser Zeit nur einen schwachen, mit Saccharin gesüßten Tee oder dünne Fleischbrühe verabreichen. Wo von vornherein kein Durchfall besteht, wird die Entleerung beschleunigt durch Verabfolgung eines Abführmittels (Ol. Ricini, Pulv. Magnesiae c. Rheo, Tinct. Rhei aquosa). Bei hartnäckigem Erbrechen ist eine Magenspülung indiziert; dabei läßt man zum Schluß 200 ccm oder mehr Salzwasserlösung im Magen. Unter Umständen wird es in solchen Fällen nötig, die Ernährung per os längere Zeit auszusetzen und statt dessen Bleibeklistiere von etwa 100 ccm *Ringer*scher oder 5%iger Traubenzuckerlösung zu verabreichen. Bei Besserung gibt man Schleimsuppen und Bouillon mit Reis oder Grieß, fügt bald Zwieback, Keks, auch Kartoffelbrei hinzu, vervollständigt die Ernährung durch gewiegtes Fleisch und kleine Milchmengen, um so allmählich zur gemischten Kost zurückzukehren.

Behandlung.

Sekretionsanomalien des Magens.

Die Säuresekretion des Magens ist bei gesunden Kleinkindern durchschnittlich etwas geringer als bei Erwachsenen. Bei Ausheberung des Magens 1 Stunde nach dem üblichen *Ewald*schen Probefrühstück findet man nach *Hertz* für die freie Salzsäure Werte von 20—40 (statt 30—60), für die Gesamtazidität 35—65 (statt 50—80).

Abweichungen kommen recht oft vor, und zwar überwiegend im Sinne der Hyp- bezw. Anazidität (Anachlorhydrie) und Achylie, bei der nicht nur die Salzsäure, sondern auch das Pepsin fehlt. Bezüglich der Genese dieser Sekretionsanomalie bestehen gegensätzliche Auffassungen. Während man in Dänemark den Studien *Fabers* folgend an infektiöse oder toxische Schädigungen der Magenschleimhaut denkt, die auf direktem oder hämatogenem Wege zustandekommen, beschuldigt man in Deutschland mehr konstitutionelle Anomalien.

Anazidität.

Tatsächlich spielt wohl beides eine Rolle, immerhin findet man die Sekretionsstörung überwiegend bei neuropathischen Kindern (*Wegener*). Nur ein Teil von ihnen ist appetitlos und klagt über Leibschmerzen. Therapeutisch pflegt man Salzsäure anzuwenden; doch kann man sich davon überzeugen, daß, wo Beschwerden vorhanden sind, diese rein suggestiv — nicht zuletzt schon durch die Magensondierung — günstig beeinflußt werden.

Hyperazidität.

Die seltenere Hyperazidität kann ebenfalls mit und ohne Beschwerden angetroffen werden und betrifft die gleichen Konstitutionstypen. Die Magenschmerzen werden öfters gleich nach der Nahrungsaufnahme geklagt, auch wird Druckempfindlichkeit im Epigastrium angegeben. Gewöhnlich besteht Obstipation, doch kommen auch rezidivierende Diarrhöen vor. Die Hyperazidität kann sich mit Hypersekretion und Hypermotilität (*Röntgen*!) kombinieren. In einem solchen Falle sah ich auch Colitis mucosa auftreten. Man wird sich bemühen müssen psychische Schäden auszuschalten und medikamentös Atropin bzw. Eumydrin anzuwenden.

Motilitätsanomalien des Magens.

Atonie.

Wenn es bei mittlerer Füllung des Magens regelmäßig zu Überdehnung und infolge der muskulären Insuffizienz zur Verzögerung der Entleerung kommt, sprechen wir von Atonie oder Gastroparese (*v. Pfaundler*). Während wir diese Störung speziell im Säuglingsalter vielfach akut auftreten sehen — meist im Anschluß an einen Respirationskatarrh oder Ruhr — handelt es sich bei älteren Kindern um einen sich schleichend entwickelnden chronischen Zustand, der in erster Linie auf unzweckmäßige Ernährung, übermäßige Belastung besonders mit Flüssigkeit, reichliche Verabfolgung von Süßigkeiten, hastiges Essen ohne genügendes Kauen zurückgeführt werden muß.

Die ausgesprochensten Fälle sah ich im zweiten Lebensjahr bei Kindern, die, in ihrer ganzen körperlichen Entwicklung stark zurückgeblieben, allerlei Zeichen konstitutioneller Minderwertigkeit darboten. Hier hatte man den Eindruck, daß die Magenatonie nur eine Teilerscheinung der allgemeinen Muskelhypotonie war, die auch in der erheblichen Rückständigkeit der statischen Funktionen zum Ausdruck kam. Die Kinder hatten wiederholte Infekte oder Ernährungsstörungen durchgemacht. Das gelegentlich zu beobachtende familiäre Auftreten der Magenatonie spricht für das Vorkommen einer angeborenen Schwäche der Magenmuskulatur. Sie kann auch eine bleibende atonische Dilation zur Folge haben (extremer Fall bei *Stolte*).

Symptome.

Die klinischen Erscheinungen sind hartnäckige Appetitlosigkeit, Blässe, Kopfschmerzen, Leibschmerzen; dazu kommt gelegentliches Aufstoßen und Erbrechen, welch letzteres bei der akuten Atonie ganz im Vordergrund des klinischen Bildes steht und durch Inanition und Wasserverarmung einen bedrohlichen Zustand herbeiführen kann. Auch sonst sehen wir, daß die Kinder allmählich matter werden, abmagern und im Allgemeinzustand immer schlechter werden.

Der Leib ist — besonders in der Magengegend — vielfach aufgetrieben. Das bei älteren Kindern durch Beklopfen des Epigastriums oft auslösbare Plätschern ist ohne Bedeutung; es hängt nicht vom Magen, sondern von den Bauchdecken ab. Führt der mechanische Reiz der kurzen Fingerstöße nicht zur Anspannung der Bauchmuskeln, so tritt das Plätschergeräusch stets auf, wenn nicht allzulange nach der Nahrungsaufnahme geprüft wird. Bei Ausheberung des Magens 5 Stunden nach einer dem Alter des Kindes angemessenen Mahlzeit zeigen sich mehr oder weniger beträchtliche Rückstände. Wir fanden Verzögerung der Entleerung bis auf 6¾ und 7½ Stunden (*Krüger*). Bei Aufblasung des Magens mit Luft genügt schon geringer Druck, um ihn maximal zu entfalten. Durch Perkussion läßt sich die Lage der großen Kurvatur feststellen. Sie wird beim gesunden Kinde 2—3 cm oberhalb des Nabels angetroffen, hier 1 cm oberhalb, in Höhe des Nabels oder 1—4 cm unterhalb (*Bogen* und *Schmiemann*). Vor dem Röntgenschirm vermißt man die trichterförmige Entfaltung des Magens, die ersten Bissen des Kontrastbreis fallen gleich auf den unteren Magenpol herab, der Brei sammelt sich schnell in den untersten Magenpartien an und füllt nur etwa die Hälfte der Magenlänge.

Verzögerung der Magenaufenthaltsdauer.

Die akute Atonie kann mit akuter Dyspepsie verwechselt werden, die die Magenerscheinungen besonders hervortreten läßt, bei der chronischen wird vielfach fälschlicherweise eine Störung auf nervöser Grundlage angenommen.

Therapeutisch ist bei der akuten Atonie eine Magenspülung indiziert. Man beginnt dann nach einer Teepause mit kleinen Nahrungsmengen (am besten Buttermilch). Doch gelingt es nach *Koenigsberger* und *Mansbacher* durch 2—3mal tägliche ausgeführte subkutane Injektion von 0,3—0,5 ccm Hypophysin die peristolische Funktion anzuregen und die Hungerkur abzukürzen oder zu vermeiden.

Behandlung.

Ähnlich kann man auch bei der chronischen Atonie im 2. Lebensjahr vorgehen. Bei älteren Kindern sind vier Mahlzeiten angezeigt unter Beschränkung von Flüssigkeit, Süßigkeiten, rohem Obst und grobem Brot. Am besten wird die Nahrung anfänglich in Breiform verabreicht. Die Heilung erfordert oft mehrere Monate.

Gastroptose.

Die Gastroptose ist im Kindesalter kein häufiges Vorkommnis und führt nicht regelmäßig zu Krankheitserscheinungen. Sie ist vielfach mit Atonie und Hyperazidität verbunden. Die Diagnose wird eher zu häufig gestellt. Am Ende einer Kontrastmahlzeit steht zumeist der normale Magen mit seinem kaudalem Pol unter der Darmbeinkammlinie (*Sperling*). Es muß auch ein Tiefstand der kleinen Kurvatur vorhanden und die Länge des Magens deutlich vermehrt sein. Pylorustiefstand ist nicht regelmäßig vorhanden. Vorübergehende Ptose kommt beim azetonämischen Erbrechen vor (*Uffenheimer*).

Magensenkung.

Akuter Durchfall.

Akuter Durchfall aus alimentären Ursachen ist beim Kinde auch nach dem Säuglingsalter ein häufiges Vorkommnis, ganz besonders betroffen aber wird das 2. und 3. Lebensjahr. In der Regel handelt es sich um eine abnorme Verstärkung der physiologischen Gärungsprozesse, wie sie durch die im vorigen Kapitel beschriebene akute Überernährung mit Zucker und Mehl oder durch eine längerdauernde einseitige Ernährung mit diesen Nahrungsmitteln hervorgerufen wird. Insbesondere durch Zugabe von Schokolade, Bonbons, Honig, Malz, süßem Kompott und Obst zu einer an sich schon einseitigen Kost kann leicht die zulässige Grenze der Gärungsvorgänge überschritten werden, und zwar um so leichter, je sensibler das betreffende Individuum ist. Ferner spielt ein übermäßiges oder einseitiges Angebot an zellulosereicher Nahrung (grobes Brot, Gemüse, Obst, besonders in unreifem, schwer zu zerkauendem Zustand) eine Rolle; öfter tritt die Störung schon auf die erste Verabreichung solcher Nahrungsmittel ein. Ebenso bedeutsam ist der Mißbrauch von Fetten, z. B. Schlagsahne, Lebertran, während die aus dem Eiweiß sich bildenden Fäulnisprodukte nach unserer heutigen Kenntnis zum mindesten sehr viel seltener in Betracht zu ziehen sind; demgemäß werden die durch Überernährung mit Eiern hervorgerufenen Durchfälle von *Czerny-Keller* auf die dabei aufgenommenen großen Fett- und Zuckermengen zurückgeführt. Eine direkt pathogene Eigenschaft ent-

Ursachen.

faltet die Nahrung nur, wenn sie in verdorbenem Zustand aufgenommen wird (verdorbene Konserven, Fleisch-, Fisch-, Wurstvergiftung). Die Milch kann, zumal im Sommer, genau so wie beim Säugling durch übermäßigen Bakteriengehalt, durch schädliche Substanzen aus ungeeignetem Futter und durch Zersetzungsprodukte schädlich wirken. *Rietschel* nimmt auch für das Kind im 2. und 3. Lebensjahr eine chronische Hitzeschädigung an, die das vermehrte Auftreten von Durchfallserkrankungen im Sommer erklären soll.

Leichte Krankheitsfälle überwiegen.

Die klinischen Erscheinungen einer solchen akuten Erkrankung sind sehr verschieden. Sie sind ähnlich wie bei der oben geschilderten Funktionsstörung des Magens nach akuter Überernährung abhängig von der individuell verschiedenen Erregbarkeit des Darmes. Sie sind ferner abhängig von dem Allgemeinzustand des Kindes vor der Erkrankung. Kinder des 2. und 3. Lebensjahres, die im Säuglingsalter Ernährungsstörungen durchgemacht und ihre Verluste an anorganischen Substanzen, insbesondere Alkali, nicht zur Genüge wieder ausgeglichen haben, werden naturgemäß schwerer betroffen als bis dahin gesunde Kinder mit entsprechend großen anorganischen Reserven. Wir sehen also alle Übergangsstufen von der einfachen Dyspepsie bis zur Intoxikation genau wie beim Säugling, im ganzen aber überwiegen viel mehr als im ersten Lebensjahr die leichteren Störungen.

Symptome.

Die Erkrankung beginnt mehr oder weniger plötzlich, öfter von Erbrechen eingeleitet, mit oder ohne Temperatursteigerung. Dann werden zunächst breiige Stühle mit unverdauten Nahrungsresten entleert, es folgen dünnere, wässerige, mit Flocken durchsetzte Stühle, die unter Geräusch und Gasabgang oft spritzend den After verlassen und übel riechen. Beimengung von Schleim ist nichts Seltenes, Eiter und Blut tritt nach *Langstein* und *Czerny-Keller* zuweilen bei Kindern mit exsudativer Diathese auf. Häufiger ist eine Infektion die Ursache (s. S. 312). Es besteht allgemeines Unbehagen, Kopf- und Leibschmerzen, der Appetit ist vermindert, das Kind wird blaß, magert ab, entleert spärlichen, uratreichen Harn und leidet an quälendem Durst. Die schweren Fälle sind durch Zirkulationsschwäche, Trübung des Sensoriums und Azidoseatmung charakterisiert.

Prognose.

Die Prognose der Erkrankung ist bei geeignetem diätetischen Vorgehen im allgemeinen gut, es gelingt gewöhnlich in wenigen Tagen, der Störung Herr zu werden. Unzweckmäßige Diätetik aber kann auch bei leichten Krankheitsfällen die Dauer der Erkrankung beträchtlich verlängern. Bei den oben erwähnten, bereits geschädigten Kindern der ersten Lebensjahre muß stets mit der Möglichkeit eines tödlichen Ausgangs der Erkrankung gerechnet werden.

Die Prophylaxe der Erkrankung ist eine dankbare Aufgabe. Sie ist ohne weiteres durch die oben angegebenen, ätiologisch wichtigen Momente vorgezeichnet. Unterstützend wirkt das Einhalten großer Nahrungspausen (4 Mahlzeiten) und das Einhalten knapper Flüssigkeitsmengen.

Behandlung.

Die Therapie wird nach den gleichen Prinzipien durchgeführt wie bei den akuten Ernährungsstörungen der Säuglinge. Eine völlige Leerstellung des Darmes durch ausschließliche Verabreichung von Wasser in Form eines schwachen Teeaufgusses oder einer dünnen Brühe aus Magerfleisch ist allerdings nicht immer erforderlich, es genügt vielfach an Stelle der bisher verabreichten Nahrung die Abkochung eines schwergärbaren Kohlenhydrats zu setzen, also eine Abkochung von Reis bzw. Reismehl, Maismehl (in Form von Maizena oder Mondamin), Gerstengraupen bzw. Gerstenmehl. Empfehlenswert ist auch die Verwendung von Kakao, demgegenüber der vielgebrauchte Eichelkakao keine besonderen Vorzüge zu haben scheint. Eine beliebte Medikation ist ferner die

Diätetik.

Blaubeersuppe, d. h. 1 Eßlöffel getrockneter Blaubeeren in $\frac{1}{4}$ l Wasser geweicht, dann 10 Minuten gekocht und durchgeseiht mit Zusatz von 1 Teelöffel Kartoffelmehl oder Mondamin (mit kaltem Wasser angerührt). Natürlich darf dieses alles zunächst nur in mässigen Mengen angeboten werden, um den irritierten Darm möglichst zu schonen. Auch wird man streng an großen Nahrungspausen (s. oben) festhalten. Wesentlich ist, daß Fett und Zucker bis zum Verschwinden aller akuten Erscheinungen vermieden werden. Wo ein Süßen der Nahrung erforderlich ist, gebraucht man daher lieber Saccharin. Eiweiß kann dagegen neben den schwer gärbaren Kohlenhydraten ohne Schaden genommen werden, ja man hat die Erfahrung gemacht (*L. F. Meyer*), daß eine Anreicherung der Nahrung mit Eiweiß solche Erkrankungen im Kindesalter ebenso günstig beeinflußt, wie wir es beim Säugling zu sehen gewohnt sind, auch das sonst nicht selten beobachtete Rezidivieren nach kurzer Besserung verhindert. Mann kann also schon der Schleimsuppe oder dem Kakao einen Teelöffel eines Eiweißpräparates (Plasmon, Larosan) zusetzen und in den folgenden Tagen Weißkäse aus Magermilch, feingeriebenen Schweizerkäse, Omelette, geschlagenes oder weichgekochtes Ei und feingeschnittenes, gekochtes oder gebratenes Fleisch, rohen Schinken oder Fisch neben Reis, Grieß, geröstetem Weißbrot, Zwieback und Kartoffelbrei verabreichen lassen. Die Milch schaltet man in allen ernsten Fällen am besten volle 8 Tage aus und setzt sie dann zunächst nur in kleiner Menge dem Kakao und Kartoffelbrei zu. Zuletzt fügt man, wenn der Stuhl schon einige Tage wieder normal geworden ist, Gemüse und Obst zu und gelangt so zu der üblichen gemischten Kost. 400 g Milch werden aber auch dann zweckmäßigerweise nicht überschritten.

An Stelle dieses Vorgehens empfehlen neuerdings *Heisler* und *Moro* zwei Tage Apfeldiät (roh und gerieben in 5 Mahlzeiten 500—1500 g entsprechend etwa 7—20 mittelgroßen Äpfeln pro Tag). Nach der Apfelkur folgt zunächst für etwa 2 Tage milch- und gemüselose Übergangsdiät, hierauf Vollkost.

Verschleppte Fälle.

Hat sich die Störung durch unzweckmäßige Behandlung (reine Mehldiät) schon länger hingezogen, so kommt man gewöhnlich in der gleichen Weise zum Ziel. Im 2. Lebensjahr, insbesondere bei in der Entwicklung zurückgebliebenen Kindern, kann man an Stelle oder neben der oben angegebenen Diät noch in gleicher Weise wie beim Säugling von Buttermilch und Eiweißmilch Gebrauch machen, nur empfiehlt es sich, um allzulange Unterernährung zu vermeiden, diese bald, wenigstens in 1—2 Mahlzeiten, in Breiform zu verabreichen.

Bekommt man das Kind erst im Stadium des schweren Brechdurchfalles mit intoxikationsartigen Erscheinungen zu Gesicht, so ist ein gleich strenges Vorgehen wie beim Säugling indiziert.

Medikamente.

Die Diätetik ist auch in diesem Alter der bei weitem wichtigste Teil der Therapie. Medikamente werden zwar vielfach zur Unterstützung herangezogen, ihre Wirkung ist jedoch durchaus nicht immer überzeugend. Man verwendet in erster Linie Tannin- und Wismutpräparate, z. B. Tannalbin, Tannigen, Optannin, Tanismut in Tabletten zu 0,5 g 3—4mal täglich. Ferner wird Uzara empfohlen, und zwar Tabletten zu 0,005 g, bei älteren Kindern 6mal täglich 2—3, bei jüngeren entsprechend weniger. Leibschmerzen werden durch feuchtwarme Umschläge oder ein Heizkissen günstig beeinflußt.

Chronischer Durchfall.

Ursachen.

Langdauernd anhaltende Durchfälle nach dem Säuglingsalter sind in ihrer Ätiologie nicht immer leicht aufzuklären. Jedenfalls kann ihre Genese eine recht vielseitige sein. So sehen wir Diarrhöen bei Nierenerkrankungen und bei

Amyloid, wir kennen chronische Durchfälle bei Stauungszuständen, bei den Tumoren des Darmes und in seltenen Fällen bei Ansammlung von Askariden und Trichocephalus dispar im Darm. Ihrer Häufigkeit halber viel bedeutungsvoller sind die Krankheitsfälle, die sich aus unbehandelt gebliebenen oder wenigstens unzweckmäßig (mit einseitiger Mehldiät) behandelten akuten Störungen entwickeln und oft mit erheblicher Abmagerung und starker Beeinträchtigung des Allgemeinbefindens einhergehen. Diese Erkrankungen lassen sich in der Regel aus der Anamnese und der gewöhnlich prompten Reaktion auf die beim akuten Durchfall als wirksam angegebene Behandlung leicht richtig einschätzen. In einer weiteren Gruppe haben wir die Folgen chronisch-entzündlicher Prozesse vor uns, wie sie insbesondere die Tuberkulose und die Dysenterie hervorrufen. Freilich deutet alles darauf hin, daß die Unterhaltung der Diarrhöen nicht immer auf den Entzündungszustand der Darmschleimhaut allein bezogen werden darf, sondern daß hier eine nervöse Komponete mitspielt. Damit werden wir ohne weiteres hinübergeführt zu der Hauptmasse der Krankheitsfälle, den neurogenen Durchfällen. In diese Kategorie gehört allem Anschein nach auch das Krankheitsbild des intestinalen Infantilismus (*Herter*).

Dünne Stühle infolge Übererregbarkeit des Darmes.

Es ist hinreichend bekannt, daß sensible Kinder besonders leicht akute Magen- oder Darmstörungen erwerben und daß sie auf die gleiche Schädigung mit viel stärkeren Erscheinungen reagieren als andere. Nun gibt es aber in der Reihe der sensiblen Kinder auch eine Gruppe, die schon bei der gewöhnlichen, an sich ganz zweckmäßig zusammengesetzten Kost, selbst ohne quantitative Überschreitung zu durchfälligen Stühlen neigt. Es sind das vielfach die gleichen Kinder, die schon im Säuglingsalter, womöglich an der Brust langdauernd dünne Stühle aufweisen oder rezidivierend an Durchfällen erkranken und einer sonst schnell wirksamen Ernährungstherapie große Schwierigkeiten in den Weg setzen. Im Säuglingsalter wird meist allzu sehr lediglich an alimentäre oder infektiöse Schädigungen gedacht, und so wird die wahre Natur der Störung erst in den folgenden Lebensjahren erkannt. Hier zeigt sich nämlich, daß die Kinder bald diesen, bald jenen Nahrungsbestandteil „nicht vertragen können", insbesondere reagieren sie auf grobes Brot, Gemüse, Obst, Kompott, gelegentlich auch auf Ei mit Durchfällen. Bemerkenswert ist, daß die einzelnen Gemüse- und Obstsorten sehr verschiedene Wirkung entfalten. Es besteht aber keine Regel hierin. Was dem einen Kinde gut bekommt, kann bei dem anderen regelmäßig dünne Stühle auslösen. Verständige Eltern oder Pflegerinnen kommen gewöhnlich sehr bald dazu, die gefährlichen Nahrungsbestandteile auszuschalten oder stark einzuschränken. Es gelingt auf diese Weise zum mindesten, die Neigung zu dünnen Stühlen auf ein erträgliches Maß zu bringen. Wo aber keine Rücksicht genommen wird — und der gute Appetit der Kinder verführt oft dazu, ihnen alle gewünschten Speisen womöglich sogar ohne strenges Einhalten der Mahlzeiten zu verabreichen — da entwickelt sich nicht selten ein hartnäckiger Durchfall vom Charakter der Gärungsdyspepsie. Auch das Allgemeinbefinden, das sonst gar nicht gestört erscheint, wird jetzt beeinträchtigt. Die Kinder sehen matt und blaß aus, der Leib erscheint leicht aufgetrieben, und es wird öfter über Kollern und Schmerzen im Leib geklagt.

Unangenehmer sind die Fälle, in denen neben einer pathologisch leicht irritierbaren Darmperistaltik ein besonders empfindlicher Geschmack besteht. Wird hier allzusehr den Launen des Kindes nachgegeben, so kommt es oft für lange Zeit zu einer recht einseitigen und unvollkommenen Ernährung und damit zu fortschreitender, manchmal hochgradiger Abmagerung.

Behandlung.

Die Behandlung erfordert eine sorgfältige Diätetik und ist zudem manchmal eine mühsame pädagogische Aufgabe. Man verordnet große Nahrungspausen (3, höchstens 4 Mahlzeiten) und gibt im übrigen eine möglichst gemischte Kost. Zucker und süße Speisen sowie grobes Brot sind zu vermeiden. Das Fleisch muß feingeschnitten sein, das Gemüse bringt man in Breiform, von Obstsorten sind Bananen zu bevorzugen. Obstsaft kann reichlich gegeben werden. Mit Milch und Ei sei man zurückhaltend. An Stelle der gewöhnlichen Milch bewährt sich des öfteren saure Milch (Buttermilch, Kefir).

Dünne Stühle abhängig vom Zentralnervensystem.

Während wir die Ursache des Durchfalles bei diesen Kindern in einer lokalen Übererregbarkeit des Darmes suchen, wird er in anderen Fällen vom Zentralnervensystem ausgelöst. Wir kennen Schreckdiarrhöen genau so wie beim Erwachsenen, in besonders schlimmer Form sah man sie im Kriege nach heftigen Fliegerangriffen

(*Siegert*). Wir sehen auch, wie Angstgefühle und Zwangsvorstellungen die Erkrankung unterhalten. Sehr nachteilig wirkt in dieser Hinsicht das dauernde Befragen der Kinder nach der Beschaffenheit des Stuhlganges sowie die ängstliche Beaufsichtigung jeder Stuhlentleerung. Wie stark solche und andere psychische Eindrücke, z. B. infolge gleicher Erkrankung der Eltern auf das Kind wirken, erkennen wir oft, wenn wir uns veranlaßt sehen, ein an hartnäckigem und diätetisch gar nicht beeinflußbarem Durchfall leidendes Kind in eine Krankenanstalt aufzunehmen. Immer wieder erleben wir es, daß dieser Milieuwechsel genügt, um den Durchfall mit einem Schlage zu beseitigen.

Intestinaler Infantilismus.

Vorkommen und Synonima.

Einer besonderen Würdigung unter den mit chronischen Diarrhöen einhergehenden Erkrankungen bedarf der sog. intestinale Infantilismus (*Herter*), eine Krankheit, die schon 1888 unter der Bezeichnung „coeliac affection" (vom Griechischen κοιλία = Gedärme) von *Gee* beschrieben, später von *Schütz* als chronische Magendarm-Dyspepsie, von *Heubner* als chronische Verdauungsinsuffizienz jenseits des Säuglingsalters, von *Czerny-Keller* als Spätatrophie bezeichnet wurde. Die Krankheit kommt angeblich in den romanischen Ländern kaum vor, ist aber auch bei uns verhältnismäßig selten. Sie betrifft häufiger Kinder der bemittelteren Kreise und ist eine Krankheit überwiegend des Kleinkinderalters, wenngleich zuweilen schon im Säuglingsalter Ernährungsschwierigkeiten, ja sogar schwere Verdauungsstörungen bestanden haben. Die Krankheit kommt auch noch bei Schulkindern, ja bei jugendlichen Erwachsenen vor.

Nach *Feers* Vorschlag spricht man von einer primären oder idiopathischen und einer sekundären Form der Erkrankung. Zweifellos kann unter den verschiedensten Umständen ein sehr ähnlicher Symptomenkomplex zustandekommen. Zur primären, offensichtlich auf Grund konstitutioneller Minderwertigkeit entstehenden Krankheit gesellen sich überdies vielfach die Folgen exogener Schädigung (infektiöse, alimentäre, Pflegeschädigungen).

Symptome.

Das vollentwickelte Krankheitsbild ist charakterisiert durch ein erhebliches Zurückbleiben der Kinder im Körpergewicht und eine im Verhältnis etwas geringere Hemmung des Längenwachstums. Das Gesicht magert niemals so sehr ab als der übrige Körper. In auffallendem Gegensatz zu dem dünnen Hals, dem schmächtigen Thorax und den spindeldürren Extremitäten steht das große Abdomen. Der Bauch ist gewöhnlich gleichmäßig nach allen Richtungen ausgedehnt. Bei der Perkussion stellt man eine dem Aszites entsprechende Dämpfungsfigur fest, auch Verschwinden der Dämpfung bei Lagewechsel sowie Undulation ist nachweisbar. Wiederholte Untersuchung lehrt jedoch, daß die Dämpfungsfigur starkem Wechsel unterworfen ist, auch ihre Beweglichkeit schwankt: es handelt sich um Pseudoaszites. Das differentialdiagnostisch wichtigste Symptom ist die eigenartige Stuhlbeschaffenheit. Meist werden 1 bis 3mal täglich breiige, voluminöse, kuhfladenartige, übelriechende Stühle von grauweißer Farbe entleert. Das Gewicht des Stuhles kann täglich 600, ja 1000—1500 g erreichen. Es fällt also gewöhnlich auch schon dem Laien der Gegensatz zu der aufgenommenen Nahrungsmenge auf. Zu andern Zeiten wird geformter Stuhl entleert; doch ist auch hier noch die Masse und die weißliche, fettglänzende Beschaffenheit bemerkenswert. Manchmal findet man ausgesprochene Gärungsstühle mit kleinen Gasblasen durchsetzt und schließlich können mehr oder weniger starke Schleimbeimengungen und Blutstreifen, vorübergehend auch wässrige Stühle vorkommen. Durchfällige Stühle können mit Obstipation abwechseln.

Blutbefunde. Zu den fast obligaten Symptomen gehört ferner eine Anämie, die schon aus dem blassen Aussehen der Haut und Schleimhäute erschlossen werden kann, durch die Blutuntersuchung alsbald erhärtet wird. Meist handelt es sich um mittlere Grade der Hämoglobinverarmung. Die Erythrozyten sind im Verhältnis gewöhnlich weniger vermindert, manchmal finden sich sogar auffallend hohe Zahlen als Folge einer Bluteindickung. Ausnahmsweise kann die Anämie vorübergehend alle Charakteristika der perniziösen Anämie annehmen (*Vischer*, *Hotz*, *Fanconi*). Leukopenie ist auch ohnedies vielfach vorhanden.

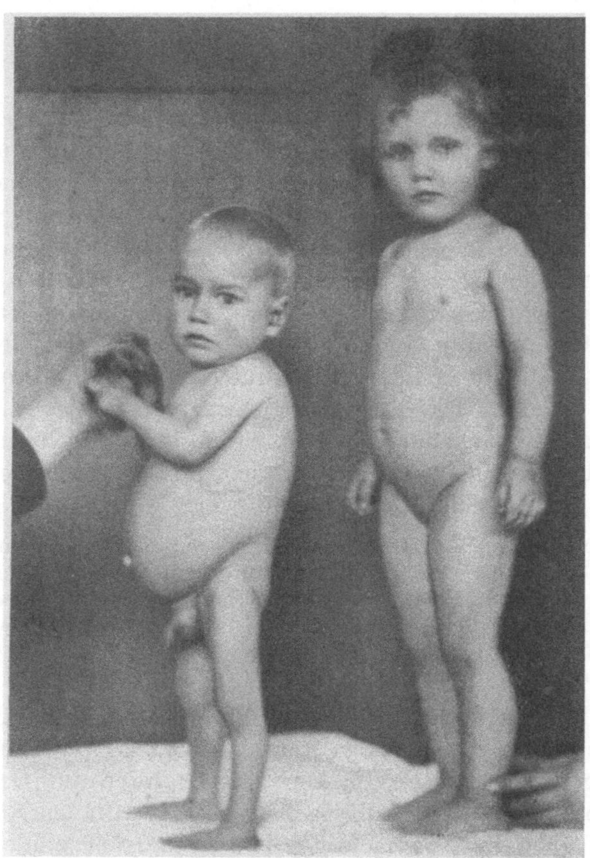

Fig. 91.
Intestinaler Infantilismus. 3jähriger Kranker neben gleichaltrigem gesunden Mädchen.
(Universitätskinderklinik Freiburg, Professor *Noeggerath*.)

Knochenveränderungen. Klinisch nur selten — durch Spontanfrakturen — hervortretend, aber röntgenologisch gut erkennbar sind Veränderungen am Skelett. Man findet eine ausgesprochene Osteoporose, auch Rückständigkeit in der Entwicklung der Knochenkerne und wohl als Ausdruck vorübergehenden Wachstumstillstandes die sog. Jahresringe, eine aus horizontalen Linien bestehende Schichtung besonders an den distalen Enden von Radius und Ulna. Daneben kommt auch Rachitis vor. *Fanconi* will die Knochenveränderungen, auch wenn sie röntgenologisch nicht von der Rachitis zu unterscheiden sind, als solche nicht anerkennen, weil sie auf die übliche antirachitische Behandlung nicht ansprechen. Das scheint mir mit *György* bei der Eigenart der Erkrankung jedoch kein genügender Grund. Sicher ist das Auftreten einer echten Rachitis tarda bei Wiederauftreten des Längenwachstums mit Besserung der Erkrankung (*Lehmann*, *Parson*). Genua valga und Knickfüße vermißten wir nie. Die Muskulatur ist stark hypotonisch.

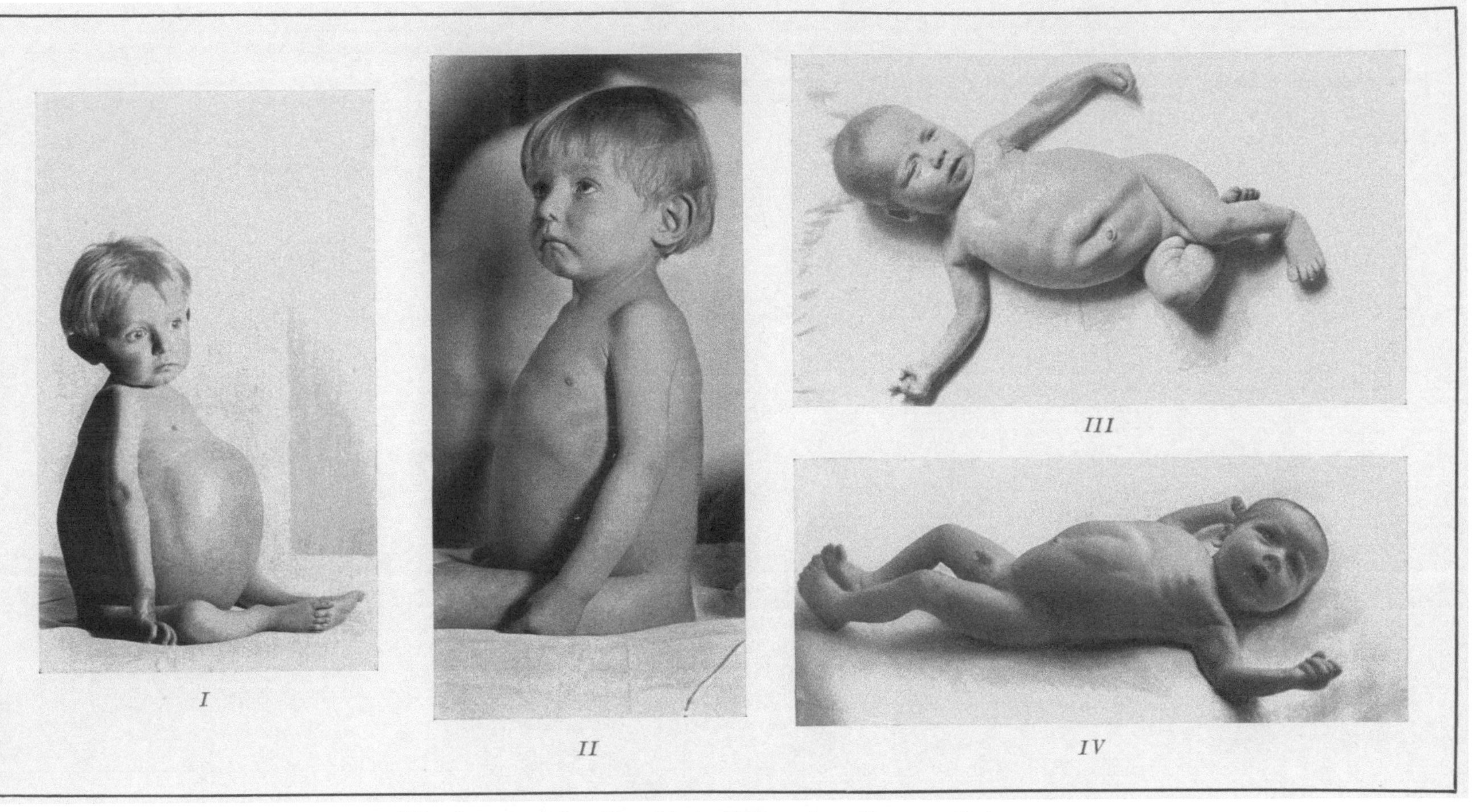

I II III IV

Hirschsprungsche Krankheit (Dilatatio coli congenita).

I 3½ jähriger Knabe, vor der Darmentleerung. II Derselbe Knabe sitzend, nach der Darmentleerung. III Die Krankheit im ersten Stadium (Peristaltische Bewegung der S-Schlinge). IV Desgleichen.

I u. II aus der Grazer Kinderklinik (Prof. Pfaundler). III u. IV aus der Heidelberger Kinderklinik (Prof. Vierordt), aufgenommen von Privatdozent Dr. Ibrahim.

Verlag von F. C. W. Vogel in Berlin.

Regelmäßig zeigt sich ein eigenartiges psychisches Verhalten. Bei manchen Kranken konzentriert sich das Interesse ganz auf die Nahrungsaufnahme. Sie sprechen tatsächlich von nichts anderem mehr als von Hunger und Essen, sie sitzen den halben Tag in der Küche und fragen die Mutter, was gekocht wird. Vielfach finden sich ganz absonderliche Liebhabereien in der Auswahl der Speisen, ja es entwickeln sich perverse Gewohnheiten, wie z. B. das Essen von Mauerkalk, Bodenschmutz, Papier, Kohle und Sand. Andere Kinder hingegen sind nur mit großer Mühe zur Nahrungsaufnahme zu bringen, oder das Verhalten wird beim selben Kinde derart gegensätzlich. Bald wollen sie nur von einer bestimmten Person gefüttert werden, oder sie essen nur von einem bestimmten Teller, bald muß die Mutter oder Pflegerin mitessen, die Suppe muß mittags nach den übrigen Speisen gereicht, die Milch vor den Augen des Kindes durchgesiebt werden, zahlreiche Speisen werden überhaupt verweigert, kurz, es macht sich eine Launenhaftigkeit bemerkbar, die die gesamte Umgebung des Kindes in die größte Verlegenheit versetzt. Dazu kommt die hochgradige Verdrießlichkeit der Kinder. Sie haben keine Freude am Spiel, sitzen still in der Ecke oder liegen auf dem Sofa und weisen jede Annäherung von fremden Personen ab. Die geistige Entwicklung ist gleichwohl oft eine ganz gute, ja manche Kinder fallen durch ihr altkluges und frühreifes Benehmen auf, andere allerdings sind in der Sprache, im Laufen, in der Gewöhnung an Sauberkeit rückständig.

Eigenartiges psychisches Verhalten.

Symptome von seiten des Nervensystems sind des öfteren schon im Anfangsstadium der Krankheit vorhanden, ja sie gehen womöglich den Darmerscheinungen voraus. Wir hören von Mattigkeit, weinerlichem Wesen, Erregungszuständen, Schlaflosigkeit und Stereotypien. Dann folgt Appetitlosigkeit und Abmagerung, es kommt öfter zu Erbrechen und erst allmählich wird die Mutter auf die eigenartige Stuhlbeschaffenheit aufmerksam. Andere Male setzt die Krankheit plötzlich im Anschluß an einen Infekt ein. Ausnahmsweise kann auch eine enterale Infektion den Anfang bilden. Wir sahen die Krankheit einmal im Anschluß an Paratyphus, *Göttche* wiederholt nach Dysenterie. Der große Bauch bildet sich ebenfalls erst allmählich aus.

Im Verlauf der Erkrankung beobachtet man starke Schwankungen des Allgemeinbefindens und der Darmerscheinungen. Die Gewichtskurve ist außerordentlich labil. Die täglichen Gewichtsschwankungen sind zum Teil durch die großen Stühle erklärt. Dazu kommen jedoch Störungen im Wasserhaushalt. Es kommt einerseits leicht zu übermäßigem Wasseransatz, was in dem nicht seltenen Auftreten von Ödemen am deutlichsten zutage tritt, andererseits zu starken Gewichtsverlusten. Um viele Hundert Gramm kann das Gewicht innerhalb 24 Stunden stürzen, ja um ein Zehntel kann sich das Körpergewicht vermindern und im Verlaufe einiger Wochen können Stürze von 3/10 und 1/3 des Körpergewichtes eintreten. Diese Gewichtskatastrophen schließen sich in erster Linie an — vielfach geringfügige — parenterale Infekte an, aber auch an ganz unbedeutende Nahrungsänderungen, manchmal gänzlich unvermittelt und unerwartet, sogar zu Zeiten, wo das Kind schon weit in der Reparation fortgeschritten ist. Gewöhnlich ist damit eine Verschlechterung der Stuhlbeschaffenheit verbunden, zuweilen handelt es sich aber nur um ein oder zwei besonders

Störungen im Wasserhaushalt.

massige Stühle, ja die Stuhlbeschaffenheit kann zumal in späteren Stadien der Erkrankung gut bleiben.

Röntgenbefund.

Zu einer gewissen Aufklärung über die Natur der Krankheit haben röntgenologische Untersuchungen des Magen-Darmtraktus und Stoffwechselstudien geführt. *Freise* und *Jahr* fanden die Motilität des Magens, des Dünndarms und des proximalen Teiles des Dickdarms stark beschleunigt. In schweren Fällen ist die Peristaltik nach *Fanconi* zwar ebenfalls beschleunigt, aber unvollständig, so daß auch die oberen Abschnitte immer gefüllt bleiben. Magen und Mastdarm enthalten gleichzeitig Bariumbrei. Der Dünndarm ist darnach als der Hauptort der Flüssigkeitsansammlung anzusprechen, welche die Erscheinungen eines Aszites vortäuscht. Im Stoffwechselversuch zeigt sich eine starke Herabsetzung der Resorption sowohl von Wasser als von festen Stoffen. Besonders hervorgehoben wurde stets die Resorptionshemmung für das Fett, die allerdings schon aus der makroskopischen Untersuchung des Stuhles zu erschließen ist. Sie betrifft jedoch auch Kohlehydrate und Salze, am wenigsten das Eiweiß. Kalk wird entweder reichlicher als in der Norm in den Darm ausgeschieden oder mangelhaft zurückresorbiert (*Lehndorff* und *Mautner*), organische Säuren erscheinen ebenfalls in vermehrtem Maße im Urin. Infolge mangelhafter Resorption der Phosphate aus dem Darm sind die zur Säureausscheidung nötigen Puffersalze nur in unzureichendem Maße vorhanden. Hieraus erklärt sich nach *Fanconi*, daß eine azidotisch wirkende Störung z. B. ein Infekt bei diesen Kindern sehr leicht das Bild der Azidose (Toxikose) heraufbeschwören kann. Bakteriologische Untersuchungen des Stuhles und post mortem des Darmes haben keinen einheitlichen oder charakteristischen Befund ergeben. Die bei saurer Reaktion gefundene grampositive Flora wird durch den Bacillus acidophilus gebildet. Die Vermutung, daß eine mangelhafte Absonderung der Verdauungsfermente eine maßgebliche Rolle spielen könnte, hat sich nicht bestätigen lassen, wenngleich Hypazidität und Achylie öfters beobachtet wird.

Stoffwechsel.

Komplikationen.

Von Komplikationen ist vor allem das Auftreten von Tetanie (Karpopedalspasmen, selten Laryngospasmen) zu erwähnen, die wir am häufigsten bei dieser Erkrankung noch im höheren Alter beobachten. Weiterhin wäre die Pyurie und der Darmprolaps zu nennen. Auch mit Avitaminosen, Skorbut und Keratomalazie, ist bei der darniederliegenden Darmresorption zu rechnen. Daneben gibt es noch eine Blutungsneigung durch Hypothrombinämie (Gerinnungsverzögerung), die sogar das Bild der Purpura fulminans hervorrufen kann (*Fanconi*). Selten sind trophische Störungen an Haut und Nägeln.

Pathologische Anatomie.

Der pathologisch-anatomische Befund läßt keine Schlüsse auf die Genese der Krankheit zu. Es finden sich nur Folgezustände der allgemeinen Inanition und Anämie, insbesondere Verfettung von Leber und Pankreas. Die von *Schick* und *Wagner* hervorgehobene Atrophie der innersekretorischen Organe ist kein regelmäßiger Befund (*Uhlinger*, eigene Beobachtung).

Prognose.

Die Prognose der Erkrankung ist im allgemeinen nicht so ungünstig, als man auf den ersten Blick glauben möchte, immerhin muß man mit einem Krankheitsverlauf von Monaten, ja Jahren rechnen. Trotz aller therapeutischen Verbesserungen kommen auch heute noch Todesfälle durch interkurrente Infekte, besonders Pneumonie und Pyurie, vor. Schlechte Aussichten bieten die Fälle von Hypothrombinämie. Sehr erschwerend wirkt bereits das Bestehen einer Anfälligkeit für Katarrhe. Mit Rezidiven ist noch längere Zeit zu rechnen. Interessant ist, daß in einem Falle meiner Beobachtung noch nach Jahren im Anschluß an eine Kindergesellschaft Erbrechen und zweimalige Entleerung des typischen Stuhles erfolgte. Der Bauch verkleinert sich sehr langsam. Die Kinder bleiben grazil und klein. In den Pubertätsjahren kann sich die Entwicklung grundsätzlich ändern. Nervöse Erscheinungen habe ich entgegen *Hablützel-Weber* auch in den späteren Kinderjahren nie vermißt.

Pathogenese.

Über das Wesen dieser merkwürdigen Erkrankung sind zahlreiche Theorien aufgestellt worden. Ein Teil muß nach dem heute vorliegenden Tatsachenmaterial ohne weiteres abgelehnt werden. *Czerny-Keller* beschuldigen die Neuropathie der Kinder, in welchem Sinne in der Tat die Abstammung aus neuropathischen Familien und das eigenartige psychische Verhalten der Kinder spricht. Immerhin könnte man einwenden, daß die psychische Verstimmung in diesen Fällen lediglich die Folge einer primären Darmerkrankung darstellt, daß es sich also hier um eine nebensächliche Begleiterscheinung handelt. Gegen eine solche Auffassung macht *Stolte* geltend, daß das psychische Verhalten bei dieser Erkrankung so eigenartig ist, wie wir es bei keiner andern Krankheit sehen. *Mader* spricht von einer vegetativ, insbesondere vagotonisch gerichteten Motilitätsneurose des gesamten Verdauungskanals und ähnlich *Langstein* von hochgradigen Tonusschwankungen des vegetativen Systems, die bei vorhandener konstitutionell bedingter Labilität durch verschiedenartige Insulte ausgelöst werden.

Primäre und sekundäre Form.

Damit kommen wir zu dem Begriff der sekundären Form des intestinalen Infantilismus, bei der man zwar auch nicht ohne die Annahme einer primären Minderwertigkeit der Verdauungsorgane auskommt, exogene Ursachen oder eine andere (primäre) Krankheit sich aber ganz in den Vordergrund drängen. *Fanconi* betrachtet als solche zu lange fortgesetzte Schondiät, schwere Anämie, Rachitis, Askaridiasis und Abdominaltuberkulose. Wenn ich auch aus eigener Erfahrung bestätigen kann, daß einseitige Ernährung auf die Entwicklung der Krankheit einen sehr fördernden Einfluß ausüben und die Abdominaltuberkulose ausnahmsweise einen entsprechenden Symptomenkomplex herbeiführen kann, so stehe ich doch dieser Abtrennung skeptisch gegenüber.

Diagnostische Irrtümer.

Die Differentialdiagnose gerade gegenüber der Abdominaltuberkulose ist von größter Wichtigkeit. Erfahrungsgemäß wird diese von Ärzten, die den intestinalen Infantilismus nicht kennen, mit großer Regelmäßigkeit und Bestimmtheit angenommen. Die womöglich wiederholt vorgenommene Tuberkulinhautprobe beseitigt bei negativem Ausfall schnell alle Zweifel. Bei positiver Reaktion, die übrigens auffallend selten gefunden wurde, kann natürlich ein anderweitiger, belangloser Primärkomplex die Ursache sein. Bei Vorhandensein von Fieber freilich, sicherem Aszites oder fühlbaren Resistenzen oder bei Vorhandensein von Tuberkelbazillen im Stuhl wird man die Abdominaltuberkulose annehmen dürfen. Gelegentlich soll auch die Verwechslung mit Megacolon congenitum vorgekommen sein. Zurückbleiben im Wachstum und großer Bauch sind ja beiden Krankheiten gemeinsam, auch eine gewisse Erweiterung des Dickdarms kann beim intestinalen Infantilismus entstehen, so daß im Röntgenbild der Eindruck eines Megakolons zustandekommt. Genaue Erhebung der Anamnese und insbesondere die Beschaffenheit des Stuhles werden die Unterscheidung stets leicht ermöglichen. Schwieriger kann die Differentialdiagnose gegenüber chronischer Amöben-Enterokolitis sein (Zysten von Entamoeba histolytica im Stuhl).

Die Behandlung muß eine vorwiegend diätetische sein.

Die Therapie muß eine überwiegend diätetische sein. Ein grundsätzlicher Fehler sind Tee- und Hungerdiäten. Nur im Stadium starker Durchfälle ist eine Nahrungspause angebracht, aber auch dann sollte sie kurzdauernd sein (12—24 Stunden). Dann führen wir eine systematische Ernährungskur mit Sauermilch (Buttermilch, Diätmilch) unter Zugabe von reichlich Bananen und Apfelsinen- bzw. Tomatensaft durch (*Haas, von den Steinen, Fanconi*). Man gibt in vierstündlichen Pausen vier Mahlzeiten, beginnt mit Buttermilch oder Diätmilch ohne Zucker und steigert von etwa 400 auf 800—1000 ccm. Ähnlich beginnt man mit einer Banane und steigert auf 6—12 pro Tag, dazu kommt der Saft von 1—3 Apfelsinen.

Der Buttermilch haben wir später mit Vorteil Einbrenne und Rohrzucker (5%) zugesetzt, sie auch mit Maizena angereichert als Brei verfüttert. Die Kinder nehmen diese Nahrung trotz im allgemeinen bestehender Appetitlosigkeit auffallend gut, immerhin muß manchmal ein Löffel Buttermilchbrei mit einem Löffel Banane abwechseln, die Banane wird evtl. nur mit Apfelsinensaft vermengt, genommen usw. Quark kann in der Sauermilch beigefügt werden. Später wird löffelweise zu Gemüse übergegangen und allmählich eine volle Mittagsmahlzeit auch mit Kartoffel und Fleisch

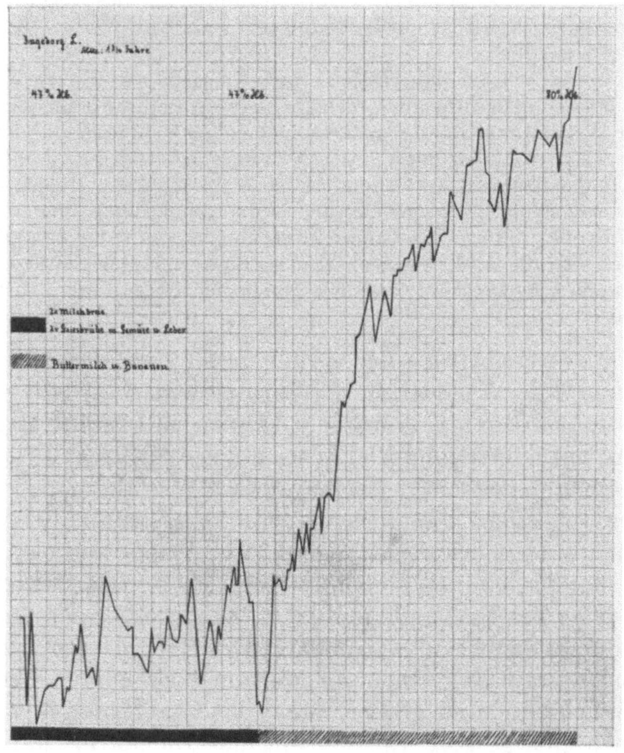

Fig. 92.
Gewichtskurve eines Kindes mit intestinalem Infantilismus bei gemischter Kost einerseits, bei Sauermilch-Früchte-Kur andererseits.

Die neue Ernährungsweise hat weit bessere Ergebnisse.

(Leber, Kalbsmilch) gegeben, an Stelle der Bananen treten auch geschabte Äpfel und Birnen, an Stelle des Maismehls Zwieback oder Keks, an Stelle der Buttermilch Milchsäuremilch. Bei diesem Vorgehen sind die Resultate zweifellos viel besser als bei der alten Behandlungsmethode, die bei geringerer Milchzufuhr zwar auch Gemüse, Obst und Fleisch in der Kost erscheinen ließ, in der Quantität speziell der Obstzufuhr aber Beschränkung empfahl. Immerhin war sie schon besser, als die früher wiederholt empfohlene Rückkehr zur Ernährung mit Frauenmilch. Diese ist ohne Zweifel nicht für die Behandlung von Spätatrophie geeignet, nicht einmal im Allaitement mixte (*Czerny-Keller*). Mit der neuen Ernährungsweise wird 1. dem größeren Kalorienbedarf dieser Kinder entgegengekommen (bis

200 pro kg Körpergewicht); 2. eine antiazidotische Wirkung durch die reichliche Basenzufuhr gewährleistet; 3. ein genügendes Angebot an Ergänzungsstoffen geschaffen; 4. eine günstige Wirkung auf die beschriebenen Prozesse im Darm ausgeübt.

Von Medikamenten haben wir in letzter Zeit nur mehr Tinctura opii simplex bei den akuten Schüben in kleiner Dosis (1—6 Tropfen pro die) verwandt. Hervorzuheben ist die gute Wirkung einer Bluttransfusion in schweren Fällen. Zur Beseitigung der oft lange bestehenbleibenden Anämie empfiehlt sich nach Besserung der Darmsymptome Ferrum reductum (0,2—0,4 g). Sorgfältige Pflege der Haut, Massage, aktive und passive Bewegungen können das Gedeihen fördern.

Medikamentöse Behandlung.

Bei alledem ist die Wichtigkeit einer richtigen psychischen Behandlung nicht zu vergessen. Die Mutter wird hierzu oft nicht imstande sein. Das Kind muß also eine Pflegerin haben, die sich ganz auf die Eigenarten des Kindes einzustellen vermag, es auf der andern Seite aber auch gut zu erziehen versteht. Zu dieser schwierigen Aufgabe gehört ein besonders feines Einfühlungsvermögen, Takt, Geduld und Frohsinn. Vielfach wird man mit Vorteil das Kind ganz aus seinem bisherigen Milieu herausnehmen und in einer Krankenanstalt unterbringen, wo es aber mit besonderer Sorgfalt vor Infekten zu bewahren ist.

Psychische Behandlung.

Colitis pseudomembranacea (Colica mucosa).

Die Colitis pseudomembranacea (Enteritis membranacea) ist nicht eigentlich ein entzündlicher Darmprozeß, wie der Name sagt, sondern offensichtlich die Folge einer Sekretionsanomalie. Klinisch ist sie nämlich charakterisiert durch den Abgang von Schleimmembranen und, soweit Sektionsbefunde vorliegen, stellt sich die Affektion als ein schleimig-fibrinöser Erguß auf die Darmschleimhaut dar, ohne jeden ulzerativen nekrobiotischen Prozeß. Mikroskopisch findet man die schleimigen, vielfach mit Fibrinfäden durchsetzten Massen infiltriert mit Rundzellen, Zylinderzellen, Leuko- und Erythrozyten, nur in die oberen Schichten sind reichlich Bakterien eingeschlossen. Reichlicherer Erythrozytengehalt färbt den Schleim rötlich.

Die Erkrankung kommt bei Erwachsenen und Kindern in gleicher Weise vor. Mit *Czerny-Keller* unterscheiden wir eine akute und eine chronische Form, die allerdings insofern nicht scharf voneinander getrennt sind, als die akute in die chronische übergehen oder im Verlaufe der letzteren auftreten kann. Bei der selteneren akuten Erkrankung werden unter heftigen kolikartigen Schmerzen und Tenesmen die Membranen und Stränge, oft ohne Beimengung von Fäzes, entleert. Dabei ist der Leib etwas gespannt und gegen Berührung empfindlich. Es kann zu einem Abstoßen von röhrenförmigen Ausgüssen des ganzen Darmrohres kommen. *Roberg* beschreibt beim fünf Monate alten Säugling den Abgang eines 36 cm langen Fibrinstranges, nachdem wiederholte Darmblutungen vorausgegangen waren; ein Vorgang, wie er bisher in der Literatur einzig dasteht. Die chronische Erkrankung erscheint äußerst harmlos. Sie verläuft ohne irgendwelche subjektiven Symptome, beeinflußt das Gedeihen der Kinder nicht und wird infolgedessen vielfach nur durch Zufall entdeckt. Die Stuhlkonsistenz ist normal oder häufiger abnorm fest. Die Fäzesmassen sind überzogen von den geschilderten Membranen, die sich, wenn der Stuhl in Flüssigkeit gelangt, abheben können, doch werden sie gelegentlich auch ohne Fäzes entleert.

Akute und chronische Form.

Beide Erkrankungsformen werden ausschließlich bei sensiblen Kindern beobachtet (*Czerny-Keller*), beim Erwachsenen betreffen sie gewöhnlich das weibliche Geschlecht und hier vorzugsweise hysterische Personen (*Mathes*). *Steinschneider* betont das häufige Vorkommen von Lichen urticatus und Ekzem, das ich bestätigen kann. Das auslösende Moment bildet in jedem Falle ein abnormer Darminhalt, was sich gewöhnlich grobklinisch in Verstopfung oder Durchfall äußert. Doch genügen offenbar verhältnismäßig geringe Reize, um die pathologische Sekretion der Darmwand anzuregen. Nach den recht übereinstimmenden anamnestischen Angaben spielt die übermäßige Ernährung mit Eiweiß, also namentlich mit Milch, Fleisch und Eiern, eine ätiologisch wichtige Rolle.

Nervensystem.

Differentialdiagnostisch ist darauf aufmerksam zu machen, daß man nach Tannineinläufen ähnliche Membranen beobachten kann. Ferner ist zu bemerken, daß dem Abgang von Membranen schon tage-, ja wochenlang Koliken vorausgehen können, die mit den rezidivierenden Nabelkoliken große Ähnlichkeit haben (*Langstein*). Über den Schleimabgang bei Invagination siehe dort.

Behandlung. In der Therapie muß wiederum die akute und chronische Form der Erkrankung unterschieden werden. Bei der akuten Krankheit bewährt sich reine Mehldiät, daneben die Anwendung warmer Applikationen auf den Leib und Atropin bzw. Eumydrin, bei der chronischen Erkrankungsform genügt es, die Eiweißüberernährung zu korrigieren.

b) Störungen durch enterale und parenterale Infektion.

Nachdem durch eine intensive Aufklärung der Bevölkerung über zweckmäßige Ernährung insbesondere des Säuglings die alimentären Störungen eine starke Einschränkung erfahren haben, ist als Ursache akuter Durchfallerkrankungen die enterale und parenterale Infektion immer mehr in den Vordergrund getreten.

Parenterale Infektion. Daß außerhalb des Darmes bestehende Infekte den intermediären Stoffwechsel und auch die Vorgänge im Magendarmtraktus beeinflussen, ist heute allgemein anerkannt. Wie dieses geschieht, darüber sind allerdings unsere Kenntnisse noch unzureichend. Das so oft eintretende Erbrechen ist wohl sicher zentral-nervösen Ursprungs. Wie die des öfteren zu beobachtende Verminderung der Salzsäuresekretion und der Motilität des Magens zu deuten ist, steht dahin. Im Dünndarm kommt es wie bei anderen Durchfallerkrankungen meist zu abnormer Bakterienbesiedelung und auch zu pathologisch-anatomischen Veränderungen (*Adam* und *Froboese*). Auch eine Epithelbesiedelung mit Coli kommt vor. Bemerkenswert ist die klinische Beobachtung, daß es in erster Linie die sog. grippalen Infekte sind, die zu Durchfallerkrankungen Veranlassung gegeben. In zweiter Linie ist die Pyurie zu nennen und erst in weiterem Abstand folgen alle die anderen mannigfaltigen Infekte, die das Kind treffen können. Hervorzuheben ist dabei noch die eigenartige Tatsache, daß der bestehende grippale Infekt vielfach in einer recht unbedeutenden Rhinitis oder Nasopharyngitis seinen Ausdruck finden kann. Das erklärt manche diagnostischen Schwierigkeiten (intestinale Grippe!).

Enterale Infektion. Umstrittener sind die enteralen Infektionen. Klar liegen die Verhältnisse lediglich bezüglich der Dysenterie, des Typhus und Paratyphus, der Amoebiasis, Cholera und Tuberkulose. Von diesen Erkrankungen und ihren Erregern soll an dieser Stelle nicht die Rede sein. Es sind aber noch eine ganze Reihe von Mikroorganismen als Erreger von Darmerkrankungen beim Kinde beschuldigt worden, über welche die Ansichten geteilt sind. Ich nenne nur Streptokokken, Staphylokokken, Bact. coli, lactis aerogenes, pyocyaneus, proteus und den *Fränkel*schen Gasbazillus (Bac. perfringens).

Die Schwierigkeit der Beurteilung liegt darin, daß diese Keime auch schon unter physiologischen Verhältnissen besonders bei künstlicher Ernährung in den Fäzes nachgewiesen werden können. Bemerkenswert sind daher in erster Linie Erkrankungen bei natürlich ernährten Kindern. Denn bei reiner Frauenmilchernährung tritt bei jedem gesunden Säugling innerhalb weniger Tage die sog. Bifidusvegetation im Darm auf, so daß das Stuhlausstrichbild einer Reinkultur dieser anäroben grampositiven Bakterienart gleicht. Tatsächlich gibt es nun bei Brustkindern zuweilen akute Darmerkrankungen, bei denen sich der bakterioskopische Befund schnell vollständig ändert und an Stelle des Bac. bifidus z. B. Enterokokken, Bact. coli,

Bei Brustkindern.

Bact. lactis aerogenes oder der Gasbazillus ganz überwiegend sichtbar wird. Natürlich läßt sich das auch so erklären, daß die wenigen Keime dieser Art, die bereits physiologischerweise im Darm vorhanden sind, unter dem Einfluß einer Funktionsstörung des Darmes die Oberhand gewinnen — und derartiges sehen wir tatsächlich bei parenteralen Infekten —, aber manchmal gelingt der Nachweis eines anderweitigen Infektes auf keine Weise, es läßt sich durch intravitale Blutuntersuchung (*Czerny* und *Moser*) oder das Auftreten einer Bakteriurie bzw. Pyurie (*Schlack*) eine Allgemeininfektion nachweisen und schließlich werden des öfteren Kolirassen gefunden, die bei normalen Brustkindern im Stuhl vermißt werden (*Adam*). Solche Beobachtungen — auch durch den Sektionsbefund gestützt — haben wir relativ häufig bei frühgeborenen Kindern in den ersten Lebenswochen machen können (*Sengenhoff*).

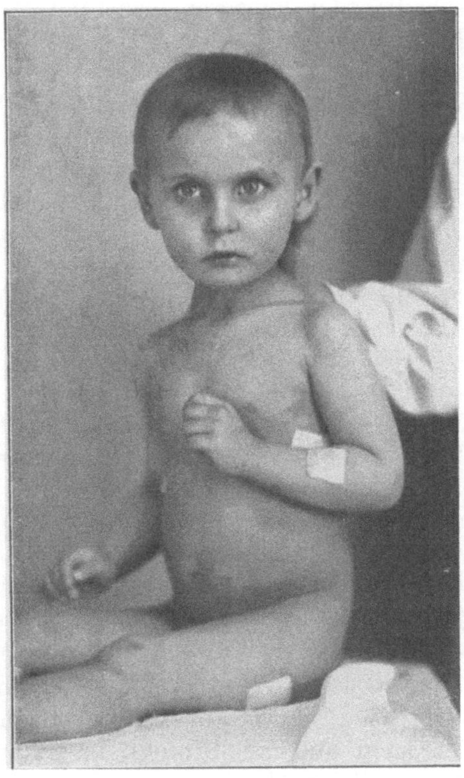

Fig. 93.
Dysenterieforme Erkrankung (Gesichtsausdruck!).
(Aus der Münchner Kinderklinik Professor *v. Pfaundler.*)

Bei künstlich ernährten Kindern.

Bei künstlicher Ernährung ist, wie gesagt, der Nachweis einer enteralen Infektion mit den oben erwähnten Keimen wesentlich schwerer. Das Stuhlbild ist nicht verläßlich. Beim Vorhandensein reichlicher Streptokokken oder grampositiver Bazillen („Blauer Bazillose“) im Stuhlausstrich können in den höher gelegenen Darmabschnitten reichlich Kolibazillen vorhanden sein (*Moro*). Sind allerdings Streptokokken bzw. Staphylokokken fast ausschließlich im Stuhlausstrich vorhanden und bestehen dabei Tenesmen und blutig-schleimig-eitrige Stühle, so ist mit dem im Kindesalter bisher nur vereinzelt beobachteten Krankheitsbild der Colitis ulcerosa (exulcerativa) zu rechnen (*Fanconi*). Es kommt erst bei älteren Kindern vor. Ein so starkes Hervortreten des Gasbazillus im Stuhlausstrich, wie wir es gelegentlich beim Brustkind sehen, gibt es nach unserer Erfahrung beim künstlich ernährten Kind ebensowenig wie eine entsprechende Ansiedlung im Dünndarm. Wir können ihm also entgegen *Passini*, *Sittler* und *Jörgensen* keine Rolle bei der Entstehung der Gastroenteritis solcher Kinder zuschreiben. Die wissenschaftliche Diskussion geht zur Zeit im wesentlichen um die Frage, wieweit besondere Kolirassen Bedeutung besitzen, so, wie wir das bei der Kälberruhr kennen, die nach *C. O. Jensen* eine infektiöse Kolibazillose ist. *Adam* hat auf Grund umfangreichen Untersuchungsmaterials diesen Standpunkt verfochten und einen besonderen Typus, das sog. Dyspepsiekoli, sowie einen mit einem der Kälberruhrerreger identischen Kolitypus beschrieben, die er bei der sog. alimentären Intoxikation während des Lebens in den Fäzes und unmittelbar post mortem aus dem gesamten Darmtraktus und zahlreichen inneren Organen züchten konnte. Er spricht daher auch gestützt auf den pathologisch-anatomischen Nachweis echt entzündlicher Erkrankungen der Dünndarmschleimhaut von einer infektiösen Kolienteritis, ähnlich wie das schon früher *Escherich* getan hat. *Moro* denkt demgegenüber an eine Umwandlung gewöhnlicher Koli in Dyspepsiekoli. wenn eine solche Umwandlung auch bisher experimentell nicht geglückt ist. Er will nur eine endogene Koliinfektion gelten lassen. Diese ist allerdings nach *Adam* auch mit Dyspepsiekoli möglich, da 10% der gesunden künstlich ernährten Kinder diese Keime beherbergen.

Kolienteritis.

Exogene Koliinfektionen sind aber doch wohl keine Seltenheit. Wenigstens kann man in der dem Kinde angebotenen Milch, auch wenn sie angeblich von der Mutter einwandfrei abgekocht ist, offenbar durch neuerliche Infektion des öfteren Kolibazillen nachweisen (*Bessau*, *Rosenbaum* und *Leichtentritt*, *Mook*). *Abraham* beobachtete sogar eine auf diesem Wege entstandene Endemie in einem Säuglingsheim.

Abgrenzung von alimentär bedingten Störungen.

Man sieht, daß es möglich ist, einen großen Teil der Durchfallerkrankungen auf eine Infektion zu beziehen, mag diese nun unmittelbar die Erkrankung ausgelöst haben oder erst unter dem Einfluß resistenzschädigender Faktoren insbesondere alimentärer Art zur Auswirkung gekommen sein. Vorläufig aber ist es noch sehr schwer, eine Abgrenzung von rein alimentär bedingten Störungen herbeizuführen. Als einfaches Hilfsmittel hat man immer die Beobachtung der Temperaturkurve empfohlen. Promptes Verschwinden einer Temperatursteigerung nach Nahrungsentziehung (Teepause) soll für ein Fieber infolge alimentärer Störung sprechen. Aber einmal gibt es sowohl parenterale wie enterale Infekte von sehr kurzer Fieberdauer und andererseits alimentäre Störungen mit schleppender Entfieberung, vor allem kann sich an eine alimentäre Störung auch ein Infekt anschließen, der zunächst unter der Schwelle klinischer Wahrnehmbarkeit bleibt. Ebenso vieldeutig ist die Stuhlbeschaffenheit. Immerhin muß man sagen, daß Blut-, Schleim- und Eiterbeimengungen hauptsächlich bei enteralen und parenteralen Infekten vorkommen. Sie können allerdings bei Neuropathen und Ekzemkindern auch die Folge einer alimentären Schädigung sein. Daß bei blutigen Entleerungen auch an *Barlow*sche Krankheit, Purpura abdominalis, Ulcus duodeni, Darmpolyp, Invagination und andere Ileusformen gedacht werden muß, sei nur nebenbei erwähnt. Im übrigen fehlt den Entleerungen bei parenteralen und enteralen Infekten oftmals jede charakteristische Beschaffenheit. In praxi wird man in dieser Situation unterscheiden müssen:

Brustkind.

1. Das Brustkind. Jede fieberhafte, mit Durchfällen und womöglich Erbrechen sowie Appetitlosigkeit einhergehende Erkrankung muß den Verdacht auf einen Infekt, in erster Linie einen parenteralen, wachrufen. Bei Frühgeborenen. aber auch sonst gelegentlich kann das Fieber fehlen. Infekte in der Umgebung des Kindes, sekundäre Erscheinungen, z. B. Drüsenschwellungen am Halse, führen unter Umständen dann zur richtigen Deutung. Urinuntersuchung ist auch beim Brustkind erforderlich. Ist ein Infekt außerhalb des Darmes trotz aller Bemühungen nicht nachweisbar, so muß mit einer enteralen Infektion gerechnet werden. Diese kommt am ehesten beim frühgeborenen Kind zustande. Vollständige oder fast vollständige Verdrängung der Bifidusflora im Stuhlausstrich durch Koli spricht in diesem Sinne und ist prognostisch von ungünstiger Bedeutung.

Enterale Infekte am ehesten beim Frühgeborenen.

Behandlung.

Beim bis dahin gut gediehenen Brustkind ist von allen einschneidenden Maßnahmen abzusehen. Die gewöhnlich einsetzende Appetitlosigkeit führt bereits zu der erwünschten Einschränkung der Nahrungszufuhr. Wo diese allerdings zu groß wird, ist daran zu denken, daß wenigstens der notwendige Flüssigkeitsbedarf gedeckt werden muß. Nur bei stärkeren Krankheitserscheinungen, spritzenden Stühlen, erheblicher Gewichtsabnahme und Beeinträchtigung des Allgemeinbefindens ist eine Teepause und Wiederbeginn mit kleinen Nahrungsmengen am Platze. Dann können auch Kochsalzinfusionen usw. notwendig werden. Derartiges ist aber eigentlich nur bei schon geschädigten oder konstitutionell schwachen Kindern zu erwarten.

Künstlich ernährtes Kind.

2. Das künstlich ernährte Kind. Auch hier wird man, zumal wenn besondere Abweichungen von der üblichen Zusammensetzung und Dosierung der Nahrung nicht vorliegen, wenn die Erkrankung mit starkem und womöglich wiederholtem Erbrechen einsetzt, und das Fieber im Verhältnis zu den Darmerscheinungen auffallend hoch ist, in erster Linie an einen parenteralen Infekt denken.

Man wird sogar selbst dann mit einem solchen rechnen müssen, wenn außer den Magendarmerscheinungen und ihren direkten Folgeerscheinungen keine weiteren Krankheitssymptome aufgedeckt werden können. Lehrt doch die Erfahrung, daß ein außerhalb des Darmes gelegener Infektionsherd unter Umständen erst nach Tagen deutlich erkennbar wird. Aus dieser Tatsache ergibt sich allerdings auf der anderen Seite, daß man manchmal nicht recht zu unterscheiden vermag, ob der parenterale Infekt wirklich die Ursache oder aber die Folge der Magendarmerkrankung ist. Wissen wir doch auch, daß sich im Verlaufe von Durchfallerkrankungen gerne Sekundärinfekte entwickeln, und zwar handelt es sich hier in erster Linie um paravertebrale Pneumonien, Otitiden und Pyurien.

Behandlung.

Wir müssen auf die genaue Analyse des Krankheitsfalles Wert legen, da man bei mäßigen durch parenterale Infektion bedingten Magendarmerscheinungen — ähnlich wie wir es oben vom Brustkind gesagt haben — zweckmäßigerweise in den therapeutischen Maßnahmen zurückhaltend bleibt. Abgesehen von einer Reduktion der Gesamtnahrungsmenge vermindert man die leicht vergärbaren Kohlehydrate (Zucker, Malzsuppenextrakt), schränkt Gemüse und Obst ein oder ersetzt es ganz durch Obstsaft. Eine ohne Not durchgeführte Nahrungskarenz würde starken Gewichtsabfall und eine entsprechend lange sich hinziehende Rekonvaleszenz zur Folge haben. Sie ist jedoch auf der anderen Seite indiziert, wenn die Durchfälle stärkere Grade annehmen, sich Allgemeinerscheinungen wie Mattigkeit, Regungslosigkeit oder gar zunehmender Verfall bei starkem Gewichtssturz einstellen. In diesem Falle schaltet man also einen Teetag ein und beginnt die Ernährung wieder in vorsichtiger Weise mit einer der bekannten Heilnahrungen, also Buttermilch mit 2% Maizena, Diätmilch oder Eiweißmilch mit 3% Nährzucker. Das Vorgehen gestaltet sich also hier genau so wie bei den gewöhnlichen akuten Ernährungsstörungen. Dies gilt auch von der Wasserzufuhr. Jeder irgend stärkere Gewichtsabfall bei einem Infekt sollte alsbald Veranlassung geben für eine energische Flüssigkeitszufuhr — wenn nicht anders möglich, auch subkutan — Sorge zu tragen. Bekommt das Kind bereits eine Heilnahrung bei Ausbruch des Infektes, so ist sofort Verminderung des Zucker- und Fettgehaltes vorzunehmen, also z. B. aus der Einbrennbuttermilch Butter und Zucker wegzulassen. Man ist dann nur selten zur Teepause gezwungen, was bei dystrophischen Säuglingen nicht zu unterschätzen ist.

Die enterale Infektion des künstlich ernährten Kindes ist nach unseren obigen Ausführungen zum Teil eine Koliinfektion, bei der klinisch eine Unterscheidung zwischen exogener oder endogener Infektion unmöglich ist; sie wird daher unter den akuten Ernährungsstörungen abgehandelt. Oder es handelt sich um Dysenterie, Typhus und Paratyphus, Erkrankungen, die durch bakteriologische und serologische Untersuchung als solche nach Möglichkeit sichergestellt werden sollten. Daß dieses insbesondere bei der Dysenterie des öfteren nicht gelingt, ist sehr bedauerlich. Vielfach begnügt man sich infolgedessen mit der Diagnose eines infektiösen Darmkatarrhs, einer infektiösen Kolitis oder einer dysenteriformen Erkrankung, wo die Wahrscheinlichkeitsdiagnose Ruhr viel mehr am Platze wäre. In praxi sollte man sich in allen derartigen Fällen so verhalten, als wenn das Vorliegen einer Dysenterie bewiesen wäre. Das gilt nicht nur von der Prophylaxe, sondern auch von der Therapie, weshalb ich wiederum auf das entsprechende Kapitel verweisen kann.

3. Das ältere Kind. Mit zunehmendem Alter wird die Beteiligung des Darmes an parenteralen Infekten immer seltener, im zweiten und dritten Lebensjahr ist sie aber noch häufig genug. Zur Beurteilung jeder Durchfallerkrankung gehört also auch hier eine Allgemeinuntersuchung. Eine Fehldeutung ist in diesem Lebensalter nicht mehr von so einschneidender Bedeutung. Eine eintägige Teepause und langsames Einschleichen mit der Nahrung wird kaum jemals Schaden stiften. Gefahren drohen hier von anderer Seite. Die parenteralen Infekte — und das gleiche gilt von den enteralen Infekten — ziehen sich des öfteren in die Länge. Die Durchfälle bleiben infolgedessen vielfach trotz diätetischer Behandlung bestehen. In dieser Situation ist es grundfalsch, das Heil von einer Schonungstherapie alias Hungerbehandlung zu erwarten. Es ist vielmehr dringend notwendig, der womöglich schon durch Appetitlosigkeit und Erbrechen drohenden Inanition energisch entgegenzuarbeiten und für eine möglichst ausgiebige Ernährung zu sorgen. Wer ängstlich hier jede Stuhlentleerung betrachtet und aus der noch immer vorhandenen Beimengung von Schleim oder gar Blut die Notwendigkeit einer fortgesetzten Nahrungsbeschränkung folgert, ist falsch unterrichtet. Das, was wir über die Behandlung des akuten Durchfalls und die Verhütung subakuter und chronischer Durchfälle gehört haben (s. S. 300), gilt in gesteigertem Maße von den parenteralen und enteralen Infektionen. Die seltene Colitis ulcerosa wurde bereits oben kurz erwähnt. Sie zieht sich monate- und jahrelang hin. Gemischte Nahrung mit wenig Milch und Fleisch, viel Gemüse und Kompott hat sich am ehesten bewährt.

Warnung vor allzu langer Hungerbehandlung.

Ulzeröse Prozesse im Magen-Darmtraktus.

Ulzerationen im Bereiche des Digestionstraktus machen im Kindesalter, abgesehen von der Melaena neonatorum, verhältnismäßig selten klinische Erscheinungen. Sie werden vielfach erst zufällig bei der Sektion entdeckt. Ihre hauptsächlichsten Lokalisationsstellen sind der Magen und das Duodenum, seltener der Ösophagus und das *Meckel*sche Divertikel. Am häufigsten sieht man die sog. hämorrhagischen Erosionen oder Stigmata ventriculi, die in wechselnd großer Zahl besonders beim Säugling angetroffen werden. Es handelt sich da um kleine, stippchenförmige, meist braunrot oder schwarzrot gefärbte Fleckchen, die sich bei näherer Betrachtung als oberflächliche Substanzverluste zu erkennen geben. Geht der Substanzverlust tiefer und ergreift auch Submukosa, Muskularis und selbst Serosa, so sprechen wir von einem rezenten oder akuten Geschwür. Doch ist eine scharfe Abtrennung beider Prozesse voneinander nicht möglich.

Mutmaßungen über die Entstehung.

Die Ursache der hämorrhagischen Erosionen sah man bis vor kurzem ausschließlich in oberflächlichen Schleimhautblutungen und zog hierfür zur Erklärung Zirkulationsstörungen (Asphyxie des Neugeborenen), mechanisch-traumatische Schädigung (beim Brechakt) oder thrombotische und embolische Vorgänge (im Anschluß an die Thrombose der Nabelvene) heran. *Beneke* vermißte jedoch in vielen Fällen die Blutung und fand statt dessen ischämische Nekrosen. Ihre Entstehung denkt er sich durch Gefäßspasmen, wie sie auf reflektorischem Wege von den nervösen Zentren durch den Geburtsschock ausgelöst werden. Bei den fließenden Übergängen zu den akuten Geschwürsbildungen wird hierfür vielfach die gleiche Ätiologie geltend gemacht. Das besonders häufig beim Neugeborenen angetroffene Duodenalulkus will *Aschoff* dadurch erklären, daß beim Neugeborenen das Duodenum durch die Leber oder die stark gefüllte Gallenblase gegen den Pankreaskopf gedrückt wird, welcher infolge der darunterliegenden Wirbelsäule nicht ausweichen kann. Die so entstehende Anämie der komprimierten Schleimhautpartien werde bei der post partum erfolgenden Blutüberfüllung der Unterleibsorgane in eine zu Blutungen führende Hyperämie umgewandelt. Akute Geschwüre werden jedoch auch bei älteren Säuglingen und Kindern angetroffen, und hier bleibt die Ursache gewöhnlich noch dunkler als beim Neugeborenen. Bekannt ist lediglich, daß im Anschluß an Verbrennungen und Erfrierungen und in der Pathogenese wohl identisch bei Erythrodermia desquamativa Geschwüre wiederum besonders im Duodenum auftreten können, ferner sind akute Infektionskrankheiten und vielleicht die Urämie von Bedeutung, bei welcher der Magendarm zum Haupteliminationsorgan der toxischen Substanzen wird; neuerdings wird auch die Spasmophilie beschuldigt, wobei ähnlich, wie es oben für das neugeborene Kind geschildert wurde, Gefäßspasmen die Vermittlerrolle spielen würden (*Hirsch* und *Schneider*). Daß Läsionen des Nervensystems auch im späteren Alter Ulzerationen zur Folge haben können, deuten die wiederholten Befunde bei tuberkulöser sowie eitriger Meningitis, bei Hydrozephalus und Porenzephalie an. Schließlich sei erwähnt, daß im Gefolge von Bauchoperationen gelegentlich Geschwürsbildung auftritt, die nach *Hagemann* auf plötzliche Blutdruckschwankungen im Gefäßsystem der Pfortader bei gleichzeitiger Erschwerung des Blutabflusses durch die Leber zurückgeführt werden muß.

Chronisches Magengeschwür im Kindesalter selten.

Gehören schon alle diese Vorkommnisse zu den Seltenheiten — *Gruber* fand an dem Leichenmaterial *Chiaris* bei 1147 Sektionen von Kindern zwischen 1 und 10 Jahren nur 9 Fälle —, so muß dies erst recht von dem Ulcus rotundum chronicum gesagt werden, wenigstens soweit es sich um den Magen handelt. Das chronische Magengeschwür macht nach *v. Cackovic* im 1. Dezennium etwa 1% aller Ulkusfälle aus, seine Frequenz nimmt erst nach der Pubertät wesentlich zu. Allerdings mögen die ersten Symptome häufiger, als bisher angenommen wurde, schon auf die Kinderjahre zu verlegen sein. Worauf die Seltenheit des Ulcus rotundum im Kindesalter beruht, darüber gibt es bisher nur Mutmaßungen. Anatomische Unterschiede bestehen in den verschiedenen Altersklassen nicht. Dementsprechend sind auch die Folgeerscheinungen die gleichen; so hat man Penetration in Leber und Pankreas beobachtet, desgleichen Narbenstenosen. Die Perforation in die offene Bauchhöhle wird beim Kinde verhältnismäßig häufig, nämlich in einem Drittel aller Fälle, berichtet; es ist jedoch wohl möglich, daß bei der sonst vielfach recht schwierigen Diagnose gerade diese Fälle besondere Beachtung gefunden haben.

Ulcus duodeni im Säuglingsalter nicht selten.

Größeres Interesse beansprucht das Ulcus duodeni chronicum.

In *Collins* Statistik über 279 Fälle finden sich 42 Kinder unter 10 Jahren, 17 im 1. Lebensjahr. *Schmidt* fand im 1. Lebensjahr unter 1109 Sektionen 20 Fälle von Ulcus duodeni, *Berglund* etwas kleinere Zahlen. Allerdings ist die Unterscheidung zwischen akutem und chronischem Duodenalulkus hier nicht gemacht, im übrigen aber auch sonst nicht immer scharf durchführbar. Abgesehen von den schon obenerwähnten Ulzerationen im Duodenum beim Neugeborenen werden sie mit besonderer Vorliebe im späteren Säuglingsalter (nach *Schmidt* die Mehrzahl zwischen 2. und 6. Monat) angetroffen. Das Ulkus liegt gewöhnlich dicht unterhalb des Pylorusringes an dem oberen hinteren Teil der Wand, vielfach finden sich multiple Ulzera. Der Durchmesser schwankt zwischen 0,1—2 cm. Die Umrisse sind scharf, die Ränder steil abfallend, nicht gewulstet, mikroskopisch gewöhnlich ohne Infiltrationen. Auf dem Boden sieht man öfters kleine Blutungen oder ein arrodiertes Gefäß, mikroskopisch erkennt man fibröse Wucherungen in der Basis des Ulkus.

Ernährungszustand oft, aber nicht immer schlecht.

Der Ernährungszustand der an Ulcus duodeni leidenden Säuglinge nach der Neugeborenenperiode ist vielfach ein schlechter. *Helmholz*, der auf *Finkelsteins* Abteilung unter 16 Fällen von Dekomposition 8mal Ulcus duodeni beobachtete, meint, daß der Dekompositionsvorgang in irgendeiner Weise die Disposition zum Ulkus begründen muß. *Schmidt* kommt zu dem Schluß, daß jede Erkrankung, die den Ernährungszustand stark schädigt, also auch infektiöse Prozesse, einen günstigen Boden für das Entstehen eines Defektes vorbereiten. In der Tat sahen wir wiederholt Duodenalulzera im Verlauf von Bronchopneumonien (besonders bei Keuchhusten), *Barchetti* und *Berglund* bei Miliartuberkulose. Der Ernährungszustand ist aber nicht immer ein schlechter. *Ibrahim* glaubt, daß ein größerer Teil der Duodenalgeschwüre des späteren Säuglingsalters aus der Neugeborenenzeit stammt. Tatsächlich wurde sogar bei einem älteren Kinde ein chronisches Duodenalulkus gefunden, das an Melaena in den ersten Lebenstagen gelitten hatte (*Dienstfertig*).

Von der Besprechung spezifischer Geschwüre durch Tuberkulose, Syphilis, Diphtherie usw. kann an dieser Stelle abgesehen werden, ebenso wie die Ulzerationen durch Verschlucken von Fremdkörpern, durch Verätzungen und Gangrän (z. B. kombiniert mit Rachengangrän) hier nur nebenbei Erwähnung finden können.

Symptome.

Wie eingangs bemerkt, bleibt die größte Zahl der Ulzerationen klinisch symptomenfrei. Im allgemeinen wird die Diagnose höchstens dann gestellt, wenn es zu bestimmten Folgeerscheinungen kommt, zur Blutung oder zur Perforationsperitonitis.

Blutbrechen.

Blutbrechen (Hämatinerbrechen) ist allerdings im Säuglingsalter auch ohne das Vorhandensein eines Ulkus ein gar nicht seltenes Vorkommnis. Wir kennen es bei Ernährungsstörungen, insbesondere der alimentären Intoxikation, beim Pylorospasmus, bei mannigfaltigen Infekten, zuweilen sogar ohne besondere Beeinträchtigung des Kindes. Ebenso gelingt der chemische Nachweis von Blut im Stuhl des öfteren bei Ernährungsstörungen junger Säuglinge (*Fürstenau*). Teerstuhl oder gar der reichliche Abgang hellroten Blutes per rectum sind schon markantere Symptome. Merkwürdigerweise sucht man allerdings auch nach profuser Blutung manchmal bei der Sektion das Ulkus vergebens, es bestehen nur hämorrhagische Erosionen oder es wird gar die Quelle der Blutung ganz vermißt. Bestehen schon in dieser Hinsicht Schwierigkeiten, so ist erst recht keine Entscheidung darüber möglich, ob es sich um ein Magen- oder Duodenalulkus handelt. Wenn man die Vermutung eines Duodenalulkus ausspricht, so gründet sich diese nur auf die größere Häufigkeit seines Vorkommens. Nach starker Blutung kommt es zum Kollaps mit Untertemperatur. Gelegentlich erfolgt schon der Tod, bevor das Blut bis zum Rektum vorgedrungen ist, in den meisten Fällen jedenfalls innerhalb der nächsten Tage. Die erste Blutung kann jedoch überwunden werden und erst eine zweite führt zum Tode. Vereinzelt sieht man aber auch Ausheilung, selbst beim Atrophiker mit schwerer Blutungsanämie.

Peritonitis.

Seltener als die Blutung führt die Perforationsperitonitis das Ende herbei. Sie macht bei den heruntergekommenen Säuglingen gewöhnlich keine deutlichen Symptome mehr. In einzelnen Fällen litten die Säuglinge mit Ulkus duodeni an hartnäckigem Erbrechen, und man hat infolgedessen daran gedacht, ob nicht das Ulkus häufiger bei der Entstehung des Pylorospasmus eine Rolle spielt. Die Beziehungen zwischen Erbrechen und Ulkus liegen jedoch eher umgekehrt, indem nämlich das Erbrechen zu Inanition führen kann, und in diesem Zustand sind die Bedingungen für die Entstehung eines Ulkus besonders gegeben. Oder der Pylorospasmus führt zu einer Abklemmung und damit zur Ischämie umschriebener Teile der Endarterien, es entwickelt sich also ein Ulkus im Bereich der pathologisch veränderten Pyloruspartie (*Kleinschmidt*). Kommt es zur Ausheilung eines Duodenalulkus, so kann die Narbenbildung noch sekundär schwere Erscheinungen hervorrufen (Magenerweiterung mit hochgradigem Erbrechen).

Symptome beim älteren Kind.

Das chronische Magen- und Duodenalulkus beim älteren Kinde unterscheidet sich in seinen Symptomen nicht von demjenigen beim Erwachsenen. Nur ist der Schmerz oft nicht ausgesprochen oder, wenn vorhanden, so wird er weder richtig lokalisiert noch der Charakter angegeben (*Cackovic*). Das Hauptsymptom ist auch hier die Hämatemese. Sie ist jedoch keineswegs gleichbedeutend mit der Diagnose Ulcus ventriculi (Röntgenbild). Man muß daran denken, daß bei einer Blutung im hinteren Teil der Nase oder bei einer Hämoptöe verschlucktes Blut eine Hämatemese vortäuschen kann, daß Stauung im Pfortaderkreislauf durch Leberzirrhose, Echinokokkus oder Pylephlebitis vielfach rezidivierende Magendarmblutungen zur Folge hat, ferner kennen wir das Blutbrechen als Erscheinungsform der Purpura und als Symptom der freilich recht seltenen malignen Tumoren des Magens. Ungeklärt sind bisher Krankheitsfälle, bei denen es einmal zur Hämatemese kommt und schnelle Genesung erfolgt, ohne daß weitere Symptome auftreten, die ein Magenleiden erkennen lassen. Derartiges gibt es z. B. auch beim Coma diabeticum. Wo das Ulkus zur Magenperforation führt und die Kranken die Symptome diffuser Peritonitis darbieten, wird, zumal bei dem Fehlen vorausgegangener Blutung, der Ausgangspunkt der Erkrankung entsprechend der weit größeren Häufigkeit in der Appendix gesucht. Die immerhin öfters vorhandene Magenanamnese und der initiale Schmerz im Epigastrium weisen den richtigen Weg.

Die Therapie bei Ulcus ventriculi und duodeni chronicum des älteren Kindes entspricht der beim Erwachsenen geübten, Operative Erfolge liegen bisher aus dem Kindesalter nur vereinzelt, vor (*v. Eiselsberg, Theile, Dienstfertig*). Bezüglich der Melaena neonatorum sei auf das betreffende Kapitel verwiesen. Beim älteren Säugling, wo wir gewöhnlich nur durch die Blutung auf das Leiden aufmerksam werden, scheint die subkutane Gelatine- und Blutinjektion von Wert. Die Ernährung nach der Blutung muß sehr vorsichtig geleitet werden, am besten verwendet man Frauenmilch in kleinen Mengen. Bei Narbenstenose nach Ausheilung eines Ulcus duodeni kommt die schon mit Erfolg ausgeführte Gastroenterostomia posterior in Betracht (*Langstein*). Behandlung.

Rhagaden und Fissuren des Afters.

Insbesondere beim jungen Kinde, schon vom frühen Säuglingsalter an, kommen in dem Analteil des Mastdarms Veränderungen in der Schleimhaut vor, die wir je nach dem Aussehen und der Tiefe des Leidens als Rhagaden oder Fissuren des Afters bezeichnen. Entweder handelt es sich um kleine oberflächliche Epidermisabschürfungen und Schrunden der Afteröffnung, die gewöhnlich in der Einzahl, bisweilen auch in der Mehrzahl vorhanden sind, oder es besteht ein myrtenblattförmiges Geschwür an der Analöffnung. Greift diese Geschwürsbildung von der Haut des Afters in die radiäre Faltung der Schleimhaut der Analportion hinein, so sprechen wir von Analfissur.

Ätiologisch kommen einerseits Hauterkrankungen in der Umgebung des Afters (Intertrigo, Lues), sowie mechanische Irritation durch rohe Reinigung der Afterspalte, Kratzen bei bestehendem Juckreiz, unzweckmäßige Applikation der Klistierspritze in Betracht, anderseits ist es das Herauspressen harter und übermäßig großer Skybala bei vorübergehender oder habitueller Verstopfung, das zum Einriß führt. Jede Fissur nun, gleichgültig welcher Ätiologie sie ist, hat eine mehr oder minder starke Schmerzhaftigkeit der Stuhlentleerung zur Folge, es tritt ein Sphinkterkrampf ein, der die Stuhlentleerung behindert, somit eine schon bestehende Verstopfung verstärkt und den Einriß immer mehr vertieft. Infolge des Muskelkrampfes entsteht aber auch eine Anämie der Fissur, welche ihrerseits bewirkt, daß die Fissur nicht abheilt. Dieser Circulus vitiosus ist es, der das an sich harmlose und geringfügige Leiden zu einer unangenehmen und langdauernden Erkrankung macht. Ursachen.

Schmerzen bei der Stuhlentleerung sind das Hauptsymptom der Fissur. Die Kinder machen alle Anstalten zur Defäkation, aber mitten in der Bemühung schreien sie plötzlich auf, werden rot, laufen weg und wollen nicht wieder auf das Geschirr gesetzt werden. Ist der Andrang der angehäuften Kotmassen ein zu mächtiger und nicht mehr zu überwindender, so werden schließlich unter dem Ausdruck großer Schmerzen die Beschwerden.

knolligen harten Kotmassen wenigstens teilweise, vielfach mit Blutstreifen bedeckt, entleert. Infolge krampfhafter Kontraktion des Sphinkters der Blase, die sich an den Afterkrampf anschließen kann, kommt es auch zu Beschwerden bei der Urinentleerung, einem mühsamen Herauspressen weniger Tropfen oder mehrfach unterbrochenem Strahl, ja gelegentlich kann sogar eine vorübergehende Harnverhaltung eintreten. Weitere Symptome sind ausstrahlende Schmerzen in die Hüften, nach den Beinen, breitbeiniger oder hinkender Gang, Kolikanfälle unabhängig von der Stuhlentleerung durch Ansammlung von Gas und Kot im Dickdarm, ferner stellt sich vielfach eine allgemeine Reizbarkeit ein, unruhiger Schlaf, Kopfschmerzen, Appetitlosigkeit und Erbrechen.

Objektiver Befund.

Um die Fissur sichtbar zu machen, muß man bei erhöhtem Becken und stark gespreizten, gegen den Rumpf flektierten Beinen die Gesäßbacken auseinanderhalten lassen und mit den zu beiden Seiten des Anus flach aufgesetzten Fingern diesen auseinanderdrängen. Tiefer gelegene Fissuren kann man auf diese Weise freilich nicht immer gut zur Anschauung bringen. Hier empfiehlt sich die Anwendung eines Mastdarmspekulums. *Frühwald* gebraucht zu diesem Zwecke einen durchfensterten, zweiblättrigen Nasenspiegel. Die Fissur liegt gewöhnlich an der hinteren Wand, ist rundlich oder mehr länglich, zuweilen mit gelblichem, speckigen Belag von geschwollenen härtlichen Rändern umgeben. Zur Diagnose genügt jedoch bereits der intensive Schmerz, der sich regelmäßig bei der digitalen Untersuchung des Mastdarms und dem Zerren an der Mastdarmschleimhaut einstellt.

Differentialdiagnose.

Die Art der Krankheitserscheinungen bringt es mit sich, daß differentialdiagnostisch eine ganze Reihe von Erkrankungen in Betracht gezogen werden muß. Zunächst einmal kommt es vor, daß Kinder mit den geschilderten Beschwerden für eigensinnig, schwer erziehbar oder gar hysterisch gehalten werden Bei anderen wird in der bestehenden Obstipation die alleinige Krankheit gesehen und durch ungeschickte Anwendung von Klistieren der Zustand womöglich noch verschlimmert. Bei einer dritten Gruppe denkt man an Koxitis (*Svehla*), muß sich jedoch überzeugen, daß eine Beschränkung der passiven Bewegungen des Beines nicht besteht. Auch Mesenterialdrüsentuberkulose, Appendizitis und Zystitis werden gelegentlich angenommen. Wird von äußerlicher Blutbeimengung zum Stuhl berichtet, so kann es sich um Hämorrhoiden, Darmpolyp oder einen Fremdkörper handeln. Ferner spielt die angeborene Afterverengerung differentialdiagnostisch eine Rolle. Daß die gonorrhoische Vulvovaginitis zu Entzündungen mit konsekutiver Ulzeration der Afterregion führen kann, sei nur kurz erwähnt. Von luischen Manifestationen an der Analschleimhaut wurde schon oben gesprochen.

Behandlung.

Die Prophylaxe der Erkrankung geht aus der Erörterung der ätiologisch wichtigen Momente ohne weiteres hervor. Auch die Therapie muß in erster Linie eine ätiologische sein. Da die Obstipation als Hauptursache in Betracht kommt, werden wir unser Augenmerk darauf richten müssen, zunächst diese zu beseitigen. Tatsächlich gelingt es damit unter Umständen eine spontane Heilung der Afterfissuren ohne jede lokale Behandlung herbeizuführen, nämlich dann, wenn mit dem Weichwerden des Stuhles die Schmerzen bei der Defäkation aufhören. Denn die Schmerzhaftigkeit ist die Ursache des Sphinkterkrampfes und dieser wiederum das Hindernis für die Ausheilung des Einrisses. In den ersten Tagen kann es notwendig sein, künstliche Entleerungen durch vorsichtige Wassereinläufe oder Ölklysmen herbeizuführen. Im übrigen aber wird man die Obstipation durch diätetische Maßnahmen bekämpfen. Wo auf diese Weise die Defäkationsschmerzen nicht zu beseitigen sind, streicht man vor dem Stuhlgang eine 5%ige Anästhesin-Lanolinsalbe in die Analfalte ein oder führt ein Kakaobutterzäpfchen mit 0,2 Anästhesin oder 0,01 Novokain ein und hält 10 Minuten später zum Stuhlgang an. Kauterisation der Fissur, Behandlung mit dem Lapisstift ist unnötig und unangebracht. Ebensowenig ist die gewaltsame Dehnung des Sphinkters zu empfehlen.

Periproktitis.

Akute Entzündungen in der Nähe des Mastdarms, in dem lockeren weitmaschigen Gewebe der Fossa ischio-rectalis, trifft man beim Kinde in gleicher Weise wie beim Erwachsenen an. Schmerzhafte Schwellung in der genannten Gegend und Fieber leiten die Erkrankung ein, es folgen starke Beschwerden beim Gehen, beim Sitzen und der Defäkation, und ungemein rasch geht der Prozeß in Eiterung über. Der Eiter, welcher alsbald in großen Mengen entleert werden kann, stinkt stark, die bakteriologische Untersuchung ergibt das Vorhandensein von Bacterium coli, auch in Symbiose mit Bacterium faecalis alcaligenes oder paratyphi.

Damit ist auch die Herkunft des Prozesses deutlich. Es handelt sich um eine Einwanderung von Bakterien aus dem Mastdarm. Zuweilen ist auch ein vom Darm durchgebrochener Fremdkörper, z. B. ein kleiner Knochen, die Ursache. Nach der Inzision eines periproktitischen Abszesses ist deshalb immer Sondierung der Eiterhöhle notwendig, die den Fremdkörper aufdeckt. Im anderen Falle kommt es zu einer fistulösen Eiterung, einer Fistula ani. Mastdarmfisteln auf tuberkulöser Basis sind im Kindesalter unbekannt. Ihr Vorkommen wird jedoch öfter erörtert, da die akute Proktitis nicht selten tuberkulöse, kachektische Kinder befällt. Eine Besonderheit stellt das Vorhandensein zahlreicher Oxyurenweibchen im periproktitischen Abszeß dar (*Vuillemin, Weigmann, Auschütz*). Das Vorkommen läßt sich nur dadurch erklären, daß die Oxyuren unter Umständen die Fähigkeit haben, den Darm aktiv zu durchwandern.

III. Erworbene Dystopien.

Darmeinschiebung (Invagination, Intussuszeption).

Unter Darminvagination versteht man die Einschiebung einer Strecke des Darmrohres in die angrenzende Partie. Es entsteht dadurch ein aus drei Zylindern zusammengesetzter Tumor. Der äußere, in den die Einschiebung stattgefunden hat, heißt die „Scheide" oder Intussuszipiens, die beiden inneren zusammen Intussuszeptum oder Invaginatum. „Apex" nennt man den vorderen Teil der invaginierten Partie, unter dem „Hals" versteht man die Partie des inneren Rohres, die in der Höhe der Umstülpung steht, während der „Kragen" der Übergang von dem äußeren zum mittleren Rohre ist. Zwischen dem inneren und dem mittleren Rohr, wo die Peritonealflächen gegeneinander gekehrt sind, findet sich das miteingestülpte Mesenterium. In seltenen Fällen kann die Invagination 5-, ja sogar 7-zylindrig sein, dadurch, daß die erste Darmeinschiebung sich wieder in ein benachbartes Darmstück einstülpt. Ebenso selten sind multiple Invaginationen an verschiedenen Stellen des Darmes.

Agonale Invagination.

Man unterscheidet vitale und agonale Invaginationen. Die in den letzten Stunden vor dem Tode sich entwickelnden Invaginationen bieten eine Reihe von Merkmalen dar, die sie leicht von den vitalen abtrennen lassen. Während der aszendierende Typ der Invagination intra vitam zu den größten Seltenheiten gehört, ist er hier die Regel; die Invagination ist nur kurz und vielfach multipel, betrifft beinahe ausschließlich den Dünndarm und ist vor allem niemals von irgendwelchen pathologischen Veränderungen des Darmrohres gefolgt, läßt sich also auch stets leicht ausrichten. Nach Beobachtungen beim sterbenden Versuchstier muß sie zurückgeführt werden auf unregelmäßige Darmbewegungen, wie sie in der Agone eintreten. Ihre 50mal größere Häufigkeit beim Kinde im Vergleich zum Erwachsenen (*Nothnagel*) wird damit in Zusammenhang gebracht, daß im Kindesalter ganz allgemein eine größere Neigung zu Spasmen besteht.

Vorkommen, besonders im Säuglingsalter.

Die Invagination ist eine exquisite Kinderkrankheit, nach großen Statistiken (z. B. *Weiß*) fallen nur 19% der Fälle auf den Erwachsenen. Ganz besonders bevorzugt ist das frühe Kindesalter und hier wiederum das Säuglingsalter, auf das rund 60% aller Fälle kommen (*Burghard*). Die Zahl der Erkrankungen hält sich in den ersten 5 Lebensjahren noch auf beträchtlicher Höhe, um dann plötzlich stark abzusinken. Im ersten Lebensjahr ist wiederum das zweite und dritte Vierteljahr am stärksten betroffen. Das jüngste Alter, in dem eine Invagination beobachtet wurde, ist 2 Tage; doch ist die Erkrankung in den ersten Lebenswochen keineswegs besonders häufig. Einzige Kinder sind bevorzugt. Alle größeren Statistiken zeigen ein deutliches Überwiegen des männlichen Geschlechtes im Kindesalter, das Verhältnis ist etwa wie 1,8 : 1. Die Angabe, daß in Deutschland, ebenso in Österreich und Frankreich die Invagination seltener ist als in Amerika, England und Dänemark, wird neuerdings bezweifelt.

Formen.

Nach dem Sitz der Einstülpung lassen sich drei große Gruppen voneinander abgrenzen, nämlich Dünndarminvaginationen (Inv. iliaca oder enterica), Dickdarminvaginationen (Inv. colica) und Invaginationen auf dem Übergang zwischen Dünn- und Dickdarm (Inv. ileo-coecalis, ileocolica). Die bei weitem größte Rolle spielt unter ihnen die letztgenannte, mehr noch im Kindesalter als beim Erwachsenen. Nach *Leichtenstern* betragen die ileozökalen Formen im Säuglingsalter 70%, über 1 Jahr 44%, nach *Kock* und *Oerum* 85 und 67%. Die Dünndarminvaginationen stellen den seltensten Typ dar, und zwar nimmt er umgekehrt wie die ileozökale Form mit zunehmendem Alter an Häufigkeit zu, wenn auch in bescheidenem Maße.

Entstehungsmechanismus.

Über die Entstehung der Invagination sind die verschiedensten Theorien aufgestellt worden. Die älteste ist diejenige der Invaginatio paralytica (*Leichtenstern*); sie besagt, daß ein paralysiertes Darmstück ein benachbartes kontrahiertes in sich aufnehme. Eine zweite entgegengesetzte Theorie nimmt eine Invaginatio spasmodica an (*Nothnagel*), d. h. es soll eine spastisch kontrahierte Darmstrecke durch die Peristaltik der oberhalb gelegenen Schlinge in den unterhalb befindlichen Darm hineingetrieben werden. Eine dritte Art der Erklärung stellt die von *Besnier* dar, nach der eine mäßig kontrahierte Darmstrecke durch die Schwere des oberhalb befindlichen Darminhaltes in die tiefer gelegene rein mechanisch hineinfällt. Über experimentelle Grundlagen verfügt lediglich die spasmodische Theorie. *Nothnagel* konstatierte am Kaninchendarm, den er im physiologischen Kochsalzbad beobachtete, daß bei Applikation des faradischen Stromes auf eine umschriebene Darmpartie eine mehrere Zentimeter lange Invagination eintritt, die sich nach einiger Zeit wieder spontan löst. *Propping* sah das gleiche nach Injektion von Physostigmin in das Darmlumen, im übrigen aber beobachteten beide Autoren ebenso wie spätere Untersucher gelegentlich auch ohne irgendeinen Eingriff spontane Invaginationen. Man muß sich den Mechanismus nach diesen Tierversuchen so vorstellen, daß es durch spastische Kontraktion einer Darmstrecke zur Verlängerung des Darmes und damit zu einer schirmförmigen Überdachung im aboralen Teil kommt. Schließt sich an diese Kontraktion dann eine peristaltische Welle an, so muß die Ringmuskelschicht in der schirmförmigen Überdachung infolge ihrer abnormen Lage eine veränderte Wirkung hervorbringen in dem Sinne, daß der vorher schlaffe Darmteil dem kontrahierten angelegt wird. Zugleich wird immer von neuem eine minimale Überwölbung und damit die Möglichkeit weiterer Überstülpung geschaffen. Der Mechanismus der Invagination ist also im wesentlichen nicht eine Einstülpung, sondern eine Überstülpung, wobei das Intussuszipiens den aktiven Teil darstellt. So leicht sich in dieser Weise Invaginatio iliaca und colica vorstellen lassen, so schwierig wird die Erklärung der ileozökalen Form. *Propping* weist aber auch auf Grund klinischer

Richtiger Überstülpung als Einstülpung.

Beobachtungen darauf hin, daß die Spitze des Invaginatums nicht immer so genau, wie man meist annimmt, von dem Ileozökalostium gebildet wird, sondern von einer Stelle weiter unten auf der Höhe des Zökums. (Inv. coeco-colica.) Je nachdem, in welcher Höhe die erste tetanische Kontraktion ihre Grenze findet, wird bald das Ileozökalostium, bald ein anderer Teil des Zökums zur Spitze des Invaginatums. Andere Male ist offenbar eine Invaginatio iliaca das primäre und aus dieser entwickelt sich allmählich eine Invaginatio iliaca-ileocoecalis. Beim Vorhandensein anatomischer Ursachen im Dünndarm (Polyp, *Meckel*sches Divertikel) läßt sich dies direkt beweisen (*Obadalek*).

Gründe für die größere Häufigkeit im Kindesalter.

Wenn die Invagination im Kindesalter soviel häufiger angetroffen wird, als beim Erwachsenen, so liegt hierfür eine befriedigende Erklärung bisher nicht vor. In erster Linie wird auf die Länge des kindlichen Mesenteriums hingewiesen. Sie bewirkt nicht nur eine große Beweglichkeit des Darmes, sondern auch an der häufigsten Invaginationsstelle, dem Zökum, vielfach eine Ptose dieses Darmabschnittes und Koprostase. Das Zökum ist infolgedessen gezwungen, sich heftiger zu kontrahieren, um seinen Inhalt zu entleeren. Diese heftigen spastischen Kontraktionen können dann der Anlaß zur Invagination werden. Tatsächlich wird habituelle Verstopfung in nicht wenigen Fällen angegeben, z. B. unter *Hirschsprung*s 107 Fällen 22mal, während Durchfälle in der Anamnese viel seltener erwähnt werden. Daneben ist die verschiedene Weite zweier Darmlumina als begünstigendes Moment zu nennen, wie sie ja an der Zökalstelle normalerweise vorhanden ist.

Auslösende Momente.

Von ursächlicher Bedeutung sind — allerdings erst nach dem 1. Lebensjahr und mit besonderer Vorliebe beim Erwachsenen — die Darmgeschwülste, und zwar sind es hauptsächlich die benignen und die gestielten Tumoren, die zu Invaginationen Anlaß geben. Man findet die gewöhnlichen Darmpolypen, seltener Myome, Lipome und Zysten. Maligne Tumoren, z. B. Sarkome, befestigen den Darm gewöhnlich schnell an seine Umgebung, führen zu Stenose und Dilatation des darüber liegenden Darmabschnittes, sie kommen infolgedessen als auslösendes Moment seltener in Betracht (*Birkenfeld*). Den Tumoren analog können starke Schwellungen der lymphatischen Apparate in der Darmwand wirken, wie wir sie beim Status lymphaticus finden (*Hirschsprung*), ferner Blutungen in das Darmparenchym, wie sie bei *Henoch*scher Purpura vorkommen, typhöse und tuberkulöse Prozesse, durch peritoneale Verklebung fixierte Faltungen des Ileums oder Zökums im Anschluß an Perityphlitis (*Wollin*), Fremdkörper (Obstkerne), Darmparasiten (Askariden, Oxyuren ?). In seinen Folgeerscheinungen gleicht den Darmpolypen schließlich das umgestülpte *Meckel*sche Divertikel und der Wurmfortsatz.

In allen diesen Fällen muß man annehmen, daß der im Darm befindliche Fremdkörper einen abnormen Reizzustand setzt, welcher durch eine starke Kontraktion der Ringmuskulatur beantwortet wird. Ähnliches mag auch gelegentlich durch äußere Traumen, Kontusionen des Abdomens und übermäßige Anstrengung der Bauchmuskulatur (Fußballstoß, Keuchhusten) ausgelöst werden. *Fischl* beschreibt Invagination nach Klysma mit einem ungeeigneten Instrument. Auch an die Einwirkung kräftiger Laxantien ist zu denken. Damit aber sind die uns bekannten ätiologischen Momente erschöpft, und es darf nicht unerwähnt bleiben, daß in vielen Fällen alles Suchen nach einer Ursache völlig ergebnislos ist. Vielleicht kommen wir weiter, wenn wir daran denken, daß auch eine auf nervösem Wege entstandene verstärkte und unregelmäßige Peristaltik von Bedeutung sein kann. Von Interesse sind in dieser Hinsicht Krankheitsfälle, die ein Mittelding zwischen physiologischer und pathologischer Invagination darstellen (*Reiche, Lütje-Busch*). Die Invagination stellt sich unter starken Schmerzen ein, ruft aber keine anatomischen Veränderungen hervor und löst sich rasch spontan wieder. Ich sah mehrfach Kinder, die längere Zeit nach operativ beseitigter Invagination Anfälle von kolikartigen Leibschmerzen mit auffälligem Erblassen, gelegentlich auch Bleistiftkot bekamen.

Anatomische Befunde.

Die anatomische Untersuchung der Invagination läßt gewöhnlich oberhalb der Geschwulst ein dilatiertes und unterhalb ein kontrahiertes Darmstück erkennen. Das Hineinzerren des Mesenteriums in die Invagination, welches zwischen den beiden Anteilen des Intussuszeptums gelegen ist, hat eine Reihe von Veränderungen zur Folge, die in ihrer Stärke wechseln, je nachdem ob es sich um einen mehr akuten oder chronischen Prozeß handelt. Durch die Gefäßkompression im Mesenterium entsteht nämlich mehr oder weniger schnell Stase in der Darmpartie, die zu einer Exsudation und Anschwellung der Darmwand führt. Die Staseschwellung ist am stärksten am Apex intussuscepti ausgesprochen, wodurch der Gegensatz zu der strangulierten Halspartie noch stärker wird, ein Umstand, der bei der Reposition Bedeutung hat. Ist der Abschluß der Mesenterialgefäße ein vollständiger, so kommt es zur hämorrhagischen Infarzierung und schließlich Nekrose. Ehe dieser Zeitpunkt erreicht ist, sind zuweilen so starke Serosa-Zusammenklebungen zwischen dem inneren und mittleren Darmrohr zustandegekommen, daß das gangränöse Stück abgestoßen und per vias naturales ausgestoßen werden kann, ohne daß Perforation an der Invaginationsstelle eintritt. Diese (seltene) Form von Naturheilung findet man am ehesten bei Dünndarminvaginationen, aber *Steinmeyer* z. B. beschreibt auch einen Fall, in dem sich ein aus Ileum, Zökum und Processus vermiformis bestehendes Darmstück abgestoßen hatte. Natürlich bleiben nach diesen Abstoßungen größerer Darmstücke Strikturen zurück (*Jaroschy*), die noch späterhin einen Eingriff nötig machen. Meist freilich erliegt das Kind, noch ehe es zur Demarkation und Sequestration der invaginierten Darmschlinge gekommen ist, einer Peritonitis.

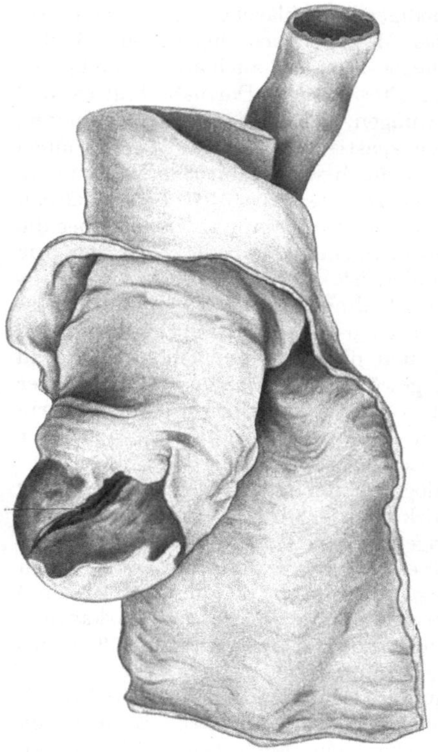

a

Invaginatio coeci.
Bei a Nekrose des Intussuszeptum.
(Museum des Deutschen pathologischen Institutes in Prag, Professor *Chiari*.)

Je langsamer die Invagination entsteht, desto weniger ausgeprägt sind die Reaktionserscheinungen. Sie können sich bei den chronischen Darmeinschiebungen auf eine leichte Kongestion beschränken, und diese Invaginationen lassen sich dann oft noch nach Wochen wieder lösen. Auf der andern Seite können jederzeit akute Einklemmungserscheinungen hinzutreten und so alle oben geschilderten Veränderungen zur Entwicklung gelangen.

Auf rechtzeitige Erkennung der Krankheit kommt alles an.

Die rechtzeitige Erkennung des Zustandes ist von großer Wichtigkeit, da die Aussichten der Therapie sich mit der Dauer der Einschiebung schnell verschlechtern. Die Symptome sind meist so prägnant, daß die Diagnose keine besonderen Schwierigkeiten bereitet. Wir müssen auch hier die akuten von den chronischen Formen trennen, weil sie sich in ihren klinischen Erscheinungen wesentlich voneinander unterscheiden.

Urplötzlicher Beginn.

Die akute Invagination, die im frühen Kindesalter, dem Prädilektionsalter der Invagination, weitaus vorherrschend ist, macht gewöhnlich ganz plötzlich schwere Krankheitserscheinungen. Dieser plötzliche Beginn der Erkrankung entgeht um so weniger der Beobachtung, als es sich in der Regel um bis dahin gesunde Kinder in gutem Ernährungszustand, vielfach Brustkinder, handelt. Das eben noch vergnügte und behaglich an der Brust trinkende Kind erkrankt auf dem Schoß der Mutter plötzlich mit lautem Aufschrei, Erblassen und gänzlich verändertem Gesichtsausdruck. Es erscheint völlig kollabiert, kalt, schlaff und apathisch, ja manchmal für kurze Zeit bewußtlos. Auch bei weniger stürmischem Anfall ist der Anfang der Erkrankung scharf abgesetzt gegen das vorherige absolute Wohlbefinden des Kindes. Es fällt dem aufmerksamen Mutterauge auf, daß das Kind einen kranken Gesichtsausdruck hat und ein ganz verändertes Benehmen zeigt, das Kind liegt bald auffallend still, bald ist es unruhig, es schläft eine Zeitlang ruhig, dann wimmert es plötzlich halb noch im Schlafe, dabei trinkt das Kind noch leidlich gut, oft sogar ungewöhnlich hastig, um dann plötzlich Brust oder Flasche unter Stöhnen wieder fahren zu lassen. Müssen wir aus solchem Verhalten des jungen Kindes das Bestehen heftiger Schmerzen entnehmen, die sich periodisch wiederholen, so werden uns diese vom älteren Kinde direkt angegeben. Das Kind schreit laut, krümmt sich und nimmt alle möglichen Stellungen ein, um Linderung zu finden. Die Schmerzen werden in die Gegend des Nabels oder häufig auch in die rechte Fossa iliaca lokalisiert, wahrscheinlich weil die große Mehrzahl der Invaginationen hier beginnt.

Schmerzenfälle.

Zum Schmerz gesellt sich gewöhnlich frühzeitig Erbrechen als rein reflektorische Erscheinung. *Kock* und *Oerum* geben dieses Symptom in über 90% ihres großen Materials an, andere sahen es nicht mit solcher Regelmäßigkeit. Je tiefer der Sitz der Invagination ist, um so eher fehlt das Erbrechen. Es ist anfangs alimentär, dann schleimig und gallig, selten mit Beimengung von frischem Blut oder kaffeesatzartigen Massen. Fäkulentes Erbrechen, das am häufigsten bei Dünndarminvaginationen beobachtet wird, spielt nur eine geringe Rolle; es tritt in der Regel verhältnismäßig spät ein und verheißt dann meistens eine schlechte Prognose. Das Erbrechen ist bald kontinuierlich vom Beginn bis zum Ende der Erkrankung, bald nur zu Beginn vorhanden, oder es erfolgt nur ab und zu während ihres Verlaufes.

Erbrechen.

Eines der wichtigsten Zeichen ist das Auftreten rein blutiger, bald blutig-schleimiger Entleerungen. Im allgemeinen ist der Verlauf der, daß das Kind kurz nach Beginn der Erkrankung einen natürlichen Stuhl hat, dann stellen sich die allgemeinen Zeichen eines mehr oder weniger vollständigen Darmverschlusses ein, Fäzes und Flatus werden kaum oder gar nicht mehr entleert, statt dessen gehen vielmehr spontan, oft auch während der Rektalexploration größere oder kleinere Mengen blutgemischten Schleims ohne Fäkalbeimischung ab.

Blutige Entleerungen.

Das Symptom ist besonders im Säuglingsalter wertvoll, da es hier fast konstant — in 95% der Fälle — angetroffen wird, im späteren Alter fehlt es in 1 Viertel der Erkrankungen. Da es in der Hälfte der Fälle schon vor Ablauf von 6 Stunden eintritt, verdient es auch als Frühsymptom größte Beobachtung. Bei Dünndarminvaginationen pflegt es sich am spätesten einzustellen. Im weiteren Verlauf, wenn es zu Nekrose und Spontanabstoßung kommt, werden die Stühle aashaft stinkend und enthalten schwärzliche Gewebsfetzen.

als Frühsymptom.

Das vierte Kardinalsymptom ist der fühlbare Invaginationstumor. Im Beginn der Erkrankung findet man das Abdomen flach und weich, es ist leicht durchzutasten und nirgends druckempfindlich. Schon um diese Zeit fühlt man nun bald besser, bald schlechter abgrenzbar eine Geschwulst von durchschnittlich Hühnereigröße im Abdomen. Ihre Form ist wurstförmig oder zylindrisch, die Oberfläche glatt, die Konsistenz wechselnd. Druckempfindlichkeit besteht nicht, eine gewisse Beweglichkeit kann vorkommen. Die Lage des Tumors ist abhängig von dem Invaginationstyp und der Dauer der Erkrankung. Nach *Hirschsprung* ist die linke Seite des Abdomens bevorzugt.

Der pathognomonische Invaginationstumor.

Das hängt offenbar mit der Häufigkeit der ileozökalen Form zusammen, die schnell zu wandern pflegt und sich dann auf die linke Seite lokalisiert. Der Tumor ist in diesen Fällen wie ein Hufeisen mit der Konkavität gegen den Nabel gebogen, während die Dickdarminvaginationen einen mehr senkrecht und gestreckt verlaufenden Tumor zustandekommen lassen. Bei der Invaginatio iliaca hat der Tumor gewöhnlich sehr kleine Dimensionen und ist daher am schwersten zu palpieren, hier findet man am ehesten eine starke Verschieblichkeit der Geschwulst. Im übrigen ist aber auch bei den anderen Invaginationsformen der pathognomonische Tumor nicht immer so leicht festzustellen, wie man es wohl wünschen möchte. Vor allem nicht in den ersten 24 Stunden, wo alles auf die Sicherstellung der Diagnose ankommt. Manchmal gelingt es durch vorsichtiges Massieren und Reiben des Abdomens eine Anregung der Peristaltik zu erzielen und damit den Tumor leichter fühlbar zu machen. Auch muß man sich der Erfahrungstatsache erinnern, daß der Invaginationstumor leichter während des Schmerzanfalles als in der Pause zu fühlen ist. Schließlich darf man es bei verdächtigen Krankheitserscheinungen nicht unterlassen, den Kranken rektal zu untersuchen. Einmal findet man hier des öfteren eine auffallende Erschlaffung des Sphinkters, außerdem erleichtert die kombinierte abdominale und rektale Untersuchung zuweilen die Auffindung des Abdominaltumors, dann aber gibt es durch das Herabwandern des Intussuszeptums bis in das Rektum eine Reihe von Krankheitsfällen, die lediglich einen Rektaltumor aufweisen. Das Invaginatum fühlt sich wie ein Polyp oder die Portio vaginalis an, läßt jedoch weder einen Stiel noch eine Umschlagsfalte entdecken. Bei vorsichtiger Palpation gelangt der Finger in das schlitzförmige, meist etwas seitlich verlagerte Lumen. Die Invaginationsform, die hier am häufigsten gefühlt wird, ist natürlich die Dickdarmeinschiebung, während sich die ileozökalen Formen etwas seltener, die Dünndarminvaginationen gar nicht im Mastdarm zeigen.

Es sei gleich hier erwähnt, daß unter Umständen der Invaginationstumor weiter und weiter durch das Rektum hinabwandern und so schließlich durch den Anus prolabieren kann. Er erscheint zunächst nur beim Pressen und kann sich im Anus hin- und herbewegen, auch wieder einmal für einen Tag verschwinden. Schließlich (in späteren Tagen) aber kann man ihn als mehrere Zentimeter langen, dunkelroten, leicht blutenden Tumor vor dem After liegen sehen, ganz ähnlich wie einen Mastdarmvorfall.

Narkose vielfach unumgänglich für die Diagnose.

Solche Vorkommnisse spielen natürlich bei der Frühdiagnose gar keine Rolle. Wo es nicht möglich ist, mit den genannten Kunstgriffen die Invaginationsgeschwulst fühlbar zu machen, ist eine Untersuchung in Narkose alsbald anzuraten. Sie beseitigt gewöhnlich mit einem Schlage alle Schwierigkeiten. Nach *Kock* und *Oerum* ist auf diese Weise der Invaginationstumor in 85% der Fälle nachweisbar, in dem Rest der Fälle entzieht er sich wohl durch seine Lage hinter der Leber, in der Milzgegend oder im kleinen Becken der Feststellung. Die Röntgenuntersuchung wird meist als eine zu große Anstrengung für das schwerkranke Kind abgelehnt, doch hat man auch durch Kontrasteinlauf gelegentlich die Lokalisation der Invagination festgestellt und die Desinvagination angeschlossen (*Arntzen* und *Helsted*)[1].

Verlauf.

Das Allgemeinbefinden der Kinder ist in den Pausen zwischen den Schmerzanfällen nicht so schlecht, wie man es sonst bei Darmverschluß beobachtet. Die Kinder liegen auffallend blaß und apathisch da, viele schlafen sehr fest im Beginn der Erkrankung, unterbrochen wird jedoch dieser Zustand immer wieder von den gewöhnlich sehr heftigen Schmerzattacken, die wir schon oben geschildert haben. Die Erkrankung kann bereits am 1. oder 2. Tage tödlich enden, das gewöhnliche aber ist,

1) Sehr empfehlenswert ist dagegen die Röntgenuntersuchung ohne Kontrastmittel, da sie beim Vorhandensein geblähter Darmschlingen und der dagegen sich abhebenden Flüssigkeitsspiegel ohne weiteres die allgemeine Diagnose Ileus ermöglicht (*Schwarz*, *Weber*).

daß sich die Erkrankung 5—7 Tage oder auch noch länger hinzieht. Das Krankheitsbild ändert sich dann in der Weise, daß Meteorismus, Singultus und anhaltendes Erbrechen auftritt, Erscheinungen, die wir auf eine komplizierende Peritonitis beziehen müssen. Die Temperatur, die in den beiden ersten Tagen gewöhnlich vollständig normal war, steigt an, der Puls wird klein und frequent. Der Gesichtsausdruck wird ängstlich, die Züge spitz, die Augen liegen tief, kurz, es ist eine ausgesprochene Fazies abdominalis vorhanden. Mit schnellen Schritten geht es dem Ende entgegen. Ausnahmsweise zieht sich der Verlauf länger hin, ohne daß es zu so schweren Allgemeinerscheinungen käme. Offenbar bildet sich hier die Invagination vorübergehend ganz oder teilweise wieder zurück. Auch ein ausgesprochen intermittierender Verlauf kommt vor, etwa so, daß die schweren Kollapserscheinungen sich alsbald wieder zurückbilden und erst nach 3 Wochen wieder ebenso akut einsetzen.

Möglichkeiten der Naturheilung.

Dauernde Heilung durch spontane Reduktion ist eine Seltenheit. *Nagel* berichtet beispielsweise, wie sein eigenes Kind, nachdem es morgens den typischen Symptomenkomplex dargeboten hatte, in einen tiefen, mehrstündigen Schlaf verfiel, nachmittags spontan erwachte, sich aufrichtete und spielte, als wenn nichts vorgefallen wäre. Die Kraft, mit der die spontane Desinvagination bewerkstelligt wird, muß recht erheblich sein. Hören wir doch, daß sich gelegentlich bei einem 5jährigen Knaben eine Invagination löste, die sich bei der Laparotomie auf keine Weise hatte reponieren lassen (*Kock* und *Oerum*). Der andere Weg der Naturheilung ist die schon erwähnte spontane Abstoßung des Intussuszeptums durch Gangrän in der Gegend der Halspartie. Sie ist bei Kindern wesentlich seltener als bei Erwachsenen. Im Säuglingsalter kommt sie nach *Zoppert* und *Treves* nur in 2%, im 2.—5. Lebensjahr in 6% der Fälle vor. Der günstige Ausgang wird nur zu oft (nach *Wichmann* in 33% der Fälle oder nach *Poppert* in 42% der Fälle) in Frage gestellt durch unvollständige Demarkation, Narbenstenose, Perforation im Bereich der Narbe oder des oberhalb gelegenen Darmabschnittes. Manche Kinder erliegen auch der Erschöpfung.

Symptome der chronischen Invagination.

Die wesentlich seltenere chronische Invagination, von der wir bei einer Dauer der Erkrankung über 14 Tage sprechen (im Säuglingsalter 15%, im folgenden Kindesalter 30%), läßt die prägnanten Züge der akuten Erkrankung vermissen. Wohl kommt es zu Schmerzanfällen im Leib, aber sie sind nicht von solcher Heftigkeit, wie wir sie oben geschildert haben, und meist durch längere Pausen getrennt. Das Erbrechen ist eine ziemlich inkonstante Erscheinung und nicht fäkulent, der Stuhl ist bald angehalten und nur durch Klistier zu erzielen, bald diarrhöisch, nicht selten wechselweise, Blutstühle sind nicht häufig (Benzidinprobe!). Das Allgemeinbefinden leidet wenig, der Bauch ist weich, nicht druckempfindlich, ein Tumor darin nur etwa in 2 Drittel der Fälle zu tasten. Die Resistenz ist oft keine sehr ausgesprochene, wechselt ihre Lage während der Untersuchung und schwindet mitunter gänzlich durch Zurückweichen des Darmes in die Tiefe. In manchen Fällen kommt es vorübergehend zu stärkeren Einklemmungserscheinungen. Dieses Spiel kann mit kürzeren und längeren Remissionen Monate und Jahre andauern, immer aber besteht die Gefahr einer so vollkommenen Einklemmung, daß eine spontane Rückbildung nicht mehr im Bereiche der Möglichkeit liegt.

Die chronischen Invaginationen sind, so lange sie nicht zu akuten stärkeren Zirkulationsstörungen geführt haben, der Therapie leichter zugänglich. Auf der anderen Seite besteht mehr als bei der akuten Invagination die Neigung zum Rezidiv. Rezidive können schon wenige Stunden nach der Desinvagination eintreten.

Differentialdiagnose.

Die Unterscheidung der Invagination von anderen Formen des Darmverschlusses ist nicht immer leicht und manchesmal sogar ganz unmöglich. Immer wird man sich bei Ileuserscheinungen daran erinnern müssen, daß im Kindesalter die Invagination die bei weitem häufigste Ursache eines Darmverschlusses ist. Der Abgang von blutigem Schleim oder Blut kann im allgemeinen für die Diagnose Invagination verwertet werden, doch haben wir oben gehört, daß in einem gewissen Prozentsatz dies Symptom bei der Darmeinschiebung vermißt wird, auf der anderen Seite wurde es gelegentlich auch bei Volvulus und inkarzerierter Hernie im Säuglingsalter, ferner bei Askarideníleus beobachtet, der im übrigen einen ganz ähnlichen Tumor hervorrufen kann. Unvollständige Okklusion spricht mehr für Invagination als ein sonstiges Passagehindernis, doch besteht auch hierin keine absolute Regelmäßigkeit. Da man in jedem solchen Falle zu frühzeitiger Operation raten wird, ist eine Verwechslung in dieser Hinsicht nicht von großer Bedeutung.

Perityphlitis.

Wichtiger ist die Differentialdiagnose mit Perityphlitis. Sie kommt allerdings mehr für ältere Kinder in Betracht, da die Appendizitis ja im ersten Lebensjahr und bei kleineren Kindern selten ist. Sie verläuft kaum, wie die Invagination, ohne Fieber in den ersten Tagen, geht mit deutlicher Défense musculaire einher und zeigt zirkumskripte Druckempfindlichkeit, späterhin einen nicht genau abgrenzbaren unverschieblichen Tumor. Immerhin sind Verwechslungen vorgekommen, wenn sich die Invagination schleichend und ohne markante Erscheinungen eingestellt hatte und man erst aufmerksam wurde, nachdem partielle Nekrose und Perforation hinzugetreten war. Noch schwieriger kann die Abgrenzung werden, wenn schon die Zeichen allgemeiner Peritonitis vorhanden sind.

Bei der chronischen Invagination erfährt der Invaginationstumor manches Mal eine falsche Deutung, zumal wenn nur ganz unbestimmte Darmsymptome damit verbunden sind. So hat man ihn für eine Wandermilz gehalten und umgekehrt die stark vergrößerte Gallenblase besonders mit Rücksicht auf ihren Lagewechsel für einen Invaginationstumor. Neben diesen Raritäten spielt die Abdominaltuberkulose differentialdiagnostisch eine wichtige Rolle (*Schneider*). Hier ist die Röntgenuntersuchung unbedingt angezeigt.

Steigt die Invagination bis in den Mastdarm hinab, so kann man an einen Polypen denken, doch wird im allgemeinen die Konsistenz des Tumors, das Fehlen eines Stiels und der Nachweis eines peripheren Lumens den richtigen Weg weisen. Blutabgang kommt bei beiden Affektionen vor, auch werden gelegentlich beide Erkrankungen kombiniert angetroffen (*Paltauf*). Tritt ein Prolaps des Invaginationstumors ein, so kann der Zustand einem Mastdarmprolaps vollständig gleichen. Eine genaue Untersuchung, durch welche eine Umschlagstelle höher hinauf im Darme konstatiert wird, sichert jedoch die Diagnose. Dazu kommt, daß der Rektalprolaps gewöhnlich leicht zu reponieren ist.

Die folgenschwere Verwechslung mit Darmkatarrh und Ruhr.

Am häufigsten und zugleich am folgenschwersten ist die Verwechslung der Invagination mit der Dysenterie oder einer anderweitigen infektiösen Darmerkrankung. Die blutig-schleimigen Entleerungen, die Leibschmerzen, Inspektion und Palpation des Abdomens können durchaus einander entsprechen. Plötzlichkeit des Beginns, Kollaps, Fieberlosigkeit und fühlbarer Tumor bringen die Entscheidung zugunsten der Darmeinschiebung. Wo der Tumor fehlt, besitzen wir nach *Fischl* in der Untersuchung des per rectum entleerten blutigen Schleims, der besonders reich an unveränderten, in ganzen Verbänden sich abstoßenden Darmepithelien ist, ein ziemlich gutes Mittel, um Dysenterie mit ihren viel leukozyten- und bakterienreicheren sowie epithelärmeren Stühlen auszuschließen.

Auch der weitere Verlauf der beiden Erkrankungen ist ein verschiedener. Die schweren Allgemeinsymptome treten bei der Intussuszeption viel schneller ein und stehen in gar keinem Verhältnis zu den sichtbaren Darmerscheinungen. Daß bei einer Kombination von Dysenterie und Intussuszeption die Diagnose zur Unmöglichkeit werden kann, liegt auf der Hand.

Purpura abdominalis.

Als weitere differentialdiagnostisch wichtige Erkrankung müssen wir die Purpura abdominalis (*Henoch*) erwähnen.

Auch hier kommt es — übrigens meist erst nach dem 4.—5. Jahr — zum Blutabgang durch den Darm, zu heftigen Leibschmerzen und Erbrechen. Sogar ein der Invaginationsgeschwulst ähnlicher Tumor kann durch eine stärkere subseröse oder submuköse Blutinfiltration hervorgerufen werden. Unter solchen Verhältnissen sind natürlich diagnostische Irrtümer leicht möglich, und zwar besonders dann, wenn die abdominalen Symptome dem Auftreten von Gelenkschmerzen und Purpuraflecken auf der Haut vorausgehen, man also nicht von vornherein auf das Vorliegen einer solchen Allgemeinerkrankung aufmerksam gemacht wird. Unter 26 von *Glanzmann* zusammengestellten Fällen eröffneten 9mal die abdominalen Erscheinungen die Szene. Für *Henoch*sche Purpura spricht heftiges Erbrechen gleich im Beginn mit Beimischung von Blut, das reichliche Vorhandensein von Galle im Stuhl, die bei Intussuszeption zu fehlen pflegt, ferner das Fehlen eines Tumors und die gerade bei dieser Purpuraform nicht seltene hämorrhagische Nephritis. Die Sachlage gestaltet sich jedoch dadurch besonders schwierig, daß in etwa 50% der Fälle die Purpura abdominalis von einer Intussuszeption gefolgt ist (s. oben). Wenigstens nehmen wir nach unseren heutigen Kenntnissen von der Purpuraerkrankung im Gegensatz zu *Döbeli* und *Schneider* an, daß die Intussuszeption stets die Folge, nicht die Ursache der Purpura ist (*Carpenter*, *Lederer*).

Pseudomeningitisches Bild.

Schließlich ist die Meningitis zu nennen, eine scheinbar in ihrer Symptomatologie weit abliegende Krankheit, die aber doch gelegentlich angenommen worden ist (*Burghard*). Starkes Erbrechen, starrer Blick, Apathie, Stuhlverhaltung und Unruhe bzw. periodisch wiederkehrendes Aufschreien und Anziehen der Beine wurden bei dem zunächst fehlenden Blutabgang fälschlicherweise für Zeichen einer Meningitis angesehen.

Aussichten.

Die Prognose der akuten Invagination ist bei nicht frühzeitig einsetzender Therapie so gut wie letal. Denn mit der Möglichkeit spontaner Ausgleichung oder gangränöser Demarkation ist, wie erwähnt, zum mindesten im Kindesalter kaum zu rechnen. Die Ergebnisse der Therapie sind in den verschiedenen Lebensaltern ungleich. Von 288 Säuglingen starben nach *Kock* und *Oerum* 52%, von 152 Patienten der Altersklasse 1—15 27%. Chronische Invaginationen hatten bei den von *Birkenfeld* zusammengestellten Fällen 37% Sterblichkeit. Die verhältnismäßig ungünstigste Prognose bietet die akute Dünndarminvagination.

Behandlung.

Die Therapie hat die Aufgabe, die Intussuszeption zu lösen und ihr Wiederauftreten zu verhindern. Dies kann auf nichtoperativem und operativem Wege geschehen. Die unblutigen Behandlungsweisen bestehen in Taxis und Wassereingießungen. Die gemeinschaftliche Voraussetzung, damit diese Methoden zum Erfolg führen, ist die Vornahme der Behandlung in tiefer Narkose. Wir haben schon oben erwähnt, daß in zahlreichen Fällen eine sichere Diagnose nicht ohne Untersuchung in der Narkose möglich ist. Die Indikation zur Narkose ist also schon aus diesem Grunde vielfach gegeben. Dazu kommt, daß man gelegentlich eine spontane Lösung der Invagination während der Narkose beobachten kann. Richtig ist, daß solche spontane Reduktionen auch ohne Narkose vorkommen (s. oben), und ebenso führten uns mehrfach Wassereingießungen ohne Betäubung zum Ziele, mit diesen Ausnahmen darf jedoch nicht allzusehr gerechnet werden. Man sollte sich vielmehr alsbald zur Narkose

Durch Taxis und Wassereingießung.

entschließen. Magenausspülung und Katheterisation gehen ihr zweckmäßigerweise voraus.

Zur Ausführung der Taxis sucht man den Invaginationstumor mit beiden Händen durch die Bauchwand zu fixieren und bestimmt sein orales und aborales Ende, was allerdings insbesondere bei Dünndarminvaginationen recht schwierig sein kann. Dann übt man durch längere Zeit (etwa 10 Minuten) eine Art Massage aus, um das Ödem zu beseitigen, und sucht die Reposition mehr durch einen Druck gegen den Apex in proximaler Richtung als durch einen Zug auf die Scheide zu bewerkstelligen. Handelt es sich um eine Dickdarminvagination, so beschließt man die Behandlung durch einen Wassereinlauf, bei der Dünndarminvagination ist dieser zwecklos. Manche Autoren, z. B. *Heubner*, verwenden statt der Wassereingießung die Lufteinblasung. Das einzig wirklich untrügliche Zeichen für die gelungene Taxis ist reichlicher Abgang von Kot und Gasen, der oft jedoch volle 24 Stunden auf sich warten läßt. Denn über das Verschwinden des Invaginationstumors kann man sich täuschen. Einmal kann er in eine Region verschoben werden, in der er sich der Palpation entzieht, und anderseits bleibt auch nach gelungener Reposition vielfach eine gewisse Resistenz zurück, die durch die verdickte ödematöse Scheide der ausgerichteten Invagination gebildet wird. Eine sichere Unterscheidung aber, ob hier nicht doch vielleicht eine inkomplette Desinvagination vorliegt, ist nicht möglich und wird erst durch das schnelle Wiederauftreten der Ileussymptome angezeigt. Neben diesen Schwierigkeiten besteht bei der unblutigen Behandlung der Nachteil, daß mit der Reposition nicht gleichzeitig eine etwa vorhandene anatomische Ursache, z. B. ein Polyp, beseitigt wird. Schließlich dürfen wir nicht unerwähnt lassen, daß durch diese Methode unter Umständen direkter Schaden gestiftet werden kann, indem bei eingetretener Nekrose eine Perforation des Darmes mit sekundärer Peritonitis entstehen kann. Hiermit muß insbesondere bei Taxisversuchen gerechnet werden, die nach zweimal 24 Stunden noch ausgeführt werden.

Interne Behandlung ist nur in bestimmten Fällen möglich.

Alle Autoren, die für die unblutige Behandlungsweise eingetreten sind, geben zu, daß sich diese nicht für jeden Fall eignet. Es ist vielmehr notwendig, die Dauer der Erkrankung, ihre spezielle Form und das Alter des Kindes zu berücksichtigen. *Monrad* z. B., der sich zuletzt hierzu geäußert hat, empfiehlt die Taxis nur bei Kindern unter 2 Jahren, wenn die Dauer der Erkrankung bei I. colica nicht mehr als 36 Stunden, bei I. ileocoecalis nicht mehr als 24 und bei der I. iliaca höchstens 12 Stunden beträgt. Die Resultate, die er unter diesen Bedingungen erzielt hat, sind recht beachtenswert, ja noch besser, als sie früher *Hirschsprung* angegeben hat, nämlich 19,1% Mortalität. Vergleicht man sie mit den Ergebnissen rein chirurgischer Behandlung, so erscheinen sie sogar auf den ersten Blick geradezu glänzend.

Die operativen Erfolge sind gut bei frühem Eingreifen.

Zieht man jedoch, um die Voraussetzungen gleichartig zu gestalten, nur die Krankheitsfälle in Betracht, die vor der 36. Stunde zur Operation kamen, so kann manche chirurgische Statistik den Vergleich durchaus aushalten. (*Anschütz, Suermondt, Obadalek*). Das Gesamtergebnis chirurgischer Behandlung freilich ist recht traurig. Von 311 Fällen starben 148 = 54% (*Burghard*). Die Verhältnisse liegen eben so, daß noch immer allzu viele Fälle verspätet erkannt werden. In Dänemark, wo man auf die Diagnose eingestellt ist, kamen nach *Monrad* mehr als 78% vor der 36. Stunde in sachgemäße Behandlung. Hiervon kann bei uns nicht die Rede sein. Es muß immer wieder auf die Erkrankung hingewiesen werden, damit sie Gemeingut der Ärzteschaft wird.

Ich empfehle, die gesamte Behandlung in die Hände des Chirurgen zu legen. Viele werden sofort operieren, andere mögen zunächst die unblutige Behandlungsweise versuchen. Mißlingt sie, so kann die Operation sogleich noch in derselben Narkose angeschlossen werden. Wo aber ein Chirurg nicht schnell genug zu erreichen ist, wie es in der Landpraxis der Fall sein kann, sollte der Arzt selbst Repositionsversuche unternehmen.

Die Operation ist so kurz und so wenig eingreifend wie möglich zu gestalten, vor allem ist eine langwierige und ausgedehnte Vorlagerung des Darmes zu vermeiden. Wo es irgend möglich ist, versucht man die manuelle Desinvagination, durch Massieren und gleichmäßigen Druck auf die Spitze, vorzunehmen. Nach erfolgter Desinvagination erfordern oft einige Serosarisse ein paar Nähte, eine Fixation des Darmes aber kann man bei der Seltenheit des Rezidivs (*Cohen* stellte nur 21 Fälle zusammen) unterlassen. Gelingt die Desinvagination nicht, droht Gangrän oder ist diese bereits vorhanden, so bleibt die zweite Normalmethode, die Resektion, übrig. Ihre Aussichten sind jedoch speziell im Säuglingsalter so mäßige, daß manche Chirurgen, z. B. *Lotsch*, die Vorlagerung des Darmes und Enterostomie als das aussichtsreichere Verfahren bezeichnen. Neuerdings erst hört man von besseren Resultaten bei Resektion (*Melchior*).

Möglichst Desinvagination.

Nachdem bei den chronischen Darmeinschiebungen durch unblutige Behandlung nur in 27 % der Fälle Heilung erzielt wurde, während durch Laparotomie mit Desinvagination oder Resektion in 50—60 % ein guter Erfolg zustandekam, ist die Methode der Wahl unzweifelhaft der operative Eingriff (*Birkenfeld*).

Nach der Operation kann sich mehrtägiges Fieber einstellen, auch Meteorismus, hämorrhagisches Erbrechen und blutige Durchfälle kommen vor, *Michaelsen* berichtet von Nierenreizung. Die Prognose ist gleichwohl gut[1]).

Anderweitige Ileusformen.

Da etwa 50 % aller Ileusfälle im Kindesalter auf die Invagination fallen, treten die anderen Formen des Ileus weit zurück. Immerhin bevorzugen gewisse Formen gleichfalls das jugendliche Alter, so die Abschnürung einzelner Darmschlingen durch den persistierenden Ductus omphalo-mesentericus oder das — vielfach adhärente — *Meckel*sche Divertikel (*Alapy*). Auch der Volvulus des *Meckel*schen Divertikels macht die Erscheinungen des Ileus (*Fehre*). Er wird besonders bei sehr großem Divertikel mit dünnem Stiel und reichlichem Inhalt gefunden. Ferner ist die Inkarzeration des Darmes in kongenitale Mesenterial- und Zwerchfellücken oder retroperitoneale Rezessus (*Rutherfurd*) und die Obturation durch Schleimepithelpfröpfe beim Neugeborenen (*Exalto*) oder Askariden (*Hoffmann*) zu erwähnen, während das Zustandekommen einer Darmverlegung durch große Knäuel von Tänien nicht in gleicher Weise gesichert erscheint (*Steinhauer*). Inkarzerierte Hernien kommen schon im frühen Kindesalter, ja in den ersten Lebenswochen des öfteren vor (*Stern, Funke*), der Volvulus des S. Romanum befällt dagegen mit Vorliebe ältere Leute und wird nur vereinzelt im Kindesalter beobachtet (*Heubner, Blum*). Tuberkulöse Peritonitis und Darmtuberkulose machen gewöhnlich nur unvollständigen Darmverschluß, ebenso die *Hirschsprung*sche Krankheit.

Die Diagnose des Darmverschlusses ist im allgemeinen nicht schwierig. Im Anfangsstadium kann Tumorbildung in der Ileozökalgegend verbunden mit Schmerzen und Druckempfindlichkeit in diesem Gebiet an Appendizitis dneken lassen. Das Fehlen von Temperaturerhöhungen, die Beobachtung von Darmsteifung und die Beschaffenheit des Tumors sprechen dagegen. Im vorgeschrittenen Stadium kommen Verwechslungen mit Peritonitis vor, aber immer nur in der Richtung, daß man Ileus diagnostiziert, wo primäre Peritonitis besteht. Es ist stets zweckmäßig, nach etwaigem früheren Abgang von Spulwürmern zu fragen. Röntgendiagnose siehe S. 324.

Die Prognose ist, wenn der Fall frühzeitig in Beobachtung kommt, im allgemeinen nicht ungünstig. Nur bei innerer Einklemmung sind die Aussichten von vornherein schlechte. Bei unvollständigem Verschluß ist innere Medikation am Platze, z. B. bei dem Ileus durch Abdominaltuberkulose völlige Nahrungskarenz, Magenausspülung, Atropinum sulfuricum innerlich oder subkutan (½—1 mg), bei Obturationsileus durch Kottumor Darmspülungen, durch Askariden Oleum chenopodii. Vor energischen Repositionsversuchen eingeklemmter Hernien ist zu warnen.

1) Siehe hierzu und zu allen chirurgischen Eingriffen am Magen und Darm die Darstellung von *Drachter* in *Drachter* und *Gossmann*, Chirurgie des Kindesalters, dieses Handbuch, Band IX, 3. Auflage, 1930.

Der chirurgische Eingriff sollte spätestens vor Ablauf von 48 Stunden nach dem Eintritt der Krankheitserscheinungen vorgenommen werden. Beim Askaridenileus ist nach Möglichkeit die Darminzision zu vermeiden, weil die Würmer sich durch eine auch sorgfältig angelegte Darmnaht hindurchzwängen können. Man versuche die manuelle Zerteilung des Konvolutes und leite eine energische Wurmkur ein.

Mastdarmvorfall (Prolapsus recti bzw. ani).

Vorkommen.

Der Mastdarmvorfall ist eine Erkrankung jeden Lebensalters. Während aber sein Vorkommen beim Erwachsenen zu den Seltenheiten gehört, haben wir im Kindesalter außerordentlich häufig Gelegenheit, ihn zu beobachten und zu behandeln. Weitaus die Mehrzahl der Kinder mit Mastdarmvorfall befindet sich im 2. und 3. Lebensjahr. Das Säuglingsalter

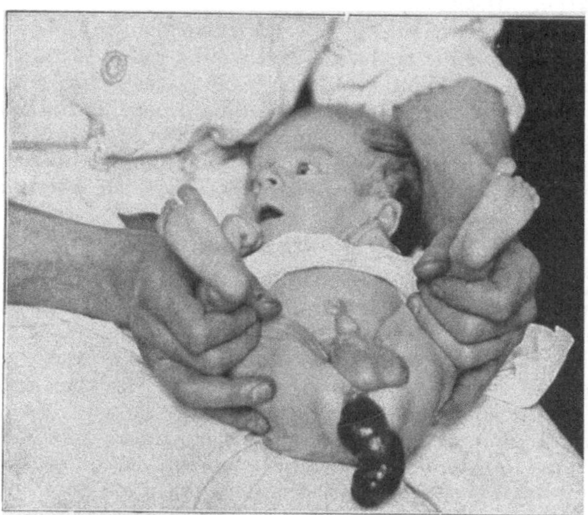

Fig. 95.

Prolapsus recti et ani (1 Tag bestehend).

5½ Monate altes Kind. Plötzlich hervorgetretener Riesenprolaps, über 15 cm lang, faßt außer Rektum noch das Sigma und das Colon descendens in sich (freies Mesenterium). Der Prolaps ließ sich reponieren und durch Heftpflasterverbände dauernd reponiert erhalten.

(Nach einer Beobachtung von *Spitzy*.)

disponiert weniger zu der Erkrankung, wenngleich sie mit 8 oder 10 Monaten schon öfter angetroffen wird. Das jüngste Kind meiner Beobachtung war 12 Wochen alt. Mit 4 und 6 Jahren ist der Mastdarmprolaps noch keine auffällige Erscheinung, nach dieser Zeit aber wird er zunehmend seltener.

Verschiedene Formen.

Wir unterscheiden den Prolapsus ani, das einfache Hervordringen der Analschleimhaut, und den Prolapsus recti, das Einstülpen des Rektums, das aus dem After herausgedrängt wird. Kombiniert sich beides miteinander, so wird das ganze unterste Mastdarmstück nach außen gestülpt, die Haut des Afters geht ohne Übergangsfalte in die des Rektums über; bleibt dagegen der unterste supraanale Abschnitt an normaler Stelle, so gelangt lediglich ein höher gelegenes Stück des Rektalrohres nach außen, der neben dem After eingeführte Finger oder die Sonde stößt also nach einer kurzen Strecke auf eine Umschlagfalte, an der das prolabierte Mastdarmstück beginnt. Der Vorgang beim Mastdarmprolaps entspricht vollkommen demjenigen bei der Invagination höher gelegener Darmabschnitte, der Unterschied besteht nur darin, daß hier die Intussuszeption außerhalb des Afters zum Vorschein kommt. Das Zustandekommen des Prolapses wird dadurch erleichtert, daß über dem untersten stark muskulösen Teile des Mastdarms sich eine etwas weitere und schlaffere Partie befindet, welche nach oben wieder in eine mit stärkerer Ringmuskulatur versehene übergeht.

Pathogenese

Der Mastdarmvorfall gehört offenbar in die Kategorie der Innervationsstörungen des Darmes. Diese Auffassung ist bis heute noch nicht Allgemeingut der Ärzte. Man beschränkte sich lange Zeit auf die Aufzählung gewisser auslösender Momente, während man für andere Fälle zugeben mußte, daß eine Ursache nicht aufzufinden sei (*Henoch*). Unter diesen Umständen beschuldigte man die Konstitution der Kinder und wies darauf hin, daß es sich bei dieser Erkrankung um schwächliche, heruntergekommene, dürftig ernährte Kinder handele. Tatsächlich finden sich diese somatischen Verhältnisse jedoch nur bei einem Teil der Kranken, dagegen läßt sich bei genaueren Nachforschungen feststellen, daß allen Erkrankten eins gemeinsam ist, nämlich die neuropathische Konstitution (*Pielsticker*). Wir finden sowohl eine dahingehende hereditäre Belastung als auch eine Vergesellschaftung des Mastdarmvorfalles mit zahllosen Symptomen nervöser Übererregbarkeit wie Ängstlichkeit, Schreckhaftigkeit, Unruhe, Schlafstörungen, habituellem Erbrechen, Leibschmerzen, Enuresis und Incontinentia alvi, Spasmophilie, respiratorischen Affektkämpfen usw. Auch objektive körperliche Symptome wie gesteigerte Sehnenreflexe, Dermographie und Fazialisphänomen sind nicht selten vorhanden. Bemerkenswert ist ferner das zuweilen beobachtete familiäre Auftreten der Erkrankung.

Auslösende Ursachen.

Die auslösenden Ursachen des Prolapses sind mannigfaltiger Art, im Sinne der Innervationsstörung aber spricht die Tatsache, daß nach Beseitigung der ätiologischen Momente in der Regel der Prolaps fortbesteht. Meist tritt der Vorfall zum ersten Male gelegentlich eines Durchfalles auf. Ernstere Erkrankungen führen eher zum Prolaps als leichte Störungen. Insbesondere ist bei hartnäckigem Stuhldrang mit dem Auftreten des Mastdarmvorfalles zu rechnen, wie wir ihn in seinen extremsten Formen bei der Dysenterie kennen. In zweiter Linie spielt die Stuhlverstopfung eine Rolle. Das notwendigerweise beim Vorhandensein harter Skybala einsetzende starke Pressen führt zu einer Ausschaltung der angeborenen und anerzogenen Hemmungen. Die übermäßige Aktion der Bauchpresse ist es wohl auch, die beim hustenden Kinde den Rektumprolaps hervortreten läßt. Je heftiger die Hustenanfälle sind, je krampfhafter ihr Charakter ist, um so mehr müssen wir mit dem Auftreten eines Prolapses rechnen. Es ist also in erster Linie der Keuchhusten, bei dem diese Komplikation vorkommt, ähnlich wie wir bei dieser Erkrankung ja auch oftmals unwillkürliche Urin- oder Stuhlentleerung beobachten. Immerhin ist darauf aufmerksam zu machen, daß sich in vielen Fällen der Husten mit pathologischen Vorgängen im Darmtraktus kombiniert, die Funktionsstörung des Darmes spielt demnach offenbar die wesentlichere Rolle (*Czerny-Keller*). Von weiteren auslösenden Momenten ist die Erschwerung der Urinentleerung und dadurch vermehrtes Pressen und Drängen zu nennen. Der vielfach beschuldigten Phimose habe ich allerdings niemals eine ursächliche Bedeutung zuerkennen können. Diese Auffassung stammt wohl noch aus der Zeit, in der man die physiologischerweise in den ersten Lebensjahren bestehende Verklebung zwischen Glans und Präputium als Phimose bezeichnete. Dagegen scheinen Blasensteine bei älteren Kindern gelegentlich die Ursache abzugeben (*Henoch*). Auch Mastdarmpolypen können einen Prolaps zur Folge haben. Fast immer aber zeigt sich, daß nach Beseitigung dieser verschiedenartigen Störungen der Mastdarmprolaps auch weiterhin rezidiviert. Für einen Teil der Fälle ist dabei sicherlich nicht ohne Bedeutung, daß der Sphinkter, je häufiger der Mastdarm vorfällt, um so mehr ausgedehnt wird und erschlafft. Die Atonie des Sphinkters, von der man sich durch den Augenschein oder die digitale Untersuchung leicht überzeugen kann, muß das Zustandekommen des Prolapses begünstigen. Diese Erklärung läßt sich jedoch keinesfalls verallgemeinern, es liegt daher näher, in dem Rezidivieren des Prolapses die Fixation einer pathologischen Gewohnheit zu sehen, wie

Fixation einer pathologischen Gewohnheit.

wir sie bei neuropathischen Individuen in der mannigfaltigsten Form beobachten können. Der Prolaps ist die pathologische Erfolgsreaktion auf einen pathologischen Bedingungsreiz, das Rezidiv des Prolapses ist die pathologische Erfolgsreaktion auf einen gewöhnlich physiologischen Bedingungsreiz. Bei völlig wiederhergestellter Darmfunktion vermag der physiologische Akt der Defäkation den Prolaps hervorzubringen, ja, nachdem die Gewohnheit sich einmal fixiert hat, genügt schon starkes Schreien oder die Urinentleerung, um ein Ausgleiten in falsche motorische Bahnen herbeizuführen. Daß ein Wiedereintreten des pathologischen Bedingungsreizes infolge Durchfall oder Obstipation ein Rezidivieren des Darmvorfalles auch nach längerem Intervall erleichtert, ist selbstverständlich. Anatomische Veränderungen (entzündliche Verdickung der Mukosa des Mastdarms und Zellinfiltration der Submukosa) sind offenbar die Folgeerscheinung, aber nicht die Ursache des Prolapses.

Klinisches Bild.

Symptome. Man sieht vor dem After eine bald kleinere, bald größere Geschwulst von hochroter oder livider Farbe, welche die Ränder des Afters überragt. Die Konsistenz des Tumors ist weich, ihre Oberfläche feucht, schlüpfrig, hier und da mit Schleim überzogen. Manchmal sind Blutpunkte auf der Oberfläche sichtbar, auch Blutungen geringen Grades werden beobachtet. Der Tumor ist konisch zulaufend und auf der Höhe des Konus findet sich ein Grübchen ähnlich dem Orificium externum der Portio vaginalis, der Eingang zu dem invaginierten Darmabschnitt. Die Länge des Vorfalls beträgt in der Regel 3—4 cm, doch kann der Darm auch in einer Länge von 15 cm und mehr vorfallen. Oft zieht sich die Geschwulst spontan wieder in den Darm zurück oder läßt sich wenigstens leicht und schnell reponieren. Bleibt die Geschwulst jedoch längere Zeit draußen liegen, so nimmt die Schwellung der Schleimhaut ebenso wie die livide Verfärbung infolge Stauung der komprimierten Venen immer mehr zu, die Reposition wird damit immer schwieriger. Schließlich kann sich an der Basis der Geschwulst ein Schnürring ausbilden, in dessen Bereich die Schleimhaut mehr oder weniger tiefgreifende Nekrose darbietet. Bei längerem Vorliegen sieht man auch Ulzerationen der Schleimhaut und pseudomembranöse Entzündung auftreten. Äußerst selten ist die völlige Inkarzeration des vorgefallenen Darmabschnittes.

Das allgemeine Befinden ist bei unkompliziertem Prolaps nicht gestört. Wo eine Beeinträchtigung vorliegt, ist diese auf die den Prolaps auslösenden Krankheitserscheinungen, insbesondere auf die vielfach schon längere Zeit bestehenden Durchfälle zurückzuführen.

Differentialdiagnose.

Diagnose. Die Erkennung der Krankheit bereitet kaum ernstliche Schwierigkeiten. Gelegentlich sieht man eine Verwechslung des Rektumvorfalles mit einem prolabierten Mastdarmpolypen. Die festere Konsistenz dieser Tumoren, das Fehlen einer Öffnung auf der Höhe der Geschwulst, die Unmöglichkeit, eine Umschlagsfalte (s. oben) bei der digitalen Untersuchung festzustellen, führen jedoch schnell zur richtigen Auffassung des Krankheitsbildes. Immerhin ist darauf hinzuweisen, daß auch eine Kombination beider Erkrankungen vorkommt. Intussuszeption des Darmes mit Prolabieren des invaginierten Darmstückes führt zu akut auftretenden stärkeren Allgemeinsymptomen und ist im übrigen wiederum durch das Fehlen einer mit dem Finger erreichbaren Umschlagfalte zu erkennen.

Verlauf.

Prognose. Es gibt Fälle, in denen der Prolaps nur einmal auftritt und, zumal wenn der ursächliche Durchfall alsbald beseitigt wird, nicht rezidiviert. Gewöhnlich aber tritt der Vorfall wiederholt, sogar nach jeder oder wenigstens fast jeder Defäkation auf, ja auch bei der Urinentleerung kann es zum Prolaps kommen, so daß er mehrfach am Tage in Erscheinung tritt. Die Erkrankung kann so Wochen und Monate andauern, öfter rezidiviert sie auch noch nach monatelanger Pause. Spontane Heilungen sind nicht selten, auf der anderen Seite sieht man unbehandelte Fälle zuweilen jahrelang bestehen. Stets besteht die Gefahr einer Infektion vom Darme aus, wenn die Darmschleimhaut Veränderungen (Ulzerationen usw.) erlitten hat. *Sternberg* beschreibt eine Infektion mit Tetanus.

Behandlung.

Therapie[1]). Sie ist um so aussichtsreicher, je früher sie in Angriff genommen wird, und kann sich in diesem Falle auf die einfachsten Maßnahmen beschränken. Wo sich der Vorfall nicht spontan zurückzieht, ist die alsbaldige Reposition notwendig.

Reposition.

Zu diesem Zwecke bringt man das Kind in Knieellenbogenlage oder Bauchlage und drückt nun den Prolaps mit drei Fingern der rechten Hand, die der Schlüpfrigkeit wegen mit einem in Öl getauchten Leinwandläppchen oder Verbandmull umwickelt sind, von der Peripherie her langsam vorschiebend in die Rektalhöhle zurück. Nur bei hochgradiger Unruhe und übermäßig starkem Pressen kann gelegentlich, zumal bei schon länger bestehendem Prolaps, Narkose erforderlich werden. Nach der Reposition gilt es den After geschlossen zu halten, um ein erneutes Vorfallen zu verhindern. Man legt also einen Verband an, indem man die Gesäßbacken kräftig aneinanderpreßt und in dieser Stellung durch einen breiten Heftpflasterverband oberhalb und unterhalb der Analöffnung fixiert. Die Pflasterstreifen müssen so lang sein, daß sie das Gesäß vollständig überdecken, d. h. bis zum Trochanter reichen.

Verband.

Bei sehr schwach entwickelten Gesäßbacken ist ein Bausch von Verbandgaze in die Analfalte einzulegen, um eine genügende Kompression auszuüben. Ein solcher Verband macht die Stuhlentleerung nicht unmöglich, er verhindert aber das Hervortreten des Prolapses. Beschmutzung bei der Defäkation zwingt zur Neuanlegung des Verbandes. Nachdem in dieser Weise eine mechanische Erschwerung des Prolabierens eine Zeitlang durchgeführt worden ist, kann man den Versuch machen, den Verband wegzulassen. Es wird dies je nach der Dauer der Erkrankung nach 1—4 Wochen geschehen dürfen. Manchmal besteht aber auch dann noch die Neigung zum Rezidiv. Unter diesen Umständen genügt es, anstatt des komprimierenden Verbandes einen einzigen locker gespannten Heftpflasterstreifen über das ganze Gesäß zu kleben. Offenbar wird das Kind auf diese Weise an die ersten Verbände erinnert und so tritt allmählich eine dauernde Angewöhnung an die normale Innervation ein. Eine Unterstützung der Behandlung durch längeres Einhalten von Bauchlage wird empfohlen.

Beseitigung der auslösenden Ursachen.

Abgesehen von der lokalen Behandlung ist es notwendig, den auslösenden Ursachen des Prolapses in der Therapie Rechnung zu tragen, und wenigstens in vielen Fällen den allgemeinen Ernährungszustand zu heben. In erster Linie gilt es also, die vorhandenen Funktionsstörungen des Darmes richtigzustellen. In einem Falle muß durch die Ernährungstherapie ein Durchfall, im anderen eine Obstipation beseitigt werden, in einem dritten insbesondere durch Sedativa gegen den bestehenden Husten vorgegangen werden. Wo die Kinder durch Verstopfung zu starkem Pressen gezwungen waren, ist neben der Ernährungsbehandlung darauf zu achten, daß die Kinder zur Entlastung der Bauchpresse mit frei herabhängenden Beinen auf das Nachtgeschirr gesetzt werden; man stellt es hierzu also auf den Tischrand oder einen Stuhl.

Anstaltsbehandlung.

Die Durchführung dieser Behandlung erfordert eine gewisse Sorgfalt und Geschicklichkeit, wie man sie nicht in allen Kreisen immer voraussetzen kann. Wir waren deshalb wiederholt zur Aufnahme der Kranken in die Anstalt gezwungen. Hier aber gelang es mit den angeführten Maßnahmen bisher fast regelmäßig der Erkrankung Herr zu werden. Der psychische Einfluß des Milieuwechsels mag hierbei mitspielen.

Diese Behandlungsmethode ist keineswegs die einzige, die Erfolg verspricht, wohl aber scheint sie uns die einfachste und schonendste Methode. Nebenbei erwähnt ist sie auch die älteste; denn schon *Hippokrates* empfahl die Fixierung des reponierten Vorfalles mit Binden. Zahllose andere Methoden sind späterhin angewandt worden, die lokale Applikation von Adstringentien, Verätzung und Kauterisation der Schleim-

1) Siehe Fußnote Seite 329.

haut bis zur Muskularis (zuletzt *Eunicke*), Faradisation und Massage des Mastdarms, Injektionen von Ergotin, steriler Milch und Paraffin. Vor allem aber haben sich die Chirurgen dieses Leidens angenommen. Zahlreiche — bisher über ein Viertelhundert — Operationsmethoden sind vorgeschlagen worden, ein Beweis, daß der Erfolg ein sehr wechselnder war. Trotzdem wollen viele Chirurgen von einer unblutigen Behandlung nichts wissen. Sie trennen, wie *Rost* meint, nicht scharf genug den Prolaps des Erwachsenen und den des Kindes, bei dem tatsächlich mit weit leichteren Maßnahmen zum Ziele zu gelangen ist als bei dem Vorfall des Erwachsenen.

Operation nur selten nötig.

Wenn man aber bei ungeschickter häuslicher Behandlung oder großer Hartnäckigkeit des Leidens operieren muß, sollte man sich wenigstens auf die einfachen Methoden beschränken. So berichtet *Rost*, daß er in 83%, *Schwarzburger*, daß er in 77% der von ihm operierten Fälle durch Einführung des *Thiersch*schen Ringes, eines Drahtringes um den Sphinkter, Dauerheilung erzielt hat. Die Nachteile der Methode, die man auch wohl durch Verwendung von Faszie an Stelle des Drahtes zu vermeiden gesucht hat, sind Abszeßbildungen, Herauseitern des Drahtes sowie die oft erheblichen Schmerzen, die zu einer vorzeitigen Entfernung des Ringes zwingen können. Leichte bakterielle Infekte, die auch bei peinlicher Sauberkeit in klinischer Behandlung nicht immer zu vermeiden sind, wirken dagegen nicht ungünstig, da sie zur Versteifung des perianalen Gewebes beitragen. Gelegentlich ist die Entfernung des Drahtringes versehentlich unterblieben. Dann kann sich ähnlich wie bei Analatresien allmählich der Symptomenkomplex der *Hirschsprung*schen Krankheit entwickeln (*Wachendorf*). Eine strikte Indikation zur Operation ist nur bei Inkarzeration des Prolapses gegeben, und zwar kommt hier lediglich die Resektion mit folgender Darmplastik in Betracht.

Thiersch-scher Ring.

IV. Geschwülste.

Polyposis des Darmes.

Verschiedene Formen.

Schleimhautpolypen des Darmes kommen gewöhnlich vereinzelt, namentlich im Rektum, sehr viel seltener in größerer Zahl im Bereiche des Dickdarms oder sogar des gesamten Magendarmtraktus vor. Sie können in jedem Lebensalter auftreten, werden jedoch im Kindesalter am häufigsten beobachtet. Oftmals freilich hört man, daß die Patienten trotz seit der Kindheit bestehender Beschwerden erst im zweiten Dezennium ärztliche Hilfe aufsuchen. Die ersten Lebensjahre sind meist verschont von der Erkrankung, die jüngsten Kinder meiner Beobachtung waren 5 Jahre, in der Literatur wird in der Regel ein noch späterer Termin angegeben (*v. Bokay*, *Merkel*), immerhin wird der Mastdarmpolyp vereinzelt auch schon beim Neugeborenen (*Weihe*) und Säugling (*Comby* und *Marfan*) beschrieben.

Vorkommen.

Wechselnde anatomische Befunde.

Anatomisch handelt es sich um polypöse Schleimhauthyperplasien oder wahre Adenome. In dem einen Fall findet man histologisch die Mukosa verdickt, die Schleimdrüsen eventuell zystisch erweitert, während das submuköse Bindegewebe stark zellig infiltriert erscheint. Im anderen Falle erweist sich das Epithel morphologisch und biologisch verändert, die Zylinderzellen sind dichter gelagert und vielfach gewuchert, freilich ohne die Membrana propria zu durchbrechen, die Schleimproduktion fehlt.

Wieweit eine kongenitale Anlage für das Auftreten der Polypen verantwortlich gemacht werden kann, ist in der Regel nicht sicherzustellen (*Merkel*). Auffällig ist immerhin das wiederholt beobachtete familiäre Vorkommen. Entzündliche Prozesse spielen in der Ätiologie keine Rolle.

Bezüglich der Symptomatologie ist der einfache Mastdarmpolyp und die weitverbreitete Polyposis intestinalis voneinander zu trenen.

Der **Mastdarmpolyp** gibt sich in erster Linie durch **Blutabgang** aus dem Darm zu erkennen. Gewöhnlich entleert sich frisches Blut tropfenweise gegen Ende der Defäkation, aber auch unabhängig von der Stuhlentleerung, und zwar durch Monate und Jahre mit wechselnd langen Unterbrechungen. Gelegentlich kommt auch stärkerer Blutabgang vor. Hat sich ein genügend langer Stiel ausgebildet, so kann der Polyp durch den Sphinkter externus nach außen vortreten. Dieser **Prolaps** ist das zweithäufigste Symptom, auf das der Laie aufmerksam wird. Er wird

Symptome des Mastdarmpolypen.

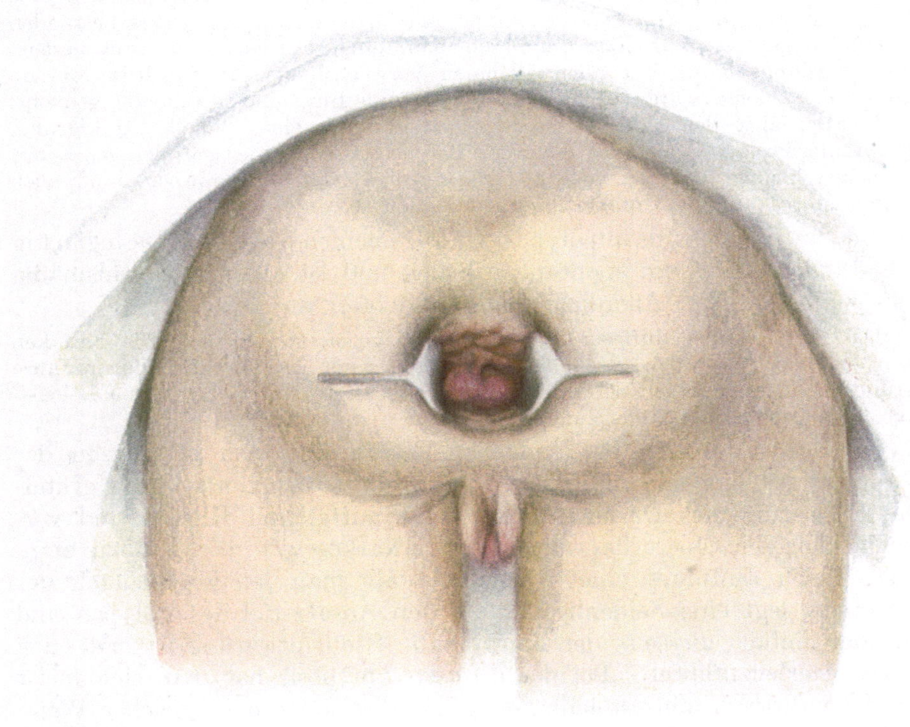

Fig. 96.
Rektumpolyp.
(Nach einer Beobachtung von *Spitzy*.)

unmittelbar nach der Stuhlentleerung bemerkt, seltener in den Zwischenpausen. Die himbeerartig aussehende Geschwulst zieht sich entweder spontan zurück oder läßt sich leicht reponieren, um bei nächster Gelegenheit wieder hervorzutreten. Wo es zum Prolaps kommt, können auch Schmerzen und Tenesmus bestehen. Beim Säugling gibt der Darmpolyp unter Umständen Anlaß zu kompletter Stuhlverhaltung, auch Urinretention wird beschrieben. Selten wird er zur auslösenden Ursache einer Invagination. Durch Nekrose des Stieles kann der Tumor losgerissen und spontan, eventuell unbemerkt mit dem Stuhl ausgestoßen werden, rezidiviert dann aber leicht.

Diagnostische Irrtümer.

Der Abgang von frischem Blut gibt Anlaß zu **Verwechslungen** mit Hämorrhoiden, Fissura ani, Dysenterie, aber auch vorzeitiger Menstruation und Blasenstein (*v. Mettenheim*), der vorgefallene Polyp läßt an Darmprolaps oder Invagination denken (s. diese Kapitel).

Zur sicheren Diagnose genügt bei der Kleinheit und Weichheit der Geschwulst die Untersuchung mit dem Finger nicht immer, es kann notwendig werden, ein Darmspekulum oder Rektoskop einzuführen.

Symptomatologie der multiplen Polypenbildung.

Die multiple Polypenbildung führt gewöhnlich zu einem schweren langdauernden Durchfall. Der dünne Stuhl enthält meist Schleim- und Blutbeimengungen. Es bestehen Leibschmerzen, zuweilen von krampfhaftem Charakter, Tenesmus, der Appetit ist vermindert, die Kinder werden blaß und matt. Schließlich resultiert eine schwere Anämie (bis zu 20% Hämoglobin) und Kachexie. Allgemeine Ödeme können auftreten, die Urinsekretion nimmt ab, in dem Falle *Schneiders* bestanden aus bisher ungeklärten Gründen urämische Symptome. Die Diagnose bietet zumeist große Schwierigkeiten. Vor allem kommen Verwechslungen mit Kolitis vor, im Stadium der Ödeme wurde an Hydronephrose und Blasenmastdarmfistel gedacht. Manchmal erfährt der Krankheitsfall jedoch dadurch eine schnelle Aufklärung, daß es zum Prolaps eines oder mehrerer Polypen kommt oder gar der ganze mit zahlreichen kleinen Polypen bedeckte Mastdarm vorfällt. Im übrigen muß auch hier die rektoskopische Untersuchung empfohlen werden.

Aussichten.

Der einfache Mastdarmpolyp ist im allgemeinen prognostisch günstig zu beurteilen. Er kann spontan ausheilen und ist sonst verhältnismäßig leicht zu beseitigen. Allerdings kommt es öfter zu Rezidiven.

Die Prognose der diffusen Polyposis ist dagegen stets ernst. Die Kranken gehen entweder unter den geschilderten Erscheinungen im Verlaufe einiger Jahre zugrunde, oder es entwickelt sich zumal beim älteren Individuum (nach dem 9. Lebensjahr) ein Darmkarzinom, das zum Tode führt.

Abtragung des Tumors.

Die Behandlung[1]) des einfachen Mastdarmpolypen besteht in der Abtragung des Tumors. Zu diesem Zwecke sorgt man zunächst für gründliche Entleerung des Darmes durch Abführmittel und Klistier und verabreicht vor der Operation Tinct. Opii. Narkose ist dringend zu empfehlen. Nach Einführen eines Spekulums faßt man den Polypen mit der Kornzange, legt eine Seidenligatur um den Ansatzstiel des Polypen und schneidet einfach diesseits der Ligatur ab. Stuhlentleerung ist erst nach 2 Tagen herbeizuführen. Bei der diffusen Polyposis hat man sich meist darauf beschränkt, die erreichbaren größeren Tumoren in gleicher Weise abzutragen, auch wurde versucht, durch Kaustik und Ätzmittel (Trichloressigsäure) die Blutungen zu beherrschen. *v. Bokay* berichtet über Resektion des Rektums, doch kam es infolge Invagination des Zökums zum Exitus.

Maligne Tumoren des Magens und Darmes.

Im Verhältnis zum Krebs der Erwachsenen ist das Karzinom im Kindesalter eine sehr seltene Krankheit. Unter diesen seltenen Fällen aber steht das Karzinom des Verdauungskanals in der Häufigkeitsskala obenan (*Merkel*). Die Erkrankung kommt schon beim Neugeborenen vor, ist im übrigen in der ersten Hälfte des Kindesalters höchst selten, um erst gegen die Pubertät hin etwas häufiger aufzutreten (*Philipp*). Die am meisten von Karzinom bevorzugte Stelle des Darmkanals ist der Dickdarm, hier wiederum das Rektum und die Flexura sigmoidea, der Magen ist weniger häufig betroffen. Im Gegensatz hierzu befällt das gleichfalls seltene Sarkom überwiegend den Dünndarm, und zwar handelt es sich gewöhnlich um von der Submukosa ausgehende Rundzellensarkome, seltener um Lymphosarkome und Spindelzellensarkome. Auch hier liegt zuweilen eine embryonale Anlage vor, die sich alsbald geltend macht, wenn das Kind geboren wird. *Ghon* beobachtete ein Magenkarzinom auf der Basis eines Ulkus der kleinen Kurvatur, das durch Laugen-

Karzinom des Dickdarms.

Sarkom des Dünndarms.

1) Siehe Fußnote auf Seite 329.

verätzung zustandegekommen war. Aus der Polyposis des Dickdarms kann sich ebenfalls ein Karzinom entwickeln, doch tritt diese Entartung nur selten vor dem Ende des zweiten Dezenniums ein (*Merkel*). Gelegentlich wurde ein Rektumsarkom bei dem Säugling einer an Brustkrebs leidenden Mutter beschrieben (*Johannessen*).

Die Symptome des malignen Magentumors weisen nur in einem Teil der Fälle auf den Sitz der Erkrankung hin. Sie können sich auf Allgemeinerscheinungen, Anämie, Schwäche und Abmagerung beschränken. Häufiger besteht außerdem Erbrechen, gelegentlich mit Blutbeimengung, Schmerzen unter dem linken Rippenbogen, und schließlich kann der Tumor fühlbar werden. In *Güttichs* Fall verdeckte die mit Metastasen erfüllte stark vergrößerte Leber den Magentumor, doch konnte er aus dem Fehlen von freier Salzsäure im Mageninhalt erschlossen werden. Karzinom des Magens.

Der maligne Darmtumor macht beim Neugeborenen Ileussymptome, beim älteren Kinde die Symptome des chronischen Darmverschlusses, Leibschmerzen besonders vor und während der Defäkation, Verstopfung oft abwechselnd mit Diarrhöen, Auftreibung des Leibes, gelegentlich Erbrechen. Blutbeimengung zum Stuhl beobachtet man makroskopisch sichtbar insbesondere beim Rektumtumor. Dazu kommen die Allgemeinsymptome. Wo ein Tumor fühlbar wird — gelegentlich geschieht dies nur im Kolikanfall —, wird gewöhnlich zunächst an Tuberkulose oder chronische Invagination gedacht, setzen die Magendarmerscheinungen ziemlich akut ein, so ist auch Verwechslung mit Perityphlitis möglich. Krankheitserscheinungen.

Der Verlauf der malignen Magendarmtumoren ist im Kindesalter schneller als beim Erwachsenen. Die Erkrankung endet in der Regel schon nach ungefähr einem halben Jahre mit dem Tode, es sei denn, daß chirurgische Maßnahmen den Krankheitsherd zu beseitigen imstande sind. Wenn überhaupt, so wird freilich meist die Diagnose erst zu einer Zeit gestellt, wo bereits zahlreiche Metastasen vorhanden sind, und die operativen Aussichten sind infolgedessen wesentlich schlechter als beim Erwachsenen (*Zuppinger*). Ein beispielsweise von *Czerny* operierter 13jähriger Knabe mit Rektumkarzinom endete $1\frac{1}{4}$ Jahre später durch Rezidiv. Dagegen konnte *Thierfelder* ein walnußgroßes Dünndarmsarkom, das eine Invagination zur Folge gehabt und so frühzeitig akute Symptome heraufbeschworen hatte, durch Resektion des Darmes mit Erfolg operieren. Operative Aussichten schlecht.

Hämorrhoiden.

Die vielfach verbreitete Auffassung, daß die Hämorrhoidalerkrankung eine Eigentümlichkeit des Erwachsenen darstellt, besteht nicht zu Recht. Insbesondere leichtere Grade der Erkrankung sind im Kindesalter nicht allzu selten, ja sie kommen bereits im frühen Säuglingsalter vor. Sie entgehen aber häufig der Beobachtung, weil sie keinerlei Beschwerden hervorzurufen brauchen. Vorkommen auch im Kindesalter.

Anatomisch handelt es sich nur in einem Teil der Fälle um Varizen der Hämorrhoidalvenen, also um die Folge von Zirkulationsstörungen; nach den Untersuchungen von *Reinbach* und *Gunkel* erweisen sich die Hämorrhoidalknoten vielmehr als echte Geschwülste gutartigen Charakters, die durch eine Neubildung von Blutgefäßen zustandegekommen sind, d. h. als Angiome. Häufig gesellen sich zu der Geschwulst die Zeichen einer venösen Stauung, desgleichen sind oft entzündliche Erscheinungen vorhanden, welche — meist leichten Grades — sich im wesentlichen an Haut und Schleimhaut, seltener in den Gefäßen und deren Umgebung abspielen. Das Vorkommen der Hämorrhoiden im Kindesalter ist bei dem Geschwulstcharakter der Erkrankung nicht verwunderlich. Offenbar spielt die kongenitale Anlage eine ausschlaggebende Rolle. Die Angehörigen geben des öfteren Erblichkeit der Erkrankung an, auch findet man die Hämorrhoiden zuweilen kombiniert mit verschiedenartigen Mißbildungen. Hämorrhoiden als echte Geschwülste.

Die klinischen Erscheinungen sind, wenn überhaupt vorhanden, gewöhnlich nicht erheblicher Natur. Am häufigsten wird über Schmerzen am After, insbesondere beim Stuhlgang, geklagt, jüngere Kinder weinen beim Abhalten, ältere sprechen von stechenden Schmerzen oder auch nur unangenehmem Juckreiz. Dabei kann glechzeitig eine mehr oder weniger hartnäckige Verstopfung bestehen; sie Symptome.

ist jedoch keineswegs eine regelmäßige Begleiterscheinung der Erkrankung. Die gewöhnlich leichte Beeinflußbarkeit der Verstopfung durch diätetische Maßnahmen spricht dafür, daß es sich hier weniger um eine willkürliche Zurückhaltung des Stuhlgangs infolge der Schmerzen bei der Entleerung als um Folgezustände unzweckmäßiger Ernährung handelt. An Stelle der Verstopfung findet man bei manchen Kindern gehäuften Stuhldrang, der jedoch nicht immer von gehäuften Entleerungen gefolgt ist. Ein Hauptsymptom stellt schließlich noch der Abgang von frischem Blut im Anschluß an die Defäkation dar. Gewöhnlich handelt es sich um einige wenige Tropfen, doch wurde mir auch wiederholt von größeren Blutungen berichtet.

Untersuchungsbefund.

Bei Besichtigung des Afters sieht man entweder in der ganzen Zirkumferenz meist entsprechend dem Übergang der Analhaut in die Schleimhaut eine Reihe von halbkugeligen bläulichen Knoten von Hanfkorn- bis Haselnußgröße oder häufiger einen einzelnen linsen- bis pflaumenkerngroßen Knoten, der mit besonderer Vorliebe an der Vorderseite der Analöffnung gelegen ist. Öfters unterscheidet sich die Farbe des Knotens nicht von derjenigen der Umgebung, und erst beim Pressen wird die livide Verfärbung sichtbar. Auch kommt es vor, daß tieferliegende (innere) Hämorrhoidalknoten sich nur beim Pressen zu erkennen geben. Rötung der Haut über dem Knoten und Ödem der Umgebung als Zeichen akuter Entzündung der Hämorrhoidalpartie ist selten (*Reinbach*), dagegen bekommt man öfter die die Blutungen bedingenden Erosionen der Schleimhaut zu Gesicht. In einzelnen Fällen lassen sich die Hämorrhoiden erst durch digitale Untersuchung des Mastdarms feststellen. Differentialdiagnostisch kommen alle Erkrankungen in Betracht, die mit Blutungen aus dem Mastdarm, Schmerzen oder unangenehmen Sensationen am After einhergehen, also Mastdarmpolyp, Mastdarmprolaps, Fissura ani, Invagination, Oxyuren, Analstenose.

Behandlung.

Die Behandlung besteht neben Regelung der Stuhlentleerung in der Applikation von 1‰iger Adrenalinsalbe oder dem regelmäßigen Einführen von Stuhlzäpfchen nach dem Stuhlgang. Als solche kommen in Betracht die jodresorzinsulfonsaures Wismut, Zinkoxyd und Perubalsam enthaltenden Anusolzäpfchen und besonders bei Blutungen die Chlorkalzium, Paranephrin und Perubalsam enthaltenden Noridalsuppositorien.

V. Symptome und Syndrome gastrointestinalen Gepräges.

Leibschmerzen.

Leibschmerz ist wohl die häufigste Klage, die aus Kindermund kommt, und beim Säugling oder jungen Kinde werden fast ebensooft Leibschmerzen von der Mutter oder Pflegerin mit mehr oder weniger Berechtigung aus dem Verhalten des Kindes erschlossen. Sie erfordern stets eine genaue Allgemeinuntersuchung.

Genaue Allgemeinuntersuchung ist unumgänglich.

Denn die mannigfaltigsten Erkrankungen, keineswegs nur abdominale, gehen mit Leibschmerzen einher. Hinreichend bekannt ist dies von der Pneumonie, zumal in den ersten Krankheitstagen, von der postdiphtherischen Myokarditis und der Wirbelkaries. Weniger bekannt und dabei wohl am häufigsten sind die Begleitbauchschmerzen bei der banalen Nasopharyngitis und Tonsillitis. Etwa gleichzeitig eintretendes Erbrechen verleitet noch mehr zur Annahme einer abdominalen Erkrankung. Hier steht mit Recht die Appendizitis im Vordergrunde des Interesses, doch sollte auch der Gedanke an Pyurie in regelmäßiger Untersuchung des Urins zum Ausdruck kommen. Als besonders dringlich muß weiter die Diagnose der Invagination und anderer Formen des Ileus bezeichnet werden. Im übrigen wird man im Auge behalten müssen, daß von jedem einzelnen Organ der Bauchhöhle Schmerzen ausgehen können. Auf eine eingehende Erörterung der Differentialdiagnose muß an dieser Stelle verzichtet werden (siehe *Kleinschmidt, Baer, Peiper, L. F. Meyer* und *Nassau*). Ich kann nur zu einigen wichtigen Fragen Stellung nehmen:

Begleitbauchschmerzen oder Appendizitis.

1. Wie lassen sich die sog. Begleitbauchschmerzen von den durch akute Appendizitis hervorgerufenenen unterscheiden? Hier handelt es sich in erster Linie um die Differentialdiagnose gegenüber Pneumonie und grippalen Infekten. Bei beiden können die lokalen Krankheitserscheinungen zunächst sehr unbedeutend sein oder gar fehlen, und auf der andern Seite ist auch einmal eine Kombination sowohl von Pneumonie wie Tonsillitis oder Pharyngitis mit Appendizitis möglich. In den meisten Fällen dieser Art, bei denen wir von Bauchschmerzen hören, fehlt jede Muskelspannung, ja jede Druckempfindlichkeit. Zu dieser Feststellung gehört allerdings, daß man nicht das Kind immerfort befragt, ob es da oder dort bei Druck Schmerzen verspürt, die Druckempfindlichkeit ist lediglich aus Abwehrreaktionen des Kindes, Rötung des Gesichtes und dergleichen zu erschließen, wenn man zu einer objektiven Beurteilung des Krankheitsfalles gelangen will. In anderen Fällen besteht eine Hyperästhesie der Haut, tiefer Druck wird infolgedessen besser vertragen als oberflächliche Berührung. Deutliche Muskelspannung ist ein seltenes Vorkommnis. Doch wissen wir, daß diese auch bei Appendizitis vermißt werden kann. Hohes Fieber spricht ebenfalls nicht gegen Appendizitis. Im Sinne der Appendizitis ist dagegen zu verwerten Perkussionsempfindlichkeit, Schmerzen beim Loslassen des Fingerdruckes, Behinderung der spontanen Beweglichkeit (Aufrichten usw.) Schmerzen bei Bewegungen des rechten Beines und beim Urinlassen, Abschwächung oder Fehlen des rechten unteren Bauchdeckenreflexes. Im übrigen verdienen natürlich die Allgemeinerscheinungen genaue Beachtung. Nasenflügelatmen, exspiratorisches Stöhnen, hochrotes Gesicht, Hüsteln, Herpes labialis sprechen für Pneumonie. Wo dergleichen jedoch nur angedeutet ist, können Zweifel bestehen. Die in solcher Situation empfohlene Röntgenuntersuchung haben wir allerdings meist entbehren können.

Aufgefallen ist mir, daß man bei den Begleitbauchschmerzen der grippalen Infekte mit großer Regelmäßigkeit hört, daß das Kind auch sonst schon öfter an Leibschmerzen gelitten habe; auch wiederholt sich der gleiche Symptomenkomplex öfters bei erneuten Infekten dieser Art. Bei der Appendizitis fehlt diese Anamnese fast regelmäßig. Dies hängt offenbar mit der Entstehung der Schmerzen zusammen. Es handelt sich nach gelegentlichen Beobachtungen vor dem Röntgenschirm um Magendarmspasmen. Sie kommen schon im Säuglingsalter vor (*Grävinghoff*). Bei der Pneumonie liegt dagegen, wie es scheint, ein viszero-sensorischer Reflex vor, indem der von der Lunge oder Pleura ausgehende Reiz auf sympathischer Bahn durch den Grenzstrang ins 9.—10. Dorsalsegment des Rückenmarks geleitet wird und hier auf die sensible Faser des spinalen Systems überspringt. Diese zieht zum Gehirn, wo der Reiz an das periphere Ende derselben, d. h. das Gebiet des 9.—10. Interkostalnerven verlegt wird.

Fehlen jeden objektiven Befundes.

2. Welche Ursachen können Leibschmerzen ohne objektiven Befund haben?

Nach altem Brauche wird hierbei in erster Linie gedacht an Helminthen. Wenn man sich daran erinnert, daß die Askariden unter Umständen sogar zu Ileuserscheinungen führen können, liegt eine Berechtigung hierzu sicher vor. Es ist das jedoch im Verhältnis zur Häufigkeit der Askariden ein sehr seltenes Vorkommnis. Viel mehr erörtert wird denn auch die Rolle der Oxyuren. *Rheindorf* vermutete einen Zusammenhang der Oxyuriasis mit der Appendizitis. Es wurde jedoch übereinstimmend festgestellt, daß bei der phlegmonös-abszedierenden bzw. gangränös-perforativen Appendizitis Oxyuren nur selten angetroffen werden. Sie finden sich jedoch häufig in Appendizes, die geringfügige alte Entzündungsveränderungen oder aber überhaupt keine anatomischen Veränderungen aufweisen. Man spricht daher von einer Appendicopathia oder Pseudoappendicitis oxyurica in Fällen, wo auf Grund chronischer oder chronisch-rezidivierender Leibschmerzen die Appendektomie ausgeführt und ein entsprechender Befund erhoben wird. Andere Autoren messen gewissen Form- und Lageveränderungen der Appendix Bedeutung bei und meinen, daß durch Behinderung im physiologischen Ablauf der Peristaltik der Appendix Attacken von Leibschmerzen entstehen können. In allen diesen Fällen bildet lediglich der Erfolg der Appendektomie den Beweis für die ätiologische Bedeutung der Oxyuren bzw. der erwähnten Anomalien. Wir werden später zu erörtern haben, warum dieser „Beweis" nicht ausreicht.

Würmer.

„Bauchdrüsen".

Nach den Helminthen kommen die „Bauchdrüsen", also die Mesenterialdrüsenerkrankungen verschiedener Genese. Es ist bekannt, daß die Mesenterialdrüsen selbst bei erheblicher Schwellung nur selten zu tasten sind, am ehesten noch bei erheblicher Abmagerung oder vollständiger Erschlaffung der Bauchdecken infolge Benommenheit. In den meisten Fällen, wo eine Mesenterialdrüsenerkrankung angenommen wird, fehlt ein entsprechender Tastbefund. Auf der anderen Seite findet man zuweilen unerwartet isolierte Drüsenschwellungen neben dem Wurmfortsatz, wo Zeichen akuter Baucherkrankung mit peritonitischer Reizung bestanden. Wenn bei chronischen Fällen von Leibschmerzen operiert wird, ist der Befund von Mesenterialdrüsenschwellungen erst recht keine Seltenheit. Drüsen mit opakem Glanz, grauen Trübungen oder gar weißlichen Flecken werden auch wohl entfernt. Hauptursache derartiger Drüsenveränderungen sind nach *Heusser* wiederum Helminthen. Sie machen geringfügige Läsionen der Darmwand, jedoch groß genug, um entzündungserregenden Stoffen bakterieller oder rein toxischer Natur den Eintritt vom Darmlumen in die Lymphbahnen der Darmwandung zu ermöglichen. Zugegeben wird heutzutage allgemein, daß Tuberkulose nur in einem kleinen Teil der Fälle in den geschwollenen Mesenterialdrüsen gefunden wird (*Mühsam*). Gleichviel kann man es oft erleben, daß gerade beim Vorhandensein einer positiven Tuberkulinreaktion die Leibschmerzen ohne weiteres auf eine Mesenterialdrüsentuberkulose bezogen werden. Die Erfahrung der Pädiater lehrt demgegenüber, daß eine isolierte Tuberkulose der Mesenterialdrüsen nur ausnahmsweise der akuten Appendizitis ähnliche Krankheitsbilder hervorzubringen vermag, nämlich, wenn es sich um besonders große, erweichte, direkt vor der Perforation stehende Drüsen handelt. Chronische und chronisch-rezidivierende Leibschmerzen sind dagegen bei Abdominaltuberkulose häufig, doch findet sich dann stets entweder eine ausgesprochene Miterkrankung des Darmes oder Peritoneums. Im ersteren Falle sind Anomalien der Darmfunktion oder sogar der Symptomenkomplex des inkompleten Ileus vorhanden, im zweiten ein Palpationsbefund oder Aszites.

Chronische Appendizitis selten.

Diesen Erkrankungen gegenüber ist bei der Deutung unklarer Leibschmerzen die chronische Appendizitis neuerdings etwas in den Hintergrund getreten. Es wurden eben doch allzuoft bei operativem Vorgehen entzündliche Prozesse am Wurmfortsatz vermißt. Unbedingt gerechnet werden muß freilich mit ihr, wenn ein typischer akuter appendizitischer Anfall vorgekommen ist und in der Folgezeit immer wieder über Beschwerden geklagt wird. Meist hören wir hiervon jedoch nichts. Es kommt also nur die sogenannte primär chronische Appendizitis in Frage. Ihr Vorkommen ist nicht zu bezweifeln, wenn auch sicherlich recht selten. Die Gefahr eines plötzlichen Durchbruchs, von der so oft gesprochen wird, ist in diesen Fällen nicht vorhanden (*Payr*). Man sollte sich also Zeit zu einer genügenden Beobachtung nehmen. Es läßt sich dann feststellen, daß eine konstante Druckempfindlichkeit in der Ileozökalgegend (ohne Berücksichtigung bestimmter Druckpunkte) besteht, daß die Kinder niemals ganz beschwerdefrei sind und zumal bei anstrengenden Bewegungen oder bei der Defäkation Schmerzen bekommen. Ob wir von der Röntgenuntersuchung eine Unterstützung erwarten dürfen, ist noch fraglich. Die Differentialzählung der weißen Blutkörperchen hat uns nicht restlos befriedigt.

Hernien.

Auf der Suche nach sonstigen anatomischen Befunden dachte man an die Diastase der geraden Bauchmuskeln (*Büdinger*), die jedoch nach *Friedjung* bei Kindern physiologisch ist, und schließlich an die Hernia epigastrica (*Brandenburg*), ja es werden auch jene kleinen präperitonealen, durch die Linea alba hindurchgetretenen Fettklümpchen beschuldigt, durch Zug am anhaftenden Peritoneum krisenartige Schmerzanfälle in direktem Anschluß an die Mahlzeiten auszulösen. Wir sehen jedoch zahlreiche Kinder mit den gleichen Beschwerden ohne die geringste Andeutung solcher Veränderungen und umgekehrt hören wir von einem Verschwinden der Beschwerden, ohne daß sich der anatomische Befund zurückgebildet hätte. Eher kommen kleine Nabelhernien mit zeitweiligen Inkarzerationserscheinungen in Frage (*Ohly*).

Neurogene Leibschmerzen.

Zweifellos ist die große Masse der Fälle von Leibschmerzen ohne objektiven Befund rein nervöser Herkunft. Entweder sind es akute Gefäßkrämpfe im Bereich der Baucheingeweide (analog der Migräne) oder Spasmen des Darmes, die hier vorliegen. Zuweilen gelingt es, die spastischen Zustände im Röntgenbilde festzuhalten

(*Reyher*, *Heiman* und *Cohen*). Man kann sich auch vorstellen, daß bei manchen Kindern eine Hyperästhesie für Vorgänge im Magen-Darmtraktus besteht, die beim gesunden Kinde zwar eine Empfindung, aber keinen Schmerz bedingen, ähnlich wie es eine Hyperästhesie beim Frisieren oder Nägelschneiden gibt (*Moro*). Diese Annahme wird gestützt durch die Tatsache, daß die Leibschmerzen vielfach nicht die einzige Klage der Kinder bilden, sondern in Kombination oder abwechselnd mit Schmerzen an anderen Körperstellen, insbesondere Kopfschmerzen, seltener Schmerzen am Herzen oder in den Beinen angetroffen werden. Und im übrigen ergibt die genaue Aufnahme der Anamnese, der Status und die weitere Beobachtung der Kinder, daß es sich um sensible, vielfach vasolabile Kinder handelt, die noch dazu sehr gewöhnlich unter dem Einfluß unzweckmäßiger Erziehung stehen. Auch an hereditärer Belastung fehlt es nicht. Des öfteren sind Geschwister betroffen. *Schiff* fand bei solchen Kindern eine erhöhte Empfindlichkeit dem Pilokarpin und eine relative Unempfindlichkeit dem Adrenalin gegenüber und möchte dementsprechend das Krankheitsbild als Vagotonie von der allgemeinen Neuropathie abgrenzen.

Die Leibschmerzen werden zuweilen schon mit 2 oder 3 Jahren, ja bei Spasmophilen schon im 1. Lebensjahr, beobachtet, häufiger kommen sie erst nach dem 5. Jahr vor. Sie sind entweder diffus oder auf das Epigastrium beschränkt, mit besonderer Vorliebe aber werden sie in und um den Nabel lokalisiert. Gelegentlich wird auch einmal die Ileozökalgegend oder die linke untere oder obere Bauchgegend als Sitz des Schmerzes angegeben. Ein Zusammenhang mit der Nahrungsaufnahme oder Stuhlentleerung ist nicht die Regel; wenn er vorhanden ist, so verweigern die Kinder oft das Essen. Vielfach treten die Schmerzen scheinbar ohne jedes veranlassende Moment auf. Zuweilen läßt sich ein Zusammenhang mit psychischen Insulten feststellen. Dauer und Stärke der Schmerzen ist starkem Wechsel unterworfen. Am auffälligsten sind sie, wenn sie plötzlich mitten im Spiel, während des Schlafes, während des Spazierganges oder Schulunterrichtes auftreten, sogleich große Heftigkeit erlangen und nach kurzer Zeit, oft wenigen Minuten, wieder vollständig abklingen.

„Nabelkolik".

Moro hat für diese zuerst von *Wertheimber* beschriebenen Zustände den Namen Nabelkolik geprägt. Sie können täglich, ja mitunter mehrere Male am Tage auftreten, aber es gibt auch Pausen, die Tage, Wochen, ja Monate und Jahre dauern. Die Intensität der Schmerzen ist zuweilen eine ganz erhebliche. Die Kinder werden blaß, liegen wimmernd mit angezogenen Beinen auf dem Bett, die Stirn ist mit Schweiß bedeckt, die Extremitäten sind kühl; kurz, der Zustand erscheint ganz bedrohlich. Viele Kinder leiden an Obstipation, manche vorübergehend an geringem Durchfall, gleichzeitig kann sich Erbrechen einstellen, ja *Moro* beobachtete öfter erhöhte Rektaltemperatur um 38°. Die Ähnlichkeit mit einer appendizitischen Attacke wird also unter Umständen sehr groß. Doch schützt der absolut normale Abdominalbefund vor einer Verwechslung. Zwar kann einmal eine hyperalgetische Hautzone (*Head*sche Zone), auch eine gewisse Druckempfindlichkeit vorkommen, aber es fehlt, wie ich im Gegensatz zu *Klemm* betonen muß, jeder Muskelwiderstand, wenn sich das Kind in Ruhe untersuchen läßt. Die Bauchdeckenreflexe sind oft geradezu verstärkt. Fazialisphänomen ist häufig vorhanden.

Die Aussichten für die Beseitigung des störenden und unangenehmen Symptoms sind im allgemeinen gute. Immerhin gibt es Fälle mit starker Neigung zu Rezidiven durch Jahre hindurch, und es sind manchesmal recht energische Maßnahmen nötig, um das Leiden endgültig aus der Welt zu schaffen.

Behandlung.

Die Behandlung ist in erster Linie eine suggestive. Manchesmal genügt ein feuchter Umschlag um den Leib oder ein Heftpflaster über den Nabel, andere Male reichen einige Tropfen bitterer Arznei aus (Tinct. nucis vomica, Tinct. amara), zuweilen muß man sich zu einer subkutanen Injektion, zur Einführung des Magenschlauches, zu Vibrationsmassage oder Faradisation des Leibes entschließen, schließlich bleibt als sicherstes Mittel der Milieuwechsel, insbesondere die Aufnahme in ein Sanatorium oder Krankenhaus. Von der Beobachtung ausgehend, daß spastische (vagotonische) Zustände bei der Entstehung der Leibschmerzen eine Rolle spielen, sind Versuche mit Atropin (Sol. Atropini sulfur. 0,01 : 20,0 oder Eumydrini 0,02 : 10,0 3mal 4—10 Tropfen) besonders empfehlenswert, ich bevorzuge die Kombination mit Calcium chloratum. Daß ein operativer Eingriff wie die Appendektomie auch von erheblicher suggestiver Wirkung sein kann, liegt auf der Hand. Von diesem

Gesichtspunkt aus müssen die Erfolge der Chirurgen in solchen Fällen kritisch gewürdigt werden. Jeder erfahrene Kinderarzt verfügt im übrigen über Krankheitsfälle, die nach der Appendektomie rezidivierten und dann auf eine anderweitige, z. B. medikamentöse Behandlung gut ansprachen.

Neben der suggestiven Behandlung sind gewöhnlich pädagogische Ratschläge nötig. Vor allem darf den Leibschmerzen von der Umgebung des Patienten keine große Bedeutung beigemessen werden. Die Angehörigen sind anzuweisen, daß sie nicht unnötigerweise von den Schmerzen sprechen und die Kinder nicht fragen, ob sie Schmerzen haben. Je mehr Beachtung den Beschwerden des Kindes geschenkt wird, um so schwerer sind sie zum Verschwinden zu bringen. Manche Kinder aber nutzen die Ängstlichkeit ihrer Eltern aus, sie fingieren Leibschmerzen, wenn ihnen irgend etwas nicht behagt, wenn ihnen z. B. ein Gericht nicht schmeckt oder der Spaziergang zu lang wird.

Chronische Obstipation.

Das Ausbleiben regelmäßiger täglicher Stuhlentleerung kann einerseits in mangelhafter Nahrungsaufnahme seinen Grund haben, anderseits auf behinderter Fortbewegung der Ingesta beruhen, und hier können wieder funktionelle und anatomische Ursachen verschiedener Art eine Rolle spielen. Es ist infolgedessen eine genaue Erhebung der Anamnese und des Status erforderlich, um über die Entstehung der Stuhlverstopfung im einzelnen Falle ins klare zu kommen.

Schein-obstipation.

Obstipation durch unzureichende Nahrungsaufnahme (Scheinobstipation oder Leerlaufverstopfung) sieht man schon beim jungen Säugling häufig, und zwar meist beim Brustkinde, das infolge mangelhafter Milchsekretion oder Saugschwäche eine zu geringe Nahrungsmenge erhält, seltener beim künstlich ernährten Kinde, dem allzu starke Milchverdünnungen oder ausschließlich Mehlabkochungen verabreicht werden. Bei beiden kann durch habituelles Erbrechen und dadurch bedingte Nahrungsverluste das Symptom der Scheinobstipation auftreten. Sonst findet man vor allem bei fieberhaften Krankheiten starke Verminderung der Nahrungsaufnahme; diese ist neben der Abnahme der Darmperistaltik der Grund, weshalb man als fast regelmäßige Folgeerscheinung des Fiebers besonders bei älteren Kindern Stuhlverstopfung beobachtet. Schließlich gibt es eine Gruppe von sensiblen Kindern, bei denen insbesondere durch Zwang oder unermüdliches Reden beim Essen die Nahrungsaufnahme auf ein Minimum herabsinkt, so daß bei den geringen sich bildenden Fäzesmengen ein genügender Reiz zur Defäkation fehlt.

Echte Obstipation Anatomische Gründe.

Die anatomischen Ursachen, die zur Obstipation führen, sind in diesem Kapitel bereits ausführlich behandelt, ich brauche deshalb nur kurz hinzuweisen auf die *Hirschsprung*sche Krankheit, die chronische Invagination, die angeborenen und erworbenen Darmstenosen, die Abdominaltumoren, sowie die Fissura ani und den Sphinkterspasmus. Auch auf die sich gelegentlich an das Verschlucken oder die Einführung eines Fremdkörpers in den Mastdarm anschließende Kotsteinbildung sei aufmerksam gemacht. Das Vorkommen solcher Erkrankungen wird oft viel zu wenig beachtet, und es muß an dieser Stelle erneut darauf aufmerksam gemacht werden, wie wichtig bei jeder Obstipation eine Betastung des Leibes, eine Besichtigung der Aftergegend und die Fingeruntersuchung des Mastdarms ist. Ja man darf sich unter Umständen hiermit nicht begnügen, sondern muß die Röntgenuntersuchung heranziehen, um ein anatomisches Hindernis für die Stuhlentleerung auszuschließen.

Funktionelle Gründe.

Die rein funktionelle Obstipation ist in der Regel alimentär bedingt. Wir sehen sie beim Brustkind, das mit ausreichender Menge ernährt wird und im Gewichte genügend ansteigt, wenn die Resorption eine so vollständige ist, daß nur spärliche, an peristaltikbefördernden Säuren arme Schlacken übrigbleiben. Wir sehen sie beim künstlich ernährten Kinde, wenn die Ernährung einseitig aus Milch, insbesondere in ungenügender Verdünnung oder allzu reichlicher Menge besteht (Milchnährschäden), wir sehen sie schließlich beim älteren Kinde, das mit der aus Milch, Fleisch und Eiern einseitig zusammengesetzten, sogenannten kräftigen Kost ernährt wird. Freilich ist es nur eine bestimmte Gruppe von Kindern, die in dieser Weise auf die Ernährung reagiert, ebenso wie wir eine andere Gruppe kennen, die von Haus aus Neigung zu dünnen Stühlen besitzt. Hier spielen offenbar individuelle Eigentümlichkeiten in der Stärke der Erregbarkeit des Darmes und der Darmsaftabscheidung eine Rolle (*Stolte*).

Eine rein funktionelle Störung tritt auch ein, wenn die Kinder, wie es im Schulalter häufig der Fall ist, sich bei dem schnellen Verlassen des Hauses am Morgen nicht die rechte Zeit nehmen, den Abort aufzusuchen oder daselbst nur kurz verweilen, wenn kleine Mädchen aus Schamgefühl außerhalb der eigenen Wohnung die Defäkation hinausschieben. Dann reicht schließlich der gewöhnliche Reiz der Fäzes nicht mehr aus, um eine regelmäßige Entleerung herbeizuführen. Ähnlich liegen die Verhältnisse, wenn umgekehrt eine nervöse Umgebung dem Kinde bei der kleinsten Unregelmäßigkeit sofort ein Abführmittel oder Klistier aufzwingt. Geschieht dies oft, so wird dem Kinde systematisch die Meinung beigebracht, daß eine Stuhlentleerung ohne Nachhilfe nicht möglich ist. Schließlich versteht das Kind gar nicht mehr, seine Bauchpresse zu gebrauchen, und die Defäkation bleibt aus, selbst wenn das Rektum hochgradig mit Stuhlmassen gefüllt ist. Das normale Kind pflegt zwar nicht in dieser Weise zu reagieren, es ist dies ein Vorrecht des sensiblen und noch dazu verfehlt erzogenen Kindes. Hört man doch nicht selten beispielsweise in solchen Fällen, daß die Mutter in Gegenwart des Kindes erzählt, daß sie selbst oder ein anderer naher Verwandter gleichfalls in der Kindheit an Verstopfung gelitten habe, die sich womöglich erst zu einem bestimmten Zeitpunkt im späteren Alter verloren habe. Es ist verständlich, welch ungünstige Wirkung derartige Reden bei einem leicht beeinflußbaren Individuum ausüben müssen.

Auf einer Herabsetzung der Erregbarkeit des vegetativen Nervensystems beruht wahrscheinlich die atonische hypokinetische Verstopfung beim Myxödem. Es ist wichtig, an die Möglichkeit eines Zusammenhanges mit der Schilddrüse auch zu denken, wenn die Erscheinungen des Myxödems nicht so ausgesprochen sind, daß sie auf den ersten Blick auffallen. So wurde denn Thyreoidin vielfach mit Erfolg bei der nicht alimentär bedingten Obstipation der Säuglinge gegeben (*Ürmössy* und *Lukacs*). Übrigens gehen vielfach auch andere Formen von Idiotie mit Stuhlverstopfung einher. Erwähnenswert ist schließlich die Obstipation der Masturbanten, welche *Baginsky* mit der Depression des ganzen Nervensystems, besonders aber des Darmnervensystems in Zusammenhang bringt. Die Stuhlverhaltung infolge organischer Erkrankungen des Gehirns und Rückenmarks ist aus der Inneren Medizin genügend bekannt.

Atonische und spastische Obstipation.

Die Unterscheidung der Obstipation je nach der Stuhlbeschaffenheit in eine atonische Form (großkalibriger, trockener Stuhl) und eine spastische (kleinkalibriger — Schafkot, Bleistiftkot — und oft schmieriger Stuhl) ist auch im Kindesalter möglich. Die spastische Obstipation ist die seltenere Form. Sie wird vielfach in besonders eindeutiger Weise durch psychische Insulte hervorgerufen.

Folgen.

Die Folgeerscheinungen der Obstipation werden von Laien vielfach überschätzt. Tatsächlich bleiben viele Kinder mit Obstipation völlig symptomenfrei. Von der Scheinobstipation kann dies verständlicherweise mit Regelmäßigkeit behauptet werden, aber auch von jenen Brustkindern, die trotz ausreichender Ernährung verstopft sind, werden im allgemeinen keinerlei Beschwerden berichtet, sie leiden weder in ihrer Stimmung, noch in der Farbe oder dem Appetit. Beim künstlich ernährten Säugling und älteren Kindern werden durch das Herauspressen der eingedickten Kotballen Beschwerden hervorgerufen, ausnahmsweise kann sogar erstmals eine Leistenhernie erscheinen, dazu kommen gelegentlich Klagen über Blähungen und Leibschmerzen, objektiv findet man Auftreibung des Leibes und palpable Kottumoren. Diese sind besonders beim Säugling häufig und liegen hier nicht nur in der linken Fossa iliaca, sondern entsprechend dem Verlauf des unverhältnismäßig langen S. Romanum auch rechts vom Nabel, in der Ileozökalgegend oder gar im Hypochondrium. Alle weiteren Symptome beim künstlich ernährten Säugling sind die Folgen einer Stoffwechselstörung, des Milchnährschadens, der im vorigen Abschnitt abgehandelt wurde, oder sie gehören in das Kapitel der *Hirschsprung*schen Krankheit und anderer Passagestörungen. Fieber auf Stuhlverstopfung zurückzuführen ist nach den Erfahrungen, die man gelegentlich bei tage- und wochenlangem Ausbleiben der Entleerungen machen kann, nicht berechtigt, wenngleich es heute noch fast allenthalben geschieht. Auch der Zusammenhang zwischen Obstipation und Krämpfen muß mit größter Reserve erörtert werden.

Beim älteren Kinde werden vielfach allerlei nervöse Symptome auf die bestehende Obstipation bezogen, während in Wirklichkeit das Abhängigkeitsverhältnis gerade umgekehrt ist.

Die Behandlung sei in erster Linie diätetisch.

Die Behandlung der Obstipation ist im allgemeinen eine dankbare Aufgabe. Beim unterernährten Kinde ist eine Zulage zur Nahrung erforderlich, beim einseitig mit Milch oder in späteren Jahren mit Milch, Fleisch und Eiern ernährten Kinde ist eine Einschränkung dieser Nahrungsmittel zugunsten vegetabilischer Kost notwendig. Im ersten Säuglingsalter steht unter den diätetischen Maßnahmen die Malzsuppe obenan (s. Milchnährschaden), im 2. Halbjahr kommt die Verabreichung von Gemüse, Kartoffelbrei, geschabtem rohen Obst oder, wo dieses nicht zur Verfügung steht, von Kompott (in erster Linie Apfelmus) hinzu. Handelt es sich um Brustkinder, die bei ausreichender Nahrungsmenge und gutem Gedeihen obstipiert sind, so ist ein Eingreifen nicht dringlich. Will man dagegen vorgehen, so kann man im Anschluß an jede Mahlzeit etwas Haferschleim (20—30 ccm) mit reichlich Milchzuckerzusatz (5—10%) verabreichen lassen und so durch Vermehrung der Nahrungsschlacken die Peristaltik anregen. Oft kommt eine regelmäßige Stuhlentleerung aber auch hier erst dann zustande, wenn man Malzsuppenextrakt gibt oder im Laufe der Zeit eine Brustmahlzeit durch eine Flasche Malzsuppe ersetzt. Beim älteren Kinde ist dafür zu sorgen, daß die pflanzlichen Nahrungsbestandteile die Hauptmenge der Kost ausmachen und in gröberer Form angeboten werden, als es vordem üblich war. Statt des von der Kleie befreiten Weißbrotes verwendet man Schwarz- oder Grahambrot, zum Aufstrich dient Marmelade oder Honig, von den Gemüsen, die nicht durchgeschlagen werden dürfen, sind auch die schwerer verdaulichen heranzuziehen, also Weiß- und Rotkohl, Sauerkraut, Pilze, Salat, Kohl- und Mairüben, Schwarzwurzeln, außerdem ist für reichliche Aufnahme von Kartoffeln zu sorgen. Eine besonders wichtige Rolle spielt ferner das rohe Obst — ich nenne hier an erster Stelle Birnen — im Notfalle Kompott, auch getrocknete Pflaumen, Mandeln und Nüsse sind zu empfehlen. Es ist notwendig, zweimal täglich Obst zu verabreichen, Obstsaft genügt nicht. Die Milch wird auf ein Minimum (250 g pro Tag) eingeschränkt.

Mit diesen diätetischen Vorschriften erzielt man vielfach schon ausreichenden Erfolg. Bei stubenhockenden Schulkindern sollte man außerdem die körperliche Bewegung fördern, also außer Turnübungen eine gewisse sportmäßige Betätigung anregen. Bei Kleinkindern mit schwachen Bauchdecken sind ebenfalls gymnastische Übungen (Aufrichten bei gestreckten Beinen) am Platze und der Massage sicher überlegen. Daß es von Wichtigkeit ist, die Stuhlentleerung täglich zur selben Stunde zu veranlassen und dafür zu sorgen, daß sie dann auch vollständig und ausgiebig erfolgt, liegt auf der Hand. Diese pädagogische Beeinflussung stößt jedoch vielfach auf nicht geringe Schwierigkeiten, zumal wenn sie nicht von vornherein energisch durchgeführt wurde. So sieht sich manche Mutter veranlaßt das Kind festzubinden, während es auf dem Topfe sitzt.

Wichtigkeit erzieherischer Maßnahmen.

Es gelingt, im allgemeinen ohne Abführmittel und Klistiere auszukommen. Wenn sie angewandt werden, so sollte dies zum mindesten nur vorübergehend geschehen, da sie sonst, wie oben auseinandergesetzt, zu einem Bedingungsreiz für die Defäkation werden können, an dem das Kind mit größter Zähigkeit festhält.

Entwöhnung von Klistier und Abführmittel.

Ist einmal eine solche Angewöhnung eingetreten, so unterläßt man nach *Czerny-Keller* am besten jegliche Behandlung und verlangt, daß ruhig abgewartet wird, bis sich das Kind zu einer spontanen Stuhlentleerung bequemt. Es ist manchmal notwendig, hierbei recht energisch aufzutreten, denn es können unter Umständen 5 oder 6 Tage vergehen, bis die Stuhlentleerung erfolgt, und dieser Zeitraum genügt, um die Angehörigen, welche ohnehin die Bedeutung der Obstipation überschätzen, in größte Aufregung zu versetzen. Ich habe es deshalb im Privathause vorgezogen, den Bedingungsreiz zu ändern und allmählich abzuschwächen, um ihn schließlich ganz auszuschalten. Man verordnet also 8 Tage lang Glyzerinstuhlzäpfchen, die stets zur gleichen Stunde eingeführt werden, und verwendet in den folgenden 8 Tagen Kakaobutterzäpfchen ohne jeden Zusatz. Werden diese nun fortgelassen, so gelingt bei entsprechender Diät und regelmäßigem Anhalten zur Defäkation gewöhnlich die spontane Stuhlentleerung ohne weiteres. Daß solche Kinder leichter und sicherer ihre Obstipation verlieren, wenn man sie aus ihrem nervösen Milieu entfernt und in eine Klinik oder ein Kindersanatorium aufnimmt, wo sie sich dauernd einer fremden Autorität unterordnen müssen und eine im ganzen abgeänderte Lebensführung eintritt, liegt auf der Hand. Die glänzenden Erfolge, die hier erzielt werden, können jedoch in gleicher Weise gelegentlich einem Charlatan beschieden sein, dem es gelingt, Mutter und Kind ganz in seinen Bann zu bekommen und sie durch irgendeine Suggestivmaßnahme von der sicheren Heilung des Leidens zu überzeugen.

Milieuwechsel.

Von Abführmitteln, die gelegentlich Verwendung finden können, sind zu nennen: für das Säuglingsalter Ol. Ricini (1—2 Teelöffel), ev. mit Syr. mannae āā, pulv. Liquiritiae compos. (*Kurellas* Brustpulver), pulv. Magnesiae cum Rheo (*Ribkes* oder *Hufelands* Kinderpulver) eine Messerpitze, Inf. Sennae compos. (Wiener Trank) 1 Teelöffel, Istizin, 1 Tabl. in Wasser aufgelöst oder 1 Bonbon 3/4 Stunde nach der Abendmahlzeit. Kalomel wirkt nach *Czerny-Keller* unzuverlässig und relativ spät und setzt anderseits unerwünschte Reizungen der Schleimhaut. Stärkere Zuckerzulagen (Milch- oder Rübenzucker) sind beim Säugling insofern gefährlich, als die abführende Wirkung der krankmachenden sehr nahe liegt (*Finkelstein*).

Abführmittel zur vorübergehenden Anwendung.

Das Myxödem erfordert natürlich eine spezifische Behandlung. Schwachsinnigen Kindern kann man wohl auch durch eine Darmspülung am Morgen zu Hilfe kommen.

Für das spätere Kindesalter kommen die gleichen Mittel in entsprechend höherer Dosierung in Betracht, außerdem Karlsbader Salz oder die Tinctura Rhei aquosa (mehrmals am Tag einen Kinderlöffel). Zu längerer Anwendung ist Cristolax (Paraffin + Malzextrakt) oder Normacol-Spezial (unlöslicher Pflanzenschleim) 1—2 Teelöffel täglich zu empfehlen.

Erbrechen.

Das Erbrechen ist ein reflektorischer Akt, hervorgerufen durch die Erregung gewisser zentripetaler Nerven, z. B. des Magens, Darmes, der Geruchs-, Geschmacks-, Gesichts-, und Gehörnerven, kann aber auch durch direkte Reizung des in der Medulla oblongata gelegenen Brechzentrums ausgelöst werden. Beim Kinde tritt leichter Erbrechen ein als beim Erwachsenen, was offenbar mit der erhöhten reflektorischen Erregbarkeit des kindlichen Nervensystems und dem Wegfall entgegengesetzter Hemmungen (Entfaltung des Willens) zusammenhängt. Die Qualität der wirksamen Reize ist beim Kinde mannigfaltiger und ihr Schwellenwert niedriger (*Tobler*).

Mechanismus.

Nach tierexperimentellen Untersuchungen (*Hesse*) wird beim Brechakt zunächst der erschlaffende Fundus vom Pylorusteil des Magens aus gefüllt, indem sich der Pylorusteil kontrahiert. Dann wird unter Öffnung der Kardia durch Kontraktion von Bauchmuskeln und Zwerchfell der Mageninhalt in den Ösophagus geworfen. Endlich gelangt der Ösophagusinhalt unter Exspiration bei geschlossener Glottis nach außen. Antiperistaltik des Magens oder Ösophagus wurde hierbei nicht beobachtet und ist auch beim Menschen, wie mit Rücksicht auf ältere Anschauungen besonders betont sei, nicht festzustellen. Beim Säugling ist vielfach die Mitarbeit der Bauchpresse nur gering, so daß der Brechakt im wesentlichen als Zwerchfellsleistung gewertet werden muß. Dazu kommt wohl eine gewisse Atonie der Kardiamuskulatur.

Zerebrales Erbrechen.

Erbrechen als Folge einer direkten Reizung des Zentralorgans kennen wir beim Kinde in gleicher Weise wie beim Erwachsenen bei Erkrankungen des Gehirns und der Hirnhäute, insbesondere wenn es zur intrakraniellen Drucksteigerung kommt, ferner bei der Gehirnerschütterung, gewissen Intoxikationen, der Urämie, der Anhydrämie, der Migräne und dem Hitzschlag, ja auch schon bei geringeren Graden der Wärmestauung, weiter als epileptisches Äquivalent und hysterisches Symptom gewöhnlich in Form der Hyperemesis. Auch das im Verlaufe schwerer Anämien vielfach zu beobachtende Erbrechen dürfte rein zerebralen Ursprungs sein, während bei den Störungen der Zirkulation bald Stauungszustände im Bereich des Magens, bald — wie bei der Diphtherie — koordinierte Vergiftungserscheinungen des Gehirns (*Bingel*) die Ursache für das Erbrechen abgeben. Ein besonders häufiges Vorkommnis im Kindesalter stellt das gleichfalls in diese Kategorie gehörige initiale Erbrechen dar, wie es bei den verschiedenen akuten Infekten vorkommt. Bei genauerer Beobachtung stellt man fest, daß nicht alle Kinder in gleicher Weise auf akute Infekte reagieren, sondern es sind die sensiblen Kinder, die dies Symptom bei jeder neuen Erkrankung darbieten. Im übrigen bestehen aber auch Unterschiede zwischen den einzelnen Krankheiten. Es sind in erster Linie die Erkrankungen des Nasenrachenraums, die, zumal bei raschem Fieberanstieg, zu Erbrechen führen. Beim Scharlach findet sich Erbrechen auch bei solchen Kindern, bei denen andere Infekte kein Erbrechen auslösen (*Czerny-Keller*). Zumal im ersten Kindesalter bleibt das Erbrechen nicht immer Prodromalsymptom des Infektes, sondern hält tagelang an oder begleitet die Erkrankung in ihrem ganzen Verlauf.

Von abdominalen Erkrankungen ausgelöstes Erbrechen.

Bekannter und infolgedessen in der Differentialdiagnose oft über Gebühr herangezogen ist das durch Erregung zentripetaler Nerven des Magendarmtraktus hervorgerufene Erbrechen. Dieses ist in den vorangehenden Kapiteln als Symptom der akuten Ernährungsstörungen im Säuglings-, aber auch im späteren Kindesalter, als Zeichen akuter oder chronischer Darmokklusion der verschiedensten Ätiologie, als Symptom des Magen- bzw. Duodenalulkus und Magentumors bereits zur Genüge besprochen; auch auf das Vorkommen bei Kuhmilchidiosynkrasie, Pyelonephritis, Icterus infectiosus, Appendizitis und Peritonitis brauche ich an dieser Stelle nur hinzuweisen. Ausführlicher muß jedoch auf das habituelle — immer

Habituelles Erbrechen.

wiederholte — Erbrechen eingegangen werden, das uns besonders im Säuglingsalter vielfach beschäftigt. Es handelt sich da nicht um den gewöhnlichen Brechakt mit allen seinen Nebenerscheinungen, es fehlt die einleitende Nausea, das anhaltende Würgen und Pressen, auch ein nennenswertes oder länger andauerndes Übelkeitsgefühl ist nicht vorhanden. Dabei bestehen alle Übergänge zwischen einem ruckweisen Herausbringen des Mageninhaltes und dem sogenannten Speien oder Schütten, d. h. dem Auswerfen kleinerer Inhaltsteile, das zuweilen während des ganzen Zeitraumes zwischen zwei Mahlzeiten anhält. Die Ursache dieser Erscheinung hat man in den verschiedensten Momenten gesucht. So läßt sich zuweilen ein übermäßiges Angebot an Nahrung, sei es bei natürlicher, sei es bei künstlicher Ernährung feststellen. Bemerkenswerterweise entsteht aber bei gleicher Überfütterung doch nur bei einzelnen Kindern habituelles Erbrechen und nach Regelung der Diät verschwindet das Symptom wiederum nur bei einem Bruchteil der Kinder. Ähnliches gilt von dem Erbrechen, das in Verbindung mit augenscheinlichen Zeichen der Unterernährung auftritt (Vomissement par hypoalimentation nach *Variot, Concetti* und *Cheinisse*). Es sind immer nur einzelne Kinder, die in dieser Weise reagieren. Im übrigen ist hierbei wahrscheinlich die übergroße Sauganstrengung bei schwergehender bzw. milcharmer Brust wesentlicher als die zu geringe Nahrungsaufnahme (*Lust*). Aber nicht nur die quantitativen Verhältnisse, auch die Art der Nahrung wurde zur Erklärung herangezogen. Besonders fettreiche Nahrung, sei es nun fettreiche Frauenmilch oder künstliche Nährgemische, werden beschuldigt. Tatsächlich sieht man gelegentlich, daß beim Übergang auf fettarme Nahrung das Erbrechen nachläßt. Es gibt aber auch in dieser Beziehung keine Regelmäßigkeit, ja es kann sogar das Umgekehrte vorkommen, daß das Erbrechen aufhört, wenn dem Kind eine fettreichere Mischung verabfolgt wird. Gewöhnlich ändert sich hierbei eben nicht allein der Fettgehalt der Nahrung, sondern die Korrelation der einzelnen Nahrungsbestandteile zueinander, die Konzentration oder sonstige physikalische Verhältnisse. Die eigentlichen Ursachen des Erbrechens sind also nach alledem offenbar mehr endogener Natur, und es herrscht heute Übereinstimmung darüber, daß sie im Nervensystem des Kindes gesucht werden müssen. In der Tat beschränken sich die Krankheitserscheinungen niemals auf das Erbrechen allein, sondern wir finden in mannigfaltigem zeitlichen und örtlichen Wechsel Übererregbarkeitssymptome bald auf diesem, bald auf jenem Gebiete des Nervensystems. Wie man sich im einzelnen die Auslösung des Erbrechens vorzustellen hat, steht dahin. Neuerdings werden in erster Linie abnorme Tonuszustände der Magenmuskulatur angenommen. Der Hypertoniker neigt zum Brechen, weil offenbar seine hypertonische Magenwand schon auf geringe Dehnung mit lästigem Spannungsgefühl reagiert, der Atoniker, weil umgekehrt schon mäßige Belastung zu maximaler Dehnung führt (*Finkelstein*).

Luftschlucken.

Sicher spielen gelegentlich rein mechanische Momente eine Rolle. Bekanntlich wird schon physiologischerweise beim Schlucken etwas Luft in den Magen mitgerissen. Rückenlage bei der Nahrungsaufnahme befördert das Verschlucken der Luft, ganz besonders aber macht sich die Aërophagie bei behinderter Nasenatmung geltend (*Usener*), wenn das Kind mit dem Munde gleichzeitig trinken und atmen muß und immer eine überschüssige Menge Luft im Rachenraum vorhanden ist. Ebenso erschwert hastiges Trinken das Zurückweichen der Luft. Wird nun in solchen Fällen nicht die Luft durch Aufstoßen aus dem Magen wieder entleert, so bewirkt die maximale Füllung des Magens Beschwerden und zuweilen mehr oder weniger starkes Erbrechen. Auch beim Aufstoßen werden oft kleine Nahrungsmengen wieder herausgebracht.

Erbrechen im späteren Kindesalter.

Gehört im Säuglingsalter zur Aufdeckung dieser Zusammenhänge eine genaue und fortlaufende Beobachtung, so imponiert im späteren Kindesalter das Erbrechen meist von vornherein als nervöses Symptom. Wir sehen unangenehme Empfindungen in der Geruchs- oder Geschmackssphäre Erbrechen auslösen, sehen den Einfluß psychisch erregender Eindrücke (z. B. Ausschelten, Weihnachtsmärchen), die Wirkung einer Fahrt im Wagen, in der Straßen- oder Eisenbahn. Ängstliche oder den Schulanforderungen nicht gewachsene Kinder erbrechen vielfach morgens das Frühstück vor dem Besuch des Kindergartens oder der Schule und unterlassen dies nur an schulfreien Tagen. Künstlich gezüchtet wird das habituelle Erbrechen nicht selten durch den Zwang zur Nahrungsaufnahme. Gleichgültig, welcher Grund die Kinder zur Ablehnung der Nahrung veranlaßt, ob sie sich an ihrem Geschmack oder ihrer Farbe stoßen, ob sie psychische Hemmungen auslöst (z. B. Fisch, „der im Wasser schmutzig wird", Huhn, „dessen Reste auf den Misthaufen kommen"), schließlich ob das Nahrungsbedürfnis durch die Aufnahme kleiner Zwischenmahlzeiten (Süßigkeiten, Ei, Milch) bereits gedeckt oder an sich geringfügig ist, in jedem Fall kann der Nahrungszwang Erbrechen auslösen. Ist dies einmal vorgekommen, so wiederholt es sich leicht bei jedem neuen Versuch des Nahrungszwanges. Allmählich entwickelt sich das Erbrechen zum Bedingungsreflex (*Czerny*). Während es anfangs nur als physiologischer Akt der Abwehr nach Aufnahme einer subjektiv als widerlich empfundenen Speise eintritt, genügen in späterer Zeit schon die Ermahnungen und Drohungen, die immer vorgebracht werden, als Bedingungsreiz, bis endlich ein isolierter Reiz, wie der Anblick gewisser Speisen, das Hören ihres Namens, ja die Vorstellung daran allein genügt, den Brechakt auszulösen. In das gleiche Gebiet gehört das wiederholte Erbrechen zur Nachtzeit, das *Hamburger* mit Recht als Pavor nocturnus-Äquivalent kennzeichnet.

Erwähne ich noch das durch mechanischen Reiz bei der Inspektion oder Palpation der Rachenorgane, beim Druck auf die Magengegend und bei unvorsichtigem Hochheben oder Aufrichten ausgelöste Erbrechen und das offenbar durch enge Verknüpfung des Brechreflexes mit dem Hustenreflex, zumal bei Krampf- oder Keuchhusten auftretende Erbrechen, so dürften die ätiologisch wichtigen Momente im wesentlichen aufgezählt sein.

Das heftige und hartnäckige Erbrechen bei der angeborenen Pylorusstenose wird in einem eigenen Kapitel behandelt, desgleichen das rekurrierende Erbrechen mit Azetonämie (s. S. 352).

Regurgitation bei Kardiospasmus.

Abzugrenzen von dem Erbrechen ist die Regurgitation, wie sie bei Dysphagie der verschiedensten Genese zustandekommen kann. Beim Säugling spielt hier der Kardiospasmus die Hauptrolle (*Göppert, Freund, Beck*). Man sieht die Kinder schon während des Trinkens die verschluckte Nahrung hervorwürgen, sie versuchen sie wieder herunterzuschlingen, ist die Menge aber zu groß, so wird ein Teil entleert.

Zur Symptomatologie des Erbrechens ist zu bemerken, daß Beimengung von Galle bei jedweder Ätiologie vorkommen kann, ebenso kann Blutbeimengung in Form feiner Blutstreifchen allein aus der Heftigkeit des Brechaktes zu erklären sein, erlaubt also keine differentialdiagnostischen Schlußfolgerungen. Die besonders von Laien hochbewertete Tatsache, ob die Nahrung bereits unter der Einwirkung des Magensaftes Veränderungen erfahren hat oder nicht, ist ohne sonderlichen Belang, da dies ganz von dem Zeitpunkte des Erbrechens nach der Nahrungsaufnahme abhängt. Die Prüfung der Sekretionsverhältnisse hat nur ganz vereinzelt übermäßige Säurewerte aufgedeckt (*Knöpfelmacher*), und auch die Verweildauer der Nahrung im Magen entspricht bei dem gewöhnlichen habituellen Erbrechen durchaus der Norm, gleichgültig, welches Nahrungsgemisch verabreicht wird (*Krüger*). Sichtbare Magenperistaltik ist ein Symptom des Pylorospasmus, der Pylorus- oder Duodenalstenose. Es ist jedoch nicht möglich, eine scharfe Grenze zwischen dem gewöhnlichen habituellen Erbrechen und dem Pylorospasmus nur auf Grund der fehlenden Peristaltik zu ziehen. Die Peristaltik kann auch bei der Pylorusstenose fehlen.

Rückwirkung auf den allgemeinen Körperzustand.

Die Rückwirkung des Erbrechens auf den allgemeinen Körperzustand ist sehr verschieden. Wird zumal beim Brustkind lediglich ein Überschuß an Nahrung wieder abgegeben, so kann die Weiterentwicklung vollständig ungehemmt vonstatten gehen. Aus diesem Vorkommnis leitet sich der Satz ab: Speikinder — Gedeihkinder. Weitaus häufiger aber wird der Ernährungszustand durch habituelles Erbrechen mehr oder weniger stark beeinträchtigt. Von der mangelhaften Gewichtszunahme des Säuglings bis zum Gewichtsstillstand, zur Abnahme, ja zur Ausbildung ausgesprochener Atrophie, gibt es alle Übergänge. Der Zustand kann ebenso schwer und bedrohlich werden wie bei der Pylorusstenose. Bei dieser tritt sehr gewöhnlich Hungerstuhl auf, bei den Speikindern sehen wir normale Entleerungen und verhältnismäßig häufig dünne Stühle, was wohl einerseits auf die gestörte Magenfunktion, anderseits auf eine gleichzeitig bestehende Übererregbarkeit des Darmes zurückgeführt werden muß.

Wiederkäuen.

Gelegentlich entwickelt sich aus dem Erbrechen oder Speien von mehr habitueller Natur das eigenartige Bild des Wiederkäuens oder der Rumination. Es verdient daher an dieser Stelle erwähnt zu werden, wenngleich es auch ohne Erbrechen vorkommt und mit gleichem Rechte vielleicht nur unter den Stereotypien oder Gewohnheitsneurosen aufzuführen wäre. Aber die Rumination ist eben oftmals weniger ein selbständiges Syndrom als die Komplikation des habituellen Erbrechens, und der Nahrungsverlust, der beim Erbrechen oder Herauslaufen der Nahrung aus dem Munde eintritt, ist es, der die Ruminanten vielfach stark herunterbringt, ja sie in einen lebensgefährlichen Zustand kommen läßt.

Unter den Kindern mit Rumination überwiegen die Knaben. Das Alter zwischen 2 und 10 Monaten ist bevorzugt. Neuropathische Konstitution oder Belastung läßt sich gewöhnlich feststellen. Zuweilen hört man auch von einem oder gar mehreren Ruminanten in der Familie. Um den Ruminationsakt zu verstehen, muß man sich daran erinnern, daß viele Kinder sich die Lust der Nahrungsaufnahme nach eigenem Belieben durch das Saugen an den Fingern verschaffen, andere Kinder ähnlich angenehme Empfindungen durch rhythmische Bewegungen mit der Zunge und dem Munde hervorrufen. Wenn das Hochkommen der Nahrung aus dem Magen nicht unwillkürlich erfolgt, so kann dies von den Kindern künstlich herbeigeführt werden. Wie der Erwachsene den Finger in den Hals steckt, um den Brechakt hervorzurufen, so sehen wir auch, daß manche Kinder ein oder beide Fäuste in den Mund legen und dadurch die Nahrung hochbringen. Andere Male kann man beobachten, daß die Zunge löffelförmig ausgehöhlt gegen den Mundboden niedergedrückt, also in dieselbe Stellung wie beim Brechakt gebracht wird, oder aber die Zunge wird in ihrer mittleren Partie dicht an das Dach der Mundhöhle gedrückt, mit der Spitze gegen den Unterkiefer gepreßt und so vor- und rückwärts geschoben. Wahrscheinlich wird auf diese Weise der Würgreflex ausgelöst. Jedenfalls erscheint nun eine mehr oder weniger große Menge der Nahrung im Munde. Im Röntgenbild sieht man in diesem Momente eine allgemeine Kontraktion des Magens, auch läßt sich vielfach eine ruckartige Anspannung der Bauchpresse fühlen. Die bei der Regurgitation hochgestiegene Nahrung wird durchgekaut, d. h. der Unterkiefer bewegt sich von Zungenbewegungen begleitet sowohl hinauf und hinab wie auch von der einen Seite zur andern. Manchmal treten die Kieferbewegungen hinter rhythmischen Zungen- und Schluckbewegungen zurück. Nach 1—2 Minuten wird die Nahrung in kleinen Schlücken wieder verschluckt und der Regurgitationsakt erneut ausgelöst. Das Herauslaufen eines Teiles der Nahrung aus dem Munde erfolgt besonders anfangs, wenn das Kind noch nicht die nötige Übung besitzt (*Wernstedt, Bernheim-Karrer*).

Bemerkenswerterweise wird auch eine schlecht schmeckende z. B. mit Chinin versetzte Nahrung, die beim Füttern mit Abscheu zurückgewiesen wird, ungestört zu Ruminationszwecken benutzt, sobald sie sich einmal im Magen befindet. Die normale Geschmacksempfindung ist also im Ruminationsakt vermindert. Im Vordergrund stehen offenbar ganz die angenehmen Empfindungen, die durch die motorische Aktion ausgelöst werden. Das ruminierende Kind macht ein vergnügtes Gesicht und setzt sein Spiel oft stundenlang fort. Es handelt sich offenbar um eine „lustbetonte und zum Zwecke des Lustgewinnes fixierte pathologische Reaktion“ (*Gött*). Gegen Ende des zweiten Lebensjahres verliert sich die Rumination gewöhnlich spontan, da mit der fortschreitenden körperlichen und geistigen Entwicklung sich mit dem Spieltrieb des Kindes die mannigfaltigsten Möglichkeiten einer angenehmen Beschäftigung eröffnen. Doch kommt sie auch noch in späteren Jahren vor.

Prognose.

Die Prognose des habituellen Erbrechens im Säuglingsalter muß stets als zweifelhaft bezeichnet werden. Man kann weder über die Dauer der Störung, noch über den Grad, den sie annehmen wird, etwas voraussagen. Davon hängt aber natürlich die Beeinträchtigung des Allgemeinzustandes vollständig ab. Sicher ist nur, daß beim Übergang zu breiiger und fester Kost die Neigung zum Erbrechen ganz allgemein nachläßt. Manche Kinder, die im Säuglingsalter viel gespien haben, bekommen auch noch in den weiteren Kinderjahren gerne bei den verschiedensen Gelegenheiten Erbrechen. Die aus langdauernder Inanition sich entwickelnde Atrophie ist viel leichter reparabel als eine Atrophie aus sonstigen Ursachen.

Behandlung im Säuglingsalter.

Die Behandlung des habituellen Erbrechens im Säuglingsalter muß damit beginnen, alle etwa bestehenden Fehler in der Ernährungstechnik richtigzustellen. Die Zahl der Mahlzeiten ist bei überreichlichem Nahrungsangebot auf 5 festzulegen, bei Unterernährung unter Umständen auf 6 zu erhöhen. Hier ist es auch zweckmäßig, dem Kinde zu einer Mahlzeit beide Brüste reichen zu lassen. Bei sehr leicht fließender Brust und entsprechend hastigem Trinken muß die Zeit des Anlegens verkürzt, das Kind zwischendurch einmal abgesetzt werden. Ein vorzeitiges Abstillen ist nicht am Platze; denn es kann bei der künstlichen Ernährung nicht nur jede Besserung ausbleiben, sondern durch das Hinzutreten von Ernährungsstörungen sogar eine Verschlechterung herbeigeführt werden. Auch ein Wechsel der Stillenden, Ersatz der Mutter durch eine Amme, bringt gewöhnlich keinen Vorteil, die Besserung ist hier jedenfalls ganz vom Zufall abhängig. Eher ist ein Erfolg von der Verfütterung abgespritzter Milch zu erwarten. Wird das Kind von vornherein künstlich ernährt, so ist ebenfalls der Zahl der Mahlzeiten Beachtung zu schenken. Die Möglichkeit allzureichlicher Luftaufnahme in den Magen gibt Veranlassung, die Flasche in halbsitzender Stellung zu verabreichen und die Öffnung im Sauger recht klein zu halten; auch ist es notwendig, das Kind nach dem Trinken oder in einer Trinkpause aufstoßen zu lassen. Jede unnötige Bewegung nach dem Trinken, Druck auf den Leib ist zu vermeiden. Nach starkem Erbrechen wird die sogleich nochmals zugeführte Nahrung vielfach behalten, es empfiehlt sich also eine Ersatzflasche bereitzustellen. Über die Wahl der Nahrung können nach dem, was oben auseinandergesetzt wurde, keine bestimmten Vorschriften gegeben werden. Nur soviel ist zu sagen, daß konzentrierte eingedickte Nährgemische den dünnflüssigen vorzuziehen sind, ja daß in allen schweren Fällen ein möglichst frühzeitiger Übergang zu Breiernährung (Grieß, Maizena) angestrebt werden muß (*Hahn*). Als konzentrierte Nährgemische finden insbesondere Verwendung Vollmilch mit 17% Kochzucker, Buttermehlvollmilch oder Konserveneiweißmilch (2 Teile mit 1 Teil Wasser) mit 15—20% Zucker. Man gibt etwa 100 ccm pro kg Körpergewicht, muß aber für Deckung des Wasserbedarfs sorgen, indem man zwischendurch kleine Mengen Wasser oder saccharingesüßten Tee verabreicht. Die Wirkung der Breinahrung wird mit der Anregung der Peristole, d. h. der konzentrischen Zusammenziehung der Magenwand um den Inhalt und der hierdurch herbeigeführten Tonussteigerung der Magenwand in Zusammenhang gebracht. Tatsächlich geht die Magengröße nach Beobachtungen vor dem Röntgen-

Konzentrierte Ernährung.

Breiernährung.

schirm bei Breiernährung stark zurück, am ausgesprochensten bei milcharmen Breien, z. B. Kartoffelbrei mit 1/3 Milch, aber reichlich Butter, Zucker und Plasmon. (*Mansbacher*, *Rogatz*). Viel verwandt wird daher auch ein Brei von Keksmehl (*Moll*). *Epstein* meint, daß der peristolische Reflex dem Kinde nach Art der bedingten Reflexe *Pawlows* anerzogen wird, da nach Heilung mit der Breinahrung das Erbrechen auch ausbleibt, wenn die Kinder wieder auf flüssige Kost gesetzt werden. Ich selbst habe den Eindruck, daß die schnelle Hebung des Allgemeinbefindens bei der Breiernährung das wesentlichste ist, auch bei der von *Epstein* empfohlenen Vorfütterung speiender Kinder mit einigen Teelöffeln Brei. Bei Neigung zu dünnen Stühlen benutzt man vorsichtshalber lieber Buttermilch zur Zubereitung des Breies. Natürlich stößt die Breiernährung in den ersten Lebensmonaten vielfach auf Schwierigkeiten, ein Versuch ist jedoch auch hier am Platze, weil die Kinder sich in der Ablehnung der Breinahrung im gleichen Alter sehr verschieden verhalten. Obwohl auf diese Weise mancher schöne Erfolg erzielt werden kann, ist in schweren Krankheitsfällen der ersten Monate die Rückkehr zur natürlichen Ernährung nicht zu umgehen, überhaupt können hier alle die Maßnahmen notwendig werden, die bei der Pylorusstenose näher geschildert werden.

Breivorfütterung.

Frauenmilch.

Die Therapie des Wiederkäuens deckt sich teilweise mit der gewöhnlichen Behandlung des habituellen Erbrechens. Es ist also auch hier Übergang zu Breiernährung zu empfehlen, wobei milcharme Breie, die nur langsam verflüssigt werden, den Vorzug verdienen. Die Mitwirkung der Hände muß durch Festbinden oder Armmanschette ausgeschaltet werden. Manche Kinder bringen die Rumination in Bauchlage nicht zustande. Es empfiehlt sich auch, die Kinder nach der Nahrungsaufnahme längere Zeit zu überwachen und bei jedem Ansatz zum Ruminieren sofort abzulenken, sei es nun durch Anrufen oder Beschäftigung mit kleinen Spielsachen. Ähnlich günstig können die neuen Eindrücke wirken, die das Kind beim Herausbringen ins Freie erfährt. An solche Maßnahmen ist vor allem zu denken, wenn die Gewohnheit sich bei nicht genügend individualisierender Pflege in Anstalten sozusagen als Käfigkrankheit entwickelt hat. In sonst schwer zu beeinflussenden Fällen hat *Riehn* mit Erfolg den Unterkiefer durch eine feste Bandage am Oberkiefer fixiert (Kindermütze mit zwei je $1\frac{1}{2}$ m langen Bändern, Unterpolsterung des Kinnes). *Siegert* verschließt bei drohendem Verhungern die Kardia im Anschluß an die Nahrungsaufnahme für 1—2 Stunden durch eine Ballonsonde. Es wird also ein mit Fischblase oder Gummifingerling versehener Magenschlauch bis knapp unter die Kardia geführt, dort mit etwa 25 ccm Luft aus der Spritze aufgeblasen und alsdann die Magensonde durch eine Klemme verschlossen. Das Einführen des Ballons nach jeder Mahlzeit erübrigt sich meist nach 5—10 Tagen, nach weiteren 8—14 Tagen kann der Ballonverschluß ganz wegfallen. Die ausgezeichneten Erfolge dieses Verfahrens, das sich allerdings nur in der Klinik durchführen läßt, sind von verschiedenen Seiten bestätigt worden. Doch muß man sich nach den gegebenen Vorschriften richten und darf die Sonde nicht dauernd zwischen den Mahlzeiten liegen lassen, da dann Drucknekrosen im Ösophagus zustande kommen können.

Ablenkung

Ballonsonde

Von einer medikamentösen Behandlung des habituellen Erbrechens ist nicht sehr viel zu erwarten. Man hat Kokain und Kokainderivate, Narkotika (Papa-

Medikamente sind weniger wirkungsvoll.

paverin) und Alkalien (Karlsbader Mühlbrunnen) angewandt, wir selber haben lediglich vom Atropin gelegentlich auffällige Besserungen gesehen (s. auch *Lindberg*). Da die individuelle Reaktion auf Atropin sehr verschieden ist — manche Säuglinge bekommen bald Erytheme, Fieber oder Meteorismus, andere vertragen unerwartet hohe Dosen —, so beginnt man vorsichtig mit 1 Tropfen einer alkoholischen Lösung 0,01 : 20,0 und steigert langsam auf 2, 3 und 6 Tropfen vor jeder Mahlzeit. Stattdessen kann auch Eumydrin verwandt werden (5mal 3—6 Tropfen einer Lösung 0,02 : 10,0).

Erbrechen älterer Kinder.

Beim morgendlichen Erbrechen der Schulkinder muß dafür gesorgt werden, daß alle Sachen für die Schule am Abend vorher zurechtgelegt sind, daß keine Hast beim Ankleiden und bei der Einnahme des ersten Frühstücks entsteht; unter Umständen kann es zweckmäßig sein, das Frühstück im Bett einnehmen zu lassen. Dem habituellen Erbrechen der Kinder bei den Hauptmahlzeiten tritt man mit beruhigender Geringschätzung entgegen. Man sorgt für das strikte Einhalten großer Nahrungspausen (vier, ja womöglich nur drei Mahlzeiten) und verbietet jeden Zwang zur Nahrungsaufnahme. Die Verordnung eines Bittermittels als Suggestivum kann die Behandlung unterstützen, manchmal sind auch energische Maßnahmen angebracht, Faradisation der Magengegend oder Magenspülung, ja unter Umständen wird man der Angewohnheit nur durch Milieuwechsel Herr. Im übrigen geben diese Krankheitsfälle Veranlassung, die ganze Lebensweise und Erziehung des Kindes mit den Eltern durchzusprechen und in dieser oder jener Form Änderungen eintreten zu lassen.

Bei dem symptomatischen Erbrechen ist die Therapie von der Art der Erkrankung abhängig zu machen. Abgesehen von gewissen speziellen Indikationen ist es in diesen Fällen zweckmäßig, Speisen zu vermeiden, die den Magen mit großem Volumen ohne entsprechenden Nährwert belasten (Gemüse, Obst). Am besten gibt man die Nahrung in Püreeform, ebentuell angereichert mit Nährpräparaten in kleinen häufigen Mahlzeiten, um größere Verluste durch das Erbrechen zu verhindern. Manchmal erweist es sich von Vorteil, wenn die Nahrung eisgekühlt verabreicht wird. In schweren Fällen kann Rektalernährung notwendig werden. Wir verwenden gerne Klistiere mit 10%iger Traubenzucker- oder 20%iger Nährzuckerlösung.

Rekurrierendes Erbrechen mit Azetonämie.

Synonyma.

Unter diesem Namen verstehen wir eine Krankheit, die zuerst von amerikanischen und französischen Ärzten studiert, in den letzten Jahren aber auch bei uns zum Gegenstand eingehender Erörterung gemacht wurde. In der Literatur finden sich eine ganze Reihe von Synonyma für diese Erkrankung: Persistierendes Erbrechen (*Rotek*), zyklisches Erbrechen (*Edsall*), periodisches Erbrechen mit Azetonämie (*Marfan, Hutinel*), periodische Azetonämie der Kinder (*Hecker* u. a.); ich wähle die von *Giliberti* gebrauchte Bezeichnung, da diese den Charakter der Krankheit am prägnantesten zum Ausdruck bringt und bezüglich ihres Wesens nichts präjudiziert.

Geschlecht und Alter der Kranken.

Vorkommen. Die Krankheit ist lediglich dem Kindesalter eigentümlich. Sie betrifft gewöhnlich Kinder zwischen dem 2. und 10. Lebensjahr, nur vereinzelt sind Fälle im 12. und 13. Lebensjahr beobachtet worden. Nach *Comby*s Zusammenstellung sind die Mädchen bevorzugt, allerdings ist diese Präponderanz nur geringfügig. Die Angabe, daß die Erkrankung fast ausschließlich Kinder der besser situierten Kreise befällt, wird von *Zade* bezweifelt. Familiäres Vorkommen bei Geschwistern ist wiederholt beschrieben worden. Bezüglich der Aszendenz wird mit großer Regelmäßigkeit angegeben, daß Anomalien des Nervensystems entschieden häufiger angetroffen werden als in anderen Familien. Die Franzosen sprechen speziell von neuroarthritischer Veranlagung in der Aszendenz. Sie beobachteten Migräne, Asthma, Gicht, Steinleiden, Diabetes, Fettsucht, Neurasthenie und Hysterie in den betreffenden Familien. Auch die Kinder selbst zeigen neuropathische Züge. Es sind

Aszendenz.

zumeist schwächliche, blasse Individuen mit Übererregbarkeitserscheinungen auf den verschiedensten Gebieten, besonders mit abnorm stark ansprechbarem vegetativem Nervensystem. Auch Tetanie kommt vor.

Krankheitsbild.

Symptome. In der Regel erkranken die Kinder plötzlich aus bestem Wohlbefinden mit heftigem Erbrechen. Manchmal gehen dem Brechanfall jedoch schon einige Tage gewisse Prodromalerscheinungen voraus. Wir hören von Neigung zu Durchfall oder Verstopfung, in anderen Fällen von auffallendem Stimmungswechsel, unruhigem Schlaf, Appetitlosigkeit, Unlust zum Spiel und dergleichen. Als auslösende Ursache wird mitunter ein psychischer Affekt, ein Trauma, körperliche Erschöpfung oder ein Diätfehler angegeben. Das Erbrechen ist von ganz ungewöhnlicher Stärke. Es wiederholt sich in kurzen Zwischenräumen gewöhnlich 15 bis 20mal innerhalb eines Tages, doch kommt auch 40- und 50maliges Erbrechen vor. Anfangs pflegt das Erbrochene Nahrungsreste zu enthalten, bald aber wird es rein wässerig, schließlich nicht selten mit Beimengungen von Galle und Blut. Offenbar infolge der großen Wasserverluste bei dem kopiösen mehrere Liter betragenden Erbrechen stellt sich alsbald ein quälender Durst ein. Die geringste Nahrungs- oder Flüssigkeitsaufnahme wird jedoch sofort mit heftigem, gußweisem Erbrechen wässeriger Massen beantwortet. Daneben kann noch starker Speichelfluß bestehen. Der Brechakt selbst pflegt den Kindern keine besonderen Schwierigkeiten zu machen, eine Nausea geht kaum voraus. Das Allgemeinbefinden wird schnell schwer gestört, die Kinder liegen blaß, teilnahmslos und unbeweglich im Zustand völliger Erschöpfung da, zuweilen ist der Eindruck geradezu der eines Sterbenden. Dabei ist die Zunge kaum belegt, der Puls klein und frequent, jedoch nicht arhythmisch, die Atmung vertieft, manchmal vom Typus der Azidoseatmung wie im diabetischen Koma, die Temperatur ist subnormal oder leicht erhöht (bis 38,5), der Stuhl vollkommen angehalten. Leibschmerzen gehören nicht gerade zum Krankheitsbild, sind aber des öfteren vorhanden und können sogar deutlich krampfhaften Charakter tragen. Bei der Röntgenbeobachtung fiel *Uffenheimer* zunächst eine starke Magenperistaltik mit raschem Durchtritt von Speisebrei ins Duodenum auf, dann aber kam es zu tiefem Herabtreten des Magens bis weit unter den Nabel, zur Aufhebung der Motilität für viele Stunden und ausgesprochenen Magensaftfluß. Daneben ließen sich Darmspasmen nachweisen. Das Blut zeigt die Erscheinungen der Eindickung (erhöhter Blutfarbstoffgehalt und Eiweißgehalt des Blutserums). Das auffälligste Symptom neben dem überaus hartnäckigen Erbrechen ist der starke Gehalt der Atemluft und des Urins an Azeton, und zwar hat als charakteristisch für die Erkrankung zu gelten, daß das Azeton gleichzeitig mit dem Erbrechen auftritt. Die Mehrzahl der Autoren hat sich in diesem Sinne ausgesprochen, *Howland* und *Richards* fanden das Azeton in 14 von 15 Fällen sogar unmittelbar vor dem Beginn des Erbrechens, nur einmal nach dem Beginn der Attacke. *Myers* fand im Anfang der Erkrankung mehr Azeton als im weiteren Verlauf, *Hecker* und *Zade* erschien der Azetongehalt vom Beginn des Erbrechens bis zu dessen Aufhören konstant. Die Ausscheidung durch Lunge und Urin entspricht in ihrem gegenseitigen Verhältnis etwa normalen Werten. Neben Azeton läßt sich gewöhnlich im Urin Azetessigsäure und ß-Oxybuttersäure nachweisen, ferner findet sich eine erhebliche

Der charakteristische hochgradige Azetongeruch.

Steigerung der Ammoniakausscheidung als Zeichen der Azidose und des öfteren Zylindrurie. Das Azeton bleibt auch nach dem Aufhören des Erbrechens noch 1—2 Tage nachweisbar.

Quantitative Bestimmungen der Azetonmenge im Urin.

Bei einem 6jährigen Kinde z. B. stieg die Azetonmenge im Urin am Tage vor dem Anfall von 2,6 mg auf 133,5 mg. In der folgenden Nacht stellte sich plötzlich starkes Erbrechen ein, am folgenden Tag war das Krankheitsbild, wie wir es oben geschildert haben, in typischer Weise entwickelt. Die Tagesmenge an Azeton betrug jetzt 640 mg. Schon am folgenden Tag sank die Azetonkurve auf 423 mg und erreichte nach zwei weiteren Tagen wieder die Norm (*Hilliger*).

Rasche Rekonvaleszenz.

Schnell wie die Krankheit aufgetreten ist, verschwindet sie auch wieder. Während beispielsweise das Kind noch am Vormittag von Brechanfällen gequält, mit blassem Gesicht, matten, umränderten Augen in seinem Bett liegt und vollkommen apathisch ist, wendet sich das Allgemeinbefinden in wenigen Stunden zum Besseren. Besucht man nachmittags das Kind, so spielt es munter mit seinen Spielgenossen, hat einen guten Appetit, und nichts deutet auf den schweren Zustand hin, der noch vor kurzem bestand. Dieses plötzliche Verschwinden des ganzen Zustandes ist charakteristisch für das rekurrierende Erbrechen. Zuweilen begegnet man allerdings der Angabe, daß eine wirkliche Rekonvaleszenz existiert, und daß sich die Kinder nur langsam erholen.

Gewöhnlich kehrt der Anfall nach wochen- oder monatelangem Intervall, eventuell auch nach einem Jahre in genau der gleichen Verlaufsweise wieder, und dieses Spiel kann die ganze Kindheit bis zu den Pubertätsjahren fortdauern.

Abgeschwächte Formen der Erkrankung.

Nicht immer sind alle Charakteristika des Krankheitsbildes so ausgesprochen vorhanden. Man wird aber doch zu einer richtigen Deutung gelangen, wenn eine typische Anamnese über frühere Anfälle vorliegt. Schwierig ist die Frage des einmaligen Vorkommens. Ich habe eine ganze Reihe von Kindern mit einmaligen akuten schweren Brechanfällen gesehen, bei denen ein Infekt höchst unbedeutender Art oder garnicht nachweisbar war. Über quantitative Azetonbestimmungen verfüge ich allerdings nicht, da es sich um Fälle der Konsiliarpraxis handelt. Der Azetongeruch war nicht übermäßig, kommt ja auch in geringerem Grade so leicht zustande, daß daraus allein keine diagnostischen Schlüsse möglich sind. Bemerkenswerterweise hat aber *Knoepfelmacher* auch bei Kindern mit „azetonämischem" Erbrechen zuweilen die spontan auftretende Attacke ohne Ketonurie verlaufen sehen.

Stoffwechsel.

Pathogenese. In den letzten Jahren wurde eingehend die Frage erörtert, wieweit eine Stoffwechselanomalie als Grundlage der Erkrankung betrachtet werden muß. Man ging hierbei von der Beobachtung aus, daß sich durch plötzliche Verminderung des Kohlehydratgehaltes der Nahrung künstlich ein Anfall mit heftigem Erbrechen, schlechtem Allgemeinzustand, Azetonurie und Blutzuckerabfall hervorrufen läßt (*Hilliger, Knöpfelmacher, Seckel*). Es stellte sich jedoch heraus, daß gesunde Kinder in ähnlicher Weise auf den plötzlichen Übergang zu ketogener Diät reagieren können. Nach *Salomonsen* ist dies besonders bei Kindern der Fall, die Zeichen eines labilen Nervensystems bieten. Gewichtsabnahme und Prostration, Hypoglykämie und Ketonurie können den gleichen Grad erreichen. Das Erbrechen allerdings erreicht nie die Heftigkeit, die den spontanen Anfall zu charakterisieren pflegt. *Salomonsen* kommt darnach zu dem Ergebnis, daß der Anfall von ketonämischem Erbrechen als ein Anfall von Erbrechen definiert werden muß, der sich mit einer Stoffwechselreaktion kombiniert, die für das Kindesalter ganz physiologisch ist. In der anfallsfreien Zeit aber bestehen keine Anzeichen eines pathologischen Stoffwechsels. Für den Ausbruch des Anfalls ist im wesentlichen ein rein nervöses Moment geltend zu machen (siehe auch *Czerny-Keller*). Die Erkrankung wird geradezu zur Kindermigräne gerechnet. Damit soll jedoch nicht jeder Einfluß der Ernährung abgelehnt werden. So könnte z. B. reichliche Fettzufuhr möglicherweise die Anfälle auf Grund einer hiermit verbundenen Überlastung

Nervensystem.

von Magen und Darm oder einer gleichzeitigen psychischen und körperlichen Einwirkung (Kindergesellschaft!) auslösen. Daß die plötzliche Reduktion der Kohlehydratzufuhr entsprechend wirken kann, ist ja erwiesen. Aber man wird zugeben müssen, daß in dieser Hinsicht keine Regel besteht. Es braucht also nicht die Kohlehydratreduktion und der dadurch bedingte Kohlehydratmangel das maßgebliche zu sein, sondern die Kostveränderung als solche kann diese Kinder mit ihrem labilen Nervensystem so stark beeinflussen.

Eine abnorme Erregbarkeit des Brechzentrums fand *Knöpfelmacher* nicht. Daß die Erkrankung nur im Kindesalter vorkommt, muß man wohl auf die erhöhte Neigung der Kinder zu Azidose zurückführen, wie sie aus den Untersuchungen von *Langstein* und *L. F. Meyer* sowie *Hüssy* hervorgeht.

Diagnostische Schwierigkeiten.

Diagnose. Die Diagnose des rekurrierenden Erbrechens ist zumal beim ersten Anfall nicht leicht. Man muß schon gleich zu Beginn der Erkrankung zugezogen werden, um das charakteristische Symptom der frühzeitigen starken Azetonbildung zu erkennen und so die Diagnose sicher zu stellen. In späteren Stadien wird man nur per exclusionem auf die richtige Fährte kommen; denn heftiges Erbrechen mit sekundärer Azetonbildung durch Inanition ist ein so häufiges und vieldeutiges Symptom, daß man in erster Linie hieran denken muß. Insbesondere sind es Infekte der verschiedensten Art, die sich nicht selten durch Erbrechen einleiten und bei sensiblen Kindern die heftigsten Brechanfälle auslösen können. Die Ähnlichkeit dieser Krankheitsbilder ist so frappant, daß sie von manchen Autoren identifiziert werden. Man spricht von einer sekundären Form des rekurrierenden Erbrechens auf dem Boden einer fieberhaften Allgemeinerkrankung (*Hutinel*). Solange wir nur von einer auffallenden Übereinstimmung des klinischen Bildes sprechen können, die Identität der Stoffwechselvorgänge aber bei den beiden Krankheitsgruppen nicht bewiesen ist, tun wir gut, die primäre Störung ohne fieberhafte Komplikation abzugrenzen. Außer Allgemeininfekten spielen lokale Magendarmerkrankungen differentialdiagnostisch eine Rolle. Viel erörtert wurde in dieser Hinsicht insbesondere die Appendizitis (*Comby*), bei der jedoch ein so hartnäckiges Erbrechen zu den Seltenheiten gehört und der lokale Befund vor Verwechslungen schützt. Die auf Grund der Fehldiagnose vorgenommene Operation hat schon zu schwerstem Koma geführt, ja den Tod zur Folge gehabt (*Iselin*). Größere Schwierigkeiten kann der Icterus catarrhalis bzw. infectiosus im Prodromalstadium machen. Doch wird sich hier die Sachlage bald klären. Leberschwellung gehört allerdings zu den fakultativen Kennzeichen des rekurrierenden Erbrechens. Daß man ferner an die einfache Magenüberladung und an sonstige akute Magendarmstörungen denken muß, versteht sich von selbst. Gelegentlich ist die Verwechslung mit rezidivierendem Volvulus bei Mesenterium commune vorgekommen. Schließlich ist noch die Enzephalitis und die tuberkulöse Meningitis zu erwähnen, die zu ähnlich gußweisem Erbrechen, freilich gewöhnlich in weniger akuter Form, führen kann.

Vereinzelt soll tödlicher Ausgang vorkommen.

Prognose. Gewöhnlich klingt der Anfall selbst ohne jedes therapeutisches Eingreifen nach 2—3 Tagen ab, und es folgt eine schnelle Rekonvaleszenz. Immerhin sind einige Todesfälle in der Literatur beschrieben. *Zade* hat 14 Todesfälle aus der Literatur zusammengestellt, hält aber in 8 Fällen die klinische Diagnose für unsicher oder falsch.[1]) In den übrig-

[1]) Neuerdings werden weitere Todesfälle beschrieben, z. T. unter den Zeichen schwerster Herzschwäche nach Aufhören des Erbrechens unter Fieberanstieg *(Wolff)*.

bleibenden Fällen mit Sektionsbefund wird die fettige Infiltration der Leber betont, ein Befund, der auf einer erhöhten Wanderung von Fett aus den Depots in dieses Organ beruht und einen mißlungenen Versuch von Zuckerneubildung aus Fett und Eiweiß bedeutet. Dauerheilung der Erkrankung während des Kindesalters ist kaum zu versprechen. Die Aussichten sind um so größer, je näher nach den Pubertätsjahren hin das Leiden beginnt.

Behandlung im Anfall.

Therapie. Während des Anfalles sorge man für absolute Bettruhe und das Fernhalten aller die Psyche erregenden Eindrücke. Die Nahrungszufuhr muß, in allen einigermaßen schweren Fällen völlig sistiert werden. Das ergibt sich ja ohne weiteres aus der Beobachtung, daß der Genuß von kleinsten Mengen Flüssigkeit bereits mit heftigem Erbrechen beantwortet wird. Allerdings empfehlen *Göppert* und *Janssen*, die Kinder innerhalb 5—10 Minuten 150—300 g eines erwärmten Mineralbrunnens (Karlsbader, Lullusbrunnen) mit oder ohne Zuckerzusatz trinken zu lassen und dabei durch ernsten Zuspruch einen etwaigen Brechversuch zu unterdrücken. Sie stellen sich die Wirkung ähnlich wie bei akuten schweren Ernährungsstörungen vor, wo man auch durch Dehnung des Magens das Erbrechen gewöhnlich zum Aufhören bringen kann. Wie es mir scheint, beziehen sich ihre Erfolge jedoch nur auf die obengenannte sekundäre Form des rekurrierenden Erbrechens. In typischen Fällen empfehlen wir statt der Zufuhr per os Klistiere mit 10% Traubenzucker- oder 20% Nährzuckerlösung. Bei bedrohlichem Verfall kommt auch die intramuskuläre oder intravenöse Injektion von 5%iger Traubenzuckerlösung in Betracht. Die gleichzeitige Anwendung von Insulin ist wiederholt versucht worden, auch wohl unschädlich, geht aber von falschen Voraussetzungen aus (*Schiff*). Insulin allein zu geben ist kontraindiziert, da ja meist bereits Hypoglykämie besteht. Wo das Erbrechen zu sistieren beginnt, lassen wir eisgekühltes Zuckerwasser Schluck für Schluck verabreichen. Wir betrachten also mit *Marfan* u. a. die Kohlehydratzufuhr als unsere wichtigste Aufgabe und stützen uns dabei neben der klinischen Erfahrung auf die Beobachtungen im Stoffwechselversuch. Wir setzen diese Behandlung nach dem Abklingen des Erbrechens fort durch Darreichung von Schokolade, Kartoffelbrei oder einer Mehlspeise. Daneben ist die Medikation von Atropin und die Zufuhr von Alkalien zu erwägen, die ja auch bei der diabetischen Azidose eine große Rolle spielt (Tropfklistiere mit Natrium bicarbonicum-Lösung). Wiederholt wurde auch von rein suggestiven Maßnahmen Gutes gesehen.

Behandlung im Intervall.

Im Intervall ist ebenfalls auf eine genügende Kohlenhydratzufuhr zu achten. Fleisch und Eier sowie fettreiche Speisen müssen in den Hintergrund treten, dafür sind die Vegetabilien zu bevorzugen. *Fleischer* sah ein Sistieren der Anfälle nach 3 Monate langem Pankreongebrauch (3mal tägl. 1 Tablette), *Hamburger* empfiehlt Atropin. Nachdem wir wissen, welch bedeutende Rolle das Nervensystem bei der Erkrankung spielt, werden wir nicht versäumen dürfen, ihm gebührende Beachtung zu schenken. Alles muß auf eine zweckmäßige Erziehung des Kindes eingestellt werden, insbesondere muß das Kind lernen, seine Affekte zu beherrschen und Selbstzucht zu üben.

Literatur:

Abraham, Jb. Kinderheilk., Bd. 123. — *Adam*, Jb. Kinderheilk., Bd. 116. — *Adam* u. *Froboese*, Z. Kinderheilk., Bd. 39. — *Anschütz*, Zbl. Chir., Bd. 54. — *Baer*, Med. Klinik 1927, Nr. 20/21 (Lit.). — *Berglund*, Acta paed., Bd. 8. — *Bernheim-Karrer*, Z. Kinderheilk., Bd. 32. — *Bogen* u. *Schmiemann*, Jb. Kinderheilk., Bd. 111. — *Brüning*, Arch. klin. Chir., Bd. 138. — *Burghard*, Erg. inn. Med., Bd. 34 (Lit.). — *v. Cackovic*, Arch. klin. Chir., Bd. 98. — *Czerny-Keller*, Handbuch, Deuticke, Wien. — *Dienstfertig*, Dtsch. med. Wschr., Jg. 49, Nr. 31. — *Epstein*, Jb. Kinderheilk., Bd. 93. — *Fanconi*, Virchows Arch., Bd. 229. — *Fanconi*, Beih. 21 z. Jb. Kinderheilk. (Lit.). — *Gaedertz*, Med. Klinik, Jg. 21, Nr. 42. — *Goebel*, Arch. Kinderheilk., Bd. 68. — *Goebel*, Z. Kinderheilk., Bd. 27. — *Hertz*, Acta paed., Bd. 1. — *Heusser*, Beitr. klin. Chir., Bd. 130. — *Hilliger*, Jb. Kinderheilk., Bd. 80. — *Hoefer* u. *Wittgenstein*, Berl. klin. Wschr. 1921, Nr. 28. — *Kaeckell*, Berl. klin. Wschr. 1920, Nr. 43. — *Kleinschmidt*, Erg. inn. Med., Bd. 9 (Lit.). — *Kleinschmidt*, Med. Klinik 1925, Nr. 6 u. 1930, Nr. 14. — *Kleinschmidt*, Jkurse ärztl. Fortbildg. 1927. — *Kleinschmidt*, Klin. Wschr. 1928, Nr. 38. — *Klercker*, Ergebn. ges. Med., Bd. 6 (Lit.). — *Knöpfelmacher*, Wien. med. Wschr. 1921, Nr. 26. — *Koenigsberger* u. *Mansbacher*, Z. Kinderheilk., Bd. 44. — *Kreuter*, Arch. klin. Chir., Bd. 88. — *Krüger*, Mschr. Kinderheilk., Bd. 21. — *Langstein*, Berl. klin. Wschr. 1921, Nr. 13. — *Lehndorff* u. *Mautner*, Erg. inn. Med., Bd. 31 (Lit.). — *Lindberg*, Acta paed., Bd. 4. — *Merkel*, Handb. d. allg. Pathol. d. Kindesalters von Brüning u. Schwalbe (Lit.). — *L. F. Meyer*, Ther. Mh. 1911. — *L. F. Meyer* u. *Nassau*, Ther. Gegenw. 1930. — *Monrad*, Acta paed., Bd. 6. — *Moro*, Klin. Wschr. 1929, Nr. 52. — *Neugebauer*, Erg. Chir., Bd. 7 (Lit.). — *Obadalek*, Bruns' Beitr., Bd. 146. — *Peiper*, Arch. Kinderheilk., Bd. 69 (Lit.). — *v. Pfaundler*, Jb. Kinderheilk., Bd. 50. — *Pielsticker*, Mschr. Kinderheilk., Bd. 12. — *Reinbach*, Mitt. Grenzgeb. Med. u. Chir., Bd. 12. — *Riehn*, Mschr. f. Kinderheilk., Bd. 22. — *Rogatz*, Z. Kinderheilk., Bd. 38. — *Rost*, Münch. med. Wschr. 1918, Nr. 5. — *Rotter*, Dtsch. Z. Chir., Bd. 219. — *Salomonsen*, Acta paed., Bd. 9. — *Schiff*, Mschr. Kinderheilk., Bd. 42. — *Schlack*, Jb. Kinderheilk., Bd. 118. — *Schneider*, Arch. Kinderheilk., Bd. 53. — *Schneiderhöhn*, Z. Kinderheilk., Bd. 12. — *Schridde*, Virchows Arch., Bd. 191. — *Schwarzburger*, Mschr. Kinderheilk., Bd. 19. — *Seckel*, Klin. Wschr. 1927, S. 2316. — *Sengenhoff*, Mschr. Kinderheilk., Bd. 40. — *Siegert*, Münch. med. Wschr. 1923, Nr. 28. — *Sperling*, Mschr. Kinderheilk., Bd. 37. — *v. d. Steinen*, Arch. Kinderheilk., Bd. 84. — *Steinschneider*, Arch. Kinderheilk., Bd. 62. — *Strathmann-Herweg*, Mschr. Kinderheilk., Bd. 18. — *Suermondt*, Dtsch. Z. Chir., Bd. 198. — *Svehla*, Mschr. Kinderheilk., Bd. 24. — *Tandler*, Morphol. Jb., Bd. 29. — *Theile*, Erg. inn. Med., Bd. 16 (Lit.). — *Trumpp*, Jb. Kinderheilk., Bd. 76. — *Uffenheimer*, Münch. med. Wschr. 1927, Nr. 41. — *Walz*, Münch. med. Wschr. 1906, Nr. 21. — *Wernstedt*, Acta paed., Bd. 1. — *Ziemendorff*, Arch. klin. Chir., Bd. 89. — *Zuppinger*, Wien. klin. Wschr. 1900, S. 389.

Die angeborene Pylorusstenose der Säuglinge.

Von

Edmund Nobel in Wien.

Die klinischen Symptome dieser eindrucksvollen Erkrankung der Säuglinge sind in der Regel so markant, daß die Diagnosenstellung meist keine erheblichen Schwierigkeiten bereitet.

Nomenklatur.

Das heftige, vielfach explosiv auftretende Erbrechen bei gleichzeitiger Obstipation und folgender Abmagerung läßt bei jungen Säuglingen nur schwanken in der Annahme eines intensiven nervösen Erbrechens (einfacher Pylorospasmus, Pyloruskrampf, congenital pyloric spasm, Pylorospasme essentiel (*Weill* und *Péhu*), Acid dyspepsia (*Miller* und *Willcox*) oder einer hypertrophischen Pylorusstenose Typus *Hirschsprung* (stenosierende Pylorushypertrophie, Congenital hypertrophic pyloric stenosis, spastische hypertrophische Pyloruskontraktur *Wernstedt*).

Konfusion durch den Namen.

Die Bezeichnungen Pylorospasmus und Pylorusstenose werden heute selbst noch von Fachärzten häufig miteinander verwechselt und gleichsam als Synonyma gebraucht, nicht nur in dem Sinn, daß beim einfachen Pylorospasmus späterhin eine Hypertrophie zustande kommt, sondern von der Vorstellung geleitet, daß durch den bloßen Krampfzustand der Pylorusmuskulatur ein Passagehindernis vom Magen ins Duodenum zustandekommen kann. Wir werden später sehen, daß die gleichsinnige Verwendung der Bezeichnungen Pylorospasmus und Pylorusstenose nicht berechtigt erscheint.

Hirschsprung hat bekanntlich im Jahre 1887 die deutschen Pädiater mit der Pylorusstenose, einer wohl selten interessanten und bedeutungsvollen Erkrankung der Säuglinge, bekanntgemacht. *Heubner, Finkelstein* und *Ibrahim* verdanken wir in symptomatisch-diagnostischer Hinsicht wertvolle Fortschritte. Die Zahl der Publikationen, speziell die Beschreibung von Einzelfällen, besonders vom Standpunkt der Diagnose und Therapie, ist eine fast unübersehbare geworden, eine Einigung über die

Genese.

Genese der Erkrankung konnte aber bis zum heutigen Tage nicht erzielt werden. *Pfaundler* vertrat 1898 den Standpunkt, daß wir zwei grundsätzlich verschiedene Typen auseinanderzuhalten hätten; bei dem einen handelt es sich um ein angeborenes organisches Leiden, bei dem anderen um eine funktionelle Erkrankung. *Pfaundler* hebt allerdings ausdrücklich hervor, daß die Möglichkeit oder Wahrscheinlichkeit einer engen genetischen Beziehung zwischen den beiden Typen durchaus nicht in Abrede gestellt werden soll. *Hirschsprung*, *Ibrahim*, *Wernstedt*, *Hertz*, *Feer*, *Monrad* u. a. lehnen das Vorkommen eines einfachen Pylorospasmus ohne Hypertrophie als bis jetzt unbewiesen überhaupt ab. *Finkelstein* hat zunächst im gleichen Sinne das Vorkommen eines einfachen Pylorospasmus in Abrede gestellt, zog aber seine Vorbehalte zurück, da er später einen, wie er meint, sicheren Fall von einfachem Pylorospasmus beobachtet hat. In diesem Falle bestanden bei der Sektion keinerlei Abweichungen am Magen und eine Gesamtwandstärke des Pylorus von 3,7 mm, gegenüber von 5—7 mm bei Hypertrophie. Die Pylorusgeschwulst war sogar tastbar

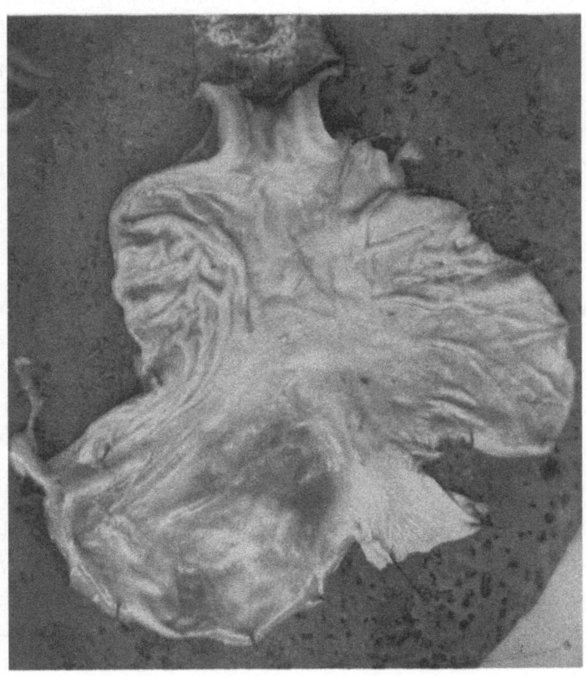

Fig. 97.
Magen mit mächtig hypertrophierter Pylorusmuskulatur.

gewesen, allerdings erschien sie nicht so knorpelhart, wie bei der Pylorusstenose. *Wernstedt* möchte doch auch für diesen Fall eine wenn auch geringe Muskelhypertrophie annehmen. Gleich *Feer* und *Monrad* bin auch ich der Ansicht, daß es sich bei derartigen Fällen um habituelles Erbrechen ohne Pylorusstenose handelt, da im Röntgenbild Stenosensymptome bei solchen als „einfacher Pylorospasmus“ beschriebenen Fällen stets vermißt werden. In einem derartigen Fall meiner Beobachtung, der durch das intensive Erbrechen und durch die hochgradige Obstipation sehr an Pylorusstenose denken ließ, war bei der Röntgenuntersuchung sogar ein beschleunigter Übertritt der Kontrastmassen aus dem Magen ins Duodenum festzustellen, unter auffallend lebhafter Magenperistaltik.

Daß bei der Pylorusstenose Typus *Hirschsprung* eine Hypertrophie der Pylorusmuskulatur vorhanden ist, steht auf Grund der anatomischen Befunde außer Zweifel (Fig. 97).

Die Verdickung und Verhärtung der Muskulatur erstreckt sich nur auf die kurze Strecke des Canalis pyloricus. Gelegentlich ist auch die Submucosa und Mucosa verdickt, polypös faltig gestaltet. *Ibrahim* fand die Kerne der Muskelzellen auseinandergerückt, Kerne und Muskelzellen selbst beide vergrößert. *Magnus-Alsleben* konnte den besonderen Befund erheben, daß die *Brunner*schen Drüsen des Pförtners, tief in die Muskulatur sich ausdehnend, mit Hyperplasie derselben zu umschriebenen Tumoren, zu Adenomyomen führten, die aus dem Pylorusring herausragten und diesen verengten.

Die Pylorusstenose darf nicht mit den normalen Kontraktionszuständen des Pyloruskanales verwechselt werden. Da schon der normale Pyloruskanal des Säuglings bei der Kontraktion eine beträchtliche Wanddicke aufweist, ist die Unterscheidung zwischen dem Normalen und Pathologischen oft schwierig. (Systolischer Säuglingsmagen nach *Pfaundler*, antrumkontrahierter nach *Wernstedt*.)

Theorien des Zustandekommens der Pylorushypertrophie.

Die Frage lautet nun so, ob diese Hypertrophie im Sinne einer angeborenen Mißbildung zu deuten ist oder ob sie im Sinne von *Thomson* als Massenzunahme der Muskulatur auf dem Wege der Arbeitshypertrophie zustandekommt. Beide Anschauungen haben ihre Anhänger, in besonders eingehender Weise hat *Wernstedt* das Für und Wider beider Anschauungen darzulegen versucht und tritt nachdrücklich für die funktionelle Entstehung der Krankheit ein.

Die Hypertrophie ist eine kompensatorische, bzw. Arbeitshypertrophie.

Die Annahme, daß die Hypertrophie gleichsam eine kompensatorische ist, um eine primäre Stenose am Pylorus zu überwinden (bedingt durch Schleimhautfaltung, fötale Entzündungsvorgänge usw.), hat heute weniger Anhänger als die Hypothese von *Thomson*. Bei letzterer ist aber weder die Annahme einer Koordinationsstörung in der Mageninnervation, einer neuropathischen Konstitution, eines Hyperadrenalismus in der Fötalzeit (*Pirie* u. a.), der schwachen Säurebindungsfähigkeit der Frauenmilch (es erkranken mehr Brustkinder), des Verschluckens von Fruchtwasser in utero usw. befriedigend. *Vollmer* und *Serebrijski* sehen in der Verarmung des Organismus an sauren Valenzen die letzte Ursache der Pylorusstenose. *Hutter* sah bei 19 Fällen eine Häufung in den Monaten April bis Juli und faßt die Erkrankung als Teilerscheinung einer spastisch-neurotischen Diathese auf und bringt sie in Beziehung zur Spasmophilie. Auch *Bayer* macht auf die jahreszeitliche Verknüpfung der Pylorusstenose aufmerksam. *Vollmer* und *Serebrijski* betonen dagegen ausdrücklich, daß sie bei einer großen Zahl von Pylorusstenosen in keinem einzigen Fall Zeichen von Spasmophilie fanden. Originell ist der Erklärungsversuch von *Stolte*, daß besondere wachstumfördernde Substanzen in utero von der Mutter zum Kind übergehen und daß man in der hypertrophierenden Muskelzelle das Erfolgsorgan für diese Stoffe sieht. In Analogie zu den hypertrophischen Veränderungen am Pylorus weist *Stolte* auf die interessante Tatsache hin, daß der Uterus der neugeborenen Mädchen eine ganz besonders starke Hypertrophie aufweist. Das häufigere Betroffensein der Knaben wäre mit der Theorie von *Stolte* in der Weise vereinbar, daß bei den Mädchen die wachstumsfördernden Substanzen, die von der Mutter stammen, in erster Reihe zur Vergrößerung des Uterus führen, bei den Knaben fehlt dieses Erfolgsorgan; infolgedessen wird bei ihnen die glatte Muskulatur an anderen Körperstellen auf diese Impulse reagieren. So erklärt *Stolte* die Geschlechtsgebundenheit, die Mehrbeteiligung der Knaben an der Erkrankung.

Die Hypertrophie entspricht einer angeborenen Mißbildung.

Die Vertreter der Annahme einer angeborenen Hypertrophie der Pylorusmuskulatur führen als beweisendes Argument an, daß oft schon in den ersten Lebenswochen, selbst schon eine Woche nach Beginn der klinischen Erscheinungen der Pylorusstenose eine starke Hypertrophie der Pylorusmuskulatur nachweisbar war (*Tanaka, Hertz*); *Feer* berichtet von einem Fall, der vier Tage nach Beginn des Erbrechens operiert wurde und bei der Operation bereits eine starke Hypertrophie der Pylorusmuskulatur darbot. Dasselbe beobachteten *Fredet* und *Tixier* an einem Fall vier Tage anch Beginn des Erbrechens (am 13. Lebenstag). *Monrad* berichtet über einen Knaben, der im Alter von 24 Tagen verstorben war, und bei dem neun Tage vor dem Tode das explosive Erbrechen begonnen hatte. Die Sektion ergab einen 3 cm langen, knorpelharten Canalis pylori, dessen Muscularis 5 mm in der Dicke betrug. *Monrad* hält es für unwahrscheinlich, daß sich eine so hochgradige Muskelhypertrophie in neun Tagen entwickeln kann.

Feer weist ferner darauf hin, daß in den länger dauernden Fällen die Hypertrophie der Pylorusmuskulatur nicht stärker ausgeprägt ist als bei kurzdauernden Fällen, was man erwarten müßte, wenn der Spasmus die Ursache der Hypertrophie wäre. Weiterhin wissen wir, daß die Hypertrophie der Pylorusmuskulatur Monate und Jahre nach vollständiger klinischer Heilung unverändert weiterbestehen kann. *Feer* speziell erwähnt einen Fall, der acht Monate nach Heilung durch die *Ramstedt*-Operation an einer interkurrenten Krankheit starb und bei der Autopsie noch einen stark hypertrophischen Pylorus zeigte. Ähnliches berichten *Ibrahim, Lewis* und *Grulèe* u. a. Das Nachlassen der für Pylorusstenose charakteristischen Symptome nach erfolgreicher Diätbehandlung wäre so zu erklären, daß 1. mit dem Wachstum des Pylorus allmählich eine Erweiterung des Lumens erfolgt und daß 2. der der primären hypertrophischen Stenose sekundär aufgepfropfte Spasmus mit dem Älterwerden des Kindes nachläßt. Zugunsten einer primären Hypertrophie der Pylorusmuskulatur wurde ferner wiederholt auf das gleichzeitige Vorhandensein anderer Mißbildungen hingewiesen. *Feer* sah zweimal bei Kindern mit Pylorusstenose gleichzeitig ein angeborenes Vitium, einmal eine Trichterbrust. Es wurde über gleichzeitig vorkommende Mißbildungen des Darmes und des Urogenitaltraktes berichtet. *Hirschsprung, Thomson, Still, Pritsched* fanden bei an Pylorusstenose verstorbenen Säuglingen Dilatation des unteren Anteils der Speiseröhre. *Still* berichtet über gleichzeitige Hydronephrose und Ureterenerweiterungen. Ähnliches fanden *Völker* und *Wernstedt*; *Priesel* fand bei einem an Pylorusstenose verstorbenen Kinde ausgesprochene Mißbildungen im Bereiche des Urogenitaltraktes in Form einer Hypoplasie der rechten Niere und einer angeborenen Erweiterung des rechten Nierenbeckens und des rechten Harnleiters, sowie Mißbildungen am Magen-Darmtrakt in Form einer Erweiterung des unteren Ösophagusabschnittes und eines Teiles des Duodenums (s. Fig. 14, 15). *Priesel* meint mit Recht, daß es in diesem Falle naheliegend ist, auch die Veränderungen am Pylorus im Sinne einer angeborenen Mißbildung zu deuten, d. h. eine kongenitale hypertrophische Pylorusstenose anzunehmen. Vom klinischen Standpunkt aus würde hierzu das vom ersten Lebenstag an bestehende, später gußweise werdende Erbrechen passen.

Kombination mit anderen Mißbildungen.

Als Gegenargument zur Annahme eines angeborenen organischen Leidens führt *Pfaundler* in der vorletzten Auflage dieses Handbuches an, daß man das typische anatomische Bild der hypertrophischen Stenose weder beim Fötus noch beim Neugeborenen in charakteristischer Form angetroffen hat. Inzwischen wurden aber von *Dent, Hertz, Simsonsohn, Green* und *Sidbury* (Operation am 3. Lebenstag) solche Beobachtungen am Fötus und Neugeborenen mitgeteilt. Die Auffassung der Pylorusstenose als angeborene Mißbildung lehnt *Stolte* ab, weil Mißbildungen fast immer Hemmungsbildungen sind, nicht aber überschießende Entwicklungen, und weil eine Mißbildung wohl immer einen irreparablen, nicht einen selbst ausheilenden Zustand bedeutet. Die hypertrophische Pylorusstenose pflegt sich aber, nach *Stolte*, falls sie nicht zum Tode führt, restlos zurückzubilden.

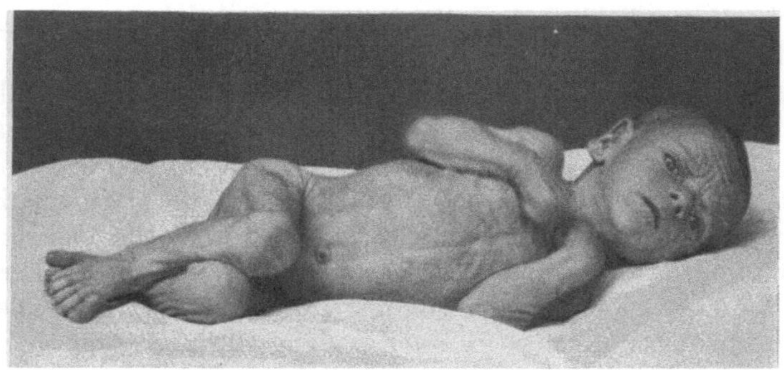

Fig. 98.
Stirnrunzeln bei einem 7 Mte. alten Kinde mit Pylorusstenose.

Die tatsächliche, auch anatomische, nicht nur funktionelle Ausheilung ist aber entgegen *Stolte* durchaus nicht bewiesen.

Man darf die Bedeutung der Frage über das Zustandekommen des Passagehindernisses am Pylorus vom klinischen Standpunkt aus keineswegs überschätzen. Ob es sich um eine angeborene Hypertrophie im Sinne einer Mißbildung handelt, wobei dann sekundär durch den Krampf der Muskulatur die Passage noch mehr erschwert wird, oder ob primär der Krampf vorliegt, auf dessen Boden sich die Hypertrophie sekundär entwickelt, ist schließlich vom Standpunkt der Folgeerscheinungen wenig bedeutungsvoll.

Vorkommen, Geschlecht und familiäres Auftreten.

Aus den meisten Statistiken geht eine Mehrbeteiligung des männlichen Geschlechtes hervor, *Monrad* fand unter 228 Fällen 179 Knaben und 49 Mädchen. Wir selbst hatten unter 29 Fällen sicherer Pylorusstenose 22 Knaben und 7 Mädchen. Neuropathische Disposition und familiäres Auftreten wurde in einem gewissen Prozentsatz beobachtet. So erhielt *Reiche* in etwa 29% seiner Fälle Angaben über neuropathische Diathese, *Block* unter 53 Fällen 25mal positive Angaben über nervöse Erkrankung der Eltern. *Heubner, Schulten* und *Feer* sahen drei Geschwister von dem Leiden ergriffen. Auch *Bratusch-Marrain* lieferte einen interessanten Beitrag von familiärem Auftreten der Pylorusstenose bei drei Geschwistern.

Als auffälliges Symptom beschreibt *Feer* das bei Kindern mit Pylorusstenose häufig gefundene „Stirnrunzeln", das die befallenen Kinder auch in der Ruhe zeigen und das bei der Besserung zurückgeht. *Feer* ist geneigt, hierbei einen inneren Zusammenhang anzunehmen (Fig. 98).

Brustkinder bevorzugt.

Wiederholt findet sich die Angabe, daß die Erkrankung bei Brustkindern im höheren Maß angetroffen wird, so fand *Monrad* unter seinen 228 Fällen 147 reine Brustkinder, 13mal bestand allaitement mixte. Ausschließliche Flaschenernährung bestand bei 68 Kindern. Zu ähnlichen Verhältniszahlen gelangt auch *Feer*. Wir selbst hatten unter 29 Kindern 27 Brustkinder.

Beginn des Leidens.

In der Mehrzahl der Fälle setzt die Krankheit innerhalb der ersten vier Wochen ein, vom zweiten Monate an deutliche Abnahme der Frequenz.

Unsere 29 Fälle verteilen sich dem Beginn nach wie folgt:

Geburt	3	4. Lebenswoche	2
1. Lebenswoche	4	5. „	3
2. „	9	6. „	2
3. „	4	unbekannt	2

Die Altersverteilung entspricht den Angaben *Monrads* und *Ecksteins* an einem erheblich größeren Material.

Rassendisposition.

Vielfach wurde von einer Prädisposition der germanischen Rasse zur Pylorusstenose berichtet; nach vielfachen Berichten soll die Erkrankung z. B. in Frankreich nur äußerst selten vorkommen. Wahrscheinlich liegt der Annahme des seltenen Vorkommens der Erkrankung in Frankreich die Möglichkeit zugrunde, daß sie unter anderen Diagnosen geht. So meinen *Mutel* und *Remy*, daß das Erbrechen infolge Intoleranz nach *Weill* und *Péhu*, gewohnheitsmäßiges Erbrechen nach *Marfan*, spasmotische Krankheit nach *Lesage* mit der Pylorusstenose identisch sein könnten. Interessant erscheint der von mehreren Seiten (*Monrad*, *Block* u. a.) gemachte Hinweis auf die Zunahme der Pylorusstenose in den letzten Jahren. Falls hierbei nicht die exaktere Diagnostik das Ausschlaggebende ist, ist die Ursache dieser Beobachtung völlig unklar.

Klinik.

Allgemeines Krankheitsbild.

Das hervorstechendste Merkmal der Pylorusstenose bildet das Erbrechen. Alle anderen Symptome lassen sich ungezwungen aus diesem Hauptkennzeichen der Erkrankung ableiten, so die Obstipation, die hochgradige Abmagerung, die verminderte Diurese. Die Retention im Magen, die etwa sichtbare Magenperistaltik, sind direkte Folgen der Pförtnersperre.

Das Erbrechen ist meist recht charakteristisch, erfolgt anfangs oft nur spärlich, dann aber explosiv; „im Bogen" werden oft große Mengen der aufgenommenen Nahrung wieder herausgeschafft, man staunt oft über die enorme Quantität des Erbrochenen, die zufolge Retention des Mageninhaltes die Quantität der letzten Mahlzeit weit übersteigen kann. Echte Stauungskatarrhe mit Eiterbeimengung zum erbrochenen Mageninhalt findet man öfter bei Kuhmilch-, als bei Frauenmilchernährung. Im Erbrochenen findet man meist keine Galle, wohl aber öfters Blutspuren, die vielleicht mit der Anstrengung beim Brechakt zusammenhängen. Im übrigen besteht das Erbrochene aus schleimvermengter Nahrung und aus Magensaft. Der manchmal üble Geruch der erbrochenen Massen hängt weniger mit Fäulnisprozessen zusammen, vielmehr ist daran ein abnormer Säuregehalt (Buttersäure) schuldtragend.

Mageninhalt. Die Bestimmung des chemischen Verhaltens des Mageninhaltes, die Berechnung des Säuregehaltes wurde oft vorgenommen, viel

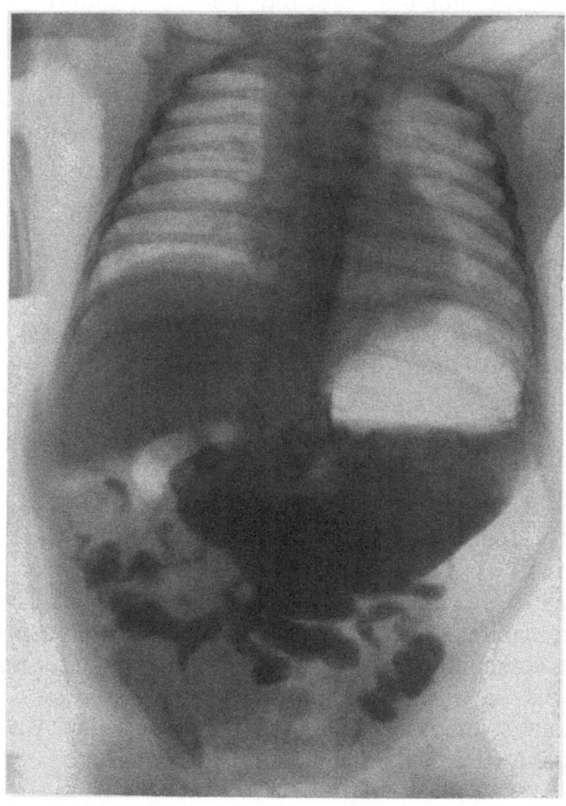

Fig. 99.
1 Mon. altes, gesundes Kind. Aufnahme 10 Min. nach der Kontrastmahlzeit. Es ist bereits reichlicher Übertritt von Kontrastmassen aus dem Magen in den Darm festzustellen. (Pl. Nr. 22797.)

Vorteil kann man aus allen diesen Untersuchungen nicht ziehen. Hyperazidität und Hyperchlorhydrie (*Freund, Ibrahim, Feer*) wechseln sehr. Das Verhalten der Salzsäure, der man zeitweise eine besondere ätiologische Rolle bei der Pylorusstenose zugewiesen hat, scheint stark zu schwanken. Teils findet sich freie Salzsäure schon im Beginn, teils war sie auch bei wiederholten Untersuchungen nicht festzustellen. Pepsin und Labwirkung des Mageninhalts zeigen nichts Abnormes.

Die Häufigkeit des Erbrechens hängt auch zweifellos ab von dem Grad der Pförtnersperre, kann sehr häufig, aber auch nur selten erfolgen, Schmerzen bestehen dabei meist nicht, unmittelbar nach dem Brechakt gelingt es oft, neuerlich Nahrung zuzuführen. Da die Nahrung zum geringeren oder größeren Teil durch den Brechakt wieder herausgeschafft wird, sind die Kinder meist obstipiert. Manchmal gelingt es durch mehrere Tage nicht, Stuhl zu erlangen, was wieder für den hohen Grad der Pförtnersperre spricht; Klystiere sind natürlich bei einer derartigen Ursache der Obstipation zwecklos und wirkungslos. Der Stuhl ist dunkel, Stuhlgang.

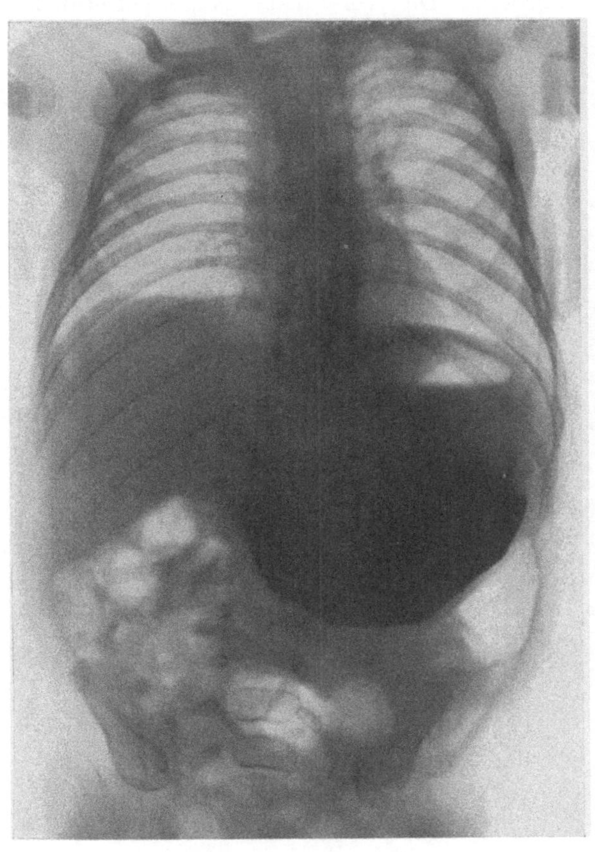

Fig. 100.

H. F. 8 Wochen alt. Pylorusstenose. Aufnahme sofort nach Beendigung der Kontrastmahlzeit (80 g Frauenmilch + 20 g Barium sulfur. purissimum Merck). Magen gut kontrahiert, deutl. Peristaltik an der großen Kurvatur sichtbar. (Pl. Nr. 18129.)

mekoniumartig, hat in schweren Fällen das typische Aussehen des sog. Hungerstuhles.

Je intensiver das Erbrechen, um so höhergradig die Abmagerung, Abmagerung. die schließlich die allerhöchsten Grade erreichen kann, so daß die Kinder zuletzt ein greisenhaftes Aussehen wie bei echter Dekomposition aufweisen können; dementsprechend erklärt sich das Verhalten der Gewichtskurve Gewichtskurve. aus dem Grade des Nahrungsverlustes, in leichten Fällen Gewichtsstillstand bzw. mäßige Gewichtsabnahme, in schweren Fällen hochgradiger Gewichtsverlust.

Harn. Die Urinabsonderung nimmt ebenfalls entsprechend der Intensität des Erbrechens und parallel dem Grade der Nahrungssperre ab, der Harn ist hochgestellt, der konzentrierte Urin färbt die Windeln häufig rot.

Magenperistaltik. Ist eine sichtbare Magenperistaltik zu beobachten, so kann bei gleichzeitigem intensiven Erbrechen mit Sicherheit die Diagnose Pylorusstenose gestellt werden. Die verstärkte Magenperistaltik ist bei der

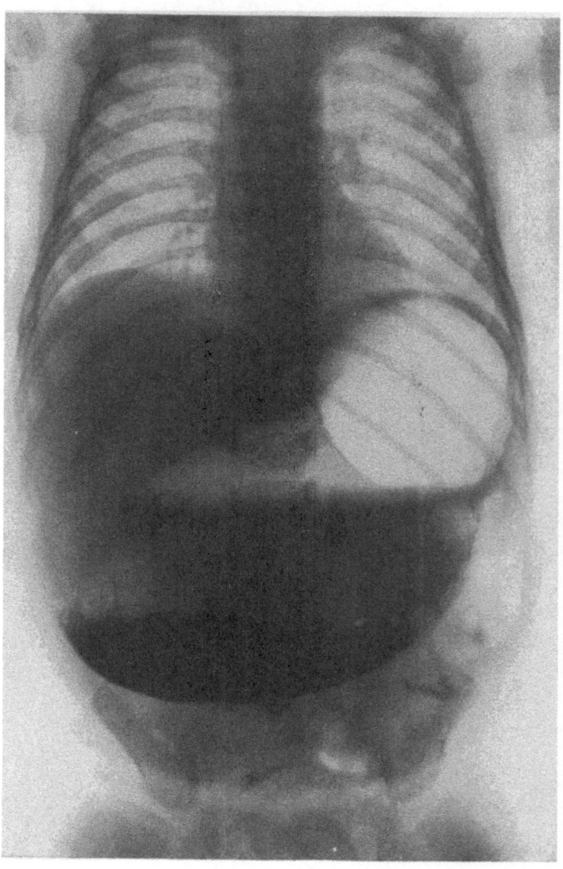

Fig. 101.

Derselbe Säugling wie in Fig. 100, zwei Stunden nach der Barium-Mahlzeit. Magen groß, schlaff, fast keine Kontrastmassen ausgetreten. (Pl. Nr. 18130.)

Röntgenuntersuchung häufig leichter festzustellen als bei der bloßen äußerlichen Beobachtung.

Tastbarer Pylorustumor. Mitunter kann der kontrahierte Pylorus durch die dünnen Bauchdecken des Säuglings getastet werden, er wird ein wenig rechts vom Magen, etwas oberhalb der Nabelhöhe gefühlt und bleibt bei hochgradiger Abmagerung oft lange nach klinischer Heilung nachweisbar. Der palpable Pylorustumor (*Finkelstein*) kann unter dem tastenden Finger gänzlich verschwinden, um dann wieder deutlich fühlbar zu werden (*Thomson, Wernstedt*). In manchen Fällen, durchaus nicht gesetzmäßig, besteht ein

Volumen ventriculi auctum. Die untere Magengrenze kann bei einer „Magensteifung" bis zwei Querfinger unterhalb des Nabels reichen, was bei einem normalen Stande der kleinen Kurvatur für ein Volumen auctum spricht. Magenkapazitätsbestimmungen ergaben allerdings meist keine Überschreitung der physiologischen Verhältnisse, mitunter, auch

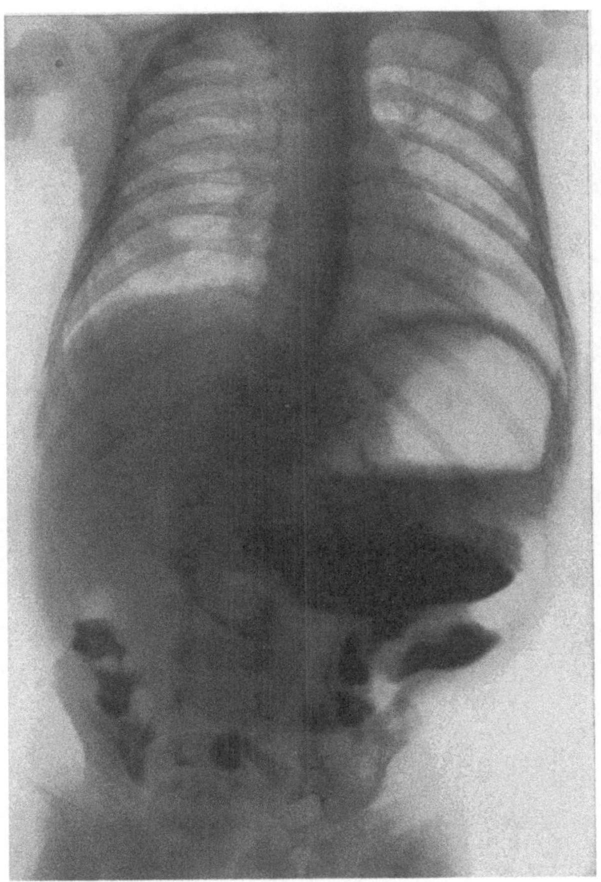

Fig. 102.

Derselbe Säugling wie in Fig. 100 und 101, vier Stunden nach der Kontrastmahlzeit. Magen wieder gut kontrahiert. Einige Kontrastmassenteile schon im Dickdarm sichtbar. (Pl. Nr. 18 131.)

nicht regelmäßig, wurden zwischen den Muskelfasern Bindegewebswucherungen gefunden, weiterhin eine mäßige Dickenzunahme von Mukosa und Submukosa, sowie Starre und Verdickung der Muskelschichten in der übrigen Magenwandung.

Retention im Magen.

Die Retention im Magen kann ganz verschiedene Grade aufweisen; der Magen ist nicht — wie beim gesunden Säugling — 3—4 Stunden nach der Nahrungsaufnahme leer, sondern zeigt im Röntgenbild noch nach 6, 8, 12, 24 Stunden deutliche Reste der Probemahlzeit.

In zweifelhaften Fällen, speziell, wenn es sich darum handelt zu entscheiden, ob einfaches nervöses Erbrechen vorliegt, oder eine echte Pylorusstenose, bietet die Röntgenuntersuchung unschätzbare Vorteile und eine große Sicherheit für die Diagnosestellung.

Sie wird in folgender Weise durchgeführt:

Röntgenuntersuchung

Der Säugling erhält seine letzte Mahlzeit am Abend vorher, spätestens um Mitternacht und kommt am anderen Morgen um 8 Uhr früh zur Röntgendurch-

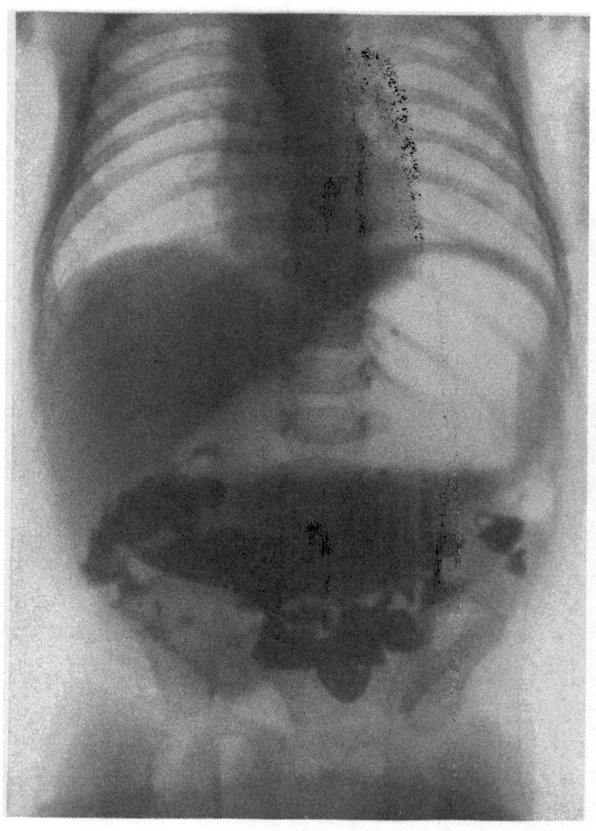

Fig. 103.
Derselbe Säugling wie in Fig. 100, 101, 102 acht Stunden nach der Kontrastmahlzeit. Noch immer großer Rest im Magen. (Pl. Nr. 18132.)

leuchtung. Zunächst wird eine Durchleuchtung ohne Kontrastmahlzeit vorgenommen, da in vielen Fällen auch der leere Magen röntgenologisch gut sichtbar ist und man sich rasch über Größe, Lage und Gestalt desselben orientieren kann. Die Röntgendurchleuchtung wird an der Wiener Kinderklinik im Sitzen vorgenommen, bei posterior-anteriorem Strahlengang. Auch eventuelle Aufnahmen werden in dieser Stellung gemacht. Das *Wimberger*sche Säuglingsbänkchen fixiert dabei den Säugling in vollkommen ausreichender Weise. Nach der eben geschilderten orientierenden Durchleuchtung bei leerem Magen erhält der junge Säugling eine Kontrastmahlzeit, bestehend aus 80 g Frauenmilch oder entsprechender Kuhmilchzuckerlösung mit 20 g Barium sulfuricum purissimum (bzw. Zitobarium oder Eubaryt — die mit Geschmackskorrigenzien versetzt sind). 10—15 Minuten nach Beendigung der Mahlzeit wird eine neuerliche Durchleuchtung vorgenommen, um nachzusehen, ob bereits

I

II

III

IV

V

VI

Phasen der sichtbaren Magenperistaltik bei Hirschsprung'scher Stenose.
4 Wochen altes Kind.

Grazer Kinderklinik – Prof. Langer.

Kontrastmassen den Magen verlassen haben, was normalerweise schon der Fall ist. Die nächsten Durchleuchtungen werden sodann 1, 2, 3, 5, 8 und 24 Stunden nach der Kontrastmahlzeit vorgenommen. Gewöhnlich wird an dem Durchleuchtungstag mit der gewöhnlichen Fütterung des Kindes bis 12 Uhr mittags gewartet, damit der Gang der Röntgenuntersuchung nicht durch eventuell provoziertes Erbrechen gestört wird. Die einzelnen Durchleuchtungen sollen natürlich immer möglichst kurze Zeit beanspruchen. Vorsichtshalber sind zwischen Röntgenröhre und Durch-

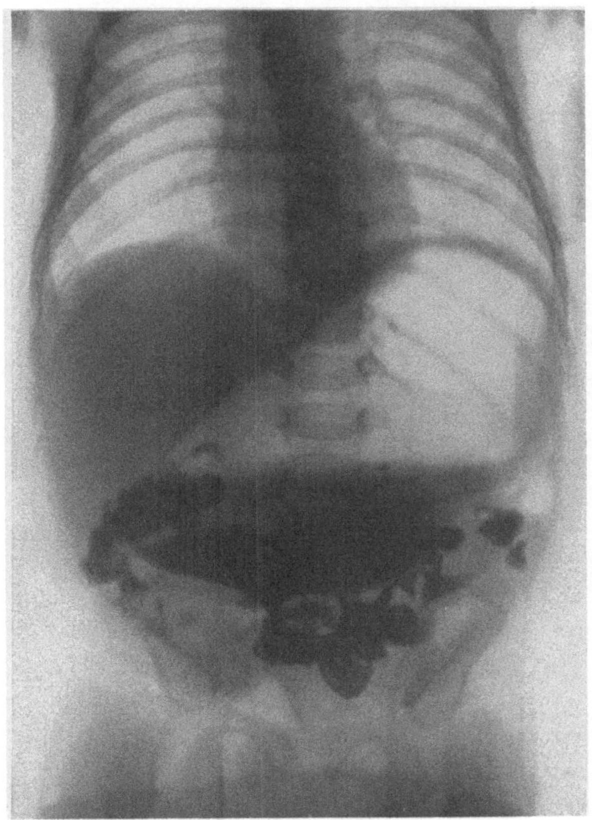

Fig. 104.
Derselbe Säugling wie in Fig. 100, 101, 102, 103. Selbst 24 Stunden nach der Kontrastmahlzeit ist noch ein großer Bariumrest im Magen erkennbar. (Pl. Nr. 18136.)

leuchtungsschirm immer 2 mm Aluminiumfilter einzuschalten. Will man den Durchleuchtungsbefund im Bild festhalten, so gelingen Aufnahmen in sitzender Stellung im *Wimberger*bänkchen bei anterior-posteriorem oder umgekehrtem Strahlengang sehr leicht. Man benötigt dabei bei einer Fokus-Hautdistanz von 65 cm, 60 K.V. und 100 MA (Doppelt begossene Filme — Doppelfolie) eine Expositionszeit von nur 0,05—0,1 Sekunde.

Normalerweise ist die Lage des Säuglingsmagens nicht wie später vertikal, sondern horizontal. Die Magenwand ist — worauf *Rach* schon 1913 aufmerksam gemacht hat — äußerst nachgiebig und setzt dem Seitendruck der getrunkenen Flüssigkeit nur geringen Widerstand entgegen. Letztere breitet sich dementsprechend immer möglichst flach und weit aus, dehnt dabei den Magen stark aus und zeigt an ihrer Oberfläche einen breiten Spiegel, der in aufrechter Haltung vom Fundus bis in die Pylorusgegend reichen kann und sich natürlich unter der darüber befindlichen Luftblase horizontal einstellt. Der Magen ein und desselben Kindes kann jedoch im Röntgenbild viel kleiner erscheinen, wenn Nahrung von dickbreiiger Konsistenz verabreicht wird. Es kommt dabei bekanntlich die sogenannte peristolische Funktion des Magens zur Geltung, d. h. seine Fähigkeit, sich um seinen Inhalt konzentrisch zusammenzuziehen, sich dem Volumen seines Inhaltes anzupassen. Unter normalen

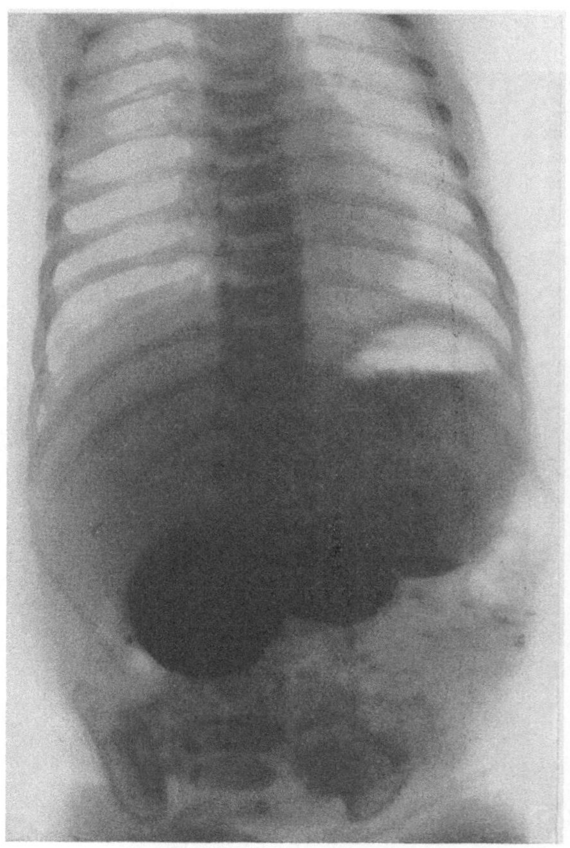

Fig. 105.

L. W. $1^3/_4$ Monate alt. Pylorusstenose. Aufnahme 1 Stunde nach Verabreichung der Bariummahlzeit. Tiefe peristaltische Wellen am Magen. Nur sehr geringer Übertritt von Kontrastmassen aus dem Magen in den Darm festzustellen. (Pl. Nr. 18 223.)

Bedingungen erfolgt schon 10—15 Minuten nach der Mahlzeit, oft auch schon früher, ein im Röntgenbild deutlich verfolgbarer Übertritt aus dem Magen in den Dünndarm (Fig. 99). Die Entleerungszeit des Magens beträgt bei gesunden Säuglingen etwa 2—3 Stunden bei Ernährung mit Frauenmilch, 3—4 Stunden bei künstlicher Ernährung. Die physiologische Schwankungsbreite ist dabei groß. Zu bedenken ist auch, daß die Bariummahlzeit anders zu werten ist, als eine gewöhnliche Frauen- oder Kuhmilchmahlzeit. Handelt es sich um einen Fall von Pylorusstenose, dann werden wir im Röntgenbild die verzögerte Magenentleerung deutlich nachweisen können. Die Austreibung beginnt bedeutend verspätet und auch nach 5—8 Stunden, in schweren Fällen sogar noch nach 24 Stunden, werden wir einen mehr oder weniger großen Rest der Kontrastmassen im Magen nachweisen können, immer unter Berücksichtigung des Umstandes, daß eventuell auch durch Erbrechen die Menge der Kontrastmassen im Magen unterdessen kleiner geworden sein könnte (Fig. 100, 101, 102, 103, 104). In den allerschwersten Fällen von Pylorusstenose werden wir im Röntgenbild erkennen, daß auch 24 Stunden nach der Kontrastmahlzeit noch nichts oder fast nichts den Pylorus passiert hat, daß also eine komplette oder fast komplette Stenose am Magenausgang bestehen muß. Man hat den Versuch gemacht (*Strauß*, *Teall*, *Heile*), die Entscheidung, ob man in einem Fall von Pylorusstenose operieren soll oder nicht, vom Röntgenbild abhängig zu machen. Die genannten Autoren nahmen dabei den Standpunkt ein, daß in allen Fällen, wo drei Stunden nach der Kontrastmahlzeit noch erhebliche Reste derselben im Magen nachgewiesen werden können, operiert werden soll. Wie *Block* erst kürzlich mitgeteilt hat, ist dieser Standpunkt sicherlich übertrieben. Eine ganze Reihe von Kindern, bei denen ein erheblicher Rest auch

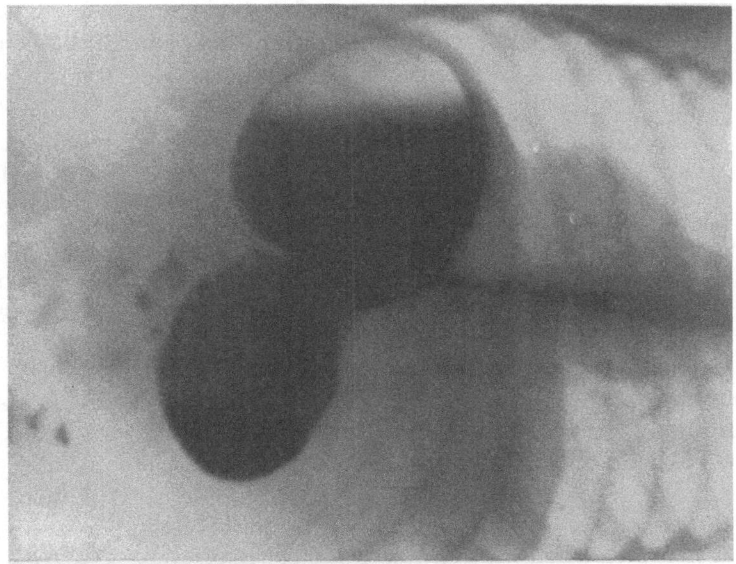

Fig. 106.

S. A. $3^1/_2$ Wochen alt. Pylorusstenose mit tiefen peristaltischen Wellen, so daß eine Sanduhrform des Magens zustande kommt. Aufnahme in rechter Seitenlage nach Rach bei dorso-ventralem Strahlengang. (Pl. Nr. 1518.)

noch nach mehr als drei Stunden röntgenologisch nachweisbar ist, kann bei rein diätetischem Verfahren noch genesen. Allerdings soll im Falle einer röntgenologisch nachweisbaren kompletten Pylorusstenose mit der Operation nicht länger gewartet werden, da hierbei von einer diätetischen oder medikamentösen Therapie sicher kein Erfolg mehr zu erwarten ist. Auch bei klinisch zweifelhaften Fällen ist durch die Röntgenuntersuchung leicht die Entscheidung zu treffen, ob es sich um eine Pylorusstenose oder um ein nervöses Erbrechen handelt, da in letzterem Falle keinerlei Verzögerung der Magenentleerung besteht. *Heile* ließ zwei Fälle von Pylorospasmen trotz röntgenologisch guter Magenentleerung operieren, bei der Operation fand sich kein Pylorustumor (zit. nach *Block*).

Radiologischer Nachweis von Peristaltik.

Von großem diagnostischen Wert ist bei der Pylorusstenose der radiologische Nachweis tiefer Peristaltik am Corpus des Magens. Die peristaltischen Wellen können dabei so tief sein, daß durch sie eine Sanduhrform des Magens erzeugt wird (Fig. 105, 106). Auch die bei Pylorusstenose gegenüber der Norm oft bedeutend verdickte Magenwand kommt, wie *Hotz* gezeigt hat, im Röntgenbild häufig zur Anschauung. Auffallend starke und tiefe Peristaltik, Verdickung der Magenwand sprechen im Verein mit deutlich verzögerter Magenentleerung für organische Stenose — natürlich immer unter Berücksichtigung der anderen klassischen klinischen Symptome.

Rach hat als geeignetste die rechte Seitenlage zur radiologischen Magenuntersuchung bei Säuglingen angegeben, da sie die Darstellung des Corpus und der Pars pylorica des Magens, sowie des Duodenums erleichtert. Besonders für die Darstellung des beginnenden Übertrittes aus dem Magen in das Duodenum ist die rechte Seitenlage sehr geeignet. Das Duodenum ist dabei häufig als streifenförmiger Schatten darstellbar. Aufnahmen in Rücken- oder Bauchlage sind nicht empfehlenswert, da sie weniger übersichtliche Bilder liefern.

Differentialdiagnose.

Differentialdiagnostisch kommen außer dem habituellen oder nervösen Erbrechen, der häufigsten Fehldiagnose, mehrfache Zustände in Betracht, die aber bei sorgfältiger Überlegung in ihrer Abgrenzung zur Pylorusstenose meist keine allzugroßen Schwierigkeiten bereiten.

Wie bereits eingangs erwähnt, sind die klinischen Symptome der Pylorusstenose so eindeutig, daß eine Verwechslung mit anderen Zuständen kaum in Frage kommt, zumal raumbeengende Bildungen anderer Natur, echte maligne oder auch benigne Tumoren der Pylorusgegend im frühen Säuglingsalter kaum vorkommen.

Bei der angeborenen Enge des Pyloruslumens (sog. *Landerer-Maier*scher Stenosetypus) handelt es sich um eine angeborene Entwicklungsanomalie, welche darin besteht, daß die den Pylorus auskleidende Schleimhaut in entfaltetem Zustand sehr eng ist, im Gegensatz zur hypertrophischen Form der Pylorusstenose, bei der sich Schleimhautfalten bilden. Bei den Bildungsanomalien und Bindegewebestenosen handelt es sich um einfache Schleimhautsepten oder um Adhäsionen und Stränge, die von einer fötalen Peritonitis (Mya) herrühren können. Diese Typen sind große Seltenheiten und haben im Säuglingsalter keine besondere Bedeutung.

Bei Ileus, Darminvagination, eingeklemmten Hernien besteht meist galliges Erbrechen, der Zustand wird viel rascher bedrohlich als bei der Pylorusstenose. Initiales Erbrechen bei Meningitis oder Infekten verschiedener Art, kann meist richtig gedeutet werden, wenn auf die sonstigen klinischen Symptome geachtet wird. Mißbildungen, Abknickungen des Duodenums können differentialdiagnostische Schwierigkeiten bereiten. Ein fühlbarer Pylorustumor spricht für Pylorusstenose. Die *Hirschsprung*sche Krankheit unterscheidet sich schon auf den ersten Blick durch das große Abdomen von der angeborenen Pylorusstenose.

Duodenalstenose.

Ungleich seltener als die angeborene Pylorusstenose wird die angeborene Duodenalstenose beobachtet, deren differentialdiagnostische Abgrenzung von der Pylorusstenose klinisch mitunter Schwierigkeiten bereiten kann, besonders dann, wenn das Erbrechen nicht gleich nach der Geburt, sondern erst später auftritt. Die Mehrzahl aller Fälle mit angeborener Duodenalstenose zeigt zwar das wichtigste Symptom dieser Mißbildung, nämlich das Erbrechen, sofort oder bald nach der Geburt, es spricht aber anderseits auch das späte Auftreten von Erbrechen keineswegs gegen die Diagnose einer angeborenen Duodenalstenose. Bei relativer Durchgängigkeit für die täglich aufgenommene Nahrung kann die Stenose eine Zeitlang latent bleiben. Für diejenigen Fälle, bei denen die Muskulatur zeitweise imstande ist, das Hindernis zu überwinden, ist es typisch, daß freie Intervalle mit schweren, von heftigem Erbrechen begleiteten, krisenartigen Zuständen abwechseln. Die Veranlassung zu dem Auftreten des anfallsweisen Erbrechens ist dann eine völlige Verlegung der Stenose durch Nahrungsbestandteile. Wichtig ist zur Unterscheidung von tiefsitzenden Stenosen, daß das Erbrochene bei Duodenalstenosen niemals fäkulenten Geruch hat. Dies erlaubt hingegen keine Unterscheidung von den Pylorusstenosen. Sitzt die Enge unterhalb der Papilla Vateri, so enthält das Erbrochene Galle. Nicht fötides galliges Erbrechen beweist somit eine infrapapilläre Duodenalstenose (*Péhu* und *Auberge*). Bei suprapapillären Stenosen ist das Erbrochene gleich wie bei Pylorusstenosen (*Faber*). In zweifelhaften Fällen erlaubt die Röntgenuntersuchung eine absolut sichere Diagnose zu stellen (*Weber*). Nach *Holzknecht* treten bei Stenosen am Duodenum folgende Hauptsymptome auf: 1. Vollkommene Entfaltung des eventuell erweiterten prästenotischen Abschnittes durch die eindringende Kontrastmasse (normal nie zu beobachten); 2. Stenosenperistaltik, d. h. lebhafte effektlose Kontraktionen; 3. Restfüllung des Duodenums nach sechs Stunden und länger. *Holzknecht* beobachtete bei seinen Fällen, die größere Kinder und Erwachsene betrafen, im Gegensatz zum Magen, am Duodenum dauernd peristaltische Bewegungen, so lange bis eine vollständige Entleerung dieses Darmabschnittes eingetreten war. *Weber* hat darauf hingewiesen, daß bei Säuglingen mit Duodenalstenose die Stenose so hochgradig sein kann, daß die Muskulatur infolge der vergeblichen Anstrengung, das Hindernis zu überwinden, sowie infolge dauernder Überdehnung durch die übermäßige Füllung der prästenotischen Abschnitte erschlafft. Hier kann dann auch am Duodenum trotz Füllung jegliche Peristaltik fehlen. Man könnte in solchen Fällen dem Irrtum verfallen, auf der Röntgenplatte den oft enorm erweiterten prästenotischen Abschnitt des Duodenums wegen des Fehlens jeglicher Peristaltik trotz Füllung für einen Teil des Magens zu halten. Der erste Eindruck nach Kontrastfüllung bei stark erweitertem Duodenum und — wie so häufig — insuffizientem Pylorus, ist tatsächlich der eines Sanduhrmagens, wobei aber die anscheinend in der Mitte des Magens gelegene Einschnürung in Wirklichkeit dem Pylorus entspricht (*Péhu* und *Auberge*).

Therapie.

Die Therapie der Pylorusstenose muß schrittweise und systematisch erfolgen. Welche Therapie immer eingeschlagen wird, soll sie zum Ziele führen, so muß immer wieder beachtet werden, daß ein Hauptteil einer erfolgreichen Behandlung in der sachgemäßen Pflege liegt.

Die Behandlung kann diätetisch, medikamentös und operativ erfolgen. Vielfach werden mehrere dieser Behandlungsmethoden kombiniert.

Diätetische Behandlung.

Was zunächst die diätetische Behandlung anbelangt, wäre zu betonen, daß diese nur dann erfolgversprechend sein wird, wenn sie vom Beginn an konsequent und zielbewußt zur Durchführung gelangt. Es kommt hierbei nicht so sehr auf komplizierte Nahrungsgemische an, als auf die Beherrschung gewisser bewährter Regeln. Steht Frauenmilch zur Verfügung, so ist unbedingt diese zu versuchen. Die verschiedensten Heilnahrungen können zum Ziele führen, so Eiweißmilch, Buttermilch usw. Aber auch bei der Anwendung von solchen sind folgende Regeln unbedingt zu befolgen; dann wird man allerdings auch oft mit einfachen Nahrungsgemischen zum Ziel kommen.

1. Es werden häufige, kleine Mahlzeiten gegeben.
2. Die Nahrung wird konzentriert.
3. Die Qualität der Nahrung wird geändert; insbesondere wird statt flüssiger Nahrung breiige gegeben.

Ad. 1. Die Zahl der Mahlzeiten kann, je nach Bedarf und je nach dem

Grade des Erbrechens, auf 8, 10, 12, ja sogar 20 Mahlzeiten pro Tag erhöht werden; der leitende Gedanke ist dabei: Wenn die plötzliche Anfüllung des Magens vermieden wird, ist es eher möglich, daß die kleineren Mengen, ohne erbrochen zu werden, in den Darm übertreten. Das Volumen der Einzelmahlzeiten kann unter Umständen so klein werden, daß das Kind jedesmal nur einige Löffel erhält.

Ad. 2. Das Wesen der Nahrungskonzentration besteht darin, daß in der Volums- bzw. Gewichtseinheit mehr Nahrungseinheiten vorhanden sind als in einem Kubikzentimeter bzw. Gramm Frauenmilch. Die aus der Nährwertanreicherung resultierenden Nährwertkonzentrationen sind im Vergleich mit der Frauenmilch eineinhalb-, zwei- oder dreifach. Höhere Nährwertkonzentrationen sind unzulässig, weil durch den Mangel an Flüssigkeit Durstfieber und Harnsperre entstehen. Schon die dreifache Nahrungskonzentration ist nur mit Vorsicht durchzuführen und kann unter Umständen eine allzugroße Einschränkung der Wasserzufuhr bedeuten; da aber, wie später ausgeführt werden wird, in Fällen, in denen Dreifachkonzentration der Nahrung indiziert ist, gewöhnlich größere Nährwertmengen als das Optimum zugeführt werden, kann der absolute Wassergehalt wieder gleich demjenigen bei weniger konzentrierter, quantitativ optimaler Nahrung werden. Jedenfalls muß bei stark herabgesetztem Turgor des Kindes für Zufuhr genügender Flüssigkeit (subkutane Kochsalzinfusion) Sorge getragen werden.

Ad 3. Außer der Konzentrierung der Nahrung spielt wie bei allen Brechzuständen ganz besonders in der Behandlung seiner schwersten Formen auch die Änderung der Nahrung eine wichtige Rolle. Früher versuchte man, den auf warme, flüssige Milchnahrung eingestellten Brechreiz dadurch einzuschläfern, daß man kalte oder gesalzene oder saure Milchmischungen verabreichte; heute beschränken wir uns gewöhnlich auf die Verabreichung von breiiger statt der flüssigen Kost. Während wir bei normalem Kinde durchschnittlich im vierten Monate mit der Zufütterung von Breinahrung beginnen, kann es bei brechenden Kindern aus therapeutischen Gründen geboten sein, schon in einem früheren Zeitpunkt, sogar schon im zweiten Monate, Breinahrung zu geben. Die Konsistenzerhöhung der Nahrung wird mit Hilfe von Mehl oder Gries (Herstellung von dünnem oder dickem Brei) bewerkstelligt. Dabei soll das Erbrechen dadurch günstig beeinflußt werden, daß die Kontraktion der Magenmuskulatur um die Breinahrung, die sog. peristolische Funktion, gebessert wird.

Oft ist es notwendig, bei brechenden Kindern, deren Körpergewicht hartnäckig stillsteht oder sogar abnimmt, den Energiequotienten zu erhöhen, um für die beim Brechen zu Verlust gehenden Kalorien Ersatz zu schaffen. Das geschieht in der Weise, daß man, falls es durch das Erbrechen noch nicht zur Atrophie und dadurch zu tiefer Senkung der Toleranz gekommen ist, die Nahrungsmenge langsam ansteigend auf höhere Energiequotienten bringt, als sie dem normalen Kinde entsprechen. Wenn das Kind zu brechen aufhört, muß die Nahrungsmenge sofort wieder abgebaut werden, da sonst eine Toleranzüberschreitung die nächste Folge wäre. Hier entscheidet nur der individuelle Ernährungsversuch; allgemeine Regeln und allgemein gültige Schemata sind nicht möglich.

Besondere Formen der konzentrierten Ernährung, die bei Brechern mit

Erfolg angewendet werden, sind der Buttermehlvollmilchbrei von *Moro* und der Kakes- oder Reispudding nach *Moll*.

Medikamentöse Therapie.

Von den Erfolgen einer medikamentösen Therapie konnte ich mich nicht überzeugen. Weder von Atropin noch von Papaverin haben

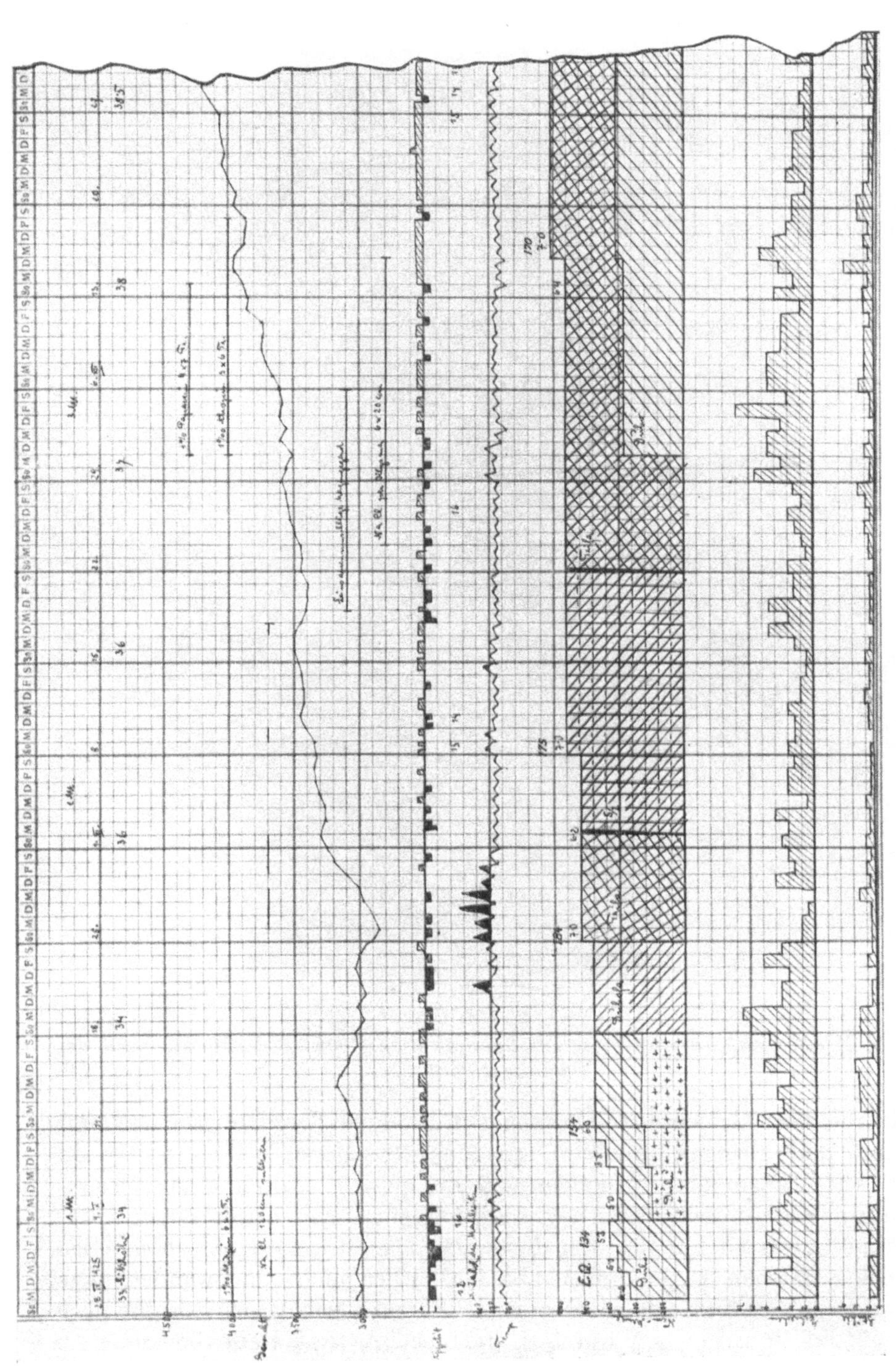

Fig. 107. *Nervöses Erbrechen. 1 Monat alt.*

wir einen deutlichen Erfolg gesehen. Der Säugling verträgt pro Kilogramm Körpergewicht viel mehr Atropin als der Erwachsene. Man kann pro Tag von einer 1‰igen Lösung von Atropinum sulfuricum ohne Bedenken 6—7mal drei Tropfen verabreichen (ein Tropfen vor, ein Tropfen mit, ein Tropfen nach der Mahlzeit). Pupillenerweiterung, Gesichtsröte und

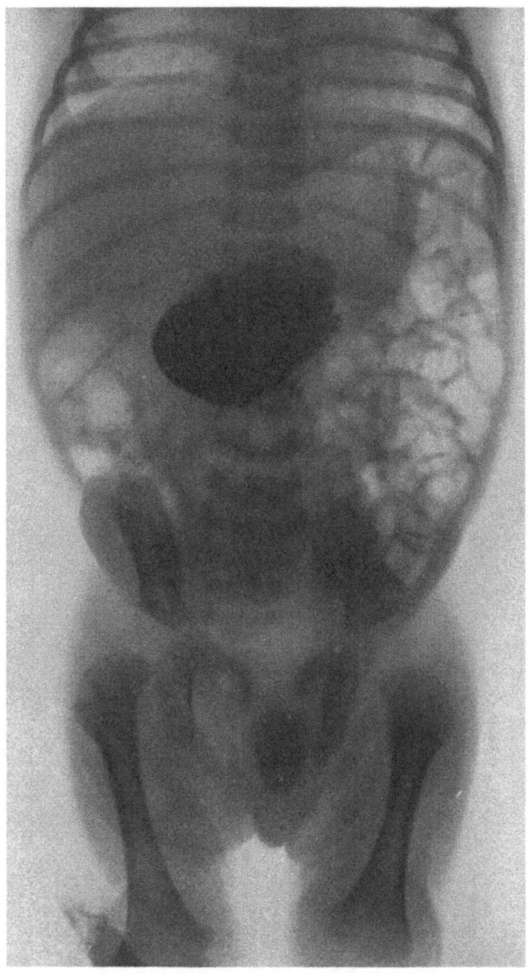

Fig. 108.
F. F. 4 Wochen alt, angeborene Pylorusstenose. Aufnahme 24 St. nach der Bariummahlzeit.

Trockenheit der Schleimhäute weisen auf allfällige Vergiftungserscheinungen hin und zwingen mit der Dosis zurückzugehen. Papaverinum hydrochloricum kann in Mengen von 0,01 g zwei- bis dreimal täglich subkutan injiziert werden, ist aber wenig erfolgreich. Die intrakutanen Adrenalininjektionen nach *Paul*, von denen *Block* manchmal eine schlagartige Besserung gesehen haben will, habe ich bisher nicht angewendet. Die Methode von *Eckstein*, das nach seiner Auffassung auch bei Pylorusstenose zentralbedingte Erbrechen durch Unterbrechung des Reflexbogens zum

Brechzentrum hin dadurch zu bekämpfen, daß man durch Hypnoticis (Adalin, Narkophin, Noktal) einen Dauerschlaf erzwingt, haben wir bisher nicht in größerem Stil nachgeprüft. *Block* sah nach Hedonal in einem Fall Asphyxie. Ob die von anderen Autoren, besonders von *Wiener* in letzter Zeit besonders empfohlene Röntgenbestrahlungsbehandlung

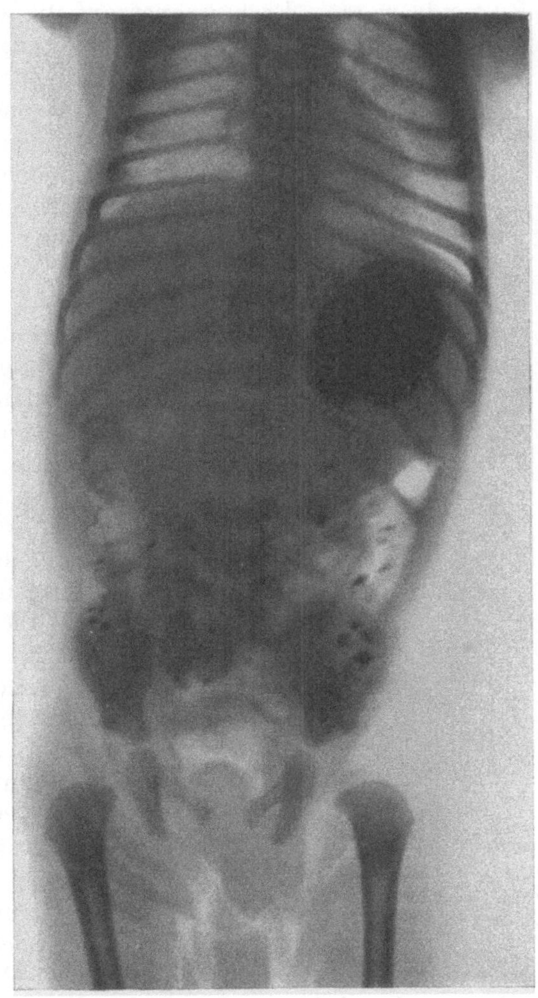

Fig. 109.

F. F., 4 Wochen alt, angeborene Pylorusstenose. Aufnahme 48 Stunden nach der Bariummahlzeit, 24 Stunden nach der Weber-Ramstedtschen Operation.

bei der Pylorusstenose wirklich wirksam ist, möchte ich auf Grund eigener Erfahrung bei einer schweren Pylorusstenose bezweifeln.

Operative Behandlung.

Was die operative Behandlung anbelangt, so geht das Urteil der allermeisten maßgebenden Autoren heute wohl dahin, daß die *Ramstedt*sche Operation bei der Pylorusstenose die Methode der Wahl darstellt. Sie ist bei entsprechender Erfahrung leicht durchzuführen und ergibt ausgezeichnete Resultate.

Die Ansichten darüber, wann diätetisch und wann operativ bei der Pylorusstenose vorzugehen ist, sind aber auch heute noch vielfach geteilt. *Monrad* beispielsweise steht auf dem Standpunkt, daß die rein interne Behandlung mit der operativen gleichwertig ist. Er hat sich bisher gar nicht veranlaßt gesehen, die interne Behandlung zu verlassen und zur chirurgischen überzugehen. *Monrad* hat unter seinen 228 Fällen von Pylorusstenose 33 Todesfälle, 24 Kinder schaltet er aus, da sie schon bei der Einlieferung in einem desolaten Zustande waren. Er berechnet auf diese Weise eine Mortalität von 4,4%. Es muß natürlich dahingestellt bleiben, ob von den 24 in desolatem Zustand eingelieferten Kindern und vielleicht auch von den übrigen nicht doch manche durch ein operatives Vorgehen hätten gerettet werden können. Es gibt ja Chirurgen (*Kirschner*), die mit der *Ramstedt*schen Operation eine Mortalität von 0% berechnen. Was nun den Vergleich der beiderseitigen Mortalitätsstatistiken anbelangt, so wäre hierzu zu bemerken, daß nur die Statistiken derjenigen Kinderärzte herangezogen werden können, die sich nicht der erfolglos behandelten Fälle durch schließliche Überweisung an den Chirurgen entledigen, sondern die alle Fälle ausnahmslos auch bis zum Tode konservativ behandeln. 1923 berechnete *Ibrahim* die Sterblichkeit bei einer derartigen rein konservativen Behandlung in einer Zusammenstellung von 11 Autoren bei 400 Fällen auf 10,2%. Dieser Zahl stellt er eine Mortalität von 10,6% bei der operativen Behandlung von 527 Fällen gegenüber. In den nackten Zahlen besteht also kein Unterschied. *Kirschner* weist jedoch mit Recht darauf hin, daß es doch nicht angeht, konservative Behandlung gleich konservativer Behandlung und operative Behandlung gleich operativer Behandlung zu setzen. Das persönliche Können des Kinderarztes und des Chirurgen spielt zweifellos die ausschlaggebende Rolle. Hatte doch *Ibrahim* selbst bei rein konservativer Behandlung unter 52 Fällen eine Mortalität von nur 1,7%, *Kirschner* mit der *Ramstedt*schen Operation bei 22 Fällen eine Mortalität von 0%. (*Taylor* hatte 8—10% Mortalität, *Langaroj* 14%, *Davison* 14,3%.) *Ramstedt* selbst hatte bei 60 Operationen nur 2 Todesfälle. An der Düsseldorfer Kinderklinik betrug die Mortalität bei konservativer Behandlung (85 Fälle) 20%, bei chirurgischer Behandlung (34 Fälle) 5,9% (*Eckstein*). Auch ist die wichtige Tatsache gebührend zu

Letalität.

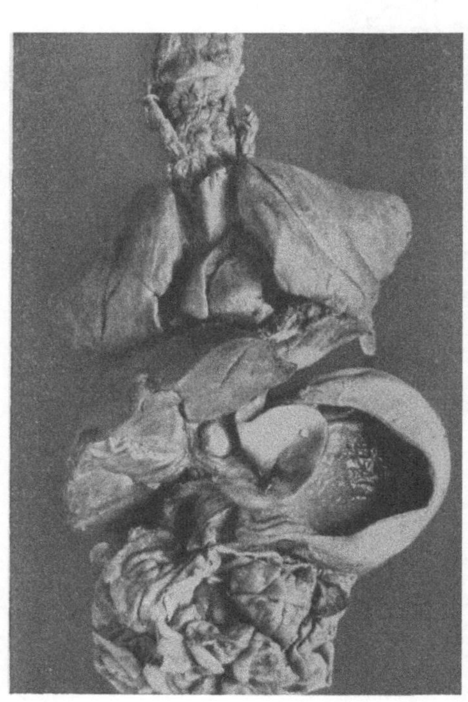

Fig. 110.

F. F., 4 Wochen alt, angeborene Pylorusstenose. Sektionspräparat. Magen stark vergrößert, Pylorus deutlich hypertrophisch.

berücksichtigen, daß der Aufenthalt im Krankenhause, der ja auch heute noch eine Gefährdung der Kinder bedeutet, wesentlich abgekürzt wird.

Von unseren 29 Fällen von Pylorusstenose wurden 10 Kinder konservativ, 19 Patienten operativ behandelt. Von den 10 intern behandelten Fällen wurden 6 geheilt, 2 über Wunsch der Eltern ungeheilt entlassen, 2 Kinder starben an Marasmus. Bei interner Behandlung vergingen bis zur Heilung 1—4 Monate.

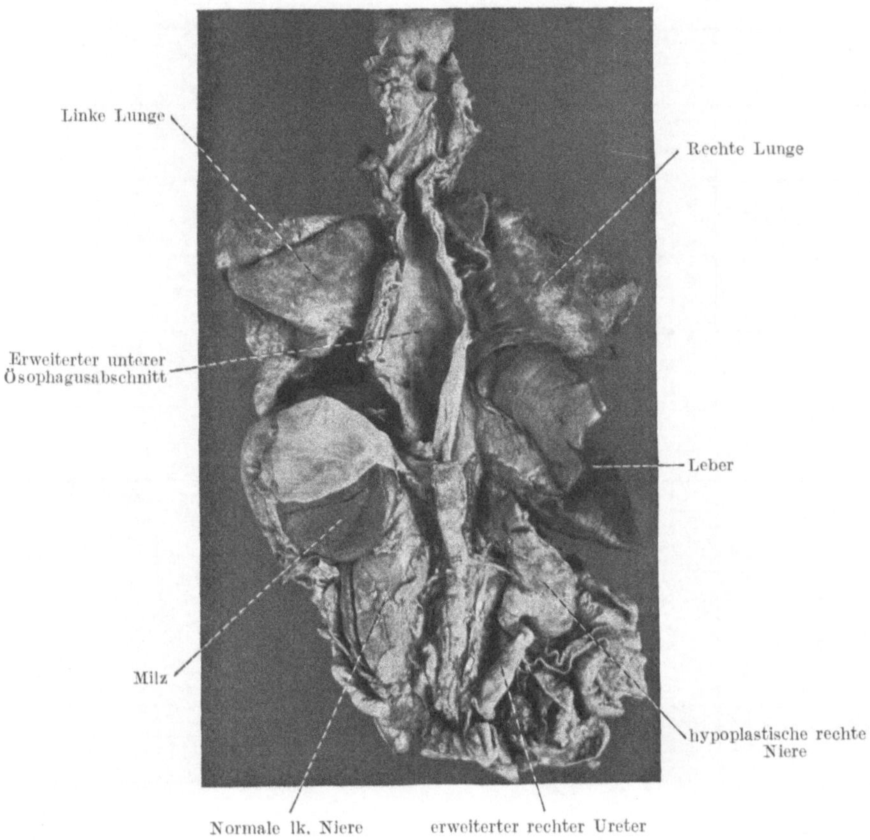

Fig. 111.
F. F., 4 Wochen alt. Sektionspräparat. Ansicht der Thorax- und Abdominalorgane von hinten.

Die 19 operativen Fälle verteilen sich wie folgt:

	geheilt:	gestorben:
4 Gastroenterostomien	1	3
3 *Weber-Ramstedt* + Gastroenterostomie	1	2
12 *Weber-Ramstedt*	6	6

Wie ersichtlich starben von den 4 nur mit Gastroenterostomie behandelten Kindern 3, von den 3 Kindern, die nach „erfolgloser" *Ramstedt*scher Operation sekundär gastroenterostomiert werden mußten, starben 2, das ergibt, daß von 7 Kindern, bei denen eine Gastroenterostomie vorgenommen wurde, 5 gestorben sind. Dieses Verhältnis zeigt, einen wie gefährlichen Eingriff die Gastroenterostomie in diesem Lebensalter darstellt.

Ramstedt Operation

Von 12 nach *Ramstedt* operierten Kindern (10 Knaben, 2 Mädchen) sind 6 gestorben, 6 wurden geheilt. Diese schlechten Resultate mit der *Ramstedt*-Operation sind aber sicherlich nur durch technische Fehler bei der Operation bedingt. Bei der *Ramstedt*-Operation, die in der extra-

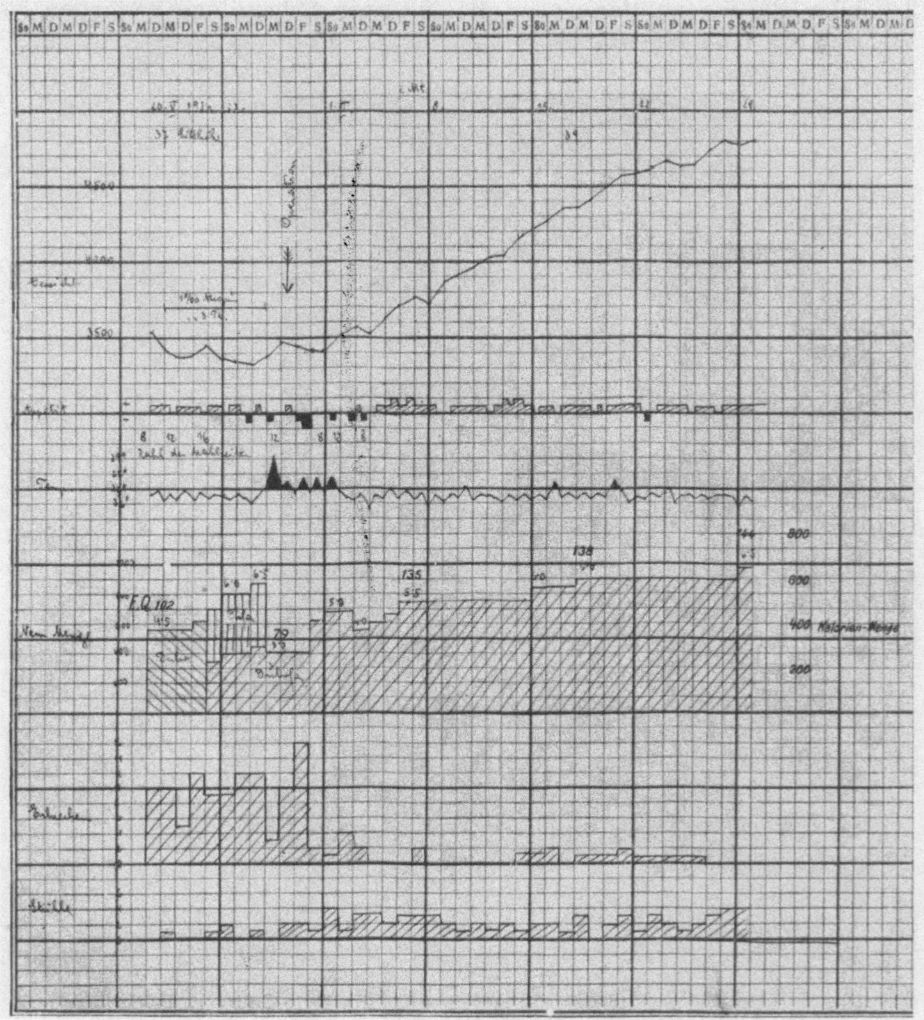

Fig. 112.
Spastische Pylorusstenose (operiert) 2 Monate alt.

mukösen Durchtrennung des Pförtnermuskels besteht, muß der Pyloruswulst in seiner ganzen Längsausdehnung bis auf die Schleimhaut durchtrennt werden, so daß sämtliche Muskelfasern vom Schnitt getroffen werden und der Pylorus weit klafft. Nur dann kann die Operation Erfolg haben. *Ramstedt* empfiehlt die Myotomie mit einem spitzstumpfen Instrument zu machen, nachdem vorher nur die Serosa mit dem Messer durchschnitten worden ist. Wenn die Durchtrennung der Pylorusmuskulatur eine unvollständige ist, oder wenn der Chirurg, wie es in unseren Fällen mehrmals geschehen ist, nach Durchtrennung von Serosa und Muskulatur, im Bereiche des Pylorus angesichts der sich nun vorwölbenden Mukosa aus Angst vor einer Perforation jetzt eine oberflächliche Serosanaht anlegt, kann die Operation nicht von Erfolg gekrönt sein. Die Tatsache, daß unter unseren Fällen dreimal sekundär nach der *Ramstedt*-Operation noch gastroenterostomiert werden mußte, beweist zur Genüge die Richtigkeit dieser Auffassung. Auch objektiv konnte im Röntgenbild in einem Fall von kompletter Pylorusstenose die Erfolglosigkeit der *Ramstedt*-Operation infolge technischen Fehlers (Setzen einer oberflächlichen Serosanaht!) demonstriert werden (Fig. 108, 109, 110 u. 111). Bei der später erfolgten autoptischen Kontrolle erwies sich tatsächlich der Pylorus trotz stattgehabter *Ramstedt*-Operation nur für eine Sonde durchgängig. Wenn andererseits bei der Operation die Schleimhaut verletzt wird, was bei ungenügender Übung des Operateurs in dieser Operationsmethode ebenfalls vorkommen

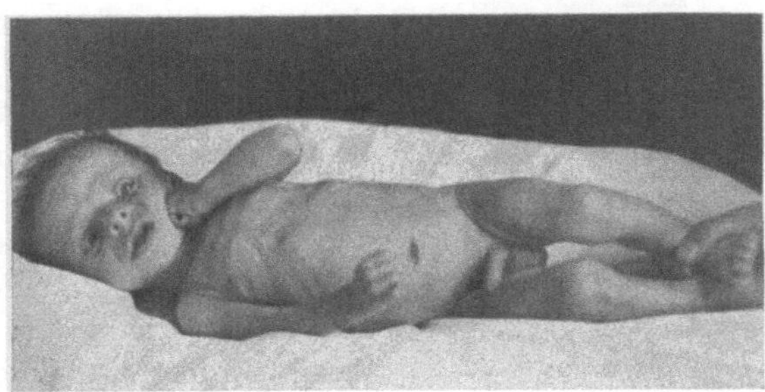

Fig. 113.
S. F. Pylorusstenose 6 Wochen alt vor der Weber-Ramstedtschen Operation.

kann, ist die Gefahr der Perforationsperitonitis gegeben. Richtig durchgeführt gibt die *Ramstedt*-Operation ausgezeichnete Resultate. Das beweist am besten der Umstand, daß von den in den letzten drei Jahren an der Wiener Kinderklinik operierten sechs Fällen von Pylorusstenose fünf geheilt wurden und nur einer gestorben ist. In dem letzten Falle war die Operation, wie die Autopsie zeigte, wohl insuffizient, der eigentliche tödliche Ausgang, eine eitrige Peritonitis, kann aber dem Chirurgen nicht zur Last gelegt werden, da es sich um eine von der vereiternden Operationswunde ausgehende Bauchfellentzündung gehandelt hat. Die Infektion der Operationswunde war aber von Pemphigusblasen der Haut aus erfolgt, die bei dem elenden Kinde schon vor der Operation bestanden hatten. Gewiß soll man bei einem Kinde mit schwerer Pylorusstenose nicht mit der diätetischen oder medikamentösen Behandlung solange zuwarten, bis das Kind im elendesten Zustande endlich dem Chirurgen übergeben wird. Man darf aber andererseits die Schwere des Eingriffes nach *Weber-Ramstedt* nicht überschätzen. Selbst sehr heruntergekommene Säuglinge überstehen ihn oft auffallend gut. Wie *Pfaundler* einmal gesagt hat, ist der Eingriff auch für einen schwächlichen Säugling weit weniger gefährlich, als wenn man das widerstandslose Kind den Gefahren eines sog. grippalen Infektes auf einer Säuglingsabteilung aussetzt. Bei der nötigen Übung ist der operative Eingriff in wenigen Minuten beendet, wenige

Tropfen Äther genügen zur Narkose. Auch *Ramstedt* verwendet ausschließlich Äther zur Narkose und warnt wegen Schockgefahr vor der Anwendung lokaler Anästhesie. Den Hautschnitt legt *Ramstedt* in der Mittellinie an und beginnt ihn dicht unter dem Schwertfortsatz. Es kommt bei diesem Vorgehen weniger leicht zu einer Eventration von Netz und Dünndarmschlingen und nach Reposition des Magens unterdeckt die Leber sofort wieder den Schnitt in ganzer Ausdehnung, wodurch der Verschluß der Bauchdecken mittels Naht erleichtert wird. Von großem Vorteil ist es, den Magen vor der Operation durch Ausheberung zu entleeren, da die Operation am Pylorus technisch dadurch sehr erleichtert wird. Ebenso empfiehlt es sich, dem Kinde vor der Operation eine größere Kochsalzinfusion zu verabreichen. Post operationem soll dann durch 4—6 Stunden mit der Nahrungszufuhr in jeder Form gewartet werden. Sodann erhält das Kind am besten Frauenmilch, zunächst in kleiner Menge zweistündlich, in den nächsten Tagen wird rasch damit angestiegen. Wir haben in keinem der Fälle, die günstig ausgegangen sind, d. h. bei denen kein technischer Fehler unterlaufen war, den Eindruck gehabt, daß das Kind durch die Laparotomie wesentlich hergenommen sei. Ganz im Gegenteil war meist schon wenige Stunden nach der Operation der Eindruck, den das Kind machte, ein weitaus günstigerer als am Vortag der Operation. Fast immer war vom Tage der Operation angefangen eine Gewichtszunahme beim Kinde festzustellen (Fig. 112, 113, 114).

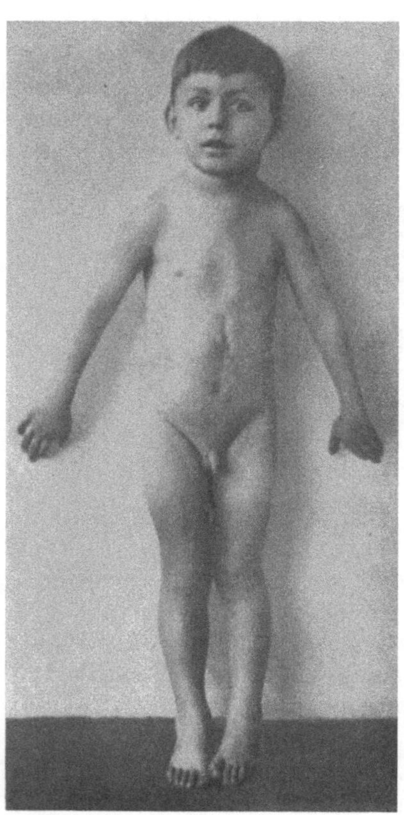

Fig. 114.
S. F. Dasselbe Kind wie in Fig. 113 $3^1/_4$ Jahr alt.

Wann operiert werden soll, läßt sich nicht allgemein bestimmen. Es hängt ja die Beantwortung dieser Frage wesentlich davon ab, ob ein in dieser Operationsmethode erfahrener Chirurg zur Verfügung steht. Jedenfalls wäre zunächst die interne Behandlung zu versuchen, es sei denn, daß das Kind schon in einem zu stark herabgekommenen Zustand in spezialistische Behandlung kommt. In diesem Falle und bei kompletter Stenose (Röntgenuntersuchung!) besteht wohl eine absolute Indikation für die Operation.

Bei den glänzenden Erfolgen einer richtig durchgeführten *Weber-Ramstedt*-Operation erscheinen sämtliche als Ersatz angegebenen Operationsmethoden überflüssig, so die gefährliche Gastroenterostomie, die kaum weniger gefährliche keilförmige Exzision des Pylorus (*Hildebrand*) und die in letzter Zeit durch *Foramitti* wieder propagierte stumpfe Dehnung des Pylorus nach *Loreta*, die gegenüber der *Weber-Ramstedt*schen Operation sicherlich eher einen Rückschritt bedeuten würde.

Von vielen Seiten werden bei der Behandlung der Pylorusstenose physikalische Maßnahmen propagiert.

Warme Bäder, heiße Kataplasmen können von Nutzen sein. Magenspülungen sollte nur der Geübte vornehmen, da eine Magenspülung bei einem hochgradig heruntergekommenen Säugling immerhin einen ernsten Eingriff darstellt und kollapsartige Zustände zur Folge haben kann. *Tobler* tritt für die Diathermiebehandlung ein, seine vier Fälle sind indes nicht sehr beweisend. *Mauthner* berichtete letzthin über einen günstig beeinflußten Fall durch Diathermiebehandlung.

Literatur.

Ausführliche frühere Literatur bei: *Ibrahim*, Ergebnisse der inneren Medizin und Kinderheilkunde Bd. I, 1908. — *Pfaundler*, Pylorusstenose im Säuglingsalter. 2. Aufl. des Handbuches. — *Feer*, Die angeborene Pylorusstenose. 3. Aufl. des Handbuches.

Spätere Literatur: *Aschoff*, Spez. Path. Anat. 5. Aufl., 1921. — *Wilhelm Bayer*, Zum Pylorospasmusproblem. Dtsch. med. Wschr. Nr. 49, 1929. — *Walter Block*, Bemerkungen zum Pylorospasmus. Z. Kinderheilk. 47, 1929. — *Alois Bratusch-Marrain*, Über familiäres Auftreten von Pylorospasmus. Arch. Kinderheilk. 85, 1928. — *Eckstein*, Verhandlungen d. Gesellsch. für Verdauungs- u. Stoffwechselkrh. Verlag Thieme Leipzig 1930. — *Finkelstein*, Lehrbuch d. Säuglingskrankheiten. 3. Aufl. 1924. Verlag Springer, Berlin 1924. — *Camillo Foramitti*, Zur Therapie der spastischen Pylorusstenose der Säuglinge. Wien. klin. Wschr. Jg. 40, Nr. 44, 1927. — *Derselbe*, Die operative Behandlung des Pylorospasmus mittels Dilatatio pylori. Jb. Kinderheilk. 124, 1929. — *H. v. Haberer*, Zur Frage der operativen Behandlung des Pylorospasmus im Säuglingsalter. Dtsch. med. Wschr. 1929, 2044. — *Karl Hutter*, Frühjahrsgipfel beim Pylorospasmus der Säuglinge. Mitt. Grenzgeb. Med. u. Chir. 41, 1928. — *Kirschner*, Die operative Behandlung des Pylorospasmus der Säuglinge. Verh. dtsch. Ges. Chir. 52. Tag. 1928. — *Koch* in *Henke* u. *Lubarsch*, Handb. d. spez. Path., Anat. und Histologie IV B. 1, Teil 1926. — *Mutel* u. *Remy*, Un cas de sténose hypertro. phique du pylore chez le nourisson, Jg. 15, Nr. 1, 1927. — *E. Nobel* u. *R. Priesel*, Beitrag zur Diagnose u. Therapie der Pylorusstenose im Säuglingsalter. Z. Kinderheilk. Bd. 49, 1930. — *M. Pfaundler*, Zbl. Chir. Nr. 14, 1926. — *Richard Priesel*, Über angeborene Pylorusstenose. Z. Kinderheilk. Bd. 45, 1928. — *C. Ramstedt*, Zur Behandlung des Pylorospasmus der Säuglinge. Dtsch. med. Wschr. Jg. 56, Nr. 9, S. 348, 1930. — *K. Stolte*, Pathogenese der hypertrophischen Pylorusstenose. Dtsch. med. Wschr. 48, 1929. — *W. Tobler*, Zur Behandlung der spastischen Pylorusstenose d. Säuglings. Schweiz. med. Wschr. Jg. 55, Nr. 53, 1925. — *Hermann Vollmer*, Zur Stoffwechselpathologie des Pylorospasmus. Mschr. Kinderheilk. Bd. 31, H. 3/4, 1926. — *H. Vollmer* u. *J. Serebrijski*, Zur Stoffwechselpathologie d. Pylorospasmus. Klin. Wschr. Jg. 5, Nr. 2, 1926. — *Carl Wiener*, Behandlung des Pylorospasmus der Säuglinge durch Röntgenbestrahlung. Jb. Kinderheilk. 72, Bd. 1929.

Erkrankungen des Wurmfortsatzes.

Von

EMIL FEER in Zürich.

Tuberkulose, Aktinomykose und sonstiges.

An Tuberkulose erkrankt der Wurmfortsatz viel seltener als beim Erwachsenen, nur ganz ausnahmsweise isoliert, meist im Anschluß an Tuberkulose des Zökums, die häufig das Bild einer Appendizitis macht oder Stenoseerscheinungen.

Fälle von Aktinomykose des Wurmes beim Kinde gehören zu den größten Seltenheiten (*Sonnenburg*); dabei entwickeln sich harte Bauchdeckeneiterungen und Fisteln.

Nur äußerst selten kommt es zur Entwicklung von Tumoren und Zysten.

Von den Krankheiten des Wurmfortsatzes steht somit ganz im Vordergrunde

Die Appendizitis[1]) (Periappendizitis, Perityphlitis, Blinddarmentzündung).

Geschichtliches.

Geschichtliches. Schon im Beginn des letzten Jahrhunderts erkannten einzelne Beobachter, daß die „Blinddarmentzündung" meist nicht auf Kotstauung beruht, also keine Typhlitis stercoralis ist, sondern ganz überwiegend eine Entzündung des Wurmfortsatzes darstellt und daß der Blinddarm nur sekundär in den Entzündungsherd einbezogen wird. Genauere Kenntnisse besitzen wir aber erst seit 40 Jahren, seitdem die Krankheit mehr und mehr chirurgisch behandelt wird. Dabei wurde erkannt, daß die Appendizitis ein außerordentlich verbreitetes Leiden ist.

Häufigkeit.

Häufigkeit. *Matterstock* zählte 1880 bei Kindern nur 72 Fälle gegenüber 1030 bei Erwachsenen. Seit der operativen Ära wissen wir, daß beim Kinde die Krankheit noch häufiger ist als beim Erwachsenen, nach *Selter* sogar 7mal häufiger. Eine genaue Morbiditätsstatistik fehlt noch. Die Zahlen der Spitäler geben nur einen verhältnismäßigen Anhaltspunkt, da die starke Vermehrung der Fälle hier großenteils von der zunehmenden Anerkennung der operativen Behandlung herrührt und nicht von einer absoluten Zunahme in den letzten Jahrzehnten. So betrugen die Aufnahmen an Appendizitis im Zürcher Kinderspital (Z. K.) von 1909—1918 auf der chirurgischen Abteilung 334, dagegen von 1919—28 mehr wie das dreifache (operiert 1097).

Geschlecht.

Gewöhnlich wird ein Überwiegen des männlichen Geschlechtes angegeben. Im Z. K. war dies nicht ausgesprochen.

Alter.

Das Lebensalter ist von großer Wichtigkeit. Die 1097 im letzten Jahrzehnt im Z. K. operierten Fälle verteilen sich folgendermaßen auf die einzelnen Lebensjahre in Prozenten:

2	3	4	5	6	7	8	9	10	11	12	13	14	über 14 Jahre
0,9	3,5	5,6	6,5	6,5	8,4	6,0	7,6	9,1	13,0	9,4	8,4	5,6	9,1 %

[1]) Lat.: Appendicitis, Franz.: Appendicite, Engl.: Appendicitis, Ital.: Appendicite, Span.: Apendicitis.

Im Gegensatz zu früheren Angaben sind demnach die Altersklassen vom 3. Jahr an schon stark beteiligt und erreichen etwa vom 7. Jahr an den Höhepunkt. Im 2. Jahr sind die Fälle noch selten; *E. Schloßmann* hat aus der Literatur 30 Fälle zusammengestellt. Dazu kommen noch allein aus dem Z. K. nach der obenstehenden Statistik 10 Fälle im 2. Lebensjahr. Fälle im ersten Jahr sind sehr selten. Im Z. K. kam nur einer zwischen 1909 und 1918 zur Behandlung im Alter von 8 Monaten. In der Literatur finden sich als Seltenheiten sogar Fälle aus den ersten Lebenswochen (*Deiss*, *Fischer*), selbst ein angeborener Fall mit Perforation (*Still*). Säuglingsalter.

In manchen Familien besteht eine ausgesprochene Disposition, die vielleicht auf anatomischen Besonderheiten beruht. Familienanlage.

Nach Jahreszeiten ergibt sich in einzelnen Jahren ein mäßiger, aber durchaus nicht regelmäßiger Überschuß in den Sommermonaten, vielleicht im Zusammenhang mit Magendarmstörungen, meist aber ohne deutliche Ursache. So brachte z. B. der Mai 1923 im Z. K. 5 Fälle, der Juni dagegen 18. Auffällig ist manchmal die Häufung der Erkrankungen in der Grippezeit. Jahreszeiten.

Normale Anatomie. Beim Neugeborenen liegt der Wurm am unteren Ende des Zökums, nähert sich später mehr und mehr der Innenseite, d. h. der Einmündungsstelle des Ileums. Er ist sehr beweglich, hängt meist nach innen und unten und ragt oft mit dem freien Ende ins kleine Becken. Die Abgangsstelle entspricht außen an der Bauchwand dem rechtseitigen Drittelpunkt einer die beiden oberen Darmbeinstacheln verbindenden Linie (*Lanz*). Beim Kleinkind ist der Wurmfortsatz relativ länger und weiter als später und zeigt häufig einen trichterförmigen Eingang zum Zökum, der sich auch später noch erhalten kann (besonders bei lymphatischer Konstitution ?). Aber schon vom 2. Jahr an ist das Lumen manchmal enger als der Eingang. Die Lymphfollikel der Schleimhaut sind beim Säugling noch spärlich vorhanden, sie werden in den späteren Jahren reichlicher, vor allem bei Lymphatikern, also ähnlich den Verhältnissen im Rachen. Normalerweise finden sich bisweilen Membranen und Strangbildungen außen am Wurm, die schwer von pathologischen Veränderungen zu unterscheiden sind. Anatomie.

Pathologische Anatomie und Pathogenese. (s. Tafel 15).

Nach *Aschoff* entwickelt sich der pathologische Vorgang folgendermaßen: Die Appendizitis ist eine akute Erkrankung, kann aber zur chronischen führen. Der Primäraffekt setzt mit einem Epitheldefekt in den Falten der Schleimhaut ein, meist im distalen Abschnitt. Es bildet sich ein leicht leukozytäres Infiltrat, das zu örtlichem Ulkus und zu Phlegmone führen kann (App. phlegmonosa-ulcerosa simplex) und Neigung hat gegen die injizierte Serosa vorzudringen, auf der sich dann fibrinöse Auflagerungen einstellen. Geht der Prozeß weiter, so kann sich eine Nekrose der ganzen Wand entwickeln (App. destruens), die häufig zur Perforation führt (Fig. I—IV). Der Wurm ist dabei stark verdickt, dunkelrot oder grünlichschwärzlich verfärbt. Die Perforation sitzt meist an der Stelle eines Kotsteines. Je nach der Virulenz der Infektion entwickelt sich an der Stelle des phlegmonösen oder gangränösen Wurmes eine Peritonitis, die umschrieben bleiben kann (Periappendizitis) oder bei Gangrän oder Perforation rasch jauchig wird und sich über das Bauchfell weiterhin ausbreitet. Heilt die Appendizitis ab, so verbleiben oft Wandnarben, Stenosen und Verwachsungen, welche die Retention von Schleim und Kot begünstigen und zu chronischen Folgezuständen (App. chronica) Anlaß geben können. Pathologische Anatomie.

Die Kotsteine bestehen aus eingedicktem Schleim, Kot und massenhaften Bakterien. Nach *Aschoff* bilden sie sich nur im entzündeten Wurm, häufig an narbiger Stelle. Sie begünstigen die Gangrän und werden zur gewöhnlichen Ursache der Perforation. Durch Verlegung des Lumens, durch Zurückhaltung von Schleim und Sekret, fördern sie die Entzündung im distalen Teil. Unter 122 Fällen von Appendizitis simplex im Z. K. fanden sich in 16% Kotsteine, in 160 Fällen von destruierender Appendizitis dagegen in 83%. Unter diesen 160 Fällen bestand 71mal Gangrän des Wurmes, 40mal Perforation, 49mal gleichzeitig Gangrän und Perforation. Kotsteine.

Über die **Ätiologie** der Appendizitis sind wir noch wenig unterrichtet. Fast stets geht sie von einer lokalen enterogenen Infektion aus, höchst selten entsteht sie hämatogen (*Aschoff*). Vielleicht spielen grampositive Diplostreptokokken eine Rolle. Tonsillitis und Adenoiditis sollen zu Appendizitis disponieren. Wenn auch nicht ganz selten ein Zusammentreffen angegeben wird, so kann ich mich doch nicht von einem ursächlichen Zusammenhang überzeugen. Eher darf man annehmen, daß der Follikelreichtum des Wurmes bei lymphatischen Kindern die Disposition abgibt, ebenso wie die Tonsillenhypertrophie lymphatischer Kinder zu Angina neigt.

Ätiologie.

Der Einfluß der Art der Ernährung ist noch unklar. Man hat die Disposition der Kulturvölker zu Appendizitis mit ihrem starken Fleischverbrauch erklärt, die auffallende Verschonung der heißen und unkultivierten Länder mit der überwiegend vegetabilen Kost ihrer Völker. Viele Tatsachen sprechen in diesem Sinne. Vielleicht spielen die Vitaminverhältnisse der Nahrung und Rasseneigentümlichkeiten eine Rolle.

Ernährung.

Enteritis und Enterokolitis gehen nicht selten dem appendizitischen Anfall voraus, wobei wahrscheinlich der auslösende Katarrh vom Zökum auf den Wurm übergreift. Grobe Diätfehler können begünstigend wirken, ohne daß ein Darmkatarrh deutlich wird. Fremdkörper spielen im Gegensatz zu der früheren Annahme keine Rolle, welche rundliche Kotsteine als Kirschkerne ansah. Als große Ausnahme findet sich etwa ein Traubenkern im Wurm.

Fremdkörper.

Viel umstritten ist die Rolle der Oxyuren. Man findet sie bei der Operation öfters im Wurm, zwar in höchst unterschiedlichem Verhältnis: *Rheindorf* bei 47% der Kinder, *Jaroschka* in 28%, *Gohrbandt* und das Z. K. kaum in 5%. *Rheindorf* und *Goldzieher* glauben, daß die Oxyuren oft Epitheldefekte und selbst Appendizitis hervorrufen können. Bisweilen bohren sie sich in die Schleimhaut ein (*Brauch*). *Aschoff* u. a. bestreiten eine Bedeutung der Oxyuren und geben nur zu, daß dieselben gelegentlich unangenehme Sensationen und Schmerzen machen können (Appendicopathia oxyurica). Ausnahmsweise kann sich eine Askaris vom Wurm aus in die freie Bauchhöhle durchbohren und eine peritonitische Entzündung erzeugen.

Würmer.

Häufig geht eine Stauung des Wurminhaltes der Appendizitis voraus. Das enge Lumen, auch Knickung und Narben von früheren Anfällen, begünstigen das Zustandekommen der Entzündung.

Klinische Krankheitsbilder der akuten Appendizitis.

Eine eigene chirurgische Abteilung, wie sie das Z. K. besitzt, ist ein nicht hoch genug zu schätzender Vorteil für ein Kinderspital, auch wenn es nicht als Universitäts-Kinderklinik dient. Dabei können wichtige Grenzfälle (z. B. Empyem der Pleura, Pylorusstenose, Osteomyelitis, Gehirntumoren) und vor allem die wichtige Appendizitis vom Internisten und Chirurgen gemeinsam beobachtet und behandelt werden. So habe ich während 20 Jahren Gelegenheit gehabt, eine sehr große Anzahl von Appendizitisfällen und von vielen Erkrankungen, die als Appendizitisverdacht zur Aufnahme ins Z. K. kamen, größtenteils auf der chirurgischen Abteilung, mit einem ausgezeichneten Chirurgen, Prof. *Monnier*, gemeinschaftlich zu beobachten. Im großen und ganzen kann ich mich darum im folgenden auf persönliche Beobachtungen bzw. auf diejenigen von Prof. *Monnier* beziehen.

Man hat die Appendizitis des Kindes wegen gewisser Besonderheiten im anatomischen und klinischen Verhalten als eine eigentliche Kinderkrankheit bezeichnet, ohne hinreichende Berechtigung. In der Kinderpraxis gewinnt allerdings die frühzeitige Erkenntnis der Krankheit eine ungeheure Bedeutung. Ist sie doch beim Kleinkinde im Beginn viel schwerer zu diagnostizieren als beim Erwachsenen, so daß hier an die Beobachtungsgabe, die Sorgfalt und die Erfahrung des Arztes größte Anforderungen gestellt werden und im gegebenen Falle in Anbetracht des ausgezeichneten Erfolges der Frühoperation und des häufigen Todes bei Unterlassung derselben die Verantwortung schwer auf ihm lastet. Von diesem Standpunkt aus legen wir hier in der Darstellung das Hauptgewicht ganz auf die Symptomatik und die Diagnose der Krankheit.

Schwierigkeit der Diagnose

Der akute appendizitische Anfall ereignet sich meist in voller Gesundheit ohne Vorboten, höchstens daß leichte unbeachtete oder unverstandene Leibbeschwerden kurze Zeit voraufgegangen sind. Oft ist das Bild sehr typisch: Es treten Leibschmerzen auf, kolikartig oder dauernd, sodann Erbrechen. Der Stuhl ist zuerst nicht selten diarrhoisch, bald aber verstopft. Temperatur und Puls sind erhöht bzw. beschleunigt. Stellt sich bei der Betastung des Bauches Druckschmerz ein und eine reflektorische Spannung der Muskulatur, so liegt mit größter Wahrscheinlichkeit eine akute Peritonitis vor, die beim Kinde sich in weitaus den meisten Fällen auf Appendizitis zurückführt. Ist die Abwehr auf die Ileozökalgegend beschränkt, so ist an einer Appendizitis kaum zu zweifeln. Mit ihrer Feststellung ist aber der Grad der Erkrankung nicht bestimmt. Dieser ergibt sich erst in der weiteren Entwicklung. Denn die Anfangssymptome können gleich schwer und beunruhigend sein, ob sie rasch abklingen oder rapide zu schwerer Peritonitis führen.

Appendizitischer Anfall.

Je nach dem Charakter der Krankheit unterscheidet man zweckmäßig drei Formen der akuten Appendizitis, zwischen denen natürlich fließende Übergänge bestehen können.

1. Leichte Appendizitis. Es erfolgt nur 1—2mal Erbrechen. Der Schmerz wird als unbedeutend angegeben oder findet sich nur als leichter Druckschmerz, zuerst etwa diffus im Leib, bald dann auf die Ileozökalgegend beschränkt. Das Fieber kann fehlen oder Temperaturen von 38—38,5° aufweisen. Pulsbeschleunigung kann ausbleiben. Das Allgemeinbefinden ist wenig gestört. Muskelabwehr fehlt, ebenso spätere Tumorbildung. Bei Bettruhe und Nahrungsenthaltung sind alle Erscheinungen in 1—3 Tagen verschwunden, so daß die Diagnose oftmals unsicher bleibt.

Leichte Erkrankungsform.

2. Appendizitis mit plastischer Periappendizitis. Erbrechen und Schmerzen sind ausgesprochen, der Leib oft etwas aufgetrieben. Die Temperatur kann 38,5—39° erreichen und anhalten wie die spontanen Schmerzen. Das Allgemeinbefinden ist deutlich gestört, der Schlaf unruhig. Der Puls beträgt 110—150. Das Gesicht ist blaß und ängstlich. In der rechten Unterbauchgegend oder verbreitert finden sich ausgesprochener Druckschmerz und Muskelabwehr, auch Hauthyperästhesie. Nach 2—3 Tagen fühlt man dort eine Resistenz (Peritonitisches Exsudat), oder im Rektum eine empfindliche Anschwellung. Unter Abklingen der Symptome kann sich die Exsudation in 2—3 Wochen restlos zurückbilden oder unter Fortschreiten der Peritonitis, unter Ausdehnung der Druckschmerzen und der Muskelabwehr zu lokaler Abszeßbildung

Mittelschwere Form.

oder allgemeiner Peritonitis führen. Operiert man hier nach 2 Tagen und findet noch serofibrinöses Frühexsudat, so spricht dies gegen eine Kontinuitätstrennung des Wurmes. Ist das Exsudat um diese Zeit schon eitrig jauchig, so liegt wahrscheinlich Gangrän oder Perforation des Wurmes vor. Selbst bei Perforation kann aber bisweilen die Natur einen Schutzwall errichten, so daß noch Heilung möglich ist. Meist kommt es aber dabei zu

Schwere Form.

3. Appendizitis mit allgemeiner Peritonitis, die als diffuse septische Peritonitis oft in 3—6 Tagen zum Tode führt. Dabei steht gewöhnlich die Allgemeinvergiftung im Vordergrunde: Zyanose, kalte Hände, Facies abdominalis. Es besteht Apathie oder Somnolenz. Der Puls ist fliegend, Fieber kann fehlen. Der Leib ist häufig klein, die Stühle sind diarrhoisch. Diese toxische Form beruht auf Gangrän des Wurmes, die rascher perforiert als bei Erwachsenen, so daß der Verlauf überstürzt und bösartig ist. Die Perforation des Wurmes ist in den ersten Jahren besonders häufig. Es erklärt dies die Schwere der Appendizitis in diesem Alter. So fand *Porter* unter 5 Jahren in 73% Perforation, über 5 Jahre nur in 28%.

Allgemeine Peritonitis.

Auch wenn sich der Verlauf nicht so foudroyant gestaltet, so stellt sich nach 3—5 Tagen, aus der Form 2 hervorgehend, oft eine noch fortschreitende oder allgemeine eitrige Peritonitis ein. Das anhaltende gallige Erbrechen, das Fortbestehen der Schmerzen und der Muskelabwehr zeigen das Fortschreiten der Peritonitis an. Es entwickelt sich Meteorismus. Die Zwerchfellatmung wird aufgehoben. Diarrhöen treten ein. Die Temperatur erreicht 39° und mehr, kann aber selbst normal sein, bei Kollaps sogar subnormal. Das Gesicht ist fahl, die Zunge trocken. Der Tod erfolgt in 4—7—14 Tagen, wenn nicht zeitig eine Operation vorgenommen wird, die aber oft zu spät kommt. Seltener kommt es zu Stillstand und multiplen Abszessen im Leib, die nach längerer Zeit zum Tode führen oder schließlich noch in Heilung ausgehen.

Das Wechselvolle und Heimtückische der Krankheit und ihres Verlaufes verlangen sorgfältigste Beobachtung und Bewertung der einzelnen Erscheinungen.

Erbrechen.

Das Erbrechen zeigt sich im Beginn in über $^2/_3$ der Fälle, selbst wenn es nur 1—2mal erfolgt.

Es kann schon 1 Tag vor den Schmerzen auftreten. Besonders verdächtig ist das Erbrechen, wenn es ohne Diätfehler und ohne stärkeres Fieber bei älteren Kindern sich einstellt, die bis jetzt keine Neigung dazu hatten und wenn gleichzeitig Verstopfung besteht. Zuerst wird Nahrung erbrochen, dann Schleim und Galle. Verdächtig ist es, wenn das Erbrechen trotz Abstinenz von Nahrung und Flüssigkeit weiter erfolgt, vor allem morgens nüchtern (*Monnier*). Fortdauer des Erbrechens zeigt Neigung zu Ausbreitung des Prozesses. Wiederauftreten nach mehreren Stunden oder am anderen Tag und Anhalten während der nächsten Tage ist ein Zeichen schwerer Erkrankung. Bei neuropathischer Konstitution und ängstlicher Umgebung kann das Erbrechen aber auch in leichten Fällen hartnäckig werden.

Stuhlgang.

Stuhlgang. Am ersten Tag erfolgt öfters Diarrhoe, dann ist Verstopfung die Regel über die ganze Zeit, abgesehen von septischen Fällen. Im Säuglingsalter fehlt häufig die Verstopfung. Hier besteht Neigung zu Diarrhöen; bei Gangrän des Wurmes selbst zu blutig schleimigen Stühlen (*Heckes*). Hartnäckigkeit der Verstopfung und Ausbleiben von Blähungen sind kein gutes Zeichen. Die Lähmung der Peristaltik kann in vorgeschrittenen Fällen zu ileusartigen Erscheinungen führen als Folge der Peritonitis (Adhäsionen ?). Bei Stuhlbeschwerden sitzt die Entzündung oft im kleinen Becken bzw. im *Douglas*schen Raum (Untersuchung per rectum!), wobei die Stühle schleimig werden. Starker Schleim- oder gar Blutabgang lassen an Kolitis oder Invagination denken. Bei Pneumokokkenperitonitis sind anhaltende Diarrhöen fast die Regel.

Urin. Bei Lage der Entzündung im kleinen Becken macht die Entleerung Beschwerden oder Schmerzen. Es kann zu völliger Verhaltung kommen, welche die Anwendung des Katheters erfordert. Urin.

Spärliche und seltene Urinentleerungen sind die natürliche Folge des Erbrechens und der Nahrungs- und Flüssigkeitsabstinenz. In schweren Fällen zeigt sich toxische Albuminurie mit Zylindern, selbst Hämaturie und ausgesprochene Nephritis. Blut und Eiterbeimengung kann der Ausdruck eines perinephritischen Abszesses oder einer Pyelitis sein, bzw. eines Durchbruchs eines Abszesses in die Blase. Kalkariurie täuscht bisweilen appendizitischen Schmerz vor. Ich sah eine solche früher nicht selten auftreten in der Rekonvaleszenz bei längerer ausschließlicher Milchdiät.

Spontane Schmerzen fehlen nie in akuten irgendwie stärkeren Fällen. Ihre Intensität entspricht nicht dem Grade der Krankheit. Jüngere Kinder, die noch nicht sprechen, zeigen sie durch Unruhe, Wimmern und Geschrei an, durch schmerzlich verzogenes Gesicht. Die ersten Tage werden die Schmerzen oft diffus im ganzen Leib angegeben, meist mehr um den Nabel oder im „Magen" (90%). Später beschränkt sich der Schmerz häufig mehr nach rechts unten. Der Sitz ist aber sehr inkonstant, er kann sich auch links unten finden, so bei Beckenperitonitis, nicht etwa nur bei dem äußerst seltenen Situs inversus. Bei lumbaler Lage der Entzündung ist der Schmerz am deutlichsten im Rücken rechts. Nach den ersten 2 Tagen wiederkehrende Schmerzen deuten auf einen fortschreitenden Prozeß. Plötzlich heftig auftretende und von Aufschreien begleitete Schmerzen sind ein wichtiges Zeichen eingetretener Perforation, die aber auch ohne alarmierende Erscheinungen sich ereignen kann und häufig erst bei der Operation entdeckt wird. Husten und Lachen, sogar tiefe Atemzüge, vermehren den Schmerz. Der Schmerz erfolgt oft kolikartig in Anfällen. Im Gegensatz zur gewöhnlichen Darmkolik wird er durch Bewegungen vermehrt. Die Kinder verlangen darum ins Bett, vermeiden sich aufzusetzen und lassen sich bei stärkerer Entzündung nur mit Widerstreben aufsetzen. Nicht selten werfen sich aber ungebärdige Kinder wegen der heftigen Schmerzen herum.

Spontane Schmerzen.

Perforation.

Als Colica appendicularis versteht man unklare seltene Kolikanfälle ohne Fieber, die rasch und ohne Nachwirkung ablaufen. Sie sollen durch angesammeltes Sekret erzeugt sein, das der Wurm ausstoßen will.

Bei der Lage des Prozesses im kleinen Becken wird das rechte Bein zur Linderung der Beschwerden oft gebeugt. Ältere Kinder nehmen im Gehen eine vorgebeugte Haltung ein oder klagen beim Springen über Schmerzen im rechten Bein.

Druckschmerz. Wichtiger als der vieldeutige Spontanschmerz ist der Druckschmerz. Der Arzt lenkt die Aufmerksamkeit durch ein Gespräch ab. Bei jüngeren Kindern sagt man etwa: „Jetzt will ich sehen, ob das Mittagessen von gestern noch im Bauch ist". Die Palpation geschieht äußerst schonend mit warmer Hand, bei ängstlichen Kindern unter der Decke. Man betastet die Blinddarmgegend zuletzt, vergleichs-

Druckschmerz.

halber vorher auch die Oberschenkel und die Thoraxgegend. Bei ängstlichen und schreienden Kindern muß man oft lange warten, bis die aktive Spannung der Muskeln nachläßt. Meist wird Schmerz in der Ileozökalgegend angegeben, häufig auch um den Nabel.

Bei ganz unbedeutender Entzündung des Wurmes bringt nur ein stärkerer Druck den Schmerz zur Wahrnehmung. Er wird am ehesten deutlich, wenn man die Betastung bei im Kniegelenk gestrecktem, in der Hüfte aktiv leicht gebeugtem Bein vornimmt. Die dadurch erzielte Anspannung des Ileopsoas bringt den Wurm der Hand entgegen.

Der Druckschmerz wird manchmal am deutlichsten, wenn man nach langsamem Eindrücken die Hand plötzlich entfernt. Tritt dieser Entspannungsschmerz in der Appendixgegend auf, wenn der Druck links unten vorgenommen wird, so ist dieses Zeichen so gut als beweisend für Appendizitis. Bei starkem Schmerz wird das linke Bein zur Abwehr gebeugt, das rechte unbeweglich gelassen. Beugekontraktur des rechten Beines rührt oft von extraperitonealem Abszeß in der Beckenschaufel her. Leichte Druckempfindlichkeit unterhalb des Schwertfortsatzes wird als harmlose Erscheinung von vielen Gesunden angegeben. Unbedeutende Druckempfindlichkeit im ganzen Abdomen ohne Muskelabwehr spricht gegen Appendizitis und findet sich häufig bei ängstlichen und neuropathischen Kindern. Bei retrozökaler Entzündung ist vorn wenig oder keine Empfindlichkeit zu finden, dagegen hinten in der Lendengegend. Auch bei Lage im kleinen Becken kann der Druckschmerz fehlen, dann aber stößt der Finger im Rektum auf eine schmerzhafte Anschwellung. Spontanschmerzen ohne Druckschmerzen sprechen eher gegen Appendizitis. Schmerzen beim Zug am rechten Samenstrang weisen auf Beteiligung des parietalen Peritonealblattes hin.

Entspannungsschmerz.

Wenn auch die Spontanschmerzen einen gewissen Gradmesser der Krankheit abgeben, so zeigt ihr Verschwinden doch durchaus nicht immer eine Besserung an. Nur wiederholte und sorgfältige Prüfung sichert vor Täuschung. Ältere Kinder, die durch ängstliche Mütter über die Blinddarmentzündung und über den Ort der Schmerzen dabei orientiert sind, geben daselbst grundlos Schmerzen an. Andere, die von der Möglichkeit einer Operation unterrichtet sind, dissimulieren gerne die Schmerzen.

Dissimulation.

Muskelabwehr. Wenn die Entzündung auf die Schleimhaut des Wurmes beschränkt ist, so bestehen nur spontane oder Druckschmerzen. Wo das Peritoneum des Wurmes oder dessen Umgebung beteiligt ist, tritt dazu eine Kontraktion der darüber liegenden Muskeln, die bretthart sein können. Es ist dies das wichtigste Zeichen der Beteiligung des parietalen Peritoneums. Sind die Muskeln nicht schon an sich hart gespannt, so kontrahieren sie sich deutlich bei der Palpation (Muskelabwehr, défense musculaire). Die unter der tastenden Hand sich einstellende Abwehr ist leicht zu unterscheiden von einer Resistenz, die durch Exsudat und Abszeß erzeugt wird. Die Muskelabwehr ist vor allem beim Kleinkinde von Bedeutung, wo sie oft das wichtigste Symptom bildet. Die Palpation darf immer nur mit warmer, wenn nötig vorgewärmter Hand und sehr sanft geschehen.

Muskelabwehr.

Die Muskelabwehr fehlt da, wo das Peritoneum, insonderheit das parietale Blatt nicht ergriffen ist. Sie fehlt, wenn der Wurm z. T. extraperitoneal nach hinten außen liegt (retrozökal) oder ins kleine Becken ragt, auch da wo das Zökum, Dünndarmschlingen oder das große Netz den Krankheitsherd überdecken. Dabei besteht aber spontaner und tiefer Druckschmerz. Der Muskelwiderstand liegt ungefähr über dem Krankheitsherd, ist also bei umschriebener Periappendizitis auf die Gegend des *Mac Burney*schen Punktes beschränkt. Es handelt sich um einen viszeromotorischen Reflex (*Mackenzie*) im Transversus und Obliquus abdominis, der auch den Rektus, den Ileopsoas (Beugung des rechten Beines) und bei retrozökaler Lage die Lendenmuskeln beteiligen kann (Spannung der rechten Lumbalgegend). Der Druck auf den gespannten Muskel ist schmerzhaft. Die Spannung besteht auch in der Ruhe, so daß die Atmung in der rechten Unterbauchgegend abgeschwächt oder aufgehoben ist, ebenso der Bauchmuskelreflex daselbst. Bei ausgedehnter Peritonitis ist der Muskelwiderstand entsprechend ausgedehnt, desgleichen die Abschwächung der Bauchatmung und der Bauchreflexe. Bei allgemeiner Peritonitis ist der Muskelwiderstand entsprechend ausgedehnt, ebenso die Abschwächung der Bauchatmung und der Bauchreflexe. Bei allgemeiner Peritonitis wird darum die Atmung oft rein thorakal. Die Muskelabwehr darf nicht verwechselt werden mit dem physiologischen Tonus der Bauchmuskeln, der im Bereich der Rekti besonders deutlich ist, oder mit dem aktiven Widerstand ängstlicher Kinder, die sich durch die Anspannung der Muskeln gegen den Druckschmerz schützen wollen. Bei ganz schwerer Infektion kann die Muskelabwehr ausbleiben.

Viszeromotorischer Reflex.

Abschwächung der Bauchatmung.

Hyperästhesie der Haut. Geprüft durch Druck einer erhobenen Falte, findet sie sich oft im ungefähren Bereich der Erkrankung und ist nach *Mackenzie* als viszerosensorischer Reflex aufzufassen (Das parietale Blatt des Peritoneums ist nicht empfindlich, wohl aber das demselben anliegende Bindegewebe).

Hyperästhesie.

Meteorismus. Anfänglich ist oft der Leib leicht eingezogen. Die straffen Bauchdecken kräftiger Kinder lassen auch bei ausgedehnter oder selbst diffuser Peritonitis lange keine Vorwölbung des Leibes zustande kommen, so daß die Ausdehnung des Prozesses leicht unterschätzt wird. Bei gleichzeitiger Muskelabwehr und Schmerz deutet Meteorismus auf vorhandene Perforation. Ausdehnung eines lokalen Meteorismus deutet auf Ausbreitung des Prozesses. Nicht ganz selten findet sich spastisches Einsinken der Bauchwand, gewöhnlich ein schlechtes Zeichen.

Meteorismus.

Eine Dämpfung im Bereich der Appendix spricht für ein stärkeres Exsudat. Die Perkussion muß äußerst schonend vorgenommen werden, da jeder Fingerstoß bei Peritonitis Schmerz bereitet, wodurch die weitere Untersuchung erschwert wird. Selbst bedeutendes flüssiges Exsudat kann durch starken Meteorismus verdeckt werden.

Dämpfung.

Geschwulstbildung. Wenn die Entzündung nicht schon in 1—2 Tagen abklingt, so entsteht häufig vom 2.—3. Tage an in der Gegend der Exsudatbildung eine Resistenz, die nicht mit dem Muskelwiderstand verwechselt werden darf. In vielen Fällen ist sie auf die Gegend des Wurmes beschränkt. Die Tastperkussion mit einem Finger kann leichte Dämpfung ergeben, die auch von der Muskelspannung herrühren kann. Im allgemeinen ist die Perkussion weniger brauchbar als die Palpation, da oft lufthaltige Därme übergelagert sind. Wenn das Exsudat hinter dem Zökum

Geschwulstbildung.

oder im kleinen Becken liegt, so ist eine Anschwellung von vorne nicht wahrzunehmen, ebenso fehlt eine solche in Fällen von diffuser Peritonitis. Bei leichtem und günstigem Verlauf bildet sich die Anschwellung in 1—2 Wochen zurück, andernfalls wird sie deutlicher und besser umschrieben, wenn es zur Abszeßbildung kommt.

Abszeßbildung.

Ein umschriebener Tumor zeigt immer eine Heilungstendenz an durch Abkapselung der Entzündung. Geht diese nicht zurück, so kommt es häufig zu Abszeßbildung. Gewöhnlich liegt der Abszeß in der Ileozökalgegend, wo er bei wandständiger Lagerung leicht wahrzunehmen ist.

Rektum palpieren!

Bei jedem Abszeß unklarer Genese bei Kindern im Bereich des Abdomens muß man in erster Linie an die Appendix als Ursache denken, selbst wenn der Abszeß z. B. links unten liegt. Oft entzieht er sich lange dem Nachweis, so wenn er sich in der rechten Flanke retrozökal und schmerzlos ausbildet. Ebenso wenn sich von hier aus ein subphrenischer Abszeß entwickelt (kuppenartige Vorwölbung der Leber nach oben im Röntgenbild), der noch zu Pleuraempyem führen kann. Schwer nachzuweisen sind auch intraperitoneale zwischen den Dünndarmschlingen gelagerte Abszesse, die öfters in mehrfacher Zahl auftreten, ohne Dämpfung zu machen. Leberabszesse sind äußerst selten, sie entstehen auf dem Blutwege. Recht häufig dagegen sind Abszesse im *Douglas*schen Raum. Sie werden oft verkannt, wenn man es sich nicht zur Regel macht, bei jeder Appendizitis und bei jedem Verdacht darauf das Rektum abzutasten. Dort fühlt man eine ödematöse schmerzhafte Anschwellung. Der *Douglas*abszeß verursacht gern schleimige Stühle mit Tenesmus, manchmal Durchfälle. Der Analring erschlafft dabei oft auffällig. Nach längerer Zeit brechen die Abszesse in die Blase, ins Zökum, ins Rektum oder in die Vagina durch, wenn kein chirurgischer Eingriff vorgenommen wurde. Damit kann es zur völligen Heilung kommen, ein Ereignis, das ich in früheren Zeiten öfters erlebt habe.

Allgemeinzustand.

Das Allgemeinbefinden ist wohl zu beachten. Appetitlosigkeit, Schlaflosigkeit und angstvolle Unruhe sind Zeichen ernster Erkrankung. Der Gesichtsausdruck ist nicht nur der Spiegel der augenblicklichen Schmerzen, sondern mehr noch des Grades der Infektion. Auftreten der Facies abdominalis mit der fahlen Farbe, den umränderten tiefliegenden Augen und zyanotischen Lippen ist ein ominöses Zeichen und bekundet einen schweren peritonitischen Prozeß. Apathie und Somnolenz sind Zeichen tiefgreifender Intoxikation. Nicht selten täuschen uns aber das gute Befinden und unbedeutende Lokalerscheinungen, so daß man überrascht ist, bei der Operation schon schwere Nekrose des Wurmes oder reichlich Eiter in der Bauchhöhle zu finden.

Fieber.

Die Temperatur ist in leichten Fällen oft kaum zu subfebrilen Werten gesteigert. Auch in schweren Fällen steigt sie im Beginn meist nicht über 39 oder 39,5^{0} im After. Höhere Temperaturen sprechen eher gegen Appendizitis (Pneumonie ?). Temperaturen von 39^{0} und mehr am 2. und 3. Tag zeigen schwere Erkrankung an. In günstigen Fällen sinkt die Temperatur lytisch ab. Steigt sie nach stattgefundenem Rückgang später wieder an, so deuten abendliche Exazerbationen auf progredienten Verlauf, intermittierendes Fieber auf Abszeßbildung.

Bei entzündlichen Prozessen irgendwelchen Ursprungs im Abdomen ist die Aftertemperatur oft 1^{0} und mehr höher als die Achseltemperatur. Beim Kinde kommt dabei hauptsächlich Appendizitis in Betracht. Normale Achseltemperatur bei hoher Aftertemperatur ist ein übles Zeichen. Rascher Temperaturabfall mit Kollaps läßt an Perforation denken. Die Höhe der Temperatur ist keineswegs ein Maßstab für die Schwere des Falles. Sogar bei bösartigem Verlauf kann Fieber fehlen.

Tafel 15.

Feer, Wurmfortsatz.

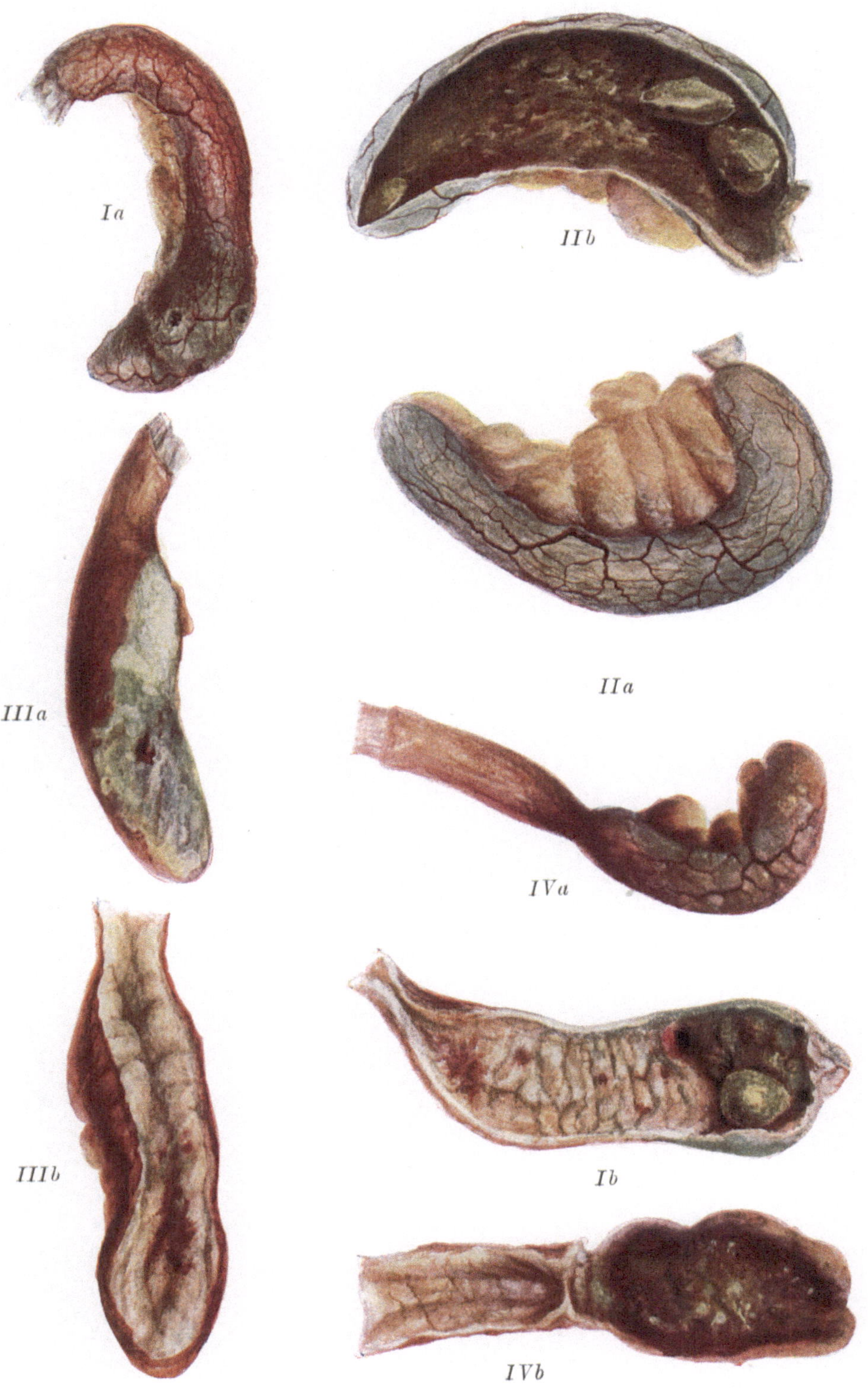

I Empyem mit Gangrän und Perforation. Drei Öffnungen. Kotsteine. Zirkuläre Narbe. Diffuse Peritonitis. II Empyem mit Gangrän. Kotsteine. Totale Gangrän der Schleimhaut. In der Umgebung seröses trübes Exsudat. III Rein perforative Form. Schleimhaut mit Ausnahme winziger Ulcera intakt. Fibrinöseitriger Belag auf der Serosa. Abszeß mit viel Eiter im Douglas. IV Frisches Empyema appendicis, mit Schleimhautgangrän, jenseits einer alten strikturierenden Narbe. Beginnende Serosa-Entzündung. Thrombose der Serosa-Venen. Leichte Injektion der nachbarlichen Darmschlingen. Umgebung sonst frei.

Jede Appendix ist zuerst von außen, dann aufgeschnitten von innen hergestellt. Alles sind Kinder von 6—15 Jahren.

Puls.

Der Puls orientiert im allgemeinen besser über den Grad der Erkrankung als die Temperatur. Bei seiner Prüfung sind alle Vorsichtsmaßnahmen zu beachten und vorhergehende schmerzhafte Untersuchungen, Erregung usw. zu vermeiden. Frequenz und Füllung dienen als Maßstab der Allgemeinvergiftung. Ein langsamer Puls ist gewöhnlich ein beruhigendes Zeichen. Aber es gibt üble Fälle, trotzdem Puls und Temperatur sinken. Bedrohlich ist steigende Frequenz bei sinkender Temperatur. In der Rekonvaleszenz beobachtet man mitunter Bradykardie (*v. Bokay*), die mir z. T. als Folge der Nahrungsabstinenz entgegentrat.

Atmung.

Die Atmung wird durch die Ausdehnung des Prozesses beeinflußt. Ungestörte Bauchatmung ist ein sehr beruhigendes Zeichen. Bei Periappendizitis ist die Atmung rechts unten vermindert, bei zunehmender Peritonitis tritt die Bauchatmung mehr und mehr gegenüber der Thoraxatmung zurück, wird verhalten und beschleunigt. Peritonitische Schmerzen behindern die Bauchatmung und bewirken eine verhaltene und beschleunigte Thoraxatmung. Die völlige Unterdrückung der Bauchatmung deutet auf große Ausdehnung der Peritonitis und bietet damit einen wichtigen Hinweis auf den Ernst der Erkrankung.

Blut.

Die Blutuntersuchung hat Bedeutung erlangt, seitdem *Curschmann* gezeigt hat, daß eine längere Zeit bestehende Leukozytose über 25 000 fast sicher eine Eiterung anzeigt. Ähnliche Verhältnisse zeigt die Gangrän des Wurmes.

Eine einfache Appendizitis erhöht die Leukozytenzahl auf 12000—20000. Differentialdiagnostisch ist zu beachten, daß die Pneumonie höhere Werte aufweist (20—30—40000) und auch die Eosinophilen verschwinden läßt, die bei Appendizitis in mäßiger Menge oft noch zu finden sind (*Kiss* und *Tiborc*). Eine mittelstarke Leukozytose bei gutem Zustande spricht für eine günstige Prognose. Kleine Leukozytenzahl oder gar Leukopenie bei schwerem Zustand ist ungünstig (Sepsis ?). Wertvolle Anhaltspunkte vermag die Feststellung des *Arneth*schen Blutbildes zu liefern. Je weniger stark die Verhältniszahl der einkernigen Neutrophilen ist, das heißt, je schwächer die Linksverschiebung, um so besser ist die Prognose (*Sonnenburg* und *Köthe*). Bei schwerer Appendizitis steigt die Zahl der Einkernigen von normal 6% bis auf 28% beim Erwachsenen. Einfacher noch ist die Zählung der Gesamtzahl der Neutrophilen, die bei 70% bei Erwachsenen schwere Erkrankung noch ausschließen soll, bei 85% auf Eiterung und Nekrose hindeutet, bei 95% auf tödlichen Ausgang. Bei Kindern sind diese Verhältnisse nicht so genau studiert. Man darf aber sagen, Leukozytose bei normalem Blutbild ist günstig, ebenso starke Leukozytose bei unbedeutender Linksverschiebung. Normale Leukozytenzahl bei starker Verschiebung ist ungünstig, Leukopenie ist infaust. Bei den Kindern spielen aber viele konstitutionelle Verhältnisse in der Zusammensetzung des Blutbildes mit, so die lymphatische Reaktion u. a., so daß die Frage der Operation nicht durch das Blutbild bestimmt werden darf. Zudem braucht es mehrere Blutuntersuchungen in Intervallen, um ein brauchbares Urteil zu erhalten, was eine nicht zu verantwortende Verzögerung für einen eventuellen Eingriff bedeuten würde.

Leukopenie.

Linksverschiebung des Blutbildes.

Komplikationen.

Die Komplikationen sind schon größtenteils besprochen. Bei längerem und spontanem Ablauf hat man mit einer Reihe von Komplikationen zu rechnen, die meist übler Prognose sind, so Pyelitis, Nephritis, Ikterus, Leberabszeß portalen Ursprungs, subphrenischer Abszeß, Empyem der Pleura, Lungenabszeß, Bronchopneumonie, Phlebitis, und Sepsis im allgemeinen. Als Seltenheit ist zu erwähnen, daß ab und zu der Wurmfortsatz in eine Inguinalhernie und hier sogar zur Entzündung gelangen kann, ein Vorkommen, das einmal bei einem 3 Wochen alten Säugling gefunden wurde.

Der Verlauf

erhellt großenteils aus dem Gesagten. Er kann sich sehr wechselvoll und unberechenbar gestalten, nach wenig Tagen oder Wochen in völlige Heilung ausgehen, durch Abszesse stark verlängert werden oder zu chronischer Appendizitis führen. Andererseits kann der Tod in 2—3 Tagen oder erst nach Wochen an septischer Peritonitis erfolgen. In heimtückischer Weise können sich noch nach Wochen todbringende Komplikationen einstellen und erst bei der Sektion kann eine „kryptogenetische Sepsis" den Ausgangspunkt erkennen lassen.

Verlauf.

Diagnose.

Sie bietet in typischen Fällen fast weniger Schwierigkeiten als bei Erwachsenen, ist aber häufig auch für den Erfahrenen sehr schwierig. Bei einer Erkrankung, die mit Erbrechen und Leibschmerzen einsetzt, mit Fieber, wobei leichtes Beklopfen des Abdomens als Schmerz empfunden wird und Muskelabwehr sich zeigt, da handelt es sich fast sicher um eine beginnende Peritonitis. Dabei kommt beim Kinde fast bloß eine Periappendizitis in Betracht, da andere beim Erwachsenen häufige Ursachen fast ganz fehlen: Geschwüre von Magen und Darm mit Perforation, Erkrankung der weiblichen Genitalien, Gallen-, Pankreas- und Nierensteinleiden. Man hat zu entscheiden, ob die Entzündung noch im Frühstadium steht, wo noch keine eitrige Entzündung vorliegt und wo sie noch auf den Wurm und seine nächste Umgebung beschränkt ist, demnach Druckempfindlichkeit und Muskelabwehr sich nur dort findet. Oberbauch und linke Seite sind weich. Das wichtigste Symptom ist die umschriebene Muskelabwehr. Ist nach Ablauf des Frühstadiums, etwa nach 2—3 Tagen der Prozeß noch ähnlich umschrieben, wobei eine Resistenz der Wurmgegend eingetreten sein kann, so handelt es sich um eine fibrinös-eitrige Entzündung, die zurückgehen oder zum Abszeß werden kann. Ist dagegen die Palpation in weiter Ausdehnung empfindlich, die Muskelabwehr ebenso ausgebreitet, so handelt es sich um eine größere Peritonitis, die gewöhnlich nicht zu Tumorbildung führt. Die retrozökale Lage der Entzündung läßt häufig keine oder wenig peritonitische Erscheinungen zustande kommen, ebenso die Lage im kleinen Becken, so daß diese Lokalisationen häufig übersehen werden, sofern die Untersuchung nicht auch nach dieser Richtung vorgenommen wird (lumbale Betastung, Rektaluntersuchung). Aber auch dann ereignet es sich nicht ganz selten, daß in einzelnen Fällen, in denen mit großer Wahrscheinlichkeit eine Entzündung angenommen wird, der Wurmfortsatz sich normal erweist und das umgekehrt ganz gegen Erwarten bei der Operation schwere Veränderungen, ja Peritonitis vorliegt (*Monnier*). Gibt es doch sogar Fälle, wo bei Perforation des Wurmes Muskelabwehr und Pulsbeschleunigung fehlen.

Anfangssymptome.

Weitere Ausdehnung.

Der **Differentialdiagnose** fällt eine große Verantwortung zu. Falsche oder verspätete Diagnosen sind häufiger als beim Erwachsenen, vorab beim Kleinkinde und werden begünstigt durch die mangelhaften Angaben und die Banalität des Erbrechens in diesem Alter.

Pneumokokkenperitonitis.

Peritonitiden. Akute Peritonitis anderen Ursprungs ist nicht häufig. Am ehesten kommt die Pneumokokkenperitonitis in Betracht, welche die stärkste Druckempfindlichkeit ebenfalls oft in der Zökalgegend aufweist. Die Muskelabwehr fehlt aber häufiger oder ist unbedeutend, selbst bei hohen Temperaturen, wo sie bei Periappendizitis stark ausgesprochen ist. Später sind sogar die Bauchdecken weich. Charakteristisch sind diarrhöische Stühle. Bevorzugt sind Mädchen von 4—8 Jahren. Husten und Katarrh, gelegentlich auch Herpes labialis, bilden Begleiterscheinungen. Der plötzliche Beginn mit hohem Fieber (39—40,5°), das verhältnismäßig gute Allgemeinbefinden bei ausgedehntem Abdominalbefund sind kennzeichnend. Die umschriebene Form kapselt sich ab, der Abszeß entleert sich oft durch den Nabel. Das Exsudat ist trübe und schleimig. Im Urin finden sich Pneumokokken. Bei diffuser Ausbreitung ist der Verlauf oft tödlich. Eine allgemeine Pelveoperitonitis gonorrhoica ist nicht selten bei der Gonorrhoe älterer Mädchen (Fluor). Beiderseits der Blase besteht Druckempfindlichkeit. Im Pubertätsalter zeigt sich gelegentlich Druckempfindlichkeit der Ovarialgegend als Ausdruck einer latenten Periode. Die tuberkulöse Peritonitis macht selten unvermittelte akute Erscheinungen; sie führt oft zu Strangulationsileus. Dagegen machen tuberkulöse Mesenterialdrüsen im Schulalter ab und zu ein der Appendizitis ähnliches Bild unter Auftreten von Fieber (Lymphozytose). Manchmal sind die vergrößerten Drüsen fühlbar, die mit Vorliebe in der Zökalgegend sitzen, oder sind im Röntgenbild sichtbar. Bei der Perforation einer verkästen Drüse in die Bauchhöhle kann sogar das Bild einer schweren Peritonitis entstehen. Die richtige Diagnose wird dann meist erst bei der Operation gemacht. Die seltene eitrige und perforierende Divertikulitis ist von einer Periappendizitis nicht zu unterscheiden, obschon Schmerz und Resistenz höher gegen den Nabel zu liegen. Zwei Fälle davon wurden im Z. K. operiert. Als große Ausnahme kann bei älteren Kindern gelegentlich Cholezystitis vorkommen mit Muskelabwehr und peritonitischer Reizung.

Gonorrhoe.

Tuberkulose.

Tumoren und Resistenzen im Leib mit Schmerzen, mit oder ohne peritonitische Reizung. Bei jüngeren Kindern ist vor allem die Darminvagination zu berücksichtigen, die bei Säuglingen häufig ist im Gegensatz zu Appendizitis. Der fieberlose aber heftige Beginn mit Kollaps und kolikartigen Schmerzen, die starke Peristaltik und der gesteifte Darm, die blutigen Stühle gestatten die Unterscheidung. Bei Säuglingen findet sich merkwürdigerweise Invagination öfters gleichzeitig mit Appendizitis. Findet sich ein Tumor in der Zökalgegend (Invaginatio ileocolica), so denkt man fälschlich leicht an Appendizitis, wenn blutige Stühle fehlen; der Tumor ist aber verschiebbar bei Invagination. Im übrigen ist Appendizitis selten in den ersten 18 Monaten, wogegen die Invagination vorzugsweise diese Altersstufe betrifft. Von Darmverschlüssen ist der Wurmileus nicht selten, verursacht durch Knäuelbildung von Spulwürmern (*Hoffmann*), die fühlbare Darmsteifung, Erbrechen und Leibschmerzen, aber ohne Abwehr, verursachen und die sich besonders gern vor der Ileozökalklappe stauen, auch Darmspasmen verursachen und so eine Appendizitis vortäuschen. Nicht selten gibt die einfache Ansammlung von Askariden mit oder ohne Darmsteifung den Anschein einer leichten Appendizitis (Erbrechen, Leibweh, Druckempfindlichkeit, Temperatursteigerung), der auf Abgang von Würmern nach einem Wurmmittel rasch verschwindet. Der Ileus kann auch veranlaßt sein durch Kopro-

Darminvagination.

Askariden.

Koprostase.

stase, durch Strangulation eines Darmes, z. B. infolge tuberkulöser Peritonitis. Im Verlauf der Appendizitis kann selbst Ileus eintreten, seltener mechanisch bedingt als durch Darmparalyse. Stieltorsion einer rechtsseitigen Ovarialzyste mit periappendizitischen Erscheinungen kamen im Z. K. zweimal zur Operation.

Ovarien.

Magendarmstörungen. Im Vordergrund stehen Enteritis und Enterokolitis. Vorübergehend kann auch übermäßige oder verdorbene Nahrung irreführen, die zu Erbrechen saurer Massen, geblähtem Leib, Druckempfindlichkeit in Magen und Appendixgegend, aber ohne Abwehr, führen. Rasche Besserung nach Entleerung des Magendarmkanals. Auch Dysenterie ist zu erwägen, die durch Fieber, Erbrechen und Leibschmerzen recht in Verlegenheit setzen kann, besonders wenn anfänglich (in gleicher Weise wie bei Enterokolitis) die Stühle noch gut sind und Druckempfindlichkeit des Leibes besteht. Sobald schleimig eitrige Stühle und Tenesmus auftreten, wird das Bild eindeutiger. Weil das Zökum stark beteiligt ist, so findet sich manchmal Druckempfindlichkeit dieser Gegend. Im allgemeinen ist diese aber bei den Darmaffektionen ausgedehnter wie bei Appendizitis. Anschließend an die Kolitis kann eine echte Appendizitis entstehen, so daß die Differentialdiagnose anfänglich unmöglich ist. Die Colitis ulcerosa ist bei Kindern äußerst selten. Sie setzt sich hauptsächlich im S romanum fest, das starr infiltriert und schmerzhaft werden kann. Ist das Zökum befallen, so wird die Unterscheidung schwer, wenn keine kolitischen Stühle vorhanden sind. Leichter zu unterscheiden ist die Enteritis membranacea, bei der Koliken durch Kolospasmus mit Verstopfung oder Diarrhöen und den typischen Stühlen abwechseln. Die Typhlatonie zeigt sich nur ganz gelegentlich und erst im Schulalter. Sie macht Blähung des Zökums, das druckempfindlich und verschieblich ist, mit Schmerzanfällen. Ein eigenartiges Bild, das als Kolospasmus bezeichnet wurde und das ich öfters nach heftigen Erkältungen sah, führt zu plötzlicher Kolik mit Erbrechen und ohne Fieber. Der Bauch ist druckempfindlich und hart, der Stuhl angehalten; rasche Heilung auf Wärme und Kamilleneinlauf. Eine vorübergehende Einklemmung einer Hernie oder eines Leistenhodens, die vom Arzt nicht beachtet wird, kann gelegentlich Appendizitis vortäuschen. Magen- und Duodenalgeschwüre können ausnahmsweise schon in den Jahren vor der Pubertät in Betracht fallen.

Kolitis. Dysenterie. Colitis ulcerosa. Magengeschwüre.

Erkrankungen benachbarter Organe.

Eine akut einsetzende Pyelitis verursacht außer Erbrechen, Fieber und Leibweh oft starke Druckempfindlichkeit der Zökalgegend und der rechten Lendengegend. Meist handelt es sich um ältere Kinder. Die Urinuntersuchung schafft Klarheit. Pyelitis und Nephritis können aber auch als Folgen der Appendizitis auftreten *(Kümmel)*. Nierensteine kommen kaum in Betracht. Ein perinephritischer Abszeß macht ein ähnliches Bild wie die retrozökale Appendizitis und geht oft von dieser aus. Selbst Kalkariurie kann irreführen, wenn sie Leibweh und Erbrechen bewirkt. Selten nur täuscht der ausstrahlende Schmerz einer Spondylitis, wenn noch kein Gibbus vorhanden ist. Einige Male sah ich Fälle mit Erbrechen, Leibschmerzen oberhalb des Zökums (Leber) einhergehen, die als Appendizitis zur Operation eingewiesen wurden. Der auftretende katarrhalische Ikterus klärte die Lage auf.

Pyelitis. Kalkariurie. Ikterus.

Die kruppöse Pneumonie führt außerordentlich häufig zu appendizitisartigen Erscheinungen (pneumonische Pseudoappendizitis). Oft handelt es sich um den rechten Unterlappen. Die Kinder klagen über Leibschmerzen; Druckempfindlichkeit und Hyperästhesie des Abdomens (viszerosensorischer Reflex) legen Appendizitis sehr nahe, besonders wenn der Schmerz rechts lokalisiert und die Lungenuntersuchung negativ ist (kleiner oder zentraler Herd). Bei genauer Untersuchung fällt aber das hohe Fieber, 39—40 Grad und mehr, auf, die Dyspnoe, schon zu Beginn beschleunigte Atmung, Nasenflügelatmen und gerötetes Gesicht. Im Gegensatz zu den heftigen subjektiven Schmerzen und dem erheblichen Krankheitsbild ist die Druckempfindlichkeit im Abdomen gering. Muskelabwehr ist nicht vorhanden oder unwesentlich im Verhältnis zur hohen Temperatur. Die Hauthyperästhesie ist stärker als die Druckempfindlichkeit, die nicht scharf begrenzt ist. Oft besteht Husten, bei älteren Kindern Herpes labialis. In einzelnen Fällen gelingt die Unterscheidung erst am Röntgenschirm oder in den nächsten Tagen, wenn die Pneumonie entdeckt wird. Die Bauchschmerzen gehen meist beim Deutlichwerden der Pneumonie zurück. Jedes Jahr sehen wir einige Fälle dieser pneumonischen Pseudoappendizitis, die ins Z. K. zur Operation gewiesen wurden. Viel seltener läßt zuerst eine akute Perikarditis oder eine basale Pleuritis rechts an Appendizitis denken. Fast unüberwindlich schwierig wird anfangs die Diagnose, wenn neben der Pneumonie sich gleichzeitig eine akute (Pneumokokken-)Appendizitis entwickelt. Ich habe schon 2 solcher Fälle gesehen.

Kruppöse Pneumonie.

Bei verschiedenen fieberhaften Krankheiten treten im Beginn ausnahmsweise so heftige Leibschmerzen auf, daß zuerst der Verdacht auf Appendizitis erweckt wird, so bei Grippe, Scharlach, Masern, Angina, dann bei drohender diphtherischer Lähmung, fernerhin mehr noch in den ersten Tagen von schwerem Ileotyphus, so daß solche Fälle nicht selten irrtümlicherweise operiert werden. Einmal erlebte ich dies sogar bei zerebrospinaler Meningitis. Umgekehrt kann eine Appendizitis, bei der das Fieber in den Vordergrund tritt, einige Zeit lang Typhus vortäuschen (Leukopenie!). Es ereignet sich auch ab und zu, daß eine echte Appendizitis sich im Verlauf einer akuten Infektionskrankheit (Scharlach, Masern, Diphtherie) einstellt. In den letzten Jahren sah ich zwei Fälle von schwerer Appendizitis zur Zeit der Eruption von Masern einsetzen. Der Vollständigkeit halber seien hier noch die Leibschmerzen bei *Henoch*scher Purpura erwähnt.

Infektionskrankheiten.

Typhus.

Nervensystem. Die Stärke und Hartnäckigkeit des Schmerzes und des Erbrechens werden in weitem Umfange durch Empfindlichkeit des Nervensystems beeinflußt, so daß man bei neuropathischen Naturen den Fall gern zu schwer einschätzt. Eine diffuse unbedeutende Druckempfindlichkeit des Abdomens ohne sonstige Lokalsymptome findet sich als harmloser Befund ungemein oft bei sensiblen älteren Kindern, die dem Arzt wegen schlechten Appetits, Neigung zu Erbrechen usw. zugeführt werden. Karlsbadersalz mit einigen Tropfen Pfefferminzgeist morgens nüchtern leistet in solchen Fällen ausgezeichnete Dienste. Eine hysterische Appendizitis trifft man nicht selten im Schulalter. Die starken subjektiven Klagen bei völliger Fieberlosigkeit und geringem objektivem Befund, der rasche Wechsel der Erscheinungen, sind hier wegleitend. Hauthyperästhesie, ohne daß Druck in die Tiefe den Schmerz vermehrt, ist typisch für Hysterie. Das periodische azetonämische Erbrechen kann am Anfang Verdacht erwecken, wenn Leibschmerzen dabei auftreten. *Comby* glaubt, daß es oft auf chronischer Appendizitis beruht. Die Blässe, der rasche Verfall mit eingesunkenen Augen, eventuell Schmerzen in der

Neuropathie.

Periodisches Erbrechen.

Zökalgegend, bringen oft Verlegenheit. Das eingesunkene Abdomen spricht gegen Appendizitis[1]). Im übrigen entsteht Azetonämie auch sekundär bei Appendizitis infolge der Inanition.

Nabelkolik.

In große Verlegenheit kann die rezidivierende Nabelkolik älterer Kinder setzen, bei der Erbrechen, Schmerz und Druckempfindlichkeit ähnlich sein können wie bei Appendizitis, nur sind die Schmerzen mehr in der Nabelgegend. Fieber fehlt, die Bauchreflexe sind gesteigert, das Kolon ist leicht druckempfindlich. Rasche Besserung auf Atropininjektion. *Küttner* nimmt an, daß die Nabelkolik z. T. von der Appendix ausgeht, ausgelöst durch Knickungen, Verwachsungen und behinderte Peristaltik derselben.

Poliomyelitis.

Damit sind noch nicht alle Fehlerquellen erschöpft. Einmal habe ich es erlebt, daß eine Poliomyelitis, bei der der Schmerz der Lähmung vorausging, ein andermal eine Beckenosteomyelitis Appendizitis vortäuschte.

Prognose.

Die Prognose der akuten Appendizitis ist im Beginn des Anfalls schwer zu stellen. Bei Erwachsenen schätzt man die Heilung bei innerer Behandlung auf 90—95%. Bei Kindern ist der Verlauf weniger günstig, da die Krankheit rascher verläuft und sich häufig Gangrän des Wurmes und Perforation einstellt. Beim Kinde kann auch eine eitrige Peritonitis durch einfache Schleimhautdurchwanderung entstehen. *Riedel* schätzt die Letalität 2½mal höher als beim Erwachsenen. Je jünger das Kind, um so gefährlicher ist die Krankheit. Dabei spielt allerdings die späte Erkennung beim Kleinkind eine Rolle. Im Säuglingsalter ist die Prognose fast stets letal. Von seinen 128 operierten Fällen verlor *Gohrbandt* 7,4%, davon 16,7% unter 5 Jahren, 3,8% von 6—10 Jahren, 2,2% von 10—15 Jahren. 8,9% zeigten eine Perforation, 18% Abszesse, 7% diffuse Peritonitis. Im Z. K. starben 1919—28 unter 1056 operierten Fällen 53 = 5,2% an Peritonitis oder Sepsis. Von den am ersten Tag operierten Kindern starb keines. Bei den 53 Todesfällen war 28mal der Arzt sehr spät gerufen worden, der Tod erfolgte trotz sofortiger Operation. 14mal hatte der Arzt die Krankheit nicht erkannt, 6mal hatte er Gastroenteritis diagnostiziert. 15 dieser Todesfälle (28% aller Todesfälle) betrafen das Alter unter 3 Jahren, das nur 4,5% der Krankheitsfälle lieferte.

Prognose beim Säugling.

Operation am 1. Tag sichert Heilung.

Gewöhnlich entscheidet der 2. Tag über den Verlauf. Günstige Fälle kommen hier zum Stillstand, in schlimmen Fällen findet ein Fortschreiten statt und damit der Eintritt einer sich ausbreitenden Peritonitis an diesem oder am 3. Tage. Die Beobachtung verlangt darum in den ersten 2 Tagen äußerste Sorgfalt, um den günstigen Augenblick zur Operation nicht zu verpassen.

Therapie.

Nahrung.

Prophylaktisch ist Überfütterung zu vermeiden. Wünschenswert ist eine knappe, jenseits des Säuglingsalters großenteils vegetabile Kost,

[1]) *Iselin* erlebte bei einem Fall, der fälschlich als Appendizitis operiert wurde, Chloroformnarkosetod und rät darum ab von Narkose bei Fällen, die auf azetonämisches Erbrechen verdächtig sind.

die auch günstig ist zur Vermeidung von Verstopfung. Bekämpfung von Oxyuren und von Askariden sind am Platze, wenn auch ihre ätiologische Bedeutung nicht sicher ist.

Innere Behandlung. Bei Verdacht auf Appendizitis, gleich wie bei sicherer Diagnose ist sofort vollkommene Bettruhe anzuordnen, Rückenlage mit leicht erhöhtem Kopf. Zur Entspannung des Bauches legt man eine Rolle unter die Knie. Stuhlgang und Urin sind womöglich im Liegen abzunehmen. Am Anfang ist jede Nahrung und auch jedes Getränk zu verbieten. Gegen den Durst befeuchtet man ab und zu die Zunge oder gibt 1—2stündlich einen Kaffeelöffel Tee oder Orangensaft, wenn kein Erbrechen besteht. Bei quälendem Durst kann man kleine Tropfklistiere geben, je 50—100 g mehrmals im Tag, physiologische Kochsalzlösung oder 10%ige Traubenzuckerlösung. Von Abführmitteln und von Klistieren muß man auch bei Verstopfung absehen. Gegen Leibschmerzen legt man feuchte warme Kamillenumschläge über den ganzen Unterleib, die man bei Fieberlosigkeit mit Wachsstoff bedeckt. Die Kompressen sollen auch die Seiten des Abdomens bedecken und mehrstündig gewechselt werden. Um dabei den Patienten nicht zu belästigen, legt man von Anfang an ein breites weiches Wolltuch quer über den Rücken und schließt es jeweils über den Kompressen vorn mit Sicherheitsnadeln. Die Wirkung solcher Umschläge, auch von leichten Kataplasmen, ist meist sehr wohltätig. Abraten möchte ich von dem früher so beliebten Eisbeutel, vor allem beim Kleinkinde, obschon er noch bei einzelnen erfahrenen Chirurgen (*Ombrédanne*) beliebt ist. Nach amerikanischen Beobachtungen verhindert das Auflegen von Eis das Zustandekommen der heilungsbefördernden Bildung von Adhäsionen der Därme.

Bettruhe.

Nahrung

Keine Abführmittel!

Opiate, Morphium und andere narkotische Mittel sind vor der Operation streng zu vermeiden. Sie verschleiern das Bild, indem sie die Schmerzen und die Muskelabwehr aufheben, zudem noch Meteorismus verursachen können. Der scheinbar gute Erfolg im Beginn ist nur dem natürlichen Rückgang zuzuschreiben, der sehr häufig spontan am 2. Tag eintritt. Früher habe ich oft Fälle gesehen, bei denen zufolge der „guten Wirkung des Opiums" der günstige Zeitpunkt zur Operation versäumt wurde. Nur für einen Transport nach der Klinik ist eine Morphiuminjektion am Platze, je nach dem Alter 1—5 mg und mehr, oder die doppelte Menge von Pantopon.

Keine Narkotika!

In schweren Fällen muß man zur Stimulierung des Kreislaufes Kampfer, Koffein usw. in üblicher Weise geben. Bei starker Wasserverarmung greift man zu subkutanen Kochsalzinfusionen, wenn die Zufuhr per rektum nicht genügt.

Stimulantia.

In den meisten Fällen lassen Erbrechen und Schmerzen schon am ersten Tage nach, am 2. Tag sinkt auch die Temperatur, der Puls wird langsamer, die Druckempfindlichkeit schwindet. Vom 3. Tag an kann man dann 3—2stündlich einen Kaffeelöffel bis zu einem Eßlöffel Tee, Schleim oder Milch verabreichen, jeden Tag vorsichtig ein wenig steigern. Auf alle Fälle darf die erste Woche nur flüssige Nahrung in kleinsten Mengen gereicht werden. Nach 8 Tagen gibt man ein Kamillen- oder Ölklistier, wenn der Stuhlgang nicht von selbst erfolgt. In der 2. Woche kann man Breie mit Ei, eingeweichten Zwieback, Kartoffel- oder Apfelbrei beifügen.

Diät.

Czerny-Keller dehnen die Nahrungskarenz eventuell 5—6 Tage aus. Bei eintretender Abkapselung (am 3.—4. Tag) geben sie Wasser, Mehlsuppe und Brei, vermeiden streng Milch und glauben, daß ihre Resultate so gut sind, daß sie vom Chirurgen nicht überboten werden können. Ich habe nie den Mut gefunden, bei irgendwie schwereren Formen diese Behandlung zu versuchen.

Operation?

Soll die Appendizitis innerlich oder operativ behandelt werden? Diese Frage ist nicht allgemein zu beantworten. Gewiß heilt der größte Teil der Fälle, besonders bei älteren Kindern, bei Bettruhe und strenger Diät. Wir sind aber außerstande, im Beginn eine sichere Prognose zu stellen und jeder erfahrene Arzt kennt Fälle, wo durch Zuwarten der Tod verschuldet wurde. Wir empfehlen darum nach der ausgedehnten und langjährigen Erfahrung des K. Z. (*Monnier*) etwa folgendes Vorgehen, das übereinstimmt mit dem der meisten Chirurgen und Internisten. Ist der Fall ganz frisch und leicht, der Druckschmerz mäßig, fehlt die Muskelabwehr oder ist nur ganz schwach, besteht wenig Temperatursteigerung, sind Puls und Atmung gut, ist weder Meteorismus noch Exsudat wahrzunehmen, hat keine Verschlimmerung vor dem Arztbesuch seit Beginn der Erkrankung stattgefunden, so darf man 12—24 Stunden abwarten und sich vorläufig auf die innere Behandlung beschränken. Ist der Fall aber von Anfang an schwer, besteht deutliches Fieber, sind Puls und Atmung beschleunigt, bestehen starker Schmerz, Muskelabwehr, öfteres Erbrechen oder gar Verfall, so ist die Operation sofort vorzunehmen, also die sog. Frühoperation. Der rechtzeitige Eingriff ist nicht nach der Zeit vom Beginn des Anfalls zu berechnen, sondern nach den klinischen Erscheinungen. Die Aussicht für einen erfolgreichen Eingriff ist in den ersten 24—36 Stunden fast durchwegs gut, so daß viele Chirurgen empfehlen, jede Appendizitis ohne weiteres zu operieren. Die Gefahr der Peritonitis beginnt im allgemeinen am 2. Tag und ist am 3. Tag am größten. Gegen eine allgemeine sofortige Operation läßt sich einwenden, daß die Diagnose bei Kindern am ersten Tag häufig noch nicht zu stellen ist und daß viele Fälle am 2. Tage schon abklingen oder abgeklungen sind. Zudem ist keine Operation absolut gefahrlos und kann z. B. bei Verwechslung mit Pneumonie oder Typhus nachteilig wirken. Man darf bei Fällen, die bei sorgfältiger Untersuchung als leicht zu bezeichnen sind und die sich nicht verschlimmern, ohne Bedenken den 2. Tag abwarten und dann erst die Entscheidung treffen. Ist am 2. Tag keine Besserung oder gar Verschlimmerung festzustellen, vermehrter Schmerz, starke Abwehr, wiederholtes Erbrechen, dann ist sofortige Operation angezeigt und wird einen guten Erfolg bringen.

Frühoperation.

Entfernung des Wurmes.

Bei der Frühoperation versuchen die meisten Chirurgen den (gangränösen) Wurm zu entfernen, wenn dies ohne Schwierigkeit möglich ist und machen keine Drainage (*Ombrédanne*). Andere (*Monnier*, *Gohrbandt*) legen bei übelriechendem Exsudat einen Gummidrain ein, der keine Verwachsungen hinterläßt. Kommt eine Appendizitis erst am 3.—4. Tag zur Behandlung und findet sich bei gutem Zustand eine Abkapselung des Exsudates bzw. schon ein deutlicher Tumor, so empfiehlt es sich, abzuwarten und bei der Bildung eines Abzesses diesen später zu öffnen. Nur wenn um diese Zeit nach schwerem Anfall die Beschwerden noch andauern, die Genesung nicht vorschreitet oder eine fortschreitende Peritonitis deutlich wird, so empfiehlt sich hier meist die sog. Intermediäroperation.

Intermediäroperation.

Ist eine Appendizitis ohne Operation abgelaufen, so kann es wünschenswert sein, eine solche nach Wochen und Monaten vorzunehmen (Intervalloperation). Insonderheit ist eine solche angezeigt, wenn schon mehrere Anfälle stattgefunden haben, um dabei den Wurm zu entfernen, bevor ein neuer Rückfall eintritt.

Intervall-operation.

Genaue Regeln für die Anzeige der Operation lassen sich nicht allgemein aufstellen. Der Grad der diagnostischen Fähigkeit und des Wissens der Ärzte ist sehr verschieden, so daß der Erfahrene eher zuwarten darf als der Anfänger. Beide handeln gut daran, bei irgendwie ernsthaft aussehenden Fällen sofort einen erfahrenen Chirurgen beizuziehen. Der Laie ist heutzutage rasch bereit, dem Arzt einen Vorwurf zu machen, wenn eine Appendizitis schlecht ausgeht, ohne daß operiert wurde.

Immer ist zu bedenken, daß man bei Kindern oft nicht genau sagen kann, wie lange die Krankheit schon gedauert hat. Selbst die Unterscheidung einer einfachen von einer destruktiven Appendizitis kann im Beginn schwer oder unmöglich sein. Viele Studierende haben heutzutage, wo die Fälle in den meisten Universitätskliniken auf die chirurgische Abteilung kommen und sofort operiert werden, keine Kenntnis über den Ablauf bei zuwartender Behandlung, und sind darum als junge Ärzte kaum in der Lage zu entscheiden, in welchen Fällen zugewartet werden darf und wo man sofort operieren soll. Unter diesen Umständen ist es unbedingt das richtige, eher zu viel als zu wenig operieren zu lassen. Die ungünstigen Chancen bei versäumter Operation bei Appendizitis sind sehr viel größer, als wenn die Operation irrtümlich da vorgenommen wird, wo keine Appendizitis besteht. So wird auch der erfahrene Arzt nicht selten in die Lage kommen, unklare Fälle operieren zu lassen und es nicht verantworten wollen, nur der noch nicht sicheren Diagnose wegen die Operation zu verzögern.

Indikation der Operation.

Chronische Appendizitis.

Nach den Sektionsbefunden (*Aschoff*) haben mindestens $^3/_4$ der Erwachsenen in Deutschland in ihrem Leben früher einmal eine Appendizitis durchgemacht, häufig ohne Symptome. Infolgedessen finden sich im Wurmfortsatz der Gesunden oft Narben, Abknickungen, Kotsteine und Stenosen, Adhäsionen. Dabei hält es manchmal schwer festzustellen, ob dabei eine chronische Appendizitis vorliegt. Finden sich Granulationen in der Schleimhaut längere Zeit nach abgelaufener Appendizitis, so muß man solche als Anzeichen einer früheren Erkrankung ansprechen. Sicher ist es, daß nach einmaliger Appendizitis eine Neigung zu Rezidiven besteht, die in monate- und jahrelangen Abständen erfolgen. Man schätzt ihre Häufigkeit beim Erwachsenen auf 20—40%. In der Zwischenzeit können Erscheinungen fehlen oder sie zeigen sich ab und zu in leichten Beschwerden, die mit mehr oder weniger Recht auf die Appendix bezogen werden, so unbeständige Druckgefühle im Leib und in der Nabelgegend, manchmal rechts unten, epigastrische Schmerzen, nach den Mahlzeiten „Magenbeschwerden", Verstopfung mit Diarrhöen abwechselnd, dabei zur Seltenheit leicht erhöhte Temperaturen. Zeitweises Erbrechen und eine Resistenz rechts unten bei Druck oder Meteorismus daselbst haben schon mehr Anspruch auf die Appendix bezogen zu werden. Häufig leidet das Gedeihen der Kinder bei den erwähnten Symptomen.

Rezidive.

„Magenbeschwerden".

Objektiv ist eine chronische Erkrankung des Wurmes in den meisten Fällen höchstens zu vermuten. Am bedeutsamsten ist ein deutlich umschriebener Druckschmerz am *Mac Burney*schen Punkt, wenn man das gestreckte Bein in der Hüfte aktiv strecken läßt. Bei mageren großen Kindern glaube ich dabei öfters den verdickten Wurm gefühlt zu haben.

Druckschmerz.

Einige Autoren geben an, daß bei chronischer Appendizitis durch manuelles Herunterdrücken der Gase im Colon ascendens gegen das Zökum Schmerz ausgelöst wird (*Rovsing*). Meist bleiben die Anzeichen für eine chronische Appendizitis unsicher und unbestimmt. Verwechslungen sind möglich mit der Tuberkulose des Zökums oder des Wurmfortsatzes, mit Mesenterialdrüsentuberkulose, besonders aber mit Nabelkolik und azetonämischem Erbrechen, Enteritis membranacea, mit chronischer Kolitis, auch mit Askaridiasis. Nach der Entfernung des Wurmfortsatzes verschwinden oft die verschiedenen Beschwerden und die Kinder entwickeln sich in erfreulicher Weise. In anderen Fällen bringt die Entfernung des Wurmes keine Besserung, ein Zeichen, daß dieser ungerechtfertigterweise angeschuldigt war.

Schwierigkeit der Diagnose.

Literatur:

Siehe bei *Feer*, Erkrankungen des Wurmfortsatzes, 3. Aufl. dieses Handbuches, Bd. 3, 1924. — Reiches Literaturverzeichnis in den Monographien von *Gohrbandt*, *Karger* und *Bergmann*, Chirurg. Krankheiten im Kindesalter, Berlin 1928, sowie bei *Drachter* und *Gossmann*, Chirurgie des Kindesalters, 1930. — *Läwen* und *Burckhardt*, Die Chirurgie des Wurmfortsatzes (Bd. 5 der Chirurgie von *Kirschner* und *Nordmann*, 1927). — *Karewski*, Appendizitis vom Standpunkt der Chirurgie (Bd. VI 2, des Handbuches von *Kraus* und *Brugsch:* Spez. Path. u. Ther. innerer Krankh.). Ferner *de Quervain*, Spez. chirurg. Diagnostik. — *Monnier*, Schweiz. med. Wschr. 1928, Nr. 28. — *Kümmel*, Dtsch. med. Wschr. 1921, S. 581 und 622. — *Porter*, Ref. Zbl. Kinderheilk., Bd. 10, S. 418. — *Brauch*, Beitr. path. Anat., Bd. 71 S. 207, 1923. — *Heekes*, Brit. med. J., Nr. 3300, 1924, S. 571. — *Jaroschka*, Dtsch. Z. Chir., Bd. 183, S. 99, 1923. — *Ombrédanne*, Chirurgie infantile, Paris 1923.

Tierische Darmparasiten.

Von

Hermann Brüning und Hans Bischoff in Rostock.

Unter den tierischen Darmparasiten, welche als Krankheitsursache bei Kindern von den Laien auch heute noch vielfach überschätzt, von den Ärzten jedoch durchweg nicht genügend gewürdigt werden, können wir zweckmäßig drei große Gruppen unterscheiden, und zwar:

Einteilung.

I. Die Protozoen (Rhizopoden, Flagellaten und Infusorien).
II. Die Eingeweidewürmer.
III. Die Arthropoden.

I. Protozoen.

Protozoen.

Protozoen sind einzellige Lebewesen, welche in gesunden und kranken Tagen im Verdauungstraktus von Erwachsenen und Kindern angetroffen werden. Sie leben hier als harmlose Saprophyten, entfalten jedoch unter gewissen Bedingungen krankheitserregende Wirkungen, und zwar namentlich bei enormer Vermehrung in einem anderweitig bereits geschädigten Darmkanal.

Zu den für die Pathologie des Kindesalters bedeutsamen Protozoen gehören von den Rhizopoden verschiedene Amöben (Entamoeba coli und Entamoeba histolytica), von den Flagellaten Trichomonas intestinalis und Lamblia intestinalis, und endlich von den Infusorien Balantidium coli, welche im folgenden kurz beschrieben werden mögen:

A. Entamöben.

Entamoeba coli.

1. Entamoeba coli *Lösch-Schaudinn* (s. Fig. 115a—d).

Ein im allgemeinen nicht pathogener Dickdarmsaprophyt von etwa 20—30 μ; großes exzentrisch gelegenes Karyosom und dickmembraniger Kern. Ekto- und Endoplasma nicht so deutlich differenziert wie bei der Entamoeba histolytica. Auch ihre Bewegungen träger als bei dieser. Enthält im Gegensatz zur Ruhramöbe selten rote Blutkörperchen, dagegen häufig Bakterien, Zellkerne und Trümmer aller Art.

Aussehen.

Die E. coli ist nach *W. Fischer* über die ganze Welt verbreitet. Er selbst fand sie in Göttingen bei etwa 40% der Obduktionen. Angaben über Infektionen innerhalb unserer deutschen Kinderwelt fehlen im einschlägigen Schrifttum.

Vorkommen.

26*

Entamoeba histolytica.

2. Entamoeba histolytica *Schaudinn* (s. Fig. 115f.) = Amoeba dysenteriae. Erregerin der nicht bazillären Ruhr; kommt häufiger in den warmen Ländern, aber u. a. auch in Deutschland vor.

Infektionsmodus.

Die Infektion erfolgt durch Aufnahme der ein- oder mehrkernigen resistenten zystischen Dauerform in den Magendarmkanal, wobei die indirekte Übertragung durch Lebensmittel (Obst) oder infiziertes Wasser eine nicht zu unterschätzende Rolle spielt. Als Zwischenträger können auch Fliegen fungieren.

Aussehen.

Das Ektoplasma der vegetativen Form ist scharf differenziert von dem Endoplasma, in welchem häufig rote Blutkörperchen, Vakuolen und mit Neutralrot färbbare Granula, aber fast nie Bakterien gefunden werden.

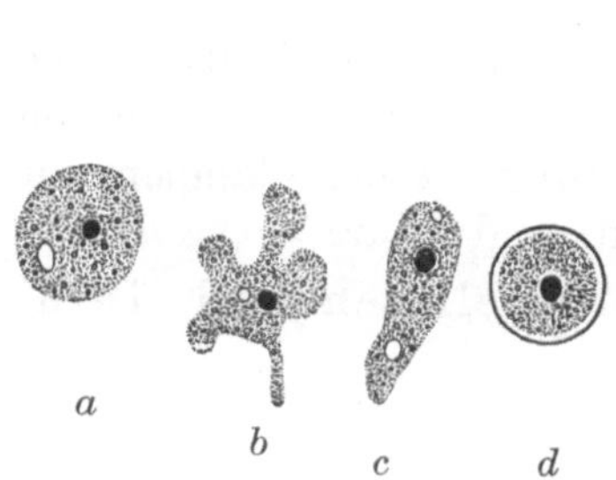

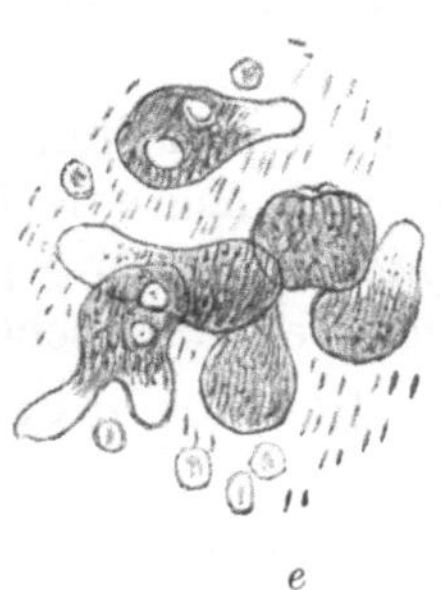

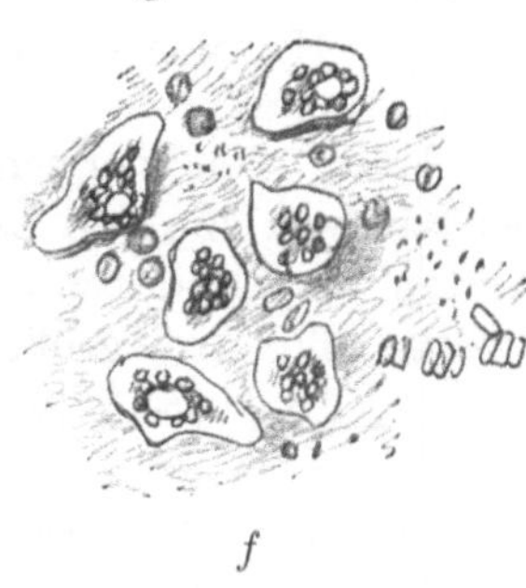

Fig. 115.

Amoeba coli. Vergrößerung 1:450; frisches Präparat. (Nach *Langer*.)

Entamoeba coli Lösch im Darmschleim mit Blut- u. Eiterkörperchen.

Entamoeba dysenteriae im Schleim eines dysenterischen Stuhles. (Nach *Lösch*.)

Die verhältnismäßig schnellen Bewegungen der Amöbe erfolgen durch Aussendung von lappigen oder fingerförmigen Ektoplasmapseudopodien. Die Amöbe nährt sich von gelösten Bestandteilen, scheint aber ihrerseits gewebsauflösende Stoffe nach Art eines Sekretes zu bilden.

Unterscheidungsmerkmale.

Die wichtigsten Unterscheidungsmerkmale zwischen der Entamoeba coli und der Entamoeba dysenteriae sind nach *Trumpp* die folgenden:

Klinisches Bild.

Das klinische Bild der Amöbendysenterie gleicht durchaus demjenigen der bazillären Ruhr. In der Mehrzahl der Fälle verläuft es aber als schleichend einsetzende, zur Chronizität neigende Darmerkrankung mit häufigen, spärlichen, schleimig-glasigen und blutigen Entleerungen, bei welchen die Ursache für die Blutbeimengungen in den oft tief greifenden Darmgeschwüren zu suchen ist (*Christoffersen*). Auch kann es durch Eindringen der Protozoen in die Leber zu Leberabszessen kommen. Typische Blutveränderungen lassen sich nicht feststellen (*W. Fischer*).

Inkubationszeit.

Die Inkubationszeit der Amöbenruhr berechnet *Löhlein* auf 21—25 Tage.

Nicht jede Infektion führt zu klinischen Erscheinungen. Kranke und Genesene können als Amöbenträger durch Ausscheidung von Zysten eine gefährliche Ansteckungsquelle abgeben. So erkranken in Ägypten nach *Petzetakis* Kinder im zweiten Lebensjahr sehr häufig, weniger häufig in der zweiten Hälfte des ersten Lebensjahres und sehr selten bis zum sechsten Monat.

Die Diagnose wird gestellt durch mikroskopischen Nachweis der Amöben in den Schleimpartikeln des Stuhls im Deckglaspräparat. Der Stuhl muß jedoch unbedingt ohne Wasserzusatz körperwarm untersucht werden, wozu er zweckmäßig mit einer Darmsonde entnommen wird. Diagnosenstellung.

Therapie: Im akuten Stadium streng durchgeführte Diät: Milch oder zwei Tage Apfeldiät nach *Moro*, Heidelbeerabkochungen, später Nährpräparate (Plasmon, Sanatogen, Somatose). Behandlung.

Medikamentös: Beginn mit Karlsbader Salz als Abführmittel, dann Styrakol (*Knoll*) 3—4mal täglich 0,5 in Haferschleim, 2—3 Tage lang (*Rauert*). Als Antidiarrhoikum auch Liq. Uzara in Tropfenform.

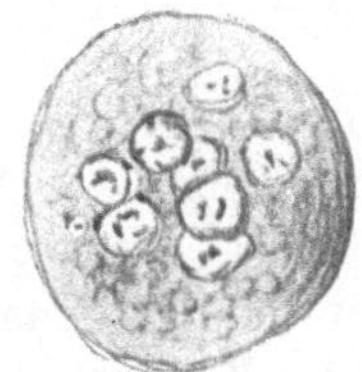

Fig. 116.

Entamoeba coli.

Differenzierung des schwach lichtbrechenden Ektoplasmas vom Endoplasma nur während Pseudopodienbildung möglich. Bewegungen träge. Zyste enthält 8 Kerne.

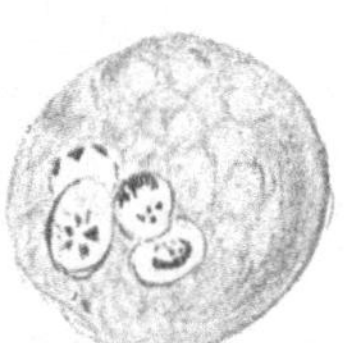

Fig. 117.

Entamoeba dysenteriae.

Ektoplasma stark lichtbrechend und scharf vom getrübten Endoplasma abgesetzt. Bewegungen sehr lebhaft, explosiv („Bruchsackpseudopodien"). Zyste enthält 4 Kerne.

Als Spezifikum gilt das Emetin, ein Alkaloid der Radix Ipecac., in subkutaner Anwendung 0,01—0,04. Dieses Präparat wirkt jedoch bei Kindern nicht so prompt als bei Erwachsenen. Auch macht *Buchmann* auf die Gefahr der Kumulierung bei geschwächten Kindern aufmerksam und empfiehlt deshalb Yatren purissimum per os, und zwar sovielmal 1 ccm einer 2%igen wässerigen Lösung, als das Kind Monate zählt, bei älteren Fällen eventuell das Doppelte der Dosis.

In chronischen Fällen soll Yatren in 2—4%iger Lösung auch als Klysma Erfolg versprechen (*Birt*).

B. Flagellaten.

1. Trichomonas intestinalis *Leuckart*. Trichomonas intestinalis.

Dieser in allen Ländern vorkommende Parasit lebt im Dünn- und Dickdarm, findet sich verhältnismäßig häufig schon im Kindesalter und wurde bei Erwachsenen auch bei Carcinoma cardiae im Magen, in kariösen Zähnen, sowie in Lungenkavernen beobachtet. Vorkommen.

Die durch bestehende Enteritis begünstigte Infektion erfolgt entweder direkt oder durch Vermittelung von Fliegen, auch durch infiziertes Trinkwasser. Infektionswege.

Die Gestalt der etwa 10—15 μ großen Trichomonas intestinalis ist eine birnenförmige mit zugespitztem Hinterende und vier Geißeln am Basalkörper. Der rundliche Kern ist nach vorn beweglich. Das Zytoplasma enthält Vakuolen und oft rote Blutkörperchen. Zysten sind unbekannt. Aussehen.

Klinische Symptome.

Die Trichomonasinfektion kann klinisch mit diarrhoischen eventuell blutig-schleimigen Entleerungen und schwerer Anämie einhergehen. Bestehen gleichzeitig Koliken, so kann das Bild einer Dysenterie vorgetäuscht werden.

Pathol.-anat. Befunde.

In solchen Fällen findet sich pathologisch-anatomisch Geschwürsbildung im Darm mit diphtherischen Belägen.

Behandlung.

Therapie: Klysmen von $1^0/_{00}$ Chin. mur. mit Zusatz von $\frac{1}{2}{}^0/_{00}$ Kresol, ferner per os: Yatren puriss. (für Kleinkinder 0,1 g, für ältere Kinder 0,25 g pro dosi).

Auch das Stovarsol (= dem deutschen Spirozid) je nach dem Alter 0,5—1,0 pro die in Tabletten soll von guter Wirkung sein.

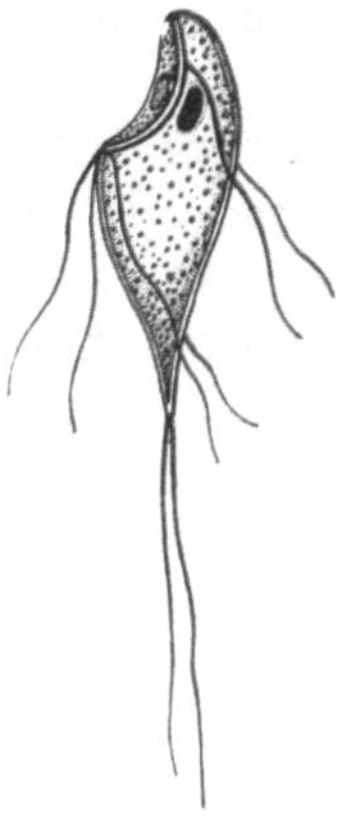

Fig. 118. *Lamblia intestinalis oder syn. Megastomum entericum. ca. 1300fach vergrößert.* (Nach *Grassi* und *Schewiakoff* in Mosler-Peiper-Parasiten. *Nothnagels* Handb. d. speziellen Pathologie u. Therapie, Bd. VI.)

Lamblia intestinalis.

2. Lamblia intestinalis *Lambl* (s. Fig. 118).

Aussehen.

Birnenförmig, 13 μ lang, mit napfartiger Vertiefung am Vorderende; daselbst zwei ovale Kerne; zwischen diesen 2 Paar Basalkörner, von welchen 4 Paar Geißeln ausgehen. In der medialen Linie des Körpers der Achsenstab = Rhizostyl. Auch die Zysten des im Dünndarm, seltener im Magen und Dickdarm lebenden Parasiten enthalten vier Kerne und Geißeln.

Vorkommen.

Vorkommen auch in Deutschland, und zwar häufiger, als vielfach angenommen wird. *Simon* fand z. B. in Bonn 23,4 % Kinder infiziert, darunter einen neun Monate alten Säugling. *Milter* berichtet aus London, daß die Lambliasis, bei der es auch Parasitenträger ohne Krankheitserscheinungen gäbe, bei Kindern keineswegs selten sei; schon bei einem drei Wochen alten Säugling konnte er Lamblien im Stuhl nachweisen.

Inkubation.

Inkubationszeit: etwa 25 Tage.

Übertragung.

Die Übertragung erfolgt wahrscheinlich durch Kontakt; auch Fliegen können Zysten übertragen. Ob die bei Tieren (Hund, Katze, Maus) gefundenen Lamblien für den Menschen pathogen sind, ist noch unentschieden.

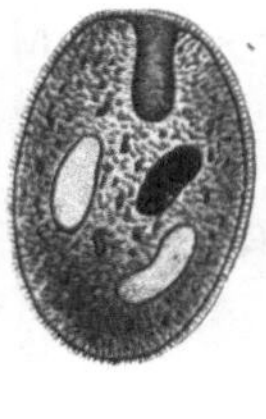

Klinische Symptome.

Die Lambliasis bedingt als klinische Symptome meist chronische, nicht sehr heftige Durchfälle ohne Fieber. In schweren Fällen können sich jedoch die wäßrigen oder schleimvermischten Durchfälle bis zu choleraartiger Heftigkeit steigern.

Fig. 119. *Balantidium coli. Vergrößerung 250fach.*

Prophylaxe.

Prophylaktisch empfiehlt es sich, Kindern in von Mäusen heimgesuchten Wohnungen nicht auf Fußböden und Teppichen herumkriechen zu lassen (*Moritz* und *Hölzel*).

Therapie.

Therapie: Spezifisch wirkt Emetin (s. o. S. 405).

C. Infusorien.

Balantidium coli.

Balantidium coli *Malmsten* (s. Fig. 119).

Aussehen.

Der durchschnittlich etwa 86 μ lange ovale Körper dieses Parasiten ist dicht bewimpert; am Vorderende trichterförmige Sauggruben; hufeisenförmiger Makronukleus. Zysten beim Menschen nur ganz selten. Auf

Taenia solium

Taenia saginata

Taenia cucumerina

Bothriocephalus latus

a) Hymenelopis nana

b) Taenia Eclinococcus

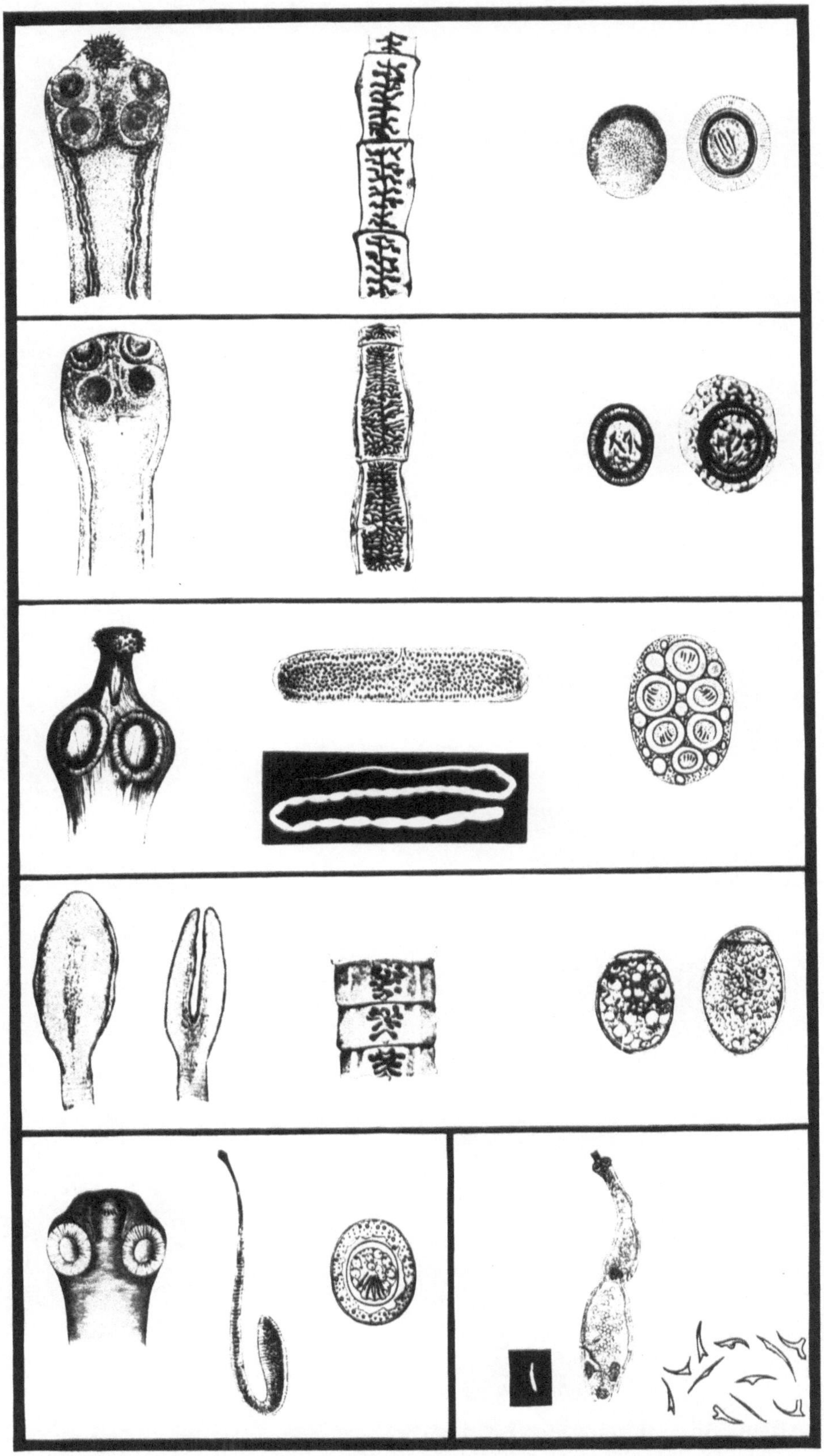

a) *b)*

I. *Die häufigsten einheimischen Bandwürmer im Kindesalter.*

dem Blut- und Lymphweg kann der Parasit durch den ganzen Körper verbreitet werden, nachdem er tief in die Darmwand eingedrungen ist.

Die klinischen Erscheinungen der Balantidieninfektion, welche übrigens bei Kindern noch nicht beobachtet worden zu sein scheint, ähneln denen bei der Amöbenenteritis mit nachfolgender Anämie und Kachexie. Auch Eosinophilie wird hierbei beschrieben (*Kobisch*). Symptomatologie.

Die Dauer der Krankheit beträgt eventuell Jahrzehnte. Dauer.

Therapie: Laxantien, Emetin (s. o. S. 405). Behandlung.

II. Eingeweidewürmer.

Unter den auch im Kindesalter vorkommenden parasitischen Würmern verdienen hier nur die in unseren Breiten am häufigsten zur Beobachtung gelangenden besprochen zu werden. Zu diesen gehören: Einteilung.

A. Cestoden (Bandwürmer) Bandwürmer.

a) Taenia solium
b) Taenia saginata (mediocanellata)
c) Bothriocephalus latus
d) Taenia cucumerina (Dipyllidium caninum)
e) Taenia nana (Hymenolepis nana)
f) Taenia flavopunctata (Hymenolepis diminuta)
g) Taenia Echinococcus.

B. Nematoden (Rundwürmer) Rundwürmer.

a) Ascaris lumbricoides
b) Oxyuris vermicularis
c) Trichocephalus dispar (Trichiuris)
d) Ankylostoma duodenale
e) Trichinella spiralis.

Bevor wir jedoch an die Schilderung der hier genannten kindlichen Darmparasiten herantreten, mögen einige allgemeine Bemerkungen über die zweckmäßigste Methode ihrer Diagnosenstellung vorangeschickt werden. Allgemeine Bemerkungen über die Diagnosenstellung.

Die allgemeinen Beschwerden, welche als klinische Symptome für die Anwesenheit von Darmparasiten bei Kindern vielfach in den Lehrbüchern angeführt werden, spielen nur eine untergeordnete Rolle, wie in den weiteren Ausführungen noch betont werden wird. Allgemeine Beschwerden.

Zuverlässigere Anhaltspunkte liefert der Abgang von Würmern (Askariden, Oxyuren) oder Wurmgliedern (Taenien), der gelegentlich mit den Darmentleerungen oder auch ohne diese, z. B. durch Erbrechen oder noch seltener nach Verletzungen oder operativen Eingriffen beobachtet wird. Abgang von Würmern oder Wurmgliedern.

Bei der Beurteilung von Befunden durch Laien ist jedoch strengste Kritik und größte Vorsicht am Platze, weil nicht selten Kotbestandteile, z. B. Reste von Spargeln, Apfelsinen oder auch schleimige und membranöse Beimengungen für Würmer gehalten werden. Der Arzt sollte also, wie *Brüning* im Hinblick auf die in der Literatur mitgeteilten Ol. Chenopodii-Vergiftungen mit vollem Recht nachdrücklichst verlangt, persönlich die als Würmer angesprochenen Gebilde ansehen und in Anbetracht der nicht absoluten Unbedenklichkeit grundsätzlich erst dann eine Wurmkur einleiten, wenn das Vorhandensein oder Nochvorhandensein von Eingeweidewürmern über jeden Zweifel erhaben ist. Hierbei verdient noch betont zu werden, daß Spulwürmer, Trichozephalen und Bandwurmglieder meist innerhalb der Kotmengen, Oxyuren dagegen bei geformten Stühlen meist außen an den Kotsäulen haftend gefunden wurden.

Eier im Stuhl.

Ein absolut sicheres Mittel der Diagnose der kindlichen Helminthiasis ist der mikroskopische Nachweis der für jede Wurmart spezifischen Eier. Doch ist auch bei diesem Verfahren nur bei zweckmäßiger Durchführung Erfolg zu erwarten. So wird man bei der üblichen Deckglasmethode, bei welcher bekanntlich von verschiedenen Stellen der Kotsäule Partikelchen entnommen werden, bei Tänien und den meisten Rundwürmern auf das Vorhandensein der zugehörigen Eier rechnen können. Weniger zuverlässig ist dieser Nachweis jedoch bei den Oxyureneiern; sie werden am ehesten im sogenannten Analabstrich, d. h. in den mit Hilfe eines kleinen Spatels oder einer Platinöse aus den Analfalten entnommenen und mit einem Tropfen Wasser auf dem Objektträger ausgebreiteten Kotrestchen gefunden. Auch kann man bei Taenien und Oxyuren die zuweilen der Kotsäule anhaftenden mattglänzenden, grauen zarten Stellen zur Untersuchung heranziehen, da sie häufig aus abgestorbenen Bandwurmgliedern bzw. den aus dem Uterus der Oxyuren ausgestoßenen zusammenhängenden Eiermassen bestehen. Neuerdings wird folgende Methode als sehr brauchbar für den Nachweis von Eingeweidewürmern empfohlen: Stuhl in dicker Schicht mit 10%iger Essigsäure auf Objektträger ausstreichen, verreiben und lufttrocknen. Mehrere Stunden lang Zedernöl (Kanadabalsam) auf den Ausstrich einwirken lassen. Im aufgehellten Stuhl nach den Eiern suchen.

Deckglasmethode.

Analabstrich.

Ist nun mit spärlichem Vorhandensein der Helmintheneier im Stuhl zu rechnen, so kommt eins der gebräuchlichen Anreicherungsverfahren in Frage, von denen hier diejenigen von *Fülleborn* und *Vajda* (Aufschwemmung des Stuhles mit konzentrierter Kochsalzlösung bzw. Glyzerin [1 : 3] und Nachweis der Eier im eierhaltigen Oberflächenhäutchen), erwähnt seien.

Anreicherungsverfahren.

Aus der Bluteosinophilie, wie es vielfach geschieht, das Vorhandensein von Darmparasiten bei Kindern zu folgern, ist ein unsicheres Beginnen. *Hille* fand z. B. an unserer Klinik nur bei 50% der Fälle eine Eosinophilie von über 6%. Auch hat *Bischoff* bei einem mit 151 Askariden behafteten einjährigen Kinde im Blut überhaupt keine eosinophilen Zellen nachweisen können, deren Zahl in weitem Maße von konstitutionellen Momenten und anderen Faktoren (Temperatur und dgl.) abhängig ist.

Bluteosinophilie?

Ein weiteres diagnostisches Verfahren, welches früher schon von *Trumpp* für die Oxyuren versucht worden ist, besteht in dem Nachweis einer allergischen Umstellung des kindlichen Organismus durch die Entozoen. Diese Untersuchungen sind in letzter Zeit von den verschiedensten Seiten wieder aufgenommen worden, u. a. für die Askariden von *Fülleborn, Brüning* und *Jadassohn.* Es gelang in einem mit dem Älterwerden der Kinder steigenden Prozentsatze durch Einbringen von Askaridensubstanz in die Haut nach Art der Pirquetisierung eine Reaktion an der Impfstelle zu erzeugen, welche sich durch mehr oder weniger deutliche urtikarielle Rötung und Schwellung mit meist beträchtlichem Juckreiz zu erkennen gibt und nach kurzer Zeit wieder verschwindet. Ja, es ist sogar

Allergie.

gelungen, wurmfreie Kinder durch analoge Behandlung mit dem Blutserum von stark reagierenden Wurmträgern derartig zu sensibilisieren, daß bei ihnen Askaridenantigen dieselbe Reaktion auslöst (*Prausnitz-Küstner*scher Versuch). Die hier erwähnten, für die Kenntnis der allergischen Krankheiten im Kindesalter außerordentlich interessanten Studien haben bisher allerdings eine in der Praxis brauchbare diagnostische Methode noch nicht ergeben, so daß es sich erübrigt, näher auf sie einzugehen. *Prausnitz-Küstner*scher Versuch.

Endlich muß aber an dieser Stelle noch eines ebenfalls neueren Untersuchungsverfahrens gedacht werden, und zwar des röntgenoskopischen Nachweises der Eingeweidewürmer. Diese Methode ist für die Spulwürmer von verschiedenen Autoren erfolgreich in Anwendung gebracht worden und wird verständlich, weil die Askariden nach vorheriger Darmentleerung und Einverleibung eines Kontrastbreies im Darm als gewundene helle Aussparungen oder auch, wenn sie selbst noch Kontrastbrei in ihrem Innern aufweisen, als dunkle Bänder sich bei der Durchleuchtung oder besser noch auf der Röntgenplatte abheben (s. Fig. 120). Röntgenologischer Wurmnachweis.

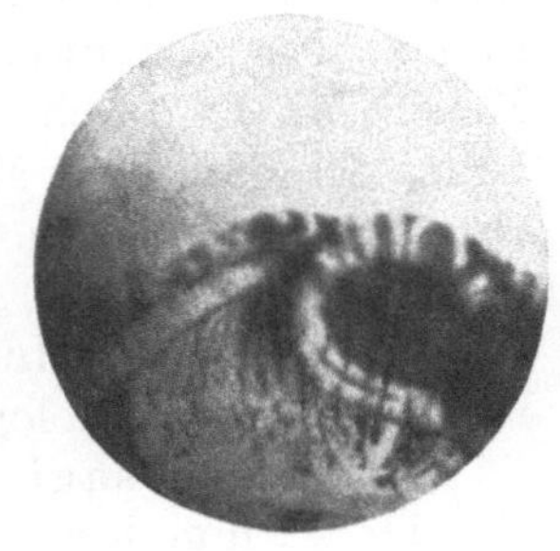

Fig. 120.
Spulwürmer im Dünndarm (nach *Pansdorf*, Fortschr. a. d. Geb. d. Röntgenstr. 1927.)

Auch dieses diagnostische Verfahren kommt natürlich nur in Ausnahmefällen in Betracht, sollte aber der Vollständigkeit halber und um zu zeigen, wie man bemüht ist, mit Hilfe unserer modernen Untersuchungsmethoden auch auf diesem Gebiete weiter zu kommen, in diesem für den Praktiker bestimmten Werke nicht unerwähnt bleiben.

Die oben genannten für das Kindesalter bedeutsamen einheimischen Eingeweidewürmer sind auf den beiden nachstehenden Tafeln aufgeführt, und zwar auf Tafel 16 die Bandwürmer und auf Tafel 17 die Rundwürmer. Es wurden aufgenommen außer dem Gesamtbild, der Kopf, einzelne Glieder, sowie die Eier, von der Taenia Echinococcus auch die Skolizes. Bei der bildlichen Wiedergabe kam es uns weniger darauf an, die Größenmaße und -verhältnisse einheitlich zu reproduzieren, sondern es sollten für den Praktiker im wesentlichen das charakteristische Aussehen und die diagnostisch-klinisch wichtigen Unterscheidungsmerkmale übersichtlich dargestellt werden. Darstellungen der 2 Tafeln.

A. Cestoden.

a) Taenia solium *Linné* (1767) = Schweinebandwurm (s. Tafel 16). Taenia solium.

Der ½—1 mm breite, 2—3 mm lange Kopf besitzt zwei Hakenkränze und vier nicht pigmentierte Saugnäpfe. Gesamtlänge des Wurms durchschnittlich 3 m. Die reifen Glieder sind 10—12 mm lang und 5—6 mm breit. Sie lassen regelmäßig abwechselnde Geschlechtspapillen und den mit nur 6—10 Seitenästen versehenen baumartigen Uterus deutlich erkennen. Maße.

Die Eier sehen nach *Trumpp* wie kugelige Bläschen aus, sind gelbbraun, und ihre Schale ist radiär gestreift. Bei tiefer Einstellung sieht man in ihnen den gelblichen, mit drei Häkchenpaaren versehenen Embryo. Eier.

Die Taenia solium ist in Deutschland jetzt sehr selten, während sie Häufigkeit.

früher viel häufiger vorkam als die Taenia saginata. Man findet sie noch in Thüringen, Braunschweig, Sachsen, Hessen und Westfalen.

Infektionsmodus.

Der Mensch und damit auch das Kind infiziert sich, abgesehen von der seltenen Übertragung von Eiern direkt von Individuum auf Individuum, durch den Genuß finnigen Schweinefleisches. Auch Reh, Damhirsch, Gazelle und anderes Wild kann die Rolle des Zwischenträgers spielen. Das Schwein wird durch Fressen von Bandwurmgliedern aus menschlichen Exkrementen mit den Tänieneiern infiziert. Die im Schweinemagen frei werdenden Embryonen gelangen nach Durchbohrung der Schleimhaut in die Lymph- und Blutgefäße und damit in die Muskulatur und die inneren Organe, wo sie sich einkapseln und zur Finne, dem Cysticercus cellulosae sich entwickeln. Der Zystizerkus wird 6—20 mm lang und 5—10 mm dick; seine Skolizes sieht man als weiße Flecke durch die Zystenwand hindurchschimmern. Vernichtet werden die Finnen nur durch intensives Kochen und Braten. Im Menschen entwickelt sich durch den Genuß finnenhaltigen Schweinefleisches das Bandwurmstadium. Wird nun der Mensch direkt durch die Eier der Taenia solium infiziert, so kann es, wie beim Schwein, zur Entwicklung des Finnenstadiums im menschlichen Organismus kommen. Die Erscheinungen einer solchen Cysticercosis können sehr schwere sein und betreffen meist das Gehirn, Rückenmark, Auge oder Herz; Muskelzystizerken machen weniger Beschwerden; sie lassen sich röntgenologisch leicht nachweisen.

Finnenstadium (Cysticercus cellulosae).

Taenia saginata.

b) Taenia saginata *Goeze* 1782 (T. mediocanellata) (s. Tafel 16). Ihr $1\frac{1}{2}$—2 mm breiter Kopf hat keinen Hakenkranz, aber vier dunkelpigmentierte Saugnäpfe. Gesamtlänge des Wurms 4—10 und mehr Meter. Die reifen Glieder sind 10—20 mm lang und 5—7 mm breit. Sie enthalten unregelmäßig abwechselnde Geschlechtspapillen, sowie einen stark verzweigten Uterus mit etwa 25—30 Seitenästen.

Maße.

Eier.

Die Eier sind nur wenig größer und sehen denjenigen von Taenia solium sehr ähnlich.

Infektionsweg.

Der Mensch wird durch finniges Rindfleisch (Cysticercus bovis) infiziert. Auch Infektion von Säuglingen und Kleinkindern, denen rohes Rindfleisch oder Preßsaft gegeben wurde, ist beschrieben (*Grimm*, *Monti*). Charakteristisch für die Taenia saginata ist ihr rasches Wachstum (in 70 Tagen 6 m lang) und die Tatsache, daß nach voller Reife des Wurmes täglich in größerer Zahl Proglottiden im Stuhl abgehen, so daß die Glieder auch in den Kleidern der Kinder gefunden werden. Eine Ansiedlung der Finnen im Menschen kommt nur äußerst selten vor.

Taenia cucumerina.

c) Taenia cucumerina *Bloch* 1782 (Dipylidium caninum *Linné* 1758, Hunde- oder Katzenbandwurm, Gurkenkernbandwurm s. Tafel 16).

Maße.

Kopf 0,35—0,45 mm breit, keulenförmig. Glieder schmal, gurkenkernähnlich, schnell beweglich. Gesamtlänge des Wurms 15—35 cm.

Eier.

Die Eier sind ähnlich denen von Taenia solium. Der Embryo weist drei Hakenpaare auf. Die Eier werden von Flöhen und Läusen aus dem Fell des Hundes oder der Katze aufgenommen und reifen in ihnen bis zum Finnenstadium heran. Die Finnen gelangen bei inniger Berührung mit Hunden und Katzen in den Darm des Kindes, wo sie sich in kurzer Zeit zum Bandwurm entwickeln.

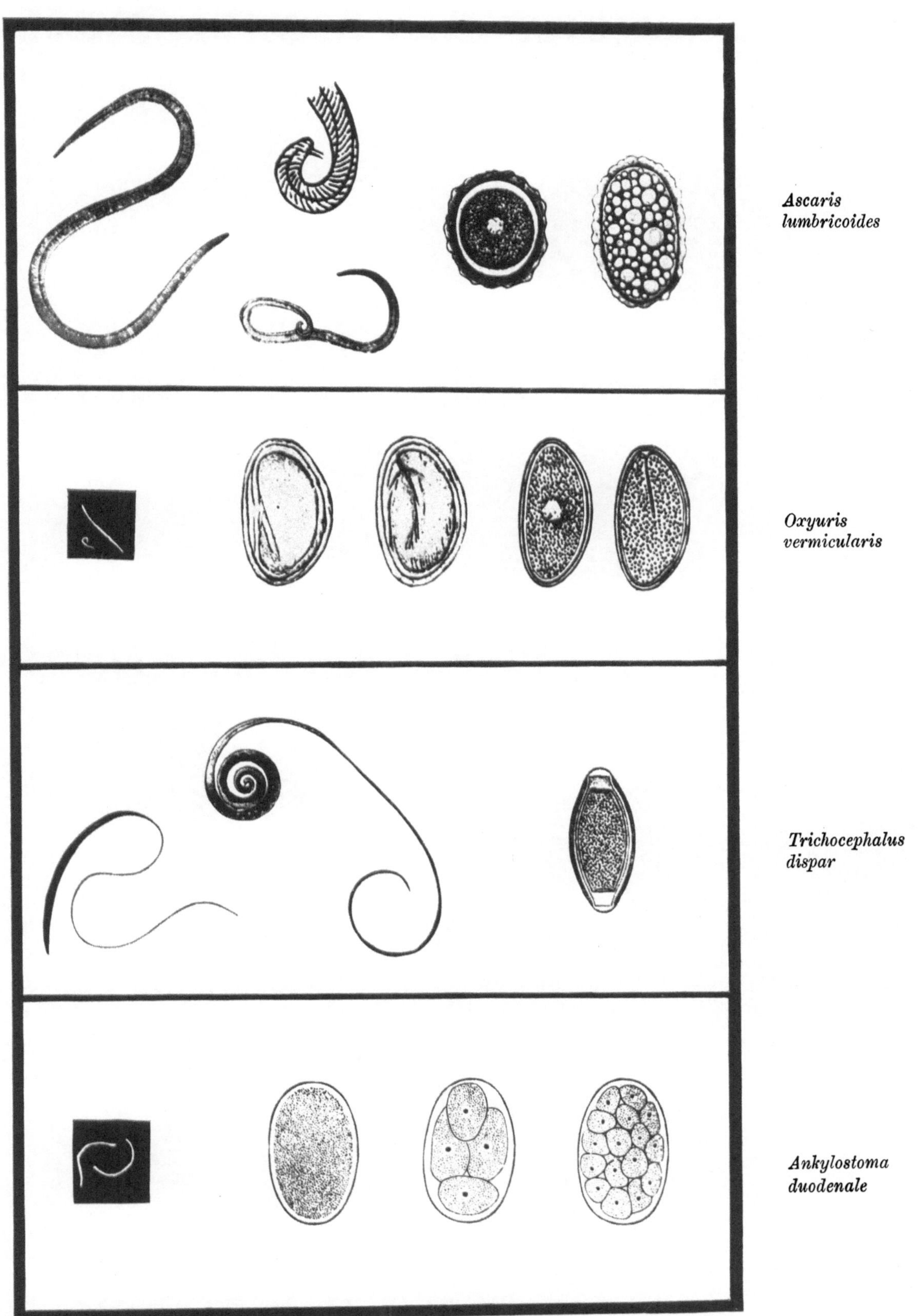

II. Die häufigsten einheimischen Rundwürmer im Kindesalter.

Die Taenia cucumerina kommt beim Menschen fast nur im Kindesalter vor. Unter den infizierten Säuglingen ist bisher der von *Köhl* beschriebene, 40 Tage alte, der jüngste. Es sind bis zu 10 Exemplaren des Bandwurms im Darm eines Individuums beobachtet worden. *Braun* und *Seifert* schreiben, daß die Taenia cucumerina häufiger vorkomme, als sie jetzt diagnostiziert wird, da sie vielen Ärzten ganz unbekannt ist, und ihre Glieder mit denen von Taenia saginata verwechselt werden. Auch wir möchten uns diesem Standpunkt anschließen. Vorkommen.

d) Dibothriocephalus latus *Linné* 1748 (breiter Grubenkopf s. Tafel 16). Bothriocephalus latus.

Sein Kopf ist mandelförmig, etwa 2,5 mm lang, mit zwei tiefen Sauggruben. Die Glieder dieses Bandwurms sind breiter — und zwar 10 bis 20 mm — als lang. Der Uterus liegt in der Mitte des reifen Gliedes als gelbliche Rosette. Gesamtlänge des Wurms 6—8—12 m. Die bräunlichen, ovalen Eier enthalten mehrfach gefurchte Keim- und große Dotterzellen. Typisch ist ein deckelartiger Verschluß auf dem oberen Pol des Eis. Maße. Eier.

Aus dem Ei entwickelt sich im Wasser die bewimperte Larve. Diese gelangt in Süßwassertierchen (1. Wirt), welche von Süßwasserfischen (2. Wirt) gefressen werden. Vom Darmkanal dieser Fische (Hecht, Quappe, Forelle, kleine Maräne, Barsch, aber nicht Lachs) dringt die Larve bis in die Muskulatur vor und macht dort ein Finnenstadium durch. Entwickelung.

Der Mensch infiziert sich schließlich durch den Genuß des rohen finnigen Fischfleisches und beherbergt den Wurm in seinem Dünndarm. Das Wachstum im Menschen ist ein außerordentlich schnelles, so daß drei Wochen nach der Infektion schon Bandwurmstücke im Stuhl beobachtet werden. Infektion.

Der Bothriocephalus latus kommt außer beim Menschen bei Hund und Katze vor. Nach *Bendix* bleibt das frühe Kindesalter verschont; er selbst sah ein 4½jähriges Kind an Bothriozephaliasis erkranken. Vorkommen.

Auch bei einer überaus stark verseuchten Bevölkerung zweier Ostseedörfer waren kleine Kinder nur selten betroffen (*Abramowski*). Seine größte Verbreitung hat der Bandwurm in den Ostseeländern, findet sich aber auch in der Schweiz, Oberitalien, Rumänien und Nordamerika, und zwar dort, wo Seefische Gelegenheit haben, sich mit Eiern aus menschlichen Exkrementen zu infizieren.

Bothriocephalusanämie, worüber weiter unten noch gesprochen werden muß, findet sich in Helsingfors in 3—4% aller Krankenhausaufnahmen, und zwar fallen auf das Alter bis zu 10 Jahren 0,3%, auf das Alter von 10—19 Jahren 13,8% (*Schaumann* und *Saltzmann*). Anämie.

e) Taenia nana (Hymenolepis nana *Siebold* 1852 s. Tafel 16). Taenia nana.

Dieser Miniaturbandwurm erreicht nur eine Gesamtlänge von 1—4 cm und eine Breite bis 1 mm. Durchmesser des Kopfes 0,25—0,32 mm, mit Rostellum und vier Saugnäpfen. Lebt meist in wenigen Exemplaren im unteren Dünndarm, doch sind auch 1000 und mehr beobachtet worden. Vorzugsweise ist das Kindesalter, und zwar dasjenige zwischen dem 5.—10. Lebensjahr betroffen (in Algier nach *Soulié* 20% der Schulkinder). Epidemien in Waisen- und Armenhäusern sind beschrieben. Taenia nana ist im Norden Europas weniger häufig beobachtet als im Süden und in außereuropäischen warmen Ländern. Maße. Häufigkeit.

Eier.

Die Eier von Taenia nana sind breit, oval, durchscheinend, doppelt konturiert und besitzen an beiden Polen eine kleine Verdickung. Die Finne, deren Entwicklung etwa zwei Wochen beansprucht, reift anscheinend in den Darmzotten selbst heran. Bei experimenteller Infektion des Menschen wurden die Eier 19 Tage später im Kot gefunden. Bei Erwachsenen ist das gleichzeitige Vorkommen von Taenia nana mit Tuberkulose auffallend häufig beobachtet.

Hymenolepis diminuta.

f) Eine besondere Spezies bildet endlich noch die Hymenolepis diminuta *Rudolphi* 1819 (T. flavopunctata s. Tafel 16), ein 20—60 cm langer Bandwurm mit gelbgefleckten vorderen Segmenten, keulenförmigem Kopf mit vier Saugnäpfen und fein-radiärgestreiften Eiern. Die Finnen dieses Bandwurmes leben in Insekten (Mehlkäfer); Infektionsversuche beim Menschen waren erfolgreich. Es sind 73 einschlägige Beobachtungen bekannt, von denen einer ein 15 Monate altes Kind betraf, bei welchem acht Exemplare gefunden wurden (*Gundrum-Snyder*).

Allgemeine Symptomatologie der Tänien.

Die Symptomatologie der Tänien bei Kindern können wir zusammenfassend behandeln, da die klinischen Erscheinungen, soweit sie sich auf den Ort der Einwirkung beziehen und von ihm abhängig sind, bei allen Dünndarmparasiten ziemlich die gleichen sein werden. In vielen Fällen haben die Tänienträger überhaupt keine Beschwerden, sondern werden als solche erst durch den Abgang von Gliedern bzw. Würmern erkannt. Auch die klinischen Erscheinungen der Taeniasis bei Kindern sind, wie oben betont, häufig uncharakteristisch. Immerhin muß man anerkennen, daß Druckgefühl im Leib, in der Nabelgegend oder im Epigastrium, Appetitlosigkeit oder Heißhunger, Brechneigung und Erbrechen, Kopfschmerz und Abmagerung sehr wohl durch Tänien bedingt sein können. Auch chronischer Darmkatarrh und unregelmäßiges Fieber sind als Folge einer Taenia cucumerina bei einem drei Monate alten Säugling von *Vacca* und *Lutz* beschrieben.

Als typisch ist aber die der Anaemia perniciosa ähnliche Bothriozephalusanämie zu bezeichnen. Nicht alle Infizierten erkranken an ihr, sondern es scheinen diejenigen verschont zu bleiben, welche auch die rohen Lebern der Fische essen, was für Erwachsene in großer Zahl zutrifft (*Vogel*).

Die Anämie tritt oft erst nach monate-, ja sogar jahrelanger Dauer der Infektion auf. Im Kindesalter wurde bei schwerer Bothriozephalusanämie auch Achylia gastrica beobachtet (*Grünmandel*).

Spezielle Diagnostik.

Die spezielle Diagnose der Tänienansiedlungen ist schon aus dem oben geschilderten Aussehen der abgehenden Bandwurmglieder und der makroskopischen Betrachtung ihres Uterus im Deckglasquetschpräparat unschwer zu stellen. Glieder von Taenia nana wird man kaum zu Gesicht bekommen, da sie abgestoßen im Darm schon stark verändert zu werden pflegen.

Zuverlässig und technisch einfach ist auch der Nachweis der typischen Tänieneier im Stuhl, doch besteht hier die Schwierigkeit, Eier der Taenia solium von Taenia saginata wegen ihrer Ähnlichkeit genau zu unterscheiden. In diesen Fällen muß man durch Abführmittel den Abgang reifer Proglottiden erzwingen, besonders, wenn es sich darum handelt, eine Zystizerkosis bei Taenia solium auszuschließen bzw. ihr zeitig vorzubeugen.

Prophylaxe.

Prophylaktisch sollte das Fleisch von Schwein, Rind, Hecht und Quappe nur gekocht oder gebraten genossen werden. Für Kinder müssen wir unbedingt die Befolgung der *Küchenmeister*schen Regel fordern, Fleisch so weit zu kochen oder zu braten, bis es durch Gerinnung des Eiweißes und Entfärbung des Blutes sich grauweißlich und gar zeigt. Nur so haben wir eine Gewähr, daß die Finnen abgetötet und unschädlich gemacht sind. Schnellräuchern und Pökeln, wie es jetzt vielfach ausgeführt wird, bietet keinen sicheren Schutz. Allgemein wird fernerhin gefordert werden müssen, Frucht- und Gemüsepflanzungen nicht mit menschlichen Fäkalien zu düngen, sowie Hund und Katzen als Wurmträger von Kindern fernzuhalten (Taenia cucumerina!). Abgetriebene Würmer sind zu verbrennen.

Therapie.

Eine Therapie darf nur einsetzen, wenn das Vorhandensein einer Tänie sicher feststeht. Jede Bandwurmkur ist anstrengend, eine Wiederholung soll erst dann erfolgen, wenn wieder Abgang von einwandfreien Bandwurmgliedern beobachtet worden ist. Da Schädigungen durch Kuren möglich sind, sind Kuren kontraindiziert bei durch akute oder chronische Krankheiten oder Operationen geschwächten Kindern, ferner bei Herz- und Nierenkranken. Im Bedarfsfall sind bei solchen Kindern durch Abführmittel zunächst größere Stücke des Parasiten abzutreiben, und erst nach energischer roborierender Behandlung (eventuell Bluttransfusionen wie im Fall *Grünmandel*) die eigentliche Kur vorzunehmen.

Eine Bandwurmkur ist nur dann erfolgreich, wenn der Kopf des Wurms abgetrieben ist. Die dieses Ziel „unfehlbar" erreichenden Mittel werden zahlreich angeboten, und namentlich auch von Laienbehandlern angewandt. Sie enthalten fast sämtlich Farnkrautextrakt. Da demselben eine gewisse Toxizität innewohnt, ist auf genauestes Einhalten der Regeln für die Durchführung einer Bandwurmkur zu achten.

Extract. Fil. maris.

Durchführng der Bandwurmkur.

Am Abend vor der Kur ist die Nahrungszufuhr zu beschränken und nur zu geben: ein Teller Suppe oder eine Tasse Milch. Beliebt ist auch, namentlich für ältere Kinder, ein Salzhering. Ebenso wird ein prompt wirkendes Laxans — wir empfehlen Brust- oder Kinderpulver, auch Oleum Ricini — gereicht, um den Darm von größeren Stuhlmengen zu befreien.

per os.

Am nächsten Morgen erhält das Kind eine Tasse schwarzen Kaffee und eine halbe Stunde später das Wurmmittel, das man nach *Karger* zweckmäßig in zwei Portionen im Abstand von ½—1 Stunde reichen kann. Wir haben in vielen Fällen das Mittel ohne Schaden auch auf nüchternen Magen nehmen lassen. Nach einer Stunde hat das am Vortage als wirksam erprobte Abführmittel zu folgen. Ist bis zum Nachmittag keine abführende Wirkung eingetreten, so wird nochmals die doppelte Menge oder, wie *Karger* vorschlägt, ohne weiteres jede Stunde nach der zweiten Dosis des Wurmmittels das Laxans gereicht bis zum Abgang des Wurms. Diese Kur hat bei Bettruhe vor sich zu gehen.

Mit Duodenalsonde.

Neuerdings wird die Einverleibung des Wurmmittels mit Hilfe der Duodenalsonde empfohlen (*Schneider*, *Schottmüller* u. a., für das Kindesalter: *Karger*). Unter Beibehaltung der Vorbereitungskur wird am nächsten Morgen die Duodenalsonde durch die Nase eingeführt, welche sich nach vier Stunden in allen Fällen im Duodenum befindet. Nunmehr läßt man das mit gleichen Teilen warmen Wassers vermischte Wurmmittel durch die Sonde einfließen und spült unmittelbar mit einer Aufschwemmung des Laxans nach. Die Sonde bleibt noch kurze Zeit liegen, um Erbrechen durch ihr Entfernen zu verhüten. Während bei dieser Art der Kur das Kind bisher außer Bett sein durfte, ist nunmehr bis zum Abgang des Wurms Bettruhe notwendig. Wir persönlich sind im Hinblick auf unsere früheren weniger prompten Erfahrungen bei Bandwurmkuren durch die jetzigen Erfolge von der großen Zuverlässigkeit der Sondenmethode überzeugt. Bei Erscheinen des Wurms ist es zweckmäßig, das Kind auf ein mit warmem Wasser angefülltes Nachtgeschirr zu bringen, um Abreißen des austretenden Wurms zu verhindern. Dabei kann es vorteilhaft sein, zur schnelleren Lösung vorsichtig einen Warmwassereinlauf neben dem abgehenden Wurm zu applizieren.

Verordnung des Farnkrautextraktes.

Das sicherste Antitäniakum ist das Extr. Filic. mar., auf das auch die vorhin angedeuteten Kuren zugeschnitten sind. Falls die prompt abführende Wirkung des Laxans bei dem Kinde erprobt ist (s. o.), können nach *Karger* ohne Schaden 5—6 g Extr. Filic. mar. aeth. gegeben werden. Man verschreibt es folgendermaßen:

Extr. Filic. mar. rec. parat. 5,0
Pulp. Tamarind. 25,0

oder gibt es mit lauem Wasser vermischt durch die Sonde.

Bandwurmspezialitäten.

Von den Bandwurmspezialitätenmitteln, welche Farnkrautextrakt enthalten, sind hier noch folgende zu nennen: Helfenberger Bandwurmmittel in Kapseln, neuerdings als Farnotän im Handel (fertige Packung für Kinder!), Bandwurmtritol III (Filixextrakt + Ol. Rizin. + Extr. Malti) sowie das Filmaronöl (*Boehringer*) (Filixextrakt + Ol. Rizin. 1 : 9).

Beschwerden und Vergiftungen durch Extract. Fil.

Die nach dem Einnehmen von Extr. Filic. zuweilen auftretenden leichteren Beschwerden, welche in Übelkeit, Brechreiz oder mehr oder minder heftigem Erbrechen bestehen können, sind noch nicht zu den eigentlichen Intoxikationserscheinungen zu rechnen. Man bekämpft sie durch Eisstückchen, Darreichung von Pfefferminztee, Pfefferminztabletten u. dgl.

Als wirkliche Vergiftungserscheinung durch Farnkrautextrakt sind zu nennen: Kopfschmerz, Schwindelgefühl, Dyspnoe, Zyanose, Tachykardie, Gelbsehen, Delirien, Sopor, Krämpfe, Amblyopie und in besonders schweren Fällen bleibende völlige Amaurose.

Behandlung der Farnkrautintoxikation.

Gegen diese Symptome kommen therapeutisch: Magen-Darmspülung, Abführmittel, Exzitantien (Kardiazol u. a.) in Frage.

Sonstige Bandwurmmittel (Cucumarin).

Von sonstigen gebräuchlichen Antitäniacis sind noch zu erwähnen Cucumarin, Flores Kosso und Kamala. Die beiden letzteren sind heute kaum noch in Gebrauch und in ihrer Wirkung recht unzuverlässig. Das Cucumarin (*Jungklausen*-Hamburg, Originalfl. 40 g), aus Kürbissaft gewonnen, wird zu 20—40 g in Suppe oder Kakao gegeben. Auch hier wird zwei Stunden später ein Laxans gereicht.

Taenia Echinococcus.

g) Der Echinokokkus = Blasenwurm (Tafel 16) kommt am häufigsten zwischen dem 20.—40. Lebensjahr vor. Er ist im Kindesalter selten, im frühesten Kindesalter fehlt er fast völlig. Der jüngste zuverlässig beobachtete Fall betrifft ein einjähriges Kind, das mit 6 Jahren operiert wurde (*Finsen*). Ferner liegen Mitteilungen über Erkrankungen im Kindesalter vor von italienischen Autoren.

Der Echinokokkus ist die Finne der 5—6 mm langen, 3—4gliedrigen Taenia Echinococcus, die im Dünndarm des Hundes (Schäferhundes) zu Hunderten vorkommt. Auf den Weideplätzen infizieren sich Schafe und Rinder mit den im Hundekot abgegangenen eierhaltigen Bandwurmgliedern. Vom Magendarmkanal dieser Tiere dringen die Wurmembryonen in die inneren Organe ein, wo sie ihr Finnenstadium (Blasenwurm) durchmachen. Derartig infizierte Organe von Schlachttieren sind eine Infektionsquelle für weitere Hunde. Maße.

Der Mensch infiziert sich bei unvorsichtigem Umgang mit tänienkranken Hunden mit den an Schnauze und Fell der Tiere befindlichen Tänieneiern, so daß sich in seinen Organen ebenfalls das Finnenstadium entwickeln muß. Da die Finnen zur vollen Reife ihrer Blasengeschwulst im Menschen außerordentlich lange Zeit, oft Jahrzehnte benötigen, nimmt man an, daß die Infektion bereits im Kindesalter stattfindet (*Hosemann*). Der Hauptsitz der Hydatide beim Menschen ist die Leber (70—75%), dann die Lunge (10%), aber auch in allen andern Organen kann sie vorkommen. Infektion.

Symptome macht der Echinokokkus erst, wenn er eine gewisse Größe erreicht hat, doch ist mit deren Auftreten bei intrakranieller und intraspinaler Lage relativ frühzeitig zu rechnen. Als häufige Symptome des Leberechinokokkus beim Kinde werden beschrieben rechtsseitige Pleuritis, Nasenbluten, Herzbeschwerden durch Druck der Zyste auf das rechte Herz, Ikterus, starke Leberschmerzen, Fieber. Die weitere von der Echinokokkenblase drohende Gefahr besteht in der Schädigung des befallenen Organs sowie in der Möglichkeit der Vereiterung, des Platzens oder des Durchbruchs in Nachbarorgane. Symptomatologie.

Die Diagnose eines Echinokokkus wird vermutungsweise gestellt bei Tumorverdacht im Gehirn und Rückenmark, bei Vorliegen eines glatten prall-elastischen („zystischen") Tumors der Leber (Hydatidenschwirren!) oder eines scharf umrissenen gleichmäßig dichten scheiben- oder ringförmigen Schattens bei der Röntgenuntersuchung der Lungen. Der Nachweis einer Bluteosinophilie hat nur einen bedingten Wert. Wichtiger ist schon der positive Ausfall der Komplementbindungsreaktion (*Ghedini*) und der intrakutanen Impfung mit Echinokokkenantigen (*Boteri*, *Deusch*). Eine sichere Diagnose erlaubt nur der Nachweis von Echinokokkenhaken, -köpfchen oder Teilen der Blasenwand. Durch Probepunktion diesen Nachweis zu liefern, ist nur angängig, wenn derselben bei positivem Ausfall sofort die Operation folgen kann. Vor Probepunktion von Lungenechinokokkus wird wegen tödlicher Schockwirkung gewarnt. Diagnosenstellung. Komplementablenkung und Intrakutanprobe.

Prophylaxe: Fernhalten der Kinder von Hunden besonders in verseuchten Gegenden (Mecklenburg, *Madelung*, *Becker*). Radikale Vernichtung aller kranken, Echinokokkusblasen enthaltenden Organe. Abschaffung der Schlächterhunde, zweimal jährlich bei allen Hunden vorzunehmende Bandwurmkuren (*Hosemann*). Prophylaxe.

Die Therapie ist eine rein chirurgische. Beim Lungenechinokokkus rät *Morawitz* sich exspektativ zu verhalten und nur bei peripherem Sitz und erheblicher Größe des Echinokokkus zu operieren. Therapie.

B. Nematoden.

a) Ascaris lumbricoides *Linné* (Spulwurm).

Ascaris lumbricoides.

Vorkommen.

Der Askaris kommt in der ganzen Welt vor, doch ist seine Häufigkeit in den einzelnen Ländern sehr verschieden und mehr oder weniger von der Höhe der Kulturstufe ihrer Bewohner abhängig (*Lechler*). Mit der Besserung der hygienischen Verhältnisse, mit dem zunehmenden Reinlichkeitsbedürfnis in den breitesten Schichten der Bevölkerung hat die Frequenz der Askaridosis auch in Deutschland eine wesentliche Verminderung erfahren (*Braun* und *Seifert*). Am häufigsten ist wohl noch immer das Kindesalter befallen. Auch Säuglinge können Askariden beherbergen, wie u. a. der von *Bischoff* mitgeteilte Fall beweist, welcher ein zwölfmonatiges Kind mit 151 Askariden betraf.

Aussehen und Maße.

Was das Aussehen des Spulwurms anlangt, so ist seine Farbe schmutzig- bis graurosa oder gelblichrosa. Durch die zarte feingeringelte Haut scheinen Hoden und Eierstöcke als weißliche, fädige Gebilde durch. Die Männchen sind 15—17 cm lang und etwa 3—4 mm dick. Am Kopf befinden sich drei feingezahnte Lippen. Typisch für die Männchen ist das hakenförmig umgebogene Schwanzende mit zwei kurzen haarscharfen Spikulis. Die an einer flachen ringförmigen Einschnürung in der Gegend der Vulva zwischen erstem und zweitem Körperdrittel kenntlichen Weibchen sind bis zu 40 cm, durchschnittlich 25 cm lang und bis zu 5—6 mm dick. Der Spulwurm lebt im Dünndarm, wo er auch seine Eier absetzt. Diese vermischen sich innig mit dem Stuhl, in welchem ihr Nachweis bei einiger Übung meist ohne besondere Schwierigkeiten in einfachen Deckglaspräparaten gelingt.

Spulwürmer.

Die Askarideneier sind länglich oval 0,05—0,075 mm lang und 0,04—0,06 mm breit; die unbefruchteten Eier weisen einen stark lichtbrechenden grobkörnigen, die befruchteten einen mehr gleichmäßigen fein gekörnten Inhalt auf; letztere haben sehr häufig an beiden Enden einen sichelförmigen anscheinend leeren Raum. Die Eier sind umgeben von drei Schichten, deren äußerste Eiweißschicht beim befruchteten Ei unregelmäßig grobhöckerig erscheint, während sie beim unbefruchteten einer dünnen mit feineren und weniger ausgeprägten Buckeln versehenen Schale gleicht. Die befruchteten Eier sind meist gelb bis dunkelbraun, die unbefruchteten deutlich heller gefärbt.

Wanderung der Larven im menschlichen Körper.

In den befruchteten Eiern, deren Widerstandsfähigkeit gegen Kälte ziemlich erheblich ist, entwickelt sich je nach der Höhe der Temperatur im Wasser oder feuchter Erde der Embryo in 14—40 Tagen. Gelangen diese embryonenhaltigen Eier bei der Aufnahme von Lebensmitteln, besonders von Obst und Gemüse in den Darm des Menschen, so werden unter Sprengung der Eihülle die Larven frei. Diese durchbohren die Darmwand, gelangen in die Venen und unter Passieren der Leber mit dem Blut durch das rechte Herz in die Lunge, wo sie spätestens 8—10 Tage nach der Infektion nachweisbar sind. Nach Durchbohrung der Lungenkapillaren gelangen die 1,5—2,4 mm langen Larven in die Alveolen und Bronchen, weiterhin mit Hilfe des Flimmerepithels in die Trachea und in den Larynx, weiter in den Ösophagus und endlich wieder in den Magen-Darmkanal, wo sie sich festsetzen und zu eigentlichen Würmern entwickeln. 5—6 Wochen nach der Infektion sind diese geschlechtsreif und ihre Eier erstmalig in den Fäzes nachweisbar. Die spärlichen, etwa direkt in den großen Kreislauf geratenen Larven scheinen zugrunde zu gehen; doch stehen hier sichere Beobachtungen aus. Nach *W. Fischer* können sich um solche abgestorbenen Larven Fremdkörpertuberkel bilden.

Klinische Symptomatologie der Askaridiasis.

Was die klinischen Symptome der Askaridiasis anlangt, so ist der Spulwurm oft ein unschuldiger Darmbewohner und seine Feststellung auch bei Kindern oft nur ein Zufälligkeitsbefund. Bei einzelnen Individuen kann seine Ansiedlung aber die ganze Skala der Symptome von Mattigkeit, Nasenjucken, blassem Aussehen bis zu schwersten toxischen Erscheinungen von seiten des Nervensystems erzeugen. Solche, wenn auch sehr seltene und von der Menge vorhandener Spulwürmer anscheinend unabhängige Fälle können durch Erbrechen, Benommenheit, flüchtige Exantheme, Dermographismus, Delirien, Krämpfe u. a. eine Meningitis (pseudomeningite termineuse *Railliet*), Epilepsie, Chorea oder auch einen Typhus vortäuschen. Auch asthmaähnliche Zustände mit Fieber und Hustenreiz sowie mit Urtikaria sind auf die Wanderung der Larven durch die Lungen (s. o.) zurückgeführt worden (*Mosler* und *Lutz*, *Steiner*, *Fanconi*). Daß hier in der Tat ursächliche Zusammenhänge bestehen müssen, geht aus *Koinos* interessantem Selbstversuch hervor. Dieser japanische Arzt bekam nach Verschlucken von 2000 Askarideneiern am vierten Tag Dyspnoe, Zyanose, Brustschmerzen, Husten und Blutauswurf. Am fünften Tag waren im Sputum die Spulwurmlarven nachweisbar. Daß es nicht bei jeder Askarideninfektion zu solchen Erscheinungen kommt, erklärt *Fülleborn* damit, daß unter normalen Verhältnissen derartig massive Infektionen nicht stattfinden.

Koinos Selbstfütterungsversuch mit Askarideneiern.

Chirurgische Komplikationen.

Aber auch vom Standpunkt des Chirurgen aus sind die Askariden nicht immer harmlos. Durch Knäuelbildung der Würmer im Darm kann es zu Darmstenosen und zu Obturationsileus kommen. Infolge Einwandern der Askariden in die Gallenwege können Ikterus und Leberabszesse entstehen. Lebensbedrohend werden Askariden auch, wenn sie wandernd in den Kehlkopf oder die Bronchen gelangen, und so unmittelbare Erstickungsgefahr bedingen. Zu den noch selteneren Erscheinungen der Askaridiasis gehören fieberhafte Enteritiden mit pertonitischen oder appendizitischen Reizerscheinungen, Darmblutungen, Perforationsperitonitis oder die Anwesenheit von Spulwürmern im Mittelohr, Warzenfortsatz und Tonsillen, sowie endlich in der Harnblase bzw. in den Tuben.

Diagnose der Askaridiasis durch Eiernachweis.

Die Diagnose wird, wenn nicht durch den Abgang von Würmern selbst, am sichersten durch den Eiernachweis in den Fäzes gestellt. Ein hanfkorngroßes, von verschiedenen Stellen entnommenes Partikelchen Stuhl, unter dem Deckglas zu mäßig dünner Schicht ausgebreitet, läßt schon bei schwacher Vergrößerung die oben beschriebenen typischen Eier erkennen. Man hüte sich vor Verwechslung mit Pollenkörnern, die von der Schmalseite gesehenen Askarideneiern in ihrer runden Form täuschend ähnlich sehen können. Bei Anwesenheit von Askariden wird jedoch stets mit dem Vorhandensein von länglich ovalen Eiern zu rechnen sein, obwohl dieselben bei Kranksein der Würmer oder bei intraintestinaler Wurmauflösung auch atypisch werden können, indem sie ein verkleinertes

Verwechslungen.

und wie geschrumpftes Aussehen annehmen. Differentialdiagnostisch färben sich Pollenkörner mit ammoniakalischer Fuchsinlösung intensiv rot, Askarideneier dagegen nur ganz schwach. Befruchtete, also mit grobhöckeriger Schale versehene Eier sprechen mit Sicherheit für das Vorhandensein von männlichen und weiblichen Exemplaren. Unbefruchtete Eier stammen von jungfräulichen Weibchen und lassen bei alleinigem Vorhandensein den Schluß zu, daß nur ein oder wenige derartige Exemplare im Darm anwesend sind (*Brüning*, *Ryhiner*).

Bluteosinophilie.

Die diagnostisch immer wieder als bedeutungsvoll hingestellte Bluteosinophilie, über welche schon oben (S. 408) gesprochen wurde, kann selbst bei schwerer Askaridosis fehlen (*Bischoff*, *Langhans*, *v. Winterfeld*).

Prophylaxe.

Prophylaktisch ist zu warnen vor dem Genuß von ungekochtem oder schlecht gewaschenem Gemüse, Obst, Salat u. dgl. Reinlichkeit ist der beste Schutz! Abgegangene Würmer nicht in den Abort oder auf den Komposthaufen werfen, sondern durch Feuer vernichten!

Behandlung (Ol. Chenopodii).

Für die Behandlung einer Askaridosis ist das Mittel der Wahl heutzutage das Ol. Chenopodii anthelmintici, das amerikanische Wurmsamöl. Genaueste Dosierung ist notwendig, da seit seiner Einführung in Deutschland (*Brüning*) meist infolge fehlerhafter Durchführung der Wurmkur eine Reihe von z. T. tödlich verlaufenen Vergiftungsfällen beschrieben worden sind. Wir geben morgens um 8 und 9 Uhr nüchtern von dem reinen Oleum Chenopodii auf Stückenzucker jedesmal soviel Tropfen, wie das Kind Jahre zählt, nach zwei weiteren Stunden ein Abführmittel, wobei es gleichgültig ist, ob 1—2 Kinderlöffel Ol. Rizini oder ein anderes Mittel (Karlsbader Salz, 10% Magn. sulfuric. (*Straub*)) genommen wird. Ist nach 2 Stunden keine abführende Wirkung eingetreten, so wird nochmals eine Dosis des Abführmittels gereicht, um unter allen Umständen noch rechtzeitige Darmentleerung zu erzielen. Bei diesem Verfahren ist der Abgang der Würmer in vielen Fällen ein prompter, doch haben wir seit einiger Zeit beobachtet, daß bei erfolgreicher Kur die Würmer erst 24—48 Stunden nach Beginn derselben erscheinen (Änderung der Droge?). Handelspräparate mit Ol. Chenop. sind zu erhalten als Geloduratkapseln und neuerdings Gockelinwurmperlen (Dr. *König*-Aachen).

Santonin.

Das Santonin, welches in zweiter Linie als Antiaskaridiakum in Betracht kommt, wird für Kinder in Tabletten, Schokoladenplätzchen oder Pastillenform zu 0,025 g verordnet. Man gibt vom 1.—4. Jahre 0,01—0,015 pro dosi, vom 5.—15. Jahre 0,02—0,03 g und zwar 1—3 Tage lang.

Vergiftungen mit Santonin.

Eine Wurmkur darf erst nach 4—6 Wochen wiederholt werden. Wie schon betont, können Ol. Chenopodii sowohl wie Santonin bei fehlerhafter Dosierung Vergiftungserscheinungen machen. Die Symptome der Santoninvergiftung sind: Gelbsehen, Urtikaria, Erbrechen, Schwindel, Kopfschmerz, Krämpfe, Dyspnoe, Hämaturie und Xanthurie (bei Zusatz von Alkalien verfärbt sich der gelbliche Urin purpurrot).

Ol. Chenopodii.

Die Symptome der Wurmsamölvergiftung sind: Erbrechen, Ohrensausen, Schwindel, Somnolenz, Bewußtlosigkeit, Fieber, Krämpfe, meist halbseitige Lähmungen. Der Tod erfolgt bei beiden Vergiftungen an

Atemlähmung (nach *Brüning* sind 71% aller bisher mitgeteilten Wurmsamölvergiftungen tödlich verlaufen!).

Therapie der Vergiftungen. Therapie der Vergiftungen. Magenspülung bzw. Emetikum; bei Krämpfen Klysma mit Chloralhydrat, vorsichtige Äther- oder Chloroforminhalationen. Künstliche Atmung, Lobelin (*Böhringer*) 0,001—0,003 subkutan (bei Bedarf wiederholen!).

Oxyuris vermicularis. b) Oxyuris vermicularis, Madenwurm, Springwurm, Pfriemenschwanz (Tafel 17). Kleiner weißlicher Wurm, das Männchen nur 2,5 mm lang, 0,5 mm dick mit eingerolltem Hinterleib. Maße. Das Weibchen 9—12 mm lang, 0,6 mm dick, mit scharf zugespitztem Hinterende.

Eier. Die Eier sind längs oval, asymmetrisch, die eine Seite etwas länger und stärker gewölbt als die andere. An einem Pol der stärker gewölbten Seite schlüpft der Embryo aus. Diese Stelle ist durch Zusammenfließen der Doppelkontur in eine einfache kenntlich. Längsdurchmesser des Eies 0,05 mm, größte Breite 0,025 mm. Im Ei ist je nach dem Entwicklungszustand eine grobschollige Körnelung bis zu einem sich bewegenden Embryo sichtbar. Die Weibchen, deren Uterus etwa 10—12000 Eier beherbergt (*Leuckart, Wilhelmi, Langhans*), legen ihre reifen Eier kurz vor und hinter dem Sphinkter ani ab. Zu diesem Zweck wandern die Weibchen von den höheren Dickdarmabschnitten, in denen die Männchen verbleiben, darmabwärts, nicht ohne auf diesem Wege schon geringe Mengen von Eiern abzustoßen. Nach der Eiablage sterben die Weibchen ab. Die auskriechenden Larven wandern der Wärme folgend in den Anus und weiter aufwärts (*Langhans*), so daß es auf diese Weise zu dauernder Reinfektion kommt. Larvenstadium. Die Hauptablage für Oxyureneier sind nach unseren Beobachtungen auch die äußeren Genitalien der Mädchen (100%). Außerdem konnte *Langhans* bei schlafenden Kindern große Eidepots auf Nates und der Hinterseite der Oberschenkel nachweisen. So werden diese Kinder eine Quelle erhöhter Infektionsgefahr auch für ihre Umgebung, sofern dieselbe mit ihnen selbst oder auch nur mit ihrer Bett- und Leibwäsche in Berührung kommt. (Infektionsmöglichkeit auch für gemeinsame Bettgenossen!)

Infektionswege. Die Infektion des Menschen mit den embryonenhaltigen Eiern erfolgt direkt ohne Zwischenwirt. 14 Tage nach der Aufnahme der Eier in den menschlichen Körper sind die Oxyuren zu 6—7 mm Länge herangewachsen und schon geschlechtsreif (*Leuckart* u. a.). Am häufigsten ist die Übertragung durch unsaubere, beim Kratzen in der Aftergegend beschmutzte Hände direkt in den Mund. Systematische Untersuchungen des Nagelschmutzes infizierter Kinder ergaben in 60% positive Resultate! Sicherlich spielt auch die Übertragung durch infizierte Lebensmittel (Gemüse, Früchte, Brot) eine wesentliche Rolle, zumal auch Fliegen an der Verbreitung von Oxyureneiern teilhaben sollen.

Klinische Symptome. Nicht jeder mit Oxyuren Infizierte erkrankt an einer klinisch ausgesprochenen Oxyuriasis. Wir kennen hinreichend Fälle, bei denen nach Abgang von wenigen Würmern nie wieder solche oder Eier beobachtet wurden, wie es andererseits Individuen gibt, die, einmal infiziert, für ihr ganzes Leben trotz energischer Kuren ihre Oxyuren nicht zu verlieren scheinen. Wir müssen von einer individuellen Disposition der Oxyuriasis gegenüber sprechen, die wahrscheinlich abhängig ist von der Konsistenz der Fäzes (*Langhans, Koch*), insofern als bei dünneren Stühlen die jungen Larven eher mit hinausgeschwemmt werden, da ihr Haftorgan (Bulbus) noch nicht ausgebildet ist (*Koch*).

In weitaus der Mehrzahl der Fälle beobachtet man sodann völlig symptom- und wurmfreie Perioden im Wechsel mit Zeiten unangenehmster subjektiver Beschwerden. Die fast regelmäßigen Zyklen (nach *O. Heubner* 6—7 Wochen) hängen mit der Wanderung der Weibchen bis zur Eiablage am After und der Entwicklung der Larven zusammen. Das Einschwärmen der Weibchen (wenn auch nur eines Exemplars) in den Mastdarm führt zu bohrenden, kitzelnden Sensationen, die besonders stark werden, wenn die Tiere den Analring verlassen, um außen am After ihre Eier abzulegen. Durch Kratzen können mehr oder minder starke Ekzeme am After und Vulva entstehen, die wiederum gelegentlich zu Onanie und Enuresis nocturna Veranlassung gab. Auch die Entstehung vom Mastdarmprolaps und von Hämorrhoidalbeschwerden kann auf den Oxyurenreiz zurückgeführt werden. Da die Würmer meist zu Anfang der Nachtruhe schwärmen, kann der Schlaf weitgehend gestört und dadurch das Allgemeinbefinden mehr oder minder stark beeinflußt werden (Blässe, Nervosität, Erregbarkeit).

Die im Zökum befindlichen Oxyuren vermögen hier ebenfalls Beschwerden zu machen. Diese Parasiten aber als wesentliche Urheber der echten Appendizitis, besonders der eitrigen und gangränösen hinstellen zu wollen, wie es *Rheindorf* will, dafür fehlen bis heute überzeugende Beweise. Wir finden im Gegenteil sehr häufig bei Autopsien Oxyuren in Appendizes ohne Zeichen einer bestehenden oder abgelaufenen Appendizitis. Die Anwesenheit von Oxyuren in der Appendix kann aber zweifellos zuweilen klinische Erscheinungen bedingen, welche kaum von den Symptomen einer akuten Appendizitis zu unterscheiden sind („Appendicopathia ex oxyure“ [*Aschoff*]). Die in solchen Fällen operativ entfernten Appendizes weisen jedoch trotz Anwesenheit einiger Oxyuren vielfach keine histologischen Veränderungen auf.

Appendicitis ex oxyure?

Blut.

Das Blut scheint durch eine Oxyuriasis im Sinne einer Anämie nicht beeinflußt zu werden, obwohl die Würmer selbst Blut zu saugen imstande sind. Auch eine Eosinophilie ist bei der Oxyuriasis nach unseren Beobachtungen nicht obligat. Ebensowenig kann man von einer toxischen Wirkung der Oxyuren etwa ähnlich derjenigen der Askariden sprechen; vielmehr müssen wir anämische und nervöse Zustände der Kinder als Folgeerscheinung des dauernd gestörten subjektiven Wohlbefindens, des mangelnden Schlafes usw. ansehen.

Diagnose durch Wurmabgang.

Die Diagnose wird erhärtet durch den Abgang von Würmern, die oft noch auf dem geformten bzw. im breiigen Stuhl als lebhaft sich bewegende zwirnfadenähnliche Gebilde sichtbar sind. Bei älterem Stuhl findet man neben den abgestorbenen Weibchen fein gekräuselte weiße Fäden, welche die abgelegten Eiermassen darstellen. Auch gelingt häufig der Nachweis der Würmer am After, wenn man denselben etwa zwei Stunden nach dem Schlafengehen der Kinder inspiziert.

Eine weitere zuverlässige Methode ist der Nachweis von Oxyureneiern im Analabstrich, dessen Ausführung schon weiter oben geschildert worden ist. Den Eiernachweis im gewöhnlichen Stuhlausstrichpräparat führen zu wollen, ist nach unseren Erfahrungen unzuverlässig, weil es dem Zufall überlassen ist, ob man Eier in der Stuhlprobe erfaßt (s. o.). Dagegen erhöht ein an mehreren Tagen wiederholtes Abstreichen der Analschleimhaut die Sicherheit der Resultate ganz wesentlich (*Serbinow* und *Schumann*, eigene Beobachtungen), während die neueren „Anreicherungsmethoden" für die Ermittlung von Oxyureneiern keine besondere Bedeutung (*Zibell*) zu besitzen scheinen.

Oxyurendiagnose durch Stuhlausstrich und Analabstrich.

Die angeblichen Erfolge der Oxyuriasistherapie sind bis heute in vielen Fällen nur Teilerfolge. Hierüber soll man den Laien getrost aufklären, indem man ihm die Grundzüge der Biologie dieses Darmschmarotzers darzulegen sucht, andrerseits soll ihm die Wichtigkeit und Zweckmäßigkeit unseres therapeutischen Handelns zu Bewußtsein kommen.

Oxyuriasistherapie.

Dies erstreckt sich erstens auf den Versuch der Abtreibung der im Darm befindlichen Oxyuren, zweitens auf die Vernichtung der in der Analgegend deponierten Eier, und drittens auf die absolute Vermeidung der Autoreinfektion. Letzteres läßt sich erreichen durch Beobachtung strengster Sauberkeit (fleißiges Händewaschen, Nagelreinigung, Säuberung von After und Umgebung nach jeder Stuhlentleerung und am Morgen beim Aufstehen). Das willkürliche oder auch unwillkürliche Kratzen während des Schlafes verhindert man durch eine nachts anzulegende und am Morgen auszukochende Badehose. Die in der Analgegend erscheinenden Oxyuren werden in einer nicht zu dünn um den After aufgetragenen Salbe aufgefangen und hierin ihre frisch gelegten Eier fixiert und unschädlich gemacht.

Sauberkeit.

Als Analsalben eignen sich: Ungt. hydrarg. cin., Ungt. hydrarg. praecip. alb. (5%), Mollent. Naftogen (Tosse), Ungt. Leo, Vermiculin. An Stelle der Analsalben können auch Zäpfchen (Vermedikalzäpfchen u. a.) treten. Auch kann man ein übriges tun, indem man bei starkem Juckreiz abends (zur Zeit des Schwärmens der Weibchen) vor der Afterreinigung und Applizierung der Salbe, Klysmen machen läßt. Es genügen einfache Kaltwassereinläufe, da durch die Kälte die Oxyuren schon unbeweglich und abgetötet werden.

Analsalben und Analzäpfchen.

Klysmen.

Man kann aber auch Zusätze von essigsaurer Tonerde (1 Teelöffel auf ¼ l Wasser) oder Essig (3—4 Eßlöffel auf ½ l Wasser oder Naftogen (ein Eßlöffel auf 1 l Wasser) verordnen.

Die für die Abtreibung der Oxyuren aus dem Darm empfohlenen Mittel sind Legion. Ein spezifisch oder nur einigermaßen zuverlässig wirkendes Vermifugum gibt es auch heute noch nicht. Unter diesem Gesichtspunkt erscheint uns zur Zeit am zweckmäßigsten jedes Vorgehen, das unter möglichster Schonung des Gesamtorganismus die Oxyuren abzutreiben sucht. Wir hatten schon oben auf den anscheinenden Zusammenhang von Beschaffenheit der Fäzes und Oxyuriasis hingewiesen. Der Gedanke *Kochs*, durch eine ununterbrochene Abführkur den jungen Oxyurenlarven ein Haften im Darm unmöglich zu machen, scheint uns im Prinzip das Richtige zu treffen. *Koch* empfiehlt als das Mittel der Wahl Oxylax, ein Jalappe-Phenolphthaleinpräparat, welches in Tabletten und Schokoladenform vom Oxylax-Laboratorium Halle a. d. S. in den Handel

Abführkur.

Ununterbrochene nach *E. Koch*.

gebracht wird und genau nach der jeder Packung beigegebenen Vorschrift verabreicht werden soll. Mit Hilfe dieses Mittels soll für mindestens 14 Tage eine unterbrochene Laxierkur durchgeführt werden. Wir konnten uns von der mehr oder minder guten Wirkung in vielen Fällen überzeugen. Schattenseiten der Kur sind aber nicht so ganz selten Klagen über Leibschmerzen und allzu große Schwächung des Allgemeinzustandes. *Brüning* empfiehlt deshalb neuerdings, um die Strapazen der *Koch*schen Kur besonders für zarte Kinder zu mildern, eine unterbrochene Kur derart, daß immer nach 2—3 Kurtagen ebenso viele Ruhetage eingeschoben werden und die Dauer der Kur auf etwa 21—24 Tage bemessen wird. Hierbei und namentlich bei Unverträglichkeit des Oxylax kann dieses Medikament durch ein beliebiges Abführmittel ersetzt werden, wofern dies nur 1—2 durchfällige Stühle am Tage bewirkt.

Unterbrochene nach *Brüning*.

Trichocephalus dispar.

c) Trichocephalus trichiuris *Linné* 1771 (Trichocephalus dispar), Peitschenwurm.

Vorkommen.

Dieser Darmparasit ist in wechselnder Häufigkeit über die ganze Welt verbreitet. Er wird am häufigsten bei Sektionen, nicht selten auch durch Eiernachweis im Stuhl, wohl kaum jedoch durch Erscheinen der Würmer in den Fäzes selbst diagnostiziert. Bei Sektionen von Kindern im Alter bis zu 12 Jahren wurde er in 67% der Fälle nachgewiesen *(Faria Gomez)*. Wir fanden ihn hier in Rostock bei Heimkindern in rund 90% durch Eiernachweis im Stuhlausstrich (*Zibell*).

Aussehen.

Die Trichozephalen sind rundlich, von weißlicher oft leicht bräunlicher Farbe. Ihre Länge beträgt 3—5 cm. Das Männchen besitzt einen peitschenförmigen dünnen Vorderteil und ein etwas dickeres mit Spikulum armiertes, spiralig eingerolltes Hinterende, während beim Weibchen das Vorderende fast doppelt so lang ist wie das meist sensenartig gebogene Hinterende, dessen Dicke etwa 1 mm beträgt.

Eier.

Die Eier sind dunkelgelbbraun, zitronenförmig. An beiden spitzeren Polen erkennt man an der doppelt konturierten glatten Schale eine durch einen helleren Pfropf geschlossene Lücke. Die Eier bleiben in Wasser und in feuchter Erde außerordentlich lange entwicklungs- und infektionsfähig.

Infektionsmodus.

Die Infektion der Kinder erfolgt durch infiziertes Wasser oder Lebensmittel, welche in direkten Kontakt mit feuchter Erde (Früchte, Salat u. a.) gekommen sind. Experimentell ist festgestellt, daß von der Infektion bis zum Erscheinen von Eiern im Stuhl etwa 4 Wochen vergehen.

Sitz der Würmer.

Der Sitz der Würmer ist das Zökum und die Appendix, vielfach auch der Dickdarm. Ihre Anzahl ist sehr verschieden. Oft findet man nur vereinzelte Exemplare, in einzelnen Fällen sind jedoch bis zu 1000 und mehr nachgewiesen worden (*Tobler*, *Nauck*). Die Trichozephalen dringen mit ihrem Vorderkörper blutsaugend in die Schleimhaut, besonders in deren Drüsenschläuche ein, ohne jedoch über die Muscularis mucosae hinauszugelangen.

Symptomatologie.

Krankheitserscheinungen, welche bei spärlicher Infektion mit Sicherheit auf diese zurückgeführt werden dürfen, sind sehr selten. Bei massiger Anwesenheit von Peitschenwürmern im Darm sind tödliche

Anämien durch chronische Blutverluste (bei 92% aller Trichozephalusträger soll okkultes Blut im Stuhl nachweisbar sein) möglich. *Tobler* beobachtete einen 4jährigen Knaben, dessen Trichozephaliasis mit schweren Diarrhöen einherging und unter dem Bilde des *Herter*schen Infantilismus ohne jede Bluteosinophilie mit hochgradigster Anämie und Kachexie tödlich verlief. Bei der Obduktion wurden mehr als 3000 Trichozephalen gefunden. Vereinzelt sind Geschwürs- und eigenartige Tumorbildung im Zökum mit Invaginationssymptomen (*Stahr*, *Anschütz*), sowie auch Appendizitis beobachtet worden.

Tumorbildung im Darm.

Diagnose.

Die Diagnose der Trichozephaliasis ist durch Wurmabgang oder Eiernachweis in den Fäzes zu stellen.

Behandlung.

Die Therapie ist bei diesem Darmschmarotzer nach einmütigen Literaturangaben und eigenen Beobachtungen leider noch ein ungelöstes Problem. Versuche können gemacht werden mit: Thymol 0,2—1,0 pro dosi und nachfolgendem Laxans oder mit dem in Amerika viel gebrauchten chemisch reinen Tetrachlorkohlenstoff (CCl_4), bei dessen Darreichung allerdings auch Vergiftungen mit Leberschädigung vorgekommen sind. Ferner sind Neosalvarsan und Myosalvarsan in dem Alter angemessener Dosis des Versuchs wert.

Ankylostoma duodenale.

d) Ankylostoma duodenale *Dubini* 1843, „hook-worm", Hakenwurm (Tafel 17).

Häufigkeit

Die Ankylostomiasis ist wohl eine der verbreitetsten Krankheiten der Welt (*W. Fischer*), wird aber in unseren Gegenden nur ausnahmsweise und dann nur bei Berg-, Ziegelei- und Tunnelarbeitern und so auch bei deren Kindern angetroffen. Nach den neuesten Untersuchungen ist die große Mehrzahl der Befallenen, wie wir auch bei anderen Entozoen es beobachten können, klinisch absolut gesund. Kinder unter 4 Jahren sind im allgemeinen nur selten befallen. Untersuchungen in Porto Rico ergaben aber im 4.—5. Lebensjahr schon etwa 40% Infizierte und in Rio de Janeiro waren Kinder bis zum 12. Lebensjahr in 16,7% infiziert. *Howards* fand sogar bei einem 14 Tage alten Säugling schon Eier im Stuhl, so daß man an eine intrauterine Infektion glauben möchte.

Aussehen.

Der Hakenwurm ist etwa 1 cm lang und leicht rosafarbig; bei Sektionen beobachtet man auch blutigrot tingierte Exemplare. Am Kopf befinden sich ein paar Zähne in der Mundkapsel. Das Schwanzende des Weibchens ist spitz, das des Männchen glockenförmig ausgebuchtet.

Eier.

Die Eier sind 0,05—0,06 mm lang, 0,035 mm breit, farblos, stark lichtbrechend, einfach konturiert. Mit den Fäzes ausgeschieden, weisen die Eier meist vier, bei ihrem weiteren extraintestinalen Reifungsprozeß acht Furchungskugeln auf. In zwei Tagen ist die Larve herangereift, die am fünften Tage und von nun bis zu einem Jahr in feuchter Erde infektionstüchtig ist.

Übertragung.

Die Übertragung der Ankylostomen erfolgt nach den neuesten Forschungen in weitaus der Mehrzahl der Fälle durch die Haut (*Looss*), die von den Larven längs der Haarfollikel durchbohrt wird. Nach Eindringen in die kleinen Venen der Haut werden die Larven in die Lungen verschleppt und nehmen von hier aus einen Weg, wie wir ihn bei der Infektion mit

Ascaris lumbricoides beschrieben haben. Neben diesem Modus ist auch die Infektion mit Larven per os möglich, jedoch sicher seltener; auch soll sie weniger schwer verlaufen (*Yokogawa*).

Verhalten der Larven.

Die in den Darm gelangten Larven saugen sich in der Schleimhaut des Dünndarms, besonders des Jejunums fest, wo sie zu Würmern auswachsen; sie dringen aber anscheinend nie tiefer in die Schleimhaut ein. In ihrer Umgebung werden ebenso wie bei den vorhin angedeuteten Trichozephalusdarmgeschwülsten reichlich eosinophile Zellen gefunden.

Ankylostomenanämie.

Nicht die Darmveränderungen, sondern die durch die Anwesenheit der Ankylostomen hervorgerufene, nicht selten schwere Anämie — die Hämoglobinwerte können unter 10% heruntergehen — ist das bedeutsame klinische Symptom ihrer Anwesenheit. Die Würmer bilden nämlich eine gerinnungshemmende, hirudinartige Substanz (*Loehr* und *Sunitz*), welche ein kontinuierliches Nachsickern von Blut aus den Bißstellen bewirkt. Immerhin nimmt man an, daß das Wirken von mindestens 50—100 derartigen Würmern nötig ist, um Krankheitserscheinungen manifest werden zu lassen. Auf toxische Wirkung werden die Eosinophilie (bis über 70%) und die schwer gehemmte körperliche Entwicklung infizierter Kinder zurückgeführt.

Hautaffektionen.

Vor dem Manifestwerden der Anämie sind klinisch zu beobachten: Erkrankungen der Haut infolge des Eindringens der Larven (Quaddelbildung, skabiesartiger Ausschlag, Ekzeme, Furunkulose), dann Übelkeit, Erbrechen, Sodbrennen, ferner Obstipation mit nachfolgenden schleimigen, oder auch schleimig-blutigen Diarrhöen. Oftmals besteht Fieber.

Diagnose.

Die Diagnose ist leicht zu stellen durch Wurmabgang oder Nachweis der typischen Eier im Stuhl.

Prophylaxe.

Prophylaxe: durch zielbewußte Arbeitshygiene (*H. Bruns*) gelang es z. B. im Ruhrkohlengebiet, die Zahl der infizierten Bergleute von 9,09% auf 0,07% herabzusetzen, und zwar trotz Verdoppelung der Belegschaft. Schutz nackter Hautpartien durch Einfetten o. ä. Körperliche Sauberkeit.

Therapie.

Therapie: Ol. Chenopodii oder Thymol (s. o.).

Trichinella spiralis.

Aussehen.

e) Trichinella spiralis *Owen* 1835. Trichine. Spulwurmartig: Männchen 1,4—1,6 mm lang, 0,3 mm breit; Weibchen 3—4 mm lang, 0,6 mm breit. Haut sehr fein geringelt.

Infektion.

Die Infektion erfolgt durch Genuß von muskeltrichinenhaltigem Fleisch, und zwar meist von Schweinefleisch, aber auch von Wildschwein, Dachs, Fuchs, Bär, wenn die Tiere trichinöses Fleisch oder Abfälle gefressen haben. Gut gekochtes, durchgebratenes und gut gepökeltes Fleisch ist ungefährlich. Die im Fleisch eingekapselten Trichinen werden durch Andauung im Magen des Menschen frei und gelangen in den Darm. Die weiblichen Darmtrichinen setzen hier nach 6—7 Tagen bereits 1000 und mehr Jungtrichinen ab, welche aus den Gewebsspalten des Dünndarms auf dem Lymphweg in den Ductus thoracicus und somit in den Kreislauf und schließlich in die quergestreifte Muskulatur (besonders Zwerchfell-, Hals- und Kaumuskulatur) gelangen. In der Muskulatur kapseln sich die 1 mm langen Würmer ein, nachdem sie sich spiralig aufgerollt haben. Von der zweiten bis fünften, ja sogar bis zur siebenten Woche nach der Infektion sollen bei genauer Untersuchung Trichinellen im Stuhl nachzuweisen sein (*Rivas*). Der Nachweis der Jungtrichinellen gelingt fernerhin im Blut, aber auch im Liquor cerebrospinalis (bei Kindern von *Aikman* beschrieben).

Klinische Erscheinungen.

Die klinischen Erscheinungen der Trichinose bestehen anfänglich in Erbrechen, Durchfall z. T. mit Blutbeimengungen, oder nur in Übelkeit, Temperaturanstieg, Anorexie und Obstipation, Erscheinungen, welche schon am Tag nach der Infektion auftreten können. Mit dem Eindringen der Trichinellen in die Muskulatur steigt das Fieber steil an, die Darmerscheinungen lassen nach, es treten Hautjucken, Roseola, Muskelmüdigkeit auf. Auch Ödeme, besonders der Augenlider sowie Hyperämie der Conjunctiva sclerae mit Chemosis sind typisch. Schließlich werden die Muskeln außerordentlich schmerzhaft, bretthart, wobei die Beuger stärker befallen sind als die Strecker. Auch in schweren Fällen erfolgt der Tod meist erst in der 4.—8. Woche unter dem Bild einer dysenterischen oder choleraähnlichen Erkrankung. Herz, Leber, Nieren finden sich alsdann parenchymatös degeneriert.

Diagnose.

Die Diagnose wird im Einzelfall immer nur eine Wahrscheinlichkeitsdiagnose sein und sich vornehmlich auf die Lidödeme und die Muskelerscheinungen stützen. Charakteristisch ist eine am achten Tage nach der Infektion einsetzende Eosinophilie (bis zu 83%!), die aber weder mit der Schwere der Infektion noch mit dem Höhepunkt der Krankheit harmoniert. Vom achten Tage an gelingt auch der Nachweis der Trichinellen im Blut oder Liquor, doch gewährt erst der Nachweis in einem exzidierten Muskelstückchen wirkliche Sicherheit.

Prognose.

Die Prognose ist zweifelhaft, abhängig vom Zeitpunkt des Einsetzens der Behandlung und von der Schwere der Infektion. Meist bleibt eine gewisse Muskelsteifheit zurück.

Therapie.

Die Therapie besteht in den ersten Tagen der Infektion in Darreichung von großen Dosen eines Abführmittels (Ol. Ricini bis zu starker Wirkung, Senna, Magn. sulfuric.) sowie in der Anwendung von Klysmen, welche auch in den ersten Wochen wiederholt werden müssen. Im Anschluß an das Abführmittel wird reines Glyzerin gegeben, das aber nur auf die Trichinen wirkt, solange sie noch im Darm sich befinden. Die Muskelschmerzen sind äußerlich mit Chloroformöleinreibungen u. a., innerlich mit Melubrin oder Atophan 0,25—0,5 mehrmals täglich oder Veramon 0,1—0,3 mehrmals täglich sowie endlich mit warmen bzw. heißen Bädern zu behandeln.

III. Arthropoden.

Gliederfüßler bei Kindern.

Außer den parasitischen Protozoen und Würmern werden endlich noch gelegentlich makro- oder mikroskopisch aus dem Darm stammende Arthropoden im Stuhl des Menschen angetroffen. Diese Gliederfüßler sind zwar keine eigentlichen Parasiten, da sie, in den menschlichen Verdauungstraktus gelangt, meist bald absterben, verdienen aber doch kurz erwähnt zu werden. Als bekannteste hierzugehörige Spezies ist zu nennen:

Tyroglyphus farinae.

Tyroglyphus farinae. Lebt in langsam sich zersetzenden tierischen und pflanzlichen Stoffen. Männchen 0,33 : 0,16, Weibchen 0,6 :

0,3 mm. Gelangt mit Käse, Mehl, Zucker, trockenen Früchten in den Darm des Menschen. Wofern die Milben dort nicht absterben, sollen sie Darmreizungen hervorrufen können.

Käfer. Von *Fetscher* werden ferner einige Fälle mitgeteilt, in denen bei 3—5 jährigen Kindern Käfer im Darm gefunden wurden, welche vermutlich während des Schlafs von außen hineingekrochen waren.

Literatur:

Braun und *Seifert*, Lehrbuch, 6. Auflage, 1925. — *Brüning, H.*, Sammelreferate, M. f. K. 1921, 1923, 1924, 1925, 1926, 1928. Dtsch. med. Wschr. 1923, 49. Arch. Kinderheilk. 1927, 82. Fortschr. Ther. 1928, 8. Erg. inn. Med. 1923, Bd. 24. — *Fischer, W.*, Handbuch d. spez. pathol. Anat. u. Hist. 1929, Bd. 4. — *Reichenow-Wülker*, Leitfaden, Leipzig 1929. — *Hosemann, Lehmann, Schwarz, Possehlt,* Neue Dtsch. Chir. Bd. 40, 1928.

Erkrankungen des Bauchfells.

Von

Walter Birk in Tübingen.

I. Die Bauchfellentzündungen.

Physiologisch-pathologische Vorbemerkungen.

Von den Erkrankungen des Bauchfells spielen bei Kindern die Entzündungen die hauptsächlichste Rolle.

Anatomische Besonderheiten des Bauchfells.

Sie sind von dem Gesichtspunkte aus zu betrachten, daß der erkrankte Körperteil eine sehr große Ausdehnung besitzt. Man schätzt die Oberfläche des Bauchfells auf etwa gleich groß der des ganzen Körpers. Wenn ein Körperteil von dieser Ausdehnung von einer Entzündung ergriffen wird, so ist es klar, daß es sich stets um einen überaus ernst zu nehmenden Vorgang handeln muß. Es kommt hinzu, daß das Bauchfell eine große, durch seinen anatomischen Bau bedingte Aufsaugungsfähigkeit besitzt. Seine Oberfläche besteht aus einer einschichtigen Lage polygonaler Deckzellen. Darunter befindet sich das subseröse Bindegewebe mit den Blutgefäßen und Lymphbahnen. Von dem Reichtum des Bauchfells an Blutgefäßen bekommt man einen Begriff, wenn man sich erinnert, daß in diese Blutgefäße hinein sich bei Splanchnikuslähmung, also bei Ausschaltung der vasokonstriktorischen Nervenwirkung (z. B. bei Bauchfellentzündung), der ganze Körper förmlich „verbluten" kann.

Außerordentlicher Reichtum an Blutgefäßen.

Die Lymphgefäße liegen zu mehreren Schichten übereinander. Sie sind in einer solchen Massigkeit und Dichte vorhanden, daß ein Verfolgen der einzelnen Bahnen fast unmöglich ist. Vor allem ist die Zwerchfellgegend durch diesen Reichtum an Lymphgefäßen ausgezeichnet. Hier finden sich auch die, zuerst von *Recklinghausen* (1862) unter dem Namen der Lymphstomata beschriebenen, Lücken im Epithelüberzug, die *R.* für wirkliche Öffnungen hielt, während spätere Untersucher zwar ihr Vorhandensein bestätigten, aber sie nur als gelegentliche Lücken deuteten. Welche Auffassung die richtige ist, braucht uns hier nicht weiter zu beschäftigen. Die Tatsache steht jedenfalls fest, daß der Bauchfellüberzug bestimmte Epithellücken besitzt, daß diese besonders im Zwerchfellteil des Bauchfells sitzen, und daß von ihnen aus (nach *Küttner*) Verbindungswege zum Rippenfell ziehen. Hierbei ist weiter daran zu erinnern, daß (nach *Petermann*) die Strömung in den Lymphbahnen im allgemeinen von der Bauchhöhle zur Brusthöhle hin geht, so daß letztere also leichter von der Bauchhöhle her angesteckt werden kann als die Bauchhöhle von der Brusthöhle her.

Die Lymphstomata.

Die Vorbedingungen für Aufsaugen von irgendwelchen auf die Bauchfelloberfläche gelangten Stoffen sind sehr gut, und zwar nimmt man an, daß auf dem Wege der Lymphbahnen die Bakterien zur Aufsaugung kommen. Flüssigkeiten hingegen gehen hauptsächlich den Blutweg, indem sie teils von den Serosadeckzellen selbst aufgenommen werden, teils wieder zwischen den Epithelzellen hindurchtreten, in die subepithelialen Lymphräume gelangen und von den hier liegenden feinen Haargefäßen aufgenommen werden. Diese Art der Aufsaugung vollzieht sich auf der ganzen Oberfläche des Bauchfells, am ausgiebigsten aber wiederum in seinem Zwerchfellteil, während das Bauchfell der Beckengegend die ge-

Aufsaugung der Bakterien auf dem Lymphweg, der flüssigen und gelösten Stoffe auf dem Blutweg.

ringste Aufsaugfähigkeit besitzen soll. Die Beseitigung gröberer Teilchen (Eiterbröckel und dergleichen) geschieht durch Phagozyten.

Behinderung der Aufsaugung auf dem Lymphweg bei Entzündungen,

Die Aufsaugfähigkeit des Bauchfells ist indessen verschieden, je nachdem es sich um normale bzw. leicht pathologische oder um ausgesprochen krankhafte Zustände handelt. Sie ist sehr gut bei der Aufsaugung intraperitonealer Kochsalzinfusionen oder nephritischer und kardialer Ergüsse. Wenn sich hingegen das Bauchfell im Zustand der Entzündung befindet, so ist seine Aufsaugkraft erheblich herabgesetzt. Anders ist es jedenfalls nicht zu erklären, daß man selbst bei einer hochbakteriellen Peritonitis nur selten die Keime im Blut nachweisen kann. Auch daß sich nur verhältnismäßig selten eitrige Ausstreuungsherde in andern Körpergegenden finden, hängt hiermit zusammen. Nur im Beginn einer Entzündung kommt es zum Übertritt von Keimen durch die Lymphspalten, dadurch gelegentlich zu Lungenentzündungen und zu andern Begleiterscheinungen. Sobald aber erst die Schutzeinrichtungen des Körpers in Gang gekommen sind, sperren sie sofort den Weg für die Bakterien über die Lymphgefäße ab.

dagegen ungehinderter Fortgang des Aufsaugens von Bakteriengiften.

Das Aufsaugen über den Blutweg dagegen, den die wasserlöslichen Stoffe nehmen, geht ungehindert weiter, und die Folge davon ist: Überschwemmung des Körpers mit Bakteriengiften, Toxinämie und Vasomotorenlähmung.

Wie jede Schleimhaut, so sondert auch das Bauchfell schon unter normalen Verhältnissen immer eine gewisse Menge Flüssigkeit ab, deren Bestimmung vor allem darin zu suchen ist, daß sie die Bewegungen der einzelnen Darmabschnitte gegeneinander möglichst reibungslos gestaltet. Versuche, die Menge dieser Flüssigkeit bei Kindern zu bestimmen, sind bisher ergebnislos ausgefallen (*Daufer* und *Anderson*).

Kommt es zu einer Schädigung des Bauchfells in irgendeiner Form, so treten schnell die Schutzvorrichtungen, über die es verfügt, in Tätigkeit: Die Lymphwege werden gesperrt, indem die geschwollenen Serosazellen die Lymphstomata verstopfen. In den Lymphgefäßen selbst bilden sich Thromben, Fibrinniederschläge legen sich über die Serosa, und die normale Bauchhöhlenflüssigkeit nimmt an Menge zu und gewinnt die Beschaffenheit eines Exsudats mit hoher bakterientötender Kraft.

Exsudatbildung.

Die Bildung eines fibrinösen oder serofibrinösen Exsudats gehört somit zu den Schutzeinrichtungen des Körpers und ist nicht — wie man früher annahm — ein Nachteil, in dem Sinne, daß das Exsudat einen günstigen Nährboden für die Bakterien liefere. Exsudatbildung, Bakterizidie und Phagozytose sind vielmehr die Waffen des Körpers, wobei namentlich die fibrinösen Exsudate noch den Vorzug haben, daß sie durch Bildung von Verklebungen den entzündlichen Prozeß zur Begrenzung und Abkapselung zu bringen vermögen, ein Vorgang, der durch die sonstige anatomische Eigenart der Bauchhöhle, d. h. durch ihre Ausstattung mit allerhand Nischen und Buchten begünstigt wird.

Das Frühexsudat.

Als Schutzeinrichtung faßt man auch das sogenannte Frühexsudat auf, worunter man den, an Menge meist nicht sehr beträchtlichen, serösen oder serofibrinösen Erguß versteht, den das Bauchfell als Antwort auf bestimmte, in seiner Nachbarschaft wirkende Reize bildet, z. B. bei Blinddarmentzündung, bei Rippenfellentzündung, bei Unterlappenpneumonie, bei Entzündung der Mesenterialdrüsen, bei der sogenannten Askaridenperitonitis usw. Diese Frühexsudate sind keimfrei oder doch jedenfalls sehr bakterienarm. Sie saugen sich später von selbst auf, entweder vollkommen oder unter Hinterlassung umschriebener Verdickungen der Serosa oder leichter Verwachsungen, die der pathologische Anatom bei gelegentlichen spätern Sektionen solcher Kinder findet, ohne daß sich oft noch sagen ließe, wodurch sie entstanden sind.

Was die Ergüsse bei Askaridosis anbetrifft, so kann man sich ihre Entstehung so denken, daß — bei mechanischer Verlegung des Darmrohres durch Wurmknäuel — eine erhöhte Giftaufsaugung und dadurch eine Reaktion des Bauchfelles erfolgt. Es wäre aber auch möglich, daß die nach den Untersuchungen *Fülleborns* in ihrem Larvenstadium im Körper herumschwärmenden Würmer irgendeinen Einfluß auf das Bauchfell ausübten.

Günstige Verhältnisse bei Kindern hinsichtlich Ursachen und Schwere der Infektion.

Die obengeschilderten Verhältnisse gelten für das Kind wie für den Erwachsenen in übereinstimmender Weise. In anderer Beziehung hingegen zeigen sich gewisse Unterschiede, und zwar in dem Sinne, daß das Kindesalter als etwas günstiger gestellt erscheint als das Erwachsenenalter. Das ist z. B. hinsichtlich der Ursachen, die zur Bauchfellentzündung führen, der Fall. Beim Kind spielen die zahlreichen Magen- und Zwölffingerdarmgeschwüre, die Krebse, die Gallenblasenerkrankungen, die Brucheinklemmungen, die Verletzungen, die Erkrankungen der weiblichen Geschlechtsorgane und was sonst noch beim Erwachsenen zur Bauchfellentzündung zu führen pflegt, praktisch keine oder wenigstens keine sehr große Rolle. Auch hinsichtlich der Schwere, mit der die Infektion das Bauchfell ergreift, besteht ein Unterschied. Es ist bekannt, daß die Art und Weise, wie eine Peritonitis verläuft, sehr verschieden sein kann: bald setzt sie mit mächtiger Wucht ein und führt schnell und unaufhaltsam zum Tode, bald nimmt sie einen langgezogenen, chronischen, milden Verlauf. Gerade dem Kindesalter sind diese mit verhältnismäßig geringer Giftigkeit verlaufenden Formen eigentümlich, so die tuberkulöse, die Pneumokokken- und die Gonokokkenperitonitis.

Was die Nervenversorgung des Bauchfells anbetrifft, so interessiert sie uns wegen der Bewertung etwaiger, von dem erkrankten Bauchfell ausgehender Schmerzempfindungen. Diese sind verschieden, je nachdem die entsprechenden Reize von den inneren (viszeralen), also dem die Därme, Drüsen usw. einhüllenden Blatt des Bauchfells ausgehen, oder von dem wandständigen (parietalen), die Wände der Bauch- und Beckenhöhle auskleidenden Blatt kommen.

Das wandständige Blatt des Bauchfells wird von den N. intercostales, lumbales und (für die untersten Teile der Beckenhöhle) von dem N. sacrales versorgt. Seine Schmerzempfindlichkeit ist sehr groß, und der Sitz der Schmerzempfindung stimmt mit dem Ort der krankhaften Veränderungen überein.

Jedoch zeigt das wandständige Bauchfell da, wo es die Unterfläche des Zwerchfells überzieht, insofern eine Besonderheit, als es in seinem mittleren Teile vom Phrenikus versorgt wird, während für die Randbezirke die N. intercostales zuständig sind. Wichtig ist, zu wissen, daß Schmerzempfindungen, die aus dem Phrenikusgebiet kommen, nie im Zwerchfell selbst gefühlt werden, sondern als Schulterschmerzen, die am rechten Rand der Trapezius sitzen, zur Empfindung kommen. Auch die aus den Randgebieten kommenden Reize werden als Schmerzen im Oberbauch oder an den Rippen gefühlt. Die Schmerzen werden also an falscher Stelle empfunden. (*Capps* und *Colemann*, Archiv of int. med. 1922.)

Das innere (viszerale) Blatt des Bauchfells wird vom Sympathikus versorgt. Die in ihm entspringenden Nervenfasern sammeln sich im Ganglion coeliacum und G. mesenter. inferius. Früher nahm man an, daß der Sympathikus keine sensiblen Reize übermittle. Das hat sich aber, seitdem man die Splanchnikusanästhesie übt, als irrig herausgestellt: auch der Sympathikus gibt sensible Reize weiter. Nur werden diese nicht da, wo sie ausgelöst werden, sondern da, wo der Sitz des Ganglion coeliacum ist: mitten im Bauch, in der Nabelgegend, empfunden. —

Im Unterschied zu den — vom wandständigen Blatt des Bauchfells ausgehenden — meist sehr heftigen Schmerzempfindungen sind die letztgenannten nicht sehr stark. Im gesunden Zustand liefert das innere Bauchfellblatt überhaupt keine Schmerzempfindungen; selbst Kneifen oder Einschneiden wird anstandslos vertragen. Im Zustand der Entzündung besteht ein gewisses, aber auch nur mäßiges Gefühl für Schmerzen. Angeblich hängt dies damit zusammen, daß die sensiblen Nervenendigungen im inneren Blatt des Bauchfells nur sehr spärlich vorhanden sind.

Noch auf eine zweite Eigentümlichkeit der dem inneren Blatt des Bauchfells entstammenden Gefühlsreize sei hingewiesen: daß sie nämlich auf der äußeren Haut zur Empfindung kommen können. Das hängt damit zusammen, daß vom Gangl. coeliac. und Gang. mesent. infer. Nervenfasern zum Rückenmark ziehen, und daß zwischen diesen Nerven und den (aus dem gleichen Rückenmarksabschnitt stammenden) sensiblen, spinalen Hautnerven enge Zusammenhänge bestehen. Hierdurch kommt es zu den — unter dem Namen der *Head*schen Zonen — bekannten, gürtelförmig angeordneten Bezirken stark erhöhter Hautempfindlichkeit. Daß diese mit Erkrankungen gewisser, vom inneren Bauchfellblatt umschlossener, Körperteile zusammenhängen können, ist außer Zweifel. Der Beweis ist dadurch erbracht worden, daß es z. B. möglich ist, die durch einen Gallensteinanfall (beim Erwachsenen) verursachten heftigen Bauchschmerzen durch eine örtliche Betäubung der entsprechenden Interkostalnerven zu beseitigen. Trotzdem ist für die Praxis daran festzuhalten, daß die Bedeutung der *Head*schen Zonen als noch nicht völlig geklärt zu betrachten ist. Für ihre Verwertung bei der Diagnose ist daher die größte Vorsicht zu empfehlen. Das gleiche gilt für die um den Nabel herum auftretenden Bauchschmerzen der Kinder, die unter dem Namen der „Nabelkoliken“ vielfach beschrieben und vom Praktiker wohl alltäglich beobachtet werden. Gerade dieses so außerordentlich häufige Vorkommen muß Zweifel erwecken, ob sie wirklich immer etwas mit dem Bauchfell zu tun haben. Es ist möglich, daß sie aus dem Ganglion coeliacum stammen. Es ist aber ebensogut möglich, daß dies nur für einen ganz kleinen Teil der Fälle zutrifft, und daß die größere Menge wieder falsch lokalisierte Schmerzen sind, die gar nicht aus dem Bauch, sondern anderswoher, z. B. aus den oberen Luftwegen, stammen. —

Entstehung.

Was die Entstehung der kindlichen Peritonitis anbetrifft, so hat man es praktisch immer mit einer infektiösen Bauchfellentzündung zu tun. Wohl kommen aseptische Peritonitiden vor, z. B. im fötalen Leben, wenn aus Darmrissen infolge Achsendrehung oder angeborener Verschlüsse Kindspech heraustritt, oder infolge Mißbildungen der Blase Harn in die Bauchhöhle gerät und durch seinen Reiz eine fötale Peritonitis herbeiführt. In derselben Weise kann im späteren Kindesalter eine Echinokokkenblase zur aseptischen Peritonitis führen, aber in praxi spielen solche Fälle gar keine Rolle. Vielmehr muß man immer daran festhalten, daß die Peritionitis auf einer Infektion beruht.

Erreger.

Als Erreger kommen die verschiedensten Bakterien in Betracht: Koli, Typhusbazillen, Streptokokken, Pneumokokken, Gonokokken, Tuberkelbazillen, Fäulnisbakterien und andere. Nicht selten finden sich mehrere Bakterienarten zugleich. Jedenfalls ist die Peritonitis nicht das Ergebnis einer spezifischen Infektion. Aber es können bestimmte Bakterien ganz bestimmte Krankheitstypen hervorrufen. So führen z. B. die Pneumokokken- und die Gonokokkeninfektion, vor allem aber auch die mit Tuberkulose, zu klinisch sich scharf von den andern unterscheidenden Krankheitsbildern.

Verlaufsformen.

Die Unterschiede kommen schon im Verlauf zum Ausdruck: die tuberkulöse Peritonitis zeigt eine ausgesprochene Neigung zu chronischem Verlauf, und bei der Gonokokken- und noch mehr bei der Pneumokokkenperitonitis beobachtet man einen hochakuten Beginn und dann einen Übergang in ein mehr subakutes Stadium, während in allen andern Fällen sich meist eine ganz akute, stürmisch fortschreitende und nur zuweilen zur Genesung führende Erkrankung entwickelt.

Umschriebene diffuse, eitrige, seröse, fibrinöse, jauchige, chylöse Ergüsse.

Auch hinsichtlich der anatomischen Veränderungen zeigen sich Verschiedenheiten. Bald handelt es sich um umschriebene Entzündungen, bald um solche, die diffus das ganze Bauchfell ergreifen. Bald gehen sie mit mäßigen Ausschwitzungen einher, bald führen sie zu einem so mächtigen Erguß, daß die Gedärme förmlich im Eiter schwimmen. Aber nicht jede diffuse Peritonitis ist eine eitrige. Es sei nur an die großen serösen Ergüsse bei Tuberkulose erinnert. Anderseits ist auch nicht jede eitrige Peritonitis eine diffuse. Geht doch z. B. die schon wiederholt erwähnte Pneumokokkenperitonitis, wenn sie in ihrer typischen Form auftritt, zwar mit einem großen eitrigen, aber doch umschriebenen — abgesackten — Erguß, einem sogenannten Bauchempyem, einher. Von maßgebendem Einfluß auf den klinischen Befund ist der Fibringehalt der peritonitischen Ausschwitzungen. Je fibrinreicher sie sind, um so eher führen sie (wie die ebengenannte Pneumokokkenperitonitis) zu Verklebungen und damit zur Begrenzung des peritonitischen Prozesses. Es kommt sogar, wenn auch sehr selten, eine rein fibrinöse, „trockene“ Peritonitis vor. Aber gewöhnlich handelt es sich um ein Gemisch von seröser und fibrinöser Ausschwitzung. Auch jauchige Ergüsse finden sich bei Kindern, z. B. wenn tuberkulöse Geschwüre die Darmwand durchbrechen und Kot in die Bauchhöhle gelangen lassen. Selbst chylöse Ergüsse sind bei Kindern beobachtet worden.

Die alte „primäre, idiopathische“ Bauchfellentzündung.

Bezüglich der Herkunft der kindlichen Bauchfellentzündungen hat sich eine Wandlung der Anschauungen gegen früher vollzogen. Noch *Rehn* kannte in seiner Darstellung der Bauchfellerkrankungen im *Gerhard*schen Handbuch der Kinderheilkunde (1880) eine primäre Bauchfellentzündung, nämlich die „idiopathische, rheumatische“. Heute wissen wir, daß diese die Pneumokokkenperitonitis ist, und daß es sich bei ihr nicht um eine primäre, sondern auch nur um eine sekundäre handelt.

In der Regel sekundäre Formen.

Wie hier so hat sich überall herausgestellt, daß primäre Peritonitiden (von seltenen, ätiologisch noch umstrittenen Ausnahmen abgesehen — s. seröse Peritonitis S. 470) praktisch kaum vorkommen, sondern daß man es immer mit sekundären zu tun hat, d. h., daß die Erkrankung dadurch zustande kommt, daß von einem in unmittelbarer Nachbarschaft oder auch entfernt gelegenen Herd aus die Entzündung auf das Bauchfell übertragen wird.

So kann z. B. von Organen, die außerhalb der Bauchhöhle liegen, vom Herzbeutel, Rippenfell und von den Lungen aus eine Bauchfellentzündung zustande kommen. Die Infektion erfolgt dann teils auf dem Blutweg, teils durch Vermittlung der das Zwerchfell durchbohrenden Lymphverbindungen.

Vorkommen bei Erkrankungen der Brusthöhle,

Wiederholt hat man ein gleichzeitiges Erkranken des Bauchfells und der übrigen serösen Häute — Rippenfell, Herzbeutel, Gelenkhöhlen, Paukenhöhle, auch Gehirnhäute — beobachtet und daraus ein besonderes Krankheitsbild, das der Polyserositis, geformt (s. S. 471).

(die Polyserositis)

Auf demselben Wege erfolgt die Infektion in jenen Fällen, in denen sich im Verlauf einer Infektionskrankheit wie Scharlach, Masern, Diphtherie und Erysipel eine Peritonitis herausbildet.

bei Infektionskrankheiten,

Auch von Eiterungen, die an sich nichts mit dem Bauchfell zu tun haben, aber sich in seiner Nachbarschaft abspielen: Hüftgelenkeiterungen, Beckenknochenkaries, eitriger Orchitis usw. ausgehend kann die Infektion des Bauchfells erfolgen.

bei Eiterungen in der Nachbarschaft,

Häufiger wird es von Organen, die in der Bauchhöhle liegen und von ihm überzogen werden, infiziert, so von den weiblichen Geschlechtsorganen aus, von denen die Gonokokken- und gelegentlich auch die Pneumokokkenperitonitis ihren Ausgangspunkt nimmt, ferner vom Magendarmkanal aus, und zwar auf verschiedene Weise: durch Geschwüre, die die Darmwand durchbrechen — eine Entstehungsweise, die, wie oben schon erwähnt, beim Erwachsenen eine große Rolle spielt, die aber bei Kindern mehr zurücktritt, da bei diesen ein großer Teil der vom Erwachsenen her bekannten Geschwürsbildungen gar nicht vorkommt oder doch wenigstens so selten ist, daß man sie in praxi nicht zu berücksichtigen braucht (karzinomatöse, urämische, syphilitische, dysenterische, sterkorale Geschwüre). „Peptischen" Geschwüren begegnet man bei manchen Fällen von Meläna der Neugeborenen, bei den Duodenalgeschwüren der Säuglinge und bei größeren Verbrennungen älterer Kinder. Man hat im Anschluß an ihren Durchbruch gelegentlich Perforationsperitonitis beobachtet, aber im allgemeinen ist das ein ganz ungewöhnlich seltenes Vorkommnis. Typhöse Geschwüre sind bei Kindern meist zu oberflächlich, als daß sie zum Durchbruch führten. Es bleiben die tuberkulösen übrig, bei denen ein Durchbruch öfter vorkommt, ohne daß er aber immer zu einer eigentlichen Perforationsperitonitis führt. Vielmehr geht bei ihnen der Durchbruch so langsam vor sich, daß genügend Zeit zur adhäsiven Entzündung und damit zur Abkapselung gegeben ist.

von den Geschlechtsorganen ausgehend, von Darmgeschwüren, von Magengeschwüren, von typhösen, tuberkulösen Darmgeschwüren,

Auch Geschwüre, die nicht den Darm durchbrechen, können zur Peritonitis führen. In diesem Fall wandern die Bakterien auf den Lymphbahnen zur Serosa hin (Tuberkulose).

Die Hauptursache der Entstehung der Peritonitis bildet die Blinddarmentzündung. Auch Darmverschluß infolge Invagination oder Ileus führt zur Peritonitis. In diesen Fällen durchwandern die Bakterien die geschädigte Darmwand vom Darminnern her.

nach Blinddarmentzündung, Invagination, Ileus,

Schließlich kann es im Anschluß an chirurgische Eingriffe (Bruchoperationen) und Verletzungen (die die Bauchwand durchbohren oder auch nur durch stumpfe Gewalt wirken), zur Bauchfellentzündung kommen. Diese Formen bleiben hier außer Betracht, da sie rein chirurgisches Interesse bieten.

nach chirurgischen Eingriffen.

Keine Rolle beim Zustandekommen einer Peritonitis spielen hingegen im Kindesalter — im Gegensatz zum Erwachsenen — die Erkrankungen der Gallenblase wie auch der Harnblase.

Bedeutungslosigkeit der Erkrankungen der Gallenblase und Harnblase bei Kindern.

Man sieht aus dieser Aufzählung, daß die Zahl der Entstehungsmöglichkeiten einer Peritonitis im Kindesalter immerhin eine sehr große ist. Wenn man dabei weiter in Erwägung zieht, wie verschieden der Verlauf der Krankheit, wie mannigfach die Art der Infektion und wie wechselvoll das anatomische Bild sein kann, so könnte man zu der Ansicht kommen, daß die Peritonitis ein ebenso häufiges wie vielgestaltiges Krankheitsbild im Kindesalter sei.

Beides trifft aber nicht zu. Sie ist sehr selten. Am häufigsten ist noch die tuberkulöse Form.

Seltenheit der Bauchfellentzündung.

Sie ist auch in keiner Weise vielgestaltig, sondern sie beschränkt sich auf

Die wichtigsten Typen.

einige wenige Typen, die entweder durch die Zeit ihres Vorkommens etwas Besonderes darstellen, so die fötale Peritonitis und die Peritonitis der Neugeborenen, oder sich durch die Art und Weise, wie sie klinisch in Erscheinung treten — zum Teil auch gleichzeitig durch die Art der Erreger — eine gewisse selbständige Stellung verschaffen, wie die akute Peritonitis, die Gonokokken- und Pneumokokkenperitonitis und die chronische — tuberkulöse — Peritonitis.

Literatur:

Petermann, i. Handbuch d. Chirurgie (von Kirschner u. Nordmann), Bd. V, 1929 (neueste Lit.). — *Weil*, Ergebnisse d. Chirurgie u. Orthopädie, Bd. II, 1911 (neuere Lit.). — *Rehn*, Gerhards Handbuch der Kinderheilk. IV. Bd., II. Abt. (ältere Lit.).

Fötale Peritonitis.

Häufigkeit.

Die ersten Fälle von fötaler Peritonitis hat *Simpson* gesammelt, der schon im Jahre 1838 nicht weniger als 25 Fälle davon veröffentlichen konnte. Seitdem sind eine ganze Anzahl neuer Fälle dazu gekommen, so daß es jetzt etwa 60 derartige Beobachtungen geben mag.

Zweifel bei den Fällen der älteren Literatur.

Ein großer Teil der älteren Fälle ist aber nur mit Vorsicht zu verwerten. Denn die Diagnose „fötale Peritonitis" gründete sich bei ihnen im wesentlichen darauf, daß flockig getrübte, freie Flüssigkeit in der Bauchhöhle vorhanden war, und daß sich trübe Beläge auf dem Peritonealüberzug der Bauchorgane fanden. Schon *Birch-Hirschfeld* erhob gegen die Deutung solcher Befunde als Symptome fötaler Peritonitis Widerspruch, indem er erklärte, daß es sich bei dieser Art von Belägen gar nicht um wirkliche fibrinöse Exsudationen, sondern um postmortale Veränderungen handele, wie sie in ähnlicher Form sich auch in der Pleurahöhle und auf den Herzbeutelblättern fänden. Später hat auch *Aschoff* darauf hingewiesen, daß es bei neugeborenen Kindern nach dem Tode schnell zu einer Zunahme der Bauchhöhlenflüssigkeit komme, die aus den Serosagefäßen der hyperämischen Darmschlingen stamme, und die sich infolge der schnellen Mazeration des Peritonealüberzuges trübe. — So tut man also gut, die älteren Fälle außer Betracht zu lassen, ohne damit natürlich zu leugnen, daß der eine oder andere Fall davon wirklich auf fötaler Peritonitis beruhte.

Symptome.

Nur ein einziger Fall von fötaler Peritonitis ist bekannt geworden, in dem das Kind sich als lebensfähig erwies. In diesem Falle stand im Vordergrund der **klinischen Erscheinungen** ein gewohnheitsgemäßes Erbrechen. Da keinerlei Symptome von Pylorusstenose vorhanden waren, auch keine Besserung des Erbrechens mit dem Älterwerden des Kindes und mit dem Übergang auf festere Kost eintrat, dachte man an eine anatomische Behinderung der Darmpassage und ließ das Kind im 6. Lebensmonat operieren. Bei Eröffnung der Bauchhöhle wurde dann in der Tat der Befund von membranösen und strangförmigen Verwachsungen als Überrest einer fötalen Peritonitis gefunden. Das Kind überstand die Operation gut, aber sein Erbrechen blieb unbeeinflußt. Es hörte erst auf, als das Kind $1\frac{1}{2}$ Jahre alt geworden war. Die Ursache der fötalen Peritonitis blieb unklar (*Peiser*).

Vielleicht ist noch ein zweiter, von *Flesch* (Jahrb. f. Kinderheilk. Bd. 108, 1925) veröffentlichter, ähnlicher Fall als ausgeheilte fötale Peritonitis zu deuten: vier Monate altes Brustkind, bisher glänzend gediehen. Dann häufiges explosives Erbrechen ohne Erscheinungen von Pförtnerkrampf. Bei der Operation fanden sich pseudoligamentöse und pseudomembranöse, von der Pförtnergegend nach dem Magen und zur Leber ziehende Gebilde, die den Darm abklemmten.

Schlechte Lebensaussichten.

Alle übrigen Kinder mit fötaler Peritonitis gingen, soweit sie nicht überhaupt schon tot zur Welt kamen, innerhalb weniger Tage zugrunde. Nur einzelne lebten länger, ein Kind 26 Tage, ein anderes 4 Monate (*Theremin, Demme*).

Entstehung.

Die Sektion lieferte die verschiedensten Befunde hinsichtlich der Entstehung der Krankheit. Teils handelte es sich um infektiöse, teils um aseptische Peritonitiden.

Hämatogene Infektion.

In die erste Gruppe der durch hämatogene Übertragung von der Mutter her entstandenen Peritonitiden gehört z. B. ein von *Simpson* beschriebener Fall: eine Frau erkrankte 14 Tage vor der Niederkunft an einer hochfieberhaften Erkältung, und ihr Kind wurde mit einer frischen fötalen Peritonitis geboren. In

Syphilis.

anderen Fällen war die Erkrankung luetischen Ursprungs: in einem von *Baum-*

garten untersuchten Fall hatte die Mutter frische luetische Kondylome, während sich bei ihrem Kind ein syphilitisches Geschwür im Ileum fand, und die gesamten Dünn- und Dickdarmschlingen mit trockenen, fibrinösen Massen bedeckt und untereinander verbacken waren.

Die syphilitische Herkunft der in den letzten Jahren beschriebenen luetischen Peritonitiden des Fötus wurde noch dadurch sichergestellt, daß der Nachweis der Spirochäten im Aszites geführt werden konnte (*Gräfenberg*). Die älteren Autoren erblickten in der Lues die hauptsächlichste Ursache der fötalen Peritonitis, was aber durchaus nicht zutrifft. Spirochätenbefund.

Häufiger sind die aseptischen Entzündungen des Bauchfells. Sie gehen meist auf Mißbildungen und Entwicklungsstörungen der Baucheingeweide zurück. *Orth* hat einen Fall beschrieben, bei dem durch ein gespaltenes *Meckel*sches Divertikel Mekonium in die freie Bauchhöhle gelangte. In ähnlicher Weise kam es in einem von *Genersich* beschriebenen Fall zu einer Mekoniumansammlung in der Bauchhöhle, die zu einer umschriebenen fötalen Peritonitis führte, und die dann nach der Geburt bei der Besiedlung des Darms mit Bakterien infiziert wurde, so daß sich zur fötalen aseptischen Peritonitis eine frische infektiöse Peritonitis hinzugesellte. In einem von *Falkenheim* und *Askanazy* beschriebenen Fall bildete das in die Peritonealhöhle ausgetretene Mekonium ein Häufchen verkalkter Knötchen, die, nachdem sie entkalkt waren, sich als aus Epidermisschüppchen, Cholesterintafeln, diffusem Gallenpigment, Bilirubinkristallen und Haaren bestehend erwiesen. In einem von *Peiser* mitgeteilten Falle geriet eine Darmschlinge in einen kongenitalen Mesenteriumschlitz, wurde abgeknickt und führte auf diese Weise zur fötalen Peritonitis. Einen merkwürdigen Fall hat *Ohlshausen* beschrieben: infolge Mißbildung der Harnblase stand diese mit dem Uterus in Verbindung, und auf dem Wege über diesen und weiter über die Tuben gelangte der Harn in die freie Bauchhöhle, wo er zur allgemeinen aseptischen Peritonitis und zur Verwachsung der Baucheingeweide miteinander führte. Aseptische Peritonitis: durch Mißbildungen, gespaltenes Meckelsches Divertikel, Darmriß, Darmabknickung, Mißbildung der Harnblase,

Eine Gruppe für sich bilden die Peritonitiden, die sich mit angeborenem Verschluß des Darms oder mit angeborener Verengerung desselben vergesellschaften. Die Frage ist hier: bildet die Peritonitis die Ursache oder die Folge der Darmveränderungen? Im allgemeinen läßt man heute die zweite Annahme gelten und stellt sich mit *Kreuter* die Entstehung der Peritonitis in diesen Fällen so vor, daß sich zunächst im Darmkanal des Fötus an verschiedenen Stellen Obliterationen bilden, die für die Zeit der 4.—5. Fötalwoche einen physiologischen Zustand darstellen und darauf beruhen, daß Zellproliferationen der Darmwand die Lichtung des Darms mit Zellen ausfüllen. Dadurch wird der Darm zu einem soliden Rohr umgewandelt. Nach einiger Zeit bilden sich die Atresien wieder zurück und machen erneut — und nunmehr endgültig — einer Lichtung des Darms Platz. Wenn nun in diese Entwicklung irgendeine Störung eingreift, so bleibt es beim Verschluß oder zum mindesten bei einer Verengerung des Darms. Die weiteren Folgen sind dann: Stauung des Mekoniums, Dehnung des Darms, Überdehnung, Gangrän, Perforation, Peritonitis. In manchen Fällen kommt auch noch eine Achsendrehung des Darms hinzu. angeborenen Darmverschluß Achsendrehung des Darms.

Einen ungewöhnlichen Fall dieser Art hat *Walz* beschrieben: Durch eine Striktur der Valvula iliocoecalis war es zur Mekoniumstauung gekommen, und unter dem Reiz des sich ansammelnden Mekoniums hatten sich nicht Dehnungsgeschwüre, sondern lentikuläre Geschwüre gebildet, von denen eins durchgebrochen war und zu einer Mekoniumperitonitis geführt hatte, die den Charakter eines Pseudomyxoms trug.

Es mag übrigens nicht unbetont bleiben, daß nicht jede kongenitale Darmatresie zur fötalen Peritonitis führt. Auch Darmeinklemmungen können während des fötalen Lebens folgenlos verlaufen und erst nach der Geburt Erscheinungen machen (*Benn*).

Die **Diagnose** der fötalen Peritonitis ist sehr schwer. Den in utero sich abspielenden Prozeß wird man überhaupt nicht diagnostizieren können. Nach der Geburt des Kindes wird man dann an abgelaufene fötale Peritonitis denken müssen, wenn ein gewohnheitsgemäßes Erbrechen von der Geburt an besteht, das die bekannten Symptome des Pförtnerkrampfes vermissen läßt, das sich von der Menge und von der Art der zugeführten Nahrung als unabhängig erweist und sich bei längerer Beobachtung über die Zeit, in der das gewöhnliche gewohnheits- Diagnose kaum möglich, gemäße Erbrechen meist von selbst aufhört, nämlich über die zweite Hälfte des ersten Lebensjahres hinaus erhält. Irgendeine sichere Diagnose wird sich aber auch dann noch nicht stellen lassen.

namentlich bei gleichzeitigen anderweitigen Prozessen.

Die Schwierigkeiten sind besonders groß, wenn es sich nicht um eine reine, primäre, durch hämatogene Infektion entstandene, sondern um eine jener sekundären, d. h. durch Darmmißbildungen oder dergleichen veranlaßten Formen von fötaler Peritonitis handelt. Denn hier werden immer die Symptome der Darmerkrankung: Erbrechen, fehlender Abgang von Kot und Auftreibung des Leibes durch gestautes Mekonium im Vordergrund des klinischen Geschehens stehen. Die Auftreibung war in einzelnen der beschriebenen Fälle so groß, daß sie ein Geburtshindernis, das ärztliches Eingreifen erforderte, bildete. Die Bauchdecken waren vielfach so gespannt, daß sich ein Tastbefund des Bauchinnern gar nicht erheben ließ.

Aszites.

Nur wenn Aszites nachweisbar ist, steht die Mitbeteiligung des Bauchfells wohl über allem Zweifel. Die Frage, ob primäre oder sekundäre Peritonitis vorliegt, ist in der Regel dann auch noch nicht zu stellen. Bei starkem Aszites ist der Bauch vorgetrieben, an den Seiten überhängend, schwappend, die Aszitesflüssigkeit ist bald gelblich, bald grünlich gefärbt. Bei einzelnen Kindern bestanden auch Ödeme der Handrücken und Füße. Soweit die Kinder lebend zur Welt kamen, wurden sie schnell ikterisch, erbrachen nicht nur die Nahrung, sondern auch grünlichen Darminhalt. — Alle diese Erscheinungen können sowohl durch die Peritonitis allein, wie auch durch einen Darmverschluß sowie durch ein gleichzeitiges Vorkommen beider hervorgerufen werden.

Prognose.

Die **Prognose** der fötalen Peritonitis ist schlecht.

Behandlung.

Die **Behandlung** ist wenig aussichtsreich. Sie beschränkt sich auf die Anlegung eines Anus praeternaturalis. Bisher gingen alle so behandelten Kinder zugrunde.

Literatur:

Peiser, Bruns Beitr., Bd. 60, 168 (neuere Lit.). — *Theremin*, Dtsch. Z. Chir. 1877, 34 (ältere Lit.). — *Kreuter*, ebendort, Bd. 39, 1. — *v. Reuß*, Die Krankheiten des Neugeborenen 1914. — *Rehn*, in Gerhardts Handb. d. Kinderkrankh., Bd. IV, S. 230.

Fötaler Aszites.

Fötaler Aszites.

Fötaler Aszites kommt — meist im Verein mit allgemeinen Ödemen und mit Hydrothorax — bei Hydropsien der Mutter, ferner bei schweren gummösen Lebererkrankungen des Kindes, bei Herzmißbildungen, Fehlen des Ductus venosus Arantii (*Paltauf*), bei angeborenen Geschwülsten im Bauch, die auf die großen Gefäße drücken, bei Mißbildungen des Harnapparates (*Opitz*) usw. vor. Die Kinder sind bei der Geburt meist tot. Ihr Aszites bildet häufig ein schweres Geburtshindernis.

Literatur:

Birnbaum, Klinik der Mißbildungen usw. des Fötus. Berlin 1909, bei Springer.

Die Bauchfellentzündung des Neugeborenen.

Entstehung aus

In den ersten Lebenstagen vollzieht sich die physiologische Besiedelung des Magendarmkanals mit den Darmbakterien. Im allgemeinen handelt es sich dabei um harmlose Bakterien. Aber die Möglichkeit, daß sich diesen auch mal pathogene Mikroorganismen beimischen, ist durchaus gegeben. Wenn dieser Fall eintritt, so bedeutet das eine große Gefahr für das Peritoneum, denn die Darmwand bildet bei Neugeborenen noch nicht die verhältnismäßig sichere Schranke gegen das Weiterschreiten einer

enteraler,

bakteriellen Infektion wie beim älteren Kind. Wenn eine pathologische Darminfektion erfolgt, so bleibt es in der Regel nicht bei bloßen örtlichen Erscheinungen, sondern es kommt zur septischen Allgemeininfektion und damit nicht selten auch zur Peritonitis. Das Übergreifen der Infektion geschieht in diesen Fällen unmittelbar durch die Darmwand hindurch auf das Bauchfell.

Auch bei Grippeinfektionen der Neugeborenen ist wiederholt Peritonitis beobachtet worden, die ebenfalls auf die Durchwanderung der Darmwand seitens verschluckter Bakterienmassen bezogen werden mußte.

grippaler,

Die Infektion des Bauchfells kann aber auch von außen her, von der Nabelwunde bei Nabelgangrän, bei Arteriitis und Phlebitis umbilicalis erfolgen. Selbst bei makroskopisch völlig intaktem Nabel kann diese Infektionsart vorliegen. Die Bakterien wandern dann durch die zwar kollabierte, immerhin aber noch passierbare Nabelvene oder auf den Lymphbahnen aufwärts bis zu dem der Leber unmittelbar benachbarten Teil des Gefäßes. Hier pflegt das Lumen der Vene als sogenannter Restkanal erhalten zu sein, und hier findet sich in solchen Fällen ein Eiterherd, von dem die Infektion des Bauchfells ihren Ausgang nimmt, vermittelt durch die *Baumgarten*schen Schaltvenen, die die Verbindung zwischen Restkanal und subperitonealem Gewebe herstellen (*Schmincke*, *Reinach*).

umbilikaler

[Rolle des Restkanals und der *Baumgarten*schen Schaltvenen]

Wohl immer ist auch bei schwerer viszeraler Lues der Neugeborenen das Bauchfell mitbeteiligt.

und luetischer Infektion.

Wiederholt beobachtet, aber in ihrer Entstehung noch ganz ungeklärt sind eine Anzahl Fälle von Peritonitis bei Neugeborenen, bei denen die Krankheit dadurch zustande kam, daß bei der Geburt eine Darmzerreißung erfolgte, im Anschluß an die sich dann im Laufe der nächsten 24 Stunden eine Peritonitis entwickelte. Die Entstehung des Darmrisses hat man so zu erklären versucht, daß man annahm, daß bei der Geburt eine mit Mekonium stark gefüllte Darmschlinge gegen die Lendenwirbelsäule oder gegen die Linea arcuata des Beckens gequetscht und abgeklemmt wurde, so daß ihr Inhalt weder nach oben noch nach unten entweichen konnte, und daß dann bei sich noch weiter verstärkendem Druck der Darm platzte (*Zillner*). Gegen diese Erklärung sind aber Bedenken erhoben worden, weil die gleiche Art von Darmrissen schon beim Fötus vorkommen kann.

Auch Entstehung infolge Darmzerreißung bei der Geburt,

Noch eine andere Besonderheit führt bald schon im fötalen Leben, bald erst nach der Geburt zur Peritonitis, nämlich die Einklemmung einer Darmschlinge in einen kongenitalen Mesenterialschlitz, wie sie beim Fötus von *Peiser*, bei neugeborenen Kindern von *Benn* beobachtet wurde.

infolge Darmeinklemmung,

In einem von *Shukowsky* beschriebenen Fall saß der Darmriß in einem *Meckel*schen Divertikel, das stranguliert und gangränös geworden war.

infolge Gangrän des *Meckel*schen Divertikels,

Häufiger als diese ungeklärten Darmrisse sind Durchlöcherungen des Darms durch Geschwüre, wie sie nach Art der Ulcera rotunda des Erwachsenen im Magen und namentlich im Zwölffingerdarm sowohl des Neugeborenen wie auch des älteren Säuglings vorkommen. Klinisch treten sie als „Melaena“ in Erscheinung. Bei ihrer Perforation kann es zur umschriebenen wie auch zur allgemeinen Peritonitis kommen.

infolge von Geschwür

Die Eintrittspforte der Infektion kann somit eine sehr verschiedene sein. Ebenso sind auch die Infektionserreger sehr verschieden. Es handelt sich nicht um eine spezifische Infektion.

Keine spezifische Infektion.

Häufigkeit jetzt und früher.

Die Bauchfellentzündung des Neugeborenen ist eine auch in Kliniken nur selten zur Beobachtung kommende Erkrankung. In der frühern, vorantiseptischen Zeit war es anders. Berichtet doch allein *Bednar* in seinem Lehrbuch (1850) über 186 Peritonitisfälle bei Neugeborenen. 102 davon standen in den ersten 2 Lebenswochen, während sich weitere 63 in der 3. und 4. Lebenswoche befanden. Dieser Rückgang in der Häufigkeit ist die Folge der Asepsis, mit der man heute im Gegensatz zu früher das neugeborene Kind umgibt.

Meist eingeleitet durch enterale oder grippale Erscheinungen.

Symptome: Die Peritonitis der Neugeborenen tritt kaum jemals als selbständiges Krankheitsbild in die Erscheinung. In der Regel ist der Verlauf so, daß erst irgendwelche andern, und zwar meist infektiösen Symptome: ein schwerer Schnupfen oder Durchfälle oder dergleichen bestehen, und daß dann plötzlich peritonitische Symptome hinzutreten. Nicht selten ist die Mutter des Kindes gleichzeitig erkrankt, entweder auch an grippalen Erscheinungen oder an puerperaler Sepsis.

Erbrechen. Auftreibung des Leibes.

Die ersten Symptome beim Kind sind Erbrechen und Auftreibung des Leibes. Das Erbrechen besteht zunächst aus Mageninhalt. Bald mischen sich bräunliche oder schwarze, fädige Gerinnsel bei, und schließlich werden fäkulente Massen erbrochen, die sich aus Mund und Nase entleeren. Die Auftreibung des Leibes kann einen solchen Grad erreichen, daß er wie eine Trommel gespannt ist. Der Nabel ist verstrichen oder vorgetrieben. Wenn er den Ausgangspunkt der Infektion bildet, trägt er ein Geschwür. Die Bauchhaut ist leicht gerötet, durchzogen von einem Netz bläulich schimmernder, erweiterter Venen. Das Betasten des Bauches löst ein klägliches Wimmern der Kinder aus, so daß man schließen muß, daß eine erhöhte Schmerzempfindlichkeit vorhanden ist. Die Auftreibung des Leibes ist teils durch Gase, teils durch Aszites bedingt. Manchmal findet sich auch in der Tunica vaginalis des Hodens ein Erguß. Bei einzelnen Kindern fallen in den letzten Tagen vor dem Tode die meteoristisch gespannten Bauchdecken vollkommen zusammen — ein prognostisch schlechtes Zeichen. Das Verhalten des Darms ist wechselnd, zuweilen findet sich Stuhlverhaltung, in der Regel aber bestehen Durchfälle, namentlich da, wo die Peritonitis die Teilerscheinung einer enterogenen Sepsis neonatorum ist. Der Appetit der Kinder hört vollkommen auf, sie machen schließlich nicht einmal mehr Schluckbewegungen, wenn man ihnen Milch auf die Zunge tropft.

Verstrichensein des Nabels.

Schmerzen.

Aszites.

Erguß in die Tunica vaginalis des Hodens.

Verstopfung oder Durchfälle.

Uncharakteristisches Fieber.

Das Fieber bei Peritonitis neonatorum ist uncharakteristisch. Es ist zunächst etwas höher, kehrt mit der Verschlechterung des Befindens dann zur Norm zurück oder geht in Untertemperaturen über. Wo es vorhanden ist, ist es nicht bloß von der Peritonitis, sondern auch von den erwähnten Begleiterscheinungen verursacht. Es gibt jedenfalls keinen Anhalt für die Beurteilung der Schwere des Zustandes ab. Der Puls ist beim Neugeborenen schlecht zu beurteilen, die Atmung ist oberflächlich, stark beschleunigt, teils infolge des Hochstands des Zwerchfells, teils infolge des Entzündungsprozesses im Bauch.

Akuter

Der **Verlauf** ist verschieden. In manchen Fällen geht das Auftreten der peritonitischen Erscheinungen mit einem schweren Kollaps des Kindes einher, aus dem es sich gar nicht wieder erholt, sondern am nächsten oder übernächsten Tag zugrunde geht. Meist aber ist der Verlauf ein etwas längerer, wobei sich der Zustand von Tag zu Tag verschlimmert, die schöne, rote Hautfärbung, die sonst das Neugeborene auszeichnet, verschwindet und einer fahlen Blässe oder einem grünlichgelben Farbenton Platz macht. Wo die Haut sich über den Knochen spannt, also an den Knöcheln und über den Wirbelkörpern, ist sie bläulich rot gefärbt. Manchmal bilden sich Dekubitusstellen an den Fersen und überm Kreuzbein. Die Gewichtskurve des Kindes stürzt ab, die Magerkeit ergreift den ganzen Körper, die Nase wird spitz, das Gesicht verfällt, die Augen sinken ein, die Haut wird teigig, es tritt Sklerem auf. Manchmal kommt es auch zu Krämpfen. So geht das Kind zugrunde. Die Gesamtdauer beträgt 8, höchstens 14 Tage.

oder subakuter Verlauf.

In seltenen Fällen ist die Peritonitis ein überraschender Nebenbefund bei der Sektion, der klinisch nicht festgestellt wurde, weil die Grundkrankheit mit einer solchen Schwere und meist mit einer solchen Schnelligkeit verlief, daß die Bauchfellsymptome nicht erkannt wurden.

Nichtdiagnostizierte Fälle.

Der **Sektionsbefund** liefert bei Peritonitis neonatorum ein Exsudat, das trübe ist und bei reichlichem Eitergehalt graugelb, bei Blutfarbstoffbeimengung mehr bräunlich aussieht. Die Serosa ist stark gerötet, stellenweise mit fibrinösen Auflagerungen bedeckt, einzelne Darmschlingen sind miteinander oder mit der Bauchwand in der Gegend des Nabels verklebt.

Sektionsbefunde.

Bei luetischen Neugeborenen wird die Auftreibung des Leibes noch durch die Vergrößerung der Milz und der Leber verstärkt. Die fibrinösen Ausschwitzungen erreichen hier oft einen so hohen Grad, daß man sie beim Betasten als leichtes Reiben auf dem Bauchfellüberzug der Milz und der Leber fühlen kann (Schneeballknirschen). Die Nabelgegend ist auch bei anatomisch gut verheiltem Nabel meist stark entzündlich gerötet, vorgetrieben, die Haut über der Nabelfalte wird von Tag zu Tag dünner und durchscheinender, so daß man meint, das Exsudat werde durchbrechen. Aber dazu kommt es kaum jemals, denn vorher erfolgt regelmäßig der Tod. Nebenher finden sich in diesen Fällen immer noch die üblichen andern luetischen Erscheinungen, namentlich Hautausschläge, außerdem meist ein stärkerer Ikterus, hämorrhagische Diathese, Ödeme, Nephritis usw.

Die luetische Peritonitis.

Die **Prognose** der Peritonitis der Neugeborenen ist schlecht.

Prognose schlecht.

Die **Differentialdiagnose** hat hauptsächlich den Darmverschluß durch eingeklemmten Bruch oder Volvulus zu berücksichtigen. Beide erfolgen meist aus voller Gesundheit heraus, gehen — zunächst wenigstens — auch nicht mit Fieber einher.

Behandlung: Eisblase auf den Bauch oder feuchte Wickel um den Leib. Kleine Mengen Frauenmilch. Bei Erbrechen wiederholte Magenspülungen. Gleichzeitig gibt man hohe Darmeinläufe oder Tropfklistiere mit Ringerlösung, der man Chloralhydrat ($\frac{1}{4}$—$\frac{1}{2}$ g) zur Besserung der Schmerzen und der Unruhe zusetzt.

Behandlung.

Literatur:

Zillner, Virchows Arch., Bd. 96, S. 307, 1884. — *Shukowski*, ref. Jb. Kinderheilk., Bd. 57, S. 765. — *Bednar*, Krankheiten der Neug. u. Säuglinge, III. Teil, 1850. — *v. Reuß*, Die Krankheiten der Neugeborenen, 1914 (Lit.). — *Rehn*, Loc. cit. — *Reinach*, Z. Kinderheilk., Bd. 10, S. 81, 1914.

Aszites bei Neugeborenen.

Aszites bei Neugeborenen, wohl auf Zirkulationsstörungen im Pfortadergebiet beruhend, ist von *Sittler* beschrieben: vom zweiten Lebenstag an Wachsen des

Aszites bei Neugeborenen.

Bauches infolge eines Aszites, der alle Zeichen einer entzündlichen Herkunft vermissen ließ. Allmähliche Ausbildung eines Caput medusae. Nach wiederholtem Ablassen des Ergusses Heilung. Unklarer Fall, da gleichzeitig eine ödematöse Schwellung der Unterbauchgegend bestand, die bis zur Nierengegend aufwärts reichte und einer Phlegmone oder einem Erysipel glich. Auch der Nabelschnurrest war eine Zeitlang eitrig belegt gewesen. (*Sittler*, Münch. med. Wschr. 1910.)

Die akute Bauchfellentzündung.

Ist in der Regel eine sekundäre Erkrankung.

Der akuten Bauchfellentzündung gehen in der Regel die Erscheinungen derjenigen Krankheit voraus, die den Ausgangspunkt der Infektion des Bauchfells bildet, meist also die Erscheinungen einer Blinddarmentzündung, einer mit Geschwüren einhergehenden Darmerkrankung oder dergleichen. Diese Symptome rücken mit demselben Augenblick, da das Bauchfell ergriffen wird, in den Hintergrund, und die Peritonitis übernimmt die Führung im Krankheitsverlauf.

Es gibt aber auch Fälle, in denen die Symptome der Grundkrankheit so gering sind, daß sie gar nicht bemerkt werden, und bei denen infolgedessen die Peritonitis wie eine primäre Erkrankung auftritt. Z. B. kann eine Blinddarmentzündung beim Kind klinisch sofort mit Meteorismus und allgemeiner Schmerzhaftigkeit der Bauchdecken beginnen und unter Hinzutritt weiterer peritonitischer Symptome zum Tode führen, ohne daß sie überhaupt diagnostiziert wurde — so sehr wurde sie von Anfang an durch peritonitische Symptome überdeckt.

Ursachen: Blinddarmentzündung,

Herkunft: Die Krankheiten, die zur Peritonitis führen können, sind in der Einleitung ausführlich aufgezählt worden. An dieser Stelle genügt es, hervorzuheben, daß bei Kindern in praxi sich die Peritonitis am häufigsten an eine Blinddarmentzündung anschließt. Diese kommt in jedem Lebensalter in Betracht, auch bei Säuglingen, wenn sie auch bei diesen sehr selten ist. Nächstdem kommen bei kleineren Kindern Bauchfellinfektionen hauptsächlich dadurch zustande, daß Magen- oder Duodenalgeschwüre durchbrechen, oder daß Keime, die von einer Grippe oder Enteritis herrühren, die Darmwand durchwandern.

Magen- und Darmgeschwüre, Grippe, Darminfektionen.

Bei älteren Kindern spielen außer der Appendizitis noch Streptokokkenanginen und Scharlach, auch Masern, Erysipel sowie andere Infektionskrankheiten eine — wenn auch geringe — Rolle.

Nicht gar so selten ist die Umwandlung eines nephrotischen Aszites durch Pneumokokkeninfektion in ein eitriges Exsudat.

Erscheinungen:

Erscheinungen: Das Befallenwerden des Bauchfells findet seinen Ausdruck schon im Äußern des Kindes: die Haut blaßt ab, besonders im Gesicht, die Augen umrändern sich, die Nase wird spitz, auf die Stirn tritt kalter Schweiß, Wangen und Lippen nehmen einen bläulichen Schimmer an, der Gesichtsausdruck wird leidend und ängstlich, wie hilfesuchend. Man bezeichnet dieses charakteristische Aussehen als „Facies abdominalis“. Die Ursache des Abblassens der Haut ist die Blutüberfüllung der Bauchgefäße, durch die der Peripherie des Körpers so erhebliche Mengen Blutes entzogen werden, daß die äußere Haut nur noch unvollkommen damit versorgt werden kann. Auch am übrigen Körper, besonders an den Fingern und Zehen, findet sich diese zyanotische Blässe.

Facies abdominalis.

Zwangshaltung.

Die Kinder nehmen gleichzeitig eine bestimmte Zwangshaltung ein: sie liegen auf dem Rücken oder auf der Seite, die Beine sind angezogen, Bauchdecken und Zwerchfell werden stillgestellt, die Atmung ist kostal.

Jede Untersuchung wehren sie mit kläglichem Weinen und erhobenen Händen ab. In dieser ängstlichen Sorge, daß ja der Leib nicht berührt werde, steht in einem auffallenden Gegensatz die innere Unruhe, die die Kinder zeitweise erfüllt, und die sich darin äußert, daß sie fortgesetzt den Kopf hin und her wenden und mit den Händen hierhin und dorthin greifen.

Innere Unruhe.

Der Appetit liegt gänzlich danieder, die Lippen sind trocken und rissig. Auf der Zunge bildet sich ein dicker, bräunlicher Belag. Auch die Zähne sind von glasigem Schleim überzogen. Mundhöhle und Rachenschleimhaut sind wie ausgetrocknet. Die Stimme ist heiser und belegt. Es besteht ein brennender Durst, so daß die Kinder fortgesetzt zu trinken verlangen. Kleinere Kinder, die noch nicht sprechen können, machen, sobald man an ihr Bett tritt, immerfort Trinkbewegungen mit den Lippen oder strecken die Zunge vor.

Fehlender Appetit. Trockene Lippen. Belegte Zunge. Heisere Stimme. Brennender Durst.

Aber alles Getränk wird sofort erbrochen. Das Erbrechen begleitet jede Peritonitis, leitet sie in schleichend beginnenden Fällen sogar ein. Fortbestehen des Erbrechens zeigt an, daß auch der abdominale Prozeß fortschreitet, während Besserung oft ein Zeichen dafür ist, daß der Prozeß sich begrenzt und Neigung zeigt, sich abzukapseln. Im Anfang wird Mageninhalt erbrochen, dann folgen gallige Massen, zuletzt kommt es zu kotigem Erbrechen. Jedes Erbrechen ist von quälenden Schmerzen begleitet. Bei manchen Kindern folgt auf jeden Schluck Wasser sofort das Erbrechen, bei andern wird das Getränk zunächst behalten, sobald aber die Magenfüllung einen gewissen Grad erreicht hat, wird mit einem Guß der gesamte Inhalt herausgegeben. Dazwischen bestehen Aufstoßen und oft stundenlanges, ruckweises Zusammenziehen des Zwerchfells, der sogenannte Singultus.

Erbrechen. Aufstoßen. Singultus.

Das Sensorium bleibt bei Peritonitis bis zuletzt frei.

Sensorium.

Der Puls ist immer sehr stark beschleunigt und weich. Er ist das wichtigste Zeichen zur Beurteilung des Gesamtbefindens.

Puls von großer,

Der Fieberkurve hingegen ist geringerer Wert beizulegen. Meist besteht ein gewisses, mäßiges Fieber in Höhe von etwas mehr als 38°. In manchen Fällen aber ist der Verlauf auch ganz fieberfrei, z. B. da, wo die Peritonitis aus einer Darmeinschiebung heraus entsteht. In jenen Fällen, in denen sie sich im Anschluß an den Durchbruch eines Typhusgeschwürs herausbildet, stürzt die bis dahin erhöhte Temperatur des Typhus bis unter die Norm herab. Nicht selten sieht man auch, daß die Temperatur, die zunächst erhöht war, mit fortschreitender Verschlimmerung zur Norm zurückkehrt.

Fieber von geringerer Bedeutung.

Alles das ist der Ausdruck des sich in der Bauchhöhle abspielenden Entzündungsprozesses. Die hier vorhandenen **örtlichen Veränderungen** bestehen in einer starken Hyperämie des Bauchfells und in der Ausschwitzung eines eitrigfibrinösen Exsudats. Letzteres wird nur in den ganz stürmisch verlaufenden Fällen von sogenannter peritonealer Sepsis vermißt, in denen es bloß zu einer Trübung der Serosa und zu feinen, fibrinösen Belägen auf den Darmschlingen kommt. Wo sich ein Erguß bildet, ist seine Menge sehr wechselnd. Oft ist er so gering, daß er klinisch gar nicht festzustellen ist. Der Nachweis wird außerdem durch

Die örtlichen Erscheinungen: Erguß. Fehlen desselben bei peritonealer Sepsis.

Gasauftreibung. Schmerzen.

Meteorismus, durch Verklebungen der Därme, die sich infolge des Fibringehaltes des Exsudats leicht bilden, und vor allem durch die Schmerzempfindlichkeit der Bauchdecken erschwert. Manchmal sind die Ergüsse aber sehr groß, so groß, daß die Gedärme förmlich in Eiter schwimmen. Sie sammeln sich in den abhängigen Teilen nach dem kleinen Becken zu an.

Sitz derselben.

Von dem entzündeten Bauchfell werden auch die Leibschmerzen ausgelöst. Sie sind anfangs da am stärksten, wo sich der Ausgangspunkt der Peritonitis befindet — sofern dieser überhaupt in der Bauchhöhle gelegen ist. Sie sitzen also meist in der Blinddarmgegend. Nach 1 oder 2 Tagen sind sie über den ganzen Leib hin ausgebreitet. Sie sind immerwährend vorhanden und steigern sich ins Unerträgliche beim Erbrechen, beim Aufstoßen und beim Betasten des Bauches. Die Schmerzen sind es auch, die die oberflächliche, kostale, nur durch Heben und Senken der obersten Rippen bewirkte, alle inspiratorischen Einziehungen des Leibes vermeidende Atmung und die bretharte Spannung der Bauchdecken, die das Auslösen der Bauchreflexe unmöglich macht, überhaupt die ganze Zwangshaltung des Körpers, bedingen. Durch all dies versuchen die Kinder, das entzündete, schmerzende Bauchfell ruhig zu stellen. Es ist erklärlich, daß auch das Harnlassen Schmerzen bereitet, und es oft zu hochgradiger Harnverhaltung kommt.

Bauchdeckenspannung.

Darmlähmung.

Die Entzündung des Bauchfells führt weiter zur Lähmung des Darms. Im Anfang besteht noch eine gewisse Peristaltik. Wenn sie einsetzt, so steigern sich die Leibschmerzen zu Kolikanfällen. Dann aber stockt die Darmbewegung vollkommen. Damit kommt es zur Verhaltung von Stuhlgang und Darmgasen. Jede Aufsaugung von seiten der Darmwand (und des Magens) hört auf. Infolgedessen sind die Darmschlingen teils mit wässerigem, schwappendem Inhalt gefüllt, teils sind sie durch Meteorismus gebläht, der aus der Zersetzung des sich stauenden Kots entsteht. Die Gasauftreibung des Leibes ist ein sehr wichtiges Symptom bei Peritonitis. Durch die Gase wird der Dünndarmkot in den Magen gedrängt und von hier erbrochen.

Vorkommen von Durchfällen.

Es darf jedoch nicht unerwähnt bleiben, daß es auch Fälle gibt, in denen heftige Durchfälle bestehen, so bei manchen Peritonitiden nach Blinddarmentzündung, namentlich wenn sie den Charakter der septischen Peritonitis tragen, ferner bei den meist durch Streptokokken veranlaßten Peritonitiden nach Scharlach und Angina und den bei Säuglingen und kleineren Kindern sich findenden Peritonitiden nach Grippe und infektiösen Darmkatarrhen.

Allgemeinerscheinungen durch Toxinwirkung bedingt.

Das Zustandekommen der einzelnen Symptome hat man sich so zu denken, daß die schweren Allgemeinerscheinungen durch die Überschwemmung des Körpers mit bakteriellen Giften hervorgerufen werden. Die letzteren gelangen vom Bauchfell aus auf den eingangs näher beschriebenen Wegen in den Kreislauf und wirken von hier auf Herz und Vasomotoren. Gleichzeitig wird reflektorisch von der entzündeten Serosa aus das Erbrechen ausgelöst, während die Darmlähmung dadurch zustande kommt, daß der entzündliche Prozeß die nervösen Apparate des *Auerbach*schen Plexus, die unter der Serosa — zwischen Längs- und Ringmuskelschicht — gelegen sind, in Mitleidenschaft zieht.

Die Zeit, in der sich diese ganze, eben geschilderte Entwicklung vollzieht, kann sehr verschieden sein. Manchmal spielt sie sich in wenigen Stunden ab, manchmal braucht sie mehrere Tage. Je langsamer die Entwicklung, um so günstiger, da sich dann eher Verklebungen bilden können.

Bald schnelle, bald längerdauernde Entwicklung.

Auch der **weitere Verlauf** zeigt gewisse Unterschiede. Die stürmisch verlaufenden Fälle führen trotz Frühoperation fast sämtlich zum Tode. In den anderen Fällen ist der Verlauf manchmal zunächst aussichtsreicher, die Operation schafft dem Eiter Abfluß, einzelne Fälle kommen auch wirklich durch, die meisten gehen aber doch zugrunde, und die Sektion zeigt dann oft, daß irgendwo versteckt, z. B. im subphrenischen Raum, weitere abgekapselte Herde bestanden.

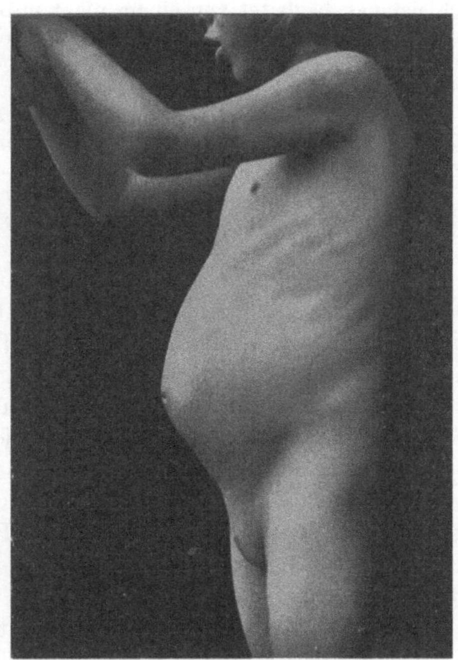

Fig. 121.
Abgesackte Streptokokken-Koliperitonitis. 5jähriges Mädchen. Die Form des Leibes ist völlig verschieden von der bei tuberkulöser Peritonitis (s. Fig. 123, S. 459).
(Berner Klinik, Professor *Stooß*.)

Die umschriebene Form der eitrigen Peritonitis.

Am günstigsten ist der Verlauf bei der **umschriebenen eitrigen Peritonitis,** bei der sich die Entzündung begrenzt und zu einem Abszeß in der Umgebung ihres Ausgangspunktes führt. Es ergeben sich dann dieselben Verhältnisse wie bei der später zu besprechenden Pneumokokkenperitonitis. Es kommt zu einem abgesackten Eiterherd, einem Bauchempyem, dessen Prognose viel günstiger ist als die der diffusen Peritonitis. Er kann sich allerdings zu jeder Zeit zur letzteren entwickeln, sobald nämlich die Verklebungen der Darmschlingen nachgeben, und der Eiter sich in die Bauchhöhle ergießt. Man findet diese umschriebene eitrige Peritonitis nicht selten bei Appendizitis. Hier bilden sich um den erkrankten Wurmfortsatz herum Verklebungen, dank deren es — wenn die Perforation erfolgt — nur zu einem appendizitischen Abszeß und nicht zur allgemeinen Bauchfellentzündung kommt. Der Beginn ist in diesen Fällen oft genau so wie bei der diffusen Form. Sie fangen auch mit Erbrechen, Meteorismus und allgemeiner Schmerzempfindlichkeit der Bauchdecken an. Aber die Schmerzen begrenzen sich bald, beschränken sich auf eine bestimmte Stelle, an der dann ein Tumor tastbar wird. Fieber ist fast immer vorhanden, die Darmlähmung hingegen bleibt aus. Wo sich nur kleinere Abszesse bilden, können sie aufgesaugt werden. Die größeren gehören dem Chirurgen.

Was die wiederholt erwähnten Fälle von **Peritonitis bei Infektionskrankheiten** anbetrifft, so sind sie im allgemeinen selten. Am häufigsten kommen sie noch bei

Peritonitis bei Infektionskrankheiten. Bei Scharlach.

Scharlach vor, wo sie entweder als serofibrinöse oder als eitrige, durch Streptokokken bedingte Entzündungen auftreten, verursacht durch hämatogene Übertragung oder durch — ins Peritoneum durchgebrochene — vereiterte Mesenterialdrüsen oder Milzinfarkte, meist im Abschuppungsstadium auftretend, zuweilen als Teilerscheinung einer Polyserositis.

Ein eigenartiger Fall ist von *Touraine* und *Fenestre* beschrieben worden: Heftige peritoneale Reizerscheinungen im Beginn eines Scharlachs, dann Rückgang derselben beim Abblassen des Ausschlags. Die Verfasser meinen, daß das Exanthem von einem Enanthem des Bauchfells begleitet gewesen sei.

Bei Gelenkrheumatismus.

Nächstdem kommen Bauchfellentzündungen bei Gelenkrheumatismus vor. Sie treten oft gemeinsam mit Entzündungen des Rippenfells und der Herzbeutelblätter auf, häufig erst lange nach Beginn der Gelenkerscheinungen, bald akut, bald schleichend, begleitet von einem nicht unbeträchtlichen Erguß, der durch hohen Fibringehalt ausgezeichnet ist und daher zu Verwachsungen neigt, welch letztere zu starken Schmerzen führen und sich nicht selten durch ein deutliches Reiben in der Milz- oder Lebergegend nachweisen lassen (*Poynton, Rehn*).

Bei Erysipel, Masern, Vakzination.

Auch bei Erysipel, bei Masern (*Thomas, West* und *Reimer*), bei Variola (*Gerhard*), bei der Vakzination (*Bednar*) ist gelegentlich Peritonitis beobachtet worden.

Bei den seltenen Infektionen mit *Friedländer*bazillen findet sich nach *Cordier* ein eigenartiger, schleimig-gallertiger Eiter, der sich auch bei Überimpfung auf das Tier erzielen läßt.

Schlechte Aussichten.

Voraussage. Die Aussichten bei der akuten Peritonitis sind schlecht. Nur ein Umstand wirft einen Lichtblick in ihre Aussichtslosigkeit, daß sich nämlich in einer Reihe von Fällen nach einigen Tagen herausstellt, daß es sich nicht um eine akute, eitrige, allgemeine, sondern um eine Pneumokokkenperitonitis (mit wesentlich günstigerem Ausgang) handelt (s. S. 444). Bei der Beurteilung der Fälle ist noch in Betracht zu ziehen, daß bei Peritonitis die klinischen Erscheinungen oft nicht parallel den anatomischen Veränderungen gehen: Bei verhältnismäßig leichten Symptomen kann doch eine ganz ausgedehnte Peritonitis bestehen, und umgekehrt kann bei schwersten klinischen Erscheinungen der örtliche Befund ein sehr geringer sein.

Diagnose. Bei der Diagnosestellung ist einmal zu entscheiden, ob es sich überhaupt um Peritonitis oder um eine andere Krankheit handelt, und weiter ist festzustellen — falls Peritonitis vorliegt —, ob eine akute eitrige Peritonitis oder eine Gonokokken- oder Pneumokokkenperitonitis besteht.

Differentialdiagnose gegenüber Ileus,

Bei der ersten Frage handelt es sich im wesentlichen um die Unterscheidung von Peritonitis und Ileus. Beiden Krankheiten ist die Verhaltung von Stuhl und Darmgasen eigentümlich. Bei Ileus besteht aber die Peristaltik weiter, es kommt sogar zu sichtbaren Darmsteifungen. Ferner treten die Schmerzen anfallsweise auf, während sie bei der Peritonitis dauernd vorhanden sind. Es besteht bei Ileus auch nicht jener hohe Grad von Druckempfindlichkeit und Spannung der Bauchdecken wie bei Peritonitis. Ist Fieber vorhanden, so spricht das für Bauchfellentzündung. Die Unterscheidung ist also verhältnismäßig leicht — solange nicht zum Ileus peritonitische Erscheinungen hinzugetreten sind. In diesem Fall vermag noch die Röntgenaufnahme (im Sitzen, ohne Citobaryumbrei) Aufschluß zu geben. Sie liefert bei Ileus den Befund zahlreicher Flüssigkeitsspiegel im Darm.

gegenüber Pneumokokkenperitonitis.

Hingegen ist die andere Frage: Ob es sich um akute eitrige oder um Pneumokokkenperitonitis handelt, oft sehr schwer zu beantworten. Von ihr hängt sehr viel ab, denn bei Pneumokokkenperitonitis verhält man sich abwartend, während es bei allgemeiner eitriger Peritonitis darauf ankommt, durch Frühoperation die Infektionsquelle ausfindig zu machen und — z. B. durch Herausnahme des Wurmfortsatzes — diese so schnell wie möglich auszuschalten. Einen gewissen Anhalt gibt die Vorgeschichte. Entsteht die Peritonitis anscheinend aus voller Gesundheit heraus oder im Anschluß an katarrhalische Erscheinungen von seiten der Luftwege, so spricht das für Pneumokokkenperitonitis. Entsteht sie hingegen nach vorherigen, unklaren Magendarmerscheinungen, so ist die Annahme einer eitrigen Peritonitis gerechtfertigt. Irgendeine Sicherheit gibt aber eine derartige Vorgeschichte nicht, denn auch Pneumokokkenperitonitiden können mit verdorbenem Magen einsetzen. Durchfälle, vor allem das Fehlen der bretthartten Bauchdeckenspannung, sogar eine gewisse Weichheit des Leibes trotz offenkundiger Peritonitis, bis zu einem gewissen Grad auch die Zugehörigkeit des Kindes zum weiblichen Geschlecht, sprechen für Pneumokokkenperitonitis.

Beispiele für die Schwierigkeiten bei der Diagnose.

Zweimal waren wir vor die Frage gestellt, ob nicht die peritonitischen Erscheinungen durch eine akute Pyelonephritis bedingt seien. Beide Male handelte es sich um Mädchen, die schon einige Tage krank waren, und bei denen die Krankheit plötzlich mit hohem Fieber, Erbrechen und starken Schmerzen in der Lendengegend — angeblich beiderseits — eingesetzt hatte. Es fand sich in beiden Fällen die typische Facies abdominalis. Erbrechen bestand nicht mehr, auch keine Stuhlverhaltung, sondern im Gegenteil Durchfall, hochgradige Schmerzhaftigkeit der Bauchdecken, besonders auch in der Nierengegend, außerdem fanden sich Eiweiß, Zylinder, massenhaft weiße, weniger rote Blutkörperchen und zahlreiche Bakterien im Harn. Die Frage war: Handelte es sich um Peritonitis mit Beteiligung der Nieren oder um Pyelonephritis mit peritonitischen Reizerscheinungen. Beide Male ergab die Sektion bzw. Operation, daß es sich um eine Peritonitis infolge gangränöser Appendizitis mit nachfolgender herdförmiger, akuter Glomerulonephritis handelte.

Wo im Verlauf eines Typhus oder nach Operation eines Bruches oder bei einer Invagination peritonitische Erscheinungen auftreten, kann ein Zweifel, daß es sich um eitrige Peritonitis handelt, natürlich nicht bestehen.

Einige Male sind bei Kindern Erkrankungen der Gallenblase (Cholezystitis, Gallensteine) beobachtet worden, die zunächst als Peritonitis gedeutet wurden. (*O. Stammler*, Mschr. Kinderheilk. 1927, Bd. 35, Lit.)

Behandlung chirurgisch.

Die **Behandlung** der eitrigen, akuten Peritonitis beim Kind ist ein Grenzgebiet, auf dem sich Kinderheilkunde und Chirurgie berühren. Dem Kinderarzt fällt im allgemeinen nur die Behandlung des Anfangsstadiums zu. Sobald die Diagnose gestellt ist, besser noch: sobald der Verdacht auf Peritonitis aufgetaucht ist, ist der Chirurg hinzuzuziehen. Zum mindesten ist den Eltern ein dahingehender Vorschlag zu machen.

Verhalten bis zur Sicherstellung der Diagnose.

Beim Beginn der Peritonitis bzw. bei erstem Verdacht darauf ist die Nahrung auszusetzen. Denn die Leerstellung des Darms ist zugleich das beste Mittel, ihn auch ruhig zu stellen, und die Ruhigstellung im Beginn der Erkrankung befördert die Bildung von Verklebungen. Diese Überlegung darf jedoch nicht dazu führen, daß man — um eine möglichst weitgehende Leerstellung zu erzielen — nun etwa zu Abführmitteln greift. Diese sind vielmehr durchaus zu vermeiden. An Stelle der Nahrung ist nur Tee in ganz kleinen Mengen erlaubt. Das Hungernlassen setzt man 2—3—4 Tage

Aussetzen der Nahrung.

lang fort, dann beginnt man mit ganz kleinen Mengen Ei, Fleisch, Zwieback und Weißbrot, Grießbrei u. dgl.

Eisblase. Außerdem stellt man über den Leib eine Reifenbahre, an der man eine Eisblase so aufhängt, daß sie eben auf den Bauchdecken ruht. Wo eine Eisblase nicht zur Verfügung steht, behilft man sich mit feuchten, kühlen Umschlägen: Kalte Umschläge. Dazu wird ein leichtes, in abgestandenes Wasser getauchtes Tuch auf den Bauch des Kindes gelegt und durch ein rings um den Bauch geführtes, wollenes zweites Tuch, das man vorn mit Sicherheitsnadeln zusammensteckt, festgehalten. Dadurch, daß das nasse Tuch nur auf den Bauch und nicht ringsum gelegt wird, wird bei seinem Wechseln jede Bewegung des Kindes vermieden.

Über den chirurgischen Eingriff etwas zu sagen, ist hier nicht der Platz. Es sei nur daran erinnert, daß die Operation so früh wie möglich zu machen ist.

Leider kommt es immer wieder vor, daß die Eltern den Eingriff verweigern oder sich so lange nicht dazu entschließen können, bis der Chirurg ihn als aussichtslos ablehnt. In diesen Fällen kann es sich nur darum handeln, den Kindern die Schmerzen nach Möglichkeit zu lindern, Morphium. was am besten durch Morphiumeinspritzungen geschieht, nicht durch Opiumtropfen, da deren Aufsaugung vom Magen her sehr unsicher ist. (Morph. hydrochl., bis zu 1 Jahr 0,001 pro dosi, bis zu 5 Jahren 0,003, bis zu 10 Jahren 0,005, über 10 Jahren 0,005—0,01 g subkutan.)

Literatur:

Rehn, loc. cit. — *Weil*, loc. cit. — *Stooß*, dieses Handbuch, II. Aufl. — *Müller* u. *Seligmann*, Beobachtungen bei Säuglingsgrippe. Berl. klin. Wschr. 1911, 1636. — *M. B. Schmidt*, Naturf.-Versammlung 1911. — *De la Chapelle*, Beitrag zur Kenntnis der sog. primären akuten Streptokokkenperitonitis. Berlin 1908, Karger. — *Cordier* Lyon medic., 1911, 1326. — *Poynton*, Brit med. Journ., 1911, 253. — *Marfan*, J. méd. crit., 1914, S. 131.

Pneumokokkenperitonitis.

Aus der Zahl der akuten Peritonitiden hebt sich — als ein „durchaus ungewöhnliches und in seiner Art sehr typisches Bild“ (*v. Brunn*) — die Pneumokokkenperitonitis des Kindes heraus.

Kurze Charakterisierung. Sie beginnt akut mit schwersten abdominalen Erscheinungen und hohem Fieber. Nach wenigen Tagen aber schon zeigt sich ein Rückgang der Symptome und eine Wendung zum Besseren. Langsam klingen die erst so bedrohlichen Erscheinungen ab, man meint schon, eine Heilung vor sich zu sehen. Aber ehe noch die letzten Symptome sich ganz verloren haben, sammelt sich, zunächst durch Gasauftreibung verdeckt, aber dann immer deutlicher werdend, ein eitriger Erguß im Bauchraum an. Es kommt zu starker Auftreibung des Leibes, zum drohenden Durchbruch des Eiters und damit erneut zu einem gefährlichen Höhepunkt der Erkrankung. Schafft der chirurgische Eingriff dem Eiter Abfluß, so erfolgt in der Regel Heilung der Peritonitis.

Mit dieser ganzen Entwicklung fällt die Krankheit vollkommen aus dem Rahmen der Peritonitis, wie man sie sonst kennt, heraus. Es kommt hinzu, daß auch das anatomische Bild ein unterschiedliches ist: es findet sich nämlich als typischer Befund ein großes, abgesacktes Exsudat, ein wirkliches „Bauchempyem". Endlich ist zu erwähnen, daß sie — was schon in ihrem Namen zum Ausdruck kommt — durch den Befund von Pneumokokken im Eiter ausgezeichnet ist.

Damit ist die Pneumokokkenperitonitis kurz charakterisiert, und man sieht, daß sie in der Tat ein eigenartiges Krankheitsbild darstellt.

Geschichtliches.

Sie war schon den älteren Ärzten bekannt. Bereits im Anfang des 19. Jahrhunderts finden sich Beschreibungen, die offenbar die Pneumokokkenperitonitis im Auge haben. Hauptsächlich waren es französische Ärzte, die die meisten Beiträge zu ihrer Kenntnis lieferten. Bald sprach man von idiopathischer, bald von essentieller, bald auch von spontaner Peritonitis (*Broussais, Andral, Legrain*).

In der Mitte des vorigen Jahrhunderts beschrieb sie *Duparque* unter dem Namen „Péritonite essentielle des jeunes filles". 1876 kannte man schon 25 Fälle (*Gauderon*).

In der deutschen Literatur findet sie sich sowohl im *Gerhard*schen Handbuch von *Rehn* (als rheumatische, idiopathische Peritonitis) wie auch von *Henoch* als Bauchempyem oder Peritonealabszeß beschrieben. Alle ihre Eigentümlichkeiten: ihre Bevorzugung des weiblichen Geschlechtes, die lange Dauer ihrer Entwicklung, die Unterscheidung der drei Stadien, die so oft vorhandenen pulmonalen und pleuralen Begleiterscheinungen, ihre Neigung zu Ausheilung, der zwischen dem 20. und 30. Tage erfolgende Durchbruch — all das war längst bekannt, als nach Entdeckung des *Fränkel*schen Pneumokokkus (1884) im Jahre 1885 *Bozzolo*, Turin, den charakteristischen Bakterienbefund beschrieb und dadurch die Sonderstellung, die sie vor den übrigen Peritonitiden bereits hatte, weiter festigte.

Seitdem sind zahlreiche neue Beobachtungen hinzugekommen. Von den Kinderärzten hat namentlich *Stooß*, von den Chirurgen *v. Brunn* und *Rohr* wertvolle Beiträge geliefert.

Besondere Bevorzugung des Kindesalters und des weiblichen Geschlechts.

Vorkommen. Die Pneumokokkenperitonitis zeigt eine besondere Vorliebe, das Kindesalter zu befallen. In einer Statistik von *Rohr* entfielen von 191 bakteriologisch sichergestellten Fällen 127 auf Kinder und nur 64 auf Erwachsene. Auch das Säuglingsalter wird schon davon bedroht. Wie so manchmal bei den Erkrankungen des Kindesalters — erweist sich das weibliche Geschlecht auch hier als weit öfter befallen als das männliche, nämlich wie 3 : 1.

Kommt selten vor.

Im allgemeinen ist die Pneumokokkenperitonitis aber keine häufige Erkrankung.

Akuter, hoch fieberhafter Beginn.

Erscheinungen. Die typische Pneumokokkenperitonitis setzt ganz akut mit hohem Fieber und schwerster Beeinträchtigung des Allgemeinbefindens ein. Mitten aus voller Gesundheit heraus erkranken die Kinder wie bei einer Pneumokokkenpneumonie oder einer sonstigen schweren Infektionskrankheit. Sie verspüren plötzlich einen dumpfen Schmerz im Bauch, bald darauf erfolgt Erbrechen, auch ein Schüttelfrost tritt in einzelnen Fällen auf. Das Fieber steigt hoch an, Herpes labialis erscheint. Das Erbrechen und die Schmerzen bleiben bestehen, es bildet sich die „Facies abdominalis" heraus, und in kürzester Zeit hat man das typische äußere Bild der akuten Peritonitis vor sich. Man denkt zunächst an eine Appendizitis, die zur Peritonitis geführt hat, um so mehr, als die Schmerzen sehr häufig in der rechten Unterbauchgegend angegeben werden. In andern Fällen sitzen sie im Hypochondrium oder gleichmäßig über den ganzen Bauch verteilt. Sie werden als sehr heftig geschildert. Bald sind sie dauernd vorhanden, bald nur zeitweise. Sie treten entweder in Anfällen, kolikartig, auf oder sind dauernd vorhanden und dann meist von stechendem Charakter. Sie sind

Schmerzen, Erbrechen, Schüttelfrost, Fieber, Herpes labialis.

das häufigste Symptom und halten tagelang an. Sie sind es anderseits aber auch, die sich beim Rückgang der Erscheinungen zuerst bessern.

Erbrechen.

Eine ziemlich regelmäßige Erscheinung ist das Erbrechen, das die Krankheit einleitet und dann entweder schwindet oder aber auch tagelang anhält und dadurch ein sehr quälendes Symptom darstellt.

Darmstörungen, meist Durchfälle.

Eine ebenso regelmäßige Erscheinung bilden Darmstörungen: entweder Verstopfung oder — häufiger — Durchfälle. Es werden sogar sehr heftige Diarrhöen mit dünnen, bald geruchlosen, bald außerordentlich stinkenden Stühlen beobachtet, denen vielfach Schleim und sogar Blutspuren beigemischt sind, die mit starkem, sehr lästigem Stuhldrang einsetzen und hartnäckig jeder Behandlung trotzen können, so daß sie 3—4 Wochen lang anhalten und schnell eine hochgradige Abmagerung herbeiführen.

Daneben bestehen allerhand sonstige Erscheinungen, wie man sie bei schwerkranken Kindern findet: belegte Zunge, Appetitlosigkeit, bald große Unruhe und Schlaflosigkeit, bald wieder abnorme Schlafsucht, Benommenheit, Nackensteifigkeit und sonstige Symptome von Meningismus.

All das drängt sich auf die ersten paar Tage zusammen und schafft ein höchst bedrohliches Krankheitsbild. Dann aber tritt in typischer Weise ein Rückgang der Erscheinungen ein: Die Schmerzen lassen nach, das Erbrechen hört auf, das Fieber geht zurück, die Stimmung wird besser, nur die Stühle bleiben noch einige Zeit diarrhoisch. Auch ein gewisser, leichter Meteorismus bleibt gewöhnlich bestehen.

Der typische Rückgang der Erscheinungen.

Das Zwischenstadium.

Damit ist der erste Abschnitt der Krankheit beendet, und es entwickelt sich nunmehr ein verhältnismäßig beschwerdefreier Zustand, der verschieden lange anhalten kann. Ganz schwinden die Schmerzen allerdings nicht, mindestens machen sie sich beim Stuhlgang oder Harnlassen bemerkbar. Das Fieber fällt in manchen Fällen kritisch ab wie bei einer Lungenentzündung, meist aber geht es in mehr lytischer Form herunter, so daß ganz leichte subfebrile Temperaturen bestehen bleiben. Aber der Appetit setzt wieder ein, das ganze Allgemeinbefinden hebt sich. Viele Kinder fühlen sich so wohl, daß sie das Bett verlassen. Die Dauer dieses Zwischenstadiums ist verschieden lang, beträgt im kürzesten Fall 8 bis 14 Tage, im längsten Fall bis zu 4 und 6 Wochen, so daß der Gedanke an eine Heilung naheliegt.

Erneute Verschlimmerung mit Bildung des Bauchempyems.

Aber dazu kommt es nicht, vielmehr stellt sich eine erneute Verschlimmerung ein: Der Umfang des Leibes wächst, teils durch stärkeren Meteorismus; in der Hauptsache aber durch einen Flüssigkeitserguß. Die Anfänge des Ergusses fallen schon in das erste akute Stadium, wie sich bei Gelegenheit von Frühoperationen herausgestellt hat. Er ist dann nur noch nicht nachweisbar, weil die Menge des Ergusses im Anfang gering ist, und weil er außerdem durch Meteorismus verdeckt wird. Nunmehr aber wächst die Eiteransammlung zu einem großen Tumor heran, dessen Sitz hauptsächlich die Gegend zwischen Symphyse und Nabel, seltener die Blinddarmgegend oder die linke Unterbauchgegend ist. Auch Abszesse in der oberen Bauchhälfte, z. B. im subphrenischen Raum, kommen vor. Doch sind das Ausnahmen, in der Regel sammelt sich der Eiter im kleinen Becken. Klinisch findet sich entweder eine undeutlich begrenzte

Resistenz unterhalb des Nabels oder eine deutlich umschriebene Geschwulst, deren Ränder nach den Seiten und nach oben hin gut abzutasten sind, während sie in der Tiefe undeutlich im kleinen Becken verschwindet. Sie hinterläßt das Gefühl von Fluktuation, ist bei Lagewechsel nicht veränderlich, gibt also einen Befund wie bei einer Zyste.

Meist kein eigentliches Eiterfieber.

Daneben besteht bemerkenswerterweise zuweilen gar kein Fieber. Nur bei sehr starkem Erguß sind die Ausschläge der Temperatur am Abend etwas größer als vorher. Aber ein eigentliches Eiterfieber braucht nicht vorhanden zu sein. Auch die örtlichen Erscheinungen sind manchmal auffallend gering: Es fehlt oft jede stärkere Entzündung und Infiltration in der Umgebung des Ergusses, es besteht keine besondere Schmerzhaftigkeit der Bauchdecken, es fehlt die Muskelspannung, und die Bauchdecken sind selbst beim kräftigen Betasten weich, die Atmung ist abdominal.

Mäßige örtliche Erscheinungen,

doch Beeinträchtigung des Allgemeinbefindens.

Nur der Allgemeinzustand leidet bei länger bestehendem Exsudat: Die Kinder magern ab, so daß sich ein eigentümlicher Gegensatz zwischen dem dicken Bauch auf der einen und dem mageren Brustkorb und den dünnen Armen und Beinen auf der andern Seite herstellt. Jedoch ist das nicht immer der Fall. Manchmal findet sich eine merkwürdig geringe Beeinträchtigung des Allgemeinbefindens. So berichtet *Stooß* von einem Kind, das zu Fuß zur Operation in die Klinik kam.

Blasen- und Mastdarmsymptome.

Häufig bestehen Beschwerden, die durch den Druck des Exsudats auf Mastdarm und Blase bedingt sind: Stuhldrang oder Verstopfung oder Schwierigkeiten der Harnentleerung.

Der eitrige Erguß ist durch die Neigung zu immer stärkerem Wachstum ausgezeichnet. Etwa 3—4 Wochen, nachdem er zuerst festgestellt wurde, hat er bereits eine solche Größe erreicht, daß der Bauch stark aufgetrieben und das epigastrische Venennetz stark erweitert ist. Vor allem aber ist der Nabel verstrichen oder vorgewölbt, seine Umgebung gerötet, die Haut der Nabelfalte stark verdünnt und gelblich durchscheinend von dem Eiter, der vor dem Durchbruch steht.

Vorwölbung des Nabels.

Entweder wird nun chirurgisch eingegriffen, oder der Eiter bricht von selber durch.

Im ersten Fall entleert sich aus der Einschnittwunde literweise eitrige, grüngelbe, dünnflüssige, meist geruchlose, zuweilen Flocken und Fetzen von Fibrin enthaltende Flüssigkeit. Nach ihrem Abfluß zeigt sich, daß eine große abgesackte Eiterhöhle besteht, die bis zum kleinen Becken herunterreicht, während die eigentlichen Baucheingeweide nach hinten und oben zur Wirbelsäule hingedrängt und zu einem einzigen Klumpen zusammengeballt sind. Der Bauchfellüberzug ist blaurot gefärbt, verdickt und belegt mit fibrinösen Auflagerungen. Nach Entleerung des Eiters tritt Genesung ein.

Heilung durch chirurgischen Eingriff

oder Fistelbildung

In den Fällen, in denen der Eiter sich selbst einen Weg nach außen schafft, bildet sich eine Nabelfistel, durch die langsam in 2—3 Tagen der ganze Inhalt der Abszeßhöhle abfließt.

oder Aufsaugen des Eiters.

Schließlich sind Fälle beschrieben, in denen es — ohne Durchbruch oder Operation — zum Aufsaugen des Eiters und zur Heilung kam. Aber das ist wohl nur bei nicht sehr ausgedehnten Exsudaten möglich.

Die Wiederherstellung der normalen Verhältnisse im Bauchinnern, vor allem das Aufsaugen der Fibrinbeläge, vollzieht sich schnell und restlos. Man hat wiederholt Gelegenheit gehabt, einige Wochen nach Heilung des Bauchempyems die Bauchhöhlen wieder zu eröffnen, z. B. bei Gelegenheit der Operation von Bauchbrüchen, die sich in der Einschnittwunde gebildet hatten. Dabei zeigte sich, daß eine völlige Restitutio ad integrum erfolgt war. Dasselbe ließ sich in einem Fall von *Blackburn* feststellen: Bei der Operation waren ausgedehnte fibrinöse Beläge vorhanden gewesen, drei Monate später starb das Kind an Lungentuberkulose. Bei der Sektion fand sich nichts mehr, was an die Peritonitis erinnerte.

Meist restlose anatomische Heilung.

Abweichungen vom normalen Verlauf.

In das eben geschilderte Bild des normalen Verlaufs der Pneumokokkenperitonitis können durch **Komplikationen und abweichende Entwicklung** allerhand andere Symptome hineingetragen werden.

Beginn nach Art eines Typhus.

Schon der Beginn der Erkrankung kann sich ganz anders gestalten als oben beschrieben. An Stelle des plötzlichen Einsetzens kann ein schleichender Beginn treten; das Fieber steigt dann langsam an, es treten unbestimmte Schmerzen im Bauch auf, der Bauch wird auch druckempfindlich, etwas meteoristisch aufgetrieben, die Kinder werden benommen, sie sind verstopft, oder sie haben Durchfälle, im Harn ist die Diazoreaktion, und so entwickelt sich in kurzer Zeit das Bild des Status typhosus, während in den früher beschriebenen Fällen mehr das Bild der akuten Appendizitis bzw. Perforationsperitonitis vorhanden war. Hier wie da aber kommt es, sobald die Krankheit ihren Höhepunkt erreicht hat, zum Rückgang der Erscheinungen.

Veranlaßt durch Trauma oder Diätfehler.

In manchen Fällen wird die Pneumokokkenperitonitis durch ein angebliches Trauma — Schlag vor den Bauch — eingeleitet, auch ihre unmittelbare Entstehung im Anschluß an Turnübungen ist beobachtet. Häufiger gingen Diätfehler (Überladung des Magens mit Kirschen [*Stooß*] und anderem) vorher.

Einsetzen mit grippalen Erscheinungen.

Außerordentlich häufig ist die Einleitung der Erkrankung durch katarrhalische Erscheinungen der oberen Luftwege, die entweder vorangehen oder gleichzeitig sich feststellen lassen: Grippeerscheinungen, Nasenrachenkatarrh, Bronchitis, Parotitis, Bronchopneumonie, kruppöse Pneumonie, Pleuritis.

Komplizierung durch dieselben Erscheinungen im späten Verlauf.

Polyserositis.

Genau dieselben Erscheinungen können im weiteren Verlauf neu hinzutreten und die an sich günstige Prognose trüben. Bei weitem am häufigsten beteiligen sich die übrigen serösen Häute an der Erkrankung des Bauchfells. Entweder werden sie in ihrer Gesamtheit, als eitrige Polyserositis, befallen, oder aber sie erkranken einzeln, und es kommt dann zum Empyem der Pleurahöhle oder des Perikards oder der verschiedenen Gelenkhöhlen. In jedem Fall findet sich auch hier als Erreger der Pneumokokkus. Daneben kommen andere Eiterungen vor: Spätabszesse der Muskulatur, der Drüsen (Parotis, Thyreoidea), der Nieren, ferner Osteomyelitis, eitrige Meningitis, Otitis, nicht selten Endometritis. Auch dann, wenn der Eiterherd durch Eröffnung der Bauchhöhle eigentlich schon entfernt ist, kann es noch durch derartige Begleiterscheinungen zur Verzögerung der Heilung, sogar zum Tod kommen. Langdauerndes Fieber in der Genesung kann dadurch bewirkt sein, daß sich neben dem eigentlichen großen Abszeß noch einzelne abgesackte kleinere an schwer zugänglicher Stelle finden, z. B. im subphrenischen Raum bestehende.

Bleibt das Bauchempyem sich selbst überlassen, so bricht es an der schwächsten Stelle der Bauchwand, am Nabel durch. Aber es kann auch in die Blase, in den Darm und in die Geschlechtsorgane durchbrechen. Im letzteren Fall entleert sich dann bei Druck auf den Bauch Eiter aus der Scheide — es handelt sich ja meist um Mädchen.

Verschiedene Möglichkeiten des Eiterdurchbruchs.

Die weitgehendste und gefährlichste Komplikation aber wird dadurch geschaffen, daß die Pneumokokkenperitonitis überhaupt nicht die oben geschilderte Entwicklung zum Bauchempyem nimmt, sondern sich zur **diffusen eitrigen Pneumokokkenperitonitis** fortentwickelt, womit sie den gefährlichen Charakter annimmt, den jede andere akute Peritonitis trägt. Diese Entwicklung ist zum Glück die seltenere. Die Bauchempyeme überwiegen bei weitem. Weshalb es in dem einen Fall zur abgesackten, im andern zur diffusen Peritonitis kommt, ist unbekannt. Der Beginn ist in beiden Fällen derselbe: akut mit Erbrechen, Fieber, Bauchschmerzen und Durchfällen. Der Unterschied zeigt sich aber nach 2—3 Tagen: da erfährt die zur umschriebenen Peritonitis neigende Form schon eine Milderung der Erscheinungen, während bei der diffusen eine stetig zunehmende Verschlimmerung bis zum Tode zu erkennen ist. All die Symptome, die früher als Zeichen des akuten Stadiums der abgesackten Form genannt wurden, finden sich auch hier, nur entsprechend der kürzeren Dauer nicht so vollständig, dafür in einer deutlichen Steigerung: Schmerzen, Delirien, Schlaflosigkeit, Benommenheit, Diarrhöen, Harnbeschwerden, Meteorismus, Druckempfindlichkeit des Leibes, Facies hippocratica. Bei der Operation bzw. bei der Sektion zeigt sich der für diese Fälle charakteristische Befund: statt einer einzigen abgeschlossenen Abszeßhöhle findet sich eine diffuse Ausfüllung des Bauchraumes mit Eiter, in dem die Gedärme schwimmen.

Die diffuse Form der Pneumokokkenperitonitis.

Die **Diagnose** gründet sich im Beginn hauptsächlich auf die vier Symptome: Bauchschmerz, Erbrechen, Durchfälle und Fieber. Daneben ist der Tatsache, ob das erkrankte Kind ein Mädchen oder ein Knabe ist, eine gewisse Beachtung zu schenken, weil Mädchen viel häufiger erkranken als Knaben.

Diagnose gründet sich auf Bauchschmerz, Erbrechen, Durchfälle, Fieber. Weibliches Geschlecht.

Differentialdiagnostisch kommt vor allem Appendizitis in Betracht, die für den praktischen Arzt ja die geläufigste der entzündlichen Erkrankungen des Bauchinnern ist. Bei ihr sind aber die Durchfälle, die die Pneumokokkenperitonitis meist begleiten, sehr selten. Ferner findet sich bei Appendizitis eine ausgesprochene Muskelspannung, während bei der Peritonitis die Bauchdecken verhältnismäßig weich zu sein pflegen. Auf den Sitz der Schmerzempfindlichkeit hingegen ist weniger Wert zu legen, denn in dieser Hinsicht gleichen sich beide Krankheiten in weitgehendem Maße.

Unterscheidung von Appendizitis,

Beginnt die Pneumokokkenperitonitis schleichend, so sieht sie dem Typhus zum Verwechseln ähnlich. Der Status typhosus, die schnelle Steigerung der Symptome bis zum schwersten Kranksein, die oft positive Diazoreaktion, die Druckempfindlichkeit des Bauches, auch die Durchfälle, wie anderseits die Verstopfung, erinnern an den Typhus, so wie man

von Typhus,

ihn vom Erwachsenen her kennt. Aber schon das Erbrechen spricht gegen den Typhus. Auch muß man sich erinnern, daß ein eigentlicher Status typhosus beim Kindertyphus sehr selten ist, besonders wenn es sich um Kinder unter 10 Jahren handelt. Es fehlt außerdem etwas, was bei Typhus nie vermißt wird, nämlich die Leukopenie und die Pulsverlangsamung. Schließlich fällt auch der Nachweis der Typhusbazillen durch die Blutkultur negativ aus.

von der diffusen eiterigen Peritonitis,

Am schwierigsten ist es, wenn man vor einen ganz frischen Fall gestellt wird und die Entscheidung treffen soll, ob es sich um Pneumokokkenperitonitis oder um allgemeine eitrige Peritonitis handelt — eine Entscheidung, die deshalb so schwerwiegend ist, weil es, wenn man die erstere diagnostiziert, falsch sein würde, zu operieren, während es bei der zweiten Diagnose falsch wäre, abzuwarten. Man wird unter solchen Verhältnissen nur da die Diagnose mit einer gewissen Bestimmtheit stellen können, wo die Pneumokokkenperitonitis in ganz typischer Weise, d. h. im Anschluß an eine sichere Pneumokokkeninfektion auftritt. Aber solche typischen Fälle sind sehr selten. Deshalb raten wir, stets einen Chirurgen hinzuzuziehen oder — besser noch — das Kind in ein Krankenhaus zu verlegen, wo man mit geringerer Gefahr abwarten kann.

von der tuberkulösen Peritonitis.

Bekommt man die Kinder erst im dritten Stadium zur Behandlung, so handelt es sich darum, die Differentialdiagnose zwischen Pneumokokkenperitonitis und tuberkulöser Peritonitis zu stellen. Das Bild des Bauchempyems kann dem der letzteren täuschend ähnlich sein: in beiden Fällen ist der Bauch aufgetrieben, ist ein Exsudat nachweisbar, und ist die Schmerzempfindlichkeit verhältnismäßig gering. Aber darin liegt ein Unterschied, daß es sich bei der Pneumokokkenperitonitis nicht um einen freibeweglichen Erguß handelt wie beim tuberkulösen Aszites. Zwar kann auch der letztere hier und da durch Verklebungen die Form eines abgesackten Exsudats annehmen. Aber dann finden sich meist noch anderweitige, tastbare Verklebungen, Resistenzen und Tumorbildungen. Weiter ist in solchen Fällen die *Pirquet*sche Reaktion anzustellen. Ihr wiederholt negativer Ausfall schließt Tuberkulose aus, und es kommt dann eigentlich nur noch Pneumokokkenperitonitis in Frage. Von geringerem Wert ist der positive Ausfall der *Pirquet*schen Reaktion, denn er besagt nur, daß eine Tuberkulose vorliegen könnte, läßt aber auch die Möglichkeit einer Pneumokokkenperitonitis offen.

Über die Unterscheidung von der gonorrhoischen Form siehe S. 455.

Entstehung durch Sekundärinfektion von einem Pneumokokkenherd,

Entstehung. Man nimmt an, daß es sich bei der Pneumokokkenperitonitis um eine sekundäre Erkrankung handelt, die von irgendeinem im Körper befindlichen Pneumokokkenherd ausgeht. Wo dieser primäre Herd sitzt, ist nicht immer genau festzustellen. Wenn ein Katarrh der oberen Luftwege oder eine kruppöse Pneumonie besteht, so kann natürlich die Herkunft der Infektion des Bauchfells nicht zweifelhaft sein. Die Bakterien werden dann auf dem Blutweg weitergetragen. Experimentell gelingt es zwar nicht, durch Infektion von der Blutbahn aus eine Peritonitis zu erzeugen, aber die klinische Tatsache, daß in manchen solcher Fälle nicht bloß das Bauchfell, sondern auch die übrigen serösen Häute infiziert werden, spricht doch im Sinne einer hämatogenen Infektion. Eine gleich große Bedeutung kommt dem unmittelbaren Übergreifen von den Nachbarorganen aus zu. Wenn z. B. im Rippenfellraum irgendwelche bakteriellen Prozesse spielen, so können sie vermittels der das Zwerchfell durchziehenden Lymphverbindungen auch auf die Serosa übergreifen. Der umgekehrte Weg — die Infektion der Pleura von der Bauchhöhle aus — ist allerdings entsprechend der Richtung des Lymphstroms von der Bauchhöhle zum Brustraum aufwärts der häufigere. Auch ein Übertritt der Pneumokokken von den Geschlechtsorganen her kommt vor (Peritonitis ascendens). Hierfür spricht nicht nur die auffallende Bevorzugung des weiblichen Geschlechts, sondern auch der wiederholt erhobene Befund einer Salpingitis bei kindlicher Peritonitis. Schließlich ist noch eine Infektion des Bauchfells vom Magendarmkanal aus durch verschlucktes Sputum möglich, wenn dieses große Massen hochvirulenter Bakterien enthält. Solche Fälle sind bei Influenzaepidemien, die mit gleichzeitigen Durchfällen verliefen, beobachtet worden (*M. B. Schmidt*).

von der Nachbarschaft her,

von den Geschlechtsorganen,

vom Magendarmkanal her.

Auf die Frage, weshalb das Kindesalter so viel häufiger befallen wird als das Erwachsenenalter, hat man bisher keine andere Antwort als die, daß eben das Kindesalter eher zu Pneumokokkeninfektionen veranlagt sein muß als die spätere Lebenszeit.

Bevorzugung des kindlichen Alters ungeklärt.

Die **Prognose** der abgesackten Pneumokokkenperitonitis ist in der Regel günstig. Die Sterblichkeit beträgt nur etwa 8—10%, wovon noch ein Teil nicht eigentlich auf die Rechnung der Peritonitis, sondern auf die von Komplikationen zu setzen ist.

Prognose bei Bauchempyem günstig.

Bei der diffusen Form ist die Prognose sehr viel schlechter. Sämtliche nichtoperierten Kinder sind gestorben. Von den operierten starben ebenfalls noch 73%, allerdings auch hier wieder zum Teil an Lungen- und anderweitigen Komplikationen.

Bei der diffusen Form schlecht.

Behandlung. Bettruhe, Eisblase, Lagerung mit erhöhtem Oberkörper, um der Neigung des Exsudats, sich im kleinen Becken zu sammeln, entgegenzukommen (S. 441 und 443).

Behandlung.

Solange die Diagnose nicht feststeht, ist die Nahrung vollkommen auszusetzen und nur Tee in kleinen Mengen zu geben.

Bei der Entwicklung zur diffusen Form ist die Frühoperation angezeigt.

Frühoperation.

Mildern sich die Erscheinungen aber, so ist Abwarten geboten.

Bei der Ernährung richtet man sich nach dem jeweiligen Verhalten des Magendarmkanals. Bei Verstopfung hilft man einige Tage nach Beginn (vorsichtig) mit Sennatee (abends eine Tasse) nach. Bei Durchfällen gibt man stopfende Nahrungsmittel: Eichelkakao mit Saccharin, Heidelbeersuppen mit Einlage von Sago, Reis, Kartoffelmehl, Grießklößchen, auch Puddings aus Mondamin oder Grieß mit Heidelbeersaft. Bei schlechtem Appetit gibt man die konzentrierten Nahrungsgemische, wie Vollmilch + 17% Rohrzucker usw. auch bei älteren Kindern. Später sind Fleischbrühsuppen, Zwiebäcke, Weißbrot, Käse, Eier, Fleisch, feines Gemüse, Kartoffelbrei erlaubt. Zu vermeiden sind nur — mit Rücksicht auf das in der Bauchhöhle sich ansammelnde und durch Verklebungen gewissermaßen unschädlich gemachte Exsudat — alle die Speisen, von denen die Eltern berichten, daß sie bei dem Kinde schon in gesunden Tagen zur gesteigerten Darmbewegung führten. Zu warnen ist davor, das Kind durch eine sogenannte

Ernährung.

„vorsichtige“ Diät, d. h. durch Beschränkung auf gehaltlose Schleime, Mehl- und Milchsuppen und dergleichen unnötig dem Hunger auszusetzen.

Operation des Empyems.

Inzwischen wächst dann das Exsudat heran. Man lasse es nicht zu früh operieren, denn alle Beobachtungen gehen dahin, daß, je älter das Exsudat ist, um so geringer die Giftwirkung der Bakterien und um so weniger gefährlich der chirurgische Eingriff. Bloße Punktion des Ergusses ist nutzlos.

Medikamentöse Behandlung.

Pneumokokkenserum, Optochin und sonstige Medikamente haben sich als nutzlos erwiesen.

Hingegen kann man — wenn die Diagnose gesichert ist — im ersten, fieberhaften Stadium von beruhigenden Mitteln: Kodein, Laudanon, Pantopon, auch von Opiumtropfen per os, bei schmerzhaftem Erbrechen von Morphiumeinspritzungen Gebrauch machen. (Kodein-, Laudanon-, Pantoponsirup, 1—2 Teelöffel, mehrmals am Tage. Tinctura opii: 3 Tropfen für ein Kind von drei Jahren; bleiben diese wirkungslos, so gibt man nach einigen Stunden 4 oder 5 Tropfen. Bei älteren Kindern muß man gelegentlich bis zu 10 Tropfen steigern. Morphium ist wie bei akuter eitriger Peritonitis zu geben, s. S. 444.)

Literatur:

Rohr, Mitteilungen aus den Grenzgebieten usw., Bd. 23, 1911; ausgedehnte Literaturangaben. — *v. Brunn*, Bruns Beiträge 39, S. 57. — *Stooß*, dieses Handbuch, II. Aufl. — *Bozzolo*, Zentralbl. f. klin. Med. 1885, S. 177.

Der subphrenische Abszeß.

Häufigster Sitz zwischen Leber und Zwerchfell.

Eine besondere Art umschriebener Bauchfellentzündung ist der subphrenische Abszeß. Er sitzt in dem, normalerweise nur spaltförmigen, Raum zwischen dem Bauchfellüberzug des Zwerchfells und dem der Leberoberfläche. Das Lig. falciforme teilt diese Gegend in zwei Hälften. Demgemäß unterscheidet man rechtsseitige und linksseitige subphrenische Abszesse.

Subhepatischer Sitz nicht selten.

Der Sprachgebrauch nennt „subphrenisch“ aber auch Eiteransammlungen, die an der seitlichen und hinteren Leberoberfläche sitzen, ferner solche, die (rechterseits) unter der Leber, zwischen dieser und dem Zwölffingerdarm bzw. dem Magenpförtner und solche, die (linkerseits) zwischen Leber und Magen oder unter der Milz oder an der Bursa omentalis sitzen.

Für den Kliniker hat diese Einteilung nach dem anatomischen Sitz einen nur bedingten Wert. Denn selbst in denjenigen Fällen, in denen alles dafür spricht, daß der Abszeß an einer bestimmten Stelle des Bauchfells, z. B. in einer der verschiedenen, physiologischerweise schon vorhandenen, Bauchfelltaschen sitzt, braucht dies doch nicht zuzutreffen. Es bilden sich eben, sobald sich irgendwo auf dem Bauchfell an umschriebener Stelle Eiter ansammelt, sofort Verklebungen in der Umgebung. Dadurch entsteht eine abgeschlossene Eiterhöhle, die leicht den Eindruck einer vorgebildeten Bauchfelltasche macht.

Mehrfache Abszesse.

Mit dieser Neigung zur schnellen Abkapselung hängt es auch zusammen, daß der Abszeß häufig mehrkammerig ist, bzw. daß mehrere kleine Abszesse nebeneinander bestehen.

¼ aller Fälle gashaltig.

Wichtig ist, daß sich in etwa einem Viertel aller Fälle neben dem Eiter auch Luft in dem Abszeßinhalt findet, was für die Röntgendiagnose von großem Vorteil ist.

Entstehung infolge allgemeiner Bauchfellentzündung

Was die Entstehung des subphrenischen Abszesses anbetrifft, so sind sie häufig die Teilerscheinung einer allgemeinen Bauchfellentzündung. Es gibt Fälle von letzterer, die nach chirurgischem Eingreifen einen günstigen Verlauf nehmen, bei denen es dann aber nachträglich zu erneutem Eiterfieber kommt, als dessen Ursache sich ein subphrenischer Abszeß herausstellt. Andere nehmen ihren Ausgang von entzündlichen Erkrankungen der Nachbarorgane, teils solchen der Bauchhöhle (Milz, Leber, Wirbel, Rippen, Nierenbecken, Nierenkapsel),

infolge erkrankter Nachbarorgane,

teils solchen der Brusthöhle, vor allem des Rippenfelles und der Lungen (Pyopneumothorax subphrenicus von *Leyden*). Am häufigsten sind die Fälle, die durch eine Blinddarmentzündung veranlaßt werden, wobei die letztere ganz im Hintergrund bleiben kann. In diesen Fällen tritt der subphrenische Abszeß dann in Form einer selbständigen Erkrankung in Erscheinung, während er in allen übrigen Fällen die Rolle einer Begleiterscheinung spielt.

infolge Blinddarmentzündung.

Der Beginn ist sehr verschieden: in manchen Fällen kommt es plötzlich mit Schüttelfrost, Erbrechen, hohem Fieber und heftigen Bauchschmerzen zu schwerem Kranksein. In andern Fällen entwickelt sich die Krankheit mehr in unklarer Form, schleichend, mit geringen Beschwerden und langsam hochgehendem Fieber. Der Leib ist bald flach, weich und nur wenig druckempfindlich, bald auf der Seite des Sitzes der Erkrankung aufgetrieben, gespannt, sehr schmerzhaft, sowohl beim tiefen Atemholen wie beim Untersuchen und beim Eindrücken in die unteren Zwischenrippenräume.

Beginn plötzlich oder schleichend.

Die Befunde sind sehr wechselnd und hängen vom Sitz des Abszesses, seiner Größe, der Spannung der Abszeßwand, der Giftigkeit der Erreger und nicht zum mindesten auch von der Schmerzempfindlichkeit des Kindes ab.

Untersuchungsbefund bei rechtsseitigem subphrenischem Abszess.

Am häufigsten liegt der Abszeß zwischen Leber und Zwerchfell, rechts oder links vom Lig. falciforme. Bei rechtsseitigem subphrenischem Abszeß findet sich hinten ein Hochstand der Lungenlebergrenze, ao daß man zuerst an eine Rippenfellentzündung denkt. Gegen diese spricht aber, daß das Atemgeräusch bis zur unteren Lungengrenze rein und laut zu hören ist. In zweiter Linie denkt man dann gewöhnlich an eine Hochdrängung der Leber durch Gasauftreibung der Därme. Aber man findet, daß der untere Leberrand abnorm tief steht. Diese Verschiebung der Organe: des Zwerchfells nach oben, der Leber nach unten — ist kennzeichnend für subphrenischen Abszeß. Enthält der Abszeß Gas, so findet sich eine tympanitisch klingende Zone des Klopfschalls, die zwischen der Leberdämpfung und der — normalen Schall liefernden — Lunge eingeschaltet ist. Durchleuchtet man in solchen Fällen, so findet sich ein sehr schöner Befund, nämlich eine Gasblase mit wagerecht eingestelltem Flüssigkeitsspiegel. Bringt man das Kind vor dem Röntgenschirm in verschiedene Körperstellungen, so läßt sich vermittels dieser Gasblase die ganze Ausdehnung der Abszeßhöhle feststellen. Nicht selten ergibt sich, daß nicht eine, sondern mehrere, getrennte oder auch miteinander in Verbindung stehende Abszeßhöhlen vorhanden sind. — Enthält der Abszeß keine Luft, so ist der Befund viel weniger eindeutig. Es fehlt dann die Dreischichtung des Klopfschalls, es fehlt vor allem die Gasblase im Röntgenbild. Es findet sich nur ein Hochstand des Zwerchfells auf der kranken Seite, ein Tiefstand der untern, vordern Leberkante und im Röntgenbild eine behinderte oder gar fehlende Beweglichkeit des Zwerchfells bei der Atmung. Sehr schwierig wird die Diagnose, wenn — wie nicht selten ist — gleichzeitig ein Erguß im Rippenfellraum besteht. Wo ein solcher Verdacht besteht, daß sich ein pleuritischer Erguß mit einem subphrenischen Abszeß vergesellschaftet, muß punktiert werden, und zwar nicht bloß oberflächlich, sondern die Nadel muß bis in die Tiefe geführt werden. Man erhält dann unter Umständen bei oberflächlicher Punktion eine wäßrige, aus dem Rippenfellraum stammende Flüssigkeit und aus der Tiefe eine eitrige, aus dem Abszeß kommende. Ist der Rippenfellerguß ebenfalls eitrig, so ist eine Entscheidung, ob es sich bloß um ein Empyem oder um Empyem + subphrenischen Abszeß handelt, überhaupt unmöglich.

Hauptsymptom ist die Verschiebung der Organe.

Gleichzeitige Rippenfellentzündung.

Subphrenischer Abszeß und Empyem.

Linksseitige subphrenische Abszesse sitzen vorzugsweise zwischen dem Zwerchfell und dem linken Leberlappen bzw. dem Magen. Sie drängen das Zwerchfell nach oben, drücken die Herzspitze nach rechts und wölben die Herzgrube vor. Auf diese Befunde hin läßt sich aber noch keine sichere Diagnose stellen. Dazu gehört unter allen Umständen die Röntgendurchleuchtung. Enthält der Abszeß keine Luft, so liefert er einen dichten, vom Zwerchfell ab verschieden weit nach unten reichenden Schatten. Mitten in diesem scheint die Magenblase durch. Zwischen ihr und dem Zwerchfell liegt Eiter und es zeigt sich daher im Röntgenbild eine Verschattung. Handelt es sich aber um einen Gasabszeß, so befindet sich in der Gegend zwischen Magenkuppel und Zwerchfell Luft. Es besteht also ein sehr deutlicher Unterschied zwischen dem rein eitrigen und dem Gasabszeß. Vor der Verwechslung der Gasblase des Abszesses mit der Magenblase schützt die Tatsache,

Untersuchungsbefund bei linksseitigen Abszessen.

daß die Gasblase über die Magengrenzen hinausreicht. Nötigenfalls muß man sich die Magenumrisse durch eine Citobariummahlzeit deutlicher machen.

Subphrenische Abszesse an andern Stellen.

Wie erwähnt können umschriebene subphrenische Abszesse noch an andern Stellen vorkommen. Hierauf näher einzugehen, lohnt sich aber nicht, weil sie bei Kindern kaum beobachtet werden. Die Gelegenheiten, die zu ihrer Entstehung führen könnten, sind im Kindesalter eben sehr viel seltener als bei Erwachsenen, bei denen die vielen Erkrankungen des Oberbauchs, die Leber- und Gallenblasenerkrankungen, die Magen- und Zwölffingerdarmgeschwüre oft genug zu subphrenischen Abszessen mit und ohne Gasbildung führen.

Seltenheit der subphrenischen Abszesse.

Überhaupt sind subphrenische Abszesse bei Kindern größte Seltenheiten.

Differentialdiagnose.

Differentialdiagnostisch kommen bei rechtsseitigem subphrenischem Abszeß vor allem Echinokokkenblasen und bei linksseitigem paranephritische Eiterungen in Betracht.

Voraussage.

Die Voraussage ist zweifelhaft zu stellen.

Behandlung.

Die Behandlung ist eine rein chirurgische.

Literatur:

Sauer, Beitrag zur Röntgendiagnostik subphrenischer Abszesse. Z. Kinderforschg., Bd. 46, S. 314 (Lit.). — *Schintz*, Lehrbuch der Röntgendiagnostik. *Körte* in Handbuch der praktischen Chirurgie. 7. Aufl. III. Bd.

Die Gonokokkenperitonitis.

Leichte Bauchfellreizungen als Folge der Spülbehandlung.

Leichte Bauchfellreizungen sind bei der Scheidengonorrhöe der kleinen Mädchen nichts Seltenes. Läßt man z. B. bei Behandlung der Gonorrhöe mit Spülungen die Flüssigkeit unter einem stärkeren Druck einfließen, so kann es im Anschluß an die Spülung zu Erbrechen, leichtem Meteorismus, Schmerzempfindlichkeit der Bauchdecken und zu einem leichten Fieberanstieg kommen. Am nächsten Tag sind diese Erscheinungen wieder vorbei, um sich bei der nächsten unvorsichtigen Spülung zu wiederholen.

Seltenheit der eigentlichen Gonokokkenperitonitis.

Wirkliche Bauchfellentzündungen infolge Gonorrhoe sind bei Kindern bisher nur selten beobachtet worden. Die wenigen bekannt gewordenen Fälle betrafen teils Säuglinge, teils ältere Kinder, stets weiblichen Geschlechts.

Die Gonokokkenperitonitis kommt dadurch zustande, daß — wie beim erwachsenen Weib — die Erreger durch die Wand der Gebärmutter und der Eileiter hindurchwandern, oder daß sie auf der Schleimhautoberfläche weiterschreiten und durch die abdominale Tubenöffnung auf das Bauchfell gelangen. Daß es bei Kindern so unverhältnismäßig viel seltener zur gonorrhoischen Peritonitis kommt als beim erwachsenen Weib, hat seinen Grund in dem Fehlen der Menstruation und des geschlechtlichen Verkehrs bei Kindern.

Symptome und Verlauf.

Symptome und Verlauf. Die gonorrhoische Bauchfellentzündung beginnt in der Regel ganz plötzlich mit Leibschmerzen, Erbrechen und Fieber. Das Gesicht der Kinder nimmt etwas von der Facies abdominalis an, die Schmerzempfindlichkeit des Bauches ist groß, so daß die Kinder möglichst alle Bewegungen vermeiden und schon zu jammern beginnen, wenn man nur Miene macht, sie zu untersuchen. Aber schon nach wenigen Tagen tritt ein Nachlassen der Erscheinungen ein. In etwa 4—5 Tagen ist das Fieber abgefallen, und damit stellt sich der normale Zustand wieder her. Der Stuhlgang ist während der Erkrankung angehalten.

Schwinden des Scheidenausflusses.

Der gonorrhoische Scheidenausfluß hört mit dem Einsetzen der peritonitischen Erscheinungen meist auf, um sich aber nach ihrem Nachlassen wieder einzustellen.

Wiederholt sind Kinder im akuten Stadium der Gonokokkenperitonitis infolge falscher Diagnose operiert worden. Es fand sich dann immer eine dünne, gelbliche, eitrige Flüssigkeit in der Bauchhöhle, deren Menge zu gering war, um klinisch feststellbar zu sein.

Operationsbefund.

Aber nicht alle Fälle von Gonokokkenperitonitis nehmen diesen günstigen Verlauf. Es sind eine ganze Anzahl von Todesfällen bekannt geworden. So hat z. B. *Stooß* einen Fall beschrieben, der ein wenige Wochen altes Kind betraf, das an Scheidengonorrhoe, meteoristischer Auftreibung des Leibes und an Durchfällen litt und daran zugrunde ging, und das bei der Sektion ein eitrig-fibrinöses Exsudat in der Bauchhöhle und fibrinöse Beläge auf der Serosa der Därme, der Milz und Leber aufwies. Auch im Cavum uteri fand sich Eiter. Weitere Fälle mit tödlichem Ausgang sind von *Zaradowsky* beschrieben worden.

Tödlicher Ausgang.

Noch eine dritte Form des Verlaufs ist möglich, daß nämlich die Gonokokkenperitonitis eine mehr chronische Entwicklung annimmt. Eine solche Beobachtung ist von *Suter* veröffentlicht worden. Die Gonokokkenperitonitis war hier die Teilerscheinung einer gonorrhoischen Allgemeininfektion.

Langgezogener Verlauf.

Es handelte sich um ein 3½jähriges Mädchen, das an Durchfällen, Lungenentzündung, Keuchhusten und an einer Scheidengonorrhoe litt, welch letztere aber nicht diagnostiziert wurde, weil zunächst der Ausfluß verschwunden war. Im Verlauf der Erkrankung bildete sich eine Auftreibung des Leibes und nach weiterem, wochenlangem Bestehen eine Vorwölbung und Rötung des Nabels heraus. Bei der Operation entleerte sich eine reichliche Menge von Eiter aus der Bauchhöhle. Es blieb eine Bauchfistel zurück, die ständig bald mehr, bald weniger Sekret lieferte. Im Laufe der nächsten Monate traten wiederholt neue Verschlimmerungen ein, bis sich endlich nach etwa halbjährigem Bestehen der Erkrankung die Bauchfistel schloß. Erst kurz vorher war aus dem wiederauftretenden Ausfluß und aus der Plattenkultur festgestellt worden, daß man nicht, wie man bis dahin angenommen hatte, eine Pneumokokken-, sondern eine Gonokokkenperitonitis vor sich hatte.

Diagnose.

Diagnose. Wenn bei einem Kind, das an Gonorrhoe leidet, plötzlich Erscheinungen von Peritonitis auftreten, so ist die Diagnose des gonorrhoischen Ursprungs dieser Peritonitis im allgemeinen nicht schwer. Aber eine unbedingte Gewißheit hat man nicht. Denn es sind wiederholt Fälle beschrieben worden, in denen bei Kindern mit Vulvovaginitis gonorrhoica sich Pneumokokkenperitonitiden bildeten (*Dudgeon* und *Sargent*, *Michaut*, *Streitz*).

Vorkommen von Pneumokokkenperitonitis bei Gonorrhoe.

Schwieriger ist die Diagnose, wenn die Gonorrhoe nicht bekannt bzw. nicht feststellbar ist. Diese Fälle sind verhältnismäßig nicht so selten, weil der Ausfluß mit dem Einsetzen des Fiebers aufzuhören pflegt, und auf die Angaben der Eltern oft wenig Wert zu legen ist. Die Diagnose der Bauchfellentzündung selbst macht meist keine Schwierigkeiten; die Frage ist nur, welche Art von Bauchfellentzündung vorliegt. Am häufigsten wird die Gonokokkenperitonitis mit der durch Pneumokokken verursachten verwechselt, weil auch diese das weibliche Geschlecht bevorzugt und ebenfalls nach einigen Tagen einen Rückgang der Erscheinungen zeigt. Im allgemeinen führt eine solche Verwechslung zu keinen weiteren Folgerungen, da die Behandlung in beiden Fällen die gleiche ist. Immerhin ist zu beachten, daß der Pneumokokkenperitonitis in der Regel gewisse katarrhalische Erscheinungen von seiten der Luftwege vorausgehen, daß sie häufig mit einem Herpes und einem Schüttelfrost beginnt, daß sie von

Unterscheidung von allgemeiner Peritonitis,

Durchfällen begleitet ist, und daß sie vor allem ein viel schwereres Krankheitsbild schafft als die Gonokokkenperitonitis. Dieser Unterschied in der Schwere der Krankheitserscheinungen ist auch das Hauptunterscheidungsmerkmal gegenüber der akuten eitrigen Peritonitis: das Allgemeinbefinden ist bei Gonokokkenperitonitis niemals so in Mitleidenschaft gezogen, das Erbrechen nie so quälend, die Schmerzhaftigkeit und Spannung der Bauchdecken nie so ausgesprochen wie bei der diffusen eitrigen Peritonitis.

von Appendizitis.

Auch die Möglichkeit, daß ein Kind mit einer Gonorrhoe eine Appendizitis bekommt, ist in Betracht zu ziehen. Fieber, Erbrechen, Verstopfung und Leibschmerzen sind beiden Krankheiten gemeinsam. Die Schmerzen sitzen bei Gonokokkenperitonitis allerdings in typischen Fällen in beiden Seiten des Leibes. Aber es kommt auch vor, daß sie besonders stark in der rechten Seite sind. Die Unterscheidung ist dann sehr schwer. Einen gewissen Anhalt liefert in solchen Fällen der Tastbefund: bei Appendizitis besteht eine ziemlich regelmäßig vorhandene, ausgesprochene Muskelspannung über der Blinddarmgegend. Bei Gonokokkenperitonitis dagegen wird in übereinstimmender Weise berichtet, daß zwar eine — manchmal sehr starke — Schmerzempfindlichkeit der Bauchdecken, aber nicht die auf die rechte Unterleibsgegend beschränkte, starke Muskelsperre besteht.

Im allgemeinen gute Prognose.

Prognose: Wenn die Gonokokkenperitonitis in typischer Weise beginnt und ein an sich kräftiges und durch keinerlei Begleiterscheinungen geschwächtes Kind befällt, so gibt sie eine gute Prognose. Wenn diese Voraussetzungen aber fehlen, so ist immerhin an die Möglichkeit zu denken, daß sie einen langgezogenen Verlauf, vielleicht sogar einen tödlichen Ausgang nehmen kann.

Behandlung.

Behandlung: Bettruhe, Aussetzen der örtlichen Behandlung der Scheidengonorrhoe, Eisblase auf den Bauch. Bis die Diagnose feststeht, bis insbesondere Blinddarmentzündung und akute, eitrige, allgemeine Bauchfellentzündung ausgeschlossen sind, erhält das Kind nichts zu essen und zu trinken außer etwas Tee löffelweise. Bei starkem Brechreiz läßt man den Mund von Zeit zu Zeit mit kaltem Essigwasser oder Zitronenwasser ausspülen. Die weitere Behandlung ist dieselbe wie bei Pneumokokkenperitonitis.

Literatur:

Stooß, dieses Handbuch, II. Auflage. — *Suter*, Z. klin. Med., Bd. 87, S. 81. — *Streitz*, Dtsch. med. Wschr. 1907, S. 1991. — *Rohr*, Mitteilungen aus den Grenzgebieten usw., Bd. 23, S. 692 (Lit.). — *Dudgeon* and *Sargent*, The bakteriology of peritonitis. London 1905.

Die tuberkulöse Bauchfellentzündung.

Eine umschriebene tuberkulöse Bauchfellentzündung entsteht, wenn von Darmgeschwüren aus Bazillen durch die Darmwand durchwandern und auf der entsprechenden Stelle der Serosaoberfläche eine Aussaat kleinster, perlschnurartig entlang den Lymphbahnen sitzender Knötchen hervorrufen. Sie machen klinisch keine Erscheinungen und bleiben daher hier unberücksichtigt.

Auch die generalisierte Tuberkulose des Bauchfells bei Miliartuberkulose wird hier nicht näher beschrieben, denn sie bildet auch nur eine Art Nebenbefund, der im Gesamtbild der Miliartuberkulose völlig im Hintergrund bleibt.

Bei der Peritonitis tuberculosa, die den Gegenstand der folgenden Schilderung bildet, machen die entzündlichen Vorgänge am Bauchfell und die davon ausgehenden klinischen Symptome die eigentliche Krankheit aus. Betrachtet man die Erkrankung unter dem Gesichtspunkt ihres tuberkulösen Charakters, so stellt sie sich als eine der selteneren Formen der Tuberkulose dar. Betrachtet man sie hingegen im Rahmen der Bauchfellerkrankungen, so ist sie wohl die häufigste derselben bei Kindern.

Bevorzugtes Alter.

Sie befällt die Kinder hauptsächlich in den Jahren kurz vor und nach dem Schulbeginn und entsteht dadurch, daß entweder vom Blutweg oder vom Darm her das Bauchfell infiziert wird. In letzterem Fall hat man sich das Zustandekommen der Infektion so vorzustellen, daß zunächst von einem Primäraffekt in der Darmwand aus eine umschriebene Infektion der Serosa oder einer der Mesenteriallymphdrüsen stattfindet, und daß später von hier aus durch Einbruch eines verkästen Serosatuberkels oder der verkästen Drüse eine Ausstreuung über das Peritoneum hin stattfindet.

Infektionsweg.

Auch eine Infektion von den weiblichen Geschlechtsorganen aus ist möglich, spielt aber wahrscheinlich keine große Rolle — sonst müßte bei Mädchen die Bauchfelltuberkulose häufiger sein als bei Knaben.

Exsudative und adhäsive Form.

Nach erfolgter Infektion kann die Erkrankung eine doppelte Entwickelung nehmen: entweder führt sie zur adhäsiven oder zur exsudativen Peritonitis.

In diesen beiden Benennungen kommt schon zum Ausdruck, daß die klinischen Unterschiede auf Verschiedenheiten der anatomischen Vorgänge beruhen. Bei der **exsudativen** Form steht anatomisch ein Flüssigkeitserguß im Vordergrund der Erscheinungen: der tuberkulöse Aszites, eine etwas getrübte, manchmal leicht blutig gefärbte, lymphozytenhaltige, bakterienarme Flüssigkeit, die bald nur in geringer Menge, bald literweise vorhanden ist und schon durch ihr hohes spezifisches Gewicht anzeigt, daß sie entzündlicher Herkunft ist. Durch die früher viel geübten Operationen bei exsudativer Peritonitis ist man über die gleichzeitigen Veränderungen am Bauchfell selbst gut unterrichtet. Es ist in seiner ganzen Ausdehnung mit miliaren Knötchen übersät. Die Serosa ist verhältnismäßig wenig verändert. Die Knötchen vergrößern sich wohl etwas, aber sie zeigen wenig Neigung zum Zerfall oder zur Verkäsung. Sie können späterhin wieder vollkommen aufgesaugt werden.

Der tuberkulöse Aszites.

In späteren Stadien und namentlich bei den ungünstig verlaufenden Fällen ist die Serosa erheblicher verändert, stark gerötet, teilweise fibrinös belegt, mit kleinen Blutungen durchsetzt.

Wo die exsudative Peritonitis keine oder nur geringe Neigung zur Ausheilung zeigt, kommen allmählich immer mehr Zeichen adhäsiver Entzündung hinzu. Dementsprechend tritt die Exsudation in den Hintergrund, bis man schließlich das Bild einer überwiegend **adhäsiven** Peritonitis vor sich hat, bei der nur noch ein mäßiger Aszites an die vorausgegangene Entwicklung erinnert.

Übergang zur adhäsiven Form.

Es ist aber keineswegs selten, daß von vornherein die Krankheit den Charakter der überwiegend adhäsiven Entzündung trägt. In diesem Fall sind die peritonitischen Ausschwitzungen weniger durch die Menge des Exsudats als vielmehr durch einen hohen Fibringehalt desselben aus-

Sofortiger Beginn mit adhäsiven Veränderungen.

gezeichnet. Es kommt sogar vor, daß ein Exsudat überhaupt fehlt und nur fibrinöse Beläge vorhanden sind (Peritonitis sicca). Diese Auflagerungen führen zu Verklebungen und Verwachsungen der Därme untereinander. Die überall eingestreuten Tuberkelknötchen vergrößern sich und verkäsen. Die Serosa verdickt sich und verwächst mit Bauchwand und Netz. Letzteres rollt sich auf und bildet eine strangförmige Geschwulst, die quer über den Gedärmen liegt und in Höhe des Nabels oder etwas oberhalb desselben zu tasten ist. Das Mesenterium schrumpft. Schließlich sind die ganzen Baucheingeweide zu einem einzigen unentwirrbaren Klumpen verbacken, in dem überall eingesprengt grobknotige Tuberkel, käsige Massen und auch kleinere, eitrige Exsudate liegen.

Peritonitis sicca.

Tumorbildung.

Kommt es zur Heilung, so werden die käsigen Massen aufgesaugt oder abgekapselt, und das Granulationsgewebe wird in fibröses umgewandelt.

Heilungsvorgänge.

In jedem Fall von Peritonealtuberkulose sind auch die Mesenterialdrüsen beteiligt. Oft sind sie zu kirsch- und walnußgroßen Knoten geschwollen und bilden mächtige Haufen im Mesenterium und retroperitonealem Raum.

Beteiligung von Mesenterialdrüsen und Darmschleimhaut.

Hingegen braucht die Darmschleimhaut keine nachweisbaren Zeichen von Tuberkulose aufzuweisen, selbst nicht in den Fällen, in denen sie den Ausgangspunkt der Infektion bildet. Der Primäraffekt kann vollkommen heilen.

Es sind also sehr unterschiedliche Krankheitsbilder, die dadurch geschaffen werden, daß die Entzündung bald diesen und bald jenen Verlauf einschlägt. Zu diesen reinen Formen von adhäsiver und exsudativer Peritonitis kommen noch alle möglichen Übergänge hinzu. Es können sich z. B., wenn mit einer erheblichen Exsudation auch eine starke Adhäsionsbildung einhergeht, größere, abgesackte Exsudate bilden usw.

Übergänge zwischen beiden Formen

Entsprechend den großen Verschiedenheiten im anatomischen Befund ist auch die Klinik der tuberkulösen Peritonitis sehr verschieden, je nachdem es sich um die adhäsive oder die exsudative oder die Mischform von beiden handelt.

Symptome der exsudativen Form.

Die Peritonitis tub. exsud. beginnt schleichend. Es läßt sich manchmal gar nicht feststellen, wann die Krankheit eigentlich eingesetzt hat. Es wird bei Erhebung der Anamnese nur angegeben, daß seit einer gewissen Zeit der Bauch des Kindes, namentlich im Stehen, auffallend groß sei (Fig. 122). Alle sonstigen Erscheinungen aber können fehlen.

Symptome der exsudativen Form.

In andern Fällen treten zuerst undeutliche Magendarmerscheinungen auf: Appetitlosigkeit, gelegentliches Erbrechen, unregelmäßiger Stuhlgang, bald vermehrte, bald seltene, bald normale, bald durchfällige Stühle — Symptome, die zum Teil Reizerscheinungen sind, verursacht durch den sich ansammelnden Aszites, zum Teil aber auf gleichzeitiger Darmtuberkulose beruhen.

Magendarmerscheinungen.

In der Mehrzahl der Fälle ist es die Vergrößerung des Bauches, die die Kinder zum Arzt führt. Der Bauch ist kugelig aufgetrieben, teils durch Meteorismus, teils durch Aszites. In ausgesprochenen Fällen hängt er an den Flanken über. Der Nabel ist verstrichen oder gar

Vergrößerung des Bauches.

vorgewölbt. Die Bauchhaut ist bei starker Ausdehnung des Leibes dünn und glänzend, zeigt sogar Striae. An den abhängigen Teilen findet sich eine Dämpfung, die sich bei Lagewechsel verändert. Schlägt man mit den Fingerspitzen der flachen Hand leicht an die eine Bauchseite an, so hat man, wenn man die andere Hand an die entgegengesetzte Bauchseite legt, das Gefühl einer mitten durch den Bauch zur andern Seite hin verlaufenden Welle.

Die Inhaltzunahme des Bauchinnern führt zur Hochdrängung der Leber und des Zwerchfells, damit zu einer leichten Kurzatmigkeit,

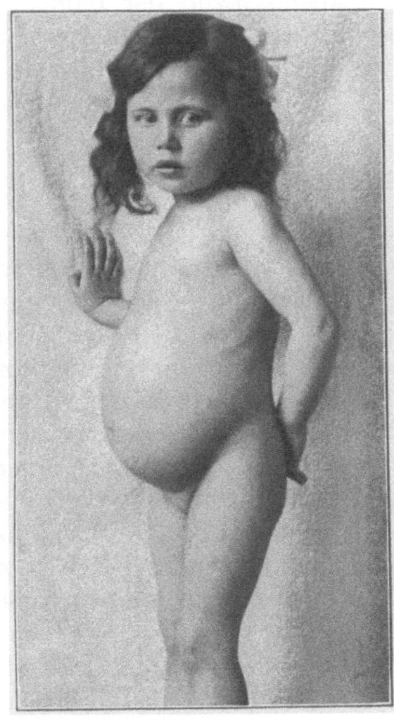

Fig. 122.
Frischer tuberkulöser Aszites. 7jähriges Mädchen.
(Tübinger Klinik, Professor *Birk.*)

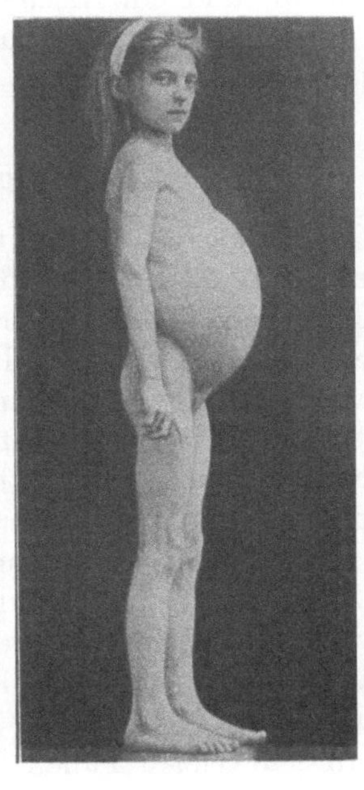

Fig. 123.
Chronischer tuberkulöser Aszites. 13jähriges Mädchen.
(Tübinger Klinik, Professor *Birk.*)

auch zur Verlagerung des Herzens, dessen Spitze einen Zwischenrippenraum aufwärts und weiter nach außen rückt. Manchmal sind geringe pleuritische Reizerscheinungen vorhanden. Daneben bestehen, aber nicht immer, geringes Fieber, Leibschmerzen, zeitweilig sich wiederholendes Erbrechen oder Durchfall, sowie Klagen über Mattigkeit und leichte Ermüdbarkeit. All diese Begleitsymptome können aber auch fehlen. Wo die Krankheit jedoch länger besteht, vermißt man sie selten. Allmählich verlieren die Kinder ihr frisches Aussehen, sie werden blaß, ihr Appetit läßt nach, teils durch die Krankheit an sich, teils durch die notwendige lange Bettruhe. Es macht sich eine erhebliche Abmagerung bemerkbar, die besonders an den Gliedern und am Brustkorb sehr ausgesprochen ist und zu dem dicken Bauch in einem sehr auffälligen Gegensatz steht (s. Fig. 123).

Verdrängungserscheinungen an Leber, Zwerchfell, Herz.

Pleuritische Reizerscheinungen.

Abmagerung.

Sind die Mesenterialdrüsen in erheblicherem Maße mitbeteiligt, oder bestehen Darmgeschwüre oder stärkere Adhäsionen, so können von diesen weitere Symptome ausgelöst werden (s. S. 461).

Verlauf meist günstig.

Der **Verlauf** ist im allgemeinen ein günstiger. Legt man die Kinder ins Bett, so schwindet oft allein schon dadurch der Aszites. In andern Fällen zieht sich die Krankheit länger hin, der Erguß besteht wochenlang, erreicht sogar eine solche Größe, daß er von Zeit zu Zeit punktiert werden muß. Schließlich aber bildet er sich langsam zurück. Auch ein wiederholtes Auftreten des Aszites kommt vor: der erste Erguß verschwindet vielleicht schnell durch Bettruhe, und man läßt die Kinder aufstehen, weil man sie für geheilt hält. Nach einiger Zeit aber schwillt der Bauch von neuem an, und ein frischer Erguß ist feststellbar. Im allgemeinen aber sind alle diese Formen durch eine große Neigung zur Ausheilung ausgezeichnet.

Symptome der adhäsiven Form.

Symptome der adhäsiven Form.

Die adhäsive Peritonitis kann ebenso schleichend beginnen wie die exsudative. Sie wird dann eingeleitet durch unbestimmte Schmerzen im Leib, die zeitweilig auftreten und bald hier, bald da sitzen, ferner durch schlechten Appetit oder durch gelegentliches Erbrechen und vermehrte Stühle. Das Allgemeinbefinden wird durch diese anfänglichen Symptome nicht wesentlich beeinträchtigt. Allmählich wird der Leib größer, und wenn die Kinder dann endlich zum Arzt gebracht werden, so weisen sie oft schon einen sehr deutlichen Befund auf. In anderen Fällen besteht erst längere Zeit eine exsudative Peritonitis, deren Erguß aller Behandlung trotzt, allmählich kommen Erscheinungen von stärkerer adhäsiver Entzündung hinzu, es werden knotige Tumoren fühlbar, schließlich hat man das Bild der adhäsiven Peritonitis vor sich, während der Erguß nur noch einen Nebenbefund bildet.

In sehr vielen Fällen setzen die Erscheinungen aber auch ganz akut ein, in der Weise z. B., wie sie in den beiden weiter unten ausführlich mitgeteilten Fällen beschrieben sind.

Ebenfalls Vergrößerung des Leibes.

Unter den Symptomen spielt die Vergrößerung des Leibes auch hier eine maßgebende Rolle. Sie nimmt aber niemals den Grad an, den man bei der Peritonitis exsudativa sieht. Zuweilen ist der Bauch ungleichmäßig vorgewölbt. Beim Betasten fühlt man, soweit sich durch die meteoristisch aufgetriebenen oder schmerzhaft gespannten Bauchdecken feststellen läßt, Widerstände in der Tiefe oder deutliche Geschwulstbildungen. Am häufigsten ist ein länglicher, strang- oder wurstförmiger Tumor zu fühlen, der sich quer oberhalb des Nabels oder in Höhe desselben von links unten nach rechts oben zieht. Er wird durch das aufgerollte Netz gebildet. In anderen Fällen liegt rings um den Nabel herum ein Tumor von Apfel- oder Faustgröße, der nach einiger Zeit mit dem Nabel verwächst, und dessen Ränder undeutlich in der Tiefe des Bauchraumes verschwinden. In wieder anderen Fällen tastet man nur kleinere, haselnuß- oder walnußgroße Tumoren, die in der Umgebung des Nabels sitzen, dicht unter der Haut gelegen sind und beim stehenden Kind oft deutlicher zu fühlen sind als beim liegenden.

Tumorbildung im Leib.

Aszites.

Daneben besteht ein Flüssigkeitserguß, dessen Nachweis allerdings oft schwierig ist. Denn seine freie Beweglichkeit ist durch die Verklebungen sehr eingeschränkt oder ganz aufgehoben. Außerdem ist die Menge des Ergusses oft nur gering. Ganz aber pflegt er nicht zu fehlen. Die sogenannte „trockene Peritonitis" ist etwas ungewöhnlich Seltenes. Der Sitz dieser Exsudate ist vorzugsweise die linke Unterbauchgegend, wo sie eine durch Lagewechsel nicht veränderliche Dämpfung hervorrufen, während auf der entsprechenden rechten Seite Tympanie herrscht.

Trockene Peritonitis.

Thomayersches Symptom.

Diese Erscheinung, das sogenannte Thomayersche Symptom, erklärt sich aus der Schrumpfung des Dünndarmmesenteriums, das hauptsächlich auf der rechten Bauchseite liegt. Wenn es schrumpft, zieht es den Dünndarm nach rechts herüber — daher die dort feststellbare Tympanie —, während auf der linken Seite Platz für das Exsudat geschaffen wird.

Bei kleineren, freien Exsudaten stellt sich bei Lagewechsel nicht sofort die Dämpfung auf der abhängigen Seite her, sondern erst allmählich. Offenbar gestatten die vorhandenen Verwachsungen der Flüssigkeit erst langsam, sich am jeweilig tiefsten Punkt anzusammeln. Die Unterscheidung aber, ob es sich in solchen Fällen wirklich um einen Erguß handelt, oder ob die Dämpfung durch flüssigen Darminhalt hervorgerufen wird, ist sehr schwierig. Nur die Röntgendurchleuchtung, die bei Knie-Händelage des Kindes auch kleinere Ergüsse anzeigt, kann hier Aufschluß geben.

Behinderung der Darmpassage durch Verwachsungen.

Die Schmerzhaftigkeit des Leibes und der Tumoren beim Betasten ist gering. Hingegen bestehen oft starke Kolikschmerzen, die von Erbrechen begleitet sein können. Sie hängen mit Behinderung der Darmpassage durch Strangbildungen oder Verwachsungen zusammen. Bei derartigen Schmerzanfällen sieht man, wie einzelne Darmschlingen sich steifen, und hört man, wie mit lautem Kollern und Gurren dünner Kot durch die verengten Darmteile durchgespritzt wird.

Diese Erscheinungen brauchen nicht dauernd zu bestehen, sondern können nach einiger Zeit wieder verschwinden. Übrigens verhalten sich die Kinder in dieser Hinsicht sehr verschieden, manche äußern selbst bei hochgradigen Darmsteifungen keinerlei Beschwerden.

Wechselndes Verhalten des Stuhls.

Die Verdauung zeigt ein wechselndes Verhalten. In vielen Fällen bestehen dauernd gute Stühle. In andern findet sich ein sehr charakteristisches und diagnostisch wichtiges Symptom, nämlich das Auftreten ganz acholischer, oft völlig weißer Stuhlentleerungen. Periodenweise bestehen auch Durchfälle, und zwar häufig begleitet von hohem, remittierendem Fieber, das wieder verschwindet, wenn die Durchfälle aufhören. Erfolgt der Durchbruch eines Käseherdes oder eines eitrigen abgekapselten Exsudats, so enthalten die Stühle einige Tage lang eitrige Beimischungen. Es kommt auch, aber meist nur im Anfang vor, daß Verstopfung besteht.

Fettstühle.

Durchfälle.

Die Fettstühle sind durch die gleichzeitige **Tuberkulose der Mesenterial- und Retroperitonealdrüsen** bedingt. Die Drüsen sind vergrößert und mehr oder weniger verkäst. Dadurch kommt es zur Chylusstauung und zur Behinderung der Fettaufsaugung. Die Erkrankung tritt entweder im Rahmen einer Bauchfelltuberkulose auf oder nimmt den Charakter einer selbständigen Erkrankung an, wobei aber auch im letzten Falle immer bis zu einem gewissen Grade das Bauchfell in Mitleidenschaft gezogen ist.

Wo die Mesenterialdrüsentuberkulose in Form einer selbständigen Erkrankung auftritt, verläuft sie als langdauernde, sehr schwere, zu starker Abmagerung führende Krankheit. Fast immer geht sie mit Fieber einher, manchmal mit monatelangen, hohen, stark remittierenden Temperaturen. Die Abmagerung erreicht bei ihr einen solchen Grad, wie man ihn sonst selten nech findet. Die Kinder bestehen manchmal aus nichts mehr als aus Haut und Knochen. Daher die Bezeichnung „Tabes meseraica", die von den alten Ärzten für das Krankheitsbild gebraucht wurde. Bloß im Gesicht erhält sich eine pastöse Rundung der Wangen. An den Beinen kommt es oft zu kachektischen Ödemen. — Von den eigentlich erkrankten Organen, den Mesenterial- und Retroperitonealdrüsen ist in der Regel nichts festzustellen, obwohl sie oft bis zu Wallnußgröße geschwollen und häufig miteinander verbacken sind. Das rührt daher, daß mit der Erkrankung stets eine beträchtliche Gasauftreibung der Därme einhergeht. Der Bauch ist dabei weich und die Bauchdeckenspannung gering. Man kann also tief eindrücken, aber man fühlt nichts. Es ist so, wie wenn man in ein weiches Federkissen drückt: man fühlt nicht, was dahinter steckt. *Henoch* gibt an, daß es ihm nicht gelungen sei, selbst eine kinderkopfgroße Drüsengeschwulst zu tasten. Auch die Untersuchung vermittels des Pneumoabdomens liefert wohl verdächtige Geschwulstschatten, aber keine sicheren Ergebnisse. Die Diagnose gründet sich also auf das chronische, schwere Kranksein, die starke Abmagerung, das Fieber, die Auftreibung des Bauches, den negativen Tastbefund, die Schmerzlosigkeit und vor allem darauf, daß sich eine andere Erkrankung, die das Fieber und die Abmagerung erklären könnte, mit Sicherheit ausschließen läßt. Die Diagnose wird durch eine positive Tuberkulinprobe wahrscheinlich gemacht und wird gesichert, wenn die eingangs erwähnten, massigen, breiigen, hellgelben, oft mit Gasblasen durchsetzten Fettstühle auftreten. Behandlung: Bettruhe, gemischte Kost, Höhensonnenbestrahlungen, daneben alle 4 Wochen Röntgendosis wie bei Bauchfelltuberkulose.

Die Temperatur zeigt bei tuberkulöser Bauchfellentzündung ebenfalls ein sehr wechselvolles Verhalten. Viele Fälle können lange Zeit hindurch vollkommen fieberfrei verlaufen. Bei andern besteht unregelmäßiges Fieber, bei dem aber die Temperaturen sich nur zwischen 37,5 und 38 oder höchstens 38,5 bewegen. In andern Fällen wieder, namentlich da, wo die Mesenterialdrüsen in stärkerem Grade mit beteiligt sind, besteht ein monatelanges, sehr hohes, stark remittierendes Fieber, wie es auch sonst bei Tuberkulose vorkommt. Daß die von Zeit zu Zeit auftretenden Durchfälle häufig von Fieber begleitet zu sein pflegen, wurde schon erwähnt.

Fieber.

Der Allgemeinzustand der Kinder leidet immer sehr erheblich, sie magern schnell ab, werden blaß und appetitlos.

Durchbruch durch den Nabel.

Eine Verschlimmerung bedeutet in jedem Fall die Vorwölbung des Nabels und das Auftreten einer Rötung um denselben herum. Denn damit pflegt sich ein Durchbruch einzuleiten. Gelingt es nicht, diesen zu verhindern, so bricht nach einigen Tagen Eiter durch den Nabel durch und gleichzeitig oder nach einigen weiteren Tagen kommt es zur Bildung einer Kotfistel. Aus ihr sickert dann ständig dünner, hellgelber Dünndarmkot heraus, der die umgebende Haut in immer größerem Umkreis wund macht. Zuweilen gelingt es noch durch Auflegen einer Eisblase, den sich vorbereitenden Durchbruch zu verhindern. Es kommt sogar vor, daß sich unter festen Druckverbänden eine Kotfistel wieder schließt. Aber das sind sehr seltene Fälle. Schließlich gehen die Kinder an Erschöpfung oder hinzutretendem Nierenamyloid oder an Miliartuberkulose oder Lungenphthise zugrunde. Einzelne Fälle aber kommen zur Heilung.

Kotfistel.

Sehr langgezogener Verlauf.

Der **Verlauf** einer adhäsiven Peritonitis kann sich über viele Monate, sogar über Jahre hin erstrecken. Perioden verhältnismäßig guten Befindens wechseln mit solchen ab, in denen es den Kindern sehr schlecht geht. Als Beispiele, wie sich der Verlauf abspielt, mögen folgende zwei Fälle dienen:

Fall I.

3½ Jahre altes Kind, das bisher immer gesund gewesen ist. Vor vier Tagen plötzlich einen Tag lang Durchfall. Am nächsten Tag war der Stuhl wieder normal. Gleichzeitig trat aber Erbrechen auf. 1—2 Stunden nach der Nahrungsaufnahme wird der ganze Mageninhalt entleert. Außerdem tritt alle halbe Stunden heftiges Kollern im Leib mit starken Schmerzanfällen auf.

Geheilter Fall.

Befund im September 16: Sehr gut ernährt, in der Nabelgegend ist eine faustgroße rundliche Geschwulst zu tasten, die mit der Bauchwand nicht verwachsen ist und nach rechts hin einen kleinen Ausläufer besitzt. Von Zeit zu Zeit steift sich eine Darmschlinge, dabei sind laute kollernde und gurrende Durchspritzgeräusche zu hören. Stuhlgang normal. Behandlung: Zweimalige Röntgenbestrahlung. An den nächsten Tagen Durchfälle und Fieber, später werden unter entsprechender Behandlung die Stühle normal, dagegen tritt häufig Erbrechen auf, die Temperaturen betragen meist bis 38°. Das Gewicht sinkt langsam von 11,3 auf 9,7 kg.

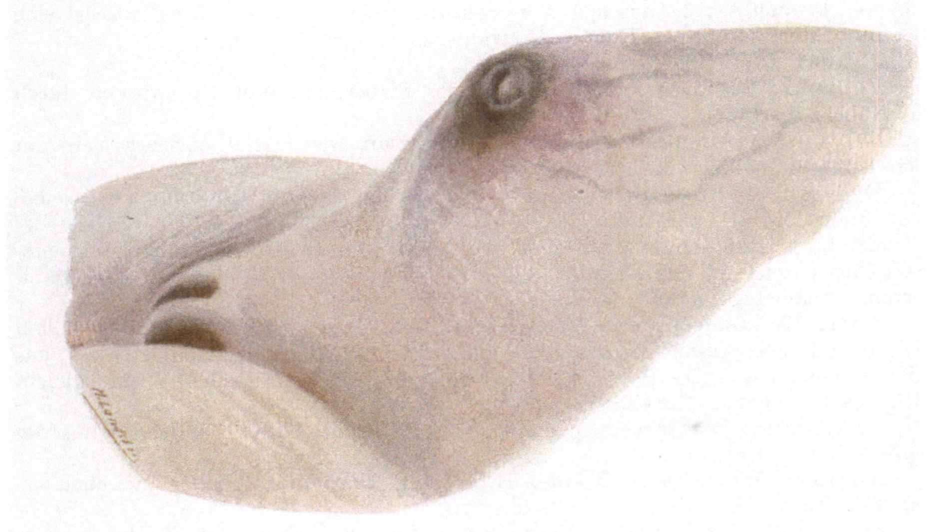

Fig. 124.

Tuberkulöse Peritonitis.

Drohender Durchbruch durch den Nabel.

(Krankenhaus Professor *Finkelstein*, Berlin.)

März 17: Leib noch aufgetrieben. Sehr starke Venenentwicklung zwischen Nabel und Brustbein. Bauch straff gespannt. Unter dem Nabel ist noch eine gänseeigroße, undeutlich abgrenzbare Geschwulst zu tasten. Das Gurren ist verschwunden, Stuhl normal, Appetit sehr gut.

Juni 17: Gewicht 12,5 kg. Glänzender Zustand.

Einige Tage danach entwickelt sich schnell eine Anschwellung der Nabelgegend. Die Haut der Nabelfalte ist stark verdünnt, durchscheinend. Es wird eine kleine Inzision gemacht, durch die sich eine Menge gelben, rahmigen Eiters mit Käsebröckeln entleert. Nach 14 Tagen ist die Fistel geschlossen. Erneute Röntgenbestrahlung; im ganzen erhielt der Junge vier Röntgendosen. Dazwischen wurde er dauernd mit Höhensonne bestrahlt.

Dezember 18: Kräftiger großer Junge, der unter der Nabelgegend noch eine geringe Resistenz aufweist, aber ein so starkes, straffes Fettpolster hat, daß man einen genaueren Tastbefund des Bauchinnern nicht erheben kann.

Februar 20: Kein Befund mehr. Stets gesund gewesen, hat nie wieder Beschwerden gehabt.

Fall II.

Ungünstiger Verlauf.

$2\frac{1}{2}$ Jahre altes Kind, bisher ausgezeichnet gediehen. Seit 14 Tagen schlechter Appetit, Leibschmerzen und öfteres Erbrechen. Vor 3 Tagen wurde der Stuhlgang ganz hell, fast weiß, 2—4mal täglich. Seitdem ist auch der Leib aufgetrieben.

Befund (April 17): Blühender Allgemeinzustand. Bauch stark, gespannt, Leber reicht anscheinend bis zwei Querfinger über den Nabel nach unten. Stuhl acholisch. Pirquet — Wassermann —; Diagnose unklar.

Juni: Bauch sehr gespannt, auch schmerzempfindlich, Leber reicht bis zur Blinddarmgegend. Stuhl meist durchfällig, aber wieder bräunlich gefärbt.

Juli: Seit einigen Tagen Vorwölbung des Nabels, starke Rötung der Umgebung. Die Bauchdeckenspannung hat ganz nachgelassen, und der bisher als Lebertumor angesprochene Widerstand in der rechten Bauchseite hat sich in zwei Gebilde aufgelöst: Die Leber ist von normaler Größe, von ihr durch einen querfingerbreiten Zwischenraum getrennt beginnt eine Geschwulst, die nach abwärts bis zwei Querfinger unter den Nabel reicht. Sie beginnt etwa in der Blinddarmgegend und zieht sich schräg nach oben über den Nabel weg bis zur Mitte des linken unteren Rippenbogens. Erneuter Pirquet +, 3 Tage später Durchbruch durch den Nabel, es entleert sich aber nur Eiter, kein Kot. Röntgenbestrahlung.

Januar 18: Fistel geschlossen.

Februar: Ständig hohes, remittierendes Fieber, erneuter Durchbruch durch den Nabel: Kotfistel.

September: Immer noch hohes Fieber, aus der Fistel entleert sich nur noch Eiter in mäßiger Menge, aber kein Kot mehr.

Dezember: Bronchopneumonischer Herd im rechten Unterlappen, es besteht immerfort ein remittierendes, in Wellenform verlaufendes Fieber. Die Geschwulst liegt jetzt in der Mitte zwischen Nabel und Brustbein. Die Krankheitsgeschichte bezeichnet das ehemals blühende Kind jetzt als „kleines, in stark reduziertem Ernährungszustand befindliches Kind".

April 19: Temperaturen fast normal. Im Harn viel Eiweiß und reichlich hyaline Zylinder. Absonderung aus der Fistel gering. Allgemeinzustand besser, das Kind ist zeitweise außer Bett. Im Juni eine Zeitlang pleuritischer Erguß, gleichzeitig starke Ödeme. Eiweiß: 12—32‰.

Juli: Ödeme wieder verschwunden, ständig leichte Eiterabsonderung aus der Fistel.

August: Starke neue Ödeme, Erbrechen, Durchfälle, Fieber zwischen 38 und 39°. Tod.

Sektionsbefund: Völlige Verwachsung der Baucheingeweide infolge knotigadhäsiver, tuberkulöser Peritonitis. Nierenamyloid.

Prognose zweifelhaft.

Die **Prognose** der tuberkulösen Bauchfellentzündung ist immer zweifelhaft. Sie neigt bei der adhäsiven Form nach der ungünstigen Seite hin, womit aber nicht gesagt sein soll, daß alle derartigen Fälle ungünstig endeten. Einzelne heilen aus, die einen vollkommen, die anderen mit Hinterlassung von Verwachsungen und Strangbildungen. Besser sind die Aussichten bei der exsudativen Form, namentlich wenn die Möglichkeit besteht, daß man von allen Hilfsmitteln der Behandlung Gebrauch machen kann.

Differentialdiagnostisch kommen in Betracht:

Die **Diagnose** beruht zum größten Teil auf der klinischen Erfahrung, daß ein langsam sich heranbildender Erguß bei Kindern im Bauchraum in der Regel auf Tuberkulose beruht. Diese Annahme dürfte für die Praxis wohl immer stimmen. Gleichwohl erwächst dem Arzt die Pflicht, noch andere — seltenere — Möglichkeiten in Betracht zu ziehen. Aszites infolge von Herz- oder Nierenkrankheiten läßt sich ja meist leicht ausschließen. Allerdings ist an die Möglichkeit zu denken, daß zu einem nephritischen Erguß eine tuberkulöse Bauchfellentzündung hinzukommen kann. Das ist wiederholt beobachtet worden.

kardialer und nephritischer Aszites,

Leberkrankheiten können ein ähnliches Bild wie die tuberkulöse Bauchfellentzündung bieten, namentlich dann, wenn der Erguß so stark ist, daß infolge der Bauchdeckenspannung die Leber selbst nicht durchzufühlen ist. Es kommt z. B. bei Herzbeutelverwachsung infolge Perikarditis zur sogenannten perikarditischen Leberzirrhose, dadurch zur Entstehung eines Aszites, der um so eher mit einem tuberkulösen verwechselt werden kann, als das Grundleiden, die Herzbeutelblätter verwachsung, gar keine weiteren physikalischen Erscheinungen zu machen braucht (s. u.).

perikarditische Leberzirrhose.

Die Differentialdiagnose wird in zweifelhaften Fällen dieser Art davon ausgehen müssen, daß es sich beim tuberkulösen Aszites um ein entzündliches Exsudat, in den anderen Fällen um ein Transsudat handelt. Man wird also eine Probepunktion vornehmen müssen. Der tuberkulöse Aszites ist eiweißreich, enthält mehr als 4% Eiweiß. Die Staungstranssudate haben nur 1—3%, die nephritischen Ergüsse weniger als ½% Eiweiß. Dementsprechend ist auch das spezifische Gewicht des tuberkulösen Aszites hoch: 1018 und mehr.

Eine schnelle Unterscheidung zwischen Exsudat und Transsudat gestattet die *Rivalta*sche Probe: Man mischt in einem Becherglas 200 Wasser und 2 Tropfen Eisessig. Dann läßt man 1 Tropfen der Punktionsflüssigkeit hineinfallen. Hinterläßt der Tropfen bei seinem Sinken eine deutliche Trübung, so handelt es sich um einen entzündlichen, in diesem Falle also um einen tuberkulösen Erguß.

*Rivalta*sche Probe.

Mikroskopisch ist der tuberkulöse Aszites durch seinen Gehalt an Lymphozyten ausgezeichnet. Stets finden sich auch einige rote Blutkörperchen, jedoch nur in seltenen Fällen Leukozyten. Der Nachweis von Bakterien im Aszites ist selten zu führen, weil er deren zu wenige enthält. Vielmehr bedarf es dazu des Tierversuchs (Einspritzung von 10 ccm bei Meerschweinchen).

Lymphozytengehalt des tuberkulösen Aszites.

Die Punktion bietet, wenn sie ausgiebig genug ist, noch den Vorteil, daß sie die Bauchdecken entspannt, sodaß man nun tief tasten und sich über die Verhältnisse im Bauchinnern besser als vorher unterrichten kann.

Unerläßlich für die Diagnose der Bauchtuberkulose ist sodann die Tuberkulinimpfung. Man wird zunächst das Kind pirquetisieren, nötigenfalls wiederholt, bei negativem Ausfall wird man auch die Intrakutanimpfung mit $^1/_{10}$ und dann mit 1 mg Alttuberkulin anschließen.

Tuberkulinimpfung auch mit Perlsuchttuberkulin.

Der Wert der Tuberkulinimpfung liegt hauptsächlich in ihrem negativen Ausfall, d. h. wenn sie wiederholt negativ ausfällt, so wird man annehmen dürfen, daß Tuberkulose nicht in Frage kommt.

Eine dritte Methode der Diagnostik ist die Anlegung eines Pneumoabdomens, also die Luftfüllung des Peritonealraumes zum Zwecke der Röntgendurchleuchtung.

Anlegung des Pneumoabdomens.

Das Pneumoabdomen: Man verwendet dazu am besten den Pneumothoraxapparat. Als Einstichstelle wird die Verbindungslinie zwischen Nabel und linker Spin. iliaca ant. sup., und zwar die Grenze zwischen innerem und mittlerem Drittel derselben gewählt. Als Nadel dient die *Deneke*sche Pneumothoraxnadel (mit der Öffnung an der Seite) oder eine etwas dickere, stumpf abgeschliffene Rekordspritzennadel. Man setzt sie, schon zum besseren Festhalten, auf die Rekordspritze und sticht in schräger Richtung durch die Haut ein, nachdem man die obersten Hautschichten mit der *Franke*schen Nadel durchschlagen hat. Die Schmerzhaftigkeit ist gering. Immerhin empfiehlt es sich, bei unruhigen Kindern den Einstich im Chloräthylrausch vorzunehmen. Die Bauchfaszien setzen dem Durchstich einen viel größeren Widerstand entgegen als z. B. die Pleura. Man täuscht sich deshalb, wenn man den Eingriff zum erstenmal macht, leicht darüber, ob man im Bauchraum ist oder nicht. Für solche Fälle fülle man die Rekordspritze vorher mit warmer physiologischer Kochsalzlösung und spritze davon erst etwas ein. Ist man noch nicht im Bauchraum, so bildet sich eine Vorwölbung der Haut. Andernfalls fließt die Flüssigkeit frei ab. Nunmehr verbindet man die Nadel mit dem Pneumothoraxapparat und läßt langsam soviel Luft in die Bauchhöhle fließen, daß der Bauch des Kindes trommelartig gespannt ist. Dazu bedarf es bei größeren Kindern oft über 1 Liter. Nunmehr stellt man das Kind vor den Röntgenschirm und hat bei Seitenansicht ein Übersichtsbild über den Bauchinhalt, insbesondere über etwaige Verwachsungen der Därme mit der Bauchwand, namentlich mit der Nabelgegend, über größere Drüsenpakete, über einen etwa vorhandenen Flüssigkeitserguß, der durch seinen sich verändernden Oberflächenspiegel bei wechselnder Körperhaltung des Kindes leicht zu erkennen ist (vgl. Fig. 125).

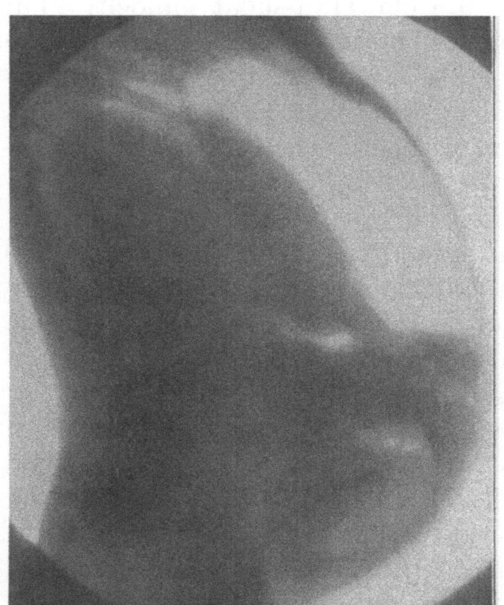

Fig. 125. *Pneumoabdomen bei adhäsiver Peritonealtuberkulose.* (Tübinger Klinik, Professor *Birk*.)

Die eingeblasene Luft ist im Laufe von zwei Tagen meist wieder aufgesaugt. Vor der Anlegung des Pneumoabdomens muß der Darm der Kinder natürlich durch Abführmittel möglichst entleert werden.

Abgrenzung einzelner Organe durch die Stimmgabelmethode.

In manchen Fällen kann es infolge der starken Bauchdeckenspannung Schwierigkeiten machen, eine peritonitische Geschwulst von der Leber oder von der Milz abzugrenzen. Man meint dann (wie z. B. in Fall II, S. 464) einen großen Lebertumor zu fühlen, während es sich in Wirklichkeit um zwei Gebilde handelt. In solchen Fällen macht man mit Vorteil von der sogenannten Stimmgabelmethode Gebrauch: Um z. B. die Leber abzugrenzen, schlägt man eine kleine Stimmgabel an, setzt sie auf eine Stelle unter der sicher die Leber liegt, also dicht unter den rechten Leberrand, auskultiert gleichzeitig (mit dem auf die Leber gesetzten Hörrohr) das Klingen der Stimmgabel und fährt mit dieser nun nach allen Richtungen über die Leber hin und her. Sobald man die Lebergegend verläßt, klingt die Stimmgabel anders. Auf diese Weise kann man die Grenzen eines in der Bauchhöhle gelegenen Organs ohne Mühe und mit großer Sicherheit bestimmen.

Man sollte meinen, daß bei diesen vielen Hilfsmitteln der Diagnostik die Erkennung einer Bauchfelltuberkulose nicht schwer sein könnte. Aber man muß bedenken, daß man von den eingreifenderen dieser Methoden, schon von der Probepunktion, noch mehr von der Luftfüllung des Bauches, in der Praxis nur sehr beschränkten Gebrauch machen kann. So wird man denn vielfach darauf angewiesen sein, die Diagnose zunächst in suspenso zu lassen und ihr erst allmählich — per exclusionem — näherzukommen.

(Über die Unterscheidung von der Pneumokokkenperitonitis s. S. 449.)

Unterscheidung von der Pneumokokkenperitonitis.

Schwierigkeiten kann die Abgrenzung vom sogenannten Pseudoaszites (*Tobler*) machen, der mit der Peritonealtuberkulose vieles gemeinsam hat: chronischen Verlauf, sich häufig wiederholende Darmstörungen, starke Abmagerung, trommelartige Auftreibung des Leibes, Verstrichensein des Nabels, bläuliche Venengeflechte in der Bauchhaut, Überhängen des Bauches an den Flanken usw. Gleichzeitig wird durch die teils mit flüssigem Kot, teils mit Darmgasen gefüllten, schwappenden Därme eine Art von Wellengefühl wie beim freien Aszites erzeugt. Auch findet sich eine bei Lagewechsel veränderliche Dämpfung: Legt man das Kind auf die rechte Seite, so entsteht hier eine Dämpfung, die dadurch zustande kommt, daß die flüssigkeitsgefüllten Därme nach unten sinken, während die meteoristischen Darmschlingen nach oben gehen. Das Umgekehrte tritt ein, wenn man das Kind auf die andere Seite legt. So kann die Entscheidung, ob es sich um Peritonealtuberkulose oder Pseudoaszites handelt, sehr schwer sein. Doch wird man mit Hilfe der *Pirquet*schen Reaktion und der Probepunktion meist zu einem Ergebnis kommen.

Unterscheidung vom Pseudoaszites,

Bezüglich der Frage der Unterscheidung der tuberkulösen Bauchfellentzündung von der diffusen, chronischen, nichttuberkulösen Peritonitis sei auf S. 471 verwiesen.

*Hirschsprung*sche Krankheit läßt sich durch Röntgenaufnahme nach Bariumfüllung des Dickdarms ausschließen.

von der chronischen nicht-tuberkulösen Peritonitis, von der *Hirschsprung*schen Krankheit,

Die Diagnose ist am schwierigsten im Beginn der Erkrankung, wo man nur die vieldeutigen Symptome der Leibschmerzen, gelegentlicher Durchfälle, der Temperatursteigerungen und des aufgetriebenen Leibes vor sich hat. Leibschmerzen, die für Peritonealtuberkulose typisch wären, gibt es nicht. Die sogenannten Nabelkoliken haben nichts mit Tuberkulose zu tun. Durchfälle lassen sich nur dann in eine gewisse, einigermaßen sichere Beziehung zur Bauchtuberkulose bringen, wenn sie mit den obenbeschriebenen hellen Fettstühlen einhergehen, Fiebersteigerungen nur dann, wenn sie den ebenfalls beschriebenen, chronisch-remittierenden oder wellenförmig verlaufenden Typus erkennen lassen. Das Aufgetriebensein des Leibes ist sehr vieldeutig. Zwar hat *Marfan* einmal einen Fall von — durch Sektion sichergestellter — Peritonealtuberkulose beschrieben, dessen einzigstes klinisches Symptom ein chronischer, starker Tympanismus war. Aber im allgemeinen muß man mit der Verwertung dieses Symptoms sehr vorsichtig sein.

von den sogenannten Nabelkoliken.

Die **Prophylaxe** der Peritonealtuberkulose fällt mit der Bewahrung der Kinder vor der tuberkulösen Ansteckung überhaupt zusammen. Forscht man nach der Infektionsquelle, so ist das in der Regel die tuberkulöse Umgebung des Kindes. Nur in der verschwindenden Minderzahl der Fälle ist es der Genuß ungekochter, tuberkelbazillenhaltiger Milch.

Prophylaxe.

In der Behandlung spielte früher der operative Eingriff eine große Rolle. Seitdem der Chirurg *König* im Jahre 1884 als erster den Leibschnitt bei Peritonitis tuberculosa ausführte, ist diese Art der Behandlung viele Jahre lang geübt worden. Man ist aber immer mehr davon zurückgekommen und steht heutzutage auf dem — wohl auch richtigen — Standpunkt, daß diejenigen Fälle, die nach der Operation am Leben bleiben, auch ohne dieselbe geheilt worden wären, und daß umgekehrt die Fälle, die, ohne operiert zu sein, starben, auch mit Operation gestorben wären.

Behandlung durch Operation nicht angezeigt.

Nur da, wo durch Verwachsungen oder Strangbildungen eine hochgradige oder vollkommene Verengerung des Darms geschaffen wird, dürfte eine Anzeige zum operativen Eingriff gegeben sein.

Innere Behandlung.

Auf das Operieren kann um so eher verzichtet werden, als in die **innere Behandlung** inzwischen eine ganze Reihe leistungsfähigerer Methoden eingeführt sind.

Bettruhe.

Alle Kinder mit Bauchfelltuberkulose gehören ins Bett. Schon dadurch allein kann eine exsudative tuberkulöse Peritonitis zur Heilung gebracht werden. Nach dem Schwinden des Ergusses sind die Kinder noch 4—6 Wochen im Bett zu halten. Besteht Fieber, so ist die Bettruhe noch länger auszudehnen.

Freiluftliegekur.

Bettruhe bedeutet aber nicht Verbannung in ein dumpfes Krankenzimmer. Vielmehr handelt es sich um eine Liegekur, die gleichzeitig möglichst eine Freiluftkur darstellen soll. Da das bei den Kindern armer Leute meist nicht möglich ist, gehören derartige Kinder ins Krankenhaus. Hier sind sie — auch bei hohem Fieber — täglich stundenlang ins Freie zu legen, und zwar bei jedem Wetter, auch im Winter. Im Sommer läßt man langsam immer mehr Kleidungsstücke weg, bis sie schließlich nackt oder doch mit nacktem Bauch in der Sonne liegen.

Künstliche Höhensonne.

An sonnenlosen Tagen und im Winter behandelt man sie neben der Liegekur mit künstlicher Höhensonne (bei der die ultravioletten Strahlen das wirksame Heilmittel sind). Man beginnt mit 3 Minuten langer Bestrahlung des Bauches und der Rückseite des Körpers aus einem halben Meter Entfernung, und steigert alle Tage die Besonnung. Es kommt aber nicht so sehr darauf an, den Körper allmählich an die Höhensonnenbestrahlung zu gewöhnen, als vielmehr darauf, deutliche Reaktionen der Haut in Gestalt einer bis zum nächsten Tage anhaltenden Röte zu erzielen. Ist eine solche kräftige Reaktion erfolgt, so setzt man die Besonnung bis zu ihrem völligen Verschwinden aus, um nach ein paar Tagen wieder damit zu beginnen. Reaktionen hervorrufen heißt aber natürlich nicht, die Kinder bis zur Blasenbildung zu verbrennen. Die Bestrahlungen müssen vom Arzt dosiert werden und dürfen nicht in die Hände einer Schwester oder gar eines Laien gelegt werden. Die Höhensonnenkur wird monatelang fortgesetzt. Die Höchstdauer einer einzelnen Bestrahlung liegt etwa bei 15 Minuten (auf den Bauch und ebenso lange auf den Rücken). Erfolgen hierbei keine Reaktionen mehr, so wird die Bestrahlung für einige Zeit unterbrochen und dann wieder von vorn angefangen.

Gebirgsheilstätten.

Am besten wirkt die Freiluft- und Sonnenbehandlung im Gebirge oder an der See. Für Gebirgskuren kommen Riezlern, Oberstdorf, Partenkirchen, für Kuren an der See die Nordsee in Betracht (Wyk auf Föhr, Gmelinsche Heilstätten, Norderney). Auch einzelne vorspringende Punkte der Nordseeküste, wie St. Peter bei Garding, sind für die Behandlung solcher Kinder geeignet, nicht aber die eigentliche Nordseeküste und ebensowenig die Ostsee. Die Dauer dieser Kuren muß sich über viele Monate erstrecken.

Seehospize.

Solbäder.

Einzelne glänzende Erfolge sieht man auch hin und wieder von den Solbädern. Doch raten wir im allgemeinen davon ab, weil die Solbäder in ihren Einrichtungen gegenüber den Seehospizen und den Hochgebirgsheilstätten rückständig sind. Das Solebaden im Hause des Patienten ist wertlos.

Eine alte und durchaus zu empfehlende, aber wohl ganz von der Höhensonne verdrängte Methode der Behandlung sind die Schmierseifeneinreibungen: Es wird ein fingergliedgroßes Stück Schmierseife auf der Bauchhaut des Kindes verrieben und daraufgelassen. Jeden Abend wird diese Einreibung wiederholt. Sehr bald rötet sich die Haut und fängt an zu brennen und sich abzuschuppen. Man setzt dann ein paar Tage aus, bis die Reaktion abgeklungen ist und beginnt von neuem.

Schmierseifeneinreibungen.

Als unschätzbares Heilmittel haben sich uns die Röntgenstrahlen bewährt, besonders bei der sonst so ungünstigen adhäsiven Form der Bauchfelltuberkulose. Die exsudativen Formen reagieren durchweg gut auf die Röntgenbestrahlungen, indessen geben sie ja auch ohne dieselben schon eine gute Prognose. Den Erfolg bei den adhäsiven Formen aber erblicken wir darin, daß es mit der Bestrahlung gelingt, sie in einem viel höheren Prozentsatz als ohne Bestrahlung zum Rückgang zu bringen, und daß es ferner gelingt, den Durchbruch durch den Nabel viel länger hinauszuziehen, so daß sich dickere und festere Verwachsungen mit der Bauchwand bilden, und es — wenn schon ein Durchbruch erfolgt — nur zu einer Eiterfistel und nicht zu einer Kotfistel kommt.

Röntgenbehandlung.

Was die **Technik der therapeutischen Röntgenbestrahlung** bei Bauchfelltuberkulose anbetrifft, so wenden wir nicht mehr die früher geübte Felderbestrahlung an, sondern geben ein einziges großes Feld auf den ganzen Bauch (Feldgröße = 20 : 20, bei kleineren Kindern = 15 : 15 cm), zuerst von vorn und dann vom Rücken her. Diese Bestrahlung wird alle vier Wochen bis zur Heilung wiederholt.

Ausführung der Röntgenbestrahlungen.

Die Dosis beträgt 30—40% der Hauterythemdosis (auf der Hautoberfläche), die Fokushautdistanz 30 cm. Wir filtern mit 4 mm Aluminium. Es kommt hierbei eine verhältnismäßig kleine Dosis — schätzungsweise 10% der Strahlenmenge — in die Tiefe. Aber diese kleinen Dosen sind anscheinend doch schon wirksam.

Die Bestrahlung vom Rücken her wird im allgemeinen sofort an die von vorn angeschlossen. Nur wenn sich bei einem Kind Erscheinungen eines sogenannten Röntgenkaters zeigen, schalten wir bei den folgenden Bestrahlungen eine Pause zwischen der Bestrahlung von vorn und der vom Rücken ein.

Diese Art der Bestrahlung gilt sowohl für die exsudative wie für die adhäsive Form der Bauchfelltuberkulose (wie auch für die Mesenterialdrüsentuberkulose).

Ist ein größerer Peritonealtumor vorhanden, oder besteht gleichzeitig ein Ileozökaltumor, so genügt die Allgemeinbestrahlung meist nicht. Vielmehr muß in solchen Fällen noch eine besondere Bestrahlung des Tumors vorgenommen werden, und zwar konzentrisch von verschiedenen kleinen Feldern aus.

Filtert man statt mit Aluminium mit Zink, so hat man den Vorteil, daß die Haut weniger belastet wird. Aber das wird durch den Nachteil der längeren Bestrahlungsdauer wieder ausgeglichen, was bei Kindern ja nicht unwesentlich ist.

Bildet sich wirklich eine Kotfistel, so ist zu versuchen, durch feste Druckverbände dem Kot den Durchtritt durch die Fistel möglichst zu verwehren. Es gelingt auf diese Weise und durch gleichzeitige Röntgenbestrahlungen zuweilen, die Kotfistel wieder zum Verschluß zu bringen.

Behandlung der Kotfistel.

Die Ernährung ist so zu gestalten, daß die Kinder guten Appetit behalten und mit kalorisch genügenden Mengen ernährt werden, damit sie in möglichst gutem Kräftezustand bleiben. Bei normalen Stühlen erhalten sie die übliche Durchschnittskost gesunder Kinder, die man etwas nach der Richtung des Fettes hin anreichert: mit 2—3 Teelöffel 1%igem Kreosotlebertran oder mit etwas Speck, Butter, Bratenfett, Schmalz oder kondensierter Milch. Wo es sich um Kinder aus wohlhabenden Familien handelt, die bisher schon eine genügend fetthaltige Kost erhalten haben, ist es natürlich unnötig, noch weiter Fett hinzuzugeben. Vielmehr wird man da die Kost eher mit Kohlenhydraten anreichern müssen, also mit Zugabe von Malzextrakt, Schiffsmumme oder dergleichen. Die Haupt-

Ernährungsbehandlung.

sache ist aber, was noch mal betont sein mag, nicht so sehr die Überernährung als vielmehr diejenige Ernährung, bei der die Kinder bei gutem Appetit erhalten bleiben.

Behandlung der Durchfälle mit hochgezuckerten Milchmischungen.

Wo Durchfälle bei Peritonealtuberkulose bestehen, treten sie entweder als chronische Diarrhöen auf, oder sie stellen sich nur periodisch, z. B. im Anschluß an eine Röntgenbestrahlung, ein. Für die letztern Fälle empfehlen wir die von *Gröer* angegebene Behandlung mit hochgezuckerten Milchlösungen (Vollmilch + 17% Rohrzucker usw., vgl. Ruhr), von der wir zuweilen ausgezeichnete Erfolge sahen.

Mit eiweißreicher, adstringierender Kost.

Wo es sich hingegen um chronische Durchfälle handelt, tritt sehr bald ein Widerwille der Kinder gegen die zuckerreichen Nahrungsgemische auf. Für diese Fälle empfehlen wir die althergebrachte Behandlung mit Weglassen des Zuckers aus der Nahrung, Ersatz desselben durch Saccharin und Beschränkung auf die schwer vergärenden Kohlenhydrate: Mehl, Grieß, Grütze, ferner Reis, Sago usw. Gleichzeitig macht man von den adstringierenden Nahrungsmitteln Gebrauch: Heidelbeersuppen mit Sago, Grießklößchen, Kartoffelmehl, Puddings aus Mondamin oder Kartoffelmehl mit geringem Milch- und Eizusatz und Heidelbeersaft. Mit dem Fett wird man vorsichtig sein müssen, vor allem wird man es da, wo Fettstühle bestehen, und wo es nur eine unnötige Belastung des Darms bildet, größtenteils ausschalten müssen. Das Eiweiß der Nahrung ist unbedenklich, sogar direkt angezeigt. Man gibt es in Form von Buttermilch (Buttermilchsuppe mit 4% Mehl + Saccharin), Quark, Larosan oder Plasmon, rohem geschabtem oder gekochtem oder gebratenem Fleisch (Fleischklößchen), geräucherten oder gekochten Fischen, Eiern, geriebenem Schweizerkäse und dergleichen. Gemüse und Kartoffeln werden (in Breiform verabfolgt) durchweg gut vertragen.

Medikamente.

Adstringierende Medikamente erübrigen sich. Hingegen kann es nötig werden, Kindern mit adhäsiver Peritonitis beim Auftreten von Stenoseerscheinungen Opiate zu geben, entweder Opiumtropfen oder Laudanon-, Pantopon-, Kodein- oder einen entsprechenden Sirup.

Literatur:

Borchgreving, Mitteil. aus den Grenzgebieten 1900, 6. Bd., 434. — *Stooß*, dieses Handbuch, II. Aufl. (Lit.). — *Straßburger*, im Handbuch der inn. Med. von Mohr-Stähelin (Lit.). — *Frank*, Ergebn. d. inn. Med. u. Kinderheilk., Bd. 21 (Lit.). — Zur Röntgenbehandlung: *Bircher*, Strahlentherapie, Bd. 11. — *Iselin*, ebendort Bd. 10. — *Birk-Schall*, Strahlenbehandlung. Urban u. Schwarzenberg, Berlin.

Akute seröse Bauchfellentzündung.

Symptome wie bei akuter eitriger Peritonitis oder Appendizitis.

Diagnose nicht sicher zu stellen.

Die akute seröse Bauchfellentzündung ist bisher nur in wenigen Fällen beobachtet worden. Es handelte sich dabei durchweg um Kinder im Schulalter. Symptome: Akuter Beginn mit Fieber, gelegentlich auch mit einem Schüttelfrost, sowie mit Leibschmerzen, als deren Sitz bald der ganze Bauch, bald die linke, bald die rechte Unterbauchgegend bezeichnet wurde. In einzelnen Fällen stürmischer Beginn wie bei akuter Perforationsperitonitis. Bauchdecken aber meist weich, keine Muskelspannung in der Blinddarmgegend. Die Diagnose wurde meist auf Appendizitis gestellt. Bei der Operation erwiesen sich aber Appendix und Bauchfell als normal, und es fand sich nur eine mäßige Menge seröser Flüssigkeit in der Bauchhöhle, wie etwa beim Frühexsudat der Appendizitis. In allen Fällen Heilung nach der Operation. Entstehung des Krankheitsbildes bisher unklar.

Literatur:

Melchior, Klin. Wschr. 1922, 1089.

Chronische seröse Bauchfellerkrankung.

Geschichtliches.

Eine idiopathische, chronische, exsudative Bauchfellentzündung ist in der älteren Literatur des öftern beschrieben worden (*Wolf* 1828, *Galvagni* 1869, *Rehn* 1880, *Behrmann* 1889).

Cruveilhier sprach vom „Ascite des jeunes filles", weil er die peritonitischen Ergüsse hauptsächlich bei Mädchen in den Entwicklungsjahren beobachtete. Sie schwänden später wieder von allein und seien deswegen auch nicht als tuberkulös anzusehen.

Auch *Henoch* kannte eine einfache, chronische, exsudative Peritonitis, als deren Hauptmerkmal er ebenfalls die spontane Heilbarkeit bezeichnete. Als charakteristisch gab er weiter an, daß die Kinder nicht von tuberkulösen Eltern abstammten, selbst nicht weiter tuberkulös seien, ein gutes subjektives Wohlbefinden zeigten, was bei den eigentlichen tuberkulösen Bauchfellentzündungen meist nicht der Fall sei. Vor allem stützte er sich auf den Leichenbefund: Auf dem Peritoneum fänden sich zwar Granulationen, aber deren Untersuchung ergäbe nicht tuberkulöses, sondern nur fibroides, zum Teil Granulationsgewebe. Ebenso fände man weder Tuberkelbazillen noch Riesenzellen. Es sei also eine einfache chronische Peritonitis mit Bildung kleiner Fibroide vorhanden.

Demgegenüber hat aber später *Borchgreving* die Meinung vertreten, daß das Fehlen von Tuberkelbazillen und Riesenzellen keineswegs gegen Tuberkulose spreche. Vielmehr hätten die — wie Granulationsgewebe oder Fibroide aussehenden — Knötchen als echte Tuberkel zu gelten. Denn einmal fänden sich neben ihnen auf der Serosa andere Knötchen, die Riesenzellen enthielten, sogar verkäst sein könnten, und zum andern gelinge es, durch Verimpfung von Material, das nur diese fibroiden Knötchen enthalte, bei Meerschweinchen eine typische Tuberkulose zu erzeugen.

Symptome.

Klinisch stand in den veröffentlichten Fällen die Auftreibung des Leibes durch einen beträchtlichen Aszites im Vordergrund der Symptome. Daneben fanden sich Fieber, allmähliche Abmagerung, Leibschmerzen, Darmstörungen, strangförmige Verwachsungen im Bauchinnern — also Erscheinungen, wie sie auch bei der tuberkulösen chronischen Peritonitis vorkommen. Die Diagnose wurde denn auch meist auf Bauchfelltuberkulose gestellt. Der Operations- bzw. Sektionsbefund lieferte aber nicht das typische Bild der tuberkulösen Veränderungen, sondern ein der obigen Beschreibung *Henochs* entsprechendes.

Notwendigkeit, in solchen Fällen die Tuberkulinproben anzustellen.

Die Frage, ob es sich um ein selbständiges Krankheitsbild handelt, ist vorläufig als unentschieden anzusehen. Die Entscheidung wird aber heutzutage leichter als früher zu fällen sein, und zwar in der Weise, daß man die Kinder mit Tuberkulin impft. Der wiederholt negative Ausfall der Impfung würde im Sinne *Henochs* sprechen, d. h. in dem Sinne, daß es sich um ein von der Tuberkulose abzutrennendes, selbständiges Krankheitsbild handelt.

Literatur:

Behrmann, Über einfache chronische Exsudativperitonitis. Diss. Tübingen 1898 (Lit.). — *Straßburger*, im Handbuch der inn. Med. von Mohr-Staehelin.

Polyserositis.

Als Polyserositis oder Panserositis wird die gleichzeitige Entzündung der großen serösen Häute: des Bauchfells, Rippenfells und des Herzbeutels bezeichnet.

Die erste Beschreibung dieses Zustandsbildes stammt von *Bamberger*. Daher die früher übliche Bezeichnung als „*Bamberger*sche Krankheit".

Die Erkrankung ist sehr selten und findet sich fast nur bei tuberkulösen Kindern. Sie beginnt bald im Bauchfell und greift dann — auf dem Weg über die das Zwerchfell durchdringenden Lymphverbindungen — auf das Rippenfell und den Herzbeutel über, oder sie nimmt den umgekehrten Weg.

Auf dem Rippenfell führt sie zu exsudativen, hauptsächlich aber zu trokkenen Ausschwitzungen, die namentlich in der Zwerchfellgegend, vornehmlich rechts, zu sitzen pflegen. Kennzeichnend für die Krankheit ist die schnelle und starke Schwartenbildung. Ausnahmsweise findet sich — entsprechend dem später zu erwähnenden Aszites — auch ein Erguß im Rippenfellraum.

Die Veränderungen am Herzbeutel sind ebenfalls durch starke Neigung zur Schwielenbildung, zu Verwachsungen und Verlötungen ausgezeichnet. Diese führen zu den als Concretio oder Symphysis pericardii, im schlimmsten Fall als Panzerherz, bezeichneten Zuständen.

In der Bauchhöhle kommt es zur Bildung eines mächtigen Ergusses. Der, von diesem ausgehende, ständige Reiz führt zur chronischen Bauchfellentzündung mit Verdickung der Serosa. Diese Schwielenbildung findet sich namentlich an der Leber- und Milzkapsel, ferner am Zwerchfellüberzug, am Mesenterium und — stellenweise oder allgemein — am wandständigen und am inneren Bauchfellblatt. Besonders auffallend sind die Veränderungen am Bauchfellüberzug der Leber, wo die weißlich-glänzende Verdickung der Leberkapsel den als „Zuckergußleber" bezeichneten Zustand hervorruft.

Das klinische Bild wird durch den Erguß im Bauchfellraum beherrscht, während die Veränderungen am Rippenfell im Hintergrund bleiben, und die Veränderungen am Herzen häufig während des Lebens gar nicht festzustellen sind.

Der Erguß im Bauchfell kommt dadurch zustande, daß durch die schwieligen Veränderungen an der Leberkapsel, am Zwerchfell und vor allem am Herzen selbst der Abfluß des Blutes aus der Bauchhöhle durch die untere Hohlvene gehemmt wird. Dadurch kommt es zur Blutstauung in der Leber und zum Aszites. Die Leber selbst ist im Anfang vergrößert, später verfällt sie einer, mit Bindegewebevermehrung einhergehenden, Schrumpfung (Muskatnußleber, perikarditische Leberzirrhose). Trotz ihrer Verkleinerung ist sie — wenn das Wasser abgelassen ist — als harte, runde, beim Betasten manchmal ein peritonitisches Reiben liefernde Resistenz zu fühlen.

Das Krankheitsbild interessiert uns hier nur wegen seiner differentialdiagnostischen Bedeutung. Im übrigen sei auf den Abschnitt „Herzerkrankungen" verwiesen.

Ascites chylosus.

Ascites chylosus.

Ascites chylosus wurde bei Kindern etwa ein dutzendmal beobachtet. Bevorzugt werden die ersten drei Lebensjahre.

Symptome: Schleichender Beginn, geringes unregelmäßiges Fieber, Darmstörungen, immer stärker wachsende Auftreibung des Leibes durch einen freien Erguß im Bauchraum. Bei der Punktion bzw. Operation entleert sich milchigweiße, trübe Flüssigkeit in beträchtlicher Menge, die unterm Mikroskop sich als eine Emulsion feinster Fetttröpfchen darstellt. Wenn es sich nicht um einen eigentlichen chylösen, sondern pseudochylösen (chyliformen, adipösen) Erguß handelt, finden sich zahllose verfettete Epithelien im Präparat. Der Erguß enthält bis zu 4% Eiweiß, bis zu 17% Fett, auch Zucker in Spuren, das spezifische Gewicht beträgt 1004—11, die Reaktion ist alkalisch. In einzelnen Fällen fand sich eine Vergesellschaftung mit Chylozele des Hodens, mit angeborenem Herzfehler, mit vergrößerten Hilusdrüsen, mit einem Tumor der Wirbelsäule. Die Entstehung blieb in allen bisher beobachteten Fällen unklar.

Pseudochylöse Ergüsse.

Heilung durch wiederholte Punktionen oder Operation.

Literatur:

Schall, Mschr. Kinderheilk., 23. Bd., 1922.

II. Die übrigen Erkrankungen des Bauchfells.

Geschwülste.

Von den Geschwülsten des Bauchfells, die im Kindesalter vorkommen, nennen wir zuerst die zystischen Tumoren.

Schon beim Fötus beobachtet.

Sie kommen schon beim Fötus vor und nehmen ihren Ursprung von Entwicklungsstörungen. Sie sind abzuleiten von abgesprengten Teilen des Darmrohrs.

(Enterokystome.) Sie treten einzeln (*Hueter*) oder zu mehreren (bis zu fünf [*Sänger* und *Klopp*]) auf. Manchmal finden sich gleichzeitig noch an anderen Stellen: im Mediastinum, im retroperitonealen Raum (*Roth*), vor den Halswirbeln usw. (*Hennig, Schmincke*) weitere Zysten. In einem Fall bildete die — drei Liter Flüssigkeit enthaltende — Zyste ein Geburtshindernis, das die Tötung des Kindes erforderte (*Hennig*). Bei einem andern Kinde führte die Zyste zum Darmverschluß (aufgetriebener Leib, Darmsteifungen) und zum Tod am 6. Lebenstage (*Hasse*).

Häufig zu mehreren vorkommend.

Von den Geschwülsten des eigentlichen Kindesalters gehen viele von persistierenden Teilen des Ductus omphalomesentericus (*Meckel*sches Divertikel) aus (Vitello-intestinale Kystome [*Sänger* und *Klopp*]). In der Literatur sind etwa 25 derartige Fälle beschrieben. Näheres über ihre Anatomie findet sich bei *Niosi* und bei *Meyer*.

Entstehend aus persistierenden Teilen des Ductus omphalomesentericus.

Symptome: Klinisch führen die Mesenterialzysten zur Auftreibung des Leibes und zur Bildung eines, meist dicht unter der Bauchmuskulatur tastbaren, glatten, mit der Atmung verschieblichen, prallelastischen Tumors. Manche machen jahrelang keine oder nur sehr geringe Beschwerden (Leibschmerzen, Stuhlbehinderung). *Studgaard* berichtet von einer, bei der Operation von der Symphyse bis zum Rippenbogen reichenden Zyste, die im 2. Lebensjahr des Kindes diagnostiziert, später wiederholt punktiert und erst im 14. Lebensjahr operiert wurde, ohne besondere Beschwerden gemacht zu haben. Andere Fälle verlaufen bösartiger. Zum Teil führen sie erst nach jahrelangem, verhältnismäßig gutartigem Verhalten zu periodischen Darmstenosen, zur Invagination, zum Ileus und zur Peritonitis (*Buchwald, Hedinger, Püschmann, Kulenkampf*). In einem von *Sprengel* beschriebenen Fall zum Beispiel bestanden seit dem 4. Lebensjahre zeitweise Leibschmerzen und Erbrechen, im 15. Jahre kam es dann zur Invagination. Dabei war die Zyste nur 3 cm groß.

Symptome.

Das Alter der Kinder lag zwischen 3 Monaten (*Farwett*) und 15 Jahren. Die meisten standen jenseits des 3. Lebensjahres.

Ein zweiter Teil der Geschwülste geht vom Lymphgefäßsystem aus. Chylangiome sind bei Kindern — soweit wir feststellen konnten — etwa ein dutzendmal beschrieben worden (*Klemm*), das jüngste Kind war 4 Monate alt.

Oder vom Lymphgefäßsystem ausgehend.

Eine dritte Form sind mesenteriale Dermoidzysten. Sie können einen sehr großen Umfang erreichen. Die Kasuistik darüber findet sich bei *Lexer* gesammelt. Außerdem sind Fälle von *Dikinson, Campbell* und von *Fangeas* mitgeteilt worden.

Oder Dermoidzysten.

Die sonstigen Geschwülste des Peritoneums treten vor den bisher genannten in den Hintergrund. Sie gehen nur zum kleineren Teil vom Peritoneum selbst aus, meist kommen sie vom retroperitonealen Gewebe bzw. von den im Mesenterium, Netz und retroperitonealem Gewebe gelegenen Lymphdrüsengruppen her. Teils handelt es sich um verhältnismäßig gutartige Tumoren, wie retroperitoneale Lipome (*Dalziel*) oder Ganglioneurome (*Macnaughton* und *Turnbull*, im 5. Jahr festgestellt, im 18. erst operiert), teils um bösartige Lymphosarkome (*Hill*).

Anderweitige Geschwulstformen.

Differentialdiagnose und Behandlung. Die Differentialdiagnose der Bauchgeschwülste bei Kindern ist sehr schwierig. Wenn wir nach unsern eigenen Erfahrungen eine Schilderung der Lage in diesen Fällen geben sollen, so ist dies zu sagen: Die Kinder werden fast immer sehr spät zum Arzt gebracht, teils deshalb, weil der Bauch an Umfang zugenommen hat, teils, weil die Kinder sich krank fühlen, Darmstörungen zeigen und sehr bleich geworden sind. Es wird dann der — wegen seiner großen Seltenheit immer sehr überraschende — Befund einer Bauchgeschwulst erhoben. Die Geschwülste sitzen in der Regel im Oberbauch, bald rechts, bald links und sind fast immer von bereits beträchtlichem Umfang. Oft macht es Schwierigkeiten, zu unterscheiden, ob das, was man feststellt, eine selbständige Geschwulst ist, oder ob es die vergrößerte Milz oder Leber ist. Auch alle übrigen Feststellungen: die der anatomischen Beschaffenheit der Geschwulst, die ihres Ausgangspunktes — lassen sich immer nur vermutungsweise stellen. Die Hauptrolle spielt die andere Frage: Ist die Geschwulst noch operabel oder nicht?

Diagnose.

Vergrößerung des Bauchumfangs, Darmstörungen, Blässe.

Erklärt sich der Chirurg zum Eingriffe bereit, so ist die Frage der Diagnose zunächst nebensächlich — sie ergibt sich ja bei bzw. nach der Operation von selbst.

Chirurgische Behandlung.

Lehnt der Chirurg den Eingriff als aussichtslos ab, so verbleibt das Kind dem Kinderarzt. Ihm steht dann nur noch der Weg der Röntgenbehandlung zur Verfügung.

Röntgenbehandlung.

In den Fällen, die wir selbst bestrahlt haben, war die Technik der Röntgenbestrahlungen folgende: Wir teilen die Haut über der Geschwulst in verschiedene Felder von je 10 : 10 cm Größe ein. Die Felder werden mit Höllensteinlösung umrandet, damit die Zeichnung längere Zeit bestehen bleibt. Jedes Feld wird mit einer Röntgendosis von 70% der H.E.D. bestrahlt. Die Bestrahlungen werden — je nachdem das Kind Zeichen eines „Röntgenkaters“ zeigt oder nicht — täglich oder in Abständen von einigen Tagen vorgenommen. Ist die Vorderseite durchbestrahlt, so kommt die Rückseite, nötigenfalls auch noch die Seitenfläche der Geschwulst, an die Reihe. Nach vier Wochen wird eine zweite Bestrahlungsfolge vorgenommen.

Bei dem größten Teil der Geschwülste kommt es schnell zu einer Verkleinerung. Ex juvantibus kann man dann sagen, daß es sich mit großer Wahrscheinlichkeit um eine sarkomatöse Geschwulst handelt. Oft gelingt es auch, mit Hilfe des Pneumoabdomens bei der nun stark verkleinerten Geschwulst ihren Ausgangspunkt festzustellen: Sie kommen in der Mehrzahl aus der Retroperitonealgegend.

Bleibt die Geschwulst durch die Bestrahlung unbeeinflußt, so liegt die Vermutung nahe, daß es sich um eine andersartige Geschwulst — Dermoid, Kystom oder dgl. — handelt.

In keinem der von uns bestrahlten Fälle ist es gelungen, die Kinder zu heilen. Selbst die Fälle, die nach ausgiebiger Bestrahlung geheilt erschienen, sind an Metastasen zugrunde gegangen. In welcher Weise das geschieht, mögen folgende zwei Beispiele zeigen: Ein — geheilt entlassenes Kind bekam plötzlich tagelange Krämpfe und starb — infolge einer Metastase im Gehirn. — Ein anderes Kind, bei dem die anfangs kindskopfgroße Bauchgeschwulst bereits bis zur Größe einer Apfelsine verkleinert war, bekam plötzlich eine Lungenentzündung mit Rippenfellerguß. Letzterer war blutig. Die Lungenentzündung führte nach einigen Tagen zum Tod. Bei der Sektion erwies sich die ganze erkrankte Lunge mit Geschwulstknoten durchsetzt.

Die Röntgenbestrahlung bedeutet also — bis jetzt — nur eine kurze Verlängerung des Lebens.

Infolgedessen darf sie auch nur da angewendet werden, wo die operative Behandlung der Geschwulst für aussichtslos erklärt wird.

Literatur:

Niosi, Virchows Arch. 190, 217. — *Curt Meyer*, Z. Kinderheilk., 21. Bd., 272. — *Lexer*, Arch. klin. Chir., Bd. 61 u. 62. — *Sternberg* u. *Merkel*, in Brüning-Schwalbes Handbuch der path. Anat. des Kindesalters. — *Aschoff*, Lehrb. d. path. Anatomie. — *Moiroud*, Les tumeurs du mésentère, Übersichtsreferat in Gazette des hôp. 1912, 1391 u. 1427. — *Schmincke*, Virchows Arch. 227, Beiheft.

Parasiten in der Bauchhöhle.

Soor. **Soor** des Peritoneums wurde von *Heubner* beschrieben.

Oxyuren. **Oxyuren** können auf dem Wege durch die Tuben in die Bauchhöhle gelangen.

Askariden. Auch **Askariden** sind gelegentlich, auch ohne daß eine Verbindung mit dem Darminnern bestand, in der freien Bauchhöhle gefunden worden. Sie gelangen entweder im Larvenstadium auf dem Wege der Lymphbahnen in den Bauchfellraum oder nehmen auch den Weg durch die Tuben.

Erkrankungen der Leber.

Von

OTTO BOSSERT in Essen.

Bei sehr vielen Kinderkrankheiten reagiert die Leber mit einer ausgesprochenen Vergrößerung. Bald handelt es sich dabei um eine einfache Blutüberfüllung, bald um eine Veränderung der Leberzellen im Sinne einer fettigen Degeneration. Selten sieht man ein Wachstum der bindegewebigen Anteile der Lebersubstanz. Diese sind an und für sich nicht so stark entwickelt wie beim Erwachsenen.

Die Leberpathologie im Kindesalter wurde stiefmütterlich behandelt.

Trotz der Bedeutung, die wir der Leber als Organ des kindlichen Körpers zubilligen müssen, besteht kein Zweifel, daß im großen ganzen die Leberpathologie in der Kinderheilkunde bis in die letzten Jahre vernachlässigt worden ist. Dies hängt in der Hauptsache damit zusammen, daß ausgeprägte Krankheitsbilder des Leber- und Gallensystems im Erwachsenenalter viel häufiger sind. Erinnert sei nur an die primären Neubildungen, wie an die Metastasen in der Leber, an die verschiedenen Arten von Zirrhosen und das Heer der Erkrankungen des Gallenapparates.

Das Kapitel über die Lebererkrankungen ist deshalb in den älteren pädiatrischen Lehrbüchern dürftig. Beispielsweise schreibt *Heubner* (1) noch 1911 in seinem Lehrbuch: „So ist zurzeit eine Pathologie der Leber im Kindesalter eine sehr fragmentäre Materie und kann in kurzen Zügen abgehandelt werden."

Größe. Palpation der Perkussion überlegen.

Gundobin (2) gibt an, daß der obere Leberrand in der Axillarlinie zwischen der 5. und 6. Rippe nachzuweisen sei. Wir schließen uns der Auffassung *Thiemichs* (3) an, der eine exakte Bestimmung der Lebergröße nur von der Palpation erwartet. Selbstverständlich muß man auch dann noch mit der Deutung des Palpationsbefundes, wie wir gleich sehen werden, vorsichtig sein.

Bei Säuglingen wird der untere Leberrand normalerweise 1—2 Querfinger unter dem Rippenbogen angenommen, bei älteren Kindern dürfte die eben noch mögliche Palpation das Normale sein, wie systematische Untersuchungen von *Zamkin* (4) in jüngster Zeit wieder bestätigt haben.

Gewicht.

Das Lebergewicht ist beim Kind, besonders beim Neugeborenen, relativ hoch. Bei letzterem beträgt es ungefähr 3,5—4,5% des Körpergewichts, gegenüber 2,5% beim Erwachsenen.

Wirkliche und scheinbare Veränderung der Lebergröße.

Die Größe und die Lagerung der Leber ist mannigfachen tatsächlichen und scheinbaren Veränderungen ausgesetzt. So rückt die obere Lebergrenze bei Aszites, Meteorismus, bei krankhaften Prozessen am Peritoneum und bei Neoplasmen höher, während Erguß oder Luft im Pleuraraum oder ein krankes Perikard die Leber nach unten drängen. Daß daneben eine Hyperämie der Leber bestehen kann, versteht sich von selbst. Sogar einfache Thoraxdeformitäten bei Rachitis können die Leber nach unten drücken, wenn schon gerade bei der Rachitis auch pathologische Umwandlungen der Leberzellen vorkommen.

Wirkliche und scheinbare Leberverkleinerung.

Eine richtige Verkleinerung der Leber im Kindesalter ist nicht häufig, weil die akute gelbe Leberatrophie und die atrophische Form der Leberzirrhose Seltenheiten sind. Bei geblähten Darmschlingen oder bei ausgesprochenem Pneumothorax kann sie vorgetäuscht werden.

Lebervergrößerung häufig.

Um so öfter bemerken wir eine Vergrößerung der Leber. Bei schlaffen Bauchdecken ist dann der Leberrand deutlich sichtbar. Geläufig ist uns die Lebervergrößerung bei vielen Herzerkrankungen, bei allen Arten von Infekten mit und ohne Ikterus, bei der Tuberkulose, bei der Lues, bei fast allen Blutkrankheiten, beim pastösen Habitus und bei der Überernährung. Besonders gefürchtet ist sie bei der Diphtherie. Auch bei einer Reihe seltenerer Erkrankungen bei Leberabszessen, Neubildungen, beim Echinokokkus und bei der Amyloidose beherrscht die große Leber das Krankheitsbild.

Bei rascher Vergrößerung starker Schmerz.

Erfolgt die Vergrößerung des Organs rasch, so ist mit ihr eine starke Schmerzhaftigkeit verbunden, die sich so steigern kann, daß fälschlicherweise eine Appendizitis diagnostiziert wird. Der Druck auf den peritonealen Überzug der Leber, sowie entzündliche Veränderungen, die auf ihn übergreifen, erklären leicht die starke Schmerzhaftigkeit mancher Fälle.

Lebergröße und Pneumoperitoneum.

Einen guten Überblick über die Größenverhältnisse der Leber, genau wie über zweifelhafte Auftreibungen des Abdomens in der Lebergegend, gestattet eine Röntgenaufnahme bei luftgefüllten Därmen oder ein Pneumoperitoneum.

Funktion der Leber.

Die Funktionen der Leber sind mannigfaltig. Sie produziert die Galle, speichert das Glykogen und reguliert damit den Zuckerumsatz, sie beeinflußt den Fettstoffwechsel und den Eiweißhaushalt, mit dem Ziel, dessen Abbauprodukte im Harnstoff zu vereinigen. Ob sich diese Stoffwechselvorgänge allerdings ausschließlich in der Leber abspielen, ist noch nicht sicher erwiesen. Neuerdings haben *Mautner* und *Pick* (5) durch interessante Untersuchungen die Aufmerksamkeit auf die Bedeutung der Leber für den Wasserhaushalt gelenkt. Sie haben nachgewiesen, daß es eine vom vegetativen Nervensystem abhängige Lebersperre durch Kontraktion der Muskulatur in den abführenden Venen gibt. Vagusreize, ebenso wie Schockgifte z. B. Histamin und Pepton, führen zu einer Sperrung und damit zur Blutüberfüllung und Schwellung. Ein Sympathikusreiz durch Adrenalin, außerdem Koffein, Diuretin u. a. wirken gerade entgegengesetzt.

Der Begriff der Lebersperre.

Vollmer (6) erklärt auch den Leukozytensturz nach Intrakutaninjektionen mit einer Funktion der Lebersperre, die durch den von der Haut ausgehenden, parasympathischen Reiz verschlossen wird. Dadurch tritt eine Verteilungsleukopenie ein, weil die Leukozyten in der Leber zurückgehalten werden.

Glykogen.

Wichtige Untersuchungen über den Glykogengehalt der Leber unter den verschiedensten Bedingungen verdanken wir *Rosenbaum* (7), *Burghard* und *Paffrath* (8) und *Sake* (9). *Anna Dick* (10) hat den Beweis erbracht, daß bei klinisch unwirksamer Insulinbehandlung der Glykogenbefund in der Leber negativ ist, im Gegensatz zu den mit Erfolg behandelten Fällen.

Die Leber im Mineralstoffwechsel.

Während wir über den organischen Stoffhaushalt in seiner Abhängigkeit von der Leber ganz gut orientiert sind, wissen wir über den Mineralstoffwechsel weniger. Erst die bessere Methodik der letzten Jahre hat uns wichtige Aufschlüsse gebracht. Die Untersuchungsresultate sind in einer Arbeit von *Beckmann* (11) niedergelegt.

Entgiftung durch die Leber.

In diesen Aufgaben erschöpft sich aber die Tätigkeit der Leber nicht; sie ist in hervorragendem Maße an der Entgiftung der Eiweißfäulnisprodukte durch bestimmte chemische Umsetzungen, ebenso an der Produktion der Azetonkörper, nicht nur aus Fett und Eiweiß, sondern vielleicht auch aus Kohlehydrat und endlich auch am Kampf gegen die unter pathologischen Verhältnissen ins Pfortaderblut eindringenden Bakterien beteiligt. *Meyer* und *Rominger* (12) haben vergleichende Untersuchungen über das Bindungsvermögen verschiedener Bakteriengiftprodukte durch die Leber durchgeführt und dabei festgestellt, daß Diphtherietoxine im Gegensatz zu Tetanolysinen von der Leber nicht zurückgehalten werden.

Kampf gegen die Bakterien.

Der größte Teil der eben kurz erwähnten Leistungen der Leber, wird den eigentlichen Leberzellen zugesprochen. In neueren Arbeiten von *Bickel, Mann* und *Magath* (13) taucht der Gedanke auf, daß der Ort der Gallenfarbstoffbildung in den *Kupffer*schen Sternzellen, also den Retikuloendothelien der Leberkapillaren zu suchen sei, und daß die Leberzellen selbst nur zur Ausscheidung des Bilirubins dienen. *Minkowski*s Schüler *Rosental* (14) u. a. warnen vor einer Überschätzung der Rolle des retikuloendothelialen Systems.

Gallenfarbstoffbildung und der retikuloendotheliale Apparat der Leber.

Wenn wir die Frage einer Störung der Leberfunktion anschneiden, so müssen wir sofort angeben, in welcher Richtung wir eine Störung erwarten und wir müssen dann bei der Prüfung der einzelnen Funktionen entsprechend vorgehen.

Finden wir Urobilin und Urobilinogen im Harn und Stuhl, so wissen wir, daß die Leberzellen nicht richtig arbeiten. In der pädiatrischen Literatur haben sich *Peiser* (15) und *Glanzmann* (16) besonders für diesen Gedanken eingesetzt. Bemerkenswert ist, daß *Langstein* (17) beim künstlich ernährten Säugling die Urobilinogenprobe im Urin stets positiv fand und zwar besonders stark bei einem Kinde mit weißen Stühlen. In jüngster Zeit ist der Serumbilirubinwert zur Prüfung der Leberfunktion herangezogen worden, besonders von *Duzar* und *Hensch* (18).

Leberfunktionsprüfungen.

Urobilinprobe.

Serumbilirubinnachweis nach *Hijmans van den Bergh.*

Um Aufschluß über die Beeinflussung des Kohlehydratstoffwechsels durch die geschädigte Leber zu gewinnen, haben *Crisafi* (19) und in neuerer Zeit auch *Schede* (20), *Duzar* und *Hensch* und manche andere nach dem Vorgehen von *Strauß* die Lävuloseprobe angewendet. 2—4 g Lävulose pro Kilogramm werden verabreicht und dabei möglichst neben der Lävulosurie auch der Blutzucker bestimmt. Aber sowohl die Lävulosebelastung, wie die von anderen Autoren bevorzugte Dextrose- oder Galaktoseverabreichung in derselben Menge, führen durchaus nicht in allen Fällen von Lebererkrankungen zu positiven Resultaten.

Lävuloseprobe.

Dextrose und Galaktoseprobe.

Levin (21) hat den Eiweißstoffwechsel durch Bestimmung des Blutharnstoffs vor und nach der Belastung mit 1 g N pro Kilogramm in Form von dunklem Hühnerfleisch geprüft und dadurch festgestellt, daß die Eiweißprobe die empfindlichste Leberfunktionsprobe ist. Nach seinen Angaben ist sie niemals negativ gewesen, wenn andere Funktionsprüfungen positiv waren.

Prüfung der Funktion des Eiweißstoffwechsels.

Im Gegensatz dazu ist nach den Untersuchungen von *Schiff*, *Stransky* und *Benjamin* (22) die hämoklasische Krise *Widals*, d. h. die mit dem Verlust der eiweißbindenden Fähigkeit der Leber verbundene Leukopenie, die Blutdrucksenkung und die Herabsetzung der Gerinnungsfähigkeit des Blutes, durchaus nicht eindeutig. Nach *Lepehne* (23) kann die Blutkrise auch nach Verabreichung von Substanzen auftreten, die gar kein Eiweiß enthalten. Mit ganz indifferenten Stoffen, wie Bolus und Wasser, ebenso

Die hämoklasische Krise Widals.

mit verschiedenen Zuckerarten und Fetten hat der Autor die Reaktion hervorgerufen und hat andererseits bei sicheren Lebererkrankungen vollkommene Versager gesehen.

Prüfung mit Chinin.

Carbonara (24) hat 10—15 ccg Chinin intramuskulär gegeben, und bei Leberkranken eine Leukopenie festgestellt mit einem Maximum der Reaktion etwa eine Viertelstunde nach der Injektion. Im qualitativen Blutbild beobachtete er dabei eine Rechtsverschiebung.

Trypanozidie.

Die trypanozide Fähigkeit des Blutserums ist gleichfalls als Leberfunktionsprüfung angewendet worden. Im Serum des Erwachsenen kreisen Substanzen, die eine tödliche Infektion einer Maus mit Trypanosomen unwirksam machen. Ist die Leber erkrankt, so fehlen diese Substanzen im Erwachsenenserum. *Munter* (25) hat nachgewiesen, daß die Abnahme der Trypanozidie parallel der Schwere der Erkrankung geht. *Leichtentritts* (26) Untersuchungen haben ergeben, daß Frühgeborene und Neugeborene diese Stoffe noch nicht haben und daß sie erst von der 6.—10. Lebenswoche an beim jungen Kind sich finden. Eine Reihe von Erkrankungen führt zum Verlust der Substanzen. *Leichtentritt* rechnet dabei mit der Möglichkeit, daß der retikulo-endotheliale Apparat der Leber versagt.

Verhalten der Leber gegenüber Farbstoffen.

In Anlehnung an die Nierenpathologie hat *Peruzzin* (27) schon vor 20 Jahren versucht, mit der oralen Verabreichung von Methylenblau bei Kindern Aufschluß über deren Leberfunktion zu gewinnen. Neuerdings haben vor allem *Rosental* und *Falkenhausen* (28), *Lepehne* und von amerikanischen Forschern besonders *Rosental* und *White* (29) beim Erwachsenen körperfremde Substanzen zur Prüfung der Leberfunktion ausgewählt. *Löers* und ich (30) haben uns an der Essener Kinderklinik dieser Methodik bedient, worauf nachher noch näher eingegangen werden soll.

Funktionsprüfung mit Farbstoffen.

Während die Amerikaner Tetrachlorphtaleïn und neuerdings Bromulfophtaleïn benutzen und die Ausscheidungsgeschwindigkeit des intravenös verabreichten Farbstoffs durch kolorimetrische Blutvergleichung prüfen, verwenden *Rosental* und *v. Falkenhausen* Methylenblau, *Lepehne* dagegen das Indigokarmin. Wir selbst haben sowohl mit Methylenblau wie mit Indigokarmin gearbeitet. Eine kurze Beschreibung unseres Vorgehens sei mitgeteilt.

Methodik der Untersuchung.

Den Kindern wird in der üblichen Weise nüchtern eine Duodenalsonde eingeführt. Nach einiger Zeit erscheint Duodenalsaft, erkenntlich an seiner meist goldgelben Farbe und seiner alkalischen Reaktion. Nach seinem Eintreffen werden 5 ccm einer 2%igen Methylenblaulösung beziehungsweise 5 ccm einer 0,2%igen Indigokarminlösung in physiologischer Kochsalzlösung subkutan injiziert und hierauf der aspirierte Duodenalinhalt in Abständen von 5 Minuten auf den ausgeschiedenen Farbstoff untersucht. Während das Indigokarmin schon makroskopisch die Galle deutlich grün färbt, ist beim Methylenblau in den wenigsten Fällen schon mit bloßem Auge eine Verfärbung der Flüssigkeit sichtbar. Dies rührt daher, daß das Methylenblau eben nicht als Farbstoff, sondern als Leukokörper ausgeschieden wird, der erst nach entsprechender Bearbeitung in den Farbstoff umgewandelt wird.

Beurteilung der Methoden.

Lepehnes Methodik ist natürlich viel einfacher und weniger zeitraubend, weil hier der Farbstoff als solcher und nicht seine Vorstufe ins Duodenum hineinläuft. Aber nach seinen Angaben ist seine Methode insofern auch eine weniger empfindliche, als ihr positiver Ausfall nur bei ausgesprochenen Lebererkrankungen zu erwarten ist. Außerdem kann nach der Auffassung von *Rosental* und *v. Falkenhausen* das in kleinen Mengen ausgeschiedene Indigokarmin dem Auge verborgen bleiben, während das Methylenblau auch in seiner Vorstufe als Chromogen in der Galle noch in einer Verdünnung von 1 : 300 000 nachgewiesen werden kann.

Resultate der chromoloskopischen Untersuchungen.

Aus unseren eigenen Untersuchungen geht unzweideutig hervor, daß wir mit Hilfe der chromoloskopischen Untersuchungsmethoden einen Einblick bekommen in das verschiedene Verhalten gesunder und pathologisch veränderter Leberzellen gegenüber Farbstoffen. Die größten Abweichungen von dem Verhalten gesunder Kinder beziehen sich auf schwer Tuberkulöse und Luetiker mit viszeralen Erscheinungen, in Übereinstimmung mit den bei diesen Erkrankungen charakteristischen histologischen Leberbildern.

Der Ikterus.

Abgesehen vom Ikterus neonatorum, der an anderer Stelle ausführlich beschrieben wird, dem septischen Ikterus und dem Ikterus bei Mißbildungen der Gallenwege, kommt die Gelbsucht beim Säugling im Gegensatz zum älteren Kind selten vor.

Verschiedene Formen des Ikterus.

Wir unterscheiden verschiedene Formen des Ikterus:

1. Den mechanisch bedingten Ikterus, der durch eine Verlegung der Gallengänge durch Fremdkörper oder Würmer zustande kommen kann, oder durch eine Aplasie der Gallenwege oder angeborene Obturation bedingt ist. Beim Kinde sind Narben oder Neubildungen, die beim Erwachsenen oftmals die Gallenwege verlegen, nicht häufig. Selbstverständlich kann auch einmal ein Tumor von außen drücken oder eine portale Lymphdrüse.

2. Einen Ikterus, bei dem die Funktion der Leberzellen notgelitten hat. Zu diesem rechnen wir die Hepatitis, den Stauungsikterus bei Herzkrankheiten und Zirkulationsstörungen, den Ikterus bei Infekten (z. B. bei der Grippe), den septischen Ikterus und den Ikterus neonatorum familiaris gravis *Ylppö* (31). Zweckmäßigerweise fügen wir nach dem Vorschlag von *Schiff* (32) noch eine dritte Gruppe an, in die wir den Ikterus neonatorum und den hämolytischen Ikterus einbeziehen.

Symptome des Ikterus an Haut und Schleimhäuten.

Der Ikterus zeigt sich zunächst an der Gelbfärbung der Haut und der Skleren. Neben der Konzentration des Bilirubins im Blute ist wohl auch die Durchlässigkeit der Gefäße dafür verantwortlich zu machen, daß es zum Ikterus kommt. Der Harn kann schon Bilirubin enthalten, ohne daß eine Gelbfärbung der Haut und Schleimhäute in Erscheinung getreten ist. Andererseits hält aber das Gewebe den Gallenfarbstoff oft sehr lange zurück, so daß der Ikterus den Blutbilirubinbefund überdauern kann.

Harn.

Hepatitis.

Wenden wir uns zunächst dem einfachen Ikterus, der Hepatitis; zu. Nach der Untersuchungen von *Eppinger* handelt es sich dabei nicht um eine Stauung, sondern um Parenchymschädigungen der Leber entzündlicher Art.

Krankheitsbild.

Die Kinder werden zunächst oft appetitlos, manchmal tritt Erbrechen hinzu, der Urin wird dunkler und nach wenigen Tagen färben sich die Conjunctivae sclerae, sowie die Haut gelb. Im Harn erscheint Bilirubin, das ihn bierbraun färbt, und dessen Reduktionsprodukte, Urobilin und

Haut.

Harn.

Stuhl.

Urobilinogen. Der Stuhl ist gewöhnlich sehr hell, manchmal vollkommen farblos. Diese Art von Stühlen kann beim Kind allerdings auch bei schweren Fällen von Milchnährschäden oder Bauchspeicheldrüsenerkrankungen beobachtet werden. Wegen Fortfalls der normalen Darmperistaltik durch die Galle ist mit den farblosen Stühlen oft eine Obstipation vergesellschaftet. Durch häufige Duodenalsondierungen haben wir uns davon überzeugt, daß die Galle fast immer normal gefärbt ist. An der Infektiosität der Erkrankung kann nicht gezweifelt werden, wenn man an das immer wieder beschriebene epidemische Auftreten von diesen Ikterusfällen denkt. Allerdings ist die bakteriologische Untersuchung des fraglichen Erregers bis jetzt noch nicht geglückt. Bemerkenswert scheint uns in diesem Zusammenhang eine Beobachtung an unserer Klinik, bei der nacheinander 4 Kinder einer Familie ohne nachweisbare Ursache mit Fieber, Gelbfärbung der Haut und Schleimhäute, bierbraunem Urin und acholischem Stuhl erkrankten. Angesichts des intensiven Ikterus war schon draußen von dem behandelnden Arzt eine starke Einschränkung der Fettzufuhr empfohlen worden. Diese Anordnung hatte eine rasches Verschwinden aller Krankheitssymptome bei den zuerst erkrankten Geschwistern zur Folge, abgesehen von einem elfjährigen Mädchen, das unter dem typischen Bild der akuten gelben Leberatrophie in unserer Klinik starb. Die Diagnose fand durch den pathologisch-anatomischen Befund ihre absolute Sicherung.

Auch bei anderen Erkrankungen helle Stühle.

Obstipation.

Bedeutung der Infektion.

Akute Leberinsuffizienz mit zerebralen Symptomen.

In diesem Zusammenhang gewinnt die Beobachtung einer akuten Leberinsuffizienz mit schweren zerebralen Erscheinungen durch *Lenhartz* (33) an Bedeutung, die der Autor von der akuten gelben Leberatrophie trennt und zwar deshalb, weil der Ikterus relativ schwach war, keine Temperaturen vorhanden waren und weil der Foetor hepaticus, wie ihn *Umber* (34) nennt, fehlte. *Lenhartz* verweist selbst auf *Umber*, der der Meinung ist, daß die akute Hepatitis von den Frühstadien der Leberatrophie kaum zu trennen sei und außerdem nicht daran zweifelt, daß es Übergangsfälle gibt. Auch die *Lenhartz*sche Beobachtung wurde im Rahmen einer Ikterusepidemie gemacht.

Dauer 2—3 Wochen.

Der Ikterus dauert gewöhnlich 2—3 Wochen, er kann aber auch bei längerer Dauer durchaus gutartig sein.

Die beim Erwachsenen häufige psychische Verstimmung und Reizbarkeit ist beim Kind fast nie vorhanden, dagegen fühlen sich die Kinder müde und matt und leiden oftmals an Kopfschmerzen. Über Hautjucken wird auch manchmal geklagt, Pulsverlangsamungen sind dagegen nicht häufig. Die Leber ist fast regelmäßig druckschmerzhaft.

Karotinfärbung.

Die, namentlich bei jungen Kindern nicht selten beobachtete Mohrrübenfarbe, besonders in der Nasengegend und an den Ohren, darf natürlich mit dem Ikterus nicht verwechselt werden. Davor schützt das Fehlen der Schleimhautverfärbung und der Mangel an Gallenfarbstoff und seinen Abkömmlingen im Urin.

Therapie.

Von therapeutischen Maßnahmen steht neben der Bettruhe die diätetische Behandlung im Vordergrund. Allerdings steht *Schiff* dem Effekt dieser Behandlung, abgesehen vom Prodromalstadium, skeptisch gegenüber.

Kost.

Wir pflegen eine fettarme und eiweißarme Kost zu verabreichen in Gestalt einer kohlehydratreichen Nahrung. 1—2 Obsttage als Einleitung und dann Übergang zu kleinen Mengen magerem Fleisch mit Gemüsen ohne Fett zubereitet, Mehlspeisen mit Kompott oder frischem Obst, getostetes Brot und Zwieback ist empfehlenswert. Zum Trinken eignet sich vorzüglich Buttermilch, Tee, Fruchtsäfte und alkalische Wässer.

Zur Anregung der Peristaltik verordnen wir frühmorgens nüchtern eine Tasse Karlsbader Wasser, das schluckweise in einem Zeitraum von einer Viertelstunde angewärmt getrunken werden soll. Auch den Vorteil dieser Behandlung verneint *Schiff*. Andere Abführmittel meiden wir, von ab und zu verwendeten Cholagoga haben wir nichts Überzeugendes gesehen. Anregung der Peristaltik.

Ikterus mit plötzlichem Beginn, hohem Fieber, Appetitlosigkeit, Kopfschmerz, Benommenheit, Erbrechen und Durchfall. Eiweißausscheidung im Urin hämorrhagischer Diathese und oft auch Zylindrurie, mit großer Leber und Milz wird als *Weil*sche Krankheit bezeichnet. Es handelt sich um eine spezifische Infektionskrankheit, deren Erreger die Spirochaeta icterogenes ist. *Weil*sche Krankheit.

Der hämolytische Ikterus.

Findet man bei großer Milz und Leber und Ikterus im Urin keinen gelösten Gallenfarbstoff, dann müssen wir an einen hämolytischen Ikterus denken. Charakterisiert wird dieser durch ein auffallendes Blutbild, in dem meist intensiv gefärbte Erythrozyten von erheblicher Kleinheit, die sogenannten Mikrozyten zu sehen sind. Weiterhin durch die Resistenzverminderung der Erythrozyten gegenüber hypotonischen Kochsalzlösungen (bei normalen Erythrozyten tritt Hämolyse etwa bei 0,45%igen Lösungen ein, beim hämolytischen Ikterus dagegen schon bei 0,6—0,7%igen). Blutbild und Resistenzverminderung der Erythrozyten.

Die Erkrankung ist ausgesprochen familiär. Atypische Fälle ohne Ikterus nur mit der pathologischen Blutbeschaffenheit sind mehrmals beobachtet worden. Ein näheres Eingehen erübrigt sich, da die Erkrankung im Blutkapitel dieses Handbuches ausführlich abgehandelt wird. Als Behandlungsmethode ist die Milzexstirpation angegeben worden. *Knauer* (35) hat einen günstigen Erfolg im Anschluß an eine Bluttransfusion beschrieben. Günstiger Erfolg der Bluttransfusion.

Im Gegensatz zum Ikterus neonatorum, der bekanntlich so gut wie immer harmlos verläuft, beschreibt *Ylppö* l. c. einen Ikterus neonatorum gravis, der in wenigen Tagen zum Tode führt. Meist geben die Eltern an, daß ihnen schon mehrere Kinder in den ersten Lebenstagen an Gelbsucht gestorben sind. Man nimmt allgemein ein familiäres Auftreten an. Ikterus neonatorum gravis *Ylppö*.

Das Krankheitsbild ist ein sehr schweres und unterscheidet sich vom einfachen Ikterus neonatorum auch noch dadurch, daß der Urin dunkel ist und Gallenfarbstoff enthält. Der Stuhl ist dabei normal gefärbt. Man dachte an septische Zustände, doch ist der bakteriologische Nachweis irgendwelcher Erreger im Blute nie gelungen. Eigenartige Befunde in der Leber haben einen anderen Weg gewiesen. Man fand in ihr kleine Blutbildungsherde, wie sie sonst nur bei fötalen Lebern beobachtet werden und neuerdings eingehend von *Kratzeisen* und *Ballhorn* (36) beschrieben worden sind. Die beiden Autoren sind der Ansicht, daß die angeborene Erythroblastose die Ursache der kongenitalen kindlichen Gelbsucht sei. *Ylppö* erklärt die Dysfunktion der Leber mit ihrem embryonalen Zustand. Harn dunkel und gallenfarbstoffhaltig. Persistenz von Blutbildungsherden.

Noch ein kurzes Wort zur Hepatose. Die Hepatose.

Pielsticker (37) hat eine akute isolierte Lebererkrankung, bei der die Leber stark angeschwollen und eine subikterische Verfärbung der Haut Subikterus.

bzw. Schleimhaut vorhanden ist, so genannt. Im Harn ist Urobilin nachweisbar, dagegen fehlt die beim Ikterus charakteristische Braunfärbung des Urins.

Der Autor denkt an eine Parenchymschädigung des Organs, ohne Entzündung, im Sinne degenerativer Veränderungen, in Parallele zur Nephrose. Von dieser Vorstellung ausgehend, kommt er zu der Bezeichnung Hepatose. Später hat *Geronne*[1]) ähnliche Fälle geschildert.

Auftreten schon bei banalen Infekten.

Nach der Auffassung *Pielstickers* können diese Parenchymveränderungen schon bei harmlosen Infekten der oberen Luftwege auftreten und in der Tat wird es jedem erfahrenen Kinderarzt des öfteren aufgefallen sein, daß bei den genannten Affektionen die Kinder nicht selten über Druckschmerzhaftigkeit in der Lebergegend klagen.

Klinisches Bild.

Von klinischen Erscheinungen erwähnt *Pielsticker* unbestimmte Schmerzen im Bauch, die oft sehr heftig werden können, und sich durchaus nicht auf die Regio hepatica beschränken, Appetitlosigkeit, Kopfschmerzen und häufig Obstipation als besonders wichtig.

Die akute gelbe Leberatrophie

ist im Kindesalter keine sehr häufige Erkrankung. Der Grund dafür ist der, daß die beim Erwachsenen zu der Schädigung führenden Gifte, wie Phosphor, Blei usw. eine weniger große Rolle spielen.

Die Leber, die im Beginn der Erkrankung meist etwas vergrößert ist, schrumpft ganz erheblich zusammen und zeigt an der Oberfläche oft deutliche Unebenheiten. Ihre Farbe ist gelb. Im histologischen Schnitt sieht man degenerativ veränderte Stellen, an denen normales Lebergewebe kaum mehr zu sehen ist. Daneben oft auch Regenerationsgewebe. Die Erkrankung beginnt zunächst, wie wir bereits angedeutet haben, mit einfachem Ikterus und kann zunächst fieberlos auftreten. Oft schon in den ersten Tagen gesellen sich dazu schwere zerebrale Störungen, Konvulsionen, oder mindestens eine starke, motorische Unruhe, die Kinder werden bewußtlos, schreien, delirieren, manchmal treten dazu Blutungen in den verschiedensten Organen. Dabei ist die Leber zunächst vergrößert und druckempfindlich, die Anschwellung der Milz fehlt dabei meist. Von Tag zu Tag wird die Leber kleiner, während in dieser Zeit die Milz sich vergrößern kann. Der Ikterus wird von Tag zu Tag stärker, im Urin ist reichlich Bilirubin und Urobilin nachweisbar, ebenso Eiweiß; die mikroskopische Untersuchung des Harns deutet auf starke Beteiligung der Nieren hin. Man findet rote und weiße Blutkörperchen und Zylinder verschiedener Art. Manchmal enthält der Harn auch Leucin und Tyrosin. Haut- und Zahnfleischblutungen nehmen bisweilen stark zu und nach 8—14 Tagen tritt gewöhnlich der Tod ein.

Zerebrale Störungen.

Rasche Verkleinerung der Leber.

Protrahiert verlaufende Fälle.

Boxbüchen (38) hat aus unserer Klinik zwei typische Fälle beschrieben mit einem protrahierten Verlauf von 4 bzw. 5 Wochen. Daß der eine Fall im Zusammenhang mit mehreren in der Familie aufgetretenen einfachen Ikterusfällen sich entwickelte, ist bereits erwähnt. *Minkowski* (39) ist der Auffassung, daß diese sich hinausziehenden Fälle den Übergang zu den mehr akut verlaufenden Leberzirrhosen darstellen. Und in der Tat

[1]) Bei *Pielsticker*.

hat *Boxbüchen* bei seinem zweiten Fall im histologischen Bild deutliche, wenn auch nicht hochgradige Bindegewebsentwicklung gesehen.

Die Ätiologie bleibt im Kindesalter meist unklar. Die Diagnose stützt sich in der Hauptsache auf die rapid sich verkleinernde Leber, die zerebralen Symptome und den intensiven Ikterus. Ätiologie.

Da so gut wie alle Fälle von akuter gelber Leberatrophie tödlich endigen, erschöpft sich die Behandlung in einer solchen der Symptome.

Die Leberzirrhose

im Kindesalter ist eine verhältnismäßig selten beobachtete Erkrankung. Genauere Beschreibungen, z. T. mit eingehenden anatomischen Untersuchungen, stammen von *Bossert* (40), *Cornelia de Lange* (41), *Hannu* (42), *Lipnik* (43) und H. *Rosenbaum* (44). Die von *Seitz* (45) angegebenen 300 Fälle der Literatur sind nach *Benjamins* (46) Mitteilung nur zum kleinsten Teil gut beobachtet. Bei der atrophischen Form, der eigentlichen Säuferleber, ist die Leber zunächst vergrößert, um allmählich zu schrumpfen, während die hypertrophische Form sich von Anfang an durch eine erhebliche Größe auszeichnet. Für das histologische Bild charakteristisch ist der Untergang der normalen Leberzellen und deren Ersatz durch Bindegewebe. Verhältnismäßige Seltenheit.

Ätiologisch besonders bedeutsam sind akute Infektionskrankheiten. *Bingel* (47) hat 2 Fälle von Leberzirrhose im Anschluß an Masern bzw. Scharlach beobachtet, andere Autoren beschreiben gleichartige Veränderungen bei Typhus, Pocken und bei der Diphtherie. Daneben wichtig ist die Tuberkulose und die Lues, ab und zu auch der Alkohol. *Carl Beck* (48) hat die Säuferleber im Kindesalter beschrieben auf Grund eigener Erfahrungen und Literaturstudien. Von *Mackay* (49) und *Cornelia de Lange* (50) wird bei den früh auftretenden Zirrhosen an mütterliche Schwangerschaftstoxine gedacht, *Szanto* (51) und *Fleckseder* (52) betonen die Wirkung schlecht funktionierender, endokriner Drüsen. Zusammenhänge mit der Perikarditis, besonders auch der tuberkulösen Erkrankung des Perikards sind bekannt. Wir selbst haben im Anschluß an eine Gallengangsmißbildung sekundäre zirrhotische Veränderungen an der Leber beobachtet. Ätiologie. Zusammenhang mit Herzbeutelerkrankungen.

Die relative Seltenheit der Erkrankung dürfte wohl mit dem spärlichen bindegewebigen Anteil des kindlichen Leberparenchyms, besonders in der frühen Jugend zu erklären sein. Von einer familiären Disposition wird da und dort gesprochen. *Bischoff* und *Brühl* (53) beschreiben bei 3 Schwestern einen in der Pubertät entstandenen Ikterus mit Leberzirrhose. Relative Seltenheit im Kindesalter.

Meine eigenen Untersuchungen und das Studium der Literatur führen mich zu der Auffassung, daß im Kindesalter die atrophische und die hypertrophische Form der Leberzirrhose sich nicht so scharf trennen lassen, wie beim Erwachsenen. Wir sehen bei der einen, wie bei der anderen Form Aszites und Ikterus und auch das histologische Bild macht es dem Untersucher oft schwierig, sich für die eine oder andere Form zu entscheiden. Scharfe Trennung der atrophischen und hypertrophischen Form schwierig.

Die Erkrankung beginnt mit Verdauungsstörungen, Erbrechen, unregelmäßigem Stuhl, einer starken Milz- und Leberschwellung und einer beträchtlichen Auftreibung des Leibes (s. Fig. 126). Die Störung des Kreislaufs führt zu einer Erweiterung der Bauchhautvenen, die als Caput Medusae bezeichnet wird, und zum Aszites. Ikterus ist mehr oder weniger stark vor- Krankheitsbild.

handen, bei der atrophischen Form soll er viel lichter sein. Nasenbluten wird öfters gesehen. Das Blutbild zeigt gewöhnlich eine Oligocythämie.

Cirrhose cardiaque.

Ob man die im Gefolge der Herzbeutelerkrankungen entstehenden Zirrhosen, die Cirrhose cardiaque und Cirrhose cardiotuberculeuse gesondert aufführen soll, möchte ich dahingestellt sein lassen.

Infantilismus.

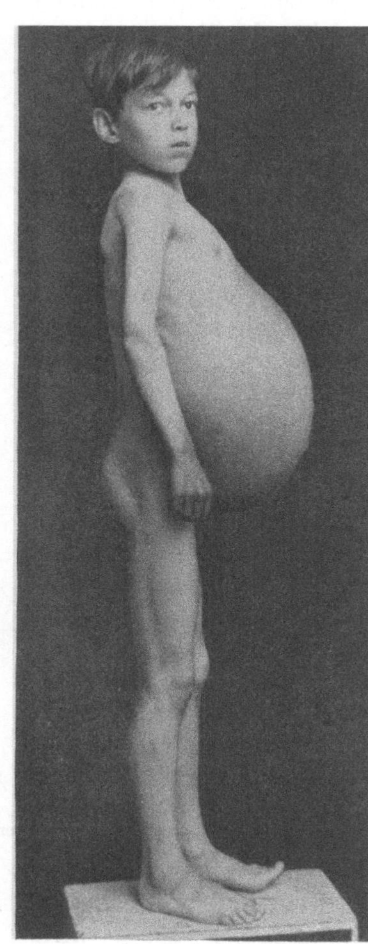

Fig. 126.

Dreizehnjähriger Knabe im 4. Jahre seiner Erkrankung, der Grippe vorausgegangen ist. Enormer Ascites, relativ große Leber von sehr harter Konsistenz, glatter Oberfläche; teilweise gestörte Funktion (Methylenblau, nicht Laevulose). Keine Milzschwellung, kein Ikterus, Tuberkulin- und Meinicke-Probe negativ. Blutbild normal. Ungeheilt entlassen. Vermutlich postinfektiöse „atrophische" Lebercirrhose.

(Beobachtung aus der Münchener Kinderklinik).

Die von *Voudouris* (54), *Carrieu* und *Janbon* (55) beschriebenen Zeichen von Infantilismus, findet man auch bei Leberaffektionen ohne Herzerkrankungen, wie *Pfaundler* (56) und *Göttche* (57) sie bei unklaren Lebervergrößerungen mit Funktionsstörungen beschrieben haben. *Pfaundler*, der diesen Zustand bei einem 8jährigen Jungen beobachtet hat, berichtet, daß neben der körperlichen Unterentwicklung auch die Intelligenz zurückgeblieben sei. Sowohl *Pfaundler* wie *Göttche* haben dabei eine verspätete Entwicklung der Knochenkerne an der Handwurzel gesehen. Wichtig ist, daß *Pfaundler* nach Kalbslebertherapie einen erheblichen allgemeinen und auch röntgenologisch nachweisbaren Fortschritt wahrgenommen hat.

Auch Mißbildungen der Gallenwege können zur Zirrhose führen.

Die infolge angeborener Mißbildung der Gallenwege entstehenden sekundären Zirrhosen erfordern eine gesonderte Besprechung. Die Kinder erkranken schon bei der Geburt oder unmittelbar danach mit einer ikterischen Verfärbung der Haut.

Eine eigene Beobachtung sei kurz erwähnt: Ein Neugeborener erkrankt nach 3 Wochen an intensiver Gelbsucht mit weißen, breiigen Stühlen. Dabei schläft er schlecht, magert schnell ab und stirbt wenige Tage nach der Aufnahme. Autoptisch wird eine Gallengangsaplasie mit sekundärer Leberzirrhose gefunden und die klinische Diagnose bestätigt.

Stoffwechselstörungen.

Mit den Zirrhosen verbunden sind nicht ganz selten Stoffwechselstörungen. Bei der von mir beschriebenen Zirrhose eines $\frac{1}{4}$ Jahr alten Brustkindes war eine Glykosurie vorhanden, desgleichen bei der Beobachtung *Rosenbaums* an einem $1\frac{1}{2}$ Monate alten Kinde. *Warkany* (58) fand eine echte Lävulosurie bei einem $3\frac{1}{2}$ jährigen Knaben mit Leberzirrhose auf tuberkulöser Grundlage, während *Knauer* und *Friedländer* (59) bei einer Zirrhose mit luetischer Genese eine

Toleranzherabsetzung für Lävulose und Galaktose, einen protrahierten Verlauf der Blutzuckerkurve nach Dextrosebelastung und einen abnorm hohen Anstieg und verspätetes Absinken des Blutzuckers nach Lävulosezufuhr beschreiben. Es muß also wohl in manchen Fällen eine herabgesetzte Fähigkeit der Leber zur Produktion und Fixation des Glykogens angenommen werden. Dieselben Autoren haben auch den Liopoidstoffwechsel studiert und dabei gefunden, daß die Phosphatide im Verlauf der Erkrankung dauernd ansteigen, während die Fettsäuren sich kaum verändern und das Cholesterin von anfangs eher erhöhten Werten unter die Norm herabsteigt. Bei der akuten gelben Leberatrophie hat *Feigl* (60) ein entgegengesetztes Verhalten des Stoffwechsels konstatiert.

Diagnose.

Die Diagnose der Leberzirrhose ist in ausgeprägten Fällen nicht sehr schwierig. Blutkrankheiten mit Einschluß der viel umstrittenen *Banti*schen Krankheit, die mit Anämie und riesigem Milztumor beginnt und in deren Verlauf eine Leberzirrhose entstehen kann, schließt eine sorgfältige Blutuntersuchung aus. Bei dieser Gelegenheit möchten wir an ein Krankheitsbild erinnern, das in seinem klinischen Symptomenkomplex gewisse Ähnlichkeiten mit der Leberzirrhose aufweist, sich allerdings dabei nicht allein auf die kranke Leber beschränkt, es ist die zuerst von *Niemann* (61) beschriebene, jetzt unter dem Namen Spleno-Hepatomegalie *Niemann-Pick* in der Literatur auftauchende Krankheit. Sie zeichnet sich, wie schon der Name sagt, durch eine enorm vergrößerte Leber und Milz aus.

Das unbekannte Krankheitsbild *Niemanns.*

Niemann hat den schweren Zustand bei einem 17 Monate alten Mädchen beobachtet, das schon seit den ersten Lebenswochen kränkelt und zunächst einen großen Milztumor aufweist bei vollkommen normalem Blutbild. Ebenso ist die *Wassermann*sche Reaktion negativ. Das Kind ist in seiner Entwicklung stark zurückgeblieben und es fällt bei ihm ein stark aufgetriebenes Abdomen auf, mit stark vergrößerter Leber und Milz. Die Erkrankung nimmt einen rapiden Verlauf und bei der Obduktion findet man neben einer großen Milz eine hochgradig vergrößerte Leber, die zunächst wie eine Fettleber aussieht. Im histologischen Bild fallen zahlreiche polyedrische Zellen auf, die an Stelle der normalen Azini treten und die normale Struktur der Leber ganz verwischen. Nur vereinzelte, in ihrer Form erhaltene Leberzellen sind noch sichtbar.

Polyedrische Zellumwandlung.

Die Zahl der wenigen kasuistischen Mitteilungen dieser Krankheit ist in einer vor kurzem erschienenen Arbeit von *Dienst*[1]) zusammengefaßt, zu denen die neuere von *Schmitz* und *Thoenes*[2]) hinzukommt, in der gleichfalls ausführlich eine eigene Beobachtung mitgeteilt wird.

Störung des Lipoidstoffwechsels.

Nach den neuesten Untersuchungen von *Brahn* und *Pick* (62) handelt es sich bei diesem pathologischen Zustand um eine schwere Störung des Lipoidstoffwechsels. Pathologische Stoffwechselprodukte gelangen in den Kreislauf und rufen in verschiedenen Organen, besonders aber in der Leber und der Milz die abnorme Zellbildung hervor. Der Verlauf der Erkrankung ist gewöhnlich ein rascher und tödlicher. Die maladie *Gaucher*, ebenfalls eine Hepato-Splenomegalie, bei der es sich offenbar um sehr ähnliche Störungen handelt, ist nur beim Erwachsenen beobachtet worden, wenn-

Maladie *Gaucher.*

[1]) *Dienst.* W. kl. W. 1917 u. Jahrb. f. Khk. 1929.

[2]) *Schmitz* und *Thoenes*, M. f. Khk. 1929, Bd. 43.

schon die Entstehung der eminent chronisch verlaufenden Krankheit bis ins Kindesalter zurückgeht. Dieser chronische Verlauf unterscheidet klinisch die Erkrankung von der *Niemann-Pick*schen, außerdem ist das Leiden meist familiär.

Therapie. Die Behandlung der Leberzirrhose ist, abgesehen von der Empfehlung absoluter Alkoholkarenz bei entsprechenden Fällen, eine ziemlich hoffnungslose. Die durch den Aszites hervorgerufenen Beschwerden lassen sich vorübergehend durch wiederholte Bauchpunktionen und eventuell Diuretika lindern, von denen das Salyrgan besonders gute Dienste leistet. In Fällen, die noch nicht sehr vorgeschritten sind, kann die *Talma*sche Operation, die Anheftung des großen Netzes an die Bauchwand zwecks Herbeiführung von Kollateralen, etwas nützen.

Perihepatitis. Die Fälle, in denen die Leber aussieht, als wäre sie mit Zucker überzogen, die Perihepatitis, ist im Kindesalter selten. Die klinischen Erscheinungen entsprechen denen bei der Leberzirrhose. Sie kommt manchmal im Anschluß an Infekte, bei der Polyserositis oder deren Teilerscheinungen, der Perikarditis, Pleuritis und Peritonitis vor.

Der Leberabszeß

Meist Metastase. wird meist als Metastase beobachtet bei eitrigen Erkrankungen anderer Organe oder im Gefolge von Verletzungen. Typhus, dysenterische und tuberkulöse Geschwüre oder Eiterungen an der Appendix, dem Pankreas, der Milz oder den Harnwegen führen auf dem Wege durch die Vena portae zu dem schweren Krankheitsbild. Manchmal sind auch Askariden, selten Echinokokken die Veranlassung zu der Abszeßbildung und zwar kriechen diese durch die Gallenwege. *Sheldon* (63) hat bei einem 11 jährigen Knaben, der zeitweise ikterisch war und eine vergrößerte Leber hatte, 2 große, tuberkulöse, körnige Abszesse in der Leber gefunden. Nach den statistischen Untersuchungen von *Ticcozzi* (64) ist dies die häufigste Genese beim Kinde. Eine Verschleppung septischen Materials findet durch die Lebervene bzw. -arterie statt bei der Influenza, besonders jedoch bei der Pyämie.

Krankheitsbild. Die Erkrankung beginnt stürmisch mit Fieber und Schüttelfrost, öfters mit Bauchschmerzen, ohne die Möglichkeit genauer Lokalisation. Bemerkenswert ist, daß Schmerzen nur dann auftreten, wenn der Prozeß sich bis zur Leberoberfläche erstreckt. Bisweilen erbrechen die kleinen Patienten, sind benommen und verfallen in Krämpfe. Zeitweise vorhandener Ikterus braucht nicht mit der Abszeßbildung direkt zusammenzuhängen, sondern kann auch durch die Sepsis bedingt sein.

Eine Spontanheilung ist nur bei ganz kleinen Prozessen möglich, aber selbst über längere Zeit bestehende Abszesse größeren Umfangs, deren Erreger avirulent werden, machen nur geringe klinische Erscheinungen.

Diagnose. Die Diagnose wird oft dadurch erschwert, daß Gallenleiden oder entzündliche Veränderungen benachbarter Organe von dem Leiden kaum unterschieden werden können.

Das Krankheitsbild ist sehr ernst und hat eigentlich nur bei operativen Eingriffen Heilungsaussichten.

Amyloidose. Die Amyloidose sieht man trotz der vielen chronisch-eitrigen Prozesse im Kindesalter relativ selten. Besondere klinische Charakteristika fehlen.

Die Fettleber ist dagegen bei akuten und chronischen Ernährungsstörungen, namentlich bei schweren Magen- und Darmstörungen, oft vorhanden. Bei der Intoxikation wird sie fast nie vermißt. *Björum* (65) beschreibt ein familiäres Vorkommen der fettigen Degeneration. Von 11 Kindern einer Familie starben 4 an einer Lebervergrößerung von einer enormen Ausdehnung, die sich histologisch als Fettleber erwies. Fettleber.

Miliare Nekrosen hat *Schwarz* (66) bei schwächlichen Säuglingen in der Leber nachgewiesen. Er nimmt an, daß beim Geburtsakt Infektionen statthaben können und hat dem Diphtheriebazillus nahestehende Erreger dafür verantwortlich gemacht. *Miller* (67) hat die gleichen Erscheinungen längere Zeit nach einer Streptokokkeninfektion gesehen und *Schleussing* (68) nach nichtvereiterten Varizellen. Nekrosen.

Leberzysten sieht man enorm selten beim Kind. *Lackschewitz* (69) beschreibt eine Geburtsverletzung, bei der ein Leberhämatom bis zu $^2/_3$ der Größe in eine Zyste verwandelt hat.

Bei Kindern im Pubertätsalter trifft man zuweilen eine durch den Echinokokkus hervorgerufene, zystische Lebergeschwulst. Echinokokkus selten.

Erkrankungen der Gallenwege

sollen nach den Untersuchungen von *Albu* (70) durch die Schädigungen der Kriegskost zugenommen haben. Er beschreibt 2 Fälle im Kindesalter mit nachgewiesener Steinbildung. *Abels* (71) hat Mitteilungen von Cholangitis und Cholezystitis gemacht, die unter dem Bilde der Nabelkoliken verliefen. Die Klagen der Kinder sind meist dieselben: sehr gehäufte, periodenweise auftretende Schmerzen im Epigastrium, in der Regel unabhängig von der Nahrungsaufnahme. Dabei fand *Abels* oftmals eine deutliche Druckschmerzhaftigkeit in der Gallenblasengegend. In allen Fällen ergaben die Nachforschungen, daß in der Aszendenz eine starke Belastung zu Gallenerkrankungen und ebenso eine starke Neigung zu auffallend chronisch verlaufenden Affektionen des Blinddarms vorhanden war. Auch *Metis* (72) hat über eine unter dem Bild der Nabelkolik verlaufende, von einer solchen nur durch die Linksverschiebung des Blutbildes zu unterscheidende und durch Obduktion festgestellte Pericholangitis bei einem 6jährigen Kinde berichtet. In diesem Zusammenhang sei erwähnt, daß *Pielsticker*[1]) die unter dem Bild der Nabelkolik verlaufenden Erkrankungen mit einer Hepatose erklären möchte. Welche Schwierigkeiten es oftmals macht, die Cholangitis von leichteren primären Schädigungen der Leber zu unterscheiden, hat *Strümpell* betont. In neuerer Zeit gehäufte Beobachtung. „Nabelkolik" als Cholepathie.

Neubildungen in der Leber.

Neubildungen in der Leber erscheinen in der Literatur fast nur als kasuistische Besonderheiten. Über die älteren Beobachtungen orientiert sehr ausführlich eine Arbeit von *Eugen Schlesinger* (73) und die Monographie von *Steffen* (74) über die malignen Geschwülste im Kindesalter. Neoplasmen.

Bruck (75) beschreibt ein kongenitales Lebersarkom, *Wilke* (76) ein primäres Rundzellensarkom, ein Lymphosarkom mit Hautmetastasen sah

[1]) l. c.

Zamorani (77). *Nicolaysen* (78) berichtet von einem 20 Monate alten Säugling, bei dem sich mit 10 Monaten schon die ersten Symptome der Erkrankung einstellten und hernach Metastasierungen in der Lunge auftraten. Ebenfalls von einem Karzinom schreibt *Simonetti* (79) bei einem 12 Monate alten Knaben. *Lagos Garcia* (80) hat Hepatome der Leber gesehen.

Die Kinder erkranken mit Appetitlosigkeit, oft allgemeiner, durchaus nicht immer lokalisierter Auftreibung des Bauches. Sie nehmen sehr schnell an Kräften ab, manchmal tritt ein Ikterus hinzu.

Die Prognose ist selbstverständlich infaust. Die Behandlung kann sich nur auf einzelne Symptome, wie Aszites usw. beziehen. Im übrigen muß der Arzt bestrebt sein, dem Kind seinen schweren Zustand durch Narkoticis soviel wie möglich zu erleichtern.

Schlußbetrachtung.

In dem mir zur Verfügung gestellten Raum war vieles nur andeutungsweise mitzuteilen. Wer sich über den heutigen Stand der Forschung eingehender unterrichten möchte, dem seien die Arbeiten von *Fischler*, Physiologie und Pathologie der Leber, Verlag Springer 1925, von *Isaak*, Die klinischen Funktionsstörungen der Leber und ihre Diagnose, Erg. f. inn. Med. u. Kkh. Bd. 27, *Eppinger*, Die hepatolienalen Erkrankungen, Springers Verlag 1920, *Lepehne*, Die Leberfunktion, ihre Ergebnisse und ihre Methodik in *Albus* Sammlung zwangloser Abhandlungen aus dem Gebiete der Verdauungs- und Stoffwechselerkrankungen, Bd. 8, 1923 empfohlen, herausgegeben von *Albert Albu* und *Hermann Strauß*, Verlag Marhold, Halle a. S.

Literatur.

1. *Heubner*, Lehrbuch der Kinderkrankheiten 1911. — 2. *Gundobin*, Die Besonderheiten des Kindesalters, 1921. — 3. *Thiemich*, in *Feers* Lehrbuch. — 4. *Zamkim*, Arch. of Pediatr., Bd. 43. — 5. *Mautner*, H., Wien. Arch. inn. Med., Bd. 7. — Ders., Klin. Wschr., 1924 — in Gemeinschaft mit *Pick*, Arch. f. exper. Path., Bd. 97. — 6. *Vollmer*, H., Klin. Wschr., 1924. — 7. *Rosenbaum*, *S.*, Mschr. Kinderheilk., Bd. 31. — 8. *Burghard* und *Paffrath*, Zschr. Kinderheilk., Bd. 45, 2. Mitteilungen. — 9. *Sake*, ibidem. — 10. *Dick*, *Anna*, Schweiz. med. Wschr., Bd. 57. — 11. *Beckmann*, Klin. Wschr. 1930, Nr. 2. — 12. *Meyer* und *Rominger*, Arch. f. exper. Path., Bd. 104. — 13. *Bickel*, *Mann* und *Magath*, Literatur bei *Aschoff*, Erg. inn. Med., 1924 und *Sigmund* in Lubarsch-Ostertag, 1927. — 14. *Rosenthal* und Mitarbeiter, Arch. f. exper. Path., Bd. 98. — 15. *Peiser*, Mschr. Kinderheilk., Bd. 12. — 16. *Glanzmann*, Jb. Kinderheilk., Bd. 84. — 17. *Langstein* in der Salkowski-Festschrift, 1904 bei Hirschwald, Berlin S. 221. — 18. *Duzar* und *Hensch*, Mschr. Kinderheilk., Bd. 29. — 19. *Crisafi*, Riv. Clin. pediatr., Nr. 2. — 20. *Schede*, Jb. Kinderheilk., Bd. 82. — 21. *Levin*, zit. nach Ref. Zbl. Kinderheilk., Bd. 18. — 22. *Schiff*, *Stransky* und *Benjamin*, Dtsch. med. Wschr. und Fortschr. Med., 1922. — 23. *Lepehne* in Albus Sammlung, 1923, Bd. 8, Verlag Marhold, Halle a. S. — 24. *Carbonara*, Clin. pediatr., Jahrg. 10. — 25. *Munter*, Arch. f. exper. Path., Bd. 109. — 26. *Leichtentritt*, Klin. Wschr., 1925. — 27. *Peruzzi*, La pediatria 1903. — 28. *Rosenthal* und *v. Falkenhausen*, Berl. klin. Wschr., 1921. — 29. *Rosenthal* und *White*, *Johns* Hopkins Bull., Baltimore, 1922 und bei *Herlitz*, Acta paediatr. (Stockh.), Bd. 6. — 30. *Bossert* und *Loers*, Jb. Kinderheilk., 107. — 31. *Ylppö*, Zschr. Kinderheilk., Bd. 9. — 32. *Schiff*, Fortschr. Med., 1926. — 33. *Lenhartz*, Mschr. Kinderheilk., Bd. 37. — 34. *Umber*, Klin. Wschr., 1922. — 35. *Knauer*, Jb. Kinderheilk., Bd. 114. — 36. *Kratzeisen* und *Ballhorn*, Zschr. Kinderheilk., Bd. 39. — 37. *Pielsticker*, Mschr. Kinderheilk., Bd. 30 und Dtsch. med. Wschr., 1921. —

38. *Boxbüchen*, Mschr. Kinderheilk., Bd. 29. — 39. *Minkowski* im Mering-Krehlschen Lehrbuch. — 40. *Bossert*, Mschr. Kinderheilk., Bd. 14. — 41. *Cornelia de Lange*, Mschr. Kinderheilk., Bd. 14. — 42. *Hanau*, Mschr. Kinderheilk., Bd. 29. — 43. *Lipnik*, Diss. Zürich, 1917. — 44. *Rosenbaum*, H., Zschr. Kinderheilk., Bd. 39. — 45. *Seitz*, ibidem. — 46. *Benjamin*, Hdb. Pfaundler-Schloßmann. 1923, Bd. 1. — 47. *Bingel*, Jb. Kinderheilk., 1907. — 48. *Beck*, Jb. Kinderheilk., Bd. 55 (ältere Literatur!). — 49. *Mackay*, Lancet, Bd. 212. — 50. *De Lange*, Amer. J. Dis. Childr., Bd. 34. — 51. *Szanto*, Mschr. Kinderheilk., Bd. 36. — 52. *Fleckseder*, Mitt. Ges. inn. Med. Wien, 1909 und 1910. — 53. *Bischoff* und *Brühl*, Zschr. Kinderheilk., Bd. 40. — 54. *Voudouris*, Arch. Med. Enf., Bd. 29. — 55. *Carrieu* und *Janbon*, Arch. Med. Enf., Bd. 28. — 56. *Pfaundler*, Zschr. Kinderheilk., Bd. 41. — 57. *Göttche*, Mschr. Kinderheilk., Bd. 35. — 58. *Warkany*, Zschr. Kinderheilk., Bd. 43. — 59. *Knauer* und *Friedländer*, Jb. Kinderheilk., Bd. 120. — 60. *Feigl*, zit. nach *Knauer* und *Friedländer*, Jahrb. f. Khk., Bd. 120. — 61. *Niemann*, Jb. Kinderheilk., Bd. 79. — 62. *Brahn* und *Pick*, Klin. Wschr., 1927. — 63. *Sheldon*, Lancet, Bd. 213. — 64. *Ticcozzi*, Clin. pediatr., Jahrg. 8. — 65. *Björum*, Acta paediatr. (Stockh.), Bd. 6. — 66. *Schwarz*, Virchows Arch., Bd. 254. — 67. *Miller* Arch. of Pediatr., Bd. 42. — 68. *Schleussing*, Zbl. Path., Bd. 40. — 69. *Lackschewitz*, Mschr. Kinderheilk., Bd. 36. — 70. *Albu*, Med. Klin., 1920. — 71. *Abels*, Wien. klin. Wschr., Jg. 37 und Mschr. Kinderheilk., Bd. 29. — 72. *Metis*, Mschr. Kinderheilk., Bd. 27. — 73. *Schlesinger*, Jb. Kinderheilk., Bd. 55 (viel ältere Literatur!). — 74. *Steffen*, Monographie, bei *Enke*, 1903. — 75. *Bruck*, Jb. Kinderheilk., Bd. 62. — 76. *Wilke*, Jb. Kinderheilk., Bd. 70. — 77. *Zamorani*, Riv. Clin. pediatr., Bd. 25. — 78. *Nicolasen*, zit. Ref. Zentralbl. f. d. ges. Khk., Bd. 22. — 79. *Simonetti*, Ref. Zentralbl. f. d. ges. Khk. Bd. 22. — 80. *Lagos Garcia*, Ref. Zbl. Kinderheilk., Bd. 22.

Pathologie des Stoffwechsels im Säuglingsalter.

Von

Ludwig F. Meyer in Berlin.

Die Stoffwechselpathologie in ihrer Bedeutung für die Klinik.

Die großen Fortschritte auf dem Gebiete der Ernährungsstörungen des Säuglings sind von Stoffwechseluntersuchungen begleitet worden. Bald waren die Ergebnisse des Stoffwechselversuchs Wegweiser für die klinische Fragestellung, bald begründeten, verbreiterten oder vertieften sie die klinischen Erfahrungen. Sie lehrten uns, daß die Magendarmerkrankungen weit über das lokale Krankheitsgebiet hinausgreifen und den gesamten Körperaufbau in Mitleidenschaft ziehen. Sie lehrten uns, daß schon geringfügige Alterationen im Stoffwechsel zu einer Beeinflussung, ja zur Unterbrechung des Wachstums führen und daß schwere Störungen das Bestehende auflösen und alles Leben vernichten können. Aufbau und Abbau des Organismus, die sich im Säuglingsalter in einer Größenordnung vollziehen, wie nie mehr sonst im Leben, wurden unter der chemisch-physikalischen Betrachtungsweise dem Verständnis nähergebracht. Der Aufbau wurde zum Problem der Wasserbindung, der Quellung der Kolloide, der Abbau zum Problem der Wasserlösung, der Entquellung. Viel Arbeit wird hier noch nötig sein, um die vorliegenden Gesetzmäßigkeiten zu erkennen, aber schon heute geben unsere Kenntnisse die Grundlage für das Verständnis des krankhaft veränderten Ernährungszustandes und in vielen Fällen auch für das therapeutische Handeln. Aber auch außerhalb der Ernährungsstörungen im engeren Sinn hat die Stoffwechselforschung Fortschritte zu verzeichnen. Die Einwirkung der Infektion auf den Stoffwechselablauf, die Veränderungen des Blutchemismus bei Rachitis und Tetanie[1]) sind nicht nur theoretisch, sondern auch praktisch von Bedeutung.

Ein kurzer, von praktischen Gesichtspunkten aus gelenkter Einblick in die Pathologie des Stoffwechsels soll den heutigen Stand unseres Wissens wiedergeben.

Die Natur der Stoffwechselstörungen.

Stoffwechselstörungen primärer Art, wie beim Erwachsenen Gicht[2]) und Diabetes, die auch im jungen Kindesalter vereinzelt ihre Opfer fordern, sind trotz anfänglicher Hoffnungen bisher nicht ermittelt worden.

[1]) Der knappe, für das Thema zur Verfügung stehende Raum zwingt zur Beschränkung auf die pathologische Physiologie der Ernährung. Die Stoffwechselveränderungen bei Rachitis, Tetanie usw. konnten nur in den Hauptzügen besprochen werden; vgl. darüber die entsprechenden Kapitel.

[2]) Über echte Gicht bei einem Säugling ist von *v. Schopf* berichtet worden.

Eine Störung im Stoffwechselablauf pflegt sich erst einzustellen, wenn der Ernährungsvorgang an irgendeiner Stelle seines komplizierten Weges von der Norm abweicht. Die **Stoffwechselstörung folgt** also der **Ernährungsstörung** und kann wie diese von jeder Etappe des Ernährungsvorganges ihren Ausgang nehmen. Ein **unphysiologisches Nahrungsangebot** kann ebenso zur Stoffwechselstörung führen, wie eine **pathologische Nahrungsverwertung**. Auf ein fehlerhaftes Nahrungsangebot reagiert der Stoffwechsel verschieden, je nachdem ein **Übermaß** oder ein **Mangel** an Nahrung, insgesamt oder an einzelnen Nahrungsbestandteilen, vorliegt. Die Störungen in der Nahrungsverwertung können sich **diesseits** und **jenseits** der **Darmwand** abspielen, diesseits in Gestalt eines abnormen Ablaufs des dissimilatorischen und resorptiven **Verdauungsvorganges**, jenseits als Anomalie im **intermediären Stoffwechsel** und in der **Assimilation**.

I. Störungen im Stoffwechsel infolge unphysiologischer Nahrungszusammensetzung.

Die Überfütterung eine Stoffwechselbelastung.

Jede Überfütterung geht mit einer unökonomischen Belastung des Stoffwechsels einher. Solange Darm, Gewebe und Niere einer solchen Luxuskonsumption und Mehrbelastung standhalten, ist der Eintritt einer Stoffwechselstörung unwahrscheinlich. Über den Bedarf eingeführte Nährstoffe werden entweder verbrannt und ausgeschieden oder in Reservematerial (Glykogen, Fett) verwandelt und thesauriert. Stärkere Überernährung wird sich also in einem Fettansatz ausdrücken, der die Grenzen des Physiologischen überschreitet. Unter Umständen kann freilich die forcierte Mästung auch einen relativen Mangel der zum Anwuchs erforderlichen Mineralstoffe mit sich bringen, insbesondere dort, wo die übliche Nahrung einseitig mit organischen Nährstoffen angereichert wurde.

Folgen partieller Überfütterung.

Zu einer Störung im Stoffwechsel kommt es um so eher, je mehr der Überschuß **einzelne** Nährstoffe oder Nährstoffgruppen betrifft. Die Veränderungen im Stoffwechsel richten sich dabei in erster Linie nach der Wirkungsweise der im Übermaß gereichten Nahrungsbestandteile, in zweiter Linie nach der „Korrelation" der einzelnen Nahrungsbestandteile in der dargebotenen Nährmischung. Ein über den Wachstumsbedarf hinausgehendes Angebot an **Eiweiß** wird zwar fast völlig (ohne schädliche Nahrungsreste) resorbiert, selbst bei Zulage größter Eiweißmengen, aber es fällt im allgemeinen der Verbrennung anheim (*Rubner-Heubner*, *Tanaka*). Der **Anwuchs** wird dadurch nicht beschleunigt; denn das Wachstum wird nicht von der Nahrung, sondern vom Wachstumstrieb reguliert. In diesem Sinne ist es auch nicht gelungen, im Tierexperiment durch Verfütterung eiweißreicher Nahrung einen eiweißreichen Tierkörper zu erzielen (*Zenger*). Interessanterweise scheint dieses Gesetz — sowohl vorübergehend als auch für längere Zeit — Ausnahmen zuzulassen (*Rominger*, *Fasold* und *Meyer*). Bei größeren Eiweißzulagen beobachtete man anfänglich eine beträchtliche N-Retention, die freilich nach einigen Tagen wieder zur normalen Größenordnung zurückkehrte (*Howland* u. *Stolte*).

Über den Bedarf eingeführtes Eiweiß wird zumeist verbrannt.

Es kann auch thesauriert werden.

Eine solche erhöhte N-Retention kann bei eiweißreicher Nahrung sogar trotz Körpergewichtsstillstands eintreten und längere Zeit hindurch andauern. So stellte

Benjamin bei einem atrophischen Kinde, das mit Eiweißmilch ernährt wurde, im Laufe von 70 Tagen einen Stickstoffansatz von 70 g fest (= über 400 g Eiweiß), ohne daß es zu wesentlichem Gewichtsansatz gekommen war. Diese N-Anreicherung eines in seinem Körpergewichte nur wenig veränderten Säuglings kann nur durch eine Änderung der chemischen Zusammensetzung des Säuglingskörpers, durch ein diskorrelatives Wachstum erklärt werden (Einbau von Eiweiß oder N-haltigen Verbindungen). Fraglich bleibt, ob der N-Ansatz mit Eiweißansatz identifiziert werden darf, denn auch Zulagen von Harnstoff ergaben nach Versuchen von *Adler* unter noch nicht näher definierten Bedingungen eine Retention von Stickstoff in der Höhe von 7,3—17,2% des zugelegten Harnstoff-N.

Eine Sonderstellung nehmen Säuglinge in der Rekonvaleszenz von Ernährungsstörungen ein. Wenn außer dem Neuaufbau auch noch verlorengegangenes Körpermaterial zu ersetzen ist, dann steigt die N-Retention mit der Vermehrung der N-Einfuhr.

Gefährdung der Mineralstoffbilanz.

Von einer einseitigen Eiweißanreicherung der Nahrung kann ein bedeutsamer Einfluß auf die Mineralbilanz ausgehen. Eiweißzulagen zur Frauenmilch führten in Versuchen von *Howland* und *Stolte* zwar zu einer Erhöhung der Wasser-, Cl-, K- und Na-Retention, aber zu einer Verminderung des Ca-Ansatzes, eine Verschiebung, die von unheilvoller Wirkung für das Skelettwachstum sein muß[1]). Die bei der Eiweißverbrennung entstehenden anorganischen und organischen Säuren sind vielleicht die Ursache für die Gefährdung der Kalkbilanz.

Eiweißfieber, besonders bei Wassermangel.

Übermäßige Eiweißzufuhr greift störend in die Wärmeregulation ein und erzeugt in vielen Fällen Fieber. Dieses „Eiweißfieber", *Finkelstein* spricht neuerdings von „Eiweißanreicherungsfieber", ist von *Moro, Finkelstein, Rietschel* u. a. in seiner Bedeutung für die Klinik erkannt und gewürdigt worden. Das Eiweißfieber liefert nicht nur die Erklärung für das in *Finkelsteins* grundlegenden Arbeiten zuerst beschriebene und seitdem viel diskutierte alimentäre Fieber, sondern es bildet auch die Brücke zum Verständnis der Vorgänge bei der Intoxikation. Nicht das Eiweiß allein, vielmehr ein im Verhältnis zum Eiweißgehalt der Nahrung zu geringes Wasserangebot (*Finkelstein, Rietschel*) ist für sein Zustandekommen ausschlaggebend. Sinkt der Wassergehalt der Nahrung auf 50—60 g pro kg Körpergewicht (statt 150 g der Norm), dann tritt nach *Finkelstein* bei 20% aller eiweißreich ernährten Säuglinge Fieber ein. Demgemäß kann das Fieber sowohl durch Verminderung der Eiweißzufuhr als auch durch Vermehrung des Wasserangebots beseitigt werden. Interessanterweise wirkt oral zugeführtes Wasser schneller entfiebernd als rektal aufgenommenes (*Kleinschmidt, Finkelstein*).

Die Ursache der pyretogenen Wirkung der Eiweißanreicherung bei mangelndem Wasserangebot ist bis heute noch nicht geklärt.

Vier verschiedene Möglichkeiten stehen zur Diskussion:

1. Störung der physikalischen Wärmeabgabe infolge ungenügender Wasserabgabe durch die Perspiratio. Wärmestauung im Sinn von *Heim* und *John*.

2. Vermehrung der Wärmeproduktion infolge der spezifisch dynamischen Wirkung des Eiweißes neben eingeschränkter Wärmeabgabe (*Rietschel*).

---

[1]) Im Tierversuch hat denn auch *Mellanby* starke rachitische Veränderungen der Knochen beobachtet, wenn er säuregefälltes Kasein (das ist Kasein ohne Kalk) der Nahrung zulegte.

3. Entstehung einer Austrocknung im Körperinnern, einer Exsikkose und als deren Folge zentrale Reizung, vielleicht auf dem Umweg über eine Störung in der Leber (*Finkelstein, Schiff*).

4. Ungenügende Ausschwemmung pyretogen wirkender Eiweißabbauprodukte infolge des Wassermangels im Innern.

Die erste Auffassung einer ungenügenden Wasserabgabe läßt sich durch Tatsachen widerlegen, da die Perspiration durch Eiweißgaben nicht vermindert, sondern erhöht wird (*de Rudder, Bratusch-Marrain, Finkelstein, Bosch*) (s. Fig. 127). Anders die zweite, die Theorie von *Rietschel.* Ohne

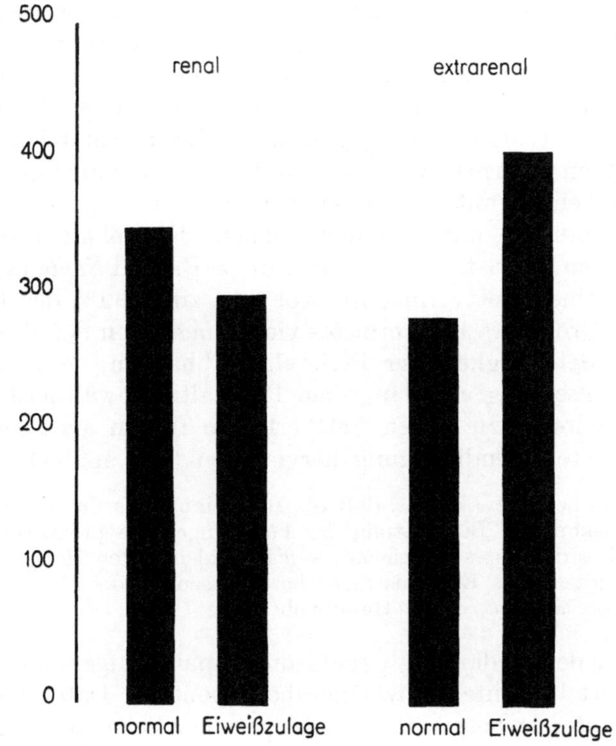

Fig. 127.
Erhöhung der extrarenalen Wasserabgabe nach Eiweißzulage.

Zweifel kommt es durch Eiweißabgaben zu stärkerer Wärmevermehrung, wird doch nach *Rubner* bei der Eiweißverbrennung sechsmal mehr Wärme produziert als bei der von Fett und Kohlenhydrat. Ob aber die von *Rietschel* und seinen Schülern erwiesene Wärmevermehrung zur Erklärung der „Hyperthermie“ ausreicht, muß deshalb bezweifelt werden, weil bei Wasserknappheit schon äußerst geringe Mengen von Eiweiß zur Erzeugung der Temperaturerhöhung genügen.

Ohne die *Rietschel*sche rein physikalische Auffassung ganz abzulehnen, muß man daher auch die Möglichkeit chemischer Alteration ins Auge fassen. Daß Eiweißanreicherung einen Mehrbedarf an Wasser für innere Zwecke beansprucht, haben *Abt, Aschenheim* und *Finkelstein* bewiesen. Sobald die bei der Eiweißverbrennung entstehenden Harnstoffmengen eine

Steigerung der Diurese erzwingen, die durch vikariierende Einsparung der Perspiration nicht mehr ausgeglichen werden kann, dann kommt es nach *Finkelsteins* Ansicht zur Austrocknung der Gewebe, zur Reizung des Wärmezentrums und zum Fieber[1]).

Schließlich darf bei der Ungeklärtheit der Lage auch die Möglichkeit nicht außer acht gelassen werden, daß infolge des Wassermangels pyretogene Eiweißabbauprodukte nicht zur Ausscheidung kommen, wenn auch *Goebels* in dieser Richtung angestellte Untersuchungen keine Resultate ergeben haben.

Eiweißüberernährung ist unwirtschaftlich.

In jedem Falle muß eine Eiweißüberernährung vom physiologischen Standpunkte aus als unwirtschaftlich bezeichnet werden, da das Eiweiß im Stoffwechsel nur unvollständig — der Abbau macht beim Harnstoff halt — ausgenutzt wird; allerdings muß dieses nur ökonomisch zu wertende Manko vor der ernährungstherapeutischen Wirkung der Eiweißanreicherung auf die Darmvorgänge im gegebenen Falle in den Hintergrund treten.

Fettüberfütterung gefährdet die Fettresorption.

Auf ein Übermaß von Fett in der Nahrung antwortet der Organismus im allgemeinen mit unvollständiger Resorption. Bei Zufuhr von Nährmischungen mit besonders hohem Fettgehalt beobachtet man beträchtlichen Verlust von Fett im Kot (z. B. fand *Stolte* bei der Buttermehlnahrung einen Fettverlust im Kot von zirka 30% der Einfuhr). Freilich wird die Größe des Fettverlustes viel weniger von der Höhe der Einfuhr als von der Schnelligkeit der Peristaltik abhängen. Nährmischungen, deren Zusammensetzung eine langsame Peristaltik gewährleistet, werden ceteris paribus seltener zu diesen Fettverlusten führen als Nährmischungen, die eine erhöhte Darmbewegung hervorrufen (vgl. später).

Es sei besonders betont, daß zur Beurteilung des Fettverlustes im Stuhl weder die mikroskopische Betrachtung der Fäzes, noch die prozentische Berechnung des Fettgehaltes des Kotes ausreichen, weil in beiden Fällen Menge und Art der übrigen Kotbestandteile das Ergebnis mehr beeinflussen als die absolut vorhandene Menge des Fettes. (*Freund*, dieses Handbuch II.)

Einseitige Fettdarreichung und Azidose.

Über den Bedarf des Organismus hinaus aufgenommenes Fett wird als Körperfett im Unterhautzellgewebe deponiert. Daß eine gewisse Grenzen überschreitende Fettmast dem Körper eher Schaden als Nutzen bringt, ist weniger auf Grund exakter Forschungen als aus klinischer Erfahrung bekannt. Nur bei einer einseitigen Erhöhung der Fettquote der Nahrung ohne entsprechende Vermehrung des Kohlenhydratanteils ist mit Erscheinungen einer Azidose zu rechnen, da bekanntlich die saueren Abbauprodukte des Fettes nur „im Feuer der Kohlenhydrate" bis zu den normalen Oxydationsstufen verbrennen können. Das physiologische und wahrscheinlich optimale (*Moro*) Verhältnis, in dem Fett und Kohlenhydrate in der Nahrung stehen sollen, lehrt die Zusammensetzung der Frauenmilch, Fett: Kohlenhydrate = 1:1,7. Jede stärkere Abweichung von dieser Korrelation dürfte mit gewissen Verschiebungen des Stoffwechsels verknüpft sein, die sicher nicht ohne Bedeutung sind. Auf eine solche ungünstige Korrelation von Fett: Kohlenhydraten wird heute die Entstehung des Milchnährschadens zurückgeführt.

---

[1]) Für diese Annahme spricht auch das Fieber, das nach großen Harnstoffgaben beobachtet wird (*Dannecker* und *Schönthal, Finkelstein*).

Direkte schädliche Folgen für den Stoffwechsel erwachsen aus der Fettüberfütterung dann, wenn Magendarmvorgänge, sei es infolge einer die Grenzen der Norm überschreitenden Fäulnis oder Gärung, den Abbau des Fettes in falsche Wege leiten. Auf dem Wege über die Säurebildung kommt es dann zur Entziehung von Alkalien bzw. alkalischen Erden (Alkalopenie vgl. später). Bei starker Fettanreicherung der Nahrung hat *Glanzmann* eine Steigerung der Urobilinogenausfuhr im Kot festgestellt, die er durch eine vermehrte Hämolyse infolge übermäßiger Resorption von Fettseifen aus dem Darm erklärt. Diese Annahme ist aber kaum zutreffend, da die anämisierende Wirkung der Nahrung weniger von dem Fettreichtum, als von dem Mangel an Ergänzungsstoffen abhängt.

Schädliche Folgen der Fettüberfütterung bei Darmstörungen.

Ein Übermaß von Kohlenhydraten in der Nahrung findet im allgemeinen früher oder später seine Regulierung durch einen Abwehrstreik des Darms; denn übermäßige Zufuhr von Zucker, weniger leicht die von Mehl, erzeugt infolge eines Überwiegens der Gärungsvorgänge im Darm Durchfall, der einer weiteren Überdosierung des Zuckers ein Ende bereitet und so der Stoffwechselbelastung vorbeugt. Aber nicht nur der Darm, sondern auch der intermediäre Stoffwechsel kann die Kohlenhydrate nur bis zu einer gewissen Grenze verwerten. Wenn es zur Überschreitung der Assimilationsschwelle kommt, tritt Zucker in den Urin über (alimentäre Melliturie)[1]). Die „Assimilationsgrenze" richtet sich nach der Qualität des eingeführten Kohlenhydrates, sie ist am niedrigsten für Milchzucker und höher für Rohr- und Malzzucker. Auf die Herabsetzung der Assimilationskraft für Kohlenhydrate beim schwer ernährungsgestörten Kinde sei dabei hingewiesen.

Überfütterung mit Kohlenhydraten.

Solange die Magendarmfunktionen eine Kohlenhydratmast erlauben, üben die Kohlenhydrate ihre eiweißsparende Wirkung im Stoffwechsel aus. In der Klinik macht sich die Wirkung der Kohlenhydratanreicherung auf den Organismus in der von den Kohlenhydraten ausgehenden Wasserbindung geltend; sie äußert sich, wie man seit den Untersuchungen der *Czerny*schen Schule weiß, unter Abnahme der Diurese in starken, sprunghaften Gewichtszunahmen. Am stärksten tritt die hydropigene Eigenschaft der Kohlenhydrate zutage, wenn die Nahrung zwar kohlenhydratreich, aber eiweiß- und fettarm ist (Mehlnährschaden), wobei es zweifelhaft bleibt, wie weit die Wasseranreicherung der Mehlkinder auf das Übermaß an Kohlenhydraten oder auf das gleichzeitige Fehlen biologisch wichtiger Nahrungsbestandteile, von Eiweiß, Fett, oder vielleicht fettlöslichen Vitaminen zurückzuführen ist. Aber auch lediglich einseitige Kohlenhydraternährung bei sonst kompletter Kost führte in Tierexperimenten von *Baisch* zu deutlicher Wasservermehrung des Organismus.

Abnorme Wasserspeicherung durch Kohlenhydratmast.

Sobald es durch die übermäßige Kohlenhydratzufuhr zu Durchfällen kommt, treten, bedingt durch abnorme Abbauprodukte der Kohlenhydrate, bedeutsame Veränderungen im Stoffwechsel ein, deren Besprechung später

Umkekr der physiologischen Kohlenhydratwirkung bei Durchfällen.

[1]) Ein Teil dieses Zuckers tritt infolge abnormer Durchlässigkeit des Darms als Disaccharid in die Blutbahn über und kann bei der Unfähigkeit der Körperzellen zur Verwertung der Disaccharide nicht auf eine Störung der Assimilation bezogen werden; der Begriff der Assimilationsgrenze ist daher für den Säugling nicht scharf zu präzisieren.

erfolgt. Schon hier sei hervorgehoben, daß mit dem Eintritt der abnormen Vergärung der Kohlenhydrate ihre physiologische Wirkung im Stoffwechsel, vor allem die Fähigkeit der Wasserbindung, verlorengeht. Vermehrung der Kohlenhydratzufuhr bewirkt in diesem Stadium eine Umkehr der normalen Reaktion, statt Gewichtsansatz wird Gewichtsverlust hervorgerufen. Es begegnet sich in dieser Reaktion die Wirkung der Kohlenhydratüberfütterung mit jener des unter dem Bedarf an Kohlenhydraten bleibenden Angebots.

Die Wasserüberflutung.

Ein Übermaß von Wasser in der Nahrung flutet in der Regel durch die Nieren ab, ohne daß der Organismus mehr, als seinem Bedarf entspricht, zurückbehält. Immerhin ist die Möglichkeit nicht von der Hand zu weisen, daß ein großer Wasserreichtum der Nahrung bei gleichzeitigem Angebot hydropigener Nahrungsstoffe (Salze, Kohlenhydrate) einer pathologischen Wasserretention Vorschub leistet. Ob freilich die bei protahierter einseitiger Milchkost festgestellte Verwässerung des Blutes auf den hohen Wassergehalt der Milch zurückgeführt werden darf (*Lederer*), steht dahin, denn eine derartig ungeeignete Kost ist nicht nur durch den Wasserreichtum, sondern durch ihre ganze Zusammensetzung geeignet, pathologische Verschiebungen auszulösen.

Überangebot von Mineralstoffen.

In bezug auf die Mineralstoffe besteht bereits bei der üblichen künstlichen Ernährung — selbst in weitgehenden Verdünnungen — ein Überangebot gegenüber der Ernährung an der Brust. (Gesamtaschengehalt in 1 l Frauenmilch 2 g, in 1 l Kuhmilch 7 g.) In langfristigen Versuchen haben *Rominger* und seine Mitarbeiter beim Flaschenkind eine dem Brustkind gegenüber um das Doppelte und mehr erhöhte Retention an Mineralstoffen (besonders Kalk) festgestellt. Ob daraus eine Hypermineralisation beim Flaschenkind erwächst ober ob die Luxusretention durch gelegentliche Abgaben (*Boldt-Brahm-Andresen*) wieder ausgeglichen wird, steht noch dahin. Jedenfalls sind schädliche Folgen, die aus diesem Salzüberfluß in der Kuhmilch für Stoffwechsel und Körperzusammensetzung erwachsen wären, bisher nicht bekannt.

Hydropigene und pyrogene Wirkung einzelner Salze.

Zulagen von Salzen zur Nahrung greifen in den Stoffwechsel ein, und diese Einwirkung äußert sich klinisch in der Bewegung des Körpergewichts (Wasserstandsveränderung) und der Körperwärme. In ihrer Wirkungsweise unterscheiden sich die einzelnen Mineralstoffe von einander. Hydropigenen (wasserretinierenden) und pyrogenen (fiebererzeugenden) stehen andere gegenüber, die diese Eigenschaften nicht besitzen oder sogar gegenteilige Wirkung (Wasserentziehung und Untertemperatur) entfalten. Genügendes Wasserangebot vorausgesetzt, sind es vor allem die Na-Salze, an ihrer Spitze das auch praktisch im Vordergrund stehende Natrium-Chlorid, die sowohl Wasseransatz als auch in höheren Gaben (1—3 g pro dosi NaCl) Fieber hervorrufen. Gegen den gesetzmäßigen Parallelismus von Salz- und Wasserretention haben in jüngster Zeit *Rominger* und seine Mitarbeiter scharf Stellung genommen. Wohl haben sie auch nach Einführung von 2—5 g NaCl am Tag einen Gewichtsansatz beobachtet, er stand aber mit der Größe der Kochsalzgaben in keinem Zusammenhang und die nach Beendigung der Salzstoßperiode im Körper zurückgebliebenen NaCl Mengen (22—28% des eingeführten NaCl) ließen den Wasserhaushalt unbeeinflußt. *Rominger* läßt daher nur eine allgemeine Reizwirkung der Na-Salze gelten. Bei nochmaliger Bearbeitung dieser Frage unter Zufuhr kleinster Kochsalzdosen (0,3—1,0 g) und Kontrolle im Vierstundenversuch stellten wir, besonders im 1. Lebensquartal, eine deutliche Herabsetzung der Wasserausscheidung um ein Drittel bis um die Hälfte fest (*Luntz*). Freilich bestanden — darin hat *Rominger* recht — keine direkten Beziehungen zwischen dem Grad der Kochsalzretention und der Größe der Wassereinsparung. Wenn also die Abhängigkeit des Wasseransatzes vom Salzangebot sich auch nicht nach den Gesetzen der Osmose vollzieht (die trockene Retention ist von alters her bekannt), so darf man doch auch heute mit *Magnus-Levy* sagen: Die Abhängigkeit der Wasseraufnahme und der Wasserregulation von den genossenen Kochsalzmengen ist beim gesunden Menschen zweifellos.

Fieberreaktionen treten am häufigsten bei Säuglingen mit Durchfällen auf, und daher beobachtet man bei der Verordnung salzreicher Lösungen (*Heim-John*sche Lösung, *Ringer*-Lösung, oder *Moro*sche Karottensuppe) bei akuten Ernährungsstörungen nicht selten Fiebererscheinungen. Dabei sei besonders betont, daß Fieber und Wasserretention nicht obligat miteinander verknüpft sind. Es kann zum Beispiel bei Kochsalzzulagen unter geringem Wasserangebot (konzentrierte Nährmischungen) zu der paradoxen Salzwirkung einer Gewichtsabnahme kommen, während die pyretogene Eigenschaft des Kochsalzes nicht verändert wird. Auf der anderen Seite gelingt es, das Salzfieber hintanzuhalten, wenn gleichzeitig mit dem Salz reichlich Wasser dargereicht wird.

Auch das Salzfieber faßt *Rietschel* als dynamisch bedingt auf. Tatsächlich hat er bei Salzzufuhr eine erhebliche Steigerung des Grundumsatzes (um 100—120%) nachgewiesen. Er führt diese Steigerung auf die erhöhte Arbeitsleistung, die zur Mobilisierung des Wassers notwendig ist, zurück. Da außerdem Wasser im Inneren zur Salzlösung gebraucht wird, ist nach *Rietschel* die Wasser- und gleichzeitig die Wärmeabgabe eingeschränkt und die Hyperthermie verständlich. Dieser Auffassung gegenüber gelten die gleichen Einwände wie beim Eiweißfieber. Sicherlich steht das Salzfieber mit der inneren Wasserverknappung und dem Zelldurst in Zusammenhang; reichliche Wasserzufuhr beseitigt es, ebenso wie Ausschaltung der Salzzufuhr. Aber darüber hinaus ist heute noch nichts Sicheres zu sagen.

Quellungshemmung durch Kalksalze.

Im Gegensatz zu den Natriumsalzen zeigen Kaliumsalze nur hin und wieder, Kalksalze fast niemals eine hydropigene und pyrogene Wirkung, ja es scheint den Kalksalzen sogar eine wasserentziehende und temperaturerniedrigende Funktion zuzukommen. Eine Quellungshemmung der Kalksalze ist in bezug auf Knorpel durch Experimente *Krasnogorski*s erwiesen worden. Wurde das Wasserabsorptionsvermögen des Knorpels in verschiedenen Salzlösungen geprüft, so zeigte sich bei Einwirkung von Ca-Ionen die geringste Wasserzunahme des Knorpels. Gestützt auf diese Untersuchung führt *Czerny* den gesteigerten Quellungszustand des rachitischen Knorpels, den die klinische Beobachtung erkennen läßt, auf den Mangel an Kalksalzen im Organismus des Rachitikers zurück. Es darf an dieser Stelle auf die Untersuchungen von *Freudenberg* und *György* über die Kalkbindung im Knorpel hingewiesen werden, in denen in Verfolgung der Studien *v. Pfaundler*s dargetan wurde, daß die Ca-Bindung im Knorpel eine Funktion der H-Ionenkonzentration ist, und mit zunehmender Azidität sinkt.

Von großer praktischer Bedeutung ist die verschiedenartige Wirkung

Steigerung und Herabsetzung der Nervenerregbarkeit durch Salzzufuhr.

der Salze auf die Nervenerregbarkeit geworden. Nachdem durch *Finkelstein* festgestellt war, daß spasmophile Säuglinge auf Darreichung von Molke mit einer Erhöhung ihrer Nervenerregbarkeit antworten, hat eine Reihe von Untersuchern sich mit der Frage beschäftigt, welche Mineralbestandteile der Molke Träger der spasmogenen Wirkung sind. Zunächst wandte sich das Interesse den Kationen zu. *Rosenstern* und andere haben mit Sicherheit erwiesen, daß Ca-Salze in hohen Dosen die Erregbarkeit herabsetzen. Unsicherer war die antagonistische Wirkung der Na- und K-Salze, die in Analogie zu den Ergebnissen von *Jacques Löb*, von *Lust* und *Wernstedt* beobachtet und bei der Atmungstetanie des Erwachsenen von *Behrendt* und *Freudenberg* erwiesen wurde. Später hat sich dann das Interesse mehr den Anionen zugewandt. *Jeppson* beobachtete nach Zulage von Phosphaten eine starke Steigerung der Erregbarkeit. Eine neue Wendung nahm die Tetanieforschung, nachdem *Freudenberg* und *György*, sowie *Scheer* zeigten, daß die Erregbarkeit des Nervensystems von der Reaktion im Blut und im Gewebe beherrscht wird. Ausgehend von Feststellungen bei der parathyreopriven Tetanie (*Wilson, Stearns* und *Jammey*) wurde eine Verschlimmerung der tetanischen Erscheinungen bei Darreichung von Alkali, eine Besserung bei Verabreichung von Säuren beobachtet. *Freudenberg* und *György* schlossen aus diesen Versuchen, daß bei der kindlichen Tetanie eine „alkalotische“ Stoffwechselrichtung vorherrscht, durch die die Bindungsverhältnisse des Ca-Ions in Blut und Gewebe im Sinne einer Verminderung der aktiven Ca-Ionen und einer Zunahme der undissoziierten und indiffusiblen Kalkverbindungen gestört werden. Die Phosphatwirkungen beständen danach ebenfalls in einer Inaktivierung dissoziierter Ca-Verbindungen. Voraussetzung zu solcher Wirkung sind nach *Freudenberg-György* „hormonale“ Einflüsse (Frühjahrskrise), die den Stoffwechsel beschleunigen, im Sinne einer Alkalosis umstimmen und eine Phosphatretention veranlassen. Freilich sind auch mancherlei durch klinische und experimentelle Beobachtungen gestützte Einwände gegen die Alkalosetheorie erhoben worden (*Tezner, Baar*). Diese Unstimmigkeiten suchte *Baar* durch eine neue Hypothese auszugleichen, nach der die Übererregbarkeit eine Funktion des Quellungszustandes der Gewebskolloide sei. In der Tat zeigte er, daß eine weitgehende Übereinstimmung zwischen Ionenwirkung (und zwar sowohl Kationen als auch Anionen) und Stellung in den *Hofmeister*schen Reihen bestehe. Manche klinische Tatsachen z. B. Manifestation der Tetanie bei schnellem Wasseransatz sprechen für die Bewertung des Wassergehalts und des Quellungszustands der Gewebe bei der Auslösung der Übererregbarkeit, aber die dominierende Stellung in der Pathogenese der Tetanie dürfte dem Wassergehalt der Gewebe kaum zukommen (vgl. S. 530).

Zersetzte Nahrung.

Die Frage der Schädigung des Stoffwechsels durch exogen zersetzte Nahrung, die man mit *Czerny-Keller* bis vor kurzem in den Mittelpunkt der Pathogenese der Ernährungsstörungen stellte, ist durch ausführliche Studien aus dem Kaiserin-Auguste-Viktoria-Haus einer Revision unterzogen worden. *Bahrdt* und seine Mitarbeiter lehnen auf Grund der Bestimmung der flüchtigen Fettsäuren in zersetzten Nahrungsgemischen die Bedeutung der sauren Zersetzung für die Entstehung von Verdauungsstörungen ab; denn sie fanden weder in experimentell verdorbener Milch, noch in jener, die bei ganz frischen Fällen akuter Verdauungsstörungen gereicht worden war, nennenswerte Mengen flüchtiger Fettsäuren, die bei oraler Zuführung Störungen auszulösen imstande sind. Andere Autoren (*Rietschel*) haben sich dieser Auffassung angeschlossen. Damit ist freilich nichts von der Bedeutung genommen, die der endogenen Bildung der niederen Fettsäuren im Magendarmkanal nach allgemeiner Auffassung auch heute zukommt.

Auf eine Unterschreitung des Nahrungsbedarfs reagiert der Stoffwechsel des Säuglings verschieden, je nachdem es sich um eine völlige Nahrungsentziehung oder um eine partielle Inanition, d. h. um die Vorenthaltung bestimmter Nahrungsstoffe handelt.

Der Abbau im Hungerzustand.

Kurz dauernder Hunger wird, Stillung des Wasserbedarfs vorausgesetzt, vom gesunden Organismus ohne wesentliche Einschmelzung von Körpersubstanz ertragen. Daß dabei aber in den Protoplasmabestand des Körpers eingegriffen wird, beweist der Anstieg der Kaliumausscheidung im Urin (*Aron*), die die Natriumausfuhr übertrifft, ein Zeichen der Auflösung K-haltiger Zellbestände. Der Organismus des gesunden Säuglings hat aber ebenso wie der des Erwachsenen die Fähigkeit, sich dem verringerten Angebot anzupassen und seine Ausgaben eine Zeitlang auf ein Minimum einzustellen.

Ein gewisser Einfluß kommt bei dem Hungerabbau der vorhergehenden Ernährung zu; nach *Schloßmann-Murschhauser* halten natürlich ernährte Kinder zäher an ihrem Körperbestand fest als künstlich genährte. Bemerkenswerterweise ist die Größe des Zellabbaus im Hunger beim ernährungskranken Kind nicht von der des gesunden verschieden, ja auch im Stadium der Dekomposition und Intoxikation scheint keine weitergehende Zelleinschmelzung als beim darmgesunden Kind unter gleichen Bedingungen stattzufinden.

Die unheilvolle klinische Wirkung des Hungers beim atrophischen Säugling wird man also — ebenso wie bei Frühgeborenen und Debilen — weniger auf eine pathologische Steigerung des Hungerstoffwechsels zurückführen dürfen, als auf den Mangel an Reservebeständen, insbesondere an Glykogen, in den Zelldepots, demzufolge bei Nahrungsentziehung alsbald lebenswichtiges Zellmaterial angegriffen werden muß. Klinische Beobachtung macht es wahrscheinlich, daß auch die Festigkeit der Wasserbindung dabei von ausschlaggebender Bedeutung ist.

Jeder länger dauernde Hunger ruft beim Säugling und Kleinkinde schneller und intensiver als beim Erwachsenen die bekannten Erscheinungen der Ketose hervor (Ausscheidung von Azeton, Azetessigsäure, Oxybuttersäure, Erhöhung des Ammoniakkoeffizienten). Nicht ohne Interesse ist die von *Schloßmann* und *Murschhauser* festgestellte Tatsache, daß künstlich genährte Kinder im Hunger mehr Azeton und Oxybuttersäure ausscheiden als natürlich genährte.

Unterernährung und Wachstum.

Länger dauernde Unterernährung, die zwar alle zum Wachstum erforderlichen Nahrungsstoffe, aber in quantitativ unzureichender Menge darbietet, muß zu einer Einschränkung oder Unterbrechung des Anwuchses führen. Solange die Unterernährung nicht über ein gewisses Maß hinausgeht, kann trotz ausbleibender Gewichtszunahme, ja bei Gewichtsabnahme das Längenwachstum fortschreiten. In Tierversuchen zeigte *Aron*, daß unter Umständen sogar das Skelett auf Kosten der Muskulatur wachsen kann. In Übereinstimmung mit diesen Tierversuchen pflegt auch das Längenwachstum bei — aus äußeren oder inneren Gründen — unterernährten Säuglingen in viel geringerem Maße hinter der Norm zurückzubleiben als der Gewichtsansatz. Naturgemäß findet auch der Wachstumsprozeß durch überlange Ausdehnung und allzu große Intensität der Unterernährung seine Grenzen. Aber selbst durch lange fortgesetzte Unterernährungsperioden erlischt die Wachstumsfähigkeit nicht. Mit der Zufuhr ausreichender Nahrungsmengen entfaltet sich die Energie des intakt gebliebenen Wachstumstriebes in einer Beschleunigung des Anwuchses („Nachwachsen").

Partieller Hunger.

Die Wirkung qualitativer Inanition richtet sich nach der biologischen Wertigkeit der Nahrungsdefekte. Die einschneidendsten Veränderungen ruft der Mangel an Wasser hervor. Die auf völlige Wasserentziehung folgenden klinisch wahrnehmbaren Störungen des Betriebes, das Durstfieber (*E. Müller*), Gewichtsabfälle, toxische Zustände deuten auf eingreifende Störungen physikalisch-chemischer Art hin. Neben dem Wassermangel kommt dabei dem Eiweißgehalt der Nahrung pathogenetische Bedeutung zu (vgl. Eiweißfieber). Im Tierexperiment wurden toxische Zustände stets nur durch Wassereinschränkung bei eiweißreicher Kost (*Schiff*, *Kramár*, *Bessau* u. *Rosenbaum*) hervorgerufen.[1]) Aber nicht nur kompletter Wassermangel, sondern auch bereits stärkere Einschränkung in der Wasserversorgung, z. B. auf die Hälfte der physiologischen (bei Ernährung mit konzentrierten Mischungen oder ungenügender Nahrungsaufnahme) rufen bei manchem Individuum Zelldurstsymptome hervor. Für diese klinischen Erscheinungen geben die Veränderungen, die bei Wassermangel im Stoffwechsel eintreten, nur wenig Aufklärung. Die Wasserausscheidung im Urin sinkt, die Wasserabgabe durch die Perspiration steigt. Bisweilen leidet die Bilanz der Mineralstoffe (*L. F. Meyer*), bisweilen verschlechtert sich die N-Bilanz (*Schiff*) und nach *György* läßt sich eine erhöhte Säureausscheidung im Urin unter Zunahme der Gesamtphosphatausscheidung nachweisen. Im ganzen aber ist eine ausgezeichnete Anpassung des Säuglingsstoffwechsels an eine Verringerung des Wasserangebots festzustellen.

Exsiccation.

Der Eiweißhunger bei nichtgedeihenden Brustkindern.

Ein Mangel an Eiweiß gehört in der Praxis zu den Seltenheiten. Bleibt das Eiweiß unter dem Bedarf, z. B. bei Mehlpäppelung, so ist im allgemeinen auch an den übrigen Nährstoffen Mangel. Nur bei nichtgedeihenden Brustkindern, bei denen infolge erhöhter Peristaltik ein nicht unerheblicher Teil der an sich schon geringen N-Zufuhr in Verlust gerät, könnte ein partieller Stickstoffhunger in Frage kommen, zumal dort, wo es sich um die Rekonvaleszenz von Ernährungsstörungen handelt, also gleichzeitig um den Ansatz neuen und den Ersatz verlorengegangenen Zellmaterials. Die günstige Wirkung der Eiweißzulagen auf die Entwicklung solcher Kinder, die oft auf eine Eiweißzulage unverzüglich eintretende Gewichtszunahme bestärkt die Annahme, daß der Stickstoffausfall Ursache dieses Nichtgedeihens ist, wenn auch nicht übersehen werden darf, daß hier eine „spezifische" Funktion des Eiweißes auf den Verdauungsablauf mitspielen kann.

[1]) Anm. b. d. Korrekt. Die Probleme des Durst- und Eiweißfiebers werden in einer soeben erschienenen Studie *Finkelsteins* kritisch besprochen. Zeitsch. f. Kinderh. 50, 630, 1931.

Ein gewisses **Kohlenhydratminimum** in der Nahrung ist Voraussetzung für den physiologischen Stoffwechselablauf. Wenn auch nach dem Gesetz der Isodynamie ein Teil der energetischen Leistung der Kohlenhydrate durch Fett und in einem gewissen Umfang durch Eiweiß übernommen werden kann, so kommen doch den Kohlenhydraten Sonderwirkungen (Gegenwirkung gegen azidotische Vorgänge, Gewährleistung des Wasseransatzes) im Stoffwechsel zu, die nur sie zu leisten imstande sind. Ein bestimmtes Kohlenhydratminimum, nach *Rosenstern* ungefähr 3 g pro Kilogramm Körpergewicht, scheint die conditio sine qua non für den Anwuchs zu sein. Dieser Wert hat indes nicht die Bedeutung einer Konstante. Schwankungen je nach dem Zustand des Individuums und der Zusammensetzung des Nährgemisches sind häufig. Fettreich ernährten Säuglingen und Atrophikern mit geringen Kohlenhydratreserven dürfte ein größerer Kohlenhydratbedarf eigen sein.

Bedeutung des Kohlenhydratminimums für den Anwuchs.

Fehlen die Kohlenhydrate in der Nahrung, so kommt es ebenso schnell wie bei vollständigem Hunger zur Ketonurie. Dabei kann auch der Umsatz der Stickstoff- und Mineralbestandteile in Mitleidenschaft gezogen werden (*Rosenstern*). Dieser Einfluß des Kohlenhydratmangels auf den Mineralstoffwechsel ist im Hinblick auf die engen Beziehungen der Kohlenhydrate zum Wasserumsatz von besonderem Interesse (vgl. hierzu die Wirkung des Kohlenhydrats auf die Verdauungsvorgänge). Wenn wir im klinischen Versuch der Kohlenhydratentziehung eine so verschiedene Reaktion der Säuglinge beobachten — das eine Mal geringe Gewichtsabnahme, das andere Mal jäher Gewichtssturz — so bleiben die Stoffwechselgründe für dieses differente Verhalten noch dunkel. Die mangelhafte Regulierfähigkeit in der physikalischen Zusammensetzung (Osmoregulation), die der junge Säugling konstitutionell in verschiedenem Grade aufweist (*Salge*), oder die verschiedene Festigkeit seiner Wasserbindung (Hydrostabilität und Hydrolabilität nach *Finkelstein*) erleichtern zwar das Verständnis des klinischen Geschehens, bleiben aber in der Frage nach der Ursache dieser Verschiedenheiten die Antwort schuldig.

Kohlenhydratmangel erzeugt Ketonurie, Störungen im N- und Mineralstoffwechsel und in der Osmoregulation.

Die einzelnen Kohlenhydratarten sind nach allgemeiner Erfahrung in ihrer Wirkung auf den Gewichtsansatz nicht gleichwertig. Es ist bekannt, daß viele Säuglinge erst gedeihen, wenn neben dem Zucker ein zweites Kohlenhydrat in Gestalt von Mehl zur Nahrung zugefügt wird. Die Gründe für diese Verschiedenartigkeit der reinen Zucker und der Mehle sind bisher unbekannt. *Klotz* denkt an tonisierende Wirkungen von Produkten, die beim Abbau der Mehle im Darm entstehen. Neuerdings glaubt *Aron*, daß für den ernährungstherapeutischen Einfluß der Mehle ihr Gehalt an „Reizstoffen“ (Extraktstoffe) maßgebend ist. Je nach der Menge der begleitenden Extraktstoffe stellte *Aron* eine aufsteigende Reihe — Zucker, Mehl, Malzextrakt, Mohrrübenextrakt — auf, die ungefähr der Intensität des in der Klinik beobachteten, durch sie ausgelösten Gewichtsansatzes entspricht.

Die Bedeutung des zweiten Kohlenhydrats.

Daß das **Fett** ein unentbehrlicher Bestandteil der Nahrung ist und nicht durch äquivalente Mengen anderer Energiespender vollständig ersetzt werden kann, darüber sind sich fast alle Kinderärzte einig. Nur *Pirquet*[1])

Der Sondernährwert des Fettes.

[1]) *R. Wagner* aus der Klinik *Pirquets* hat in einer späteren Arbeit den Sondernährwert des Fettes anerkannt und auf dessen Gehalt an A-Vitaminen zurückgeführt.

sprach dem Fett jede Spezialwirkung auf den Stoffwechsel ab, aus der Erfahrung heraus, daß die Aufzucht vieler Säuglinge mit fast fettfreien Nährmischungen wie Buttermilch gelingt. Zugegeben, daß vielen, freilich nicht allen Säuglingen die intermediäre Fettbildung aus Kohlenhydraten möglich ist, so ist doch ein Sondernährwert (*Aron*) des Nahrungsfettes nach zwei Richtungen, für die Erhaltung der Immunität und die Qualität des Ansatzes, allgemein anerkannt.

Unklar ist freilich, auf welchem Wege der praktisch so bedeutsame Einfluß des Fettes auf die immunisatorischen Vorgänge zustande kommt, ob durch eine Änderung in der chemischen Korrelation des Organismus (Verminderung des Wassergehaltes [*Weigert*]) oder direkt durch Lieferung lipoidhaltiger Nährstoffe mit ihrem Vitamingehalt.

Nach extrem fettarmer Ernährung hat *Bloch* schwere Dystrophie und Xerophthalmie bei Säuglingen beobachtet und durch Zufuhr von biologisch hochwertigem Fett (Milchfett, Lebertran, nicht Margarine) zur Abheilung gebracht.

Bei Ratten erzeugte Alkoholextrahierung der Nahrung ebenfalls Keratomalazie (*Freise, Goldschmidt* und *Frank*), deren Heilung durch kleine Zulagen von roher Magermilch herbeigeführt werden konnte.

Ebensowenig weiß man, warum die fettreich ernährten Kinder einen stärkeren Fettansatz und eine bessere Qualität ihres Körperaufbaues (geprüft an Turgor, Tonus und Hautfarbe) besitzen. Da die Stoffwechselbilanz in dieser Frage keinen Aufschluß gibt — nicht einmal ein fördernder Einfluß der Fettzulage auf den N-Ansatz ist bewiesen — könnte man sich nur vorstellen, daß das Fett eine Art „Kittsubstanz" liefert, die für die Festigkeit des Aufbaues Sorge trägt.

Der Salzmangel.

Der Bedarf an Mineralstoffen ist im allgemeinen sowohl bei natürlicher als auch bei der üblichen künstlichen Ernährung gedeckt. Doch verdient es gewiß Beachtung, daß besonders in der Frauenmilch eine Knappheit an jenen Mineralien herrscht, die als Wachstumsträger hauptsächlich in Betracht kommen, an Phosphorsäure, alkalischen Erden und Eisen.

Primärer Kalkmangel nicht Ursache der Rachitis.

Nach dem heutigen Stande des Wissens muß man aber einen primären Kalkmangel als Ursache der Rachitis ablehnen. Nicht der Mangel an Kalk, sondern sein abnormes Schicksal im Stoffwechsel, vor allem die Unfähigkeit des Knorpelgewebes zur Verankerung des Kalkes, bedingen die rachitische Stoffwechselstörung.

Die Unfähigkeit der Kalkapposition wird durch direkte oder indirekte Einwirkung der ultravioletten Strahlen behoben. Im Stoffwechsel zeigt sich einerseits nach der Körperbestrahlung durch die Sonne und die Quarzlampe (*Lasch-Wertheimer*), andererseits nach Zufuhr von Lebertran (*Schabad, Birk, Schloß*), frischem Gemüse (*Freise* und *Ruprecht*) und schließlich nach Zufuhr des reinen D.-Faktors, des bestrahlten Ergosterins (*Hottinger*) eine Erhöhung des Kalkansatzes.

Eisenmangel nicht die Ursache der Anämie.

Auch die Beziehungen zwischen der Eisenarmut der Milch (Frauenmilch enthält im Liter 1,2—2 mg Fe_2O_3, Kuhmilch nach *Langstein-Edelstein* nur Spuren bei einem täglichen Bedarf von 0,92—1,62 mg) und der alimentären Anämie der Säuglinge sind heute kaum mehr aufrechtzuerhalten.

Die Anämie entsteht bekanntlich entweder bei lange Zeit einseitig mit Milch ernährten Säuglingen oder bei Frühgeborenen und debilen Kindern. Bei beiden Kategorien nahm man als Ursache der pathologischen Blutbeschaffenheit lange Zeit hindurch einen Eisenmangel an, das erste Mal bei eisenarmer Nahrung bedingt durch den Aufbrauch der kongenitalen Eisenreserven in der Leber, das zweite Mal durch einen Defekt in dem — erst in den letzten Fötalmonaten zustande kommenden — Eisendepot der Leber. Soviel eine solche Vorstellung auch für sich hatte, heute muß man auch für die Entstehung der Anämie, die ebensowenig ausschließlich durch Eisenzufuhr zu beheben ist, wie die Rachitis durch Kalkzufuhr, neben dem Mangel an Eisen Schwäche der blutbildenden Funktionen und eine direkt schädigende Wirkung der einseitigen Milchkost (*Czerny-Kleinschmidt*, *Glanzmann*, *Aron*) verantwortlich machen. Trotz der bei Frühgeborenen bestehenden negativen Eisenbilanz, die in 6 Monaten zum Verlust der Hälfte des totalen Eisenbestandes von etwa 100 mg führen kann, wird nur ein ganz geringer Teil medikamentös gegebener Eisendosen retiniert (*Lichtenstein*).

Der Salzhunger beim Mehlnährschaden.

Ein Mangel an Mineralstoffen kommt im übrigen nur bei lange fortgesetzter, ausschließlicher Ernährung mit Mehlsuppe (Mehlnährschaden) in Frage. Dabei kann es zu einem solch hochgradigen Salzhunger kommen, daß die Kochsalzausscheidung im Urin, ja selbst die HCl-Sekretion im Magen erlischt (*Keller*). Es handelt sich dabei freilich nicht nur um eine Vorenthaltung von Mineralstoffen, sondern auch von unentbehrlichen organischen Nährstoffen, vor allem von Eiweiß und von Vitaminen. Nach *Salge*s Anschauung begünstigt die beim Mehlnährschaden festgestellte Salzverminderung im „milieu interne" die Quellung der Gewebskolloide und trägt so zur Erklärung der pathologischen Neigung der Mehlkinder zur Wasserretention und zum Ödem bei. Es ist aber wahrscheinlich, daß beim Mehlnährschaden außer dieser Defektschädigung noch ein direkter Schaden durch das Übermaß an Kohlenhydraten mitspielt.

Die Bedeutung der Korrelation.

Bisher wurden die einzelnen Nährstoffe isoliert in ihrer Wirkung auf den Stoffwechsel bei Über- und Unterernährung gewertet. Man weiß heute, daß eine solche Betrachtung e quantitate unrichtig ist. In der Klinik ist die Bedeutung der „Korrelation" der Nährstoffe in der Mischung anerkannt und es ist kein Zweifel, daß auch der Stoffwechselablauf wesentlich von der korrelativen Zusammensetzung der Nahrung beeinflußt wird. Ein hoher Gehalt an Fett bedarf sicherlich zur Verarbeitung im Stoffwechsel einer größeren Kohlenhydratmenge, als ein geringer. In wichtiger Abhängigkeit von einander steht der Quotient Alkalien: Erdalkalien. Indes unsere Kenntnisse des Stoffwechsels sind hier den klinischen Fortschritten noch nicht gefolgt. Nur eine Arbeit von *Frontali* liegt vor, die den Einfluß gröberer Korrelationsverschiebung auf die Fettresorption (z. B. Verschlechterung bei Zugabe von Zucker und Plasmon) erweist.

Unentbehrlichkeit der Vitamine.

Neben den wohl charakterisierten Nährstoffen sind noch organische Nahrungsbestandteile unbekannter chemischer Konstitution für Leben und Wachstum unerläßlich, die der Tierkörper synthetisch zu bilden nicht fähig ist. Diese Stoffe von hoher biologischer Wirksamkeit, möge man sie nun Vitamine, akzessorische Nährstoffe oder Ergänzungsstoffe nennen, sind in den natürlichen Nahrungsmitteln in kleinsten Mengen enthalten; sie werden zu einem Teil durch Denaturierung der Nahrung (Konservierung, Oxydation, z. B. durch Wasserstoff-Superoxydzusatz, Alkalisierung z. B. durch Sodazusatz) vernichtet. Ihr Fehlen führt zu gewissen Defekterkrankungen wie dem Skorbut und der Beri-Beri bei Erwachsenen und der *Barlow*schen Krankheit sowie der Keratomalazie bei Kindern. In den letzten Jahren hat die Forschung amerikanischer und englischer Autoren die Lehre der Avitaminosen in groß angelegten Tierversuchen ausgebaut und eine Reihe von Vitaminen mit Sonderwirkungen und Sondereigenschaften kennen gelehrt. Der systematische Tierfütterungsversuch, wie er in diesen Arbeiten durchgeführt wurde, ist auch für die Ernährungslehre des Säuglings von nicht zu unterschätzender Bedeutung (*Aron*, *Freise*, *Langstein-Edelstein*, *Glanzmann*, *Frank*, *L. F. Meyer-Nassau*). Zulagen kleiner Mengen Milch oder lipoidhaltiger Butter, Extraktivstoffe aus Weizenkleie, Malzextrakt, kleinste Mengen frischen Gemüses usw. haben auf Wachstum und Resistenz vitaminarm aufgezogener Tiere geradezu ausschlaggebenden Einfluß (vgl. hierzu die Erzeugung von Keratomalazie S. 502). Ähnlich eklatante Wirkungen sind in der Klinik bisher nur beim Barlow und der Keratomalazie durch die Zulage der entsprechenden Vitamine erzielt worden, im übrigen muß die Übertragung der Tierversuche auf die Klinik noch mit Zurückhaltung geschehen.

Auch die Rachitis ist von manchen Autoren, so von *Funk* und *Reyher*, als Avitaminose aufgefaßt worden. Seit der Entdeckung des Rachitis-Heilstoffs, des bestrahlten Ergosterins, entbehrt solche Auffassung nicht ganz der Berechtigung. Indes scheinen gegen den Vitamincharakter des „D-Vitamins" die langsame Wirkung und die Tatsache der Schädigung durch geringfügige Überdosierung zu sprechen, Eigenschaften, die Vitamine nicht zu besitzen pflegen.

Einfluß der Vitamine auf den Stoffwechsel.

Untersuchungen des Stoffwechsels, die zum Verständnis der Pathogenese der Avitaminosen beitragen könnten, liegen kaum vor. Bei der *Barlow*schen Krankheit fanden *Lust* und *Klocmann* und *M. Frank* übereinstimmend eine starke Retention der Aschenbestandteile, vor allem des Kalks im akuten Stadium der Krankheit und erhebliche Ausschwemmung im Stadium der Heilung. Diese Verschiebungen im Stoffwechsel zu erklären, ist man vorläufig noch nicht imstande.

Auch über den Einfluß der Vitaminzufuhr auf den Kalk- und Phosphorstoffwechsel bei der Rachitis sind Untersuchungen angestellt worden. *Freise* und *Ruprecht* zogen aus ihren Bilanzen den Schluß, daß Zufuhr rohen Möhrenpreßsaftes, geringer diejenige gekochten Saftes eine Hebung der Kalkbilanz neben einer entsprechenden Senkung der Phosphorbilanz zur Folge hat. Die Beeinflussung der Kalkretention kam in den Nachperioden am stärksten zum Ausdruck, die der Phosphorretention lief im wesentlichen in der Hauptperiode ab. Eine ähnliche Besserung des Kalkansatzes beobachteten *Hamburger* und *Stransky* durch Zufuhr von Gemüsetabletten bei rachitischen Kindern, doch ist in den Versuchsreihen durch die Zulage des Gemüses auch Mineralsubstanz in erhöhter Menge eingeführt, so daß die Schlüsse der Autoren bei den ohnehin nur geringgradigen positiven Schwankungen nur mit Vorbehalt gelten können; um so mehr als man die Berechtigung der Forderung *Findlay*s anerkennen muß, gerade für den Kalkstoffwechsel lange, zum mindesten siebentägige, Perioden durchzuführen.

Ob man die seit *Birk*, *Schabad* und *Schloß* bekannte kalkstabilisierende Wirkung des Lebertrans und ebenso die neuerdings sichergestellte der bestrahlten Ergosterine als Vitaminwirkung auffassen soll, das muß, wie schon betont, dahingestellt bleiben.

II. Störungen im Stoffwechsel durch abnorme Vorgänge im Magendarmkanal.

1. Störungen der sekretorischen und motorischen Funktionen.

Ausgangspunkt der meisten Stoffwechselstörungen ist eine Störung der Magendarmvorgänge.

Auf dem Wege von der Aufnahme der Nahrung bis zu ihrer Verwertung zum Zwecke der Erhaltung des Betriebes und des Anwuchses entscheidet die Phase der Verdauung und Resorption der Nahrung über physiologische und pathologische Gestaltung des Stoffwechsels. Mit anderen Worten: Abnorme Vorgänge im Magendarmkanal sind es, die den Ausgangspunkt für die meisten Stoffwechselstörungen bilden.

Die Beeinflussung der Speichelabsonderung.

Bereits die Speichelabsonderung scheint von dem Gesundheitszustand des Säuglings abhängig zu sein. Nach *Davidsohn* und *Hymanson* setzen akute Ernährungsstörungen und schwere Infekte die Saftmenge, und chronische Ernährungsstörungen Menge und Fermentstärke herab. Die Reaktion des Speichels bleibt durch Krankheiten unberührt (*Jacobi* und *Demuth*, sowie *Davidsohn* und *Hymanson*). Freilich berichten die erstgenannten Autoren, daß die wahre Azidität in weiten Grenzen schwanke, die zweiten, daß sie fast konstant leicht alkalisch bis neutral reagiert.

Veränderung der Magenazidität bei Störungen.

Die Azidität des Säuglingsmagens ist — gemessen durch die Wasserstoffionenkonzentration — auffallend gering und bleibt unter den bei älteren Individuen festgestellten Werten (*Allaria, Davidsohn, Salge, Heß*). Bei solch geringer Azidität wird aller Wahrscheinlichkeit nach eine nennenswerte peptische Verdauung im Magen des jungen Säuglings nicht stattfinden. Jenseits des ersten Vierteljahres nimmt die Azidität zu, so daß älteren Säuglingen bereits volle Peptonisierungsfähigkeit eigen ist. Die Salzsäureproduktion wird daher von *Salge* als „werdende Funktion" bezeichnet. Zu dieser Regel steht der Befund recht saurer Werte im Neugeborenenalter (*Freudenberg*) in auffallendem und nicht erklärtem Widerspruch.

Bevor man die Aziditätswerte bei Ernährungsstörungen bespricht, ist es angebracht, sich mit *Freudenberg* der Kompliziertheit der Materie zu erinnern. Nach *Freudenberg* ist die Azidität abhängig: 1. von der Sekretion, 2. vom Entleerungsmechanismus des Magens, 3. vom Pufferungsvermögen der Nahrung, 4. von den fermentativen Abbauprozessen im Magen, 5. von der Schleimproduktion im Magen, 6. vom rückläufigen Duodenalsaft, 7. von Gärungsprozessen, 8. vom verschluckten Speichel. — Bei dem Zusammenwirken so vieler Faktoren ist zu verstehen, daß eindeutige Resultate schwer zu erhalten sind. So finden *Hainiß* und *Scheer* die Reaktion bei akuten Ernährungsstörungen (Dyspepsie und Intoxikation) beträchtlich saurer als in der Norm; bei freilich unphysiologischem Nahrungsreiz (Teemahlzeit) z. B. bei Toxikosen p_H-Werte zwischen 1,49—1,6. Auf der anderen Seite stellte *Masslow* bei den gleichen Erkrankungen und *Demuth* bei parenteral erzeugten Durchfällen eine Herabsetzung der Azidität fest. Einheitlicher sind die Resultate bei Dystrophien, bei denen *Mariott-Davidson* und *Demuth* eine Verminderung der Azidität konstatierten. Gleichen Befund erhob auch *Davidsohn*, zusammen mit einer Verzögerung der Magenentleerung unter dem Einfluß von Infektionen.

Eine besondere Stellung nimmt die Pylorusstenose ein, bei der sich abnorm verstärkter Magensaftfluß und hohe Azidität (p_H nach *Freudenberg*, 2,0—3,5) finden. Infolge des starken Erbrechens sind nach *Vollmer* hier die Chlorzahlen im Blut ungewöhnlich niedrig und die Alkalireserve im Blut ungewöhnlich hoch.

Die Veränderungen der Azidität sind für die Entwicklung der Bakterienflora im Magen nicht ohne Bedeutung. In der Tat fanden *Scheer* und *Demuth*, daß bei Aziditäten im Magen, die $(H') = 10^{-4}$ überschreiten, Coli nicht bestehen kann und abgetötet wird.

Die verschiedene Verweildauer im Magen.

Die Verweildauer der Nahrung im Magen, die nach *Czerny* bei natürlicher Ernährung zwei, bei künstlicher Ernährung drei Stunden beträgt, ist abhängig 1. von der Art der zugeführten Nahrung, 2. von der Konstitution der Säuglinge, 3. von dem Vorliegen akuter Ernährungsstörungen. Durch Untersuchungen vor dem Röntgenschirm (*Theile*) ist die Verkürzung der Verweildauer der Frauenmilch gegenüber der Kuhmilch (durchschnittlich um 23%) bewiesen worden. Von den Nährstoffen hat das Fett (*Tobler* und *Bogen*) und nach neueren Untersuchungen (*Bessau, Rosenbaum* und *Leichtentritt, Demuth*) das Eiweiß stark verzögernde Wirkung auf die Magenentleerung, während Kohlenhydrate und Salze ohne sichtlichen Einfluß auf die Motilität bleiben. Peptische (nicht aber tryptische) Vorverdauung des Eiweißes ist nach *Bessau* allein imstande, die Entleerungsverzögerung, wie sie bei Eiweißdarreichung festzustellen ist, vollkommen zu beheben. Durch Verlängerung der Magenverdauung soll der Säugling die Insuffizienz seiner peptischen Verdauung wieder wettmachen. Praktisch von Interesse ist, daß der Einfluß der Qualität der Nahrung auf die Verweildauer kaum hervortritt, wenn die Quantität niedrig bemessen wird. Die Nahrungsbeschränkung wird daher für die Verhütung pathologischer Gärungen bei der Behandlung akuter Ernährungsstörungen nach *Bessau* bedeutungsvoller sein als die Qualität der „Heilnahrungen".

Die Konstitution des Säuglings spielt bei der Magenentleerung eine nicht zu unterschätzende Rolle. Ganz unregelmäßig reagierten nach *Bessau* die Neuropathen; hier ist völlige „Unregelmäßigkeit Gesetz" und bisweilen wird Frauenmilch viel länger zurückbehalten als Kuhmilch. *Krüger* fand bei Hypotonikern eine beträchtliche Verzögerung der Magenentleerung bis zu 7½ Stunden.

Im Verlauf alimentärer Störungen wurde oft eine Verlängerung der Verweildauer festgestellt, ebenso bei parenteralen Infektionen, aber kaum seltener wurde sie vermißt, so daß auch hier von Gesetzmäßigkeiten nicht gesprochen werden kann.

Das Eiweiß als Erreger der Magensaftsekretion.

Die Größe der Magensaftsekretion wird nach neueren Untersuchungen von *Hoffmann* und *Rosenbaum* bestimmt durch die Qualität der aufgenommenen Nährstoffe. Auf Grund der „Magenzuckerkurve" (durch Feststellung der in bestimmten Intervallen im Mageninhalt nachgewiesenen Zuckermengen) wurde von diesen Autoren festgestellt, daß Kohlenhydrate und Fette keine merkliche Saftsekretion im Magen hervorrufen, daß dagegen das Eiweiß alleiniger Erreger des Magensaftflusses ist. Freilich scheint die durch Protein erzeugte Sekretion erst dann zu beginnen, wenn die Eiweißkonzentration die der Frauenmilch übersteigt. Solche Konzentration vorausgesetzt wirkt peptonisiertes Eiweiß stärker als genuines, während tryptisch vorverdautem Eiweiß oder Aminosäuren geringere Reizwirkung eigen ist. Nicht uninteressant ist, daß das Albumin, nach *Langstein* das biologisch wertvollere Eiweiß, im Gegensatz zum Kasein nur in geringerem Grade sekretionserregend wirkt. Das Eiweiß allein kann aber, wie *Freudenberg* mit Recht betont, nicht der Regulator der Sekretion sein; dagegen spricht die Feststellung, daß saure, eiweißreiche Mischungen sekretionssparende Wirkung ausüben.

Verminderung der Magenfermente.

Der Fermentgehalt des Magens scheint bei Ernährungsstörungen eine Minderung zu erleiden (*Masslow*).

Die Lipase fanden *Budde* und *Freudenberg* bei Toxikosen vermindert

normal	Toxikose
3,4—7,7	0,4—0,5

Nicht ebenso deutlich waren in ihren Untersuchungen die proteolytischen Fermente herabgesetzt.

Die Folgen der Chymus-Stagnation im Magen.

Den Folgen der Stagnation des Chymus im Magen ist von jeher eine wichtige Rolle in der Pathogenese der Ernährungsstörungen zugewiesen worden. Längere Zeit herrschte die Vorstellung, wie sie noch *Heubner* vertrat, daß die infolge der Stagnation sich entwickelnde abnorme Bakterienflora im Magen aus Kohlenhydrat und Fett schädigende flüchtige Fettsäuren abspalte.

Erst die Untersuchungen von *Bahrdt* und *Huldschinsky* ergaben, daß die Menge der flüchtigen Fettsäuren beim magendarmkranken Kind nur selten und dann in geringfügiger Weise vermehrt ist. *Huldschinsky* stellte im Mageninhalt dyspeptischer Kinder Propionsäure, Buttersäure, Kapronsäure fest, die sich ohne wesentliche Mitwirkung der Bakterien aus ihren Glyzeriden im Magen abspalten. Die Essigsäure dagegen, der allein eine starke peristaltikerregende Wirkung zukommt, wurde im Mageninhalt — ebenso wie in zersetzter Nahrung — nur in Spuren gefunden. Erst im Darm wird unter dem Einfluß von Bakterien Essigsäure in wirksamen Mengen gebildet.

Die Gefahren, die von einer Verzögerung der Magenentleerung ausgehen, scheinen nach neueren Studien *Bessaus* denn auch weniger in der Bildung dieser Gärungssäuren zu liegen, als in der Tatsache einer abnormen Bakterienbesiedlung des Mageninhaltes, derzufolge dem Dünndarm bereits in Gärung befindliches Material zufließt. Von dieser Seite aus gesehen ist die Motilitätsstörung des Magens auch deshalb nicht gering einzuschätzen, weil sie zur Stagnation im Dünndarm führt und damit eine Vorbedingung für die Bakterieneinwanderung in den normalerweise keimfreien Dünndarm (bakterielle Invasion, *Moro, Bessau, Scheer*) liefert.

Die Fermentarbeit des kranken Darms.

Von der Fermentarbeit des erkrankten Darms ist noch wenig Sicheres bekannt. *Freudenberg* betrachtet die Störungen der motorischen, sekretorischen, chemischen und resorptiven Elemente, ihre „Dysergie", als das wesentliche Moment der Dyspepsie. Indes sind die tatsächlichen Unterlagen, die diese an sich berechtigte Auffassung beweisen, noch recht spärlich. Man hat festgestellt, daß lediglich die Lipasewirkung im Stuhlextrakt (*Hahn* und *Lust*), im Pankreasinfus und Duodenalsaft (*Lust, A. Hess*,

Freudenberg) bei Intoxikationen herabgesetzt ist oder fehlt und daß bei frühgeborenen Kindern eine Rückständigkeit der fermentativen Leistungen des Darms vorhanden ist.

Die Colibesiedlung des Dünndarms u. ihre Folgen.

Die Vorgänge der Dissimilation im Darm müssen eine tiefgreifende Störung erfahren, sobald es zur Colibesiedelung des Dünndarms kommt. Denn nunmehr bilden sich unter dem Einfluß einer üppig wuchernden Bakterienflora, insbesondere der Colibazillen, in dem biologisch wichtigsten Darmteil aus Kohlenhydraten saure Zersetzungsprozesse, vor allem Essigsäure, die Reizung der Darmwand und Erhöhung der Peristaltik verursachen. Die Kohlenhydratvergärung wurde früher als das wichtigste Glied in der Kette der pathogenetischen Vorgänge bei der Dyspepsie angesehen. Heute wird ihre Bedeutung geringer eingeschätzt. Nach *Freudenberg* soll sie nur darin bestehen, daß durch die entstehenden Säuren der p_H das Chymus verschoben und so die Reaktionsbedingungen für die Eiweiß- und Fettspaltungen verschlechtert werden.

Auch das Eiweiß unterliegt dem bakteriellen Abbau. Colibazillen können in vitro nach *Schiff* und *Kochmann* sowohl Gärung als auch Spaltung von Eiweiß hervorrufen. Zunächst bevorzugen sie gärfähiges Material, mit dem Sinken des Zuckergehaltes tritt die Eiweißspaltung in den Vordergrund. Unter den Eiweißspaltprodukten, die im Darm durch Bakterienwirkung gebildet werden, finden sich Amine, auf deren Bedeutung für die Pathogenese der Ernährungsstörung *Moro* die Aufmerksamkeit gelenkt hat. *Moro* hält es für möglich, daß von den Aminen direkt toxische Wirkung ausgeht. Dagegen glauben *Schiff* und *Kochmann*, daß sie erst dann eine Giftwirkung entfalten, wenn der intermediäre Stoffwechsel, vor allem die Leber, bei ihrer Entgiftung versagt. Andere Autoren (*Meyer* und *Rominger*) lehnen eine Bedeutung der Amine für die Pathogenese der Intoxikation ganz ab, weil sie weder im Blutserum, noch im Urin (letzteres im Gegensatz zu *Röthler*) toxischer Kinder Amine nachweisen konnten. Das letzte Wort ist in dieser Frage noch nicht gesprochen.

Fett und fettsaures Salz befördern im Reagenzglas die Gärung nicht, aber sie begünstigen die Eiweißspaltung. Bemerkenswert ist im Hinblick auf die schlechte Fettoleranz magendarmkranker Kinder die Förderung, die das Bakterienwachstum durch Fett und Salze höherer Fettsäuren erfährt.

Ist es erst zu akuter Darmstörung gekommen, so müssen die fermentative Fettspaltung und der fermentative Eiweißabbau eine beträchtliche Einbuße erfahren, denn die Sekretverminderung, die erhöhte Peristaltik, die Reaktionsverschiebung ins saure Gebiet, alle diese Faktoren verschlechtern die Bedingungen der Fermentarbeit.

Empfindlichkeit der Darmzelle.

Wenn auch eine solche Herabsetzung der fermentativen Leistung noch nicht exakt erwiesen wurde, so haben doch die sinnreichen Experimente *Moros* und seiner Schüler, sowie v. *Pfaundlers* gezeigt, wie außerordentlich empfindlich abgestimmt die Darmzellen auf den Reiz des sie umspülenden Mediums reagieren. Die Heidelberger Schule hat in Zellatmungsversuchen an überlebenden Darmzellen festgestellt, daß die Rinderdarmzellen unter der Einwirkung der homologen Kuhmilchmolke einen wesentlich höheren Oxydationswert erreicht als unter der heterogenen Frauenmilchmolke. Auf welchen Bestandteil dieser Unterschied in der Sauerstoffzehrung zurückzuführen ist, bedarf noch der Klärung. Nach *Freudenberg-Mammele* ist der Lipoidgehalt von wesentlicher Bedeutung, das Eiweiß dagegen ohne Einfluß.

Dieses Problem bildet auch den Zielpunkt für die Untersuchungen von *v. Pfaundler* und *Schübel.* Sie stellten fest, wie sich in abgebundene, aber in situ belassene Darmteile junger Ziegen eingebrachte Milcharten verschiedener Herkunft verhielten, und welcher Rückstand nach gewisser Verdauungsdauer vorhanden war. Das interessante Ergebnis dieser Versuche lautete: Vermehrter Rückstand — Trockenrückstand, Stickstoffrückstand und Salzrückstand — und erhöhte Azidität (auch nach Einbringung vorverdauter Milch) bei artfremder, gegenüber arteigener Milch. Die Autoren leiten aus diesem Ergebnis den Schluß ab, daß unter der Einwirkung der artfremden Nahrung eine Resorptionsbehinderung zustande kommt, die sie als „wichtiges, früh einsetzendes Glied in der ganzen pathogenetischen Kette" ansprechen (vgl. Bakterienbesiedlung des Dünndarms). Zu gleicher Auffassung von der Bedeutung der Resorptionsschnelligkeit für die Genese der Ernährungsstörungen gelangte auf anderem, klinischen Wege *Finkelstein,* eine Übereinstimmung, die hervorgehoben zu werden verdient.

Veränderung der Gallensekretion bei Ernährungsstörungen?

Einen Mangel der Gallenfarbstoffsekretion glaubt *Bessau* als Ursache bei der sogenannten „weißen Dyspepsie", der „Fettdiarrhöe" *Biederts* ansprechen zu dürfen. Dieser Mangel kann aber nicht einem Ausfall der Gallenfunktion gleichgesetzt werden, da die Fettspaltung nicht gestört zu sein braucht. Das weißgraue Aussehen der sogenannten Seifenstühle, die seit der ersten Beschreibung durch *Czerny* als charakteristisch für den Milchnährschaden gelten, spricht nicht ohne weiteres für eine Verminderung der Gallensekretion. In Untersuchungen mit der Duodenalsonde konnte sich *Bessau* von einer solchen Verminderung nicht überzeugen. Man hat bis vor kurzem den Gallenfarbstoff-Entfärbungsprozeß durch eine bei alkalischer Reaktion im Darm stattfindende Reduktion des Bilirubins zu farblosem Urobilinogen (*Langstein*) erklärt. Neuere Arbeiten hegen wieder Zweifel, ob dadurch der krankhafte Prozeß volle Aufklärung erfährt. *Oelsner-Klinke* weisen auf die hohe Bedeutung der Gallensäuren für Lösung und Resorption des Fettes hin und halten es für möglich, daß trotz ausreichender Gallenfarbstofflieferung die wichtigeren Gallensäuren vermindert sind. In diesem Sinne würde auch das Resultat *Orglers* sprechen, der durch gallentreibende Mittel (Decholin, Icterosan) die typischen, hellen Seifenstühle beseitigen und normale Stühle erzeugen konnte.

2. Störungen in der Verdauung und Resorption der Nahrung.

Das abnorme Schicksal, das die einzelnen Nahrungsbestandteile im Darmkanal erleiden können, sei wiederum nach Möglichkeit für jeden Nahrungsstoff gesondert behandelt. Vorausgeschickt sei, daß pathologische chemische Wirkungen im allgemeinen erst dann von den Nahrungsstoffen ausgehen, wenn bakterielle Prozesse störend in die Dissimilation eingreifen.

Gärung oder Fäulnis.

Es ist für den Ablauf des Stoffwechsels von der größten Bedeutung, welche Richtung der bakterielle Abbau der Nahrung im Darm einschlägt, ob dabei vorwiegend saure oder alkalische Produkte gebildet werden. Da sich indes unsere Untersuchung nur auf die Endprodukte der Verdauung in den Fäzes erstrecken kann und sich die Kette chemischer Vorgänge im Darmkanal unserer Einsicht verschließt, sind wir im wesentlichen auf den Reagensglasversuch angewiesen. Das Experiment aber ahmt die natürlichen, durch sekretorische, fermentative, resorptive und peristaltische Vorgänge beeinflußten Verhältnisse nur unvollkommen nach und darf deshalb nur mit größter Zurückhaltung gedeutet werden. Immerhin sind die Ergebnisse, die durch das Studium der Bakterieneinwirkung auf verschieden zusammengesetzte Nährlösungen durch *Blühdorn, Adam, Scheer-Müller, Schiff-Kochmann* u. a. gewonnen worden sind, bemerkenswert und verheißungsvoll.

Schon früh hat die einfache klinische Beobachtung gelehrt, daß das Objekt des bakteriellen Abbaus, der Nährboden, für die Gestaltung des Darmchemismus ausschlaggebende Bedeutung hat. Man erkannte, daß Reichtum der Nahrung an Eiweiß zur Fäulnis im Darm mit dem Endresultat eines alkalischen, hartgeformten Stuhls, Reichtum an Kohlenhydraten zur Gärung mit dem Resultat eines sauren, dünnen Stuhls führt (vgl. die Einschränkungen *Freudenbergs* S. 511). Der Antagonismus zwischen Fäulnis und Gärung wird aber nicht nur von der Korrelation Eiweiß zu Kohlenhydraten beherrscht, sondern eine Reihe anderer Faktoren wirkt dabei entscheidend mit: Die wahre Azidität des Nährmediums, ihr Pufferungsvermögen, die Darmsaftsekretion und die dem Gärungsprozeß zur Verfügung stehende Zeit.

Die Azidität des Mediums, bei dem die einzelnen Bakterien ihre biochemische Wirksamkeit entfalten können, ist begrenzt und für die einzelnen Arten verschieden. So vermag die Koligruppe die Vergärung zu unterhalten bis zu einer p_H von 4,6, und die gemischte, grampositive Darmflora bis 3,6. Sind diese Säuregrade erreicht, so hört die Zuckerspaltung durch diese Bakterien auf.

Das Pufferungsvermögen, d. i. die Fähigkeit der Neutralisierung der bei der Gärung entstehenden und weiterer Gärung entgegenwirkenden Säuren, ist eine Funktion des Eiweißes und der Salze. Je mehr Eiweiß und Salze, vor allem Kalksalze, in dem Medium vorhanden sind, desto größere Zuckervergärung wird ermöglicht; denn infolge der Neutralisierung der gebildeten Säuren dauert es länger, bis das nicht mehr erträgliche Maximum der Säurung erreicht wird. Je stärker also das Pufferungsvermögen, desto mehr Zucker kann in einer Nährlösung vergoren werden. *Scheer-Müller* haben als Maßstab für die Gärung daher den Quotienten $\frac{\text{Gärsubstrat}}{\text{Pufferungsvermögen}}$ angegeben.

Auf eine solche Pufferwirkung ist die Gärungsförderung durch Eiweiß zurückzuführen, die *Blühdorn* zuerst in vitro feststellte und die seinerzeit verblüffend wirkte, weil sie im Gegensatz zur klinischen Erfahrung stand. Daß tatsächlich das zugesetzte Eiweiß auf Grund seiner physikalisch-chemischen Eigenschaften säurebindend wirkt und dadurch eine weitere bakterielle Gärtätigkeit ermöglicht, hat *Rühle* nachgewiesen.

Sekretionsfördernde Nährgemische z. B. hochprozentige Zuckerbeimischungen erzeugen, worauf *Freudenberg* hinweist, oft alkalische Stühle, während bei niedrig prozentigen saure Stühle entleert werden. Der starke Darmsaftfluß, der bis zur Isotonie der Zuckerlösung ergossen wird, liefert die zum Gärungsabschluß notwendigen Puffersubstanzen.

Die Zeitdauer des Darmaufenthaltes der Ingesta entscheidet als letztes Moment über die Art des bakteriellen Abbaues. Die eigentliche Zone bakterieller Vorgänge ist normalerweise der untere Dünndarmabschnitt. Wenn in diese Zone bei langsamer Peristaltik kein oder wenig gärfähiges Kohlenhydrat mehr gelangt, weil es vorher resorbiert oder vergoren wurde, dann wird das kohlenhydratarme, eiweißreiche Medium im Dickdarm alkalischer Fäulnisspaltung anheimfallen — es resultiert ein alkalischer Fäulnisstuhl. Im Gegensatz dazu wird bei schlechter Resorption des Zuckers oder schneller Peristaltik den Darmbakterien ein kohlenhydratreiches Milieu zur Verfügung stehen. In Gegenwart gärfähigen Materials aber tritt die Eiweißspaltung zurück, da die Darmbakterien stets die Kohlenhydrate bevorzugen, es kommt zu stärkerer Gärung und zur Entleerung saurer, dünner Stühle.

Alkalischer Stuhl ist also nicht, wie man früher glaubte, als Zeichen ausschließlicher Fäulnis und saurer Stuhl als Zeichen ausschließlicher Gärung im Darm zu werten, sondern bei alkalischem Stuhl kann die Gärung bei hohem Pufferungsvermögen oder langem Darmaufenthalt sehr ergiebig gewesen sein. Umgekehrt kann auch ein saurer Stuhl schon durch eine geringe Gärung verursacht sein, wenn der Darmaufenthalt kurz oder die Pufferung des Darminhaltes schwach gewesen ist (*Scheer-Müller*).

Aus diesen kurzen Andeutungen geht hervor, welch überragende Bedeutung bei dem Mechanismus der Verdauung bereits unter physiologischen Bedingungen den Darmbakterien zukommt. Ungleich größer ist der Einfluß der Darmbakterien auf die Verdauung, wenn pathologische Bedingungen einsetzen, wenn die Bakterientätigkeit nicht auf ihre normale Stätte, den Dickdarm, die unteren Dünndarmabschnitte, beschränkt bleibt, sondern auf die oberen Dünndarmpartien übergreift, in denen die wichtigsten fermentativen und resorbierenden Funktionen vor sich gehen und gestört werden müssen (s. S. 508).

Die Eiweißverdauung bei Ernährungsstörungen.

Das Eiweiß unterliegt im Darmkanal sowohl zu Zeiten der Gesundheit als auch der Krankheit zunächst der fermentativen Spaltung zu Aminosäuren und Polypeptiden.

Säuerung und Aminbildung.

Der fermentative Eiweißabbau leidet, wenn es bei Durchfallserkrankungen zu stärkerer Säuerung im Dünndarm kommt. *Freudenberg* hat darauf hingewiesen, daß schon die unter normalen Verhältnissen herrschende Reaktion im Dünndarm für die Eiweißzerlegung nicht günstig ist. Namentlich die Wirkung der Peptidasen wird durch stärkere Säuerung gestört. So kommt es unter der Herrschaft der saueren Reaktion zum bakteriellen Abbau der tieferen Eiweißspaltprodukte, zur Bildung von Aminen (s. S. 518). Auch flüchtige Fettsäuren können aus den Aminosäuren durch Desamidierung entstehen, so daß es zu einer Verkopplung von saurer Gärung und Aminbildung (*Freudenberg*) kommt. Man erkennt auch daraus, daß der Antagonismus Fäulnis: Gärung nicht in der Schärfe existiert, wie man früher annahm.

„Kaseinbröckel".

Nur biologisch nachweisbare Spuren von Eiweiß können der fermentativen und bakteriellen Aufspaltung entgehen (*Uffenheimer*). Von diesem bei allen Graden der Ernährungsstörung geltenden Satz gibt es nur eine Ausnahme bei Ernährung mit roher Vollmilch. In diesem Falle erscheinen große, kaseinähnliche Bröckel im Stuhl, die im wesentlichen aus unverändertem Kuhmilchkasein bestehen (*Talbot, Ibrahim*).

Das Erscheinen der Kaseinbröckel muß auf die physikalische Form der Labung der rohen Milch im Magen zurückgeführt werden. Die harten, dicken Kaseingerinnsel, die sich dabei bilden, widerstehen auf ihrem Wege durch den Magendarmkanal der Wirkung der Verdauungsfermente und erscheinen als solche im Stuhl. Durch Abkochen der Milch oder durch Zufügung gewisser, eine feinere Gerinnung der Milch erzeugenden Zusätze verschwinden die „Kaseinbröckel" alsbald aus dem Stuhl. Weder für die Verdauung des Eiweißes noch für die der anderen Nährstoffe ist das Erscheinen der Kaseinbröckel von Belang. Nicht einmal die quantitative Resorption des Stickstoffs wird dadurch berührt (*Benjamin*).

Die stopfende Wirkung des Eiweißes.

Als Objekt der Fäulnis kommt dem Kasein die Fähigkeit zu, der Gärung entgegenzuwirken, eine Erhöhung der Peristaltik des Darmkanals zu verlangsamen und dadurch Verdauung und Resorption der Nährstoffe insgesamt zu verbessern[1]). Vielleicht beruht die stopfende Wirkung des

[1]) Unter Umständen kann Eiweißzulage auch die Resorption der anderen Nährstoffe verschlechtern; so beobachtete *Frontali* nach Zugabe von Plasmon ($2\frac{1}{2}\%$) eine erhebliche Senkung der Fettausnützung (um 5—12%).

Eiweißes auch darauf, daß in Gegenwart des „puffernden“ Eiweißes die Kohlenhydratgärung kompletter vor sich geht, und dem Dickdarm nur kohlenhydratarmes und eiweißreiches Material zufließt, das nunmehr der Fäulnis unterliegt. Die in der Klinik zu beobachtende Fäulnisförderung soll nach den Untersuchungen *Langers* lediglich eine Funktion des Kaseins, nicht aber des Albumins sein, dem im Gegenteil gärungsfördernde Wirkung zugesprochen wird.

Ein Durchtritt von unverändertem Eiweiß durch die Darmwand ist nur bei schwer ernährungsgestörten Kindern mittels biologischer Methoden bewiesen worden. Die dabei neuerdings wieder durch *Paffrath* festgestellte Erhöhung der Permeabilität der Darmwand wird diese Durchwanderung ermöglicht haben, vor der die normale Darmwand das gesunde Kind schützt.

Die N-„Resorption“ nur bei Durchfällen gestört.

Über den Grad der N-„Resorption“ entscheidet die Schnelligkeit der Peristaltik. Während bei allen chronischen Ernährungsstörungen mit langsamer Peristaltik und seltenen Entleerungen der N-Gehalt der Fäzes kaum über der Norm liegt, zeigen die akuten, mit Durchfällen einhergehenden Störungen Vermehrungen des N-Anteils im Stuhl bis auf 60% der Einfuhr. Den hohen N-Gehalt diarrhöischer Entleerungen hat man bisher nicht auf eine Störung der Resorption des Nahrungsstickstoffs zurückgeführt, sondern auf die Vermehrung des N aus nicht rückresorbierten Darmsekreten und Bakterienleibern. Gegen diese Auslegung hat *Freudenberg* jüngst auf Grund amerikanischer Arbeiten berechtigte Einwände erhoben. Die relativ stärkere Steigerung des Aminosäurestickstoffs als des gesamten Kot-Stickstoffs bei Durchfällen könnte als Beweis dafür angesehen werden, daß Aminosäuren tatsächlich der Resorption entgangen sind.

Auch der Ammoniakgehalt im Stuhl ist von der Beschaffenheit der Entleerungen abhängig (*Gambel*). Die relativ geringe Menge Ammoniak im Stuhl, die bei Diarrhöen prozentual zum N nicht zunimmt, spricht nach *Freudenberg* dafür, daß das Ammoniak im Stuhl bakterieller Herkunft ist.

Die Fettresorption ebenfalls abhängig von der Peristaltik.

Das im Stuhl erscheinende Fett stammt ohne Zweifel aus dem Nahrungsfett, da mit den Darmsäften nur Spuren von Fett zur Abscheidung gelangen. Die Größe des Fettverlustes im Kot richtet sich nach dem Fettangebot in der Nahrung. Bei der fettreichen Buttermehlsuppe sind z. B. recht erhebliche Fettverluste (*Stolte* bis etwa 30% der Aufnahme) festgestellt worden. In der Hauptsache entscheidet aber über die Fettresorption die Schnelligkeit der Peristaltik; je schneller die Peristaltik, je häufiger und dünnflüssiger die Entleerungen, desto mehr steigt der Fettgehalt der Stühle, sowohl im Verhältnis zur Gesamtkotmenge als auch zur Fettaufnahme in der Nahrung. Chronische, mit seltenen Entleerungen einhergehende Ernährungsstörungen zeigen daher keinen oder nur sehr geringfügigen Fettverlust (*Bahrdt*) im Stuhl (Resorptionsgröße um 90% der Einfuhr). Alle mit Diarrhöen verbundenen Ernährungsstörungen weisen proportional zur Intensität der Diarrhöen steigende Fettverluste auf. Bei heftigen Durchfällen sind Fettabgänge im Stuhl bis zu 70% der Fetteinfuhr und darüber beobachtet worden. Daß solche Fettverluste rein kalorisch nicht zu unterschätzen sind, liegt auf der Hand.

Bedeutsamer als die nur für den Wärmehaushalt in Betracht kommenden Fettverluste ist ein vom Normalen abweichender Fettabbau im Darm; denn die dabei entstehenden abnormen Fettspaltungsprodukte vermögen entscheidend in den Umsatz der Mineralstoffe einzugreifen. Voraussetzung zu solch abnormer Dissimilation des Fettes ist stets eine anormale Entwicklung und Tätigkeit der Bakterienflora im Darm, sei es im Sinne einer Steigerung der Fäulnis oder der Gärung.

Fettverteilung im Seifenstuhl.

Wenn die Fäulnisvorgänge überwiegen — was seinen klinischen Ausdruck im Erscheinen des Seifenstuhls findet — dann verschiebt sich die qualitative Zusammensetzung des Kotfetts durch einen Anstieg der unlöslichen Fettseifen (Verbindung der hohen Fettsäuren mit Kalk und Magnesia) im Stuhl von 18,3% im Mittel der Norm auf etwa 48% (*Freund*). Welch bedeutsame Rolle der Vermehrung der Fettseifenquote im Mineralwechsel zukommen kann, freilich nicht muß, das wird später zu besprechen sein.

Fettspaltung bei Durchfällen.

Überwiegen die Gärungsvorgänge derart, daß es zu Durchfällen kommt, dann erscheinen die Derivate des Fettabbaus nicht in der Form der Fettseifen, sondern als Neutralfett und Fettsäuren (*Holt*). Dabei wird die Fettspaltung um so mehr beeinträchtigt, je stärker die Durchfälle sind. In der Hauptsache dürfte das Ausbleiben der Fettspaltung mit der stark beschleunigten Passage zusammenhängen, die dem fermentativen Abbau zu wenig Zeit läßt. Daneben muß mit *Freudenberg* die Möglichkeit ins Auge gefaßt werden, daß auch durch die Herabsetzung der Fermentbildung und -wirkung bei schweren Durchfallserkrankungen die Spaltung des Fettes leiden kann (vgl. S. 507).

Bemerkenswert ist, daß nach *Schiff-Kochmann* Colibazillen Fett im Reagensglasversuch weder unter aeroben, noch unter anaeroben Bedingungen zu spalten vermögen. Auch eine Förderung der Gärung durch Fett und Fettsäuresalze bleibt aus, dagegen wird die bakterielle Eiweißspaltung begünstigt. Wenn bei akuten Ernährungsstörungen immer wieder eine ungünstige Wirkung der Fettdarreichung beobachtet werden muß, dann beruht diese Fettintoleranz vielleicht darauf, daß das Bakterienwachstum durch Fett und Salze höherer Fettsäuren auffallend vermehrt wird.

Die Kohlenhydratgärung im Dünndarm.

Auch über das Schicksal der Kohlenhydrate im Darm entscheiden bakterielle Vorgänge. Solange die bakterielle Kohlenhydratspaltung am physiologischen Ort, im unteren Dünndarm und Dickdarm, vor sich geht, werden daraus keine schädlichen Folgen für den Stoffwechsel zu erwarten sein. Anders bei einer abnormen Keimbesiedelung des Dünndarms. Nicht in quantitativer Richtung ist die Vergärung der Kohlenhydrate zu fürchten, denn die dadurch bedingten Verluste sind niemals groß. Auf Grund der Säurewerte im Stuhl berechnet *Freudenberg*, daß höchstens 4,5% des eingeführten Milchzuckers bei Durchfällen verloren gehen. Der Schaden erwächst vielmehr daraus, daß im biologisch wichtigsten Teil des Darms, der Stätte der Resorption, niedere Fettsäuren, vor allem Essigsäure, in vermehrter Menge gebildet werden, die nach drei Richtungen schädliche Wirkungen ausüben:

1. Durch Beschleunigung der Peristaltik.

Allein die Beschleunigung der Peristaltik kann zu einem recht beträchtlichen energetischen Verluste führen; bis 26% der Einfuhr kann nach *Kirsten Utheim* der kalorische Verlust betragen (gegenüber 7—8% der Norm).

2. Durch Schädigung des Darmepithels.

Die Läsion der Darmwand durch niedere Fettsäuren stellt ein Kernstück der Lehre von der „Nährstoffvergiftung“ dar. Ist einmal der Wall, der zwischen Darm und Stoffwechsel durch die intakte Darmwand gebildet wird, durchbrochen, dann ist die Möglichkeit für den Eintritt körperfremder Stoffe aus dem Darm in die Blutbahn gegeben (s. S. 518).

3. Durch die Beeinträchtigung des Umsatzes der anorganischen und organischen Nahrungsbestandteile.

Gleichzeitig mit der Entstehung der niederen Säuren steigt die Ausfuhr bestimmter Mineralstoffe im Kot aus Gründen, die S. 522 zu besprechen sein werden. Aber auch der Ansatz organischer Substanz scheint eine Verminderung zu erfahren, sobald im Dünndarm Säuren in vermehrter Menge gebildet werden (Untersuchungen von *Klotz* bei Verabreichung von Milchsäure). Mit dem Einsetzen von Durchfällen bleibt nicht nur der physiologische Nutzeffekt der Kohlenhydrate (insbesondere die Sonderwirkung auf den Gewichtsansatz) aus, sondern es tritt oft das Gegenteil, die paradoxe Wirkung der Gewichtsabnahme, ein.

Ob die beschriebenen deletären Folgen ausschließlich auf die Auswirkung niederer Säuren zurückgeführt werden dürfen, ist freilich noch nicht mit Gewißheit zu sagen. Es ist wohl möglich, daß die Giftwirkung der Säuren erst von der Kuppelung an andere Stoffe (z. B. Cholin) oder von der Gegenwart bestimmter aktivierender Körper, wie kolloidaler Schwefel (*Wassermann* u. *Ficker*), abhängt.

Die „Resorption“ der Mineralstoffe in ihrer Abhängigkeit von dem Schicksal der organischen Nährstoffe.

Die Beurteilung einer Resorptionsstörung der Mineralstoffe wird dadurch erschwert, daß der Darm sowohl Stätte der Aufnahme, als auch der Ausscheidung für viele Salze, fast ausschließlich für die Erdalkalien, zum großen Teil für die Alkalien und Phosphorsäure und unter Umständen für Chlor darstellt. Welcher Anteil der Salze der Resorption entgangen, welcher nach Passage durch den Organismus im Kot zur Ausscheidung gelangt ist, entzieht sich daher der Kenntnis. Das Schicksal der Mineralstoffe im Darm beim ernährungsgestörten Kinde wird wesentlich von dem der organischen Nährstoffe bestimmt. Dieses praktisch so wichtige Gesetz der Abhängigkeit der Mineralstoffausfuhr von den organischen Nahrungskomponenten aufgedeckt zu haben, ist das Verdienst der *Czerny*schen Schule. *Steinitz* hat zuerst festgestellt, daß das Fett der Nahrung die Mineralstoffausfuhr im Stuhl erhöhen kann. In Untersuchungen über die Wirkung der Fettbelastung auf die Mineralausscheidung mit dem Stuhl und das Säure-Basengleichgewicht im Urin (mit modernen analytischen Methoden) haben *Brock* und *Hoffmann* die Abhängigkeit der Basenausfuhr im Stuhl von der Beschaffenheit des Stuhls festgestellt. Blieben die Stühe nach Fettzulage in Konsistenz und Häufigkeit unverändert, so traten keine Basenverluste im Stuhl ein. Nur bei dyspeptischer Reaktion kam es zu einer beträchtlichen Mehrausscheidung von Basen im Stuhl (infolge der Vermehrung von niederen Säuren). Gleiche Erhöhung der Basen im Stuhl können auch andere Nährstoffe bewirken, sobald deren Zulage oder der „Zustand“ des Kindes zu pathologischer Steigerung der bakteriellen Zersetzungsprozesse im Darm Veranlassung geben.

Der Seifenstuhl.

Dabei wird man wiederum übermäßige Fäulnis- und Gärungsvorgänge von einander scheiden müssen. Das Produkt der Fäulnis, der

Fettseifenstuhl, der, wie schon früher erwähnt, einen Anstieg der hohen Fettseifen im Stuhl hervorruft, kann auch die Ausfuhr der Erdalkalien und der Phosphorsäure steigern.

Die Bedingungen, unter denen diese Erhöhung der Mineralstoffausfuhr im Seifenstuhl zustande kommt, sind noch keineswegs geklärt. Anfangs glaubte man, daß die Erdalkalien lediglich den Zweck der Neutralisation der hohen Fettsäuren zu erfüllen hätten. Nachdem aber ermittelt wurde, daß selbst die größte Quantität von hohen Fettsäuren, die im Seifenstuhl nachzuweisen war, infolge ihres hohen Molekulargewichts nur den 13. Teil der zur Verfügung stehenden Erdalkalien zur Neutralisation erforderten (*Cronheim-Müller*), war diese Auffassung kaum aufrechtzuerhalten. Jede Stütze wurde ihr genommen, als man feststellte, daß die Mehrausscheidung der alkalischen Erden keineswegs gesetzmäßig mit dem Erscheinen des Seifenstuhls verknüpft ist. Selbst bei typischer Fettseifenstuhlbildung kann jede Erhöhung der Kalk- und Magnesiaabscheidung ausbleiben, wenn die zur Neutralisation der Fettsäuren erforderlichen alkalischen Valenzen durch Umlagerung der Kalkionen den im Dickdarm bereits vorhandenen anorganischen Verbindungen, z. B. phosphorsaurem Kalk, entnommen werden (*Freund*). Im guten Einklang damit steht die klinische Beobachtung, daß Kinder trotz dauernder Seifenstuhlentleerung gut gedeihen können.

Mit der Veränderung der Seifenverteilung geht der vorher schon besprochene Entfärbungsprozeß des im Stuhl ausgeschiedenen Gallenfarbstoffs einher, den *Bessau* in den Mittelpunkt der Pathogenese des Milchnährschadens stellt. Giftartige Produkte sollen sich dabei im Dickdarm entwickeln, die zunächst als „negative Wachstumskatalysatoren" wirken und späterhin zur Destruktion führen könnten. Antagonistisch greift in diese Zersetzungsprozesse die Kohlenhydratgärung in den unteren Darmabschnitten ein; je stärker die Kohlenhydratgärung, desto sicherer wird die Schädigung vermieden, die von der „grauen Obstipation" ihren Ausgang nimmt und sich im Gallenfarbstoff-Entfärbungsprozeß manifestiert.

Mineralstoffabgabe bei Durchfällen.

Sobald es zu übermäßiger Gärung und Durchfällen kommt, zeigen sich prägnante Verschiebungen in der Mineralstoffzusammensetzung des Kotes nach anderer Richtung. Im Gegensatz zu der Mineralstoffverteilung in den Seifenstühlen ist die Ausfuhr der Erdalkalien und der Phosphorsäure beim Durchfall nur wenig berührt; nach *Jundell* wahrscheinlich aus dem Grunde, weil die intensive Gärung im Darm stark saure Reaktion hervorruft, die der Umbildung des unlöslichen bzw. schwerlöslichen tertiären und sekundären Kalziumphosphates in leichtlösliches und darum leichter resorbierbares primäres Kalziumphosphat förderlich ist. Mehr Phosphorsäure als sonst erscheint im Urin (*S. V. Treffer*). Es kommt bei Durchfällen zu vermehrter Ausscheidung der Alkalien und des Chlors, einer Vermehrung, die je nach der Schwere des Krankheitszustandes graduell verschieden zu sein scheint (vgl. die Durchschnittszahlen von *Holt*, *Gratnay*, *Fales*).

Den Antagonismus zwischen Erdalkalien und Alkalienausfuhr bei Seifenstühlen einerseits und Durchfällen anderseits demonstriert beifolgendes Kurvenbild, das die Mineralstoffausscheidung eines dekomponierten Kindes während des Übergangs vom Seifenstuhl zu Durchfällen wiedergibt (*L. F. Meyer*).

Bei leichten Durchfällen ist nur eine geringfügige Vermehrung in der Ausscheidung der Gesamtasche, der Gesamtalkalien und bisweilen auch des Kalks festzustellen und diese Vermehrung kann durch das Zurücktreten der entsprechenden Werte im Urin ausgeglichen werden. Immerhin wird nach *Rominger-Meyer* nur ein Viertel der unter normalen Umständen zum Ansatz kommenden Salzmengen retiniert. Bei schweren Störungen (Atrophie bzw. Dekomposition und Intoxikation) erreicht die Mehrausscheidung der Mineralstoffe eine solche Höhe, daß trotz der Senkung der beteiligten Mineralstoffe im Urin negative Bilanzen nicht abwendbar sind. Übersichtlich zeigt eine Zusammenstellung *Jundells* das Anwachsen der Mineralstoffausscheidung im Stuhl bei akuten Störungen je nach der Schwere des Gesamtzustandes der erkrankten Kinder. Es beträgt die Gesamtaschenausscheidung durch den Kot in Prozent zur Einfuhr bei:

gesunden Säuglingen. 40—45 %,
bei Dyspepsie . . . 50—63 %,
bei Dekomposition . 60—70 %,
bei Intoxikation . . 78—90 %.

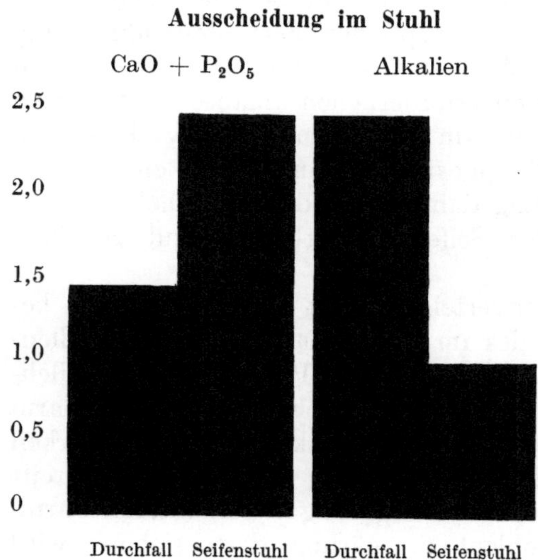

Fig. 128.

Zur Erklärung der Alkaliverluste in Zeiten des Durchfalls liegen zwei Möglichkeiten vor. Die in vermehrter Menge ausgeschiedenen Alkalien können zur Neutralisation der durch die abnormen Gärungsvorgänge gebildeten niederen Fettsäuren Verwendung gefunden haben. Diese Erklärung hat im Gegensatz zu jener bei der Ausscheidung der Erdalkalien mehr Wahrscheinlichkeit für sich, weil die niederen Säuren relativ mehr basische Anteile binden als die hochmolekularen hohen Fettsäuren. Völlig dürfte aber auch in diesem Falle die Neutralisationshypothese nicht ausreichen. Es muß wohl angenommen werden, daß daneben noch eine Störung in der Rückresorption der Alkalien, die mit den Darmsekreten abgeschieden werden, infolge der erhöhten Peristaltik vorliegt.

Einfluß der Nährstoffe auf die Mineralstoffabgabe im Stuhl.

Die pathologischen Verschiebungen in der Mineralstoffausscheidung im Kot, die einerseits beim Fettseifenstuhl, anderseits bei Diarrhöen eintreten können, sind für die chemische und damit auch für die klinische Wirkung der organischen Nahrungsbestandteile von hoher Bedeutung und erschließen geradezu das Verständnis der paradoxen Reaktion ernährungsgestörter Kinder auf Nahrungszulagen. Während die ersten Untersuchungen der *Czerny*schen Schule ausschließlich dem Nahrungsfett demineralisierende Eigenschaften zuschrieben, weiß man heute, daß man bei der Schuldfrage nicht einen einzelnen Nahrungsbestandteil aus dem Verband der Nährstoffe herausgreifen darf. Jede Nährmischung, die die Fettseifenstuhlbildung begünstigt (Verminderung des Zuckers, Anreicherung mit Eiweiß oder mit polymeren Kohlenhydraten [Mehlen] und eventuell mit Fett), kann zur Erhöhung der Erdalkaliausfuhr, jede Nährmischung, die die krankhafte Gärung unterhält (Verminderung an Eiweiß und Mehl, Anreicherung mit Zucker oder mit Fett), zur Erhöhung der Alkaliausscheidung im Darm beitragen. Mit andern Worten: Nicht nur e quantitate, sondern auch e correlatione müssen heute die Vorgänge gewürdigt werden. Ob aber die Ausscheidung der Mineralstoffe noch innerhalb der Norm bleibt oder ob sie sich weit über die Norm ins Pathologische steigert, darüber entscheiden letzten Endes nicht die Vorgänge im Darm, sondern im Allgemeinzustand liegende, noch nicht näher bekannte Bedingungen des intermediären Stoffwechsels. Das gilt auch für die Veränderungen der Ca- und P-Ausscheidung durch den Darm bei rachitischen Kindern, die später noch Gegenstand der Besprechung sein werden.

Der Wasserreichtum diarrhöischer Stühle.

Eine Störung in der Wasseraufnahme aus dem Darm findet sich beim ernährungsgestörten Kinde nur zu Zeiten des Durchfalls. Der Wassergehalt diarrhöischer Stühle kann das Zehnfache und mehr der Norm betragen, statt 16—40 g bis zu 500 g. Bei so starkem Wasserverlust durch den Darm schränkt der Organismus die Diurese ein. Wenn normalerweise das Verhältnis von Stuhlwasser zu Urinwasser wie 1 : 4 ist, so kommt es geradezu zur Umkehr in der Wasserausscheidung und der Quotient verhält sich wie 2 : 1 (*Jahr*). In Prozenten ausgedrückt beträgt die Wasserausscheidung im Stuhl normalerweise etwa 10 %, im Urin etwa 60 %, während bei Durchfällen die erste auf etwa 70 % steigen, die zweite auf 15 % fallen kann. Auch die Perspiration kann zunächst eine Einschränkung erfahren (*Bratusch-Marain*); dieser Regulationsmechanismus fehlt bei schweren Ernährungsstörungen (Intoxikation), ja es kommt zu starker Vermehrung der extrarenalen Wasserausscheidung, die noch zu besprechen sein wird.

3. Die Läsion der Darmwand und ihre Folgen.

Die Darmwandläsion und der Übertritt körperfremder Stoffe in die Blutbahn.

Die Darmwand bildet den Wall, der den Organismus vor der Überschwemmung mit ungenügend vorbereiteten, blutfremden Stoffen schützt. Sobald dieser Wall (vielleicht infolge der Ätzwirkung der bei der abnormen Gärung im Dünndarm entstehenden niederen Säuren) Läsionen erleidet, besteht die Gefahr, daß Bestandteile des Darminhaltes, die normalerweise die Darmwand nicht passieren können, in die Blutbahn einbrechen und toxische Wirkungen entfalten. An eine derartige erhöhte Permeabilität der Dünndarmwand knüpften sich die Erklärungsversuche des alimentären Fiebers und der alimentären Intoxikation, die *Finkelstein* zuerst als Nährstoffvergiftung aufgefaßt hat. Im Tierversuche stellten *Mayerhofer* und *Pribram* fest, daß akut enteritischer Darm abnorm permeabel wird, und zwar führten sie die zu beobachtende Beschleunigung der Passage für Eiweißkörper, Fermente und Toxine auf den abnormen Quellungszustand der akut erkrankten Darmwand zurück. Die Erhöhung der Darmpermeabilität ist jüngst mit anderer Versuchstechnik von *Paffrath* bestätigt worden. Klinische Beobachtungen haben schon seit langem gelehrt, daß bei schweren akuten Ernährungsstörungen (Intoxikationen) eine abnorme Durchlässigkeit des Darmepithels bestehen muß. Der Übertritt von Milchzucker in den Urin, (*Groß*, *Langstein-Steinitz*, *L. F. Meyer*) und der Übergang von Hühnereiweiß in den Urin (*Lust*) ließen kaum eine andere Deutung zu.

Den Begriff der abnormen Durchlässigkeit will *Freudenberg* nicht nur im physikalischen, sondern im erweiterten Sinn einer funktionellen Darmwandschädigung gebraucht wissen. Zu solcher funktionellen Schädigung zählt er eine Herabsetzung der fermentativen Energie oder eine Schädigung der Wirkungsbedingungen der Fermente. Die Laktosurie könne z. B. auch durch einen quantitativen Mangel der die Disaccharide spaltenden Fermente erklärt werden. Der qualitative Nachweis der Laktase schließt gewiß diese Möglichkeit nicht aus. Man kann sich nur der Forderung *Freudenbergs*, daß künftig quantitative Fermentmessungen angestellt werden möchten, anschließen.

Einen Einblick in die Folgen, die von einer Läsion der Darmwand ausgehen können, gewähren die Tierversuche *Loevegrens*. Die aseptische Injektion geringer Mengen anisotonischer Kristalloidlösungen (Salze, Zucker) unter Umgehung des Darms direkt in die Pfortader, erzeugte bei Hunden ein Fieber von mehreren Stunden. Das Fieber führte *Loevegren* darauf zurück, daß bei der Umspülung der Leberzellen mit anisotonischem Menstrum pyretogene Stoffwechselprodukte entstehen.

Loevegrens Versuche könnten als treffliche experimentelle Stütze für das vom Salz und Zucker ausgehende alimentäre Fieber (*Finkelstein*) gelten, wenn nicht unterdes die Genese des alimentären Fiebers durch die Untersuchungen *Moros* eine Beleuchtung von anderer Seite erfahren hätten.

Die „Peptidvergiftung“.

Moro stellte fest, daß Zulagen von Eiweiß oder von Verdauungsprodukten des Eiweißes, von Pepton, Fieber, ja toxische Erscheinungen auslösen können, wenn sie zu Zeiten akuter Magendarmerkrankung des Säuglings verabreicht werden. Da die Fieberreaktion auch bei Verfütterung von tieferen Spaltungsprodukten des Eiweißes, von abiureten Polypeptiden eintrat, faßte *Moro* das klinische Syndrom geradezu als Peptidvergiftung auf. Stets war allerdings die pyretogene Eigenschaft des Eiweißes oder seiner Abbauprodukte an eine Voraussetzung geknüpft, an einen nicht zu geringen Zuckergehalt der Nahrung. Aus dieser Bedingung für die toxische Eiweißwirkung folgerte *Moro*, daß ihr Eintritt von einer Läsion des Darmepithels durch Gärungssäuren abhängig sei, die erst dem Pepton Gelegenheit gab, seine Eigenschaften parenteral zu entfalten.

Später hat *Moro* in seinen Erklärungsversuchen die Rolle der Darmwandschädigung zurücktreten lassen und die Bedeutung der Bakterienbesiedlung des Dünndarms in den Vordergrund gestellt. Unter dem Einfluß der Colibakteriengruppe könnten nach seiner Vorstellung aus Eiweißbausteinen giftige Amine abgespalten werden, die auch bei intakter Darmwand in die Blutbahn überzutreten und Giftwirkung zu entfalten Gelegenheit hätten. Tatsächlich hat *Schiff* in vitro eine Aminbildung bei bakterieller Spaltung des Eiweißes nachgewiesen. *Schiff* glaubt aber, daß eine Giftwirkung dieser Amine erst eintritt, wenn der normale Entgiftungsprozeß in der Leber gestört ist. In neueren Studien stellt *Schiff* den durch Eiweißabbauprodukte erzeugten Kreislaufschock in den Vordergrund des krankhaften Geschehens. Tatsächlich hat *Schiff* festgestellt, daß die gleichen Veränderungen im Stoffwechsel in beiden Fällen vorherrschen. S. S. 528.

Coliendotoxine und Exsikkation.

Im Gegensatz zu *Moro* und in Übereinstimmung mit *Platenga* sah *Bessau* (1913) die Giftquelle in den Endotoxinen der Colibakterien. Aber auch diese Hypothese wurde nicht aufrechterhalten, da ein Anstieg des Coliantikörpertiters im Blutserum bei Intoxikationen nicht zu erbringen war. *Bessau* neigte daher später (1921) der Annahme zu, daß die alimentären Intoxikationen überhaupt nicht auf dem Wege der Vergiftung vom

Magendarmkanal aus entstehen, sondern auch durch Exsikkation der nervösen Zentralorgane ausgelöst werden, eine Annahme, die auch *Marriott* vertritt.

Damit berührte *Bessau Finkelsteins* Vorstellungskreis, der schon früher im Wassermangel des Gewebes, freilich neben der Zellschädigung durch Eiweißabbauprodukte, das Wesen der Intoxikation erblickte. Aber auch die Exsikkationstheorie hat nicht ganz befriedigt, so daß *Bessau* und seine Mitarbeiter in der neuesten Phase die Kombination von Exsikkation und Coliendotoxinvergiftung für die Intoxikationsgewebe verantwortlich machen. Die Läsion der Darmwand, die man früher als wichtigstes Glied in der Kette der pathologischen Vorgänge auf dem Wege zur Intoxikation betrachtete, wäre im Rahmen der letztgenannten Hypothesen nicht obligatorisch. Indessen ist das letzte Wort in dieser schwierigen Frage noch nicht gesprochen.

III. Störungen im Stoffwechsel jenseits des Magendarmkanals.

Der intermediäre Stoffwechsel.

Die Verminderung der oxydativen Leistung.

So wichtig die Vorgänge bei der Assimilation der Nahrung sind, leider entziehen sie sich bisher fast ganz unserer Kenntnis. Die bisherigen Ermittlungen bei schweren Ernährungsstörungen deuten auf eine gewisse Funktionsstörung des Zentralorgans des Stoffwechsels, der Leber hin. Eine Verminderung der oxydativen Leistung der Leber haben *v. Pfaundler*, *Freund* und neuerdings *Kirsten Utheim* — geprüft an der Fähigkeit Benzol in Phenol überzuführen — bei schwer ernährungskranken Säuglingen wahrscheinlich gemacht. Auch die Herabsetzung der Oxydationsfähigkeit für Phenol (*L. F. Meyer*) bei schwerkranken Säuglingen spricht im gleichen Sinne.

Eine nicht uninteressante Erklärung der Oxydationsstörung bei der Atrophie gibt *Kirsten Utheim*; sie führt sie auf den von *Marriott* erhobenen Befund einer Verlangsamung des Blutkreislaufes und einer Verminderung des Blutvolumens (letztere neuerdings auch von *Seckel* festgestellt) zurück.

Als weitere Folge der Oxydationshemmung fand *Utheim* im Urin atrophischer Säuglinge Produkte, die hohe Mengen C neben relativ kleinen Mengen von N enthielten. Der Quotient C : N war im Urin der Atrophiker bedeutend höher als in dem Gesunder. Durch Titration ergab sich eine Vermehrung von organischen, in Äther unlöslichen Säuren, deren Natur noch nicht klargestellt wurde.

Seit dem berühmten Versuch mit der *Eck*schen Fistel hat man in der Leber die Zentrale der Entgiftungsvorgänge gesehen. So lag es nahe, bei schweren Ernährungsstörungen an Ausfälle in der Entgiftung gewisser Stoffwechselprodukte zu denken. Positives ist aber hier nicht zu berichten.

Funktionsstörungen der Leber.

Die Harnstoffbildung der Leber aus zugeführten Ammoniaksalzen hat keine Störung erlitten (*Keller*). Dieser Nachweis der Umwandlungsfähigkeit von Ammoniaksalzen im Harnstoff war seinerzeit von besonderer Bedeutung, weil man zunächst, gestützt auf den hohen Ammoniakgehalt des Urins magendarmkranker Kinder, an einen primären Ausfall der Harnstoff bildenden Funktionen der Leber dachte. Die Erhöhung des Ammoniakstickstoffs im Urin entschleierte sich aber später als Folgeerscheinung abnormer Stoffwechselvorgänge anderer Art (s. S. 522).

Dagegen scheint die Harnstoffbildung der Leber aus Glykokoll bei schweren Intoxikationen nach Untersuchungen *L. F. Meyers* und *Rietschels* gestört zu sein; per os verabreichtes Glykokoll wurde unverbrannt im Harn wiedergefunden. Auch ohne Zufuhr von Aminosäuren stellten *Vogt* sowie *Hadlich* und *Grosser* bei Intoxikationen eine Verringerung der Harnstoffausscheidung bei gleichzeitiger Steigerung des Reststickstoffs, also eine Erhöhung der Aminosäurenquote, im Urin fest. Nach *Goebel* kann eine vermehrte Ausscheidung von Aminosäuren bei Intoxikationen vorkommen, sie bildet aber nicht die Regel. Unter fünf Fällen fand *Goebel* einmal eine Erhöhung der Aminosäurefraktion, und zwar handelte es sich wahrscheinlich um die Ausscheidung von Arginin. Eine mangelhafte Synthese der Kampher-Glykuronsäure ist bei schwer ernährungsgestörten Kindern festgestellt worden (*Schlutz*, *Hecht-Nobel*).

Auch die Entgiftung der Amine, die sich durch Bakterieneinwirkung aus dem Eiweiß im Darm bilden (s. S. 518), soll in der Leber stattfinden und nur bei Versagen dieser Entgiftung soll es zur Toxikose kommen. Der Beweis dieser Hypothese steht noch aus. Auch die von *Mautner* beobachtete Sperre der Lebervenen nach Schockgiften ist zur Erklärung der toxischen Aminwirkung herangezogen worden, ohne daß das Problem der Intoxikation dadurch eine Klärung erfahren hätte.

Inwieweit man die alimentäre Melliturie auf eine Dysfunktion der Leber zurückführen darf, steht dahin. Solange die Zuckerausscheidung im Urin nur die Disaccharide betrifft, wird man keine Störung der oxydativen Leistungen anzunehmen haben, weil weder Leber noch Körperzelle überhaupt die Fähigkeit besitzen, ungespaltenen Doppelzucker zu verbrennen. Erst wenn — ein seltenes Ereignis — Monosaccharide (Galaktose, Dextrose) in den Urin übertreten, dürfte eine Einbuße der oxydativen Zellkraft nicht mehr abweisbar sein. *Göppert* vermutet, daß Störungen in der zentralen Zuckerregulation in diesen, zumeist mit schweren, zerebralen Zuständen einhergehenden Fällen vorliegen.

Säurebasenhaushalt.

Diese spärlichen Daten geben nur eine unzulängliche Vorstellung von den intermediär verlaufenden Prozessen. Die Stoffwechseluntersuchung belehrt nur über die letzten Produkte des intermediären Geschehens, und wenn wir über deren Vorstufen etwas aussagen wollen, dann sind wir auf Vermutungen angewiesen. Dennoch haben die letzten Jahre hier aussichtsreiche Wege erschlossen. Mit Hilfe der verfeinerten Untersuchungstechnik ist eine große Reihe von Untersuchungen über das physikalisch-chemische Verhalten des Blutes und der Gewebe, insbesondere das Säurebasengleichgewicht, angestellt worden, die freilich bisher ein in anbetracht der aufgewandten Arbeit nur bescheidenes Resultat ergeben haben. An dieser Stelle sei nur hingewiesen auf die Störungen in der physikalisch-chemischen Bindung des Kalks an die Gewebs- und Blutkolloide durch *Freudenberg-György*, auf die Abhängigkeit der Alkalosis und Azidosis von der Stoffwechselintensität — Stoffwechselverlangsamung wirkt durch erhöhte Bildung saurer Stoffwechselzwischenprodukte azidotisch, Stoffwechselbeschleunigung infolge verminderter Bildung derselben alkalotisch.

Die Schnelligkeit des Stoffwechselablaufs wird, wie *Vollmer* zeigte, erkennbarerweise von dem endokrinen System reguliert. Zufuhr von Suprarenin, Pituglandol, Thyreoidin und Ovoglandol riefen eine verminderte Säureausscheidung im Urin hervor, also einen alkalotisch gerichteten Stoffwechsel und Stoffwechselbeschleunigung; Parathyreoidin dagegen vermehrte die Säureausscheidung im Urin, es wirkte also stoffwechselverlangsamend und azidotisch. Die „hormonale Frühjahrskrisis," die zu der bekannten Häufung der Tetaniefälle Veranlassung sein soll, wird mit diesen Befunden in Beziehung gebracht.

Die pathogenetische Bedeutung der Reaktionsverschiedenheit für Rachitis und Tetanie, die durch die Studien *Freudenbergs* und *Györgys* eingehend gewürdigt worden sind, kann hier nur angedeutet werden. Auf die kürzeste Formel gebracht wäre Alkalosis gleich Verminderung der Ca-Ionen i. e. zur Tetanie führende Stoffwechselrichtung, Azidosis gleich Erschwerung der Ca-Bindung an das Gewebe i. e. Rachitis begünstigende Stoffwechselrichtung.

Infekt und intermediärer Stoffwechsel.

Die durch parenterale Infektionen hervorgebrachten intermediären Stoffwechselstörungen sind durch *Malmberg* sowie *Birk* und seine Schüler eingehend studiert worden. Unter dem Einfluß eines Infektes (Vakzination) kam es zu einer Verringerung der N-Retention, und vor allem zu einer verschlechterten Retention der Mineralbestandteile. Sowohl vor als auch nach der Fieberperiode fand sich in *Malmbergs* Fällen eine gesteigerte Ausscheidung des Natriums und Chlors, und zwar ausschließlich durch Ausfuhr mit dem Urin bedingt. In der Fieberperiode steigerte sich die Mineralstoffabgabe in bezug auf Natrium, Kalium, Chlor, Phosphor im Urin und im Kot. Aus der umfassenden Studie *Birks* geht hervor, daß im Fieber bisweilen zunehmende Cl-Retention stattfindet; daß Kalk bis lange in die Rekonvaleszenz hinein vermehrt im Kot ausgeschieden wird, während die Phosphorsäure, K und Na-Ausscheidungen erheblichen Schwankungen unterliegen. Von besonderem Interesse ist die Beeinflussung des N-Umsatzes durch das Fieber, eine Frage, die in der inneren Medizin lange umstritten war. Die N-Verluste im Fieber sind abhängig von der Schwere des Infekts, der Dauer und der Höhe des Fiebers. Es gelingt, durch richtige Kohlenhydratzufuhr den im Fieber vorhandenen N-Verlust zu verhüten, ja sogar vermehrten N-Ansatz zu erzielen (*Beck*).

Die Tatsache, daß die Veränderungen im Eiweiß- und Mineralstoffwechsel unabhängig von Fieber, ja vor dem Eintritt des Fiebers nur durch die Infektion als solche einsetzten, spricht für eine Störung in der zentralen Regulation des Stoffwechsels. Im Infekt ist nach *Schiff* auch der intermediäre Kohlenhydratstoffwechsel gestört. *Schiff* schließt das aus der gegenüber der Norm veränderten Blutzuckerkurve, der Verlängerung der hyperglykämischen Phase und der Verzögerung des Abfalls des Blutzuckers zum Anfangswert nach Zuckerzufuhr.

Die Stoffwechselrichtung im Fieber wird von manchen Autoren (z. B. *Beck*) als azidotisch, von anderen als alkalotisch (z. B. *György* und Mitarbeiter) bezeichnet. Ein abschließendes Urteil ist nicht möglich, zumal der Säure-Basenhaushalt sicher von individuell verschiedenen Faktoren reguliert wird.

IV. Die Folgen der Stoffwechselstörungen im Körperhaushalt.

1. Die Bilanz des Stoffwechsels.

Bedrohung der Salzbilanzen durch die Entleerung von Seifenstühlen.

Die Bilanz des Stoffwechsels ist — quantitativ und qualitativ ausreichendes Nahrungsangebot vorausgesetzt — in erster Linie abhängig von dem Schicksal der Nahrung bei der Verdauung. Im Mittelpunkt des Interesses steht dabei die Gefährdung der Mineralbilanz. Wenn bei der Entleerung von Seifenstühlen (s. S. 513) eine Erhöhung der Erdalkaliausscheidung im Stuhl zustandekommt, so ist mit einem Ausfall der Erdalkalien in der Bilanz zu rechnen, da die an sich sehr geringfügige Erdalkaliausfuhr im Harn entsprechend zu verringern unmöglich ist. Auch die Alkaliretention kann dabei leiden, wenn auch nicht so weit, daß Verluste an Alkalien eintreten. Die Verschlechterung dieser Mineralbilanzen ist bei Dystrophien häufig festzustellen, sie ist aber nicht die Voraussetzung zum Eintritt der Dystrophie. Selbst bei ausgesprochenem Milchnährschaden haben *Rominger* und *Meyer* auch nach länger dauernder Fettzufütterung eine Beeinträchtigung der Alkali- und der Kalkretention vermißt. Die Abgabe säurebindender Valenzen zwingt den Organismus zur Neutralisation der im Stoffwechsel entstehenden sauren Produkte, Ammoniak heranzuziehen. So kommt es zu einer Erhöhung des Ammoniakkoeffizienten im Urin (Verhältniszahl zwischen dem Ammoniakstickstoff und dem Gesamtstickstoff), jenem von *Keller* entdeckten Phänomen, das zwar zunächst zur irrtümlichen Annahme einer echten Azidose Anlaß gab, später aber zum Ausgangspunkt fruchtbarer Fragestellung wurde.

Die Erhöhung des Ammoniakkoeffizienten wird nicht nur hervorgerufen durch eine Vermehrung der NH_3-Ausscheidung, sondern sie kommt auch bei einer Herabsetzung der N-Ausscheidung zustande. Daher rührt der erhöhte NH_3-Koeffizient bei Fett- und Kohlenhydratzulagen zur Kost gesunder Säuglinge (*Stenström*).

Während ein Parallelismus zwischen der Höhe des NH_3-Koeffizienten und dem Zustand des Kindes bei chronischen Ernährungsstörungen „nur angedeutet“ war, wurde durchweg bei natürlicher Ernährung ein höherer NH_3-Koeffizient als bei künstlicher Ernährung festgestellt (*Stenström*). Dem Brustkind stehen geringere Reserven an Alkalien zur Verfügung als dem Flaschenkind, und daher wird zur Einsparung von Alkali bei entsprechender Beanspruchung Ammoniak vermehrt in der Niere gebildet (*Klinke*). Im Gegensatz zu Brustkindern scheiden Flaschenkinder einen meist stark sauren Urin aus, die Azidität des Urins ist ungefähr viermal so groß wie bei Brustkindern. In Anbetracht der Tatsache, daß die Säureausscheidung mit einer entsprechenden intermediären Säurebildung einhergeht, zieht *György* daraus den Schluß, daß bei Flaschenkindern eine azidotische Stoffwechselrichtung vorherrscht.

Die Gefährdung der Kalk- und Phosphorbilanz bei Rachitis ist seit den Stoffwechseluntersuchungen von *Schabad*, *Birk*, *Schloß* und *Orgler* bekannt. Neuere Studien *Friedberg*s zeigten, daß während der floriden Rachitis die Kalkausscheidung im Stuhl und die Phosphorausscheidung im Urin und im Stuhl, indes hauptsächlich ebenfalls im Stuhl, erhöht ist. Mit der Heilung der Rachitis sinkt die Ausscheidung von Phosphor und Kalk im Stuhl und dadurch kommt ein Plus dieser Mineralstoffe zum Ansatz. Diese Tatsache hat *Howland* veranlaßt, als wesentliches pathogenetisches Moment der Rachitis eine Resorptionsbehinderung für Kalk und Phosphor im Darm anzusehen.

Durchfälle bedrohen die Alkalibilanz.

Eingreifende Veränderungen erleidet die Stoffwechselbilanz bei allen mit Durchfällen einhergehenden Störungen. Entsprechend den früher beschriebenen Abweichungen in der Zusammensetzung des Kotes kommt es hier zu einer Bedrohung der Alkalibilanz. Ob diese Bedrohung abgewehrt wird oder ob sie zu den verderblichen Folgen eines Alkaliverlustes führt, das hängt von dem Zustand des erkrankten Kindes ab. Bei allen leichteren Störungen im Sinne der einfachen Dyspepsie scheint durch ein Zurücktreten der Alkaliausscheidung im Urin ein Verlust vermieden, ja der Ansatz der Mineralstoffe nur wenig berührt zu werden. Bei schweren Störungen (Dekomposition, Intoxikation) gelingt aus vorläufig unbekannten Gründen dieser Ausgleich nicht mehr, es kommt zu einschneidenden Verlusten der Alkalien und des Chlors (an einem Tag 1 g und mehr), ein Verlust, der entsprechend der hohen biologischen Wertigkeit dieser Mineralstoffe den Organismus aufs schwerste treffen muß. Während z. B. der Kalk in seinen Ablagerungsstätten im Knochen bis zu einem gewissen Grad biologisch unwirksam ist, finden sich die Alkalien als integrierende Bestandteile in allen Säften des Organismus. Von einem Alkaliverlust wird man entsprechend ihren Beziehungen zum Wasserbestand und Umsatz einen Wasserverlust zu gewärtigen haben. Bei den großen Anforderungen an Alkalien reichen schließlich die Körpersäfte nicht aus und ein Zerfall von Körpergewebe, der sich in einem Anstieg des Urinstickstoffwertes und N-Verlustes in der Bilanz kundgibt, bleibt nicht aus.

Besonders groß ist der N-Verlust bei toxischen Ernährungsstörungen. Selbst während einer vierundzwanzigstündigen Nahrungsenthaltung übertrifft die N-Ausscheidung im Urin bei intoxizierten Kindern diejenige Normaler um ein beträchtliches. Ob es sich dabei um einen toxischen Stickstoffzerfall oder um eine verspätete Ausscheidung locker retinierten N's handelt, bleibe dahingestellt.

Erhöhung des NH_3-Koeffizienten.

Durch den Verlust von Alkalien werden dem Organismus beträchtlich mehr alkalische Werte entzogen als durch den Verlust von Erdalkalien, und daher findet man bei akuten Ernährungsstörungen oft einen stärkeren Anstieg des Ammoniakkoeffizienten im Urin als bei chronischen. Steigernd auf den Ammoniakkoeffizienten bei Intoxikationen wirkt ferner, daß hier die Bedingungen für eine primäre Azidose infolge der Herabsetzung der Kohlenhydrattoleranz und der Inanition sowohl aus inneren als auch aus äußeren Gründen gegeben sind. Die Höhe des NH_3-Koeffizienten ist nach *Maizels* und seinen Mitarbeitern freilich nicht proportional den azidotischen Veränderungen.

Die Störungen der Mineralbilanz, die durch abwegige assimilatorische Vorgänge hervorgerufen werden, z. B. die Kalkabgabe bei der Rachitis, sind der Deutung nur schwer zugänglich; erst in neuester Zeit versucht man mit Hilfe der physikalischen Chemie auch in dieses schwierige und dunkle Gebiet vorzudringen.

Die Störungen im Wasserhaushalt.

Der Wasserumsatz bietet bei den chronischen Ernährungsstörungen bisher keine quantitativ meßbare Veränderung dar. Nur die klinische Beobachtung, der zickzackförmige Verlauf der Gewichtskurve, die Neigung zu starken Gewichts- und Wasserverlusten läßt den Schluß zu, daß bedeutsame Veränderungen in der Wasserbindung eingetreten sind.

Noch viel weniger als über die quantitative Seite des Wasserstoffwechsels sind wir über die qualitative, die Art der Wasserbindung im Organismus orientiert.

Lockere oder feste Wasserbindung (hydrolabil-hydrostabil nach *Finkelstein*) sind vorläufig nur klinisch definierte, aber noch nicht biochemisch faßbare Begriffe, deren Aufklärung zu den anziehendsten, aber auch schwierigsten Problemen der Forschung gehört.

Bei akuten Ernährungsstörungen sind Störungen im Wasserstoffwechsel schon nach der klinischen Beobachtung außer Zweifel. Gemeinhin pflegt man anzunehmen, daß dieser Wasserverlust durch den Wasserreichtum der durchfälligen Stühle seine Erklärung findet. Aber diese aprioristische Auffassung trifft nicht zu; denn mit der Intensität des Durchfalls steigt zwar der Wassergehalt der Fäzes, aber vikariierend sinkt dafür die Menge des im Urin entleerten Wassers um eben dasselbe Maß (s. S. 517). Für die Wasserumspülung des Gewebes ist diese Umkehr des Wasserausscheidungsweges von unheilvoller Bedeutung; denn sie führt früher oder später zu einer Drosselung der Wasserspeisung der Gewebe.

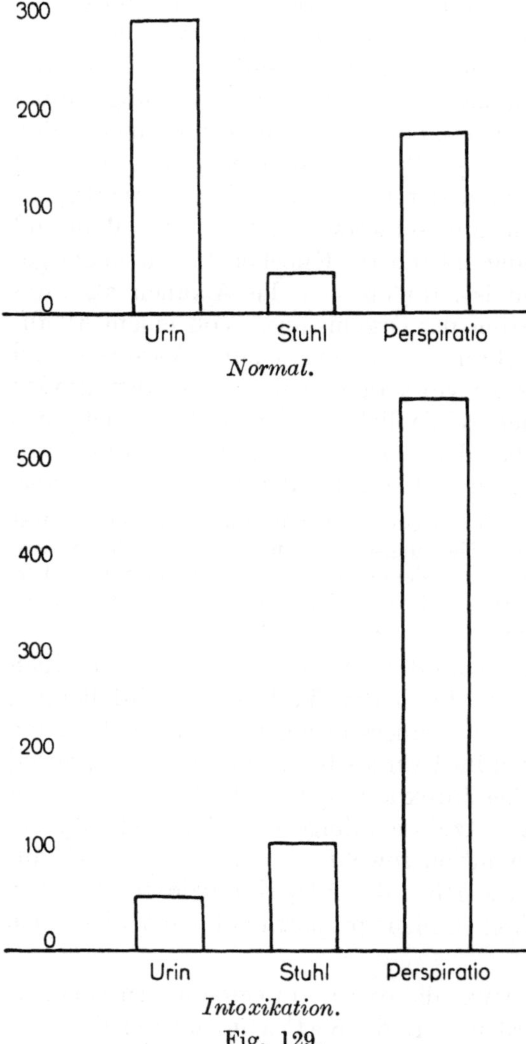

Normal.

Intoxikation.

Fig. 129.
Starke Vermehrung der Perspiration beim toxischen Säugling.

Der Wasserverlauf bei Intoxikationen.

Solange das Krankheitsbild der einfachen Dyspepsie vorherrscht, bleiben Wasserverluste des Organismus aus. Erst bei der Intoxikation ändert sich das Bild. Die Wasserausscheidung durch Niere und Darm ist auch jetzt nicht wesentlich von der des Dyspeptikers unterschieden, hinzu tritt aber eine starke Erhöhung der extrarenalen Wasserausscheidung (*L. F. Meyer*, *Marfan*, *Bratusch-Marain*). Und zwar hat *Bratusch-Marain* in gründlichen Untersuchungen gezeigt, daß es dabei zu einer starken Vermehrung der pulmonalen Ausscheidung kommt (s. Fig. 129). Diese Vermehrung ist nicht ganz leicht zu erklären. Entweder die „große Atmung", das kardinale Symptom der Intoxikation, muß durch toxische Störung des Atemzentrums eine Vergrößerung des Atemvolumens und damit die vermehrte Wasserabgabe bewirken oder das im Organismus freiwerdende Wasser drängt zur Vergrößerung des Atemvolumens, zur großen Atmung und zur Entfernung auf diesem Weg. Die letzte Annahme macht *Bratusch-Marrain* und stützt sich auf folgende Überlegungen: Noch ungeklärte toxische Einflüsse lassen es zur Entquellung der Gewebe kommen. Das dabei freiwerdende Wasser wirkt nun als Reiz auf das Atemzentrum und so kommt es zur Vergrößerung des Atemvolumens und damit auch zur Vermehrung der pulmonalen Wasserausscheidung. Die toxische Atmung wird also nicht wie üblich als selbständiges Symptom zentraler Vergiftung, sondern als Reaktion auf die toxische Schädigung der Gewebsstruktur aufgefaßt. Daß das Gewebe toxischer Kinder krankhaft verändert ist, dafür sprechen die Verminderung des Quellungsvermögens der Muskulatur der an Intoxikation verstorbenen Kinder (*Schiff* und *Stransky*) und die Konsistenzveränderungen der Gehirne solcher Kinder (*Thönes*). Wenn auch die theoretischen Vorstellungen *Bratusch-Marrains* noch anfechtbar sind, darin hat er unbedingt recht, daß nicht die Wasserverarmung, sondern die Schädigung des Wasserbindungsvermögens im Mittelpunkt der Pathogenese der Intoxikation steht.

Infekt und Wasserhaushalt.

Auch im fieberhaften Infekt wird die Wasserbilanz verändert. Infolge des im Fieber erhöhten Wasserbedarfs des Gewebes retiniert das fieberkranke Kind mehr Wasser als das normale (*Hirsch*, *Pahnke*) und zwar durch Senkung der Diurese. Die größte Wassereinsparung pflegt zurzeit des Temperaturabfalls zu erfolgen. Nach der Entfieberung kommt es zu einer erhöhten, meist sogar überschießenden Wasserzufuhr, der Abgabe des vorher über die Norm retinierten Wassers.

2. Die abnorme Blutzusammensetzung.

Konstanz der Blutzusammensetzung.

Die chemische und physikochemische Zusammensetzung des Blutes zu wahren, ist der Organismus des Säuglings nicht minder bestrebt als der des Erwachsenen. Stärkere Verschiebungen im Gefüge des Blutes sind daher als Zeichen schwerster Störung aufzufassen und treten erst ein, wenn dieser Schutz des Blutes nicht mehr gelingt (*Salge*).

Die Schwankungen im Blutwasserspiegel.

Nur im ersten Lebenshalbjahr, in der Zeit der ausgesprochenen Tropho- und Hydrolabilität, gerät der Blutwassergehalt des Säuglings leichter in Schwankungen. Die Unfertigkeit der Entwickelung des jungen Säuglings geht auch daraus hervor, daß der Wassergehalt des Blutes physiologischerweise von der Geburt bis etwa zum 5. Lebensmonat zunimmt, von 75 (bei Frühgeborenen noch etwas niedriger) bis auf etwa 80% (*Lust*, *Lederer*). Diese anfängliche Zunahme des Blutwassers widerspricht dem sonst für das Gewebe des jungen Säuglings geltenden Gesetze der physiologischen Austrocknung (*Eckert*); wahrscheinlich handelt es sich dabei im Grunde nicht um eine Vermehrung des Wassers, sondern um eine einseitig stärkere Zunahme der Plasmabestandteile gegenüber den Formbestandteilen des Blutes (*Benjamin*). Natürlich oder künstlich genährte Kinder zeigen keine Unterschiede im Blutwassergehalt. Dagegen ist wohl ein vorübergehender Einfluß hydropigener Nahrungsbestandteile, z. B. von Kohlenhydraten und Na-Salzen, auf den Blutwasserspiegel festgestellt worden (*Lust*, *Berend-Tezner*, *Reiß*). Auch die einmalige Wasserzufuhr hat vorübergehend eine geringe Wassererhöhung des Blutes zur Folge. Die „Hydrämiereaktion“ (*Rominger*) läuft dabei bemerkenswert verschieden ab, je nach dem Zustand des Gewebes: Bei Intoxikationen schnell als Ausdruck des bestehenden Gewebedurstes, bei chronischen Ernährungsstörungen besonders langsam.

Die chronische Ernährungsstörung.

Stärkere Abweichungen von der normalen Blutzusammensetzung finden sich bei langdauernder und ausschließlicher Verabreichung von Mehlsuppen (Mehlnährschaden), und zwar in der Richtung einer Erhöhung des Wassergehaltes und einer Verminderung des Salzgehaltes im Blute (*Salge* und seine Schüler).

Gelingt bei Ödemen der Nachweis einer Hydrämie nicht, so dürfte das Wasser bereits aus dem Blut in das Gewebe gewandert und dadurch der Feststellung entzogen sein.

Eine für die Klinik nicht uninteressante Veränderung in der Blutzusammensetzung fand *Marriott* bei Atrophien. Neben der schon früher bekannten Verringerung des Serumproteins stellte er eine Verminderung der Gesamtblutmenge bis zur Hälfte des Normalen und eine daraus folgende Verschlechterung der Durchblutung fest, ein Befund, der im Sinne einer wirklichen Zerstörung von Blutelementen bei schweren Ernährungsstörungen spricht.

Im übrigen führen chronische Ernährungsstörungen, selbst schwerster Art (*Kirsten-Utheim*, *Bálint* und *Peiper*) sowie Infektionen nur zu geringfügigen Änderungen im Wassergehalt des Blutes im Sinne einer Blutverwässerung.

Letzten Endes entscheidet die Konstitution über die Regulationsfähigkeit des Blutes. Eine Erhöhung des Wasserspiegels wurde bei Kindern mit exsudativer Diathese bisweilen festgestellt (*Lederer*) und Kinder mit hydropischer Konstitution zeigen einen höheren und wahrscheinlich auch labileren Wassergehalt im Blut, als gesunde gleichen Alters.

Die Veränderungen des Blutes bei Intoxikationen.

Eingreifende Veränderungen des Blutes haben alle Autoren übereinstimmend bei toxischen Ernährungsstörungen beschrieben. Die allgemeine Exsikkation, die bei Intoxikationen besteht, äußert sich in einer Bluteindickung; in einer Erhöhung des Eiweißgehaltes (*Reiß*), der Blutkonzentration (Erhöhung der Trockensubstanz [*Lust*] oder Verminderung des Wassergehaltes [*Rominger*]), der Viskosität (*Lust*), der osmotischen Konzentration sowie der Leitfähigkeit (*Salge*). Diese eingreifenden physikalischen Störungen in der Blutzusammensetzung pflegen im Falle der Heilung von der Erkrankung ihren schnellen Ausgleich zu finden. Die Konzentration des Blutes scheint freilich noch wochenlang nach der überwundenen Intoxikation über der normalen Höhe zu liegen und die Wasserregulierungsfähigkeit erweist sich noch weit in die Rekonvaleszenz hinein als äußerst labil.

Es bedarf nicht der Betonung, daß die Bluteindickung bei Intoxikationen für die Pathogenese der Intoxikation von großer Bedeutung ist. Nach dem heutigen Stand unseres Wissens ist es aber nicht wahrscheinlich, daß die Exsikkation des Gewebes und des Blutes, die auch heute noch von *Marriott* in den Mittelpunkt der Genese der Intoxikation gestellt wird, Ursache des toxischen Zustandes ist. Daß ähnliche Eindickung des Blutes bei Fällen mit Pylorospasmus ohne toxische Erscheinungen gefunden wurde (*Balint* und *Peiper*), wird mit Recht gegen die ätiologische Bedeutung der Exsikkation ins Feld geführt.

Noch unwahrscheinlicher ist es, daß die Azidose, die mit Hilfe physikochemischer Methoden im Blute intoxizierter Kinder exakt nachgewiesen wurde (*Ylppö*, *Krasemann*, *Schiff*, *Rosenbaum*, *Maizels* und Mitarbeiter), bei der Entstehung der Intoxikation eine ursächliche Rolle zukommt. Bedeutung der Azidose.

Wenn sich auch die Blutazidose bei Neugeborenen[1]) und kurz vor dem Tode fast jedes Kindes findet, so ist doch die Intoxikationsazidose durch höhere Werte ausgezeichnet. Die Säuerung macht sich auch in den Organen, in erster Linie in der Leber, bemerkbar. Die wahre Reaktion der Leber wurde saurer als die anderer Organe gefunden, so daß *Ylppö* die Leber als den wichtigsten Entstehungsort saurer Stoffwechselprodukte bei der Intoxikation anspricht.

Die Azidose ist von einer Reihe von Veränderungen physikalisch-chemischer Natur begleitet, die *Freudenberg* übersichtlich zusammengestellt hat.

A. Im Urin: Hohe Ammoniakausscheidung, keine wesentliche Ketose.

B. Im Blut:

1. Verminderte Karbonatzahl.
2. Verminderte Alkalireserve nach *van Slyke.*
3. Verminderte Alkalireserve im Plasma nach dem *Sellard*-Test.
4. Verminderte alveoläre Kohlensäurespannung.
5. Verminderte Kohlensäure-Regulationsbreite nach *Yllpö*, Differenz zwischen der H-Konzentration des CO_2haltigen und CO_2 freien Bluts, die für Anhäufung abnormer, saurer Produkte spricht.
6. Verminderte reduzierte Wasserstoffzahl.
7. Verminderte regulierte Wasserstoffzahl nach elektrometrischer Messung.
8. Veränderung der Sauerstoff-Dissoziationskurve des Bluts im Sinne der Azidose.

C. Im Gewebe herabgesetzte regulierte Wasserstoffzahl und Kohlensäureregulationsbreite, Alkaliverluste im Muskel (*Tobler*), mikrochemischer Azidosenachweis in der Leber (*Tugendreich*, bestritten von *Koch*).

In den meisten Fällen von Intoxikation — es gibt Ausnahmen (vgl. *Maizels* und Mitarbeiter) — liegt demnach eine teils kompensierte, teils unkompensierte Azidose vor. Welche Säuren die Azidose hervorrufen ist noch unbekannt. Wenn auch die Azidose unmittelbar toxische Wirkungen nicht auslöst, so kann sie doch nach amerikanischen Autoren, nach *Freudenberg* und *Schiff* die Fähigkeit der Wasserbindung der Gewebe herabsetzen und auf diese Weise zur Verstärkung der Exsikkose beitragen.

Eine Erhöhung des Reststickstoffgehaltes bzw. des Harnstoffgehaltes im Blute ist zuerst von französischen Autoren bei Ernährungsstörungen festgestellt worden und diese Erhöhung sollte eine bestimmte azotämische Form der Atrophie abgrenzen. Die Überschreitung einer gewissen Höhe des Reststickstoffwertes wurde direkt als prognostisch ungünstiges Zeichen gewertet. Spätere Untersuchungen (*Koch*, *Stransky*, *Wilmanns*) haben wohl bestätigt, daß Ernährungsstörungen oft von einer Erhöhung des Harnstoffspiegels begleitet sind, und daß vor allem Säuglinge mit alimentärer Die Erhöhung des Reststickstoffs im Blut.

[1]) Die Neugeborenen-Azidose soll nach *Hasselbach* durch den Hämoglobinreichtum des Blutes in jener Lebenszeit vorgetäuscht sein.

Intoxikation eine beträchtliche Vermehrung des Blutharnstoffes aufweisen. Aber erstens ist diese Erhöhung nicht konstant an das Bestehen der Intoxikation gebunden; *Bessau* fand bisweilen normale und sogar unternormale Werte im Blutserum intoxizierter Kinder. Zweitens kann diese Reststickstofferhöhung durch mehrere Faktoren bedingt sein: Durch starken Wasserverlust, bzw. Bluteindickung, durch Verringerung der Nierensekretion oder endlich durch endogenen, toxischen Eiweißzerfall. Pathogenetisch von Bedeutung wäre sie nur, wenn ein toxischer, parenteraler Eiweißzerfall vorläge, was bisher nicht bewiesen ist. Man ist also nicht berechtigt, die Retention harnfähiger, stickstoffhaltiger Substanzen im Blute als Ursache der Intoxikationserscheinungen anzusprechen.

Abnorme Blutverteilung durch Kreislaufschock.

In einer durch Schockgifte (Amine) hervorgerufenen abnormen Blutverteilung, die zu einer ungenügenden Sauerstoffversorgung der Verdauungsorgane führt, erblicken *Schiff* und seine Mitarbeiter die Ursache der Nahrungsintoleranz bei toxischen Zuständen. In bezug auf den Säurebasenhaushalt bestehen bei der Toxikose, bei der experimentellen Anoxämie und beim experimentellen Kreislaufschock die gleichen Befunde: Zunahme des Cl′ und der Eiweißkonzentration im Serum.

Blutzucker bei Störungen wenig verändert.

Der Blutzuckerspiegel unterliegt selbst bei schweren Störungen nur geringen Schwankungen. Niedriger als in der Norm wurde er bei Frühgeborenen (*v. Creveld*, *Schmal*), Atrophien (*Guy*, *Tisdall* und Mitarbeiter) und schweren Pneumonien (*Nassau* und *Pogorschelsky*) angetroffen. *Metz* und *Rominger* fanden bei Atrophien normale Werte, ebenso *Beuma* bei Durchfällen, ja bei Intoxikationen. Bei Intoxikationen zeigte der Verlauf der Blutzuckerkurve nach Kohlenhydratzufuhr in Untersuchungen *Götzky*s gewisse Abweichungen von der Norm. Die glykämische Reaktion war durch höheren Anstieg und langsameren Abstieg als in der Norm charakterisiert.

Von Erwachsenen abweichend kommt es beim Säugling (und beim Kind) im Hunger zu beträchtlicher Hypoglykämie (*Talbot*). Nach 24stündiger Hungerperiode stellten *Schiff* und *Choremis* einen Blutzuckergehalt von 38 mg % gegen 80 mg % der Norm fest. Diese Hunger-Hypoglykämie wurde von den gleichen Autoren bei Drosselung der Wasserzufuhr und im Infekt vermißt.

Bei Rachitis Hypophosphatämie. Bei Tetanie Hypokalcämie.

Eine besondere klinische Bedeutung hat die chemische Blutuntersuchung, inauguriert von amerikanischen Autoren, bei Rachitis und Tetanie gewonnen. Ohne auf die ungeheure Literatur dieses Gebietes einzugehen, seien hier nur unter Hinweis auf *György*s Monographie die Kernpunkte herausgegriffen. Die Rachitis ist ausgezeichnet durch einen normalen oder wenig erniedrigten Kalkgehalt im Serum und durch einen erniedrigten Gehalt an anorganischem Serumphosphor (normal 5 mg %). Die Hypophosphatämie[1]) ist das blutchemische Charakteristikum der unkomplizierten Rachitis und als solches so konstant, daß die Bestimmung des Phosphatwertes im Serum für die klinische Diagnose der Rachitis und die Kontrolle ihrer Heilung eines der zuverlässigsten Kriterien geworden ist. Demgegenüber ist die Tetanie ausgezeichnet durch einen erniedrigten Kalkgehalt im Serum (normal 10 mg %) und normale, gelegentlich übernormale oder unternormale Phosphatwerte. Kennzeichen der Tetanie

[1]) Hypophosphatämie findet sich außer bei Rachitis auch bei Pneumonien (*Gerstenberger* und Mitarbeiter) bei stark Dystrophisierten (*György*) und bei Cöliakie (*Fanconi*).

ist also die Hypokalcämie. Übergangsformen von Rachitis zur Tetanie können sowohl Hypophosphatämie als auch Hypokalcämie darbieten.

Die Frage nach der Ursache der Hypophosphatämie oder Hypokalcämie beherrscht zur Zeit die pathogenetische Forschung und diese Frage ist bisher ungelöst geblieben. *Findlay* und *Howland* glaubten, daß eine Resorptionsstörung im Darm (Ausfällung von Kalkphosphaten oder Behinderung der Ca-P-Resorption) die mangelhafte P-Aufnahme ins Blut verschulde. Die hohe Ca- und P-Ausscheidung im Stuhl während der floriden Rachitis und ihre Abnahme bei der Heilung sollten die Hypothese der Resorptionsstörung stützen. Der Ablauf der Phosphatämiekurve beim Rachitiker spricht nach *Warkany* für diese Hypothese *Howlands*. Der rachitische Organismus unterscheidet sich vom normalen dadurch, daß sich das Blutphosphat nach peroraler Phosphatverabreichung nur wenig über den Ausgangswert erhebt. (Durchschnittszahl 0,4 mg %, beim normalen 3,4 mg %).

Aber mit *György* muß darauf hingewiesen werden, daß die Ausscheidung von P und Ca im Stuhl keinen Schluß auf ihre Resorption zuläßt, da sie auch normalerweise nach ihrer Resorption in der Hauptsache im Darm ausgeschieden werden. Vorläufig muß man sich damit bescheiden, die Ursache der Hypophosphatämie und Hypokalcämie in Vorgängen des intermediären Stoffwechsels, „des inneren Zellebens" zu suchen.

Übersicht der Stoffwechselstörungen bei Rachitis und Tetanie

Als Folgezustände der krankhaft veränderten P- und Ca-Verteilung im Blut sind wahrscheinlich die Stoffwechselstörungen mannigfacher Art aufzufassen, die bei Rachitis und Tetanie aufgedeckt worden sind. Die folgende Tabelle *Györgys* stellt sie insgesamt übersichtlich zusammen.

	Rachitis	Tetanie
Serumkalk	normal oder wenig erniedrigt	stark erniedrigt
Anorganischer Serumphosphor	erniedrigt	relativ, bisweilen absolut erhöht
$\frac{Ca}{P}$	3,5	1,2
Ammoniakausscheidung	erhöht	erniedrigt
Säureausscheidung	erhöht	erniedrigt
Alkalireserve	deutlich erniedrigt	mäßig erniedrigt
Blut p_H	normal	normal, selten erhöht
Adrenalin Blutzuckerkurve	hyperglykämisch	hypoglykämisch
Glykolyse (im Blut und in Vitro)	gehemmt	normal oder verstärkt
Blutmilchsäurespiegel	Tendenz zur Erniedrigung	Tendenz zur Erhöhung
Alimentäre Glykämie	verlängert	normal

Außer diesen Stoffwechselalterationen sind noch zu erwähnen: Die Neigung rachitischer Kinder zur Ketonurie, die erhöhte Ausscheidung organischer Säuren, die Erhöhung des Quotienten C:N und eine stärkere Ausscheidung von Diastasen sowohl bei Rachitis als auch bei Tetanie. Unter diesen Befunden ist dem Säure-Basenverhältnis besondere Aufmerksamkeit zugewendet worden, namentlich seitdem *Freudenberg* und *György* festgestellt hatten, daß der normale lokale Ossifikationsvorgang durch eine Azidose gehemmt und durch eine Alkalose gefördert wird. Ohne Zweifel ist bis auf wenige Ausnahmen die Stoffwechselrichtung bei der Rachitis die einer Azidose, bei der Tetanie die einer Alkalose. Rachitis bedeutet Verlangsamung des Stoffwechselablaufs, Tetanie Beschleunigung.

Ob die Störung des Säure-Basenhaushalts aber als übergeordnetes Prinzip den rachitischen und tetanischen Symptomenkomplex hervorruft, das ist in den letzten Jahren recht zweifellhaft geworden, sogar auch für die Autoren, die das Problem Azidose : Alkalose so ausgezeichnet ausgearbeitet haben, für *Freudenberg* und *György*. Das Problem der Tetanie ist auch von ganz anderer Seite angegriffen worden, es sei nur an die Beobachtung einer Vermehrung der Guanidin- und Dimethylguanidinausscheidung im Urin und im Kot (*Findlay* und *Starke*, sowie *Marriott*) erinnert.

Weiter ist man bei der kindlichen Tetanie auf dieser Basis noch nicht gekommen. Über den Versuch *Baars*, die Übererregbarkeit als eine Funktion des Quellungszustandes der Gewebskolloide aufzufassen vgl. S. 498. Mit der Heilung der Rachitis und Tetanie durch direkte oder indirekte Ultraviolettherapie (Sonne, Quarzlampe, bestrahltes Ergosterin, Lebertran) gehen die krankhaften Veränderungen in der Ca- und P-Verteilung im Blut und Stoffwechsel zurück. Die rachitische Azidose ist noch lange nachweisbar; sie verschwindet erst mit endgültiger Heilung (*Hottinger*). Durch Ergosterinüberdosierung kann es zu Hyperkalcämien bis zu 20 mg % kommen, bei gleichzeitiger Ca-Verarmung des Skeletts und negativer Ca-Bilanz (*A. Heß* und Mitarbeiter).

3. Die abnorme Zusammensetzung des Gesamtorganismus.

Der Fettschwund des Atrophikers.

Schon die klinische Erfahrung lehrt, daß die Zusammensetzung des Säuglingskörpers bei schweren Ernährungsstörungen eine Veränderung erfahren muß. Um den Fettschwund des Atrophikers zu erweisen, ist kaum eine chemische Analyse notwendig. Analysen von *Ohlmüller* und *Steinitz* ergaben denn auch einen außerordentlich niedrigen Fettgehalt des chronisch ernährungsgestörten Kindes, eine Verminderung von 12—13% der Norm auf 1,45—2% (auf die Gesamtleibessubstanz berechnet). Der Fettgehalt der Haut atrophischer Kinder betrug in den Untersuchungen *Kloses* nur 0,1—1,4% gegen 47,7% beim normalen Neugeborenen. An der Dystrophisierung nehmen die einzelnen Organe recht verschiedenen Anteil (*Aron*, *Lasch*, *Pogorschelsky*). Der Thymus nimmt viel stärker ab als das Gesamtkörpergewicht; sein Gewicht war bis auf $1/3$ des normalen Wertes gesunken. Der Aufbrauch der Nebenniere geht dem des Organismus parallel. Im Gegensatz zum Thymus wird die Thyreoidea nicht angegriffen.

Die Konstanz der Körperzusammensetzung.

Nach dem Ergebnis der Stoffwechselversuche dürfte man aber darüber hinaus eine diskorrelative Körperzusammensetzung erwarten. Es war zu ermitteln, ob die Abgabe von anorganischen Körperbestandteilen sich in einer Abartung des Gewebes äußerte, für die auch die klinisch zu beobachtenden starken Gewichtsschwankungen des tropholabilen Säuglings (Scheinanwuchs und Reversion nach *Schloß*) Anhaltspunkte liefern. Die Defekte im Körperaufbau suchte man durch die Gesamtanalyse aufzudecken. Indes sind die Resultate dieser Bemühungen bisher so wenig befriedigend geblieben, daß *Steinitz* zur Auffassung gelangte, daß Verschiebungen im chemischen Gefüge des Körpers überhaupt nicht möglich seien. Wenn durch den Verlust einzelner Körperbausteine die Körperzusammensetzung in ihrer Konstanz gefährdet wird, dann baut der Organismus, so folgerte *Steinitz*, eher Teile seines Gewebes ab, als daß er es zu einer Abartung des Protoplasmas kommen ließe.

Freilich sind Gesamtanalysen vielleicht zum Nachweis feinerer Veränderungen der chemischen Körperstruktur deshalb wenig geeignet, weil ein großer Teil des Säuglingskörpers, das Knochengerüst, von der Destruktion weniger betroffen wird als die lebenswichtigen Organe, die einen kleineren Teil des Körpers repräsentieren (*Tobler*). Eher als Gesamtanalysen können daher Analysen einzelner Organe, wie sie in letzter Zeit mehrfach angestellt wurden, zur Klärung führen.

Der Atrophiker ist wasserreich.

Die Gesamtanalysen des atrophischen Säuglingskörpers brachten das nach den klinischen Erfahrungen paradoxe Ergebnis, daß nicht eine Wasserverminderung, sondern eher eine Wasseranreicherung bei chronischer Ernährungsstörung stattfindet (*Ohlmüller*, *Sommerfeld*, *Steinitz*, *Tobler*). Auch der Wassergehalt der Muskulatur war bei schwerer Atrophie nur wenig verändert, eher erhöht als erniedrigt, z. B. 82,9—81,15 auf 100 g fettfreie Substanz, gegenüber 79,12—81,1 der Norm. Der Wassergehalt der Haut schwankte nach *Klose* bei atrophisch verstorbenen Kindern; normaler Wassergehalt findet sich neben Erhöhungen und Erniedrigungen. Zumeist zeigt die Haut dabei Verluste an Mineralstoffen.

Der Wasserverlust bei akuten Ernährungsstörungen.

Bei akuten Ernährungsstörungen ist im Tierexperiment eine Wasserverminderung im Organismus nachgewiesen (*Tobler*). Tiere, die infolge experimentell erzeugter Durchfälle in kurzer Zeit ungefähr ein Viertel ihres Körpergewichts verloren hatten, zeigten einen Wasserverlust in den Hauptwasserstapelplätzen der Haut und Muskulatur bis zu 50%. Das Ergebnis dieser Tierversuche darf freilich nicht ohne weiteres auf die Säuglingspathologie übertragen werden, denn nach *Tobler* wird in der Muskulatur von Säuglingen, die an Intoxikationen mit rapiden Gewichtsabnahmen verstorben waren, eine Veränderung des relativen Wassergehaltes vermißt. Auch im Gehirn solcher Kinder sind keine Veränderungen weder im Wassergehalt noch im Mineralgehalt festzustellen (*Faerber*, *Rosenbaum*, *Thoenes*). Selbst bei einem „Mehlkind", das kurz vor dem Tode über 1 kg an Körpergewicht verloren hatte, ergab die Gesamtanalyse nur eine geringfügige Wasserverarmung. Solche Befunde stehen im Gegensatz zu der klinischen Beobachtung der Exsikkation toxisch erkrankter Kinder. Um diesen Widerspruch zu beseitigen, muß man annehmen, daß im *Steinitz*schen Sinne mit der Wasserabgabe auch die entsprechenden festen Körperbestandteile in Verlust geraten.

Die Hydratation bei Hungerzuständen.

Jede länger dauernde, kalorische Unterernährung führt zu Körperschwund, und zwar ist der Stoffverlust viel größer, als man nach der Gewichtsabnahme erwarten sollte. In Versuchen *Arons* zeigte ein hungernder Hund bei gleichbleibendem Körpergewicht eine Reduktion seines Gewebes fast auf ein Drittel der Norm, die durch vermehrten Ansatz von Wasser im Körper, durch die Verwässerung des Blutes und der Organe verschleiert wurde. Man wird bei langdauernden Inanitionszuständen des Säuglings, z. B. bei der Pylorusstenose dieser Verschleierung des Gewebsverlustes besondere Beachtung zuwenden müssen.

Bei fortschreitender Unterernährung tritt die Körperverwässerung als Ödem klinisch in Erscheinung. In den meisten Fällen geht der Hydrops mit einer Erhöhung des gesamten Körperwassergehaltes einher (*Klose*). Es sind aber auch Ödeme ohne eine solche Wasseranreicherung beschrieben worden. So fand *Tachau* bei experimentell ödematös gemachten Tieren oft keinen höheren Wassergehalt als bei Normaltieren; die im Ödem zum Ausdruck gelangende Wasseranreicherung der Haut und des Unterhautzellgewebes muß also auch ohne eine Gesamtvermehrung des Körperwassers durch eine pathologische Verschiebung der Wasserbestände eintreten können.

Auch die Verteilung des Wassers auf die einzelnen Organsysteme scheint bei pathologischen Hydratationen des Organismus gegenüber der Norm verschoben zu sein; während beim normalen Säugling der größte Teil des Wassers in der Muskulatur aufgespeichert ist, wird beim Ödem die Haut zum Hauptwasserdepot. Ein Drittel des gesamten Körperwassers kann die Haut bergen; auch die Knochen vermögen nicht unbeträchtliche Teile Wassers aufzunehmen (*Klose*).

Die Wasserstapelung bei kohlenhydratreicher Ernährung.

Nicht nur beim manifesten Ödem, sondern auch in jenen Zuständen diskorrelativen Körperwachstums, die man als latentes Ödem (*Krasnogorski*) bezeichnet, ist eine Vermehrung des Gewebswassers nachgewiesen worden. Schon die tierexperimentellen Untersuchungen *Weigerts* stellten in Übereinstimmung mit lange bekannten Erfahrungen der Physiologen (*Voit*) fest, daß kohlenhydratreiche Ernährung zu einer Wasserstapelung im Tierkörper führt.

Ein mit Sahne ernährtes Tier enthielt 72,02%, ein mit Semmel und Zucker ernährtes Tier 85,09% Wasser.

Auch beim Säugling führt lange fortgesetzte Mehlernährung nach *Frank* und *Stolte* zu einer Wasseranreicherung einzelner Organe.

Einseitige, aber nicht krankmachende Kohlenhydraternährung erzeugt bei jungen Ratten eine nicht hochgradige, aber deutlich feststellbare Wasseranreicherung des Organismus (*Baisch*). Auch in diesen Versuchen lief der Aschengehalt der Körpersubstanz dem Wasserbestand nicht parallel.

Durch einen besonderen Wasserreichtum (und Erhöhung des Na- und Cl-Gehaltes) ist endlich der Körper des Frühgeborenen ausgezeichnet (*Langstein* und *Edelstein*). Man wird nicht fehlgehen, wenn man diese Erscheinung als Folge des noch wenig verkalkten Skelettsystems ansieht. In verhältnismäßig kurzer Zeit ist übrigens diese Abweichung im Wasserbestand Frühgeborener ausgeglichen.

Die Konstanz im Mineralbestand bei chronischen Ernährungsstörungen.

Wesentliche Änderungen im Mineralbestand des Körpers in der Richtung einer Demineralisation wurden nach den wenigen bisher vorliegenden Gesamtanalysen bei schweren chronischen Ernährungsstörungen vermißt (*Sommerfeld, Steinitz* und *Weigert*). Selbst bei der Untersuchung einzelner Organe wie der Muskulatur fanden sich keine konstanten Veränderungen im Mineralstoffgehalt. *Klose* fand, wie bereits erwähnt, freilich in der Haut von atrophischen Kindern, eine Veränderung des Salzbestandes, vor allem des Kaliums. Im ganzen scheint auch für die Salze des Tierkörpers der *Steinitz*sche Schluß zu Recht zu bestehen, daß der Körper zähe seine relative Zusammensetzung zu wahren bestrebt ist, und daß einem Verluste von Salzen, sofern überhaupt die Zeit zum Ausgleich vorhanden ist, alsbald eine entsprechende Abgabe anderer Körperbausteine folgt.

Einbußen im Mineralbestand bei akuten Gewichtsverlusten.

Eine Ausnahme von diesem Gesetz der Konstanz des Organismus scheint nur bei ganz akut auftretenden Gewichts- und Wasserverlusten stattzufinden. Experimentell erzeugte Gewichtsverluste bei Hunden (durch Durchfälle oder gesteigerte Wasserverdampfung durch die Lungen) führten nach *Tobler* nicht nur zu einer Wassereinbuße bis zu 90% des Bestandes der Weichteile, sondern auch gleichzeitig mit dem Wasserverlust oder ihm folgend, zu starken Abgaben der Salze, hauptsächlich des Chlors und der Alkalien. Akute Gewichtsstürze verursachten demnach im Tierexperiment einschneidende Veränderungen im Mineralbestand. Ähnliche, wenn auch nicht so ausgeprägte Verschiebungen scheinen bei den plötzlichen Gewichtsstürzen der Intoxikation vorzukommen. Bei zwei unter toxischen Erscheinungen und Gewichtseinbußen verstorbenen Säuglingen fand *Tobler* eine starke Verminderung des Gesamtaschengehaltes um ein Drittel bis ein Fünftel der Norm. Von dem Verlust war Chlor und Natrium am meisten betroffen, weniger Kalium. Eine ähnliche Verminderung fanden *Steinitz-Weigert* bei den Gesamtanalysen von „Mehlkindern", die kurz vor dem Tode starke Gewichtsverluste erlitten hatten.

Drei verschiedene Phasen des Wasserverlustes wurden auf Grund tierexperimenteller Studien von *Tobler* abgetrennt, die in der Klinik fließend ineinander übergehen können.

Die verschiedenen Arten des Wasserverlustes.

I. Der Wasserverlust ohne wesentliche Störung des Chemismus des Körpers unter Konzentrationssteigerung. Dieses Stadium kann durch Wasserzufuhr raschen Ausgleich erfahren.

II. Mit der Wasserabgabe geht eine Schädigung des Salzbestandes (insbesondere der Na-Salze) des Organismus einher, Reduktionsverlust. Auch dieser Grad der Störung ist durch Wasser und NaCl-Zufuhr noch ausgleichbar.

III. Der Wasserverlust zieht das protoplasmatische Gewebe in Mitleidenschaft, ein Vorgang, der sich unter anderm in der Abgabe von K-Salzen äußert, Destruktionsverlust. Dieser Grad der Störung ist nur schwer und langsam wieder gutzumachen.

Anreicherung bestimmter Salze bei Ödemzuständen.

Eine Anreicherung des Körpers mit Salzen, die man bei Hydrationszuständen (idiopathisches Ödem, Mehlnährschaden) erwarten könnte, ist nicht festzustellen. Nicht einmal die Hauptstapelplätze des Wassers, Haut und Muskulatur, zeigen eine Vermehrung im Gesamtaschengehalt gegenüber der Norm. Die Anreicherung betrifft vielmehr nur einzelne Mineralstoffe, vor allem Natrium und Chlor, die die innigsten Beziehungen zum Wasserhaushalt unterhalten. Im Tierversuch sowohl als auch im Säuglingskörper wurde in der Haut und in der Muskulatur eine Vermehrung des Chlor- und Natriumbestandes auf Kosten von Kalium und Phosphorsäure (*Klose*) nachgewiesen. Der im klinischen Versuch erwiesene Parallelismus zwischen Wasser und Natriumsalzretention zeigt sich also auch in der Mineralstoffzusammensetzung des ödematösen Säuglingskörpers, wenn auch die Veränderungen im Salzhaushalt nicht im Gesamtmineralbestand des Organismus zum Ausdruck kommen. Doch soll auch an dieser Stelle darauf hingewiesen werden, daß weder die Wasserretention an die Salzretention noch umgekehrt die Salzretention an die des Wassers obligatorisch gebunden ist.

Lichtentzug führt zur Demineralisation.

In umfassenden und mühevollen Versuchsreihen hat *Degkwitz* den Einfluß des Lichtentzugs auf die Zusammensetzung der Gewebe bei Hunden studiert. Ohne Krankheitserscheinungen und ohne Rachitis konnten die Dunkeltiere aufgezogen werden, auch ihre Körpergewichtszunahme zeigte keine Einbuße. Aber der Lichtentzug führte ausnahmslos zu einer Verminderung der Gesamtaschenmengen, und zwar an Ca, P, Na und Mg, während Kalium absolut oder relativ vermehrt war. Die Knochen- und Weichteilezusammensetzung ähnelten den Befunden bei Rachitis, ohne daß pathologische Veränderungen in den Knochen vorhanden waren. In derselben Studie hat *Degkwitz* auch den Einfluß der biologischen Wertigkeit des Fettes auf Körperanwuchs und -zusammensetzung verfolgt und eine Überlegenheit des vollwertigen (Butter) Fettes gegenüber dem minderwertigen (Kokosfett) festgestellt.

Der Mineralstoffgehalt der Knochen bei Rachitis.

Die Abweichungen von der normalen Körperzusammensetzung betreffen bei der Rachitis hauptsächlich die Knochen. Der Kalkgehalt wurde niedriger befunden als der Phosphatgehalt (*Schabad*). Auffallenderweise fand sich ein erhöhter Gehalt an Magnesium. Ob der Mineralstoffgehalt der Weichteile bei der Rachitis eine Veränderung erfährt, darüber sind die Meinungen noch geteilt. Während frühere Untersucher ein Minus an Kalk feststellten, sind nach *Findlay* weder die Muskulatur noch das Gehirn ärmer an Kalk als in der Norm.

Die Qualität der Wasserbindung ein noch ungelöstes Problem.

Leider ist das wichtigste Problem, vor das uns die Klinik täglich stellt, die Erfassung der chemisch-physikalischen Veränderung des Gewebes bei ernährungsgestörten Kindern noch ganz ungeklärt. Wohl wissen wir aus einfachen klinischen Erfahrungen, in welchem Maße die Fähigkeit und die Festigkeit der Wasserbindung von dem „Zustand" des Organismus abhängt. Auf der einen Seite reagiert der gesunde Säugling auf die Nahrungszufuhr mit regelmäßiger Massenzunahme, deren wesentlichster Bestandteil das Wasser darstellt, und die Festigkeit des gewonnenen Ansatzes gehört zu den bedeutsamen Kennzeichen der Eutrophie. Auf der andern Seite kennt man die Schwierigkeit, atrophische Säuglinge zur Gewichtszunahme und zur Wasserretention zu bringen, und man weiß, daß die Festigkeit der Wasserbindung hier gelockert ist und durch die geringste Belastung starke Gewichtsstürze herbeigeführt werden. Diese klinisch so evidenten Unterschiede zwischen dem gesunden und kranken Organismus müssen letzten Endes auf der verschiedenen Art der kolloidalen Wasserbindung beruhen, die im ersten Fall die Hydrostabilität und im zweiten Fall die Hydrolabilität verursacht.

Hydrostabilität und Hydrolabilität.

Diese Unterschiede in der kolloidalen Wasserbindung hat *Finkelstein* als Kliniker im „Entquellungsversuch" vor Augen geführt: Bei Verabreichung einer Nahrung, die ein Minimum von hydropigenen Nahrungsstoffen, von Salzen und Kohlenhydraten, enthält, zeigte sich bei dem Typus des Gesunden eine geringe und bald nachlassende Gewichtsabnahme, bei dem zweiten, dem Kranken, eine außerordentlich starke und langandauernde Abnahme. Der verschiedene Ausfall des Entquellungsversuches bestätigt die bekannten klinischen Erfahrungen, aber er begründet sie nicht.

Veränderungen in der kolloidalen Beschaffenheit der Haut.

An Veränderungen in der kolloidalen Beschaffenheit der Haut denkt *Stolte* bei der eigenartig „plastischen" Haut, wie sie oft Intoxikationen eigen ist. Er glaubt, daß die „rapide Abgabe bestimmter Salze bei gleichzeitiger Speicherung der auf Nierensekretion angewiesenen Substanzen" auf dem Weg einer Störung in der Menge und Verteilung der Kristalloide und des Wasserbestandes zu dieser Abartung des Protoplasmas in der Haut und den Organen führen könne. Die plastische Haut ist als Vorstufe des Sklerems zu betrachten. Beim Sklerem, bei dem *Finkelstein* und *Sommerfeld* in bezug auf die Qualität des Fettes keinen Unterschied gegenüber der Norm fanden, ist von *Heymann* eine Störung im kolloidchemischen Verhalten der kranken Haut aufgedeckt worden. Sklereme nehmen in allen Salzlösungen weniger Wasser auf als ihre Kontrollen. *Heymann* schließt daraus, daß möglicherweise das Verhältnis Quellungswasser : Lösungswasser zugunsten des Quellungswassers beim sklerematischen Stützgewebe verschoben ist.

Nicht uninteressante Unterschiede wurden in der Quellfähigkeit der Muskeln bei Toxikosen auf der einen Seite und Atrophien auf der andern Seite von *Schiff* und *Stransky* gefunden. Die Autoren sprechen geradezu von zwei verschiedenen Typen der Muskelquellung: Bei Toxikosen war die Quellungsbreite in Wasser herabgesetzt, in keinem Fall wurde nach vierstündiger Quellung das ursprüngliche Gewicht wieder erreicht. Im Gegensatz dazu zeigten die Muskeln der Atrophiker eine größere Quellungsbreite und hatten nach 24 Stunden 20—25% Wasser mehr aufgenommen, als dem ursprünglichen Gewichte entsprach. Auch in Milchsäurelösung war die Quellbarkeit bei der Toxikose beschränkt, bei der Atrophie beträchtlich erhöht.

V. Der Energieumsatz und der respiratorische Gaswechsel beim ernährungsgestörten Kinde.

Die Kenntnis des Energieumsatzes beim kranken Säugling verdanken wir den Untersuchungen des respiratorischen Gaswechsels, der CO_2-Ausscheidung und des bei der Atmung verbrauchten O_2's. So viel Mühe auf diesem Gebiet seit den klassischen Untersuchungen *Rubner-Heubners* bisher aufgewendet wurde, die Ergebnisse brachten bisher kaum mehr als eine Bestätigung der klinisch gewonnenen Erfahrungen. Die Pathogenese der Ernährungsstörungen wurde durch diese Untersuchungen entgegen den anfänglich gehegten Erwartungen nur wenig gefördert, weil letzten Endes das Problem hier nicht in quantitativ energetischer Richtung, sondern in qualitativ abnormer Verdauung und Verwertung der Nahrung zu suchen ist. Immerhin muß es auch für den Kliniker von Interesse sein, die Größe des Eiweiß- und Fettansatzes, die zum Ansatz verwandte Energiemenge und die durch Wärmebildung im Körper verbrauchte Kalorienmenge festzustellen und etwaige Unterschiede in diesen Werten zwischen gedeihenden und nichtgedeihenden Säuglingen kennenzulernen.

CO_2- und Wärmeproduktion beim Flaschenkind größer als beim Brustkind.

In der CO_2-Produktion zeigt bereits der gesunde Säugling gewisse Unterschiede, je nachdem er natürlich oder künstlich genährt wird. Die CO_2-Produktion in Gramm beträgt pro Stunde und Quadratmeter Oberfläche beim Brustkind (*Rubner-Heubner*) 13,5, beim Flaschenkind (*Rubner-Heubner*) 17,3 und (*Niemann*) 17,6. Auch die Wärmeproduktion des Flaschenkindes scheint die des Brustkindes zu überwiegen. Nach *Rubner-Heubner* beträgt sie bei diesem 1006° C, bei jenem 1286° C auf 1 qm Oberfläche in 24 Stunden, also eine Steigerung der Wärmebildung um etwa 30%. Diese Differenz zwischen Brust- und Flaschenkindern glaubt *Niemann* nach sorgfältiger Ausschaltung aller anderen Faktoren (Alter, Größe) auf die Verschiedenheit der zugeführten Nahrung zurückführen zu dürfen. Da dem Eiweiß nach *Rubner* eine spezifisch dynamische, die Wärmebildung steigernde Wirkung zukommt, erblickt *Niemann* in dem höheren Eiweißgehalt der künstlichen Nahrung die Hauptursache der CO_2-Produktionssteigerung. Als Normal-CO_2-Ausscheidung eines Brustkindes „unter Voraussetzung eines normalen Wechsels zwischen Ruhe und Bewegung, sowie

Nahrungsaufnahme und Nüchternheit" gibt *Niemann* im Durchschnitt einen Wert von 13,5—15,5 g pro Quadratmeter Oberfläche und Stunde an.

Gegen eine solche Aufstellung konstanter Werte wendet sich *Schloßmann*, weil die CO_2-Bildung allzusehr von Art und Menge der Nahrung, von Ruhe oder Bewegung des untersuchten Kindes abhängt. Allein Unruhe und Schreien können den Kraftumsatz um mehr als 20% (nach *Benedikt* und *Talbot* sogar bis auf 200%) in die Höhe treiben. Ohne *Schloßmanns* Einwände gering einzuschätzen, sind diese Differenzen in der CO_2-Bildung zwischen Brust- und Flaschenkindern doch in so zahlreichen Versuchen zutage getreten, daß ihnen eine gewisse Bedeutung nicht abzusprechen ist.

Beim Atrophiker ist die Wärmebildung gesteigert.

Als besondere Aufgabe des respiratorischen Stoffwechsels galt die Erforschung des Energie- und Wasserumsatzes beim nichtgedeihenden, atrophischen Säugling. *Heubner*, der sich zuerst mit diesen Fragen beschäftigte, ging von der Hypothese aus, daß die abnorme Größe der Verdauungsarbeit des ernährungskranken Kindes ein Manko des für den Ansatz verbleibenden Energieanteils verursache. Die Energiesumme, die die Verdauungsarbeit des Atrophikers beansprucht, müßte nach *Heubners* Vorstellung für den Ansatz nicht nur verlorengehen, sondern unter Umständen noch einen Abbau von Spannkraft liefernder Körpersubstanz erforderlich machen.

Obgleich heute bereits eine große Reihe Untersuchungen des Kraftwechsels atrophischer Kinder vorliegt (*Rubner-Heubner, Niemann, Schloßmann, Bahrdt* und *Edelstein, Frank* und *Wolff, Fleming, Baer, Talbot* und andere amerikanische Autoren), ist das Ergebnis nicht einheitlich, eine Tatsache, die bei dem ungleichen Zustand der untersuchten Kinder — leichte, schwere Atrophie, Rekonvaleszenz — nicht wundernehmen kann. Immerhin scheint insbesondere nach *Bahrdt-Edelsteins* Feststellungen eine nicht unbeträchtliche Erhöhung der Wärmebildung beim Atrophiker stattzufinden.

Nach *Talbot* sind deutliche Veränderungen erst bei einem Gewichtsverlust von 20% und darüber festzustellen. Je mehr das Gewicht des ernährungsgestörten Kindes hinter dem Normalgewicht zurückbleibt, desto mehr ist der Stoffwechsel erhöht. Den größten Kalorienverbrauch zeigen die Kinder mit stärkster Atrophie.

Die Veränderung der Ansatzfähigkeit bedingt die hohe Wärmebildung des Atrophikers.

Die Ursache dieser Steigerung der Wärmebildung ist nach *Bahrdt-Edelstein* komplex und abhängig von der Größe des Nahrungsüberschusses, von dem Eiweißreichtum der Nahrung (spezifisch-dynamische Wirkung des Eiweißes) und von der relativen Vergrößerung der Körperoberfläche des Atrophikers. *Talbot* sieht die Erklärung der erhöhten Wärmebildung in dem Fettschwund des Atrophikers, durch den das aktive Protoplasma im Verhältnis zum gesamten Körpergewicht zunimmt. Bei Berücksichtigung aller von ihnen angeführten Faktoren können *Bahrdt-Edelstein* nicht umhin, in dem Zustand des atrophischen Kindes, in einer primären Verminderung seiner Ansatzfähigkeit, den letzten Grund der zu hohen Wärmebildung zu sehen. Nach ihrer Anschauung dürfte es weniger wahrscheinlich sein, daß eine abnorm gesteigerte Arbeitsleistung in der Sekretionsarbeit der großen Drüsen das für den Ansatz verfügbare Maß an Spannkräften vermindert, als daß der Verlust an Aufbaumaterial (Wasser, Mineralstoffe ?) den Ansatz hintanhält.

Von anderer Seite her hat *Schloßmann* das Problem angegriffen. *Schloßmann* fordert zur Erforschung des Respirationsstoffwechsels die Bestimmung des reinen Grundumsatzes, des O_2-Verbrauchs und der CO_2-Produktion im Hungerzustand und bei völliger Ruhe (vgl. darüber die umfassenden Untersuchungen von *Benedict* und *Talbot*).

Die Bestimmung des Grundumsatzes.

Nur der Grundumsatz lehrt nach *Schloßmann* die Energiegröße kennen, die zur Aufrechterhaltung der Lebensvorgänge an sich notwendig ist. Es wird dabei jenes Kräftemaß ausgeschaltet, das durch die Leistung des Organismus, durch Arbeit und Bewegung, sowie durch die Verschiedenheit der Qualität und Quantität der Nahrung (vgl. die spezifisch dynamische Wirkung des Eiweißes) beansprucht wird. *Schloßmann* und die amerikanischen Autoren gehen so weit, allen respiratorischen Stoffwechselversuchen, bei denen das untersuchte Kind nicht im Hungerzustand und bei völliger Ruhe gehalten wurde, einen „sehr geringen und problematischen Wert beizumessen". Freilich läßt sich die ideale Forderung *Schloßmanns* auf Ausschaltung jeglicher Arbeitsleistung beim Säugling schon deshalb schwer erfüllen, weil selbst im kurzdauernden Hunger die Energie verbrauchenden Wachstumsvorgänge nicht unterbrochen werden.

Der Grundumsatz des Säuglings ist nach *Schloßmanns* und *Murschhausers* Untersuchungen ebenso wie der Umsatz bei qualitativ und quantitativ gleichbleibender Ernährung lediglich abhängig von der Körperoberfläche und auf diese berechnet, für gesunde Säuglinge verschiedenen Alters gleich.

Pro Quadratmeter Körperoberfläche wird nach *Schloßmann* und *Murschhauser* im Grundumsatz 12 g CO_2 produziert und etwa 11 g O_2 in der Stunde verbraucht.

Gegen die Verwendung der Körperoberfläche als Maß des Energieumsatzes hat *v. Pfaundler* durch großes Tatsachenmaterial gestützte und schwerwiegende Bedenken erhoben. Die Oberflächenberechnung läßt nach *v. Pfaundler* die inneren Oberflächen unberücksichtigt. Die Respirationsoberfläche besitzt aber ein beträchtliches Ausmaß (beim Erwachsenen etwa 100 qm gegenüber 2 qm Körperoberfläche) und beteiligt sich mit mehr als 10% an der gesamten Wärmeabgabe des Körpers. Zudem ist die äußere Körperoberfläche wegen ihrer Falten, Vertiefungen, Erhebungen nur schwer und ungenau meßbar. Die Körperoberfläche ist „danach keine objektive absolute Größe, sondern ein von der angewandten Methodik abhängiges, in gewissem Sinn konventionelles Maß".

Auch die besten Kenner des Respirations-Stoffwechsels, *Benedict* und *Talbot*, wenden sich entschieden gegen die Annahme, daß gleiche Oberflächen gleiche Wärmeabgaben sichern. Wenn man also auch der Berechnung auf die Körperoberfläche und den aus ihr gezogenen Schlüssen mit einer gewissen Zurückhaltung gegenüberstehen muß, so gilt doch die Beziehung des Energieumsatzes auf den Quadratmeter Oberfläche als brauchbarstes Maß des Gesamtumsatzes.

Von den Normalwerten für den Grundumsatz zeigt das atrophische Kind je nach dem Stadium seiner Störung bedeutsame Abweichungen nach unten und oben. Auf der Höhe der Erkrankung in der Zeit der Gewichtsabnahme und Untertemperatur wird im Hunger weniger Körpersubstanz zersetzt als in der Norm. „Die Lebensfunktionen sind auf ein Minimum des Kraftverbrauchs eingestellt". Anders in der Zeit der Reparation. Der in Heilung begriffene Atrophiker zeigt mitunter eine sehr beträchtliche Erhöhung seines respiratorischen Stoffwechsels. Diese Erhöhung führt

Schloßmann auf die relativ — im Verhältnis zu seinem Gewicht — große Oberfläche des Atrophikers zurück. Der Respirationsstoffwechsel solcher Kinder entspricht danach nicht der aus dem Körpergewicht errechneten Oberfläche, sondern der Körperoberfläche normaler Kinder gleichen Alters; der Atrophiker steckt nach *Schloßmanns* treffendem Wort gleichsam in einer zu weiten Haut. So kommt *Schloßmann* durch Untersuchungen des Grundumsatzes schließlich zu ähnlichem Resultat, wie die vorher zitierten Untersucher des Gesamtstoffwechsels unter gewöhnlichen Bedingungen.

Die Hoffnung, durch den Gesamtstoffwechselversuch auch zu einer exakten Kenntnis des Wasserumsatzes und damit zur Einsicht in die Wachstumsvorgänge bei tropholabilen Kindern zu gelangen, hat sich noch nicht erfüllt. Die schwierige Technik der diesbezüglichen Untersuchungen hat bisher ein eindeutiges Resultat dieser Untersuchungen vereitelt.

Erhöhung der Wärmebildung bei exsudativer Diathese.

Die Untersuchung des Gesamtstoffwechsels hat dagegen bei der Konstitutionsanomalie der exsudativen Diathese einen bemerkenswerten Befund ergeben. Bei 3 exsudativen Säuglingen hat *Niemann* eine beträchtliche Erhöhung der Wärmebildung und bei 2 von 3 Fällen eine Steigerung der CO_2-Produktion nachgewiesen. *Niemann* steht nicht an, in der Neigung zu erhöhter Wärmebildung ein der exsudativen Diathese eigentümliches Moment zu sehen. Wenn sich das Resultat *Niemanns* bestätigt, wäre damit eine Stoffwechselanomalie bei exsudativer Diathese festgestellt, die auch für manche klinische Erscheinungen (mangelhafte Zunahme vieler exsudativer Kinder) von Interesse wäre.

Wärmesteigerung beim alimentären Fieber.

Auch die Frage nach der Ursache des alimentären Fiebers bzw. der alimentären Hyperthermie wurde durch Untersuchung des Gesamtstoffwechsels von *Rietschel* und seinen Schülern zu klären versucht. In eingehenden Studien zeigte sich die seit *Rubner* bekannte, spezifisch dynamische Wärmesteigerung durch das Eiweiß in der Nahrung (um 45% bei einer Eiweißzulage von 10%), aber auch der Zufuhr von Kochsalz folgte eine Steigerung des Grundumsatzes um 100—120%, die *Rietschel* hauptsächlich auf die Arbeit der Mobilisierung des Wassers und die Unreife des Kindes zurückführt. Die Erhöhung der Wärmeproduktion, wie sie hier nach Eiweiß- und Kochsalzzulagen eintritt, stellt *Rietschel* (s. S. 493) in den Mittelpunkt seiner allerdings umstrittenen Auffassung vom alimentären Fieber.

Literatur:

Lehrbücher und Monographien mit umfassender Literaturangabe.

W. Birk, Untersuchungen über den Stoffwechsel des Kindes im Fieber. Abhandl. aus d. Kinderheilk. H. 9, 1926. — *Czerny-Keller*, Des Kindes Ernährung, Ernährungsstörung, Ernährungstherapie 2. Aufl. 1928. — *A. Eckstein* u. *E. Rominger*, Physiologie und Pathologie der Ernährungs- und Verdauungsorgane im frühen Kindesalter. Handb. d. norm. u. pathol. Physiol., Bd. 3. — *H. Finkelstein*, Lehrbuch der Säuglingskrankheiten, 3. Aufl. 1924. — *E. Freudenberg*, Physiologie und Pathologie der Verdauung im Säuglingsalter, Berlin 1929. *Ders.*, D. Problem d. Azidose b. d. Ernährungsstörungen d. Säugl. Ergebn. f. innere Med. u. Kinderh. 28, 580, 1925. — *P. György* aus Stepp u. György Avitaminosen und verwandte Krankheitszustände, Berlin Springer. — *P. György*, Die Behandlung und Verhütung der Rachitis und Tetanie. Ergebn. f. innere Medizin u. Kinderheilk. 36, 752, 1929. — *A. Hess*, Rickets Osteomalacia and Tetany, Philadelphia 1929. — *E. Schiff*, Das Exsikkoseproblem. Ergebn. f. innere Medizin u. Kinderheilk. 35, 319, 1929. — *F. B. Talbot*, Grundstoffwechsel im Kindesalter. Monatsschr. f. Kinderheilk. 25, 466, 1924.

Neuere Orginalarbeiten (ältere s. dieses Handbuch 3. Auflage).

Abt, Aschenheim u. *H. Finkelstein*, Zur Klinik des alimentären Fiebers. Zeitschr. f. Kinderheilk. 49, 31, 1930. — *Aron, Lasch* u. *Pogorschelsky*, Wirkung der Dystrophie auf die inneren Organe. Monatsschr. f. Kinderheilk. 29, 497, 1925. — *H. Baar*, Beiträge zur Klinik der Beziehungen zwischen Tetanie und Wasserhaushalt. Zeitschr. f. Kinderheilk. 46, 502, 1928. — *Baisch*, Über den Einfluß der Kohlehydraternährung auf den Wassergehalt bei wachsenden Ratten. Jahrb. f. Kinderheilk. 124, 323, 1929. — *Baer*, Z. Technik d. „Ruhe-Nüchtern-Umsatz-Bestimmung" b. Säugling. Zeitschr. f. Kinderheilk. 47, 231, 1929. — *O. Beck*, Über die Möglichkeit den fieberhaften Stickstoffverlust durch Kohlehydratzufuhr zu verhüten. Monatsschr. f. Kinderheilk. 45, 498, 1930. — *Bessau*, Zur Pathogenese des Milchnährschadens. Jahrb. f. Kinderheilk. 42, 14, 1928. — *Bessau, Rosenbaum* u. *Leichtentritt*, Säuglingsintoxikation. Monatsschr. f. Kinderheilk. 21, 33, 373, 641, 1921. — *Bessau* u. *Rosenbaum*, Zur Pathogenese der Intoxikation. Monatsschr. f. Kinderheilk. 23, 456, 1922 u. 38, 138, 1928. — *W. Birk* u. *W. Dick*, Die Veränderungen der Zusammensetzung des Blutes im Fieber. Jahrb. f. Kinderheilk. 119, 180, 1928. — *Boldt-Brahm-Andresen*, Langfristige Mineralstoffunters. an zwei gesunden Säugl. b. mineralstoffarmer u. -reicher Kosi. Arch. f. Kinderheilk. 87, 277, 1929. — *O. Bosch*, Über Ursache und Verlauf kurzfristiger-tagesperiodischer Schwankungen im Wasserhaushalt des Säuglings. Zeitschr. f. Kinderheilk. 49, 361, 1930. — *Bratusch-Marain*, Über das Verhalten der Perspiratioinsensibilis bei Cholera infantum. Monatsschr. f. Kinderheilk. 41, 122, 1928. — *Bratusch-Marain*, Über die Wasserausscheidung des Säuglings. Arch. f. Kinderheilk. 87, 81. — *Brock* u. *Hoffmann*, Zur Frage der Fettwirkung auf den Säure-Basenstoffwechsel. Zeitschr. f. Kinderheilk. 48, 586, 1930. — *S. van Crefeld*, Carbohydrate Metabolism of premature Infant. Journ. of disease of children 38, 912, 1929. — *R. Degkwitz*, Über Einflüsse der Ernährung und der Umwelt auf wachsende Tiere. Zeitschr. f. Kinderheilk. 37, 27, 1924. — *R. Degkwitz*, Experimentelle Studien zum Rachitisproblem. Monatsschr. f. Kinderheilk. 24, 1922. — *H. Finkelstein* u. *Sommerfeld*, Zur Pathogenese des Säuglingsklerems. Monatsschr. f. Kinderheilk. 25, 105, 1923. — *Göbel*, Zur Frage der dynamischen Eiweißfiebers. Arch. f. Kinderheilk. 74, 98, 1924. — *György, Kapper* u. *Kruse*, Das Säure-Basengleichgewicht im Blut mit besonderer Berücksichtigung des Kindesalters. Zeitschr. f. Kinderheilk. 41, 700, 1926. — *R. A. Guy*, Percentage of sugar in the blood of atrophic infants. Quart. Journ. of Med. 15, 9, 1921. — *A. Hess, Weinstock, Rivkin* u. *Gross*, The lack of Relationship between the Development and cure of Rickets and the anorganic Phosphorus concentration of the blood. Journ. of Biological Chemistry 147, 37, 1930. — *A. Hess, Lewis* u. *Rivkin*, The status of the therapeutics of irradiated ergosterin. Journ. amer. med. Assoc. 93, 661, 1929. — *W. Heymann*, Zur Pathogenese des Säuglingsklerems. Zeitschr. f. Kinderheilk. 41, 238, 1930. — *A. Hottinger*, Untersuchungen über bestrahltes Ergosterin, Stoffwechseluntersuchung zur Ermittelung der biologischen Wirkungsweise. Zeitschr. f. Kinderheilk. 47, 341, 1929. — *I. Jahr*, Die Wasserbilanz des ernährungsgestörten Säuglings. Monatsschr. f. Kinderheilk. 42, 287, 1929. — *H. Kleinschmidt*, Enterales Eiweißfieber und alimentäre Intoxikation. Jahrb. f. Kinderheilk. 113, 1923. — *K. Klinke*, Z. Frage d. NH_3-Ausscheidung beim Brustkind. Jahrb. f. Kinderheilk. 122, 47, 1929. — *E. Klose*, Zur Klinik der Körperzusammensetzung bei Ernährungsstörungen. Jahrb. f. Kinderheilk. 91, 157, 1926. — *Luntz*, Über d. Wirkung kleiner Kochsalz- u. Zuckerdosen usw. Zeitschr. f. Kinderheilk. 49, 731, 1930. — *Maizels, Montagne* u. *Mc. Arthur*, Acidaemia and Alkalaemia in the diarrhoea and voming of infants. Quart. J. med. 22, 281, 1929. — *H. Mautner*, Bedeutung der Venen und deren Sperrvorrichtung für den Wasserhaushalt. Wien. Arch. f. inn. Med. 7, 251, 1923. — *H. Mautner*, Wasserbewegung im Organismus. Monatsschr. f. Kinderheilk. 47, 78, 1928. — *Metz* u. *Rominger*, Experimentelle Blutuntersuchungen bei Kindern. Arch. f. Kinderheilk. 59, 81. — *Nassau* u. *Pogorschelsky*, Untersuchungen über den Blutchemismus bei Bronchopneumonien im Säuglingsalter. Zeitschr. f. Kinderheilk. 41, 326, 1926. — *Ölsner* u. *Klinke*, Beitrag zur Frage der Kalkseifenstühle. Jahrb. f. Kinderheilk. 122, 58, 1925. — *A. Orgler*, Zur Pathogenese des Milchnährschadens. Jahrb. f. Kinderheilk. 124, 72, 1929. — *Osann* u. *Rosenbaum*, Zum Säure-Basenhaushalt der Intoxikation. Monatsschr. f. Kinderheilk. 40, 344, 1928. — *H. Pahnke*, Über den Wasserhaushalt des fiebernden Säuglings. Zeitschr. f. Kinderheilk. 44, 494, 1927. — *M. v. Pfaundler*, Körpermaßstudien an Kindern. Zeitschr. f. Kinderheilk. 14, 1, 1916. — *Rietschel* u. *Strieck*, Über das „alimentäre Fieber" und den „Intoxikationszustand" der Säuglinge. Zeitschr. f. Kinderheilk. 43, 106, 1927. — *Rietschel, Bode* u. *Strieck*, Respirationsversuche bei dynamischer Eiweißhyperthermie. Arch. f. exper. Pathol. 121, 332, 1927. — *H. Rietschel*, Alimentäres Fieber. Mediz. Klinik Nr. 48/49. — *E. Rominger* u. *H. Meyer*, Langfristige ununterbrochene Mineralstoffwechseluntersuchungen an Säuglingen, ihre Methoden und bisherigen Ergebnisse. Monatsschr. f. Kinderheilk. 34, 408, 1926. — *E. Rominger* u. *H. Meyer*, Mineralstoffwechseluntersuchungen bei Säuglingen. II. Die Mineralbilanz bei akuten dyspept. Säuglingen. Arch. f. Kinderheilk. 81, 176, 1927. — *E. Rominger* u. *H. Meyer*, Die Mineralbilanz bei dystrophischen Zuständen. Arch. f. Kinderheilk. 85, 23, 1928. — *Rominger, Fasold* u. *Meyer*, Methodik z. Durchf. langfristiger u. ununterbrochener Stoffwechseluntersuchungen. Arch. f. Kinderheilk. 88, 179, 1929. — *E. Rominger*, Wasserverteilung und -bindung im Organismus. Monatsschr. f. Kinderheilk. 41, 56, 1928. — *Rominger, Berger* u. *Meyer*, Klinische experimentelle Untersuchungen und die Beziehungen zwischen Wasser und Kochsalzumsatz beim gesunden Säugling. Zeitschr. f. Kinderheilk. 48, 43, 1929. — *Rominger* u. *Meyer*, Über die Mineralstoffausscheidung der Haut beim Säugling. Zeitschr. f. Kinderheilk. 47, 721, 1929. — *S. Rosenbaum*, Beiträge zur Säuglingsintoxikation. Monatsschr. f. Kinderheilk. 28, 289, 1924. — *S. Rosenbaum*, Das Intoxikationssyndrom im Tierexperiment. Monatsschr. f. Kinderheilk. 39, 121, 1928. — *R. Röthler*, Über das Verhalten der Amnie bei Dyspepsien und Intoxikation. Jahrb. f. Kinderheilk. 120, 162, 1928. — *E. Schiff* u. *Choremis*, Zur Pathogenese der Ernährungsstörung beim Säugling, experimentelle Exsikkose und Kohlenhydratstoffwechsel. Jahrb. f. Kinderheilk. 114, 42, 1926. — *Schiff* u. Mitarbeiter, Stoffwechseluntersuch. über den Kreislaufschock. Jahrb. f. Kinderheilk. 128, 209, 1930. — *L. Schönthal*, Über Veränderungen des Säurebasenhaushaltes im alimentären Fieber und Kochsalzfieber. Zeitschr. f. Kinderheilk. 46, 491, 1928. — *Mayer v. Schopf.* Gicht bei einem 5 Wochen alten Säugling. Klin. Woch. 9. Jahrg., 2148, 1930. — *H. Seckel*, Die Blutmenge normaler und dystrophischer Säuglinge. Jahrb. f. Kinderheilk. 126, 83, 1929. — *K. Stolte*, Zur Toxikosefrage. Monatsschr. f. Kinderheilk. 25, 624, 1923. — *F. B. Talbot*, Severe infantile Malnutrition. Amer. Journ. of dis. of Children 22, 358. — *F. Thoenes*, Beitrag zur Säuglingsintoxikation. Über den Mineralgehalt des Säuglingsgehirns in der Norm und bei Intoxikationszuständen. Monatsschr. f. Kinderheilk. 29, 717, 1925. — *I. Warkany*, Die phosphatämische Kurve des normalen und rachitischen Organismus. Zeitschr. f. Kinderheilk. 46, 1 u. 716, 1928.

Die Darmflora.

Von

Albert Uffenheimer in Magdeburg.

Geschichtliche Vorbemerkungen.

In den Anfängen der modernen Kinderheilkunde wurde die Säuglingssterblichkeit von Erkrankungen beherrscht, welche mit schweren Durchfällen einhergingen. Es darf deshalb nicht wundernehmen, daß bald nach dem Einsetzen der bakteriologischen Ära der neunziger Jahre das Augenmerk der Kinderärzte sich auf die mikrobischen Bewohner (Erreger ?) dieser krankhaften Produkte und selbstverständlich auch der normalen Stuhlentleerungen richtete. Von *Escherich* stammen die Grundlagen der Lehre von den Darmbakterien. Seine Schüler — an erster Stelle *Moro* — bauten dieselbe weiter aus. Umgestaltendes leisteten ferner vor allem *Tissier* in Frankreich und *Sittler* sowie *Bessau* in Deutschland. Im letzten Jahrzehnt schrieben *Adam* und *Kleinschmidt* noch bedeutungsvolle Publikationen. *Zeißler* und *Kaeckell* untersuchten in umwälzender Arbeit die anaëroben Sporenbildner des Darms. Im wesentlichen wurden von all diesen Forschern nur die Darmbakterien des Säuglingsalters berücksichtigt[1]).

Methodologische Vorbemerkungen.

Methodologische Vorbemerkungen.

Wenn man sich über die im Stuhle oder in einzelnen Darmabschnitten vorhandenen Bakterien eine klare Vorstellung verschaffen will, so stehen zwei Wege offen. Man kann durch Anfertigung von Ausstrichpräparaten einen, allerdings nur mangelhaften, Überblick über die quantitativ hervorstechenden Arten gewinnen. Erst der Kultur-Versuch erlaubt aber eine genaue qualitative Analyse und zeigt nicht selten, wie „unzulänglich" und „irreführend" die einfache mikroskopische Betrachtung eines Ausstrichpräparates ist. Bilden Fäzes das Ausgangsmaterial, so gibt der Ausstrich („bakterioskopisches Stuhlbild") Auskunft über die Bakterien des Kotes, während die Kultur auch eine Berücksichtigung der sonstigen Darmbakterien zuläßt (*Moro*).

Mikroskopisches Ausstrichpräparat.

Für die Untersuchung des Ausstrichpräparates kommt in erster Linie das bereits von *Escherich* geübte Verfahren in Betracht, das ohne weiteres die wichtige Unterscheidung zwischen grampositiven und gramnegativen Bakterien gestattet. Die in jedem Hilfsbuch der bakteriologischen oder pathologisch-anatomischen Technik näher beschriebene, auf dem von *Gram* angegebenen Prinzip der Jodentfärbung beruhende *Weigert*sche Fibrinfärbung läßt sich an den Stuhlpräparaten technisch leichter, rascher und gleichmäßiger durchführen als die ursprüngliche *Gram*sche Entfärbung (*Escherich*).

*Weigert*sche Fibrinfärbung.

Bei zunehmender Erfahrung kann man vielfach bereits aus dem Aussehen und färberischen Verhalten der Bakterien Schlüsse auf die vorhandenen Arten ziehen. Oft ist aber eine rein morphologische Unter-

[1]) *Tissier* hat auch eingehendere Untersuchungen über die Darmflora der älteren Kinder angestellt. Die mit dem zunehmenden Alter immer deutlicher von der charakteristischen Säuglingsdarmflora abweichende Flora des älteren Kindes ist durch die andersartige Ernährung desselben bedingt; aber selbst beim Erwachsenen und beim Tiere schafft eine ausschließliche Ernährung mit Frauenmilch ähnliche Verhältnisse wie beim Säugling.

scheidung derselben kaum möglich (z. B. eine Differenzierung der einfachen Formen des Bifidus und Acidophilus oder eine Unterscheidung dieser Bakterien von sporenlosen, schlanken, anaëroben Sporenbildnern[1]); erst die Kultur gibt dann Sicherheit.

Kulturversuch.

Es ist freilich nicht möglich, an dieser Stelle Genaueres über die Kulturmethodik zu sagen. Nur darauf sei hingewiesen, daß die Kulturverfahren vielfältig sind, daß neben dem aëroben vor allem auch das anaërobe[2]) Anwendung finden muß, und daß das Unterlassen der einen oder anderen Kulturweise zu schwersten Fehlerquellen führt. —

Die wichtigsten Vertreter der Darmflora.

Der Besprechung von Physiologie und Pathologie der Darmflora sei eine Beschreibung ihrer wichtigsten Typen vorausgeschickt.

Die folgende Tabelle versucht das Wesentlichste aus der Literatur zusammenzufassen. Sieht man von unwichtigeren Nebenbefunden ab, so ist die Zahl der regelmäßig im Säuglingsdarm sich findenden Arten nicht groß. Sie lassen sich schließlich in einige wenige Gruppen zusammenfassen, innerhalb deren allerdings noch weitere Differenzierungen möglich sind. Diese sind aber hier nicht berücksichtigt, da sie nur von sekundärer Wichtigkeit sind und in der Hauptsache nur den bakteriologischen Spezialisten interessieren. Die Tätigkeit der den Einzelgruppen zugeteilten Arten stimmt im großen und ganzen überein.

Unterscheidung der Bakterien nach der Gramschen Färbung. Koli-Aërogenes-Gruppe. Unwichtige Darmbewohner.

Ein wesentliches Unterscheidungsmerkmal dieser Bakterien ist — worauf schon hingewiesen wurde — ihr Verhalten zur *Gram*schen Färbung. Die Koli-Aërogenes-Gruppe, welcher bei Erkrankungsfällen eine ganz besondere Rolle zufällt, ist durchaus gramnegativ[3]). Neben den in der Tabelle aufgeführten Mikroben gibt es gelegentlich noch eine ganze Reihe anderer Arten, wie Staphylokokken, Hefen, auch den Soorpilz, ferner Sarzinen, Actinomyces chromogenes, Kartoffelbazillen, Heubazillen, Angehörige der Proteusgruppe, Bac. pyocyaneus, Bac. faecalis alcaligenes und dergl. mehr, die aber an Wichtigkeit — wie auch an Zahl — gegenüber den genannten zurücktreten.

Bakterielle Besiedelung des Verdauungsschlauches.

Erstinfektion des Kindpechs. Eingangspforten.

In den ersten Stunden nach der Geburt ist das Mekonium noch keimfrei. Beim Durchtritt der Frucht durch das mütterliche Genitale (Scheide) nimmt sie die ersten Bakterien in sich auf; die später mögliche Infektion durch Pflegerhände, Badewasser, Luft, mütterliche Brust ist wohl weniger wichtig (*Kneise*, *Sittler*). Bei dieser Erstinfektion dienen Mund wie After als Eingangspforten. Die Schnelligkeit, mit der das Kindspech keimhaltig wird, weist mehr auf den Anus mit „den breiten, bequemen Straßen“ seiner Schleimhautfalten hin (*Escherich*); auch besteht die Möglich-

[1]) Bezüglich der morphologischen, kulturellen und sonstigen Eigenart der einzelnen Darmbakterien sei auf die folgende Tabelle hingewiesen.

[2]) Die meisten Untersuchungen auf anaërobe Sporenbildner sind (sowohl von pädiatrischer wie von nicht kinderärztlicher Seite) mit ganz unzulänglicher Technik vorgenommen.

Zeißler und *Kaeckell* üben in ihren Arbeiten eine überaus scharfe Kritik und verurteilen infolgedessen die bekannten und bisher allenthalben wiedergegebenen Untersuchungen von *Schattenfroh* und *Graßberger, Kruse, Sittler, Rodella, Passini* aufs stärkste.

[3]) Und gleichzeitig „azidophob“ (d. h. nicht in sauren Nährmedien gedeihend), während die grampositive aërobe Bakterienflora und vielleicht auch die anaërobe (B. bifidus!) eine „acidophore“ ist (*Blühdorn*).

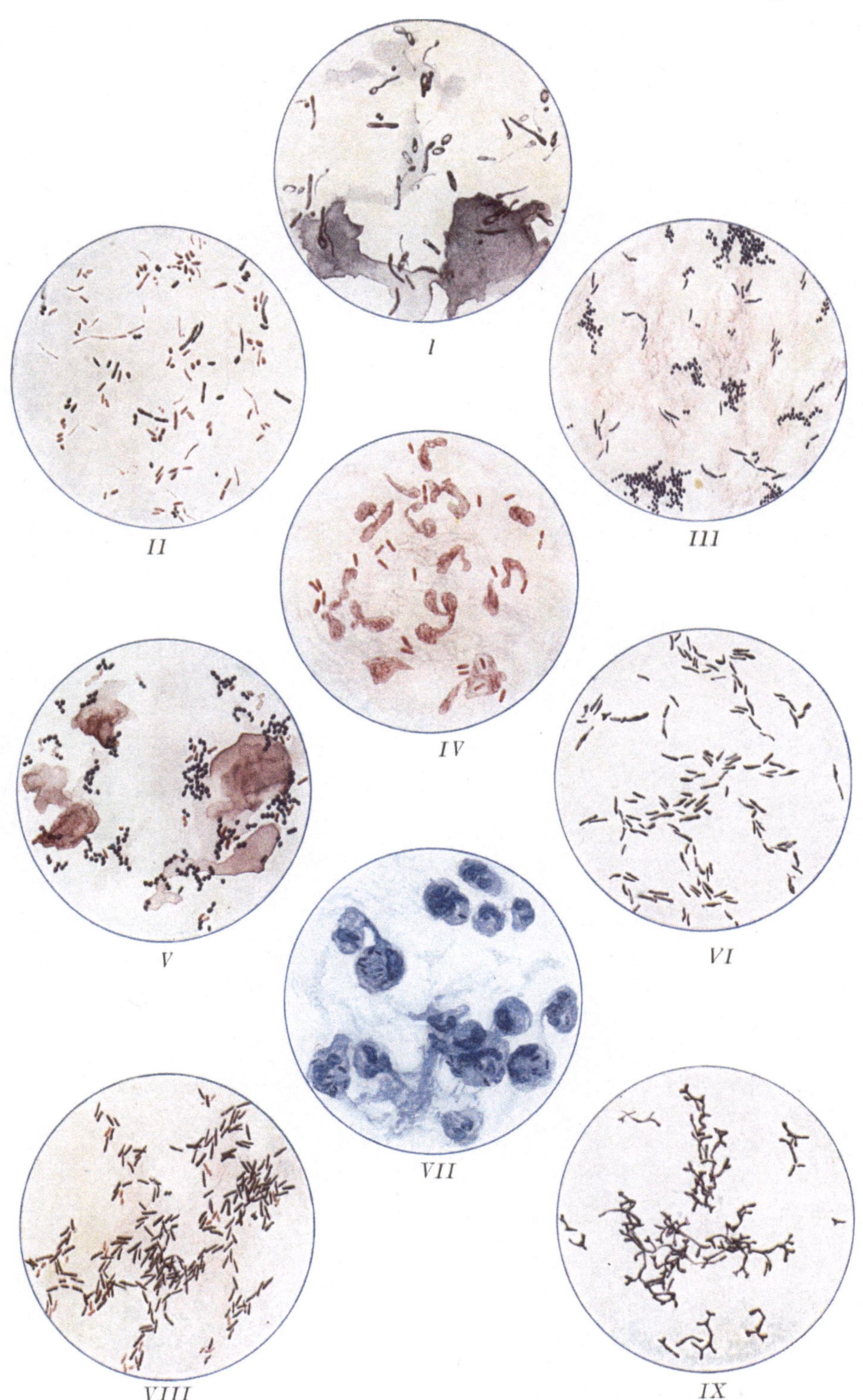

Bakterioskopische Bilder zur Darmflora.

I Ausstrich vom Mekonium. II Ausstrich eines normalen Kuhmilchstuhles. III Ausstrich von einem serösen Stuhle eines akut darmkranken Brustkindes. IV Ausstrich vom schleimig-eiterigen Anteile eines colitischen Stuhles. V Ausstrich vom Stuhl eines akut darmkranken, künstlich ernährten Säuglings. VI Ausstrich von einem normalen Frauenmilchstuhl. VII Ausstrich von einer Eiterflocke aus dem Stuhle eines dysenteriekranken Kindes. VIII Ausstrich vom serösen Anteile des Stuhles von einem akut darmkranken, künstlich ernährten Säugling. IX Ausstrich von einer auf Glycerinzuckeragar anäerob gewachsenen Kolonie des Bac. bifidus.

Bild I, II, III, VI, VII und IX nach Präparaten von Prof. E. Moro, Bild IV, V und VIII nach Präparaten der Wiener pädiatrischen Klinik — Prof. Escherich. *(Näheres im Text.)*

keit der raschen Emporwanderung durch den Anus eingedrungener Keime der Peristaltik entgegen bis in die Mundhöhle (*Uffenheimer*). Bereits das zweite oder dritte Kindspech (etwa ½ Tag nach der Geburt entleert) erlaubt gewöhnlich den Nachweis von Bakterien. Ganz frühzeitig finden sich schon Enterokokken (*Sittler*), bald auch B. coli. Vom zweiten Tag an nimmt die Infektion des Mekons, qualitativ wie quantitativ, zu. Im ganzen zeichnet sich die Flora des Kindspechs durch eine zwar artenreiche, aber relativ keimarme Vegetation, sowie durch konstante Gegenwart sporentragender Bakterien aus (*Escherich*, *Moro*) (vgl. Tafel 59, Fig. 1). Diese letzteren gehören wohl zum Teil zum Formenkreis des unbeweglichen Buttersäurebazillus = B. perfringens. Doch ist auch der Bac. amylobacter bereits im Mekonium nachgewiesen worden (*Schüßler*). Ihm werden heute die schon von *Escherich* als typischer Mekoniumbefund beschriebenen „Köpfchenbakterien" zugerechnet. Diese außerordentlich polymorphen Bazillen bilden — wenn sie auf ungünstigen Nährböden wachsen müssen — Sporenformen. Das Kindspech stellt, z. T. infolge seiner Zusammensetzung aus Darmsekreten, vor allem durch seinen Reichtum an Gallensäuren (*Tissier*), wahrscheinlich hauptsächlich wegen seiner Wasserarmut (*Bessau*), einen solchen schlechten Nährboden dar, der direkt keimwidrige Eigenschaften hat (*Schild*, *Schmidt*). So wird der Organismus vor dem Eindringen „unberufener Gäste" bewahrt; es können sich nur wenige, deutlich charakterisierte Gruppen von Bakterien im Mekon erhalten; sie sind nicht passager für den Darm, sondern müssen als Stammeltern der nachkommenden Bakteriengenerationen betrachtet werden (*Moro*).

Mekoniumflora.

Sporenträger.

Keimwidrige Eigenschaften des Kindspechs.

Mekoniumbakterien als Stammeltern der Darmflora.

Die Angabe von *Sittler*, daß der Bac. perfringens am 3. Lebenstage das ganze mikroskopische Stuhlbild beherrsche, wird seither (von *Adam*, *Hergt*, *Schüßler* und *Kleinschmidt*) bestritten. Letzterer hebt hervor, daß es bezüglich der Erstbesiedelung des Darmes keine Regelmäßigkeit unter physiologischen Verhältnissen gibt. Der Perfringens ist aber ein häufig vorkommender Bewohner der Scheide (*Schubert*) und schon daher liegt es nahe, daß er sich nicht selten bei der Erstbesiedelung des Darmes einstellt. Auch *Kleinschmidt* findet ihn in 39% der untersuchten, darmgesunden Früh- und Neugeborenen bis zum Alter von 10 Tagen.

Nach dem 3. Tage beginnt die Umwandlung der Mekonflora in die bleibende Frauenmilchflora[1]). Der Bacillus bifidus tritt auf und

Umwandlung in die bleibende Flora.

Auftreten des Bifidus.

[1]) Gerade in der Zeit, in welcher der Übergang der Mekonflora zur eigentlichen Frauenmilchflora erfolgt, wird öfters das sogenannte „transitorische Fieber" bei Neugeborenen, das vielfach als reines „Durstfieber" betrachtet wird, bemerkt. Man hat für die Entstehung dieser Erscheinung aber auch bakterielle Vorgänge verantwortlich gemacht. *v. Reuß* denkt dabei weniger an eine Infektion mit körperfremden, pathogenen Keimen als an die Folgen der Tätigkeit der normalen Darmbakterien. In dem Augenblick, in welchem die ausgebildete Milchflora das Feld behauptet, würde nach solchen Vorstellungen das Fieber schwinden. Sie lassen sich keineswegs kurzerhand ablehnen. Denn der geschilderte Vorgang hat zweifellos eine große Ähnlichkeit mit dem, den wir später als die „endogene Infektion des Dünndarmes" besprechen. In diesem Zusammenhang sei auch an die „Kälbersterbe" = Koliinfektion der Saugkälber, an die insbesondere von *Bessau* scharf beleuchtete Wirkung des Kolostrums als „Eiweißmilch" im Kampf gegen die (infolge der besonderen bakteriellen Verhältnisse im Darm der Neugeborenen) leicht mögliche Gärungsdyspepsie und schließlich an gewisse Befunde *Cohendys* erinnert, der bei seinen Aufzuchtversuchen nach Infektion seiner sterilen Tiere mit Koli-Bakterien das Auftreten von Erkrankungszuständen beschreibt.

Tabellarische Übersicht über die wichtigsten Vertreter der Darmflora.

Bezeichnung	Verhalten zur Gramschen Farbung	Aërob ? anaërob ?	Morphologie des Bakteriums	Kulturelles Verhalten	Verhalten zu Fäulnis und Gärung	Säurebildung	Sonstige wichtige Eigenschaften
Bacterium coli commune *Escherich* (Gruppe)	Gram-negativ	Aërob und anaërob	Mittelgroße, meist plumpe, z. T. fast kokkenähnliche, seltener schlanke oder fadenbildende Stäbchen mit abgerundeten Enden; öfter zwei Kurzstäbchen paarweise zusammenliegend; auch Stäbchenketten. Nur in sehr jungen Kulturen allgemeine Beweglichkeit. Geißelbildung. Keine Sporenbildung. Größenverhältnisse des Bact. (sowohl Länge wie Breite) stark wechselnd, mit einer ziemlichen Konstanz der Vegetation bei dem gleichen Kind („individuelle“ Kolirassen). Viele Merkmale variabel — daher die Beschreibung eines besonderen B. paracoli, metacoli, pseudocoli und anderer Verwandter als Abarten.	Wächst üppig auf allen Nährböden. Gelatine wird nicht verflüssigt; auf Gelatinestrichplatten in flachen, meist unregelmäßig umrandeten Kolonien wachsend; Kolonien im allgemeinen zart (die gesperrt gedruckten Eigenschaften bilden das wesentlichste Unterscheidungsmerkmal gegenüber der Gruppe des B. lactis. aërogenes neben der Unbeweglichkeit; öfter werden aber gerade diese kulturellen Charakteristika erst nach fortgesetzter Züchtung auf dem betr. Nährboden erreicht).	Beteiligt sich sowohl an Fäulnis- wie an Gärungsprozessen, zersetzt aber nur bereits abgebautes Eiweiß. Milch und Traubenzucker werden regelmäßig vergoren. Fettspaltende Wirkung (*Escherich*) unerwiesen. Stärke wird von verschiedenen Stämmen verschieden angegriffen (*von Pfaundler*). Gärung wie Atmung d.C. von der Zuckerart abhängig (funktionelle Koppelung). Auf zuckerfreien Nährböden erfolgt starke Alkalisierung (Bildung von Ammoniak, Alkylaminen und Indol). Tryptisch (tief) abgebautes Eiweiß mehr zur Alkalibildung geeignet als peptisch abgebautes, aus dem Säure gebildet wird. Indol nur nach trypt. Abbau, auch im sauren Milieu. Aus den Aminosäuren Aminbildung durch Decarboxylierung und Entstehung flüchtiger Fettsäuren durch	Keine reine Milchsäuregärung; oft ist die Essigsäure Hauptprodukt der Gärung; aber auch Bernstein-, Ameisen-, Propion-, Buttersäure können gebildet werden. Daneben Kohlensäure und Wasserstoff. Bei anaërobem Wachstum Aufspaltung der Glykose in zwei Moleküle fixer Säure; bei aërobem Wachstum neben letzterer auch freie Kohlensäure entstehend.	„Chymus-Parasit.“ Nahe verwandt die Paratyphusbazillen, die aber Milchzucker nicht unter Säure- und Gasbildung zersetzen, und die Typhusbazillen, die auch Traubenzucker nicht unter Gasbildung vergären, sondern hierbei nur Säure bilden. Der von *Adam* als besondere Art beschriebene „Dyspepsie-Coli“ ist in seiner Selbständigkeit nicht gesichert.

					(z. B. Histamin aus Histidin und Tyramin aus Tyrosin), bei alkalischer meist Säuren entstehend. Beide Produkte der vital. Koli-Tätigkeit können besonders schädlich wirken.		
Bact. lactis aërogenes *Escherich* = Bac. acidi lactici Hüppe = Aërobacter *Beijerinck*-Bact. acidi lactici *Lehmann* und *Neumann* (zur „*Friedländer*“-Gruppe gehörig).	Gram-negativ	Aërob und anaërob	Hat die gleichen morphologischen Eigenschaften wie Bact. col., ist aber unbeweglich infolge seiner Schleimhülle.	Wie Bact. coli; unterscheidet sich im allgemeinen durch dickere, undurchsichtigere, oft etwas schleimige, vor allem mehr halbkugelige Kol. von dem Koli, insbesondere durch seine dicken, schleimigen, gewöhnlich kreisrunden Kol. auf Gelatinestrichplatten (vgl. die Bemerkungen bei Koli).	Wie Bact. coli.	Wie Bact. coli (in saurer Milch stets vorhanden, aber nicht so reichlich wie die Vertreter der folgenden Enterococcus-Streptococcus-lacticus-Gruppe; nur wegen seiner leichteren Züchtbarkeit in der Milchliteratur besonders hervorgetreten. Erzeugt inaktive Milchsäure).	Wie Bact. coli.
Enterococcus Thiercelin = Darmstreptococcus *Kruse-Pasquale* = Micrococcus ovalis *Escherich* = Streptococcus lacticus *Kruse* = Streptococcus acidi lactici *Grotenfels* = Bacterium „*Güntheri*“ *Lehmann* u. *Neumann* = Lactococcus *Beijerinck*.	Gram-positiv	Aërob und anaërob	Diplokokken und -ketten, bei Gramscher Färbung größer als bei Methylenblau-F. Die Paarlinge der Dipl. rund oder lanzettförmig oder mit den Breitseiten aneinandergefügt, so daß eine Ovalform entsteht. Kurze Ketten häufiger als lange (5—30 Glieder). Selten Anordnung in Haufen. Als „Enterococcus“ ohne Schleimhülle.	Bei aërobem Wachstum meist von der Coli-aërogenes-Flora überwuchert; dagegen in anaëroben Kulturen (hohe Zuckeragarschicht) diesen überlegen. Peptonisiert Eiweiß (was *Kruse* leugnet und nur für den „Streptococcus coli gracilis“ *Escherichs*, einen „Säurelabbildner“, zugibt). Wachstum verhältnismäßig spärlich, auch bei anaërober Kultur ziemlich gleichmäßig.	Starker Gärer, gleich den meisten grampositiven Stuhlbakterien. Nach *Escherich* hat der „Streptococcus coli gracilis“ auch fettverseifende Wirkung.	Produziert fast ausschließlich (Rechts-) Milchsäure; Bernsteinsäure und flüchtige Fettsäuren nur spurenweise, meist aber überhaupt nicht; daneben Kohlensäure (nach *Reichenbach* keine Gasproduktion). Identisch mit dem gewöhnlichen Säurer der Milch (Streptoc. lactic. *Kruse*). Ist ein stärkerer Milchsäurebildner als Bact. lactis aërogenes bzw. Bac. acidi lactici *Hüppe*. Zersetzt Milch-, Trauben- u. Fruchtzucker, weniger regelmäßig Maltose und Saccharose.	„Schleimhaut-Parasit“; naher apathogener Verwandter des Pneumococcus lanceolatus (*Bessau*). Eine scharfe Trennung von dem Streptococcus pyogenes und lanceolatus nicht möglich (*Kruse*). Beherrscht die Flora von Duodenum und Dünndarm unter normalen Verhältnissen.

Bezeichnung	Verhalten zur Gramschen Färbung	Aërob? anaërob?	Morphologie des Bakteriums	Kulturelles Verhalten	Verhalten zu Fäulnis und Gärung	Säurebildung	Sonstige wichtige Eigenschaften
Bac. bifidus communis *Tissier*	Gram-positiv (in nicht zu alten und nicht zu sauren Kulturen „gefleckte Typen", wo später die Gram-positivität teilweise verloren wurde).	Streng anaërob	Ähnlich den Diphtheriebazillen, einzuordnen der Gruppe der Korynebakterien (*Zeißler* und *Kaeckell*). Starke Polymorphie: einfache, köpfchentragende und verzweigte, hirschgeweihartige Formen; gefleckte Typen; „formes vesiculeuses". Granulosebildner. Unbeweglich. Weder Geißeln noch Sporen. Alkohol-aber nicht säurefest (*Ziehl-Neelsen*), besonders in älteren Kulturen.	Kolonien auf Zuckeragar wenig charakteristisch, in Form zarter, bei älteren Kulturen harter Schüppchen. In Zuckerbouillon dicker Bodensatz bei diffuser Trübung der überstehenden Flüssigkeit. Verändert Milch nicht. Lackmusmolke anfangs gerötet, später vollkommen reduziert. — In Reinkultur leicht aus hohen Röhrchen mit Traubenzuckeragar (Schüttelkulturen) bzw. mit Hilfe von Adambouillon (Milchzuckerhämatinbouillon mit Marmor) zu gewinnen. — Anreicherung auch in anaërober Frauenmilchkultur.	Vorwiegend Milchsäuregärer, der alle Zuckerarten zersetzt. — Eiweiß wird nur wenig von ihm angegriffen. Wachstums-Optimum bei einem Anfangs-P_H von 5,5 bis 5,8.	In Milchkultur reichliche Essigsäureproduktion (*Hecht*), zweifellos aber hauptsächlich Erzeuger von (optisch-inaktiver) Milchsäure; flüchtige Säuren meist nur spurenweise. In Kuhmagermilchkulturen Verhältnis der Milchsäure zu den flüchtigen Fettsäuren wie 1 : 3. Gasbildung gewöhnlich nicht vorhanden, höchstens Kohlensäure.	Beherrscht das Stuhlbild bei Frauenmilchernährung. Sehr kälteempfindlich. Komplementbindung seines Immunserums nur mit homologen Antigen, nie mit Azidophilus-Antigen u. umgekehrt. Nahestehend die nachfolgenden Bakterien der Gruppe der langen „Milchsäurebazillen", zu welcher auch der *Döderlein*sche Bac. vaginalis und die bei Kefir- und Yoghurt-Herstellung meistbeteiligten Stäbchen rechnen. Keine Reduktion von Bilirubin.
Bac. acidophilus *Moro* = Bacillus lacticus (Gruppe).	Gram-positiv mit teilweisem Verlust dieser Eigenschaft.	Fakultativ anaërob.	Kurzes, zartes Stäbchen, wächst in flüssigen Medien zum Teil auch etwas dicker, kurze Ketten bildend. Auf einigen Nährböden gekerbte Exemplare;	Auf Agar gekörnte, durchsichtige Kolonien (bei schwacher Vergrößerung „Medusenhaupt" ähnlich). In Bouillon flockiger Niederschlag bei schwa-	Wie Bifidus. Soll sogar Milchsäure aus Eiweiß zu bilden vermögen (*Rodella*, *Sick*).	Gleich dem Bifidus vorwiegend Milchsäuregärer. Verhältnis der Milchsäure zu den flüchtigen Fettsäuren wie 9:1 bei Vergärung von Milchzucker.	Besonders widerstandsfähig gegen hohe Säuregrade, aber nicht so sehr „säureliebend" wie säureertra-

			Zu langen Fäden besonders bei Sauerstoffabschluß auswachsend. — Fehlen von Geißeln und Sporen.	mit grauvioletten Kolonien und schmutzigverfärbten Höfen. Auf Leberagarplatte sehr zarte Kolonien. Läßt Kuhmilch gerinnen. Reduziert Lackmusmolke. Leicht, aber nicht rein, züchtbar aus der Essigsäure - Dextrose-Bouillon von *Finkelstein - Salge* oder der sauren Bierwürze - Bouillon von *Moro* (Elektivnährböden). Meist schon durch direkten Ausstrich auf die Oberfläche einer Serie von Drigalskiplatten mit Trauben- oder Milchzuckeragar mit oder ohne Blutzusatz zu gewinnen (*Zeißler* und *Kaeckell*).		starke Zuckerzersetzung erhebliche Säureproduktion; zerlegt oleinsaures Natron auf zuckerhaltigen Nährböden (*Salge*) — dabei entstehen Propion- und Buttersäure (von *Freudenberg* nicht als exakt bewiesen angesehen). Keine Indolbildung.	Erreger der „blauen Bazillose“ von Escherich und des Enterokatarrhs von Salge. Wegen ihrer Säureresistenz als „Extremisten der Gärung“ bezeichnet.
Boas-Opplerscher Bazillus = langer Milchsäurebazillus = Bact. gastrophilum	Gram-positiv	anaërob aber aëro-tolerant	Kurze plumpe Stäbchen, in Traubenzuckerbouillon auch längere Stäbchen, einzeln und in kurzen Ketten. Unbeweglich.	Kultur wie beim Bac. acidophilus aus Drigalskiplatten mit Trauben- (oder Milch-) zuckeragar (evtl. mit Blutzusatz); wächst gut auf Traubenzuckerblutagarplatten mit schmutzigbrauner Verfärbung; trübt gewöhnl. Bouillon (geringer Bodensatz) diffus.	Ähnlich wie Acidophilus	Bildet Säure auf verschiedenen Nährböden (Traubenzuckeragarplatten u. *Lenz*schen Platten). Azidotolerant, insbesondere gegenüber der Milchsäure.	Häufig mit dem Bac. acidophilus verwechselt, dem er vielfach ähnelt.

Bezeichnung	Verhalten zur Gramschen Färbung	Aërob ? anaërob ?	Morphologie des Bakteriums	Kulturelles Verhalten	Verhalten zu Fäulnis und Gärung	Säurebildung	Sonstige wichtige Eigenschaften
Die anaëroben Sporenbildner I. Pathogene anaërobe Sporenbildner							
Bac. perfringens Veillon u. Zuber = Erreger d. klassischen Gasbrandes = der alte unbewegliche Buttersäurebazillus = Granulobacillus saccharobutyricus immobilis liquefacicus *Schattenfroh* und *Graßberger* = Bac. phlegmones emphysematosae *E. Fränkel* = *Fränkel*scher Gasbazillus = Bac. dimorphobutyricus *Lehmann* u. *Neumann* = Bac. capsulatus aërogenes *Welch-Nutall*. — Bac	Gram-positiv	Streng anaërob	Sehr vielgestaltig, je nach Stamm und Nährboden verschieden aussehend. „Normaltypus" (auf Zuckeragar gewachsen): gleichmäßig dicke gestreckte Baz. mit leicht abgerundeten Enden. Größenverhältnisse schwankend. Oft Ketten von 3—6 und mehr Gliedern, auch ungegliederte Scheinfäden. Andere Typen zeigen kürzere und schmälere Individuen. Granulosebildner. Unbeweglich. Keine Geißeln. Im Säuglingsdarm vielfach in der sporenbildenden Form vorkommend. Im Mekonium „Trommelschlegelformen" (?).	Mit der *Botkin*schen Anreicherungsmethode in Patentflaschen mit sterilisierter Milch leicht zu gewinnen; auch aus Schüttelkulturen in Zuckeragar mit oder ohne vorherige Erhitzung auf 70 bis 100°. Im Gelatinestich Kol. nach einigen Tagen meist vom Aussehen zerzupfter Wattebäuschchen (*Rodella*). Verflüssigung der Gelatine. Bildet Gas. Nach *Zeißler* u. *Kaeckell* stürmische Gerinnung der Milch. In Stärkekleisteragar besonders gute Sporenbildung (nie in Milchkultur, selten in Zuckeragar). Im Hirnbrei keine Schwärzung. In Leberbouillon (Kitt- bzw. Tarozzibouillon) überwuchert der Perfringens die anderen Anaërobier. Auf Traubenzuckerblutagar 1 mm große Kolonien, anfangs erdbeerfarben; über Lehmbraun u. Grau in ein stumpfes Grün übergehend, von breitem schmutzig braunen, undurchsichtigen Hof umgeben. Auf Traubenzuckerblutagarplatte bildet er die *Zeißler*sche Wuchsform I (vgl. dessen Technik der Anaërobenzüchtung). Bei zweifelhaftem Ausfall der Kultur Meerschwein-	Stürmischer Gärer. Aber auch Eiweißspalter, der noch auf schwach saurem Boden sowohl Proteo- wie Peptolyse ausübt. Arbeitet mit dieser Tätigkeit den eigentlichen Eiweißspaltern vor (vgl. Putifricusgruppe), für die er damit die günstigen Existenzbedingungen durch Beseitigung der Azidität schafft.	Vergärt Kohlenhydrate unter Bildung von Buttersäure, Milchsäure, Kohlensäure; auch Essig-, Propion-, Ameisensäure und Alkohol können entstehen („Mischgärungen verwickelter Art"). Am meisten Buttersäure entsteht aus Milchzucker; aus den anderen Zuckern mehr Milchsäure.	Ständiger Bewohner der wandständigen Schleimschicht des Darms („Schleimhautparasit"), hauptsächlich im unteren Ileum und Dickdarm. Reduziert in Kalkseifenstühlen Bilirubin zu Urobilin (*Kleinschmidt*). Tierversuch am Meerschweinchen: Klassischer Gasbrand. Ist im Darm apathogen.

Sporenbildner (die alten „beweglichen" Buttersäurebazillen)

A. Apathogene nicht putrifizierende anaërobe Sporenbildner.

Amylobacter *Gruber* = Clostridium butyricum *Prazmowski-Gruber* = Granulobacter saccharobutyricum *Beijerinck* = Bac. saccharobutyricus *v. Klecki* = Bac. amylobacter *Bredemann-van Tieghem* = Bac. saccharobutyricus mobilis non liquefaciens *Schattenfroh* und *Graßberger* = Mekonium-„Köpfchenbakterien" von *Escherich* und *Moro* = Bac. *Winogradski* (Stickstoffsammler) = Bac. tertius *Zeißler-Henry*.	Gram-positiv bis Gram-labil	Streng anaërob	Außerordentliche Pleomorphie (wie Bac. perfring.). Sporenbildung auch in Form von Clostridien, oft gleichzeitig Granulosebildung. Lebhafte Beweglichkeit der jungen schlanken Stäbchen. Geißelbildung (peritrich). Clostridienformen färben sich schlechter nach *Gram*. Auch das „Köpfchenbakterium" von *Escherisch* gehört hierher; als degenerierte Rasse anzusprechen (*Schüßler*).	Anreicherung mittelst des *Beijerinck*schen Verfahrens in 5%iger Pepton- oder Fibrin-Glukoselösung. Peptonisiert nie Eiweiß; wächst nicht auf Gelatine. Stürmische Gerinnung der Milch. Hirnbrei nicht geschwärzt. Die Sporen halten weniger als 40 Minuten Siedehitze aus. Auf Traubenzuckerblutagarplatte Typ IIc und V der *Zeißler*schen Wuchsformen — üppige unregelmäßig gelappte Kolonien von bläulicher Farbe bei Dunkelfärbung der ganzen Platte.	Gärer. Fällt das Kaseïn der Milch in dicken Klumpen aus, welche durch die Gärung emporgeworfen werden.	Zersetzt alle Kohlenhydrate (nicht Zellulose); zerlegt Milchzucker in Buttersäure, Kohlensäure und Wasserstoff; bildet aus den anderen Kohlenhydraten daneben auch Milchsäure. In kleinen Mengen entstehen auch: Ameisen-, Propion-, Essigsäure.	Scheint im Säuglingsdarm weniger häufig vorzukommen. Von *Sittler* nur vereinzelt bei mit Mehlmischungen Ernährten gefunden, von *Passini* aber auch öfter bei Brustkindern, von *Schüßler* sogar schon im Mekonium nachgewiesen. Kann Bilirubin in Gemeinschaft mit Koli oder mit Bac. putrificus tenuis zu Urobilin reduzieren (*Kleinschmidt*).

Bezeichnung	Verhalten zur Gramschen Färbung	Aërob ? anaërob ?	Morphologie des Bakteriums	Kulturelles Verhalten	Verhalten zu Fäulnis und Gärung	Säurebildung	Sonstige wichtige Eigenschaften
B. Apathogene Putrificusbazillen (Gruppe).	Grampositiv bis Gramlabil	Streng anaërob	Auch hier die Morphologie nicht charakteristisch (siehe die vorhergehenden Angehörigen der Gruppe). Tragen peritriche Geißeln.	In Milch Peptonisierung, vorher evtl. Gerinnung. Gelatine wird verflüssigt, im Hirnbrei tritt intensive Schwärzung der ganzen Masse ein. Sporen sind länger als 40 Minuten gegen Siedehitze resistent.	Hauptsächlich Eiweiß-Spalter. Gärende Fähigkeiten vielfach sehr gering. Fibrin wird unter Bildung stinkender Fäulnis zersetzt. Fällen das Kaseïn der Milch feinflockig aus und peptonisieren es darnach.	Im Falle der Gärung Bildung von Milch-, Butter- und Essigsäure aus Traubenzucker. Als Eiweißzersetzer können sie Baldrian-, Butter-, Glutar-, Bernstein-, Ameisen- und Capronsäure bilden.	Keine Indolbildung bei Eiweißabbau (vgl. Koli). Finden im Säuglingsdarm gewöhnlich ungünstige Bedingungen; aber auch bei Brustkindern nachgewiesen (*Passini*). Unter günstigen Bedingungen in erster Linie die alkalische Darmfäulnis erregend.
a) Bac. putrificus coli *Bienstock* = Bac. cadaveris sporogenes *Klein*				Auf Traubenzucker-Blutagarplatte Wuchsform V nach *Zeißler*.			*Zeißler* zerlegte seine Stämme in den Bac. amylobacter und Bac. putrificus verrucosus.
b) Bac. putrificus tenuis				Auf Traubenzucker-Blutagarplatte Wuchsform IIa (III) nach *Zeißler*.			Über Reduktion von Bilirubin zu Urobilin vgl. diese Rubrik bei Bac. amylobacter. Von *Lehmann-Neumann* als evtl. Kümmerform der nachfolgenden Art beschrieben.
c) Bac. putrificus verrucosus = Paraplectrum foetidum ...				Auf Traubenzucker-Blutagarplatte Wuchsform VI nach *Zeißler*.			Im Kalkseifenstuhl regelmäßig gefunden (*Kleinschmidt*). Gemeinster Erre-

wird im Stuhlbild souverän. Am 4.—6. Tage ist diese Umwandlung der Stuhlflora in der Regel vollendet.

Verteilung der Bakterien auf die einzelnen Abschnitte des Magendarmkanals. „Physiologische Stuhlflora".

Von wesentlicher Wichtigkeit für den Organismus ist die eigentliche „Darmflora". Aber auch die übrigen Abschnitte des gesamten Verdauungskanals enthalten Bakterien.

Mundflora.

Schon im Munde des Neugeborenen (und auch der älteren Säuglinge) hält sich eine „Stammflora" auf, in der sich einige der wichtigsten Arten der Darmflora vorfinden (Enterococcus, B. bifidus, B. perfringens, B. coli, B. lactis aërogenes [*Sittler*]). Mit dem Auftreten der Zähne bilden die Zahntaschen Schlupfwinkel zur Ansiedelung neuer Arten (B. fusiformis [*Uffenheimer*], Spirochäten), die für die Pathologie der Mundhöhle von Wichtigkeit sind. Bei Erkrankungen der Säuglinge treten — vermutlich auf dem Boden der durch *Oshima* nachgewiesenen Umstimmung der Mundhöhlenreaktion — Veränderungen in der Flora auf. Hierher gehört vor allem auch die Ansiedelung des auf sauren Nährböden wachsenden Soorpilzes, der alsbald nach Ausheilung der Grundursache spontan wieder verschwindet[1]). Diese leicht zugängliche alltägliche Beobachtung sei angeführt, weil sie ein Licht werfen kann auf das Wechselverhältnis zwischen Reaktion und Flora des Darms selber. Die Bakteriologie des Ösophagus ist unwichtig und daher nicht untersucht. Der Magen des Säuglings ist bakterienreich. Seine Flora ist beim Gesunden nur vorübergehend und „eine rein zufällige" (*van Puteren*), da sie von außen her mit der Nahrung eingebracht wird. Die desinfizierende Kraft der Magensalzsäure wird in der Regel überschätzt. Unter geeigneten — unphysiologischen — Bedingungen kann sich bei Milchnahrung ein Gerinnungskern im Magen bilden, dessen Bakterienzahl mit der Dauer seines Verweilens in diesem Organ ansteigt (*Tobler* und *Krayer*). Im wesentlichen hängt die desinfizierende HCl-Wirkung von dem Erhaltensein der motorischen Magenfunktion ab (*Stern, K. Strauß*). Die modernen Untersuchungen über die Säurewirkung im Magen, welche sich auf die Wasserstoffionenkonzentration[2]) der Lösungen stützen (*Heß* und *Scheer, Plonsker* und *Rosenbaum*), widersprechen einander zum Teil. Zumeist wurde allerdings bei einem P_H-Wert, der kleiner war als 3,7, der Magen frei von Bakterien, vor allem der Koli-Gruppe, gefunden. Eine physiologische Rolle haben die

Wechselverhältnis zwischen Reaktion und Flora.

Magenflora.

Desinfizierende Kraft der Magensalzsäure.

[1]) Daß die herabgesetzte Speichelsekretion hier eine wesentliche Rolle spielt *(Freudenberg)*, erscheint nicht wahrscheinlich. Sonst müßten entsprechende Pilocarpingaben den Soor schnell beseitigen.

[2]) Die Ionentheorie unterscheidet starke und schwache Säuren dadurch, daß diese in Wasser in vergleichbaren Konzentrationen gelöst, viel bzw. wenig freie Wasserstoffionen liefern. Wir kennzeichnen demnach saure (aber auch basische) Lösungen durch Angabe ihrer Wasserstoffionenkonzentration, geben jedoch — um einfachere Rechenbedingungen zu haben — statt der Wasserstoffionenkonzentration (H) den sogenannten Wasserstoffionen-Exponenten P_H an. Derselbe ist für reines Wasser gleich 7,1; ein niedrigerer Wert des P_H kennzeichnet eine saure, ein höherer eine basische Lösung.

Magenbakterien nicht, dagegen können sie bei Erkrankungen des Darms von Bedeutung werden (siehe später: endogene Infektion).

Hier kommt insbesondere die Koliansiedelung im Magen in Betracht. *Demuth* ist nach ausgedehnten Untersuchungen geneigt, sie für ein ganz bedeutungsloses Vorkommnis zu erklären. Man tut aber wohl am besten, den *Bessau-Bossert*schen Satz „Coli im Magen bedeutet Coli im Dünndarm" dahin einzuschränken, daß bei Anwesenheit von Coli im Magen entweder das Duodenum gleichfalls Coli enthalte oder vorher solche enthalten habe (*Grävinghoff*). Selbstverständlich ist eine Aufnahme derselben von außen, z. B. durch Pflegerhände oder ungeeignet vorbereitete Nahrung, auch möglich.

Darmflora. Der bakterienarme Dünndarm. Der Enterokokkus als Schleimhautparasit des Dünndarms. Der Bifidus als Beherrscher der Dickdarmflora. Der B. perfringens als Schleimhautparasit des Dickdarms.

Die Darmflora wächst im Körper selbst. Der Dünndarm ist sehr bakterienarm (*Moro, Tissier*)[1]. Im gesamten Dünndarm überwiegt nach *Sittler* der Enterokokkus, der einen Schleimhautparasiten darstellt, im Duodenum und Jejunum findet sich daneben vor allem B. lactis aërogenes, der in den untersten Dünndarmabschnitten vom B. coli langsam verdrängt wird. Beim künstlich ernährten Kind findet sich neben dem Koli noch der koliähnliche, aber grampositive B. exilis. Die Dickdarmflora wird beherrscht vom B. bifidus communis (der im mittleren Teil des Kolon hervortritt — *Scheer*), neben dem noch regelmäßig der Enterokokkus, B. coli und aërogenes, B. acidophilus, der *Boas-Oppler*sche Bazillus, B. perfringens und seltener der Amylobakter und die Putrifikusbazillen sowie andere Arten vorkommen. Der B. perfringens ist ebenfalls ein Schleimhautparasit, der insbesondere die Wand des Dickdarms beherrscht.

Die Stuhlflora gibt lediglich ein Bild der Dickdarmflora wieder.

„Physiologische Stuhlflora" = Bifidusflora. Kein prinzipieller Unterschied zwischen Frauen- u. Kuhmilch-Stuhlflora.

Didaktisch läßt sich ein typischer Unterschied feststellen zwischen der „physiologischen Stuhlflora" (*Moro*) = Frauenmilch-Stuhlflora, die praktisch fast nur vom grampositiven B. bifidus communis gebildet wird, und der Kuhmilch-Stuhlflora, die ein buntes Gemisch von Bakterien darstellt, die aber meist gramnegativ sind und der Koli-Aërogenes-Gruppe angehören (Tafel 59, Fig. 6 und 2). Ein prinzipieller Unterschied zwischen den beiden besteht aber nicht, sondern lediglich ein gradueller (*Sittler*). Denn einerseits züchtet die Kultur aus beiden Stühlen die gleichen Bakterien, wenn auch in verschiedener Verteilung, andererseits ähnelt auch das bakterioskopische Stuhlbild der Kuhmilchflora um so mehr dem der Brustmilchflora, je mehr die Stühle sich in Farbe, Konsistenz und Reaktion dem Frauenmilchstuhl nähern

[1]) Seine oberen Abschnitte sind fast keimfrei (sie enthalten beim gesunden Säugling niemals Kolibazillen); das Dünndarmepithel ist — auch bei kultureller Untersuchung — stets steril. Die Gründe dieser Keimarmut sind nicht genügend aufgeklärt. *Freudenberg* macht auf die im normalen Dünndarmsaft gefundenen „Bakteriozidine" aufmerksam (*Löwenberg*), deren Nachweis aber beim Säugling bisher nicht versucht wurde. *Reichel* führt neuerdings (nach Tierversuchen) die Keimfreiheit des oberen Dünndarms auf die Magensaftwirkung im Dünndarm und die Schleimhautimmunität zurück. Die Vorbedingung solcher Einwirkung ist ein normaler Verdauungsablauf.

(*Rodella, Sittler*). Vor allem beeinflussen bei künstlicher Ernährung die Kohlenhydrate die Stuhlflora wesentlich. In erster Linie muß der Milchzucker als „Bifiduswecker" angesehen werden, auch der Malzextrakt hat eine ähnliche Wirkung.

Einfluß der Kohlenhydrate auf die Stuhlflora.

Sittler macht die Dextrosekomponente im Aufbau dieser Zuckeratome dafür verantwortlich, während das Lävulosemolekül die Wucherung des B. perfringens im Stuhl begünstigen soll. *Bessau* dagegen glaubt, daß die schwere Resorbierbarkeit der beiden Zucker, die sehr viel von ihnen bis zur Domäne der Bifiduswirkung, dem Dickdarm, gelangen läßt, als Erklärung genügt. Nach *Sittler* begünstigen auch gewisse medikamentöse Maßnahmen das Bifidus-Wachstum (Verfütterung von Milchsäure, Milchsäurebazillen = „Laktobazillin" und geringen Mengen von Bierhefe; auch Adstringentien wirken ähnlich), während entgegengesetzte therapeutische Handlungen (Abführmittel, insbesondere Kalomel) geeignet sind, auf Kosten des Bifidus ein Überwiegen der Kokken- und Koliflora zu veranlassen. Gerade die letzte Tatsache ist auch heute noch in weiten Kreisen der Allgemein-Praktiker unbekannt.

Medikamentöse Beeinflussung der Stuhlflora.

Bedeutung der Darmflora für den gesunden Organismus.

Die Aufdeckung der erwähnten Gesetzmäßigkeiten in der Verteilung der Darmbakterien („organisierte" Darmflora [*Moro*]) legt die Frage nach ihrer eigentlichen Bedeutung nahe. Sind sie für die Erhaltung des menschlichen und tierischen Lebens ebenso notwendig wie für die Existenz der Pflanzen (*Duclaux*) oder sind sie lediglich Schmarotzer? Während *Schottelius*, Frau *Metschnikoff* und *Moro* (vergleichende Aufzuchtversuche an Hühnern bzw. Larven von Frosch und Knoblauchkröte) die Anwesenheit der Darmbakterien für ein normales Gedeihen junger Tiere als nötig erklären, kommen *Nuttal-Thierfelder* (Meerschweinchen), *Cohendy* (Hühner), *Küster* (Ziege) und *Wollmann* (Kaulquappen) auf Grund ihrer Versuche zu entgegengesetzter Anschauung. *Modrakowski* ist geneigt, die Ergebnisse der Erstgenannten, welche Zurückbleiben im Wachstum, Siechtum und selbst Tod der keimfreien Versuchstiere beschrieben, auf das Fehlen der zum Leben notwendigen „Vitamine" in der ihnen verabreichten sterilisierten Nahrung zu beziehen. Keinesfalls sprechen die Versuche für eine unbedingte Notwendigkeit der Bakterien.

Gesetzmäßigkeit der Bakterienverteilung.

Versuche der sterilen Aufzucht von Tieren.

Ganz sicher tragen die Bakterien nicht wesentlich zum Abbau der Nahrung bei. An den Stellen, wo die Spaltungs- und Aufsaugetätigkeit im Verdauungstrakt am bedeutendsten ist, im Magen und Dünndarm, treten sie ganz zurück. Um so stärker ist ihre Wirkung, besonders im Dünndarm, bei krankhaften Vorgängen. Im Dickdarm findet sich Gelegenheit zu längerem Verweilen der Inhaltsmassen und damit zu hochgradiger Vermehrung der Bakterien. Hier arbeiten dieselben auch „physiologischerweise" an der Zersetzung des Inhaltes mit. Es ist klar, daß die Art der Nahrung die Art der bakteriellen Prozesse wesentlich beeinflussen muß.

Beteiligung der Bakterien an der Nahrungszersetzung im Dickdarm.

Die bakteriellen Zersetzungsvorgänge im Darm liegen — wir müssen auch dies didaktisch festlegen — zwischen den beiden Polen der Fäulnis und der Gärung, deren Antagonismus bereits *Escherich* festgestellt hat. Die Fäulnis stellt die bakterielle Zersetzung des Eiweißes, die Gärung die bakterielle Aufspaltung der Kohlenhydrate und anderer stickstoffreier organischer Stoffe dar. Im großen ganzen schließt der eine Vorgang den andern aus. Aber es gibt doch

Antagonismus zwischen Fäulnis und Gärung.

Einschränkung dieser Vorstellung. Kombinationsmöglichkeiten.

eine Reihe von Beobachtungen über interferierende Vorgänge, so daß ein Festhalten an ihrer absoluten Gegensätzlichkeit nicht mehr erlaubt ist. Wir kennen ja auch längst schon gewisse Kombinationen derselben, z. B. wenn durch eine krankhafte Erhöhung der Gärungsvorgänge eine starke Darmreizung mit Absonderung von reichlicher Darmflüssigkeit, ja eventuell sogar von Schleim und Eiter hervorgerufen wird. In diesem Falle können die sich nicht mit dem Speisebrei vermischenden krankhaften Ausscheidungen nun inmitten des gärenden Milieus einer starken Fäulnis, rein sekundärer Natur, anheimfallen (*Escherich*, *Bessau*). Maßgebend für die Art der Zersetzungen ist die Korrelation der Nahrungsbestandteile. Als fäulnisfördernde Substanzen müssen Eiweiß, Fette (als die Anreger stärkerer Dünndarmsekretion) und Erdalkalien angesprochen werden, während die Gärung durch die Kohlenhydrate, vor allem die Zucker, hervorgerufen und durch Natrium- und Kaliumsalze (Molke!) unterstützt wird. Die Rolle des Fettes gegenüber den bakteriellen Zersetzungen ist auch heute noch nicht einwandfrei aufgeklärt. Bei all diesen Vorgängen handelt es sich auf jeden Fall um außerordentlich komplizierte Verhältnisse.

Wichtigkeit der Korrelation der Nahrungsbestandteile.

Physikalisch-chemische Betrachtungsweise.

Im letzten Jahrzehnt wurde die physikalisch-chemische Betrachtungsweise in die Erörterung dieser Verhältnisse eingeführt (*Scheer-Müller*, *Freudenberg* und *Heller*). Die bekannte Beobachtung *Blühdorns* über die Gärungsförderung durch Eiweiß wird als „Pufferwirkung“[1]) (etwa entsprechend dem Säurebindungsvermögen des Eiweißes) erklärt. Der Begriff „Korrelation Zucker : Eiweiß“ besteht dann in dem Quotienten $\frac{\text{Gärsubstrat}}{\text{Pufferungsvermögen}}$. Die Übertragung dieser im Reagenzglasversuch gefundenen Tatsache auf den Darm führt zu einer neuen Erklärung der Entstehung alkalischer bzw. saurer Stühle. Viel Gärsubstrat und wenig Puffersubstanz ergibt hohe Azidität, umgekehrtes Verhalten geringe. Wir können also, je nachdem wir mehr Gärsubstrat oder mehr puffernde Substanzen zugeben (also etwa Plasmon oder gewisse Salze zu der Frauenmilch hinzufügen), eine größere oder geringere Azidität herbeiführen. Dabei ist nicht zu vergessen, daß auch die Zeit des Ablaufs der Vorgänge im Darm beim Endergebnis mitspricht. Die bekannten verstopften Brustkinder, bei denen der Gärungsprozeß vollkommen vollendet wird, worauf dann wie im Reagenzglas eine rückläufige Alkalisierung einsetzt, entleeren neutrale Stühle (*Heller*). Obstipierende Mittel wirken entsprechend nach der Seite eines hohen P_H, Abführmittel nach der Seite des niedrigen P_H (*Scheer-Müller*). — Je nach der Zusammensetzung des Nährbodens können gleiche Bakterien Kohlenhydrate oder Eiweiß abbauen (vgl. z. B. Bact. coli und apathogene Putrifikusbazillen in der Tabelle).

---

[1]) Die sogenannten „Puffergemische“ (z. B. Mischungen einer schwachen Säure mit ihrem Salz) entfalten eine solche Wirkung; in ihnen ist das Salz vollkommen dissoziiert, die Zahl seiner Ionen übertrifft bei weitem jene der Säure; die Dissoziation der Säure wird durch diese Mischung stark aufgehalten. So versteht es sich, daß durch die Pufferwirkung des Eiweißes eine erhöhte Gärungstätigkeit möglich ist, weil der wachstums- und gärungshemmende Grenzbezirk der H langsamer erreicht wird (*Freudenberg*).

Das Vorbild für die Förderung des günstigsten Bakterienwachstums ist die Ernährung mit Frauenmilch. Hierbei findet sich in der Regel nur Gärung, eine starksaure Reaktion und die beschriebene „physiologische" Bifidusflora. Da nach neueren (*Freudenberg-Heller*, *Scheer-Müller*, *Eitel* u. a.) wie auch älteren (*Hecht*, *Catel*) Untersuchungen die Gesamtmenge der im Tag gebildeten organischen Säuren sich beim Brust- und Flaschenkind kaum unterscheiden, muß man als wesentlich für die Verhältnisse des Darmes die geringere Pufferung der natürlichen Nahrung bezeichnen. Wichtig ist auch die Tatsache, daß im Körper die Pufferung vor allem an die Sekrete, die sich infolge der Anwesenheit der Eiweißnahrung in den Darm ergießen (Galle, Bauchspeicheldrüsen- und Darmsaft), gebunden ist. Wenn infolge der günstigen Vorbedingungen der Frauenmilchernährung diesseits der Hauptansiedelungsstätten des Bac. bifidus (siehe oben!) mit Hilfe der dort wuchernden Darmflora eine Vorgärung erfolgt ist, kann der Bifidus gut zur Entwicklung kommen (*Adam*). Sind die Verhältnisse aber durch die physikalisch-chemische Lage der oberen Darmabschnitte weniger günstig, so breitet sich die Vorflora selber weiter aus oder bereitet den Boden für andere schädlichere Bakterien. Will man also Bifiduswachstum bei künstlicher Ernährung erzeugen, so kann man dies tun, indem man optimale Bedingungen für die Vorgärung erzeugt z. B. durch Verdünnung der Milch, welche die Puffersubstanzen vermindert, oder durch Zufügen von mehr Zuckern; so erscheint die Bifidusflora auch in den sauren Malzsuppenstühlen, ja man hat sie sogar in spritzenden sauren Durchfällen nachgewiesen (*Blühdorn*, *Moro*, *Schmidt*) (vgl. auch den Abschnitt „physiologische Stuhlflora"!).

Günstigstes Bakterienwachstum durch Frauenmilchernährung.

Tätigkeit der „Vorflora".

Freudenberg macht weiter darauf aufmerksam, daß der „scheinbare" Gegensatz zwischen Fäulnis und Gärung sich auf die Tätigkeit der vorhin genannten ambivalenten Vorflora zurückführen läßt. Diese biochemisch weniger differenzierte und stärker anpassungsfähige Vorflora bestimme ihrerseits erst die Endflora (= Stuhlflora). Auf die der Vorflora gebotenen Bedingungen kommt es an, ob schließlich der Azidophilus oder die putrifizierenden Anaërobier überwiegen. Man kann durch die richtig gewählte Nahrung, sei es nun Frauenmilch oder künstliche Heilnahrung, den Darm wieder gesund werden lassen, aber man besitzt keine „antibakterielle Diät". Es ist auch nicht so, daß etwa durch Eiweißverabreichung alkalische Fäulnis unbedingt entstehen müsse. Aus Eiweiß entstehen ja Fettsäuren, selbst Oxysäuren (Details vgl. in der Bakterien-Tabelle!); es gibt daher auch eine saure Eiweißfäulnis, die allerdings nie großen Umfang annehmen kann. Über die klinischen Auswirkungen dieser sauren Eiweißfäulnis wissen wir nichts Exaktes.

Die Vorflora bestimmt die Endflora.

Es gibt keine antibakterielle Diät.

Die saure Eiweißfäulnis.

Wenn auch die vorangehenden Besprechungen zeigen mußten, daß Fäulnis und Gärung sich nicht so starr entgegenstehen wie dies bisher dargestellt wurde, so kommt ihnen doch auch heute noch bei unseren ernährungstherapeutischen Überlegungen eine wesentliche Rolle zu.

Es handelt sich für den Kinderarzt darum, durch die Einleitung mit Bifidus-Wucherung verknüpfter Gärungsvorgänge die schädliche und zu tiefgreifenden Störungen chronischer Art (Paradigma: Milchnährschaden) führende Darmfäulnis zu unterdrücken; anderseits aber die Gärungen nicht zu stark werden zu lassen, weil sie sonst leicht zu akuten Ernährungsstörungen führen können.

Notwendigkeit der Herbeiführung leichter Gärungsvorgänge im Darm.

Wirkung der Gärungssäuren.

Die durch die — physiologische — Gärung entstehenden Säuren[1]) sollen einen günstigen Einfluß auf den Stoffwechsel ausüben (*Klotz*), sie können in entsprechender Konzentration die Peristaltik anregen (die übrigens auch bei den steril aufgezogenen Tieren nichts zu wünschen übrig läßt) und sie sind es vor allem, die der Fäulnis entgegenarbeiten, welche für den Säuglingsdarm (abgesehen von der Neugeborenenperiode) unphysiologisch ist; ihre Anwesenheit erklärt wohl auch im wesentlichen die „elektive antagonistische Wirkung" (*Moro*) der Darmflora gegenüber dem Darm fremden Arten. Eine solche Wirkung gegenüber den echten Infektionserregern kommt kaum in Betracht. Denn auch Brustkinder erkranken ebenso an Cholera asiatica wie an Typhus (bei denen die Infektion am keimarmen Dünndarm einsetzt) und an Ruhr. Ihre größere Resistenz gegenüber diesen Infekten ist auf Schutzwirkungen zurückzuführen, die jenseits des Magendarmkanals liegen, d. h. auf ihre günstigen Immunitätsverhältnisse (vgl. *Uffenheimer*s Infektionsversuche vom Darm aus nach Wegnahme des bakterienfeindlichen Alexins aus dem Blute).

„Elektive antagonistische Wirkung" der Darmflora.

Versagen gegenüber echten Infektionserregern.

Rolle der Fäulnis.

Die (als unphysiologisch bezeichnete) Fäulnis selber ist auch wiederum nur Folge bakterieller Zersetzungen. Eine der glücklichsten Einrichtungen der Natur, die durch die Auflösung des toten Eiweißes den Kreislauf alles Organischen erst ermöglicht, hat sie im lebenden Organismus — außer als Antagonist der Gärungsprozesse — keinen Sinn. Nach all dem liegt doch der Gedanke nahe, daß die Bakterienansiedelung[2]) im Darm lediglich eine a priori nicht wünschenswerte Folge der Verbindung des Magendarmrohres mit der Außenwelt ist (wie bei der Scheide oder beim Bindehautsack); glücklicherweise bringt dann die Wechselbeziehung von Nahrung und den verschiedenen Bakterienarten wenigstens die Möglichkeit mit sich, durch das Zustandekommen der „physiologischen Darmflora" und durch Erhaltenbleiben der normalen „Organisation" derselben unselige Folgen dieser Mikrobenansiedelung hintanzuhalten.

Bedeutung der Bakterienbesiedelung des Darmes.

Absterben der Bakterien im Darm.

Besonders auffallend ist das massenhafte Absterben der Bakterien[3]) im Darm selbst. Es scheint sich hierbei aber nicht — wie man früher annahm — um echte Hemmungsstoffe („Autotoxine") zu handeln, welche die Bakterien in der Kultur wie bei ihrer Tätigkeit im Darme selber bilden, sondern lediglich um eine Folge der Erschöpfung des Nährbodens (*Rolly* und *Liebermeister, Passini, Manteufel*)— auch die Wasserverarmung der Ingesta im Dickdarm spielt wie beim Mekonium eine große Rolle[4]) (*Escherich*); hierzu mag allerdings noch die Wirkung bakterizider Kräfte des lebenden Organismus — vermittelt durch die Darmwand[5]) — kommen (keinesfalls aber haben Galle und Darmsäfte keimwidrige Eigenschaften).

Darmgase.

Die Darmgase, fast ausschließlich auf die Tätigkeit der Bakterien zurück-

---

[1]) Die Säuregärung kommt allen Gärungserregern zu, insbesondere spielt dabei der Enterokokkus (für die geringe Dünndarmgärung) und der Bac. bifidus — als Repräsentant der Brustmilchflora — eine wesentliche Rolle. (Vgl. auch die Rubrik „Säurebildung" in der Tabelle!)

[2]) Ich spreche mit Absicht nicht von einer Symbiose, weil eine solche von vornherein eine für beide Teile (Symbionten) bestehende Zweckmäßigkeit bedeutet.

[3]) 100mal soviel Bakterien im Kot zählbar als züchtbar (*Klein*).

[4]) Nach *Klotz* beträgt bei Verstopfung infolge sehr ausgedehnter Fäulnisvorgänge der Bakteriengehalt der Trockenfäzes 2,5% gegen 16 und 18% nach gärungsveranlassenden Milchkohlenhydratmischungen.

[5]) Vgl. die kurze Bemerkung über die „Bakteriozidine", die aber nur von den physiologischerweise keimarm bleibenden Darmwandteilen abgesondert werden.

zuführen, regen die Peristaltik an, beeinflussen die Topographie der Eingeweide und üben damit auch einen regulatorischen Einfluß auf die intestinale Statik aus (*Moro*), Wirkungen, welche die Resorption und Blutzirkulation im Darm wohl günstig beeinflussen mögen.

Ob mit dem Vorstehenden die Tätigkeit der Darmflora im menschlichen Organismus schon vollständig umschrieben ist, erscheint zweifelhaft; aber alles, was noch angeführt wurde, wie die individuelle Domestizierung von Kolistämmen (*Jehle* und *Pincherle*), welche die von *Schottelius* angenommenen „besonderen symbiontischen Beziehungen zwischen Makro- und Mikroorganismus“ rechtfertigen könnte (*Bessau*), ist bisher noch nicht genügend erfaßt.

Bedeutung der Darmflora für die Darmerkrankungen.

Wir haben die Gärungsvorgänge im Säuglingsdarm in die Mitte unserer Betrachtungen gestellt. Man sollte meinen, daß dieselben am leichtesten nach der Menge und Art der auftretenden Säuren zu beurteilen seien. Aber so einfach liegen die Verhältnisse nicht. Bei reiner Frauenmilchernährung finden sich insbesondere reichlich flüchtige Fettsäuren, wobei gerade auch die als größter Schädling gefürchtete Essigsäure hervortritt (*Hecht*, *Bahrdt* u. a.). Es zeigt sich aber, daß Quantität und Qualität der im Stuhl nachweisbaren Gärungssäuren nicht als Maßstab des mehr oder weniger krankhaften Ablaufes des Nahrungsabbaues benützt werden können. Gibt es doch Fälle von Gärungsdyspepsie, bei denen die Säurewerte des normalen Brustmilchstuhles noch nicht einmal erreicht werden (*Bessau*). Die Sachlage wird klarer, wenn man davon absieht, den Grad der Gärung nach den Säurebefunden im Stuhl, die doch im großen ganzen nur der Dickdarmgärung entsprechen, zu beurteilen. Es handelt sich vielmehr darum, festzustellen, ob die Gärung nicht an abnormer Stelle stattfindet, und zwar an einem Orte, der sich durch besondere Säureempfindlichkeit auszeichnet. Der Dickdarm ist sehr säureresistent, der Dünndarm dagegen, und besonders das Jejunum, sehr säureempfindlich (*Bokay*, *Bahrdt* und *Bamberg*). Schwere Folgen von abnormer Gärung sind also besonders leicht verständlich, wenn dieselbe an einer sonst von solcher Zersetzung freien, besonders empfindlichen Stelle des Darmes sich findet, mit anderen Worten, wenn ein Hinaufsteigen des Gärungsprozesses in die oberen Dünndarmabschnitte (*Bessau*) nachgewiesen werden kann. Das Aufsuchen der Zersetzungsprodukte an dieser Stelle ist fast unmöglich, dagegen wird es leicht, die Zersetzungserreger, also Darmbakterien, daselbst aufzufinden.

Wichtigkeit des Ortes abnormer Säurebildung.

Hinaufsteigen des Gärungsprozesses in den oberen Dünndarm.

Während, — wie wir sahen — beim normal gedeihenden Brustkind die oberen Abschnitte des Dünndarms fast keimfrei sind, zeigt sich beim künstlich ernährten Säugling, der stets an der Schwelle der Ernährungsstörung steht, tatsächlich bereits eine größere Neigung zur Ansiedelung von Bakterien in diesen Darmregionen, selbst schon im Duodenum (*Heß*). Es kann sich entweder um eine Vermehrung der wenigen seßhaften Keime an Ort und Stelle oder um ihre Heraufwanderung[1])

[1]) *Bernheim-Karrer* schätzt nach eigenen experimentellen Untersuchungen die pathogenetische Bedeutung der Koliaszension nicht hoch ein, stützt sich aber bei diesem Urteil nur auf Tierversuche, die ganz gewiß nicht beweisend sein können für die Verhältnisse beim menschlichen Säugling.

vom Dickdarm bzw. um ein Herabsteigen vom Magen aus handeln. All diese Möglichkeiten sind in dem außerordentlich wichtigen Begriff der endogenen Infektion (*Moro*) des Dünndarms vereinigt. Dieselbe entsteht, sobald der komplizierte bakterienreinigende Mechanismus (*Moro*) dieses Organes[1]) sich nicht mehr voll durchsetzen kann. Dabei gibt es zwei Eventualitäten: entweder ist diese endogene Infektion nur auf den Darminhalt selber beschränkt (Chymusinfektion) oder sie greift auch bereits auf die Darmwandfläche über (Wandinfektion). Auch bei der Wandinfektion handelt es sich übrigens lediglich um eine Auflagerung der Bakterien auf die Darmepithelien; in der Schleimhaut sind Mikroben selbst bei Untersuchung in Serienschnitten nicht auffindbar (*Moro*)[2]). Es zeigen sich zunächst krankhafte Gärungserscheinungen, welche zur Erzeugung der schädlichen Säuren führen (Essigsäure!)[3]); die Säuren reizen — wie gesagt — das nicht wie die Dickdarmschleimhaut auf sie eingestellte Epithel des Dünndarms zur Abscheidung von entzündlichen Produkten, welche ihrerseits ein weiteres Bakterienwachstum begünstigen. Die Schädigung der Schleimhaut wird so, wenn nicht eine das Bakterienwachstum dämpfende Therapie einsetzt, immer ärger und es kommt (nachdem vorher bereits die Spaltung der Nährstoffe rückständig wurde und so eine schlechtere Ausnützung derselben resultierte) schließlich zu einer abnormen Durchlässigkeit der Schleimhaut, welche es unabgebauten Nährstoffen (*Moro*) und bakteriellen Giftstoffen — Endotoxinen — (*Bessau*) erlaubt, ohne weiteres ins Blut überzutreten.

Begriff der „endogenen Infektion" des Dünndarms.

Gärungsdyspepsie als Anfangsstadium.

Abnorme Durchlässigkeit der Schleimhaut.

Moro hat in den letzten Jahren vor allem auf die Amine aufmerksam gemacht, welche durch die Koliwirkung bei saurer Reaktion aus den Aminosäuren entstehen (vgl. die große Tabelle!). Er hält sie (Beispiel: Histamin!) für sehr schädlich und schreibt ihrer toxischen Wirkung nach Resorption durch die abnorm durchlässige Darmschleimhaut eine entscheidende Rolle beim Ausbruch der Intoxikation zu. *Meyer* und *Rominger* konnten die *Moro*sche Theorie zwar auf Grund ihrer Untersuchungen an Brust- und Flaschenkindern nicht bestätigen, aber der *Moro*-Schüler *Röthler* brachte im Gegensatz zu ihnen überzeugendes Material bei. Jedenfalls ist an der Möglichkeit des Übergangs von Aminen in den Kreislauf nicht zu zweifeln; welche Folgen im Krankheitsbild der Intoxikation aber Aminwirkung sind, ist heute noch nicht sichergestellt.

Der Übertritt von Eiweißabkömmlingen, bakteriellen Giftstoffen und sonstigen chemischen Substanzen führt bei gleichzeitiger Wasserverarmung (Exsikkation) des Körpers (*Bessau*, *Rosenbaum*) einerseits zu schweren

---

[1]) Garantiert durch eine normal verlaufende sezernierende, resorbierende und motorische Tätigkeit (*Bessau*).

Moro nennt als wichtigste primäre Schädigung Zuckerüberfütterung oder Überhitzung, *Bessau* Stagnation im Dünndarm, die zumeist auf Störungen in der Magenentleerung zurückzuführen sind. Bei einer solchen „Dysergie der Verdauung" sind alle Kohlenhydrate, in erster Linie aber die Zucker, sowie die Abbauprodukte des Eiweißes als dem Kolonbazillus besonders zusagende Nährstoffe zu betrachten.

[2]) *Bessau* hat (wegen des fehlenden Eindringens der Bakterien in die Schleimhaut selbst) die von ihm gewählte Bezeichnung „endogene Invasion" revidiert und spricht später nur mehr von einer „Bakterienbesiedelung des Dünndarms".

[3]) Entsprechend dem Zustand, der klinisch als „Gärungsdyspepsie" bezeichnet wird. Mit der Bakterieneinwanderung in den Dünndarm ist auch Entstehung von Ammoniak und von Aminen und wohl auch von Indol durch die Tätigkeit der Bakterien verbunden.

Störungen des (ja vorher schon veränderten) intermediären Stoffwechsels, anderseits zum Auftreten des klinischen Krankheitsbildes der schweren akuten (Nährstoff-)Vergiftungen (= „alimentäre Intoxikation“). Diese stellen aber — wie eigens hervorgehoben sei — keinen echten Infekt[1]) dar, da kein krankmachendes Mikrobion von außen in den Organismus eingedrungen ist. Die auf Leichenuntersuchungen fußende *Moro*sche Theorie der endogenen Infektion fand durch spätere, am Lebenden angestellte Untersuchungen, vor allem von *Bessau* und *Bossert*, eine glänzende Bestätigung und Erweiterung (bakteriologische Prüfung des — mit der *Heß*schen Methode — ausgeheberten Duodenalinhaltes). Darnach liegt der Schwerpunkt der endogenen Infektion des Dünndarmes im Auftreten von Keimen der Koli-Aërogenes-Gruppe. Während der Enterokokkus als (unschädliche Milchsäure bildender) Darmschleimhautparasit neben anderen harmlosen Bakterien in einzelnen Exemplaren stets bei der Ausheberung zu finden ist, zeigt eine Vermehrung der letzteren Mikroben bereits nicht mehr völlig normale Verhältnisse an (Kinder in schlechtem Allgemeinzustand); schon das ganz vereinzelte Vorkommen von Angehörigen der Koli-Aërogenes-Gruppe bedeutet zum mindesten Dyspepsiegefahr. Die überwiegende Mehrzahl der akuten alimentären Ernährungsstörungen beruht jedoch auf einem Wuchern von Bakterien der Koli-Aërogenes-Gruppe im oberen Dünndarm. Bei ganz frischen Fällen gehen die Keime noch nicht darüber hinaus bis in den Magen, wohl aber persistieren sie in diesem Organ noch während der Reparationszeit („subdyspeptisches Stadium“) und können von hier aus bei irgendwelchen Zwischenfällen der Reparation wieder den Dünndarm besiedeln. Daher die große Wichtigkeit der Ernährungstherapie, die auch nach abgelaufener alimentärer Intoxikation sehr vorsichtig handeln und alles tun muß, um abnorme Gärungen zu verhindern. Anderseits muß man sich bei der die alimentäre Intoxikation einleitenden (Tee-)Hungerpause stets vor Augen halten, daß längerdauernder Hunger eine Vermehrung der Darmbakterien zur Folge hat (*Moro*).

Alimentäre Intoxikation als Endstadium.

Der Schwerpunkt der endogenen Infektion liegt im Auftreten von Keimen der Coli-Aerogenes-Gruppe.

Die Rolle der endogenen Infektion in der Pathologie der akuten alimentären Störungen[2]) ist nach dem Vorausgehenden sichergestellt. Ob in der Regel auch eine Virulenzsteigerung der wesentlich beteiligten Darmbewohner auftritt, auf die vor allem die französische Literatur hinweist, scheint fraglich. Der „wildgewordene“ Kolibazillus, der sich zum Typhuserreger oder Cholerastäbchen umwandeln kann, ist selbstverständlich völlig abzulehnen (*Kruse*). Auch die Aktivierung der „Virulenz durch Symbiose“ zweier normaler Darmbewohner (z. B. Enterokokkus und Koli) (*Nobécourt, Sittler*) ist nicht erwiesen. Aber an die durch den Kolibazillus verursachte und dann übertragbar werdende Kälberruhr der jungen Saugkälber (*C. O. Jensen*, *Kruse*) sei auch in diesem Zusammenhang erinnert. Auf jeden Fall ist eine echte Virulenzsteigerung der in Betracht kommenden Bazillen dann als sicher anzunehmen, wenn es zu zweifelsfreien Umgebungsinfektionen gekommen ist.

Rolle der Virulenzsteigerung normaler Darmbewohner.

Adam beschreibt mehrfach einen besonderen Koli-Typus, den er von dem *Escherich*schen Bakterium coli commune abtrennt. Dieser „Dyspepsie-Koli“

[1]) Es finden sich übrigens auch keine Bakterientoxine in dem Stuhl so erkrankter Kinder (*Keller*).

[2]) Auch für die Appendizitis nimmt *Kruse* eine analoge „enterogene Selbstinfektion“ an, für die er stets örtliche Stauungen im Darm verantwortlich macht, mit denen sich eine Herabsetzung der Funktion und Lebensfähigkeit der Darmgewebe verbindet.

(der Sorbose und Dulcit, nicht aber Adonit und Sorbit vergärt) ist trotz sonst naher Verwandtschaft angeblich nicht identisch mit dem vorhin genannten häufigsten Erreger der Kälberruhr. *Adam* meint, daß es mit der heutigen Auffassung von der endogenen Infektion nicht vereinbar sei, daß von den schätzungsweise mehr als 10 verschiedenen Kolirassen des Säuglings, die Typen des B. lactis aerogenes und der Paracoli usw. noch nicht einberechnet, fast nur ein Typus bei den Dyspepsie-Toxikose-Fällen gefunden werde, eben sein Dyspepsie-Koli, und er glaubt ferner, daß eine Mutation all dieser Typen in diesen einen außer dem Bereich der Wahrscheinlichkeit liege. Seine Lehre, die vor allem durch *Bessau, Moro* und *Freudenberg* Widerspruch erfuhr, hat sich bisher nicht durchsetzen können. Es ließe sich schwer begreifen, daß der größte Teil der Säuglinge (da ja nur etwa $^1/_{10}$ der künstlich Ernährten in der Klinik „Dyspepsie-Koli" beherbergten) auch bei ungeeigneten Ernährungs- und Pflegebedingungen vor dem Ausbruch einer Dyspepsie oder Toxikose geschützt sein sollte. Die durch Dyspepsie-Koli erzeugte „toxische Koli-Enteritis" als Vorstufe des toxischen Brechdurchfalls hat deshalb bisher kaum Anhänger gefunden. Auch der Dyspepsie-Koli wird trotz des Widerspruchs *Adams* und trotzdem bisher dieser Beweis nicht geführt ist, doch wahrscheinlich nur eine Variante der bekannten Kolirassen, aber nicht eine neue, fremde Bakterienart sein.

Kritik von Erkrankungen, die als „ektogene Infekte" beschrieben wurden.

„Das Auftreten neuer, fremder Bakterienarten im Darm des Säuglings charakterisiert jene Gruppe akuter Darmerkrankungen, die *Escherich* als ektogene, spezifische Darminfekte beschrieben hat" — sagt *Moro* in der 2. Auflage dieses Handbuches. Während er in der 1. noch von „jener großen Gruppe" sprach, betont er bereits in der 2., daß solche Erkrankungen nur noch relativ selten beobachtet werden und begründet das mit dem großen Aufschwung, den die Hygiene der Ernährung und der Anstaltspflege in den letzten Jahren genommen hat. Und 13 Jahre nach dem Erscheinen der 2. Auflage mußte der neue Bearbeiter (*U.*) auch die damalige Auffassung von den „ektogenen Darminfekten" noch weiter einschränken. Und zwar in dem Sinne, daß offenbar noch zu viele Gruppen spezifischer Erreger beschrieben werden. Das soeben über den „Dyspepsie-Koli" Gesagte bestätigt, daß auch heute — nach weiteren 8 Jahren — dies noch der Fall ist.

Die sog. „Streptokokken-Enteritis".

Ganz sicher gibt es schwere, echten Darminfekten außerordentlich ähnelnde Erkrankungsformen, bei denen vor allem auch sehr typische Stuhlbilder auftreten. Die Figuren 3, 4, 5 und 8 auf Tafel 18, welche wie die übrigen Bilder der Tafel den früheren Auflagen entnommen sind, geben hierfür überzeugende Beispiele. Fig. 5 zeigt das Bild der sogenannten Streptokokken-Enteritis (*Escherich*). Hier beherrschen zweifellos die Kokken, teilweise in schönen Ketten, das Gesichtsfeld. Aber der Beweis, daß diese Streptokokken von außen in den Körper hineingekommen sind, wie *Escherich* es annimmt, ist kaum zu führen; wir wissen vielmehr, daß die „Darmstreptokokken" ständige Bewohner des Säuglingsdarmes sind, welche unter der Bezeichnung Enterokokkus zusammengefaßt werden, aber kaum eine scharfe Trennung der einzelnen Unterarten zulassen. Für eine Beziehung solcher Darmstreptokokken etwa zu den Mastitis-Streptokokken der Kühe (*Petruschky*) lassen sich nicht genügende Unterlagen beibringen. Im Gegenteil: die Mastitis-Streptokokken sind für den menschlichen Säugling ebenso unschädlich wie für das Saugkalb (*Puppel*).

Starke einseitige Entwicklung normaler Darmbewohner durch alimentäre Störungen.

Jedenfalls ist eine starke einseitige Entwicklung eines normalen Darmbewohners (in diesem Falle des Enterokokkus) auf Grund bestimmter, rein alimentärer Störungen durchaus möglich — es besteht aber keine Veranlassung, dieses Mikrobion als den Erreger des betreffenden Krankheitsbildes zu bezeichnen, nur deshalb, weil es sich im Stuhlausstrich nahezu in Reinkultur findet.

Die sog. „Staphylokokken-Enteritis".

Ähnliches ist gewiß auch bezüglich der Staphylokokken-Enteritis der Brustkinder (*Moro, Kermauner*) zu sagen (Tafel 18 Fig. 3). *Bessau* und *Bossert,* sonst in dieser Richtung sehr skeptisch, „wollen sie nicht leugnen“, haben aber, trotzdem sie ihr Augenmerk darauf gerichtet haben, in langen Jahren keinen derartigen Fall gesehen. Ein ablehnender Standpunkt ist ferner einzunehmen gegenüber dem von *Escherich* beschriebenen Bild der „blauen Bazillose“. Auch diese wurde gleich andern sogenannten „Infekten“ zuerst in einer Spitalsepidemie, welche sich in Form schwerer Brechdurchfälle ausbreitete, beobachtet. Das Stuhlbild (Tafel 18, Fig. 8) ist auch hier besonders charakteristisch; es zeigt vor allem grampositive Stäbchen und erinnert sehr an das Bild der Frauenmilchflora (vgl. Tafel 18, Fig. 6). Der „Erreger“ wurde von *Escherich, Moro, Finkelstein* und *Salge* für identisch mit dem Bazillus azidophilus erklärt; auch in diesem Falle würde es sich um einen normalen Darmbewohner — wie beim Enterokokkus — gehandelt haben, der lediglich eine ganz bedeutende Vermehrung erfahren hätte. Der Fall liegt nicht anders, wenn man mit *Sittler* annimmt, daß der B. acidophilus irrtümlicherweise für den Erreger des Enterokatarrhs gehalten worden sei, und daß es sich in den genannten Beobachtungen lediglich um eine durch die Verwendung säurehaltiger Nährböden ermöglichte elektive Züchtung eines auch sonst im Stuhle in geringer Zahl sich findenden Bakteriums gehandelt habe, und wenn man mit *Tissier* und ihm glaubt, daß die „blauen Bazillen“ lediglich durch den Bac. perfringens repräsentiert werden. Hieher gehört auch die „Gasbazillen-Diarrhöe“, welche ebenfalls durch den Bac. perfringens erregt werden soll (*Morse-Talbot, Andrews, Kendall, Jörgensen*). Sie ist mir ebenso zweifelhaft wie die Entstehung der Melaena der Neugeborenen durch den gleichen Bazillus (*Kleinschmidt*). Gewiß findet sich bei den genannten Erkrankungen der Perfringens in großer Anzahl. Aber diese Tatsache ist ebensowenig ein Beweis für seine ätiologische Bedeutung wie sein Nachweis in den Lochien von Müttern an Melaena erkrankter Kinder (geführt von *Hergt* und *Nedelmann*). Die genannten Gruppen (nicht die Melaena) gehören aller Wahrscheinlichkeit nach auch noch in das weitere Gebiet der endogenen Infektion[1]).

„Blaue Bazillose“.

„Gasbazillen-Diarrhöe“.

„Colicolitis contagiosa“ als Übergang zu den echten ektogenen Infekten.

Dagegen bildet die von *Escherich* so genannte „Colicolitis contagiosa“, eine Dickdarmentzündung, der das klinische Bild der „Enteritis follicularis“ zugrunde liegt, den Übergang zu den echten ektogenen Infekten. Hier ist das Stuhlbild außerordentlich typisch, es ähnelt durchaus dem Bilde, das vom Urinsediment bei der Koli-Zystopyelitis gewonnen wird (Tafel 18, Fig. 4). Aber es handelt sich hier wohl nicht — wie *Escherich, v. Pfaundler* und *Finkelstein* früher annahmen — um das Bact. coli, sondern in der Regel um nahe Verwandte desselben, nämlich um Bakterien aus der Dysenterie- und Paradysenteriegruppe (*Flexner-Holt, Knose-Schorer, Knöpfelmacher*), gelegentlich auch um den Bac. enteritidis Gärtner (*Finkelstein* und *Siegel*).

Die echten ektogenen Infekte ausschließlich durch Angehörige der Ruhr-Typhus-Gruppe hervorgerufen.

Außer den Angehörigen der Ruhr- und Pseudo-Ruhr-Gruppe kommen für echte ektogene Infekte nur noch die Typhusbazillen, vor allem der Paratyphus-Erreger, in Betracht. An dieser Stelle soll nicht näher auf dieselben eingegangen werden, da den durch sie verursachten Erkrankungen eigene Darstellungen gewidmet sind[2]).

Echte ektogene Infekte unter dem Bilde „alimentärer Erkrankungen“.

Aber wenn vorhin gesagt wurde, daß noch zu viele Gruppen spezifischer Erreger von Darminfekten beschrieben werden, so sei hier anderseits festgestellt, daß zweifellos viel zu viel „alimentäre Erkrankungen“ diagnostiziert werden, wo es sich um echte Infekte handelt. Dies gilt ganz besonders für die Ruhr. Amerikanische Au-

[1]) Es sei eigens hervorgehoben, daß auch *Moro* in einer späteren Arbeit drei Fälle „der klassischen Bilder der sogenannten alimentären Intoxikation“ beschreibt, die bakterioskopisch die Bilder der „Streptokokken-Enteritis“, der „blauen Bazillose“ und der „Kolibazillose“ aufweisen.

[2]) Vgl. die Kapitel „Typhöse Erkrankungen“ und „Dysenterische Erkrankungen“.

toren (*Flexner* und *Holt*) haben zuerst über die außerordentliche Verbreitung des Flexnerschen (gewöhnlich zur Pseudo-Dysenterie-[1]) Gruppe gerechneten) Bazillus bei „Sommerdiarrhöen" berichtet. Auch in Deutschland stiegen bei systematischer Untersuchung die Zahlen des Ruhr-Nachweises unter den „ernährungsgestörten" Säuglingen stark an. Mein Vorgänger *Vogt* hatte an der Magdeburger Kinderklinik im Sommer 1917 bei 69%, also etwa zwei Dritteln aller Fälle von akuten Störungen des Ernährungsablaufes, einen positiven Ruhrbefund zu verzeichnen. Die Verhältnisse sind an meiner Klinik noch heute (also lange nach der Kriegszeit, die man zum Teil für die Ruhrverbreitung verantwortlich machen konnte) annähernd dieselben. Selbst im ersten Trimenon findet sich nicht selten Ruhr, die natürlich eine wesentlich schlechtere Prognose hat als eine rein alimentäre Störung. Es darf nicht unerwähnt bleiben, daß überall — wo Untersuchungsämter die bakteriologische Ruhr-Diagnose zu stellen haben, wo also die Stühle erst außerhalb des Hauses untersucht werden — ein negativer Befund keinerlei beweisende Kraft hat. Die Ruhrerreger sind wenig widerstandsfähig gegen äußere Einflüsse und werden schnell im Stuhle überwuchert. Wir haben uns deshalb daran gewöhnt, Rektalabstriche direkt auf die Nährböden zu machen und dies Material dem Bakteriologen zu übergeben.

Häufigkeit der Flexner-Dysenterie.

Das soeben Gesagte zeigt, wie vorsichtig man bei der Diagnose einer „alimentären Störung" des Säuglings sein muß.

Wie man in der bakteriologischen Ära durch Aufstellen nicht weniger typischer Erreger auf Grund des bakterioskopischen Stuhlbildes weit übers Ziel hinaus schoß, so glaubte die Zeit der „reinen Ernährungsstörung", die bakteriologischen Methoden allzusehr entbehren zu können.

Eine vermehrte und richtige Anwendung der bakteriologischen Untersuchungsmittel kann die Größe des Anteils der ektogenen Infekte an den Darmerkrankungen des Säuglings endgültig aufdecken. Daß dabei die Ruhrinfektion im Vordergrund steht, ist heute sicher erwiesen. Ebenso ist auch festgestellt, daß gerade derartige Infektionen auf dem Boden einer — meist chronischen — Ernährungsstörung am leichtesten erwachsen (*Vogt, Bessau*), und daß in ihrem Verlauf normale Darmbewohner berufen sind, eine besondere Rolle zu spielen. So hat *Bessau* auch bei seinen echten Infekten im ausgeheberten Duodenalinhalt „Koliinvasionen" — übrigens stets leichter Art — gesehen; er fand nicht selten die gleichfalls als Urheber ektogener Infekte beschuldigten Proteus- und Pyocyaneusbazillen bei pathologischen Zuständen des Darms in vermehrter Zahl, häufig auch als Begleitbakterien, insbesondere der Ruhrerkrankung; und *Kruse* bemerkt ausdrücklich, daß die Erreger der ektogenen Infekte nur in den allerschwersten Fällen bzw. auf der Höhe der Krankheit die normale Darmflora völlig verdrängen, und daß namentlich Kolibazillen und Darmstreptokokken auch bei ihnen in den Entleerungen immer eine gewisse Rolle spielen; oft beteiligen sie sich sogar (insbesondere bei den verschiedenen Ruhrerkrankungen) auch als „sekundäre Krank-

Ektogene Infekte auf dem Boden von Ernährungsstörungen erwachsend.

Interferenz von ektogener und endogener Infektion.

[1]) Nach *Göppert* erkranken durch den Pseudoruhrbazillus unter normalen Verhältnissen vor allem Individuen der ersten 1½ Lebensjahre. Wir können das nach unseren Erfahrungen bestätigen.

heitserreger", indem sie nicht nur auf der Schleimhaut überwuchern, sondern auch in sie eindringen und unter Umständen sich weiter im Körper verbreiten. Das sind Vorgänge, die ihrerseits — trotz eines gewissen Widerspruches gegen vorher Gesagtes — ein Licht werfen können auf die Tätigkeit dieser Darmbewohner bei der endogenen Infektion und auf die Möglichkeiten der Virulenzsteigerung im Wirtsorganismus.

Beteiligung normaler Darmbewohner als „sekundäre Krankheitserreger" an echten Infekten.

Erklärung zu den bakterioskopischen Bildern zur Darmflora auf Tafel 18.

Vergröß. etwa 700fach. (Homogen. Immers. Winkel.) Färbung mit Ausnahme von 7 (Methylenblau), nach *Weigert-Escherich.*

1. Ausstrich vom Mekonium: formenreich aber artenarm. Viele Sporenträger und freie Sporen. L. etwas unten v. d. Mitte ein verzweigtes Stäbchen (Bifidus).

2. Ausstrich eines normalen Kuhmilchstuhles: formen- und artenreich. Gramnegative überwiegen. Hervortreten von Bakterien der Koligruppe.

3. Ausstrich von einem serösen Stuhle eines akut darmkranken Brustkindes; Bild der sogenannten „Staphylokokkenenteritis": die für den Frauenmilchstuhl charakteristischen grampositiven Stäbchen treten in den Hintergrund. Staphylokokken überwiegen.

4. Ausstrich vom schleimig-eitrigen Anteile eines kolitischen Stuhles; Bild der sogenannten „Colicolitis". Viele Eiterzellen. Koliähnliche Stäbchen, der Ruhrgruppe angehörig, scheinbar in Reinkultur, teilweise intrazellulär.

5. Ausstrich vom Stuhl eines akut darmkranken, künstlich ernährten Säuglings; Bild der sogenannten „Streptokokkenenteritis". Zumeist Kokken, zuweilen in längeren Ketten angeordnet, daneben B. coli.

6. Ausstrich von einem normalen Frauenmilchstuhl: einheitliches Bild (B. bifidus). Man sieht die einfache, verzweigte und köpfchentragende Form des Bifidus.

7. Ausstrich von einer Eiterflocke aus dem Stuhle eines dysenteriekranken Kindes. Viele Eiterzellen, darin eingeschlossen zahlreiche Kurzstäbchen.

8. Ausstrich vom serösen Anteil des Stuhles von einem akut darmkranken, künstlich ernährten Säugling; Bild der sogenannten „blauen Bazillose". Überwiegend grampositive Stäbchen; daneben spärlich B. coli.

9. Ausstrich von einer auf Glyzerinzuckeragar anaërob gewachsenen Kolonie des Bac. bifidus: zahlreiche hirschgeweihförmige Verzweigungen und kolbige Endanschwellungen.

Literatur:

Escherich, Die Darmbakterien des Säuglings, 1886; Streptokokkenenteritis. Jb. Kinderheilk. Bd. 49, 1899; „Blaue Bazillose", ebenda, 1900; Die akuten Verdauungsstörungen des Säuglings in Leydens „Deutsche Klinik", 1902. — *Moro,* Jb. Kinderheilk. Bd. 62 u. 63, 1905. Fünf Abhandl.; Endogene Infektion u. Desinfektion des Säuglingsdarms. Ber. d. int. Kongr. der „gouttes de lait", Brüssel 1907, Jb. Kinderheilk., Bd. 84, 1916; Bd. 94, 1921; Münch. med. Wschr., Bd. 66, Nr. 40, 1919; Darmflora. 1. u. 2. Aufl. dieses Handbuches. — *Tissier,* Recherches s. l. flore intestin. d. nourriss. 1900. — *Sittler,* Die wichtigsten Bakterientypen der Darmflora beim Säugling. 1909. — *Bessau,* in Tobler-Bessau, Krankh. durch abnormen Verlauf der Ernährungsvorg. u. d. Stoffw., im Handbuch d. allg. Path. und path. Anat. des Kindesalters v. Brüning-Schwalbe. 1914. — *Bessau* u. *Bossert,* Zur Pathogenese der ak. Ernährungsstörungen. Jb. Kinderheilk., Bd. 89, 1919. — *Blühdorn,* Jb. Kinderheilk., Bd. 72, 1910; Mschr. Kinderheilk., 1914 u. 1920. — *Kruse,* Allgem. Mikrobiologie, 1910; Darmbakterien im allgemeinen; Ruhrbazillen; Colibazillen; im Lehrb. d. Mikrobiologie von Friedberger-Pfeiffer, 1919. — *Göppert,* Die einheim. Ruhr im Kindesalter. Erg. inn. Med., Bd. 15, 1917. — *Vogt,* Mschr. Kinderheilk., 1919. — *Scheer-Müller,* Mschr. Kinderheilk., Bd. 24, 1923. — *Moro* u. *Bessau,* Referat über enterale Infektion bei Säuglingen. Verh. dtsch. Ges. Kinderheilk., 1921. — *Uffenheimer,* Darmflora. 3. Aufl. dieses Handbuches; Physiol. des Magendarmkanals beim Säugling usw. Erg. inn. Med. Bd. 2. 1910; Dtsch. med. Wschr. 1906, Nr. 46; Münch. med. Wschr. 1907, Nr. 20. — *Freudenberg* u. *Heller,* Jb. Kinderheilk. Bd. 94, 95, 96.

1921. — *Bessau, Rosenbaum, Leichtentritt,* Mschr. Kinderheilk. Bd. 22, 1922. — *Demuth,* Mschr. Kinderheilk. Bd. 24, 1923. — *Müller,* Z. Kinderheilk. Bd. 34, 1922. — *Adam,* Z. Kinderheilk. Bd. 29, 30, 31, 33, 1921—22; Jb. Kinderheilk. Bd. 101, 1923; Bd. 116, 1927; Mschr. Kinderheilk. Bd. 34, 1926. — *Grävinghoff,* Mschr. Kinderheilk. Bd. 24, 1923. — *Catel,* Jb. Kinderheilk. Bd. 106 u. 107, 1924 u. 1925; Mschr. Kinderheilk. Bd. 35, 1927. — *Nürnberger,* Münch. med. Wschr. 1925, Nr. 40. — *Kleinschmidt,* Mschr. Kinderheilk. Bd. 29, 1925; Jb. Kinderheilk. Bd. 110, 1925; Klin. Wschr. Bd. 1928, S. 1823. — *Schüßler,* Jb. Kinderheilk. Bd. 106, 1924. — *Meyer* u. *Rominger,* Jb. Kinderheilk. Bd. 108, 1925. — *Plonsker* u. *Rosenbaum,* Jb. Kinderheilk. Bd. 109, 1925. — *Röthler,* Jb. Kinderheilk. Bd. 120, 1926. — *Zeißler,* Technik der Anaërobenzüchtung. Handb. d. mikrobiol. Technik von Kraus-Uhlenhuth. 1922. Bd. I. 2. — *Zeißler* u. *Kaeckel,* Jb. Kinderheilk. Bd. 99, 1922. — *Freudenberg,* Physiol. u. Pathol. d. Verdauung im Säuglingsalter, 1929. — *Bessau* u. *Rosenbaum,* Mschr. Kinderheilk. Bd. 38, 1928. — *Rosenbaum,* Mschr. Kinderheilk. Bd. 39, 1928. — *Reichel,* Jb. Kinderheilk. Bd. 129, 1930. — *Lehmann-Neumann,* Bakteriol. Diagnostik. 1927.

Die wichtigsten Vergiftungen im Kindesalter.

Von

Hans Schlossmann in Düsseldorf.

Es kann nicht die Aufgabe dieses Kapitels sein, einen völligen Überblick über alle im Kindesalter möglichen und vorkommenden Vergiftungen zu geben. Vielmehr können in praktischer und noch mehr in theoretischer Beziehung nur die wichtigsten Punkte angedeutet werden. Für die Einzelheiten muß auf die toxikologischen Lehrbücher verwiesen werden, die in den letzten Jahren erschienen sind.

Begriff der Vergiftung.

Bekanntlich gibt es keinen Stoff, der an sich als „Gift" bezeichnet werden kann. Stets müssen bestimmte Voraussetzungen hinsichtlich der Menge, der Konzentration und der Löslichkeit irgend einer Substanz erfüllt sein, damit im Organismus Wirkungen hervorgebracht werden, die aus dem Rahmen der physiologischen Breite des Geschehens herausfallen. Die Wirkungen eines „Giftes" bestehen in Funktionsstörungen im weitesten Sinne des Wortes. Nach *Starkenstein* sind Vergiftungen Funktionsstörungen, die durch exogene oder endogene, chemisch oder physikalisch-chemisch wirkende Stoffe hervorgerufen werden, die hinsichtlich Qualität, Menge oder Konzentration körperfremd oder organfremd sind. Auch für den Begriff des „Arzneimittels" trifft diese Definition weitgehend zu. Der Unterschied zwischen Gift und Arzneimittel liegt nur in der Richtung der eintretenden Funktionsänderung des Organismus oder eines einzelnen Organes. Manche Gifte wirken eben bei bestimmten Funktionsstörungen und in bestimmten Dosen als „Arzneimittel" so, daß die Funktionsänderung zur Norm hin erfolgt.

„Gift" im Strafgesetzbuch.

Die Schwierigkeit, die wissenschaftliche Definition des Begriffes „Gift" mit dem in Einklang zu bringen, was der Laie unter Gift versteht, zeigt sich auch in den gesetzlichen Bestimmungen. Der noch geltende § 229 des Strafgesetzbuches des Deutschen Reiches lautet: „Wer vorsätzlich einem anderen, um dessen Gesundheit zu beschädigen, Gift oder andere Stoffe beibringt, welche die Gesundheit zu zerstören geeignet sind, wird mit Zuchthaus bis zu 10 Jahren bestraft." Ebensowenig geben § 324 (Brunnenvergiftung) und 367 (unerlaubter Handel mit Giften) eine genaue Definition von dem, was unter Gift zu verstehen ist. In den Entwürfen zum neuen Strafgesetzbuch von 1919 und 1925 ist der § 229 in Wegfall gekommen und die „Vergiftung" ist mit einbezogen in die „absichtliche Herbeiführung einer schweren Körperverletzung" (§ 295 des Entwurfes von 1919 bzw. § 236 des Entwurfes von 1925).

Voraussetzungen für das Zustandekommen einer Vergiftung.

Unter den Bedingungen, die für das Zustandekommen einer Vergiftung notwendig sind, sei zuerst die Löslichkeit besprochen. Corpora non agunt nisi soluta seu solubilia. Es braucht die Substanz also keines-

Löslichkeit. wegs in Wasser gelöst oder in wasserlöslicher Form in den Organismus aufgenommen zu werden. Es genügt vielmehr, wenn eine Löslichkeit in irgendwelchen Körpersäften oder Zellbestandteilen (Lipoiden) eintreten kann. Praktisch wichtig ist, daß bei genügend langem Verweilen im Organismus fast alle Substanzen auf irgendeine Weise mehr oder weniger in Lösung gehen. Unter Umständen kann eine in unlöslicher Form im Organismus abgelagerte Substanz durch Änderung der Ernährung oder Zufuhr bestimmter Salze löslich werden und unerwartet Vergiftungssymptome hervorrufen. So konnte *Garcia* zeigen, daß subkutane Depots unlöslicher Quecksilberverbindungen durch reichliche Gaben von Halogensalzen mobilisiert werden und zu tödlichen Quecksilbervergiftungen führen können.

Konzentration. Während bei manchen Giften die Wirkung (W) ausschließlich von der jeweiligen Konzentration (c) im Organismus bzw. an den giftempfindlichen Zellen abhängt — zeitlose Giftwirkung (W = c) —, ist sie bei anderen neben der Konzentration auch durch die Zeitdauer der Einwirkung (t) bedingt. Bei dieser zeitgebundenen Giftwirkung (*W. Heubner*) ist die Funktionsbeeinträchtigung durch das Produkt aus Zeit und Konzentration bestimmt (W = c.t). Die Wirkung wird die gleiche sein, wenn eine hohe Konzentration kürzere Zeit oder bei reziproken Werten eine niedrige Konzentration längere Zeit einwirkt. Nur durch die jeweilige Konzentration gegeben und unabhängig von der Zeit ist z. B. die Wirkung der Narkotika und der Lokalanästhetika, während zur zweiten Gruppe mit zeitgebundener Wirkung alle Substanzen gehören, die zu Ferment- und Stoffwechselwirkungen führen. Bei vielen Giften (z. B. Blausäure) lassen sich nebeneinander deutlich verschiedene Wirkungen zeitloser und zeitgebundener Art unterscheiden.

Eine weitere Beziehung zwischen Konzentration und Zeit liegt bei den Potentialgiften (*W. Straub*) vor, die nur solange eine Wirkung zeigen, als ein Konzentrationsgefälle vorhanden ist, d. h. eine Diffusion des Giftes in die Zellen hinein oder aus ihnen heraus stattfindet ($W = \Delta c/\Delta t$).

Es ergibt sich schon aus diesen theoretischen Erwägungen, wie wichtig in therapeutischer Beziehung die schnelle Entfernung des Giftes (Abkürzung von t) und die Verminderung der Konzentration sein müssen.

Die Konzentration des Giftes im Organismus ist gegeben durch die Geschwindigkeit der Aufnahme bzw. der Resorption einerseits und der Ausscheidung bzw. Zerstörung oder Entgiftung andererseits. Die Schnelligkeit der Resorption bei intravenöser, subkutaner und peroraler Applikation verhält sich etwa wie 1 : 2 : 10 (*Starkenstein*), wobei es sich natürlich nur um eine ganz allgemeine Regel mit vielen Ausnahmen handelt.

Aufnahme des Giftes.

Die meisten Vergiftungen im Kindesalter erfolgen per os. Die Resorption von der Mundschleimhaut aus spielt bei den in Betracht kommenden Giften kaum eine Rolle. Auch die Resorption vom Magen aus ist nur gering. Sie beginnt für die meisten Substanzen erst im Dünndarm. Es ist daher bei peroralen Vergiftungen durch schnelles Eingreifen häufig noch möglich, erhebliche Teile des Giftes vor der Resorption wieder aus dem Organismus zu entfernen.

Sehr gut ist bekanntlich die Resorption vom Dickdarm aus, wobei die resorbierten Substanzen in den großen Kreislauf gelangen, ohne vorher die Leber zu passieren. Da in der Kinderheilkunde von diesem Applikationswege verhältnismäßig viel Gebrauch gemacht wird, sei auf die Möglichkeit medikamentöser Vergiftungen infolge der schnellen Resorption hingewiesen.

Von der Haut aus werden alle lipoidlöslichen Gifte gut resorbiert (z. B. Nitrobenzol aus Wäschestempelfarben). Für andere Gifte ist eine Resorption nur bei beschädigter Epidermis möglich. Bei dem häufigen Vorkommen wunder Hautstellen und Ekzeme im Säuglings- und Kleinkindesalter sind resorptive Vergiftungen mit Substanzen, die sonst nur lokale Wirkungen haben, nicht selten beobachtet worden.

Ausscheidung und Zerstörung des Giftes.

Das wichtigste Ausscheidungsorgan für die meisten Gifte ist die Niere. Damit erklären sich sowohl die häufigen Nierenschädigungen bei Vergiftungen infolge des Durchganges des Giftes durch die Niere, wie auch der Umstand, daß bei schon bestehenden Nierenfunktionsstörungen die Ausscheidung von Giften stark verzögert sein kann. Hierdurch steigt unter Umständen die Konzentration zugeführter Substanzen im Organismus unerwartet hoch an, und es können Giftwirkungen schon bei Dosen eintreten, die normalerweise unschädlich sind. Das gleiche gilt auch für die Leber, soweit es sich um Gifte handelt, die in der Leber zerstört oder durch Kuppelungsprozesse entgiftet werden.

Gasförmige und flüchtige Gifte werden zu einem großen Teil durch die Lunge ausgeschieden. Die Diagnose einer Vergiftung ist in solchen Fällen oft schon durch den Geruch der ausgeatmeten Luft möglich.

Weitere Ausscheidungsorgane sind die Schleimhaut des Magen-Darm-Kanales, die äußere Haut und die Drüsen. Auch mit der Milch werden zahlreiche Gifte ausgeschieden.

Starkenstein führt an: Borsäure, Jod, Brom, Arsen, Quecksilber, Salizylsäure, Chinin, Salvarsan, Antipyrin, Alkohol, Veronal, Morphium, Atropin und Antitoxine, ferner Blei, Wismut, Zink, Antimon. Wahrscheinlich ließe sich diese Reihe noch sehr erheblich vermehren. Daß durch den Übergang von Giften mit der Milch der Mutter auf den Säugling auch tatsächlich Vergiftungen vorkommen, zeigen die Fälle von *Bogert* (Bromdermatose bei einem 6 Monate alten Säugling) und *Podesta* (chronische Arsenvergiftung).

Manche Gifte werden dadurch unwirksam, daß im Organismus die giftigen Substanzen durch Umwandlungsprozesse verschiedener Art in ungiftige überführt werden. Durch Neutralisation können bis zu einem gewissen Grade zugeführte Säuren und Laugen entgiftet werden, einerseits durch den Gehalt der Körpersäfte an Puffersubstanzen, andererseits durch Bindung an Eiweiß, das sowohl mit der Karboxyl- wie mit der Aminogruppe zu reagieren vermag. Leicht oxydierbare Substanzen werden durch Oxydation in unwirksame Verbindungen überführt (z. B. Alkohol, Anilin). Auch Reduktionen kommen vor, spielen aber eine geringere Rolle. Wichtig sind die Kuppelungsreaktionen, die im wesentlichen in der Leber vor sich gehen. Es erfolgt hierbei die Überführung giftiger Substanzen in unschädliche durch Bindung an Glykokoll oder Glykuronsäure (z. B. Benzoesäure, Kampher, Chloral, Avertin) oder an Schwefelsäure (Phenol). Die entgifteten Paarlinge werden mit dem Urin ausgeschieden. Die Schnelligkeit der Entgiftung hängt offenbar in der Hauptsache von der Funktionsfähigkeit der Leber ab, da die klinische Erfahrung zeigt, daß bei Schädigungen der Leber Vergiftungen mit solchen Substanzen, die durch die genannten Kupplungsreaktionen entgiftet werden, besonders schwer verlaufen. Durch Zufuhr von Glykuronsäure scheint andererseits die Entgiftung nicht beschleunigt werden zu können (z. B. bei Avertin, *Riedel*).

Lokal wirkende Gifte.

Zahlreiche Gifte haben neben den Symptomen, die nach Resorption an den selektiv giftempfindlichen Organen oder Zellen entstehen, noch lokale Wirkungen zur Folge. Es handelt sich dabei um Gifte, die entweder durch die angewandte hohe Konzentration (Salze) oder durch ihre allgemeine Eigenschaft, das lebende Protoplasma abzutöten (Desinfektionsmittel), an der Einwirkungsstelle (Haut, Schleimhaut) zu mehr oder weniger schweren Schädigungen führen. Tiefgehende lokale Verätzungen und Nekrosen finden sich z. B. bei peroralen Vergiftungen mit Phenol, Zyankalium oder Sublimat in konzentrierter Form, jedoch wird hier Verlauf und Ausgang doch immer durch den resorbierten Anteil des Giftes bestimmt. Dagegen ist bei Vergiftungen mit konzentrierten Säuren oder Laugen oder lokal wirkenden Gasen (z. B. Phosgen) der Grad der lokalen Schädigung ausschlaggebend.

Giftempfindlichkeit.

Aus der Erfahrung haben sich für die meisten Gifte bestimmte Dosen ergeben, die gerade schädigend wirken (Dosis toxica), und andere, die gerade den Tod herbeiführen (Dosis letalis). Wenn schon bei „normalen“ Individuen diese Dosen einen breiten Spielraum haben und nur für wenige Substanzen einigermaßen scharf und gleichmäßig sind, so gibt es daneben noch Personen, bei denen eine auffallend hohe oder geringe Giftempfindlichkeit vorhanden ist. Über die Ursachen wissen wir nur wenig, wenn wir davon absehen, daß durch Krankheiten (Niere, Leber) und durch vorhergehende Behandlung mit anderen Substanzen die Giftempfindlichkeit stark erhöht werden kann. Auch durch den Ernährungszustand wird die Giftempfindlichkeit beeinflußt, und gerade schlecht ernährte Kinder scheinen besonders giftempfindlich zu sein. Zweifellos bestehen auch Beziehungen zwischen Konstitution und Giftempfindlichkeit, wenn es auch schwer ist, hier zu exakten Vorstellungen zu kommen. Eine ausgesprochene Überempfindlichkeit gegen bestimmte Gifte liegt bei den Zuständen der Idiosynkrasie und Anaphylaxie vor, auf die hier nicht näher eingegangen werden kann.

Demgegenüber gibt es auch angeboren eine erhöhte Resistenz gegen manche Gifte, die gelegentlich das vielfache der für andere Individuen tödlichen Dosis anstandslos ertragen läßt (z. B. bei Kokain). Unter Gewöhnung verstehen wir dagegen einen Zustand erworbener Resistenzsteigerung, bei der höhere Dosen dadurch verträglich werden, daß entweder die Zerstörung des Giftes im Organismus gegenüber dem ungewöhnten Zustand beschleunigt ist (z. B. Morphin, Alkohol), oder aber die Resorptionsfähigkeit herabgesetzt wird (Arsen).

Besondere Verhältnisse entstehen bei gleichzeitiger Einwirkung verschiedener Gifte. Es können sich die Wirkungen einfach addieren oder sich über das Maß der Einzelwirkungen hinaus verstärken (Potenzierung). Andererseits kann sich die Wirkung der Gifte auch mehr oder weniger aufheben (Antagonismus).

Giftempfindlichkeit im Kindesalter.

Im großen und ganzen ist die Giftempfindlichkeit des Kindes von der des Erwachsenen nicht wesentlich verschieden. Nur bei denjenigen Giften, die am Zentralnervensystem angreifen, ist ein deutlicher Unterschied vorhanden. Atemzentrum und wohl auch Vasomotorenzentrum sind beim Kinde und besonders beim Säugling viel empfindlicher als beim Erwachsenen (Eckstein und Rominger). Daher ist auch die Giftempfindlichkeit gegenüber den hier angreifenden Substanzen eine außerordentlich hohe. Es sei nur die geringe Resistenz des Säuglings gegen Morphin und andere Alkaloide des Opiums erwähnt, welche die therapeutische Anwendung der Opiate auch in kleinen Dosen beim Säugling zu einem nicht unbedenklichen Eingriff macht (*Döbeli*). Nach *Cloetta* können beim Säugling schon 0,003 g Morphin oder 1 Tropfen Opiumtinktur lebensbedrohlich sein. Bei größeren Kindern sind die Angaben sehr verschieden. Während *Frank* bei einem 7 jährigen Knaben nach 0,015 g Morphin eine schwere Vergiftung beobachtete, überstand ein 6 jähriges Kind 6 g Laudanonlösung, die ihm versehentlich statt 6 Tropfen per Klysma gegeben waren (*Berardi*). Weitere Angaben über Vergiftungen mit Opiumalkaloiden, neben 2 neuen Fällen von *Wolff*, sind in Tab. 1 zusammengestellt. Die ältere Kasuistik findet sich bei *Rominger*.

Mit Atropin sind an Säuglingen gelegentlich schon bei kleinen Dosen schwere Vergiftungen beobachtet worden. Jedoch ist auch die individuelle Empfindlichkeit der Erwachsenen gegen Atropin sehr verschieden, und eine besondere Atropinempfindlichkeit im Kindesalter ist sicher nicht vorhanden (*Ritte*). Im Gegenteil scheinen sogar Kinder gegen Atropin meist ziemlich unempfindlich zu sein.

Verhältnismäßig resistent (bezogen auf das Körpergewicht) ist das Kind und auch hier wiederum besonders der Säugling gegen Gifte, die am Rückenmark (Strychnin) und am Großhirn angreifen. Schlafmittel, soweit sie die medullären Zentren nicht lähmen, werden vom Säugling zum Teil (Adalin, *Eckstein*) in außerordentlich hohen Dosen vertragen.

Vorkommen von Vergiftungen.

Es ist außerordentlich schwierig, über die Zahl der tatsächlich vorkommenden Vergiftungen und über die Verteilung auf die einzelnen Gifte Aufschluß zu erhalten. Die Statistiken geben nur ein unvollkommenes Bild, da die leichteren Vergiftungsfälle nur zum kleinsten Teil bekannt werden.

In der nachfolgenden Tab. 1 sind alle Vergiftungsfälle bei Kindern zusammengestellt, die in den letzten 10 Jahren in dem Zentralblatt für die gesamte Kinderheilkunde referiert worden sind. Über die wirklich vorgekommenen Vergiftungen sagt diese Zusammenstellung natürlich gar nichts, wie schon aus den eigenartigen Zahlenverhältnissen hervorgeht. Zufällig sind in der Berichtszeit größere Arbeiten über Laugenverätzungen und Bleivergiftungen im Kindesalter erschienen, wobei sich zeigt, daß die Zahl von Vergiftungen ganz bestimmter Art in regionär begrenzten Gebieten (Budapest bzw. Australien) eine außerordentlich große sein kann. Ferner finden sich noch etwas größere Zahlen bei Giften, die in den letzten Jahren ein allgemeineres Interesse gefunden haben (Ol. Chenopodii, Vergiftungen mit Wäschestempelfarben). Im übrigen ist die Zusammenstellung hauptsächlich erfolgt, um Hinweise auf die vorhandene Literatur zu geben. In der letzten Spalte der Tabelle sind Band und Seite des Zentralblatt für die gesamte Kinderheilkunde angegeben, in dem die betreffenden Vergiftungsfälle referiert sind.

Ursachen der Vergiftungen.

Die gewerblichen Vergiftungen, wohl die häufigste Ursache der Vergiftungen bei Erwachsenen, kommen bei Kindern kaum vor. Mir der Einschränkung der Kinderarbeit ist auch die Gelegenheit zu gewerblichen Vergiftungen stark verringert. Selten sind ferner im Kindesalter die absichtlichen Vergiftungen (Selbstmord). Eine größere Rolle spielen medizinale Vergiftungen, die sowohl durch die eingangs schon be-

Tabelle 1. Vergiftungsfälle bei Kindern.
(Zusammengestellt nach den Referaten des Zentralblattes für die gesamte Kinderheilkunde.)

Substanz	Zahl der Fälle	Todesfälle	Literatur (angegeben ist Band und Seite des Referates im Zentralbl. f. d. ges. Kinderheilkunde)
Laugenverätzungen	1672	231	**12**, 143; **21**, 511
Blei	306	59	**10**, 31; **13**, 351; **13**, 526; **14**, 480; **15**, 96; **17**, 287; **19**, 828; **22**, 511
Quecksilber	3	2	**12**, 398; **22**, 835
Wismut	1		**22**, 511
Zink, Kupfer	4	1	**10**, 576; **11**, 112; **13**, 526; **17**, 286
Thallium	1		**23**, 317
Arsen	8		**9**, 463; **12**, 142; **14**, 480
Phosphor	5	4	**18**, 797; **21**, 750; **24**, 623
Bor	3	1	**10**, 506; **22**, 511
Brom	3		**10**, 525; **12**, 142; **15**, 447
Alkohol	1		**23**, 316
Bromoform	2	1	**10**, 576; **19**, 828
Nirvanol	2		**19**, 823; **21**, 576
Aldehyde	2		**21**, 750; **22**, 511; **23**, 317
Oxalsäure	1		**15**, 526
Tetrachlormethan	1	1	**12**, 272
Benzin	1	1	**23**, 317
Benzol	1		**23**, 317
Vaselinöl	1		**10**, 31
Salizylsäure	6	2	**10**, 575; **17**, 46; **20**, 301; **22**, 512
Anilin	21		**11**, 560; **12**, 398; **13**, 128; **20**, 560; **22**, 512; **23**, 317; **24**, 144; **24**, 623
Nitrobenzol	12		**9**, 47; **10**, 32; **11**, 176; **18**, 796; **23**, 317
Azetanilid	1		**11**, 255
Naphthol	4	3	**9**, 544; **10**, 271; **15**, 526; **17**, 287
Tetralin			**20**, 301
Resorzin	2	2	**18**, 796; **19**, 171
Kreosot	1	1	**12**, 543
Phenolphthalein	2		**14**, 144; **18**, 286
Schwefelkohlenstoff	1		**20**, 300
Mitigal	1		**20**, 560
Pilzvergiftungen		8	**10**, 112; **11**, 176; **17**, 46; **20**, 301; **24**, 144
Kampher	3	2	**10**, 506; **17**, 47; **18**, 408; **23**, 151
Digitalis	1		**10**, 352
Rizinussamen	2		**9**, 742
Ol. Chenopodii	21	15	**10**, 271; **18**, 111; **18**, 797; **21**, 750; **23**, 655
Wasserschierling	2	2	**10**, 506
Atropin (Stechapfel, Belladonna)	18		**11**, 111; **13**, 351; **15**, 96; **16**, 447; **17**, 46; **17**, 286; **19**, 827; **24**, 144
Strychnin	18	4	**15**, 320; **16**, 446; **19**, 827
Opiumalkaloide	13	1	**13**, 192; **15**, 320; **17**, 286; **18**, 22; **18**, 295; **22**, 511; **22**, 590; **24**, 470; **24**, 622
Kohlenoxyd	4	1	**13**, 304; **13**, 526; **19**, 94
Blausäure	4	3	**9**, 367; **23**, 316
Schwefelwasserstoff	1		**19**, 828

sprochenen Besonderheiten in der Reaktion des kindlichen Organismus auf bestimmte Gifte wie auch durch die verhältnismäßig häufigen Überdosierungen bedingt werden. Denn während der Erwachsene durch die Maximaldosen der Pharmakopoe vor versehentlichen Überdosierungen weitgehend geschützt ist, versagt dieser Schutz um so mehr, je jünger das Kind ist, besonders wenn auf dem Rezept nicht „Kind" und Alter angegeben sind[1]).

Die meisten Vergiftungen im Kindesalter kommen durch Verschlucken giftiger Substanzen im Haushalt zustande, wobei Naschsucht und Unerfahrenheit des Kindes zwar die unmittelbare Ursache sind, die ganze Verantwortung aber fast immer den Eltern und Pflegern des Kindes wegen des oft unglaublichen Leichtsinnes bei der Aufbewahrung von Giften im Haushalt zufällt. Gerade hierbei ereignen sich die schwersten Vergiftungsfälle mit tötlichem Ausgang, während die Vergiftungen durch frei wachsende Giftpflanzen, bes. Tollkirschen, zwar einen für den Laien äußerst eindrucksvollen Verlauf nehmen, aber bei der verhältnismäßig geringen Empfindlichkeit des Kindes gegen Atropin doch meist günstig ausgehen.

Diagnose der Vergiftungen.

Die Grundlage einer zweckmäßigen Therapie ist die Erkennung der Vergiftung. Die Schwierigkeiten hierbei können außerordentlich groß sein, da nur die wenigsten Vergiftungen ein klares und unzweideutiges Krankheitsbild hervorrufen. So sind die typischen Krämpfe der Strychninvergiftung oder die weiten Pupillen zusammen mit der Erregung nach Atropinvergiftung nicht leicht zu übersehen. Dabei liegen im Kindesalter die Verhältnisse noch recht günstig, weil die akuten Vergiftungen relativ häufiger sind als die immer schwer erkennbaren chronischen Vergiftungen, und weil die gewerblichen Vergiftungen wegfallen. Gerade bei diesen ist aber die Diagnose besonders schwierig, und *Zangger* rechnet damit, daß in weit mehr als 80% der vorkommenden Fälle die Vergiftung überhaupt nicht oder doch nicht frühzeitig genug erkannt wird.

Leider weisen auch bei den akuten Vergiftungen nur ausnahmsweise die Symptome so eindeutig auf die Vergiftungsursache hin wie bei den oben angeführten Beispielen. Schwieriger wird schon die Diagnose, wenn zentralnervöse Lähmungserscheinungen vorhanden sind. Denn die Lähmung der medullären Zentren (Atemzentrum, Vasomotorenzentrum) tritt nicht nur primär und gerade im Kindesalter besonders deutlich bei den narkotischen Giften und beim Morphin auf, sondern sekundär im weiteren Verlaufe zahlreicher Vergiftungen mit Substanzen, bei denen im Anfangsstadium ganz andere Symptome vorhanden sind. Bei manchen Giften (z. B. Arsen) schwankt überhaupt das klinische Bild so sehr, daß die Erkennung des Giftes allein aus dem klinischen Befund zeitweise unmöglich sein kann.

Um so wichtiger ist in unklaren Fällen die Anamnese. Bei den meist peroralen Vergiftungen der Kinder läßt sich häufig die Ursache der Vergiftung aus der Aufschrift oder einem zurückgebliebenen Rest z. B. der Flasche, aus der das Kind getrunken hat, oder aus dem ausgeheberten oder erbrochenen Mageninhalt erkennen.

[1]) Eine Übersicht der wichtigsten in Frage kommenden Dosen für Kinder findet sich in dem Kapitel „Pharmakotherapie im Kindesalter" in Bd. 1 dieses Handbuches.

Die wichtigsten Vergiftungssymptome.

Der Verdacht auf akute Vergiftungen wird immer dann entstehen, wenn ein vorher ganz gesundes Individuum plötzlich schwer erkrankt und die klinische Untersuchung Organerkrankungen unwahrscheinlich macht. Differentialdiagnostisch sind z. B. Urämie und Koma diabeticum auszuschließen. Im Säuglingsalter kann besonders die Abgrenzung von schweren akuten Ernährungsstörungen (Intoxikationen) Schwierigkeiten machen.

Es seien kurz einige der wichtigsten Symptome erwähnt, welche Hinweise auf die Art des Giftes geben können. Als Beispiele sollen nur die für das Kindesalter wesentlichsten Gifte angeführt werden. Einen ausführlichen Symptomenindex enthält u. a. das Lehrbuch der Toxikologie von *Starkenstein*, *Rost* und *Pohl*.

Verätzungen der Mundwinkel treten bei Säure- und Laugenvergiftungen sowie bei manchen Schwermetallen (Sublimat) auf. Erbrechen und plötzlich einsetzende heftige Durchfälle sind beim Kinde diagnostisch weniger verwertbar als beim Erwachsenen. Von den Erscheinungen zentraler Lähmung war bereits die Rede. Erregungs- und Verwirrungszustände können durch Atropin, Kohlenoxyd, Nitroglyzerin hervorgerufen werden. Krämpfe treten im Kindesalter an sich leichter auf als beim Erwachsenen. Während Strychnin und Tetanustoxin Streckkrämpfe hervorrufen, sehen wir tonisch-klonische Krämpfe nach Vergiftungen mit Wasserschierling, Goldregen (Cytisin), Santonin, Kokain, Atropin, gelegentlich auch nach Kampher, Koffein und anderen Xanthinderivaten und Cardiazol. Gerade bei Kindern sind auch Pilzvergiftungen häufig von Krämpfen begleitet. Mydriasis weist auf Atropin hin und findet sich auch nicht selten bei Fliegenpilzvergiftungen, während Miosis durch Morphin hervorgerufen wird. Farbensehen (Gelbsehen) ist charakteristisch für Santoninvergiftung. Amaurosen kommen nach Vergiftungen mit Extractum filicis vor. Ein auffallend langsamer und dabei harter Puls deutet auf Digitalis, während bei Atropin der Puls außerordentlich beschleunigt ist. Zu Anurie kommt es in schweren Fällen von Vergiftungen mit Kleesalz (Oxalsäure), Kalium chloratum und Quecksilber. In manchen Fällen geben der Geruch der Ausatmungsluft oder die Farbe des Urins Hinweise auf das Gift.

Bei manchen peroralen Vergiftungen steht der hochgradige Schmerz so im Vordergrund (z. B. Quecksilber, Säure- und Laugenverätzungen), daß er alle anderen Vergiftungssymptome überdeckt und reflektorisch zu lebensbedrohlichen Zuständen (Schock) führt.

Nachweis von Giften.

Die zahlreichen Methoden, die zum Nachweis von Giften im Blute und in den Ausscheidungen des Körpers zur Verfügung stehen und oft die Diagnose zu sichern vermögen, können nur angedeutet werden. So ist im Blute Methämoglobin (Anilin, aromatische Nitrokörper) spektroskopisch leicht auffindbar, während Kohlenoxyd, besonders bei nicht sehr hohem CO-Gehalt des Blutes, schwieriger nachzuweisen ist.

Für den chemischen oder biologischen Nachweis von Giften kommen außerdem in erster Linie der Mageninhalt und der Urin in Betracht. Jedoch wird der Nachweis im allgemeinen nur möglich sein, wenn ausreichende Mengen von Untersuchungsmaterial zur Verfügung stehen. Es muß deshalb der gesamte vorhandene Urin — am besten in 24stündigen Portionen — zur Untersuchung eingeschickt werden und nicht, wie es häufig geschieht, nur ein Reagensglas. Das gleiche gilt natürlich auch für den Magen-Darminhalt und anderes toxikologisches Untersuchungsmaterial.

Kausale Therapie der Vergiftungen.

Eine rationelle Therapie ist, wie schon betont wurde, an die Stellung der richtigen Diagnose gebunden. Nur dann wird man auch eine kausale Therapie treiben können, soweit dies überhaupt möglich ist.

Entfernung des Giftes aus dem Magen.

Das wichtigste ist bei peroralen Vergiftungen zunächst die Entfernung des noch nicht resorbierten Giftes aus dem Magen, am besten durch eine Magenspülung. Bei Säure- und Laugenverätzungen, die nicht unmittelbar nach der Aufnahme des Giftes zur Behandlung kommen, muß die Magenspülung sehr vorsichtig ausgeführt werden, da bei der starken Schädigung der Gewebe Zerreißungen der Wand von Speiseröhre und Magen eintreten können. Es empfiehlt sich immer mit großen Mengen Flüssigkeit zu spülen, da nur bei mehrfach wiederholter Spülung eine völlige Entfernung des im Magen befindlichen Giftes gesichert ist. In geeigneten Fällen wird man der Spülflüssigkeit (lauwarmes Wasser) zweckmäßig entgiftende Substanzen zusetzen, z. B. etwa 10—15 g Tierkohle pro Liter, ganz verdünnte Essig- oder Zitronensäure bei Laugenvergiftung, Magnesia usta bei Säurevergiftung.

Aus äußeren Gründen wird man sich gelegentlich auf die Entleerung des Magens durch Erbrechen beschränken müssen. Es sei auf die mechanische Reizung der Rachenschleimhaut und das Trinkenlassen größerer Mengen warmen Wassers hingewiesen. Auch neben der Magenspülung ist das Erbrechen zur Entfernung größerer Partikel aus dem Magen oft von Vorteil. Von den eigentlichen Brechmitteln ist das beste und am schnellsten wirksame das Apomorphin, das jedoch wie alle anderen Brechmittel bei Lähmung des Brechzentrums bei schweren Vergiftungen mit Narkotizis und im Koma versagt. Apomorphin wird subkutan gegeben, und die Wirkung tritt nach wenigen Minuten ein. (0,001 g bei Kindern bis zu 2 Jahren, 0,002 g bis 0,005 g bei älteren Kindern, 0,01 g bei Erwachsenen.)

Wenn das Gift bereits in den Darm gelangt ist, kommen zur schnellen Entfernung des noch nicht resorbierten Anteiles Abführmittel in Frage. Die Anwendung von Rizinusöl (kinderlöffelweise halbstündlich bis zur Wirkung) ist bei fettlöslichen Giften (Phosphor) verboten. Dagegen wird nach *Miyasaki* die Resorption von Extr. filicis durch Rizinusöl nicht verstärkt.

Adsorptionstherapie.

Von größter Bedeutung ist die Adsorptionstherapie der Vergiftungen. Hierfür sind Substanzen geeignet, die durch die Wirkung ihrer großen Oberflächen Gifte zu binden und damit der Resorption zu entziehen vermögen. Das wichtigste Adsorbens, das in keiner Hausapotheke fehlen dürfte, ist die Tierkohle.

Tierkohle.

Sie hat den Vorteil, daß sie nicht wie die Adsorbentien mit elektropositiver (Eisenhydroxyd) oder elektronegativer Ladung (Bolus) nur eine beschränkte Adsorptionsfähigkeit besitzt, sondern gegenüber allen adsorbierbaren Substanzen wirksam ist. Da die Adsorption weitgehend von Art und Herstellung der Kohle abhängig ist, nehme man nur einwandfreie Präparate (z. B. Carbo medicalis, *Merck* oder *Ingelheim*). Die Tierkohle adsorbiert in gleicher Weise Bakterientoxine, Alkaloide und Metalle; sie sollte bei jeder peroralen Vergiftung angewendet werden, weil sie für die meisten Gifte das beste „Gegengift" darstellt, das uns zur Verfügung steht und weil es Kontraindikationen gegen ihre Anwendung nicht gibt. Man suspendiert etwa 10 g Tierkohle in 100 bis 200 ccm Wasser, dem man außerdem noch ein salinisches Abführmittel zusetzt (z. B. 10 g Glaubersalz oder Bittersalz). Dies ist notwendig, weil die Tierkohle eine ausgesprochene Stopfwirkung hat — vielleicht infolge der gleichzeitigen Adsorption peristaltikerregender Hormone (*Bauer*) —, und die schnelle Entfernung des adsorbierten Giftes aus dem Darme erstrebt werden muß. Gegenüber der Adsorptionstherapie durch Tierkohle spielt praktisch die chemische Fällung von Giften durch geeignete Gegengifte (z. B. Schwermetalle durch Milcheiweiß) nur eine ganz untergeordnete Rolle.

Entgiftung des resorbierten Giftes.

Anders gestaltet sich die Therapie gegenüber dem bereits resorbierten Gifte. Hier versagt die kausale Behandlung in den meisten Fällen. Nur ausnahmsweise ist es möglich, durch Gegengifte das schon im Blute kreisende Gift chemisch in unwirksame Form zu überführen (Kalksalze bei Oxalsäurevergiftung, Guajakol + Berliner Blau bei Nitritvergiftung (*Hesse*), Dioxyazeton + kolloidalem Schwefel bei Blausäurevergiftung (*Forst*), thioessigsaures Strontium bei Quecksilbervergiftung (*Hesse*)). Gelegentlich gelingt es, durch funktionell antagonistisch wirkende Substanzen eine erfolgreiche Gegengifttherapie zu treiben, z. B. Atropin nach Vergiftungen mit Pilzmuskarin.

Symptomatische Therapie.

Nach der Resorption des Giftes bleibt im allgemeinen nur die symptomatische Therapie, die sich zwar nach den klinischen Symptomen richten muß, aber dabei doch die Ursache der Vergiftung nicht außer acht lassen darf. So muß besonders bei der Darreichung von Beruhigungsmitteln bei Schmerzen, Erregungszuständen, heftigem Brechreiz vorsichtig und mit Überlegung vorgegangen werden, da unter Umständen die eigentliche Giftwirkung durch das Narkotikum in unliebsamer Weise verstärkt werden kann. Es sind auch Fälle genug bekannt, bei denen der tödliche Ausgang der Vergiftung nur auf die falsche Arzneitherapie zurückzuführen ist (*Zangger*), z. B. große Morphingaben bei Erregungszuständen infolge nicht erkannter Kohlenoxydvergiftung.

Zur Anregung der Atmung werden neben Hautreizen (Massage mit Bürsten, Senfwickel, Abgußbädern) Einatmung von Sauerstoff-Kohlensäuregemischen (bis 6—8% CO_2), bei beginnender Lähmung des Atemzentrums Kampher (1,0 g stündlich) und Lobelin (3—6 mg subkutan, evtl. mehrmals) verwendet. Im Notfall muß unter Umständen stundenlang künstliche Atmung durchgeführt werden.

Eine besondere Beachtung kommt dem Kreislauf zu, wobei im Kindesalter die Empfindlichkeit des Vasomotorenzentrums eine hohe, die des Herzens verhältnismäßig eine geringe ist. Die zentrale Vasomotorenlähmung (Kollaps) wird bekämpft durch Koffein (als Kaffee oder durch Injektion von Coff. natr. benz. 0,1 g event. mehrmals), Cardiazol, Suprarenin (0,5 ccm subkutan, evtl. in kleiner Dosis intravenös oder in extremis intrakardial) oder Strychnin (subkutan 0,2 mg bei Säuglingen, 0,5 mg bei Kindern von 2—5 Jahren, 1,0 mg bei größeren Kindern), das mit 0,4—1,0 ccm Hypophysin kombiniert werden kann (*Rominger*).

Unter den Symptomen, die eine Behandlung erforderlich machen, kann der Schmerz eine überragende Rolle spielen. Bei manchen Vergiftungen kommt es, wie schon erwähnt wurde, infolge des Schmerzes reflektorisch zu Kollaps. In solchen Fällen ist die Unterdrückung des Schmerzes die Hauptaufgabe, und das geeignete Mittel das Morphin. Hiervon abgesehen sind gerade bei Vergiftungen wegen der lähmenden Wirkung auf das Atemzentrum an Stelle des Morphins und des Opiums zur Schmerzlinderung andere Mittel zu verwenden. Es kommen je nach der Ursache und der Lokalisation in Betracht: Pyramidon, Veramon, Papaverin, Atropin, Lokalanästhetika, Wärmeapplikation in Form von Umschlägen, Bädern, Heizkissen.

Erregungszustände und Krämpfe sind möglichst nur mit hydrotherapeutischen Maßnahmen zu behandeln, da auf das Stadium der zentralen Erregung auch ohne Vorbehandlung mit Narkoticis nur zu häufig die Lähmung folgt. Bei heftigen Krämpfen kann eine leichte Äthernarkose (*W. Heubner*) angezeigt sein. Noch harmloser sind Gasnarkosen (Stickoxydul, Azetylen), wenn eine entsprechende Apparatur zur Verfügung steht. Das sonst gerade bei Kindern gern verwendete Chloralhydrat ist bei Krämpfen infolge von Vergiftungen wegen seiner Herz- und Gefäßwirkung nur mit Vorsicht zu gebrauchen.

Wärmezufuhr.

Bei vielen Vergiftungen, besonders wenn Bewußtlosigkeit oder Koma vorhanden sind, kommt es zu starken Wärmeverlusten und oft erheblichen Untertemperaturen. Es ist daher notwendig, Vergiftete möglichst schnell ins Bett zu bringen und in geeigneter Form (Wärmflaschen, Heizkissen) Wärme zuzuführen.

Beschleunigung der Giftausscheidung.

Die Ausscheidung resorbierter Gifte kann durch Anregung der Diurese gefördert werden. Man lasse deshalb nach Vergiftungen reichlich Flüssigkeit trinken. Wenn die Aufnahme per os bei Verätzungen oder bei Bewußtlosigkeit nicht möglich ist, kommen Tropfklistiere oder subkutane Infusionen von körperwarmen, physiologischen Salzlösungen (Ringerlösung, Normosal) in Frage. Von den Diureticis sind das Koffein und andere Purinkörper den Quecksilberpräparaten (Salyrgan, Novasurol) vorzuziehen. Da auch mit dem Schweiß durch die Haut zahlreiche Gifte ausgeschieden werden können, wird man gerade bei Kindern von Schwitzprozeduren (heiße Bäder, Schwitzpackungen) Gebrauch machen.

Die Ausscheidung von gas- und dampfförmigen Giften, die durch die Lunge abgegeben werden, wird durch Anregung der Atmung beschleunigt. Die zur Verfügung stehenden Mittel wurden bei der symptomatischen Therapie der Vergiftungen bereits besprochen.

Aderlässe wirken bei manchen Vergiftungen überraschend günstig. Es handelt sich dabei wohl nicht nur darum, daß ein doch immer nur verhältnismäßig kleiner Teil des im Blute kreisenden Giftes entfernt wird. Die gute Wirkung ist vielmehr in der Hauptsache durch die allgemeinen Wirkungen des Aderlasses im Sinne einer unspezifischen Resistenzsteigerung und durch das Nachströmen von Flüssigkeit aus den Geweben in die Blutbahn zu erklären. Daß hierbei auch Gifte in die Blutbahn zurückgebracht und dann leichter ausgeschieden werden können, ist nach den Befunden über die Wirkung von Aderlässen z. B. bei Eklampsie sehr wahrscheinlich (*Schloßmann*).

Die Aderlässe sollen nicht zu klein sein. Bei kleineren Kindern wird man wenigstens 80—100 ccm, bei größeren 200 ccm Blut entnehmen. Bei schlechter Füllung der Venen ist im Notfalle die Freilegung der Arteria radialis angezeigt (*Eckstein* und *Noeggerath*). Die entzogene Blutmenge wird durch reichliche Wasserzufuhr per os oder durch subkutane Infusion einer entsprechenden Flüssigkeitsmenge ersetzt.

Bei chronischen Vergiftungen (Schwermetalle) wird die Giftausscheidung durch heiße Bäder und durch Gaben von Jodkalium oder Schwefel befördert. Badekuren (z. B. Aachen) wirken oft günstig.

Einteilung der Vergiftungen.

Bei dem Kliniker am beliebtesten ist die Einteilung der Vergiftungen nach den führenden klinischen Symptomen. Einen Anhalt in dieser Richtung gibt die Anordnung der Vergiftungen, die *Rominger* in der letzten Auflage dieses Handbuches seiner Besprechung zugrunde gelegt hat:

Nervengifte a) mit vorherrschender Erregung: Strychnin, Wasserschierling, Santonin, Ol. Chenopodii, Atropin, Koffein, Kampher, Kreuzottergift.
b) mit vorherrschender Lähmung: Alkohol, Morphin, Opium.

Blutgifte: Kohlenoxyd, Blausäure, Kalium chloricum, Anilin, Azetanilid, aromatische Nitrokörper, Pyrogallol, Chrysarobin, Naphthalin, Vaselinöl, Pilzgifte (Lorchel, Knollenblätterschwamm), Saponine, Schlangengifte (Cobra), Rizin, Krotin, Abrin.

Herzgifte: Digitalis, Muskarin (Fliegenpilz).

Magen-Darmgifte: Arsen, Blei, Quecksilber, Extr. filicis, Santonin, Colchicin, Cytisin (Goldregen), Nikotin, Veratrin, Nahrungsmittelgifte.

Nierengifte: Sublimat, Kanthariden, Terpentinöl, Perubalsam.

Lebergifte: Phosphor, Alkohol, Knollenblätterschwamm.

Ätzgifte: Säuren, Laugen, lokalreizende Gase und Dämpfe.

Es ergeben sich jedoch schon aus dieser Übersicht die Schwierigkeiten einer solchen Einteilung, da nur bei den wenigsten Vergiftungen die Symptome so eindeutig verwertbar sind wie etwa bei der Atropinvergiftung. Ich habe daher eine andere Einteilung gewählt, die im wesentlichen nach der chemischen Zusammengehörigkeit der Gifte orientiert ist. In den nachstehenden Tabellen sind für die wichtigsten im Kindesalter vorkommenden Vergiftungen Ursachen, Symptome, Therapie und sonstige wesentlichen Angaben in Stichworten zusammengestellt. Die bakteriellen Nahrungsmittelvergiftungen sind an dieser Stelle nicht berücksichtigt. Sie finden sich unter Botulismus, Paratyphus usw. in Bd. II des Handbuches.

Substanz	Vergiftungsgelegenheit	Vergiftungssymptome	Therapie
Mineralsäuren.	Schwefelsäure, Salpetersäure, Salzsäure, in Konzentrationen von etwa 2% an. Häufig unvorsichtige und ungeeignete Aufbewahrung (Bierflaschen) im Haushalt (Putzmittel) und in gewerblichen Kleinbetrieben. Verwechslungen.	Je nach der Konzentration mehr oder weniger tiefgehende Verätzung der Mundwinkel, des Rachens, der Mundhöhle, der Speiseröhre und des Magens. Brennende Schmerzen, Würgen, Erbrechen blutiger bzw. schwärzlicher (kaffesatzartiger) Massen. Manchmal Atemnot durch Glottisödem. Häufig Schockwirkung. Nach Resorption Erscheinungen von seiten des Zentralnervensystems: Krämpfe, starke Pupillenerweiterung, Tod im Koma. Gefahr der Magenperforation und der Peritonitis. Spätfolgen: Narben und Strikturen besonders der Speiseröhre. Schorf bei Schwefelsäure erst hell, dann schwarz, bei Salpetersäure gelb, bei Salzsäure weiß, membranös.	Neutralisation der Säure am besten durch Magnesia usta. Nur im Notfall Kreide, Mauerkalk, Soda, Eiweiß, Milch. Karbonate möglichst vermeiden wegen der Kohlensäureentwicklung, die gelegentlich zu Perforationen durch Dehnung der geschädigten Magenwand geführt hat. Vorsicht bei Magenspülungen. Immer reichlich Flüssigkeit. Schmerzstillung bei Verätzung der Mundwinkel und der Mundhöhle durch Lokalanästhetika (Anästhesin). Bei starken Leibschmerzen Morphin.
Organische Säuren.	Besonders durch Essigsäure. Essigessenz enthält 50—80% Essigsäure. (Bei den übrigen organischen Säuren z. B. Oxalsäure stehen die resorptiven Wirkungen im Vordergrund).	Vergiftungen mit konzentrierter Essigsäure verlaufen wie Vergiftungen mit konzentrierten Mineralsäuren. Starke Rötung und Schmerzhaftigkeit der Haut (Mundwinkel). Diagnose durch den Geruch.	Wie bei Vergiftungen mit Mineralsäuren.
Laugen.	Natronlauge, Kalilauge, Ammoniak, gelöschter Kalk, Sodalösung. Durch Verwechslungen wie bei den Mineralsäuren, durch Laugenessenz (15% NaOH und KOH), Laugenstein, Salmiakgeist.	Weiße, weiche Schorfe. Starke Verätzung der Schleimhäute (Ösophagus, Magen). Verlauf bei hochkonzentrierter Natron- oder Kalilauge ähnlich den Mineralsäurevergiftungen. Ausgedehnte Geschwürsbildung mit nachfolgenden hochgradigen Strikturen. Bei Vergiftungen mit dem sehr flüchtigen Ammoniak durch Einatmen der Dämpfe Glottisödem, Bronchitis, Erstickungsanfälle.	Neutralisation durch stark verdünnte Pflanzensäuren (Essigsäure, Zitronensäure). Reichlich Flüssigkeit. Keine Magenspülung wegen Perforationsgefahr.
Lokalreizende Gase und Dämpfe.	Vergiftungen mit den hierher gehörigen Substanzen werden im Kindesalter nur ganz ausnahmsweise vorkommen, sollen aber wegen ihrer Bedeutung für Massenvergiftungen erwähnt werden. In Frage kommen: a) Chlorgas, Schwefeldioxyd, Ammoniak als Gas. b) Phosgen, Dichlordiäthylsulfid (Senfgas), Nitrose Gase.	Die unter a angeführten Substanzen wirken direkt und unmittelbar auf die Schleimhäute, mit der sie in Berührung kommen, ein. Konjunktivitis, reflektorischer Atemstillstand durch Reiz des Trigeminus, Hustenanfälle, Glottisödem, Verätzung der Bronchiolen, Bronchitis, Lungenödem. Die Gifte unter b wirken erst nach Spaltung und mehr oder weniger langer Latenz. Auch hier steht das Lungenödem im Vordergrund. Häufig sekundär Pneumonien.	Die Hauptaufgabe ist die Bekämpfung des Lungenödems. Absolute Ruhe, Unterdrückung des Hustens (Morphin). Aderlaß, als Mittel zur Abdichtung der durchlässig gewordenen Lungengefäße Kalziumchlorid intravenös.

Tabelle 3a. **Anorganische Gifte.**

Substanz	Vergiftungsgelegenheit	Vergiftungssymptome	Therapie
Quecksilber.	Überdosierung mit Kalomel per os. Überdosierung mit Ungt. hydrarg. cinereum. Zu große Quecksilber-Depots bei Injektionen schwerlöslicher Komplexverbindungen. Verwechslungen von Sublimat. Bei zwei einjährigen Kindern Tod nach 0,06 g bzw. 0,07 g Sublimat intragluteal (*Rosenbaum*).	Bei peroraler Vergiftung: heftige Schmerzen, Erbrechen, Durchfälle. Später blutige Durchfälle, Tenesmen. Speichelfluß, Stomatitis mercurialis. Starkes Krankheitsgefühl. Nach einigen Tagen schwerste Nierenschädigung bis zur völligen Anurie. Tod meist infolge der Anurie nach 8—14 Tagen.	Magenspülung mit eiweißhaltiger Flüssigkeit (unlösliches Quecksilber-Albuminat), Milch trinken lassen. Natriumthiosulfat (0,1 g) i. v. oder thioessigsaures Strontium 1,0 per os. Mundpflege bei Stomatitis. Eventuell operative Entfernung noch vorhandener Quecksilberdepots.
Blei.	Akute Vergiftung (selten) durch lösliche Bleisalze, z. B. Bleiazetat (*Lorenz*). Chronische Vergiftung durch bleihaltiges Spielzeug (*Friedberg*), Glasuren an Küchengeräten, Farben, Puder (*Fukushima* und *Matsumato*). Übertragung von der stillenden Mutter auf den Säugling mittels bleiernen Brustwarzenschützers (*Wilcox* u. *Caffey*), bleihaltige Salben.	Bei akuter Vergiftung: Gastroenteritis, Krämpfe, Kollaps, starke lokale Ätzwirkung. Chronische Vergiftung: Verdauungsstörungen, Erbrechen, aber bei Kindern sehr selten typische Bleikoliken. Auch sonst vielfach atypischer Verlauf. Lähmungen weniger des Radialis wie beim Erwachsenen, dagegen mehr der Muskulatur der unteren Extremitäten. Anämie, getüpfelte Erythrozyten. Bleisaum bei Kindern selten. Encephalopathia saturnina. Epileptiforme Krämpfe bei Kindern sehr häufig. Nierenschädigung, Schrumpfniere.	Bei akuter Vergiftung: Magenspülung. Abführmittel. Bei chronischer Vergiftung: Vermeidung weiterer Bleiaufnahme, Jodkali über längere Zeit, heiße Bäder. Badekuren (Aachen) Bei Koliken Atropin.
Thallium.	Enthaarungsmittel (*Buschke, Peiser* und *Klopstock, Fuld*).	Haarausfall, Parästhesien, Nierenreizung, Erbrechen, Fieber (*Merkel*).	
Arsen.	Akute Vergiftung durch leichtsinniges Aufbewahren arseniger Säure (Rattengift) im Haushalt. Überdosierung von Liqu. Kalii arsenicosi. Chronische Vergiftung durch arsenhaltige Farben (Scheelesches Grün, Schweinfurter Grün), Kosmetika, Mittel zur Bekämpfung von Pflanzenschädlingen. Arsen geht u. U. mit der Muttermilch auf den Säugling über. Medizinal bei Arsenkuren.	Bei akuter Vergiftung: Lähmung der Kapillaren, besonders des Darmes. Choleraähnliche Brechdurchfälle. Anämie des Gehirns, Schwindel, Bewußtlosigkeit, Krämpfe, Kollaps. Tod in wenigen Stunden. Bei schneller Resorption können die gastrointestinalen Erscheinungen hinter denen der allgemeinen Lähmung des Zentralnervensystems zurücktreten. Bei chronischen Vergiftungen als Folgen der Kapillarlähmung wenig charakteristische gastrointestinale Erscheinungen, Übelkeit, Brechneigung, Abmagerung. Veränderungen an der Haut,	Bei akuter Vergiftung: Magenspülung mit Tierkohle zur Adsorption des im Magen befindlichen Arsens noch besser als das Antidotum arsenici (frisch gefälltes Eisenoxydhydrat) oder Magnesia usta. Weiter Tierkohle per os, Adrenalin gegen die Kapillarlähmung. Bei chronischen Vergiftungen: Symptomatische Therapie.

		(Ekzeme, Pigmentierungen) und den Schleimhäuten (Katarrhe). Erscheinungen von seiten des Nervensystems (Kopfschmerzen, Parästhesien, Lähmungen, Amblyopie). Marasmus, Degeneration der inneren Organe.	
Phosphor.	Nur gelber Phosphor ist giftig. Phosphorhaltige Rattengifte. Medizinale Vergiftungen (*Bacmeister* und *Rehfeldt*). Verschlucken von Feuerwerkskörpern (*Dwyer* und *Helwig*).	Bei akuten Vergiftungen Erbrechen. Das Erbrochene riecht knoblauchartig und leuchtet im Dunklen. Bei großen Dosen Krämpfe, Koma. Tod an Herzlähmung innerhalb weniger Stunden. Bei kleineren Dosen nach vorübergehender Besserung nach 2—3 Tagen Ikterus, Eiweiß und Gallenfarbstoffe im Urin, Leberschwellung, Erbrechen, blutige Durchfälle, gelegentlich Krämpfe, Tod unter zunehmender Herzschwäche. Im Verlauf der Vergiftung Störungen des Fett- und Eiweißstoffwechsels.	Magenspülung unter Zusatz von Kalium permanganicum 1:1000. Kupfersulfat als Brechmittel (0,1—0,2 g mehrmals bis zur Wirkung), das Phosphor zu oxydieren und in unlösliche und ungiftige Phosphor-Kupferverbindungen zu überführen vermag. Fette und fetthaltige Speisen, die Phosphor lösen, vermeiden (Rizinusöl, Milch). Der Nutzen von altem Terpentinöl (0,5—1,0 g), das früher viel verwendet wurde, ist fraglich.
Bor.	Borsäurelösung, die getrunken wurde (*McNelly* und *Rust*). Borax (Natriumtetraborat) als Konservierungsmittel für verschiedene Nahrungsmittel.	Lokale Reizerscheinungen im Magen-Darmkanal. Nierenreizung.	
Bromide.	Bromsalze durch Verwechslungen (z. B. beim Backen, *Gralka*). Übergang von der stillenden Mutter auf den Säugling (*Bogert, Gralka*).	Herabsetzung der zentralen Erregbarkeit (Bromismus). Schlafsucht. Reizung des Darmes und der Bronchialschleimhaut. Dermatosen.	Weglassen des Broms. Reichlich Kochsalz.
Jodide.	Meist medizinale Vergiftungen, da die individuelle Empfindlichkeit sehr verschieden. Jodzusatz zum Kochsalz.	Jodismus: Husten, Schnupfen, Akne, Störungen im Zentralnervensystem (Schwindel, Lähmungen, Parästhesien). Jodkachexie.	Aussetzen der Jodzufuhr.
Kalium-chlorat.	$KClO_3$. Gurgelwasser (sollte hierzu bei Kindern überhaupt nicht verwendet werden!). Zahnpasten.	Bei großen Dosen zuerst lokale Reizwirkungen im Magen-Darmkanal. Erbrechen, Durchfälle. Nach einigen Stunden die resorptiven Wirkungen. Kaliumchlorat ist ein Blutgift. Hämolyse, Methämoglobinbildung. Blaugrüne Verfärbung, besonders der Lippen. Ikterus. Im Urin Eiweiß und Hämoglobin. Nicht selten Anurie.	Magenspülung, Abführmittel, Anregung der Diurese, Aderlaß.

Tabelle 3b. **Organische Gifte.**

Substanz	Vergiftungsgelegenheit	Vergiftungssymptome.	Therapie
Benzin	Trinken infolge Verwechslungen.	Schwindel, Kopfschmerz, Rausch; bei großen Dosen Bewußtlosigkeit, Krämpfe, Atemlähmung.	Magenspülung, Analeptika.
Benzol	Wie oben. Auch chronische Vergiftungen (Benzol bei Leukämien).	Wie bei Benzinvergiftung. Bei chronischen Vergiftungen Anämien, zuerst Absinken der Zahl der Leukozyten.	
Methylalkohol.	Holzgeist. Unerlaubter Zusatz zu alkoholischen Getränken (besonders in den Vereinigten Staaten). Verwendung in zahlreichen Gewerben als Lösungsmittel usw. Empfindlichkeit individuell sehr verschieden.	Die berauschende Wirkung ist geringer, die toxische höher als beim Äthylalkohol. Oft Erbrechen. Langdauernde Müdigkeit, Kopf- und Gliederschmerzen. Die schwersten Symptome erst nach mehreren Stunden, Leibschmerzen, Krämpfe, Sehstörungen, eventuell Erblindung.	Magenspülung. Symptomatisch.
Äthylalkohol.	Einflößung selbst hochkonzentrierter alkoholischer Getränke bei Kindern ist auch heute noch nichts seltenes. Kinder sind gegenüber akuten Alkoholvergiftungen besonders empfindlich. Noch viel häufiger sind gewohnheitsmäßige kleinere Alkoholgaben an Kinder (Bier, Wein) und selbst an Säuglinge (in Wein getauchter Zucker in Lutschbeuteln).	Nach kurzem Erregungszustand tiefe Bewußtlosigkeit. Weicher Puls. Schnarchende Atmung. Tod an Atemlähmung in den schwersten Fällen. Sonst bei Erholung Kopfschmerzen, Übelkeit. Bei Kindern treten auch Krämpfe auf. Das Erbrochene riecht nach Alkohol. Bei chronischen Vergiftungen auch bei Kindern gelegentlich Leberzirrhosen.	Magenspülung. Koffein. Cardiazol. Künstliche Atmung. Hautreizmittel (Abgußbäder). Nachbehandlung: Eisumschläge auf den Kopf.
Aldehyde	Formaldehyd (40% Lösung = Formalin). Metaldehyd (Polymeres des Azetaldehyds) als Sicherheitsbrennstoff Meta verwendet. Die Tabletten sind gelegentlich von Kindern verschluckt worden (*Wolfer*, *Gautier*, *Miller*).	Formaldehyd: Bei 7jährigem Knaben, der 15—20 ccm getrunken hatte, trat Kollaps ein, Heilung (*March*). Sonst Magen-Darmstörungen, Nierenreizung. Metatabletten: Erbrechen, Krämpfe, Zyanose, Atemlähmung. Enzephalitisähnliche Erscheinungen (*Wolfer*).	Empfohlen wird bei Vergiftungen mit Formaldehyd Liqu. ammoni anisati.
Oxalsäure.	In Pflanzen (Sauerampfer, Rhabarber). Von Salzen besonders das saure Kaliumoxalat im Haushalt als Putzmittel verwendet (Kleesalz). Nicht unangenehmer Geschmack. Verwechslungen.	Im Magen-Darmtraktus starke Ätzwirkung. Schmerzen, Erbrechen. Resorption erfolgt schnell. Verlangsamung des Herzschlages, schlechter Puls, Atemnot, manchmal Krämpfe. Tod u. U. schon nach wenigen Minuten. Bei nicht letalen Dosen Nephritis, Eiweiß, Zylinder, oxalsaurer Kalk im Urin.	Magenspülung, Kalkwasser, Milch, Eiweiß per os. Reichliche Zufuhr von Kalksalzen.
Tetrachlorkohlenstoff.	Lösungsmittel für Fette und Lacke. Medizinal als Anthelmintikum.	Leber- und Nierenschädigung nach peroraler Aufnahme.	Magnesiumsulfat als Abführmittel.
Bromoform.	Medizinal als Keuchhustenmittel.	Schmerzen im Magen, schnell eintretende Nar-	Magenspülung. Sympto-

	vorsichtige Aufbewahrung. Es kommen in Frage: Chloralhydrat, Urethan, Veronal, Luminal und zahlreiche neuere Barbitursäurepräparate, Nirvanol. Ernstere Vergiftungen mit Adalin sind nicht bekannt.	an Atem- und Vasomotorenlähmung. Beim Chloralhydrat wird das Herz stärker angegriffen. Nach Nirvanol auch bei kleineren Dosen Somnolenz, Fieber, Erytheme, Nephritis (*Matzdorff, Pilz*).	zufuhr. Exzitantien.
Phenol.	Karbolsäure als Desinfektionsmittel. Ungeeignete Aufbewahrung (Bierflaschen). Gute Resorption von Verbänden durch die Haut.	Per os genommen: Brennen im Rachen und Magen. Ätzung bei konzentrierten Lösungen. Schwindel, Ohrensausen, Übelkeit, Unruhe, Bewußtlosigkeit, Krämpfe, Absinken der Temperatur. Ausscheidung des Phenols gepaart mit Schwefelsäure mit dem Harn. Nierenreizung, Albuminurie, Hämaturie. Ebenso verlaufen die Vergiftungen mit Kresol, Lysol, Saprol.	Magenspülung, große Dosen Tierkohle. Rizinusöl, da das Öl die Resorption des Phenols verlangsamt. Zuckerkalk. Schutz vor Wärmeverlust.
Mehrwertige Phenole.	Pyrogallol (Trioxybenzol). Nach Resorption von der Haut aus Salben; ebenso Resorzin (Dioxybenzol).	Nach Resorption Erbrechen, Zuckungen, Zyanose, Methämoglobinbildung, Nephritis. Auch Todesfälle (*Hänelt*).	Symptomatisch.
β-Naphtol.	Salbe bei Skabies (*Kluge, Rohrböck, Berencsy*).	Erscheinung der Phenolvergiftung mit besonderer Beteilung der Niere. Nicht selten Tod an hämorrhagischer Nephritis.	Symptomatisch.
Salizylsäure.	Resorption aus Salben, Pinselungen von der Haut aus (*Zumbroich, Kolbe, Meyer*). Peroral.	Ohrensausen, Unruhe, Schlaflosigkeit, Dyspepsien bei Säuglingen, Nierenschädigungen, Kollaps.	Symptomatisch.
Aromatische Nitrokörper. Nitrobenzol.	Nitrobenzol oder Mirbanöl: In Kopfläuse- und Insektenmitteln. Als „Bittermandelessenz" bei Marzipanbereitung. In Wäschestempelfarben.	Bläuliche Verfärbung des Gesichtes, besonders der Lippen. Schwindel, Kopfschmerzen, Atemnot, Verwirrung, Krämpfe. Methämoglobinbildung. Bewußtlosigkeit, Koma bei schweren Vergiftungen. Später Ikterus, dunkler Urin. Geruch der Ausatmungsluft nach Bittermandelöl.	Entfernung der Vergiftungsursache. Sauerstoff. Koffein. Bei Kollaps Adrenalin, Wärme, Aderlaß.
Anilin. Anilinderivate.	Anilin: Vergiftungen durch anilinhaltige Wäschestempelfarben bei Säuglingen. Durch Schuhfarben, Schuhwichse. Durch Unvorsichtigkeit, Neugier (Verg. im Chemieunterricht, *Inkster*). Resorption durch intakte Haut. Schlecht ernährte Kinder sind besonders anilinempfindlich. Von den Derivaten kommen Vergiftungen besonders durch Antifebrin in Betracht. Zyanose ist auch nach Pellidol (*Ochsenius*) beobachtet worden.	Im wesentlichen wie bei Nitrobenzolvergiftung. Starke Methämoglobinbildung.	Wie bei Nitrobenzolvergiftung.

Tabelle 3c. **Alkaloide.**

Substanz	Vergiftungsgelegenheit	Vergiftungssymptome	Therapie
Opium-alkaloide.	Häufig medizinale Vergiftungen: Opiumtinktur, Laudanon, Morphin, Narkotin, Papaverin (*Fridrichsen, Ritte*), Heroin usw. Hochgradige Empfindlichkeit des Säuglings. Für Kodein ist die toxische Dosis erheblich größer. Vergiftungen durch Mohnabkochungen als Beruhigungsmittel in Lutschbeuteln, Mohnsirup (*Hulst*), durch Unkenntnis der Giftigkeit (Morphinhaltiges Suppositorium bei einem Säugling [*Fleischer*]).	Müdigkeit, bald tiefe Benommenheit. Koma. Pupillen eng. Atmung oberflächlich, unregelmäßig, später aussetzend. Zyanose. Tod an Atemlähmung. Herz das Ultimum moriens. Gelegentlich Krämpfe. Bei nicht tötlichen Dosen langdauernder, tiefer Schlaf. Später Kopfschmerzen, Erbrechen, Obstipation, Harnverhaltung. Hauterscheinungen verschiedenster Art. Bei Kodeinvergiftungen kommt es zu mehr oder weniger ausgesprochener Unruhe. Später tritt Schlafneigung auf. Zentrale Lähmung nur nach sehr großen Dosen (*Wagemann*),	Wiederholte Magenspülung mit Tierkohle oder Kalium permanganicum (0,5: 1000,0), auch wenn die Vergiftung nicht per os erfolgt ist oder schon längere Zeit zurückliegt (Morphinausscheidung in den Magen!). Im übrigen symptomatische Therapie, die in erster Linie der Anregung und Erhaltung der Atmung zu gelten hat. Hautreize, Strychnin, Cardiazol, Koffein, Lobelin. Im Notfall künstliche Atmung, die ausgeführt werden muß, solange das Herz noch schlägt (u. U. stundenlang). Der Wert des Atropins ist umstritten (*Joel, Schübel* und *Gehlen*); jedenfalls muß es in hohen Dosen gegeben werden. Neuerdings ist Oxantin als Atmungsstimulans empfohlen worden (*Ruickoldt*).
Kokain.	Im Kindesalter kommen nur die medizinalen Vergiftungen mit Kokain in Betracht. Von den Ersatzmitteln sind Novokain, Tropakokain, Stovain, Alypin, Tutokain zu nennen, die ebenfalls zu — meist leichteren — Vergiftungen Anlaß geben können.	Bei leichteren Vergiftungen Blässe, Schwindel. Bei höheren Dosen Erregung, Halluzinationen, Pupillenerweiterung. Daneben zentrale Lähmungserscheinungen (Dyspnoe). Schließlich Kollaps und Atemlähmung. Bei schneller Resorption großer Dosen Kollaps ohne wesentliche Prodromalerscheinungen.	Symptomatische Analeptika. Anregung der Diurese. Kein Morphin bei Erregungszuständen.
Atropin.	Medizinale Vergiftungen durch Überdosierung und durch besondere Empfindlichkeit einzelner Individuen (*Fridrichsen, Ritte*). Verwechslungen (*Heller*). Häufiger im Kindesalter Vergiftungen durch Genuß von Tollkirschen, Stechapfel und schwarzem Bilsenkraut, die neben Atropin noch Hyoszyamin und zum Teil Skopolamin (l. Hyoszin) enthalten. Tötliche Vergiftungen etwa von	Nach dem Genuß der genannten Solanaceen infolge begleitender lokalreizender Stoffe heftiges Erbrechen. Atropinvergiftung: Schwindelgefühl, Pulsbeschleunigung, Rötung des Gesichtes, Trockenheit im Halse, Schluckbeschwerden, trockene, heiße Haut. Pupillen maximal erweitert und reaktionslos, zunehmende Erregung, motorische Unruhe und Delirien (meist	Magenspülung, wobei die Sonde gut gleitend gemacht sein muß. Tierkohle. Erbrechen ist zur Entfernung größerer Tollkirschenreste erwünscht. Bei starker Erregung Morphin (hier auch bei Kindern) oder Chloralhydrat. Bei Koma Exzitantien.

	fünf Tollkirschen an. Gelegentlich Massenvergiftungen (*Kanngiesser*).	heiterer Art). In den schwersten Fällen Sopor, Krämpfe, Kollaps.	
Skopolamin.	S. unter Atropin.	Giftiger als Atropin. Pulsbeschleunigung und zentrale Erregung gering oder fehlend. Tiefe Somnolenz, depressive Wirkung auf das Atemzentrum.	Im wesentlichen wie bei Atropin, aber kein Morphin, dafür Anregung des Atemzentrums.
Nikotin.	Tabakgenuß. Verwendung von wäßrigen Tabakauszügen zu Umschlägen oder als Klysma (gegen Obstipation, Wurmabtreibung).	Übelkeit, Durchfälle, Erbrechen, Schwindel, Blässe, kalter Schweiß, schneller Puls, enge Pupillen. Bei schweren Vergiftungen Krämpfe, Kollaps, Atemlähmung.	Bei peroraler Vergiftung Magenspülung mit Tierkohle. Eventuell Atropin. Im übrigen symptomatisch.
Strychnin.	Im Samen (Krähenaugen, Brechnüsse) der Nux vomica. Vergiftungen durch unvorsichtig aufbewahrtes strychninhaltiges Rattengift, Strychninpillen usw. (*Willführ*, *Murray*), nicht genügend deklariertes Strychnin in Spezialitäten (*Hoppe*, *Tomasson*).	Steifigkeit der Glieder, Trismus, dann plötzlich einsetzender heftigster tetanischer Krampf. Weitere Krampfanfälle folgen durch akustische, optische oder sensible Reize ausgelöst. Bewußtsein erhalten. Tod meist nach wenigen Anfällen durch Erstickung im Anfall oder infolge der Erschöpfung. Bei leichteren Vergiftungen nur erhöhte Reflexerregbarkeit.	Keine Magenspülung ohne Narkose, da sonst Anfälle ausgelöst werden können. Tierkohle per os. Bei ausgebrochenen Krämpfen sofort Narkose, bis das gleichzeitig per Klysma gegebene Chloralhydrat wirkt. Wenn nötig künstliche Atmung. Später Anregung der Diurese.
Coniin.	Verwechslungen des gefleckten Schierling mit Petersilie.	Speichelfluß, Pupillenerweiterung. Aufsteigende motorische Lähmung. Tod durch Atemlähmung, da auch das Atemzentrum angegriffen wird.	Magenspülung. Symptomatisch.
Cytisin.	Alle Teile des Goldregens enthalten Cytisin. Vergiftungen durch Kauen von Blüten usw.	Übelkeit, Erbrechen, Leibschmerzen, Durchfälle; bei größeren Dosen kalter Schweiß, Zuckungen, Krämpfe, Delirien, Kollaps.	Magenspülung, Tierkohle, Exzitantien und künstliche Atmung bei schweren Vergiftungen.
Colchizin.	In allen Teilen der Herbstzeitlose. Übergang in die Milch von Ziegen wird behauptet.	Die ersten Symptome treten erst nach mehreren Stunden auf: Erbrechen, Koliken, Brennen im Munde. Bei schweren Vergiftungen choleraähnliche Durchfälle, Muskelschwäche, Kollaps.	Darmspülungen mit Tannin oder Tierkohle. Tannin per os. Reichlich Flüssigkeit (Milch, Mucilaginosa), subkutane Infusion von physiologischen Salzlösungen.
Veratrin.	Im Läusesamen (Semen Sabadillae), Sabadillessig als Mittel gegen Kopfläuse.	Stark lokalreizend. Peroral Gastroenteritis. Bei schweren Vergiftungen eigenartige Wirkung auf die Muskulatur, zentrale Lähmung. Von der Nase aus Niesanfälle.	Magenspülung bzw. Entfernung des Veratrins von der Haut. Bei Niesanfällen Anästhesierung mit Kokain. Im übrigen symptomatisch.

Tabelle 3d. **Andere pflanzliche Gifte.**

Substanz	Vergiftungsgelegenheit	Vergiftungssymptome	Therapie
Cicutotoxin.	In allen Teilen des Wasserschierlings. Vergiftungen durch versehentlichen Genuß des Wurzelstockes, der mit der Selleriewurzel Ähnlichkeit hat.	Erbrechen, Benommenheit, schwerste Krämpfe, Tod durch Atemlähmung.	Magenspülung, Tierkohle. Zur Unterdrükkung der Krämpfe Allgemeinnarkose wie bei Strychninvergiftung.
Koffein.	Starker Kaffee oder Tee. Selten medizinale Überdosierung mit Koffein oder anderen Purinderivaten (Theobromin, Theophyllin).	Unruhe. Schlaflosigkeit, Herzklopfen, bei hohen Dosen Delirien.	Magenspülung, Chloralhydrat, eventuell Morphin.
Kampher.	Gelegentlich durch zu große Dosen von Kampheröl. Durch Verwechslungen (*Clarc*) von Rizinusöl mit Kampheröl.	Bei peroraler Vergiftung: Magenschmerzen. Erregung, Halluzinationen, epileptiforme Krämpfe.	Wie bei Koffein.
Terpentinöl.	Einatmung von Dämpfen. Perorale Vergiftungen.	Wirkt stark lokalreizend. Schwindel, Kopfschmerzen, Brechdurchfälle, Bewußtlosigkeit, zentrale Lähmung. Nephritis, Hämoglobinurie. Geruch der Ausatmungsluft nach Terpentin, des Urins nach Veilchen.	Magenspülung bei peroraler Vergiftung.
Rizin.	Im Samen von Rizinus communis; ähnlich Kroton Tiglium und Abrin in der Paternostererbse. Vergiftungen durch Verschlucken der Samen.	Stark lokalreizend auf die Schleimhäute, Entzündung, Geschwürsbildung, Gastroenteritis. Nach Resorption Agglutination und Hämolyse.	Symptomatisch.
Digitalis.	Medizinale Vergiftungen. Gelegentlich auch Vergiftungen durch Kauen der Blätter des roten Fingerhutes. Ganz ähnlich die Vergiftungen mit Glykosiden des Strophanthussamens (Strophanthin), des Maiglöckchens (Convallamarin), der Adonis vernalis, des Oleanders, der Meerzwiebel u. a.	Bei peroraler Vergiftung Erbrechen infolge der lokalen Reizwirkung. Nach Resorption Pulsverlangsamung, später Arythmien, kleiner, beschleunigter Puls. Dyspnoe, Zyanose, langsame unregelmäßige Atmung, Schlafsucht, Tod an Herzlähmung.	Magenspülung bei peroraler Vergiftung. Eventuell Aderlaß (*Eckstein*).
Filix mas.	Medizinale Vergiftungen bei Bandwurmkuren. Vermeidung zu hoher Dosen. Wiederholung mißlungener Kuren in zu kurzem Abstand.	Lokale Reizwirkungen: Übelkeit, Leibschmerzen, Erbrechen, Durchfälle. Nach Resorption schneller Verfall, Kollaps, bei Kindern auch Krämpfe. Lähmung des Herzens und des Atemzentrums. Spätfolgen: Ikterus, Sehstörungen, gelegentlich Optikusatrophie.	Magenspülung, salinische Abführmittel. Rizinusöl fördert die Resorption nicht (*Myasaki*), Exzitantien. Dunkles Zimmer.

Santonin.	Vergiftungen durch zu hohe Dosen bei Abtreibung von Askariden, Oxyuren usw.	Bei Kindern Leibschmerzen, Durchfälle. Santonin ist schwer resorbierbar. Resorptive Vergiftungserscheinungen erst nach Stunden, heftige Krämpfe, Sehstörungen (Gelbsehen). Bewußtsein meist erhalten. Todesfälle sind selten	Magenspülung, Abführmittel (Kalomel). Bei Krämpfen Urethan oder Chloralhydrat.
Ol. Chenopodii.	Wurmsamenöl. Bei Überdosierung schwere Vergiftungen mit hoher Mortalität (73% *Preuschoff, Niemeyer, Braun, Biesin, Esser*). Bei kleinen Kindern schon Vergiftungen durch wenige Tropfen an mehreren Tagen.	Übelkeit, Erbrechen, Schwerhörigkeit, Krämpfe, Koma.	Magenspülung. Abführmittel. Exzitantien.
Giftpilze.	Die wichtigsten Giftpilze sind: Knollenblätterschwamm (Amanitatoxin und andere wirksame Substanzen), der leicht mit dem Champignon verwechselt wird, Fliegenpilz (u. a. Pilzatropin, Muskarin) und Lorchel (u. a. Hevellasäure). Beim Kochen gehen die wirksamen Substanzen der Lorchel in die Brühe über, so daß nur diese giftig ist, die Pilze selbst aber ungiftig werden.	Knollenblätterschwamm: Nach 10—12-stündiger Latenzzeit plötzlich Leibschmerzen, heftiges Erbrechen, reiswasserähnliche Durchfälle mit Wasserverarmung des Körpers. Später Kräfteverfall, Bewußtseinsstörungen, Kollaps, Versagen des Herzens. Gelegentlich Krämpfe, besonders bei den schwersten Vergiftungen. Hochgradige Verfettung der Leber, ähnlich wie bei Phosphorvergiftung.	Knollenblätterschwamm: Magenspülung, Tierkohle, Wärmezufuhr, Flüssigkeitszufuhr (Ringerlösung subkutan; auch intravenöse Traubenzuckerinfusionen sind empfohlen worden.) Exzitantien.
		Fliegenpilz: Die Symptome erinnern häufig mehr an Atropinvergiftung als an eine eigentliche Muskarinvergiftung. Sie beginnen 15 bis 60 Minuten nach der Aufnahme der Pilze. Pupillenerweiterung, Erregungs- und Verwirrungszustände, Speichelfluß, Krämpfe, Koma. Daneben auch Vergiftungen, bei denen mehr muskarinartige Wirkungen auftreten: Pupillenverengung, Pulsverlangsamung, kolikartige Schmerzen, keine Erregung.	Fliegenpilz: Magenspülung mit Tierkohle, Hervorrufen von Erbrechen, zur Entfernung größerer Pilzreste aus dem Magen, Rizinusöl. Bei Erregungserscheinungen Chloralhydrat. Wenn die muskarinartigen Wirkungen das Vergiftungsbild beherrschen, kann Atropin gegeben werden.
		Lorchel: Einige Stunden nach dem Genuß Erbrechen, Durchfälle, später Nierenschädigungen, Ikterus und Leberschwellung durch die hämolytische Eigenschaft der Hevellasäure bedingt. Bei schweren Vergiftungen Benommenheit, zentrale Lähmung, manchmal auch Erregungserscheinungen, Krämpfe.	Lorchel: Magenspülung, Abführmittel, im übrigen symptomatisch.

Tabelle 3e. **Gasförmige Gifte.**

Substanz	Vergiftungsgelegenheit	Vergiftungssymptome	Therapie
Kohlenoxyd.	Leuchtgas (5—10% CO), Kohlendunst (0,1—0,5% CO). Reines Kohlenoxyd ist geruchlos! Die riechenden Begleitgase werden z. B. durch Erde leichter absorbiert als Kohlenoxyd. Vergiftungen durch Fehler an Heizeinrichtungen, offene Gashähne, Spielen an Gashähnen und Leitungen, Gasbadeöfen.	Vergiftungssymptome bei einem Kohlenoxydgehalt der Luft über 0,05%. Wesen der Kohlenoxydvergiftung: Affinität des Kohlenoxyds zum Hämoglobin etwa 200mal größer als des Sauerstoffs, daher Bildung von Kohlenoxyd-Hämoglobin (Spektroskopischer Nachweis), das Blut vermag keinen Sauerstoff mehr aufzunehmen, innere Erstickung. Vergiftungssymptome schwankend, von Konzentration des Gases, Dauer der Einatmung und individueller Empfindlichkeit abhängig. Kinder sind manchmal weniger empfindlich (*Müller*). Kopfschmerz, Übelkeit, Brechreiz, Schwindel, plötzlich einsetzende Schwäche (Unfähigkeit das Zimmer zu verlassen oder das Fenster zu öffnen), Bewußtlosigkeit, Tod an Atemlähmung, dabei infolge des kirschroten Kohlenoxyd-Hämoglobins blaurötliche Gesichtsfarbe, gelegentlich apoplektiforme Blutungen im Gehirn. Häufig Krämpfe, Erregung und Verwirrungszustände (rauschähnlich), retrograde Amnesie. Nachwirkungen: Pneumonien, nervöse Störungen aller Art, Psychosen.	Sofort an die frische Luft. Sauerstoffeinatmung, noch besser Sauerstoff-Kohlensäuregemische. Eventuell künstliche Atmung, Lobelin, Adrenalin. Keine Narkotika (besonders kein Morphin) bei den Erregungszuständen. Bei Somnolenz Exzitantien. Gute Überwachung der Vergifteten notwendig.
Blausäure.	Durch gasförmige Blausäure, die als Desinfektionsmittel (Abtötung von Ungeziefer) angewendet wird. Durch Abspaltung von Blausäure im Magen aus Zyaniden (Zyankalium) und von glykosidisch gebundener Blausäure aus bitteren Mandeln (aqua amygdalarum amararum), Kirschlorbeer, Kernen von Kirschen, Pflaumen usw.	Bei hohen Konzentrationen Tod in wenigen Minuten unter Krämpfen und Atemlähmung. Bei geringen Dosen Schwindel, Angstgefühl, Pupillenerweiterung, Dyspnoe, Atem- und Herzstillstand. Dabei rosiges Aussehen.	Bei peroraler Vergiftung Magenspülung mit Wasserstoffsuperoxyd (1—3%) oder Kaliumpermanganikum (1:1000), Natriumthiosulfat intravenös (0,1 g) (*Carran, Beraza* und *Mourigan*) mehrmals. Dioxyazeton und kolloidaler Schwefel (*Forst*) scheinen nach Tierversuchen erfolgversprechend Künstliche Atmung. Sauerstoff.
Schwefelwasserstoff.	Bei Kindern meist nur leichtere Vergiftungen durch Schwefelwässer, bei Schwefelbädern, durch Bildung von Schwefelwasserstoff aus resorbiertem per os zugeführten Schwefel, durch Schwefel-	Übelkeit, Erbrechen, Schwindel, Bewußtseinsstörungen, Krämpfe, Atemlähmung. Steigerung der Empfindlichkeit bei wiederholter Einwirkung. Sulfmethämoglobin bildet sich erst post mortem.	Künstliche Atmung, Sauerstoff, Exzitantien, Aderlaß.

Tabelle 3f. **Tierische Gifte.**

Substanz.	Vergiftungsgelegenheit	Vergiftungssymptome	Therapie
Schlangengifte.	Die wichtigste Giftschlange in Europa ist die Kreuzotter (Vipera berus). Die bei einem Biß entleerte Giftmenge beträgt etwa 0,1 g. Die meisten Todesfälle betreffen Kinder. Daneben kommen noch vor Aspisschlange (Vipera aspis) und in den Mittelmeerländern die Sandviper, welche die gefährlichste der europäischen Schlangen ist.	Kreuzotter: Ödem und Verfärbung der Bißstelle, Lymphangitis. Nach Resorption Übelkeit und Erbrechen, Durchfälle, kleiner, unregelmäßiger Puls, Kollaps, Lähmung des Atemzentrums. Gelegentlich Krämpfe. Bei den viel giftigeren asiatischen und amerikanischen Schlangen (z. B. Klapperschlange, Brillenschlange) sind die zentral und peripher lähmenden, die hämolytischen und zum Teil auch die lokalen Wirkungen des Schlangengiftes sehr viel ausgesprochener.	Aussaugen der Wunde (das Gift ist peroral unwirksam). Abschnüren des Gliedes oberhalb der Bißstelle. Behandlung der Bißstelle mit Oxydationsmitteln (Kaliumpermangenat, Wasserstoffsuperoxyd, Chlorkalklösung). Eventuell Ausschneiden der Bißstelle weit im Gesunden. Gegen die resorptiven Wirkungen Cardiazol, Koffein, Adrenalin. Alkohol ist in großen Dosen nur schädlich.
Canthariden.	Die Spanische Fliege ist ein Käfer. Verwendung der Canthariden in Pflastern als Hautreizmittel.	Cantharidin wirkt stark lokalreizend. Blasenbildung. Peroral Gastroenteritis. Nach Resorption (auch von der Haut aus) Nephritis, Krämpfe, Atemlähmung.	Entfernung des Cantharidins von der Haut bzw. aus dem Magen-Darmkanal.
Bienengift.	Durch Bienenstiche, ähnlich Wespen, Hornissen, Hummeln, tropische Ameisen.	An der Einstichstelle Hyperämie, Ödem, eventuell Nekrose. Allgemeinwirkungen besonders nach mehreren Stichen, Übelkeit, Trismus, Fieber.	Entfernung des Stachels, an dem außen die Giftdrüse hängt. Betupfen mit Salmiakgeist, kühlende Umschläge.

Literatur:

a) Lehrbücher und Übersichten:

Flury und *Zangger*, Lehrbuch der Toxikologie, Berlin 1928. — *Heubner*, in Handbuch der gesamten Therapie von *Guleke*, *Penzoldt* und *Stintzing*, 6. Auflage 1926, Bd. 1. — *Kobert*, Kompendium der praktischen Toxikologie, Stuttgart 1912. — *Lewin*, Gifte und Vergiftungen, Berlin 1929. — *Rominger*, Die wichtigsten Vergiftungen im Kindesalter in *Pfaundler-Schloßmann*, Handbuch der Kinderheilkunde, 3. Aufl. 1925, Bd. 3. — *Starkenstein*, *Rost* und *Pohl*, Toxikologie, Berlin und Wien, 1929. — *Witthaus*, Manual of Toxikology, New York, 1911. — *Zangger*, Irrtümer in der Diagnose und Therapie der Vergiftungen. Leipzig, 1924.

b) Einzelarbeiten (außerdem die Literaturangaben in Tabelle 1).

Basch, Mschr. Kinderheilk. **32**, 239, 1926. — *Bauer*, Arch. f. exper. Path. **134**, 185, 1928. — *Bacmeister* und *Rehfeldt*, Dtsche. med. Wschr. 1929, S. 250. — *Berardi*, Ref. Zbl. Kinderheilk. **22**, 590, 1929. — *v. Berenscy*, Frankf. Z. Path. **30**, 237, 1924. — *Biesin*, Münch. med. Wschr. 1929, S. 661. — *Bogert*, Amer. J. Dis. Childr. **21**, 167, 1921. — *Braun*, Münch. med. Wschr. 1925, S. 810. — *Buschke*, *Peiser* und *Klopstock*, Dtsch. med. Wschr. 1926, S. 1550. — *Carrau*, *Beraza* und *Mourigan*, Ref. Zbl. Kinderheilk. **23**, 316, 1929. — *Clarc*, Brit. med. J. 1924, S. 467. — *Cloetta* in Flury und Zangger, Lehrbuch der Toxikologie. — *Döbeli*, Mschr. Kinderheilk. **9**, 397, 1911; **11**, 439, 1913. — *Dwyer* und *Hellwig*, J. amer. med. Assoc. **84**, 1254, 1925. — *Eckstein*, Arch. Kinderheilk. **68**, 322, 1921. — *Eckstein*, Zschr. Kinderheilk. **45**, 423, 1928. — *Eckstein* und *Rominger*, Arch. Kinderheilk. **70**, 1, 1922. — *Eckstein* und *Nöggerath*, Münch. med.Wschr. 1921, S. 1485. — *Esser*, Klin.Wschr. 1926, S. 511. — *Fleischer*, Dtsch. med. Wschr. 1928, S. 921. — *Forst*, Arch. f. exper. Path. **128**, 1, 1928. — *Frank*, Arch. Kinderheilk. **75**, 129, 1925. — *Fridrichsen*, Ref. Zbl. Kinderheilk. **17**, 286, 1925. — *Friedberg*, Arch. Kinderheilk. **71**, 25, 1922. — *Fukushima* und *Matsumoto*, Ref. Zbl. Kinderheilk. **22**, 511, 1929. — *Fuld*, Münch. med. Wschr. 1928, S. 1124. — *Garcia*, Arch. f. exper. Path. **134**, 142, 1928. — *Gautier*, Bull. Soc. Pédiatr. Paris **26**, 255' 1928. — *Gralka*, Klin. Wschr. 1924, S. 319. — *Hänelt*, Münch. med. Wschr. 1925, S. 386. — *Heller*, J. amer. med. Assoc. **92**, 800, 1929. — *Hesse*, Arch. f. exper. Path. **117**, 266, 1926; **126**, 209, 1927; **144**, 327, 1929. — *Heubner*, Verh. dtsch. pharmak. Ges. 1924, S. 1. — *Hoppe*, Ref. Zbl. Kinderheilk. **15**, 320, 1924. — *Hulst*, Ref. Zbl. Kinderheilk. **22**, 511, 1929. — *Inkster*, Lancet **211**, 752, 1926. — *Joel*, Arch f.exper. Path. **132**, 63, 1928. — *Kalbe*, Frankf. Z. Path. **29**, 446, 1923. — *Kanngiesser*, Samml. v. Vergiftungsfällen, **1**, 125, 1930. — *Kluge*, Zschr. Med.beamte **33**, 225, 1920. — *Lorenz*, Klin. Wschr. 1929, S. 1267. — *March*, Brit. med. J. 1927, S. 687. — *Matzdorff*, Dtsch. med. Wschr. 1926, S. 528. — *McNelly* und *Rust*, zit. nach Starkenstein. — *Merkel*, Samml. v. Vergiftungsfällen **1**, 85, 1930. — *Meyer*, Arch. Kinderheilk. **78**, 269, 1926. — *Miller*, Ref. Zbl. Kinderheilk. **23**, 317, 1929. — *Miyasaki*, Arch. f. exper. Path. **145**, 217, 1929. — *Molitoris*, Dtsch. Z. gerichtl. Med. **7**, 223, 1926. — *Müller*, Münch. med. Wschr. 1925, S. 1337. — *Murray*, Ref. Zbl. Kinderheilk. **19**, 827, 1927. — *Niemeyer*, Dtsch. med. Wschr. 1924, S. 1145. — *Ochsenius*, Mschr. Kinderheilk. **43**, 54, 1929. — *Pilz*, Arch. Kinderheilk. **82**, 210, 1927. — *Podesta*, Ref. Zbl. Kinderheilk. **12**, 142, 1922. — *Preuschoff*, Z. exper. Path. u. Ther. **21**, 425, 1920. — *Riedel*, Arch. f. exper. Path. **148**, 11 1, 1930. — *Ritte*, Jahrb. Kinderheilk. **76**, 88, 1925; **79**, 89, 1926. — *Rohrböck*, Ref. Zbl. Kinderheilk. **15**, 526, 1924. — *Rominger*, Der Schmerz **1**, 272, 1928. — *Rosenbaum*, Fortschr. Med. **39**, 985, 1921. — *Ruickoldt*, Arch. f. exper. Path. **146**, 162, 1929. — *H. Schloßmann*, Mschr. Geburtsh. **69**, 391, 1925. — Ders., Z. exper. Med. **47**, 487, 1925. — *Schübel* und *Gehlen*, Arch. f. exper. Path. **133**, 295, 1928. — *Tomasson*, Ref. Zbl. Kinderheilk. **16**, 446, 1924. — *Trentel*, Münch. med. Wschr. 1927, S. 1253. — *Wagemann*, Arch. Kinderheilk. **75**, 12, 1925. — *Wilcox* und *Caffey*, J. amer. med. Assoc. **86**, 1514, 1926. — *Willführ*, Dtsch. med. Wschr. 1925, S. 827. — *Wolfer*, Schweiz med. Wschr. 1927, S. 1144. — *Wolff*, Dtsche. med. Wschr. 1930, S. 787. — *Zumbroich*, Mschr. Kinderheilk. **15**, 167, 1919.

Die Erkrankungen der Nase und der Nasennebenhöhlen.

Von

FRANZ LUST in Karlsruhe.

Anatomie und Physiologie der kindlichen Nase.

Die Nase als Sinnesorgan.

Als Sinnesorgan spielt die Nase im Kindesalter eine recht untergeordnete Rolle, wenn auch Geruchsempfindungen, selbst bei frühgeborenen Kindern, schon von den ersten Lebensstunden an vorhanden sind (*Kulakowskaja*) und auch Geruchseindrücke zuweilen schon recht frühzeitig haften bleiben und gelegentlich zu recht unliebsamen Reaktionen (z. B. in der ärztlichen Sprechstunde beim Öffnen der Ätherflasche) Veranlassung geben.

Die Nase als erste Station des Atmungsweges.

Ungleich bedeutungsvoller ist die Aufgabe der Nase als erste Station des Atmungsweges. Hier wird die Atemluft zunächst erwärmt und befeuchtet, hier findet eine gewisse Reinigung von Staub und anderen korpuskulären Elementen statt, hier wird dank der bakteriziden Eigenschaften der Schleimhaut ein dauernder Schutzdienst gegen das Eindringen pathogener Keime verrichtet.

Die Dosierung der Luftzufuhr durch die Tätigkeit der Nasenflügel.

Auch für die Dosierung der einzuatmenden Luftmengen erfüllt die Nase eine bedeutungsvolle Aufgabe, sowohl im Sinne einer Abdrosselung als — im Falle von Lufthunger — einer Steigerung der Zufuhr. Dieser regulierenden Funktion dienen die den Aditus narium nach außen abschließenden Nasenflügel. Dank ihres knorpeligen Gerüstes halten sie den Naseneingang offen und verhindern auch bei stärkerer Einatmung ihre Aspiration. Nur bei manchen Neugeborenen mit noch sehr weichem Knorpel kann es zu einer Ansaugung der Nasenflügel bei jedem Atemzug kommen, die so stark werden kann, daß eine genügende Luftatmung unmöglich wird. Auf der anderen Seite können die Nasenflügel im Falle von gesteigertem Luftbedürfnis sich auch heben und so durch die Erweiterung der Naseneingänge einer größeren Luftmenge das Einströmen ermöglichen.

Nasenflügelatmen ein Zeichen von Dyspnoe.

Die namentlich bei jungen Kindern auch gut sichtbaren rhythmischen Bewegungen der Nasenflügel sind ein untrügliches Zeichen von Dyspnoe und daher in der Pathologie des Säuglingsalters ein äußerst wertvolles Hinweissymptom für das Bestehen eines dyspnoischen Zustandes (Kapillarbronchitis, Pneumonie, dekompensiertes Vitium cordis, Pneumothorax u. dgl.).

Der Säugling kann sich der Mundatmung nur ungenügend bedienen.

Diese Regulierungsmöglichkeit ist für den Säugling um so wertvoller, als er sich in viel geringerem Maße, als es das ältere Kind oder der Erwachsene vermag, der Mundatmung zur Kompensation bedienen kann. Dazu ist er schon bei freier Mundpassage nicht in der Lage, weil bei der dauernden Rückenlage die Zunge über den Kehlkopf zurücksinkt und der hintere Teil des Zungenrückens, schräger ansteigend als beim Erwachsenen, eine längere Strecke parallel zur Wirbelsäule verläuft und so die Gefahr des Ansaugens viel größer ist (*Göppert*).

Asphyktische Anfälle bei behinderter Nasenatmung.

Ganz schwierig aber wird für den Säugling die Situation bei behinderter Nasenatmung dann, wenn die Mundpassage, wie z. B. beim Trinkakt, verlegt ist. Verzichtet das Kind, wie in der Regel, nicht von selbst auf die Nahrungsaufnahme, so kann es beim Saugen an der Flasche und noch mehr an der Brust zu Zyanose und zuweilen nicht unbedenklichen asphyktischen Anfällen kommen.

Beim Säugling entspricht die Koryza der Angina des älteren Kindes.

Je jünger das Kind und je ausschließlicher daher die Nase die erste Etappe des Luftweges ist, desto häufiger wird sie auch Sitz von Erkältungs- und Infektionskrankheiten, die in späteren Lebensjahren mehr die Schleimhäute des Rachens und des Nasenrachenraumes bevorzugen. Der Häufigkeit der Angina tonsillaris des Klein- und Schulkindes entspricht im Säuglingsalter die der Koryza, während umgekehrt Tonsillenerkrankungen in diesem Alter an Zahl stark zurücktreten.

Die Anatomie der kindlichen Nase.

Diese Bevorzugung der Nase für Infektionen im jüngeren Kindesalter wird auch durch ihre, dieser Lebensperiode eigentümliche anatomische Gestaltung verständlich:

Der Aditus narium ist stärker nach oben gerichtet als im späteren Alter und zeigt an seinem Übergang in die Nase eine Verengung. Hier setzen sich da-

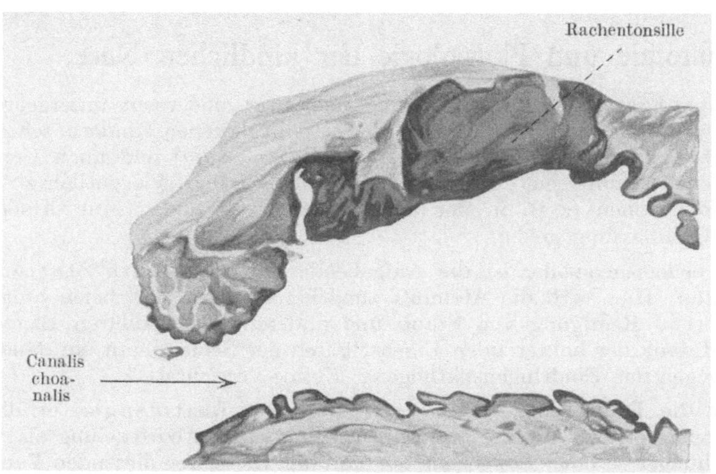

Fig. 130.
Nasenrachenraum des Säuglings.

her bei Schnupfen leicht Krusten fest, die die Atmung erheblich beeinträchtigen können.

Die Choanen sind beim Säugling kleine Kanälchen.

Noch beachtenswerter ist der Nasenausgang: Im Gegensatz zu den Kindern jenseits des Säuglingsalters bilden die den Zugang zum Nasenrachenraum vermittelnden Choanen kleine, kreisrunde Öffnungen bzw. Kanälchen von 1—2 mm Länge, die die Nasenmuscheln völlig vom Nasenrachenraum abtrennen (s. Fig. 130). Bedenkt man noch, daß diese Kanälchen von einer stark schwellbaren Schleimhaut eingesäumt sind, so versteht man, warum es bei Säuglingen so leicht zu einer prächoanalen Sekretstauung kommen kann (s. auch Rhinitis posterior S. 599).

Bei den entzündlichen Erkrankungen der Nase ist in der Regel auch der Nasenrachenraum mitbeteiligt. Daher die Bezeichnung Naso- (bzw. Rhino-) pharyngitis.

Erst im Laufe des ersten Lebensjahres erweitert sich die Choane nach oben und vermittelt so einen allmählichen Übergang in den Nasenrachenraum. Die in seiner Schleimhaut anzutreffende Einlagerung von lymphadenoidem Gewebe weist diesen Teil jedoch sowohl histologisch als funktionell dem *Waldeyer*schen lymphatischen Rachenring zu, so daß es gerechtfertigt erscheint, seine Pathologie gemeinsam mit den übrigen prominenten Stationen dieses Organs zu besprechen (s. S. 55 d. Bandes). Hier mögen nur die Erkrankungen der eigentlichen Nase Platz finden. Soweit es sich um entzündliche Veränderungen handelt, ist diese Trennung allerdings nicht ohne Willkür. Denn selten bleiben diese auf den prächoanalen Teil der Nase beschränkt; in der Regel wird vielmehr auch der Nasenrachenraum mit der Rachentonsille und das lymphatische Gewebe der hinteren Rachenwand, häufig auch das tonsilläre Gewebe des Pharynx miteinbezogen, so daß es wohl gerechtfertigt ist nach *Göppert* stets nur von einer Nasopharyngitis (besser wohl Rhinopharyngitis) zu sprechen.

Anatomisch bedingte Verlegungen des Nasenweges.

Unter diesen stehen die

angeborenen Verengungen, bzw. Verschlüsse der Choane

an erster Stelle. Sie sind bald ein-, bald beiderseitig und werden entweder durch derbe Membranen (Reste der Membrana bucco-nasalis) oder durch Knorpel oder Knochen verursacht. Die Aufmerksamkeit auf diese Mißbildung wird gewöhnlich durch asphyktische Zustände geweckt, die sich beim Saugen an der Brust oder Flasche einstellen, bei vollständigem und beiderseitigem Verschluß aber auch außerhalb des Trinkaktes vorhanden sind, da das Neugeborene nur in ganz unvollkommener Weise sich der Mundatmung zu bedienen vermag. Selbst tödliche Asphyxie bald nach der Geburt wurde mehrmals beobachtet. In anderen Fällen, so bei unvollkommenem Verschluß, findet sich der Säugling aber allmählich mit diesem Zustand ab, so daß diese Kinder oft erst relativ spät dem Arzt zugeführt werden; meist erst auf Grund einer chronischen eitrigen Sekretion, die sich häufig im Gefolge dieser Anomalie einstellt. Es fallen dann außerdem noch die rasselnde Atmung, die Verengung des Naseneingangs (als Folge der bei jeder Inspiration eintretenden Ansaugung der Nasenflügel), oft auch eine Verschmälerung des Gesichtsschädels auf, die diesen Kindern ein eigentümliches, recht charakteristisches Aussehen verleihen.

Symptome der angeborenen Choanalverengung.

Asphyktischer Zustand.

Charakteristische Gesichtsbildung.

Die Diagnose wird durch Einführung einer feinen Sonde oder durch Eingießen von Flüssigkeit leicht gesichert; dadurch sind auch Verwechslungen mit einer angeborenen Vergrößerung der Rachentonsille gut zu vermeiden. Daß die chronisch-eitrige Sekretion und die behinderte Nasenatmung bei etwas älteren Säuglingen auch gelegentlich zu Verwechslungen mit diphtherischem oder luetischem Schnupfen führen kann, sei besonders erwähnt.

Behandlung: Bei einseitigem oder unvollkommenem Verschluß wird man sich in der Regel zunächst abwartend verhalten dürfen, zumal wenn man der erschwerten Atmung durch häufiges Absetzen während des Trinkaktes Rechnung trägt. Auch Einträuflungen einiger Tropfen einer 1‰ igen Adrenalinlösung vor dem Trinken erleichtern ihn durch das Abschwellen der Schleimhaut. Bei doppelseitigem Verschluß wird man möglichst bald versuchen, das Hindernis mittels Sonde zu durchstoßen, was bei membranösen Verschlüssen auch meist gelingt; bei knöchernen wird dagegen eine Resektion mit Hammer und Meißel oder Messer nicht zu umgehen sein. Dazu wird man sich auch entschließen müssen, wenn die konservative Behandlung nicht zum Ziele führt und die Kinder mittlerweile widerstandsfähiger geworden sind.

Auch

Verbiegungen der Nasenscheidewand

können zu behinderter Nasenatmung führen.

Sie entstehen größtenteils auf traumatische Weise, seltener durch unsymmetrische Entwicklung der Knochen der Schädelbasis und des Oberkiefers. Viele, namentlich die auf Grund eines Traumas entstandenen, sind schon äußerlich durch eine Abknickung der Nasenlinie zu erkennen. In anderen Fällen lassen sie sich durch die vordere Naseninspektion leicht nachweisen. Die häufige fälschliche Annahme adenoider Vegetationen als Ursache der behinderten Nasenatmung, die dann oft auch noch zu einem erfolglosen Eingriff führt, sollte unbedingt zu vermeiden sein.

Eine operative Behandlung ist nur bei starker Verlegung der Nasenatmung erforderlich, gelegentlich aber auch aus kosmetischen Gründen wünschenswert. Man warte aber, wenn irgend möglich, damit bis zur Beendigung des Knochenwachstums.

Die entzündlichen Erkrankungen der Nase.

1. Die akute Rhinitis.

Mit einer akuten Rhinitis beginnen zahlreiche Infektionskrankheiten.

Die Nase und der Nasenrachenraum als Einfallstor für zahlreiche pathogene Keime sind darum auch überaus häufig Sitz entzündlicher Veränderungen, so daß die Darstellung der Pathologie dieser Teile, wie *Göppert* mit Recht sagt, die Lehre vom Beginn der meisten Infektionskrankheiten enthält. Erinnert sei nur an den Beginn der Grippe und Influenza, der Masern, epidemischen Meningitis, Poliomyelitis, an die Lues congenita, aber auch an Pyelitis, infektiöse Darmerkrankungen und vieles andere. In der Mehrzahl dieser Fälle tritt die Erkrankung der Nasen- bzw. der Nasenrachenschleimhaut gegenüber den übrigen Krankheitssymptomen aber meist bald in den Hintergrund.

In der Mehrzahl der Fälle ist sie nur ein Symptom einer „Grippe".

In einer anderen, durch ihre Häufigkeit aber sehr gewichtigen Gruppe, beherrscht sie die Szene so vorherrschend, daß das Bild einer selbständigen Infektionskrankheit entsteht. Doch schon bei einer vergleichenden Betrachtung des Krankheitsverlaufes innerhalb einer Familie oder gar innerhalb einer Kinderanstalt kann man sich auch in diesen Fällen leicht davon überzeugen, daß ein und dasselbe Virus sich durchaus nicht immer auf die Schleimhaut der Nase, nicht einmal auf die des lymphatischen Rachenrings und seiner Nachbarorgane (Mittelohr, Nebenhöhlen) beschränkt, sondern — nicht selten sogar mit Überspringen dieser Etappen — sich sofort an tieferen Stationen der Luftwege (Kehlkopf, Bronchien, Lungen) lokalisiert und hier ein dominierendes Krankheitsbild hervorruft.

Die Grippe, die häufigste Infektionskrankheit im jüngeren Kindesalter.

Die Mehrzahl der akuten Rhinitiden geht in dieser, heutzutage banalsten Infektionskrankheit auf, die, obwohl sie keine ätiologisch einheitliche und daher auch keine eigentlich spezifische Krankheit darstellt, in der Regel mit dem Sammelnamen „Grippe" bezeichnet wird. Sie fordert, der Morbidität wie der Mortalität nach, am zahlreichsten ihre Opfer im frühsten Kindesalter; gerade in den letzten Jahren in so hohem Maße, daß sie in der Mortalitätskurve des Säuglingsalters heute den höchsten Gipfel erzeugt. Der früher obligatorische, vom Anstieg der Darmkatarrhe bedingte Sommergipfel hat heute einem von den infektiösen Katarrhen der Luftwege gebildeten Wintergipfel Platz gemacht.

Die rasche Verbreitung in Heimen spricht für die Bedeutung der Infektion.

In allen diesen Fällen verdankt die akute Rhinitis ihr Entstehen ganz vorwiegend einer Infektion, wie man es nirgends besser als in Säuglingsheimen beobachten kann, in denen sich die Erkrankung, oft ausgehend von einem schnupfenkranken Erwachsenen, innerhalb weniger Tage auf sämtliche Insassen eines Säuglingssaales verpflanzen kann.

Als Erreger werden jeweils verschiedene Keime gefunden; keineswegs häufig, vorwiegend nur in Zeiten einer „epidemischen Grippe" (= Influenza): der *Pfeiffer*sche Influenzabazillus, sonst sehr viel häufiger: Pneumokokken, Streptokokken, katarrhalische Mikrokokken, gelegentlich auch Staphylokokken und andere Erreger.

Die Koryza auf diphtherischer oder luetischer Grundlage, sowie die von manchen Autoren angezweifelte, zum mindesten äußerst seltene Gonorrhoe der Nase finden an anderer Stelle ihre Würdigung.

Ungeachtet der überwiegenden Bedeutung der Infektion spielen dispositionelle Momente doch auch in diesen Fällen eine nicht zu vernachlässigende Rolle. Das gilt nicht nur hinsichtlich endogener (konstitutioneller und altersbedingter), sondern auch exogener Einflüsse, wie jahreszeitlicher und klimatischer Faktoren. Das oft schlagartige Einsetzen wahrer Schnupfenendemien bei Eintritt naßkalter Witterung, besonders im Herbst und Frühjahr, bei Tauwetter, Barometerstürzen usw., läßt sich fast jedes Jahr aufs neue beobachten.

Dispositionelle Momente innerer und äußerer Natur.

Auch die Bedeutung der „Erkältung", auf die der Laie den größten Wert legt, konnte nur solange unterschätzt werden, als man über der Freude an der neuentdeckten Wunderwelt der Mikroorganismen den Makroorganismus, den Menschen, vergaß und damit auch seine ihm zur Verfügung stehenden, aber auch leicht versagenden Abwehrkräfte. Im jüngsten Kindesalter, aber auch bei älteren Kindern, namentlich wenn sie durch vorausgegangene wiederholte Schnupfeninfektionen schon sensibilisiert sind, tritt die Beeinträchtigung dieser bakteriziden Fähigkeiten, besonders durch Abkühlungen, sehr häufig in Erscheinung. Bei manchen Kindern genügt ein Bad in nicht genügend geheiztem Raum, ein Ausgang mit Halbstrümpfen bei kühlem Wetter, ja manchmal schon das Schneiden der Haare, um am nächsten Tag einen Schnupfen zur Blüte zu bringen. Anscheinend reagiert die Nasenschleimhaut reflektorisch ganz besonders leicht auf Abkühlungen, selbst solchen entfernter Körpergegenden. So kann man sich tagtäglich davon überzeugen, wie rasch bei manchen Säuglingen schon nach kurzem Entblößtsein ein Niesreflex ausgelöst wird.

Die Rolle der Erkältung sollte nicht unterschätzt werden.

Außer thermischen Reizen bilden gelegentlich auch mechanische und chemische (z. B. Pollenstaub, Jod) die Ursache von Schnupfen. Der „Heuschnupfen" befällt allerdings meist erst das spätere Kindesalter, doch sind Erkrankungen im 4. Lebensjahr wiederholt beobachtet worden (*Feer*).

Mechanische und chemische Ursachen.

Heuschnupfen selten.

Die austrocknende und wegen ihrer Gleichmäßigkeit verweichlichende Luft der Wohnungen mit Zentralheizungen ist für das Kind wirtschaftlich besser gestellter Kreise ein ebenso großer „Milieuschaden" wie es die schlechtgelüftete, staubige und mit Menschen überfüllte Wohnung für das Kind der Armenviertel ist.

Symptome.

a) Bei Säuglingen.

Bei jüngeren Kindern kündigt sich der Schnupfen am häufigsten durch eine Störung des Allgemeinbefindens an (schlechte Laune, mangelhafter Appetit, Unruhe, gestörter Schlaf) und febrile Temperaturen von verschiedener Höhe (von subfebrilen bis zu hoch fieberhaften), ohne daß immer schon von Anfang an lokale Symptome, vielleicht von einem gelegentlichen Niesen abgesehen, auf den Sitz der Störung hinweisen. In der Regel beginnt die Nase erst am zweiten oder dritten Tag ein anfangs wässeriges, später mehr schleimig-eitriges, grüngelbliches Sekret abzusondern, das zu Exkoriationen am Naseneingang Veranlassung geben kann. Bald stellen sich dann die Folgen der behinderten Nasenatmung ein (offener Mund, trockene Lippen- und Gaumenschleimhaut, vermehrtes Durstgefühl), die bei Säuglingen mit ihrer geringen Fähigkeit, sich behelfsweise der Mundatmung zu bedienen, besonders das Trinken sehr erschweren kann. Dies kann in einem Maße der Fall sein, daß die

Anfangs vorwiegend fieberhafte Allgemeinerscheinungen.

Später erst Lokalsymptome.

Gefahr der Austrocknung sehr viel ernster zu bewerten ist als die der eigentlichen Infektion.

Meningeale Symptome.

Zwecks besserer Luftzufuhr wird der Kopf bei stärker behinderter Luftzufuhr nach hinten gebeugt gehalten, so daß das Bild eines Opisthotonus entsteht. Ist dann auch noch, wie nicht selten, vermehrte Spannung der Fontanellen, Kernigsches Phänomen und Überempfindlichkeit bei Berührung vorhanden, oder treten gar Krämpfe auf, so kann die Differentialdiagnose zwischen einem Meningismus bzw. einer Meningitis serosa und einer tuberkulösen oder eitrigen Meningitis anfangs Schwierigkeiten machen. Die Vornahme einer Lumbalpunktion bringt dann nicht nur diagnostischen Aufschluß, sondern beseitigt auch im Falle eines Meningismus meist schlagartig die nervösen Symptome.

Wert einer Lumbalpunktion.

Asphyktische Anfälle.

Nicht selten stellen sich auch Anfälle von Asphyxie, eine Folge der Aspiration des Zungengrundes, oder eine geräuschvolle Tachypnoe von stunden- und tagelanger Dauer ein.

Häufig Magendarmerscheinungen.

Bei wieder anderen Kindern können Magendarmerscheinungen so stark in den Vordergrund treten, daß sie die Aufmerksamkeit vom primären Sitz der Erkrankung ablenken: häufig sind Appetitlosigkeit und Erbrechen, ein- bis zweimal am Tage, in manchen Fällen aber in einer bedrohlichen, zur Inanition und Exsikkation führenden Stärke. Noch häufiger ist das Auftreten vermehrter, dünner und schleimiger Stühle.

Die Mitbeteiligung der Pharynxpartien erleichtert die Diagnose.

Die Diagnose einer akuten Rhinitis begegnet bei „laufender Nase" keinen Schwierigkeiten. In den ersten Tagen jedoch, zuweilen aber auch während der Dauer der Erkrankung, kann die Sekretion nach außen nur gering sein. In der Regel findet man aber dann als Ausdruck einer Mitbeteiligung des Cavum nasopharyngeale eine Rötung an der hinteren Rachenwand, an der meist auch glasiger oder gelb-eitriger Schleim, besonders nach einem Würgreflex, von oben herabfließt, oder auch nur eine Rötung und Schwellung der vorderen Gaumenbögen, während die Tonsillen bei Säuglingen meist unbeteiligt sind. Blutig-schleimiges Sekret spricht für eine diphtherische oder luetische Koryza. Die nasale Tachypnoe macht im Gegensatz zur pulmonalen kein Nasenflügelatmen.

Diptherischer und luetischer Schnupfen.

Technik der Nasenuntersuchung.

Die Untersuchung der Nase bietet beim jungen Kind einige Schwierigkeiten, bedingt durch seine Unruhe, durch die Enge und Unübersichtlichkeit des Nasenwegs und (bei Rhinitis) durch die Überkleidung der Schleimhaut mit Borken und Auflagerungen. Letztere sind zunächst mittels eines, mit Vaseline getränkten Wattebäuschchens vorsichtig zu entfernen. Dann drückt man zur besseren Einsicht den Naseneingang sanft nach oben; durch Abziehen der Nasenflügel mittels einer rechtwinklig abgebogenen Haarnadel läßt sich das Gesichtsfeld noch erweitern. Auf diese Weise kann man sich auch ohne Kokainisierung einen leidlichen Überblick über den vorderen Teil des Septums, die untere und, in geringerem Maße, auch die mittlere Muschel verschaffen.

Komplikationen drohen von seiten des Ohres, der Nebenhöhlen und der tieferen Luftwege.

Komplikationen: Hat schon die bisherige Beschreibung gezeigt, daß der Schnupfen des Säuglings eine sehr viel ernstere Beachtung verdient als der des älteren Kindes, so ist dem noch nachzutragen, daß auch die Gefahr von Komplikationen im frühen Alter eine sehr viel höhere ist. Das gilt sowohl für die Miterkrankung der benachbarten Organe (Otitis media, Sinusitis) als die der tieferen Luftwege (Laryngitis, Bronchitis, Bronchiolitis, Bronchopneumonie). Wohl weil bei Eintritt letzterer die Nasenmuscheln meist schnell abschwellen und die Sekretion der Nase versiegt, hat sich in manchen Gegenden der Volksglauben gebildet, daß es besser sei, wenn bei einem Säugling die Nase stets „laufe".

Selten Meningitis.

Nur bei Säuglingen wurde auch in seltenen Fällen eine Meningitis purulenta als Komplikation beobachtet.

Die Miterkrankung der regionären Drüsen kann zu protrahiertem Fieber führen.

Sehr häufig ist die Miterkrankung einer oder mehrerer Drüsengruppen der ableitenden Lymphbahnen, besonders der zervikalen, aber auch der submaxillaren, seltener der retropharyngealen Drüsen. Dadurch kann ein protrahierter Fieberzustand von wochenlanger Dauer verursacht werden. Der Verdacht eines tuberkulösen Fiebers läßt sich durch die Anstellung einer Tuberkulinreaktion meist schnell beseitigen. Auch Fieber von pyämischem Typus findet oft keine andere Erklärung als in einer akuten Rhinitis mit Beteiligung der regionären Drüsen.

b) Bei älteren Kindern.

Harmlosigkeit des Schnupfens beim älteren Kind.

verliert die Schnupfenkrankheit ihre Tücken. Sie ist in der Regel eine harmlose Erkrankung, die sich nicht von der beim Erwachsenen unterscheidet. Mäßiges Fieber besteht in der Regel zwei bis vier Tage; doch kommt auch hier ein Fiebertypus mit hohen, re- und intermittierenden Temperaturen, zuweilen auch von sehr protrahiertem Verlauf, zur Beobachtung. Die Mitbeteiligung des Nasophyarynx und der Pars oralis tritt entweder gleichzeitig oder nach kurzer Dauer des Schnupfens in Erscheinung.

Komplikationen sind beim älteren Kind nicht häufig.

Prophylaxe.

Die Verhütung des Schnupfens ist heutzutage eine der schwierigsten Aufgaben.

Die Verhütung des Schnupfens gehört heutzutage zu den fast unlösbaren Aufgaben hygienischer Vorsorge. Auch die vorsichtigste Mutter, die ihr Kind vor jedem Luftzug zu schützen weiß, kann bei der enormen Verbreitung infektiöser Katarrhe in allen Schichten der Bevölkerung eine Infektion nicht immer verhüten. Soweit wie irgend möglich sollten aber schnupfenkranke Erwachsene sich von Kindern fernhalten. Allerdings: ist es selbst in einer Anstalt nicht immer durchführbar, jede Pflegerin mit Schnupfen auszuschalten, so ist dies im einfachen Haushalt, wo die Mutter die Pflegerin ist, noch weniger immer möglich. Das Vorbinden mehrfach zusammengelegter Gazelagen vor Mund und Nase ist sicher nicht ohne Nutzen und sollte daher bei Säuglingen auch in der Familie ebenso zur Tradition werden, wie es in der Anstalt schon lange der Fall ist; aber eine sichere Garantie bietet es keineswegs.

Verzärtelung schadet, Abhärtung nützt.

Die Furcht vor Erkältungen führt gerade ängstliche Mütter oft zu unzweckmäßigen Maßnahmen: Überheizung der Räume, zu warme Kleidung, mangelnde Gewöhnung an die Luft. Kinder dagegen, die regelmäßig an die Luft kommen und schon von den ersten Lebenswochen an den größten Teil des Tages im Freien — allerdings möglichst an windgeschützten, staubfreien Orten — sich aufhalten, sind erfahrungsgemäß viel widerstandsfähiger und „erkälten" sich viel weniger als die ängstlich behüteten. Damit ist gleichzeitig auch eine sehr viel bessere Abhärtung zu erzielen, als etwa durch Kaltwasserprozeduren, auf die nicht nur Säuglinge, sondern auch viele ältere, sensible Kinder in der Regel nicht gut reagieren.

Vermeidung von Überhitzung durch Räume und Kleidung.

Überheizte Räume trocknen die Schleimhäute aus und schaffen für die sie besiedelnden Bakterien einen günstigen Nährboden. Ebenso erhöht jede Kleidung und Bettung, die zum Schwitzen führt, die Disposition zur Erkältung und mit ihr zum Haften einer Infektion. Andererseits ist das heute sehr moderne Tragen von Socken und Halbstrümpfen und das Meiden von warmer Unterkleidung auch bei naßkaltem Wetter eine sportliche Übertreibung, die das Extrem auf der anderen Seite darstellt. Dasselbe gilt von kalten Bädern im Kleinkindsalter oder von dem heute vielfach üblichen stundenlangen, unbeaufsichtigten Aufenthalt in Schwimm- und Sonnenbädern mit den dabei unausbleiblichen Verstößen gegen die elementarsten hygienischen Gebote.

Moderne Übertreibungen der „Abhärtung“.

Behandlung.

a) Bei Säuglingen.

Jeder Schnupfen verlangt bei Säuglingen Beachtung und Behandlung.

Jeder Schnupfenerkrankung ist bei diesen Beachtung zu schenken. Verläuft sie mit geringer Temperaturerhöhung und geringer Störung des Allgemeinbefindens, so kann man sich darauf beschränken, im Falle rauher, kalter Witterung die Kinder im Zimmer zu halten, wobei aber doch für gute Lüftung (event. durch das *Heubner*sche Zweizimmersystem), genügende Durchfeuchtung der Luft (Aufstellen von Gefäßen mit Wasser, Aufhängen von nassen Tüchern usw.) und richtige Temperatureinstellung (im Winter nicht über 19—20° C) zu sorgen ist. Bei gutem Wetter kann umgekehrt der Aufenthalt am windgeschützten, staubfreien Ort besser sein als der im Zimmer. An der Hemdbrust oder am Kopfkissen befestige man einen Flanellappen, der mit 20—30 Tropfen Ol. Eucalypti oder Ol. Pini pumilionis getränkt wird, oder man stelle einen Eimer mit kochendem Wasser oder den *Feer*schen Bronchitiskessel neben das Bett, dem man ½ Teelöffel Eukalyptus- oder Terpentinöl zusetzt.

Einatmung ätherischer Öle.

Lokale Behandlung.

Die Nase wird täglich zwei- bis dreimal mechanisch mit feinen Wattetampons gereinigt. Danach streicht man in die Nase mittels eines Löffelstiels oder Glasstäbchens eine halbweiche Salbe dick ein, die bei Erwärmung flüssig wird und dadurch auch auf die hinteren Teile des Nasenrachenraums einwirkt.

Eine zweckmäßige Salbe empfahl *Göppert*:

Rp.	Liq. aluminii acetici	2,5
	Adep. Lanae	15,0
	Paraffin. liquid. ad	25,0.

Bei starker Behinderung der Nasenatmung kann man ihr auch noch Sol. Suprarenini (1:1000) 2,0 ccm zusetzen.

Bei Trinkschwierigkeiten werden einige Tropfen Sol. Suprarenini (1:1000), ev. mit Aqua borata zu gleichen Teilen gemischt, 5—10 Minuten vor dem Trinken mittels einer Pipette in die Nase eingeträufelt oder damit getränkte Wattepfröpfchen abwechselnd in ein Nasenloch gut nach hinten eingeführt und einige Minuten liegen gelassen.

Bei stärkerer oder länger anhaltender schleimig-eitriger Sekretion werden zwei- bis dreimal täglich mit 1%iger Argentum nitricum- oder

2 %iger Protargol- bzw. Kollargollösung getränke Wattetampons abwechselnd in jedes Nasenloch eingeführt oder einige Tropfen der Lösung eingeträufelt.

Kein Mentholzusatz für Säuglinge.

Mentholhaltige Salben sind bei Säuglingen wegen der Gefahr heftiger Reizzustände oder sogar dadurch ausgelöster asphyktischer und spasmophiler Anfälle zu vermeiden. Man orientiere sich daher vor der Verordnung eines der vielen Handelspräparate stets über seine Zusammensetzung.

Keine Spülungen.

Zu vermeiden sind auch Ausspülungen der Nase wegen der Gefahr mechanischer Verletzungen oder der Infektion des Mittelohrs.

Vermeidung von Exkoriationen.

Zur Vermeidung von Exkoriationen des Naseneingangs sorge man für regelmäßiges Abwischen des Sekrets mit Watte oder Gaze und streiche die Haut öfters mit Borlanolin ein. Sind solche schon entstanden, so ist eine 1 %ige weiße oder gelbe Präzipitatsalbe vorzuziehen.

Fieberbekämpfung.

Eine Bekämpfung des Fiebers erübrigt sich in der Regel. Nur bei sehr hohen oder anhaltenden Temperaturen gebe man ein heißes Bad (35° C, steigend auf 40° C) und neben diesem (oder auch allein) ein Antipyretikum, z. B. zwei- bis dreimal täglich Aspirin (0,1 g bei Säuglingen) oder Pyramidon (0,05 g) oder auch ein Chininpräparat, z. B. das geschmacklose Euchinin oder Aristochin (1 cg pro Lebensmonat).

Auch eine milde Reiztherapie (z. B. mit Omnadin, 0,5 ccm intramusculär, ein- bis zweimal wiederholt), schien mir zuweilen nützlich zu sein.

Genügende Ernährung ist nicht außer acht zu lassen.

Große Beachtung ist der Ernährung zu schenken. Die Behinderung der Nasenatmung kann so groß sein, daß jede Nahrungsaufnahme verweigert wird und geradezu bedrohliche Exsikkationszustände daraus entstehen können. Genügt das Freimachen der Luftpassage durch Adrenalin (s. o.) nicht, so ist man gelegentlich zur Sondenfütterung gezwungen, wobei ein- bis dreimal am Tag ca. 200 g der vorgesehenen Nahrung oder wenigstens von gezuckertem Tee eingeführt werden. Auch Nährklysmen (z. B. 100—150 g 15 %ige Nährzuckerlösung) können über die Gefahren des Durstes hinweghelfen.

b) Bei älteren Kindern

unterscheidet sich die Behandlung grundsätzlich nicht von der bei Säuglingen. Nur kann man hier oft mit Nutzen versuchen, den Schnupfen durch eine Schwitzbehandlung (heißes Bad mit nachfolgender Packung und Trinkenlassen von heißem Lindenblüten- oder Brusttee) zu kupieren. Später hat die gleiche Behandlung keinen Wert mehr.

Anfangs sind oft Schwitzprozeduren nützlich.

Während des Fiebers bleiben die Kinder zu Bett. Bei gestörtem Allgemeinbefinden sei man mit der Verabreichung eines Antipyretikums (Aspirin, Pyramidon, Gelonida antineuralgica, Gardan oder dgl.) nicht zu zurückhaltend.

Lokale Erleichterung schafft das Einträufeln von Mentholöl (z. B. 0,1 Menthol, Ol. Oliv. oder Paraffin. liquid. ad 20,0) oder das Aufschnauben eines der menthol- und adrenalinhaltigen Handelspräparate (Risin-, Renoform-, Lenireninsalbe u. dgl.). Bei den meist gleichzeitig bestehenden Schluckbeschwerden sind Gurgelungen mit Kamillen, Wasserstoffsuperoxyd od. dergl., Mundpastillen (Panflavin, Pergenol usw.), ev. auch *Prießnitz*sche Halsumschläge am Platz.

Richtiges Schneuzen der Nase beachten.

Sehr wichtig ist, daß die Kinder erzogen werden, die Nase richtig, d. h. stets abwechselnd einseitig, unter Zuhalten der anderen Öffnung, zu schneuzen, da sonst leicht Sekret in die Tuben geschleudert wird.

2. Die chronische rezidivierende Rhinitis.

Symptome, die auch in den anscheinend freien Intervallen vorhanden sind.

Bei einer verhältnismäßig großen Anzahl von Kindern treten die Attacken akuter Rhinitis so häufig im Jahr auf, daß man schon von einer besonderen Schnupfendisposition sprechen kann, zumal auch in den anscheinend freien Intervallen ein gedeckter Stimmklang, gesteigerte Nasensekretion, Mundatmung, Foetor ex ore, belegte Zunge, Appetitlosigkeit, häufig auch ein wochen- und selbst monatelang anhaltender Reizhusten darauf hinweisen, daß die Nasen- und meist auch die Nasenrachenschleimhaut in einem Zustand chronischer Schwellung und gesteigerter Reizbarkeit sich befinden. Die Häufigkeit der dazwischen geschalteten akuten Steigerungen der Beschwerden, die meist auch mit Fieber einhergehen und das Allgemeinbefinden einige Tage recht erheblich beeinträchtigen können, hemmen nicht nur die körperliche Entwicklung, sondern geben auch zu oft übertriebener körperlicher und seelischer Verzärtelung mit all ihren Folgeerscheinungen Veranlassung.

Konstitutionsanomalien und Milieuschäden wirken meist gemeinsam ungünstig.

So ist es im Einzelfalle oft nicht leicht zu entscheiden, wie weit Konstitutionsanomalien sowohl für die Anfälligkeit der Schleimhäute als auch für den mangelhaften Ernährungszustand, die vasomotorischen Störungen (marmorierte Haut, Akrozyanose, Neigung zu Schweißen) und die seelische Reizbarkeit verantwortlich gemacht werden müssen, oder wie weit unzweckmäßige, Körper und Seele verzärtelnde Erziehung dabei mit eine Rolle spielen. In der Regel werden beide Momente ineinander greifen.

Ungünstige klimatische Faktoren.

Aber auch klimatische Faktoren, wie staubreiche, trockene Luft, die in manchen Gegenden zu einer besonderen Disposition für chronische Rhinopharyngitiden führt, haben häufig einen deutlichen Einfluß.

Der chronische Schnupfen auf luetischer und skrofulöser Basis wird an anderer Stelle behandelt werden.

Lokale Symptome in der Nase und im Nasenrachenraum.

Lokale Symptome: Neben der reichlichen Absonderung von schleimig-eitrigem Sekret, das die Nase im unteren Nasengang oft überfüllt und beim Herausfließen an Naseneingang und Oberlippe Schwellung und Exkoriationen hervorrufen kann, stellen sich in der Regel auch chronisch-katarrhalische Erscheinungen seitens des Nasenrachenraums und der hinteren Rachenwand ein, so wie sie bei der Pharyngitis adenoidalis und Pharyngitis granulosa (s. S. 65 d. B.) beschrieben wurden, Veränderungen, die bei längerer Dauer der Rhinitis selten ausbleiben. Auf die Mitbeteiligung der in der Regel auch vergrößerten Rachentonsille deutet das, besonders bei Würgreflexen, sichtbar werdende Herabfließen von glasigem oder eitrigem Sekret an der hinteren Rachenwand hin. Gestörter Schlaf, offene Mundatmung und ein, besonders beim Einschlafen und Aufwachen eintretender, chronischer Reizhusten sind die Folgen dieser Veränderungen.

Komplikationen.

Unter den Komplikationen steht die Otitis media an erster, Nebenhöhlenerkrankungen und chronische Bronchitis an zweiter Stelle.

Rhinitis posterior.

Die chronische Rhinitis bei Säuglingen.

Bei Säuglingen führt eine chronische Schwellung im hinteren Teil der Nase zu einem eigenartigen, von *Göppert* beschriebenen klinischen Bild. Seine Erklärung findet es in der diesem Alter eigenen Gestaltung der Choanen, die, wie oben (s. S. 590 und Fig. 130) schon geschildert, einen Engpaß darstellen (Canales choanales), der schon bei unerheblicher Schleimhautschwellung verschlossen werden kann und so einen Zustand stark behinderter Nasenatmung herbeiführt. Zweifellos wurde das dadurch hervorgerufene Symptomenbild früher vielfach zu Unrecht auf eine Vergrößerung des Rachentonsille bezogen. Diese liegt aber hinter der eigentlichen Stenose (s. Fig. 130), in der bei Säuglingen horizontal verlaufenden und sich nach hinten verbreiternden Partie des Nasopharynx. Für ihre Nichtbeteiligung spricht auch die am Ende des Säuglingsalters, meist erst im Laufe des 2. Lebensjahres regelmäßig eintretende spontane Heilung, in einem Zeitpunkt also, in dem die Canales sich zur Choane erweitern.

Das klinische Bild erinnert an adenoide Vegetationen.

Charakteristische Veränderungen der Physiognomie erlauben die Diagnose oft auf den ersten Blick.

Symptome: Allen Kindern gemeinsam sind die Zeichen schwerer Behinderung der Nasenatmung und ein eigenartiger, geradezu typischer Gesichtsausdruck (s. Fig. 131): Der Mund ist stets offen, die Nasenlöcher sind weit aufgerissen, die obere Gesichtshälfte, besonders aber der Nasenrücken, ist gedunsen, der Kopf wird meist nach hinten gebeugt gehalten, die Atmung ist schniefend, die Nahrungsaufnahme, besonders bei Brustkindern, sehr erschwert. Die Sekretion ist (nach *Göppert* und anderen Autoren) meist gering oder fehlt ganz. Doch habe ich eine Anzahl von Säuglingen beobachtet, die sich durch eine ganz gewaltige Sekretabsonderung auszeichneten, wobei oft in sehr eigenartiger Weise das Sekret sich mit Luft durchmischt und bei jeder Exspiration ein seifenblasenartiger Schaum entsteht, der den Naseneingang umkränzt. Der Brustkorb ist schmal und kurz, während der Bauch durch Meteorismus (Luftschlucken ?) oft aufgetrieben ist und die Atemnot dadurch noch vermehrt wird.

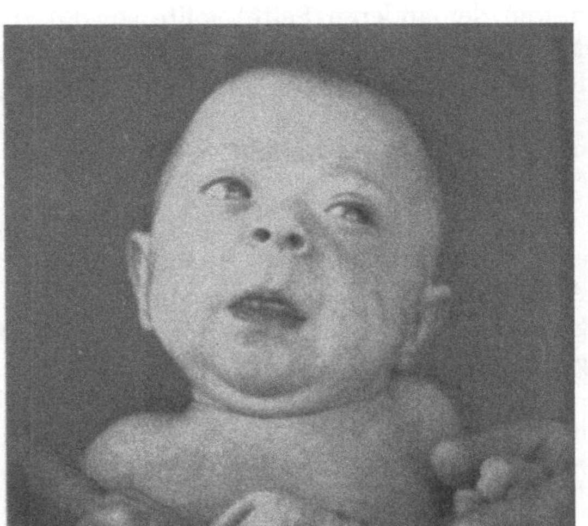

Fig. 131.
Rhinitis posterior.

Lokale Behandlung.

Therapie: Die lokale Behandlung der chronischen Rhinitis, einschließlich der Rhinitis posterior, wird sich derselben Mittel bedienen können, die schon bei der akuten Rhinitis zur Besserung der Nasenatmung und zur Einschränkung der Sekretion angegeben wurden. Ersterer dienen die Nebennierenpräparate in der beschriebenen Anwendung, bei Säuglingen gleichzeitig zur Erleichterung der Nahrungsaufnahme und daher vor dieser zu applizieren, letzterer Einträufelungen von 1%iger Argentum nitricum-Lösung, die mir bei chronischen Zuständen mit sehr gesteigerter Sekretion bessere Erfolge aufzuweisen schien als die kolloidalen Silberpräparate (Protargol, Collargol). In leichteren Fällen bedienten wir uns auch gern des Zincum sozojodolicum (nach Engel).

Rp. Sol. Zinc. sozojodol. 0,1:20,0
Glyzerin
Sol. Suprarenini (1:1000) āā ad 30,0
D. ad vitr. pip.
S. 2—3 tägl. 3—4 gtt. in die Nase einträufeln.

Nasenduschen.

Bei stärkerer Beteiligung des Nasenrachenraums älterer Kinder sind auch Nasenduschen zu empfehlen:

Bei zurückgelegtem Kopf läßt man nach dem Essen in jedes Nasenloch 3 Kaffeelöffel der Flüssigkeit (auf ein Glas lauwarmes Wasser ½ Teelöffel Kochsalz und 1 Teelöffel reines Glyzerin) aus einem etwas zugespitzten Löffel langsam in die Nase laufen, währenddem das Kind ein langgezogenes „ha“ oder „hi“ intoniert. Wegen der Gefahr einer Otitis media darf die Nase danach etwa ½ Stunde lang nicht geschneuzt werden.

Auf richtiges Schneuzen achten.

Auf das Erlernen richtigen Schneuzens (d. h. einseitig, unter Zuhalten der anderen Seite) sollte sowohl zur Vermeidung von Tuben- und Mittelohrkomplikationen, als auch zur wünschenswerten regelmäßigen Entfernung des Schleims besonderer Wert gelegt werden.

Einstäubungen.

Von manchen Autoren wird auch Borax oder feinpulverisierte Borsäure (evtl. mit Zusatz von 10% Natr. sozojodolicum) oder Silargol (*Heyden*), 1—2mal täglich, eingestäubt.

Behandlung des Reizhustens.

Bei anhaltendem Pharynxhusten läßt man mehrmals, besonders abends und frühmorgens, Anästhesinbonbons im Munde langsam zergehen. Auch kann man den Rachen täglich einmal mit *Lugol*scher oder *Mandl*scher Solution (Kalii jodati 1,0, Jod. puri 0,3, Glyzerini 20,0, Ol. Menth. pip. gtt II) einpinseln.

Trinkkuren.

Die von *Heubner* empfohlenen Trinkkuren mit einem Schwefelbrunnen (Weilbach oder Nenndorf) scheinen besonders bei appetitlosen, mit Foetor ex ore behafteten Kindern zuweilen günstig zu wirken.

Man läßt morgens und abends bei nüchternem Magen ½—1 Weinglas stubenwarmen Wassers schluckweise trinken.

Ernährungsregelung.

Die Ernährung vermeide Mast, schränke die Milch auf ¼ l ein, vermeide zuviel Flüssigkeit, Brot, Kartoffeln, Mehlspeisen und bevorzuge Gemüse, Obst, etwas Fett und Eiweiß.

Klimatische Kuren.

Klimatische Kuren (an der See, im staubfreien Mittelgebirge, am besten in Form eines mehrmonatigen Winteraufenthaltes im Hochgebirge), wirken oft nachhaltig und verhüten auf längere Zeit die Neigung zu akuten Exazerbationen.

Die wirksamste Behandlung ist oft die Adenotomie.

In Fällen mit vergrößerten Rachentonsillen nützen aber oft alle angegebenen Mittel, einschließlich aller Abhärtungsmaßnahmen, nichts oder nur zeitweise. Die Rhinitis heilt erst, nachdem die vergrößerte und entzündungsbereite Rachenmandel entfernt wurde.

3. Seltenere Formen der Rhinitis.

Da die häufige Rhinitis auf skrofulöser, luetischer und diphtherischer Grundlage anderwärts abgehandelt wird, genügt hier der Hinweis auf einige im Kindesalter seltenere Formen.

Rhinitis fibrinosa.

Eine **Rhinitis fibrinosa** wird bei älteren Kindern nicht ganz selten, gelegentlich schon bei Säuglingen, beobachtet. Die sich meist auf beiden Seiten findenden kleinen Membranen erinnern an diphtherische Beläge. Doch werden statt Diphtheriebazillen in der Regel Kokken, meist Pneumokokken (*Finkelstein*) gefunden. Der Verlauf ist subchronisch.

Außerdem können sich auch bei septischer Rhinitis fibrinöse Auflagerungen und Geschwüre bilden, die, sei es als sekundäre Infektion z. B. einer luetischen Koryza, sei es als primäre Erkrankung, einen stürmischen Verlauf nimmt und sich in der Regel in Form eines Erysipels oder einer Phlegmone auch auf die äußeren Bedeckungen fortsetzt.

Eine Rhinitis mit reichlichem, besonders einseitigem und fötidem Ausfluß, muß bei jungen Kindern den Verdacht auf einen Fremdkörper erwecken (s. u.).

Bei einseitiger Rhinitis an einen Fremdkörper denken.

Die eigentliche **Stinknase (Ozaena),** die auf einer Atrophie der Nasenschleimhaut beruht, ist im Säuglings- und Kleinkindesalter zum mindesten extrem selten. Erst nach dem zehnten Lebensjahr wird sie, besonders bei Mädchen, etwas häufiger beobachtet. Sie bedarf spezialärztlicher Behandlung.

Ozaena.

Dagegen findet sich eine leichtere Form der **Rhinitis atrophicans** als Folge wiederholter Entzündungen auch schon bei jungen Kindern, die schließlich zu einer Verödung der Schleimhaut führt. Infolge der Verringerung der Schleimsekretion kommt es zur Bildung trockener, an der Schleimhaut von Septum oder Muscheln haftender Krüstchen, die man in dem, dem Einblick unter diesen Umständen leichter zugänglich gewordenen, weiteren Naseninnern leicht erkennen kann. In manchen Fällen kommt es dabei auch zur Atrophie der Schleimhaut an der hinteren Rachenwand, die wie ein angehauchter Spiegel aussieht. Zeitweise ist sie ebenfalls mit Krusten behaftet, die ein Kitzelgefühl und dadurch trockenen, häufigen Husten auslösen.

Rhinitis atrophicans.

Fremdkörper in der Nase.

Die besonders im Spielalter leidige Gewohnheit vieler Kinder, sich Gegenstände aus ihrem Spielbereich (wie Steinchen, Papier- und Wattekügelchen, Glasperlen, Münzen, Obstkerne, Erbsen, Bohnen u. a.) in die Nase zu stecken, hat schon manches Unheil angerichtet, zumal wenn der Versuch ihrer Entfernung mit untauglichen Mitteln vorgenommen wurde. Da die Kinder aus Furcht vor Strafe den Vorfall oft verschweigen, Beschwerden lange Zeit ausbleiben und auch objektive Hinweissymptome fehlen können, so wird die Anwesenheit eines Fremdkörpers zunächst oft gar nicht bemerkt. So kann es bei längerer Verweildauer durch Anlagerung von Kohlen- und phosphorsaurem Kalk zur Bildung kleiner Konkremente (Rhinolithen) kommen. Quellungsfähige Körper (wie Erbsen, Bohnen) machen dagegen in der Regel schon frühzeitig Entzündungserscheinungen. Aber auch in den anderen Fällen wird nach einiger Zeit, sei es durch einseitige Nasenverstopfung oder durch einseitigen Ausfluß, der eitrig und blutig oder auch übelriechend sein kann, die Aufmerksamkeit auf einen Fremdkörper gelenkt.

Gefährlicher als der Fremdkörper selbst sind ungeschickte Versuche ihn zu entfernen.

Symptome können längere Zeit fehlen.

Die Diagnose bietet, wenn das Kind gleich nach der Einführung des Gegenstands in Behandlung kommt, meist keine Schwierigkeiten, da er in der Regel weit vorn, im mittleren oder unteren Nasengang, anzutreffen ist. Ist er aber erst bei längerem Verweilen oder durch unzweckmäßige Entfernungsversuche nach hinten oder oben geschoben worden oder haben sich stärkere entzündliche Schleimhautveränderungen eingestellt, so bedarf es zu seiner Feststellung oft geschickter Sondenuntersuchung nach vorheriger Reinigung und Kokainisierung der Nase.

Die Diagnose, anfangs leicht, kann bei längerer Verweildauer Schwierigkeiten machen.

Therapie: Jeder Fremdkörper erfordert wegen der Gefahr eines eitrigen Katarrhs oder gar eines Abszesses, Erysipels, selbst einer eitrigen Meningitis, sofortiger Entfernung. Anfangs und bei größeren Kindern gelingt dies oft schon durch kräftiges Ausschnauben bei Verschluß der anderen Seite oder durch Druck auf die Nasenflügel oder durch eine nicht zu kräftige *Politzer*sche Luftdusche. Weiche Gegenstände, wie Watte, Papier, lassen sich oft auch gut mit der Pinzette fassen und extrahieren. Harte, glatte dagegen, an denen die Pinzette abgleitet, oder die gar schon eingekeilt oder nach hinten verschoben sind, müssen mit einer, mit rechtwinklig abgebogener, kurzer Spitze versehenen Sonde (oder mit einem Stielhäkchen) vorgezogen werden. Der Katarrh schwindet nach der Entfernung bald.

Stets möglichst sofortige Extraktion!

Technik: Nach vorheriger Abschwellung und Anästhesierung der Schleimhaut mit 5%iger Kokainlösung wird die Sonde bei guter Beleuchtung (Spiegel) in den unteren Nasengang mit der Spitze nach unten eingeführt und bis zur hinteren Rachenwand vorgeschoben. Dann wird sie um 180° gedreht, so daß jetzt die Spitze nach oben sieht und hinter dem Fremdkörper zu liegen kommt. Nun kann dieser meist bequem von hinten nach vorn geschoben werden. Der oft große Widerstand der Kinder erfordert gute Fixierung der Hände und Füße, oft auch eine Rauschnarkose.

Nasenbluten (Epistaxis).

Ursachen der Blutung.

Blutungen aus der Nase können die verschiedensten Ursachen haben, die in jedem Falle zunächst zu eruieren sind.

Man inspiziere stets zuerst den Locus Kiesselbachii.

Die häufigste Blutungsquelle sind lokale Veränderungen am vorderen Teil der Nasenscheidewand, dicht hinter dem Eingang, am sog. Locus Kiesselbachii, wo es durch Eintrocknung der Schleimhaut zu Krustenbildung oder durch den bohrenden Finger zu Geschwürchen kommen kann. Stellen sich dann Kongestionen der Schleimhaut ein (z. B. bei Fieber, bei gebückter Haltung, bei Pertussis, Herz- und Nierenleiden), oder werden die Krüstchen von den Kindern abgekratzt, so kann es zu widerholten Blutungen kommen. Eine häufige auslösende Ursache sind mechanische Verletzungen wie Hieb, Stoß oder Fall.

Auch Telangiektasien an dieser Stelle machen leicht Blutungen.

Auch kleine, oberflächliche Telangiektasien (Verästelungen der Art. sphenopalatina) kommen an dieser Stelle vor, aus denen es schon bei starkem Pressen oder Schnauben leicht bluten kann. Manche Kinder bringen es auf diese Weise in der Hervorrufung von Nasenbluten bei einer ihnen genehmen Gelegenheit (Klassenaufsatz!) zu einer beachtlichen Virtuosität.

Andere lokale Ursachen.

Von sonstigen lokalen Ursachen sind noch Fremdkörper, sowie diphtherische und luetische Prozesse zu nennen; doch handelt es sich in den beiden letzteren Fällen in der Regel nur um blutige Beimengungen zum schleimigen Nasensekret.

Blutungen bei Allgemeinerkrankungen.

Von Allgemeinerkrankungen, die gern zu Nasenbluten führen, sind zu nennen: Anämie, Chlorose, hämorrhagische Diathese (wie Hämophilie, Skorbut und besonders Morbus Werlhofii), Leukämie, Masern, Scharlach und Sepsis.

Vikariierendes Nasenbluten.

In der Pubertät kann das Nasenbluten auch vikariierend an Stelle der Menses treten.

Zur Diagnose: Starkes oder wiederholtes Nasenbluten verlangt allgemeine und lokale Untersuchung. Blutungsbereitschaft am Locus Kiesselbachii ist oft auch im freien Intervall an einem dort noch haftenden kleinen Blutkrüstchen zu erkennen.

Verschlucktes Blut kann Blutbrechen und Bluthusten vortäuschen.

War das Bluten bei Rückenlage eingetreten (z. B. im Schlaf), so werden die Eltern nicht durch Nasenbluten, sondern oft erst durch plötzlich eintretendes „Blutbrechen" oder „Bluthusten" erschreckt. Das Blut ist in diesem Falle, statt nach außen, nach dem Rachen zu geflossen und wurde dann durch auftretenden Husten- oder Würgreiz nach außen befördert.

Lokale Blutstillung.

Therapie: Bei Eintritt einer Blutung wird der Nasenflügel der betreffenden Seite für mehrere Minuten fest gegen die Nasenscheidewand angedrückt. Genügt dies noch nicht, so wird ein großer Wattepfropf, so dick, daß er sich gerade in die Nase einzwängen läßt, eingeführt und damit die Kompression ausgeführt. Zweckmäßig ist es, ihn vorher mit 1‰iger Adrenalin- oder 10%iger Koagulenlösung zu tränken oder ihn mit Clauden in Substanz zu bestäuben. Der Tampon bleibt am besten ½—1 Tag liegen und wird dann vorsichtig, nach Einstreichen von Vaseline oder Einträufeln von H_2O_2, gelöst.

Die totale Tamponade mit dem früher viel gebräuchlichen *Bellocques*chen Röhrchen ist seit der Einführung der modernen Blutstillungsmittel fast ganz außer Übung gekommen.

Die Anwendung von subkutanen Injektionen von Blut oder Serum, von 10%iger *Merck*scher Gelatine, von Koagulen- oder Claudenlösung wird, außer bei schwerer hämorrhagischer Diathese (s. o.), selten notwendig werden.

Behandlung lokal schwer beeinflußbaren Nasenblutens.

Ist die Blutungsquelle ein Geschwür oder eine Telangiektasie am Septum und ist es zu wiederholten oder gar profusen Blutungen gekommen, so wird nach Kokainisierung mit 5% iger Lösung eine Ätzung vorgenommen.

Verätzung des Septumgeschwürs.

Man läßt einen Kristall von Acidum trichloraceticum in einem Glasschälchen durch Stehen an der Luft oder durch vorsichtiges Erwärmen zerfließen, befeuchtet damit ein an einem Watteträger befestigtes Watteflöckchen und überstreicht damit die betreffende Stelle. Statt dessen kann man auch Acidum chromicum in Substanz oder 10%ige Argentum nitricum-Lösung verwenden.

Zur Vermeidung von Krustenbildung wird man danach für längere Zeit täglich mehrmals etwas Borlanolin(Byrolin) oder die S. 596 genannte Essigsauretonerdesalbe in die Nase schnauben lassen. Der Erfolg ist in der Regel ein dauernder.

Krustenbildung vermeiden!

Die Erkrankungen der Nebenhöhlen (Sinusitis).

Die lange Zeit herrschende Annahme, daß beim Säugling die Nebenhöhlen noch nicht entwickelt seien, hatte zur Folge, daß man ihrer Pathologie im jungen Kindesalter kaum Beachtung schenkte. Diese Annahme erwies sich aber ebenso falsch wie die Meinung ihrer seltenen Erkrankung bei Kindern. Wie aus der umstehenden Tabelle ersichtlich, sind von den 4 Nebenhöhlen der Nase zwei, und zwar die Kiefer- und die Siebbeinhöhle schon bei der Geburt deutlich vorhanden, wenn ihre endgültige Entwicklung auch erst in späteren Lebensjahren beendigt ist. Und dementsprechend ist auch ihre Krankheitsbereitschaft sehr viel größer, als man dies früher angenommen hatte. Das gilt vor allem für die Erkrankungen der Siebbeinhöhle (*Finkelstein*). Aber auch Kieferhöhlenerkrankungen können sich gelegentlich schon bei Säuglingen einstellen, wenn auch das Maximum ihrer Häufigkeit erst in die späteren Lebensjahre fällt. Stirn- und Keilbeinhöhle allerdings scheiden schon aus anatomischen Gründen aus der Pathologie des Kindesalters so gut wie ganz aus (s. Tab. auf S. 604).

Die frühere Annahme von der Bedeutungslosigkeit der Sinusitis im jungen Kindesalter ist unrichtig.

Dazu ist noch zu bemerken, daß manche Nebenhöhlenerkrankungen symptomlos verlaufen und erst gelegentlich einer Obduktion entdeckt werden, so daß die Zahl der tatsächlichen Erkrankungen wohl viel größer ist als es der klinischen Konstatierung entspricht.

Zuweilen symptomloser Verlauf.

Auch diesen latenten Erkrankungen Beachtung zu schenken, wird in Zukunft aber recht notwendig sein, seitdem neuerdings, namentlich von amerikanischen Autoren, auch die Nebenhöhlen als gelegentlicher „Fokus“ für entfernte Infektionen — neben den Tonsillen und den Zähnen — angesprochen werden. Ob mit Recht, sei allerdings noch dahingestellt.

Die Nebenhöhlen als Herd für entfernte Infektionen.

Vorkommen: Die Sinusitis schließt sich am häufigsten an eine akute Rhinitis an, danach an Scharlach (in einzelnen Epidemien bis zu 3%), seltener an Masern, Diphtherie, Grippe u. a.

Tabelle 1.

Die Entwicklung der Nebenhöhlen.

	1. Anlage im	Größe bei der Geburt	Beendigung der Entwicklung	Erkrankungs-alter
Siebbeinhöhle	8. Fetalmonat	schon deutlich entwickelt, aber sehr klein	8.—10. Jahr	nicht selten bei Säuglingen
Kieferhöhle	4. Fetalmonat	deutlich entwickelt, noch klein	16.—18. Jahr	selten bei Säuglingen
Stirnhöhle	1.—3. Lebensjahr	nicht vorhanden	ca. 20. Jahr	nie vor dem 6.—7. Jahr
Keilbeinhöhle	gegen Ende des 1. Lebensjahres	nicht vorhanden	ca. um die Pubertätszeit	desgl.

Als Erreger wurden am häufigsten Staphylo- und Streptokokken, seltener Pneumokokken, Influenza- und Pseudodiphtheriebazillen, gelegentlich auch noch andere, gefunden.

Die Siebbeinzellenerkrankung ruft ein sehr charakteristisches Bild hervor.

Die Symptomatologie der häufigsten Lokalisation bei jungen Kindern, die der Siebbeinzellenerkrankung, führt zu einem so klassischen Bild, daß die Diagnose in der Regel keine großen Schwierigkeiten bietet: Meist im Anschluß an eine Rhinitis, mit oft vorzugsweise einseitiger eitriger Sekretion, tritt eine starke ödematöse Schwellung des Lides eines Auges und seiner Umgebung auf, des oberen mehr als des unteren, so daß das Auge völlig verschlossen ist. Die Lidhaut ist oft etwas livide, aber nie hämorrhagisch verfärbt. Das Ödem kann sich bis zur Wange oder der Stirn erstrecken. Zuweilen beschränkt es sich auf den inneren Augenwinkel. Die Conjunctiva tarsi ist meist etwas aufgelockert, dagegen ebensowenig wie die des Bulbus entzündlich gerötet, so daß eine Konjunktivitis als Ursache der Schwellung leicht ausgeschlossen werden kann. Der Bulbus selbst kann nach vorn, oft auch etwas nach außen gedrängt sein, wohl als Folge einer periorbitalen Eiterung.

Komplikationen.

Dieses charakteristische äußere Bild wird von schwerer Beeinträchtigung des Allgemeinbefindens und von hohem Fieber begleitet.

Groß ist die Zahl der beschriebenen Komplikationen: Am häufigsten ist die Abszedierung des Augenlids, die sich durch Derberwerden der bisher weichen Schwellung, durch serös-eitrige Absonderung und vermehrte Protrusio bulbi ankündigt. Ferner kann es zur Thrombose der Orbitalvene, zur Panophthalmie oder zu meningitischer Reizung, eitriger Meningitis, Thrombophlebitis des Sinus longitudinalis und cavernosus, zu Hirnabzessen und Sepsis kommen. Im allgemeinen kann man jedoch sagen, daß alle diese genannten Folgeerscheinungen relativ selten sind, und daß in der Mehrzahl der Fälle Heilung ohne derartige aufregenden Zwischenstationen eintritt.

Prognose in der Regel gut.

Ebenso selten ist bei Kindern der Übergang in ein chronisches Stadium.

Die Kieferhöhlenerkrankung wird bei Säuglingen meist durch eine Zahnkeimentzündung vorgetäuscht.

Über die Häufigkeit der Kieferhöhlenerkrankung finden sich in der Literatur sehr verschiedene Angaben.

Wenn sie von manchen Forschern (*Lemere*, *Aland* u. a.) schon im Säuglingsalter über die der Siebbeinzellen gestellt wird, so darf man wohl mit Recht die Frage aufwerfen, ob nicht die Mehrzahl dieser Fälle durch andere, symptomatologisch sehr ähnliche Erkrankungen des Oberkiefers, vor allem durch die primäre Zahnkeimentzündung, vorgetäuscht waren, die, wie *Finkelstein* annimmt, dann sekundär zu einer Osteomyelitis des Oberkiefers führt.

Auch in diesen Fällen kommt es zu einer ödematösen Schwellung, vorwiegend des inneren Augenwinkels, der Wange, des oberen und unteren Augenlids; dagegen dürfte die des harten Gaumens mehr als Zeichen einer Osteomyelitis des Oberkiefers als einer Antrumerkrankung aufzufassen sein.

Stirn- und Keilbeinhöhlenerkrankungen nur bei älteren Kindern.

Das Krankheitsbild der Stirn- und Keilbeinhöhle, das erst im späten Kindesalter anfängt Bedeutung zu gewinnen, unterscheidet sich nicht von dem des Erwachsenen.

Die Diagnose der Nebenhöhlenerkrankungen im jüngeren Kindesalter wird durch das klassische Symptom des Lidödems sehr erleichtert. Durch das Fehlen einer konjunktivalen Schwellung und Injektion kann eine Konjunktivitis, durch das Fehlen von Hämorrhagien eine *Barlow*sche Erkrankung leicht ausgeschlossen werden. Nur erinnere man sich daran, daß die Osteomyelitis der Schädelknochen und, in seltenen Fällen, sogar die Mastoiditis (z. B. bei starker Beteiligung der vorderen Zellen) zu ähnlicher ödematöser Schwellung führen können. In zweifelhaften Fällen kann das Röntgenphotogramm die Klärung bringen, das auch schon im Kindesalter verwertbare Bilder liefert. Seine Deutung verlangt allerdings Übung und Vorsicht.

In der Regel genügt abwartende Behandlung.

Behandlung: In der Mehrzahl der Fälle kommt man mit einer konservativen Behandlung (Schwitzen, feuchtwarme Umschläge, Kopflichtbäder, Einträufelungen einer 1‰igen Adrenalinlösung, eventuell Absaugen des Eiters) in einigen Tagen zum Ziel.

Chirurgische Eingriffe sind selten erforderlich. Wenn aber, dann überlasse man sie dem Spezialisten.

Bei chronischer Eiterung schafft oft erst die Entfernung der Rachentonsille Abhilfe.

Literatur.

Eicken, Arch. Kinderheilk., Bd. 83, S. 295, 1928. — *Feer*, in Pfaundler-Schloßmanns Handbuch der Kinderheilk. 2. Aufl., Bd. III. — *Finkelstein*, Arch. Kinderheilk., Bd. 83, S. 305, 1928. — Ders., Lehrb. d. Säuglingskrankheiten 3. Aufl. Berlin, 1924, Springer. — *Fischl*, in Pfaundler-Schloßmanns Handbuch der Kinderheilk., 3. Aufl., Bd. III. — *Gohrbandt*, *Karger* und *Bergmann*, Chirurg. Krankheiten im Kindesalter. Berlin, Karger 1928. — *Göppert*, Berl. klin. Wschr., Nr. 20, 1913. — Ders., Die Nasen-, Rachen- und Ohrenerkrankungen des Kindes. Berlin, Springer 1914. — *Kahn*, Mschr. Kinderheilk., Bd. 33, S. 12, 1926. — *Lust*, Diagnostik und Therapie der Kinderkrankheiten, 6. Aufl. Berlin (Urban & Schwarzenberg) 1929.

Erkrankungen der Respirationsorgane.

Von

STEFAN ENGEL in Dortmund.

Einleitung.

Zwei Gesichtspunkte sind für die Darstellung maßgebend gewesen. Ausführlich wird alles das behandelt, was für das Kindesalter charakteristisch ist und was praktische Bedeutung zu beanspruchen hat. Demgemäß sind die lobulären Pneumonien der Säuglinge und Kleinkinder wesentlich ausführlicher geschildert worden als die lobären. Auch die Entzündungen und Katarrhe der Luftwege, welche zu den so häufigen Hustenkrankheiten des Kindes Anlaß geben, sind eingehend gewürdigt worden. Seltene Erkrankungen sind nur kurz erwähnt.

Ein nicht unerheblicher Teil der Darstellung baut sich auf eigener, noch nicht oder doch nur teilweise veröffentlichter Forschung auf.

Anatomische und physiologische Eigentümlichkeiten des kindlichen Respirationsapparates.

Der Beginn der Atmung.

Anatomie. Die Lunge des Neugeborenen ist vor dem ersten Atemzuge vollständig luftleer, derb und fleischig. Der erste Atemzug bringt grundsätzliche Veränderungen. Dieser erste Atemzug wird durch den Sauerstoffmangel veranlaßt und nicht, wie früher gemutmaßt wurde, durch die auf den Neugeborenen einwirkenden äußeren Reize. Mit dem ersten Atemzuge verläßt der Brustkorb seine fötale Ruhestellung. Niemals, auch bei tiefster Exspiration nicht, sinkt er wieder so tief herab. Der erste Schrei, welcher der Geburt sofort zu folgen pflegt, ist wahrscheinlich auf äußere Reize zurückzuführen (Kälte, Berührung und dgl.).

Ist der erste Atemzug einmal erfolgt, so setzt die rhythmische Atmung ein und bleibt nun automatisch erhalten, falls nicht krankhafte Unterbrechungen eintreten.

Die fötale Entwicklung der Lunge vollzieht sich so, daß zunächst aus dem Vorderdarm eine Sprossung erfolgt, welche durch Wachstum und Teilung die Trachea mit ihren Hauptästen bildet. Die Lappenteilung wird schon früh durch die Anlage der Bronchien vorgebildet. Durch immer weitere Teilung und Sprossung der von jungem Bindegewebe umgebenen Hohlräume entstehen schließlich die mit einfachem niedrigen Epithel ausgebildeten Endbläschen. In der fötalen Lunge sind sie durch relativ breite Bindegewebsbrücken getrennt. Andeutungen hiervon läßt auch noch die Lunge des Neugeborenen erkennen.

Die Säuglingslunge ist unverhältnismäßig groß.

Nach der Geburt und noch bis in das Säuglingsalter hinein sind die anatomischen Verhältnisse des Respirationsapparates dadurch charakterisiert, daß die Lungen im Verhältnis zum Thorax sehr groß sind. Das Mißverhältnis von Lunge zum Thoraxraum wird noch dadurch verschlimmert, daß das Herz mit den anderen Mediastinalgebilden (Gefäße, Thymus) einen unverhältnismäßig großen

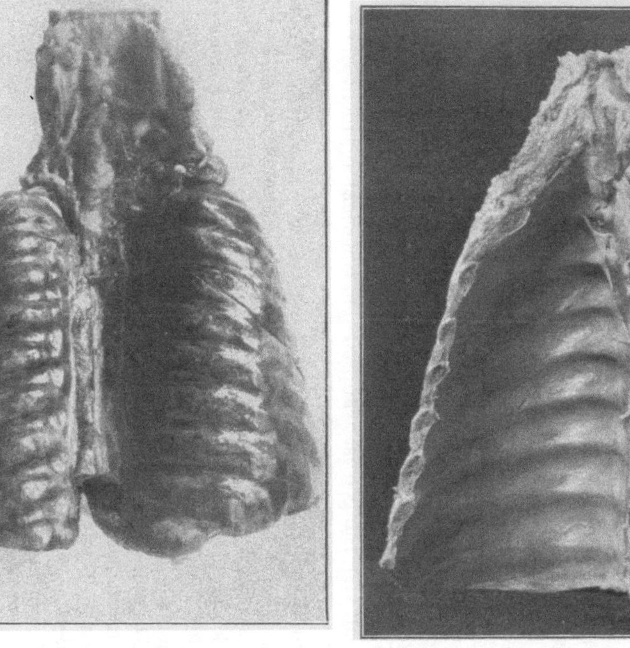

a

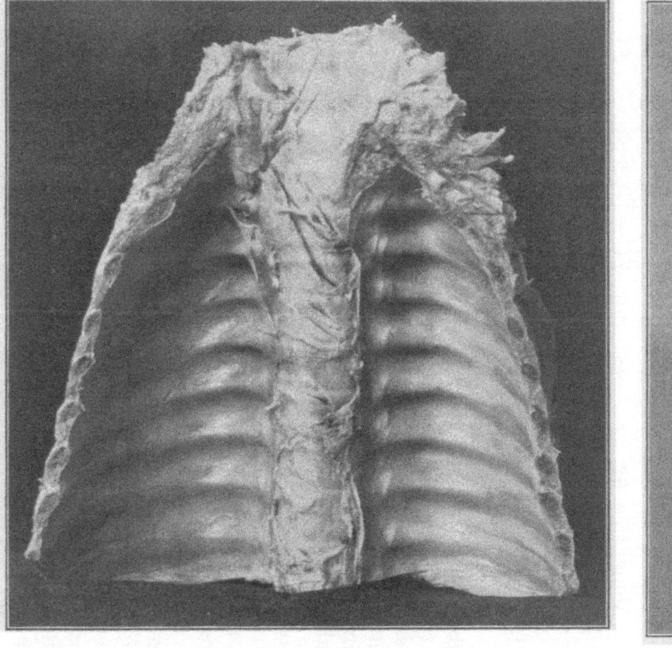

b

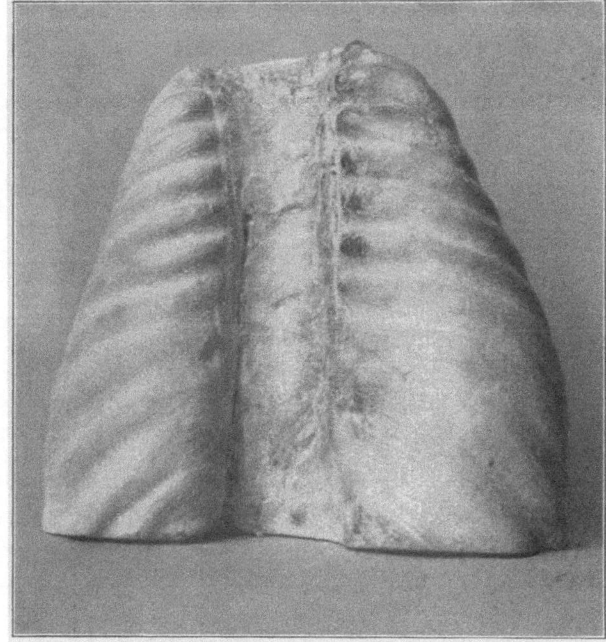

c

Fig. 132.

Johann U., Prot. Nr. 363, 6 Wochen alt, atrophisch gestorben. Leiche wurde mit Formalin intravenös injiziert, Brustorgane im ganzen herausgenommen (a), desgl. der hintere Teil des Thorax (b). Hiervon wurde ein Gipsabguß gemacht (c). Am Präparat (a) sieht man Wülste und Furchen. Sie entsprechen den Interkostalräumen und Rippen. Die Interkostalräume haben sich ausgebaucht, um der Lunge etwas mehr Raum zu geben. Diese Ausbauchung bleibt postmortal bestehen (b). Der Ausguß zeigt ein dem Präparat (a) analoges Bild. Die gleichen Verhältnisse kann man auch an der nicht injizierten Leiche beobachten. Es handelt sich nicht um ein Kunstprodukt.

(Nach Präparaten des Verfassers.)

Raum einnimmt. Die physiologische Folge des Mißverhältnisses zwischen Lunge und Thoraxraum ist, daß die Exkursionsbreite der Lungen nur gering ist. Einen besonderen Ausdruck findet dieser Umstand in den bei verstärkter Atmung entstehenden Interkostalwülsten. Wenn die Lunge das Bestreben hat, sich besonders stark auszudehnen, muß sie sich aus Platzmangel in die Interkostalräume vorwölben. Namentlich an den Stellen ist es der Fall, wo die Erweiterung des Thoraxraumes auf Schwierigkeiten stößt: das ist hinten — paravertebral. Bei der Obduktion von Säuglingen findet man an der Lunge oft eine ganze Reihe von Interkostalwülsten und dementsprechenden Rippenfurchen. Gewöhnlich sind sie am stärksten oben und hinten. Nach vorn, d. h. nach dem Sternum zu, nehmen die Interkostalwülste an Größe und Ausdehnung ab.

Viele Eigentümlichkeiten in der Physiologie und Pathologie des Säuglings und der Säuglingsatmung lassen sich zwanglos aus der mangelnden Ausdehnungsfähigkeit der Lungen herleiten. Die rechte Lunge ist größer als die linke. Eine Reihe eigener Volumensbestimmungen (die Lungen waren in situ unter konstantem und immer gleichem Druck durch Formalinjektion in die Vena saphena externa gehärtet) ergab folgende Zahlen:

Alter	Volumen		Differenz	
	rechts	links	absolute	in Proz.[1])
1 Monat	62	48	14	22,6
2 „	53	45	8	15,1
4 „	60	45	15	25,0
8 „	112	79	33	29,5
18 „	250	210	40	16,0

Hieraus ergibt sich, daß die linke Lunge im Durchschnitt etwa um ein Fünftel kleiner ist als die rechte. Die Zahl der Untersuchungen ist nicht groß genug um sagen zu können, ob dieses Verhältnis sich mit zunehmendem Alter wesentlich verschiebt. Was die absoluten Maße anbelangt, so läßt sich feststellen:

nach $^3/_4$ Jahr ist das Lungenvolumen verdoppelt,
nach $1^1/_2$ Jahren mehr als vervierfacht.

Die Säuglingslunge wächst sehr schnell.

Bedenkt man, daß das Längenwachstum in der gleichen Zeit etwa von 50 auf 60 und 80 cm vorwärts geht, so ergibt sich, daß das Lungenwachstum sich unverhältnismäßig viel rascher vollzieht, daß demgemäß das Wachstum des Brustkorbes in die Tiefe und Breite beträchtlich sein muß. Nach *Aeby* dauert es bis zum 8. Lebensjahre, bis das achtfache Volumen der Neugeborenenlunge erreicht ist. Alsdann wird das Wachstum noch zögernder. Bis zur Pubertät wird nur der zehnfache Betrag erreicht. Dann allerdings folgt schnell das Anwachsen auf das Zwanzigfache.

Das Größenverhältnis der Lappen untereinander ist auch nicht von Anfang an das gleiche. Anfänglich sind die Oberlappen klein, links zugunsten des Unter-, rechts zugunsten des Mittellappens. Schon im Verlaufe der ersten Lebensjahre treten aber etwa die Verhältnisse wie beim Erwachsenen ein.

Der Rauminhalt der Lungen ist während der Entwicklung nicht ohne weiteres für die Atemgröße zu verwerten. Auch die Größe der Alveolen wächst. Ihr Inhalt ist nach *Aeby* beim Säugling etwa ein Drittel der des Erwachsenen. Das bedeutet eine Vergrößerung der gesamten Wirkungsfläche pro Volumenseinheit.

Der Thorax des Säuglings ist ebenso tief wie breit.

Der Brustkorb hat beim Neugeborenen und Säugling eine grundsätzlich andere Form als später. Bestimmend für diesen Umstand ist die geringe Breitenausdehnung. Der Querschnitt des Brustkorbes ist aber sehr tief. Breite und Tiefe des Thoraxraumes sind anfangs fast gleich. Im weiteren Verlaufe des Wachstums ändert sich der sterno-vertebrale Durchmesser — die Tiefe des Brustkorbes — nur wenig. Der Breitendurchmesser wächst erheblich. Auf diese Weise wird das Querschnittsbild dem des Erwachsenen schnell ähnlich. Aus dem stumpf-kielförmigen Brustkorbe (wie er den Vierfüßern eigentümlich ist) entwickelt sich der breite Brustkorb des aufrecht gehenden Menschen (Fig. 135).

[1]) Der rechten Lunge.

Entsprechend dem Thoraxwachstum ändert sich auch der Brustumfang. Im ersten Jahre beträgt die Zunahme etwa 12 cm, im zweiten 3—4 cm und in den Jahren bis zur Pubertät je 1—2 cm. Gegen die Pubertät setzt verstärktes Wachstum ein. Namentlich bei Knaben entwickelt sich die Breite und Wölbung des männlichen Brustkorbes. Die Entwicklung der vom Brustkorb nach den Armen laufenden Muskeln geht parallel und gibt damit weiter dem Brustkorb das Gepräge der Entwicklung.

Betrachtet man den Brustkorb in seiner kephalokaudalen Ausdehnung, was am leichtesten im Röntgenbilde geschieht, so sieht man, daß er sich beim jungen Säugling erst hoch oben und dann sehr schnell zur oberen Apertur verjüngt. Dieser Zustand ändert sich in den ersten zwei Jahren schneller, später langsamer in dem Sinne,

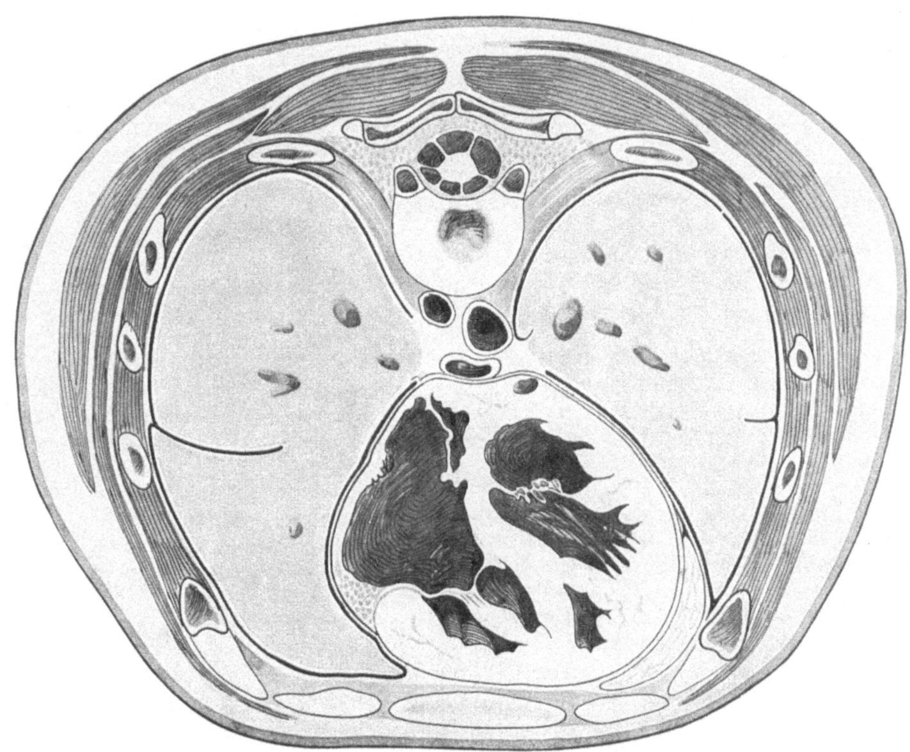

Fig. 133.

Querschnitt durch den Thorax eines Neugeborenen, der 36 Stunden gelebt hat, in der Höhe des 5. Rippenknorpels (nach Mettenheimer). Die Wand des rechten Ventrikels ist gleichstark wie die des linken. Links vorn vom Herzen trifft der Schnitt noch die große Thymusdrüse.

daß der obere Teil des Brustkorbes die Form einer flachen Kuppel verliert und mehr spitz zugeht. Diese Formengestaltung hängt in erster Linie mit der Stellung der Rippen zusammen.

Die Stellung der Rippen ist beim Neugeborenen und jüngeren Säugling so, daß sie fast horizontal verlaufen. Die obere Apertur bildet beim aufrecht gedachten Kinde eine fast horizontale Ebene. Gegen Ende des ersten Jahres wird die Schrägstellung der Rippen deutlich. Der obere Teil des Sternums sinkt allmählich mehrere Zentimeter unter die Horizontale der Vertebra prominens. Es ist wichtig zu betonen, daß diese Stellungsänderung der Rippen im wesentlichen durch Wachstumseinflüsse erfolgt. Sowohl das diskoordinierte Wachstum von Lunge und Brustkorb wie das von Wirbelsäule und Brustkorb sind von Bedeutung. Die Körperhaltung spielt entgegen früheren Ansichten eine geringere Rolle. Nicht der Übergang des

Die Rippen des Säuglings stehen horizontal.

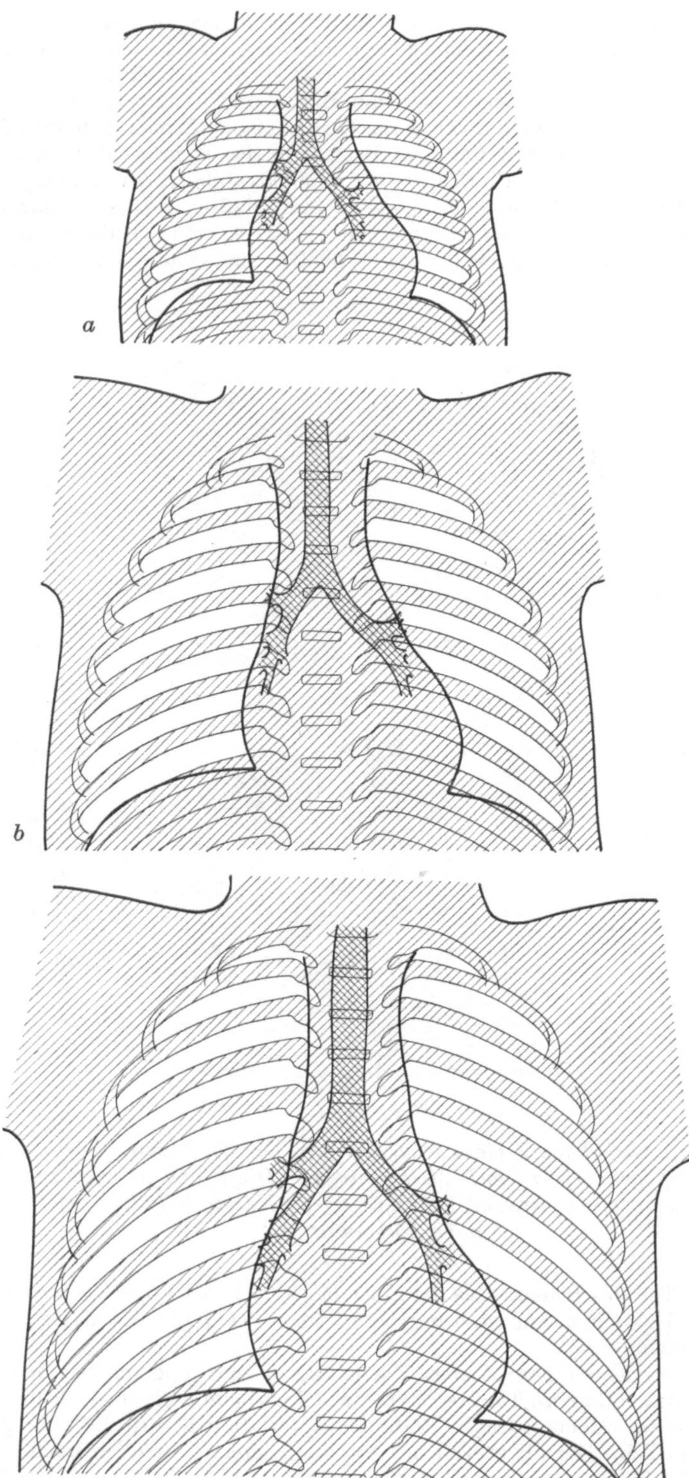

Fig. 134 a, b, c.

Frontalansicht vom Thorax eines Kindes von ½, von 4, von 12 Jahren. Stellung der Rippen, obere Apertur, Stand des Zwerchfells, der Bifurkation, der Hilus u. a. m. ist zu beachten. (⅓ *der natürlichen Größe, nach Röntgenbildern zusammengestellt.*)

Kindes von der liegenden in die aufrechte Haltung und der damit verbundene Zug der Organe im Brustkorb ist ausschlaggebend für die Stellung der Rippen. Sehr gut kann man das an Kindern mit schwerer Idiotie erkennen, die weder sitzen noch stehen lernen und bei denen sich die Senkung der Rippen gleichwohl ungestört vollzieht.

Die Lunge wird mit zunehmendem Alter leistungsfähiger.

Klinisch ist das verschiedene Wachstum von Lunge und Brustkorb am bedeutungsvollsten. Das ursprünglich bestehende Mißverhältnis von Thoraxinnenraum und Lunge ändert sich verhältnismäßig schnell. Der Thorax wächst schneller als die Lunge. War er ursprünglich durch das allzu große Volumen der Lunge in äußerste Expirationsstellung gedrängt, hatte er infolgedessen nur eine geringe Exkursionsweite, so gestattet nun das Zurückbleiben der Lunge im Wachstum, daß die Rippen in ihre normale Ruhestellung herabsinken. Dadurch wieder wird eine inspiratorische Hebung der Rippen ermöglicht und damit den Lungen eine größere Ausdehnungsmöglichkeit verliehen. Anatomisch drückt sich das u. a. so aus, daß man bei der Obduktion von Kindern am Ende des ersten Lebensjahres nur noch selten Interkostalwülste antrifft. Nach dem zweiten Lebensjahre verschwinden sie ganz.

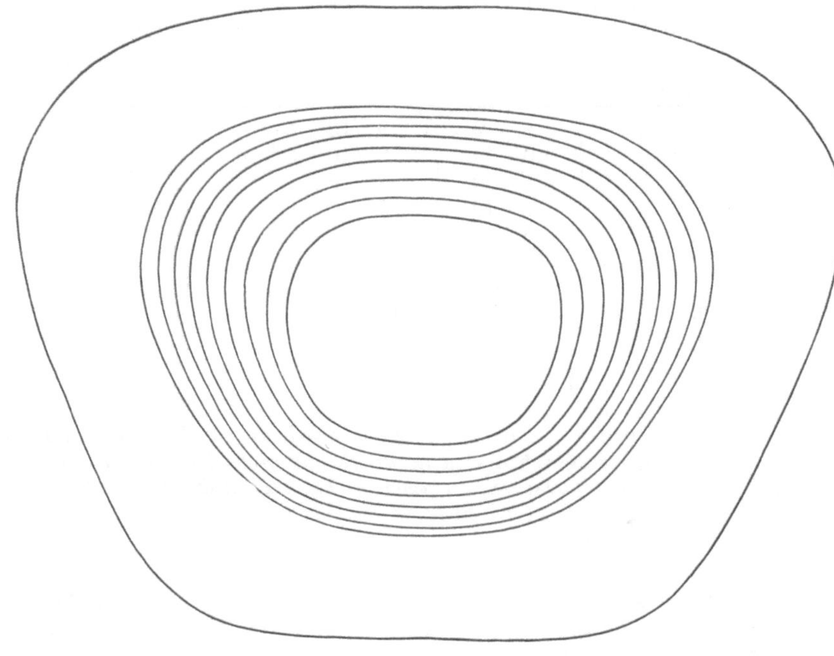

Fig. 135.

Kyrtogramme von Neugeborenen und von Kindern von $1/2$, 1, 2, 4, 6, 8, 10, 12 Jahren. Zum Vergleich Kyrtogramm eines 22jähr. Mannes. Man sieht die Breitenentwicklung des Thorax. Auf $1/3$ natürliche Größe verkleinert.

Die so geschilderte Entwicklung des Brustkorbes vollzieht sich hauptsächlich in der Zeit vom sechsten Lebensmonat bis zum Ende des zweiten Jahres. Nach dieser Zeit ist die Umformung im Grunde beendet. Es folgt eine gleichmäßige Weiterentwicklung des Brustkorbes mit dem Heranwachsen des Kindes. Erst mit der Präpubertät setzt ein erneutes dysproportioniertes Wachstum ein. Der Brustkorb gewinnt unverhältnismäßig an Weite und Wölbung. Bei Mädchen beginnt die Entwicklung der Brüste, bei Knaben erstarken die Brustmuskeln (Pectoralis major und minor) bedeutend. In beiden Fällen wird das äußere Bild der endgültigen Entwicklung vorgezeichnet. Gleichzeitig wächst, wie weiter oben erwähnt, die Lungenkapazität beträchtlich.

Der Rippenbogen, welcher beim Neugeborenen nur schwach konvex ist und fast horizontal verläuft, bildet sich in den ersten Jahren schneller, dann langsamer weiter. Der anfänglich sehr stumpfe Sternalwinkel wird immer spitzer.

An dieser Stelle sei eingeschaltet, daß Gestalt und Größe des Brustkorbes nicht nur altersbedingt sind, sondern auch stark vom allgemeinen Körperbau abhängen. Praktisch ist es am wichtigsten, daß bei gedrungenem Körperbau der Thorax kurz und breit, meist auch tief zu sein pflegt, während beim Hochwuchs sich lange, schmale Thoraxformen, oft von nur geringer Tiefenausdehnung, herausbilden. Es versteht sich von selbst, daß diese Ausbildung der äußeren Thoraxformen Folge bzw. Ursache des Wachstums bzw. der Wachstumseigentümlichkeiten der inneren Organe ist.

Stand des Zwerchfells.

	rechts	links	
1.—3. Mon.	8— 9	9—10	1. Lebensjahr
4.—6. „	8— 9	8— 9	
7.—9. „	8— 9	8— 9	
10.—12. „	8— 9	8— 9	
2. Jahr	8— 9	9—10	
3. „	9—10	9—10	
4. „	8— 9	8— 9	
5. „	9—10	9—10	
6. „	8— 9	10	
7. „	9—10	10—11	
8. „	10—11	10—11	
9. „	10	10—11	
10. „	10—11	10—11	
11. „			
12. „			

Der Stand des Zwerchfells ist in Horizontalen durch die Wirbelkörper angegeben. Bei der großen Breite dieser Knochen sind natürlich nur grobe Differenzen verwertbar. Im Einzelfall beträgt der Unterschied zwischen rechts und links etwa die halbe bis ganze Höhe eines Wirbelkörpers.

(Nach Beobachtungen des Verfassers.)

Form und Größe des Brustkorbes bzw. seines Inhalts sind in hohem Maße vom Stande des Zwerchfells abhängig. Ursprünglich steht dieser Muskel hoch und rückt, wie wir sehr gut im Röntgenbilde verfolgen können, im Laufe der Entwicklung tiefer. Wenn wir Kinder unter immer gleichen Bedingungen röntgenographieren — in unserem Falle ist es immer im Liegen geschehen — mit Einstellung des Zentralstrahls auf die Grenze zwischen Corpus sterni und Processus xiphoideus, so sehen wir, daß die Zwerchfellkuppel, etwa aus dem Niveau des Wirbelsäulenansatzes der 8. bis zu dem der 10 bis 11. Rippe im Laufe der Zeit wandert. Dabei ist zu beachten, daß die rechte Kuppel (Leber) etwas höher steht als die linke. Weiter muß berücksichtigt werden, daß die Stellung des Zwerchfells von der Blähung der Lunge und von dem Füllungszustand des Bauches abhängig ist. Volumen pulmonis auctum macht Zwerchfelltiefstand, während stark gefüllte Därme bzw. Magen das Zwerchfell nach oben drängen.

Zwerchfellstand ist sehr abhängig.

Weiterhin ist von einem oft unterschätzten Einflusse die Lagerung des Körpers, was namentlich bei der Beurteilung der Röntgenbilder eine Rolle spielt. Vergleicht man Bilder desselben Kindes bei Aufnahme im Sitzen und Aufnahme im Liegen, so sieht man im ersteren Falle das Zwerchfell um die Höhe eines halben bis eines ganzen Brustwirbelkörpers tiefer stehen. Alle diese Angaben sind unabhängig von der Atmung zu verstehen, denn sie übt natürlich einen beträchtlichen Einfluß auf die Stellung des Zwerchfells aus.

Die zuführenden Luftwege: Trachea und Bronchien sind an der Hand von Ausgüssen und Röntgenbildern genau studiert worden. Auf schön gelungenen Röntgenbildern kann man Trachea und Hauptbronchien als Schattenaussparungen sehr gut erkennen und sich damit über ihre Lage und über die Lage der Lungenpforten zum Brustkorbe guten Aufschluß verschaffen (s. a. Fig. 134).

Die Bifurkation steht beim Neugeborenen in der Höhe des 3. Brustwirbels. Allmählich rückt sie mit zunehmendem Wachstum tiefer um am Ende der Kindheit vor dem 5.—6. Brustwirbel zu stehen. Ganz grob kann man sagen, daß sie folgende Lage hat:

Im	1. Jahre	vor	dem	3.—4.	Brustwirbel	nach Untersuchungen des Verfassers.
„	2.— 6. „	„	„	4.—5.	„	
„	7.—12. „	„	„	5.—6.	„	

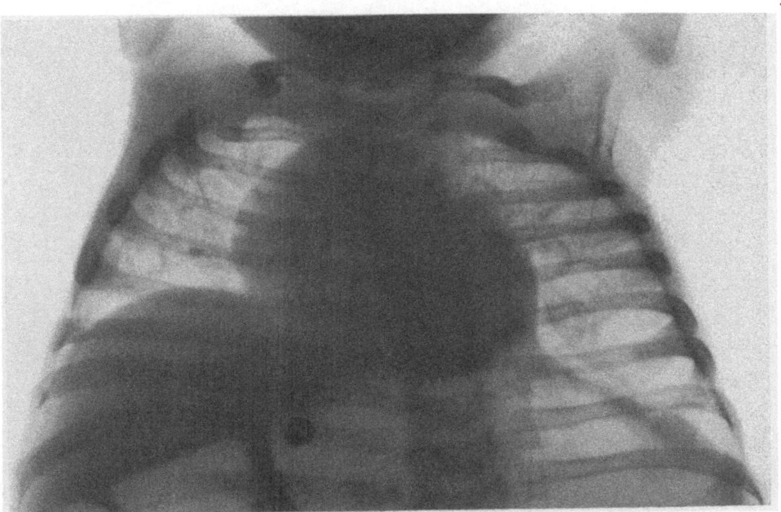

a

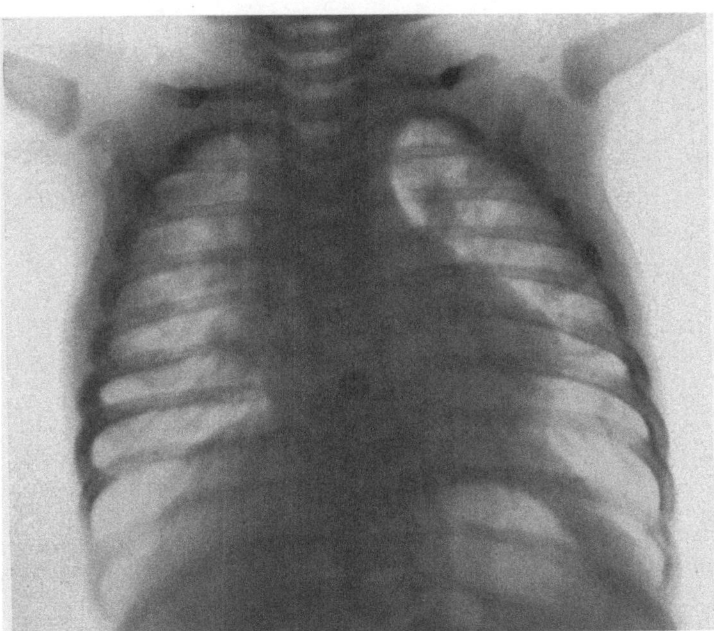

b

Fig. 136 a, b.

a. *Extremer Zwerchfellhochstand bei Meteorismus. Manfred B. 6 Mon. Nr. 8834.*
b. *Extremer Zwerchfelltiefstand. Lotte B. 2 Mon. Nr. 8830.*

Die Tabelle gibt natürlich nur Mittelwerte. Je nach Form und Größe des Brustkorbes bzw. dem Stande des Zwerchfells können sich auch in der gleichen Altersklasse große Verschiedenheiten zeigen.

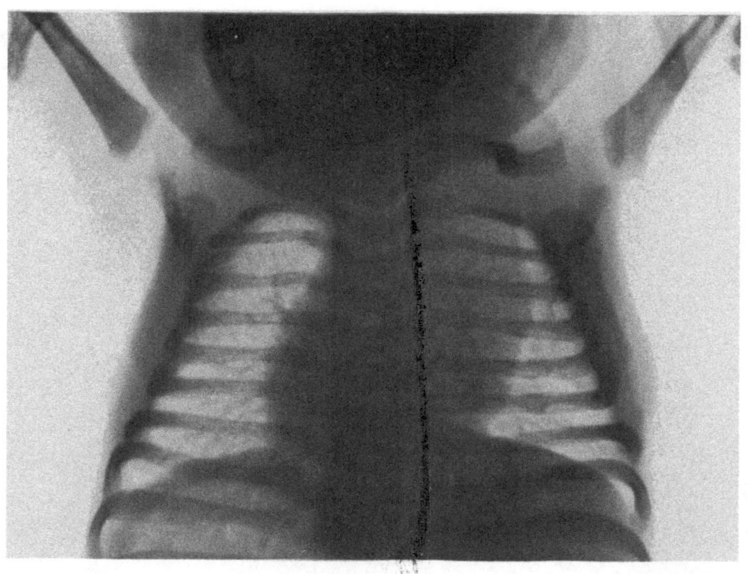

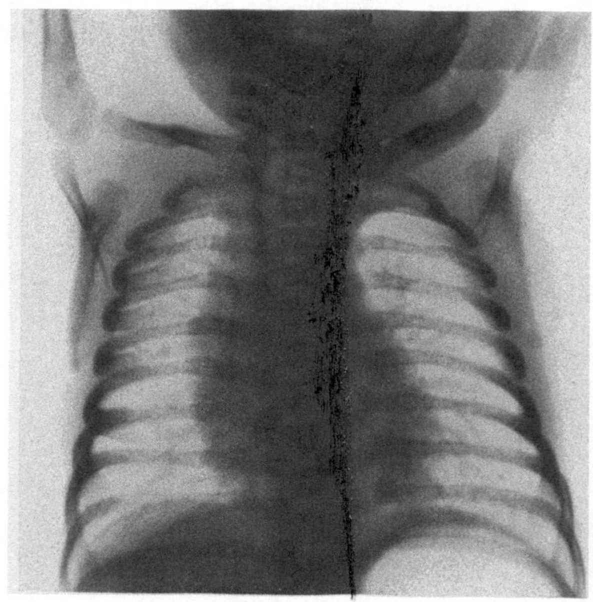

Fig. 137 a, b.

Dasselbe Kind liegend (Fig. a [seitenverkehrt]) und an den Armen hängend (Fig. b) aufgenommen. Im ersten Falle Zwerchfellhochstand im zweiten Tiefstand.

Die Luftröhre liegt unmittelbar vor der Wirbelsäule, und zwar um so entschiedener rechts von der Mittellinie, je jünger das Kind ist. Die Trachea ist nicht fest fixiert, sondern in lockeres Bindegewebe eingebettet, so daß sie durch einseitigen Druck (Exsudate, Pneumothorax) leicht verschoben werden kann.

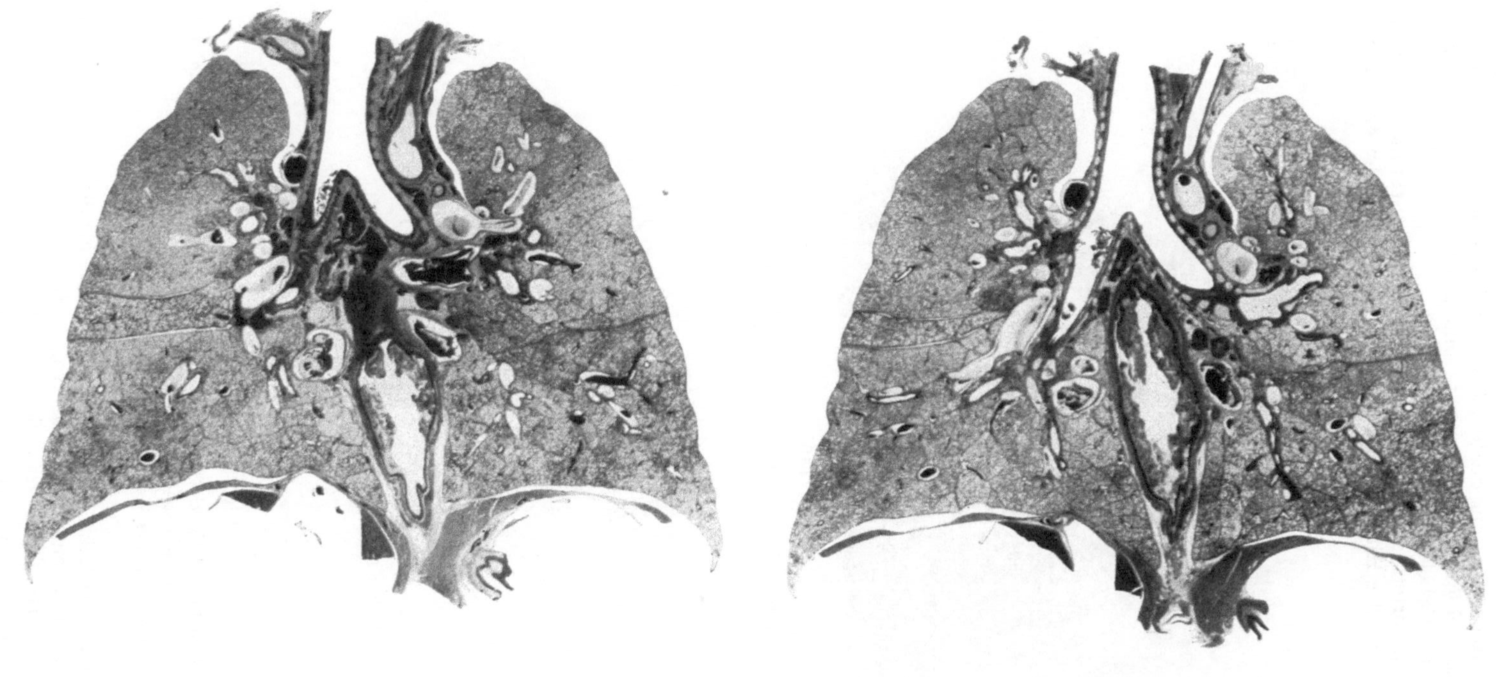

Fig. 138. Fig. 139.

Karl K., 8 Mon. Das Kind starb atrophisch. Anatomisch bietet es eine weitgehende eitrige Bronchitis (ohne Pneumonie!) mit starker Bronchialdrüsenschwellung. Das Objekt ist frontal in Serie geschnitten. Die beiden Bilder treffen den Bronchialbaum etwas mehr vorn (138) und hinten (139), Bronchialdrüsenschwellung namentlich in der Bifurkation (138) sehr deutlich.

(Nach Präparaten des Verfassers.)

Der rechte Hauptbronchus geht in sehr stumpfem Winkel von der Trachea ab. Der linke hat infolge der Rechtslagerung der Trachea einen weiteren Weg zur Lungenpforte. Er ist demgemäß viel länger als der rechte und zieht in leicht nach unten konvexen Bogen über die Wirbelsäule hinweg.

Die Lage der Lungenpforten ist durch den Eintritt der Hauptbronchien in die Lunge festgelegt. Rechts ist der Hilus am Rücken etwa in der Höhe der 4.—5., links

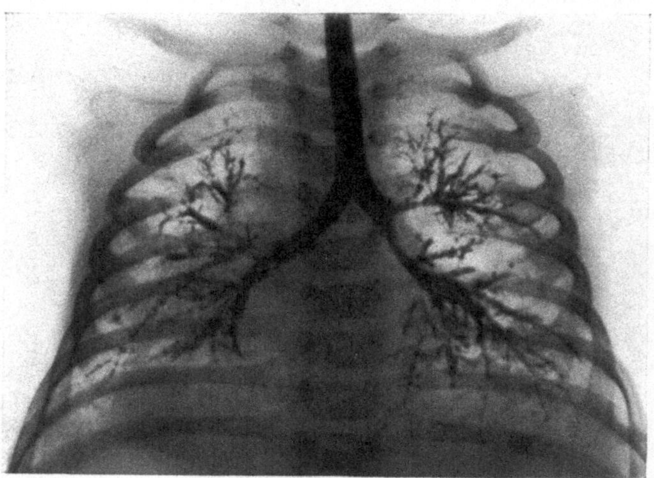

Fig. 140.
Bronchialbaum postmortal mit Citobaryum gefüllt (seitenverkehrt).

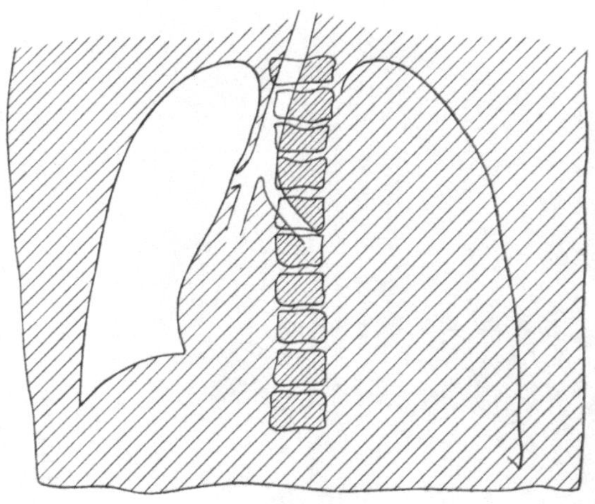

Fig. 141.
Hans P. (J.-Nr. 3761), 9 Jahre. Pleuritis serosa (links). Starke Verdrängung der mediastinalen Gebilde und der Trachea nach rechts.
(Nach einem Röntgenbilde des Verf. Arch. f. Kinderheilk. Bd. 60/61.)

der 5.—6. Rippe zu suchen. Der linke Hilus steht etwas tiefer als der rechte, so daß die Bronchien zur linken Spitze einen längeren Weg zurückzulegen haben als zur rechten. Aus den früheren Darlegungen ergibt sich von selbst, daß die Lungenpforten im Laufe der Jahre tiefer treten. Angegebene Zahlen sind Mittelwerte.

Über das Kaliber der Trachea und der großen Bronchien unterrichtet die nachstehende Tabelle.

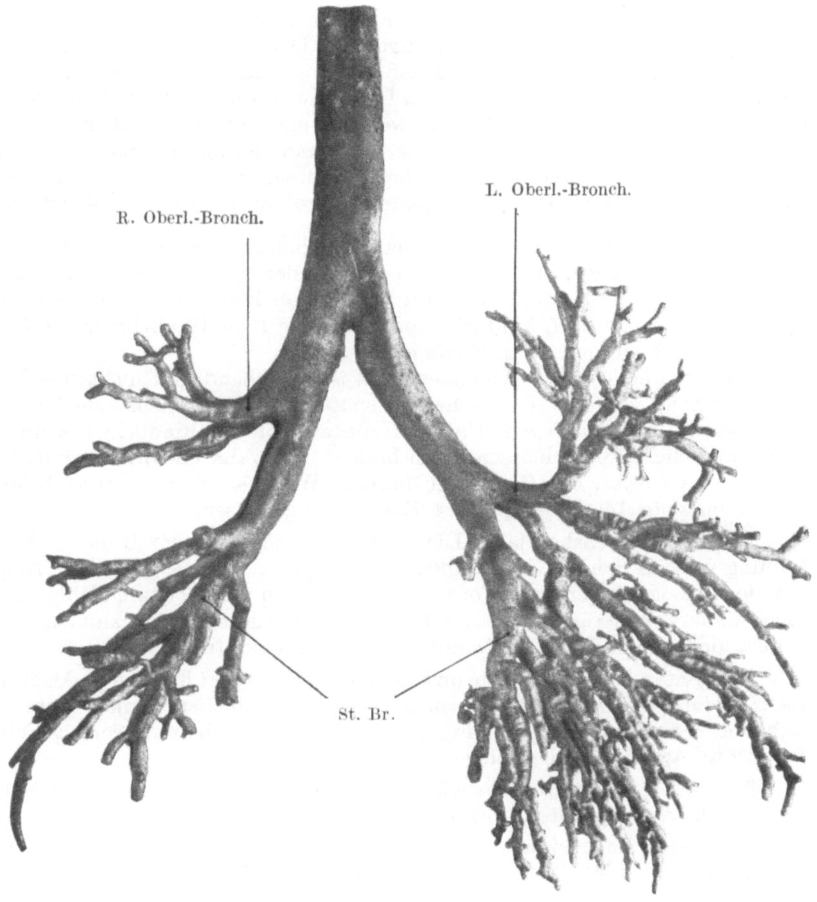

Fig. 142.

Metallausguß vom Bronchialbaum eines 13jährigen Mädchens. Stammbronchien, der Abgang der Oberlappenbronchien, Bifurkation, Kaliberunterschied des rechten und linken Stammbronchus u. a. m. sind gut zu sehen.

Nach einem Präparat des Verfassers. Ergebn. d. inn. Medizin und Kinderheilk. Bd. 11.

Alter	Durchmesser in Millimeter					
	der Trachea		der r. Hauptbronchie		der l. Hauptbronchie	
	sagitt.	front.	sagitt.	front.	sagitt.	front.
1 Monat	5,7	6,0	4,4	4,1	4,0	3,8
3 „	6,5	6,8	5,6	4,7	4,0	4,1
5 „	7,6	7,2	6,1	5,9	4,9	4,3
12 „	7,0	7,8	6,5	6,8	4,5	5,6
2 Jahre	9,4	8,8	7,5	7,3	4,9	5,2
3 „	10,8	9,4	7,4	7,3	7,0	5,5
4 „	9,1	11,2	8,4	9,1	6,0	6,8
5 „	9,9	11,0	8,7	8,1	6,4	7,0
7 „	10,4	11,0	9,0	9,3	6,9	8,2
10 „	9,3	12,4	8,6	9,2	7,3	8,4
13 „	10,7	13,5	9,6	10,9	8,5	8,5
40 „	16,5	14,4	14,0	12,7	11,5	11,1

(Nach Untersuchungen des Verfassers.)

Die Tabelle zeigt, daß das Kaliber in den ersten 4 Jahren schnell ansteigt. Die Querschnittsmaße verdoppeln sich ungefähr. Dann tritt fast ein Stillstand ein. Erst gegen Ausgang der Kindheit erfolgt ein weiteres langsames Ansteigen. Die Kenntnis von der lichten Weite der zuführenden Luftwege ist für die Beurteilung von Katarrhen und dgl. sehr wichtig. Es ist ohne weiteres einleuchtend, daß die Schwellung der Schleimhaut, daß Schleimabsonderung, Membranbildung und dgl. bei einem so engen Rohre, wie es die Luftwege im frühen Kindesalter darstellen, ganz andere Folgeerscheinungen haben werden als späterhin, wo das Kaliber ein Mehrfaches beträgt.

Physiologie. Schon die anatomischen Verhältnisse bedingen, daß die Atmung des Säuglings und jungen Kleinkindes von der der späteren Altersklassen ganz verschieden sein muß. Noch bis weit ins Kindesalter hinein bleibt die Art der Atmung, wenn man so sagen darf, kindlich, wenn auch die Eigentümlichkeiten mit zunehmendem Alter sich immer mehr verringern.

Die Entwicklung der Atemmechanik ist eingehend und mit guter Methode von *Gregor* studiert worden. Erst sehr viel später kommen ergänzende Untersuchungen von *Eckstein* und *Rominger*. Unsere Kenntnis von der kindlichen Atmung ist auch heute noch nicht abgeschlossen, doch bilden die erwähnten Untersuchungen, namentlich die von *Gregor*, die Grundlage unseres Wissens. *Gregor* unterscheidet von der Geburt bis zum 14. Lebensjahre 4 Entwicklungsphasen.

1. Erstes Lebenshalbjahr: Die Atmung ist schon in der Ruhe, d. h. bei ruhiger Atmung und im Schlafe, im Vergleiche zum späteren Alter auffallend frequent, aber trotzdem bei gesteigerten Anforderungen dadurch sehr leistungsfähig, daß die Frequenz ohne Schwierigkeit auf das Doppelte gesteigert werden kann (große Aktionsfreiheit der Atmung mit Aufwand großer Arbeitsleistung).

2. Zweites Lebenshalbjahr und zweites Lebensjahr: Frequente Atmung; die Frequenz kann nicht mehr in dem hohen Grade wie früher variiert werden. Die allmähliche Vertiefung der Atmung hält mit dem Wachstum nicht gleichen Schritt (frequente Atmung von geringer Aktionsfreiheit).

3. 3.—7. Lebensjahr: Entwicklung einer großen Aktionsfreiheit auf der Basis einer stark verlangsamten, vertieften Atmung.

4. 8.—14. Lebensjahr: Geringere Aktionsfreiheit, weitere erhebliche Verminderung der Arbeitsleistung durch Vertiefung der Atmung.

Die Phasen der Entwicklung sind nicht scharf voneinander zu scheiden. Am übersichtlichsten liegen die Verhältnisse beim Säugling. Der anatomische Zustand seiner Brustorgane macht größere Lungenbewegungen unmöglich. Der Sauerstoffbedarf muß daher durch erhöhte Frequenz der Atmung gedeckt werden. Bedeutungsvoll in diesem Sinne ist, daß, wie wir gleich zeigen werden, der Luftbedarf des Säuglings, auf die Gewichtseinheit bezogen, mehrmals so groß ist, als der des Erwachsenen. Die anatomische Einengung der Lunge beim Säugling bedingt es, daß er sich gewissermaßen in einem Zustande dauernder physiologischer Atemnot befindet. Die notwendige Folge ist, daß jede erhöhte Inanspruchnahme der Atmung die Frequenz der Atmung noch weiter steigern muß, so daß die Grenzen der Leistungsfähigkeit schnell erreicht werden. Von den beiden Möglichkeiten, die Luftzufuhr zu steigern: Vertiefung und Beschleunigung der Atmung, steht dem Säugling nur eine, die Beschleunigung, zur Verfügung. Die „physiologische Atmungsinsuffizienz" ist eines der charakteristischsten Funktionszeichen des Säuglings.

Die Atmung des Säuglings ist von Natur aus insuffizient.

Mit dem zunehmendem Alter gleicht sich die Atmung immer mehr dem Atemtyp des Erwachsenen an. Die Umwandlung erfolgt nicht gleichmäßig, wie ja auch das allgemeine Wachstum des Körpers nicht in ununterbrochener und gleichmäßiger Folge vor sich geht. Wiewohl die anatomischen und damit auch die physiologischen Verhältnisse des Atmungsapparates mit dem zunehmenden Alter immer günstiger werden, so kann doch vorübergehend die Leistung minder vorteilhaft sein. Das wird jenseits des Säuglingsalters um so schärfer hervortreten, als mit der wachsenden körperlichen Beweglichkeit auch die Anforderungen an die Atmung größer werden. Die geringere Funktionsbreite der Säuglingsatmung ist bei seinem Ruhedasein erträglich. In der quecksilbrigen Beweglichkeit des frühen Kleinkindesalters aber wird sich eine Dissonanz zwischen Bedarf und Leistung in der Luftzufuhr am ehesten bemerkbar machen.

Der Atemtyp ist **beim Säugling vorwiegend abdominal**, da die Rippen kaum gehoben werden können. Gegen Ende des Säuglingsalters fangen thorakale Momente an eher hervorzutreten. Vom 7. Lebensjahre an wird die abdominelle Atmung weitgehend durch die thorakale unterstützt und kann sie sogar, namentlich bei Knaben, vollständig ersetzen (*Gregor*).

Die **Atmungsfrequenz** des Neugeborenen beträgt nach den besonderen exakten Untersuchungen von *Recklinghausen* etwa 60 in der Minute. Von anderen Autoren werden abweichende Resultate, mindestens aber 40 Atemzüge angegeben. Maßgebend sind nur solche Ergebnisse, welche im Schlafe gewonnen wurden, da die Atmung im Wachen ungewöhnlich leicht beeinflußbar ist. Die einzelnen Atemzüge sind flach und folgen pausenlos aufeinander. Die im späteren Alter gewöhnliche Pause nach der Exspiration fällt weg. Besonders gut tritt das in Atemkurven zutage. Mit zunehmendem Alter sinkt die Frequenz ab; bis zum 5. Lebensjahr etwa auf 25—30 und bis zur Pubertät auf etwa 20 Atemzüge.

Die **Atemgröße** beträgt beim normalen Neugeborenen von 3000 g Gewicht nur etwa 22 ccm. Die Häufigkeit der Atemzüge bedingt jedoch trotz der Kleinheit der Atemzüge eine erhöhte Luftzufuhr in der Zeiteinheit. *Recklinghausen* berechnet etwa 1400 ccm auf eine Minute und 3000 g Gewicht, während beim Erwachsenen nur etwa 300 ccm auf 3 kg kommen. **Der Neugeborene verbraucht also pro Kilogramm 4—5mal soviel Luft als ein Erwachsener.**

Hoher Sauerstoffbedarf des Kindes.

Während bisher über die Atmung nach der Neugeborenenperiode wenig Material vorlag, ist die Lücke wenigstens teilweise durch *Eckstein* und *Rominger* ausgefüllt worden, welche bei jungen Säuglingen Studien angestellt haben. Sie ermittelten eine Durchschnittsatemfrequenz von etwa 50 in der Minute. Die Unterschiede sind allerdings groß, denn die Grenzwerte schwanken zwischen 36 und 70. Ein wesentlicher Unterschied im Wachen und Schlafen ergab sich nicht. Beträchtliche Steigerungen der Frequenz wurden bei Pneumonie gefunden.

Was die Atemgröße anbelangt, so ergab sich eine Zunahme von 10—30 ccm im ersten Lebensjahr. **Bei der Schreiatmung kann sich das Atemvolumen auf das Zwei-, Drei-, ja Fünffache vermehren.** Bei der gewöhnlichen oberflächlichen Atmung des Säuglings folgt hieraus, daß die Schreiatmung unter Umständen großen therapeutischen Wert haben kann, insbesondere für die Entfaltung der Lunge.

Das absolute Minutenvolumen liegt nach *Eckstein* und *Rominger* bei 600 bis 1000 ccm. Wichtig sind Beobachtungen der Autoren, welche darauf hinweisen, daß die Atmung des Säuglings deutlich vom Stande des Zwerchfells beeinflußt wird. Die Atmungskurve als Ganzes hebt sich, wenn das Zwerchfell durch Druck auf den Leib (oder intraabdominell) in die Höhe getrieben wird. Bei hochgradigem Druck kann — bei jungen Säuglingen wenigstens — die Atmung aufhören.

Die Steigerung der Atemgröße bis zum vollendeten 2. Lebensjahre und von da bis zum 12. Jahre verhält sich nach *Gregor* folgendermaßen:

1. Monat	23 ccm		4. Jahr	140 ccm
3. „	41 „		5. „	215 „
6. „	51 „	nach *Gregor*	8. „	221 „
7. „	87 „		9. „	395 „
12. „	78 „		12. „	374 „
24. „	136 „		—. „	— „

Die besondere Stellung des ersten Vierteljahres wird auch in dieser Tabelle erkennbar. Die Atemgröße verdoppelt sich bis zum 3. Monat, eine Progredienz, wie sie so schnell später nicht mehr vorkommt.

Kindliche Atmung frequent und leicht erregbar.

Ein besonderes Kennzeichen der kindlichen Atmung ist ihre leichte Erregbarkeit. Der Rhythmus ist nach der Geburt noch unregelmäßig, stellt sich aber schnell, zunächst nur im Schlafe, auf eine regelmäßige Folge ein. Bei Bewegungen, psychischer Erregung, tritt aber auch später noch eine große Beschleunigung der gewöhnlichen Folge ein und ebenso kommt es zu Unregelmäßigkeiten. Prüfungen der Geschwindigkeit und Regelmäßigkeit der Atmung sind daher nur durch Beobachtungen während des Schlafens möglich.

Allgemeine Pathologie.

Die kindlichen Atmungsorgane erkranken häufiger als die des Erwachsenen. Inwieweit dabei die grobanatomischen Verhältnisse eine Rolle spielen oder Strukturdifferenzen bzw. biologische und biochemische Eigentümlichkeiten, soll hier nicht eingehend erörtert werden. Die exakten Grundlagen reichen vorläufig nicht aus.

Respirationskrankheiten der Kinder sind häufig.

Die Struktur der Schleimhaut, die Enge der Nase, die hohe Lage des Kehlkopfes und anderes mehr spielen hierbei ebensosehr eine Rolle wie der Mangel lokaler bzw. allgemeiner Immunität. Wie sehr die Infektion bei diesen so gern als Erkältungskrankheiten bezeichneten Affektionen in Frage kommt, geht aus den Berichten der Polarforscher hervor. Auch im strengsten polaren Klima bleibt die Besatzung der Schiffe von Schnupfen, Bronchitis und dgl. verschont. Erkrankungen setzen aber sofort ein, wenn Vorräte aus den tiefsten Schiffsräumen geholt werden müssen, welche bisher nicht in Angriff genommen wurden. Die Tätigkeit in den mit bakterienhaltigem Staub erfüllten Räumen läßt sofort die Krankheiten entstehen, welche in der kalten aber keimarmen Außenatmosphäre nicht zustande kamen. Die Erkältung schafft also nur die Disposition zur Infektion.

Wahrscheinlich spielen auch konstitutionelle Einflüsse mit. Abgeartete Kinder, insbesondere nach der Richtung der sogenannten exsudativen Diathese, sind in erhöhtem Maße anfällig. Wichtig ist auch, daß den Erkrankungen der oberen Luftwege häufig solche der tieferen folgen. Leichter als im spätern Alter gehen im frühen Kleinkindesalter die Katarrhe in die Tiefe des Atmungsrohres.

Die erhöhte Empfindlichkeit der Kinder gibt sich in der großen Neigung zu Katarrhen und Entzündungen im Bereiche der Atmungswege sowie in der Häufigkeit der chronischen und subchronischen Folgeerscheinungen kund. Bronchiektasen, chronische und interstitielle Pneumonie sind im Kindesalter nichts Ungewöhnliches. Akute Prozesse: Tracheitis, Bronchitis und Pneumonien in ihrem vielgestaltigen Vorkommen sind so häufig, daß sie erheblich dazu beitragen, der Pathologie des Kindesalters ihren Charakter zu geben.

Durch anatomische Eigentümlichkeiten des Alters sind gewisse Lokalisationserscheinungen bedingt, welche der Pneumonie des frühen Kindesalters ihre Eigenart geben können. Im Säuglingsalter, oft auch noch bei schwächeren Kindern des 2. und 3. Lebensjahres trifft man die Pneumonie vorwiegend in den hinteren, neben der Wirbelsäule gelegenen Teilen der Lunge an (Paravertebralpneumonie). Das bezieht sich zwar hauptsächlich auf die torpiden Verdichtungen der ernährungsgestörten Säuglinge, gilt aber auch für die akuten Entzündungen lobulärer und lobärer Art.

Die Vielgestaltigkeit der Kinderpneumonien.

Bei allen diesen Prozessen werden die vorderen Teile nur ergriffen, wenn die Ausdehnung der Erkrankung ungewöhnlich weit geht. Der Grund für die Lokalisationseigentümlichkeit liegt wohl in der Einengung der Lunge und der damit verbundenen Behinderung der Atmung, vorzüglich in ihren hinteren Teilen. Wenn man die Lunge daraufhin prüft, wie sich die Ausdehnungsfähigkeit ihrer einzelnen Teile verhält, so sieht man, daß die paravertebralen Teile am schlechtesten gestellt sind, und zwar in einem von oben nach unten abnehmenden Grade. Es ist ohne weiteres verständlich, daß sich Entzündungen in den funktionell ungünstig gestellten Teilen leichter entwickeln.

Nicht sicher sind wir in unserer Erkenntnis für die so eigentümliche Tatsache, daß lobäre Pneumonien im frühen Kindesalter an Zahl zurücktreten, während die lobulären an der Tagesordnung sind. Wir sagen „lobulär", um nicht das Wort „Bronchopneumonie" gebrauchen zu müssen. Es ist zwar sehr üblich, die nicht lobären Pneumonien als Bronchopneumonien zu bezeichnen. In dieser (auf die Pathogenese bezüglichen) Verallgemeinerung ist die Bezeichnung jedoch aprioristisch. Hiervon wird später noch die Rede sein. Zunächst fixieren wir nur die eigenartige Tatsache, daß die Zahl der lobulären Pneumonien im frühen Kindesalter sehr groß ist. Wenn wir auch heute mit *Lauche* annehmen, daß eine spezifische Allergisierung Vorbedingung für das Zustandekommen der Lobärpneumonie ist, so ist das bei jungen Kindern unterstellte Nichtvorhandensein der Allergie noch keine Erklärung für das positive Vorkommen der zahlreichen Lobulärpneumonien. Alterseigentümlichkeiten anderer Art müssen wohl auch noch im Spiele sein.

Würden wir von dieser Annahme absehen, so müßten wir schließen: Die nicht allergisierte Lunge reagiert mit Lobulärpneumonie, die allergisierte mit Lobärpneumonie. Dieser einfachen und durch ihre Einfachheit bestechenden Annahme stehen aber doch manche Tatsachen entgegen, auf die hier einzugehen zu weit führen würde.

Allgemeine Semiotik.

Die von den kindlichen Atmungsorganen ausgehenden Symptome beziehen sich vorzüglich auf die Zeichen der erschwerten Atmung und auf die Zeichen des Reizes und der Abwehr, welche von den erkrankten, entzündeten Geweben ausgehen. Dabei beziehen wir uns nicht auf die Störungen des Allgemeinbefindens, die um so stärker sind und um so maßgeblicher hervortreten, je jünger das Kind ist. Es muß aber bedacht werden, daß namentlich bei respirationskranken jungen Säuglingen die allgemeinen Krankheitszeichen so stark im Vordergrunde stehen können, daß die örtlichen Störungen weniger deutlich hervortreten.

Erschwerungen in der Atmung werden 1. durch Stenosen im Bereiche der zuführenden Luftwege, 2. durch Einengung der respiratorischen Fläche und 3. durch Behinderung im Bewegungsmechanismus des Brustkorbes bedingt.

Häufigkeit der Stenosen.

Stenosen der oberen Luftwege sind häufig. Diese Häufigkeit ist schon anatomisch bedingt, weil die lichte Weite der Luftröhre und der Bronchien nur gering ist. Auch für den Kehlkopf gilt das. Einfache Laryngitis vermag die Zeichen der Kehlkopfstenose hervorzurufen. Das bei Kehlkopfstenosen auftretende inspiratorische Einziehen ist altbekannt und eindringlich. Bei leichten Stenosen erfolgt es nur, wenn die Atmung erregt ist, um bei schweren Stenosen jeden Atemzug zu begleiten. Die bei der laryngealen Stenose sich ergebenden Geräusche sind wohl von denen zu unterscheiden, welche bei pharyngealer Enge auftreten. Die Verlegung des Pharynx durch stark geschwollene und vergrößtere Tonsillen, durch Retropharygealabszesse und dgl. können auch Stenosen machen. In diesem Falle zeichnet sich das Geräusch, welches der Luftstrom beim Passieren der Enge macht, von dem der laryngealen Stenosen durch eine gaumige Klangfarbe aus. Auch ist das Geräusch fast stets — infolge des anwesenden Schleimes — von groben, feuchten Geräuschen begleitet. Im übrigen pflegt die Aufmerksamkeit auf den Pharynx schon durch den ganzen Habitus gelenkt zu werden. Die Kinder atmen mit offenem Munde, die Augen treten vor, der Gesichtsausdruck ist ängstlich (Visus pharyngealis). Im Schlafe bzw. in der Benommenheit schnarchen sie. Auch nasale, kloßige Sprache kann bei älteren Kindern auf den Pharynx hinweisen. Zudem fehlt bei allen pharyngealen Engen der rauhe Kehlkopfhusten.

Stenosen unterhalb des Kehlkopfes sind seltener. Sie bedingen im Gegensatz zu den höheren Stenosen exspiratorische Beschwerden. Am häufigsten kommen sie durch Einwirkung tumoröser — meist tuberkulöser — Bronchialdrüsen zustande. (Vgl. Symptomatik der Bronchialdrüsentuberkulose.) Das hörbare Geräusch stellt sich als „exspiratorisches Keuchen" dar. Es ähnelt, wenn es auch meist viel stärker ist, dem Atemgeräusch bei Asthma. Verwechslungen in diesem Sinne liegen nahe. „Asthma" bei Säuglingen ist gar nicht selten auf tuberkulöse Lymphknoten zurückzuführen!

Einziehungen am Thorax bei Stenosen.

Alle Einatmungsschwierigkeiten, gleichviel wo das Hindernis sitzt, rufen eine dem Kinde eigentümliche Erscheinung hervor: das sind die Einziehungen des Brustkorbes. Bekanntlich verstärkt sich bei angestrengtem Einatmen der inspiratorische negative Druck im Innern der Pleurahöhle. Die Luft kann, wenn ein Hindernis besteht, nicht in dem Maße einströmen, wie es notwendig wäre, um die Druckdifferenz auszugleichen. Infolgedessen werden die Thoraxwände beeinflußt und, da sie noch weich und nachgiebig sind, angesaugt. Die Ansaugung vollzieht sich — nach Maßgabe der Beweglichkeit des Brustkorbes — vor allem in den beiden Flanken, wo die Rippen nicht so fest verankert sind als weiter oben, wo sie von der Wirbelsäule zum Sternum laufen und damit feste Haltepunkte an beiden Enden haben. Die Einziehungen des Brustkorbes sind am stärksten im frühen Kleinkindesalter, wo die Rippen noch sehr nachgiebig sind und wo die Exkursionsweite der Lungen beträchtlicher ist als im Säuglingsalter. Ist der Thorax in seiner Widerstandskraft durch rachitische

Knochenerweichung herabgesetzt, so treten die Einziehungen schon bei geringeren Atemanstrengungen auf und nehmen auch leicht einen größeren Umfang an. Es kommt zu Verbiegungen im Sinne der Einziehungen. Die Verbiegung der Rippen fixiert sich bis zu einem gewissen Grade und engt damit den Brustkorb ein. So kommen die Lungen in eine immer ungünstigere Lage.

Sind die inspiratorischen Anstrengungen besonders groß oder geben die festgewordenen Rippen der älteren Kinder nicht mehr nach, so kommt es zu inspiratorischen Ansaugungen anderer Art. Überall, wo überhaupt die Möglichkeit besteht, werden Weichteile in den Thorax hineingesaugt. Leicht zu beobachten und darum praktisch am wichtigsten sind die jugulären Einziehungen. Sie entstehen durch Ansaugung der Weichteile am Halse. Sehr charakteristisch sind auch die epigastrischen Einziehungen am unteren Teile des Sternums.

Die Nasenflügelatmung.

Eine weitere, dem Kinde eigentümliche Erscheinung zeigt sich an den Eintrittspforten der Luft. Beim jungen Kinde bedingt die verhältnismäßige Enge der Nase und des Pharynx Bemühungen, die Eintrittspforten zu erweitern oder doch wenigstens für den Durchtritt der Luft möglichst günstig zu gestalten. Bei erregter oder angestrengter Atmung werden bei der Inspiration die Nasenflügel gebläht. Es entsteht das sogenannte Nasenflügelatmen. Dieses Symptom ist immer von pathognostischer Bedeutung und weist auf eine Störung der Atmung hin, noch ehe sich an der Lunge selbst etwas nachweisen läßt. Ob allerdings mit der Aufblähung der Nasenflügel eine wirksame Erleichterung der Einatmung verbunden ist, muß aus Mangel darauf gerichteter genauer Untersuchungen dahingestellt bleiben. Die Absicht ist aber offensichtlich. Auch den Rhinopharynx sucht der Säugling zu erweitern, wenn die Atmung erschwert ist. Der Zweck wird durch starke Rückwärtsneigung (Opisthotonus) des Kopfes angestrebt. Ob hierdurch eine Erweiterung des Atemweges zustandekommt oder ob die Stellung für die Atmung günstiger ist, ist nicht ganz sicher. Jedenfalls wird der Zusammenhang von Atemnot mit starker Rückwärtsneigung des Kopfes häufig beobachtet und ganz besonders bei der stenosierenden Rhinopharyngitis der Säuglinge. Man sieht auch Erleichterung der Atmung dann eintreten, wenn man bei bestehenden Erkrankungen das Kind so lagert, daß der Kopf hintenüber sinken kann. Am besten läßt man diese Hilfsstellung dadurch eintreten, daß man ein kleines Kissen unter die Schultern legt. Vielleicht ist die Wirkung der Lagerung bzw. der spontan eingenommenen Stellung so zu erklären, daß eine bessere Wirkungsmöglichkeit für die Hilfsmuskulatur der Atmung geschaffen wird. Es würde sich dann um etwas Ähnliches handeln wie bei dem aufgestützten Sitzen und der dadurch herbeigeführten Fixierung des Schultergürtels bei Erwachsenen (Orthopnöe).

Zyanose als Folge erschwerter Atmung pflegt im allgemeinen nicht einzutreten. Die Neigung hierzu wird vielmehr durch ausgedehnte diffuse Erkrankungen (Bronchiolitis z. B.) geschaffen; viel öfter bei chronischen Prozessen als bei akuten.

Der Husten als wichtiges Krankheitszeichen.

Von den Reizerscheinungen, welche durch Erkrankung des Respirationsapparates entstehen, spielt der **Husten** bei weitem die größte Rolle. Er ist es auch, welcher als sinnfälliges und allgemein bekanntes Krankheitszeichen die Kinder so oft zum Arzte führt.

Ausdehnung und Bedeutung der Erkrankung stehen mit der Heftigkeit und Häufigkeit des Hustens vielfach nicht im Einklang. Schwere Pneumonien können fast ganz ohne Husten verlaufen, während man z. B. beim Keuchhusten, einer Erkrankung ohne gröbere anatomische Veränderungen, den Husten fast als Krankheit und nicht als Krankheitszeichen in Erscheinung treten sieht.

Ausgelöst wird der Husten von allen Teilen des Atmungsapparates: vom Pharynx, vom Larynx, von der Luftröhre und ihren Verteilungen. Einzelne Stellen des Luftrohres sind besonders empfindlich (tussigene Zonen). Am bedeutungsvollsten scheint in dieser Hinsicht die Empfindlichkeit der Schleimhaut an der Teilungsstelle (Karina) der Luftröhre zu sein. Auch von der Pleura kann Hustenreiz ausgehen.

Der Husten ist im Prinzip als eine Abwehrreaktion gegen Fremdkörper zu betrachten, sei es daß es sich um exogene Fremdkörper handelt, sei es daß es sich um Krankheitsprodukte: Schleim, Eiter u. dgl. handelt. Es muß jedoch betont werden, daß der Hustenreflex nicht allein unmittelbar von den Schleimhäuten ausgelöst werden kann, sondern auch mittelbar durch Erregung der tussigenen Zonen von außen. Schwellungen der Bronchialdrüsen, namentlich der in der Bifurkation gelegenen, können durch Druck oder Zerrung starken Hustenreiz ausüben. Weiter muß beachtet werden, daß die Reflexerregbarkeit individuell verschieden stark ist. Nervös erregbare Kinder sprechen leichter an. Der Husten kann bei ihnen eine stark nervöse Betonung erhalten, wird eher ausgelöst oder gar zu heftigen Paroxysmen gesteigert.

Der Husten kann stark nervös beeinflußt sein.

Oft läßt er sich willkürlich durch erzieherische Eingriffe beeinflussen. Die nervöse Komponente wird auf diese Weise erst recht deutlich. Bei längerer Dauer der Erkrankung, wo sich leicht eine Gewohnheit einstellt, wird man hierauf Rücksicht zu nehmen haben. Eine weitere Eigentümlichkeit des Hustens bei nervös veranlagten Kindern ist, daß der Reflex auf minimale Reize anspricht. Der Husten wird zur nervösen Unart, welcher anderen nervösen Gewohnheiten, den tickartigen Bewegungen, Nägelkauen u. dgl. m. durchaus an die Seite zu stellen ist.

Zu den Besonderheiten des kindlichen Hustens gehört es auch, daß er sehr leicht mit Erbrechen verbunden ist. Husten und Erbrechen sind stets bis zu einem gewissen Grade zwangsläufig miteinander gekuppelt. Beim Erwachsenen sind die beiden Vorgänge aber wesentlich unabhängiger voneinander als beim Kinde. Die Verkuppelung pflegt um so stärker zu sein, je heftiger der Husten und um so größer die nervöse Erregbarkeit ist. Es bestehen aber starke Verschiedenheiten. So sieht man z. B. beim Keuchhusten, wo das Erbrechen am häufigsten ist, daß es bei manchen Kindern ausbleibt, wiewohl an ihrer nervösen Veranlagung kein Zweifel sein kann. In anderen Fällen wieder kann jeder Gelegenheitshusten zum Erbrechen führen. Wie der Husten allein sich nervös fixieren kann, so ist es auch bei der Bindung von Husten und Erbrechen. Das gehäufte Auftreten von Erbrechen beim Husten kann zu einem ernstlichen Hindernis für die Ernährung werden und die Grundkrankheit in ihrer Schwere stark beeinflussen.

Husten verbindet sich leicht mit Erbrechen.

Sputa werden vom Kinde in den ersten Lebensjahren wohl produziert, aber der heraufgehustete Schleim wird heruntergeschluckt. Bei älteren Kindern kann man das Sputum zu sehen bekommen, wenn man die Kinder dazu anhält, es auszuspucken. Von selbst tun sie es in der Regel nicht.

Der Klang und die besondere Eigenart des Hustens läßt sich schwer mit Worten schildern, um so bedauerlicher, als aus der Art des Hustens oftmals weitgehende Schlüsse auf Sitz und Art der Erkrankung gezogen werden können. Der rauhe, bellende, kruppöse Husten, z. B. welcher vom Kehlkopf herrührt, ist gar nicht zu verkennen, wenn man ihn erst einmal gehört hat. Ebensowenig — um ein zweites Beispiel zu nennen — der typische Stakkatohusten beim Pertussis mit dem nachfolgenden seufzenden Inspirium (Reprise). Es muß allerdings darauf aufmerksam gemacht werden, daß man nicht immer den typischen Husten als diagnostisches Merkmal verlangen kann. Beim Keuchhusten z. B. ist die Art der Anfälle vom Entwicklungsstadium der Krankheit, vom Alter des Kindes und von seiner nervösen Empfindlichkeit abhängig. Junge Kinder, namentlich Säuglinge, pflegen nicht einen so typischen Stakkatohusten zu produzieren, wie es bei den älteren Kindern der Fall ist. Auch die Reprise bleibt bei jungen Kindern infolgedessen häufig aus. Sie kommt um so eher zustande, je länger der Anfall mit seinen exspiratorischen Hustenstößen und je empfindlicher das Kind ist. Der Zusammenhang ist wahrscheinlich so zu denken, daß bei heftiger Inspiration eine überstarke reflektorische Glottisverengerung eintritt, vielleicht als eine Art von Fremdkörperreaktion bei dem heftigen Aufprallen der Luft auf die Stimmbänder. Diese Reaktion tritt um so leichter ein, je empfindlicher der Reflexapparat arbeitet. So kommt es, daß man die Reprise bei nervösen Kindern schon nach kurzem Hustenstoß hören kann, bei anderen erst nach längerem Anfall und schließlich in der Norm erst dann, wenn, wie es auf der Höhe des Keuchhustens bei älteren Kindern der Fall zu sein pflegt, die Hustenstöße bis zur Atemlosigkeit andauern.

Die typischen Hustenformen.

Die beiden angeführten Beispiele beziehen sich auf besonders charakteristische und wichtige Formen des Hustens. Andere Qualitäten lassen sich weniger gut zeichnen. Am deutlichsten ist vielleicht noch der tracheale „Brüllhusten“, der laute und so häufige Husten des „erkälteten“ Kindes.

Für die Art des Hustengeräusches kann es maßgebend sein, ob der Husten nur die Folge eines entzündlichen bzw. mechanischen Reizes ist, oder ob tatsächlich krankhafte Produkte zu entfernen sind. Im ersten Falle hat der Husten mehr den Charakter des trockenen Reizhustens, im anderen des feuchten, rasselnden Hustens. Beide Arten können ineinander übergehen, wenn z. B. bei einer Bronchitis der anfangs zähe Schleim

Der unproduktive und quälende Reizhusten.

sich verflüssigt, wenn der Katarrh „sich löst“. Der „trockene“ und der „feuchte“ Husten unterscheiden sich der Regel nach auch dadurch, daß der letztere nur ab und zu auftritt, dann, wenn das Sekret den Husten auslöst. Der trockene Husten erfolgt vielfach in starker Häufung, weil eben die auslösende Wirkung durch den Husten nicht beseitigt wird. Für die Behandlung ist das insofern beachtlich, als man bestrebt sein wird, den unproduktiven und quälenden Reizhusten zu unterdrücken, während man bei der Anwesenheit von Sekret nicht Veranlassung hat, den Husten zu dämpfen. Es kann unter Umständen ein grober Fehler sein, wenn man den Husten grundsätzlich mit Kodein oder ähnlichen Beruhigungsmitteln zu unterdrücken versucht.

Neben dem Husten als grobem Krankheitszeichen gibt es noch einige minder deutliche Zeichen bei Respirationserkrankung, welche ohne besondere Untersuchungsmethoden wahrgenommen werden können. Giemen und Rasseln kann man oft schon in einiger Entfernung vom Kinde hören; noch besser, wenn man das Ohr dem Munde des Kindes nähert. Bei schmerzhafter Atmung kann jedes Exspirium von einem ächzenden Laut begleitet sein. Für die Pleuritis junger Kinder ist das stöhnende Exspirium ein wichtiges Kennzeichen. Bei der Inspektion kann man die Frequenz der Atmung, Bewegung der Nasenflügel, Nachschleppen einer Thoraxhälfte, Verstrichensein oder Vorwölbung der Interkostalräume, Blähung oder Eingefallensein des Brustkorbes, Ödem der Brustwand u. dgl. m. beobachten.

Auskultation und Perkussion ergeben beim Kinde manche Eigentümlichkeiten, welche — zum Teil wenigstens — durch die anatomischen und physiologischen Verhältnisse bedingt sind. Hierzu kommen noch die technischen Schwierigkeiten der Untersuchung. Beim Erwachsenen kann man die Art der Atmung, als willkürlich beeinflußbar, ziemlich sicher in Rechnung stellen. Beim Kinde aber — um so mehr, je jünger es ist — läßt sich die Atmung nicht so willkürlich regeln und man ist gezwungen zu nehmen und zu beurteilen, was dem Kinde vorzusetzen beliebt. Der Säugling insbesondere erschwert die Beobachtung des Atemgeräusches durch die geringe Atemtiefe. Die oberflächlichen, schnell aufeinanderfolgenden Inspirationen geben gewissermaßen nur Momentbilder, welche fein und schnell erfaßt sein wollen. Oft wird auch die Atmung noch durch Geschrei gestört. Die tiefen Inspirationen, welche dem Schreien folgen, sind keine ausreichende Belohnung für die Störung, welche durch das Schreien verursacht wird. Ähnliches wie für den Säugling gilt auch für die ersten Jahre des Kleinkindesalters. *Erst gegen Beginn des schulpflichtigen Alters gelingt es immer, die Kinder durch Aufforderung zu geregeltem, vertieftem und gleichmäßigem Atmen zu bringen.*

Das „normale“ Atemgeräusch: das „puerile“ Atmen.

Das *normale Atemgeräusch* ist nicht entfernt so weich wie beim Erwachsenen. Man hört ein lautes und rauhes Vesikuläratmen, das gewöhnlich als „pueriles Atmen“ bezeichnet wird. Ungeübte sind leicht geneigt, diese Atmungsform für pathologisch, für verschärft zu halten.

Die Eigenart des kindlichen „Bronchialatmens“.

Die *Lungenverdichtungen* dokumentieren sich nicht so ohne weiteres. Bei derben Verdichtungen, wie sie bei gröberen kruppösen Pneumonien z. B. auftreten, hört man etwas, was gewöhnlich als „Bronchialatmen“ bezeichnet wird. Von Bronchialatmen sollte man aber, namentlich bei jüngeren Kindern, nicht gleich sprechen, weil man dabei unwillkürlich an das Tonphänomen beim Erwachsenen denkt. Ein so ausgesprochenes „*Röhrenatmen*“ ist es aber beim Kinde nicht. Es klingt mehr fauchend und darum ist es wohl richtiger, von „fauchendem Atmen“ bzw. „fauchendem Bronchialatmen“ zu sprechen. Dieses von den großen Röhrengebilden der Lunge fortgeleitete Geräusch ist bei weitem nicht so häufig bei der Pneumonie des Kindes zu hören als beim Erwachsenen. *Das kommt daher, daß sowohl bei der lobulären wie bei der lobären Pneumonie des Kindes partielle Infiltrate die Regel, grobe und ausgedehnte auch bei kruppösen Pneumonien aber die Ausnahme sind.*

Die Bronchophonie ist ein wichtiges Krankheitszeichen.

In Anbetracht der geringeren Bedeutung des Bronchialatmens ist es wichtig zu wissen, daß eine andere Klangerscheinung die Erkenntnis der Verdichtung eher fördern kann und das ist die *verstärkte Schalleitung*. Sprechen, Schreien, Ächzen, Stöhnen, hört man über infiltrierten Partien beträchtlich deutlicher als über normalem Lungengewebe. Auf die Fortpflanzung des Schalles wird man also stets achten müssen. Das ist vor allen Dingen bei den in der Lunge entstehenden Geräuschen zu beachten. Werden sie durch infiltriertes Gewebe geleitet, so klingen sie auffallend ohrnahe. In der Regel spricht man in diesem Falle von „klingenden Rasselgeräuschen“, eine Bezeichnung, die nicht übermäßig glücklich ist.

Bronchialatmen oder sagen wir lieber Röhrenatmen wird normalerweise (von der Trachea her) hinten am Halse gehört. Es verschwindet ziemlich plötzlich oder schwächt sich doch sehr stark ab, etwa vom 1. Brustwirbel an, bei älteren Kindern auch etwas tiefer, etwa vom 2.—3. Brustwirbel an. Bei Schwellung der Bronchialdrüsen soll diese Umschlagstelle tiefer liegen (*d'Espine*sches Zeichen). Wir haben aber triftige Gründe anzunehmen, daß gewisse anatomische Varianten eine größere Rolle spielen als pathologische Veränderungen. Eine minder beachtete Stelle, wo auch von der Trachea stammendes Röhrenatmen auftreten kann, ist das Manubrium sterni.

Eine Abart des Röhrenatmens, das sogenannte Kompressionsatmen, entsteht dann, wenn die Lunge — etwa durch Ergüsse — zusammengedrückt wird. Namentlich bei freien Pleuraergüssen ist es an der oberen Grenze zu hören.

Bronchialatmen tritt gelegentlich — anscheinend aber nur bei kleinen Kindern — dann auf, wenn der Thoraxraum von großen Flüssigkeitsergüssen erfüllt ist. Dieses in allen Darstellungen erwähnte Ereignis ist aber recht selten. Welche besonderen Verhältnisse dem Phänomen zugrunde liegen, ist nicht bekannt. Wir glauben beobachtet zu haben, daß es am ehesten bei flachem, wenig tiefem Brustkorb zustande kommt. Ob die Art des Ergusses von Einfluß ist, muß dahingestellt bleiben.

Über die in der Lunge bzw. in den Bronchien entstehenden Geräusche ist nicht viel Charakteristisches zu sagen. Gemäß den Größenverhältnissen der Bronchien sind kleine und mittlere Rasselgeräusche die Regel. Oft hört man nur grobe, von den Hauptbronchien fortgeleitete Geräusche. Beim Säugling, namentlich in den ersten Monaten, sind Knistergeräusche auffallend häufig. Es hängt das mit der Neigung zur Atelektasenbildung zusammen. Pneumonien und Bronchitiden sind bei kleinen Kindern fast regelmäßig mit Atelektasenbildung vergesellschaftet. Werden sie durch Inspiration gelöst, so kommt es zum Atelektasenknistern. Die Enge der Bronchien und die so bedingte leichte Verlegung durch Sekrete erzeugt noch eine andere, wenn auch nicht allzu häufige Erscheinung: es kann vorkommen, daß man zu Beginn der Auskultation Knister- und Rasselgeräusche hört, daß sie aber nach einigen Atemzügen verschwinden. Offenbar ist in solchen Fällen ein Bronchialgebiet, welches durch Verklebung der Bronchialwände zu inspiratorischen Geräuschen Veranlassung gab, durch einige kräftige Inspirationen wieder für den normalen Durchzug der Luft geöffnet worden. Es muß auch daran erinnert werden, daß Giemen beim Kinde recht häufig auftritt. So verhältnismäßig selten echtes Asthma ist, so häufig haben Bronchitiden einen spastischen Einschlag, der sich durch giemende Geräusche zu erkennen gibt.

Bronchitis und Atelektase kombinieren sich beim Säugling.

Für die **Perkussion** ist das junge Kind kein sehr dankbares Objekt. Es liegt das hauptsächlich daran, daß die kleinen Körperflächen, daß der Mangel an gerader Haltung eine korrekte Beklopfung schwer zulassen. Nur grobe Dämpfungen treten einwandfrei hervor. Der Einfluß benachbarter Organe kann sich stark geltend machen. Wohl keinem Anfänger in der Kinderuntersuchung bleibt es erspart, eine Dämpfung rechts hinten unten zu finden, welche aber auf die beim Säugling unverhältnismäßig große Leber zurückzuführen ist. Gefährliche Irrtumszonen sind auch die seitlichen Wölbungen des Brustkorbes, welche gleichfalls eine physiologische Schallabschwächung bedingen.

Wesentlich besser liegen die Verhältnisse, wenn das Kind in die Nähe des Schulalters kommt. Dann wird es dankbares Objekt der Perkussion. Es läßt sich hinreichend einfach in eine passende gerade Haltung bringen. Die in Frage kommenden Thoraxflächen sind groß genug. Die Thoraxwandung ist dünn und elastisch, so daß sie auf eine mittelstarke Beklopfung gut reagiert. Begeht man nicht den Fehler, zu stark zu klopfen, bemüht man sich, mehr tastend vorzugehen, so kann man am Brustkorb des älteren Kindes ausgezeichnete Perkussionsresultate erhalten. Auf das Röntgenbild des Brustkorbes werden wir in einem gesonderten Abschnitt eingehen.

Untersuchungstechnik.

Nase und Kehlkopf des Säuglings beanspruchen für die Spiegeluntersuchung ganz hervorragende Techniker. Mit zunehmendem Alter wird es leichter. Die Epiglottis des Säuglings kann man leicht zu Gesicht bekommen, wenn man durch Spateldruck auf die Zunge geringes Würgen auslöst. Infolge der Kürze des Säuglingshalses liegt die Epiglottis der Mundhöhle näher als im späteren Alter, so daß sie beim Würgen sofort über die Oberfläche der Zunge hinaussteigt.

Auskultation und Perkussion müssen mit geeigneten Hilfsmitteln und in geeigneter Stellung des Kindes vorgenommen werden. Nur unter dieser Voraussetzung ist ein befriedigendes Resultat zu erwarten.

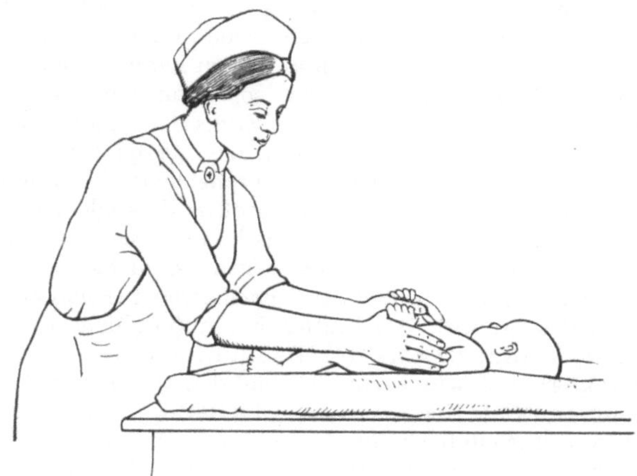

Fig. 143.
Haltung des Säuglings bei der Untersuchung.
Aufrichtung des Kindes zur Untersuchung. Die Schwester hält die Hände des Kindes mit Daumen und Zeigefinger, ergreift den Kopf des Säuglings mit den übrigen drei Fingern und richtet das Kind auf.

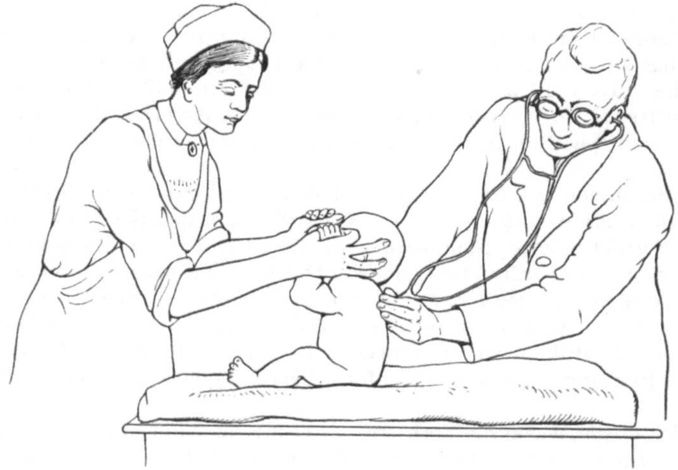

Fig. 144.
Aufrichtung des Säuglings zur Untersuchung. Die Schwester hält die Hände des Kindes zwischen Daumen und Zeigefinger, stützt mit den andern 3 Fingern den Kopf. Der Säugling bietet so dem Arzt den freien Rücken und ist gleichmäßig gestützt.
(Angegeben vom Verfasser, aus *Engel-Baum*, Grundriß der Säuglingskunde und Säuglingsfürsorge.)

Nur mit Schlauchstethoskop ist Auskultation beim Kinde durchführbar.

Für die Perkussion wird der Hammer nur in Ausnahmefällen benötigt werden, doch ist das immerhin Gewohnheitssache. Wichtiger ist die Stethoskopfrage. Für junge Kinder müssen wir unbedingt ein **binaurikuläres Schlauchstethoskop** fordern. Das gewöhnliche starre Hörrohr ist gänzlich ungeeignet. Sein Druck ist für das Kind schmerzhaft und zudem gestattet es auch nicht, den Bewegungen des

Kindes zu folgen. Schlauchstethoskope haben den Nachteil, daß sie starke Nebengeräusche machen, an die man sich aber gewöhnt. Dafür gestatten sie eine ideale Anpassung an das Kind. Sie werden unmittelbar mit der Hand aufgesetzt und fixiert, so daß kein wesentlicher Druck, kein Druckschmerz entsteht.

Nicht zu vergessen ist die unmittelbare Auskultation mit dem Ohr an der Brustwand. Junge Säuglinge hält man sich einfach ans Ohr. Namentlich für die Feststellung pleuraler Geräusche ist die Auskultation mit dem Ohr auf der Brustwand kaum zu entbehren.

Die Untersuchungshaltung, wie sie beim Säugling am zweckmäßigsten ist, wird in den Figuren 143 und 144 dargestellt.

Man erzielt auf diese Weise eine recht gerade Haltung bei freiem Rücken. Bei älteren Säuglingen und jungen Kleinkindern kann man die Haltung ähnlich vornehmen, wenn auch der Kopf nicht gar so fest fixiert zu werden braucht. Sind die Kinder ängstlich und unruhig, so läßt man sie am besten von der Mutter oder einer anderen geeigneten Hilfsperson auf den Arm nehmen. Bei der häuslichen Untersuchung älterer Kinder ist es ein guter Behelf, wenn man die Kinder auf den Knien der sitzenden Mutter in Reitsitz bringen läßt und zwar so, daß das Gesicht des Kindes der Mutter zugekehrt ist. Die Haltung ist für das Kind beruhigend und für den Arzt bequem. Er hat den Rücken des Kindes frei vor sich.

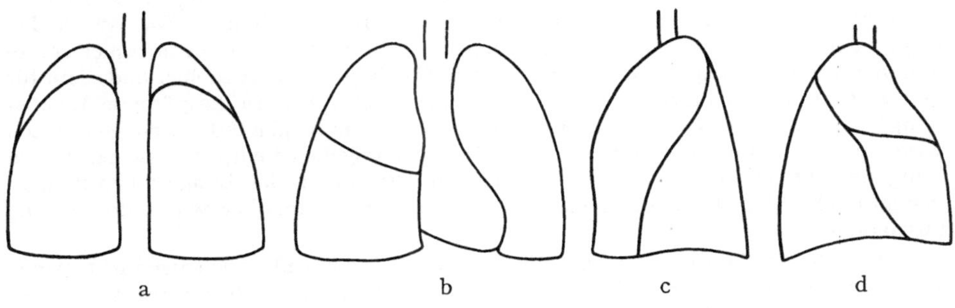

Fig. 145.

Brustorgane eines $3\frac{1}{2}$jährigen Kindes (in situ durch Formalin fixiert) von hinten (a), vorn (b), links (c) und rechts (d) (auf ca. $\frac{1}{4}$ verkleinert). Man kann erkennen, welche Lungenteile man unter den entsprechenden Teilen des Brustkorbes vor sich hat. Besonders einleuchtend ist, wie wenig von den Oberlappen hinten an die Brustwand herantritt. Man erreicht sie besser vorn und seitlich (Achselhöhle). Der Mittellappen liegt wesentlich vorn unten. Die Unterlappen liegen vornehmlich dem Rücken zu.

(Nach einem Präparat des Verfassers.)

Für die Auskultation und Perkussion ist eine unerläßliche Vorbedingung, daß man sich über die Besonderheiten der **Topographie und die Projektion des Thoraxinhaltes auf die Thoraxwand** im klaren ist. Eine große Unterstützung ist es auch, wenn man über die Lieblingslokalisationen krankhafter Prozesse gut unterrichtet ist. Die Untersuchung wird dann von vornherein zielsicherer.

Was die Projektion der Lungenteile auf die Brustwand anbelangt, so muß man vor allen Dingen wissen, was man vorn, seitlich und hinten zu suchen hat und was für Verschiebungen der Verhältnisse im Laufe der Jahre vorkommen.

Achtung auf die topographische Projektion der Lunge auf die Thoraxwand.

Wichtig ist, daß die Grenze zwischen Ober- und Unterlappen hinten um so höher liegt, je jünger das Kind ist. Mit anderen Worten heißt das, daß vom Oberlappen beiderseits nur ein kleiner Teil der hinteren Brustwand anliegt. Die Spitze der Oberlappen ist also der Untersuchung von hinten nur schlecht zugängig. Bei weitem der größte Teil der hinteren Thoraxfläche gehört ins Gebiet der Unterlappen.

Seitlich ist beiderseits die Achselhöhle dem Gebiete der Oberlappen zuzurechnen. Erstmalig in der Achselhöhle konstatiertes Bronchialatmen ist also auf Verdichtung im Bereiche des Oberlappens zu beziehen. Rechts folgt hierunter der schmale vordere Zipfel des Mittellappens, darunter wieder Unterlappen. Links folgt sofort der Unterlappen.

An der Vorderwand ist links oberhalb und seitlich vom Herzen alles vom Oberlappen eingenommen. Nur die Lingula des Unterlappens gelangt vor dem unteren Teil des Herzens an die vordere Brustwand. Rechts schließt der Oberlappen ziemlich horizontal etwa in der Höhe der dritten Rippe ab. **Unterhalb hiervon ist alles Mittellappen.** Die Basis des Unterlappens reicht nur etwa bis zur hinteren Axillarlinie.

Der Mittellappen ist vorn zu suchen.

Die **Auskultation** hat die Produktion ausreichend tiefer Atemzüge zur Voraussetzung. Störende Geräusche müssen unterdrückt, erwünschte Geräusche hervorgerufen werden. Beim Säugling handelt es sich wesentlich um die Unterdrückung störender Geräusche: vor allem des Schreiens. Hierüber sind die Ansichten allerdings geteilt. Früher wurde durchweg der Standpunkt vertreten, man solle den Säugling zum Zwecke der Auskultation zum Schreien bringen, um tiefe Inspirationen zu erzielen. Auch moderne Autoren (*Nassau*) stehen auf diesem Standpunkt. Wir möchten ihn aber nicht unterstützen. Wohl wird, wie wir im physiologischen Teil gezeigt haben, die Atemtiefe beim Schreien auf das Mehrfache gesteigert. Gerade diese ungewöhnlich tiefen Inspirationen geben aber eher ein Zerrbild der Atmung, ganz abgesehen davon, daß die Exspiration überhaupt nicht zu beurteilen ist. Freilich ist zuzugeben, daß auch die Schreiatmung ihre Vorteile dann und wann haben kann. Uns erscheint es im allgemeinen lehrreicher, die durch Schreien nicht gestörte Atmung zu beobachten. Schwerer ist es, das Kind für die Untersuchung in Ruhe zu halten. Das Auskleiden macht den kranken Säugling fast stets unruhig. Es muß gleichsam im Spiel vorgenommen werden. Empfehlenswert ist es, den Säugling erst auszuziehen und dann für eine Zeitlang wieder hinzulegen. Nimmt man ihn nun auf, so ist die störende Auskleidung schon vorüber. Wie beruhigend es wirkt, wenn das Kind auf den Arm genommen wird, braucht kaum erwähnt zu werden. Hat man umgekehrt ein Interesse daran, den Säugling schreien zu hören, etwa um die Schalleitung in der Lunge zu prüfen, so genügt ein leichter Druck auf einen Finger oder eine Zehe, um die gewünschte Wirkung auszulösen.

Untersuchung beim Schreien oder nicht?

Vom 3.—4. Lebensjahre an gelingt es, die Kinder willkürlich verstärkt atmen zu lassen. Will man die Schalleitung prüfen, so muß man versuchen, sie zum Sprechen zu bringen. Sind die Kinder erst einmal so weit, daß sie jede Aufforderung verstehen, so kann man ebenso wie beim Erwachsenen vorgehen und die Schnelligkeit wie die Stärke des Atmens nach Belieben regeln. Wie sehr hier Übung mitspricht, sieht man bei den Kindern, welche eine länger dauernde Störung haben und öfters, unter Umständen auch von verschiedenen Ärzten untersucht worden sind. Sie reagieren mit vertiefter Atmung, wenn man nur das Stethoskop aufsetzt, einer Aufforderung bedarf es nicht mehr. Nicht selten trifft man auf solche Kinder, welche wohl die Aufforderung zur tiefen Atmung verstehen, sie aber doch nicht auszuführen imstande sind. Sie innervieren ihre Atemmuskulatur unzweckmäßig. Es kommt zu angestrengten, verkrampften Bewegungen in der Schultergegend, welche die Einatmung kaum fördern. Diese Kinder müssen erst Atemunterricht erhalten. Zweckmäßig ist es, sie durch Gymnastik zur Beherrschung des Körpers überhaupt und richtiger Atmung im besonderen erziehen zu lassen.

Die **Perkussion** tritt beim Kinde an Bedeutung schon deswegen zurück, weil ihre Technik um so schwieriger ist, je jünger die Kinder sind. Weder kann man die jungen Kinder in jene gleichmäßige Haltung bringen, welche die Vergleichungsmöglichkeit der beiden Seiten garantiert, noch stehen größere Flächen an der Brustwand zur Verfügung. Grobe, derbe Dämpfungen kann man auch bei minder korrekter Haltung feststellen. Das ist aber kaum von Interesse, weil die zugrundeliegenden Veränderungen ausreichend klar werden. Es muß auch nochmals betont werden, daß die Kinder durch die Perkussion leicht beunruhigt werden. Werden sie aber unruhig, schreien sie, so ist das ungleich störender als bei der Auskultation, ja es macht die Untersuchung geradezu unmöglich. Vom dritten Lebensjahre aufwärts bietet die Perkussion günstigere Verhältnisse und besonders vorteilhafte schließlich im Schulalter. Die dünne Thoraxwand des Kindes ist der Perkussion günstiger als die kräftige, durch dicke Muskeln und Fett überlagerte Brustwand des Erwachsenen. Schon bei leisem Beklopfen erhält man vollen Lungenschall. Starker Anschlag ist

Die Perkussion ist schwieriger und weniger ergiebig als die Auskultation.

zu vermeiden, weil man bei den immer noch kleinen Verhältnissen sonst einen unangenehm großen Wirkungskreis erhält. Die große Elastizität der dünnen Thoraxwand gibt gut erkennbare Differenzen bei der Tastperkussion. Oft gelingt es Veränderungen zu fühlen, ehe ein hörbarer Unterschied auftritt. Wegen der Bedeutung der Tastperkussion wird es im allgemeinen richtig sein, Finger auf Finger zu perkutieren. Der Gebrauch von Plessimeter und Hammer wird sich auf solche Fälle beschränken können, wo der Widerstand von seiten der Brustwand ungewöhnlich groß ist. Wer darauf eingestellt ist, Finger auf Finger zu perkutieren, wird kaum je in die Lage kommen, ein Instrument zu wünschen.

In Anbetracht der Besonderheiten, wie sie der Auskultation und der Perkussion im Kindesalter anhaften, ergibt sich als zweckmäßig, zuerst die Auskultation vorzunehmen und dann zu perkutieren.

Verschiedenheiten des Atemgeräusches und des Klopfschalles auf beiden Seiten dürfen nicht ohne weiteres auf anatomische Veränderungen des Lungengewebes bezogen werden. Bis zu einem gewissen Grade sind Differenzen sogar als Regel anzusehen. Vorn oben pflegt sowohl der Klopfschall wie das Atemgeräusch zu differieren, ohne daß hieraus doch ein Hinweis auf eine Lungenerkrankung gegeben ist. Vielfach ist es so, daß das Atemgeräusch auf einer ganzen Seite schwächer oder stärker ist als auf der anderen. Man ist unter Umständen in Verlegenheit, wenn man bekennen soll, ob die Atmung auf der einen Seite verstärkt oder auf der anderen Seite abgeschwächt ist. Dabei läßt sich noch nicht einmal sagen, worauf solche Verschiedenheiten beruhen. Ob die Art der Luftzuführung eine Rolle spielt, ob anatomische Eigentümlichkeiten im Bau der Lungenflügel oder der Thoraxhälften, ist meist nicht zu erkennen. Manchmal mögen auch pathologische Zustände im Spiele sein, welche die eine Lunge mehr oder minder ausschalten, ihren Luftgehalt verringern und dadurch die Klangphänomene bei der Untersuchung beeinflussen. Auch der Stand des Zwerchfells kann eine Rolle spielen. Namentlich die rechte Zwerchfellhälfte kann unverhältnismäßig höher stehen als die linke. Der Lungenraum wird dadurch eingeengt. Perkussions-, Auskultationserscheinungen können so eine Erklärung finden, ohne daß die Lunge selbst erkrankt oder auch nur wesentlich verändert ist.

Verschiedenheiten im Auskultations- und Perkussionsbefund können physiologisch sein.

Atemgeräusch und Klopfschall sollen nicht als Ding an sich gewertet werden, sondern nur im Zusammenhang mit den gesamten Untersuchungsergebnissen. Man darf nicht der Versuchung unterliegen, das Technische zu überschätzen, sondern muß sich immer klar sein, daß man es mit einer indirekten Methode zu tun hat. Alle die Methoden der Inspektion, Palpation, Auskultation und Perkussion haben letzten Endes das Ziel, nur die Wahrscheinlichkeiten zu erwägen, was anatomisch zugrunde liegen könne. Wer sich verleiten läßt, Schallabschwächung oder selbst auch Dämpfung gleich Verdichtung des Lungengewebes oder Ansammlung von Flüssigkeit im Pleuraraum zu setzen, der wird vielfache Enttäuschungen erleben. Der so oft gehörte Ausspruch: „es sei ein Befund vorhanden“, entspricht einer falschen Mentalität. Nicht ist es Aufgabe des Arztes, Befunde festzustellen, sondern aus Untersuchungsbefunden sich ein Bild von den zugrunde liegenden pathologischen Verhältnissen zu machen.

Vorsichtige Wertung der Untersuchungsbefunde!

Die Bakteriologie des Tubulus respiratorius.

Die Lunge ist normalerweise keimfrei. In den oberen Luftwegen dagegen, in Nase, Mund, Rachen, sind regelmäßig Keime verschiedenster Art, auch pathogene, anzutreffen. Die katarrhalischen und entzündlichen Prozesse sowohl des luftzuführenden Rohrsystems wie der Lunge selbst werden fast stets von einer Reihe typisch wiederkehrender Bakterien hervorgerufen. Spezifische Veränderungen werden jedoch in der Regel nicht gesetzt. Klinisch gleiche oder doch sehr ähnliche Bilder werden von verschiedenen Erregern hervorgerufen. Eine Ausnahme macht höchstens der Influenzabazillus und der Pneumokokkus. Der letztere insbesondere hat eine eigenartige Stellung deswegen, weil er die bei weitem größte Zahl der kruppösen Pneumonien veranlaßt. Andere Erreger spielen daneben eine durchaus untergeordnete Rolle. Die nachstehende Tabelle gibt einen Überblick darüber, welche Erreger für die Entzündungen des Tubulus respiratorius und der Lunge in Frage kommen (*Leichtentritt*).

Rhinopharyngitis	Bronchitis-Bronchiolitis	Lobäre und lobuläre Pneumonie
Pneumokokken	Pneumokokken	Pneumokokken
Pneumo-Streptokokken (*Meyer*)	Pneumo-Streptokokken	Pneumo-Streptokokken
Staphylokokken	Staphylo- und Streptokokken	Streptococcus mucosus
Streptokokken	Mikrococcus catarrhalis	Bacillus capsulatus (*Friedländer*)
Mikrococcus catarrhalis	Influenzabazillus	Influenzabazillus
Influenzabazillus	Keuchhustenbazillus	Keuchhustenbazillus
Keuchhustenbazillus (*Bordet-Gengou*)		
Meningokokken und verwandte Keime		
Diplococcus crassus, flavus, cinereus		
Diphtheriebazillen		
Pseudo- u. Paradiphtheriebazillen		
Ultramikroskopische Schnupfenerreger (*Kruse*)		

Die Erkrankungen des Tubulus respiratorius (Aërosyrinx).

Erkrankungen des Respirationsapparates, insbesondere aber des Tubulus respiratorius, sind beim Kinde ungemein häufig. Sie stellen ein großes Kontingent zu den gewöhnlich harmlosen, alltäglichen Ereignissen, welche die Kinder in das Sprechzimmer des Arztes führen. Ernste und schwere Erkrankungen sind unverhältnismäßig seltener.

Häufigkeit der „Hustenkrankheiten".

Ätiologisch hängen die Erkrankungen des Respirationsapparates sehr eng damit zusammen, was wir Erkältungskrankheiten nennen. Es ist gar nicht zu leugnen, daß Kälteschäden in der Entstehung der Erkrankungen des Atmungsapparates eine große Rolle spielen. Die Empfindlichkeit ist recht verschieden. Kinder, welche an Luft und Wasser gewöhnt sind, welche nicht gewissermaßen im Glashause aufgewachsen sind, welche nicht überdomestiziert sind, reagieren nicht auf jeden Lufthauch, sind gegen den „Zug" widerstandsfähig. Verzärtelte, verweichlichte Kinder sind aber empfindlich, sie können durch schroffen Temperaturwechsel oder durch Abkühlung ernstlich geschädigt werden. In einer uns noch nicht näher bekannten Art kommt es zur Herabsetzung der Resistenz und damit zum Haften von Infektionen. Daß es sich um Infektionen bei den Respirationskatarrhen handelt, geht ohne weiteres aus der Übertragbarkeit hervor (Schnupfen). Sind Infektionserreger nicht vorhanden, so treten auch Katarrhe trotz heftiger Abkühlung nicht ein. Eine spezielle Disposition der Kinder zu Erkrankungen der Atmungsorgane ist offensichtlich. Inwieweit einzelne Altersklassen für diese Erkrankungsform disponiert sind, wird bei den verschiedenen Abschnitten besprochen werden.

Um eine brauchbare Übersicht zu geben, unterscheiden wir zwischen Erkrankungen des respiratorischen Parenchyms, d. h. also der Lunge und denen des zuführenden Rohres. (**Tubulus respiratorius = Aërosyrinx.**)

Nase, Rachen, Kehlkopf, Luftröhre, Bronchien und Bronchiolen bezeichnen wir als: Aërosyrinx. Damit sind wir auch in der Lage, die Erkrankung eines oder mehrerer Abschnitte des Luftzuführungsrohres gut zu bezeichnen. Wir sprechen von Aërosyringitis superior, media, inferior, ima. Auf diese Weise werden wir den klinischen Bildern gerecht und schalten die im ärztlichen Jargon gebrauchte häßliche Bezeichnung der „Respiritis superior" aus.

Folgerichtig werden wir in der nachstehenden Darstellung erst den Aërosyrinx und dann die Lunge abhandeln. Diese Trennung soll uns nicht hindern, pathologische Zusammenhänge gebührend zu würdigen und soll uns nicht veranlassen, klinische Bilder in unangemessener Weise zu zerreißen.

Die Erkrankungen des Aërosyrinx superior.

Von den Erkrankungen der Nase, soweit sie überhaupt mehr isoliert auftreten, besprechen wir nur diejenigen, welche internistisches Interesse bzw. internistische Bedeutung haben. Sowie schwierige spezialistische Methoden der Erkennung und Behandlung einsetzen müssen, können wir der Veränderungen nur noch Erwähnung tun.

Beim Säugling und jungen Kleinkind erkrankt die Nase katarrhalisch selten isoliert. Später kommt es vor, aber der Schnupfen jenseits des frühen Kleinkindesalters hat ärztliche Bedeutung kaum mehr. Häufig und wichtig ist die Kombination von Katarrhen und Entzündungen mehrerer Teile des oberen Luftrohres, von Nase, Rachen, Kehlkopf. Wichtig ist auch, daß Erkrankungen dieses Gebietes leicht auf den mittleren Teil, Trachea und grobe Bronchien übergehen. Derartige Kombinationskatarrhe werden bei Säuglingen oft als „Grippe", aber nicht im Sinne der pandemischen Grippe, bezeichnet. Wir werden die Kombination als Aërosyringitis superior und media beschreiben. Zunächst aber wollen wir die Katarrhe der einzelnen Abschnitte des Aërosyrinx getrennt halten, später wird das Gesamtbild gewürdigt.

Die Rhinitis und Rhino-Pharyngitis.[1])

Die Nase bildet die Eintrittspforte für die Luft, gleichzeitig auch den Torhüter an dieser Pforte. Die großen und stark durchbluteten Schleimhautflächen, welche der Luft durch die Muscheln der Nase entgegengestellt werden, die engen Kanäle, welche sich durch die Muscheln bilden, dienen als Filter und Erwärmer. Sie halten eine Menge von Unreinlichkeiten und Krankheitserregern zurück und funktionieren gleichzeitig als Vorwärmer für die Luft. Gesundheit der Nase und der Nasenschleimhaut ist demgemäß die Vorbedingung für die Gesundheit der tieferen Teile des Tubulus respiratorius und der Lunge selbst. Umgekehrt ist es verständlich, daß alle Schädlichkeiten der Atmosphäre die Eintrittspforte am ehesten treffen, so daß krankhafte Veränderungen im Gebiete der Nase an der Tagesordnung sind.

Für den Säugling gilt das soeben Gesagte in beträchtlich verstärktem Maßstabe. Seine Nase ist absolut und relativ sehr klein. Ihre Innenräume sind sehr eng. Geringfügige Schwellungen der Schleimhaut, mäßige Sekretion, sind daher schon geeignet, Verlegungen zu bewirken und damit dem Luftstrom seine natürliche Eintrittspforte zu

[1]) Siehe Näheres in dem vorausgehenden Abschnitt: Die Erkrankungen der Nase und der Nasenhöhlen von *F. Lust.*

Die Nase ist Schädlichkeiten bei der Atmung stark ausgesetzt.

verschließen. Die Kürze der Nasenkanäle und ihr weit offener Übergang in den Rachenraum bedingen ferner beim Säugling, daß die Nase fast niemals allein erkrankt, sondern daß der Nasen-Rachenraum mit beteiligt wird. Wir brauchen daher den einfachen Schnupfen als Krankheitsbild nicht zu beschreiben, sondern können den weitaus häufigeren Komplex der gleichzeitigen Erkrankung von Nase und Nasen-Rachenraum in den Mittelpunkt der Darstellung rücken.

Die **Rhino-Pharyngitis** ist die banalste und häufigste Erkrankung des Tubulus respiratorius, welche den Säugling überhaupt trifft. Als Erreger kommen die mannigfachen Kokken und Bakterien in Frage, welche überhaupt den Aërosyrinx erkranken lassen (siehe Tabelle S. 630). Die Erkrankung ist hochgradig übertragbar. In Anstalten sieht man dem Auftreten der Rhino-Pharyngitis bei einem Kinde gewöhnlich eine ganze Reihe weiterer Erkrankungen nachfolgen. Manchmal bleibt kaum ein Kind verschont. In ihrer Qualität sind die Rhino-Pharyngitiden nicht gleichartig. In der Regel sind sie durchaus gutartig, gehen in 2—4 Tagen wieder vollständig vorüber. In anderen Fällen kommt es zu verlängerter Dauer, zu häufigen Rezidiven, zum Übergehen auf andere Teile des Aërosyrinx, so daß Laryngitis, Tracheitis, Bronchitis sich anschließen können. Allmähliches Herabsteigen des Entzündungsprozesses in die Atmungswege ist dabei das seltenere. Gewöhnlich ist der Gang der Dinge so, daß sich an die Rhino-Pharyngitis am häufigsten eine Bronchitis, und zwar der gröberen Äste anschließt. Es kann aber auch schlagartig im unmittelbaren Anschlusse an die Nasen-Rachenerkrankung zu einer diffusen, kapillären Bronchitis oder zur Lungenentzündung von lobulärem und auch lobärem Typus kommen.

Endogene und exogene Ursachen der Rhino-Pharyngitis.

Die Häufigkeit der Erkrankung und ihre Schwere hängt abgesehen von der Infektionsgelegenheit und dem Infektionserreger von einer Reihe disponierender endogener und exogener Faktoren ab. Kinder mit exsudativer Diathese sind der Infektion besonders ausgesetzt. Neben den konstitutionell bedingten Empfindlichkeiten ist die Gewöhnung an Kältereize, ist die Abhärtung von Bedeutung. Säuglinge, welche man allzu ängstlich vor jedem Luftzuge, vor der Einatmung von kühler Luft bewahrt, reagieren sofort mit einem Katarrh, wenn sie doch einmal einer leichten Abkühlung ausgesetzt sind. Sehr beträchtlich ist auch der Einfluß, welcher von der Industrie- und Großstadtluft, wenn man so sagen darf, ausgeht. Überall, wo große Menschenmengen eng zusammenwohnen, besonders in den Industriezentren, ist die Rhino-Pharyngitis der Säuglinge eine ungewöhnlich verbreitete und häufige Erkrankung. Ihr Auftreten ist innerhalb der sonst schädigenden Einflüsse auch von der Witterung abhängig. Die Jahreszeit spielt eine weniger dominierende Rolle. Wichtiger ist der Witterungswechsel. Wir haben immer den Eindruck gehabt, auch im Sommer, daß die Erkrankung dann auftritt, wenn eine längere Trockenperiode durch Regen gefolgt wird, aber auch umgekehrt, wenn eine längere Regenzeit in Trockenheit übergeht. Die Abkühlung scheint eine geringere Rolle zu spielen als weniger leicht erkennbare Einflüsse der Atmosphäre. Die Untersuchungen von *de Rudder* sind geeignet, größere Klarheit zu bringen.

Das klinische Bild ist in der Regel sehr einfach. Die vorher munteren Kinder werden unruhig, mißgestimmt, weinerlich, niesen gelegentlich, husten anstoßend. Auch (prätoxisches) Erbrechen deutet gar nicht selten auf eine beginnende Störung hin. Die Verstimmung kann schon vor dem Auftreten örtlicher Erscheinungen vorhanden sein. Temperaturen pflegen die allgemeinen Prodrome nicht zu begleiten. In anderen Fällen tritt schnell Temperaturerhöhung auf, welche unter Umständen recht hohe Grade erreichen kann. Das Fieber hält gewöhnlich nur 2—3 Tage an und klingt dann allmählich im Laufe von 1—2 Tagen ab. In anderen Fällen bleiben die hohen Temperaturen in ziemlicher Kontinuität, ähnlich wie bei einer Pneumonie, bestehen. Sie können sogar kritisch endigen, so daß — der Kurve nach — der Eindruck einer pneumonischen Erkrankung hervorgerufen wird. Klinische und Röntgen-Kontrolle ergeben jedoch, daß die Lunge frei von Verdichtungen ist. Mit der Abfieberung hebt sich das Allgemeinbefinden des Kindes, so daß der Zustand schnell überwunden wird. Ob mit der Krankheit Ernährungskrankheiten des Kindes verbunden sind, ob Durchfälle auftreten, hängt vom Alter des Säuglings und von seiner konstitutionellen Festigkeit bzw. von vorangegangenen Schädigungen des Verdauungsapparates ab. Parenteral bedingte Durchfälle sind nicht selten.

Das Fieberbild der Aërosyringitis superior.

Kurz nach Beginn der allgemeinen Zeichen setzen auch die örtlichen ein. Die Nasensekretion ist vermehrt und weist auf den Sitz des Übels hin. Die Nasenatmung wird, vor allem bei jungen Säuglingen, früh beeinträchtigt. Die Verlegung der Nasengänge bedingt ein schnüffelndes oder schniefendes Geräusch bei der Einatmung. Die Beeinträchtigung der Atmung kann so stark werden, daß die Kinder an der Brust schlecht trinken, daß sie immer wieder absetzen müssen, um durch den Mund einen ordentlichen Atemzug tun zu können. Auch bei der künstlichen Ernährung mit der Flasche muß man gewöhnlich auf den Schnupfen Rücksicht nehmen und in kleinen Absätzen füttern.

Die Verlegung der Nasenatmung.

Bei der Inspektion des Rachens sieht man die hintere Rachenwand gerötet. Die Schleimhaut ist sukkulent gewulstet, mit Schleim bzw. Streifen von schleimigem Eiter bedeckt. Die anstoßenden Teile des Gaumens können noch in die Rötung mit einbezogen sein. In dieser einfachen Form sehen wir die Rhinopharyngitis in ungezählten Fällen beim Säugling immer und immer wieder. Es erscheint wichtig zu betonen, daß die Mehrzahl der Fälle sich in dieser einfachen und komplikationslosen Weise abspielt.

Komplikationen entstehen in einzelnen Fällen, wenn die heftige Rachenentzündung die Kinder durch Schmerzen quält. Sie neigen den Kopf nach hinten. Der Opisthotonus kann erhebliche Grade erreichen und an Meningitis denken lassen. Andere Schwierigkeiten ergeben sich, wenn die Kinder konstitutionell minderwertig sind und wenn — evtl. durch die Konstitutionsanomalie begünstigt — die Katarrhe öfter aufeinander folgen und damit zu anatomischen Veränderungen führen. Das schwerere Bild der gehäuften Rhinopharyngitis dokumentiert sich so, daß sowohl die lokalen Erscheinungen wesentlich stärker sind als auch die allgemeinen. Namentlich bei älteren Säuglingen verlegt sich das Zentrum der Krankheit mehr nach dem Rachen. Man hat es im wesentlichen mit einer Pharyngitis zu tun. Die wiederholten Entzündungen bewirken auch eine Vergrößerung der Rachentonsille, so daß deren erneute entzündliche Schwellung ganz anders ins Gewicht fällt als wenn die Erkrankung sich auf unberührtem Boden abspielt. Auch im Intervall bleibt die Behinderung durch die vergrößerte Rachentonsille bestehen. Der chronische Gang der Dinge bewirkt, daß die typischen Vertreter der rezidivierenden mit Adenoiden verbundenen Rhinopharyngitis sich namentlich unter den Kindern am Ende des ersten Lebensjahres bzw. unter den jüngeren Kleinkindern befinden.

Schließlich gibt es noch eine kleine Zahl von Fällen, bei denen die Krankheit sich wochenlang unter Fieber hinzieht. Die Temperaturen haben meist remittierenden Charakter. Manchmal ergeben sich Fieberkurven, die an Sepsis denken lassen.

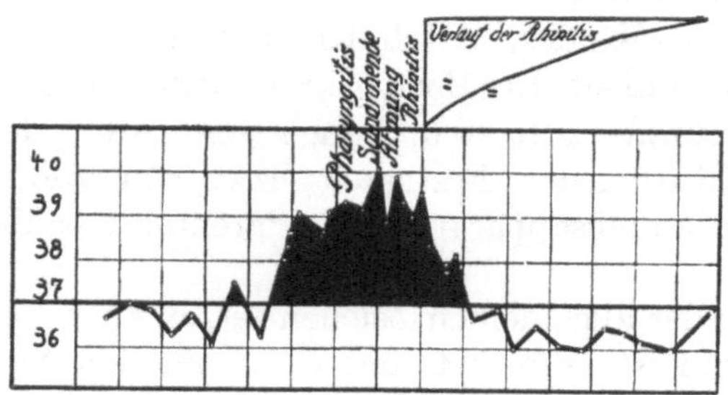

Fig. 146.

Lieselotte H., 1 J. 1922, Nr. 271. Das Kind befand sich wegen schwerer Rachitis im Krankenhause. Aus vollem Wohlbefinden erkrankte es mit Fieber, Schnupfen, Rachenkatarrh und schnarchender Atmung. Grob äußerlich stand der Schnupfen im Vordergrunde, der nach einigen Tagen einsetzte und erst spät aufhörte.

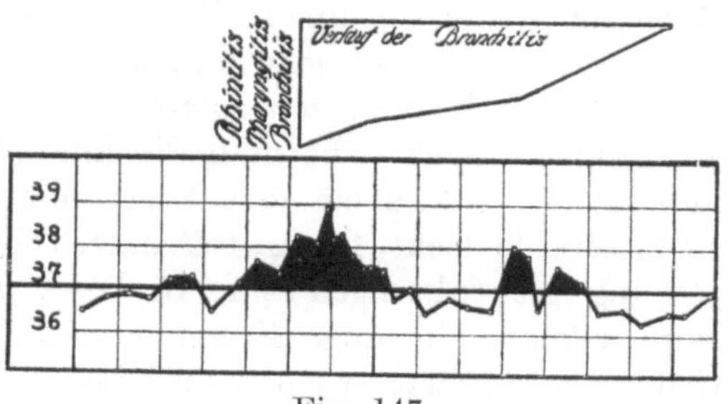

Fig. 147.

Herbert W., 13 Monate. 1922, Nr. 272. Die Erkrankung begann mit Fieber, Schnupfen, Rachenkatarrh. Sehr schnell gesellte sich hierzu eine Bronchitis, welche auch noch eine Reihe von Tagen nach Abheilung des Schnupfens weiter bestand.

Über das Krankheitsbild äußert sich *Göppert*, um noch eine andere Schilderung anzuführen, folgendermaßen:

„Der Patient erkrankt zuerst an Schnupfen mit Schwellung der Muscheln. Dann verbreitet sich die Erkrankung auf den Nasen-Rachenraum. Erfolgt diese Erkrankung mit einer gewissen Heftigkeit, so zeigt sie sich durch Nackenschmerz, Kopfschmerz und Zunahme des Fiebers an. Objektiv ist sie durch Retraktion und leichte Entzündungserscheinung am Trommelfell oft gekennzeichnet. Das zweite Zeichen, das zugleich ein Weiterschreiten des Prozesses nach unten zu anzeigt, ist der charakteristische Befund an der Paries oralis, den wir kurz noch einmal schildern: Am Gaumen oberhalb und parallel dem vorderen Gaumenbogen der rote Streifen, Rötung des unteren Teils des Zäpfchens, eventuell auch diffuse Rötung und Schwellung des freien Gaumensegels zu beiden Seiten des Zäpfchens oberhalb der Tonsillen. An der Hinterwand Rötung und Schwellung der beiden Streifen hinter dem Gaumensegel, von oben nach unten verlaufend, der sogenannten Seitenstränge des Pharynx. Dann erfolgt diffuse Rötung der gesamten Hinterwand und schließlich erkrankt das gesamte Gaumensegel mit den Tonsillen. Je nach der Art der Infektion bzw. des Genius epidemicus tritt der eine oder andere Zug im Krankheitsbild stärker hervor oder ist verwaschener."

Bei Kindern, welche vielfache Erkrankungen des Rhinopharynx durchgemacht haben, und das ist in Industrie- und Hafengegenden bei weitem die Mehrzahl, ergeben sich ganz charakteristische Veränderungen im Rachen, welche auch im anfallsfreien Zustande auf die vielfachen vorangegangenen Entzündungen hinweisen. Abgesehen von der Wulstung und Verdickung der Schleimhaut an der hinteren Rachenwand sieht man noch eine Verdickung der Gaumenbögen. Sie bestehen nicht aus zarter dünner Schleimhaut, welche scharfe Falten bildet, sondern der vordere Rand der Gaumenbögen ist plump, gewulstet und ungleichmäßig. Die Tonsillen dazwischen ragen auch bei ganz jungen Kindern oft schon ungleichmäßig vergrößert und mit gebuchteter Oberfläche hervor. Auch die Rachenmandel ist, wie man sich durch Palpation überzeugen kann, fast ausnahmslos vergrößert und bleibt selten ganz frei von kleinen Entzündungsherden. Hierdurch wieder werden immer erneute Katarrhe des hinteren Nasenraumes erzeugt, so daß schließlich das Bild eines chronischen Entzündungszustandes, eines chronischen Schnupfens, hervorgerufen wird. Die Kinder rasseln, schniefen, schnarchen fast immer.

Das Bild des durch rezidivierende Katarrhe veränderten Rachens.

Die Entzündung des Rachens ist mit einer Schwellung der okzipitalen Lymphknoten verbunden. Sie sind deutlich beiderseits unterhalb des Muskelansatzes im Nacken seitlich von der Wirbelsäule fühlbar. Nach einmaliger Entzündung verschwinden sie schnell. Wiederholen sich die Katarrhe, so bleibt die Schwellung der Lymphknoten lange erkennbar.

Bei der Verbindung des Rachens mit den Ohren durch die Tuba Eustachii ist es nicht verwunderlich, daß die Ohren sehr häufig in Mitleidenschaft gezogen werden. Früher war es sehr üblich, wenn man bei einem fiebernden Kinde keinen groben Befund erheben konnte, die Ohren nicht nur nachzusehen, sondern auch die Parazentese zu machen, selbst wenn ein sicherer Lokalbefund nicht vorlag. Man glaubte das Fieber auf Otitis zurückführen zu sollen. Dieses Verlegenheitsverfahren ist auch heute noch sehr gebräuchlich. Das ist um so erstaunlicher, als eine Heilreaktion kaum je eintritt. Das Fieber geht auf den Eingriff hin nicht zurück, da es durch die Nasen-Rachenerkrankung ausgelöst wird. Begleitotitis macht keine Temperatur, es sei denn in den seltenen Fällen, wo der Knochen mit ergriffen wird, wo es zur Mastoiditis kommt. Bei jüngeren Kindern sind torpide Otitiden so an der Tagesordnung, daß es an der Zeit ist, einmal mit der Vorstellung zu brechen, daß die Otitis eine häufige Fieberursache bei Kindern sei. Man kann im Gegenteil sagen, daß es zu den seltenen Vorkommnissen gehört.

Die Otitis macht selten Fieber.

Diejenigen Entzündungen, welche bei älteren Säuglingen und jungen Kleinkindern mehr isoliert vom Nasen-Rachenraum ausgehen, bringen ein recht charakteristisches Bild, das Bild der Angina retronasalis zustande. Die Eltern kommen gewöhnlich mit der Angabe, das Kind sei unlustig, fiebere und sei appetitlos. In manchen Fällen — Neuropathen —

können meningoide Bilder entstehen. Die körperliche Untersuchung ergibt zunächst kein Resultat. Erst im Bereiche des Mundes und des Rachens findet sich die Aufklärung. Man sieht die ganze hintere Rachenpartie mehr oder minder frisch gerötet und geschwollen, an der hinteren Rachenwand findet sich eitriger Schleim, beim Würgen treten unter Umständen dicke eitrige Schleimmassen aus dem Nasen-Rachenraum hervor. Kennzeichnend ist das Verhalten der Zunge. Sie ist dick belegt und zwar in den typischen Fällen so, daß der belegte Bezirk ein Dreieck mit der Basis am Zungengrunde bildet. Die vorderen Teile der Zunge und die seitlichen, nach hinten immer schmäler werdend, sind frei. Grob klinisch stehen die Appetitlosigkeit und die belegte Zunge im Vordergrunde der Erscheinungen. Hierzu gesellt sich noch ein fader, unangenehmer Geruch aus dem Munde. Diese Trias von Erscheinungen: belegte Zunge, Appetitlosigkeit, Geruch aus dem Munde drängen dem Mindererfahrenen den Gedanken an eine Magenerkrankung auf. Auch die Suggestion, welche von den Eltern ausgeht — die Appetitlosigkeit ist den Müttern ja immer das Allerschlimmste — drängt nach der Richtung der falschen Diagnose. Erst der Rachenbefund zeigt die wahre Quelle des Übels. Bei älteren Kindern kann manchmal kloßige Sprache die Diagnose erleichtern bzw. stützen.

Das Bild der Angina retronasalis.

Diagnose. Die Erkennung eines Schnupfens bietet natürlich nicht die geringsten Schwierigkeiten. Beim Säugling muß jedoch immer daran gedacht werden, daß es zwei spezifische Infektionen gibt, welche auch Schnupfen verursachen: die Diphtherie und die Syphilis. Die Diphtherie tritt beim Säugling fast nur in Gestalt der Nasendiphtherie auf. Sie macht einen serös-blutigen Ausfluß aus der Nase. Membranen sind selten. Bei der Syphilis tritt der Ausfluß gewöhnlich zurück, stärker ist die Schwellung der Schleimhaut. Sie führt schnell zu einer Verlegung der Nasenatmung, so daß ein schniefendes Geräusch bei der Einatmung entsteht. Dauert ein derartiger Schnupfen bei jungen Säuglingen längere Zeit an, so muß, auch wenn andere Symptome fehlen, stets an Syphilis gedacht werden.

Differentialdiagnose gegen spezifische Rhinitis.

Für die Erkennung der Rachenerkrankung ist eine diagnostische Schwierigkeit rein technisch dadurch gegeben, daß es gar nicht leicht ist, den Rachen des Säuglings zu Gesicht zu bekommen. Der Säugling wehrt sich mit seiner verhältnismäßig großen und dicken Zunge energisch gegen den Druck des Spatels. Zudem muß aus anatomischen Gründen der Druck nicht nur nach unten, sondern gleichzeitig nach vorn gerichtet werden. Das wird gewöhnlich übersehen und führt zu erfolgloser Quälerei des Kindes. Bekommt man den Rachen erst einmal zu sehen und ist man durch viele Übung im Bilde, wie ein gesunder, nicht entzündeter Rachen aussieht, so ist die Diagnose nicht mehr schwierig. Zweifel entstehen nur dann, wenn man in einer Gegend tätig ist, wo Pharyngitiden an der Tagesordnung sind. Viele Kinder haben dann fast dauernd einen roten Rachen, so daß man im Falle einer Erkrankung nicht recht weiß, ob man es mit einer neuen oder einer alten Pharyngitis zu tun hat.

Die Racheninspektion beim Säugling ist nicht einfach.

Prognose. Die Bewertung der Rhinopharyngitis gestaltet sich verschieden, je nachdem sie einen jungen Säugling oder ein älteres Kind betrifft, ob sie vereinzelt bleibt oder chronisch rezidivierend auftritt. Beim jungen Säugling kann sie Bedeutung gewinnen und auch diagnostische

Schwierigkeiten machen, wenn die lokalen Erscheinungen die minder beträchtlichen sind und wenn die Allgemeinwirkung der Infektion stärker in den Vordergrund tritt. Der Säugling kann ja, wie bereits ausgeführt, auf alle Infektionen mit Erscheinungen von seiten des Verdauungsapparates reagieren. Auch die gewöhnliche Rhinopharyngitis vermag solche auszulösen, und so kann es kommen, daß die Ernährungskrankheit bei weitem das schlimmste ist. Gewöhnlich handelt es sich um Durchfallkrankheiten, aber auch die Gedeihfähigkeit kann leiden. Eine Reihe aufeinanderfolgender Rhinopharyngitiden kann eine so erhebliche Störung der Ernährung verursachen, daß ein Zustand chronischen Nichtgedeihens eintritt. Erst mit der Überwindung der örtlichen Erkrankung tritt wieder eine Besserung ein. Auch durch Erschwerung der Atmung kann sich die Rhinopharyngitis bei jüngeren Kindern lästig machen. Ganz abgesehen von der Behinderung des Saugens, namentlich an der Brust, kann es selbst zu dyspnöischen Zuständen kommen. Die Zunge des noch jungen und ungeschickten Kindes wird bei der Mundatmung nach hinten gesaugt und kann so ein unmittelbares Atmungshindernis werden. Manche Kinder versuchen sich die Atmung dadurch zu erleichtern, daß sie eine opisthotonische Stellung einnehmen, ähnlich, wie sie es auch bei akuten schmerzhaften Pharyngitiden tun. Bei chronischer Verlegung des Nasen-Rachenraumes kann es zu einer ziemlich festen Fixierung des Opisthotonus kommen. Gewöhnlich sind die Kinder auch durch die vielfachen Infekte stark mitgenommen, so daß das magere, schlecht aussehende, in opisthotonischer Haltung verharrende Kind den Eindruck eines Schwerkranken macht.

Die Rhinopharyngitis kann erhebliche Schwierigkeiten bereiten.

Die rezidivierenden Pharyngitiden der Kleinkinder schädigen das Gedeihen nicht so stark. Die Kinder sind, wie die Eltern sagen, fortwährend erkältet. Es kommt zu starken Vergrößerungen im Bereiche des lymphatischen Schlundringes und damit wieder zu einer neuen Dispositionssteigerung für die Entzündung.

Die fortwährend erkälteten Kleinkinder.

Unheil kann auch dadurch entstehen, daß sich zur Erkrankung des Aërosyrinx superior Bronchitiden und evtl. Pneumonien hinzugesellen.

Im ganzen betrachtet ist es also so, daß die einmalige Rhinopharyngitis ein verhältnismäßig harmloses Ereignis ist. Unangenehm wird die Krankheit durch vielfaches Rezidivieren, durch die hiermit bedingte Schädigung des Säuglings bzw. durch die Herstellung chronischer Veränderungen im Rachen.

Therapie. Die Behandlung der Rhinopharyngitis kann sich beim Säugling zunächst abwartend gestalten. Die Sorge hat sich vorerst darauf zu richten, daß die Ernährung nicht leidet. Namentlich bei Brustkindern ist die Störung der Nasenatmung höchst unangenehm. Sie werden dadurch gezwungen, immer wieder die Brustwarze loszulassen, um durch den Mund einmal Atem holen zu können. Aufgabe der Behandlung ist es daher, die Durchgängigkeit der Nase für die Luft wieder herzustellen, und das läßt sich verhältnismäßig einfach durch Einträufeln von etwas Suprarenin erreichen.

Sol. Supraren. 1 : 1000 5,0
Glyzerin. 3,0
Aqu. ad 20,0.

M. D. S. 10 Minuten vor dem Anlegen in die Nase zu träufeln.

Bekämpfung der rezidivierenden Katarrhe.

Rezidivieren die Katarrhe, so müssen die Schädlichkeiten aus dem Wege geräumt werden, welche den Katarrhen immer wieder zugrunde liegen, sei es, daß sie endogener oder exogener Natur sind. Bei den endogenen Faktoren handelt es sich vor allen Dingen um konstitutionelle Abweichungen im Sinne der exsudativ-lymphatischen Diathese. Dieser Zustand ist vor allen Dingen durch die Ernährung zu beeinflussen. (Hierüber findet sich alles Wichtige im I. Band.) Hat sich erst einmal eine Vergrößerung des lymphatischen Schlundringes herausgestellt, so ist zunächst der Gebrauch natürlicher Schwefelquellen zu empfehlen.

Am geeignetsten ist das Weilbacher und das Nenndorfer Schwefelwasser. Säuglinge und junge Kleinkinder erhalten das Wasser 2—3mal täglich teelöffelweise; ältere können zweimal am Tage ½—1 ganzes Weinglas haben. Der Brunnen muß kühl verabfolgt werden, weil er sonst zu unangenehm schmeckt.

In den Fällen, wo sich adenoide Vegetationen gebildet haben und wo hierdurch dauernde Katarrhe der Nase, des Rachens und des Mittelohres unterhalten werden, muß die operative Entfernung ernsthaft ins Auge gefaßt werden. Die Indikation ist jedoch mit aller Zurückhaltung zu stellen. Grundsätzliche Adenotomie, wie sie von Halsspezialisten vielfach gehandhabt wird, darf keinesfalls gebilligt werden. Sind die Adenoide aber wirklich von erheblichem Umfange, behindern sie die Atmung allzu stark oder führen sie gar zu wiederholten Mittelohrentzündungen, dann ist die operative Entfernung am einfachsten und sichersten.

Die exogenen Schädlichkeiten lassen sich am besten durch Klimawechsel beseitigen. Es ist oft überraschend zu sehen, wie die Kinder, welche in der Großstadt, im Industrieorte aus ihren Katarrhen nicht herauskommen, sofort die Anfälligkeit verlieren, wenn sie irgendwo aufs Land gebracht werden. Noch besser ist die Benutzung eines milden Seeklimas oder von Waldluft in mittlerer Höhenlage. Es erübrigt sich, bestimmte Orte anzuführen, weil man nach den angeführten Grundsätzen eine überreiche Auswahl hat. Es kommt eben nicht so sehr darauf an, wo man hingeht, als daß man überhaupt aus der schädlichen Großstadt- oder Industrieatmosphäre herauskommt. Auch für die exsudativen Kinder ist klimatische Behandlung durchaus angezeigt. Namentlich das Seeklima ist von deutlichem Einflusse auf den exsudativ-lymphatischen Zustand.

Zum Schlusse müssen wir darauf hinweisen, daß neben der Beeinflussung des Allgemeinbefindens auch eine örtliche Behandlung notwendig sein kann. Während des akuten Zustandes empfiehlt es sich bei jüngeren Kindern, den Naseneingang mit warmem Öl einzufetten. Bei längerer Dauer des Prozesses kommt die Einträufelung von adstringierenden Mitteln in Frage: Zinc. sulf. 0,05/15,0 oder Zinc. sozojodol. 0,1/20,0. Vielfach ist es nützlich, eine kombinierte Einträufelung zu verwenden nach folgendem Rezept:

Sol. Zinc. sozojod. 0,1/20,0
Glyzerin.
Sol. Supraren. $\overline{aa}$ ad 30,0
M.D. ad vitr. pipett.
S. Nasentropfen.

Diese Lösung ist mit Hilfe einer Pipette zweimal täglich, morgens und abends, einzuträufeln. Die Kinder müssen dabei so gelegt werden daß der Kopf etwas hintenüberhängt. Das läßt sich am besten so erreichen, daß man ein Kissen unter die Schultern legt. Man träufelt in das eine Nasenloch 5—6 Tropfen ein, während das andere zugehalten wird, so daß die Lösung nach hinten gesogen werden muß. Alsdann wechselt man.

Nasenbluten.

Das Nasenbluten ist ein Symptom, das auf die verschiedensten Ursachen zurückgehen kann. Gleichwohl soll es hier behandelt werden, weil es sowohl von diagnostischer wie therapeutischer Bedeutung sein kann.

Nasenbluten führt zu Erbrechen von Blut.

Gewöhnlich kommt das Blut aus der Schleimhaut der Nasenscheidewand. Die typische Blutungsstelle wird als Locus Kieselbachii bezeichnet. Eine besondere klinische Bedeutung haben die hiervon ausgehenden Blutungen nicht. Sie stehen in der Regel schnell. Dahingegen ist es von praktischer Bedeutung zu wissen, daß bei kleinen (liegenden) Kindern das Blut hinten nach dem Rachen zu fließt und heruntergeschluckt zu werden pflegt. Handelt es sich um größere Mengen, so wird es erbrochen. Hierdurch kann leicht der Gedanke ausgelöst werden, daß das Bluterbrechen von einer schweren Magenerkrankung herrühre. Gegen eine Fehldiagnose sollte allerdings schon die Erfahrung schützen, daß das Magengeschwür, die häufigste Quelle der Magenblutungen, beim Kinde kaum vorkommt.

Die Behandlung des gewöhnlichen Nasenblutens kann durchaus abwartend sein. Die Eingriffe im Innern der Nase, Tamponade und dergl., sind zu vermeiden, solange die Blutung an sich nicht bedrohlich ist. Ein einfacher blutstillender Eingriff ist das Auflegen einer heißen Kompresse in den Nacken, wodurch tatsächlich und nachweisbar die Gerinnungsfähigkeit des Blutes gesteigert wird. Wiederholen sich die Nasenblutungen allzu häufig, so kann der Blutungsherd durch lokale Ätzung beseitigt werden.

Von diagnostischer Bedeutung ist es wichtig zu wissen, daß das Nasenbluten bei gewissen Krankheiten von symptomatischer Bedeutung sein kann. Sehr häufig haben wir Nasenbluten als Anfangssymptom bei der pandemischen Grippe gesehen. In diesen Fällen war die Intensität nicht groß. Schwere Blutungen kommen bei Infektionskrankheiten vor. Früher war es hauptsächlich der Scharlach. In den letzten Jahren, wo sich die schweren Diphtheriefälle gehäuft haben, konnten auch hierbei schwere Blutungen beobachtet werden — bei nekrotisierender Angina —. Weiter hat man mit symptomatischen Nasenbluten bei schweren Bluterkrankungen zu rechnen. Leukämische Kinder z. B. können unter dem Zeichen einer profusen Nasenblutung erkranken.

Spezifische Nasenerkrankungen.

Bei der Differentialdiagnose des Säuglingsschnupfens war schon die Rede davon, daß Diphtherie und Syphilis sich beim Säugling mit Vorliebe in der Nase lokalisieren. Der diphtherische Schnupfen ist gewöhnlich dadurch auffällig, daß ein serös-blutiger Ausfluß produziert wird und daß der Naseneingang wund wird. Beläge auf der Schleimhaut sind selten. Die bakteriologische Untersuchung kann die Diagnose sichern, das klinische Bild aber ist maßgebend. Die Behandlung muß versuchen, durch Einspritzung von Serum (2—6000 I. E.) spezifisch zu wirken. Es kann auch versucht werden, kleine, in Serum getauchte Tampons in die Nase einzulegen mit Serum zu pinseln oder Serum einzuträufeln. Ein sicheres lokales Mittel gibt es aber nicht. Wichtig ist zu wissen, daß man auch bei solchen Säuglingen, welche keinen blutigen Schnupfen haben, Diphtheriebazillen in der Nase finden kann. Sie sind jedoch in den meisten Fällen avirulent, gehören zu den Pseudo-Diphtheriebazillen. Sie können aber differentialdiagnostisches Unheil anrichten, insofern bei verdächtigem Ausfluß Diphtherie vorgetäuscht werden kann. Darum ist es gut, ganz besonders zu betonen, daß für die Diphtherie das klinische Bild ausschlaggebend ist.

Diphtheriebazillen findet man häufig auch in klinisch gesunder Nase.

Die syphilitische Erkrankung der Nasenschleimhaut beim Säugling dokumentiert sich gewöhnlich nicht durch Sekretion. Die Schleimhaut verdickt sich stark und verlegt die Nasenatmung, so daß sie unter schnüffelndem oder schniefendem Geräusch vor sich geht. Oft finden sich gleichzeitig Erosionen am Naseneingang oder kleine Rhagaden, welche von den Nasenwinkeln ausgehen. Diese äußeren Erscheinungen sind geeignet, die Aufmerksamkeit auf Nasenlues zu lenken. Wenn sie aber nicht vorhanden sind, so muß doch länger dauerndes schnüffelndes Geräusch bei der Atmung den Verdacht auf Syphilis erwecken. Die Behandlung der Nasensyphilis fällt in die allgemeine Syphilisbehandlung. Örtlich kann das Einlegen von kleinen Tampons mit weißer Präzipitatsalbe (5—10%) angewendet werden. Es ist jedoch zu betonen, daß die Nasenveränderungen sehr schlecht auf jede Behandlung reagieren, so daß die Atmungsschwierigkeiten auch noch zu einer Zeit fortbestehen können, wo andere Erscheinungen der Syphilis längst geschwunden sind.

Fremdkörper in der Nase.

Kleinere Gegenstände, mit denen Kinder spielen (Erbsen, Bohnen, Steinchen und dgl.) werden so häufig in die Nase gesteckt, daß einige Worte über die zahlreich entstehenden Schwierigkeiten gesagt werden müssen. Die Kinder sprechen fast nie davon, daß sie sich etwas in die Nase gesteckt haben. Oft vergessen sie es auch nach kurzer Zeit. Bleibt aber der Fremdkörper längere Zeit liegen, so macht er Reizerscheinungen. Es entsteht ein blutiger, eitriger Ausfluß aus der Nase, es bilden sich Geschwüre und schließlich können sich allgemeine Krankheitserscheinungen entwickeln.

Aufgabe ist es, Fremdkörper so früh als möglich zu entfernen und bei schwereren Erscheinungen von seiten der Nase daran zu denken, daß ein Fremdkörper die Ursache sein könnte. Es ist dringend anzuraten, die Entfernung von Fremdkörpern geschickten Spezialistenhänden zu überlassen. Unsachgemäße Methoden der Entfernung pflegen den Fremdkörper nur tiefer in die Nase hineinzutreiben und ihn fest einzukeilen.

Erkrankungen des Kehlkopfes.

Anatomische Besonderheiten des kindlichen Kehlkopfes.

Der kindliche Kehlkopf ist nicht eine verkleinerte Wiedergabe von dem des Erwachsenen. Er unterscheidet sich sowohl in seinem Bau wie in den Größenverhältnissen. Das gilt am meisten für die ersten vier Lebensjahre. Die wichtigsten Unterschiede sind die folgenden. Der von den Schildknorpelplatten gebildete Winkel ist sehr stumpf. Die nach unten anschließende Platte des Ringknorpels ist stark nach hinten geneigt. Dadurch kommt die für die ersten Lebensjahre charakteristische obere Knickung des Trachealrohres zustande. Die Besonderheiten treten gut in den

Figuren 148 und 149 hervor. Abb. 148 zeigt den Kehlkopf des Neugeborenen so vergrößert, daß er in seinen allgemeinen Maßen dem eines Erwachsenen entspricht. Hierdurch treten die Eigenheiten im Bau eindringlich zutage.

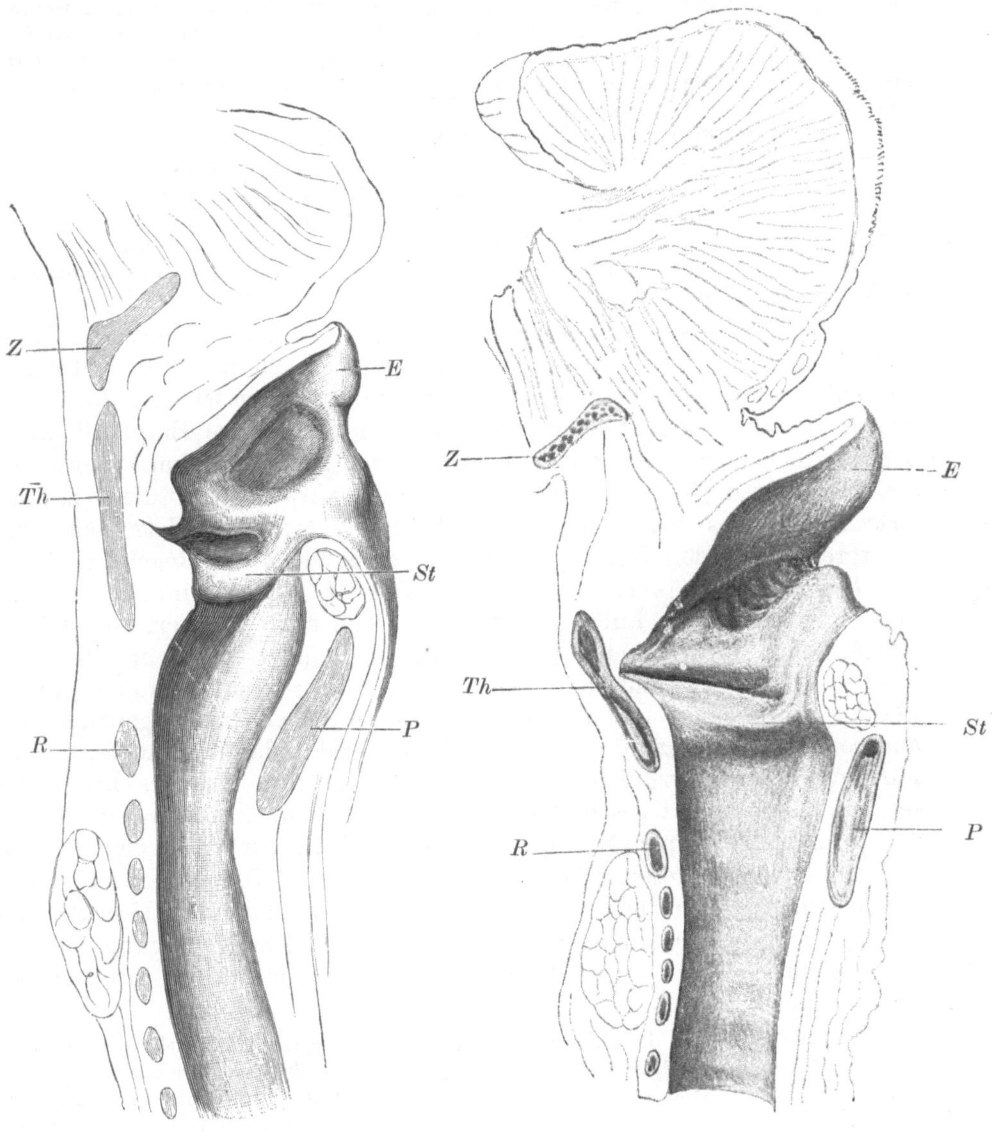

Fig. 148. Fig. 149.

Fig. 148 stellt den Kehlkopf eines Neugeborenen in den Dimensionen des in Fig. 149 abgebildeten Kehlkopfes eines erwachsenen Mannes an einem sagittal geführten Schnitte dar.

Z = Zungenbein, E = Epiglottis, Th = Cart. thyr., St = wahres Stimmband, R = Ringknorpelring, P = Ringknorpelplatte.

(Nach *Galatti*.)

Vom 5.—6. Lebensjahr an ruht das Wachstum des Kehlkopfes fast vollständig. Erst mit dem Einsetzen der Pubertät beginnt die endgültige Entwicklung.

Die Stimmritze ist beim Säugling unverhältnismäßig klein. Auch dies geht aus der Figur 148 deutlich hervor.

Allgemeine Pathologie. Erkrankungen des Kehlkopfes sind beim Kinde, besonders beim Säugling, nicht häufig. Auch das spezialistische Interesse am kindlichen Kehlkopf ist nicht groß, z. T. weil die Untersuchung sehr schwer ist. Ein Einblick läßt sich eigentlich nur mit Hilfe der Autoskopie gewinnen, einer Untersuchungsmethode, die nur dem Spezialisten zugängig ist und nur bei dringlicher Indikation erlaubt ist. Leicht sichtbar ist nur die Epiglottis des Säuglings, da der Kehlkopf infolge der Kürze des Halses dem Munde sehr nahe liegt. Wenn man mit dem Spatel kräftig auf den Zungengrund nach unten und vorn drückt, kann man fast stets die Epiglottis zu Gesicht bekommen.

Von den vielfachen Katarrhen, welche im frühen Kindesalter innerhalb des Tubulus respiratorius auftreten, treten die des Kehlkopfes nicht stark hervor. Eine funktionelle Untüchtigkeit des Kehlkopfes beim Säugling macht sich insofern geltend, als die Kinder beim Schreien leicht heiser werden. Das ist vermutlich nicht auf Entzündung, sondern auf Erschlaffung der Stimmbänder zurückzuführen.

Die so wichtigste und häufigste diphtherische Erkrankung des Kehlkopfes wird nicht hier, sondern bei der Diphtherie abgehandelt (s. Band II).

Laryngitis. Wir erwähnten soeben, daß die Laryngitis beim Kinde nicht häufig ist, wenigstens nicht im Vergleich zu anderen Katarrhen des Tubulus respiratorius. Die Zahl der Erkrankungen ist aber doch noch größer als beim Erwachsenen, was wohl auf die größere Empfindlichkeit der kindlichen Schleimhaut zurückzuführen ist. Infektionskrankheiten des Kindesalters (Masern) können disponierend wirken. Auch die so häufige Erkrankung des Rhinopharynx gibt immer wieder Gelegenheit zum Übergreifen auf den Kehlkopf, wenn es auch nicht die Regel ist.

Die Laryngitis kann erhebliches Fieber machen.

Die Laryngitis acuta tritt entweder als Teilerscheinung einer Erkrankung der oberen Luftwege auf oder, wenn auch seltener, als isolierte Erkrankung. Gewöhnlich ist es so, daß die Kinder mit Schnupfen und Husten erkranken, daß man aber zunächst nur eine Rhinopharyngitis findet. Eines Tages aber ändert sich das Bild: Der Husten gewinnt eine andere Klangfarbe, wird laut, bellend und erhält damit seine laryngeale Färbung. Gleichzeitig wird die Stimme heiser. Die primäre Laryngitis setzt mit den zuletzt geschilderten Symptomen ein. Sie kann ebenso wie die primäre Rhinopharyngitis von erheblichem Fieber begleitet sein. Für das frühe Kindesalter ist es charakteristisch, daß auch ganz einfache Laryngitiden, welche nur mit kruppösem Husten und mit Heiserkeit beginnen, Stenoseerscheinungen machen können. Die Verengung ist um so beträchtlicher, je jünger die Kinder sind und je stärker ihre nervöse Veranlagung ist.

Eindrucksvoll war die Erkrankung eines etwa zweijährigen Arztkindes, welches von der Mutter in die Sprechstunde gebracht wurde, weil es angeblich etwas husten sollte. Sowie das Kind in das Sprechzimmer eintrat und dort spielend umherlief, in seinem Allgemeinbefinden nur wenig beeinträchtigt, hörte man deutliches Ziehen bei jedem Atemzuge. Der Husten wurde typisch kruppös produziert, so daß der Gedanke an Kehlkopfdiphtherie naheliegend war. Da sich der Rachen jedoch als vollständig frei erwies, eine schnellstens angestellte Untersuchung auf Diphtheriebazillen negativ verlief, so wurde mit der Serumeinspritzung gewartet. Das Kind wurde unter Dampf gesetzt und binnen 24 Stunden war die Stenose vollständig verschwunden. Das Kind war wieder frisch, fieberfrei und auch der Husten verlor sich schnellstens.

In diesem Falle muß eine akute und nicht sehr hochgradige Laryngitis angenommen werden, eine Erkrankung, welche dem Pseudokrupp sehr nahesteht. Solche stenosierende Laryngitiden kommen in jedem Übergang von der einfachen Heiserkeit bis zum stürmisch einsetzenden Pseudokrupp vor.

Bei Säuglingen, wo die Laryngitiden an sich selten sind, kann es infolge der Enge des Kehlkopfes zu sehr schweren Stenoseerscheinungen kommen.

So wurde uns ein Kind von zwei Monaten mit heftigen Pseudokruppanzeichen eingeliefert. Die Atemnot wurde so groß, daß man trotz aller Bedenken sich zur Tracheotomie entschließen mußte. Nach der Tracheotomie war die Atmung vollständig frei und wider alles Erwarten gelang es auch nach einigen Tagen, das Kind wieder von der Kanüle zu befreien. Die Atmung war dann ungestört. Anzeichen von Diphtherie waren weder klinisch noch bakteriologisch vorhanden.

Bei einem jungen Säugling ist man zunächst versucht, im Falle schweren Stridors an einen hochgradigen Stridor congenitus zu denken. Der Erfolg der Behandlung in unserem Falle lehrt jedoch, daß es sich nur um einen akuten Zustand gehandelt haben kann.

In der klinischen Tätigkeit kehren solche Kinder immer wieder, welche zunächst auf die Infektionsabteilung wegen Kehlkopfdiphtherie aufgenommen werden, bei denen aber nach dem ganzen Verlauf die Diagnose fallen gelassen werden muß. Bei einem dieser Kinder, welches auch hohes Fieber hatte, dauerte die Laryngitis mit wechselnden stenotischen Erscheinungen über 3 Wochen. Gerade die lange Dauer in Verbindung mit dem hohen Fieber ist bezeichnend für die unspezifische Art der Laryngitis. Solche Fälle sind keine Seltenheiten. Sie kommen namentlich im Kleinkindesalter immer wieder vor und schwanken zwischen den Extremen, den kurzdauernden, pseudokruppartigen und den langdauernden und mit Fieber verbundenen Zuständen.

Diagnose. Die Diagnose der akuten, einfachen Laryngitis macht keine Schwierigkeiten. Heiserkeit, bellender kruppöser Husten geben zusammen ein so charakteristisches Bild, daß man kaum im Zweifel sein kann. Schwierig kann die Abgrenzung nur der Diphtherie gegenüber sein. Die Inspektion des Rachens darf nie versäumt werden, minder wichtig ist die bakteriologische Untersuchung. Findet man Diphtheriebazillen, so wird man mehr der Diagnose der Diphtherie zuneigen, ohne aber seiner Sache unbedingt sicher zu sein. Das Fehlen von Diphtheriebazillen beweist aber nichts gegen das Vorhandensein der Diphtherie. Die Laryngitis pflegt sich schneller als Diphtherie zu entwickeln. Sie tritt plötzlicher auf und ist im Gegensatz zur Diphtherie in ausgesprochenen Fällen mit hohem Fieber verbunden. Die diphtherischen Kehlkopferkrankungen entwickeln sich langsam im Verlaufe von Tagen zur Höhe. Bestehen Zweifel, so muß man nach der uralten und immer wieder richtigen Regel handeln: nämlich zunächst das Schlimmere anzunehmen. In unserem Falle wird man, wenn man der Diagnose nicht ganz sicher ist, sicherlich eine Serumeinspritzung machen. Am besten benützt man dann Hammelserum, um sich für spätere Zeiten die Verwendung des normalen Diphtherieheilserums vom Pferde vorzubehalten.

Therapie. Die Behandlung der einfachen Laryngitis besteht im Prinzip in der Zuführung von Wärme. Warme Getränke, heiße Umschläge um den Hals, werden wohltuend empfunden und kürzen den Verlauf ab. Das wichtigste aber ist die Einatmung von Wasserdampf. Bei kleinen Kindern kann man den Inhalierapparat nicht direkt verwenden, man muß über dem Bett eine Art von Zelt errichten, welches man mit Hilfe eines

41*

Bronchitiskessels mit Dampf erfüllt. Im Haushalt wird man hierzu den Inhalierapparat benutzen. Es kann nicht dringend genug empfohlen werden, nur solche Inhalierapparate zu verwenden, welche elektrisch geheizt werden. Die altmodischen, billigen Apparate mit Spiritusheizung stellen eine ständige Feuersgefahr dar.

Als heißes Getränk kommt gesüßter Tee in Frage. Sehr zweckmäßig ist auch angewärmtes Emser Wasser (Emser Kränchen). Sehr gut behelfen kann man sich auch mit heißem Zuckerwasser, welchem man eine geringe Menge von Emser Salz zugesetzt hat. (Eine Messerspitze auf ein Wasserglas.) Ist der Hustenreiz sehr heftig, so wird er mit Kodein bekämpft. (Dosierung s. S. 655.) Anwendung von Expektorantien, wie sie gelegentlich ausgeübt wird, ist zwecklos.

Die Behandlung der akuten Laryngitis ist an sich keine beträchtliche Aufgabe. Man sollte jedoch immer daran denken, daß eine schlecht behandelte Laryngitis leicht in einen unangenehmen Dauerzustand übergehen kann und daß es infolgedessen angemessen ist, auch den leichten Erkrankungen viel Sorgfalt entgegen zu bringen.

Seltene Fälle von schwerer Grippelaryngitis.

Schwere, mit Pseudomembranbildung einhergehende, zu phlegmonösen Infiltraten führende Laryngitiden kommen, wenn auch selten, vor. Gelegentlich können sie auch zu Abszeßbildung und zu Nekrosen führen. Derartige schwere Laryngitiden sind verhältnismäßig zahlreich als Folge der pandemischen Grippe beschrieben worden (*Stettner*). Klinisch bieten sie neben der Schwere des Zustandes kaum etwas Charakteristisches. Die Zeichen des Krupps und der Stenose beherrschen das Bild. Die Abgrenzung gegen Diphtherie ist nicht einfach. Die Therapie kann nur ähnliche Ziele erstreben, wie es auch sonst bei der Behandlung der Laryngitiden der Fall ist. Heiße Umschläge auf den Hals sind von besonderer Wirkung. Intubation bzw. Tracheotomie sind mit Rücksicht auf die nekrotisierenden Prozesse solange als möglich hinauszuschieben. Die Prognose ist ernst.

Pseudokrupp. Eine besondere Form der akuten Laryngitis ist der sogenannte Pseudokrupp. Er ist insofern altersbedingt, als er vor dem 3. Lebensjahre kaum aufzutreten pflegt und nach dem 7.—8. Lebensjahre kaum noch vorkommt. Er ist in ausgesprochenen Fällen dadurch gekennzeichnet, daß sich plötzlich eine Stenose des Kehlkopfes entwickelt. Die Kinder wachen — meist mitten in der Nacht — mit heftigem, bellendem Husten, mit Atemnot, kurz mit allen Anzeichen einer schweren Stenose auf. Die Stimme ist heiser und bei jedem Atemzug hört man ein tönendes, ziehendes Geräusch. Wie bei allen Stenosen wirkt die Aufregung erschwerend, so daß zu Beginn des Anfalls die Atemnot erschreckend groß zu sein pflegt. Normalerweise dauert ein Anfall nur kurze Zeit, höchstens Stunden. Oft klingt er schon im Laufe einer einzigen Stunde wieder ab. Die Anfälle kommen gewöhnlich nicht isoliert vor, sondern wiederholen sich bei demselben Kinde öfter. Sie sind der ärztlichen Beobachtung schwer zugängig, weil sie gewöhnlich mitten in der Nacht kommen und weil darum das Schwierigste bis zur Ankunft des Arztes vorüber zu sein pflegt.

Das beängstigende Bild des echten Pseudokrupps.

Der klassische Pseudokruppanfall ist vielleicht aber gar nicht so häufig, wie es die abortiven Fälle sind und wie das, was am besten wohl als pseudokruppöse Reaktion bezeichnet wird. Diese Reaktionen gehen zwar auch mit Stenose einher, machen aber nicht den erschreckenden und alarmierenden Eindruck wie die großen Anfälle. Der erstere Fall ist die oben beschriebene stenosierende Laryngitis. Verhältnismäßig zahlreich sind die Kinder mit pseudokruppöser Reaktion, diejenigen, welche auf Erkältung nicht wie andere Kinder mit Schnupfen, Husten u. dgl. antworten, sondern mit lautem kruppösem Husten, unter Umständen auch mit leichten stenotischen Erscheinungen. Es handelt sich ausnahmslos um nervös stigmatisierte Kinder. Der kruppöse Zustand dauert 1 bis 2 Tage. Bei den ersten Anzeichen ist man immer wieder geneigt, an Diphtherie zu denken, bis man schließlich sieht, daß es sich nur um eine laryngitische Reaktionsform handelt. Die ersten Erscheinungen treten gewöhnlich im späteren Kleinkindesalter auf. Sie verschwinden in den ersten Schuljahren. Bei diesen Kindern wird gelegentlich ebenso wie bei anderen Fällen von kruppöser Laryngitis acuta die Tracheotomie gemacht.

Cavete Tracheotomie beim Pseudokrupp.

Über die Natur derjenigen Veränderungen, welche dem Pseudokrupp zugrunde liegen, ist viel diskutiert worden. In den meisten Fällen handelt es sich um konstitutionell stigmatisierte Kinder, d. h. Kinder von lymphatischem und neuropathischem Habitus. Man hatte infolgedessen auch geglaubt, das Leiden als rein nervös, oder als eine nervös bedingte Ödembildung nach Art der idiopathisch-vasomotorischen Ödeme auffassen zu sollen. Man neigt heute jedoch mehr dazu, eine Laryngitis acuta oder acutissima anzunehmen. Die von uns geschilderten Zustände von pseudokruppöser Reaktion und von leichterer stenotisierender Laryngitis machen es in der Tat am wahrscheinlichsten, daß alle Erscheinungen des Pseudokrupps auf Laryngitis beruhen. Freilich muß betont werden, daß das eigenartige Bild wohl nur auf der Grundlage einer besonderen Disposition entstehen kann und dabei scheint die Neuropathie eine recht beachtenswerte Rolle zu spielen. Nicht jeder Neuropath neigt zum Pseudokrupp, aber unter den Neuropathen scheint es eine gewisse Gruppe mit besonderer Organempfindlichkeit zu geben, welche auf Infekte mit überstürzter Laryngitis antwortet. Im Sinne der Laryngitistheorie des Pseudokrupps spricht auch, daß bei den großen Anfällen häufig schon ein leichter Katarrh der oberen Luftwege tagelang vorher festgestellt werden kann. Die Akten über das Wesen und die Entstehung des Pseudokrupps sind noch nicht geschlossen. In einem Falle von Masernkrupp, der zur Sektion kam fanden wir nur ein Ödem der Ligamenta aryepiglottica. Hieraus würde die Ödemtheorie eine Stütze ziehen können.

Die Diagnose des Pseudokrupps bietet in der Unterscheidung von einer diphtherischen Stenose meist keine Schwierigkeiten. Die letzteren entstehen immer langsam, wohingegen die ersteren plötzlich und noch dazu meist in der Nacht aus voller Gesundheit heraus und mit lautem, heiserem Husten einzusetzen pflegen. Niemals wird man jedoch, der Sicherheit wegen, die Besichtigung des Rachens versäumen dürfen.

Ein weiterer Unterschied liegt in dem Verhalten der Stimme. Bei diphtherischem Krupp pflegt sie vollständig tonlos zu sein, beim Pseudokrupp aber nicht. Diagnostische Schwierigkeiten entstehen am ehesten bei den leichten Formen, bei der stenosierenden Laryngitis und bei den pseudokruppösen Reaktionen. Der rauhe Krupphusten läßt immer wieder an eine echte kruppöse Erkrankung denken. In vielen Fällen wird erst die Beobachtung zum Ziele führen. Kennt man den Patienten und weiß dann schließlich, daß er pseudokruppös zu reagieren pflegt, so ist die Entscheidung natürlich viel einfacher.

Der Masernkrupp, welcher eine para- oder postinfektiöse Laryngitis darstellt, im ersteren Falle vielleicht auch ein Larynxenanthem, wird schwerlich zu Verwechslungen Anlaß geben, weil das Masernexanthem den entscheidenden Hinweis gibt. Nun in seltenen Fällen, wo die kruppösen

Erscheinungen schon während das katarrhalischen Vorstadiums der Masern auftreten, kann es schwierig sein. Dem geübten Auge werden aber die charakteristischen Anzeichen der beginnenden Masern, werden die *Koplik*schen Flecken nicht entgehen.

Die Behandlung des Pseudokrupps muß von dem Grundsatze ausgehen, daß der Arzt sich nicht zu überstürzten Maßnahmen hinreißen lassen darf. Ehe man zum Tracheotomiemesser greift, muß man doch sicher sein, daß es sich um eine echte und nicht ohne weiteres zu beseitigende Stenose handelt. Bleibt man einigermaßen kaltblütig, so wird man zu mechanischen Mitteln nicht zu greifen brauchen. Zunächst wird man die Aufregung des Kindes dadurch mildern, daß man ein beruhigendes Mittel gibt. Ist der Zustand nicht allzu schwierig, so genügt eine geeignete Dosis Kodein (Dosierung s. S. 655). Ist der Aufregungszustand sehr groß, so soll man vor der Anwendung von Morphium nicht zurückschrecken. (0,01 Pantopon oder 0,005 Morphium subcutan, etwa vom 3.—4. Jahre an.) Mit der Beruhigung ist der ersten Indikation genügt und die Grundlage für die weitere Behandlung gelegt. Sie entspricht dem, was bei der akuten Laryngitis überhaupt zu tun ist. Am wichtigsten sind örtliche Hitzeeinwirkungen. Am besten macht man es nach altem Rezepte mit einem heißen Schwamm.

Ein etwa faustgroßer Schwamm wird in heißem Wasser, so heiß, wie man es irgend erträgt, ausgedrückt, auf den Hals des Kindes gelegt und mit einem Tuche um den Hals festgebunden.

Im übrigen wird man versuchen, durch heiße Getränke und heiße Einpackungen einen Schweißausbruch herbeizuführen. Von günstiger Wirkung ist die Einatmung warmer Wasserdämpfe, zu deren Erzeugung man einen Inhalierapparat benützen kann. In der Regel tritt binnen 1—2 Stunden ein Nachlassen der heftigen Erscheinungen ein. Die Kinder beruhigen sich, schlafen, und am nächsten Tage sind gewöhnlich nur noch Reste der alarmierenden Erkrankung vorhanden.

Fremdkörper und Geschwülste des Kehlkopfes.

Die Aspiration von Fremdkörpern, welche im Kehlkopf steckenbleiben, ist verhältnismäßig selten. Gewöhnlich gleiten sie tiefer, bleiben an der Bifurkation oder in einem der Hauptbronchien stecken. Die hieraus resultierenden Störungen sind an anderer Stelle abgehandelt worden. Diejenigen Fremdkörper, welche im Kehlkopf steckenbleiben, sind gewöhnlich größere und derbe Bissen, welche unglücklicherweise aspiriert werden. Sie machen sofort schwere Erstickungserscheinungen und Rettung ist nur durch einen heftigen, derben Zugriff zu erreichen. Ein Griff mit dem Finger nach dem Kehlkopf kann den Fremdkörper entfernen. Manchmal gelingt es auch dadurch, daß man das Kind schnell auf den Kopf stellt. Kleinere Fremdkörper, welche sich im Kehlkopf festspießen oder verhaken (Getreidegrannen, Teile vom Kerngehäuse des Apfels und andere spitze Gegenstände) müssen von einem geübten Spezialisten entfernt werden. Andernfalls rufen sie heftige Entzündungen hervor.

Von Geschwülsten des Kehlkopfes hat man bei Kindern mit Papillomen zu rechnen. Die Erscheinungen sind durchaus uncharakteristisch. Es besteht eine deutlich stridoröse Atmung als einziges Anzeichen. Das Bild pflegt ähnlich zu sein wie beim Stridor congenitus, nur daß die Kinder schon älter sind.

Wilhelm N. 2½ Jahr, Protokoll-Nr. 353.

Das Kind soll von Geburt an einen Stridor gehabt haben. Erst in den letzten Tagen ist es zu wirklicher Atemnot gekommen. Nach Intubation sichtliche Erleichterung. Das Kind kommt von der Tube nicht mehr frei, hustet sie in einem unbewachten Augenblick in der Nacht aus und erstickt.

Die Sektion zeigt, daß die Stimmbänder gänzlich in spitze, warzige Papillome umgewandelt sind.

In diesem, wie auch in anderen Fällen in so jugendlichem Alter wird eine Behandlung wohl kaum möglich sein. Bei älteren Kindern kann die endolaryngeale Entfernung versucht werden.

Stridor congenitus.

Inspiratorischer Stridor bei Neugeborenen und jüngeren Säuglingen ohne Störung des Allgemeinbefindens wird als Stridor congenitus bezeichnet. Die Ursache besteht meistens in einer ungewöhnlichen Weichheit des Kehlkopfes. In den klassischen Fällen ist namentlich auch die Epiglottis sehr weich. Sie wird durch den Knorpel nicht flach gehalten, sondern rollt sich nach innen ein. Die Folge der Weichheit des Kehlkopfes ist, daß bei jeder Inspiration eine Verengerung durch den atmosphärischen Druck erfolgt. So kommen durch die Inspiration selbst leichte Stenoseerscheinungen zustande.

Die angeborene Weichheit des Kehlkopfes.

Georg St. 5 Monate, Protokoll-Nr. 191.

Das Kind hat von Geburt an gezogen und hat auch jetzt das typische Geräusch. Die Augen sind etwas vorstehend, eine geringe Struma ist vorhanden. Das Kind starb plötzlich ohne erkennbare Ursache.

Sektion ergibt Thymus nicht vergrößert, Schilddrüse deutlich vergrößert. Der Kehlkopf ist klein, häutig. Die Epiglottis ist nach innen umgebogen, desgleichen die Ligamenta ary-epiglottica.

Die Weichheit des Kehlkopfes und der geringe Durchmesser seiner Wandung sind sehr auffallend. Ein unmittelbar damit verglichener Kehlkopf eines dreiwöchigen Kindes ist viel resistenter und auch etwas größer.

Es ist auch auf andere Ursachen frühzeitigen Stridors hingewiesen worden, nämlich auf Tumoren des Zungengrundes. Sie sollen gar nicht selten sein. In der Regel handelt es sich um Zysten in der Mitte des Zungengrundes oberhalb der Epiglottis. Nach der Punktion schwindet der Stridor. Die Tumoren lassen sich mit dem Finger tasten. Wir selbst haben solche Fälle noch nicht gesehen. Zu denken ist auch an Mikrognathie, *Ballin*sche Deformität des Kehldeckels, Makroglossie, Kehlkopferkrankungen u. a. m. werden angeführt. Alle diese Ursachen scheinen aber gegenüber der angeborenen Kehlkopfweichheit zurückzutreten.

Das klinische Bild stellt sich entsprechend der Bezeichnung des Zustandes dar. Bei ganz jungen Säuglingen, meist unmittelbar von der Geburt an, entsteht bei jeder Inspiration ein leicht tönendes Ziehen. Bei ruhiger Atmung ist das Geräusch klein, bleibt aber meist auch im Schlafe bestehen. Wird die Atmung erregt und damit die Inspiration heftiger, so ist das ziehend-tönende Geräusch wesentlich stärker. Zu wirklicher Atemnot kommt es wohl kaum.

Die Diagnose ist im allgemeinen leicht, weil sie sich ohne weiteres aus der Anamnese und dem Befund ergibt.

Die Prognose ist durchaus günstig. Der Kehlkopf gewinnt allmählich seine richtige Stärke und Widerstandsfähigkeit und damit ist der Stridor beseitigt. Nach einigen Monaten, selten nur später, pflegt es so weit zu sein. Hält der Stridor über die ersten 2—3 Monate an, so muß an ungewöhnliche Ursachen gedacht werden.

Therapeutisch läßt sich nichts Wesentliches machen; es sei denn, daß eine Zungengrundzyste vorliegt, welche durch Punktion entleert werden kann.

Tracheitis und Bronchitis.

Die Eigenart der Katarrhe im frühen Lebensalter ist so groß, die Rückwirkung auf die Respirationsorgane, auf den Thorax sowie den Körper überhaupt so bedeutungsvoll, daß die Katarrhe der Säuglinge und Kleinkinder besondere Beachtung verdienen.

Die Mehrzahl der akuten Erkrankungen ist banal und wenig bedeutungsvoll. Sie sind etwas Alltägliches und bilden einen nicht unwesentlichen Teil der Hauspraxis. Chronische Bronchitis ist selten. Sie kommt gewöhnlich nach einem mehr oder minder langen Leidensweg der diagnostischen und therapeutischen Irrtümer in die Hand des Spezialisten oder Klinikers.

Das Röcheln (Stertor) der Säuglinge.

Fette Säuglinge röcheln vielfach.

Dem Arzte werden gut gedeihende junge Säuglinge, oft Brustkinder, vorgeführt, weil sie „so voll auf der Brust sind". Die Kinder rasseln und röcheln bei jedem Atemzuge, so daß man es schon auf einige Entfernung hört. Dabei husten sie nicht. Sieht man sich die Kinder des näheren an, so findet man als gemeinsames Kennzeichen, daß es fette Kinder sind. Die Untersuchung der Lungen gibt grobe, fortgeleitete Geräusche. Es handelt sich um eine Produktion von Schleim in der Trachea oder höchstens noch in den groben Hauptbronchien. Die tieferen Bronchien sind nicht beteiligt. Als Katarrh kann man den Zustand nicht auffassen. Es handelt sich wohl um eine durch das Fett bedingte Bedrängung der obern Luftwege, so daß der gewöhnliche Schleimgehalt zum Rasseln führt.

Der Zustand ist harmlos, man muß ihn aber kennen, weil er die Mütter ängstigt.

Im Verlaufe von einigen Wochen, manchmal auch erst nach Monaten, verliert sich das Röcheln von selbst. Zur Unterstützung kann man Einreibungen der Brust mit warmem Öl verordnen. Ob eine wesentliche Beeinflussung dadurch erzielt wird, muß dahingestellt bleiben — den Müttern wird es jedenfalls ein Trost sein.

Die akute Tracheitis und Bronchitis.

Tracheitis und Bronchitis erfreuen sich keiner großen Beachtung in der medizinischen Forschung. Der Zustand gilt als so einfach und unkompliziert und ist darum nur selten Gegenstand klinischer Beobachtung.

Tracheitis und Bronchitis als „Erkältungskrankheit".

Tracheitis und Bronchitis treten in der Regel als Erkältungskrankheiten auf, wobei die Erkältung aber nicht als Schädlichkeit absolut zu werten ist, vielmehr handelt es sich um eine Reaktion des domestizierten, gewöhnlich sogar überdomestizierten Kulturmenschen auf Kälte- bzw. Wärmewechsel. Diejenigen, welche ihre Kinder von vornherein in Berührung mit der Natur aufziehen, welche sie nicht ängstlich vor jedem Lufthauch abschließen, ihnen im Sommer ein Freiluftleben gewähren, werden „Erkältungen" kaum kennen. Der Temperaturwechsel bahnt den Weg für die bakterielle Infektion. Die Infektion ist zum Zustandekommen der Krankheit unerläßlich. Wir sehen, daß die Katarrhe infektiös sind, daß sie innerhalb der Familie, innerhalb der Anstalten übertragen werden. Wird eine Anstalt, welche mit jüngeren Kindern belegt ist, erst einmal von Schnupfen und Husten befallen, so bleibt unter Umständen nicht ein einziges Kind verschont.

Es würde ein falsches Bild von der Tracheitis bzw. Bronchitis und ihren Verlaufsmöglichkeiten gewähren, wenn man nicht von Anfang an die Konstitution des Kindes berücksichtigte. Ob ein Kind erkrankt und wie die Infektion sich auswirkt, das hängt in hohem Maße von seiner körperlichen Eigenart ab. Gewisse konstitutionelle Eigentümlichkeiten begünstigen die Entstehung bzw. den hartnäckigen Verlauf der Katarrhe. Die Besonderheiten der fraglichen Kinder sind von *Czerny* unter dem Namen der „exsudativen Diathese" zusammengefaßt worden. Die Kinder mit exsudativer Diathese sind es, welche zu Katarrhen der Tracheal- und Bronchialschleimhaut neigen, welche von Rezidiven und längerer Dauer der Katarrhe geplagt werden.

Tracheitis, Bronchitis und exsudative Diathese.

Haut und Schleimhaut werden mit zunehmendem Alter von selbst widerstandsfähiger und damit nimmt auch die Neigung zu Tracheal- und Bronchialkatarrhen ab. Die mit der exsudativen Diathese verbundene Empfänglichkeit schwindet schon beträchtlich im Laufe des ersten Lebensjahres, in den folgenden Jahren noch weiterhin. Gelegentlich bleibt sie länger erhalten, in anderen Fällen flammt sie später wieder auf, namentlich ist es dann der Fall, wenn exsudative Kinder das Opfer von gewissen Infektionen werden. In erster Linie kommt die tuberkulöse Infektion mit ihrer allergischen Umstimmung des Körpers in Frage. Die vielen Katarrhe der „Skrofulösen" dürften so ihre Erklärung finden.

Nicht unbeträchtlich kann sich auch der Einfluß der nervösen Komponente in der Konstitution auswirken. Kinder, welche „exsudativ" veranlagt sind, pflegen ja auch einen neuropathischen Einschlag zu haben und dieser neuropathische Einschlag ist es, welcher die Kinder auf den Entzündungsreiz manchmal abnorm antworten läßt. Bronchialmuskulatur, Blutgefäße und Schleimdrüsen werden auf dem Reflexwege pathologisch innerviert. Es kommt zu spastischen Prozessen mit Schleimproduktion. Asthmatische Beschwerden stellen sich ein. Aus der einfachen Bronchitis wird eine asthmatisch betonte. Bronchitiden mit spastischem Einschlag sind namentlich im Säuglings- und frühen Kleinkindesalter recht häufig. Wir sagen mit Absicht „mit spastischem Einschlage". Ausgesprochen asthmatische Bronchitiden sind relativ selten. Häufig dagegen ist die Bronchitis mit spastischer Komponente.

Auch erworbene Körperzustände können die Katarrhe in den oberen Luftwegen begünstigen. In erster Linie kommt die Rachitis in Frage. Sowohl die örtliche Beeinträchtigung der Atmung, welche durch die Rachitis des Brustkorbes entsteht, wie die veränderte Stoffwechsellage, welche mit der Rachitis verbunden ist, scheinen dahin zu wirken, daß Erkrankungen der Respirationsorgane in ihrer Entstehung begünstigt und in ihrem Ablaufe erschwert werden.

Rachitis als Wegbereiter der Katarrhe.

Schließlich muß darauf hingewiesen werden, daß der Zustand der oberen Luftwege: Nase, Nasen-Rachenraum und Rachen von großem Einflusse auf das Zustandekommen und den Ablauf der Bronchitis ist.

Wenn die Nase verlegt ist, wenn der Rachen durch adenoide Wucherungen und durch Tonsillarhypertrophie eingeengt ist, so wird die Nasenatmung weitgehend ausgeschaltet. Die Schutzfunktion der Nase kann sich nicht auswirken und so kommt es zu einer erhöhten Disposition der tieferen Teile der Luftwege zu Katarrhen. Auch die Beschaffenheit der Luft, ihre Feuchtigkeit, Temperatur, Staubgehalt, Gehalt an Rauch und industriellen Abgasen ist nicht zu vernachlässigen. Im feuchten Klima, im Klima der großen Industriegebiete, sind Katarrhe der oberen Luftwege beträchtlich häufiger als im mittleren, sonnigen Gebirgsklima oder an der See, ein Umstand, der, wie wir sehen werden, auch für die Therapie sehr wichtig ist.

Pathologische Anatomie. Anatomisch ist Rötung, Schwellung und Auflockerung der Schleimhaut zu konstatieren. Auf der Schleimhaut liegt ein schleimiges bzw. schleimig-eitriges Sekret. Trockene, d. h. mit wenig und zähem Sekret einhergehende Katarrhe sind im Kindesalter selten. Mikroskopisch sieht man die bronchialen Lumina mit zellulärem Inhalte gefüllt. In schweren Fällen kann auch die Bronchialwand kleine zellige Infiltrate aufweisen. Die bronchialen Lymphknoten sind in der Regel stark geschwollen, soweit es sich wenigstens um akut entzündliche Formen der Bronchitis handelt.

Klinische Bilder. Was schlechthin unter dem Namen Bronchitis geht, ist in der Mehrzahl der Fälle nicht eine Bronchitis im engeren Sinne, sondern eine Tracheobronchitis, d. h. die Erkrankung beschränkt sich auf die Trachea und die groben Bronchien. Demgemäß hört man auf der Lunge auch nur fortgeleitete, grobe Geräusche. Die Tatsache, daß sie weit fortgeleitet werden und an vielen Stellen zu hören sind, verführt dazu, diffuse Bronchitis anzunehmen. Reine Bronchitis, d. h. Katarrhe, welche sich auf die mittleren Bronchien erstrecken, sind im Kindesalter verhältnismäßig selten und tragen dann gewöhnlich einen ganz besonderen Charakter.

Differenzierung der klinischen Bilder.

Die diffuse Bronchitis sehen wir als fieberhafte Erkrankung in der Hauptsache in zwei Formen auftreten. Einmal handelt es sich um solche Bronchitiden, welche mit ausgesprochen schleimig-eitrigem bis rein eitrigem Sekret verbunden sind, im anderen Falle handelt es sich um die gewöhnlichen hochfieberhaften Bronchitiden, bei denen die Allgemeininfektion im Vordergrunde steht, die Sekretbildung weniger hervortritt und nicht groß ist. Die dritte von den häufigeren Formen der allgemeinen Bronchitis ist die asthmatische Bronchitis. Sie verläuft gewöhnlich nicht hochfieberhaft, ist aber doch in der Regel mit Temperatursteigerung verbunden. Namentlich bei den im asthmatischen Sinne stigmatisierten Kindern kommen häufig wiederholte fieberhafte Bronchitiden von spastischem Charakter vor.

Wir haben also, soweit es die reine Tracheitis bzw. Bronchitis betrifft, drei klinische Bilder zu unterscheiden:

1. Die Tracheobronchitis,
2. die eitrige bzw. die hochfieberhafte Bronchitis,
3. die spastische Bronchitis.

Das klinische Bild der gewöhnlichen Tracheobronchitis wird durch den Husten beherrscht. Es scheint nicht gerechtfertigt, dieser einfachen Tatsache ein gelehrtes Mäntelchen umzuhängen. Die Kinder husten, meist sehr laut (Brüllhusten) und locker. Sie sind wenig dadurch belästigt. Das Allgemeinbefinden ist kaum gestört, Temperatur wenig oder gar nicht erhöht. Der Appetit bleibt meist erhalten. Der Nachtschlaf ist ruhig. Bei der Untersuchung hört man grobe Geräusche, wenig zahlreich, aber diffus über beide Lungen verteilt. Der grobe Charakter und die diffuse Verbreitung sprechen dafür, daß es sich um fortgeleitete Geräusche aus den großen Bronchien handelt. Ist die Trachea besonders stark ergriffen, so hört man auch ohne Stethoskop brodelnde Geräusche, am besten, wenn man das Ohr dem Mund der Kinder nähert. Als Zeichen der trachealen Entzündung pflegt Schmerz hinter dem Brustbein empfunden zu werden. Daß die Kinder außerdem über Bauchschmerzen klagen, braucht kaum erwähnt zu werden. Es handelt sich um Muskelschmerzen, welche von der Anspannung der Bauchdecken beim Husten herrühren.

Was die Altersverteilung der Tracheobronchitis anbelangt, so gehört sie nicht dem Säuglings- und frühen Kleinkindesalter an, sondern hauptsächlich dem späten Kleinkindesalter und dem Schulalter.

Die schleimig-eitrigen, fieberhaften Bronchitiden sind selten. Man sieht sie häufig im Anschluß an Infektionskrankheiten, z. B. an Grippe, Masern. Das Krankheitsbild ist verhältnismäßig schwer. Es herrscht hohes Fieber und das Allgemeinbefinden liegt stark darnieder. Der Husten ist heftig aber locker und fördert bei älteren Kindern ein rein schleimig-eitriges Sputum zutage, das aber bemerkenswerterweise keine eosinophilen Zellen enthält. Auskultatorisch hört man feuchte Rasselgeräusche der verschiedensten Qualitäten, hauptsächlich mittelblasige, Verteilung über beiden Lungen. Die hinteren Partien sind im großen und ganzen bevorzugt.

Ein wesentlich anderes Bild bietet die meist konstitutionell verankerte, rezidivierende, hochfieberhafte Bronchitis. In ihrer Reinform stellt sie sich als eine akute, allgemeine Infektion mit vorwiegender Lokalisation in den Bronchien dar. Man hat den Eindruck, daß es sich um einen ganz ähnlichen Prozeß handelt wie bei jenen Krankheiten, welche im Prinzip als Septikämie beginnen und sich dann mit besonderer Vorliebe an der einen oder anderen Stelle lokalisieren. Ein Analogon würde z. B. die epidemische Meningitis sein, welche ja im Prinzip eine Meningokokkensepsis mit Vorzugslokalisation an den weichen Hirnhäuten darstellt. Für die Auffassung der fieberhaften Bronchitis in diesem Sinne spricht das schlagartige Einsetzen eines starken Krankheitsgefühls namentlich der kleineren Kinder und der im Verhältnis geringe lokale Befund. Geräusche werden in der Lunge da und dort gehört, aber nicht entfernt so zahlreich wie in den vorbeschriebenen Fällen der eitrigen Bronchitis. Auch scheint das Sekret der Bronchien, soweit es sich bei den Kindern beurteilen läßt, nicht eitrig zu sein. Im Prinzip stellt sich die Krankheit grob klinisch als eine fieberhafte Hustenerkrankung dar mit lebhafter Beeinträchtigung des Allgemeinbefindens. Der Husten klingt anfangs immer trocken, später wird er feuchter. Komplikationen pflegen nicht einzutreten. In 3—4 Tagen, manchmal allerdings auch in der doppelten Zeit, rollt sich das Bild ab.

Wir möchten nicht verfehlen, an dieser Stelle darauf hinzuweisen, daß in Anbetracht der schweren allgemeinen Störungen die Kinder sehr häufig für pneumonisch gehalten werden. Wenn man immer und immer wieder bei der Erhebung von

Anamnesen hört, ein Kind habe schon 5, 6mal oder gar noch öfter Pneumonie gehabt, so muß man daran denken, ob es sich nicht vielmehr um rezidivierende, hochfieberhafte Bronchitiden gehandelt hat. In dem von uns ständig beobachteten Material haben wir mehr als zwei Pneumonien kaum je bei demselben Kinde im Ablaufe vieler Jahre feststellen können.

„Giemen“ als Hauptzeichen der spastischen Bronchitis.

Die spastische Bronchitis stellt sich in ihrer reinsten Form als asthmatische Bronchitis dar. Das Exspirium braucht in den leichteren Fällen nicht erschwert zu sein. Dagegen fällt als charakteristisch auf, daß man bei dem hustenden und sichtlich in seiner Respiration gestörten Kinde diffuses Giemen, reichlich oder auch spärlich, über beiden Lungen hört. Die Krankheit beginnt unter dem Bilde der „Erkältung“ und des Hustens. Die Temperatur kann erhöht sein, doch pflegt sie niemals so stürmisch zu verlaufen wie bei der hochfieberhaften Bronchitis. Die Dauer der Krankheit beträgt einige Tage, die giemenden Geräusche verschwinden immer mehr, der Husten wird etwas lockerer, fördert auch wohl etwas Schleim zutage, um schließlich ganz zu verschwinden.

Die spastischen Bronchitiden können bei jedem Kinde auftreten. Offenbar ist es nicht die Konstitution allein, welche zu dieser Art der Erkrankung führt, sondern es spielen auch andere Umstände mit. Wenn man bei einem Kinde gelegentlich eine spastische Bronchitis konstatiert, so besagt das noch lange nicht, daß man ein Kind mit asthmatischer Zukunft vor sich hat. Der Grad der Spasmen kann, um es nochmals zu betonen, recht verschieden sein. Manchmal sind die Bronchialkrämpfe nur angedeutet oder mischen sich einer gewöhnlichen feuchten Bronchitis bei. In anderen Fällen wieder zeigt sich das Extrem der fast ausschließlich giemenden, spastischen Bronchitis. Bei entsprechend stigmatisierten, zum Asthma neigenden Kindern kann es auch so sein, daß die Kinder auf den Infekt sehr schnell und prompt mit Fieber und spastischer Bronchitis reagieren, einer Bronchitis, welche viele Tage lang anhalten kann, länger jedenfalls als gewöhnlich. In der Nacht kann sich der Zustand zu asthmatischen Beschwerden steigern. Bei echter asthmatischer Bronchitis (s. S. 678) pflegt der Spasmus, das Giemen, den Infekt zu überdauern.

Husten und Nachtschlaf.

Von praktischer Wichtigkeit ist es, daß der Husten bei den hochsitzenden Katarrhen, also namentlich bei der Tracheitis, durch abendlichen Reiz dem Einschlafen hinderlich ist. Bei der gewöhnlichen Bronchitis ist es eher umgekehrt. Die Kinder schlafen wohl ein und schlafen die ganze Nacht oder doch wenigstens den größten Teil der Nacht ruhig, um beim Aufwachen mit starkem Husten zu reagieren. Der Schleim sammelt sich in den Bronchien während der Nacht an und muß beim Aufwachen ausgehustet werden. Ist die Schleimproduktion sehr stark, so treten begreiflicherweise auch während der Nacht Hustenanfälle auf.

Diejenige Form der Bronchitis, von der wir bisher noch nicht gesprochen haben, weil sie verhältnismäßig selten und auch uncharakteristisch ist, ist die einfache Bronchitis der mittleren Äste. Sie kommt natürlich auch isoliert vor, oder im Anschlusse an Katarrhe der oberen Luftwege. Sie bietet das Bild der einfachen Hustenerkrankung, begleitet oder auch nicht von leichten Temperaturerhöhungen. Sie ist das banale Gegenstück zu der gewöhnlichen Tracheobronchitis.

Wir haben sie mit Absicht am Schlusse genannt, weil, wie wir schon oben erwähnten, die Neigung besteht, auch den Katarrh der groben Luftwege als Bronchitis zu bezeichnen. Nur dadurch kommt die scheinbare Häufigkeit der „Bronchitiden" zustande. In der Tat ist ihre Zahl unverhältnismäßig gering.

Alles was bisher gesagt wurde, bezieht sich vornehmlich auf das mittlere Kleinkindesalter. Beim Säugling und beim jungen Kleinkinde sind isolierte Bronchitiden erst recht die Ausnahme. Katarrhe in den Bronchien entstehen bei jungen Kindern gewöhnlich nur als Teilerscheinung einer Gesamterkrankung der Luftwege. Sie haben die Neigung, entweder in den groben Ästen zu bleiben oder gleich bis in die ganz feinen herabzusteigen. Die Bronchitis der mittleren Äste ist auch im frühen Alter verhältnismäßig selten. Kommt sie schon vor, so hat sie sehr die Neigung spastisch zu sein. Die Entzündungen im Bereiche der feinen Bronchien sind schwer abzugrenzen, da sie häufig mit kleineren pneumonischen Verdichtungen verbunden sind, die sich schwer sichern und im einzelnen Falle daher auch schwer ausschließen lassen.

Der Bronchitis der jungen Kinder geht fast stets ein Katarrh der obersten Luftwege voran. Das richtet sich nach Konstitution, Infektion, Alter und vielleicht auch nach anderen, minder gut erkennbaren Umständen. Wiewohl jeder Teil des Aërosyrinx gesondert erkranken kann, ist es doch viel häufiger, daß die oberen Teile — Rhinopharynx vor allem — zuerst ergriffen werden und daß die Entzündung sich dann auf die tieferen Teile schneller oder langsamer in kontinuierlicher Fortsetzung oder mehr sprunghaft fortpflanzt. Am häufigsten ist die Rhinopharyngitis selbständig, am seltensten die Bronchitis. Der Verlauf der Dinge ist allerdings nur bei täglicher sorgfältiger Überwachung festzustellen. Der Praktiker bekommt meist nur den ausgebildeten kombinierten Fall zu sehen.

Zusammenhang zwischen Aërosyringitis superior und inferior.

Die Schnelligkeit und Häufigkeit, mit der die Bronchien im Verlaufe einer Aërosyringitis befallen werden, hängt, wie gesagt, von mannigfachen Umständen ab. Beim Säugling geht es gewöhnlich sprunghaft. Entweder ist das ganze Röhrensystem gleichmäßig ergriffen oder die Bronchitis folgt der Rhino-Pharyngitis auf dem Fuße. Ist das Kind etwas älter, so kann man schon verfolgen, ähnlich wie beim Erwachsenen, wie der Prozeß abwärts steigt. Erst ist es ein Schnupfen, dann eine Pharyngitis, dann kommt die Laryngitis und Tracheitis und schließlich werden die Bronchien ergriffen. Mit dem zunehmenden Alter tritt die Bronchitis eher als isolierte Erkrankung auf.

Wenn wir versuchen, die vielgestaltigen, und doch scheinbar monotonen Bilder noch einmal unter zusammenfassenden Gesichtspunkten zu betrachten, so kommt man etwa zu folgendem Ergebnis:

Die isolierte Bronchitis ist bei jüngeren Kindern selten, meist nur ein Teil einer Aërosyringitis. Bei älteren Kindern ist die isolierte Bronchitis häufiger, aber immerhin sieht man sie nicht oft. Die alltägliche, gewöhnliche Hustenerkrankung wird nicht durch die Bronchitis, sondern durch die Tracheobronchitis dargestellt. Schließlich beim Schulkinde sieht man auch die Form der Bronchitis, welche vom Schnupfen aus durch allmähliches Herabsteigen des Katarrhs entsteht.

Bei der Rückbildung der Bronchitiden bzw. der Aërosyringitiden ist zu beachten, daß die einzelnen Teile des Aërosyrinx eine gewisse Selbständigkeit bewahren können. Einzelne Teile bleiben länger erkrankt als andere. So sieht man bei älteren Säuglingen und bei jüngeren Kleinkindern den Katarrh der Trachea und der Hauptbronchien lange zurückbleiben. Die Kinder rasseln und röcheln unter Umständen noch wochenlang, nachdem Schnupfen und Pharyngitis längst geheilt sind.

Kurz bemerkt sei nur noch, wiewohl die praktische Bedeutung nicht groß ist, daß die Bronchitiden, wenn sie einigermaßen ausgedehnt sind, deutliche Röntgenbefunde machen. In leichteren Fällen kommt es nur zur Schwellung und Hyperämie des gesamten Hilusgebietes. Es entsteht die geschlossene Verstärkung der Hiluszeichnung, welche wir mangels eines besseren Namens als „Hilitis" bezeichnen. Bei stark diffusen Bronchitiden dagegen geht eine eigenartige besenreiserförmige Zeichnung vom Hilus hauptsächlich nach unten, aber in geringerem Maße auch nach oben. Die Zeichnung ist so stark, daß sie meist durch den Herzschatten durchscheint und auch innerhalb des Leberschattens noch sichtbar ist. Dieses Schattengebilde ist nach seiner ganzen Art mit größter Wahrscheinlichkeit auf den Bronchialbaum direkt zurückzuführen. Sowohl das Sekret innerhalb des Bronchialbaumes wie auch die Hyperämie vereinigen sich wohl um eine stärkere Undurchlässigkeit für die Röntgenstrahlen zu erzeugen. In manchen Fällen ist das Röntgenbild dadurch ausgezeichnet, daß die vorerwähnte besenreiserförmige Verschattung minder scharf ist. Während alle anderen Bestandteile des Röntgenbildes durchaus klar und deutlich erscheinen, geht in solchen Fällen eine mehr diffuse, immer noch gestreifte Verschattung vom Hilus aus. Worauf diese Eigenart zurückzuführen ist, konnte bisher noch nicht festgestellt werden.

Die Bronchitis gibt deutliche Röntgenbefunde.

Diagnose. Soweit es sich um die Feststellung des Lokalbefundes handelt, bietet die Diagnose keine Schwierigkeiten. Die Erkrankung der mittleren und kleineren Äste macht Rasseln, Schnurren, Giemen verschiedenster Qualität je nach der Größe der Bronchien, der Menge und Zähigkeit des Sekrets. Meist hört man nur vereinzelte Geräusche da und dort. Schwieriger ist es, wenn die Hustenerkrankung sich nur auf die Trachea und die gröberen Äste des Bronchialbaumes beschränkt. Alsdann kann man unter Umständen, wenn die Sekretbildung gering ist, nichts bosonderes hören. Man kann daher in eine gewisse Verlegenheit kommen, wenn man ein heftig hustendes Kind vor sich hat, bei dem ein Lokalbefund nicht vorhanden ist. Ähnlich kann es auch bei spastischen Bronchitiden sein. Das Kind hustet und hustet ziemlich ergebnislos. Über der Lunge braucht nur da und dort Giemen vorhanden zu sein, so daß eine heftige Dissonanz zwischen den subjektiven Äußerungen der Krankheit und dem objektiven Befunde besteht. In anderen Fällen allerdings pflegt das Giemen sehr auffallend zu sein.

Differentialdiagnostisch ist sicherzustellen, namentlich wenn es sich um schwerere Erkrankungen handelt, ob das Lungengewebe beteiligt ist oder nicht. Die Lobulärpneumonie kann ein Bild zeigen, welches sich von dem der ausgebreiteten Bronchitis der feineren Äste nicht unterscheidet. Allerdings pflegen im Falle der Pneumonie die Allgemeinerscheinungen wesentlich heftiger zu sein. In Zweifelsfällen, d. h. wenn der physikalische

Bronchitis oder Pneumonie?

Befund nicht eindeutig ist, kann das Röntgenbild zur Klärung herangezogen werden. Wenn die lobulären Herde aber nicht groß und nicht sehr zahlreich sind, so wird man sich auch hiervon nichts erwarten dürfen. Im Zweifel wird man das Schwerere anzunehmen haben. Ganz besonders erschwert ist die Differentialdiagnose, wenn die feinsten Bronchialäste ergriffen sind. Hierüber siehe bei Bronchiolitis auf S. 671. Auch die Pneumonien bei kachektischen Kindern können zu Irrtümern Anlaß geben. Ausgedehnte Lungeninfiltrate können ganz ohne Fieber oder nur mit geringen Temperaturerhöhungen verlaufen. Man wird dann geneigt sein, eher einen harmlosen Bronchialkatarrh anzunehmen. Umgekehrt kann bei schwerer Thoraxrachitis eine fieberhafte Bronchitis so hochgradige Atemnot erzeugen, daß man schwerste Pneumonie vor sich zu haben glaubt. (Pseudopneumonie der Rachitiker s. S. 689 u. f.) Auch gegen Tuberkulose muß abgegrenzt werden. Disseminierte tuberkulöse Herde in der Lunge brauchen grob klinisch kein anderes Bild als das einer diffusen Bronchitis zu erwecken. Lokalisierte Bronchitiden sind immer der Tuberkulose verdächtig, namentlich wenn sie in der Gegend des Hilus auftreten. (Hiluskatarrh.) Schließlich muß noch daran erinnert werden, daß die kruppöse Pneumonie häufig von einer diffusen Bronchitis begleitet ist. Solange der pneumonische Herd nicht festgestellt werden kann — unter Umständen also mehrere Tage lang — hat man grob klinisch nur das Bild der diffusen Bronchitis vor sich.

Neben der Abtrennung gegen pneumonische Prozesse muß auch, namentlich wenn der Befund gering, der Husten stark ist, an Pertussis gedacht werden.

Prognose. Der Verlauf einer Tracheitis bzw. Bronchitis läßt sich nicht einheitlich beurteilen. Der harmlosen Tracheobronchitis der Schulkinder steht die schwere Bronchitis der feineren Äste bei jungen Kindern gegenüber. Im allgemeinen wird eine reine Bronchitis kaum zu Bedenken Anlaß geben. Eine Lebensgefährdung dürfte nur damit verbunden sein, wenn es sich um stigmatisierte Kinder handelt, vor allem um rachitische. Ein Umstand darf jedoch nie aus dem Auge gelassen werden: **Die Bronchitis kann der Wegbereiter für die Pneumonie sein.** Ein katarrhalisches Vorstadium ist bei sehr vielen kruppösen Pneumonien nachzuweisen. Wahrscheinlich ist es so, daß die schlagartige Erkrankung überhaupt erst möglich ist, wenn durch eine vorangehende katarrhalische Infektion eine entsprechende Umstimmung des Körpers bzw. der Lunge hervorgerufen ist. Ähnliches gilt auch für die Lobulärpneumonien.

Jede Bronchitis kann der Vorläufer einer Pneumonie sein.

Therapie. Die Behandlung der Bronchitis muß von verschiedenen Gesichtspunkten ausgehen. Das störendste Symptom, der Husten, muß so weit in Schranken gehalten werden, daß er nicht schadet. Durch Beruhigungsmittel kann dieses Ziel erreicht werden. Am sichersten wirkt das Kodein. Als Standarddosis gibt man 0,005 pro dosi. Je nach dem Alter verabreicht man es häufiger oder seltener. Nur bei Kindern des ersten Lebensvierteljahres ist die Dosis auf die Hälfte herabzusetzen. Beim Säugling kommt man mit 1—2 Dosen am Tage aus, später muß man das Kodein 2—4stündlich geben. Man verordnet entweder

Die Behandlung des „Hustens“.

Sol. Cod. phosphor. 0,1/100,0 (im Teelöffel 0,005)

oder Sol. Cod. phosphor. 0,15/15,0 (in 10 Tropfen 0,005).

Fehlerhaft ist es, den Hustenreiz so stark zu unterdrücken, daß die Herausbeförderung des Sekrets leidet, d. h. wenn man das hustenlindernde Mittel überdosiert. Auch muß gesagt werden, daß Kodein für Kinder ein leichtes Narkotikum ist. Die Eltern sind darauf hinzuweisen, daß die Kinder nicht so viel bekommen dürfen, daß sie allzuviel schlafen.

Unmittelbar auf die Bronchitis versucht man gewöhnlich durch feuchte Packungen einzuwirken. Diese Gewohnheitstherapie entspricht mehr dem Hilfsbedürfnis des Arztes und der Eltern als einer wirklichen Indikation. Vorteilhaft dagegen ist es, namentlich bei schlechter Entwicklung des Brustkorbes sowie auch bei jüngeren Kindern überhaupt, Abgußbäder zur Anregung der Atmung zu verabfolgen. Die hierdurch erzeugten tiefen Atemzüge sind für Durchlüftung der Lunge und die Vermeidung von Atelektasen bedeutungsvoll.

Man bringt das Kind in ein normal warmes Bad von 35° und läßt es 5—10 Minuten darin. Während der Dauer des Bades hebt man das Kind öfter an und gießt aus einem bereitgehaltenen Gefäß Wasser von 25—30° im Guß auf die freiliegende Brust.

Bei langdauernden Bronchitiden ist die Verwendung von heißen Bädern oft sehr nützlich. Sowohl die Ableitung auf die Haut wie das nachherige Schwitzen scheinen nützlich zu sein. Nicht anzuwenden sind die Bäder bei akuten, fieberhaften Bronchitiden.

Die Kinder werden in ein Bad von 35° gebracht, welches durch Zugießen von heißem Wasser (Vorsicht!) auf 40—42° gesteigert wird. Die Kinder bleiben 5—10 Minuten darin. Beim Herausnehmen haben sie gewöhnlich eine hochrote Haut. Sie werden nun ins Bett gebracht, gut eingepackt. Man läßt sie eine halbe Stunde nachschwitzen. Zur Vermeidung von Unfällen muß das Nachgießen von heißem Wasser so gemacht werden, daß das Kind herausgehoben wird und nun erst von einer Hilfsperson heißes Wasser zugegossen wird, dann erst gibt man das Kind in das erhöht temperierte Bad. Diese Prozedur wiederholt man so oft, bis der gewünschte Temperaturgrad erreicht ist.

Das beste Expektorans ist Jodkali.

Expektorantien verwendet man am besten schon deswegen nicht, weil die üblichen Mittel kaum richtig dosiert werden können. Das gilt besonders für die Rad. Ipecacuanhae. Sie wird in der Praxis gewohnheitsmäßig verordnet. Da man aber nicht feststellen kann, wann die wirksame Dosis erreicht ist, so wird gewöhnlich unterdosiert. Ist das Sekret sehr zäh, dann ist es am einfachsten, etwas Jodkali zu geben. Auch bei spastischer Bronchitis wirkt es günstig. Man verordnet

Sol. Kal. jod. 2,0/100,0
M. D. S. 3 × tägl. 1 Teelöffel in Milch.

Die Tagesdosis beträgt dann 0,2—0,4 Gramm und das genügt.

In der Praxis wird man auch in harmlosen Fällen ohne Medikamente nicht auskommen. Geringe Mengen von Rad. Altheae oder von Liqu. Ammon. anis. werden dann am ehesten am Platze sein.

Liqu. Ammon. anis. 0,5
Syr. Alth. 20,0
Aqu. ad 100,0
MD. 2 stündlich 1 Tee- bis 1 Kinderlöffel.

Für die Behandlung ist die Hygiene der Wohnung wesentlich. Gute, kühle und nicht zu trockene Luft wirkt wohltuend. Die Zimmerluft muß — namentlich im Winter bei Heizung — angefeuchtet werden, am einfachsten durch nasse Tücher, die im Zimmer aufgehängt werden. In schweren Fällen ist ein Bronchitiskessel (am besten elektrisch geheizt) wünschenswert, um Dampf und Feuchtigkeit unmittelbar an das Kind heranzubringen. Auch Inhalierapparate mit Emser Wasser können verwendet werden. Für ältere Kinder ist, ähnlich wie es bei der Laryngitis geschildert wurde (s. S. 644), auch der Genuß heißen Zuckerwassers mit Emser Salz oder von Emser Wasser mit Zucker oder mit Milch am Platze.

Prophylaxe. Vorbeugend ist eigentlich mehr zu leisten als therapeutisch. Es ist ja nicht zu bezweifeln, daß die Neigung zu Katarrhen im Luftzuführungssystem in hohem Maße ein Produkt unserer Lebensweise, unserer Überdomestikation ist. Gewiß braucht der Mensch in unserem Klima einen Schutz vor den Unbilden der Witterung, aber dieser Schutz darf nicht zur völligen Entwöhnung von den natürlichen Einflüssen werden. Unsere Haut darf das Spiel der Vasomotoren nicht verlernen und damit nicht die Anpassung an den Wechsel von Wärme und Kälte verlieren. Wenn die Haut ständig aufs sorgfältigste eingehüllt und damit in einer fast gleichmäßigen Temperatur ist, so entwöhnt sie sich der Anpassung an die Außentemperatur durch wechselnde Durchblutung. Kommt es dann aber zu fühlbaren Temperaturdifferenzen, so ist die Erkältung, der Vorläufer der Infektion, unausbleiblich. In erhöhtem Maße gilt das von den mehrfach erwähnten, konstitutionell schlechtgestellten Kindern, von denen denn auch die Eltern ganz mit Recht sagen, daß sie aus den Erkältungen gar nicht herauskommen. Rechnen wir noch hinzu, daß die Luft in Großstädten alles andere als appetitlich ist, so ist es zu verstehen, daß diese Verbindung von schlechter Luft und erhöhter Erkältungsneigung durch Überdomestikation immer wieder zu Erkrankungen führen muß.

Erkältungskrankheiten sind die Folge von Überdomestikation.

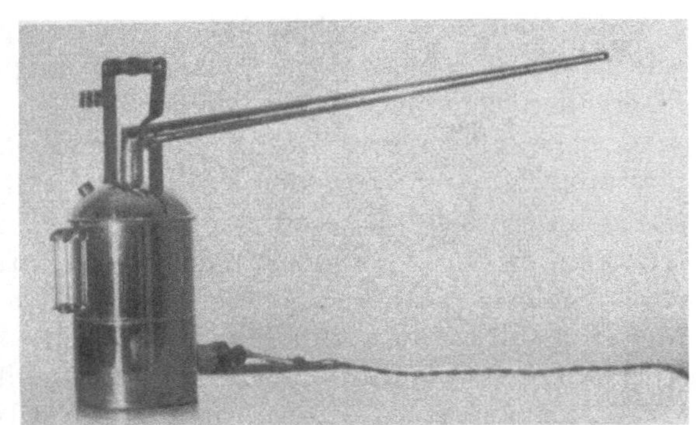

Fig. 150.
Bronchitiskessel, elektrisch heizbar.

Wenn man eine Besserung herbeiführen will, so ist es notwendig, den Kindern wieder den natürlichen Schutz zurückzugeben, sie bewußt abzuhärten. Hierunter verstehen wir nicht den ungehemmten Gebrauch von kaltem Wasser. Die Luft ist es vielmehr, welche am besten zur Abhärtung dient. Wenn man den unbekleideten oder leicht bekleideten Körper der Luft aussetzt, so macht er von seinen natürlichen Schutzeinrichtungen Gebrauch und übt sie. Das wohlabgemessene, richtig eingeleitete und durchgeführte Luftbad ist die beste Abhärtungsmethode. Sie wird erweitert und zur vollen Auswirkung dadurch gebracht, daß man die Kleidung sinnentsprechend gestaltet und eine vernünftige Zimmerhygiene (offene Fenster nachts!) zur Durch-

Abhärtung ist die beste Prophylaxe.

führung bringt. Das abgehärtete Kind bleibt von der Bronchitis verschont, das verweichlichte, verwöhnte fällt ihr immer wieder anheim.

Was über die Beeinflussung der Konstitution zu sagen ist, wird bei der chronischen Bronchitis ausgeführt werden (s. S. 662). Hier sei zum Schlusse nur noch daran erinnert, daß ein wirklicher Vorbeugungsdienst bei den jüngeren Kindern in der Unterdrückung der Rachitis besteht. Ihren verhängnisvollen Einfluß auf die Neigung zu Erkrankungen des Respirationsapparates haben wir schon geschildert. Hygienische Lebensweise schützt von vornherein gegen die Rachitis. Wo dennoch Rachitis entsteht, ist heute die Behandlung mit bestrahltem Ergosterin sehr einfach, so einfach, daß sie unter allen Umständen durchgeführt werden kann.

Die rezidivierende und die chronische Bronchitis.

Vorkommen und Entstehung. Es gibt viele Kinder, welche, wie die Eltern sich ganz richtig auszudrücken pflegen, „aus den Erkältungen nicht herauskommen", die immer wieder mit Schnupfen, Husten mit und ohne Fieber erkranken. In einer Reihe von Fällen sind diese Erkältungen regelmäßig oder doch öfter mit Bronchitis verbunden. Die Bronchitis beschränkt sich in der Mehrzahl der Fälle auf die groben Äste, gehört also ins Gebiet der Tracheobronchitis; in anderen Fällen werden aber auch die mittleren Äste ergriffen. Wieder bei anderen Kindern tritt die Bronchitis von vornherein isoliert auf. Wir haben dann das Bild der rezidivierenden, meist fieberhaften Bronchitis am reinsten vor uns.

Das Zustandekommen der rezidivierenden Bronchitiden läßt sich nicht auf eine einheitliche Basis zurückführen. Weiter oben erwähnten wir, daß sich — auf der Grundlage konstitutioneller Abartung — ein circulus vitiosus so ausbildet, daß gehäufte Katarrhe zur Vergrößerung des lymphatischen Schlundringes führen, daß dadurch die Atmung ungünstig beeinflußt wird und daß hierdurch wie durch Entzündungen im Gebiete des Schlundringes immer wieder der Weg für erneute Katarrhe geebnet wird. Haben sich erst einmal mehrfache Bronchitiden abgespielt, so kommt es leicht zu zylindrischen Erweiterungen der Bronchien und hierdurch ergibt sich ein neues Begünstigungsmoment für immer erneute Katarrhe. Man kann geradezu sagen, daß häufig wiederholte Bronchitiden immer den Verdacht erwecken, daß eine anatomische Veränderung im Gebiete der Bronchien zugrunde liegen müsse.

Chronische Bronchitis beruht meist auf anatomischer Grundlage.

Auch die Tuberkulose kann insofern katarrhfördernd wirken, als durch die mit der tuberkulösen Infektion verbundene allergische Umstimmung eine erhöhte Empfindlichkeit der Schleimhäute geschaffen wird (Skrofulose). Auch muß an dieser Stelle daran erinnert werden, daß vom Primärkomplex der Tuberkulose angeblich langdauernde lokalisierte Bronchitiden (Hiluskatarrhe) unterhalten werden, welche differentialdiagnostische Beachtung verdienen. Nach eigenen Beobachtungen sind Hiluskatarrhe sehr selten.

Ein weniger beachtetes Moment, welches der Entstehung von Bronchitiden immer wiederholten Vorschub leistet, ist die Thoraxform und die damit primär oder sekundär verbundene Art der Atmung. Schon bei jungen Kindern findet man den Brustkorb bisweilen sehr flach mit enger oberer Apertur und schrägstehenden Rippen, d. h. eine Art von paralytischem Thorax. Dieser Thorax bedingt eine schlechte Entfaltung der Lungen. Der Klopfschall ist dumpf, das Atemgeräusch leise. Wir haben es mit einem Volumen pulmonum reductum zu tun, dem Gegenstück des häufiger anerkannten Volumen pulmonum auctum. Es ist ohne weiteres verständlich, daß Katarrhe in schlecht durchlüfteten Lungen leichter haften werden als in gut durchlüfteten. Ähnliche Bedingungen liegen auch gar nicht selten bei den Kindern vor, welche es einfach nicht verstehen, ihre Atemmuskulatur richtig zu gebrauchen. Fordert man sie zum Atmen auf, so sieht man, daß sie weder die Rippenheber noch das Zwerchfell entsprechend benützen, sondern daß sie ungeschickte, krampfhafte Bewegungen mit den Schultern machen. Auch bei solchen Kindern pflegt die Lunge schlecht entfaltet zu sein und dauernden Katarrhen Vorschub zu leisten. Der Beweis ergibt sich aus der Therapie. Sowie man den Kindern beibringt, wie sie zu atmen haben, verschwinden die Katarrhe.

Thoraxform, Lungenentfaltung und Bronchitis hängen miteinander zusammen.

Schließlich muß noch der exogenen Momente gedacht werden, welche auf die Bronchien einwirken. So sehr man gegenwärtig geneigt ist, die endogenen Faktoren in ihrer pathogenetischen Bedeutung hervorzuheben, so darf man doch nicht ins Extrem verfallen und die exogenen Faktoren zu sehr vernachlässigen. Der Einfluß von Klima, Witterung, Luftbeschaffenheit auf die Erkrankungsbereitschaft der Bronchien ist nicht zu verkennen. Schon die Tatsache, daß die Erkrankungen des Tubulus respiratorius ausgesprochene Saisonkrankheiten sind, welche gehäuft in der rauheren Jahreszeit, namentlich im Herbst und im Frühjahr vorkommen, weist auf den Einfluß der exogenen Momente hin. Wo die Neigung zu Bronchialkatarrhen von Haus aus vorhanden ist, wird der Einfluß der Witterung noch stärker sein. Auch die Luftbeschaffenheit ist nicht zu vernachlässigen. Empfindliche Schleimhäute werden von Staub, Rauch, Abgasen in Mitleidenschaft gezogen. Frische, staubfreie Luft läßt diesen Reiz vermissen. Im rheinisch-westfälischen Industriegebiet kann man diesbezügliche Erfahrungen alltäglich machen. Eine Luft, die so stigmatisiert ist, daß sie z. B. das Gedeihen von Nadelhölzern in den Industriebezirken nicht gestattet, ist auch für die Schleimhaut des Kindes nicht gleichgültig. Die Einwirkung auf Rhinopharynx und Bronchien ist oft so stark, daß die rezidivierenden Katarrhe erst schwinden, wenn man die Kinder eine Zeitlang aus ihrer Heimat entfernt. Hierauf wird bei der Therapie zurückzukommen sein.

Einfluß exogener Momente.

Das klinische Bild. Die Erscheinungen der rezidivierenden Bronchitis sind sehr monoton. Man findet bei den Kindern gewöhnlich Adenoide, Tonsillarhypertrophie, Wulstung und Verdickung der Rachenschleimhaut. Die Lymphdrüsen am Hals und im Nacken sind vergrößert und tastbar, letzteres um so mehr, je größer die Lymphknoten sind bzw. die Magerkeit des Halses ist. Zeichen von Rachitis oder überstandener Rachitis, flacher Thorax, Zeichen von exsudativer Diathese bzw. Skrofulose sind vielfach nachzuweisen. Die Anfälle sind entweder von mäßiger Temperatur begleitet oder sie setzen hochfieberhaft ein und verlaufen 3, 4 Tage, selten länger, mit hohem Fieber. Die örtlichen Symptome entsprechen denen des gewöhnlichen Bronchialkatarrhes. Sputum ist fast nie zu erhalten. Für die Eltern präsentiert sich die Krankheit als fieberhafte Hustenerkrankung.

Folgen die einzelnen Anfälle sehr schnell aufeinander, oder sind sie im ganzen sehr zahlreich, so bildet sich eine Art von chronischer Bronchitis heraus, d. h. auch zwischen den Anfällen schwinden die Symptome nicht ganz. In solchen Fällen darf man annehmen, daß sich schon anatomische Veränderungen (zylindrische Bronchiektasen) gebildet haben, welche den Prozeß unterhalten. Damit ist der Übergang zu den chronischen Bronchitiden im engeren Sinne gegeben, d. h. zu denjenigen, wo nicht so sehr das konstitutionelle Moment im Vordergrunde steht, sondern die anatomischen Veränderungen der Bronchien.

Bronchiektasen können angeboren sein.

Die echten chronischen Bronchitiden beruhen auf angeborenen oder erworbenen anatomischen Veränderungen. Es handelt sich jedoch um nicht so schwerwiegende Veränderungen wie bei den gröberen Bronchiektasen, denen schwere Wandzerstörungen der Bronchien zugrunde liegen. Konstitutionelle Momente können fördernd oder unterhaltend mitspielen. Im ganzen sind die Fälle von chronischer Bronchitis nicht häufig. Sie können schon im frühen Säuglingsalter beginnen und beruhen dann ausnahmslos auf Bronchiektasen. Im 2.—3. Monat fällt gewöhnlich bei solchen Kindern auf, daß sie husten. Der Husten hält in verschiedener Stärke dauernd an und kann sich durch das ganze Leben hindurchziehen. In den meisten Fällen allerdings werden die anatomischen Veränderungen erst erworben. Sie entstehen entweder im Gefolge schwerer, infektiöser Bronchialerkrankungen oder als Folge von Pneumonien. Namentlich die Lungenentzündungen, welche nach Keuchhusten, Masern, vor allem aber bei Influenza, vorkommen, spielen eine begünstigende Rolle. Bei der Obduktion solcher Kinder, welche im akuten Stadium jener Krankheiten sterben, sieht man die zylindrisch erweiteten Bronchien deutlich aus der Schnittfläche der Lungen hervorragen. Nehmen die Pneumonien einen mehr chronischen Verlauf, so wird die Schädigung der Bronchien noch größer, am stärksten, wenn es zur bindegewebigen Umwandlung der Pneumonie kommt. Zu der entzündlichen Erschlaffung und Ausweitung kommt dann noch der mechanische Zug des Bindegewebes hinzu. Die pandemische Grippe, welche um 1918 herum herrschte, hat uns gezeigt, wie häufig die hiermit verbundenen Lungenentzündungen zu chronischem Verlauf und zu Bronchiektasenbildung neigen. Auch pleurale Verwachsungen können gelegentlich durch umfangreiche Behinderung der Lungenbewegungen zu Veränderungen im Bronchialgebiet führen (s. auch d. Kapitel: Bronchiektasen auf S. 663).

Klinisches Bild. Die chronische Bronchitis braucht bei einer einzelnen Untersuchung nichts Charakteristisches zu bieten. Dämpfung ist in den meisten Fällen nicht vorhanden, doch können Reste von Pleuritis oder Pneumonie Schallverkürzung verursachen. Auskultatorisch sind Rasselgeräusche der verschiedensten Art und Verteilung festzustellen. Nur selten hat man den regelmäßigen Befund einer diffusen Bronchitis. Gewöhnlich sind die hinteren, abhängigen Partien stärker beteiligt, wie denn überhaupt die Bronchitis sich in der Hauptsache auf bestimmte Lungenteile beschränken kann. Ältere Kinder produzieren ein schleimig-eitriges Sputum, von jüngeren wird es bekanntlich hinuntergeschluckt.

Das Bild der chronischen Bronchitis kann jahrelang ziemlich gleichmäßig bestehen. Neben- und Folgeerscheinungen in Gestalt von leichter Atemnot, geringer Zyanose, Akrozyanose, Trommelschlägelfingerbildung sind nicht ausgeschlossen, doch handelt es sich in solchen Fällen meist schon um größere Bronchiektasenbildung. Ist das nicht der Fall, so kann der Prozeß auch nach Monaten und Jahren noch zurückgehen. Insbesondere die an Pneumonie sich anschließenden bronchiektatischen Bronchitiden heilen unter günstigen Bedingungen häufig aus. Voraussetzung ist, daß die Bronchialerweiterung nicht zu groß ist.

Der uncharakteristische Befund der chronischen Bronchitis.

In manchen Fällen kommt es zu akut-fieberhaften Exazerbationen und auch zu rezidivierenden Pneumonien. Chronisches Siechtum ist gewöhnlich die Folge, aber auch Heilung ist nicht ganz ausgeschlossen.

Ungünstiger ist der Verlauf bei den Kindern, welche schon im frühen Säuglingsalter erkranken. Der größte Teil von ihnen stirbt frühzeitig.

Diagnose. Die Erkennung einer chronischen Bronchitis kann leicht sein, wenn man nicht nur den gegenwärtigen Befund, sondern auch die Vorgeschichte entsprechend berücksichtigt. Schwierig ist die Abgrenzung gegen Tuberkulose und gröbere Bronchiektasenbildung. Die Unterscheidung von Tuberkulose ist namentlich dann erschwert, wenn auch Dämpfungen vorhanden sind. Fällt die Kutanreaktion mit Tuberkulin negativ aus, so ist die Entscheidung einfach. Ist die Reaktion aber positiv, so bleibt immer der Zweifel offen, ob sie sich auf die Bronchitis bezieht oder auf einen unbedeutenden, okkulten Herd in den Lymphknoten. Alle Hilfsmittel der Differentialdiagnostik der Tuberkulose müssen herangezogen werden. Berücksichtigung der Altersdisposition ist wichtig. Handelt es sich z. B. um einen Säugling mit diffuser Bronchitis und positiver Tuberkulinreaktion, so ist der Verdacht naheliegend, daß man es mit einer disseminierten Lungentuberkulose zu tun habe. Ein ähnlicher Befund bei einem Kleinkinde wird noch sehr mißtrauisch machen, wohingegen beim Schulkinde der Gedanke an Tuberkulose in den Hintergrund tritt. Bei entsprechend lokalisierten Bronchitiden tuberkulinpositiver Kinder wird man an den „Hiluskatarrh" denken.

Was die Differentialdiagnose gegen grobe Bronchiektasen anbelangt, so ist die Entscheidung deswegen so schwierig, weil ja gerade chronische Bronchitis mit anatomischen Veränderungen einherzugehen pflegt oder sich, besser gesagt, auf deren Basis entwickelt und hält. Von hier bis zu den großen sackförmigen Bronchiektasen zieht sich eine ununterbrochene Entwicklungsreihe, so daß es kaum möglich ist zu sagen: wo hört die chronisch-bronchiektatische Bronchitis auf und wo beginnt das selbstständige Krankheitsbild der Bronchiektasie. Hierauf werden wir bei den Bronchiektasen eingehen.

Chronische Bronchitis und Bronchiektasen sind kaum auseinanderzuhalten.

Therapie. Die Behandlung der rezidivierenden und der chronischen Bronchitis hat die Aufgabe, die zugrunde liegenden Schädlichkeiten zu bekämpfen. Rachitis, exsudative Diathese, Skrofulose sind zu behandeln. Erkrankungen der Nase, Adenoide, Tonsillarhypertrophie sind zu bekämpfen. All das spielt für die Unterdrückung der Bronchitis in der Regel eine weit größere Rolle als die unmittelbare Einwirkung auf die Bronchien selbst. Es ist sinnlos, gegen eine Bronchitis mit Medikamenten und hydrotherapeutischen Maßnahmen anzugehen, solange der Luftzutritt durch Adenoide, chronischen Schnupfen, Tonsillarhypertrophie u. dgl. gehindert ist oder auf falschem Wege erfolgt. Diese Hemmnisse müssen aus dem Wege geräumt werden. Behandlung der Nase, Adenotomie, Tonsillotomie, können die Nasenatmung wieder freigeben und die schädliche Mundatmung ausschalten. In anderen Fällen allerdings, wo die Bedeutung der Atmosphärilien für die Pathogenese im Vordergrunde steht, ist die Heilung eher von klimatischen Einwirkungen zu erwarten.

Die klimatische Behandlung steht voran.

Klimatische Einflüsse sind sowohl für die konstitutionelle Komponente des bronchitischen Kindes von Belang wie auch für den erkrankten Tubulus respiratorius selbst. Wenn man ein Kind mit chronischer bzw. rezidivierender Bronchitis in ein mildes Seeklima oder ins Waldgebirge bringt, so wird man sich einen guten Einfluß versprechen können. Inhalation salzhaltiger Luft (Gradierwerke) wird gelobt. Gewisse Mineralquellen sollen auf die Tätigkeit der Bronchialschleimhaut von günstigem Einflusse sein; z. B. die Emser Quellen und die jodhaltigen Wässer von Tölz. Wägt man die Bedeutung der Quellenkurorte gegenüber derjenigen der Luftkurorte ab, so muß man doch wohl sagen, daß der rein klimatische Einfluß der stärkere zu sein scheint, in den Fällen besonders, wo die Bronchialschädigung durch staub- bzw. rauchhaltige Luft das Entscheidende ist.

Aus diesen Ausführungen ergibt sich, daß die Behandlung der rezidivierenden und der chronischen Bronchitis in der Häuslichkeit im wesentlichen nur eine symptomatische sein kann. Ernsthafte Bekämpfung wird fast immer eine klimatische und gewöhnlich auch eine langdauernde Kur notwendig machen. Der letztere Punkt muß betont werden, weil die meisten Menschen unter einer klimatischen Kur eine Luftveränderung von 3—4 Wochen zu verstehen pflegen. Das reicht bei einer alten Bronchitis aber kaum je aus. Wenn man wirklich etwas erreichen will, wird man mit Monaten, unter Umständen sogar mit Jahren rechnen müssen.

Für die häusliche bzw. klinische Behandlung kommen gewisse ätherische Öle in Betracht. Am einfachsten ist es, sie einatmen zu lassen, indem man einige Tropfen auf ein Tuch am Bett oder auf ein Lätzchen gibt. Ol. Terebinth. 5,0, Eucalyptol. ad 20,0. M. D. S. zum Einatmen auf Tücher zu träufeln. Es besteht auch die Möglichkeit, ätherische Öle einzuspritzen. Ein vielgebrauchtes Injektionspräparat ist das Supersan, von dem man täglich oder jeden zweiten Tag 0,5—1,0 intramuskulär mehrere Wochen lang gibt. Die früher viel verwandten Kreosot- und Guajakolpräparate können gelegentlich von Nutzen sein.

In allen Fällen wird man Sekretstauungen zu verhüten suchen. Anregung der Atmung durch physikalische Mittel, Bäder, Abreibungen u. dgl. kommt in Frage. Mit älteren Kindern, namentlich bei denen mit schlechtgebauten Thorax und denen, welche ihre Atemmuskulatur falsch gebrauchen, kann man vorsichtige Atemübungen machen. Ein Erfolg ist überhaupt erst dann zu erzielen, wenn die Kinder richtig zu atmen gelernt haben. Heilen die Bronchitiden aus, so soll man die Lungen erst recht durch Atemübungen zur Tätigkeit bringen.

Bronchiektasie.

Schon im vorigen Kapitel haben wir darauf hingewiesen, daß an akute Erkrankungen der Bronchien und der Lunge sich häufig zylindrische Bronchiektasen anschließen. Meist heilen sie schnell wieder aus. Ist das nicht der Fall, ist aber die Erweiterung der Bronchien nicht groß, so entsteht das Bild der chronischen Bronchitis. Sind die Ausweitungen der Bronchien hochgradig und halten sie sehr lange an, so entwickelt sich ein anderes klinisches Bild. Darum ist es gerechtfertigt, die „Bronchiektasie" für sich zu besprechen. Wir nehmen um so mehr Veranlassung hierzu als in den letzten Jahren die Erkrankungsziffer gestiegen zu sein scheint. Mindestens ist das in dem Sinne der Fall, daß uns Bronchialausweitungen häufiger zur Kenntnis kommen als das früher der Fall war.

Geschlechts- und Altersverteilung. Aus den Heilstätten, in denen sich die gröberen Fälle von Bronchiektasie sammeln, wird ein Überwiegen des weiblichen Geschlechts und der mittleren Altersklasse angegeben. Eine gute Übersicht ergibt sich aus der nachfolgenden Tabelle von *Wiese*:

Bronchiektasien werden jetzt besser und darum häufiger erkannt als früher.

Alter in Jahren	4	5	6	7	8	9	10	11	12	13	14	15
Knaben . . .			1	3	4	4	6	7	4	6	5	
Mädchen . . .	2	3	3	3	6	3	7	9	8	11	7	12

Unter 114 erkrankten Kindern befanden sich 40 Knaben und 74 Mädchen. Dem Alter nach ergibt sich eine Zusammenballung zwischen dem 8. und 13. Lebensjahr.

Ätiologie und Pathogenese. Angeborene Höhlenbildung der Lunge verursacht durch Bronchialausweitung kommt vor, ist aber selten. Fast stets werden die Bronchiektasen erworben.

Die Anamnese gibt in vielen Fällen über die Ursache der Bronchiektasen und über die Art der Entstehung Aufschluß. Gewöhnlich sind es akute Infektionskrankheiten, an welche sich die Bronchiektasie anschließt. Unter ihnen stehen Masern, Keuchhusten und vor allen Dingen die Grippe an erster Stelle. Die Erfahrung der großen Pandemien hat gelehrt, wie sehr gerade die Grippe dazu neigt, unter der Bildung von Bronchiektasen auszuheilen. Alle die Erkrankungen der Bronchien bzw. der Lungen, wie sie im Zusammenhang mit Masern, Keuchhusten, Grippe und anderen Infektionskrankheiten entstehen, sind es in erster Linie, welche der Entstehung der Bronchiektasen Vorschub leisten. Andere Ursachen sind recht selten. Die Syphilis dürfte entgegen der Ansicht einzelner Autoren keine Rolle spielen. Auch die ursächliche Bedeutung der Tuberkulose, welche immer wieder angegeben wird, scheint zum mindesten zweifelhaft. Meist wird es wohl so sein, daß die tuberkulinpositiven Kinder mit Bronchiektasen erst sekundär an Tuberkulose erkrankt sind. Fremdkörper führen gelegentlich auf dem Wege der Bildung eitriger Bronchitis zu Bronchiektasen.

Bronchiektasen entstehen zumeist im Anschluß an akute Infektionskrankheiten.

Gegenüber denjenigen Erkrankungen, welche sich an die akuten Infektionskrankheiten anschließen, dürfen diejenigen nicht vergessen werden, welche durch chronische, rezidivierende Bronchitiden erzeugt werden. Alle Momente, welche die Erkrankung der Bronchien begünstigen: Adenoide, Rachitis, ungünstiges Klima, schlechte Wohnungsverhältnisse und ähnliches können also auch indirekt als Ursache der Bronchiektasien angeschuldigt werden. (S. S. 660).

Über den Mechanismus der Bronchialausweitung sind die Anschauungen nicht einig. Wahrscheinlich liegen die Verhältnisse aber so, daß

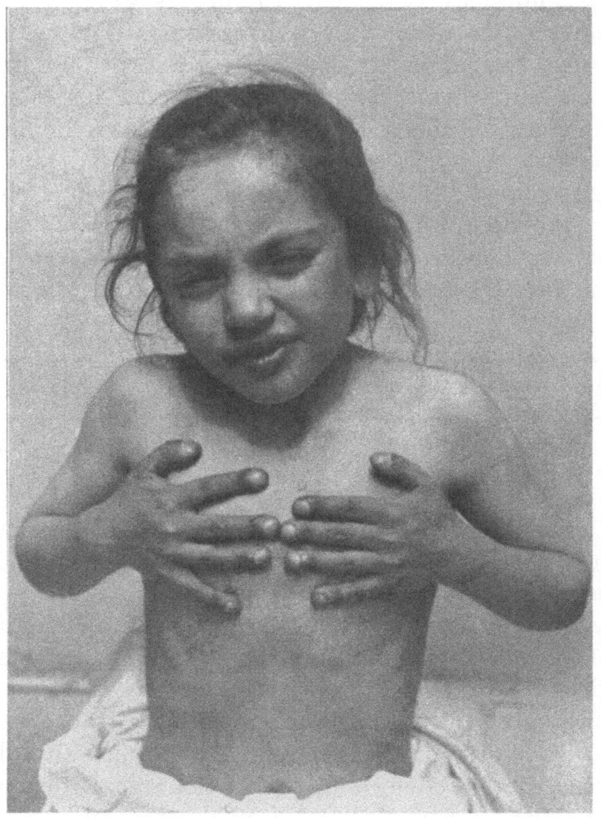

Fig. 151.

10jähr. Mädchen mit Trommelschlägelfingern. Bronchiektasie nach Aspiration einer Bohne im Alter von vier Jahren. Starrer, tiefer Thorax. Zyanose.

(Universitätskinderklinik Heidelberg, Prof. *Feer.*)

die Ursachen der Bronchialausweitung gar nicht immer die gleichen sind. Sicher scheint nur zu sein, daß eine Wandschädigung als Vorbedingung unerläßlich ist. Wie schnell sie eintreten kann, sieht man bei der Obduktion solcher Kinder, welche im Anschluß an akute Erkrankung der Lunge bzw. der Bronchien gestorben sind. Die klaffenden Bronchiallumina, welche auf der Schnittfläche hervorragen, zeigen, daß schon in Tagen mindestens eine zylindrische Erweiterung bzw. eine Erschlaffung der Bronchialwände eingetreten ist.

Man stellt sich vor (*Brauer*), daß die Bronchitis in verschiedenen Graden auftritt. Es wird unterschieden: Bronchitis superficialis, Bronchitis bzw. Peribronchitis infiltrativa und schließlich Bronchitis ulcerosa. Diese letztere ist es, bei der die Struktur der Bronchialwand weitgehend verändert wird. Elastische Elemente und Muskelfasern werden vernichtet. In dem so veränderten Rohre kann nun durch Sekretstauung und durch Sekretdruck die Ausweitung Fortschritte machen. Heftige Hustenstöße tragen ihr Weiteres dazu bei. Am schlimmsten ist es, wenn sich die Bronchien im karnifizierenden Lungengewebe befinden, welches bei der Retraktion an den Bronchialwänden zerrt. Auch die Schrumpfung derber, pleuraler Schwarten kann in diesem Sinne wirken. *Wiese* hat die Pathogenese zusammengefaßt wie folgt:

Wandschädigung der Bronchien als Vorbedingung für die Ausweitung.

„Der anfangs rein oberflächlich auf die Schleimhaut beschränkte und als Bronchitis catarrhalis superficialis bezeichnete entzündliche Prozeß greift bald auch auf die Bronchialwandung über. Diese „intramurale" Form der Bronchitis kommt in den feineren Bronchialästen und Bronchiolen wegen der Dünne und Zartheit der Wandungen natürlich besonders leicht und gerne zustande. Histologisch beobachtet man hierbei eine leukozytäre Infiltration, Hyperämisierung und ödematöse Durchquellung der Bronchialwandungen. Es entsteht so das Bild der „Bronchitis resp. Bronchiolitis infiltrativa". Greift dann der Prozeß durch die dünne Bronchialwandung auf das umgebende Lungenparenchym über, bricht er in das Stützgewebe der Lungen ein, so ist ein weiteres Stadium, das der „Peribronchitis" mit dazugehöriger Bronchopneumonie erreicht. Bei längerem Bestehen geht die akut entzündliche Infiltration in ein mehr chronisches Bild über. Das schon vorher zugrundegegangene Flimmerepithel ist durch einfaches zylindrisches oder kubisches ersetzt worden, bei schweren Formen in mehr oder weniger großer Ausdehnung vollkommen vernichtet. Anstelle der Leukozyten findet man eine starke Infiltration mit Lymphozyten und Plasmazellen. Die Bronchialwandelemente werden dadurch auseinandergedrängt, das Muskellager ist ganz oder teilweise zerstört, die Elastika auseinandergezerrt und nicht mehr intakt. Der so geschädigte Bronchus erleidet infolge des ausgedehnten Zugrundegehens seiner Wandelemente einen beträchtlichen Elastizitätsverlust. Deformierungen der Bronchialwandung sind die natürliche Folge dieses mit dem treffenden Ausdruck „Bronchitis deformans" belegten Zustandsbildes. Diese Deformierung tritt im weiteren Verlaufe immer deutlicher in Erscheinung und führt schließlich zum Bilde der Bronchiektasie."

Die Formen der Bronchiektasen, mit denen wir uns zu beschäftigen haben, sind die zylindrischen und die spindel- bzw. sackförmigen. Die zylindrischen Bronchiektasen treten zumeist diffus auf bzw. betreffen größere Lungenteile, während es sich bei den großen Ausweitungen gewöhnlich um lokalisierte Veränderungen handelt. Manchmal ist es nur ein isoliert veränderter Bronchus, häufiger ist es ein ganzer Lungenteil, in dem die Bronchien erweitert sind. Schneidet man einen derartigen Lungenteil an, so sieht man fingerdicke oder noch größere Hohlräume, die mit geröteter, samtartiger Schleimhaut ausgekleidet und mit Schleim bzw. Eiter bedeckt sind. Die Hohlräume können ganz hiervon erfüllt sein, so daß man Abszesse anzuschneiden denkt. In seltenen Fällen ist nur ein einzelner großer Hohlraum vorhanden, der den Eindruck einer glattwandigen Kaverne macht.

Klinik. Das Allgemeinbefinden der Kinder mit Bronchiektasie ist im Anfang gewöhnlich gut. In dem Maße aber, als sich das Leiden stabilisiert und wohl auch immer neue, fieberhafte Attacken verursacht, leidet das Allgemeinbefinden. Wenn die Kinder der Klinik bzw. der Heilstätte

Das Allgemeinbefinden leidet durch die lange Krankheitsdauer.

übergeben werden, sind sie gewöhnlich blaß, dürftig, von elendem Äußeren. Der Blässe entspricht ein geringer Hämoglobingehalt des Blutes. In schweren Fällen kommt es zu Rückständigkeit der Entwicklung. (Pulmonaler Infantilismus.) Ist die Krankheit nach Jahren weit vorgeschritten, so ergibt sich oft ein charakteristischer Habitus. Das Gesicht ist gedunsen, die Kinder sind leicht dyspnoeisch, die Hautfarbe hat einen zyanotischen Unterton. Namentlich in den Fällen, wo die Bronchiektasien weit verbreitet in den Lungen sind, entwickeln sich Trommelschlägelfinger bzw. Trommelschlägelzehen.

Temperaturen sind meist nicht vorhanden. Nur gelegentlich, bei Sekretstauung, treten sie auf. Fieber ist fast immer auf akute Zwischenfälle zu beziehen.

Der Lungenbefund ist vielgestaltig und vor allen Dingen wechselnd. Zeiten, wo man so gut wie gar nichts wahrnehmen kann, werden von solchen abgelöst, wo die Erscheinungen sehr lebhaft sind. Veränderungen des Klopfschalles gibt es nur in weit vorgeschrittenen Fällen, insbesondere dann, wenn es zu starken pleuralen Veränderungen oder zur Bildung großer Hohlräume gekommen ist. In mittleren Fällen hört man grobblasige Rasselgeräusche von klingendem (musikalischem) Charakter. Ist die Höhlenbildung sehr stark, so treten Kavernensymptome auf. Handelt es sich um Erweiterung der kleineren Bronchien, wie sie namentlich nach Grippe auftreten können, so hört man scharfe Rasselgeräusche, welche auch gelegentlich mit Maschinengewehrknattern (*Bossert*) verglichen worden sind. Von einigen Beobachtern wird ausdrücklich darauf hingewiesen, daß man am Munde oft Rasselgeräusche hören kann auch in Zeiten, wo sie bei direkter Auskultation des Brustkorbes nicht in Erscheinung treten. Das ist namentlich in solchen Fällen verständlich, wo es sich um mäßige Bronchiektasien der gröberen Bronchien handelt. Immer wieder muß betont werden, daß gerade der wechselnde Befund charakteristisch ist.

Das Sputum bietet bei älteren Kindern und in weit vorgeschrittenen Fällen dieselben Eigenschaften wie beim Erwachsenen. Charakteristisch sind auch hier die maulvollen Sputa und ihre Schichtung im Glase. Es entsteht dieselbe Dreischichtung, wie wir sie vom Erwachsenen her kennen. In der Regel aber läßt sich das Sputum beim Kinde gar nicht so betrachten, weil es heruntergeschluckt wird und weil im frühen Kindesalter das Leiden noch nicht so weit vorgeschritten zu sein pflegt, daß sich große Höhlen gebildet haben. Es muß auch darauf aufmerksam gemacht werden, daß durch die Expektoration evtl. große Wasser- und Salzverluste entstehen können.

Die großen Fortschritte unseres Wissens durch das Röntgenbild.

Röntgenbefund. Den größten Fortschritt hat die Lehre von den Bronchiektasien durch die konsequente und technisch verbesserte Röntgenuntersuchung gemacht. Schon bei gewöhnlicher Durchleuchtung bzw. photographischer Aufnahme treten vielfach charakteristische Erscheinungen zutage. Ist das nicht der Fall, so kann der Bronchialbaum mit seinen Erweiterungen durch Einführung jodierter Öle ausgezeichnet dargestellt werden. In den Bildern, welche sich ohne Füllung des Bronchialbaumes ergeben, sieht man unter Umständen nichts als einen verstärkten Hilusschatten, womit ja bekanntlich nicht übermäßig viel anzufangen ist. Er weist in solchen Fällen höchstens darauf hin, daß ein chronischer Prozeß sich in der Lunge abspielt. In anderen Fällen aber kommt es doch zu charakteristischen Bildern. Die Hohlräume in der

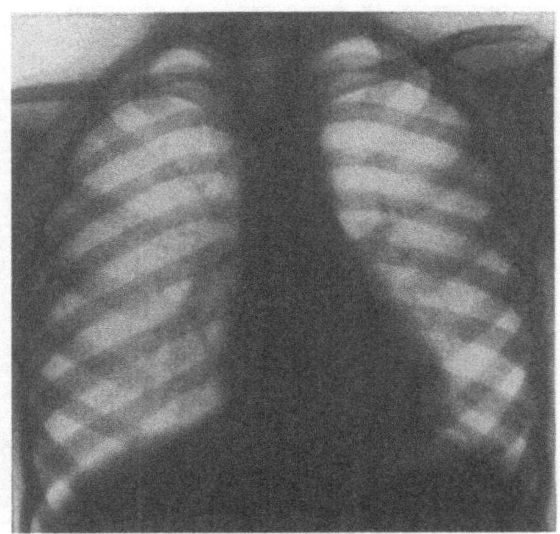

Fig. 152.
Heinz G. 7 Jahre 5 Monate Ph. Nr. 6259. Wabenzeichnung (*namentlich oberhalb des Hilus*) *bei Bronchiektasie.*

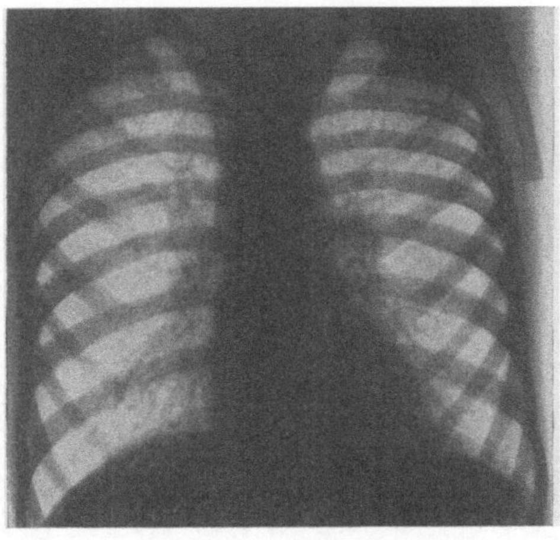

Fig. 153.
Hedwig H. 10 Jahre. Ph. Nr. 9905. Tropfenzeichnung vom Hilus abwärts bei Bronchiektasen.

Lunge verursachen eine Art von Wabenzeichnung oder die Bildung von Schatten, welche man am ehesten mit fallenden Tropfen vergleichen kann. Handelt es sich um multiple kleine Prozesse an den mittleren und kleinen Ästen des Bronchialbaumes, so kann eine diffuse Fleckung der Lungenfelder entstehen, welche an das Bild der Miliartuberkulose erinnert. In einem größeren Material wurden von *Wiese* 50% der Kinder mit positivem Röntgenbefund angetroffen. Bei 30% ungefähr handelte es sich um Wabenzeichnung, bei 20% um Regentropfenzeichnung. Nur die eine Hälfte also ließ sich röntgenologisch ohne weiteres erkennen, bei der anderen waren die Befunde uncharakteristisch oder gering. In diesen Fällen, sofern sie sich klinisch als unklar erweisen, bringt nun die Jodfüllungs-

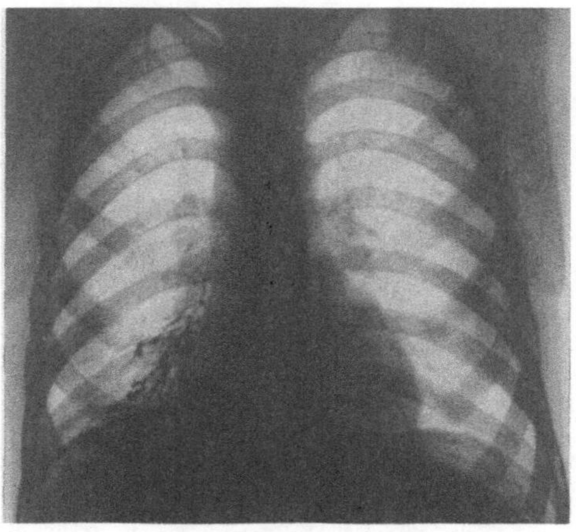

Fig. 154.
Wilhelmine B. 13 Jahre 3 Monate. Ph. Nr. 10326. Beginnende Ausweitung der Bronchien rechts unten (Jodipinfüllung).

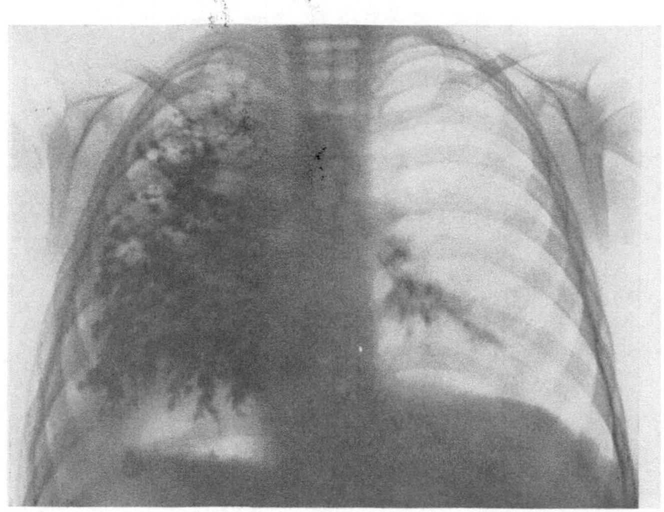

Fig. 155.
Ewald Jentsch. 2½ Jahre. Hochgradige Bronchiektasen (Jodipinfüllung). Kinderklinik Kiel (Rominger).

methode die Lösung. Wenn man Jodöl, z. B. Jodipin mit 40% Jodgehalt in die Bronchien einführt, entstehen Kontrastbilder, welche einen Überblick über den gesamten Bronchialbaum ermöglichen. Man sieht dann Bilder, welche entweder traubenartig angeordnet sind oder längere Schattenstreifen nach Art von Handschuhfingern geben. So instruktiv die Methode ist, so muß doch darauf hingewiesen werden, daß sie einen nicht unerheblichen Eingriff bedeutet.

Rachen, Kehlkopf und Luftröhre müssen gut anaesthesiert werden. Dann erst kann man mit Hilfe eines Gummikatheters das Jodöl einfüllen. Die Methode verlangt, daß man speziell auf sie eingearbeitet ist. Wird sie von geübter Hand vorgenommen, so darf sie wohl als ungefährlich gelten. In Anbetracht der Größe des Eingriffs wird man sich immer nur dazu entschließen können, wenn die Diagnose in anderer Weise nicht gestellt werden kann. Neuerdings wird die Einfüllung des Jodöls mit Hilfe von doppelläufigen Kehlkopftuben (*Baisch*) empfohlen. Es soll hiermit wesentlich leichter sein.

Diagnose. Der Verdacht auf Bronchiektasie ergibt sich aus der Anamnese und er kann durch den physikalischen Befund verstärkt werden. Ein wirklicher präziser Nachweis ist beim Kinde aber kaum anders als durch das Röntgenbild möglich. In allen Verdachtsfällen wird also das Röntgenbild herangezogen werden müssen, in ernsten Fällen auch die Füllung der verdächtigen Bronchialteile mit Jodöl. In der Regel bekommt man Kinder mit Bronchiektasien erst dann zu sehen, wenn der Prozeß schon weit vorgeschritten ist. Die Abgrenzung gegen Tuberkulose macht alsdann Schwierigkeiten. Das blasse, elende Aussehen der Kinder verführt dazu, von vornherein Tuberkulose anzunehmen. Da ein ausgedehnter Lungenbefund vorhanden ist, so scheinen Zweifel kaum obzuwalten. Fast regelmäßig werden die fraglichen Kinder als tuberkulös in Kliniken oder Heilstätten eingeliefert. In allen Fällen ist zur Klärung zunächst eine korrekte Tuberkulindiagnostik durchzuführen. Reagiert das Kind einwandfrei **nicht** auf Tuberkulin, so läßt sich die Tuberkulose leicht ausschalten. Ist Tuberkulinreaktion da, so müßte, wenn der ausgedehnte Lungenprozeß auf Tuberkulose zu beziehen sein soll, der Nachweis von Tuberkelbazillen möglich sein. Eine wichtige Aufgabe ist also bei tuberkulinpositiven Kindern nach Bazillen zu suchen. Gelingt es nicht, Sputum zu gewinnen, so muß der Mageninhalt untersucht werden. In den meisten Fällen wird sich so die Klarstellung auch in kurzer Zeit ergeben. Weiter trägt dann noch die Röntgenuntersuchung zur Klärung bei. Schon die Beziehung von Röntgenbild zu physikalischem Befund ist wichtig. Bei Bronchiektasie ist gewöhnlich der physikalische Befund groß, der Röntgenbefund klein. Bei der Tuberkulose pflegt es umgekehrt zu sein. In vielen Fällen aber gestattet das Röntgenbild eine unmittelbare Feststellung der Bronchiektasie.

Die Differentialdiagnose gegen Tuberkulose ist schwierig.

Schwer kann die Diagnose auch in den Fällen sein, welche dem Arzte mit Komplikationen vorgeführt werden: mit Pneumonie-Rezidiven, mit Bildung von Eiter- und Gangränherden. Das Röntgenbild wird auch in diesen Fällen weiterhelfen. Ist eine Schnelldiagnose nicht möglich, so wird der Verlauf die Entscheidung bringen.

Gegen Lungengangrän und Bronchitis foetida ist die Abgrenzung verhältnismäßig leicht. Der Gestank des Auswurfs bei Lungengangrän, der Nachweis von elastischen Fasern ist so kennzeichnend, daß Zweifel schnell behoben sind. Bei der fötiden Bronchitis fehlen die Höhlensymptome, die konstanten und lokalisierten Rasselgeräusche und (bei älteren Kindern) das „maulvolle Sputum".

Prognose und Therapie. Der Ausgang einer wirklich hochgradigen Bronchiektasie — und nur von dieser haben wir hier gesprochen — ist fast stets ungünstig. Komplikationen in Gestalt erneuter Pneumonie, von Lungengangrän, Abszeßbildung, können ein schnelles Ende herbeiführen. Sonst kommt es zu Erschöpfungszuständen, welche langsam zum Tode führen. Amyloid scheint im Kindesalter nicht vorzukommen.

Prophylaxe. In Anbetracht der schlechten Prognose, welche jede Bronchiektasie mindestens in dem Sinne hat, daß es sich um einen sehr langen Krankheitszustand handelt, muß die Verhütung in erster Linie stehen. Alle diejenigen Momente, welche zu chronisch wiederholten Bronchialkatarrhen disponieren, sind entschieden zu bekämpfen. Ganz besonders gilt das

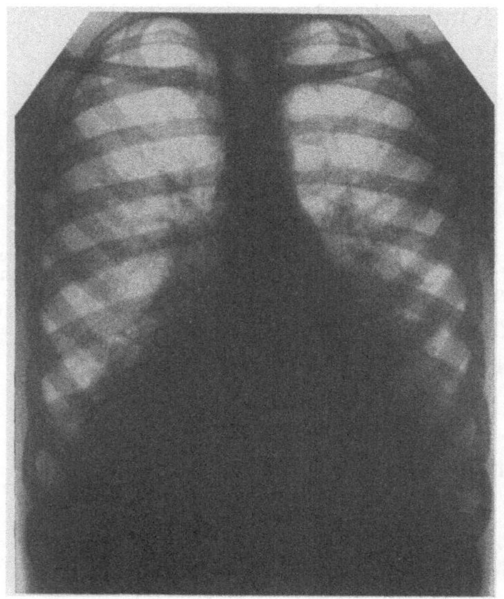

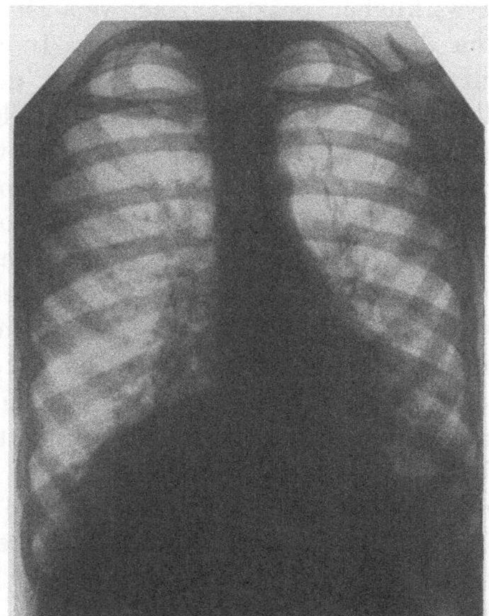

Fig. 156 und 157.
Bronchiektasen vor und nach dem Aushusten (in Hängelage).
(*Schall*, Homburg [Saar].)

Verhütung ist wichtig wegen der schlechten Prognose.

auch von der Rachitis, welche ja mit den heutigen Mitteln leicht anzugehen ist. Bei Pneumonie, bei Masern, Keuchhusten, Influenza, welche erfahrungsgemäß vielfach bei der Bronchiektasenbildung beteiligt sind, ist die Überwachung der Rekonvaleszenz im Sinne der Bronchiektasenverhütung eindringlichst zu empfehlen.

Therapie. Die Therapie muß von dem Gedanken beherrscht sein, daß man es bei ausgesprochener Bronchiektasenbildung mit weitgehenden anatomischen Veränderungen zu tun hat, die einer Restitution mit gewöhnlichen Mitteln kaum mehr zugängig sind. Im besten Falle wird man daher durch allgemeine Maßnahmen, klimatische Einflüsse und Medikamente, ähnlich wie es bei der chronischen Bronchitis beschrieben wurde, symptomatische Besserung erzielen. In Fällen, wo viel Sekret gebildet wird, kann man durch Atropin, durch Durstkuren vorübergehende Einschränkung erreichen. Auch die Inhalation ätherischer Öle bzw. die Injektion von Supersan (s. S. 662) ist erprobt. Sonst wird man vor allen Dingen dafür zu sorgen haben, daß keine Sekretstauung eintritt, sondern daß der Inhalt der Bronchien auch wirklich ausgehustet wird. Man bringt daher zweckmäßig die Kinder zeitweise in Hängelage. Was hierdurch erzielt werden kann, zeigen die Fig. 156 und 157.

Sind die Bronchiektasen nicht zu groß, handelt es sich um Mittelfälle, die etwa zwischen der chronischen Bronchitis mit leichter Erweiterung der Bronchien und den großen Bronchiektasien stehen, so kann es wohl auch zu einer leidlichen Rückbildung kommen. Sie wird namentlich dann erzielt, wenn man komplizierende Katarrhe und Sekretstauung längere Zeit fern hält. Für die Entfernung des Sekretes ist Aushusten in Hängelage die beste Methode. Man legt die Kinder mit dem Bauche über einen Schemel oder Holzbock. Der Erfolg ist befriedigend. Guten Einfluß haben wir gesehen bei Freilichtliegekuren, Einatmen ätherischer Öle mindert die Sekretion: Rp: Ol. Terebinth. 10,0, Ol. Iuniper. 3,0, Ol. Menth. gtt. 15,0, M. D. S. 15 Tr. im Inhalationsglas (*Duken*). Durstkuren (*Singer*) setzen die Sekretion herab und werden gut vertragen. Man kann die Flüssigkeitszufuhr bis auf 3—400 ccm verringern, wenn man alle 3—4 Tage einen Trinktag einschaltet. Für die schweren Fälle bleibt aber nur die chirurgische Behandlung, die in den letzten 20 Jahren gewaltige Fortschritte gemacht hat. Alle Methoden, welche den Lungenraum verkleinern, sind je nach der Lage des Falles anzuwenden, also Pneumothorax, Phrenikusexhairese, Plombierung und schließlich die plastischen Operationen. Die letzteren wird man im Kindesalter zu vermeiden suchen, da es immer mißlich ist, am wachsenden Organismus größere, verstümmelnde Eingriffe vorzunehmen. Zudem handelt es sich um außerordentlich große Eingriffe, deren Prognose doch als unsicher bezeichnet werden muß.

Bronchiolitis (Kapillärbronchitis, Catarrhus suffocativus).

Vorbemerkt sei, daß die Bronchiolitis eine seltene Krankheit ist, daß andere mit schwerer Beeinträchtigung des Allgemeinbefindens und der Respiration verbundene Krankheiten oft fälschlich als Bronchiolitis angesprochen werden. Von vornherein sei weiter bemerkt, daß die Bronchiolitis eine eigene Erkrankungsform des Tubulus respiratorius ist, daß sie in der Regel nicht durch allmähliches Herabsteigen eines Katarrhes der oberen Luftwege entsteht.

Ätiologie und Pathogenese. Die kapilläre Bronchitis ist dem frühen Kindesalter eigen. Die Mehrzahl der Erkrankungen kommt auf das zweite und dritte Lebenshalbjahr. Inwieweit eine reine Altersdisposition vorliegt, d. h. eine Disposition, welche von anatomischen oder funktionellen Eigentümlichkeiten des Alters abhängig ist, kann nicht ohne weiteres gesagt werden. Es ist zu bedenken, daß im fraglichen Alter die Blütezeit der frischen Rachitis ist und daß eine große Zahl von Kindern mit Bronchiolitis auch die Zeichen der Rachitis aufweist. Daraus ergibt sich die Frage, ob es nicht die Rachitis sei, welche allein die Disposition zur Bronchiolitis abgibt. Im Sinne der Disposition ist auch die Tatsache bemerkenswert, daß die Krankheit früher anscheinend öfter aufgetreten ist als jetzt. In den älteren Lehrbüchern findet man jedenfalls der Besprechung einen so breiten Raum gewidmet, wie er uns heute zu der praktischen Wichtigkeit nicht in rechter Beziehung zu stehen scheint. Das Zurücktreten der Bronchiolitis ließe sich erklären, wenn durch die Rachitis tatsächlich der Boden vorbereitet würde. So einfach liegen die Verhältnisse aber anscheinend nicht. In den letzten 15—20 Jahren vor dem Kriege hatten wir eine ständig steigende Besserung der Lebenshaltung in den breiten Volksschichten. Damit ließe sich zwanglos das Verschwinden der Bronchiolitis als Elendskrankheit erklären. Die Gegenrechnung stimmt aber nicht. Die große Verelendung, welche der Krieg im Gefolge hatte, die Vermehrung der Rachitis in dieser Zeit, hat die Zahl der Bronchiolitiserkrankungen nicht erkennbar gesteigert. Wir können also nicht sagen, daß die Rachitis den Boden für die Bronchiolitis abgibt. Bedeutungsvoll für die Frage der Disposition ist vielleicht auch die Tatsache, daß gewisse Infektionen, namentlich Masern, Keuchhusten und Influenza, die Entstehung der Bronchiolitis begünstigen. Da diese selben Krankheiten aber auch Pneumonien den Boden bereiten, so müßten wir annehmen, daß es mindestens noch einen unbekannten Faktor in der Entstehungsgeschichte der Bronchiolitis gibt.

Steht die Bronchiolitis in ursächlichem Zusammenhange mit der Rachitis?

Schon anfangs wurde darauf hingewiesen, daß es nicht schlechthin erlaubt sei sich vorzustellen, die Bronchiolitis entstehe durch kontinuierliches Weiterschreiten eines Katarrhs der oberen Luftwege. Man muß sich vielmehr vorstellen, daß unter gewissen noch nicht näher bekannten Bedingungen plötzlich, gewissermaßen schlagartig, die feinen Bronchien und die Bronchiolen ergriffen werden. Das schließt einen Zusammenhang mit einer Aerosyringitis superior nicht aus. Gerade wenn man auf dem Standpunkt steht, daß die Kapillärbronchitis nur auf dem Boden einer vorangegangenen Noxe sich entwickelt, so wäre es verkehrt zu leugnen, daß in diesem Sinne auch ein Katarrh der oberen Luftwege wirken könne. Vielleicht liegen die Verhältnisse ähnlich wie bei der Pneumonie, wo wir ja annehmen, daß die Lunge durch eine frühere Infektion allergisiert sei. All das läßt sich heute noch nicht mit voller Sicherheit sagen. Hier kommt es nur darauf an zu zeigen, daß die Folgenkette: Tracheitis, Bronchitis, Bronchiolitis — evtl. Bronchopneumonie nicht das Übliche in der Entstehung der Bronchiolitis ist.

Beziehungen zur Aërosyringitis superior.

Pathologische Anatomie. In den selteneren Fällen von reiner Bronchiolitis findet man die Lungen hochgradig gebläht. Die vorderen Teile liegen nach Eröffnung des Brustkorbes hell, weißlich, polsterartig vor. Vielfach lann man größere alveoläre und interstitielle Luftbläschen mit bloßem Auge feststellen. Nach Herausnehmen der Lungen sieht man die hinteren Teile gleichmäßig voluminös, bläulichrot verfärbt. Auf dem Einschnitt erscheint das Lungengewebe hell- bis dunkelrot, blutreich (hinten). Bei Druck auf das Parenchym quellen aus den Schnittflächen überall kleine, schaumige Eitertröpfchen hervor. Eröffnet man die größeren Bronchien, so findet man die Schleimhaut gerötet und mit schleimigem Eiter bedeckt. Die eitrige Bronchiolitis ist diffus verteilt, erstreckt sich auch auf die vorderen Teile der Lunge, welche infolge ihrer hochgradigen Blähung minder blutreich sind und darum auch heller aussehen.

Dieses einfache und eindeutige Bild ist nur dann anzutreffen, wenn die Krankheit schnellstens, d. h. in etwa 2—3 Tagen zum Tode führt. Dauert der Prozeß nur wenig länger, so gesellen sich zur Bronchiolitis kleine pneumonische Herde hinzu. Sie können unter Umständen sehr dicht stehen, so daß das Lungengewebe im ganzen recht kompakt erscheint. Größere Herde wie bei der echten Lobulärpneumonie bilden sich kaum. Man hat es mit einer Art von miliarer Pneumonie zu tun. Die

Aus Bronchiolitis geht miliare Pneumonie hervor.

miliare Anordnung ist in reinen Fällen so ausgesprochen, daß man in Versuchung kommen kann, an Miliartuberkulose zu denken. In einem entsprechenden Falle der letzten Zeit schützte nur die Präparation der Bronchialdrüsen und die hierdurch festgestellte Freiheit von Tuberkulose vor einem Irrtum bei der makroskopischen Besichtigung.

Der anatomische Befund bei der Bronchiolitis scheint darauf hinzuweisen, daß die Entstehung der gewöhnlichen Lobulärpneumonie kaum über die Bronchiolen führt. Bronchiolitis und Bronchopneumonie sind zwei sehr verschiedene Erkrankungen.

Nicht der Seltenheit wegen, sondern weil es für die Auffassung der Bronchiolitis von Bedeutung sein könnte, möchten wir noch auf einige Beobachtungen verweisen, welche vor einigen Jahren gemacht wurden. Es handelte sich um Kinder zwischen $\frac{1}{2}$ und $1\frac{1}{2}$ Jahren, welche akut fieberhaft erkrankten und klinisch unter dem Zeichen einer schweren exspiratorischen Atemstörung standen. Diese Kinder, alle mehr oder minder rachitisch, gingen ausnahmslos zugrunde. Bei der Obduktion fand sich nur eine hochgradige Lungenblähung, aber keine oder nur unbedeutende Bronchitis bzw. Bronchiolitis. Der Zustand ist zu wenig erforscht, als daß er hier kritisch besprochen werden könnte. Soviel aber scheint doch sicher zu sein, daß große Ähnlichkeit mit den Anfangsstadien der Bronchiolitis besteht. Es wird zu prüfen sein, wie die bei jeder Bronchiolitis vorhandene Lungenblähung zu werten ist. Bisher wurde immer angenommen, daß die inspiratorischen Kräfte größer seien als die expiratorischen, daß die letzteren nicht ausreichten, um den Widerstand im entzündeten Bronchus zu überwinden. Auf diese Weise würde die Lunge immer weiter aufgebläht. Es will uns jedoch nicht unwahrscheinlich vorkommen, als wenn man die Lungenblähung auch anders erklären könnte. Nervöse Vorgänge, wie sie bei asthmatischen Zuständen eine Rolle spielen, könnten zugrunde liegen, so daß sich vom Asthma zur Bronchiolitis Beziehungen finden. Es wäre auch denkbar, daß erst eine Infektion bei einem disponierten Kinde schlagartig zu einer Lungenblähung führte, ähnlich wie bei anaphylaktischen Tieren und daß sich der Prozeß in den feinen Luftwegen erst sekundär entwickelt. Bis zu einem gewissen Grade spricht das klinische Bild hierfür.

Das klinische Bild.

Die Bronchiolitis macht von vornherein ein bedrohliches Krankheitsbild.

Die klinischen Erscheinungen der Bronchiolitis setzen mit überraschender Schnelligkeit ein. Hohes Fieber, erschwerte Atmung und eine charakteristische, ominöse Blässe vereinigen sich, um ein eindrucksvolles Krankheitsbild zu erzeugen. Die Atmung ist stark beschleunigt und angestrengt. Die gesamte Hilfsmuskulatur ist in Tätigkeit. Nasenflügelatmung besteht regelmäßig. Einziehungen im Jugulum und in der Flanke deuten darauf hin, daß der Atmungsanstrengung kein rechter Erfolg beschieden ist. Die Verlegung der Bronchiolen schafft ein breites Hindernis für die Versorgung der Alveolen mit Luft. Es kommt zu einem ähnlichen Luftmangel wie bei hochsitzender Stenose. Im Gefolge der angestrengten Atmung oder, wie wir glauben, als Initialsymptom, ist Lungenblähung zu beobachten. Die äußere Folge ist, daß der Brustkorb in stärkster Inspirationsstellung steht und deutlich vorgewölbt ist.

Die Atemnot erzeugt einen qualvollen Zustand. Angstvoll und aufgeregt wirft sich das Kind auf seinem Lager. Das Gesicht ist verzerrt, die Augen irren unruhevoll umher. Mit der Fortdauer der Krankheit machen sich Erschöpfungszeichen immer mehr geltend. Fieber, Unruhe, Lufthunger, mangelnde Nahrungsaufnahme zermürben das Kind. Der anfänglichen, durch pathologische Blutverteilung bedingten Blässe mischt sich immer mehr Zyanose bei. Die Aufregung geht in Apathie über, die angestrengte Atmung erlahmt; sie wird schnappend und dadurch erst recht nicht mehr ausgiebig. Gegen das Ende zu stellen sich vielfach noch Krämpfe ein und geben dem schauerlichen Bilde damit ein letztes Grausen.

Lokale Erscheinungen treten spät auf.

Der Gesamtverlauf hat nach der übereinstimmenden Anschauung aller Beobachter die befremdliche Eigenart, daß in den ersten 2—3 Tagen ein Lokalbefund meist nicht zu erheben ist. Man bedenke nur, daß ein Zustand, welcher sich schließlich als diffuse Bronchiolitis manifestiert, welcher zu den schwersten Störungen und Allgemeinerscheinungen führt, keinerlei Geräusche bei der Auskultation gibt, kein Knistern, kein Krepitieren. Die Symptome von seiten des Respirationsapparates können vollständig fehlen, so daß *Heubner* den Rat gibt, man solle mit dem Beginn der Behandlung nicht so lange warten, bis zahlreiche Rasselgeräusche erscheinen, sondern man solle schon dann anfangen, wenn die schweren Allgemeinerscheinungen, das Erbleichen und die Dyspnoe auf die Erkrankung hindeuten. Die Tatsache, daß anfangs Rasselgeräusche fehlen, ist vielleicht im Sinne der Ausführungen auf S. 673 zu verstehen. Die Krankheit befällt eben die Bronchien nicht primär, sondern stellt die Auswirkung einer Infektion dar, welche erst sekundär zur Bronchiolitis führt.

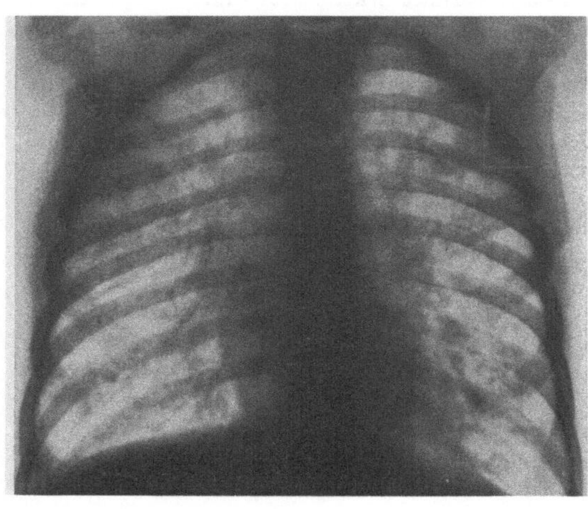

Fig. 158.
Röntgenbild von miliarer Pneumonie.

Einige Tage nach dem Beginn der Krankheit treten feine Rasselgeräusche auf, am stärksten in den hinteren unteren Teilen der Lunge. Dämpfung ist nicht vorhanden, der Klopfschall ist vielmehr überstark. Die Herzdämpfung ist kaum herauszuperkutieren. Im Röntgenbild kann man eine verstärkte Bronchialzeichnung, in vorgeschrittenen Fällen auch eine Fleckung der Lungenfelder sehen, welche von der miliaren Pneumonie herstammt. Immer aber bleibt der Befund unbedeutend im Verhältnis zu den schweren Erscheinungen und zur Dyspnoe.

Diagnose. Die Erkennung des Zustandes macht nur im Anfange Schwierigkeiten, wo örtliche Erscheinungen fehlen. Der Symptomenkomplex von Fieber, Dyspnoe und Blässe ist schließlich mehrdeutig. Auch schwere infektiöse Lobulärpneumonien können anfangs ein ähnliches Bild bieten. Die klinischen Bilder verwischen sich so weit, daß ein so guter Beobachter wie *Feer* sogar Lobulärpneumonie und Bronchiolitis in einem Kapitel abhandelte, da ihm eine deutliche Abgrenzung nicht angängig erschien. Die Forschung wird hier noch manches aufzuklären haben. Auch die Stellung der weiter oben geschilderten Zustände von akuter, fieberhafter, exspiratorischer Dyspnoe mit Lungenblähung macht diagnostische Schwierigkeiten. Sie können unter die *Heubner*sche Schilderung der alarmierenden Anfangssymptome der Bronchiolitis fallen. Schließlich ist auch noch die Atelektase bei schwerer Thoraxrachitis (s. S. 689) zu erwähnen, welche abgegrenzt werden muß, um so mehr, als die Bronchiolitis die rachitischen Kinder bevorzugt. Das Bild der Rachitisatelektase bei interkurrenten, fieberhaften Erkrankungen ist so schwer, daß eine schwere, akute Erkrankung des Atmungsapparates vorgetäuscht werden kann. In der Regel wird auch Bronchiolitis oder Pneumonie diagnostiziert (s. S. 686 ff.).

Es erscheint angemessen, Bronchiolitis, solange man den Begriff als Krankheitsbild analog der Bronchitis aufrechterhält, nur dann zu diagnostizieren, wenn man auch wirklich die physikalischen Erscheinungen des kapillären Katarrhs nachweisen kann. Das braucht nicht zu verhüten, daß man im Sinne *Heubner*s die Therapie von vornherein auf Bronchiolitis abstellt. Das Syndrom von hohem Fieber, Blässe, Dyspnoe, Lungenblähung ohne sonstigen Befund bei jungen Kindern wird noch einer näheren Analyse bedürfen, ehe man präzise Diagnosen stellen kann.

Prognose. Die Aussichten der Bronchiolitis sind schlecht. In den meisten Fällen pflegt der Tod binnen wenigen Tagen einzutreten. Es gibt jedoch auch leichtere Formen, welche überwunden werden.

Therapie. Die Behandlung der kapillären Bronchitis hat neben den allgemeinen Indikationen des schweren Krankheitsbildes namentlich der Anforderung zu genügen, welche von der pathologischen Blutverteilung und der Verlegung der Bronchiolen ausgeht. Die von *Heubner* inaugurierte Behandlung mit Senfpackungen ist das beherrschende Mittel und unter allen Umständen anzuwenden. Es sei jedoch darauf aufmerksam gemacht, daß die ursprüngliche Verordnung *Heubners* mit der Einpackung des ganzen Körpers, der langen Dauer der Einpackung und der nachfolgenden Schwitzpackung sehr anstrengend ist. Vielfach wird es am Platze sein, die Dauer der Packung abzukürzen oder sie nur auf Brust bzw. Rumpf zu beschränken. Als ähnliche aber mildere und leichter anwendbare Therapie können heiße Bäder (40—42° C) von kurzer Dauer (2—6 Minuten) durchaus empfohlen werden. Die Packungen dürfen nur einmal am Tage gemacht werden, heiße Bäder können evtl. einmal wiederholt werden. Bei all diesen Applikationen, welche darauf hinzielen, das Blut nach der Peripherie zu leiten, muß man sich sehr vom Kräftezustand des Kindes leiten lassen. Empfehlenswert ist vor der angreifenden Maßnahme prophylaktisch eine Kampferinjektion od. dgl. zu machen. Zu injizieren ist:

Der Senfwickel *Heubners* als beherrschendes Mittel.

1—2 ccm Ol. camph. fort. oder
0,5 ccm Cardiazol oder
0,5 ccm Coramin.

Außerdem müssen alle Maßnahmen zur Erleichterung der Atmung, zur Beförderung der Expektoration und der Ernährung getroffen werden. Hierzu vgl. S. 622. Ganz besonders sei aber auch hier betont, welche Bedeutung die Freiluftbehandlung hat, welche die Atmung in jeder Weise erleichtert und die Kinder gewöhnlich stark beruhigt.

Asthma und asthmatische Bronchitis.

Das Asthma ist beim Kinde nicht häufig, aber auch nicht so selten, daß man es als minder wichtig betrachten dürfte. Man muß vor allem auch bedenken, daß das Asthma das ganze zukünftige Leben beschatten, das Schicksal des Menschen formen kann.

Das System der Bronchien reagiert bei manchen Kindern auf gewisse Reize mit einem Krampfe seiner Muskulatur und mit erhöhter Sekretion, d. h. mit einem Wort: es gerät in einen Zustand erhöhter nervöser Erregung. Tritt diese Reaktion plötzlich ein, zunächst gleichgültig aus welchem Grunde, so haben wir es mit dem reinen Bronchialasthma zu tun. Handelt es sich um stenotische Beschwerden, welche im Verlauf eines Bronchialkatarrhs auftreten und diesen dadurch verstärken und komplizieren, so handelt es sich um die sogenannte asthmatische Bronchitis. Festzuhalten ist jedoch, daß im Prinzip immer das gleiche vorliegt.

Asthma und Konstitution.

Die bronchostenotische Reaktion tritt beim gesunden Menschen, beim konstitutionell vollwertigen, nur unter dem Einfluß schwerer Vergiftungen (z. B. mit Chlor) auf. Das Zustandekommen des Asthmas bzw. der asthmatischen Bronchitis setzt demgemäß eine abnorme körperliche Veranlagung voraus. Vielfach ist sie offensichtlich und wurde schon zu einer Zeit erkannt, wo man sich mit den konstitutionellen Abweichungen nicht entfernt so beschäftigte, wie das heute der Fall ist. So war z. B. schon immer aufgefallen, daß ein gewisser Zusammenhang bzw. Antagonismus zwischen Ekzem und Asthma besteht. Es gibt eine große Zahl von Asthmatikern, welche gleichzeitig an Ekzem leiden und bei vielen anderen läßt sich nachweisen, daß sie in ihrer Kindheit daran gelitten haben. Asthma und Ekzem können wechselnd auftreten. Wir sind heute nicht mehr der Anschauung, daß das Verschwinden des Ekzems gewissermaßen eine Übertragung der krankheiterregenden Schädlichkeit auf ein inneres Organ bedeute und damit zum Asthma führe, sondern wir würdigen Ekzem und Asthma als Exponenten der gleichen konstitutionellen Abart.

Das Asthma ist als eine Reflexneurose aufzufassen, d. h. ein von Natur aus bestehender Reflex wird abnorm leicht ausgelöst. Ein peripherer Reiz geringen Grades veranlaßt Bronchospasmen und erhöhte Sekretion. Wir werden uns daher nicht wundern, unter den asthmatischen Kindern vorwiegend solche anzutreffen, deren Reizschwelle überhaupt herabgesetzt ist, welche also zu den Nervösen, zu den Neuropathen gehören. Die reine Neuropathie ist es aber gewöhnlich nicht, auf deren Grundlage die asthmatischen Erkrankungen entstehen, sondern gewöhnlich treffen wir sie bei denjenigen Kindern, welche die Zeichen der exsudativen Diathese aufweisen, d. h. die erhöhte Neigung zur Erkrankung der Haut und der Schleimhäute.

Gerade bei dieser Gelegenheit wird es übrigens klar, wie verfehlt es ist, die Neuropathie und die exsudative Diathese streng voneinander zu trennen. Beide gehören unmittelbar zusammen. Das klinische Bild kann allerdings vorwiegend exsudativ oder vorwiegend nervös gefärbt sein. Weder die nervöse noch die exsudative Veranlagung reicht jedoch aus, um das Zustandekommen des Asthmas zu erklären. Sie bieten anscheinend nur den Untergrund, zu dem noch eine Organveranlagung hinzukommen muß, denn schließlich ist es nur ein winzig kleiner Teil der exsudativ-neurotischen Personen, welche an Asthma erkranken. Auf die besondere Veranlagung weist auch die Tatsache hin, daß die Veranlagung erblich ist.

Nehmen wir die konstitutionelle Veranlagung als gegeben an, so ist damit das Asthma noch nicht vorhanden, sondern es muß erst noch der auslösende Reiz hinzukommen. Hierüber ist man sich noch vor wenigen Jahren durchaus unklar gewesen. Erst in den letzten 10 Jahren ist man auf gewisse Zusammenhänge aufmerksam geworden, welche die Auslösung des Asthmaanfalles klären. Man hat erkannt, daß Personen mit asthmatischer Veranlagung vielfach gegen gewisse Stoffe (Eiweißarten) überempfindlich sind. Diese Überempfindlichkeit läßt sich an der Haut durch Impfung prüfen. Es läßt sich nun erweisen, daß — in einem Teil der Fälle wenigstens — der Asthmaanfall immer dann auftritt, wenn die Gelegenheit zur Berührung mit demjenigen Stoffe besteht, gegen welchen Überempfindlichkeit vorhanden ist. Manchmal ist es auch gelungen, Heilung des Asthmas dadurch zu erreichen, daß man die Überempfindlichkeit gegen den bestimmten Reizkörper ausschaltete. Das Asthma gehört zu den allergischen Krankheiten.

Asthma eine allergische Erkrankung.

Die bekannteste Form des allergischen Asthmas ist das Heuasthma. Ein nicht unbeträchtlicher Teil der an Heuschnupfen Leidenden wird auch von asthmatischen Beschwerden gequält. Die schädigende Noxe, die Pollenkörner der Gräser, ist wohl bekannt. Bekannt ist auch, daß man das Heuasthma vermeiden kann, wenn man zur Zeit der Gräserblüte grasfreie Gegenden aufsucht (Helgoland). Kinder leiden in der Regel nicht an Heuschnupfen bzw. Heuasthma, doch kann es in vereinzelten Fällen schon bei jungen Kindern angetroffen werden. Diese Tatsache ist vielleicht geeignet, die relative Seltenheit des Asthmas bei Kindern zu erklären. Offenbar wirkt die Überempfindlichkeit gegen manche Stoffe erst im Laufe des Lebens, bzw. sie wird erst durch Sensibilisierung erworben.

Wie sehr man sich bei der Beurteilung der Asthmagenese vor einseitigen Anschauungen hüten muß, lehrt die Erfahrung, daß bei Empfindlichkeit des vegetativen Nervensystems auch psychische Erregungen imstande sind, asthmatische Anfälle zu provozieren.

Klinik. Über die Symptomatik ist nichts wesentliches zu sagen, was anders als beim Erwachsenen wäre. Die Anfälle von echtem Bronchialasthma setzen in der Regel urplötzlich, vielfach in der Nacht, ein und gehen mit heftiger Atemnot und starker Lungenblähung einher. Das pfeifende, keuchende, expiratorische Giemen ist als Ausfluß einer Bronchostenose gar nicht zu verkennen. Gelegentlich kommt es aber doch immer wieder vor, daß eine hochsitzende Stenose angenommen und daß tracheotomiert wird. Der einzelne Anfall geht mehr oder minder schnell vorüber. Die Untersuchung der Lungen ergibt während des Anfalls den Schachtelton der geblähten Lungen und diffuses, trockenes Giemen mit gelegentlichem Schnurren. Wenn der Spasmus sich zu lösen beginnt, wird die Sekretion in der Regel stärker. Die Kinder husten dann und bringen einen zähen schleimigen Auswurf hervor. In ihm findet man die bekannten *Charkot-Leyden*schen Kristalle, die *Curschmann*schen Spiralen und reichlich eosinophile Zellen. Das Giemen läßt jetzt nach, dafür vermehren sich die feuchten Rasselgeräusche. Nachdem der Anfall stunden-

Das Bild des Anfalles.

oder tagelang gedauert, die Kinder unter Umständen recht erschöpft hat, klingt er vollständig ab. Für Wochen und Monate kann wieder völliges Wohlbefinden herrschen, bis ein neuer Anfall erfolgt. Der Katarrh pflegt den eigentlichen asthmatischen Zustand zu überdauern.

Im Blut findet man regelmäßig eine Eosinophilie. Bis zu 20%, evtl. noch mehr der weißen Blutzellen können eosinophile sein.

Die asthmatische Bronchitis kann dem reinen Bronchialasthma zum Verwechseln ähnlich sehen. Ein wichtiges Merkmal ist, daß die Eltern gewöhnlich recht genau anzugeben vermögen, die Erkrankung habe mit einer Erkältung begonnen. Es ist also nicht ein dunkler, allergischer Reiz, wie er das Asthma gewöhnlich auslöst, sondern es ist ein Katarrh, welcher bei den überempfindlichen Kindern eine spastische Form annimmt. Während das reine Bronchialasthma bei Säuglingen und jungen Kleinkindern enorm selten ist, kommt die asthmatische Form der Bronchitis oder vielleicht besser ausgedrückt: die Bronchitis mit asthmatischem Einschlage, gerade bei Säuglingen recht häufig vor. Ist erst einmal eine Reihe von derartigen asthmatischen Bronchitiden da gewesen, so entwickelt sich ein chronischer Zustand. Ein gewisses Maß von Lungenblähung bleibt zurück und unter dem Einflusse dieser anatomischen Umbildung kommt es zu immer erneuten, schnell aufeinanderfolgenden Bronchitiden, bis schließlich eine Art von Dauerzustand entsteht und wohl auch reine asthmatische Anfälle erfolgen. Die Infektion, um das noch einmal zu betonen, spielt bei diesem Zustand gar keine so große Rolle als die Veranlagung, die Reaktion.

Asthmatische Bronchitis bevorzugt junge Kinder.

Die asthmatische Bronchitis kann aber auch eine milde Form des Asthmas sein und mit richtigen Anfällen abwechseln. In anderen Fällen ist es so, daß beim jungen Kinde die asthmatische Bronchitis herrscht, um beim Älterwerden in echtes Asthma überzugehen.

Diagnose. Die Erkennung der asthmatischen Erkrankungen stößt kaum auf Schwierigkeiten. Kardiales Asthma kommt beim Kinde nicht vor. Für die bronchiale Erkrankung ist der diffuse Katarrh mit reichlichem Giemen charakteristisch. Die Eosinophilie des Blutes weist auf den konstitutionellen Charakter hin. Expiratorisches Keuchen kommt auch bei anderen Erkrankungen des Kindes vor, da es ja das allgemeine Zeichen einer tiefsitzenden Stenose ist. In Zweifelsfällen wird das Nichtvorhandensein des Katarrhes entscheiden. Das expiratorische Keuchen, welches bei der Bronchialdrüsentuberkulose junger Säuglinge manchmal vorhanden ist, klingt anders, und ist durch den meist damit verbundenen, hochklingenden Husten (Toux bitonale) einfach abzutrennen. Gelegentlich scheint eine tuberkulöse Infektion begünstigend für die Entstehung einer asthmatischen Bronchitis zu sein.

„Lieselotte B., 9 Monate alt, befand sich vom 9.—12. Monat in Beobachtung der Klinik und litt mit kurzen Unterbrechungen an typischer asthmatischer Bronchitis. Im 12. Monat starb sie nach kurzer hochfieberhafter Krankheit an allgemeiner Miliartuberkulose.“

In einem anderen Falle reagierte ein 1½jähriges Kind mit asthmatischer Bronchitis prompt auf Tuberkulin. Nach wenigen Tuberkulininjektionen und der dadurch hervorgerufenen Abstumpfung der Tuberkulinempfindlichkeit war der Zustand behoben.

Die Verwechslung mit Bronchotetanie und Kapillärbronchitis ist möglich. In beiden Fällen wird aber das eigenartige, schwere Krankheitsbild und der Mangel giemender Geräusche vor Verwechslungen bewahren. Bei der Bronchotetanie dient auch die elektrische Untersuchung und die Feststellung des Kalkgehaltes im Blute der Differentialdiagnose. Verwechslungen mit inspiratorischer Atemnot müssen ausgeschlossen sein. Wenn es auch in manchen Fällen nicht ganz einfach ist zu entscheiden, ob ein Kind inspiratorische oder expiratorische Atemnot hat, so muß doch eine Klärung herbeigeführt werden und die verhängnisvolle Verwechslung mit inspiratorischer Dyspnoe vermieden werden.

Prognose. Die Aussichten des Bronchialasthmas beim Kinde sind im großen und ganzen nicht ungünstig. Das Leben wird nicht gefährdet. Der einzelne Anfall, so peinlich er in seinen Erscheinungen ist, geht vorüber, auch wenn er nicht behandelt wird. Wichtiger ist aber, daß die Disposition für das ganze Leben bestehen bleiben kann. Lungenblähung und dilative Thoraxstarre mit ihren Folgen können sich ausbilden, d. h. es entstehen Menschen mit verminderten Lebensmöglichkeiten und verminderter Leistungsfähigkeit. Hieran muß der Arzt denken, der ein Kind mit Bronchialasthma behandelt. Die ganze Zukunft des Kindes ist in seine Hand gelegt. In einer gewissen Zahl der Fälle verschwinden die asthmatischen Anfälle, wenn auch vielleicht nicht endgültig, gegen die Pubertät zu. Die Behandlung vermag viel zu leisten.

Therapie. Die Behandlung muß versuchen, auf die konstitutionelle Unterlage der Krankheit und auf die auslösenden Ursachen Einwirkung zu nehmen. Die nervös-exsudativen Kinder sind durch geeignete Ernährung und durch medikamentös-klimatische Behandlung umzustimmen. Meistens kommt die Darreichung von Kalzium in Betracht, welches aber über Monate und Jahre hinaus gegeben werden muß. Die Dosis beträgt 3—6 g Calcium chloratum crystallisatum. Das wenig wohlschmeckende Chlorkalzium wird von der Industrie auch in wohlschmeckender, wenn auch entsprechend teurerer Form geliefert (Calzipot z. B.). Andere Kalkpräparate sind weniger wirksam, können aber bei längerer Dauer gegeben werden. Am einfachsten ist Kalziumzitrat. Gelobt wird neuerdings das Calcium Sandoz (Calciumgluconat) und das Calciummalonat (Calmed). Am sichersten und billigsten aber ist das Calcium chloratum. An seinen schlechten Geschmack gewöhnen sich die meisten Kinder. Man verordnet es am besten in folgender Form:

Sol. Calcii chlorati sicc. puriss. 10,0 : 250,0
S. 3 × tgl. 1 Eßl. in einem Glase Wasser.

Überempfindlichkeit gegen anfallauslösende Stoffe, meist von Eiweißcharakter, läßt sich auf spezifischem und unspezifischem Wege bekämpfen. Wenn man festgestellt hat, welches Allergen in Frage kommt, so muß man es in geeigneter Lösung und Verdünnung solange in steigender Dosierung einspritzen, bis eine Reaktion nicht mehr erfolgt. Gelingt es nicht, den fraglichen Körper aufzufinden, so muß man entweder eine beliebige Eiweißlösung nehmen, z. B. Pferdeserum oder man kann bei tuberkulinpositiven Kindern mit steigenden Tuberkulinmengen Anergie hervorzurufen suchen. Genaue Dosierungsschemata lassen sich nicht angeben.

Bei der großen Empfindlichkeit der in Frage kommenden Patienten empfiehlt es sich jedoch mit minimalen Dosen, d. h. mit kleinen Bruchteilen von Milligrammen zu beginnen.

Eine andere in den letzten Jahren sehr gut ausgearbeitete Methode, die Asthmatiker vor Anfällen zu bewahren, ist die Fernhaltung der auslösenden Stoffe (Allergene). Handelt es sich um besondere Allergene, z. B. Pferdehaare, Katzenhaare, Eiereiweiß u. dgl., so ist die Fernhaltung nicht schwierig. Schlimmer ist es in den Fällen, wo es sich um die sogenannten Luft- und Hausallergene oder unbekannte Stoffe handelt. Die Hausallergene beziehen sich auf das, was im Staub und in den Ausdünstungen der Wohnungen — namentlich in schlechtgehaltenen — vorkommt. Bestandteile des Bettes (Federn, Kapok u. dgl.) aber auch Schimmelpilze und ähnliches mehr können eine Rolle spielen. Kranke, die hierauf reagieren, werden sofort anfallsfrei, wenn man sie in eine vollständig saubere Umgebung bringt. Das beste hiervon bieten die sogenannten allergenfreien Kammern (*Storm van Leuwen*). Es sind das aus Eisen und Glas konstruierte Kammern, welche nur das notwendigste Mobiliar in einfacher und nicht staubender Form enthalten. Die Luft wird auf besonderem Wege zugeführt und vorher so gefiltert, daß sie keinerlei Allergene enthält. Bis zur Benützung allergenfreier Kammern braucht man in der Regel nicht zu gehen. Schon wirklich einfache und saubere Wohnräume sind praktisch allergenfrei. Das zeigt sich sehr gut daran, daß fast alle Asthmatiker sofort anfallsfrei werden, sowie man sie in eine Klinik mit ihrer hygienisch durchdachten Einrichtung bringt. Sie pflegen aber ebenso prompt rückfällig zu werden, wenn sie in das alte Milieu zurückkehren. Gelingt es, ihnen in der Wohnung einen besonderen Raum anzuweisen und ihn ähnlich sauber und allergenfrei einzurichten, die Betten mit strömendem Dampf zu desinfizieren, um Schimmelpilze u. dgl. zu vernichten, so können durchaus ähnliche Resultate wie im Krankenhaus auch in der Häuslichkeit erzielt werden. Bemühungen nach dieser Richtung sind besonders wichtig und wertvoll, da das Freibleiben von Anfällen die Empfindlichkeit allmählich herabsetzt und vor allen Dingen verhütet, daß sich anatomische Veränderungen wie Lungenblähung u. dgl. herausbilden.

Praktisch kommt das darauf hinaus, daß ein Zimmer aller überflüssigen Bestandteile (Teppiche, Vorhänge u. dgl.) beraubt wird, daß die Betten in der geschilderten Weise allergenfrei gemacht werden. Die Säuberung der Betten muß von Zeit zu Zeit wiederholt werden, um die langsame Ansammlung von Allergenen zu verhüten.

Voraussetzung aller gegen die Allergene gerichteten Maßnahmen ist, daß man den Kranken auf seine Empfindlichkeit prüft. Allergenextrakte können heute fertig bezogen werden (Sächsische Serumwerke). Sie werden in die Haut eingeimpft oder gespritzt. Im Falle der Reaktion entsteht binnen wenigen Minuten eine starke Hautrötung.

Beim Anfall hat man die Aufgabe, die Beschwerden zu lindern. Sind sie sehr stark, so wird man sich des Morphiums bedienen, das man vom 3.—4. Jahre an in Mengen von 0,005 injizieren kann. In der Regel wird sich das aber dadurch vermeiden lassen, daß man den Spasmus löst. Hierzu sind sowohl die Mittel geeignet, welche vom Vagus (Parasympathicus) wie vom Sympathikus aus wirken. Das sind also Atropin bzw. Adrenalin. Bei jüngeren Kindern ist es zweckmäßiger, Atropin zu geben. Die Dosis beträgt ¼—½ Milligramm, d. h. also bei der Verwendung der üblichen Lösung von 0,01 : 10 5—10 Tropfen. Von Adrenalin bzw. Suprarenin gibt man 0,5 ccm der käuflichen Lösung (1 : 1000 subkutan). Sehr zweckmäßig ist auch das mit Hypophysenextrakt kombinierte Asthmolysin, welches in gleicher Dosis gebraucht wird. Handelt es sich nur um asthmatische Bronchitis, so kann man die spastische Komponente, zumal es sich meist um jüngere Kinder handelt, am besten mit Atropin beeinflussen. Die Dosis ist auch hier wieder 5—10 Tropfen einer einpromilligen Lösung. Noch wirksamer scheint Extr. Belladonnae zu sein. Dosis 2—15 mg mehrmals am Tage.

Atropin bzw. Adrenalin im Anfalle.

In manchen Fällen wirkt sowohl auf Asthma wie asthmatische Bronchitis das Jodkalium wie ein Spezifikum. Es dient der Verflüssigung des Bronchialsekrets und schon dadurch wird die Bronchialstenose gemildert. Bei echten Asthmatikern lohnt es sich immer, einen Versuch zu machen, ob sie auf Jodkali reagieren. Man gibt dann Jodkali für längere Zeit in Dosen von ½—1½ g täglich.

Alle diese Mittel treffen aber den Zustand nicht in seiner Ursache. Gelingt es nicht, die Überempfindlichkeit durch Injektion von Allergenen zu mildern, so bleiben nur noch klimatische Einwirkungen übrig. Am besten hat sich das Klima des Hochgebirges oder der See bewährt. Jenseits der Höhengrenze von 1200 m werden alle Asthmatiker anfallsfrei und bleiben es auch, falls sie nicht etwa zufällig mit ihren spezifischen Allergenen zusammentreffen sollten. Läßt man die Kinder genügend lange im heilsamen Klima, so wird auch die Empfindlichkeit immer geringer, so daß es schließlich zu einem dauernden Erfolge kommt. Hierzu sind aber nicht nur Monate, sondern Jahre notwendig. Es ist daher zweckmäßig, die Kinder in geeigneten Sanatorien oder Pädagogien an der See bzw. im Hochgebirge unterzubringen. Dehnt man die Kuren nicht hinreichend lange aus, so treten sofort wieder Anfälle auf, wenn die Kinder in ihre Heimat zurückkehren.

Klimatische Kuren dauern lange.

Der eosinophile Katarrh und die fibrinöse Bronchitis.

Beide Erkrankungen gehen letzten Endes wohl auf konstitutionelle Grundlagen zurück und präsentieren sich als Innervationsstörungen des Bronchialbaumes. Beide sind ungemein selten. Der eosinophile Katarrh, der durch ein zähes Sputum mit vielen eosinophilen Zellen ausgezeichnet ist, scheint eine Abart des wirklichen Bronchialasthmas zu sein, eine Abart, bei der die Sekretionsstörung stärker im Vordergrunde steht als die Beteiligung der Muskulatur.

Die fibrinöse (plastische, pseudomembranöse) Bronchitis ist dadurch ausgezeichnet, daß sich im Bronchialbaum Membranen bilden, welche teils aus Muzin, teils aus Fibrin bestehen. Diese Membranen werden gelegentlich ausgehustet und entwickeln sich dann, wenn man sie in Wasser legt, zu natürlichen Ausgüssen des Bronchialbaumes bzw. seiner Teile. Die Krankheit, welche unter dem Bilde einer schweren Bronchitis mit expiratorischer Dyspnoe verläuft, nimmt gewöhnlich einen chronischen Verlauf. Sie kann mit starken Zeichen von Atemnot verbunden sein.

Die Anwesenheit von eosinophilen Zellen und *Charkot-Leyden*schen Kristallen weist auf die Verwandtschaft mit Asthma hin.

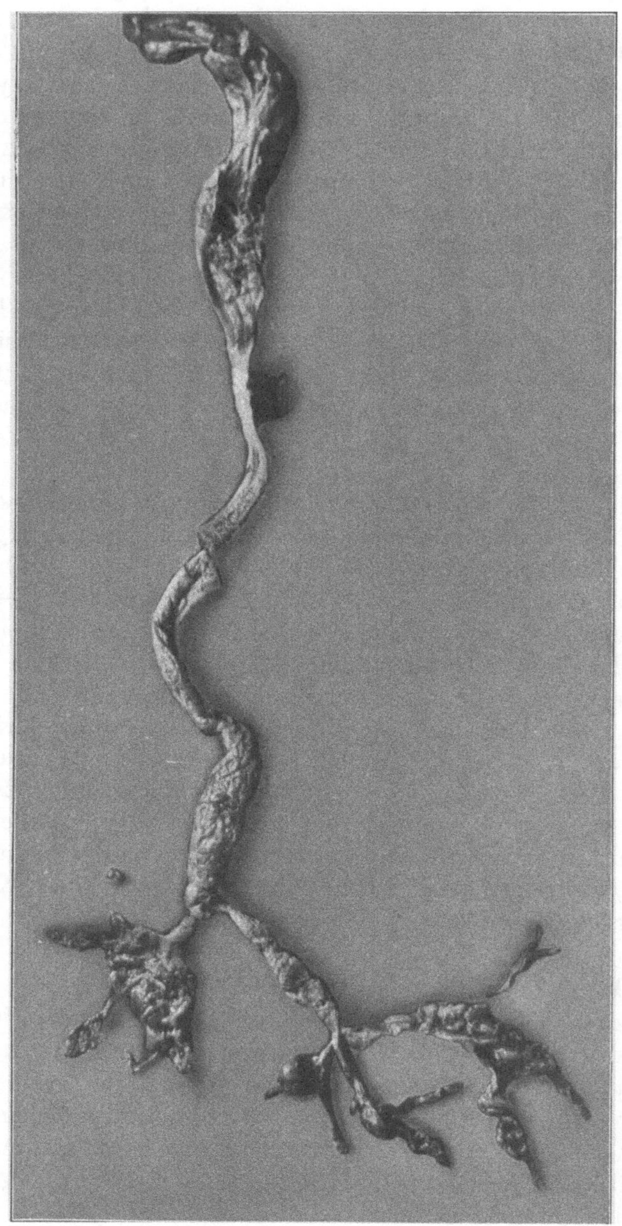

Fig. 159.

Käte Sch., 6 Jahre. Bronchialast (ausgehustet bei Bronchitis fibrinosa, nat. Größe).

(Kinderklinik München, Prof. *v. Pfaundler.*)

Der Zusammenhang zwischen fibrinöser Bronchitis und Asthma geht daraus hervor, daß man gelegentlich bei Menschen, welche fibrinöse Bronchitis gehabt haben, später die Entwicklung von Asthma beobachten kann.

Differentialdiagnostisch muß man sich vor Verwechslung mit Diphtherie hüten, bei der ja (absteigender Krupp) gelegentlich auch größere Membranen ausgehustet werden. Gewöhnlich schützt die Tatsache vor Verwechslungen, daß die fibrinöse Bronchitis einen chronischen Verlauf nimmt. Gelegentlich ist sie aber auch mehr akut und dann ist die Verwechslungsmöglichkeit größer.

Therapeutisch wird man sich ähnlich wie beim Asthma zu verhalten haben. Außerdem wird man bemüht sein, die stenosierenden Membranen nach Möglichkeit zu entfernen.

Bronchotetanie.

Unter dem Namen „Bronchotetanie" ist von *Lederer* ein Krankheitsbild, vorwiegend bei Säuglingen um die Wende des 1. Lebensjahres, beschrieben worden, welches anscheinend auf einem durch Tetanie bedingten Krampfe der bronchialen Muskulatur beruht und gewisse Ähnlichkeit mit dem Asthma hat. Das Krankheitsbild ist noch nicht vollständig geklärt und es bestehen Zweifel, ob die Spasmophilie als Ursache der spastischen bronchialen Verengerung anzuschuldigen ist. Auffallend ist jedoch, daß bei einer erheblichen Zahl der von *Lederer* beschriebenen Fälle manifeste Zeichen von Spasmophilie vorhanden waren. Im Sinne des ätiologischen Zusammenhanges ist auch die Tatsache zu verwerten, daß die Mehrzahl der Erkrankungen in der kühleren Jahreszeit beobachtet wird. Ein Frühjahrsgipfel wie bei der Tetanie tritt allerdings nicht hervor.

Die spasmophile Komponente der „Bronchotetanie".

Das Krankheitsbild ist schwer und es wird durch exspiratorische Dyspnoe beherrscht. Die Kinder atmen mühsam und keuchend. Die Exspiration ist viel länger als die Inspiration. In hochgradigen Fällen, namentlich wenn auch schwere Rachitis vorhanden ist, entstehen starke inspiratorische Einziehungen.

Man würde eigentlich gar keine Veranlassung haben, den Zustand vom Asthma abzutrennen, wenn er nicht nur einmalig aufträte und in der Mehrzahl der Fälle mit hochgradigen Zeichen von Spasmophilie: Karpopedalspasmen, Stimmritzenkrampf u. dgl. verbunden wäre. Freilich darf nicht unerwähnt bleiben, daß selbst in einem Teil der von *Lederer* beschriebenen Fälle die Zeichen der tetanischen Übererregbarkeit recht geringfügig waren, einige Male erst verspätet auftraten, in einem Falle überhaupt nicht. Besonders bedenklich stimmt die gesicherte Beobachtung, daß latente Tetanie durch entzündliche Erkrankungen, z. B. grippale Infekte, manifest wird. Man könnte also auch daran denken, daß es sich in den von *Lederer* beschriebenen Fällen um unspezifische Erkrankungen mit sekundären tetanischen Symptomen gehandelt hat.

Im Verlauf der Krankheit kommt es zu mehr oder minder starken Dämpfungen, über denen auch Bronchialatmen gehört werden kann. Diese Dämpfungen werden als Atelektase aufgefaßt und sind als solche auch autoptisch bestätigt worden. Die Krankheit verläuft mit Temperaturen der verschiedensten Art. Es kann völlige Fieberlosigkeit beobachtet werden, es können sich aber auch hohe und langsdauernde Temperaturen entwickeln. Bei der Beurteilung dieser Erscheinung ist es bedenklich, daß sich mit der Bronchotetanie Entzündungsvorgänge der verschiedensten Art und verschiedenen Grades verbinden können, so daß es im Einzel-

Die Unsicherheit im klinischen Bilde.

falle nicht leicht sein wird zu entscheiden, worauf das Fieber zu beziehen ist.

Die Aufstellung des Bildes der Bronchotetanie stellt eine Bereicherung unseres Wissens dar. Es bedarf aber noch vieler Arbeit um das Krankheitsbild, um die Bedeutung der spasmophilen Komponente sicherzustellen, um Verwechslungen mit ähnlichen Zuständen auszuschließen. *Lederer* selbst steht auch auf dem Standpunkt, daß die Diagnose im Einzelfalle schwierig zu stellen sei und daß man große Zurückhaltung üben müsse.

Die Aussichten der Kinder mit Bronchotetanie sind recht verschieden. In leichteren Fällen kann der Zustand binnen wenigen Tagen vorüber sein, in der Überzahl der bisher beschriebenen Fälle führte er jedoch in verhältnismäßig kurzer Zeit zum Tode. Nur selten zieht sich die Affektion längere Zeit hinaus.

Die Behandlung muß versuchen, der Entstehungsgrundlage gerecht zu werden, d. h. man muß versuchen, des tetanischen Zustandes Herr zu werden. In diesem Sinne ist die geeignete Therapie einzuschlagen. Diesbezüglich sei auf die einschlägigen Ausführungen in Band I u. IV hingewiesen.

Im Zusammenhang mit den früher gemachten Ausführungen über die Bronchiolitis erscheint es notwendig, noch einmal darauf hinzuweisen, daß die Bronchotetanie mit in den Kreis derjenigen Krankheitsbilder gehört, welche Verwandtschaft mit der Bronchiolitis haben. Auch hier handelt es sich um eine allgemeine Affektion der kleinsten Bronchien und Bronchiolen und es kann rückblickend nicht ausgeschlossen werden, daß ein Teil der als Bronchiolitis aufgefaßten und beschriebenen Fälle mehr in das Gebiet der Bronchotetanie gehört. Die Abtrennung ist wohl am ehesten durch den ausgesprochen exspiratorischen Typ der Atemnot bei der Bronchotetanie möglich. Von den älteren Autoren wird diese Art der Atmung aber auch bei Bronchiolitis angegeben.

Die Lungenentzündungen.

Allgemeine Pathologie. Die Lungenentzündungen stellen in mannigfacher Hinsicht eine Eigenart der kindlichen Pathologie dar. Das bezieht sich sowohl auf die Häufigkeit, wie auf die Art der Lungenentzündungen. Im Säuglings- und frühen Kleinkindesalter sind die Pneumonien besonders zahlreich, als selbständige Erkrankung sowohl wie auch als Komplikation anderer infektiöser, wie nicht infektiöser Krankheiten. Zahlenmäßig lassen sich diese Kinder schwer fassen. Sie kommen in der allgemeinen Statistik nicht zum Ausdruck[1]) und aus den Krankenhauszahlen ergibt sich natürlich auch ein unzutreffendes Bild wegen der Eigenart des Krankenhausmaterials.

Um jedoch einigermaßen eine Übersicht zu gewinnen, führen wir eine Jahresstatistik über die Todesfälle von Erkrankungen der Respirationsorgane an:

Im Jahre 1909/10[2]) sind in Dortmund gestorben:

1242	Säuglinge
543	Kinder von 2—5 Jahren
1785	Kinder von 0—5 Jahren.

1) Die offizielle Statistik ist ja nur eine Statistik der Todesursachen. Krankheiten werden, mit Ausnahme der meldepflichtigen Infektionskrankheiten, nicht registriert. Die Statistik der Todesursachen ist verständlicherweise mit vielen Fehlern belastet.

2) Prüfung einer neueren Statistik hat ähnliche Verhältnisse ergeben.

Hiervon starben an:

	0—1	2—5
1. Lungenentzündung	82	111
2. Entzündung und Katarrh der Atmungsorgane	53	29
3. Sonstige Erkrankungen der Atmungsorgane	19	24
	154	164

318, d. i. 18% aller Gestorbenen.

Die Rubriken 2 und 3 können mit der Lungenentzündung zusammengerechnet werden, weil sicherlich ein großer Teil von ihnen zu den Pneumonien gehört. Etwaige Fehler gleichen sich dadurch aus, daß von den in demselben Jahre an Masern und Keuchhusten gestorbenen 130 Kindern ein nicht unbeträchtlicher Teil komplizierender Pneumonie erlegen sein dürfte.

Im gleichen Jahre sind an Lebensschwäche, Erkrankungen der Verdauungsorgane, Krämpfen, d. h. also an den so häufigen Erkrankungen des frühen Kindesalters gestorben:

	0—1	2—5
1. Angeborene Lebensschwäche	278	2
2. Atrophie der Kinder	40	7
3. Brechdurchfall	132	14
4. Magen- und Darmkatarrh	284	31
5. Krämpfe	149	34
	883	98

981

Bringt man diese Kinder von der Gesamtzahl der Gestorbenen in Abzug, so bleiben 804 Kinder, welche nicht den besonders häufigen Todesursachen des frühen Kindesalters zum Opfer gefallen sind.

Von diesen 804 Kindern machen die 318 an Pneumonie gestorbenen 39,5% aus.

Abgesehen von der Sterblichkeit an allgemeiner Lebensschwäche, an Krämpfen und Ernährungsstörungen spielen also die entzündlichen Prozesse in der Lunge eine ganz hervorragende Rolle (*Adolf Gottstein*). Die Verhältnisse sind in den letzten Jahren noch ausgesprochener geworden. Der Sommergipfel der Säuglingssterblichkeit, vorwiegend durch Ernährungskrankheiten bedingt, ist durch einen Wintergipfel abgelöst worden. Er entsteht hauptsächlich durch Todesfälle an Respirationserkrankungen. Wir haben heute also einen weit höheren Prozentsatz an Todesfällen durch Pneumonie u. dgl. als früher. Ein sehr schönes Bild von der Häufigkeit der Pneumonie erhält man bei einer einfachen Nebeneinanderstellung der Todesfälle an Pneumonie in den verschiedenen Altersklassen.

In den Jahren 1909/10 und 1910/11 starben in Dortmund an Pneumonie im Alter von

0—1	1—5	5—10	10—15	15—20 Jahre
142	179	21	5	11

321 (0—5), 37 (5—20)

Mögen die Fehler dieser Statistik noch so groß sein, an der großen Pneumoniesterblichkeit der ersten Lebensjahre ist nicht zu zweifeln. Mag man auch die Todesquote der Pneumonieerkrankungen bei Kindern noch so groß annehmen, immer bleibt doch eine noch höhere Morbidität übrig. Wenn man bedenkt, daß in den ersten 5 Jahren 321 Kinder an Pneumonie starben bzw. jedes Jahr also etwa 65, in den nachfolgenden 15 Jahren 37, pro Jahr also etwa 2, so sind das Zahlen, die eines weiteren Kommentars nicht mehr bedürfen.

Die ungewöhnliche Zahl der Kinderpneumonien.

Im Zusammenhang hiermit steht der Eindruck des Praktikers und Klinikers, der lehrt, daß von den ernsteren Erkrankungen des frühen Kindesalters die Entzündungen der Lunge mit in der ersten Reihe genannt werden müssen.

Um die Bedeutung der Pneumonie für die Pathologie des Kindesalters ins rechte Licht zu setzen, muß auch betont werden, daß die Pneumonien im frühen Lebensalter nicht nur häufig sind, sondern auch, daß sie mit vielen Eigenarten ausgestattet sind. Viele Lungenentzündungen des Kindes entsprechen nicht dem Typus, wie er in den späteren Lebensjahren vorherrschend ist. Man sagte früher, und für eine kurze Charakterisierung mag es auch heute noch zulässig sein, daß das Kindesalter die Zeit der Bronchopneumonie sei, während später die kruppösen herrschen. Vielleicht ist es noch richtiger, wenn man es so ausdrückt, daß die kruppösen Pneumonien im frühen Säuglingsalter fehlen und dann langsam an Zahl zunehmen, während eine Vielheit von Lungenentzündungen, insbesondere aber die lobulären, im frühen Kindesalter herrschen.

Die Kinderpneumonie hat zahlreiche Formen.

Wir haben in unserem Material der letzten 10 Jahre 42 zuverlässig sichere kruppöse Pneumonien des 1. Lebensjahres gehabt. Sie verteilten sich auf die Lebensmonate wie folgt:

Monate	I	II	III	IV	V	VI	VII	VIII	IX	X	XI	XII
Zahl der Fälle	0	0	0	2	2	6	3	6	1	6	13	2

Die verschiedenen Formen der Lungenentzündung.

Lungenentzündung nennen wir, um es ganz grob zu sagen, jede infiltrative, nicht spezifische Alteration des Lungengewebes. Die Entzündung der Lunge geht mit Abscheidungen in die Alveolen einher, hebt ihren Luftgehalt auf oder mindert ihn stark herab. Die Abscheidungen sind amorpher oder geformter Art: Blutflüssigkeit, Fibrin auf der einen Seite, rote und weiße Blutkörperchen und abgeschilferte Endothelien auf der anderen Seite. Welches aber auch immer der Inhalt der Alveolen sei, die Wirkung ist immer die gleiche, die respiratorische Tätigkeit wird in den befallenen Teilen ausgeschaltet. Damit verkleinert sich die Atmungsfläche, und das ist für die Bewertung der Krankheit von Wichtigkeit. Pneumonien werden ceteris paribus um so gefährlicher, je größer der befallene Lungenteil ist.

In der Art und Weise, wie die Lungeninfiltrate auftreten, kann man drei große Gruppen unterschieden:

Am klarsten liegen die Verhältnisse bei den typischen kruppösen oder lobären Pneumonien. Anatomisch-histologisch sind sie durch reich-

Erna K. Prot. No. 28. 8 Wochen alt.

Das Kind war septisch mit unklaren Lungenerscheinungen zugrunde gegangen. Sektion ergab eine ausgedehnte hämorrhagische Pneumonie der hinteren unteren Lungenteile mit kleinen eitrigen Herden. Das Lungengewebe ist total blutig durchtränkt (mit Eosin rot gefärbt), dazwischen zellige, namentlich auch subpleural gelegene Infiltrate. Darin (dunkelblau) massenhafte Ansammlungen von Kokken.

Säuglinge neigen zu hämorrhagischer Pneumonie, um so mehr je jünger sie sind und je bösartiger die Infektion (Sepsis).

Der Schnitt ist durch den unteren Lungenrand geführt.

(Nach einem Präparat des Verfassers.)
Oc. 4, Obj. A. A., Tub. 150 (auf $^5/_6$ verkleinert).

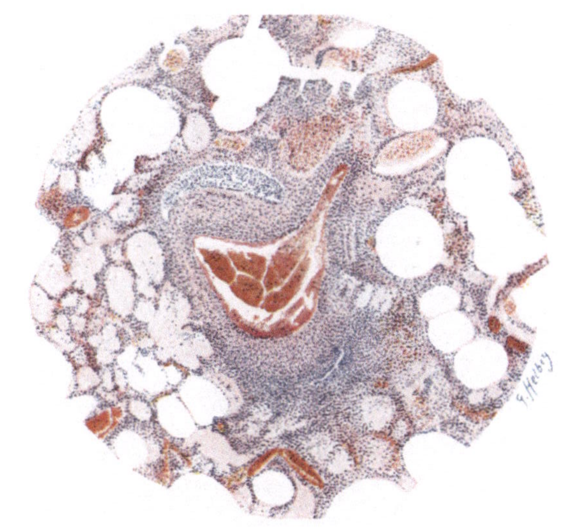

Präparat vom selben Fall wie nebenstehend
aus dem nicht infiltrierten Lungenteile.

Lymphangitis purulenta.

Oberhalb des Gefäßes sieht man einen nach oben konvex gekrümmten, schmalen Hohlraum, der mit Eiterkörperchen gefüllt ist. Lymphangitis wird häufig bei Pneumonie gefunden. Sie trägt die Infektion leicht nach der Pleura.

(Nach einem Präparat des Verfassers.)
Oc. 3, Obj. A. A., Tub. 160
(auf ca. $^5/_6$ verkleinert).

liche Fibrinabscheidung in die Alveolen gekennzeichnet und dadurch, daß die Entzündung sich auf einen Lappen bzw. Teile eines Lappens in der Regel beschränkt. Klinisch heben sie sich durch ihr schlagartiges Auftreten, gleichmäßig schweren Verlauf über einige Tage und schnelles, kritisches Abklingen heraus. Die Regelmäßigkeit des Verlaufes ist so groß, daß man das Wort „kruppös" als minder charakteristisch fallen lassen sollte und dafür lieber sagen sollte: „zyklische" Pneumonie. Der Gang der Pneumonie wird nach außen hin durch die Temperaturkurve gekennzeichnet. Aber auch die anatomischen Veränderungen können sich in Entstehung und Lösung ebenso wie die Temperatur verhalten, d. h. die Infiltration tritt schnell auf und verschwindet auch wieder schnell. Gewöhnlich aber liegt ein paralleles Verhalten nicht vor. Die Infiltration braucht weder nach ihrem Umfange noch nach der Zeit des Auftretens und Verschwindens der Temperaturkurve zu entsprechen. Anders ist es mit dem klinischen Bild. Hier herrscht große Ähnlichkeit mit der Temperaturkurve. Das klinische Bild kann binnen wenigen Stunden die Wandlung von ungestörter Gesundheit in schwere Erkrankung und hiervon wieder in wohlig-befreiendes Genesungsgefühl bringen. Zum tödlichen Ausgang kommt es bei unkomplizierten Fällen im Kindesalter fast nie, so daß das anatomische Bild der kruppösen Kinderpneumonie kaum bekannt ist. Erst auf dem indirekten Wege der Röntgenuntersuchung haben wir Gelegenheit, uns einigermaßen ein Bild davon zu machen, wie und in welchem Umfange die Lunge betroffen wird. Auch die Gesetze der Altersdisposition haben wir erst auf diesem Wege erfahren. Das muß ausdrücklich betont werden, weil die allgemeine Anschauung von den anatomischen Verhältnissen bei der Pneumonie auf die Erfahrungen beim Erwachsenen zurückgeht und zudem noch auf diejenigen Fälle, welche tödlich enden. Bei ihnen finden sich in der Tat große ausgedehnte Infiltrate über ganze Lappen, ein Verhalten, welches beim Kinde ungemein selten ist. Gewöhnlich sind es nur kleine Teile eines Lappens, welche ergriffen werden.

Kruppöse Pneumonien verlaufen beim Kinde meist günstig.

Weit schwieriger liegen die Verhältnisse, was die Charakterisierung die Erkennung, Beurteilung sowie die Bewertung der anderen Formen der Pneumonie anbelangt. Ganz grob sind sie — bis auf die schwersten Fälle — dadurch gegen die erste Gruppe gestellt, daß die Lungen nicht lappenweise erkranken, sondern daß die Infiltrationen anderen Lokalisationsgesetzen folgen. Der häufigste Typ ist der der sogenannten „Bronchopneumonie". Herde von winziger Ausdehnung bis zu beträchtlicher Größe in allen Übergangsstufen liegen mehr oder minder dicht im freien Lungengewebe, inselartig, oft deutlich lobulär angeordnet, ohne sich an Lappengrenzen zu halten. In extremen Fällen können sie so zusammenfließen, daß das Bild einer lobären Erkrankung[1]) vorgetäuscht wird. Hinzu kommt — und das ist am wichtigsten für die Auffassung der Lobulärpneumonie — daß bei diesen meist mit hohem Fieber und heftig gestörtem Allgemeinbefinden einhergehenden Krankheiten die Bronchien entzündet sind. Dabei wollen wir es zunächst dahingestellt sein lassen — wiewohl es eine

1) Es muß in diesen Fällen allerdings auch daran gedacht werden, ob es nicht Mischformen bezw. Grenzformen zwischen lobären und lobulären Pneumonie gibt.

Das Verhältnis von Bronchitis und „Bronchopneumonie“.

Frage von prinzipieller Bedeutung ist — in welchem Verhältnis Bronchitis und Pneumonie zueinander stehen. Die bronchogene Entstehung der Pneumonie scheint, wie es heute schon vielfach anerkannt wird, nicht entfernt so häufig zu sein, als es früher angenommen wurde. Das ist der Grund, weshalb wir auch nicht gern kruppöse Pneumonie und Bronchopneumonie

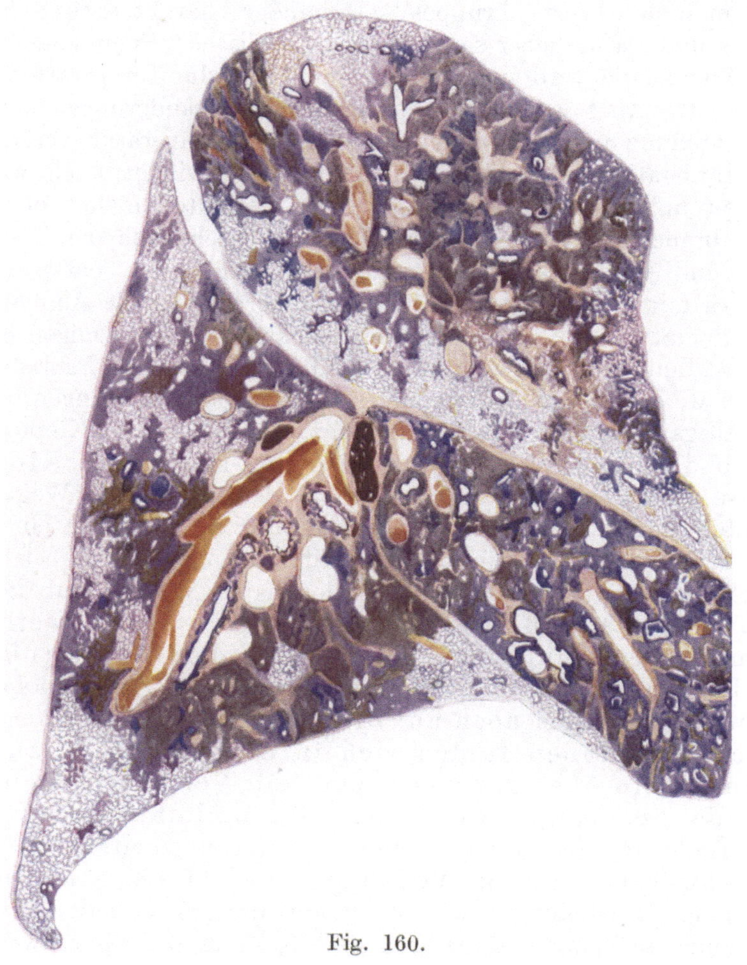

Fig. 160.

Sagittalschnitt durch die rechte Lunge eines an disseminierter und konfluierender Lobulärpneumonie (Mittellappen) gestorbenen Kindes von $2^1/_2$ Jahren. (Formalinhärtung in situ, Celloidineinbettung)

Präparat des Verfassers.

einander gegenüberstellen, sondern lieber von „lobärer“ und „lobulärer“ bzw. „disseminierter“ Pneumonie sprechen. Die Kombination von Pneumonie mit Bronchitis, wie auch immer der Zusammenhang sein mag, ist darum von klinischer Bedeutung, weil schon rein mechanisch sehr viel ungünstigere Verhältnisse für die Atmung geschaffen werden. Es kann nicht gleichgültig sein, ob in einem Lungenteil nur das Parenchym erkrankt ist oder auch noch das zuführende Röhrensystem.

Die schwere Störung, welche durch die lobuläre Pneumonie verursacht wird, erweist sich auch dadurch, daß im Gegensatz zu den lobären

Pneumonien gewöhnlich mehrere Lappen, am häufigsten die beiden Unterlappen, beteiligt sind. Wir sehen dabei zunächst von den kleinen, disseminierten Herden ab, wie man sie im Endstadium vieler Krankheiten beobachtet.

Ergibt sich uns schon so eine große Gefährlichkeit der disseminierten Pneumonie, so wird sie noch verstärkt durch den besonderen infektiöstoxischen Charakter der Krankheit, welcher den Kindern oft von vornherein den Stempel der schweren Allgemeinschädigung aufprägt. Bei den lobären Pneumonien ist das viel seltener der Fall und das dürfte mit dem Erreger zusammenhängen. Fast immer, vielleicht sogar ausnahmslos, ist es der Pneumokokkus, welcher die akuten, kruppösen Pneumonien herbeiführt. Alle durch diesen Erreger veranlaßten Lokalerkrankungen zeichnen sich durch eine gewisse Gutartigkeit aus. Wissen wir doch, daß auch Pneumokokkenerkrankungen der Pleura und des Peritoneums einen günstigen Verlauf zu nehmen pflegen, einen besseren jedenfalls als bei Infektion mit den gewöhnlichen Eitererregern. So kommt es, daß septische oder toxische Züge der Infektion bei den Lappenpneumonien nur eine kleine Rolle spielen. Anders ist es bei den „Bronchopneumonien", welche durch Erreger der verschiedensten Art bedingt sein können und bei denen man nach dem Allgemeinzustande viel öfter den Eindruck hat, daß die Infektion als solche und nicht der lokale Prozeß für die Schwere des Krankheitsbildes verantwortlich zu machen sei. In besonders ausgesprochenem Maße ist das bei den Pneumonien der pandemischen Grippe der Fall. Sie nehmen in vieler Hinsicht eine Sonderstellung ein und zeichnen sich in den schweren Fällen durch eine starke toxische Beeinflussung des Gefäßsystems aus.

Schließlich ergibt sich noch als besonderes Kennzeichen der Lobulärpneumonie der oft protrahierte und schwer berechenbare Verlauf. Kein bestimmter Fiebertypus, keine Zeitdauer ist maßgebend. Scheinbare Besserungen werden von schweren Rückfällen gefolgt, so daß sich die Krankheit wochenlang hinziehen kann. Häufiger führt sie in kurzer Zeit zum tödlichen Ende. Die klinische Erkennung und Verfolgung der Krankheit ist erschwert, weil perkutorische und auskultatorische Erscheinungen bei der Durchmischung lufthaltiger und infiltrierter Lungenteile und bei der Mitbeteiligung der Bronchien in der Deutung unsicher sind. Auch das Röntgenbild läßt vielfach im Stich oder ist in seinen Erscheinungen vieldeutig.

Die „Bronchopneumonien" sind bezeichend für das Kleinkindesalter. Am häufigsten sind sie in der zweiten Hälfte des ersten Lebensjahres und im zweiten Lebensjahr. Im dritten und vierten Lebensjahr sind sie schon seltener. Inwieweit die Rachitis begünstigend mitspielt, werden wir später sehen.

Kinder im Säuglingsalter, bis hinein ins zweite Lebensjahr aber kaum weiter, sind durch die Neigung zu einer ganz bestimmten und charakteristischen Lokalisation aller Pneumonien ausgezeichnet. Wir finden eine ausgesprochene Bevorzugung des paravertebralen Raumes. Weder ist die Beschränkung auf einen Lappen charakteristisch noch die Disseminierung kleiner Verdichtungsbezirke, sondern die Neigung der Verdichtungen, sich im paravertebralen Teile streifenförmig anzusiedeln. In vielen Fällen handelt es sich dabei nicht einmal um akut entzündliche Prozesse, sondern um torpid-atelektatische Verdichtungen, welche bei schwächlichen, in der Ernährung gestörten Säuglingen auftreten und höchstens zur Beschleunigung des tödlichen Endes beitragen. Diese Formen sind besonders ausgesprochen paravertebral geordnet, aber auch die Pneumonien von akut entzündlichem Charakter haben beim Säugling die Neigung, sich in den paravertebralen Teilen der Lunge festzusetzen. Um dieses Lokalisationsgesetz zu erkennen muß man die früher erwähnten Eigentümlichkeiten der Atmungsorgane beim Säugling bedenken. Die Ausdehnungsfähigkeit der Lunge ist von vornherein durch die Inspirationsstellung des Brustkorbes begrenzt. Es herrscht eine herabgeminderte Durchlüftbarkeit. Von allen Teilen der Lunge sind aber die paravertebralen sowieso am schlechtesten durchlüftbar. Es ist darum verständlich, daß das Zusammentreffen der doppelten Behinderung einen Ort besonders geringen Widerstandes schafft. Kommt es nun, wie bei den ernährungsgestörten Kindern, zum Nachlassen der Kräfte überhaupt, so bilden sich Zirkulationsstörungen, örtliche Atelektasen, vielleicht auch Infektionen, und die Infiltration ist da (Dystelektatische Paravertebralpneumonie). Handelt es sich von vornherein um infektiöse Prozesse, so ist es verständlich, daß auch sie die Neigung haben, sich am Ort der geringsten Ventilation anzusiedeln. Es werden eben, einem allgemeinen Gesetz folgend, diejenigen Teile des Organs ergriffen, welche funktionell behindert sind. Ist die Infektion sehr bösartig, dann allerdings ist sie das stärkere Moment und findet ihren Nährboden überall. Dann kommt es zu Infiltraten, welche sich nicht an die paravertebrale Anordnung halten. Diese Fälle sind aber selten.

Das Zustandekommen der Paravertebralpneumonien.

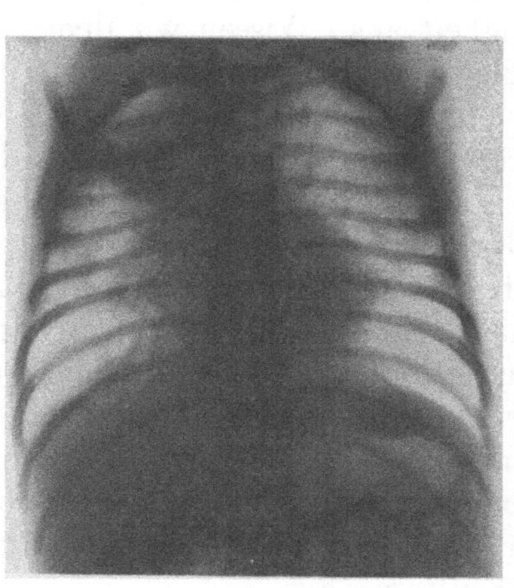

Fig. 161.
Torpide rechte Oberlappenpneumonie.

Die geschilderten Typen der Lungenentzündungen sind bei weitem die häufigsten und charakteristischsten. Es gibt natürlich noch andere seltenere Formen, welche den geschilderten ähneln oder sich von ihnen entfernen können. Die Grippepneumonien z. B. bilden eine Sonderart, ebenso metastatische Lungeninfektionen, Schluck- und Aspirationspneumonien sowie die Pneumonien der Neugeborenen. Im Frühjahr 1922 sahen wir eine Häufung von Säuglingspneumonien, welche einen abnormen, meist sehr bösartigen Verlauf nahmen. Es waren weder lobäre, noch auch typische lobuläre Pneumonien. Was zur Obduktion kam, entsprach jedoch am ehesten dem letzten Typ. Da die Häufung dieser Fälle am Ende einer Grippewelle lag, so wird man wohl am ehesten annehmen dürfen, daß es eine besondere Art der Infektion war, welche die Verlaufsform stärker beeinflußte als es sonst beim Säugling der Fall zu sein pflegt. 1929 beobachteten wir eine gegenteilige Epidemie von Pneumonien, welche größtenteils schwächliche Kinder betraf. Unter geringer Temperatur-

Reaktion und bei auch sonst ungestörtem Allgemeinbefinden entwickelten sich kleine Pneumonien, welche regelmäßig im rechten Oberlappen lokalisiert waren. Die geringe Reaktion erlaubte nicht, an kruppöse Pneumonie zu denken. Die Pneumonien hielten verhältnismäßig lange an und endeten fast alle ohne Schaden.

Die Pneumonie des Säuglingsalters.

Beim jüngeren Säugling ist die häufigste Form die der paravertebral-dystelektatischen Pneumonie. Sie kommt ausschließlich bei ernährungsgestörten Säuglingen vor. Bei ihnen ist sie so häufig, daß, falls es zum Tode kommt, sie fast nie bei der Obduktion vermißt wird.

Die Entstehung ist schon weiter oben in den Grundzügen geschildert worden. Hier sei, weil es für die Diagnostik von Bedeutung ist, auf die Lokalisation noch näher eingegangen. Der erste Ansiedlungsort der Pneumonie ist der paravertebrale Teil des rechten Oberlappens. Von hier breitet sie sich nach unten, an Ausdehnung nach vorn abnehmend, aus. Auf der linken Seite ist die Pneumonie längst nicht so häufig anzutreffen. Ist sie aber vorhanden, so wird in der Regel erst der Unterlappen in seinem mittleren paravertebralen Teil befallen. In ausgesprochenen Fällen findet man die Lokalisation der Pneumonie in der rechten und in der linken Lunge. Auch dann läßt sich gewöhnlich noch feststellen, daß die Infiltration auf der rechten Seite kephalo-kaudal abnimmt, während links die oberen Teile verhältnismäßig verschont bleiben (s. Fig. 163).

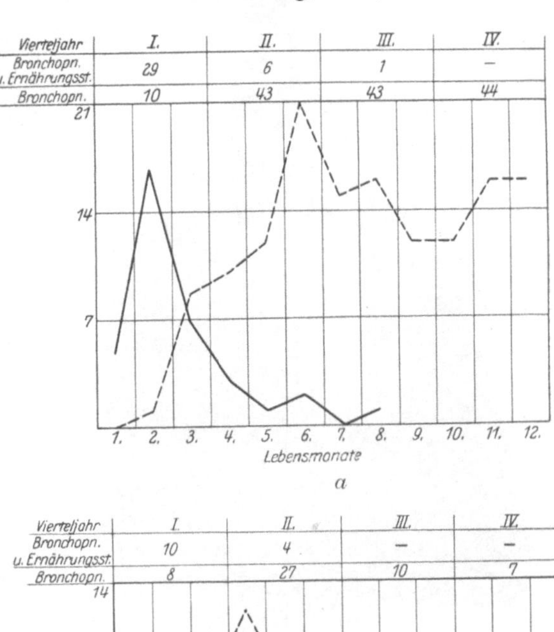

a

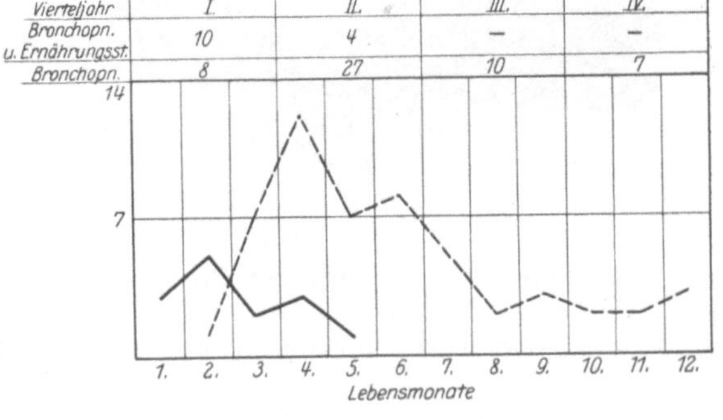

b

Fig. 162.

Zahl der Erkrankungen an Bronchopneumonie („primäre Bronchopeumonie") und der „sekundären" sogenannten Bronchopneumonien nach akuten Ernährungsstörungen.

— — — — *primäre Bronchopneumonien*
———— *sekundäre Lungeninfiltrationen.*

(Nach Nassau.) *Fig. 162a bezieht sich auf 1921/22 und Fig. 162b auf 1924/25.*

Histologisch handelt es sich um atelektatisch-zelluläre Pneumonie. Bald findet man die Alveolen schmal zusammengefallen, bald wieder ausgeweitet und dicht mit Zellen, Leukozyten und abgestoßenen Endothelien gefüllt. Das Bild kann das einer mäßigen Atelektase mit loser Zellfüllung und zusammengedrückten Alveolen sein, es kann aber auch in vielen Zwischenstufen in die Form übergehen, wo die Alveolen nicht verkleinert, sogar eher ausgeweitet und dicht mit Zellen angefüllt sind. Auch Blutergüsse in die Alveolen sind nicht selten, dagegen werden Bakterien in der Regel nicht gefunden.

Klinisches Bild der Paravertebralpneumonie.

Die klinischen Erscheinungen treten in der Regel gegenüber denen der Durchfalls- bzw. Ansatzkrankheit stark in den Hintergrund. Husten besteht kaum. Ist der pneumonische Zustand ausgesprochen, so ist damit ein Hochstand, eine Aufblähung des Brustkorbes verbunden. Zeigt er normalerweise horizontalstehende Rippen, so sind sie nun bis über die Horizontale gehoben, so daß die vordere obere Brustwand sich stärker wölbt. In all diesen Fällen findet man (anatomisch) ein starkes Emphysem der Lunge, besonders der vorderen Teile. Das Emphysem scheint das primäre zu sein. Die Pneumonie entwickelt sich vielleicht erst im Gefolge der durch die Blähung gesetzten, schwierigen Verhältnisse. Die Thoraxveränderung ist daher nicht ohne weiteres auf Pneumonie zu beziehen. Man findet auch Thoraxhochstand mit Emphysem ohne Pneumonie.

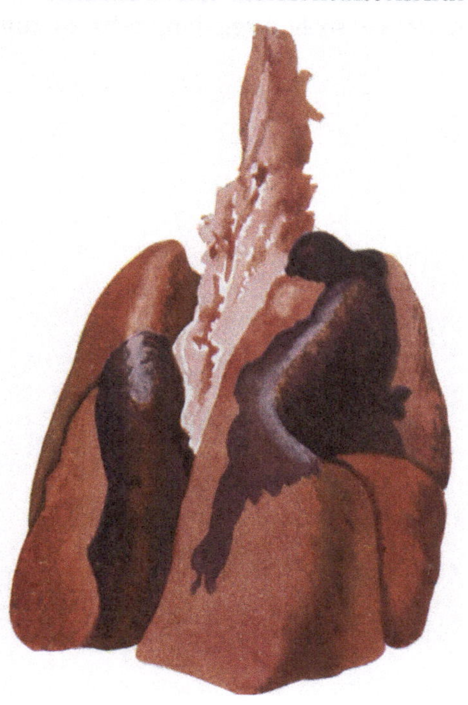

Fig. 163.
Typische Verteilung des Pravertebralpneumonie.
(Nach einem Sektionspräparat gezeichnet.)

Ida N., 4 Monate, Prot. Nr. 571. Innerhalb einer schweren Endemie von Grippe erkrankte das Kind, fieberte einige Tage, um dann wieder zur normalen Temperatur zurückzukehren. Einige Tage hiernach starb das Kind. Erscheinungen von seiten der Lungen waren kaum vorhanden gewesen.

In beiden Lungen fand sich eine bis fast nach vorn reichende, schlaffe, aber dichte Infiltration. Der rechte Oberlappen war stark infiltriert, der linke frei. Mikroskopisch handelte es sich um eine gewöhnliche zelluläre Pneumonie.

Epikrise: Beachtlich war hier das Verhalten der Temperatur. Pneumonien an sich verlaufen bei Säuglingen oft ohne Fieber. Vielleicht war also die Temperaturerhöhung nur auf die grippale Infektion und nicht auf die Lungenerkrankung zu beziehen.

Wilhelm D., 2 Monate, Prot. Nr. 648. Das Kind wurde mit den Zeichen einer schweren, toxischen Ernährungsstörung eingeliefert und ging sehr schnell unter stürmischen Erscheinungen zugrunde.

Die Sektion ergab in beiden Lungen paravertebrale Infiltrate. Rechts war der Oberlappen ziemlich dicht infiltriert. Die Verdichtung nahm nach der Basis des Unterlappens zu schnell an Stärke ab. Links war in dem Unterlappen ein ziemlich gleichmäßiger Verdichtungsstreifen, der ein klein wenig auch auf den Oberlappen übergriff, die Spitze aber frei ließ.

Epikrise: Paravertebrale Pneumonie als Komplikation einer akuten Ernährungsstörung. Verteilung typisch.

Heinrich B., 4 Monate, Prot. Nr. 652. Das Kind wurde im Alter von 3 Mo-

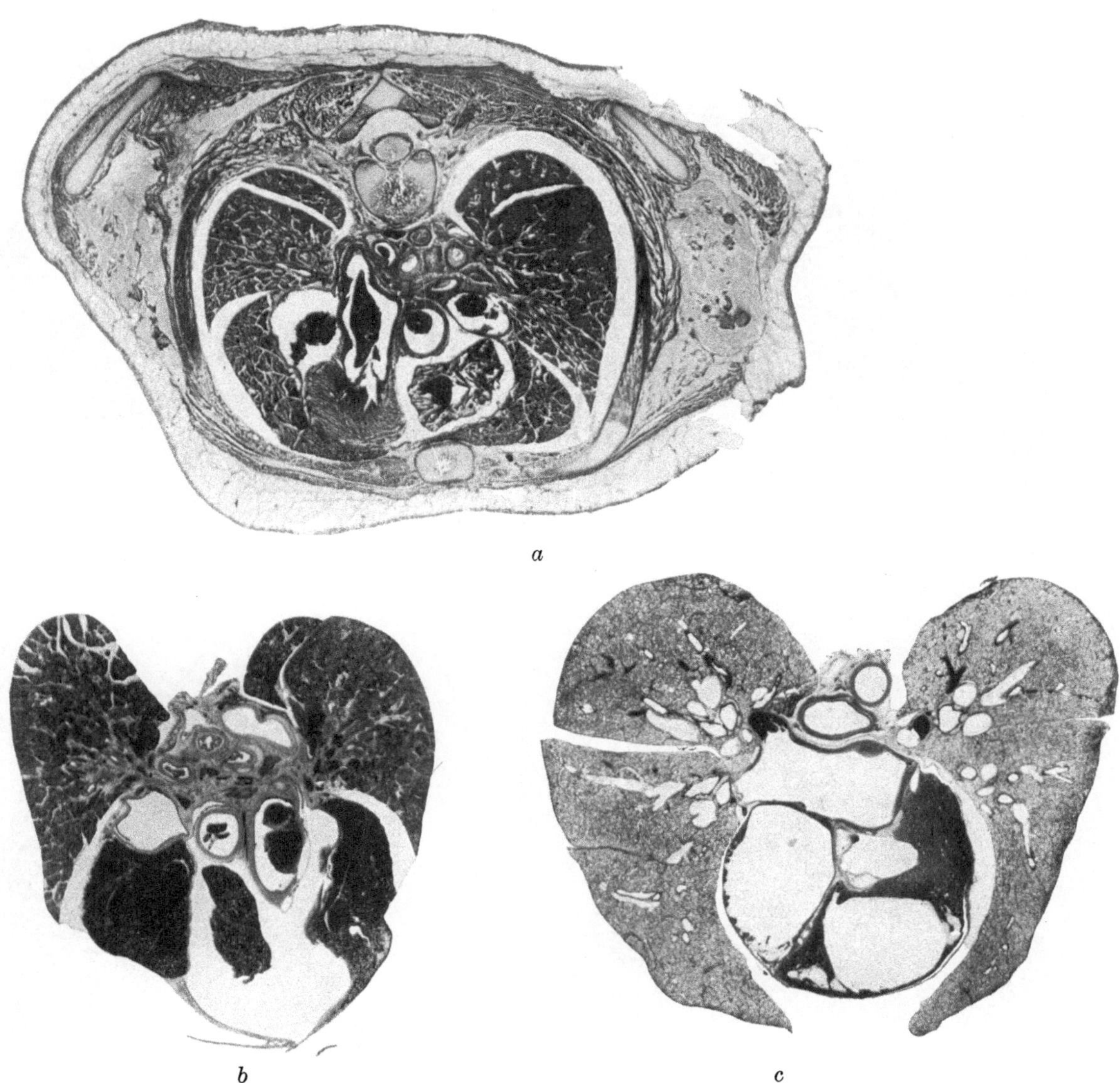

Fig. 164.

Die Bilder a, b, c stellen das normale Lungenquerschnittsbild des Neugeborenen und Säuglings dar. Sämtliche Präparate sind gewonnen durch intravenöse Formalininjektion und danachfolgende Celloidineinbettung. Schnittdicke 100 $\mu\mu$, Hämatoxylin-Eosinfärbung.

a) Querschnitt durch den Thorax eines Neugeborenen mit den Brustorganen in situ, etwa in der Höhe dicht unter der Bifurkation. Neben dem Wirbelkörper liegt der „paravertebrale" Lungenteil. Die Lungen sind atelektatisch und nehmen die hinteren $^2/_3$ des Thoraxraumes ein, das vordere $^1/_3$ ist erfüllt vom Herzen bzw. von den großen Gefäßen und (seitlich) dem Thymus.

b) Der Schnitt stammt gleichfalls von einem Neugeborenen, der noch nicht geatmet hatte. Die Lungen sind demgemäß klein und atelektatisch. Der große (dunkel gefärbte) vordere Teil ist Thymus.

c) Das Präparat ist von einem ca. drei Monate alten Säugling Th., Prot. Nr. 149, gewonnen. Die Lungen sind lufthaltig, aufgebläht. Die „paravertebralen" Teile wölben sich tiefer nach hinten vor.

(Nach Präparaten des Verfassers.)

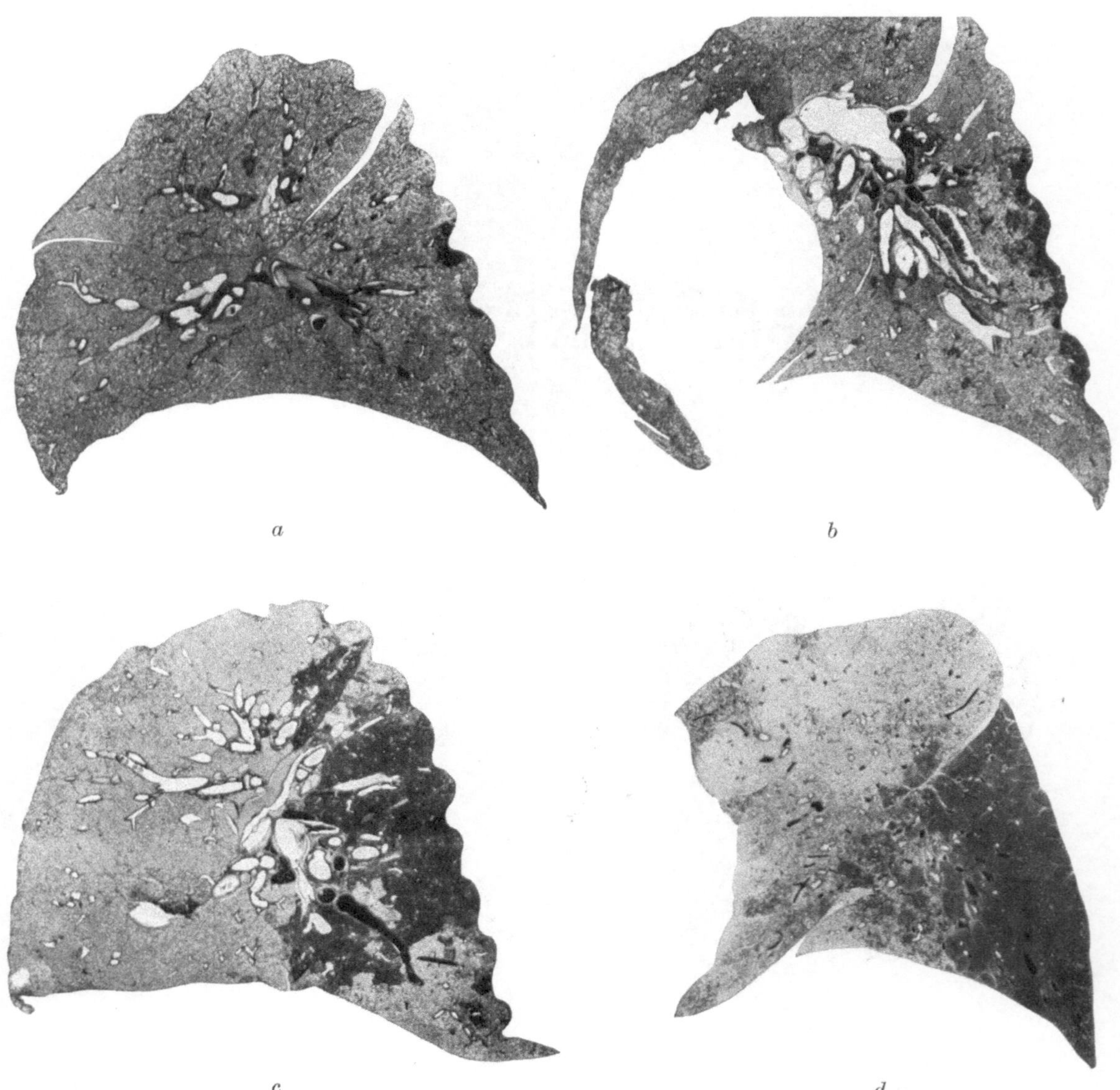

Fig. 165.

Typen der „dystelektatischen Paravertebralpneumonie" auf der linken Lungenseite (Sagittalschnitte). Die ersten Anfänge (a) findet man in den Rippenfurchen, wo die Lungenausdehnung gehemmt ist, dann breitet sich der Prozeß im Paravertebralraum, an der Brustwand, in der Mitte des Unterlappens aus (b), kann schließlich weit nach vorn greifen, ohne daß man doch das Prinzip der Lokalisation verkennt, in andern Fällen schließlich wird fast der ganze Unterlappen ergriffen (d). Zu beachten ist die Zähnelung der hinteren Lungenkante. Sie entsteht durch die Vorwölbung der sich aufblähenden Lunge in die Interkostalräume.

a) Hermann St., 4 Mon., Prot. Nr. 324. Starb toxisch. b) Andreas H., s. Fig. 97c. c) Joseph P., 5 Mon., Prot. Nr. 333. Starb toxisch. d) Karl B., 1 Mon., Prot. Nr. 422. Starb toxisch. 2 Tg. vita minima.

(Nach Präparaten des Verfassers.)

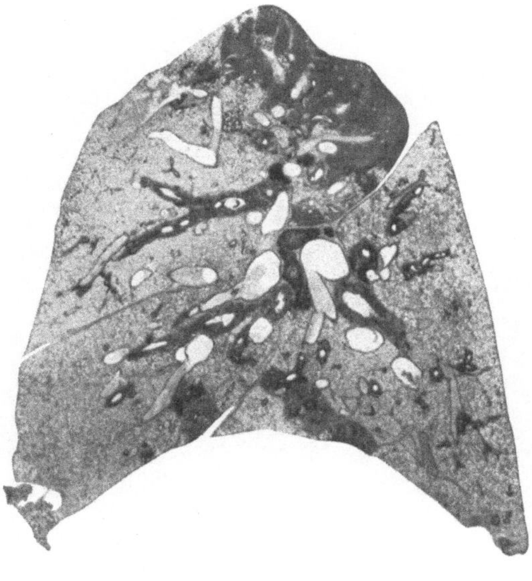

a 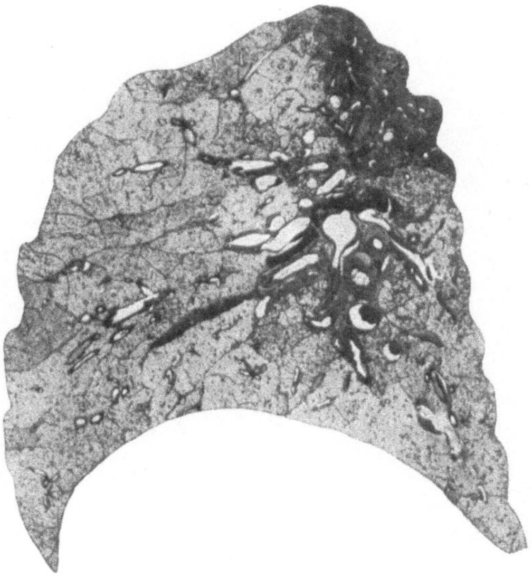 *b*

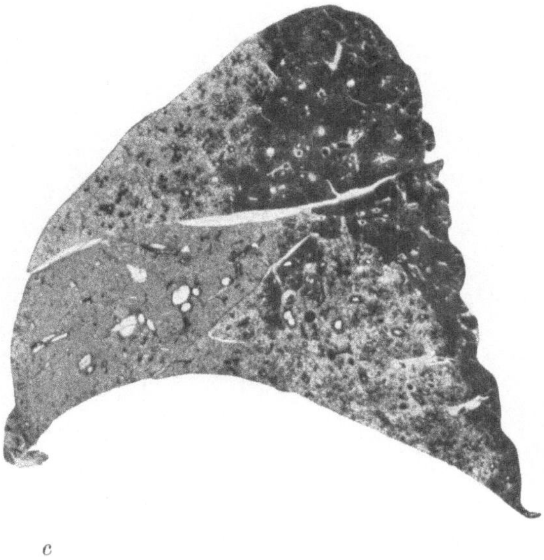

c 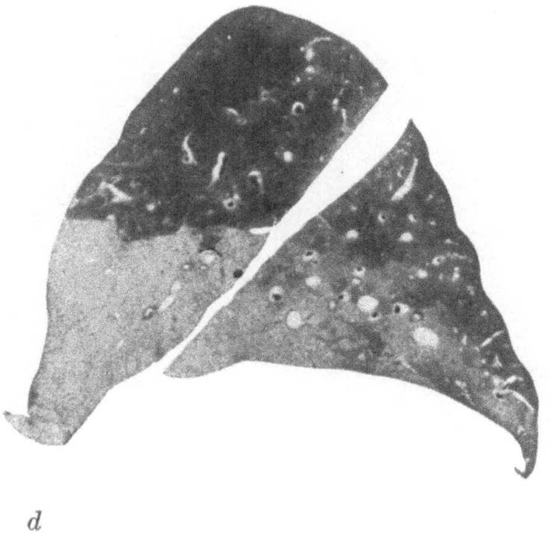 *d*

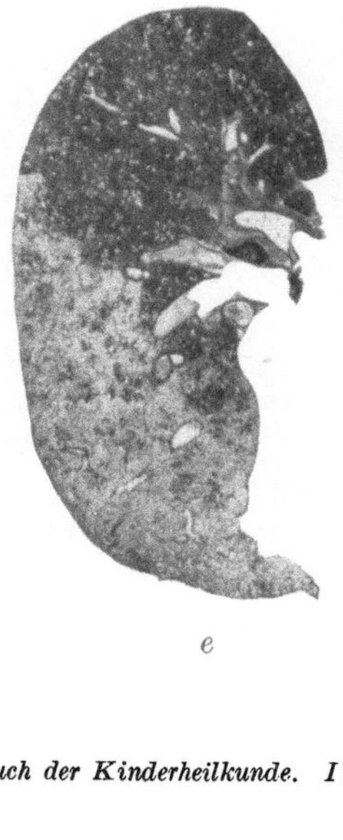

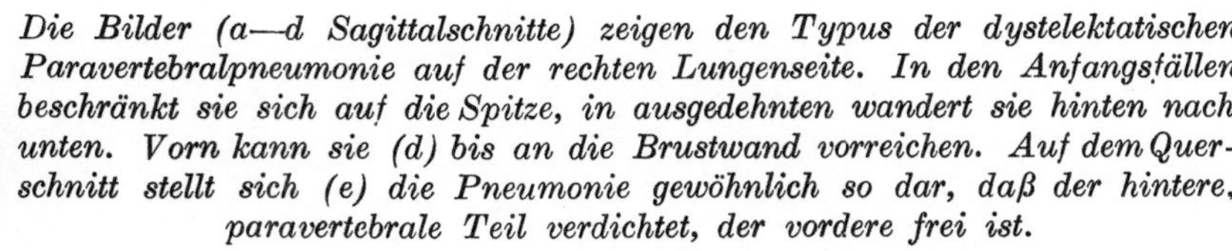

Die Bilder (a—d Sagittalschnitte) zeigen den Typus der dystelektatischen Paravertebralpneumonie auf der rechten Lungenseite. In den Anfangsfällen beschränkt sie sich auf die Spitze, in ausgedehnten wandert sie hinten nach unten. Vorn kann sie (d) bis an die Brustwand vorreichen. Auf dem Querschnitt stellt sich (e) die Pneumonie gewöhnlich so dar, daß der hintere, paravertebrale Teil verdichtet, der vordere frei ist.

a) Ernst Z., 2½ Mon., Prot. Nr. 363a, an Ernährungsstörung gestorben.

b) Franz M., 3 Mon., Prot. Nr. 137. gestorben an Atrophie.

c) Andreas H., 7 Mon., Prot. Nr. 297, an toxischer Ernährungsstörung gestorben (l. Lunge).

d) Franz W., 3 Mon., Prot. Nr. 183a, atrophisch gestorben.

e) Fritz R., 3½ Mon., an subakuter Ernährungsstörung gestorben.

(Nach Präparaten des Verfassers.)

e

naten mit luetischen Symptomen eingeliefert. Es fieberte und entfieberte auch nicht trotz spezifischer Behandlung und Verschwinden der syphilitischen Erscheinungen. Es trat eine Phlegmone am Kopf auf und davon ausgehend Erysipel. Im rechten Oberlappen war Verdichtung klinisch nachweisbar.

Das Röntgenbild zeigte rechts oben eine schwache und unscharf abgegrenzte Verschattung.

Sektion zeigte beide Lungen stark gebläht. Das Herz ist fast ganz verdeckt, der vordere Lungenrand ausgerundet. Der rechte Oberlappen ist hinten ziemlich derb verdichtet. Das Infiltrat nimmt im Unterlappen schnell an Masse ab. Auf der linken Seite ergibt sich ein Verdichtungsbezirk etwa in der Mitte des hinteren Umfanges des Unterlappens.

Epikrise: Es handelte sich um eine paravertebrale Pneumonie von durchaus typischer Lokalisation. Insbesondere ist die Abgrenzung des Herdes im linken Unterlappen sowohl nach oben wie nach unten bemerkenswert. Die große Beteiligung des Oberlappens prägte sich auch im Röntgenbilde aus.

Johann K., 2½ Monate, Prot. Nr. 646. Das mäßig schlaffe, atrophische Kind fiel dadurch auf, daß Leber und Milz deutlich vergrößert waren. Die Probe auf Tuberkulose und Lues war aber negativ. Das an sich schlecht gedeihende Kind fing an noch stärker zurückzugehen. Rechts hinten oben war verschärftes Atmen zu hören. Links hinten unten hörte man vereinzelte krepitierende Geräusche.

Die Sektion ergab eine paravertebrale Verdichtung, welche im rechten Oberlappen ziemlich derb war, im Unterlappen allmählich nach der Basis zu abnahm. Links war der Oberlappen ganz frei, dahingegen fand sich ein Verdichtungsstreifen im Unterlappen.

Epikrise: Es handelte sich also um eine paravertebrale Pneumonie mit ganz typischer Verteilung der Infiltrate. Der Oberlappenbefund war auffallend schwer.

Edith Ristau, 5 Monate, Prot. Nr. 819. Das Kind hatte Pertussis. Erscheinungen von Pneumonie waren während des Lebens klinisch kaum nachzuweisen.

Im Röntgenbild sah man einen undeutlichen Schatten, welcher rechts oben vom Hilus ausstrahlte.

Die Sektion ergibt eine ausgedehnte paravertebral angeordnete Pneumonie von typischer Verteilung. Namentlich der rechte Oberlappen ist hinten derb infiltriert. Nach dem Unterlappen zu nimmt die Infiltrationszone schnell ab. Der linke Unterlappen ist nur schlaff verdichtet.

Epikrise: Das Röntgenbild hat also im vorliegenden Falle nicht die starke Verdichtung im rechten Oberlappen angezeigt, sondern nur einen Summationsschatten mit den Hilusgebilden.

Geringe klinische Zeichen.

Die Atmung ist bei den Paravertebralpneumonien gewöhnlich nicht sehr gestört. In Anbetracht der großen Labilität der Säuglingsatmung kann man sie in die Beurteilung überhaupt nur einstellen, wenn die Abweichungen deutlich sind. Vielfach ist die Beurteilung aber auch noch dadurch gestört, daß die Ernährungskrankheiten von sich aus die Atmung beeinflussen (Azidoseatmen). Nasenflügelatmen wird natürlich für die Diagnose verwendet werden müssen.

Die klinische Untersuchung läßt meist im Stich. Dämpfungen sind kaum nachzuweisen, dagegen kann es bei der Auskultation gelingen, neben der Wirbelsäule Knisterrasseln zu hören. Man muß sagen: es kann gelingen, da auch Fälle von paravertebraler Pneumonie vorkommen, wo nichts zu hören ist und wo die Sektion gleichwohl einen ausgedehnten Befund aufdeckt.

Willy Sch.-H., 4 Monate, S. Nr. 234, wurde atrophisch, leicht fiebernd, mit geringem Husten eingeliefert. Im Vordergrund stand die Ernährungsstörung. Über der Lunge waren vereinzelte, gewöhnliche bronchitische Geräusche zu hören. Vorsichtshalber wurde eine Röntgenaufnahme gemacht, die einen ungewöhnlich ausgedehnten paravertebralen Schatten ergab. Das Kind ging dekomponiert zugrunde. Sektion ergab beiderseits eine gleichmäßige von oben bis unten reichende paravertebrale Infiltration.

Röntgenbild wichtiges diagnostisches Hilfsmittel.

Diagnose. Die Erkennung der Paravertebralpneumonie wird meist auf die größten Schwierigkeiten stoßen. Ein Hilfsmittel ist es, wenn man von vornherein an die besondere Lage der Infiltration denkt und die Untersuchung hauptsächlich auf die paravertebralen Partien der Lungen richtet. Das Röntgenbild kann Anhalte geben, braucht es aber nicht (s. S. 775).

Prognose. Die Pneumonie als solche ist gar nicht so sehr als Bedrohung aufzufassen, dagegen muß sie bei den ernährungskranken Säuglingen als ein Zeichen herabgesetzter Vitalität gelten. Tritt sie also auf, bzw. wird sie nachweislich, so ist das ein ernstes Zeichen für die Lage.

Therapie. Die Behandlung wird sich in erster Linie auf die Grundursache, d. h. auf den allgemeinen Kräftezustand zu richten haben. Die Atmung kann dadurch unterstützt werden, daß man die Kinder nicht dauernd in Rückenlage läßt. Man soll sie öfters aufnehmen und herumtragen, am besten natürlich in freier Luft (Garten). Außerdem kann man versuchen, durch Abgußbäder die Atmung anzuregen. Wichtiger als die Therapie ist die Vorbeugung. Sie fällt mit dem zusammen, was überhaupt das Gedeihen und die Frische des Säuglings fördert. Ernährungskrankheiten müssen schnell und energisch bekämpft werden um das Auftreten der komplizierenden Paravertebralpneumonien zu unterdrücken (Gewichtsstürze!).

Erich Sch., 7 Monate, Prot. Nr.547. Es handelte sich um einen debilen Zwilling, der schon einige Monate in der Klinik war und sich nur höchst zögernd entwickelte. Etwa 10 Tage vor dem Tode begann das Kind etwas zu husten, war aber fieberfrei und machte keinen besonders gestörten Eindruck. Erst am dritten Tage vor dem Tode traten leichte Temperaturerhöhungen auf. Auskultatorisch waren beiderseits neben der Wirbelsäule einige krepitierende Geräusche zu hören.

Sektion ergibt beiderseits eine absolut gleichmäßig von oben bis unten verlaufende Paravertebralpneumonie. Auf dem Schnitt ist das infiltrierte Gewebe ganz glatt. Mikroskopisch zeigen sich die Alveolen aufs dichteste von Zellen erfüllt, so daß die Alveolarzeichnung gänzlich verwischt ist.

Epikrise: Es ist sehr charakteristisch, mit wie unbedeutenden Erscheinungen hier die schwere Infiltration einhergegangen ist. Der Fall gibt eines der selteneren Beispiele, wo Kinder einer parav. Lungenentzündung unmitteibar zum Opfer fallen.

Während bei den dystelektatischen Pneumonien das infektiöse Moment fehlt oder als sekundär in den Hintergrund tritt, gibt es natürlich auch beim Säugling solche Pneumonien, wo die Art der Infektion das bestimmende ist. Sie treten auf:

1. als kruppöse Pneumonien,
2. als lobuläre Pneumonie,
3. als septische Pneumonien.

Über die kruppösen und lobulären Pneumonien wird weiter hinten das Notwendige gesagt werden. Hier sei nur erwähnt, daß kruppöse Pneumonien eigentlich erst vom 5.—6. Monat an aufzutreten pflegen. Vorher gehören sie zu den großen Seltenheiten (s. S. 686). Ähnliches gilt für die Lobulärpneumonien. Die akute Infektion macht sich erst in der zweiten Hälfte des ersten Lebensjahres bemerkbar, jedenfalls kaum vor dem 4. Lebensmonat. Bemerkt sei noch weiter, daß die schwere, infektiöse, lobuläre Entzündung auch eine paravertebrale Lokalisation bevorzugt, falls die Infiltrate nicht zu groß sind. Die Verteilung in kephalokaudaler Richtung ist jedoch anders als bei den dystelektatischen Infiltraten der ernährungsgestörten Säuglinge. Die Lobulärpneumonien sind vor allem dadurch ausgezeichnet, daß sie die hinteren Teile der Unterlappen bevorzugen und zwar vorzüglich auf der linken Seite. Meist aber treten sie doppelseitig auf. Die im Gefolge der pandemischen Grippe beobachteten Lobulärpneumonien zeichnen sich in schweren Fällen dadurch aus, daß links zwar nur der Unterlappen befallen zu sein pflegt, rechts dagegen gewöhnlich der gesamte Paravertebralraum von oben bis unten. Oben reicht die Infiltration nicht bis vorn. Im Unterlappen dagegen pflegt sie auch den vorderen Teil des Lappens auszufüllen.

Die schweren Allgemeinerscheinungen bei den Lobulärpneumonien der Säuglinge.

Je jünger der Säugling ist und je labiler er ist, um so größer pflegen die allgemeinen Schädigungen durch die Pneumonie bzw. die zugrundeliegende Infektion zu sein. Es kann zu Durchfällen schwerer und schwerster Art kommen, so daß das Krankheitsbild mehr dem einer schweren Durchfallskrankheit mit allen ihren verhängnisvollen Folgen entspricht. In anderen Fällen wieder stehen toxische Erscheinungen im Vordergrunde, ähnlich wie es bei den schweren infektiösen Darmkatarrhen der Fall sein kann. Kurz und gut — je jünger das Kind ist, um so mehr hat die Lobulärpneumonie die Neigung als lokale Erkrankung in den Hintergrund zu treten, um so mehr pflegen die Rückwirkungen der Infektion auf den Allgemeinzustand bei einzelnen Organen bzw. Organsystemen hervorzutreten. Auch hierauf kommen wir noch zurück.

Eine Besonderheit der Säuglingspneumonien ist auch, daß sie nicht selten zu Verlagerungen des Mediastinum führen. Sie kommen durch Volumsverkleinerung der kranken Lunge (Atelektase der einen und kompensierendes Emphysem der anderen Seite) zustande.

Wilhelmine I., 10 Monate, Prot. Nr. 461. Es handelte sich um ein fettes, pastöses Kind, welches lividzyanotisch eingeliefert wurde. Rechts hinten unten war ein größerer Verdichtungsherd nachweisbar. Links war ein Herd in der Lingula. Das Kind ging sehr schnell unter den Zeichen schwerster Blässe und Zyanose zugrunde.

Die Sektion zeigte den rechten Unter- und Mittellappen fast total verdichtet. Vom Oberlappen war der vordere Teil und die Spitze frei. Links war die Lingula infiltriert und außerdem der Unterlappen paravertebral, nach der Basis an Intensität zunehmend. Die Bronchialdrüsen waren groß und markig geschwollen.

Epikrise: Klinisch wie anatomisch handelte es sich um eine schwere konfluierende, lobuläre Pneumonie, bei der rechts durch die große Ausdehnung die paravertebrale Anordnung nicht mehr so deutlich hervortrat.

Heinz F., 4 Monate, Prot. Nr. 480. Das Kind wurde mit einer schweren Pneumonie des rechten Unterlappens eingeliefert, atmete von vornherein sehr schlecht, mit Einziehungen. Perkutorisch wie auskultatorisch war eine deutliche Dextroposition des Herzens festzustellen. Die Mitraltöne waren am deutlichsten über der rechten Hälfte des Sternums zu hören.

Die Sektion ergab dichte, gleichmäßige Infiltrationen des rechten Unter- und Mittellappens und des hinteren Teiles des Oberlappens. Links war nur ein schwacher paravertebraler Atelektasestreifen vorhanden.

Im Herzbeutel war die Flüssigkeit stark vermehrt. Das Herz befand sich etwa in Mittelstellung und war nicht vergrößert.

Epikrise: Es handelte sich hier um eine Mediastinalverlagerung durch die ungleiche Größe der beiden Lungenflügel. Die rechte Lunge war verkleinert, die linke aufgebläht. Inwieweit der Erguß im Herzbeutel zu der Verlagerung des Herzens mit beigetragen hat, muß dahingestellt bleiben.

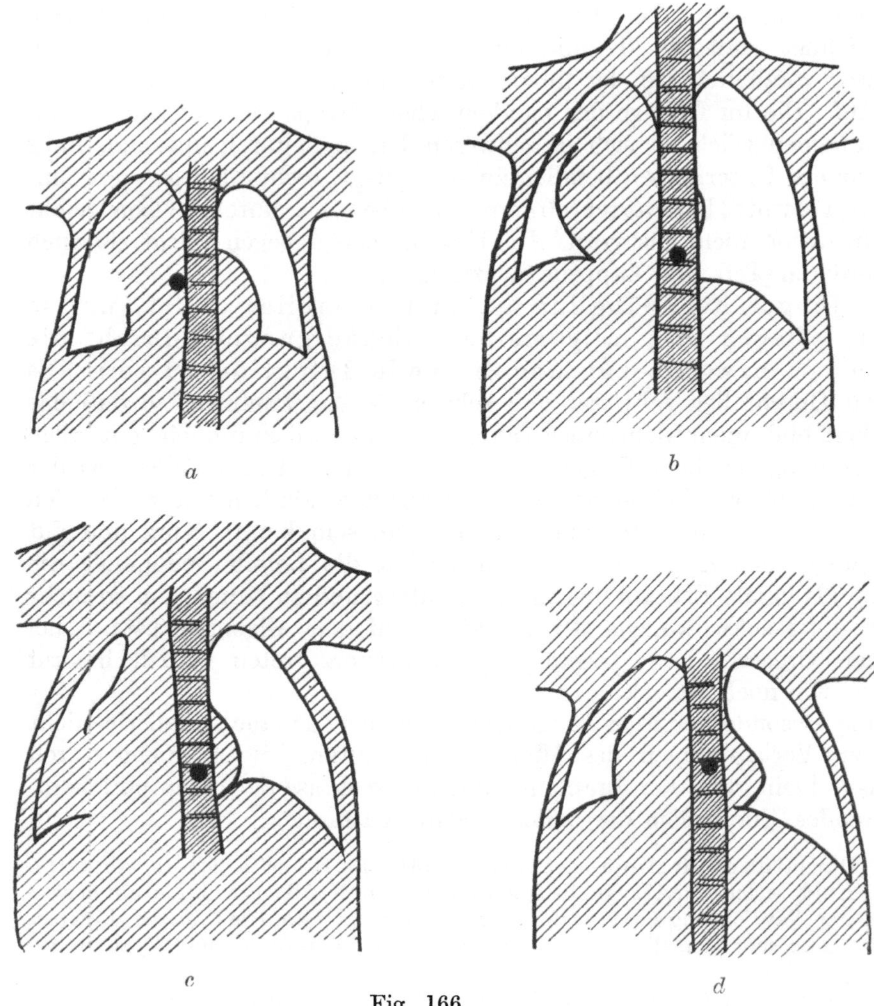

Fig. 166.

Röntgendiagramme von vier pneumonischen Säuglingen im Alter von 17 Tagen (a), 3 Mon. (b), 4 Mon. (c) und 4 Mon. (d). In sämtlichen Fällen bestand Pneumonie rechts mit einer starken Verschiebung des Herzens nach der erkrankten Seite. Dieser Zustand kommt durch Volumverkleinerung auf der kranken Seite und kompensatorisches Emphysen auf der gesunden zustande. Der Zustand kann diagnostisch verwendet werden.

(Nach Fällen des Verfassers, publ. bei *Thoenes*, Monatsschr. f. Kinderheilk., Bd. 23.)

In den letzten Jahren hatten wir Gelegenheit, eine eigenartige Form von Pneumonie des frühen Säuglingsalters zu beobachten. Sie betraf gewöhnlich schwächliche Kinder, mit Vorliebe Frühgeburten. Die Pneumonien waren durchaus torpid, verliefen ohne oder doch nur mit geringen Temperatursteigerungen. Das Röntgenbild ergab einen eigenartigen Schatten an der Basis des rechten Oberlappens, der sich in manchen

Fällen zu einer diffusen Verschattung des rechten Oberfeldes erweiterte. Die Pneumonien, welche zeitweise gehäuft auftraten, verliefen durchaus gutartig und waren im Prinzip nur röntgenologisch erkennbar bzw. nachweisbar. Welches anatomische Substrat zugrunde liegt, ist vorläufig nicht zu sagen, da bis auf einen Fall sämtliche in Genesung ausgingen, und in dem einen Todesfalle eine Obduktion nicht möglich war.

Charakteristisch für die jungen Säuglinge sind dann noch die septischen Pneumonien. Gewöhnlich treten sie in Gestalt von diffusen, hämorrhagischen Lobulärpneumonien auf. Es können aber auch eitrige Herde auf septischem Wege entstehen. Im ersteren Falle ist fast stets eine fibrino-purulente Pleuritis mit der septisch-hämorrhagischen Pneumonie verbunden. (S. Abbildungen auf Tafel 20). Die klinischen Erscheinungen sind sehr stürmisch. Die Kinder machen von vornherein einen schwerkranken Eindruck, sehen blau, verfallen aus. Die Diagnose kann gewöhnlich nicht präzise gestellt werden. Diese Form der Pneumonie kann infektiös sein und von einem Kind auf das andere übertragen werden. Die Prognose ist fast absolut ungünstig; therapeutisch läßt sich kaum etwas machen.

Die septischen Formen der Pneumonie.

Die metastatisch-eitrigen Entzündungsherde machen vereinzelte oder zahlreiche Abszesse von Erbsen- bis Bohnengröße. Liegen sie, was gar nicht selten ist, unter der Pleura, so können Durchbrüche mit nachfolgender Empyembildung entstehen.

Das Krankheitsbild ist uncharakteristisch. Meist handelt es sich um kachektische, abgezehrte Säuglinge. Der Ausgangspunkt der Infektion ist selten festzustellen. Vom Darm, wie man früher annahm, werden sie ihren Ursprung wohl nur selten nehmen. Gelegentlich ist eine Pyodermie anzuschuldigen. Die Diagnose kann kaum je gestellt werden, die Therapie ist machtlos.

Ein anderer Typ von septischer, rapid verlaufender, meist abszedierender Pneumonie ist von *Finkelstein* und von *Nassau* beschrieben worden. Es scheint sich um eine Spitalskrankheit zu handeln. Die Symptome sind dieselben. Die Erkrankung erfolgt aus voller Gesundheit mit Kollaps, Unruhe, Angst, Zyanose, grau-gelber Verfärbung des Gesichtes. In wenigen Stunden entwickelt sich ein ausgedehnter Lungenbefund. Die Krankheitsdauer beträgt selten mehr als 48 Stunden.

Röntgenuntersuchung. Die Pneumonie des Säuglings, namentlich des jungen und gar des Neugeborenen ist in der Regel sehr symptomarm. Die Rückwirkung auf das Allgemeinbefinden ist, wie schon gesagt, eine wesentlich eindrucksvollere. In der Röntgenuntersuchung haben wir jedoch ein Mittel, um uns wenigstens in einer Zahl von Fällen einen örtlichen Einblick zu verschaffen.

Übergroße Resultate darf man allerdings nicht erwarten. Gerade die Streifenpneumonien liegen für die gewöhnliche Aufnahme in dorsoventraler Richtung sehr ungünstig. Zudem sind die Streifen oft so wenig mächtig, daß sie auch bei weichen Aufnahmen keine ausgesprochenen Schatten machen. Man darf sich überhaupt nicht vorstellen, daß die „Streifenpneumonie" auch wieder einen „Schattenstreifen" macht. Vielmehr sieht das typische Bild der paravertebralen Pneumonie so aus, daß man einen verstärkten Hilus namentlich rechts erhält, manchmal mit

Das Röntgenbild gibt meist keinen Streifenschatten.

zackigen Ausstrahlungen nach der Seite zu. Es ist eben so, daß nur in der Hilusgegend eine Summation von schattengebenden Gebilden entsteht, während nach der Spitze wie nach der Basis zu die Infiltration zur Schattenbildung nicht ausreicht oder daß der Schatten mit dem des Herzens zusammenfällt. In seltenen Fällen entstehen wirklich streifenförmige Schatten und auch dann gewöhnlich nur auf der rechten Seite. Dehnt sich die Pneumonie, wie es oft geschieht, von ihrem Lieblingsbeginn, dem hinteren Teil des rechten Oberlappens weit in diesen aus, so können diffuse Verschattungen des rechten Oberlappens neben den sonstigen Zeichen der Paravertebralpneumonie entstehen.

Ausdrücklich muß betont werden, daß fleckige Verschattungen nicht zu erwarten sind. Gewöhnlich wird mit dem Begriff der Kinderpneumonie der der „Bronchopneumonie“ verbunden und damit die Vorstellung, daß das Lungengewebe unregelmäßig und diffus mit knotigen Infiltrationsherden durchsetzt sei. Für dieses anatomische Substrat erwartet man gemäß der anatomischen Anschauung Fleckung der Lungenfelder. Das kommt aber nur äußerst selten vor (s. Abb. 82 auf S. 209). Gewöhnlich sind die pneumonischen Herde überhaupt nicht zahlreich genug, um distinkte Schatten durch Summation in der Strahlenrichtung zu machen. Fast stets hat man bei den Lobulärpneumonien nur unsichere Schattengebilde in der Gegend der Unterlappen.

Kongenitale Pneumonie und Pneumonie der Neugeborenen.

Angeborene Lungenentzündung und solche der ersten Lebenstage sind von größter Seltenheit und werden daher nur anhangsweise abgehandelt. Ganz besonders selten sind angeborene Entzündungen. Sie treten fast stets nur dann auf, wenn auch die Mütter schwer erkrankt sind. Entweder handelt es sich bei den Müttern um pneumonische Erkrankungen oder um septische Infektionen. Bei einem Kind des zweiten Lebenstages fand sich die ganze linke Lunge infiltriert. Im Ausstrich waren massenhaft Pneumokokken nachweisbar. Die Geburt dieses Kindes war etwas verfrüht durch eine schwere Lungenentzündung der Mutter. In einem anderen Falle war die Mutter septisch; das Kind starb am dritten Lebenstage. Am ersten Tage war nicht untersucht worden, am zweiten waren pneumonische Veränderungen nachweisbar. Die Sektion ergab ausgedehnte beiderseitige Pneumonie mit vorwiegend paravertebralem Sitze. Die Entzündung griff weiter nach vorn, als wir es bei den dystelektatischen Pneumonien zu sehen gewohnt sind. In beiden Fällen schien der ausgedehnte Befund darauf hinzuweisen, daß die Entzündung schon vor der Geburt bestand, so daß man mit Recht von angeborener Pneumonie sprechen kann.

Allgemeinerscheinungen im Vordergrunde.

Das klinische Bild ist durchaus uncharakteristisch. Nicht Erscheinungen von seiten des Atmungsapparates stehen im Vordergrunde, sondern die schwere Störung des Allgemeinbefindens. Die Kinder sind matt, wollen nicht trinken, sehen schlaff aus und haben jene graulivide Farbe, wie sie kranken Neugeborenen so eigentümlich ist. Ob sich ein Lungenbefund erheben läßt, ist auch bei ausgedehnten Erkrankungen nicht sicher. Es ergibt sich also für schwere Allgemeinzustände des Neugeborenen die Regel, auch nach Pneumonien zu fahnden.

Ob Pneumonien der Art, wie wir sie eben geschildert haben, wirklich angeboren sind, oder ob sie ganz früh im extrauterinen Leben entstanden sind, wird sich meist nicht sicher feststellen lassen. Sicher kongenital sind wohl nur die Pneumonien, welche bei Totgeborenen gefunden werden oder bei solchen Kinden, welche nur wenige Stunden gelebt haben.

Max B., 4 Tage, Prot. Nr. 541. Das Kind war eine Frühgeburt von etwa 2200 g Geburtsgewicht. Bei der Aufnahme sah es fahl, blaß, leicht ikterisch aus. Klinische Erscheinungen von seiten der Lungen bestanden nicht. Bei der Einlieferung war das Kind auch schon in einem äußerst bedrohlichen Zustande und starb nach wenigen Stunden.

Die Sektion ergab in beiden Lungen pneumonische Verdichtungen, deren Zentrum sichtlich am Hilus gelegen war. Rechts erstreckte sich das Infiltrat im wesentlichen nach der Spitze zu. Links bildete es oberhalb und unterhalb des Hilus einen zusammenhängenden Streifen. Mikroskopisch handelte es sich um eine gewöhnliche zelluläre Pneumonie.

Epikrise: Die Pneumonie war wohl nicht als intrauterin entstanden zu betrachten. Das klinische Bild wurde durch den elenden Allgemeinzustand beherrscht.

Frieda K., 3 Wochen, Prot. Nr. 534. Das Kind wurde grau, elend aussehend, mit Nasenflügelatmung und Brustkorbeinziehungen eingeliefert. Nach wenigen Tagen verstarb es.

Die Sektion ergab, daß beide Lungen hinten mit disseminierten Infiltraten besetzt sind. Die Herde sind im Durchschnitt etwa bohnengroß, deutlich hämorrhagisch und nehmen an Dichte nach hinten zu.

Epikrise: Klinisch stand im Vordergrund der Erscheinungen weniger die Atemstörung wie das graue, verfallene Aussehen des Kindes.

Die Prognose der Lungenentzündung in den ersten Lebenstagen ist wohl absolut schlecht. Die Behandlung muß sich auf die Anregung der Atmung und die Stützung der Kräfte beschränken.

Auch bei Neugeborenen können torpide (asthenische) Pneumonien vorkommen, ähnlich wie wir sie auf S. 698 geschildert haben. Vielfach sind sie mit asphyktischen Anfällen verbunden. Man kann geradezu sagen, daß die Neigung zu asphyktischen Anfällen für die torpiden Pneumonien der Neugeborenen und jungen Frühgeborenen typisch ist.

Die Pneumonie des Kleinkindesalters.

(Broncho-, Katarrhal-, Lobulär-, Disseminierte Pneumonie.)

Allgemeine Pathologie. Die sogenannten „Bronchopneumonien“ von denen wir schon weiter oben gesagt haben, daß wir sie, um nichts zu präjudizieren, lieber grundsätzlich als „lobuläre Pneumonien“ bezeichnen wollen, sind eine spezifische Erkrankung des frühen Kleinkindesalters. Etwa mit dem 5.—6. Lebensmonat fangen sie an aufzutreten, schon im dritten Lebensjahr werden sie selten, um im 4. Lebensjahr fast zu verschwinden. Die Trennung zwischen den Pneumonien des Säuglings- und des Kleinkindesalters läßt sich also nicht restlos durchführen. Die Lobulärpneumonien des Säuglingsalters werden hier mitbehandelt.

Schwierigkeit der Abgrenzung.

Es gibt wohl kaum ein Kapitel in den organischen Erkrankungen des Kindes, wo immer noch so viele Unklarheiten herrschen, wie es bei den lobulären Pneumonien des Kleinkindesalters der Fall ist. Die Unklarheit wird wesentlich dadurch hervorgerufen, daß die Abgrenzung gegen Bronchitis — Bronchiolitis auf der einen Seite und gegen atypische Lobärpneumonien auf der anderen Seite nicht leicht oder kaum möglich ist. Bei fieberhaften Bronchitiden kleiner Kinder mit schwerer Allgemeinbeeinträchtigung und schwerer Störung der Atmung ist es oft kaum zu sagen, ob disseminierte Lungenverdichtungen vorhanden sind oder nicht. Auch vom Röntgenbilde haben wir keine entschiedene Förderung erfahren. Es gibt zwar einzelne Fälle, wo das Röntgenbild Verdichtungen erkennen läßt, welche sich klinisch nicht nachweisen lassen, auf der anderen Seite aber machen auch Bronchitiden Bilder, welche zu Irrtumsmöglichkeiten Anlaß geben. Pneumonien andererseits, welche nicht typisch und einwandfrei lobär verlaufen, werden bei jungen Kindern gewohnheitsmäßig zu den Lobulärpneumonien gerechnet. So lange wir, wie das leider der Fall ist, keine sichere Definition des Begriffs der lobären Pneumonie haben, so lange wird es auch Fälle geben, welche man nicht in die Systematik einreihen kann. Bei jungen Kindern herrscht die Neigung, die unsicheren Fälle zu den Lobulärpneumonien zu rechnen. Viel zu der Verwirrung trägt die Bezeichnung „Bronchopneumonie" bei. Durch sie wird ohne weiteres unterstellt, daß die Lobulärpneumonie bronchogenen Ursprungs sei, was, wie wir sehen werden, durchaus nicht der Fall zu sein braucht. Früher allerdings wurde das ohne weiteres angenommen und auch heute noch ist es oft der Fall. Man nahm an, daß die Bronchopneumonie auf dem absteigenden Wege zustande komme, daß es eine kontinuierliche Reihe gibt von: Bronchitis, Bronchiolitis, Bronchopneumonie. Nicht nur daß hierdurch der Begriff von Bronchitis und Pneumonie fließend geworden ist, sondern diese scheinbar so logische Gedankenkette hat sich so weit im ärztlichen Denken eingefahren, daß es schwer ist, dagegen anzugehen.

Wollen wir aus dem Chaos einigermaßen herauskommen, so muß die Frage vorangestellt werden, ob die Lobulärpneumonien tatsächlich bronchogenen Ursprungs sind. Möglich ist diese Entstehung zweifellos. Sicher aber dürfte der Zusammenhang nur sein, wenn die Bronchitis sehr ausgedehnt, die Pneumonie aber gering ist. Im anderen Falle muß man ernsthaft daran denken, ob nicht der umgekehrte Zusammenhang wahrscheinlicher ist: daß die Pneumonie ihrerseits die Bronchien in Mitleidenschaft gezogen hat. Seit wir uns mit dieser Frage beschäftigten, haben wir vielfach bei Obduktionen darauf geachtet und die einfache Probe gemacht, ob man die Bronchitis der kleineren Äste in den nichtinfiltrierten Bezirken ebenso nachweisen könne wie in den infiltrierten. Diese Frage ist ganz einfach so zu prüfen, daß man die aufgeschnittenen Lungen quer zur Schnittfläche etwas komprimiert und sieht, ob aus den Bronchien eitriges Sekret herauskommt. Dabei hat sich ergeben, daß es meist tatsächlich so ist, daß man innerhalb der infiltrierten Gebiete auf der Schnittfläche gelbliche Punkte bekommt, unmittelbar daneben im nichtinfiltrierten Gebiete aber nicht. Man könnte hiernach denken, daß die Lobulärpneumonien durch lokalisierte Bronchitiden hervorgerufen werden. Das ist aber minder wahrscheinlich als die Annahme, daß die lokalisierten Bronchitiden sekundär durch die pneumonische Infiltration hervorgerufen werden.

Auf der anderen Seite sieht man klinisch wie anatomisch ausgedehnte Bronchitiden, ohne daß Infiltrate vorliegen. In einem von uns in Serienschnitten untersuchten Falle sieht man eine sehr weitgehende Eiterfüllung der Bronchien, nirgends aber eine Spur von Beteiligung des Lungengewebes. Klinisch lassen sich viele auch hochfieberhafte Bronchitiden verfolgen, welche ohne weiteres in Heilung übergehen und jegliches Symptom von Infiltration vermissen lassen.

Emil N., 2½ Monate, Prot. Nr. 595. Es handelte sich um ein dyspeptisches Kind, bei dem man mittlere Geräusche hinten über beiden Lungen hörte. Der Thorax stand hoch. Das Herz war klein und in Mittelstellung.

Die Sektion ergab die Lungen mäßig gebläht, die rechte Lunge leicht zyanotisch, namentlich unten. Die Lunge fühlt sich etwa massig, aber nicht derb an. Auf dem Einschnitt ergibt sich dicker Eiter in den gröberen und den feineren Bronchien. Gewebe ist nirgends infiltriert.

Epikrise: Es handelte sich bei diesem jungen Säugling um eine ausgesprochene eitrige Bronchitis ohne Pneumonie.

Bedingungen für das Zustandekommen der Lobulärpneumonie.

Es muß ernsthaft daran gedacht werden, daß gewisse Infektionen bzw. Infektionen unter gewissen Bedingungen, gleichzeitig Bronchien und Lungengewebe ergreifen, so daß das eigenartige Bild der Lobulärpneumonie mit gleichzeitigem, mehr oder minder ausgedehnten Bronchialkatarrh geschaffen wird. Bildet sich eine derartige Erkrankung aus, so ist natürlich im Verlaufe nicht ausgeschlossen, daß eine wechselseitige Beeinflussung von Lungengewebe und Bronchien außerdem noch stattfinden kann. Zu den „gewissen Bedingungen" gehören vor allen Dingen vorausgehende Erkrankungen und schon hier möchten wir darauf hinweisen, daß diese Erkrankungen sehr unscheinbarer Natur sein können und sich oft, ja in der Mehrzahl der Fälle, nur als ein Katarrh der oberen Luftwege darstellen.

Die Auffassung von der nicht bronchogenen Entstehung der Lobulärpneumonien ist neuerdings durch die Untersuchungen von *Heim* gefördert worden. Er hat seine Studien an großen Situationsschnitten angestellt und ist auch zu der Auffassung gekommen, daß die frühere Auffassung von der grundsätzlich bronchogenen Entstehung der Lobulärpneumonie für viele Fälle nicht zutrifft. Nach unserem Ermessen ist die klinische Entwicklung der Krankheit für die Auffassung maßgebend. Bronchitis bzw. Bronchopneumonien verlaufen nach dem alten Grundsatze: „Was ein Häkchen werden will, krümmt sich beizeiten." Aus einer einfachen Bronchitis, sei sie noch so heftig, sei sie hoch fieberhaft, entwickelt sich niemals eine „Bronchopneumonie", wenigstens ist ein solcher Zusammenhang nicht nachweisbar. Bronchitis bleibt Bronchitis. Dagegen setzen die Bronchopneumonien der Regel von vornherein als schwere Erkrankungen ein. Namentlich in den Fällen mit katarrhalischem Vorstadium ist es oft ausgezeichnet zu sehen, wie die Situation sich schlagartig verändert und der harmlose Katarrh der oberen Luftwege in eine schwere Pneumonie übergeht.

Ein Fall von Grippe war in dieser Hinsicht besonders lehrreich. Die fieberhafte, befundlose Zeit dauerte schon über 14 Tage an, als plötzlich unter Verschlechterung des Allgemeinbefindens eine Pneumonie in Erscheinung trat. Anatomisch war es nicht die hämorrhagisch-eitrige Form der malignen Grippepneumonie, sondern eine gewöhnliche konfluierende Bronchopneumonie.

Nach der Natur der Sache kann die mit der Pneumonie stets verbundene Entzündung der Bronchien in Gestalt von Rasselgeräuschen viel früher nachweisbar sein, als die Verdichtung. Sie muß ja erst einen größeren Umfang erreichen und der Brustwand hinreichend nahekommen, um nachweisbar zu sein.

Wir möchten also unseren Standpunkt dahin formulieren, daß die sogenannte „Bronchopneumonie“ nicht ohne weiteres bronchogen ist oder daß sie durch die bronchogene Entstehung gekennzeichnet sei. Vielmehr handelt es sich dabei um die Auswirkung spezifischer Infektionen bzw. spezifischer Bedingungen, unter denen die Infektion sich ausbildet. Die Grundlage für das Zustandekommen der Krankheit muß aber mit den Eigentümlichkeiten des Alters aufs engste zusammenhängen, da wir ja jenseits des 3. und 4. Lebensjahres kaum noch „Bronchopneumonien“ sehen.

Dieser Standpunkt gewinnt in den letzten Jahren immer mehr Anerkennung. Nicht nur *Heim* hat sich ihm stark genähert, sondern auch andere Autoren, welche sich neuerdings mit der Kinderpneumonie näher befaßt haben, z. B. *L. F. Meyer*.

Ätiologie, Pathologie.

Für die Entstehung der Lobulärpneumonien müssen drei Punkte vor allen Dingen als wichtig und charakteristisch ins Auge gefaßt werden:

1. die Tatsache, daß die Lobulärpneumonien auf das ältere Säuglings- und das frühe Kleinkindesalter beschränkt sind,
2. die Tatsache, daß die Lobulärpneumonien in der Regel sekundär, d. h. im Gefolge anderer infektiöser Krankheiten auftreten,
3. die Tatsache, daß allgemeines Darniederliegen des körperlichen Zustandes der Entstehung der Pneumonie Vorschub leistet.

Auf diese drei Tatsachen soll etwas näher eingegangen werden. Wie hat man es sich vorzustellen, daß die Lobulärpneumonie auf eine bestimmte frühe Altersgruppe beschränkt ist? Zwei Möglichkeiten kommen vorzüglich in Frage. Entweder handelt es sich ähnlich wie bei der Paravertebralpneumonie um anatomisch bedingte Einflüsse, oder aber es liegen andersartige, mehr funktionelle Faktoren zugrunde. Die erstere Annahme findet zunächst keinerlei Stütze. Dagegen werden wir gleich sehen, daß sich für die zweite eine große Wahrscheinlichkeit ergibt.

Lobulärpneumonie als Sekundärerkrankung.

Wenn wir nämlich den zweiten Punkt berücksichtigen, daß die Pneumonie meist sekundär aufzutreten pflegt, so werden wir uns die Frage vorzulegen haben, welche Rolle die erste Infektion für die Entstehung der Pneumonie spielt. Von jeher sind gut charakterisierte Infektionen als Vorläufer der Lobulärpneumonie beobachtet worden, in erster Linie Masern und Keuchhusten, in weitem Abstande Diphtherie und Scharlach. Beobachtungen der neueren Zeit, die allerdings auch schon in der älteren Literatur da und dort angedeutet sind, haben weiter darauf hingewiesen, daß auch andere unscheinbarere Infektionen der Pneumonie den Weg ebnen können. Einfache Katarrhe der oberen Luftwege, grippale Erkrankungen ohne Lokalisation oder mit Lokalisation nur in den oberen Luftwegen, können vielfach als Vorläufer der Pneumonie beobachtet werden. Beachtlich ist hierbei, daß das katarrhalische Vorstadium umso häufiger festzustellen ist je jünger die Kinder sind. Im Säuglings- und frühen Kleinkindesalter findet man es in der Mehrzahl der Fälle. Bei der pandemischen Grippe, wie sie um 1920 herum herrschte, haben wir oft gesehen, daß fieberhafte Grippeerkrankungen ohne besondere Lokalisation schlagartig von Pneumonie gefolgt wurden, sei es, daß sich die Pneumonie unmittelbar an die Fieberperiode anschloß, sei es, daß sich ein Zwischenraum von mehreren Tagen einschob. Was damals durch seine Häufigkeit auffällig war, kann aber jederzeit beobachtet werden. Am deutlichsten tritt der Umschlag allerdings bei der kruppösen Pneumonie hervor.

Früher hat man sich die Lobulärpneumonien nach infektiösen Krankheiten in ihrer Entstehung so vorgestellt, daß man eine allgemeine Resistenzschwächung des Körpers annahm. Man meinte also, daß es sich um ähnliche Verhältnisse handle wie in den Fällen, wo die allgemeine Reduktion des Körperzustandes einer Pneumonie voranging. Heute müssen wir uns fragen, ob diese Anschauung noch zu recht besteht oder ob nicht durch die erste Infektion eine Umstimmung des Körpers im Sinne *Pirquet*s verursacht wird. Vielleicht muß durch die Infektion eine allergische Umstimmung erfolgen, um dem Infektionserreger die Ansiedlung in der Lunge erst zu ermöglichen. Dieser Gedanke wird neuerdings für die kruppöse Pneumonie von *Lauche* vertreten.

Lobulärpneumonie entsteht wahrscheinlich erst nach Allergisierung.

Wenn wir nun sehen, was bisher auch nicht genügend gewürdigt worden ist, daß gerade im Anschluß an Masern und Keuchhusten nicht nur lobuläre sondern auch zahlreiche lobäre Pneumonien vorkommen, so wird uns die Idee näher gebracht, daß die Auffassung *Lauches* auch für die Lobulärpneumonie gelten kann, daß tatsächlich eine immunbiologische Umstimmung des Körpers durch die erste Infektion die Vorbedingung für die Entstehung der Lobulärpneumonie ist. Machen wir uns diesen Gedankengang zu eigen, so wird, um auf den ersten Punkt zurückzukommen, die Annahme wahrscheinlich, daß die Beschränkung der Lobulärpneumonie auf eine gewisse jugendliche Altersklasse durch die Reaktionsform dieses Alters und nicht durch anatomische Verhältnisse bedingt ist. Welches im speziellen die besondere Reaktionsform ist, darüber ist allerdings näheres noch nicht bekannt. Wir können nicht sagen, warum nach erfolgter Allergisierung in dem einen Falle eine Lobär-, in dem anderen eine Lobulärpneumonie eintritt.

Wir kommen nun zum dritten Punkte. Allgemeines Darniederliegen des Körpers, Unterernährung, mangelnde Pflege, Kachexie, Überstehen schwerer Krankheiten und vor allen Dingen die Rachitis leisten erfahrungsgemäß der Entstehung der Lobulärpneumonie Vorschub. Es ist nicht leicht, diese Tatsache mit den eben erörterten Darlegungen in Verbindung zu bringen. Vielleicht ist es so, daß auf dem Boden der allgemeinen Reduktion des Körperzustandes die spezielle Umstimmung durch eine Erstinfektion leichter vor sich geht als es sonst der Fall ist, oder daß nach erfolgter bzw. schon vorhandener Umstimmung die zweite Infektion beim geschwächten Körper leichter haftet. Man muß natürlich auch daran denken, daß die Kachexie allein die Lungen in einen Zustand herabgesetzter Widerstandsfähigkeit bringt, welcher die Entstehung der Lobulärpneumonie begünstigt. In diesem Sinne muß auch an die Tatsache erinnert werden, daß kleinere lobuläre Herde fast stets (in tabula) bei Kindern gefunden werden, welche infolge anderer Schädigungen zugrunde gehen.

Rachitis in der Pneumoniegenese.

Eine besondere Bedeutung hat die Rachitis. Es ist gar nicht zu verkennen, daß das rachitische Kind in der Erwerbung von Erkrankungen des Respirationsapparates einschließlich der Pneumonie ungünstiger gestellt ist als andere Kinder. Die Rachitis braucht aber nicht schwer zu sein und der allgemeine Körperzustand des Kindes braucht nicht reduziert zu sein. Hierdurch wird man zu der Auffassung gedrängt, daß die allgemeine Umstimmung, welcher der Körper durch die Rachitis unterliegt, das wesentlich bestimmende ist. Es handelt sich nicht so sehr um eine Beeinträchtigung der Atmung durch die anatomische Veränderung im Thorax, als um die Gesamtumstimmung der Stoffwechsel- und damit wohl auch der Reaktionslage des Körpers.

Wenn man all das, was bisher erörtert wurde, zusammenfaßt, um sich ein Bild von der Entstehung der Lobulärpneumonie zu machen, so muß man ungefähr folgendes sagen: Auf der Grundlage endogener, funktioneller Besonderheiten des frühen Kleinkindesalters wird durch eine Infektion meist katarrhalischer Art im Gebiete der Luftwege (auch bei Masern und Keuchhusten sind ja derartige Katarrhe die Regel) die Disposition zur Lobulärpneumonie geschaffen. Handelt es sich um Kinder, deren Allgemeinzustand herabgesetzt ist, sei es durch spezifische Einflüsse wie bei der Rachitis, sei es durch die unspezifischen der allgemeinen Kachexie, so kommt es eher zu einer entsprechenden Beeinflussung der Reaktion der Lungen bzw. zum schnelleren Angehen der Zweitinfektion. Sowie das Kind aus dem frühen Kleinkindesalter herauswächst, wird der Entstehung der Lobulärpneumonie durch die Änderung der Gesamtlage des Körpers der Boden entzogen und nunmehr pflegt die Reaktion der Lungen nicht mehr die lobuläre sondern die Lobärpneumonie zu sein. Wie man sieht, eine noch recht unbestimmte Vorstellung.

Ältere und neuere Auffassungen der Pneumoniegenese.

Wie verhält sich diese Auffassung zu den älteren Anschauungen? Früher stellte man sich vor, daß der Prozeß sich grundsätzlich deszendierend entwickle. Auch in scheinbar akut einsetzenden Fällen hörte man immer wieder, daß das Kind schon einige Zeit erkältet gewesen sei, daß es gehustet habe oder daß doch wenigstens ein Schnupfen vorhanden gewesen sei. In der Regel aber sei es so, daß eine bestehende gröbere Bronchitis sich plötzlich auf die feineren Äste fortsetze und daß sich nun im Gebiete der Bronchitis, eher bei umschriebenen wie bei ausgedehnten allgemeinen Bronchitiden, pneumonische Herde bilden. *Heubner* drückt es in seiner plastischen Sprache so aus, daß er sagt: „Die Endzweige der Bronchien behängen sich mit Beeren“. Pneumonien dieser Entstehungsart, d. h. auf dem Umwege über die Erkrankung der feinsten Bronchien kommen zweifellos vor. Die Disseminierung kann sogar soweit gehen, daß es zu miliaren pneumonischen Herdchen kommt (s. Abb. 208 auf S. 781). Diese Form der Pneumonieausbildung scheint die Ausnahme zu sein. In der Regel scheint die Pneumonie der „allergisierenden“ Krankheit schlagartig zu folgen.

Pathologische Anatomie.

Am schönsten tritt das isolierte, inselartige Auftreten pneumonischer Herde in Anfangsfällen zutage. Gewöhnlich handelt es sich um Kinder, welche sub finem vitae sich noch ohne klinisch erkennbaren Befund pneumonische Herde zugezogen haben. Man sieht dann im rötlichen, mehr oder minder saftreichen Lungengewebe erbsen- bis haselnußgroße Herde, etwas trocken, rotbräunlich, manchmal auch mit einem Stich ins Violette, leicht gekörnt über die Schnittfläche hinausragen. Die Verteilung der lobulären Herde in mittelschweren Fällen ist gewöhnlich so, daß die hinteren Teile der Unterlappen am stärksten befallen sind. Oberlappen werden fast nie von Lobulärpneumonie in Anspruch genommen und vor allen Dingen nicht der rechte Oberlappen. Pneumonien, welche im rechten Oberlappen deutlich isoliert nachweisbar sind, schalten fast automatisch aus dem Gebiete der Lobulärpneumonie aus. Die Pleura ist bei der Lobulärpneumonie meist unversehrt, mit Ausnahme jener noch zu besprechenden Fälle von Polyserositis, wo die Infektion von vornherein nicht nur das Lungengewebe sondern auch sämtliche seröse Häute befällt. Die Färbung der Pleura in den gewöhnlichen Fällen ist namentlich in den abhängigen Partien lividblau bis blauviolett mit helleren Stellen. Treten pneumonische Herde bis an die Oberfläche, so kann sich, zumal wenn die Infiltrate teilweise hämorrhagisch sind, ein sehr buntes Bild an der Lungenoberfläche ergeben. In der Regel aber wird der äußere Anblick der Lungen durch die blaue Verfärbung der abhängigen Partien beherrscht. Auf dem Schnitt sieht man in charakteristischen Fällen eine Art von Weintraubenzeichnung. Die Herde sind wie die Beeren um den Stiel mit seinen Verzweigungen um den Hauptbronchus mit seinen Ästen geordnet. Neben isolierten Herden können aber auch mehr kompakte Infiltrationsflächen vorhanden sein, so daß man den Eindruck einer Lobärpneumonie haben kann. Beim näheren Zusehen schält sich dann aber doch noch eine lobuläre Felderung heraus. Das nicht infiltrierte Gewebe ist gewöhnlich sehr saft- und blutreich. Bei Druck quellen aus den Bronchialdurchschnitten, gewöhnlich nur im befallenen Gebiete, eitrige Tröpfchen hervor. Auch die Schleimhaut der groben Bronchien pflegt bei ausgedehnteren Pneumonien gerötet, aufgelockert und mit Schleim, bzw. mit schleimig-eitriger Masse bedeckt zu sein.

Das bunte anatomische Bild der Lobulärpneumonie.

Histologisch ist das Bild recht einfach. Die Bronchien sind mit Eiter gefüllt, in dem man bei geeigneter Färbung auch Bakterien nachweisen kann. Die Bronchialwand ist aufgelockert, das peribronchiale Gewebe infiltriert. In der unmittelbaren Umgebung der Bronchien, oft so, daß der Bronchus tatsächlich den Mittelpunkt bildet, sind die Alveolen mit Zellen gefüllt. Das gibt dann das einfache und darum so eindrucksvolle Bild von Bronchitis, Peribronchitis, Bronchopneumonie. Dieses Bild läßt aber kaum auf die Dynamik des Geschehens schließen. Der Inhalt der Alveolen besteht aus weißen Blutkörperchen, abgestoßenen Endothelien. Rote Blutkörperchen bzw. richtige Blutungen sind nicht selten. Sie treten um so eher auf, je jünger die Kinder sind und je infektiöser der Prozeß ist.

Es muß aber darauf aufmerksam gemacht werden und das ist wieder ein Hinweis auf die große Vielgestaltigkeit des Komplexes „Bronchopneumonie", daß auch Fibrin vorhanden sein kann. In der Regel ist das nicht der Fall, und der Fibringehalt pflegt auch nicht entfernt so hochgradig zu sein wie bei lobärer Pneumonie. Bei Masern- und neuerdings auch bei Influenzapneumonien ist darauf hingewiesen worden, daß in den Alveolen und kleinen Bronchien Riesenzellen auftreten.

Das klinische Bild.

Krankheitsformen. In Anbetracht der Tatsache, daß der Begriff der Lobulärpneumonie nichts Einheitliches darstellt und in Ansehung der Tatsache, daß die Erkrankung in einem Alter vorkommt, wo von Monat zu Monat mit größeren körperlichen und funktionellen Veränderungen zu rechnen ist, wird man ein einheitliches, typisches Krankheitsbild nicht erwarten können. Das ist um so verständlicher, als ja selbst bei einer so ungewöhnlich typischen Erkrankung wie es die kruppöse Pneumonie ist, unendlich viele Abweichungen im klinischen Bilde vorkommen. Um wieviel mehr wird es bei einer so irregulären Erkrankung, wie bei der Lobulärpneumonie der Fall sein.

Abgrenzung einzelner Formen.

Man hat sich bemüht, in das Chaos der Kleinkinderpneumonie Ordnung zu bringen, indem man aus der Vielgestaltigkeit der klinischen Bilder Gruppen herausschält. Das Unternehmen ist, man möchte fast sagen, kühn, mindestens aber schwierig. Kühnheit und Schwierigkeit liegen vor allen Dingen darin begründet, daß weder die Diagnose: Pneumonie immer mit Sicherheit zu stellen ist, noch der Begriff der lobären wie der lobulären Pneumonie fest abzugrenzen ist. So lange das aber nicht der Fall ist, wird es zahlreiche Fälle geben, von denen man nicht einmal genau sagen kann, ob man es mit der einen oder anderen Form von Lungenentzündung zu tun hat, so daß persönliche Anschauungen und Auffassungen weitgehend das Feld beherrschen werden. Gleichwohl sind die Versuche der letzten Zeit mit Beifall aufgenommen worden, weil es an sich schon verdienstlich und erlösend empfunden wird, wenn man auch nur anfängt, in einem Chaos Ordnung zu schaffen. Am meisten hat sich die Einteilung von *Nassau* Eingang verschafft, welche von *L. F. Meyer* noch etwas erweitert worden ist. Wir geben sie hier in der letzten Fassung wieder, müssen aber, wie wir gleich sehen werden, kritisch dazu Stellung nehmen.

1. Die pulmonale Form der Bronchopneumonie. Beschränkung der Erkrankung auf den lokalen Prozeß, weder ernstere Gefährdung des Kreislaufs noch schwere Allgemeinsymptome.

2. Die kardiale Form der Bronchopneumonie. Ernste Gefährdung von Herz und Kreislauf. Starke Zyanose im Wechsel mit Blässe, niedriger Blutdruck, Stauungen im kleinen Kreislauf, Leberschwellung, Meteorismus, Behinderung der Zwerchfellarbeit, hochgradige Dyspnoe.

3. Die atonische Form der Bronchopneumonie. Atonie der gesamten Körpermuskulatur, einschließlich Zwerchfell und Herz, fahle Blässe meist ohne Zyanose, Meteorismus oder noch schlimmer Einsinken der Bauchdecken. Als Ursache der Atonie wird eine toxische Reizung des autonomen Nervensystems, vor allem des Parasympathikus vermutet, als deren Folge die Lebervenensperre von besonders unheilvoller Bedeutung ist.

4. Die alimentäre oder besser intestinale Form der Bronchopneumonie, Beteiligung des Magen-Darmkanals und vor allem der intrazellulären Wasserbindung, schlechte Nahrungsaufnahme, Erbrechen, Durchfälle, Gewichtsabnahme und allgemeine Exsikkose als Folgen.

5. Die meningeale und eklamptische Form der Bronchopneumonie. Schon von *Barthez* und *Rillet* als besondere Verlaufsart beschrieben und durch zentralnervöse Reizerscheinungen ohne organische Grundlage charakterisiert.

6. Die toxische oder septische Form der Pneumonie. Schwerstes Kranksein aus voller Gesundheit heraus, überstürzter Ablauf, unbeeinflußbarer Tod nach 1—2mal 24 Stunden. Anatomische Grundlage zumeist abszedierende Pneumonie.

Einteilung *Nassau-L. F. Meyer.*

7. Die asthenische Pneumonie, die bereits früher erwähnt wurde.

8. Die subakute, asphyktophile Form der Bronchopneumonie, ausschließlich bei jungen Säuglingen. Im Vordergrund des Krankheitsbildes stehen Zyanose und asphyktische Anfälle, die aber weder pulmonal noch kardial bedingt sind, sondern durch die Unterempfindlichkeit des jugendlichen Atemzentrums gegenüber dem Kohlensäurereiz entstehen.

Der Häufigkeit nach steht die pulmonale Form nach den Angaben von *L. F. Meyer* an der ersten Stelle. Sie macht fast die Hälfte aller seiner Beobachtungen aus. Gleichzeitig wird mit Worten und in Form eines Diagrammes gezeigt, daß die Sterblichkeit der pulmonalen Form minimal war. Sie betrug nur 3%, wohingegen die Fälle mit kardialen Erscheinungen eine Sterblichkeit bis zu 45% hatten. Nimmt man zu diesen prognostischen Eigentümlichkeiten der pulmonalen Form die Tatsache, daß ein großer Teil offenbar sich im rechten Oberlappen abspielt, (*L. F. Meyer* sagt:

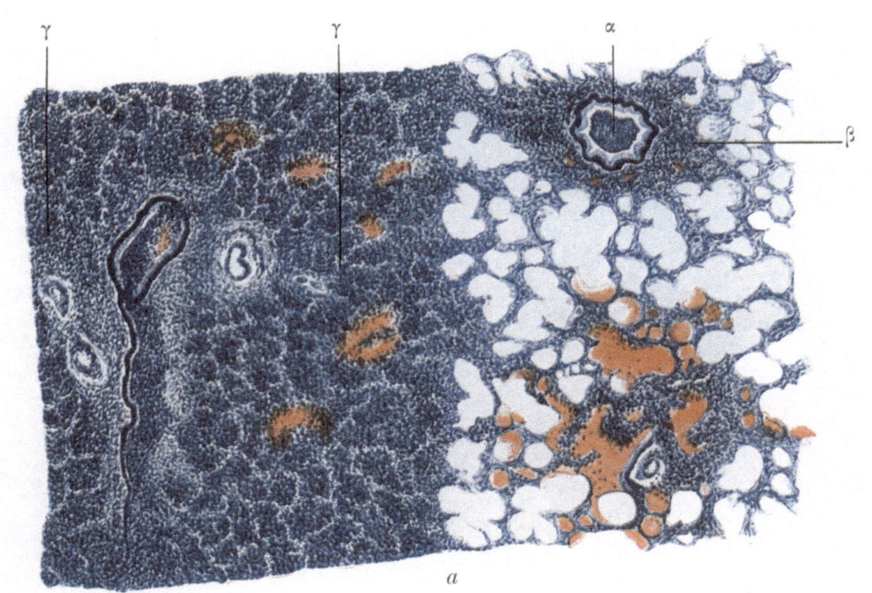

a

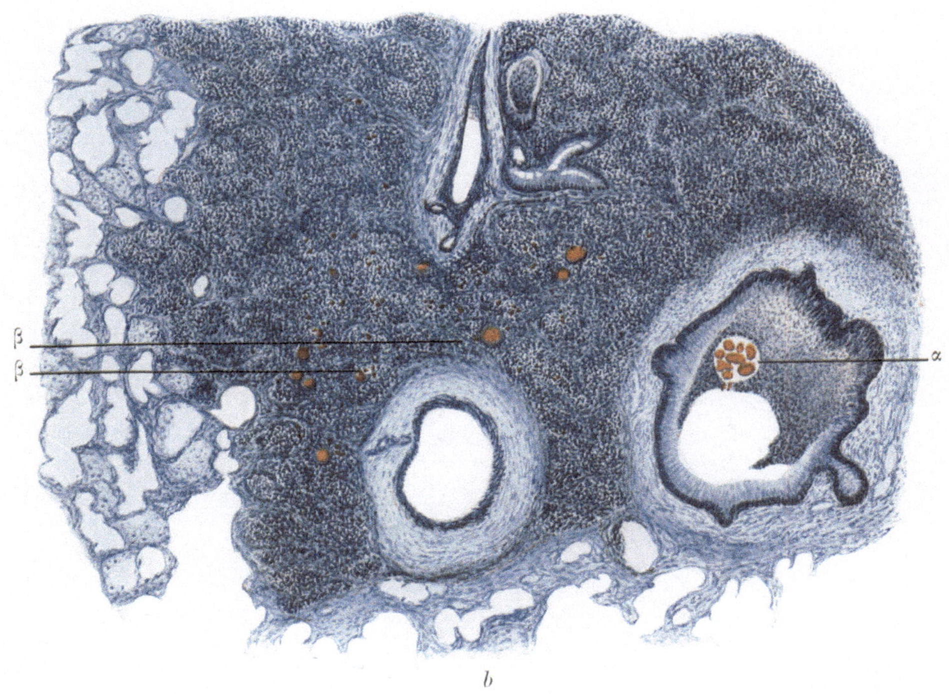

b

Pneumonie.

a Typische Kinderpneumonie. Bronchitis (α), *Peribronchitis* (β), *Bronchopneumonie* (γ), *vorwiegend zelliges, teilweise aber auch rein hämorrhagisches Exsudat (mit Eosin rot gefärbt).*

b Aspirationspneumonie [das rotgefärbte ist Milchfett, mit Sudau III tingiert und liegt teils in kleinen Bronchien (α), *teils in den nunmehr pneumonisch veränderten Alveolen* (β)].

Präparate und Bilder aus dem Dresdner Säuglingsheim — Prof. Schlossmann.

„Von unseren Kranken mit einer Affektion im rechten Oberlappen starb keiner und alle gehörten zur pulmonalen Verlaufsform.") nimmt man weiter hinzu, daß die abgebildeten Temperaturkurven zyklisch verlaufen (s. S. 734), so kommen wir zu dem Schlusse, daß die „pulmonale" Form gar nicht in das Gebiet der Lobulärpneumonie gehört, sondern in das Gebiet der Lobärpneumonie. Es gibt natürlich Fälle echter Lobulärpneumonie, welche eine Erkrankung im Sinne (*Nassau-Meyer*) der pulmonalen Verlaufsform machen, bei der Mehrzahl aber dürfte es nicht der Fall sein. Selbst bei denjenigen Formen, welche als pulmonal-kardial bezeichnet sind, möchte ich mir noch erhebliche Zweifel erlauben, da es auch unter den sicher lobären Pneumonien eine nicht geringe Zahl gibt, welche mit (toxischer) Beeinträchtigung des Kreislaufs einhergehen. Etwas anderes ist es mit der „kardialen" Form der Bronchopneumonie. Sie muß ohne weiteres anerkannt werden. Sie spielt im Bilde der echten Lobulärpneumonie bei weitem die hervorragendste Rolle. Ihr Anteil ist aber nach der Auffassung von *Nassau* und *Meyer*, wenn man die pulmonale Form mitrechnet, gar nicht so sehr groß, beträchtlich größer wird er natürlich, wenn man die pulmonale Form, als wahrscheinlich nicht zur Lobulärpneumonie gehörig, wegläßt.

Kritik des Systems.

Ohne Interesse finde ich die alimentäre bzw. intestinale Form und die meningeale und eklamptische Form. Daß eine große Zahl von jungen Kindern auf parenterale Infekte mit Magen-Darmerscheinungen leichterer oder schwererer Art antwortet, erscheint selbstverständlich. Praktisch hat es allerdings insofern eine Bedeutung, als die Darmerscheinungen bei weitem im Vordergrunde stehen können, so daß die Gefahr besteht, die Pneumonie könnte übersehen werden. Ähnlich ist es mit den meningealen und eklamptischen Formen. Jede Infektion beim jungen Kinde kann eine diesbezügliche Färbung haben. Vor allem aber muß man daran denken, daß auch die kruppösen Pneumonien gern eine meningo-zerebrale Färbung haben. Es handelt sich also bei den Pneumonien mit derartigen Beimengungen um etwas akzidentelles und nichts wesentliches. Dagegen sind die 3 letzten Gruppen, die toxische oder septische Form und die asthenische sowie die subakute asphyktophile Form durchaus als charakteristisch anzuerkennen. Hierbei möchte ich mir nur den Einwand erlauben, ob die beiden letzten Formen wirklich ins Gebiet der infektiösen Lobulärpneumonien gehören oder ob sie nicht mehr ins Gebiet der Paravertebralpneumonien gehören. Dabei gebe ich zu, daß die Unterschiede fließend sind, daß man wohl von Lobulärpneumonie mit paravertebraler Anordnung sprechen kann.

L. F. Meyer hat selbst auf einen Einteilungsversuch von *Großer* bezug genommen, der durch seine Einfachheit besticht. *Großer* empfiehlt eine Zweiteilung der Pneumonien in 1) lokalisierte Pneumonie ohne Allgemeininfektion und 2) blasse Pneumonie, septisch-toxischer Art. Wir neigen mehr einer solchen Zweiteilung zu, so wie wir sie in der vorigen Auflage dieses Buches in ähnlicher Weise schon vertreten haben. Wir neigen um so mehr dazu, als die Blässe bei der schweren Lobulärpneumonie der jungen Kinder — die „cyanose blanche", wie die Franzosen es sehr treffend nennen — uns ungewöhnlich charakteristisch und eindrucksvoll erscheint.

Zweiteilung der Pneumonien *Engel-Grosser.*

Wir würden also folgende Einteilung der echten, infektiösen Lobulärpneumonie des Kindesalters für zweckmäßig und richtig halten:

1. Die einfache Lobulärpneumonie, welche nur lokale Erscheinungen macht. Bei ihr ist, wie ich schon in der vorigen Auflage dieses Buches angegeben habe, die Abgrenzung gegen Lobärpneumonie oft nicht mit voller Sicherheit zu treffen.

2. Die schwere Lobulärpneumonie im engeren Sinne, welche eine sehr schwere Erkrankung darstellt, gewöhnlich mit blasser Zyanose einhergeht und eine außerordentlich schlechte Prognose hat.

Wenn wir uns auf die *Nassau-Meyer*sche Einteilung beziehen, so übernehmen wir also das, was dort als pulmonale oder kardikale Form bezeichnet wird. Die alimentäre bzw. intestinale Form erscheint uns akzidentell und nicht bedeutungsvoll genug, um eine Gruppeneinteilung zu rechtfertigen. Die toxisch-septische Form ist sehr selten, mag aber ausdrücklich erwähnt werden. Die asthenische und die subakute asphyktophile Form der Bronchopneumonie gehört zu den Erkrankungen des frühesten Kindesalters (oft bei Frühgeburten) und die Akten über diese Art der Pneumonie sind noch nicht abgeschlossen. Wir werden weiter hinten näher darauf eingehen (s. S. 729).

Übersicht über das Krankheitsbild.

Anfangserscheinungen. Die Krankheit setzt selten plötzlich, aus voller Gesundheit ein. Pneumonien mit plötzlichem Anfang sind fast immer als kruppös zu deuten. Die von *Finkelstein* und *Nassau* beschriebene septische, abszedierende Säuglingspneumonie scheint die einzige Form zu sein, welche sich neben der kruppösen durch einen abrupten Beginn auszeichnet. In der Regel ist der Beginn so, daß im Anschluß an eine Infektionskrankheit sich erst unter mäßigem Fieber mehr uncharakteristische Symptome einstellen, die dann im Laufe von einigen Tagen an Schwere schnell zunehmen. Sehr zahlreich sind die Fälle, wo der Beginn grippal ist. Unter dem Bilde der mit Fieber einhergehenden Bronchitis verbergen sich die Anfangssymptome und erst nach einigen Tagen kommt es, wie gesagt, zu gröberen Erscheinungen bzw. zu solchen, welche mit der Pneumonie in unmittelbaren Zusammenhang gebracht werden können. In anderen Fällen ist der Beginn leicht grippal und nach einigen Tagen setzt die Pneumonie mit schweren Krankheitserscheinungen ein.

Der Anfang ist meist uncharakteristisch.

Die katarrhalischen Erscheinungen: Rhinitis, Pharyngitis, Laryngitis — kurz, die Aërosyringitis superior (bei den Säuglingen gewöhnlich als Grippe bezeichnet, aber nicht ohne weiteres identisch mit der pandemischen Grippe) bilden gewöhnlich die Einleitung. Temperatursteigerungen sind in der Regel von vornherein vorhanden. Nach der Natur der Dinge kann der katarrhalische Zustand sich lange Zeit in den oberen Partien der Luftwege halten, es kann aber auch schnell zur Lungenentzündung kommen. Mannigfache Verschiedenheiten sind zu beobachten. Der krankmachende Reiz (Erkältung ?) braucht nichts als einen Katarrh der oberen Luftwege zu verursachen, es kann hiernach aber zur Pneumonie kommen und schließlich kann die Pneumonie auch unmittelbar ohne (erkennbare) vorangehende Aërosyringitis superior auftreten. Wie dem aber auch sei, der Anfang ist gewöhnlich uncharakteristisch und diagnostisch schwer unterzubringen. Man ist in der ja im Kindesalter sowieso nicht seltenen Lage, einem fieberhaften Zustand gegenüberzustehen, dessen Ursache nicht mit Sicherheit ermittelt werden kann.

Ähnlich ist es übrigens bei den beiden häufigsten Infektionskrankheiten, welche von Pneumonie gefolgt sind: nämlich bei den Masern und beim Keuchhusten. Auch bei diesen beiden Krankheiten, welche ja gewöhnlich mit katarrhalischen Erscheinungen auf der Lunge verbunden sind, hat man zunächst den Eindruck, nur einen von Fieber begleiteten Katarrh vor sich zu haben.

Es gibt aber auch einen dritten Typus von Pneumoniebeginn und das ist der weiter oben bei der Bronchiolitis beschriebene. Hier erkranken die Kinder zunächst verhältnismäßig plötzlich mit schweren Allgemeinerscheinungen. Erst im Verlaufe des zweiten, dritten Tages werden katarrhalische Erscheinungen bemerkbar, die dann schließlich von diffusen oder mehr lokalisierten (zusammenfließenden) Lungeninfiltraten gefolgt sind.

Das vollentwickelte Krankheitsbild. Schon das Aussehen der Kranken ist immer schlecht. (Hier ist zunächst nur von dem nicht pulmonalen Typ die Rede.) Die anfangs nur grämliche und weinerliche Stimmung macht schnell einer tiefen Unlust Platz. Die Interesselosigkeit geht in Apa-

Das schwere Bild der „Bronchopneumonie“.

thie über. Die Kinder sind für nichts zu interessieren. Die Eßlust liegt darnieder, jedoch wird gierig Flüssigkeit genommen. Die Gesichtszüge tragen ein gequältes Aussehen. Die Atemnot kann so hochgradig sein, daß das Gesicht den Ausdruck der qualvollen Angst trägt. In anderen Fällen herrscht die Apathie und die Erschlaffung vor. Die Kinder sind matt und erschöpft. Solche Perioden können mit denen der Aufregung wechseln. Für die Gesichtsfarbe ist charakteristisch, daß zwei Extreme am häufigsten sind: entweder sind die Kinder tiefblaß mit einem lividen Untertone, namentlich die Lippen stechen mit ihrer blaß-rötlich-bläulichen Farbe deutlich von der fahlen Hautfarbe des Gesichts ab. In anderen Fällen machen die Kinder mehr einen gestauten Eindruck. Die Gesichtsfarbe ist düsterrot bis bläulich. In seltenen Fällen herrscht richtige Zyanose. Beide Zustände, Blässe sowohl wie Rötung bzw. Zyanose, weisen auf schwere Zirkulationsbeeinträchtigungen hin. Sie können sowohl mechanisch bedingt sein als auch auf einer falschen Blutverteilung beruhen. Mechanisch kommt die Zirkulationsstörung anscheinend so zustande, daß durch die Verkleinerung der erkrankten Lunge und die Blähung der gesunden Teile sich eine Mediastinalverschiebung mit Beeinträchtigung der großen Gefäße ergeben kann. *Duken* hat in solchen Fällen Erleichterung durch Anlegung des Pneumothorax gesehen. Häufiger aber scheint es so zu liegen, daß die diffuse Erkrankung der Lunge eine starke Hyperämie bedingt. Hierdurch wird der Peripherie Blut entzogen und dadurch die Blässe der Außenhaut erzeugt. In anderen Fällen wieder handelt es sich auch um eine toxische Beeinflussung der Kreislauforgane, um eine mehr oder minder ausgesprochene Gefäßlähmung. Auch in diesen Fällen kommt es zur peripheren Blässe und zur Ansammlung des Blutes im Innern, namentlich in den Gefäßen des Bauches.

Blässe und Zyanose.

Zyanose kann offenbar auf sehr verschiedene Weise zustandekommen. Wir sehen Zyanose bei Erkrankung sehr großer Lungenteile, wir sehen sie aber auch bei diffusen Lungenerkrankungen, wobei die Gesamtmenge des erkrankten Lungengewebes gar nicht allzu beträchtlich zu sein braucht. Gerade die letzteren Fälle sind die häufigeren. Man gewinnt hiernach den Eindruck, daß die Zyanose weniger dadurch bedingt wird, daß große Teile der Lunge aus der Arterialisierung des Blutes ausgeschaltet sind, als durch eine Zirkulationsstörung in der Lunge, welche durch eine diffuse Erkrankung bedingt ist.

Jedenfalls wird man in allen Fällen, welche mit Zyanose verbunden sind und bei denen sich nicht eine Herzverdrängung oder eine ungewöhnlich große Erkrankung der Lungen nachweisen läßt, gut tun, mit diffusen Prozessen zu rechnen, welche sich weitgehend dem Nachweise entziehen können.

Das gesamte Allgemeinbefinden bzw. das Aussehen des Kindes hängt in hohem Maße davon ab, wie der Körper auf die Lungenentzündung reagiert. Bleibt sie eine rein lokale Erkrankung oder werden andere Organe (toxisch) in Mitleidenschaft gezogen? Am wichtigsten ist, wie aus den vorstehenden Ausführungen hervorgeht, die Reaktion des Kreislaufes und das um so mehr, als er bei den schweren infektiösen Lobulärpneumonien ungemein häufig mitbeteiligt ist. Abhängig ist aber die Reaktion des Körpers auch vom Alter. Je jünger die Kinder sind, um so größer ist die Neigung zu den blassen Formen der Pneumonie, überhaupt zu denen mit erheblicher Störung

Die Reaktion des Körpers auf die Pneumonie.

des Kreislaufes. Je älter die Kinder sind, um so öfter handelt es sich um lokale Erkrankung auch bei sicher lobulärer Anordnung. Wenn wir also weiter oben ausführten, daß die sogenannten pulmonalen Formen in der Hauptsache als lobär zu deuten sind, so bezieht sich das auf die Säuglingspneumonien, welche ja auch von *Nassau* und *L. F. Meyer* ausschließlich behandelt worden sind.

Die örtlichen Zeichen.

Bisher haben wir uns nur mit den Allgemeinerscheinungen der Krankheit befaßt und das mit gutem Grunde. Die Bronchopneumonie der jungen Kinder ist eben dadurch ausgezeichnet, daß die Allgemeinerscheinungen sehr stark im Vordergrunde stehen, daß die örtlichen Symptome später in Erscheinung treten und auch das manchmal so wenig bestimmt, daß die anatomisch-klinische Diagnostik auf die größten Schwierigkeiten stößt. Zeichen gestörter Respiration treten allerdings in der Regel früh auf. Beschleunigung der Atmung, Nasenflügeln, eventuelle giemende Geräusche oder expiratorisches Keuchen (spastischer Einschlag) werden wohl nie vermißt werden. Es sind das aber Allgemeinerscheinungen von seiten des Respirationsapparates, welche bei vielen Erkrankungen in seinem Gebiete auftreten können. Ähnliches gilt vom Husten. Der Husten bei Bronchopneumonie trägt keine charakteristische Note. In der Regel ist er auch nicht sehr häufig und darum nicht beherrschend im Krankheitsbilde. Am ehesten wird er auffallen, wenn es sich um einen Reizhusten handelt. Zwar ist auch er durchaus nicht spezifisch für Pneumonie, aber immerhin pflegt er bei einfachen Bronchitiden wenigstens nicht oft vorzukommen. Die Erscheinungen schließlich, welche vom verdichteten Lungengewebe ausgehen, welche also unmittelbar auf Pneumonie bezogen werden müssen, können außerordentlich spärlich und unsicher sein. Wenn es sich um diffuse, kleine Herdchen handelt, so ist ja ohne weiteres verständlich, daß ihr physikalischer Nachweis nicht einfach sein wird. In den Fällen, wo die Herde zu größeren Komplexen zusammenfließen, treten alle die Zeichen auf, welche für verdichtetes Lungengewebe charakteristisch sind. Diese Fälle interessieren aber diagnostisch nicht mehr so sehr, weil sie einfach sind. Die Schwierigkeit der Entscheidung liegt immer bei denjenigen Erkrankungen, wo das schwer gestörte Allgemeinbefinden wohl eine Pneumonie vermuten läßt, wo aber die objektiven Zeichen der Lungenverdichtung nicht oder schwer nachzuweisen sind. Am ehesten wird man noch damit rechnen können, daß sogenannte klingende Rasselgeräusche auftreten, d. h. feinblasige Rasselgeräusche, Knistern, Krepitiren, welche durch Fortleitung des Schalles im verdichteten Gewebe besonders ohrnahe und scharf klingen.

Friedrich B., 2 Jahre, Prot.-Nr. 546. 3 Tage vor Aufnahme war das Kind schwer erkrankt. Es wurde wegen des schweren Allgemeinzustandes vom behandelnden Arzt eine Miliartuberkulose angenommen. Schon bei der Aufnahme war links hinten unterhalb des Hilus deutliches Bronchialatmen zu hören, rechts dagegen nur feuchte Rasselgeräusche. Die Tuberkulinreaktion war negativ. Das klinische Bild wurde durch den schweren Allgemeinzustand beherrscht. Das Kind war blaß, ängstlich, aufgeregt, hatte jagende Atmung, Herztätigkeit war schlaff, Fingerspitzen bläulich. 2 Tage nach der Aufnahme starb es.

Die Sektion ergab den linken Unterlappen verkleinert, schlaff, mit körnigen, azinös angeordneten Verdichtungen. Die Zentren der Körner waren gelb, so daß Tuberkulose makroskopisch nicht ganz ausgeschlossen werden konnte. Der rechte Unterlappen war voluminös, er enthielt auch einige pneumonische Herdchen. Der rechte Oberlappen war frei. Der linke enthielt in seinem unteren Teile auch einige Infiltrate. Im Mesenterium befanden sich 2—3 verkäste Drüsen. Die Bronchialdrüsen waren ganz frei.

Epikrise: Es handelt sich um eine schwerste Lobulärpneumonie (Grippe), die mit der tuberkulösen Infektion nichts zu tun hatte. Die Tuberkulose selbst ist wohl als ein Fall von reiner Bauchtuberkulose aufzufassen.

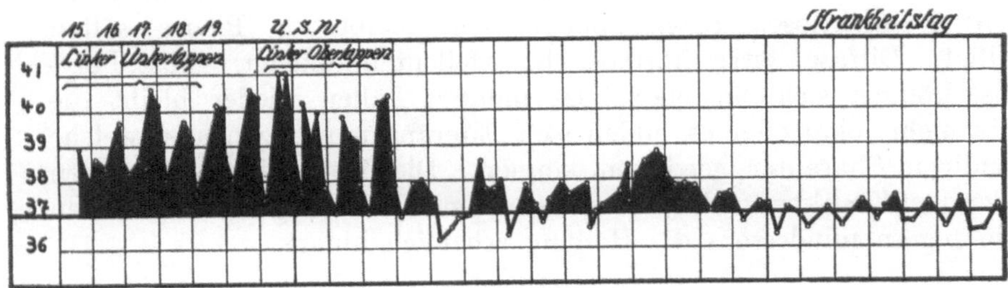

Fig. 167.

Franz J., 2 J., 1922, Nr. 135. Die Pneumonie saß erst im linken Unterlappen und ging dann auf den Oberlappen über. Der schwere Krankheitszustand soll schon seit 14 Tagen bestehen. Das Kind ist blaß und matt, hustet angestrengt und trocken. Mit der Entfieberung wird der Husten locker, Stimmung und Appetit bessern sich. Die Diagnose schwankt zwischen atypischer lobärer und lobulärer Pneumonie.

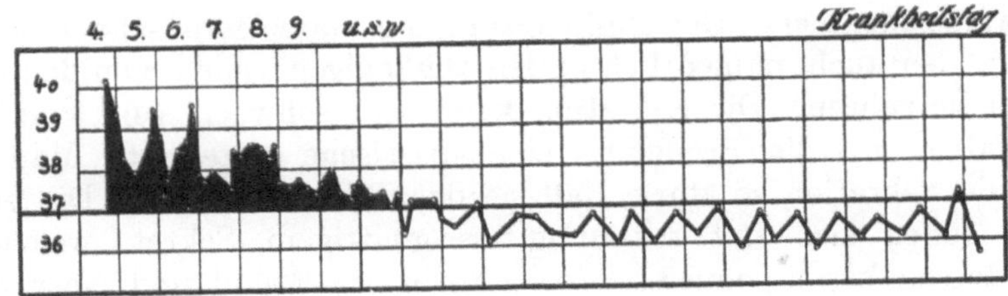

Fig. 168.

Bronislawa S., $1^1/_4$ J., 1922, Nr. 308. Das Kind fieberte, hustete gequält, hatte aber zunächst keinen Befund. Schließlich hörte man Bronchialatmen um den rechten Hilus herum, nirgends sonst. Die Temperatur ging langsam zurück. Stimmung und Appetit besserten sich. Es blieb unentschieden, des Sitzes wegen, ob es eine atypische lobäre oder eine lobuläre Pneumonie war.

Die schlechte Prognose.

Was den Ausgang der Lobulärpneumonie anbelangt, so muß man mit einem hohen Prozentsatz von Todesfällen rechnen. Auch da, wo der eigentliche Verdichtungsprozeß nicht übertrieben massiv ist, kommt es zum Erlahmen der Kräfte. Namentlich in den Fällen, wo der Kreislauf stark beteiligt ist, muß man mit einem üblen Ausgang rechnen. Nach Tagen heftigsten Kampfes, größter Unruhe, fangen die Kinder an ruhiger oder gar teilnahmslos zu werden. Das Gesicht ist blaß-zyanotisch, die vorspringenden Teile, Nase und Ohren, werden kühl und schließlich tritt der Tod unter den Zeichen der Herzschwäche, gelegentlich mit Lungenödem ein. In andern Fällen halten Atemnot, Aufregung und Angst fast bis zum Tode an und machen das Ende qualvoll.

In den günstigeren Fällen geht die Temperatur allmählich zurück. Unter vielfachen Remissionen wird das Niveau der Temperaturkurve immer niedriger. Im gleichen Maße weichen die Beschwerden, die Atmung wird ruhiger, die Herzaktion verlangsamt sich, das Aussehen wird frischer. Die schwer gequälten Kinder werden wieder friedlich und freundlich, die Eßlust stellt sich ein und bald ist die volle Lebensfreude des Kindes wieder hergestellt.

Nicht in allen Fällen aber geht es entweder unmittelbar zur guten oder zur schlechten Wendung — Komplikationen können sich einstellen. Bei schwer infektiösen Bronchopneumonien bleibt die Pleura selten unbeteiligt. Diffuse, eitrig-fibrinöse Brustfellentzündungen, selbst Polyserositis, können sich einstellen. In anderen Fällen wieder bleibt die Pleuritis mehr lokal oder es bilden sich Eiteransammlungen aus, welche selbständigen Charakter gewinnen können. Die Komplikationen geben entweder dem Krankheitsbilde eine entscheidende Wendung zum Schlechten oder sie zögern mindestens die Heilung erheblich hinaus.

Erscheinungen im einzelnen.

Die Erkrankung der oberen Luftwege des Vorstadiums kann einen verschiedenen Grad von Selbständigkeit haben. Am wichtigsten sowohl für die Beurteilung des Kindes wie auch für die Beurteilung des ganzen Krankheitsbildes sind die katarrhalischen Zustände der Bronchien. Rasselgeräusche sind bald diffus zu hören, bald nur an einzelnen Stellen wahrzunehmen. Gewöhnlich sind die Rasselgeräusche nur grob, sie können aber auch, namentlich in den abhängigen Teilen, von den feinen Bronchien herrühren. Die Sekretion kann sehr schwach sein, vorzüglich in den Fällen, wo die Bronchitis eine spastische Note hat. Manchmal aber ist die Sekretion so stark, daß sie das Bild beherrscht. Die großen Luftwege füllen sich mit schaumig-flüssig-eitrigem Sekret, welches in solchen Massen herausgehustet wird, daß es aus Mund und Nase quillt.

Anatomisch findet man bei einigermaßen ausgedehnter Lobulärpneumonie die Schleimhaut der gröberen Bronchien intensiv gerötet und mit Schleim oder schleimig-eitrigem Sekret bedeckt. Wir erinnern jedoch daran (s. S. 702), daß die kleineren Bronchien vielfach nur im Gebiete der Lungenentzündung betroffen sind und sonst überall frei sind. Wir haben auf diesen Umstand früher hingewiesen, um zu zeigen, daß die Bronchitis bei Bronchopneumonie sekundär sein kann und daß man daher nicht a priori annehmen darf, daß jede Lobulärpneumonie bronchogen bedingt sei.

Die Lungenherde sind, wie wir schon dargetan haben, außerordentlich verschieden. Von den vereinzelten bronchopneumonischen Herden, die man kaum je in der Lunge kleiner Kinder bei der Obduktion vermißt, bis zu massiven Ausfüllungen von Lappenteilen oder ganzen Lappen kommen alle Übergänge vor. Am häufigsten handelt es sich um lobuläre Herde im hinteren unteren Teil der Lunge. Nur selten ist die Lunge diffus mit Herden durchsetzt (s. S. 781 Abb. 208 und Abb. 209 auf S. 782).

Drei Formen lassen sich im Prinzip unterscheiden. Am häufigsten sind die mittelgroßen, da und dort zusammenfließenden Herde mit dem Vorzugssitz in den hinteren unteren Lungenteilen. Im Anschluß an „Bronchiolitis" bilden sich diffus zerstreute Herdchen an den Enden der Bronchien, welche aber zu gröberen, azinösen Komplexen zusammenfließen können. Schließlich gibt es dann noch eine miliare Form, welche tatsächlich die größte Ähnlichkeit mit Miliartb. haben kann. Dies pflegen besonders schwere Fälle mit bedrohlichen Allgemeinerscheinungen zu sein. Am seltensten sind die konfluierenden Lobulärpneumonien, welche grobe physikalische Erscheinungen machen und bei denen nur die Unregelmäßigkeit des Verlaufes daran denken läßt, daß es sich nicht um eine lobäre, sondern um eine konfluierende Lobulärpneumonie handelt. Allerdings muß in diesen Fällen auch bedacht werden, ob es nicht etwa echte Mischformen gibt.

Der Vielheit der anatomischen Möglichkeiten entsprechend, ist auch das physikalische Verhalten. Auskultatorisch kommt man anfänglich in der Regel über den Befund bronchitischer Geräusche nicht hinaus, und gar nicht so selten bleibt es dabei. Bei einseitiger Entwicklung (bevorzugt ist die linke Seite) kann eine gewisse Schonung der erkrankten Seite und die damit verbundene Abschwächung des Atemgeräusches einen Hinweis geben. Sonst hat man, wie gesagt, nur einen Befund, wie er auch bei jeder fieberhaften Bronchitis vorhanden sein kann. Perkutorisch ist nach der Lage der Dinge erst recht nichts festzustellen. Wenn die Infiltrate ein gewisses Maß erreicht haben, so wird man bei guter Technik leichte tympanitische Abschwächung des Klopfschalles feststellen können. Nur dann aber, wenn die Infiltrate eine größere Ausdehnung erreichen und wenn sie der Brustwand nahekommen, werden die Dämpfungen deutlicher. Klassisches Bronchialatmen wird nur bei konfluierenden Lobulärpneumonien vorkommen. Sonst wird man, wie schon oben erwähnt, am ehesten die klingenden Rasselgeräusche als Zeichen verbesserter Schallleitung durch infiltriertes Gewebe hindurch benutzen können. Gelegentlich wird auch die Bronchophonie einen Hinweis geben. Wichtig ist bei der Untersuchung pneumonieverdächtiger Kinder, sich zu vergegenwärtigen, daß gewisse Teile der Lunge vorzugsweise befallen werden. Der linke Unterlappen ist in jeder Hinsicht eine Prädilektionsstelle, so daß es auch nicht ungewöhnlich ist, daß die ersten Verdichtungserscheinungen in der Lingula auftreten. Man kann sie hier um so besser finden, als die Lungenschicht ja sehr dünn ist, so daß die Brustwand durch die Infiltration schnell erreicht wird. In erster Linie ist aber in Ansehung der vorzugsweisen Erkrankung der Unterlappen die Gegend unterhalb der Lungenpforten neben der Wirbelsäule zu beachten. Bei der Nähe der großen Bronchien kann es hier am ehesten zu einer Fortleitung des Röhrenatmens, d. h. zum Bronchialatmen, kommen. Selbstverständlich darf nicht verabsäumt werden, den ganzen Brustkorb zu untersuchen, wenn man auch die vorzugsweise betroffenen Partien ganz besonders berücksichtigt.

Anatomisches Verhalten und physikalische Zeichen.

Von dem Mitergriffensein der Pleura ist schon weiter oben gesprochen worden. Im Gegensatz zu den lobären Pneumonien ist die Pleuritis nicht so häufig bei den lobulären anzutreffen. Die Pleuritis entsteht entweder, wenn die Infiltrate in größerer Ausdehnung an die Pleura herankommen oder wenn — bei schwereren Infektionen (Streptokokken) — die Pleura (meist wohl auf lymphangitischem Wege) infiziert wird. Im letzteren Falle entstehen diffuse, meist fibrinös-eitrige Entzündungen.

Mitbeteiligung der Pleura.

Vom **Husten** hatten wir schon erwähnt, daß er meist unbeträchtlich ist. Den Charakter des Reizhustens scheint er recht häufig deswegen anzunehmen, weil die bronchialen Lymphknoten stark anschwellen. Es können also ähnliche Verhältnisse auftreten wie bei der Bronchialdrüsentuberkulose der jungen Kinder. Meist bleibt es beim einfachen Reizhusten, es kann aber auch zur Ausbildung von pertussiformem Husten, ja selbst von exspiratorischen Keuchen kommen.

Die **Atmung** ist regelmäßig beschleunigt. Die Zahl der Atemzüge kann 100 überschreiten. Manchmal kommt es zu jenem Typus der Atmung, der mit dem hechelnden Atmen erhitzter Hunde verglichen zu werden pflegt: zum „Jagdhundatmen". Sind die Bronchien gleichzeitig spastisch, was gar nicht selten der Fall ist, so kann es zu exspiratorischem Stöhnen kommen. Das Bild der erschwerten Atmung mit dem exspiratorischen Ächzen zusammen läßt den Zustand der Kinder besonders bejammernswert erscheinen.

Die **Herztätigkeit,** für den Ablauf der Krankheit von entscheidender Bedeutung, ist beim Kinde schwierig zu beurteilen, weil die Palpation

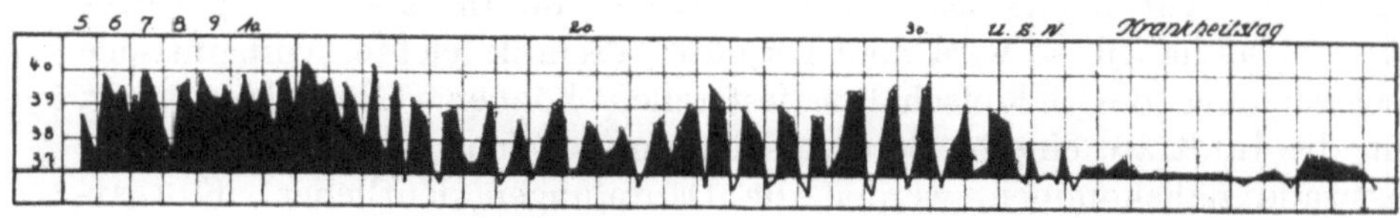

Fig. 169.

Helmut R., 6 Mon., 1922, Nr. 22. Das Kind bot einen schweren Krankheitszustand mit beschleunigter und angestrengter Atmung, heftigem Reizhusten. In beiden Unterlappen waren unscharf abgegrenzte Verdichtungen und teils krepitierende, teils feuchte Geräusche. Die Temperatur nahm allmählich einen remittierenden Charakter an und die Pneumonie ging langsam zurück.

des Pulses leicht zu Täuschungen führt. Die Messung des Blutdruckes, welche nach *Nassau* einen guten Ersatz bietet, wird sich nur selten exakt durchführen lassen, zumal die Technik der Blutdruckmessung beim Säugling erheblich schwerer ist als beim größeren Kinde. Diejenigen Fälle, wo der Blutdruck von vornherein tief steht oder schnell tief sinkt, sind prognostisch ungünstig, wohingegen jedes Einholen des Blutdruckes die Prognose günstiger erscheinen läßt. Die Tätigkeit des Herzens ist auch in hohem Maße von den Vorgängen in der Bauchhöhle abhängig. Nachlassen des Kreislaufes führt zum Meteorismus und dieser wieder schädigt die Herztätigkeit durch Hochdrängen des Zwerchfells. Das Versagen der Kreislauftätigkeit ist beim Kinde mit Lobulärpneumonie wohl stets als toxisch zu betrachten. Es handelt sich weniger um eine Myokardschädigung als um die Herabsetzung des Gefäßtonus. Die Gefäßlähmung ist es, welche zum Versagen des Kreislaufes führt. Die Kreislaufschwäche drückt sich hauptsächlich in dem blassen, verfallenen Aussehen der Kinder aus. Ohren und Nase sind auch bei hoher Fiebertemperatur kühl. Die Herztöne sind leise und verwaschen. Ein Musterbild der Lobulärpneumonie mit ausgeprägter Gefäßlähmung waren die Pneumonien junger Kinder bei pandemischer Grippe.

Ruth K., 3 J., Prot.-Nr. 482. Das Kind war schon 8 Tage von einem Arzte wegen Lungenentzündung behandelt worden. Der Zustand verschlechterte sich jedoch so, daß die Mutter es unmittelbar ins Krankenhaus brachte. Das Kind war bereits moribund, blaß-zyanotisch mit jagender Atmung. Über beiden Unterlappen hörte man nicht sehr ausgesprochenes Bronchialatmen, außerdem vielfache, kleine und knisternde Geräusche.

Die Sektion ergab, daß beide Unterlappen hinten derb infiltriert waren. Auf dem Schnitt erkennt man, wenn auch undeutlich, noch lobuläre Abgrenzungen. Das Herz ist blaß, schlaff.

Epikrise: Es handelte sich um eine typische konfluierende Lobulärpneumonie. Das Herz machte auch anatomisch einen sehr schlechten Eindruck.

Der Temperaturverlauf der Lobulärpneumonie ist nicht entfernt so typisch wie bei der kruppösen Pneumonie. Im katarrhalischen Vorstadium handelt es sich um ganz unregelmäßige Temperaturen, welche bei Ausbruch der Pneumonie sich etwas mehr stabilisieren, im großen und ganzen aber doch remittierenden Charakter haben. Im allgemeinen pflegt die Temperatur nicht länger als 1—2 Wochen anzuhalten. Sehr häufig ist es aber so, daß auch nach Abschluß der eigentlichen Temperaturperiode noch kleinere Nachschübe im Abstande von einigen Tagen erfolgen. Es muß Wert darauf gelegt werden, das unregelmäßige Verhalten des Fiebers bei der Lobulärpneumonie zu betonen, namentlich auch den zögernden Beginn und das allmähliche Abklingen sowie die Nachschübe. Hierin muß nämlich, allerdings gemeinsam mit anderen Symptomen ein grundlegender Unterschied zur kruppösen Pneumonie gesehen werden. Diese Trennung ist es aber, welche uns das Bild der Lobulärpneumonie klar herausschälen läßt, bzw. es verschleiert, wenn die Trennungslinie nicht scharf gezogen wird.

Kritische Entfieberung tritt bei wirklicher Lobulärpneumonie niemals ein. Auch das muß scharf betont werden, weil, wie wir später sehen werden, im frühen Kindesalter auch kruppöse Pneumonien mit remittierendem Fieber vorkommen. Diese zeichnen sich aber dadurch aus, daß die Temperaturbewegung plötzlich, d. h. im Anschluß an eine Remission in die Norm übergeht und daß Nachzacken ausbleiben. Demgegenüber sei noch einmal darauf verwiesen, daß es im Anschluß an Lobulärpneumonien zu länger dauernden, subfebrilen Temperaturen und schließlich auch zu mehrfachem höherem Aufflackern der Körperwärme kommen kann.

Da Katarrhe der oberen Luftwege den Pneumonien vorausgehen oder mit ihnen verbunden sind, wird es nicht wundernehmen, daß Otitis media nicht selten ist, eine besondere Bedeutung pflegt ihr aber nicht zuzukommen.

Sehr wichtig ist das Verhalten des **Nervensystems.** Es ist fast immer beteiligt und sicherlich um so öfter und um so stärker, je labiler das Kind ist. Die Beteiligung des Nervensystems ist wichtig, weil der Ablauf der Lungenentzündung zweifellos in hohem Maße durch die Alteration des Nervensystems beeinflußt wird. Es ist nicht gleichgültig, ob sich ein Kind in einem ständigen Zustand der Aufregung und Unruhe befindet, seinen Kreislauf und die Herztätigkeit dadurch weiter schädigt, seine Kräfte schnell verzehrt, oder ob das Kind sich ruhig verhält und in langem Schlafe seine Kräfte schont. Je stärker die nervöse Färbung des Krankheitsbildes ist, um so ungünstiger ist, ceteris paribus, die Prognose. Auch die Therapie wird, wie wir noch sehen werden, in hohem Maße auf den nervösen Zustand Rücksicht zu nehmen haben. — Meningoide Erscheinungen, wie wir sie bei der kruppösen Pneumonie so häufig haben, werden seltener beobachtet. Krämpfe im Anfang der Krankheit oder auch im Verlaufe sind nicht selten. Die Bedeutung kann verschieden sein. Manchmal handelt es sich nur um die gewöhnlichen Initialkrämpfe der jungen Kinder, manchmal aber, namentlich wenn die Krämpfe im Verlaufe auftreten, muß an ernstliche Alterationen des Zentralnervensystems gedacht werden. Von den Möglichkeiten, welche in Betracht kommen, muß auch noch die Tetanie erwähnt werden. Latente tetanische Zustände werden durch die Pneumonie ungünstig beeinflußt. So kommt es, daß namentlich bei Säuglingen die Krämpfe oftmals auf Tetanie zurückzuführen sind. Aber auch an wirkliche Meningitis und an Enzephalitis muß gedacht werden. Im Zweifelsfalle wird die Lumbalpunktion zur Klärung herangezogen werden müssen. Sie wird immer angebracht sein, denn selbst für den Fall, daß eine echte, infektiöse Meningitis nicht vorliegt, ist der Einfluß gewöhnlich günstig.

Karl Sch., 8 Mon., Prot.-Nr. 568. Das Kind war lange recht atrophisch, hatte sich dann aber schließlich gut erholt. Im Alter von 7 Monaten hatte es mit leichten Temperatursteigerungen eine Tracheitis und Bronchitis. Husten und bronchitische Geräusche dauerten in geringem Maße weiter an. Dann entwickelte sich zunächst mit abnehmendem Appetit, gelegentlichem Erbrechen und der Neigung zu Untertemperaturen ein Zustand, der nach keiner Richtung charakteristisch war. Plötzlich traten Krämpfe von mehr tonischem Charakter auf. Über den Lungen war nunmehr neben der Wirbelsäule einiges Krepitieren zu hören. Ohne erhebliche Erhöhung der Temperatur entwickelte sich das Krankheitsbild in den nächsten Tagen so weiter, daß das Peroneusphänomen positiv wurde, gelegentlich noch weitere Krämpfe auftraten und sich dann immer mehr eine paravertebrale Verdichtung kenntlich machte. Nur an einem Tage überschritt die Temperatur $38{,}5^0$, ging dann wieder unter 38^0 zurück und blieb so bis zu dem nach einigen Tagen erfolgenden Tode.

Die Sektion ergab derbe Verdichtungen, und zwar hauptsächlich im rechten Ober- und Unterlappen. Mikroskopisch stellte sie sich als eine zelluläre Pneumonie dar.

Epikrise: Es handelte sich hier offenbar — die Erkrankung geschah in der Grippezeit — um eine grippale Pneumonie, die bei dem wenig kräftigen Kinde einen mehr torpiden Verlauf nahm. Die Krämpfe sind wohl mangels höheren Fiebers mit der tetanischen Übererregbarkeit in Verbindung zu bringen. Für die Auffassung der Erkrankung ist die vorangegangene Tracheitis und Bronchitis nicht unwichtig. Lange Zeit hat sie isoliert bestanden und keine wesentlichen Erscheinungen gemacht. Schließlich aber griff die Entzündung, und zwar sehr plötzlich, auf das Lungengewebe über.

Der **Verdauungsapparat** und seine Beteiligung sind um so bedeutungsvoller, je jünger das Kind ist. Bei jüngeren Säuglingen kann die Krankheit vollständig unter dem Bilde einer schweren Durchfallserkrankung verlaufen. Die Durchfälle können auch ruhrähnlichen Charakter haben. In anderen Fällen sind Begleitdiarrhöen neben der Pneumonie als Komplikation noch immer unangenehm genug. Von großem Einflusse auf den Verlauf ist das Verhalten des Bauchinhaltes. Bei schlaffen Därmen und schlaffen Bauchdecken wird das Zwerchfell stark entlastet. Die Atmung arbeitet dann nicht gegen den gewöhnlichen elastischen Widerstand. Auch Unregelmäßigkeiten der Blutverteilung sind hiermit verbunden. Andererseits kann, was häufiger der Fall ist, Auftreibung der Därme vorliegen. Durch den so bedingten erhöhten Tonus des Bauches und der Bauchdecken wird das Zwerchfell nach oben gedrängt und damit die Atmung erschwert und der Kreislauf wiederum beeinträchtigt. So kommt es, daß das Verhalten der Bauchorgane von erheblichem Einflusse auf den Verlauf der Krankheit ist. Wesentliche Maßnahmen der Therapie werden darin bestehen den Tonus des Bauches zu regeln.

Die Beteiligung der **Nieren** und der ableitenden Harnwege pflegt gering zu sein. Febrile Albuminurie gehört auf der Höhe der Krankheit zur Regel. Sie schwindet aber schnell mit dem Abklingen der Lungenentzündung. Bei Säuglingen stellt sich gelegentlich im Anschluß an die Pneumonie eine Pyurie ein.

Nach allem, was einleitend über die grundsätzlichen Verschiedenheiten der Entwicklung und des Verlaufes der Lobulärpneumonie gesagt wurde, ist es ersichtlich, daß das geschilderte Verhalten des Körpers bzw. der einzelnen Organe nicht immer gleich sein wird. Die Mitbeteiligung einzelner Organe kann so stark sein, daß sie, wie es *Nassau* in seiner Einteilung hervorgehoben hat, dem Krankheitsbilde ihren Stempel aufdrückt. In anderen Fällen aber steht die Pneumonie als solche im Vordergrunde und die Mitbeteiligung der anderen Organe tritt vollständig zurück.

Diagnose.

Die Schwierigkeiten der Diagnostik liegen in der anatomischen Natur der Krankheit begründet. Wenn wir immer davon ausgehen, daß wir Lungenentzündung nur dann sicher diagnostizieren können, wenn wir Verdichtungen des Lungengewebes nachweisen, so ist offenbar, daß die Lobulärpneumonie ungewöhnliche Schwierigkeiten bieten muß, solange die Herde nicht so zahlreich oder so kompakt sind, daß der physikalischen Diagnostik günstige Bedingungen geboten werden. Hierzu kommt, daß die physikalische Untersuchung von Säuglingen und jungen Kleinkindern nicht einfach ist. Anfangs wird man daher in der Regel nur bis zum Verdacht der Lungenentzündung gelangen. Der Nachweis von Verdichtungen wird erst später zu erbringen sein. In diesem Sinne ist es bedeutungsvoll, daß auch die Röntgendurchleuchtung und -photographie in den Anfangsstadien nur selten hilft. Kleinere und diffuse Herde sind eben nicht ohne weiteres im Röntgenbilde zur Darstellung zu bringen. Es wird immer gut sein, bei Kindern mit unklarem Fieber und mit den Zeichen der gestörten Respiration — zumal wenn bronchitische Geräusche vorhanden sind — an die Möglichkeit der Bronchopneumonie zu denken. Bei schwerer Alteration des Allgemeinbefindens wird man hierzu um so mehr berechtigt sein, auch wenn die örtlichen Erscheinungen recht gering sind. Hiermit soll aber nicht gesagt werden, daß man jede harmlose Bronchitis gleich als Pneumonie erklären soll, wenn es auch für den Arzt viel leichter ist, eine Bronchitis als „Pneumonie“ zu diagnostizieren und zu heilen, als gewissenhafterweise eine Zeitlang mit der Diagnose zurückzuhalten.

Die Schwierigkeiten der Diagnose.

Das unsichere Anfangsstadium.

Die Gewißheit über den Zustand wächst gewöhnlich schnell. Die Temperaturkurve mit ihren Remissionen läßt die mit Kontinua einhergehenden Erkrankungen ausschließen. Die Lungenerscheinungen treten allmählich so weit hervor, daß die Diagnose an Unterlagen gewinnt. In den hinteren unteren Teilen der Lungen wird der Klopfschall leicht tympanitisch und abgeschwächt und schließlich treten in der Lingula, in der Hilusgegend, in den unteren paravertebralen Teilen der Unterlappen verschärftes Atmen, ohrnahe Knistergeräusche auf. In diesem Stadium gibt dann auch das Röntgenbild gewöhnlich schon Aufschlüsse. Hierauf werden wir an besonderer Stelle zu sprechen kommen.

Differentialdiagnostisch ist das wichtigste die Abgrenzung gegen diffuse Bronchitis. Auch sie kann ein schweres Krankheitsbild mit hohen Temperaturen hervorrufen. Wenn wir in der Anamnese so oft die Angabe hören, ein Kind habe schon vier, fünf Pneumonien gehabt, so kann man damit rechnen, daß es sich um rezidivierende, hoch fieberhafte Bronchitiden bei stigmatisierten Kindern gehandelt hat. Weiter aber kann man aus der Angabe schließen, daß der Eindruck der Krankheit so schwer ist, daß das Wort „Pneumonie" von seiten des Arztes leicht fällt.

Bronchitis und Pneumonie.

Nach unserer schon mehrfach betonten Auffassung muß die gedankliche Einstellung umgekehrt sein. Bronchitis ist Bronchitis. Findet man die Zeichen einer ausgedehnten Bronchitis, so wird man kaum damit rechnen können, daß hiermit eine Pneumonie verbunden sei. Die Auffassung, daß man bei einer fieberhaften Bronchitis nie wissen könne, ob nicht schon pneumonische Herde vorhanden sind, teilen wir nicht. Etwas anderes ist es bei lokalisierten Bronchitiden. Sie können, namentlich an den Prädilektionsstellen der Lobulärpneumonie als Begleiterscheinung einer beginnenden Pneumonie verdächtig sein. Handelt es sich um lokalisierte Hilusbronchitiden, so muß man auch an Tuberkulose denken (Hiluskatarrh). Die Tuberkulinreaktion kann in solchem Falle von ausschlaggebendem Werte sein.

Bronchiolitis und Pneumonie.

Die Abgrenzung von Lobulärpneumonie und Bronchiolitis ist nicht so schwierig wie es gewöhnlich hingestellt wird. Es erscheint uns nicht zutreffend, daß beide Prozesse fließend ineinander übergehen, wie es die älteren Autoren schilderten. Die ungemein schweren Erscheinungen der echten aber seltenen Bronchiolitis, des suffokatorischen Katarrhs, treten charakteristisch hervor. Bei der Obduktion hieran gestorbener Kinder findet man keine Pneumonie. Die Meinung, sie habe keine Zeit gehabt sich auszubilden, teilen wir nicht. Manchmal findet man sehr feine miliare Knötchen. Miliare Pneumonien kommen aber auch ohne vorangegangene Bronchiolitis vor. Die Bronchiolitis ist eine Krankheit eigener Art und schon die älteren Autoren haben betont, daß sich wirkliche Lobulärpneumonien eher an unscheinbare, lokalisierte Bronchitiden anschließen.

Erhebliche Schwierigkeiten können differentialdiagnostisch bei der sogenannten „Pseudopneumonie" der Rachitiker (s. S. 770) entstehen. Äußerlich sieht sie einer schweren Pneumonie sehr ähnlich, ohne doch wirklich etwas damit zu tun zu haben. Da wir aber andererseits wissen, daß die Rachitis zweifellos zur Lobulärpneumonie disponiert, so sind wir geneigt, schwere Respirationserkrankungen bei Rachitis als Pneumonie aufzufassen. In diesem Zusammenhange muß man daran denken, daß die Pseudopneumonie eine Krankheit der jungen Rachitiker mit deformiertem, weichem, nachgiebigem Brustkorbe ist, während die gewöhnliche Lobulärpneumonie eher bei Kindern mit mäßiger Rachitis vorkommt.

Schließlich sei noch das rätselhafte Bild des „Emphysema acutum febrile" erwähnt, welches vielleicht zur Bronchotetanie gehört, wiewohl in unseren Fällen tetanische Zeichen nicht manifest waren. Die Schwere der asthmatischen Veränderungen sollte gegen Verwechslung mit Pneumonie schützen. Der stürmische, akute, febrile Verlauf macht aber doch Schwierigkeiten in der Abgrenzung, zumal auch Lobulärpneumonie mit spastischer Atmung vorkommt.

Zusammenfassend muß man sagen, daß die Diagnostik der Lobulärpneumonie recht ernste Aufgaben stellen kann. Wer es gewissenhaft nimmt und nicht jede febrile Bronchitis als Pneumonie bezeichnet, hat es nicht leicht. Sorgfältige und fortgesetzte Beobachtung des kranken Kindes wird aber schließlich doch den Erfolg bringen. Die Behandlung freilich und auch die Prognose wird man im Zweifelsfalle lieber nach der schlimmen Seite orientieren.

Prognose.

Über die Prognose braucht nicht mehr viel gesagt zu werden. Schon aus der Schilderung des klinischen Bildes geht hervor, wie vorsichtig man sein muß. Kachexie (atrophische Säuglinge), chronische Infekte (Lues) und Rachitis geben sehr gern den Boden für die Lungenentzündung ab und gestalten sie gleichzeitig bedenklich. Auch das Alter spielt prognostisch eine Rolle. Je jünger das Kind ist, um so schlechter ist — ceteris paribus — die Prognose. Wir wissen ja, wie ungünstig die Atmungsverhältnisse beim jungen Kinde an und für sich sind und können hieraus leicht folgern, wie gefährlich Störungen des Atmungsapparates sind. Aber auch die Schwere der Infektion scheint sich beim jungen Kinde stärker auszuwirken.

In den Fällen, wo die Pneumonie in Heilung ausgeht, muß verhältnismäßig häufig mit starker Verzögerung und mit der Bildung von chronischen Prozessen gerechnet werden. Namentlich die Influenzapneumonien erfreuen sich in dieser Hinsicht keines guten Rufes. Komplikationen, vor allem die Pleuritis, verschlechtern die Lage stark, vielfach entscheidend.

Die schlechte Bedeutung allgemeiner toxisch-infektiöser Beeinflussung.

Maßgebend für die Beurteilung ist nicht so sehr der Lokalbefund, wie das Allgemeinbefinden bzw. die Beteiligung anderer Organe. Die Zeichen toxisch-infektiösen Einflusses, stark nervöse Symptome, Mitbeteiligung des Herzens und des Kreislaufes, Durchfälle sind es vor allen Dingen, welche die Prognose verschlechtern. Die einfachen pulmonalen Fälle, ohne toxisch-infektiöse Komponente, welche als Lungenerkrankung ohne Beteiligung anderer Organe verlaufen, bieten die besseren Aussichten. Die Komplikation mit Tetanie ist unangenehm aber therapeutisch angreifbar.

Geht die Pneumonie in Heilung über, ist aber eines sicher: daß die Krankheitsdauer verhältnismäßig lang ist. Unter 2—3 Wochen wird nur selten die völlige Wiederherstellung eintreten. Die Ausbildung subakuter und chronischer Formen wurde bereits erwähnt. Schließlich sei noch auf die Gefährdung der konstitutionell abgearteten Kinder, namentlich der fett-pastösen, hingewiesen.

Peter H., 9 Mon., Prot.-Nr. 438. Es handelte sich um ein prächtig entwickeltes, kräftiges Kind, welches schwer beeinträchtigt, blaß, zyanotisch und mühsam atmend ins Krankenhaus eingeliefert wurde. Der Eindruck einer schweren Respirationserkrankung war unmittelbar vorhanden. Links hinten unten war eine mäßige Dämpfung. Das Atemgeräusch war rauh, aber nicht ausgesprochen bronchial mit vereinzelten knackenden Geräuschen.

Im Röntgengebilde sah man eine diffuse Trübung auf der linken Seite.

Die Sektion ergab eine schlaffe Pneumonie des linken Unterlappens, so schlaff, daß man zunächst den Eindruck der Atelektase hatte. Auf dem Einschnitt waren jedoch zahlreiche Verdichtungsherde nachweisbar. Die rechte Lunge war ganz frei. Sie war stark gebläht und fiel auch bei der Eröffnung des Brustkorbes nicht zusammen. Thymus nicht vergrößert. Lymphdrüsen wenig geschwollen. Das Herz war stark dilatiert. Epikrise: Es war eigentlich nicht recht verständlich, warum das Kind an dieser anatomisch so wenig bösartig aussehenden Entzündung unter so stürmischen Erscheinungen zugrunde ging. Anatomische Anhaltspunkte für eine konstitutionelle Abartung waren nicht vorhanden, sie muß aber wohl angenommen werden.

Wenn die Anschauungen über die Prognose der Lobulärpneumonien nicht so sicher sind, wie wir es wünschen möchten, so kommt das nicht zuletzt von der Schwierigkeit der Diagnose. Fälle, welche nicht zur Lobulärpneumonie gehören und eine günstigere Prognose bieten, sind geeignet, das prognostische Bild heller erscheinen zu lassen, als es richtig ist. Im gleichen Sinne wirkt es, wenn Lobulärpneumonien mit geringem Lokalbefund nicht als solche erkannt werden. Auch sie belasten dann nicht die Todesstatistik der Lobulärpneumonien. Demgemäß erscheint es wohl richtig zu sagen, daß die Prognose der unzweifelhaften Fälle gar nicht ernst genug gestellt werden kann. Nur eine Minderzahl von Kindern überwindet eine wirkliche Lobulärpneumonie schnell und ohne Schaden.

Therapie.

Es ist vielleicht eine gewisse Anmaßung, wenn man sagt, die Therapie müsse zielbewußt sein und dürfe sich nicht in Polypragmasie verzetteln. Gleichwohl muß die Forderung aufgestellt werden, weil erfahrungsgemäß gerade das Krankheitsbild der Lobulärpneumonie mehr als ein anderes zur Vielgeschäftigkeit verleitet.

Die Indikationen zum therapeutischen Eingreifen hängen von der Form der Lungenentzündung und von dem Mitergriffensein anderer Organe, insbesondere des Kreislaufs, ab.

Freiluftbehandlung die erste Forderung.

Die Erkrankung als solche verlangt an erster Stelle, daß der Patient sich in guter Luft befindet. Die Erfahrung hat gelehrt, wie günstig die Wirkung ist. Auf die Lüftung des Krankenzimmers ist allergrößter Wert zu legen und die Scheu der Angehörigen vor dem offenstehenden Fenster muß überwunden werden. Wo es irgend durchzuführen ist, sollte man den Patienten unmittelbar im Freien lagern. Die klinischen Erfahrungen über den günstigen Einfluß der Behandlung mit Freiluft weisen unmittelbar auf die Notwendigkeit hin. Nicht nur, daß die Atmung verbessert wird, sondern auch die Aufregung pflegt gedämpft zu werden. Unruhige Kinder verfallen vielfach in Schlaf, sowie man sie im Freien lagert. Die Freiluftbehandlung ist eine der wichtigsten Forderungen, welche bei der Behandlung der Lobulärpneumonien erhoben werden muß.

Solange sich der Patient im Zimmer befindet, muß darauf geachtet werden, daß die Luft nicht zu trocken ist. Aufhängen von feuchten Tüchern wirkt wohltuend. Auch der Bronchitiskessel kann sich nützlich erweisen. Ausdrücklich muß darauf hingewiesen werden, daß die Kleidung natürlich so beschaffen sein muß, daß sie das Kind weder bei der Atmung hindert (zu eng) noch daß sie das Allgemeinbefinden stört. Die Mütter stehen immer unter der instinktiven Idee, daß ein krankes Kind besonders warm gehalten werden müsse. Sie bedenken nicht, daß das fiebernde Kind durch allzugroße Bettwärme belästigt wird, z. B. heftig schwitzt. Im Zimmer soll das Kind lose bekleidet und nicht zu warm zugedeckt sein. Steht das Kind im Freien, so muß es natürlich, je nach der Temperatur, mit wärmerer Kleidung versehen werden.

Die Lagerung des Kindes muß so eingerichtet werden, daß es bei der Atmung nach Möglichkeit unterstützt wird. Junge Kinder, namentlich Säuglinge, atmen am günstigsten, wenn man die Schultern etwas unterstützt, so daß der Kopf nach hinten übersinken kann. Diese Stellung, welche das dyspnoische Kind auch von selbst einnimmt, entspricht der orthopnoischen Haltung des Erwachsenen. Sie gewährt dem Kinde die beste Möglichkeit, von der Hilfsmuskulatur Gebrauch zu machen. Praktisch macht man das so, daß man das Kind horizontal lagert und ein flaches, schmales Kissen oder eine kleine Rolle unter die Schultern schiebt.

Wie bei jeder Krankheit, erhebt sich die Kardinalfrage, ob sie sich kausal behandeln lasse. Das ist nicht der Fall. Am ehesten könnte man noch annehmen, daß die durch Pneumokokken erzeugten Lobulärpneumonien einer spezifischen Behandlung zugänglich seien. Solche Medikamente, welche unmittelbar auf Pneumokokken einwirken, in erster Linie das Optochin (ein Chininabkömmling), haben sich in der Praxis nicht bewährt, zumal die Gefahr der Schädigung besteht. Chinin in einfacher Form ist immer wieder für die Behandlung der Pneumonie empfohlen worden, ohne daß sich doch manifeste Beweise für die Wirkung beibringen lassen. Am beliebtesten ist die Verwendung von subkutanen Chinineinspritzungen. Die Lösung wird bereitet wie folgt:

Chinin. mur. 2,0,
Urethan. 1,0,
Aqu. ad. 20,0.
S. 2—3mal täglich 1 ccm einzuspritzen.

Die Injektion ist nicht ganz einfach, da unter Umständen Nekrosen entstehen. Es empfiehlt sich, die Lösung vor der Injektion anzuwärmen und mit gleichfalls angewärmter Spritze zu verabfolgen. Neuerdings sind mehrfach Handelspräparate aufgetaucht, welche auch viel benutzt werden: Solvochin stellt eine wässerige Chininlösung dar, Transpulmin eine ölige. Von dem Nutzen dieser beiden Präparate haben wir uns bisher ebensowenig überzeugen können, wie von dem Nutzen der einfachen

Unsicherheit der Chinintherapie.

Chinininjektion. Bei einem so vielgestaltigen Krankheitsbild wie dem der Lobulärpneumonie hält es schwer, einen sicheren Eindruck zu gewinnen. In schweren Fällen wird ein Versuch durchaus statthaft sein.

Bei weitem nicht alle Lobulärpneumonien werden durch Pneumokokken erzeugt. Die Chininbehandlung kann also nur bei einem Teil von ihnen überhaupt auch nur theoretisch die Möglichkeit des Erfolges haben. Unspezifische Methoden, welche auf Erhöhung der Resistenz abzielen oder solche Medikamente, welche unmittelbar auf den Erreger wirken (Trypaflavin u. ä.) bringen keinen Nutzen. Wohl wird immer wieder angegeben, daß nach geeigneten Injektionen (besonderer Beliebtheit erfreut sich z. B. das Omnadin) Besserung einträte. Wer aber zahlreiche Erkrankungen mit kritischem Auge verfolgt, der sieht ebensohäufig auch günstige Wendungen eintreten, ohne daß eines der vielen der „Umstimmung“ dienenden Mittel benutzt worden wäre.

Da wir also auf die Lobulärpneumonie nicht unmittelbar einwirken können, so müssen wir versuchen, den Indikationen im einzelnen gerecht zu werden, welche sich im Verlaufe ergeben.

Hydrotherapeutische Prozeduren.

Von hydrotherapeutischen Prozeduren, welche der Anregung der Atmung bzw. der Beruhigung dienen, erfreute sich früher der feuchte Wickel nach *Prießnitz* einer besonderen Beliebtheit. Vielfach wurde er sogar zweistündig gewechselt. Das ist unangebracht, da hierdurch die Ruhe des Kindes gestört wird. Der „Prießnitz“ hat Bedeutung bei pleuralen Reizungen, denn er übt eine gute, schmerzstillende Wirkung aus. Diese Indikation ist nicht häufig gegeben. Im übrigen muß man daran denken, daß durch den Wickel die Atmung mechanisch behindert werden kann. Wir sind schon seit langem nicht mehr von dem Prießnitz eingenommen und möchten ihn darum auch für die Praxis nicht empfehlen.

Berechtigung des Abgußbades.

Wesentlich größere Bedeutung haben die Bäder. Namentlich das Übergußbad hat seine Berechtigung in den Fällen, wo die Atmung angeregt werden muß. Bei jüngeren Kindern entstehen leicht Atelektasen durch Verlegung der Bronchien mit Sekret. Sie können gesprengt werden durch tiefe Atemzüge. Das erzielt man am besten mit dem Übergußbad. Nicht am Platze ist das Bad, wenn die Lunge an sich schon stark gebläht ist. Hier ist nicht nur keine Indikation gegeben, sondern sogar eine Kontraindikation, da es nicht nützlich ist, die schon stark geblähte Lunge noch weiter aufzublasen.

Das Übergußbad wird so verabreicht, daß man das Kind in ein Bad von normaler Temperatur, d. h. von 35° bringt. Daneben stellt man sich eine gewöhnliche Kanne mit Ausguß, wie man sie in jeder Küche findet oder noch besser eine Gießkanne mit etwas kühlerem Wasser (etwa 25—30°) bereit. Das Kind wird aus dem warmen Bade soweit herausgehoben, daß die Brust freiliegt und auf diese gießt man aus mäßiger Höhe einen kräftigen Guß des kühleren Wassers. Auf diesen Reiz erfolgen tiefe Atemzüge. Der Überguß wird mehrfach in kurzen Pausen wiederholt.

Eine besonders wichtige Aufgabe ist es, die Atemwege freizuhalten, Schleim und Eiter nach Möglichkeit aus ihnen zu entfernen. Die Mundhöhle muß, wenn sie viel Schleim enthält, gelegentlich ausgewischt werden. Die Entfernung des Schleims aus Trachea und Bronchien mit Hilfe von Expektorantien gelingt nicht. Mit Hilfe eines Brechmittels wäre es möglich, doch dürfte seine Anwendung bei Anwesenheit von Entzündungsherden in der Lunge nicht angebracht sein. Die Belebung des Kräftezustandes unterstützt das natürliche Abwehrmittel des Hustens am besten. Unter Umständen kann versucht werden, durch Zufuhr von Flüssigkeiten das Sekret zu verdünnen und das Freihusten zu erleichtern. (Warme Mineralwässer: Emser u. dgl.)

Der Husten, welcher teleologisch bezweckt, Fremdkörper, d. h. also auch Sekret, aus den Atemwegen zu entfernen, nimmt häufig Formen an, welche dem Zweck nicht mehr dienen. Der fruchtlose Reizhusten strengt die Kinder an und beunruhigt sie, ohne etwas zu nützen. So sehr wir also auch bestrebt sein müssen, die Reinigung der Bronchien zu unterstützen, so werden wir doch oft genug Veranlassung haben, gegen das Übermaß des Hustens bzw. seine unfruchtbare Form anzukämpfen. Am besten benutzt man Kodein in einprozentiger Lösung:

Bekämpfung des fruchtlosen Reizhustens.

Sol. Cod. phosphor. 0,2/20,0,
M. D. S. 2—3stündlich 10—15 Tropfen.

Die von der Industrie gelieferten Hustensäfte — Eukodalsyrup u. dgl. — werden von den Kindern meist gern genommen.

Von erheblichem Einflusse auf die Atemfunktion ist das Spiel des Zwerchfells. Wird das Zwerchfell durch übermäßige Füllung des Bauches hochgetrieben, so ist die Exkursionsfähigkeit des Zwerchfells stark behindert. Der Meteorismus, wie er sich im Gefolge der Pneumonie gern einstellt, muß entschieden bekämpft werden. Einlage eines Darmrohres sowie heiße Umschläge auf den Leib sind die geeignetsten Mittel. Selbst die Darmpunktion kann bei hochgradigem Meteorismus in Frage kommen. Daß die Ernährung entsprechend orientiert werden muß, ist selbstverständlich.

Die Unterstützung des Kreislaufes spielt nach allem, was über die Symptomatologie der Lobulärpneumonie gesagt worden ist, eine besondere Rolle. Nachlassen des Kreislaufes, was sich durch blasses, fahles Aussehen, Abkühlung von Nase, Ohr u. dgl. ankündigt, muß entschieden bekämpft werden. Man muß sich vorstellen, daß beim Nachlassen des Gefäßtonus sich das Blut in den großen Reservoirs der Körperhöhlen ansammelt, namentlich in den Arterien des Splanchnikusgebietes. Eine der Hauptaufgaben wird es also sein, die Verteilung des Blutes zu regeln, das Blut wieder mehr nach der Peripherie zu leiten. Am einfachsten, meist auch völlig ausreichend, kann man die Wirkung mit Hilfe des heißen Bades erzielen. Man bringt die Kinder in ein Bad von 35° und steigert die Wasserwärme durch vorsichtiges Zugießen von heißem Wasser schnell auf etwa 40°. In dieser Lage läßt man das Kind einige Minuten, trocknet es dann schnell ab und bringt es wieder ins Bett. Die Haut rötet sich stark, die Temperatur steigt vorübergehend etwas an. Gewöhnlich stellt sich im Anschluß an das Bad Schweißausbruch ein. Die Erleichterung durch das heiße Bad ist sofort sichtbar. Vermieden muß es werden, wenn die Neigung zu Krämpfen besteht.

Behandlung der Kreislaufschwäche.

Noch stärker wie das heiße Bad wirkt der Senfwickel, wie er von *Heubner* eingeführt worden ist:

In 1 l heißes Wasser werden 2 Hände voll Senfmehl eingerührt, bis ein stechender Geruch nach Senföl auftritt, der die Augen zum Tränen bringt. Mit dem Senfmehlbrei, einem Wickel und einem wollenen Tuch wird das Kind eingepackt, so daß nur das Gesicht heraussieht. Der Wickel wird in den Brei eingetaucht und dann ausgerungen. Der Wickel bleibt etwa 20 Minuten liegen. Am Ende dieser Zeit wird das Kind vom Hautreiz unruhig. Jetzt wird das Kind herausgenommen und schnell mit warmen Wasser abgewaschen. Das Kind sieht krebsrot aus. Es kommt nun in einen einfachen warmen, feuchten Wickel, in dem es 2—3 Stunden liegen bleibt und ordentlich schwitzt. Hernach kommt es in ein laues Bad, wird leicht übergossen und kommt schließlich ins Bett.

Der Eingriff ist nicht unerheblich, so daß es kaum angebracht sein dürfte, ihn häufiger als einmal am Tage vorzunehmen. Vielfach genügt aber auch ein einziger Senfwickel, um die Wendung zum Besseren herbeizuführen. Will man die Prozedur milder gestalten, was gar nicht so selten auch genügt, so braucht man nur einen Wickel um die Brust zu machen.

Die Wirkung sowohl des heißen Bades wie des Senfwickels wird wohl durch die Ableitung des Blutes nach der Peripherie und durch die hierdurch bedingte günstigere Gestaltung des Kreislaufes hervorgerufen. So ist es auch erklärlich, daß das Ausbleiben der Hautrötung als Zeichen von schlechter Bedeutung zu werten ist. Man muß sich vorstellen, daß Herz und Gefäße in ihrer Arbeit und Zusammenarbeit so gestört sind, daß die Umwälzung der Blutmasse nicht mehr zustande kommt. Vielleicht aber handelt es sich auch um ein Nichtmehransprechen der Haut bzw. der Hautgefäße als Zeichen tief gesunkener Reaktionsfähigkeit.

Senfwickel und Aderlaß.

Der Senfwickel ist als „Aderlaß in die Haut“ bezeichnet worden, als Ausdruck der Vorstellung, welche man sich von seiner Wirkung macht. Der Aderlaß selbst ist auch oft von hervorragender Wirkung, aber natürlich nur dann, wenn eine ausgesprochene Gefäßlähmung nicht besteht, wenn die Belastung des Herzens allzu groß ist, wenn das Bild also nicht so sehr von Blässe und Apathie, wie von Zyanose und Erregung beherrscht wird.

Die Venaesektio ist bei kleinen Kindern am besten so auszuführen, daß man durch einen kleinen Schrägschnitt in der Ellbogenbeuge eine kleine Vene freilegt und sie einfach quer durchschneidet. Sonst erhält man keine ausgiebige Blutung. So kann aber man bei Säuglingen 20—30 ccm, bei 2—3jährigen 50—100 ccm entnehmen.

Auch beim Aderlaß tritt manchmal eine sofortige Entlastung und eine günstige Wendung der Krankheit ein. Man soll mit dem kleinen Eingriff nicht zögern, da er lebensrettend wirken kann. In ernsten Fällen ist sogar die Arteriotomie der Arteria radialis vorgeschlagen worden.

Man hat auch vorgeschlagen — etwas ganz anderes — auf die Pneumonie dadurch einzuwirken, daß man auf der erkrankten Seite einen Pneumothorax anlegt. Die Auswahl der Fälle ist schwierig, so daß die Methode noch nicht ohne weiteres für die Praxis empfohlen werden kann.

Schließlich muß noch erwähnt werden, daß zur Anregung und Erleichterung der Atmung Sauerstoffeinatmung vielfach verwendet wird. Das Verfahren ist nicht sicher. In manchen Fällen sieht man aber doch, daß die Kinder Erleichterung empfinden, daß sie wenigstens vorübergehend frischer und rosiger werden. In schweren Fällen wird man also die Sauerstoffeinatmung als eine Erleichterung im Kampfe des Kindes nicht entbehren wollen.

Die medikamentöse Behandlung der Kreislaufschwäche spielte früher in der Behandlung der Lungenentzündungen eine besonders hervorragende Rolle. Kampfer und Koffein wurden in erster Linie, und zwar in vielen Injektionen, gebraucht. Aber auch alle anderen Mittel, von denen man eine Anregung des Kreislaufes bzw. des Herzens erwartete, wurden in Anwendung gebracht. Entbehren können wir die Herz- und Gefäßmittel nicht, vor allen Dingen nicht den Kampfer. Was wir jedoch scheuen, ist die dauernde Beunruhigung der Kinder durch Injektionen und die Aufregung und Unruhe, wie sie durch Koffein leicht herbeigeführt wird. Glaubt man eine kräftige Herzanregung nicht entbehren zu können, so verwendet man am besten Kampferdepots von 2—5 ccm Oleum cam-

Medikamentöse Hilfen für den Kreislauf.

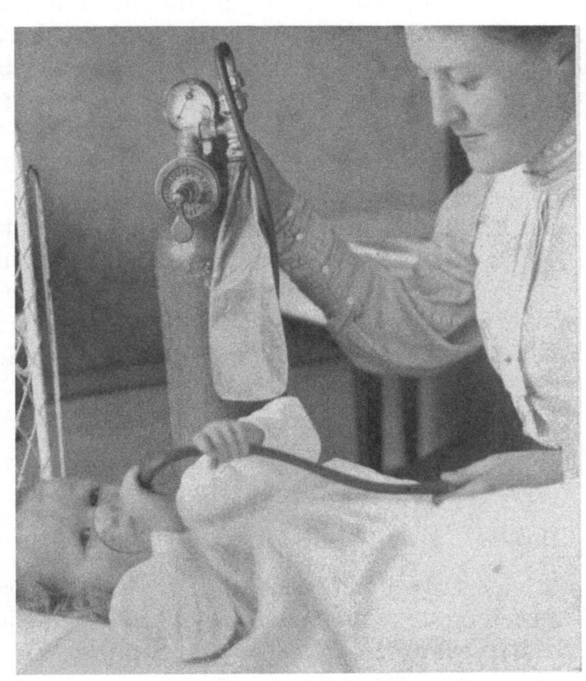

Fig. 170.
Sauerstoffinhalation. Sauerstoffzylinder mit regulierbarem Manometer.

phorat. fort. (20%). Cardiazol und Coramin müssen in kleineren Dosen und darum öfter verabfolgt werden. Koffein wird man ausschalten. Zeigt das Kind die Zeichen der Gefäßschwäche, so wird man von Ephetonin Gebrauch machen. 2—3 stündlich kann man ½ ccm der käuflichen 5%igen Lösung (Ampullen) verwenden.

Nicht gesprochen wurde bisher von der sehr wichtigen Beeinflussung des Allgemeinbefindens. In erster Linie ist zu bedenken, was soeben bezüglich der Beunruhigung durch Injektionen gesagt wurde. Da die Kinder mit Lobulärpneumonien an sich sehr unruhig sein können und diese Unruhe zweifellos kräfteverzehrend und schädlich ist, so ist eines der obersten Gebote, für Ruhe zu sorgen. Die allgemeinen Anordnungen der Therapie wirken schon in diesem Sinne. Geeignete Lagerung, nicht zu warme Einpackung, Freiluftbehandlung tragen zur Ruhigstellung des Kindes bei. Außerdem soll man aber so wenig wie möglich mit ihm manipulieren, damit es zur Ruhe kommt bzw. nicht aus der Ruhe gebracht wird.

Hebung und Stützung des Allgemeinbefindens.

Auch Beruhigungsmedikamente können durchaus am Platze sein. Bromural, Adalin (in ½ Tabletten mehrmals am Tage) oder aber auch das Kodein in etwas erhöhter Dosis können günstig sein. Bei hoher Temperatur können kühle Bäder bzw. kühle Packungen von halbstündlicher Dauer von Nutzen sein und der Ruhe dienen.

Ein zweiter wichtiger Punkt für die Allgemeinbehandlung der Kinder ist die Ernährung. Der Appetit liegt gewöhnlich stark darnieder. Brustkinder saugen schlecht und erfolglos, aber auch die Flasche wird schlecht genommen. Handelt es sich, wie bisher unterstellt, um Säuglinge, so wird man durch häufigere Mahlzeiten einen Ausgleich herbeizuführen suchen. Bei Kleinkindern wird man sich, wenn es nicht anders geht, auf Milch, evtl. mit Zuckerzusatz (bis zu 16%) beschränken. Zweckmäßig ist es, wenn man wenigstens etwas breiförmige Speise beibringen kann. Am leichtesten geht es noch mit kalten Puddings (Mondamin, Grießpudding). Auch Eier kann man gelegentlich verwenden und vor allen Dingen Früchte, roh und gekocht. Apfelkompott z. B., das ja auch reichlich Zucker enthält, wirkt erfrischend und nährend zugleich. Gar nicht selten gelingt es, die Appetitlosigkeit bis zu einem gewissen Grade dadurch zu überwinden, daß man die Temperatur heruntersetzt. Wir verwenden zu diesem Zweck gern Pyramidon in der nachfolgenden Dosierung:

Die große Bedeutung der Ernährung.

Pyramidon		0,5
Acid. hydrochl. dilut.		1,0
Syr. spl.		20,0
Aqu.	ad.	100,0

M. D. S. zweistündlich ein Teelöffel.

Die Dosis, welche in einem Teelöffel enthalten ist, ist nicht groß, erst bei mehrmaliger Wiederholung erreicht man das gewünschte Ziel. Um die Möglichkeit von Kollapsen auszuschließen, empfiehlt es sich nicht, einmalige größere Dosen von Pyramidon zu geben.

Wir sehen also, daß die Behandlung der Lobulärpneumonien nicht so sehr darauf hinausläuft, den eigentlichen Lungenprozeß anzugreifen, als den Körper in seinem Abwehrkampfe zu unterstützen. Ruhe, ausreichende Ernährung, Unterstützung der Atmung und des Herzens sind die Punkte, auf die es im wesentlichen ankommt.

Besondere Verlaufsformen.

Ehe wir auf besondere Verlaufsformen eingehen, wollen wir kurz noch einmal schildern, welche Formen der nicht lobären Pneumonien beim Kinde vorkommen. Die Zahl ist, namentlich auch durch das Alter bedingt, verhältnismäßig so groß, daß Unklarheiten entstehen könnten, wenn man nicht die einigermaßen abgrenzbaren Formen noch einmal zusammenstellen würde.

Die erste und wichtigste Hauptgruppe betrifft die gewöhnlichen Lobulärpneumonien. Weder der lokale Befund, noch die Einwirkung auf das Allgemeinbefinden pflegen übertrieben groß zu sein und nach einer Fieberperiode von 1—3 Wochen heilt der Prozeß aus, ohne Folgen zu hinterlassen.

Im Gegensatz hierzu stehen die zahlreichen Fälle von schnell tödlich verlaufender Lobulärpneumonie. Sie sind in der Regel dadurch gekennzeichnet, daß das Krankheitsbild von vornherein sehr schwer ist, daß die Schwere des Allgemeinzustandes im Vordergrunde steht, wogegen der Lokalbefund in der Regel keine übertrieben große Rolle spielt. Man kann geradezu sagen, daß es oft schwerfällt zu entscheiden, ob man es mit einer ausgedehnten Bronchitis bzw. Bronchiolitis oder mit einer disseminierten Pneumonie zu tun hat.

Pneumonien der vorgeschilderten Art befallen fast nur ältere Säuglinge und junge Kleinkinder. Bei jüngeren Säuglingen trifft man einen dritten wichtigen Typ der Pneumonie an: das sind die torpiden Paravertebral-Pneumonien. In der Regel betreffen sie nur solche Kinder, welche schon durch Ernährungskrankheiten stark geschädigt sind. Die klinischen Erscheinungen und die klinische Bedeutung sind nicht groß.

Eine Abart dieser torpiden Pneumonien der jungen Kinder sind die etwas ausgedehnteren Erkrankungen, welche namentlich den rechten oberen Teil der Lungen betreffen und fast ausschließlich bei Frühgeburten vorkommen. Auch ihre klinische Dignität ist nicht groß; sie gehen fast stets in Heilung über.

Werden jüngere Säuglinge, namentlich Kinder des ersten Trimesters, von torpiden afebrilen oder auch fieberhaften Lobulärpneumonien befallen, so ist der klinische Verlauf häufig dadurch ausgezeichnet, daß asphyktische Anfälle vorkommen. Sonst haben diese Pneumonien der Neugeborenen noch das Gemeinsame, daß das schlechte Allgemeinbefinden, das graue, verfallene Aussehen stärker imponieren als der Lokalbefund.

Zu den abnormen Verlaufsformen gehört es schon, wenn das infektiöse Moment stark im Vordergrunde steht und es infolgedessen zur Abszeßbildung, zu Beteiligung der Pleura, gelegentlich auch des Perikards, kommt. Der Infektionserreger dürfte wohl nie der Pneumokokkus, sondern stets ein Eitererreger sein. Das Krankheitsbild ist nicht charakteristisch. Die Pleuritis ist ohne das Röntgenbild schwer zu diagnostizieren. Allgemeinerscheinungen verschiedener Färbung, z. B. auch von meningoider Art, beherrschen das Feld. Anatomisch sieht es so aus, daß die Pleura sich ein- oder doppelseitig, ganz oder begrenzt, mit fibrinös-eitrigen, zottigen Massen bedeckt. Nur verhältnismäßig selten wird so viel Eiter gebildet, daß es zu einem freien Ergusse kommt.

Die schwer infektiöse, mit fibrinös-eitriger Pleuritis verbundene Lobulärpneumonie.

Die physikalische Untersuchung ergibt nach der Natur des anatomischen Substrates Dämpfung und abgeschwächtes Atmen, so daß der Gedanke an einen Erguß naheliegt. Die Röntgenaufnahme zeigt vielfach das Bild der Mantelpleuritis (s. S. 779). Die Punktion verläuft in der Regel erfolglos.

Die Fälle enden fast stets tödlich, namentlich dann, wenn auch der Herzbeutel mitergriffen ist.

Das Brustfell braucht nicht nur, wie eben beschrieben, mit der Bildung von dichten, fibrinös-eitrigen Belägen zu reagieren. Jede andere Form der Pleuritis ist auch möglich. Leichte Trübungen, fibrinöse Auflagerungen, aber auch Empyembildung kommen vor. Allerdings muß gesagt werden, daß im Gegensatz zur lobären Pneumonie die Beteiligung der Pleura nicht gar so häufig ist. Um so mehr fallen diejenigen Fälle auf, wo es zur Bildung jener dichten, fibrinös-eitrigen Beläge kommt.

Pneumonie bei pandemischer Grippe.

Während der pandemischen Grippe kommt es auch bei jungen Kindern zu überaus zahlreichen Erkrankungen der Lungen. Die Pneumonie trägt bei älteren Kindern denselben Charakter wie beim Erwachsenen. Verbunden mit einer eitrigen Tracheitis und Bronchitis bilden sich — vorzugsweise in den Unterlappen — hämorrhagische, lockere Infiltrate, welche — in tabula — bei Druck einen blutigen Schaum von sich geben, unterbrochen von den gelben Punkten des aus den Bronchien austretenden Eiters.

Heinz B. 10 Jahre, Prot.-Nr. 559. Der Junge wurde aus dem Waisenhaus schwerfiebernd, unruhig, delirierend, blaß-zyanotisch, mit jagender Atmung eingeliefert. Über den Lungen hörte man diffuses, zeitweise grobes Rasseln. Rechts hinten unten schien eine Verdichtung zu sein. Tod trat nach 2 Tagen ein.

Sektion ergab eine Volumenvermehrung des rechten Unterlappens. Auf dem Einschnitt sieht man umfangreiche, rotbraune Infiltrate. Aus den Bronchien quillt Eiter. In dem linken Unterlappen sind ähnliche, aber weniger umfangreiche Gebiete. Die Trachea ist dick mit rahmigem Eiter belegt.

Epikrise: Der schwere Verlauf mit frühzeitiger Gefäßlähmung, sowie der anatomische Befund sind absolut kennzeichnend für die Grippepneumonien, wie sie auch bei Erwachsenen auftreten. Die eitrige Tracheitis und Bronchitis gehört gleichfalls zu dem Bilde. Die Infiltrate sind aber nicht als Lobulärpneumonien in dem Sinne wie bei jüngeren Kindern aufzufassen.

Maria W., 13 Jahre, Prot.-Nr. 565. Das Kind wurde halb benommen, delirierend, blaß-zyanotisch aussehend eingeliefert. Puls wenig gespannt, Lippen trocken, Zunge stark belegt. Im ganzen war es ein septisches Bild. Verdichtungen über der Lunge waren nicht nachweislich.

Die Sektion ergibt in beiden Unterlappen diffuse, lockere, hämorrhagische Infiltrate. Aus ihnen heben sich kleinere, typische, über das Niveau vorspringende, etwa bohnengroße Infiltrationsherde heraus.

Epikrise: Klinisch wie anatomisch war es das Bild der schweren Grippe. Die lobuläre Pneumonie war unabhängig davon.

Wilhelmine P., 7 Jahre, Prot.-Nr. 560. Das Mädchen wurde mit den Zeichen schwerster Atemstörung hochfiebernd eingeliefert. Gesichtsfarbe war fahl-zyanotisch, Puls sehr klein und weich, stark beschleunigt. Links hinten unten hörte man deutliches Bronchialatmen mit Krepitationen. Rechts hinten unten war das Atemgeräusch nur wenig verschärft. — Exitus.

Sektion ergab im linken Unterlappen ausgesprochene, konfluierende Lobulärpneumonie. Im rechten Unterlappen waren mäßig umfangreiche, braunrote Infiltrate. In diesem Gebiete enthielten die Bronchien Eiter. Die Trachea war mit eitrigem Schleim bedeckt.

Epikrise: Es handelt sich hier um eine Mischung von echter Grippepneumonie mit grippaler Lobulärpneumonie. Bemerkenswert ist, daß nur im Gebiet der roten Infiltrate die Bronchien Eiter enthielten.

Bei jungen Kindern haben wir während der Grippezeit viele und schwere Lobulärpneumonien gesehen. Für die Pathologie der Kinderpneumonie ist es charakteristisch, daß wir durch dasselbe infektiöse Agens verschiedene Erkrankungen je nach dem Alter auftreten sehen. Während bei älteren Kindern die hämorrhagischen Pneumonien vorherrschen, sind es bei jüngeren Kindern einfache Lobulärpneumonien. Anatomisch bieten sie das Bild der konfluierenden, meist paravertebral angeordneten Lobulärpneumonie.

Der Verlauf der Grippepneumonie beim Säugling.

Der klinische Verlauf gestaltet sich in der Regel so, daß die Kinder zunächst mit Fieber erkranken, ohne einen gröberen Befund darzubieten. Rachenröte, wohl auch einige bronchitische Geräusche, werden angetroffen — kurz, man sieht das gewöhnliche Bild der Grippe. Nach einigen Tagen, manchmal aber auch erst längere Zeit nach Beginn der Erkrankung, treten dann unter ernstlicher Schädigung des Allgemeinbefindens und der Atmung pneumonische Befunde auf. Das Bild unterscheidet sich dann nicht wesentlich von dem einer schweren Lobulärpneumonie.

Bedeutsam ist, daß eine ungewöhnlich große Zahl der grippalen Lobulärpneumonien einen subakuten und chronischen Verlauf nimmt.

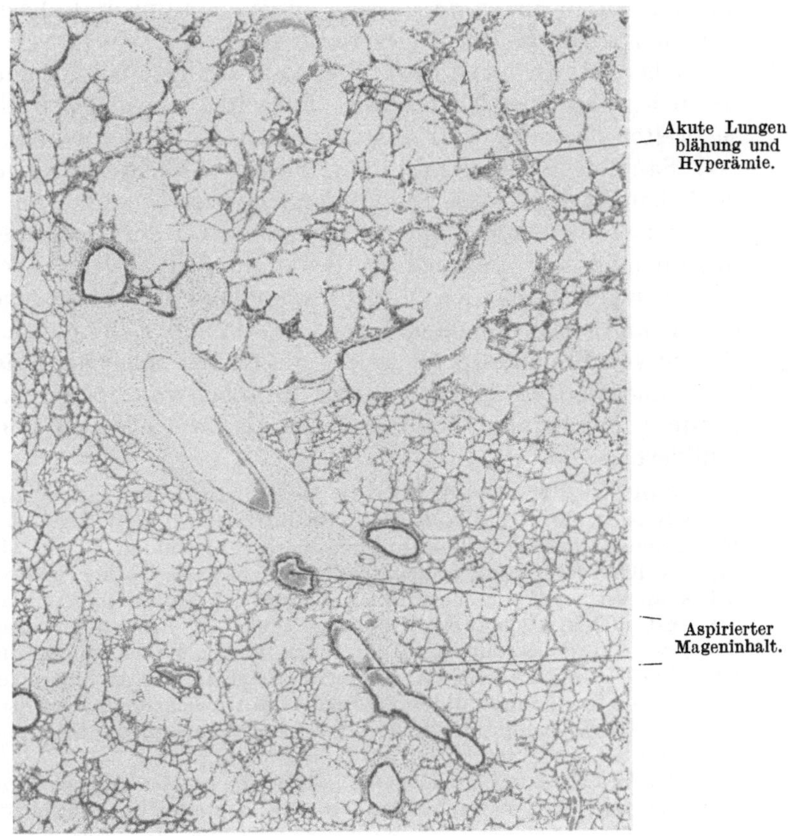

Fig. 171.

Elfriede H., Prot.-Nr. 21, 4 Mon. alt. *Aspirationspneumonie im ersten Beginn.* *Das Kind war toxisch und aspirierte wenige Stunden vor dem Tode etwas erbrochenen Mageninhalt. Grob anatomisch sah man leicht grünlich verfärbte, kleine Buckel aus der Pleura herausragen. Das Präparat stellt die Randpartie eines solchen Knotens dar. Man sieht den Mageninhalt in kleinen Bronchien. Das befallene Lungengewebe ist emphysematös und hyperämisch.*

(Nach einem Präparat des Verfassers.)

Oc. 1, Lupe, Tub. 180 (*Leitz*), Originalgröße.

Damit ist fast regelmäßig und frühzeitig Erweiterung der Bronchiolen und Bronchien verbunden. Klinisch weist hierauf die große Konstanz der Rasselgeräusche hin. Als Zeichen für die Erweiterung der Bronchiolen ist ein vielfaches scharfes Knacken (Maschinengewehrknattern) beschrieben worden. Der Ausgang der grippalen Pneumonie ist sehr häufig schlecht. Eine große Zahl von Kindern geht daran zugrunde.

Auch wenn sich die Krankheit lange hinzieht, siecht ein Teil der Kinder noch an Entkräftung und an dem fortwährenden Wiederaufflackern der Entzündung dahin.

Bei der Obduktion findet man entweder feste, derbe, mehr oder minder in Karnifikation begriffene Infiltrate oder aber zerstreute, ältere und frischere Herde. Im letzteren Falle handelt es sich mehr um chronisch-rezidivierende, im ersteren um subakut bis chronisch verlaufende Pneumonien. In all diesen Fällen sind ausgedehnte pleurale Verklebungen bzw. Verwachsungen an der Tagesordnung.

Über Diagnostik und Therapie der grippalen Lobulärpneumonien ist nichts Besonderes zu sagen. Es gelten die gleichen Grundsätze, wie sie weiter oben (S. 722) angegeben sind. Bei der häufigen Erkrankung von Säuglingen sei darauf hingewiesen, daß Störungen der Ernährung noch häufiger als sonst im Vordergrunde stehen und den Blick von der Pneumonie ablenken können. Hieran ist bei der Diagnose zu denken — hierauf muß aber auch bei der Behandlung Rücksicht genommen werden.

Aspirierte Fremdkörper machen Pneumonie.

Weniger durch den Verlauf wie durch die Pathogenese heben sich die **Aspirationspneumonien** heraus. Gewöhnlich entstehen sie durch Ansaugen von Fremdkörpern, welche die Kinder spielenderweise in den Mund genommen hatten; seltener durch Ansaugen von Speiseteilen. Im Prinzip entsteht immer eine Lobulärpneumonie, wie etwa es der folgende Fall schildert:

Wolfgang N. (Beobachtung des Kinderhospitals Altona), 1½ Jahre. Beim Spielen plötzlicher Aufschrei. Brechreiz. Atmung alsbald röchelnd. Sofortige Röntgenaufnahme zeigt keinen Fremdkörper. Befinden bessert sich. Das an sich kräftige Kind läuft herum, hustet gelegentlich etwas trocken und heiser, dabei deutliches angestrengtes, röchelndes Inspirium mit Einziehungen. Über den Lungen zunächst nichts nachzuweisen. 4 Tage nach der Aufnahme heftige Atemnot und Zyanose. 2 Tage darauf steigt die Temperatur plötzlich an und hält sich zwischen 39 und 40°. Die Atmung ist dauernd erschwert. Rechts hinten unten und 2 Tage darauf auch links hinten unten läßt sich eine Verdichtung nachweisen. Tracheotomie bringt keine Erleichterung. Der Tod trat 9 Tage nach Beginn der Temperaturerhöhung ein.

Bei der Sektion fällt eine gequollene Bohne aus der Trachea heraus. Die Schleimhaut der Luftröhre ist gerötet und geschwollen. An der Abgangsstelle des rechten Hauptbronchus befindet sich ein Druckgeschwür. Im rechten Unter- und Mittellappen und im linken Unterlappen sind zahlreiche größere, teils konfluierende Infiltrationsherde.

Epikrise: 6 Tage nach der Aspiration einer Bohne entwickelte sich mit plötzlichem Temperaturanstieg eine auf beiden Unterlappen nachweisbare Entzündung. Anatomisch machte sie vollständig den Eindruck einer Lobulärpneumonie.

Die Lehre, welche hieraus zu ziehen ist, besagt, daß aspirierte Fremdkörper unter allen Umständen zu entfernen sind, und zwar möglichst bald. Die Diagnose wird entweder durch die Anamnese oder durch das Röntgenbild gesichert. Die Entfernung der Fremdkörper wird meist unter Leitung des Bronchoskops erfolgen müssen. Sie ist daher von einem geübten Spezialisten zu vollziehen. Gelegentlich ist es auch möglich, von einer tiefen unteren Tracheotomie aus den Fremdkörper mit einfachen Instrumenten zu fassen. So gelang es uns einmal bei Aspiration einer Erdnuß, als die Tracheotomie zur Einleitung für die Bronchoskopie gemacht wurde. Der Fremdkörper wurde durch die Tracheotomieöffnung ausgehustet.

Aspirationspneumonien brauchen nicht zu schnellem Tode zu führen. Langdauernde Krankheitszustände, Vereiterungen, Gangrän, können sich einstellen. Wie dem aber auch immer sei, der Verlauf ist stets ein ernster. Frühdiagnose und Frühtherapie müssen angestrebt werden.

Die subakute und chronische Lobulärpneumonie.

Wir wiesen schon weiter oben darauf hin, daß Lobulärpneumonien dazu neigen, einen verschleppten Verlauf zu nehmen. Wie lange selbst der febrile Zustand dauern kann, zeigt die Kurve auf Fig. 169. Gar nicht selten bleiben aber auch noch nach der Abfieberung die physikalischen Zeichen der Lungenverdichtung zurück. Die Kinder erholen sich schlecht, haben auch gelegentlich neue Temperaturen. Sie husten und bei der Auskultation hört man Rasselgeräusche, die manchmal dadurch charakterisiert sind, daß sie immer wieder an derselben Stelle auftreten. So kann es unter Umständen monate- und jahrelang weitergehen. Die Kinder kommen aus den Fieber- und Hustenattacken nicht heraus. Die Eltern geben dann oft an, die Kinder hätten 5, 6mal oder gar noch öfter Lungenentzündung gehabt. Tatsächlich handelt es sich aber um einen fortgesetzten Zustand. Echte Fälle von mehrfach wiederholten Lungenentzündungen kommen allerdings auch vor.

Zeichen der schlechten Heilung.

Heinrich T., 1½ Jahre. Prot.-Nr. 576. Das Kind war viele Wochen lang krank. Zuerst hatte es nur hohes Fieber, dann aber entwickelten sich ausgesprochene deutliche Verdichtungserscheinungen. Unter dauernd hohem Fieber ging das Kind immer mehr zurück und starb schließlich in einem schweren Schwächezustand.

Die Sektion ergab eine sehr derbe Verdichtung im rechten Unterlappen von ausgesprochener lobulärer Anordnung. Die linke Lunge ist fast vollständig infiltriert. Der linke Unterlappen ist auf dem Durchschnitt gelblich-rötlich homogen, fast speckig. Die Bronchien sind deutlich erweitert und enthalten Eiter. Mikroskopisch stellt sich die rechte Pneumonie als eine gewöhnliche zelluläre Pneumonie dar. Im linken Unterlappen sind die interlobären Bindegewebssepten stark verbreitert.

Wir haben es hier also mit einer in chronischen Zustand übergehenden Pneumonie der linken Lunge zu tun. Der Prozeß auf der rechten Seite war wesentlich frischer und hat wohl schließlich für den tödlichen Ausgang den Ausschlag gegeben.

Fieber, Husten und alle weiteren Krankheitserscheinungen werden in der Hauptsache durch Erweiterungen der Bronchien unterhalten. Schon im akuten Stadium findet man zylindrische Bronchiektasen und wenn es erst zur Karnifikation und Schrumpfung des indurierten Gewebes kommt, so werden die Erweiterungen größer und schließlich irreparabel. Es entwickelt sich das Bild der chronischen Bronchiektasie. Da die schweren Lobulärpneumonien meist im Unterlappen lokalisiert sind, so ist es auch kein Zufall, daß man die Bronchiektasen (s. dieses Kapitel) meist in den Unterlappen antrifft.

Aufgabe der Therapie ist es, einzugreifen, wenn der Verlauf einer Pneumonie sich zu verzögern scheint. Die Hebung des Allgemeinzustandes ist die erste Aufgabe. Einwirkungen auf die Resorption folgen hiernach. Von physikalischen Mitteln sind hauptsächlich heiße Packungen geeignet, die Resorption zu beschleunigen. Von medikamentösen Mitteln kommt in erster Linie Jod in Frage, welches in kleinen Dosen über lange Zeit gegeben wird (0,05—0,1 pro die). Kreosot und Guajakol werden gerühmt, ohne daß die Wirkung sicher nachzuweisen ist. Von größtem Werte ist klimatische Beeinflussung. Aufenthalt in mildem Seeklima, in sonnigem Mittelgebirge (Taunus, Schwarzwald) wird nützlich sein. Haben sich erst einmal dauernde Bronchiektasen ausgebildet, so sind sie gemäß den auf Seite 670 entwickelten Grundsätzen zu behandeln.

Die akute Lobärpneumonie.

(Kruppöse, fibrinöse zyklische Pneumonie.)

Allgemeine Pathologie.

Während die lobuläre Pneumonie eine Krankheit ist, welche dem frühen Kindesalter eigentümlich ist, in dieser Zeit häufig vorkommt und damit der Pathologie der ersten Kindheit eine charakteristische Note gibt, gilt das in dem gleichen Maße für die Lobärpneumonie nicht. Sie kommt beim Kinde sehr häufig vor, häufiger als beim Erwachsenen. Insofern ist ihre Bedeutung für die Pathologie des Kindesalters nicht zu unterschätzen. In ihrer Entstehung und in ihrem Ablauf bietet sie aber nicht grundsätzliche Eigentümlichkeiten. Nimmt man hierzu noch, daß sie fast ausnahmslos in Heilung übergeht, so wird verständlich, daß wir dieser Krankheit hier ein weniger lebhaftes Interesse entgegenbringen. Dabei wollen wir bestrebt sein, auf solche Besonderheiten näher einzugehen, welche durch das Alter bedingt sind.

Das Vorkommen und die Häufigkeit.

In erster Linie muß uns die Häufigkeit der Pneumonie in Beziehung zum Alter interessieren. Zu bemerken ist, daß kein Alter ganz verschont bleibt, daß die kruppöse Pneumonie aber beim jungen Säugling eine ausgesprochen seltene Erkrankung ist. Die diesbezüglich früher herrschende Meinung war sicherlich übertrieben; so selten, wie man es annahm, ist die kruppöse Pneumonie auch beim Säugling nicht. Seit wir gewöhnt sind, uns mit dem Röntgenapparat zu kontrollieren, sehen wir — darauf wird überhaupt noch einzugehen sein — eine ungewöhnlich große Zahl von Pneumonien, welche klinisch schwer zu diagnostizieren sind, welche aber nach ihrem ganzen Verlauf zu den kruppösen gerechnet werden müssen. Wahr ist aber, daß im ersten Halbjahr die kruppösen Pneumonien zu den Ausnahmen gehören und daß sie auch im zweiten Halbjahr nicht häufig sind, mindestens an Häufigkeit gegenüber den lobulären Formen noch zurücktreten. Im frühen Kleinkindesalter fängt das Verhältnis an sich auszugleichen und jenseits des dritten Lebensjahres sind es schon die kruppösen Pneumonien, welche an Zahl überwiegen. Einen Einblick in die mit dem Alter zunehmende Häufigkeit der kruppösen Pneumonie gibt die folgende Tabelle.

Alter in Jahren	Zahl der Fälle	Alter in Jahren	Zahl der Fälle
0—$^{6}/_{12}$	6	7—8	19
$^{7}/_{12}$—$^{12}/_{12}$	27	8—9	9
1—2	38	9—10	5
2—3	28	10—11	2
3—4	20	11—12	1
4—5	18	12—13	4
5—6	17	13—14	1
6—7	17		

212 Einlappenpneumonien verteilten sich so, daß das Schwergewicht im Kleinkindesalter liegt. Bei der Tabelle muß berücksichtigt werden, daß es sich um Kliniksmaterial handelt und daß ältere Kinder im allgemeinen weniger häufig in die Klinik kommen. Immerhin dürfte die Altersverteilung im Prinzip richtig sein.

Die Altersverteilung der Pneumonie hat eine Bedeutung, welche über das Zahlenmäßige hinausgeht. Wir werden sehen, daß gewisse Schlüsse über die allgemeine Pathologie und die Pathogenese der kruppösen Pneumonie sich gerade auf das Verhalten der Pneumonie in der frühen Kindheit stützen. Die eigentümliche Form der Krankheit, ihr schlagartiges Einsetzen, das Verbleiben der Temperatur auf der Höhe für eine gewisse Zahl von Tagen und der kritische Ablauf bieten eines der charakteristischen Zeichen der Krankheit. Das hätte man sich aber zur Not mit der Eigenart des Infektionserregers bzw. seiner Auswirkung in der Lunge erklären können. Minder erklärlich war immer, warum die

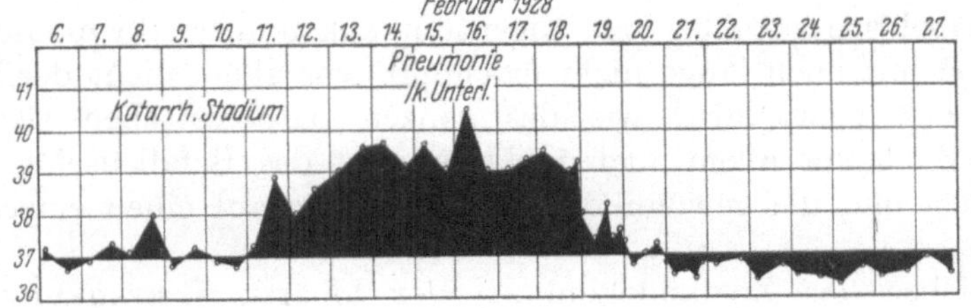

Fig. 172.

Kruppöse Pneumonie d. l. Unterlappens mit subfebril-katarrhalischem Vorstadium.

Pneumokokken zu solch schlagartigen Entzündungen führen und das noch dazu in bestimmten, wohlabgegrenzten Lungenteilen, d. h. gewöhnlich in einzelnen Lappen der Lungen. Im wesentlichen auf der Grundlage des schlagartigen Einsetzens der Erkrankung und der Tatsache des Verschontseins des frühen Kindesalters ist man zu der Auffassung gekommen (*Lauche*), daß die Lunge erst allergisch umgestimmt werden müsse, um überhaupt für die Pneumonie-Erkrankung bereit zu sein. Das jugendliche Kind, welches noch keine Pneumokokkenerkrankung irgendwelcher Art gehabt habe, sei nicht allergisiert und infolgedessen könne es nicht an kruppöser Pneumonie erkranken. Mit zunehmendem Alter steige die Zahl der Pneumokokkenerkrankungen an und damit die der allergischen, kruppösen Pneumonien. Im Sinne dieser Theorie läßt sich auch die Tatsache verwerten, daß man gar nicht so selten sich eine Pneumonie an einen grippalen Infekt, d. h. einen Katarrh der oberen Luftwege anschließen sieht. In diesem Sinne wurde schon der nachfolgende Fall in der vorigen Ausgabe dieses Buches benutzt.

Lina St., 15 Monate alt, Prot.-Nr. 1, erkrankt mit einer heftigen Rhinopharyngitis. In der Abheilung macht sie eine längere Eisenbahnreise in herbstlichem Wetter und kommt mit heftigem Schnupfen und gerötetem Rachen am Ziel an. Hier zunächst Besserung. Nach einigen Tagen hoher Temperaturanstieg. Kontinua. Kein Befund außer Rachenröte. Am 2. Tage einige bronchitische Geräusche links, am 3. Tage Dämpfung und Bronchialatmen links hinten unten, am 5. Tag kritische Entfieberung.

Der Tatbestand ist hier sehr klar. An der vorangegangenen „Erkältung“ ist nicht zu zweifeln, die Pneumonie hatte alle Kriterien einer kruppösen.

Pneumonie als allergische Krankheit.

Inzwischen sind ähnliche Zusammenhänge von anderer Seite publiziert worden und auch unsere auf diese Zusammenhänge gerichtete Aufmerksamkeit hat noch eine große Zahl von ähnlichen Beobachtungen ergeben. Vor allem hat sich gezeigt, daß in der Mehrzahl der kruppösen Pneumonien des ersten Lebensjahres ein katarrhalisches Vorstadium nachweislich ist (Doxiades). Wenn man annimmt, daß die erste Erkrankung eine Pneumokokkeninfektion gewesen ist, so würde man folgende Pathogenese annehmen dürfen: Präparatorische Pneumokokkeninfektion der oberen Luftwege, hierdurch Allergisierung des Körpers bzw. der Lunge, nachfolgende kruppöse Pneumonie auf der Basis der geschaffenen Umstimmung.

Die soeben entwickelte Theorie hat zweifellos sehr viel für sich und zum mindesten gibt sie auf der Basis unserer heutigen Kenntnisse eine anschauliche Erklärung für Zusammenhänge, welche uns früher minder plausibel waren. Aber alle Eigentümlichkeiten der kruppösen Pneumonie sind damit noch lange nicht erschöpft, vor allem nicht der zyklische Ablauf der Temperatur wie des ganzen pathologischen Geschehens und schließlich vor allem auch nicht die Art des Befallenseins der einzelnen Lappen und die gewöhnliche Beschränkung auf einen einzelnen Lungenlappen.

Über das Zustandekommen der lobären Erkrankung können wir uns auf Grund röntgenologischer Studien einigermaßen eine Vorstellung machen. Das Röntgenbild erlaubt uns ja, wenigstens in einer gewissen Zahl von Fällen, welche unter unseren Augen entstehen, den Ablauf der Pneumonie weitgehend zu kontrollieren. Wir sehen vielfach das folgende Verhalten:

Pathogenese der Lobärpneumonie.

Mit dem Anstieg der Temperatur ist bei weitem noch keine Lungenverdichtung nachzuweisen, dagegen läßt sich eine ausschließliche und deutliche Vergrößerung der Lymphknoten in den ersten zwei, auch drei Tagen gar nicht so selten erkennen. Erst hieran schließt sich eine Trübung im Lungenfelde und so bildet sich im Laufe von 3—4 Tagen erst das typische Röntgenbild der kruppösen Pneumonie aus. In dieser Weise braucht das Verhalten aber bei weitem nicht immer zu sein. Wir sehen auch Extreme nach der einen und nach der anderen Richtung. Manchmal können wir verfolgen, wie schon vom ersten Tage an, gewissermaßen überstürzt, die Lungenverdichtung eintritt und in anderen Fällen wieder sehen wir trotz aller sonstigen Symptome der kruppösen Pneumonie eine Lungenverdichtung gar nicht oder nur in sehr geringem Maße auftreten.

Aus diesen Beobachtungen läßt sich folgende Vorstellung ableiten:

Die Pneumokokkeninfektion macht erst eine Art von (kaum nachweislichen) Primärherd in der Lunge. Von ihm aus werden die Lymphknoten infiziert und schwellen mächtig an. Erst nach Absolvierung dieses gewissermaßen primären Stadiums kommt es zur gröberen Erkrankung der Lungen selbst. Wir haben also etwas ganz Ähnliches vor uns wie bei der Tuberkulose. Nach Bildung des Primärkomplexes erst kommt es zu entzündlichen Erscheinungen der Lunge in der Umgebung, sei es des Primärherdes, sei es der hilären Lymphknoten. Was uns die

a

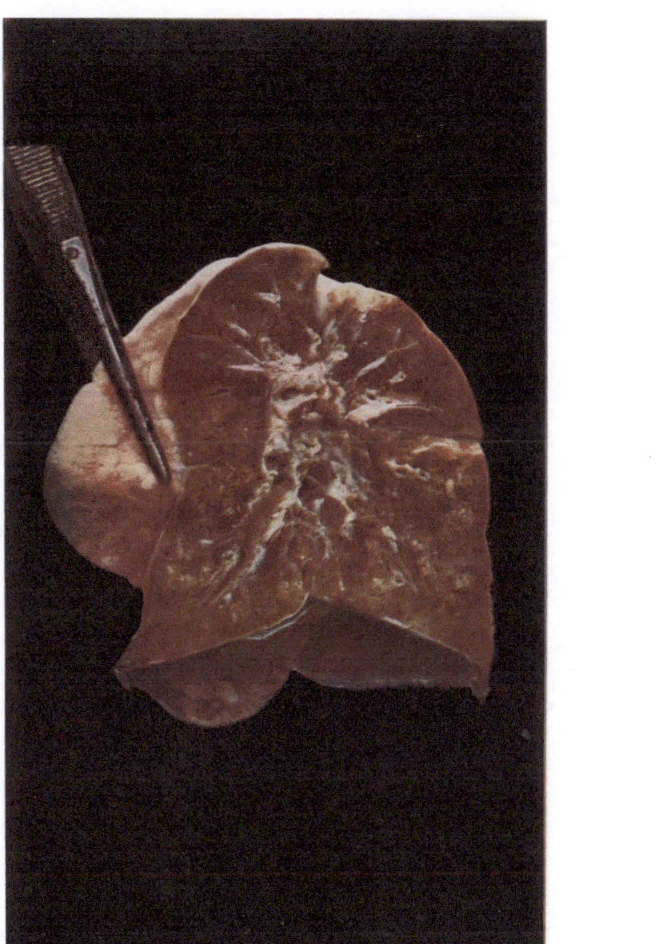

b

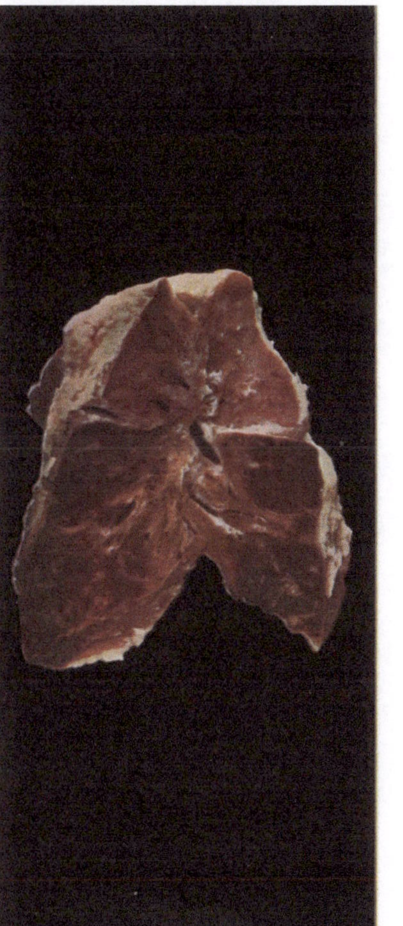

a Ernst K., 7 Monate, gestorben an Pneumonie. In der ganzen Lunge, namentlich in den Unterlappen, in ziemlich lebhaft rotem Parenchym kleinere graue, matte, hepatisierte Bezirke.

b Helene N., 3½ Monate, gestorben an Pleuro-pneumonie. Im Unterlappen ziemlich scharf umschriebene hämorrhagische luftleere Knoten. Die gesamte Pleura mit einem weiß-gelblichen, fibrinös-eitrigen Mantel bedeckt.

Nach Kayserling-Präparaten des Dresdner Säuglingsheimes — Prof. Dr. Schlossmann — direkt bunt-photographisch reproduziert.

Verlag von F. C. W. Vogel in Berlin.

Tuberkulose zeitlich weit auseinandergezogen, gewissermaßen im Zeitlupentempo, darbietet, das durcheilt die Pneumonie im Zeitraffertempo. Manchmal ist es im Röntgenbilde gerade noch zu verfolgen, in anderen Fällen aber folgt die Erkrankung der Lunge so schnell, daß Primär- und Sekundärstadium sich kaum auseinanderhalten lassen (*Loeschcke, Engel, Grosser*).

Die so gewonnene Vorstellung würde das lobäre Auftreten der Pneumonie erklärlich machen und würde in gutem Einklange mit der noch weiter unten zu schildernden Tatsache stehen, daß der linke Oberlappen der Lungen außerordentlich selten an Pneumonie erkrankt. Die dem linken Oberlappen regionären Lymphknoten liegen außerhalb der Lunge und daher ist die Entstehung perihilärer Infiltrate unmöglich. Sehr viele Pneumonien enstehen aber, wie wir an den Unterlappen täglich beobachten können, perihilär.

Die Sonderstellung des linken Oberlappens.

Wenn es so gelungen ist, mit Hilfe der modernen Untersuchungsmethoden wenigstens eine Vorstellung von dem Werdegang der lobären Pneumonie zu geben, so bleiben wir in einem anderen wichtigen Punkte doch noch ohne Erklärung: das ist der zyklische Ablauf der Pneumonie. Wenn wir bedenken, daß die typische Pneumonie stets mit einem steilen Fieberanstieg beginnt, daß das Fieber durch eine gewisse Reihe von Tagen auf der Höhe zu bleiben pflegt, um dann kritisch abzunehmen, so müssen wir sagen, daß für dieses eigenartige Verhalten des Krankheitsablaufes bestimmte Ursachen vorhanden sein müssen. Es liegt natürlich nahe, an ein besonderes Verhalten des Infektionserregers, an besondere allergische bzw. immunbiologische Verhältnisse zu denken. Weder experimentell noch aus klinischen Beobachtungen aber haben sich bisher bestimmte Anhaltspunkte für eine feste Meinung ergeben.

Woher der zyklische Verlauf?

Die Pathogenese der kruppösen Pneumonie ist nach dem Stande unseres heutigen Wissens ungefähr auf folgende Gleichung zu bringen:

Vorbedingung für das Zustandekommen der lobären Pneumonie ist eine Allergisierung des Körpers bzw. der Lunge. In diesem so allergisierten Körper läuft nun eine Pneumokokkeninfektion unter uns sonst nicht näher bekannten Bedingungen ganz ähnlich wie eine tuberkulöse Infektion ab. Es bildet sich ein primärer Lungenherd, der die bronchialen Lymphknoten infiziert und zur starken Schwellung bringt. Im Anschluß hieran entwickelt sich schneller oder langsamer, ausgedehnt oder auch minimal, ein Infiltrat in der Lunge, ganz ähnlich, wie wir es auch bei den perifokalen Entzündungen auf tuberkulöser Grundlage sehen. Wie der zyklische Ablauf der Pneumonie, so wie es sich am eindrucksvollsten in der Temperaturkurve ausprägt, zu erklären ist, können wir heute noch nicht sagen.

In der Verteilung auf die Jahreszeiten ist ebenso wie beim Erwachsenen deutlich erkennbar, daß ein Einfluß besteht. Man kann aber nicht schlechthin sagen, daß die Häufigkeit mit der Ungunst der Jahreszeit steigt. Wir fanden, ähnlich wie in einer anderen Zusammenstellung, den Tiefpunkt im September, dann steigen die Zahlen erst langsamer, dann schneller über Winter und Frühjahr hinweg bis zum

Frühsommer an und dann erst erfolgt ein steiler Abfall. Im kalten Winter 1928/29 hatten wir allerdings im Februar-März eine Häufung von Lungenentzündungen.

Bezüglich der Bakteriologie müssen wir, wenn auch zunächst nur aus theoretischem Interesse, an die neueren Arbeiten über die Gruppeneinteilung der Pneumokokken erinnern. Bekanntlich werden 4 Arten von Pneumokokken unterschieden. In ihrer Bedeutung für die Pathogenese der Pneumonie sind diese Abarten nicht gleich. Wichtig und interessant ist, daß bei dem Pneumonien der ersten zwei Jahre der Typ IV auffallend häufig gefunden wird, während später, ebenso wie beim Erwachsenen, der Typ I vorherrscht (*Heim, Kremèr-Gyüre*). Ganz unzureichend sind, so merkwürdig das zunächst klingt, unsere Kenntnisse der pathologischen Anatomie. Da die kruppöse Pneumonie, wie wir noch sehen werden, eine außerordentlich günstige Prognose hat, so kommen

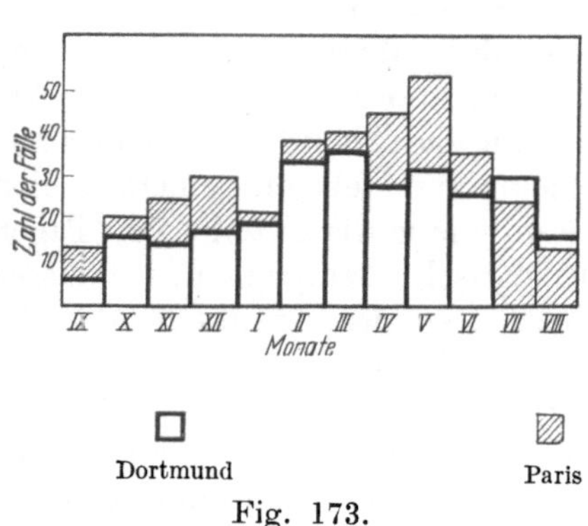

Fig. 173.
Jahreszeitliche Verteilung von 270 kruppösen Pneumanomien eigener Beobachtung und 356 nach Comby in Paris.

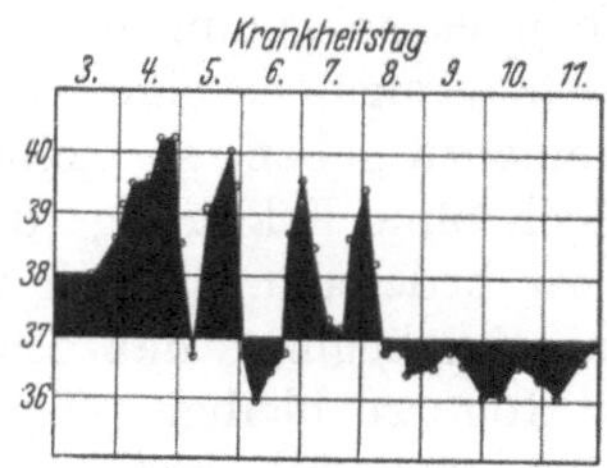

Fig. 174.
Heinrich W., $3^1/_4$ J., 1928, Nr. 670.
Hochfieberhafte Erkrankung ohne klinischen Befund. Röntgenologisch typische Pneumonie des r. Oberlappens. Die Sägekurve der Temperatur mit dem kritischen Ende ist oft bei Kinderpneumonie zu finden.

Todesfälle bei unkomplizierten lobären Pneumonien so gut wie gar nicht vor. Wir müssen also Analogieschlüsse vom Erwachsenen herleiten. Soweit die Röntgenuntersuchung lehrt, ist das aber nur in begrenztem Maße möglich. Das bezieht sich namentlich auf die Größe der Pneumonie bzw. ihrer Ausdehnung innerhalb des befallenen Lappens. Nach dem, was aus der Pathologie des Erwachsenen bekannt ist, haben wir die Neigung, uns eine lobäre Pneumonie so vorzustellen, daß ein Lappen mehr oder minder vollständig ausgefüllt ist. Diese Vorstellung mag beim Erwachsenen zutreffen; das soll hier nicht diskutiert werden. Beim Kinde ist es, wie wir aus röntgenologischen Studien wissen, sicherlich nicht der Fall. Wenn das Röntgenbild auch nicht erlaubt, wie die Anatomen mit Recht betonen, anatomische Diagnosen zu stellen, so ist es doch möglich, gewisse auffällige Tatsachen aus dem Röntgenbilde zu erkennen. Ob ein Lungenlappen total hepatisiert ist, zum großen oder zum kleinen Teil, läßt sich immerhin aus dem Röntgenogramm ablesen. Überblicken wir die Röntgenergebnisse aus hunderten wahllos der Untersuchung unterzogenen Fällen, so kommen wir zu dem Schlusse, daß wirklich grobe Hepatisationen die Ausnahme bilden, daß es sich in der Regel vielmehr um verhältnismäßig kleine Teile

Größe der Infiltrate.

der Lungenlappen handelt, welche erkranken. Im gleichen Sinne spricht übrigens auch die gewöhnliche physikalische Untersuchung, wenn man erst einmal so weit geht, nicht nur Pneumonien zu diagnostizieren, sondern auch ihre Ausdehnung zu verfolgen. Wir betonen diese Tatsachen hier, weil ein großer Teil der altüberlieferten Vorstellungen von der Pathologie der Pneumonie sich auf den anatomischen Befunden aufbaut und weil diese ganz zweifellos für das Kindesalter, soweit es den Umfang der Erkrankung anbelangt, keine Geltung haben können. Beim Erwachsenen scheint es uns übrigens auch bedenklich, die Vorstellung von der Pathologie allzusehr von den anatomischen Zuständen abzuleiten, welche ja doch fast stets final sind. Wahrscheinlich ist beim Erwachsenen die Neigung zu ausgedehnten, die Lappen ganz oder fast ganz erfüllenden Pneumonien größer als beim Kinde. So groß, wie es die anatomischen Einblicke lehren, ist es gewiß aber nur in einem Teil der Fälle. Was das Wesen des Entzündungsvorganges anbelangt, werden prinzipielle Unterschiede dem Erwachsenen gegenüber gewiß nicht bestehen. Das Stadium der Anschoppung, der Hepatisation und der Lösung dürfte prinzipiell nicht wesentlich verschieden sein.

Häufigkeit der Erkrankung der verschiedenen Lappen.

Lappenverteilung. Theoretisch wie praktisch von gleicher Wichtigkeit ist es, das Befallensein der verschiedenen Lappen zu studieren. Zunächst muß die Vorfrage gestellt werden, was die Regel ist: die Erkrankung eines oder mehrerer Lappen. Glücklicherweise kann gesagt werden, daß die Beschränkung der Entzündung auf einen Lappen bei weitem die Regel darstellt, daß nur in seltenen Fällen die Lappengrenze überschritten oder daß gar ein zweiter bzw. dritter Lappen voll in den Krankheitsprozeß einbezogen wird. Wir werden uns daher mit den Einlappenpneumonien in erster Linie zu beschäftigen haben und müssen von neuem die Frage stellen, welche Lappen es sind, die am häufigsten erkranken. Die früher veröffentlichten Statistiken geben keinen genügenden Einblick und fälschen darum das Bild. In erster Linie kommt das daher, daß die Statistiken sich gewöhnlich auf das Kindesalter im ganzen beziehen. Das ist schon theoretisch ungünstig, da alle Betrachtungen über die Physiologie und Pathologie des Kindesalters davon ausgehen müssen, daß das Wachstum, der anatomische und funktionelle Umbau des Körpers zu den grundlegenden Eigen-

Alter in Jahren	Rechter		Linker	
	Oberlappen	Unterlappen	Oberlappen	Unterlappen
0—$^6/_{12}$	6	—	—	—
$^7/_{12}$—$^{12}/_{12}$	15	3	2	7
1—2	13	5	5	15
2—3	8	6	2	12
3—4	10	3	2	5
4—5	9	8	—	1
5—6	5	2	2	8
6—7	5	5	1	6
7—8	4	6	1	8
8—9	2	1	—	6
9—10	2	2	—	1
10—11	1	1	—	—
11—12	—	—	—	1
12—13	1	1	—	2
13—14	—	—	—	1
	81	43	15	73

tümlichkeiten des Kindes gehören. So kann man über die Eigenarten der kindlichen Pneumonie auch nur dadurch Aufschluß erhalten, daß man die einzelnen Jahre oder doch mindestens die einzelnen Abschnitte der Kindheit auseinanderhält.

		Jahr 1—3	Jahr 4—14	Summe
Rechts	Oberlappen	42	39	81
	Unterlappen	14	29	43
Links	Oberlappen	9	6	15
	Unterlappen	34	39	73
				212

Erst dann treten die Besonderheiten des Kindesalters hervor. So sehen wir aus den Tabellen ohne weiteres, daß im Säuglings- und frühen Kleinkindesalter die Verhältnisse anders liegen als später. In der ersten Kindergruppe ist der rechte Oberlappen stark bevorzugt. Der linke Unterlappen kommt ihm am nächsten. Dann folgt in weitem Abstand der rechte Unterlappen und noch weiter der linke Oberlappen. Die beiden letzteren treten an Bedeutung so stark zurück, so daß man sagen kann, daß in der ersten Kindheit fast ausschließlich der rechte Oberlappen und der linke Unterlappen von lobären Pneumonien befallen werden; der letztere aber wieder beträchtlich seltener als der erste.

Bevorzugung des rechten Ober- und des linken Unterlappens in der ersten Kindheit.

Ganz anders stellt sich das Verhältnis dar, wenn man über das dritte Lebensjahr hinauskommt. Zwar hat man dann immer noch eine reichliche Zahl von Pneumonien des rechten Oberlappens, daneben aber fast ebensoviel Pneumonien im rechten und ebensoviel im linken Unterlappen. Die Summe der Unterlappen-Pneumonien beider Seiten ist beträchtlich größer als die Zahl der Pneumonien im rechten Oberlappen. Isolierte Erkrankung des rechten Mittellappens kommt vor, ist aber selten. Eine ganz besondere Stellung nimmt der linke Oberlappen auch hier ein. Er ist gegen primäre Erkrankungen recht unempfindlich. Gewöhnlich wird er nur ergriffen, wenn eine Entzündung des Unterlappens auf ihn übergreift. Das ist häufig nicht leicht und nicht ohne Röntgenbilder auseinanderzuhalten, so daß wohl oft einmal eine fortgeleitete Pneumonie des linken Unterlappens als primäre Oberlappenpneumonie angesehen wird. Die Zahl der wirklich primären Entzündungen des linken Oberlappens ist ungewöhnlich klein.

Sonderstellung des linken Oberlappens.

Faßt man die Gesetzmäßigkeiten kurz zusammen, so kann man sagen: Das Säuglings- und frühe Kleinkindesalter ist dadurch ausgezeichnet, daß der rechte Oberlappen und der linke Unterlappen vorzugsweise erkranken. Im späteren Kindesalter, namentlich im Schulalter, kommen die Unterlappen, der rechte sowohl wie der linke, in erster Linie. Der rechte Oberlappen ist immer noch häufig befallen, der linke aber bleibt primär weitgehend verschont.

Gesetz der Lappenverteilung.

		Oberlappen		Unterlappen	
		rechter	linker	rechter	linker
0—2 J.	Knaben	8	1	1	5
	Mädchen	6	0	0	3
zusammen		14	1	1	8
über 2 Jahre	Knaben	16	1	17	2
	Mädchen	15	1	2	8
zusammen		31	2	19	10

Diese Ergebnisse stehen in gewissem Widerspruch zu denen älterer Autoren, insbesondere zu den viel zitierten von *Emmet Holt*. Sie stehen im Einklang mit der einzigen nach dem Alter geordneten Statistik, die wir finden konnten (*Tschornaia*, Thèse de Genève 1908). (S. Tabelle S. 740 unten.)

Neuerdings sind die Ergebnisse auch in einer Arbeit aus der *Pfaundler*schen Klinik bestätigt worden.

Die Bevorzugung des rechten Oberlappens, namentlich bei den jüngeren Kindern, erinnert an die Lokalisation der Paravertebralpneumonien. Auch bei ihnen ist der hintere Teil des rechten Oberlappens am ehesten befallen. Der Grund hierfür ist bekannt. Die dystelektatischen Paravertebralpneumonien siedeln sich dort an, wo das Lungengewebe nachweislich die geringsten respiratorischen Schwankungen macht (*Tendeloo*). Wenn die Annahme *Tendeloos* auch nach den neueren Untersuchungen von *Orsós* und *Loeschcke* nicht ganz stimmen mag, so dürfte doch die Benachteiligung der

Warum wird der rechte Oberlappen bevorzugt?

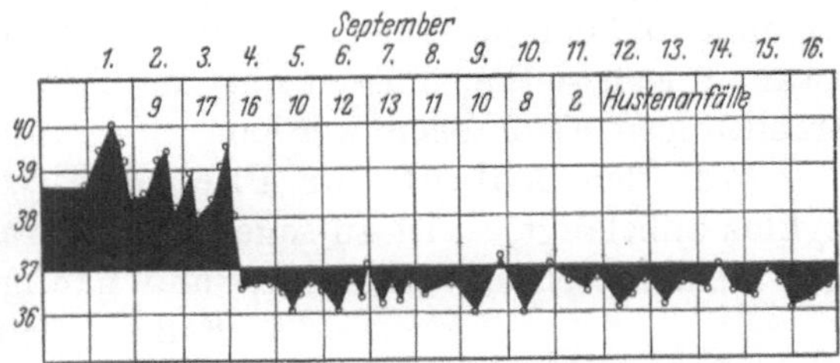

Fig. 175.
Heinz B., 2 Jahre 9 Monate alt — 1926 Nr. 437 — Kinderklinik Dortmund.
Kruppöse Pneumonie bei zweifellos bestehender Pertussis. Die scheinbare Abnahme der Anfälle ist zufällig. Der Keuchhusten bestand schon vor der Pneumonie.

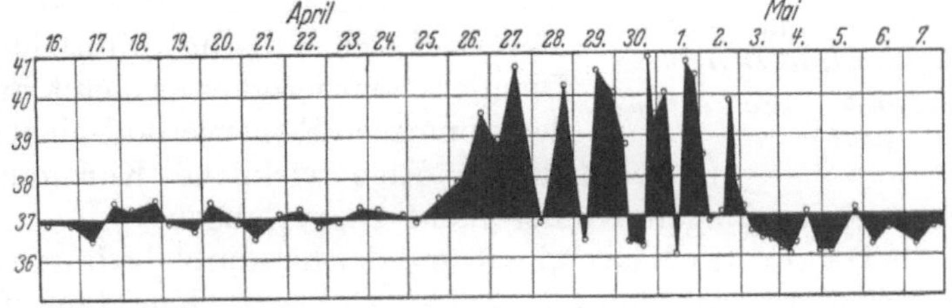

Fig. 176.
Wanda W., 10 Monate alt — 1930 Nr. 312 — Kinderklinik Dortmund.
Kruppöse Pneumonie des rechten Oberlappens mit intermittierendem Fieber.

paravertebralen Teile kaum zweifelhaft sein. So kommt es, daß wir doch auch heute noch für die Bevorzugung des rechten Oberlappens bei den Lobärpneumonien der jungen Kinder mechanische Ursachen wenigstens bis zu einem gewissen Grade anschuldigen dürfen. Daneben werden die zahlreichen und z. T. intrapulmonal gelegenen Lymphknoten am rechten Hilus der Ausbildung perihilärer Infiltrate günstig sein.

Die Lokalisationsgesetze der kruppösen Pneumonie haben ihre Bedeutung, wie wir ausführten, für Theorie und Praxis. In letzterer Hinsicht soll hier nur erwähnt werden, daß es für die Diagnostik eine ungemeine Erleichterung ist, wenn man die Wahrscheinlichkeit der Lokalisation kennt, wenn man z. B. weiß, daß man bei einem jungen Kinde schwerlich mit dem linken Oberlappen, sehr wahrscheinlich aber mit dem rechten Oberlappen zu rechnen hat. Auch die Tatsache, daß die einzelnen Lappen in der Regel nicht stark ergriffen werden, ist diagnostisch insofern von Wichtigkeit, als man übertriebene Verdichtungserscheinungen nicht wird erwarten dürfen. Man wird sie aber am besten finden, wenn man weiß, welche Lappen vorzugsweise erkranken.

Abweichungen vom einfachen Bilde der Einlappenpneumonie.

Wenn wir bisher nur von den Einlappenpneumonien gesprochen haben, so darf doch nicht unerwähnt bleiben, daß Komplikationen der verschiedensten Art in den einfachen Gang der Einlappenpneumonie eingreifen können. Befallensein mehrerer Lappen zugleich, Übergang von einem Lappen auf den anderen, Komplikationen in Gestalt anderweitiger Pneumokokkeninfektionen: Pleuritis, Peritonitis, Meningitis u. a. sind zwar an sich selten, müssen aber immer als möglich in den Kreis der Betrachtungen einbezogen werden.

Was den Ablauf der Pneumonie, namentlich den Temperaturzyklus anbelangt, so ist zu sagen, daß Abweichungen von der festen Regel gar nicht so selten vorkommen und häufiger vielleicht, als es später der Fall ist. So muß vor allen Dingen darauf hingewiesen werden, daß die Kontinua in der ersten Kindheit gewöhnlich nicht so stark ausgeprägt ist als später. Mehr oder minder viele Remissionen unterbrechen den gleichmäßigen Gang der Temperatur. In manchen Fällen sind es tägliche Intermissionen, so daß charakteristisch sägende, gleichwohl aber am Ende plötzlich abgebrochene Kurven entstehen. Man darf sich, falls das klinische Bild der Diagnose Schwierigkeiten bietet, auch durch den abnormen Fieberverlauf nicht täuschen lassen. Eine wirkliche Kontinua ist bei der Pneumonie des jungen Kindes nicht zu verlangen.

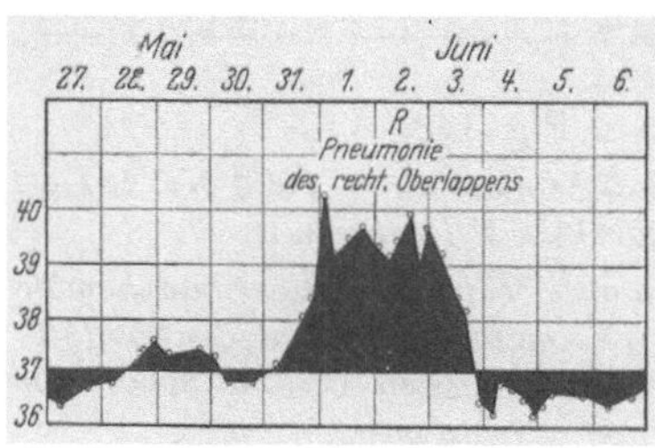

Fig. 177.
Gerda M., ½ Jahr alt — 1930 Nr. 335 — Kinderklinik Dortmund. Dreitagepneumonie, wahrscheinlich?

Auch die Dauer der Krankheit und das hierdurch bedingte Aussehen der Temperaturkurve schwankt in weiten Grenzen. Kurzdauernde Pneumonien sind häufiger, als es später der Fall ist. Die sogenannten „Eintagspneumonien“ können wir nicht anerkennen. Das kürzeste, was wir sehen, ist wohl die Dreitagepneumonie. Sehr viel häufiger sind schon Krankheiten von 5 Tagen. Demgegenüber steht eine nicht kleine Zahl von Fällen, wo erst am 9.—14. Tage die Krisis eintritt. Der 7. Tag hat auch beim Kinde seine bekannte kritische Bedeutung, d. h. an ihm tritt die Krisis öfter ein als an anderen Krankheitstagen. Wenn wir bisher von der Krisis als Ende der Krankheit wie von etwas Selbstverständlichem gesprochen haben, so rührt das nur daher, daß in der Tat die meisten unkomplizierten Pneumonien kritisch enden. Das hindert aber nicht, daß eine Minderzahl lytisch ausgeht.

Das Krankheitsbild.

In den ausgeprägten Fällen bietet das Krankheitsbild nicht allzuviel Eigenartiges. Das unversehrte, noch durch keine vorangegangenen schädlichen Einwirkungen beeinflußte Herz gestaltet den Verlauf im Durchschnitt günstiger als beim Erwachsenen. Die ausgeprägten, voll entwickelten Fälle sind aber gar nicht so sehr häufig. Seitdem wir gelernt haben, unsere Diagnose durch das Röntgenbild zu stützen, sehen wir eine große Zahl von abortiven Fällen, denen typische Pneumonie (anatomisch-röntgenologisch genommen) zugrunde liegt. Im allgemeinen erscheinen sie unter dem Bilde von hochfieberhaften Erkrankungen ohne wesentlichen Befund. Erst die Röntgenuntersuchung deckt die Ursache auf (Fig. 175).

Der Beginn der eigentlichen Erkrankung ist in der Regel durch das plötzliche Einsetzen charakterisiert. Immer wieder hört man, namentlich bei Kleinkindern, das Kind wäre eine Zeitlang „erkältet" gewesen, es wäre ihm aber nicht sonderlich schlimm gegangen. Plötzlich habe aber ernstes Kranksein mit hohem Fieberanstieg eingesetzt. Wir haben also erst ein katarrhalisches Vorstadium und dann setzt die Pneumonie schlagartig ein.

Uncharakteristischer Beginn.

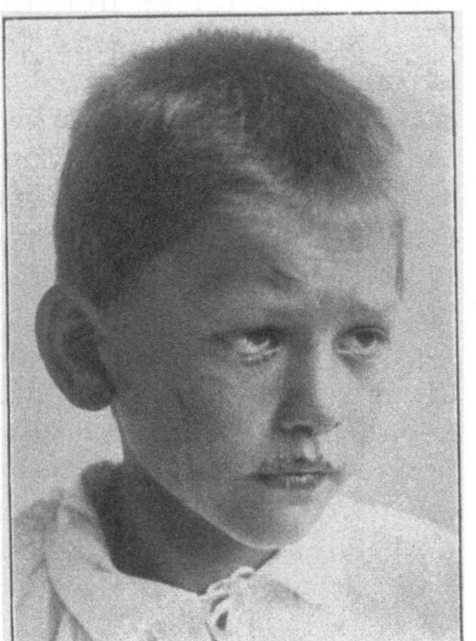

Fig. 178.
Herpes labii et ad palpebr. bei Pneumonia crouposa, 6½jähriger Knabe.
(Grazer Kinderklinik, Prof. *Pfaundler*.)

Die ersten Krankheitszeichen weisen nur auf eine Infektion hin: schlechtes Befinden, Mattigkeit, Krankheitsgefühl, Erbrechen und dergleichen. Bei älteren Kindern können Schüttelfröste auftreten, bei jüngeren Krämpfe. Weder das eine noch das andere ist aber häufig, geschweige denn, daß es Regel ist. Krankheitszeichen von seiten des Respirationsapparates fehlen anfänglich fast stets. Beschleunigte Atmung besagt nichts, weil sie bei der leichten Erregbarkeit der Atmung — namentlich bei jüngeren Kindern — auch auf die seelische Erregung (Untersuchung) und das Fieber bezogen werden kann. Husten kann vorhanden sein, kann aber auch fehlen. Jedenfalls bedeutet es bei den häufigen fieberhaften Hustenerkrankungen des Kindes nicht viel. So ist man im Anfang stets ungewiß und hat kaum einen Hinweis auf das, was vorgeht. Herpes labialis kann auf die Spur leiten, doch gehört auch er ebenso wie der initiale Schüttelfrost und wie die Krämpfe durchaus nicht zum typischen Bilde. Die Untersuchung läßt im Anfang nur äußerst selten die Zeichen der Lungenverdichtung erkennen. Vor dem 2.—3. Tage treten sie kaum auf. Damit mag es wohl auch zusammenhängen, daß Kinder mit Pneumonie gewöhnlich am 3.—4. Tage, selten früher, ins Krankenhaus eingewiesen werden. Blutiges bzw. rostbraunes Sputum, welches beim Erwachsenen so häufig die Lungenanschoppung bemerkbar macht, tritt beim Kinde nicht auf, weil es Sputa nicht hervorzubringen pflegt.

Die Situation stellt sich also in den ersten Tagen so dar, daß ein Kind einen mehr oder minder kranken Eindruck macht, hoch fiebert, auch wohl hustet. Der Arzt sucht nach der Quelle des Leidens und findet zunächst nichts. Das Krankheitsbild kann einen durchaus ernsten Eindruck machen.

Ungewisse Anfangssituation.

Das Krankheitsgefühl ist groß, ältere Kinder sind matt, unlustig, werfen sich vom Fieber gequält in der Nacht schlaflos oder oberflächlich schlummernd unruhig hin und her. Jüngere Kinder verraten ihr schlechtes Befinden durch allgemeine Unzufriedenheit. Sie sind weinerlich, wollen gewartet, herumgetragen sein. Der Appetit liegt völlig darnieder, nur ab und zu gelingt es, ihnen einen Schluck Milch beizubringen. Auch ihr Schlaf ist unruhig und oberflächlich. In anderen Fällen allerdings ist das Krankheitsgefühl, ist der Krankheitseindruck nicht entfernt so schwer.

Beginn der Lungenverdichtung und ihre Zeichen.

Vom 3.—4. Tage an — falls es nicht doch schon früher geschehen ist — entwickeln sich die Symptome von seiten der Lunge aus immer deutlicher. Die erkrankte Seite schleppt nach. Die Atmung ist beschleunigt und oberflächlich. Die Störung der Atmung ist offensichtlich. Schmerzhaftigkeit der Atmung (Pleurareizung) verrät sich durch leises, exspiratorisches Stöhnen. Der Husten ist sehr verschieden. In manchen Fällen wird nur gelegentlich gehustet, in anderen Fällen wieder plagt ein unangenehmer Reizhusten die Kinder außerordentlich. Er zeitigt keinerlei Ergebnis, fördert Schleim, Sekret u. dgl. nicht zutage. Die befallene Thoraxseite ist schmerzhaft. Mit Vorliebe liegen die Kinder auf der kranken Seite (der Fixation wegen). Die Schmerzen werden nicht, wie beim Erwachsenen, als Bruststiche empfunden und in die Brustwand lokalisiert. Junge Kinder klagen vielmehr regelmäßig über Leibschmerzen und auch ältere tun es. Die Eltern denken dann, zumal wenn Durchfälle vorhanden sind, an Magen- bzw. Darmkatarrhe. Manchmal wird der Schmerz so sicher in die Unterbauchgegend lokalisiert, daß an Appendizitis gedacht wird. Operationen sind nicht selten (Pseudoappendicitis pneumonica).

Kinderklinik Dortmund 1930, Nr. 101, Dieter K., 3½ Jahre alt.

Zwei Tage vor der Aufnahme erkrankte der Junge plötzlich mit Leibschmerzen in der Nabelgegend. Erbrechen war nicht vorhanden. Appetit schlecht, Temperatur gegen 39°.

Das Kind wurde wegen Appendizitis eingewiesen. Das Aussehen war nicht pneumonisch. Das Abdomen ist rechts etwas gespannt und druckempfindlich. Bei der Untersuchung der Lungen findet man Giemen beiderseits hinten. Das Atemgeräusch ist rein, Dämpfung ist nicht vorhanden. Am Tage nach der Aufnahme zeigt sich im Röntgenbild eine leichte Verschleierung des rechten Oberfeldes. Die Temperatur hält sich kontinuierlich zwischen 39 und 40.

Der Lungenbefund nimmt auch in den folgenden Tagen nicht zu, doch wird die Pneumonie röntgenologisch rechts oben unbedingt deutlich. Schließlich tritt kritische Entfieberung ein.

Epikrise: Es handelte sich um ein deutlich abdominell gefärbtes Krankheitsbild, so daß durchaus der Verdacht auf Appendizitis entstehen konnte. Die Geringfügigkeit der Lungenerscheinungen erhöhte die Irrtumsmöglichkeit noch mehr.

Kinderklinik Dortmund 1928, Nr. 678, Heinz B., 9¾ Jahre alt.

Der Junge soll plötzlich mit Kopfschmerzen und Erbrechen einen Tag vor der Aufnahme erkrankt sein. Am zweiten Tage klagte er über Schmerzen in der rechten Bauchgegend, daraufhin wurde er vom Arzt wegen Verdacht auf Blinddarmentzündung in die chirurgische Klinik gewiesen. Hier wurde er 4 Tage beobachtet. Der Verdacht bestätigte sich nicht und er wurde nach der Kinderklinik verlegt.

Bei der Aufnahme machte er zunächst einen durchaus meningitischen Eindruck, hatte Nackensteifigkeit. Das Kernigsche Symptom war positiv. Die Lumbalpunktion ergab keinen Befund. Der Junge machte im ganzen einen schwerkranken Eindruck. Im Gegensatz hierzu stand der relativ geringe Lungenbefund. Es fand sich nur eine geringe Dämpfung mit Bronchialatmen rechts oben.

Vom 9. Krankheitstage an fing die Temperatur an langsam herunterzugehen. Der Befund änderte sich insofern, als die Dämpfung anfing herabzusteigen. Das Atemgeräusch schwächte sich etwas ab. Eine Pleurapunktion am 11. Tage ergab geringe Mengen Flüssigkeit. Am 14. Tage fing die Temperatur wieder an zu steigen. Gleichzeitig wurde die Abschwächung des Atemgeräusches hinten unten und die Dämpfung immer manifester. Pleurapunktion am 21. Tage ergab 200 ccm dicklich, eitrige Flüssigkeit. Am 23. Krankheitstage wurde Saugdrainage nach Perthes angelegt. Unter Abfluß verhältnismäßig großer Mengen Flüssigkeit ging nun die Temperatur zurück.

Epikrise: Es handelte sich um ein schweres, abdominell-meningitisch gefärbtes Krankheitsbild bei einfacher Oberlappenpneumonie, die kontinuierlich in ein unmittelbar nachfolgendes Empyem überging.

Das Allgemeinbefinden ist auf der Höhe der Krankheit in der Regel heftig gestört. Die Zunge ist stark belegt, das Gesicht ist hochrot mit einem Stich ins Zyanotische. Dabei hat die Hautfarbe einen subikterischen Unterton, der am deutlichsten um Mund und Nase herum zum Vorschein kommt. Das Bewußtsein ist leicht getrübt. Auf Anrede reagieren die Kran-

Allgemeinbefinden öfters wenig gestört.

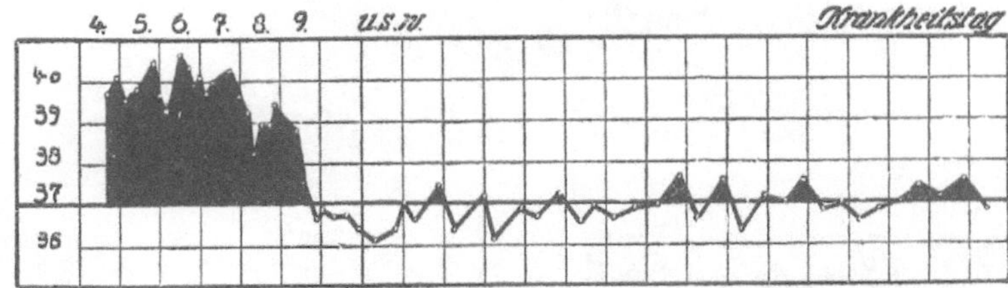

Fig. 179.

Georg H., 8 Jahre alt, 1922, Nr. 309. Pneumonie des rechten Oberlappens. Kontinua mit kleinen Remissionen. Vorkrisis am 8. Tage, definitive Krisis am 9. Tage. Die Beeinträchtigung des Allgemeinbefindens war auffallend gering. Auch die Atmung war wenig gestört. Der Schlaf war gut, der Husten von vornherein locker. Nur die Eßlust war gering. Im Anschluß an die Krisis wurde der Appetit erst langsam, dann schneller besser. Der physikalische Befund änderte sich langsam.

ken, sonst aber liegen sie leicht benommen und unruhig da. So verhält es sich bei einer nicht kleinen Anzahl von Kindern. In anderen Fällen ist man erstaunt, wie wenig sich die Kinder aus der Krankheit machen. Die Beschwerden sind offenbar sehr gering. Man würde, wenn man rein äußerlich urteilte, kaum glauben, daß man ein pneumonisches Kind vor sich hat. Umgekehrt pflegen sich bei neuropathischen Kindern nervös gefärbte Begleiterscheinungen einzustellen. Delirien bzw. Unbesinnlichkeit stellen das äußerste Extrem dar. Gewöhnlich ist die Unruhe größer als sonst. Die Kinder sprechen vor sich hin, sind manchmal offensichtlich von ängstlichen Vorstellungen beherrscht. Nachts haben sie die Neigung, aus dem Bett zu klettern und umher zu wandern. Andere Kinder sind ängstlich, matt, niedergeschlagen, apathisch, stark appetitlos, kurz sie reagieren nach der negativistischen Seite. Bei jüngeren Kindern treten die Allgemeinerscheinungen besonders in den Vordergrund. Kleine Kinder werden wieder unsauber, lassen unter sich. In anderen Fällen allerdings kann auch bei kleinen Kindern die Beeinträchtigung des Allgemeinbefindens ungemein gering sein. Seit wir uns daran gewöhnt haben, jede nicht ohne weiteres erklärte Temperatursteigerung röntgenologisch zu prüfen, haben wir immer wieder Pneumonien bei solchen Kindern gesehen, wo es der Krankheitszustand nicht vermuten ließ.

Bei dem Durchschnitt der schwererkrankten Kinder hält das schlechte Befinden aber glücklicherweise auch nur einige Tage an. Die Kinder werden schwächer, der Puls wird kleiner. Die Nahrungszufuhr macht die größten Schwierigkeiten. Der Stuhl ist in der Regel angehalten, selten

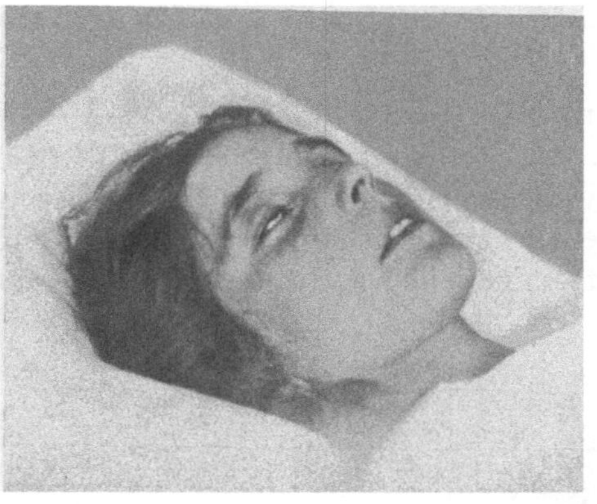

a

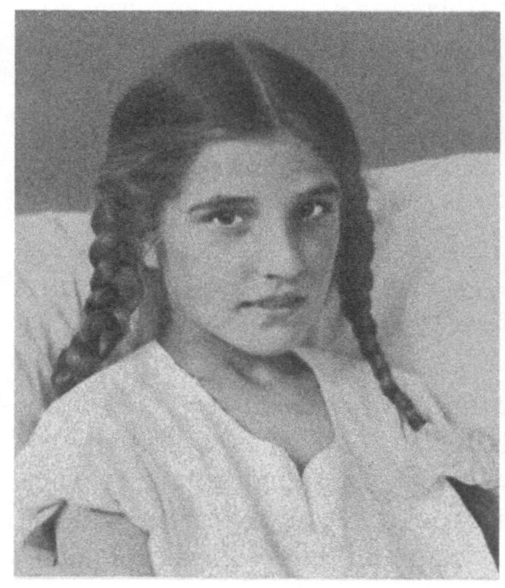

b

c

Fig. 180a, b und c.

Margarete M., 9 Jahre 2 Monate, Jr.-Nr. 196/29. Krisis. Schweres toxisches Bild der Pneumonie mit Benommenheit (a). Eine Woche später Wohlbefinden, etwas matt, melancholischen Aussehen (b). Wieder eine Woche später (c) strahlende Gesundheit.

durchfällig. Der Harn ist spärlich und hochgestellt. Man gewinnt bei Betrachtung des Kranken den Eindruck eines schwerleidenden und mit der Krankheit ringenden Menschen, dessen Interesse für die Außenwelt vollständig erloschen ist.

Die Krisis

Da ändert sich aber das Bild. Noch ehe die Temperatur nachläßt, fängt das Kind an etwas freier, etwas weniger gequält auszusehen. Unruhe, Umherwerfen, Apathie lassen nach. Man hat das Gefühl, daß das

Kind sich nicht mehr so unbehaglich fühlt als vorher. Nun fängt auch die Temperatur an herabzugehen und zwar gewöhnlich recht schnell. Von seinen Qualen erlöst schläft das Kind ein. Ein feiner Schweiß steht auf der Stirn und feuchtet den Körper. Die **Krisis**, die langersehnte, ist da. Wenn das Kind aus seinem Genesungsschlaf aufwacht, so ist es gar nicht wiederzuerkennen. Es ist zufrieden, es hat wieder Interesse. Es spielt, es lächelt seine Angehörigen an. Man hat den Eindruck eines

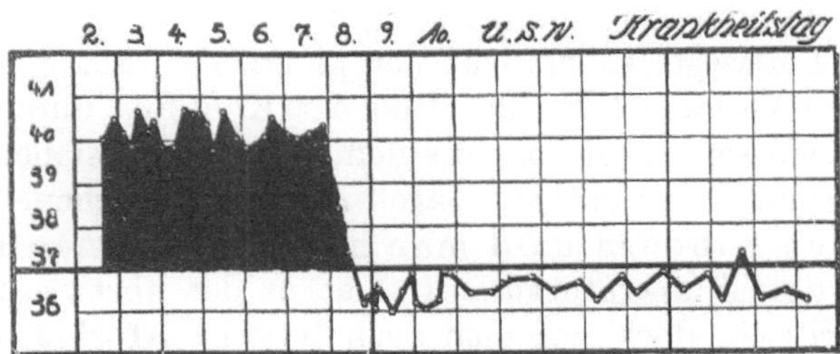

Fig. 181.

Fiebertype (während des Krankheitsverlaufes) bei kruppöser Kinderpneumonie. Anna K., $12\frac{1}{2}$ J., 1921, Nr. 334. Pneumonie des rechten Unterlappens. Sehr schweres Krankheitsbild mit großer Atemnot, Zyanose, Rötung des Gesichtes, starkem Reizhusten und Schmerzhaftigkeit der rechten Seite. Das Kind ist benommen, unruhig, deliriert. Hochliegende Kontinua. Die Krisis vollendete sich in wenigen Stunden. Das Kind war nachher wie befreit, beschwerdefrei, wohlig-matt.

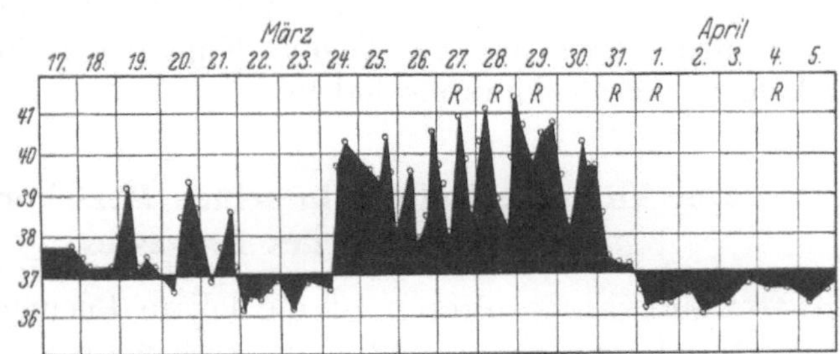

Fig. 182.

Kurt H., 11 Monate alt, 1930, Nr. 201. — Kinderklinik Dortmund. Pneumonie des rechten Oberlappens mit katarrh. Vorstadium. Pneumonie klinisch kaum erkennbar. Plötzlicher Temperaturbeginn und kritisches Ende. Typische 7 Tage Kurve mit starken Remissionen. Typischer Röntgenbefund.

Menschen, der von einer schweren Last befreit wieder aufatmen kann und das Leben wieder von der freundlichen Seite ansieht. Zwar ist die Mattigkeit noch groß, aber der Appetit erwacht und läßt die Kräfte schnell wiederkehren. Kritisch wie die Temperatur ändert sich auch das Allgemeinbefinden. Binnen wenigen Tagen ist das Kind soweit wieder hergestellt, daß es aufstehen kann. Nach 8—14 Tagen ist die schlimme Zeit vergessen. Nur in verhältnismäßig seltenen Fällen bleibt auch nach der Entfieberung die Stimmung noch gedrückt. Gewöhnlich sind es Neuropathen, welche an „postpneumonischer“ Verstimmung leiden.

Das **Fieber** eines der wichtigsten und charakteristischsten Kennzeichen der kruppösen Pneumonie soll noch im Zusammenhange einmal in seiner Eigenart besprochen werden. In den wirklich typischen Fällen erhebt sich die Temperatur steil aus der Norm auf die volle Höhe von rund 40°, bleibt während der ganzen Krankheitsdauer mit geringen Schwankungen auf dieser Höhe und fällt dann ebenso plötzlich kritisch wieder ab. Dieser zyklische Ablauf der Temperatur und damit des Krankheitsgeschehens ist eigentlich das Wesentliche und Bestimmende. Naturgemäß ist der Typ nicht immer rein. Gehen der Pneumonie andere Krankheiten voraus, seien es auch nur gewöhnliche Katarrhe der oberen Luftwege, so braucht der plötzliche Anfang nicht so deutlich zu sein. Im Verlaufe kann das Bild der Kontinua durch mehr oder minder tiefe Remissionen gestört werden. Die Remissionen können so regelmäßig sein, daß richtige „Säge"-Kurven entstehen. Namentlich bei jüngeren Kindern muß man mit Remissionen rechnen. Der Abschluß des Temperaturverlaufes ist in der überwiegenden Mehrzahl der Fälle kritisch, doch kommen auch lytische Abschlüsse vor. Es braucht sich in solchen Fällen nicht um Komplikationen zu handeln, doch sieht man nicht selten bei lytischem Temperaturverlauf auch eine verzögerte Lösung der Verdichtung. Alle Pneumonien, welche nicht die charakteristische Temperaturkurve ganz oder doch wenigstens in einigen Bestandteilen aufzuweisen haben, sind hinreichend verdächtig, nicht in das Gebiet der kruppösen Pneumonien zu gehören. Besonders kennzeichnend sind der plötzliche Anfang und die Krisis. Der steile Fieberbeginn ist gelegentlich mit Schüttelfrost (fast nur bei älteren Kindern) verbunden. Jüngere Kinder können initiale Krämpfe haben.

Der zyklische Ablauf der Temperatur.

Der klinische Befund in seinen Beziehungen zur Anatomie des Prozesses.

Anatomisch-histologisch ist die lobäre Pneumonie dadurch gekennzeichnet, daß die Alveolen mit einem großenteils aus Fibrin bestehenden Exsudate gefüllt sind. Die so entstehenden Verdichtungsherde können den allerverschiedensten Umfang annehmen. Weiter oben haben wir schon darauf hingewiesen, daß die alte Anschauung, welche sich von der Pathologie der Erwachsenen herleitet, beim Kinde offenbar nicht zu Recht besteht. Wir haben es in der Regel nicht, wie wir früher anzunehmen geneigt waren, mit mehr oder minder vollständigen Ausfüllungen eines ganzen Lappens oder gar von Teilen der Lunge darüber hinaus zu tun. Im Durchschnitt sind die Infiltrationsgebiete nicht übertrieben groß.

Man kann ruhig sagen, daß es im Kindesalter so ist, daß ungewöhnlich kleine Infiltrate häufiger sind als große massive, welche einen Lappen restlos füllen. Das muß betont werden, weil es offenbar ist, daß Sitz, Umfang und Dichte der Infiltration für den physikalischen Befund von maßgebender Bedeutung sind. In Anbetracht der weiter oben entwickelten Theorie von der perifokalen, oft perihilären Entstehung der Pneumonie ist es klar, daß im Anfang, im Primärstadium gewissermaßen, ein Befund nicht da sein kann oder nicht da zu sein braucht. Gleichwohl kann hohes Fieber und schwere Störung des Allgemeinbefindens schon das Vorliegen der Pneumonie wahrscheinlich machen.

Anatomischer und klinischer Befund.

Besteht in einem Lungenlappen nur eine geringfügige Infiltration, so können die physikalischen Erscheinungen dementsprechend nur unbedeutend sein. Sehr häufig ist es aber so, daß ein Lokalbefund völlig fehlt und daß nur das Röntgenbild einen Schatten aufdeckt. Manchmal gibt es leichte Dämpfung mit tympanitischem Beiklang. Der Nachweis schwacher Dämpfungen wird beim Kinde dadurch erleichtert, daß die dünne Thoraxwand der Perkussion günstig ist. Hat man es mit gröberen Infiltraten zu tun, dann ist auch die Dämpfung entsprechend stark. In sehr ausgesprochenen Fällen kann ein Lappen so vollständig erfüllt sein, daß die Lappengrenze sich linear bei der Untersuchung heraushebt.

Wir haben von der Perkussion zuerst gesprochen, ohne sie damit in erster Linie als Untersuchungsmethode empfehlen zu wollen. Das liegt keineswegs in unserer Absicht. Durch die u. U. recht schmerzhafte Perkussion kann man eine Unruhe erzeugen, die der weiteren Untersuchung abträglich ist. Zudem ist es bei jüngeren Kindern gar nicht so leicht, sie in eine für die Perkussion hinreichend korrekte Haltung zu bringen. Auch die Tatsache, daß die Perkussionsflächen bei jüngeren Kindern recht klein sind, läßt die Methode nicht sehr günstig erscheinen.

Demgegenüber ist die Auskultation viel einfacher und ihre Befunde sind von der Haltung und Unruhe des Kindes recht unabhängig. Voraussetzung ist allerdings, daß man ein binaurikuläres Schlauchstethoskop benutzt. Das Ende des Schlauchstethoskopes kann schonend und vorsichtig auf die Brustwand aufgesetzt werden, so daß die Kinder nicht durch Schmerz beunruhigt werden. Der Nachteil des Schlauchstethoskopes ist, daß es reichlich Nebengeräusche macht, an die man sich aber gewöhnt.

Im Anfang der Lungenentzündung hört man gewöhnlich höchstens katarrhalische Geräusche. Unter günstigen Umständen kann auch schon Knisterrasseln (Anschoppung) zu hören sein.

Noch kürzlich sahen wir eine Pneumonie des l. Unterlappen, wo nur am Hilus etwas Knisterrasseln zu hören war, sonst nichts. Das Röntgenbild ergab einen entsprechend kleinen, perihilären Schatten.

Als Zeichen der funktionellen Ausschaltung der Lunge, welche oft schon kurz nach Beginn der Krankheit einsetzt, sieht man Nachschleppen der kranken Brusthälfte. Im Röntgenbild kann man auch die Verkleinerung der Lunge an dem Zwerchfellhochstand und der Verkleinerung der Rippenabstände erkennen. Das Atemgeräusch ist leiser, weicher, von nicht so ausgesprochen puerilem Charakter als sonst. Hieraus läßt sich allerdings, da die Atmung des Kindes auch sonst sehr unregelmäßig sein kann, ein sicherer Schluß nicht ziehen. Wenn die Infiltration größeren Umfang erreicht, treten die bekannten Zeichen der veränderten Schalleitung — Bronchophonie und Bronchialatmen — hervor. Auch an dieser Stelle sei betont, daß gar nicht so selten das Infiltrat so klein bleibt, daß weder eine deutliche Dämpfung noch eine deutliche Veränderung des Atemgeräusches entsteht. Man muß sich beim Kinde auf die Beachtung sehr minimaler Veränderungen einstellen, wenn man überhaupt nur zu der Vermutung einer Lungenverdichtung kommen will.

Technische Schwierigkeiten bei Auskultation und Perkussion.

Die bisher geschilderten Schwierigkeiten bei der Untersuchung und Beurteilung der Lunge eines kranken Kindes werden noch dadurch erhöht, daß sich die jüngeren Kinder, d. h. also diejenigen, welche in jeder Hinsicht schwer zu untersuchen sind, nicht zum Tiefatmen anleiten lassen. Bei der gewöhnlichen oberflächlichen Atmung sind aber viele Verdichtungen, welche bei tiefer Inspiration und dementsprechender Exspiration durch die Veränderung des Atemgeräusches mehr hervortreten

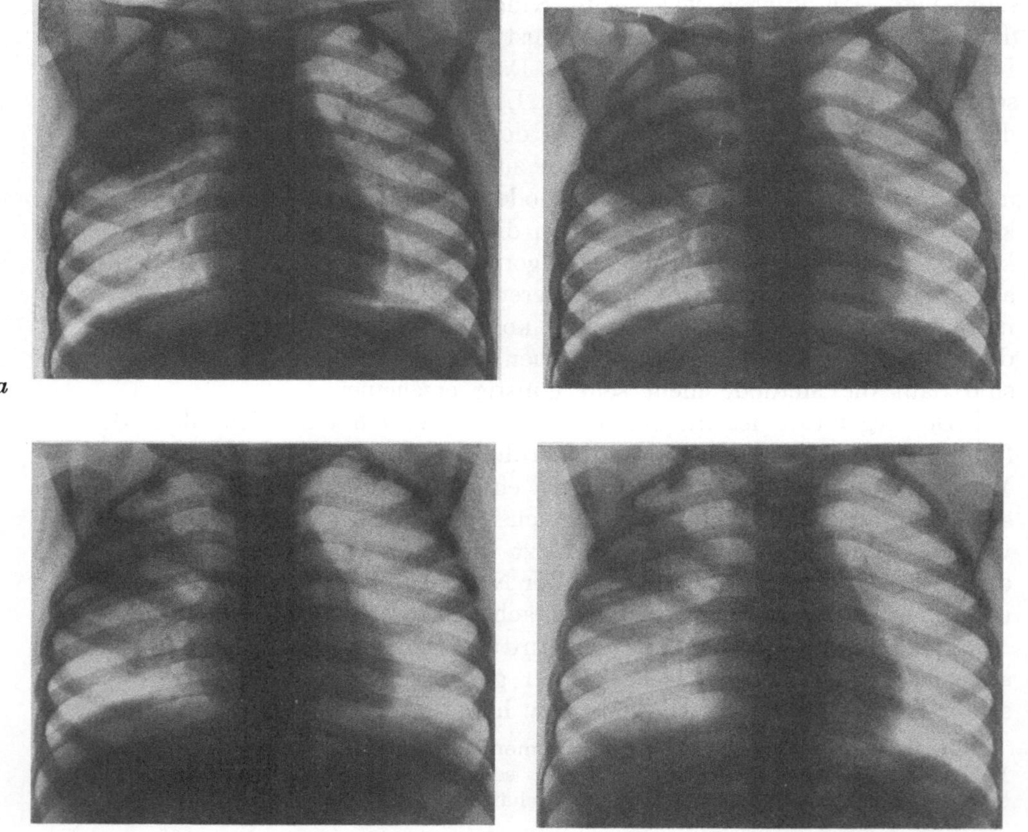

Fig. 183a, b, c und d.

würden, nicht zu erkennen. Früher wurde angegeben und auch heute noch wird es von manchen Autoren mit Nachdruck betont: man solle die Kinder für die Auskultation zum Schreien bringen, um tiefe Inspiration zu erzwingen. Diesem Standpunkt können wir uns nicht anschließen, weil wir immer wieder die Erfahrung machen, daß beim Schreien in der Expiration vieles übertönt wird, was man sonst hören könnte und daß auch die hastige und übertriebene Schreiinspiration das Bild verzerrt. Für die Beurteilung der Schalleitung kann das Schreien von Wert sein. Die Nachteile des Schreiens und der Schreiatmung sind für die Untersuchung jedoch größer als die Vorteile. Angenehm ist es dagegen, wenn man die Kinder zum Sprechen veranlassen kann oder wenn sie von sich aus kleine Laute von sich geben, wie das früher erwähnte pleurale Stöhnen. Derartige leise Geräusche sind für die Beurteilung der Schalleitung sehr wertvoll.

Bronchialatmen entsteht nur bei ausgedehnten Verdichtungen und ist darum bei der kindlichen Pneumonie gar nicht so häufig und im Anfang fast nie zu hören. Vor dem 3.—4. Tage der Erkrankung pflegt es nicht in Erscheinung zu treten. Hegt man den Verdacht auf eine Pneumonie, so empfiehlt es sich, Veränderungen des Atemgeräusches, insbe-

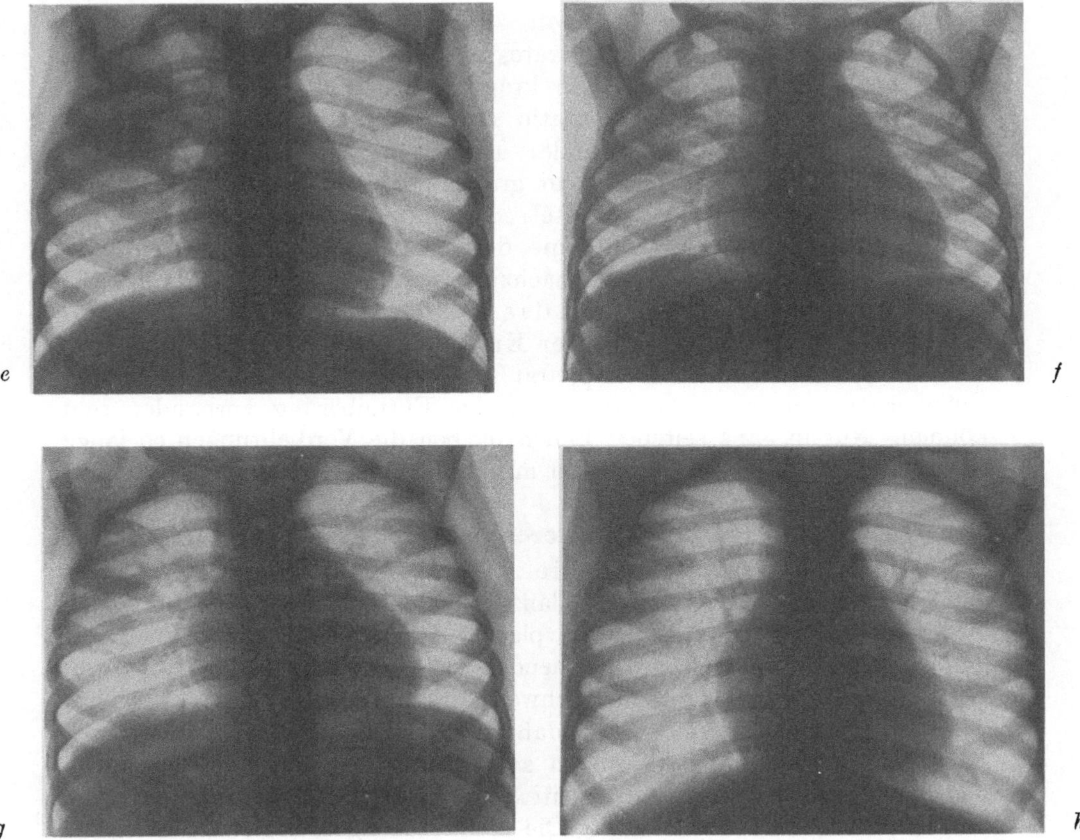

Fig. 183 e, f, g und h.

Fig. 183a—h. Reinhold E., 5 Jahre. Ph.-Nr. 9067.
Auflösung einer Pneumonie im Laufe von etwa 14 Tagen. Krisis war typisch. Keinerlei Nachzacken der Temperatur.

sondere Bronchialatmen, dort zu suchen, wo die Pneumonie zu beginnen pflegt. Die Hilusgegend ist in erster Linie zu beachten. Manchmal allerdings beginnt die Verdichtung in der Nähe der Brustwand. Bei den so häufigen Pneumonien des rechten Oberlappens ist dann die Achselhöhle eine Auskultationsstelle, welche unter keinen Umständen vergessen werden darf.

Irrtümer bei der Beurteilung der Bronchophonie wie des Bronchialatmens können dadurch entstehen, daß sowohl am Hilus wie beiderseits von ihm, aufwärts neben der Wirbelsäule, Schallverstärkungen auch normalerweise zu hören sind. Vergrößerung der Bronchialdrüsen kann in diesem Sinne verschärfend wirken. Irrtümer bezüglich der lobären Abgrenzung entstehen dann, wenn man sich über die besonderen Verhältnisse in der Topographie der einzelnen Lungenlappen nicht ganz klar ist. Häufig wird verkannt, daß die Oberlappen der Brustwand hinten in kephalo-kaudaler Richtung nur in einer schmalen Zone anliegen. Die Hauptfläche der Oberlappen liegt der vorderen und seitlichen Brustwand an. Der Mittellappen ist — auch hierüber besteht häufig Unklarheit — vorn unterhalb der dritten Rippe bis zur Lebergrenze zu suchen.

Bei der Auflösung der Infiltrate, was in den „klassischen" Fällen sehr schnell vor sich geht, treten krepitierende und feuchte, großblasig klingende Geräusche auf (Crepitatio redux). Sie kommen durch Verflüssigung des Infiltrates zustande. Der früher trockene Husten wird feucht und locker, Sekret wird in großen Mengen hochgebracht, wenn auch leider meist nicht ausgehustet. Schon 2—3 Tage nach der Krisis ist außer einer gewissen Tympanie des Klopfschalles und vereinzelten Geräuschen kaum noch etwas nachzuweisen. In einer Minderzahl von Fällen vergrößert sich das Infiltrat erst mit der Entfieberung oder bleibt nach der Entfieberung noch längere Zeit bestehen. Mit dem Röntgenapparat kann man verfolgen, daß Verdichtungsschatten noch wochenlang nach der Entfieberung vorhanden sein können. Nur in ganz seltenen Fällen bleiben die Verdichtungen so lange bestehen, daß es zur Karnifikation mit ihren Folgeerscheinungen kommt.

Die anderen Organe.

Wenn das Infiltrat an die Pleura herantritt, so entzündet auch sie sich. Sie verliert ihren Glanz, bedeckt sich mit feinen fibrinösen Belägen. Hierdurch entstehen die pleuralen Schmerzen, welche, namentlich bei kleinen Kindern, das tönende, ächzende Expirium veranlassen. Kleine Exsudate, welche kaum nachweisbar sind, fehlen fast nie. Gewöhnlich sind sie serös und so gering, daß sie physikalisch kaum nachweislich sind. Die kleinen Ergüsse können aber auch rein eitrig sein, ohne daß hierdurch ihr Charakter als Begleitexsudat verloren geht, ohne daß sich ein Empyem daraus entwickelt. Die kleinen eitrigen Ergüsse bilden sich spontan zurück, der Gang der Pneumonie, die kritische Entfieberung werden nicht gestört.

Das Herz versagt seinen Dienst fast nie. Auch bei kruppösen Pneumonien größeren Umfanges hat man vom Herzen wenig zu befürchten. In der Rekonvaleszenz kommen gelegentlich Zeichen von Myokardschädigung: Bradykardie, Pulsunregelmäßigkeit, auch Extrasystolen, vor. Mit diesen myokardialen Erscheinungen geht verzögerte Erholung Hand in Hand. Entzündungen des Endokards und des Perikards gehören zu den größten Seltenheiten.

Das Blut zeigt eine ausgesprochene Leukozytose. Die Werte liegen in der Regel um 20—30000, auch höher. Das Blutbild zeigt eine Vermehrung der polynukleären, neutrophilen Zellen und eine ausgesprochene Linksverschiebung. In der chemischen Zusammensetzung des Blutes ist besonders eine Vermehrung des Fibrinogens von Interesse.

Die **Nieren** produzieren, dem hochfieberhaften Zustande entsprechend, einen hochgestellten, dunklen Harn. Charakteristisch ist seine Armut an Chlor. Wenn man den Harn in der üblichen Weise auf Chlor prüft, d. h. ihn mit Salpetersäure ansäuert und einige Tropfen einer Silbernitratlösung hinzufügt, so entsteht gewöhnlich nur eine schwache Trübung. Beim normalen Harn älterer Kinder sind wir gewöhnt, einen dicken, weißen Niederschlag von Chlorsilber auftreten zu sehen. Febrile Albuminurie ist häufig. In einzelnen Fällen ist die Pneumonie von vornherein mit einer hämorrhagischen Nephritis verbunden, welche einen gutartigen Verlauf zu nehmen pflegt.

Postpneumonische Meningitis.

Das **Nervensystem** ist häufig und häufig auch stark beteiligt. In hohem Maße hängt das von dem konstitutionellen Zustande des Nervensystems ab. **Neuropathische Kinder reagieren auf die Pneumonie weit stärker mit nervösen Erscheinungen als Kinder, welche frei von Neuropathie sind.** Die neuropathischen Kinder sind aufgeregt oder aber auch benommen. Zustände von Unbesinnlichkeit, Delirien u. dgl. sind häufig. Nach der Krisis bleibt manchmal eine psychische Verstimmung, eine gewisse Unbesinnlichkeit noch für mehrere Tage zurück. Bei älteren Kindern fehlt häufig der Patellarreflex. Komplikation mit echter Meningitis ist nicht ganz so selten. Die Meningitis entwickelt sich entweder auf der Höhe der Krankheit, aber auch als Nachkrankheit kurz nach der Entfieberung.

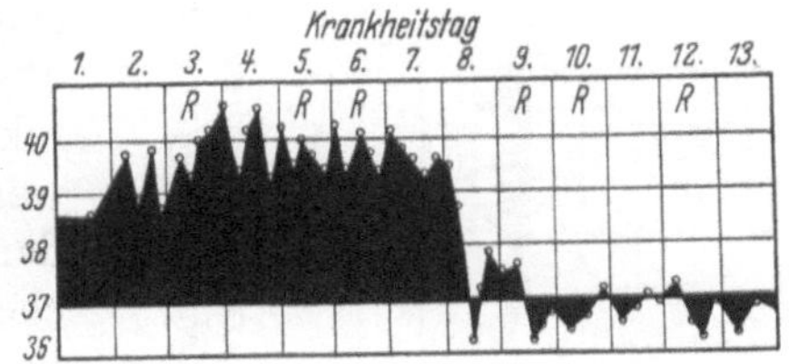

Fig. 184.

Maria E., 10 Jahre, 8 Monate alt, — 1930 Nr. 58 — Kinderklinik Dortmund. Pneumonie des linken Unterlappens mit eitrigem parapneumonischem Exsudat. Das kritische Ende trat gleichwohl prompt ein.

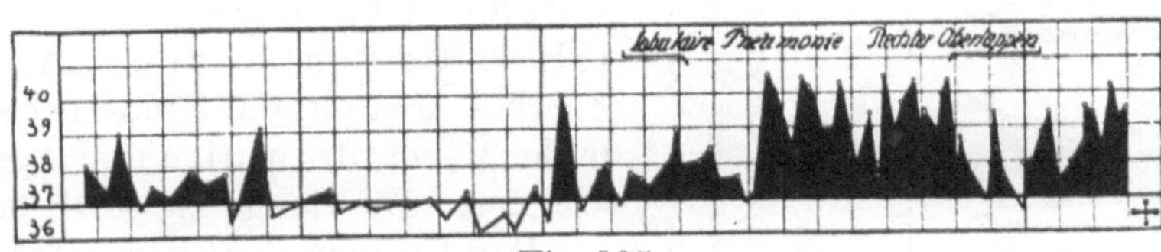

Fig. 185.

Heinrich B., $1^{1}/_{12}$ J., 1922, Nr. 112. Das Kind soll „schon immer“ gehustet haben. Vor 14 Tagen hatte es angeblich eine Pneumonie. Jetzt hustet es locker, fiebert mäßig. Links hinten unten geringe Dämpfung und zahlreiche Rasselgeräusche. Aus dem Rachen kann man eitrige Sputa entnehmen. Nach einem fieberhaften Intervall von 8 Tagen erneute Temperatur, Befund im rechten Oberlappen. Wieder 8 Tage darauf setzen meningitische Erscheinungen ein. Der Liquor ist milchig getrübt, enthält zwar wenig Leukozyten, aber massenhaft Pneumokokken. Exitus unter Fortdauer der meningitischen Symptome. Es handelt sich offenbar um eine durch Pneumokokken bedingte rezidivierende oder wandernde Pneumonie mit schließlicher Meningitis.

Maria B., 14 Jahre, Prot.-Nr. 487. Das Kind erkrankte vor 8 Tagen mit Fieber und Husten. 3 Tage vor der Aufnahme ins Krankenhaus wurde vom zugezogenen Arzt eine Entzündung des linken Unterlappens festgestellt. Das Kind war bei der Aufnahme sehr unruhig, benommen, stieß schrille Schreie aus, um dann wieder in tiefe Bewußtlosigkeit zurückzusinken. Nackensteifigkeit war vorhanden und auch sonst waren alle Zeichen einer Hirnhautentzündung nachweislich. Das

Lumbalpunktat war trübe, enthielt verhältnismäßig wenig Zellen, aber massenhaft Pneumokokken. Nach kurzer Zeit trat der Tod ein.

Die Sektion ergab eine Pneumonie im linken Unterlappen, im Zustande der gelben Hepatisation. Die weichen Hirnhäute waren stark injiziert, etwas ödematös und an der Basis gelblich-sulzig.

Epikrise: Es handelte sich also um einen ganz klaren Zusammenhang. Ursprünglich bestand eine ausgesprochene Pneumonie des linken Unterlappens, an welche sich eine Pneumokokenmeningitis anschloß. Diese führte zum Tode.

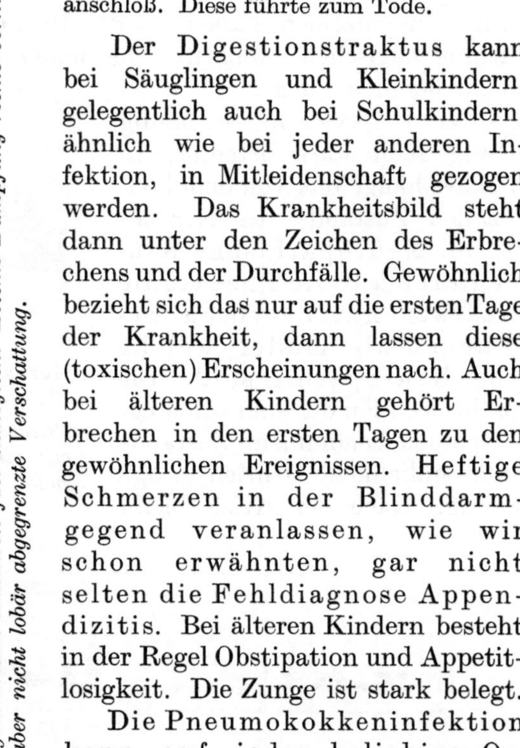

Fig. 186. *Irmgard L., 2 Jahre 1 Monat alt, 1924, Nr. 348. Kinderklinik Dortmund. Atypische, lang dauernde kruppöse Pneumonie (Sägepneumonie). Sitz nur im rechten Oberlappen. Physikalischer Nachweis fast unmöglich. Leichte Dämpfung rechts vorn. Im Röntgenbild deutliche, aber nicht lobär abgegrenzte Verschattung.*

Der Digestionstraktus kann bei Säuglingen und Kleinkindern, gelegentlich auch bei Schulkindern, ähnlich wie bei jeder anderen Infektion, in Mitleidenschaft gezogen werden. Das Krankheitsbild steht dann unter den Zeichen des Erbrechens und der Durchfälle. Gewöhnlich bezieht sich das nur auf die ersten Tage der Krankheit, dann lassen diese (toxischen) Erscheinungen nach. Auch bei älteren Kindern gehört Erbrechen in den ersten Tagen zu den gewöhnlichen Ereignissen. Heftige Schmerzen in der Blinddarmgegend veranlassen, wie wir schon erwähnten, gar nicht selten die Fehldiagnose Appendizitis. Bei älteren Kindern besteht in der Regel Obstipation und Appetitlosigkeit. Die Zunge ist stark belegt.

Die Pneumokokkeninfektion kann auf jedes beliebige Organ des Körpers übergreifen. Am häufigsten sind die Meningen ergriffen, wesentlich seltener schon ist die Pneumokokkenperitonitis. Aber auch alle anderen Organe, Knochen, Gelenke, Haut, Muskeln, können Pneumokokkeneiterungen bergen. Bei einem Säugling, der unter dem Bilde einer schweren Anämie nach einer Pneumonie zugrunde ging, wurden bei der Sektion multiple Pneumokokkenabszesse in den Epiphysenlinien der langen Röhrenknochen gefunden.

Besonderheiten des Verlaufes.

Die häufigsten Besonderheiten des Verlaufes werden durch Dauer und Sitz der Krankheit, sowie durch abnorme Begleiterscheinungen hervorgerufen.

Ungewöhnlich kurze und ungewöhnlich lange Erkrankungen kommen vor. Eintagspneumonien gibt es wahrscheinlich nicht. Dagegen kommen bei Säuglingen und jungen Kleinkindern sichere Fälle vor, wo ein hoher Temperaturanstieg nach 3, 4 Tagen einer Kontinua kritisch endet (s. Fig. 177 auf S. 742). Die klinischen Erscheinungen sind unbestimmt oder es stehen die Zeichen gestörter Verdauung im Vordergrunde. Das Röntgenbild deckt jedoch lobär abgegrenzte Infiltrate auf, fast stets im rechten Oberlappen.

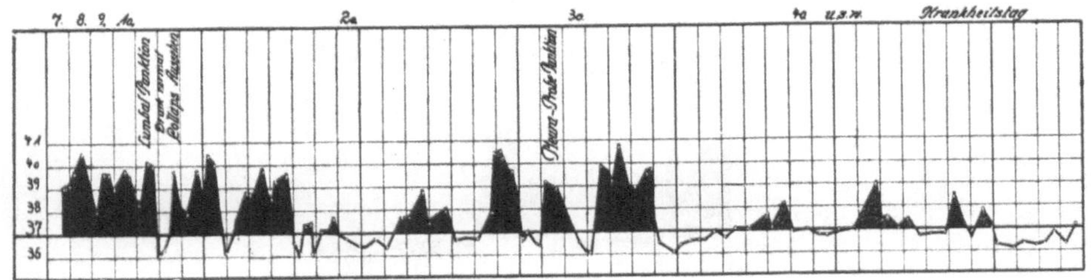

Fig. 187.

Rolf S., $1^3/_4$ J., 1921, Nr. 109. Das Kind hatte eine Verdichtung im linken Unterlappen. An anderer Stelle traten niemals Verdichtungserscheinungen auf. Trotzdem erfolgten immer wiederholte Temperaturzacken und der Befund blieb feststehend. Erst allmählich löste er sich und die Temperaturzacken verloren sich.

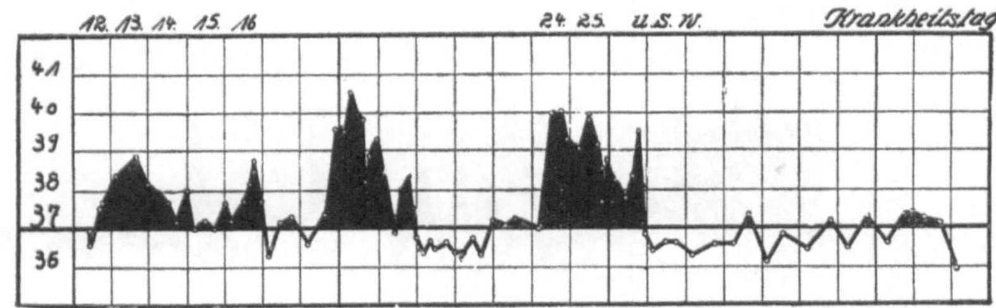

Fig. 188.

Friedhelm Sch., $2^2/_{12}$ J., 1922, Nr. 58. Das Kind war schon längere Zeit krank, als es eingeliefert wurde. Im rechten Unterlappen bestand ein älterer Prozeß, ein frischerer im Oberlappen. Die Intensität der Infiltration im Oberlappen schwankte mit den Fieberzacken. Am Tage nach der Entlassung begann noch eine kurze Fieberperiode. Hierauf endgültige Genesung.

Der schwierige Nachweis dieser Erkrankung mit den gewöhnlichen Mitteln ist der Grund, weswegen sich lange Zeit die Meinung erhalten hat, die kruppöse Pneumonie käme beim Säugling überhaupt nicht vor. Gewiß muß anerkannt werden, daß sie beim Säugling nicht häufig ist, aber doch häufiger als man denkt. Nur ist der Nachweis vielfach ohne Röntgenapparat nicht möglich.

Abnorm langdauernde Pneumonien sind gar nicht selten. Erkrankungen von 2, 3 Wochen Dauer und länger kommen vor. Der physikalische Befund braucht sich hierbei gar nicht zu ändern und schließlich erfolgt die kritische Entfieberung genau so wie bei denjenigen Pneumonien, wo der Zyklus normale Zeit gedauert hat. Zu diesen besonders langdauernden Erkrankungen gehören auch die sog. „Sägepneumonien“. Die Temperatur intermittiert wochenlang wie bei einer Sepsis, und doch handelt es sich um eine gewöhnliche Einlappenpneumonie. Schließlich endet das Fieber kritisch. In anderen Fällen jedoch liegen die Verhältnisse nicht so einfach. Es kommt zum Temperaturrückgange, so daß man die Krankheit schon überwunden glaubt. Der physikalische Befund bleibt jedoch. Auf einmal tritt neues Fieber auf und bleibt mehrere Tage bestehen, ohne daß sich ein neuer Herd bildet. Das kann unter Umständen wochenlang dauern, aber doch schließlich mit kritischer Entfieberung enden.

Eine weitere Art der abnormen Pneumonie sind die rezidivierenden und die rekurrierenden. Echte Rezidive sind selten, d. h. neue Infiltrate im gleichen Lappen, nachdem die Lösung schon vollkommen beendet war.

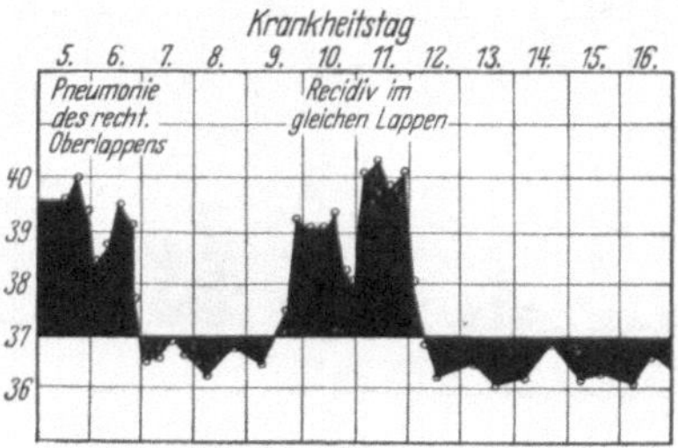

Fig. 189.
Ruth R., 3³/₄ Jahr alt, 1929, Nr. 131 — Kinderklinik Dortmund.
Erkrankt erneut (auch röntg.) im selben Lappen.

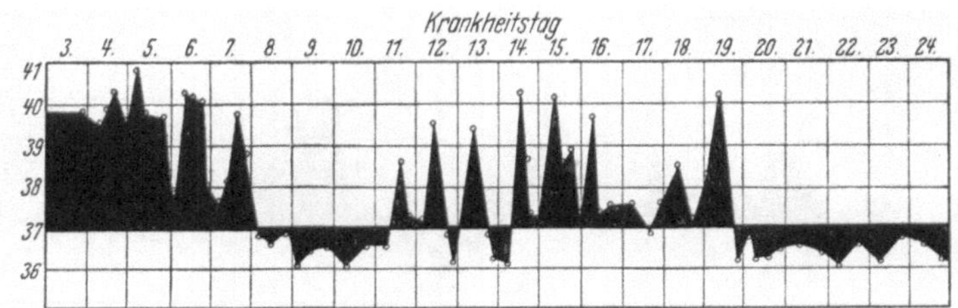

Fig. 190.
Irmgard B., 11 Monate alt, 1926, Nr. 659 — Kinderklinik Dortmund.
Pneumonie des rechten Oberlappens, die nach der Entfieberung nochmals, wenn auch sägende, so doch kritisch endende Temperatur machte (Recidiv im selben Lappen).

Grete S., 2 Jahre, 1918, Journ.-Nr. 7. Das Kind hatte bei der Einlieferung eine Pneumonie des linken Unterlappens, welche am 3. Tage nach der Einlieferung (6. Krankheitstag) kritisierte. Die Lösung ging rasch vonstatten, das Kind erholte sich, wurde munter, spielte vergnügt. Drei Wochen nach der Entfieberung sollte es entlassen werden. Da trat ein erneuter Fieberanstieg ein und es entwickelte sich schnellstens eine Pneumonie wiederum im linken Unterlappen. Nach 3 Tagen löste sie sich lytisch und nun trat dauernde Genesung ein.

Es ist nicht ganz sicher, ob man hier von einem echten Rezidiv sprechen kann, oder ob man nicht zwei dicht aufeinanderfolgende Erkrankungen annehmen muß. Es ist bekannt, daß nach einer Pneumonie eine gewisse Disposition zur Erkrankung übrig zu bleiben pflegt. So kann es kommen, daß binnen Jahresfrist eine oder gar zwei neue Erkrankungen nachfolgen können. Unter diesen Umständen muß für unseren Fall auch die Deutung diskutiert werden, ob es sich nicht um eine neue Erkrankung nach ungewöhnlich kurzem Zwischenraum gehandelt hat. Wesentlich eindeutiger sind die beiden kurvenmäßig dargestellten Fälle (Fig. 189 und 190).

Als rekurrierende Pneumonie bezeichnet man diejenigen, wo neue Krankheitsherde nicht entstehen, wo aber immer wieder während der Heilung neue Verdichtungen, neue Schübe im ersterkrankten Lappen auftreten. Die Fälle sind nicht häufig, bedeuten stets eine unangenehme Komplikation.

Bisher haben wir im großen ganzen nur von den Einlappenpneumonien gesprochen, sie bilden auch bei weitem die göẞte Zahl. In der Literatur werden im Durchschnitt 2,5 bis höchstens 8,6% Mehrlappenpneumonien Unterlappenpneumonie.

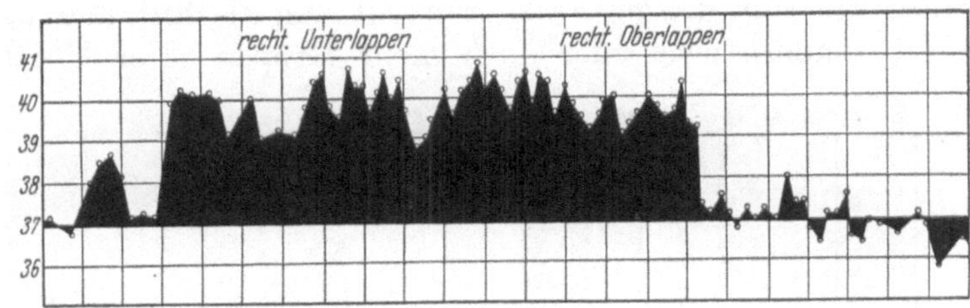

Fig. 191.
Hans P., 2 Jahre, 9 Monate alt, 1928, Nr. 115 — Kinderklinik Dortmund. Pneumonie des rechten Unterlappens übergehend auf rechten Oberlappen.

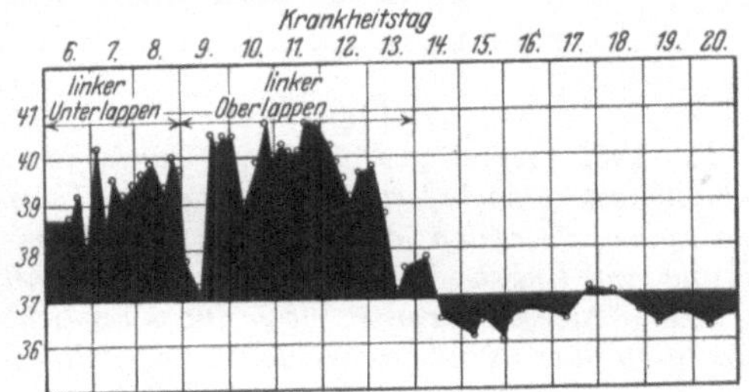

Fig. 192.
Kurt B., 3 Jahre, 4 Monate alt, 1927, Nr. 285. — Kinderklinik Dortmund. Übergreifen der Pneumonie vom linken Unterlappen auf den linken Oberlappen mit Pseudokrise dazwischen.

angegeben. In unserem Material hatten wir etwa 5% Mehrlappenpneumonien. Wie erstaunlich die Fähigkeit ist, die Krankheit in einen Lappen zu lokalisieren, geht daraus hervor, daß auch der Mittellappen, der ja entwicklungsgeschichtlich ein Teil des Oberlappens ist, gelegentlich isoliert erkrankt. Die Mehrlappenpneumonien verlaufen beträchtlich schwerer, vor allem langdauernder, als die Einlappenpneumonien, doch ist erstaunlich, daß auch sie meist in Heilung übergehen, wenn nicht anderweitige Komplikationen hinzutreten. Die Mehrlappenpneumonien entstehen in der Regel so, daß ein Lappen erkrankt, und daß die Entzündung von ihm aus auf Nachbarlappen kontinuierlich übergreift. Am häufigsten geht es vom rechten Unterlappen auf Ober- und Mittellappen über; wesentlich seltener schon vom linken Unterlappen auf den linken Oberlappen. Seltener ist es, daß zwei Lappen von vornherein gleichzeitig oder unmittelbar nacheinander erkranken, am seltensten schließlich ist es so, daß Lappen von verschiedenen Körperseiten ergriffen werden. Am häufigsten von Kombinationen dieser Art sind Erkrankungen des rechten Ober- und des linken Unterlappens, sowie die Entzündung beider Unterlappen. Der klinische Verlauf pflegt so zu sein, daß entweder die Erkrankung eines Lappens kontinuierlich in den des andern übergeht oder daß der eine kritisiert und dann der andere unmittelbar nachfolgt. Vielfach ist es so, daß die Pneumonie des zweiten Lappens abgekürzt verläuft.

Wanderpneumonie.

Zu den Mehrlappenpneumonien kommen nun noch die Wanderpneumonien. Auch in diesem Falle erstreckt sich die Entzündung nicht nur auf einen, sondern zwei oder noch mehr Lappen. Der Unterschied

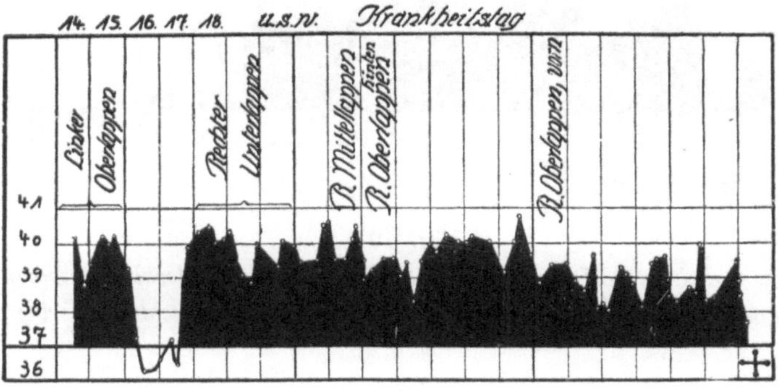

Fig. 193.

Gertrud H., 6½ J., 1922, Nr. 97. Das Kind wurde im allerschwersten Zustande benommen, livid-zyanotisch eingeliefert. Im schnellen Tempo ging die Pneumonie vom rechten Unterlappen über den Mittellappen nach dem Oberlappen. Begonnen hatte die Erkrankung im linken Unterlappen und war auf den Oberlappen fortgeschritten. Die Reste hiervon waren noch nachweislich. Unter dem Zeichen schwerster Atemnot ging das Kind zugrunde. Die Obduktion deckte eigentlich bei allen Lungenlappen mehr oder minder schwere Verdichtungen auf, welche den Eindruck zusammenfließender Lobulärpneumonie machten.

gegenüber den Mehrlappenpneumonien ist der, daß die Entzündung tatsächlich wandert, d. h. ein Lappen nach dem anderen ergriffen wird, bis schließlich die ganze Lunge oder doch wenigstens der größte Teil von ihr in den Bereich der Erkrankung einbezogen ist. Der Verlauf kann dabei so langsam sein, daß ein Lappen abheilt, während der andere erkrankt, in anderen Fällen aber bleiben die ersterkrankten Teile mehr oder minder während des Weiterschreitens des Prozesses erkrankt. Schließlich kann auch der Verlauf so schnell sein, daß wenige Tage nach Beginn der größte Teil der Lunge infiltriert ist. Da die Wanderpneumonien im Gegensatz zu allen anderen Formen der kruppösen Pneumonie häufig tödlich enden, sind wir über die anatomischen Verhältnisse wesentlich besser unterrichtet, als es sonst der Fall ist. Man kann bei der Obduktion die allerverschiedensten anatomischen Stadien nebeneinander finden. Beginnende Anschoppung, Hepatisation und Lösung und selbst Karnifikation können bei den vielfach langdauernden Erkrankungen angetroffen werden.

Die schweren Mehrlappen- und Wanderpneumonien kommen in jedem Alter vor. Sie scheinen aber das Kleinkindesalter zu bevorzugen. Der Verlauf und Ausgang hängt wesentlich von der Schnelligkeit ab, mit der die Lappen befallen werden bzw. von der Schnelligkeit des Heilungsprozesses. Entwickelt sich die Erkrankung stürmisch, so gibt es ein schweres Krankheitsbild mit hochgradiger Zyanose, großer Benommenheit, Unruhe. Die Einschränkung der Lungenoberfläche ist ja allzu groß, wenn immer wieder neue Lappen erkranken, ohne daß die alten vom Infiltrat befreit sind. In anderen Fällen ist das Bild nicht so schwer, insbesondere dann nicht, wenn die Progression so langsam vor sich geht, daß immer wieder Lungenteile frei werden, ehe andere erkranken.

Nach den anatomischen Befunden ist es nicht sicher, ob die Wander-

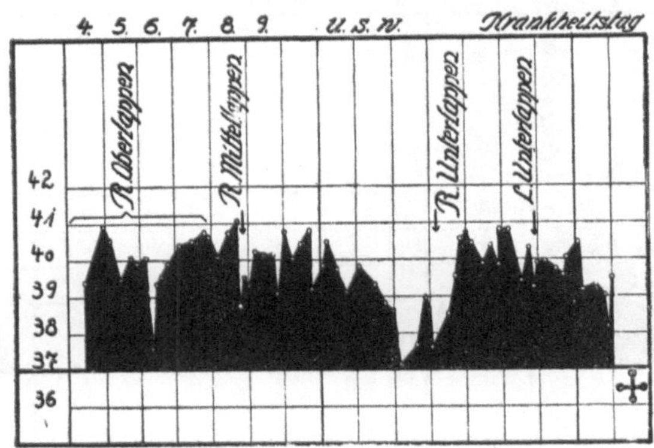

Fig. 194.

Erika B., 1½ J., 1921, Nr. 459. Schwere Wanderpneumonie. Erst wurde die rechte Lunge (Ober- und Mittellappen) befallen und nun schien Heilung einzutreten. Plötzlich mit neuem Temperaturanstieg erkrankte der rechte Unterlappen und dann der linke Unterlappen. Erst ganz am Schluß wurde der Allgemeinzustand bedrohlich. Die Obduktion erwies ganz frei nur den linken Oberlappen. Der rechte Ober- und Mittellappen war derb, luftleer, die beiden Unterlappen waren frisch hepatisiert.

pneumonie zur kruppösen gehört. Der Anatom diagnostiziert meist „konfluierende Bronchopneumonie". Vielleicht handelt es sich um Mischformen.

Die toxische Pneumonie.

Gar nicht selten nimmt die Pneumonie Formen an, welche über das Bild einer lokalen Erkrankung hinausgehen. Es stellen sich Störungen des Allgemeinbefindens oder Reizerscheinungen an einzelnen Organen bzw. Organsystemen ein, welche auf eine **toxische** Fernwirkung der Infektion bezogen werden müssen. Hierbei spielt anscheinend sowohl die Art der Erkrankung wie auch die Eigenart des Erkrankten eine Rolle. So scheint es sich bei den Reizerscheinungen im Gebiete des Zentralnervensystems vorwiegend um solche Kinder zu handeln, welche von Haus aus ein besonders reizbares Nervensystem haben.

Unter den toxischen Formen sind diejenigen am häufigsten, welche früher, namentlich seit der klassischen Darstellung von *Barthez* und *Rilliez* als zerebrale Pneumonie bezeichnet werden. Es handelt sich um Pneumonien mit Reizerscheinungen im Gebiete des Zentralnervensystems, welche wir besser nicht als zerebral bezeichnen, sondern bei denen wir verschiedene Untergruppen bilden. Wir sprechen von

meningoider,
enzephaloider und
typhoider Pneumonie.

Bei den **meningoiden** Pneumonien der meist im Schulalter stehenden Kinder handelt es sich um Erkrankungen mit deutlichen meningealen Reizerscheinungen. Sie können so stark sein, daß selbst erfahrene Ärzte zuerst glauben, eine sichere Meningitis vor sich zu haben. Wer in solchem Falle nicht gewöhnt ist eingehend zu untersuchen, welches auch immer

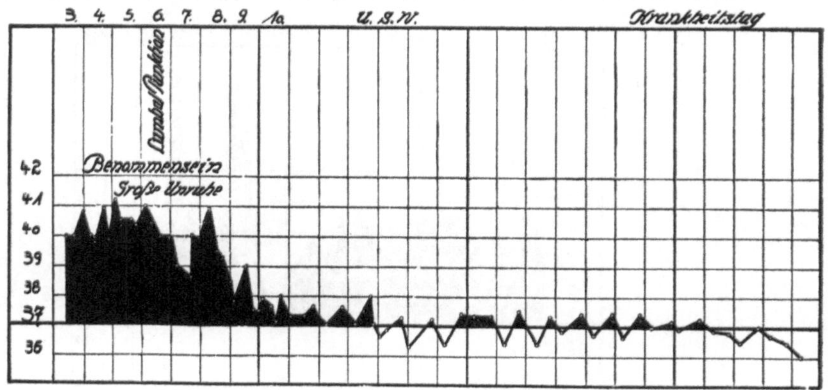

Fig. 195.

Lieselotte K., 9¾ J., 1922, Nr. 18. Pneumonie des rechten Oberlappens. Das Kind wurde mit meningitischen Zeichen eingeliefert. Auf der Lunge war mehrere Tage kein Befund zu erheben. Erst während der Entfieberung trat die Verdichtung des rechten Oberlappens in Erscheinung. Mit der Entfieberung verschwanden auch die Störungen von seiten des Gehirns schnell. Die Lumbalpunktion ergab erhöhten Druck, aber keine Vermehrung der Zellen. Die Reaktion nach Pandy war positiv.

Meningoide Form.

der erste Eindruck sei, kann viele Enttäuschungen erleben. Was der meningoiden Form zugrunde liegt, ist recht verschieden, wie wir dem Studium der Lumbalflüssigkeit entnehmen können. In der Mehrzahl der Fälle findet man einen wasserklaren, gelegentlich etwas unter Druck stehenden **Liquor,** welcher reichlich aus der Lumbalnadel heraustropft. Die morphologische Untersuchung fällt in der Regel negativ aus, doch findet man fast immer eine Zacke bei der Kolloidreaktion sowie eine leichte Eiweißvermehrung bei der Prüfung des Liquors nach *Kaffka-Samson.* Es gibt aber auch solche Fälle, wo eine deutliche Pleozytose vorhanden ist, so daß man geneigt ist, an eine wirkliche, etwa in der Entstehung begriffene Meningitis zu denken. Spätestens mit der Krisis aber bessert sich der Zustand ganz von selbst und es treten wieder normale Verhältnisse ein. Die meningoide Form der toxischen Pneumonie ist die häufigste von allen.

Wesentlich seltener ist die **enzephaloide,** d. h. diejenige Form, bei der man zunächst glaubt, eine echte Enzephalitis vor sich zu haben. Wir haben eine Reihe von Fällen, wenn auch nicht gerade sehr viele, gesehen, wo die Krankheit vollständig unter dem Bilde der Bewußtlosigkeit, des Sopors verlief. Die hohe und kontinuierliche Temperatur ließ allerdings von vornherein daran zweifeln, daß eine Enzephalitis vorliege. Die Untersuchung der Lunge gab insofern schnell Aufschluß, als es sich um ziemlich massive, leicht feststellbare Pneumonien handelte. Mit der kritischen Entfieberung kehrte das Bewußtsein schnell zurück, die Kinder wurden frisch und machten eine ungestörte Rekonvaleszenz durch. Nachuntersuchungen, die sich über Jahre erstreckten, ließen postenzephalitische Erscheinungen vermissen, so daß man wohl mit Sicherheit annehmen kann, daß es sich tatsächlich nur um einen enzephaloiden Zustand gehandelt hat. Enzephaloide Form.

Die typhoide Form zeichnet sich dadurch aus, daß sie mit leichterer Bewußtseinstrübung einhergehen, andererseits aber mit Aufregungszustän-

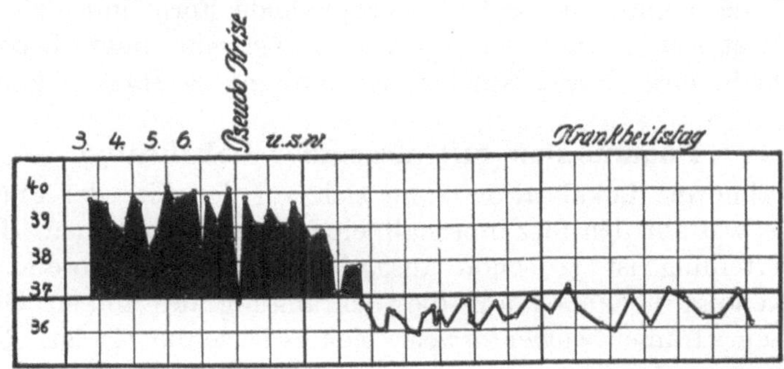

Fig. 196.

Käthe K., 9 J., 1922, Nr. 9. Pneumonie des rechten Unterlappens. Fieber kontinuierlich mit mäßigem Remissionen. Am 7. Tage eine echte Pseudokrise. Endgültige Entfieberung vom 9. zum 11. Tage. Das Kind war schwer benommen und hatte zunächst keinen nachweislichen Befund. Ganz langsam entwickelte sich eine Dämpfung im rechten Unterlappen. Auch im Röntgenbilde war nur eine leise Verschleierung zu sehen. Auffallend war, daß auch nach der Entfieberung das Sensorium nur langsam frei wurde. Die Herztätigkeit blieb noch längere Zeit schlecht und es hielt sich auch eine gewisse Zyanose. Zu Beginn der Krankheit hatte man den Eindruck eines Typhus. Typhoide Pneumonie.

den, Delirien u. ä. verbunden sein kann. Diese typhoiden Formen bieten in der Tat das Bild des Typhus ähnlich wie beim Erwachsenen, wo die nervösen Störungen ja einen wesentlichen Teil des Krankheitsbildes auszumachen pflegen. Die Ähnlichkeit mit Typhus wird oft noch weiter dadurch verstärkt, daß auch Durchfälle vorhanden sind. Wenn auch diese Durchfälle kein charakteristisches Aussehen haben, so pflegt doch die Kombination von Unbesinnlichkeit, delirösem Zustand und Durchfall die Verwechslung mit Typhus nahezulegen. Kommt noch hinzu, was gar nicht selten ist, daß die Pneumonie unbeträchtlich und schwer nachweisbar ist, so ist die Irrtumsmöglichkeit noch größer. Typhoide Form.

Neben den drei bisher aufgeführten Formen muß noch die **gastrische bzw. abdominelle** Form erwähnt werden. Pneumonien, welche ihre Färbung wenigstens in den ersten Tagen durch die Beteiligung des Digestionstraktus gewinnen, sind auch im Schulalter alltäglich. Erbrechen während der ersten Tage kommt am häufigsten vor. Es ist charakteristisch, daß noch während des vollen Ganges der Krankheit das **Erbrechen** aufzuhören pflegt. In der Regel sind es nur die ersten 3—4 Tage, in denen die Kranken damit zu tun haben. Sonst können von seiten der Bauchorgane noch alle möglichen Beschwerden auftreten: von der einfachen Klage über Bauchschmerzen bis zu wirklich heftigen Schmerzen und bis zu Durchfällen ergeben sich alle Möglichkeiten. Auf die Schmerzen in der rechten unteren Bauchgegend, die Möglichkeit der Verwechslung mit Appendizitis, die Pseudoappendicitis pneumonica haben wir schon weiter oben hingewiesen.

Abdominelle Form.

Die gastrischen bzw. abdominellen Symptome können sich mit den anderen Formen der toxischen Pneumonie vergesellschaften und tun es auch sehr häufig. Bei den typhoiden Pneumonien haben wir auf das Auftreten von Durchfällen schon hingewiesen. Wenn man aber bedenkt, daß auch die meningoide und die enzephaloide Form mit Erbrechen vergesellschaftet sein können, so ergibt sich, wie sehr dieser Umstand noch den Verdacht einer intrakraniellen Erkrankung verstärken kann.

Pneumonien mit abnormer Lokalisation.

Die abnorme Lokalisation kann sich auf den Sitz der Pneumonie in der Lunge wie auf den Sitz innerhalb eines Lappens beziehen. Die übliche Lappenverteilung ist ja schon ausgiebig besprochen worden. Hier ist nur notwendig, nochmals auf die Erkrankung des linken Oberlappens hinzuweisen. Immer wieder erweist sich, wie selten sie ist. Namentlich in den neueren Arbeiten, wo die Diagnose durch das Röntgenbild kontrolliert ist, kommt die Seltenheit des primären Auftretens der linken Oberlappenpneumonie zum Ausdruck.

Wenn man die Lokalisation der Pneumonie innerhalb des erkrankten Lappens in Betracht zieht, so verdient am meisten Aufmerksamkeit — schon wegen der diagnostischen Schwierigkeiten — die sogenannte zentrale Pneumonie. Von diesen Pneumonien ist auch schon vor der Röntgenära viel die Rede gewesen. Man verstand unter zentralen Pneumonien solche, welche im Innern der Lunge beginnen und sich dadurch dem physikalischen Nachweis lange Zeit entziehen. Erst allmählich kommen sie an die Oberfläche und lassen sich dann einwandfrei feststellen. Solche Formen gibt es natürlich. Wir würden heute sagen, es sind diejenigen, welche perihilär beginnen und von da nach der Peripherie zu fortschreiten. Diese Fälle sind aber gar nicht so sehr häufig. Viel häufiger sind diejenigen Pneumonien, welche überhaupt abortiv verlaufen, welche entweder am Hilus oder auch an der Peripherie nur ein geringes Infiltrat machen und niemals aus diesem Stadium der Minimalpneumonie herauskommen. Dabei verhindert die Geringfügigkeit der Lungenerkrankung nicht, daß die Allgemeinerscheinungen genau so schwer sind oder sein können, wie bei der groben Pneumonie, daß die Dauer genau so lang ist wie auch sonst. Umgekehrt sind diejenigen Pneumonien, welche, wie es die alte anatomische Vorstellung lehrt, einen ganzen Lappen erfüllen, ungeheuer selten. Die massive Pneumonie ist so selten, daß sie als solche ausdrücklich bezeichnet wird. Wenn wir beim Kinde eine umfangreiche Pneu-

Zentrale Pneumonie.

Zentrale Pneumonie häufig gleichbedeutend mit Minimalpneumonie.

monie haben, so pflegt sie doch klinisch wie röntgenologisch kaum je einen Lappen ganz auszufüllen. Nur in seltenen vereinzelten Fällen kommt es wirklich zu einer Totalinfiltrierung und dann spricht man von Massivpneumonie.

Abnorme Pneumonien.

Die kruppöse Pneumonie haben wir in ihren verschiedenen Abarten behandelt und mit vielen Beispielen und Kurven belegt. Der Grund ist darin zu suchen, daß die Pneumonie für den Praktiker eine der häufigsten ernsteren Erkrankungen ist. Über sie muß er also gut informiert sein. Seltenere Formen der Pneumonie: die interstitielle Form, die Pneumonia dissecans und dgl. mehr spielen keine Rolle. Sie kommen so selten vor, daß es in einem Handbuch der Kinderheilkunde Platzverschwendung wäre, sich über sie des näheren zu verbreiten. Gegebenenfalls muß man in den großen Handbüchern der inneren Medizin nachschlagen.

Diagnose.

Lobär- oder Lobulärpneumonie.

Die Diagnostik der kruppösen Pneumonie hat eine doppelte Aufgabe: Zunächst handelt es sich darum, überhaupt die Diagnose der Lungenentzündung zu stellen und dann die Differenzierung, ob man es mit einer lobären oder einer lobulären Erkrankung zu tun hat. Nach allem, was über die allgemeine Pathologie der Lobärpneumonie des Kindes gesagt worden ist, erhellt, daß beide Aufgaben nicht einfach zu sein brauchen. Wenn wir uns daran erinnern, daß die Pneumonie nur eine minimale Lungenverdichtung setzen kann, so geht daraus hervor, daß die Hauptstütze der Diagnose, der Nachweis der Lungenverdichtung, oft kaum möglich sein wird. Bei der Differenzierung gegenüber der Lobulärpneumonie wieder ist die Aufgabe schon deswegen nicht leicht, weil bei jüngeren Kindern die Möglichkeit beider Pneumonien gegeben ist. Jenseits des frühen Kleinkindesalters werden die Lobulärpneumonien so selten, daß sie differentialdiagnostisch weniger in Erscheinung treten. Beim jungen Kinde aber muß die Entscheidung getroffen werden, bei ihm aber geben auch die lobären Pneumonien nicht entfernt ein so geschlossenes und typisches Krankheitsbild wie beim älteren. Demgemäß ist es oft nicht leicht zu sagen, ob man eine gutartige Lobulärpneumonie von mäßiger Ausdehnung oder eine Lobärpneumonie mit schweren Allgemeinerscheinungen vor sich hat.

Nachweis der Lungenverdichtung.

Ungeachtet aller Bedenken werden wir in den Mittelpunkt der Diagnose den Nachweis der Lungenverdichtung stellen müssen, nur werden wir in unseren diagnostisch-technischen Anforderungen weiter gehen müssen, als es früher der Fall war. Wir können uns heute in zweifelhaften Fällen nicht damit begnügen, nach Dämpfung, Bronchialatmen, Bronchophonie zu suchen, sondern wir werden den Röntgenapparat in weitgehender Weise zur Entscheidung heranziehen. Bei der Behandlung im Hause hat das natürlich seine Schwierigkeiten. Doch sollte man immer daran denken, daß der Transport eines Kindes, nur des Fiebers wegen, nicht unterlassen zu werden braucht. Die große Scheu davor, ein fieberndes Kind an die Luft zu bringen, ist übertrieben und wesentlich gefährlicher als eine falsche Diagnose.

Von größter Wichtigkeit, namentlich im Anfang, wo die Infiltration noch keinesfalls nachweislich ist, dürfte das Allgemeinbefinden, namentlich der Verlauf der Temperatur sein. Akute, plötzlich hochfieberhafte

Erkrankungen, bei denen zunächst keine Lokalisation zu finden ist, sind immer der Pneumonie verdächtig, auch wenn keinerlei Zeichen (Husten) von seiten der Respirationsorgane vorliegen. Weder Husten noch eine Veränderung der Atmung brauchen von vornherein vorhanden zu sein. Das ist verständlich, wenn wir an den Werdegang der Pneumonie denken (s. S. 737). Herpes labialis weist schon eher auf die Natur der Krankheit hin, doch ist er verhältnismäßig selten. Breitet sich die Infiltration aus, so geben Dämpfung, Bronchialatmen, Bronchophonie u. a. genügend sichere Anhaltspunkte. Die Verdichtungen wird man an den Stellen suchen, wo sie am ehesten zu vermuten sind. Der rechte Oberlappen einschließlich seiner axialen Fläche ist in erster Linie in Betracht zu ziehen und dann die Hilusgegend der beiden Unterlappen. Im Zweifel entscheidet der Röntgenapparat. Ist seine Anwendung nicht möglich, so muß man abwarten und durch täglich erneute, eingehende Untersuchung den Herd zu finden suchen. Die Fälle sind gar nicht selten, wo erst am dritten, vierten, vielleicht sogar auch erst am fünften Tage eine Verdichtung nachzuweisen ist. In anderen Fällen ist es, wie wir schon gezeigt haben, überhaupt unmöglich.

Differentialdiagnose.

Differentialdiagnostisch sind die Schwierigkeiten namentlich am Anfang groß, wo man nur eine fieberhafte, sonst aber nicht lokalisierbare Krankheit vor sich hat. Außer kruppöser Pneumonie muß immer noch die epidemische Meningitis und der Typhus in Betracht gezogen werden. Beide Erkrankungen machen, die letztere auf ihrer Höhe, kontinuierliche Temperaturen, die durchaus an die Struktur einer Pneumoniekurve erinnern.

Alfred S., S. H. Nr. 513, 5 Monate alt, ein prächtiges Brustkind, erkrankt aus voller Gesundheit heraus mit hohem Fieber und Krämpfen. Das Fieber hält sich 2, 3 Tage kontinuierlich hoch. Es wird Pneumonie angenommen und auf Infiltrate gefahndet. Am 4. Tage neue Krämpfe. Lumbalpunktion gibt klaren Liquor mit 60 Zellen. Am übernächsten Tage 200 Zellen mit intrazellulären Diplokokken, und nun entwickelt sich eine typische Meningokokkenmeningitis.

Ist ein Infiltrat vorhanden, oder wird es vermutet, so können vor allen Dingen technische Schwierigkeiten entstehen, d. h. Schwierigkeiten in dem exakten Nachweis des Infiltrates.

Alles, was früher schon über die Schwierigkeiten der physikalischen Untersuchung beim Kinde gesagt wurde (s. S. 625), gilt beim kranken Kinde erst recht. Wenn das Kind z. B. nicht dazu zu bringen ist, vertieft zu atmen, so werden manche Phänomene nur schwer hervortreten. Bei oberflächlicher Atmung kann abgeschwächtes Atmen, bei tiefer Respiration Bronchialatmen zu hören sein. Ganz besonders sei aber noch einmal daran erinnert, daß bei jungen Kindern rechts hinten unten eine Schallabschwächung durch die hochstehende Leber bewirkt wird. Kaum einem Anfänger bleibt es wohl erspart, eine rechte Unterlappenpneumonie herauszuperkutieren, die in Wahrheit nur Leberdämpfung ist — auskultieren ist wichtiger als perkutieren.

Die schwierige Deutung physikalischer Befunde.

Auch bei der Deutung physikalischer Befunde können ernste Schwierigkeiten entstehen. Die Entscheidung im einzelnen Falle, ob man es trotz des Ergebnisses der Perkussion und Auskultation mit einem Infiltrat, mit einem Ergusse, mit Schwarten oder mit einer der vielen möglichen Kombinationen zu tun hat, kann recht schwierig sein. Es ist nicht ausgeschlossen, daß man über einem Infiltrate abgeschwächtes Atemgeräusch hört (oberflächliche Atmung), wogegen auch einmal über einem Ergusse Bronchialatmen auftreten kann. Der Verlauf, die Pleurapunktion, das Röntgenbild, werden zum Entscheid herangezogen werden müssen.

Die Differentialdiagnose beschäftigt sich vor allem auch mit den toxischen Formen der Pneumonie. Wenn die Krankheitsbilder abdominell, meningoid, enzephaloid oder typhoid gefärbt sind, so wird es immer besonders bedeutungsvoll sein nachzuweisen, ob man es mit einer entsprechend gefärbten Pneumonie zu tun hat, oder ob eine selbständige Erkrankung derjenigen Art vorliegt, worauf die Symptome hinzuweisen scheinen. Am schnellsten kommt man zum Ziele, wenn man die Lunge gründlich und systematisch untersucht. Ist erst einmal ein Infiltrat nachzuweisen, so ist die Entscheidung leicht. Wo der Röntgenapparat benutzt werden kann, kommt man schneller zum Ziele. Abgrenzung gegen Lungentuberkulose kommt kaum je in Frage, doch wird man sich gelegentlich ernstlich damit zu beschäftigen haben, ob eine epi- bzw. paratuberkulöse Erkrankung der Lunge vorliegt. Die großen perifokalen Infiltrate, wie sie im Kapitel Tuberkulose eingehend geschildert werden, können, wenigstens manchmal, die Frage entstehen lassen, ob man es nicht mit einer gewöhnlichen, wenn auch besonders massiven Pneumonie zu tun habe. Fällt die Tuberkulinreaktion einwandfrei negativ aus, so ist die Entscheidung verhältnismäßig einfach. Schwer wird es erst, wenn, wie so häufig, die Tuberkulinreaktion positiv ist. Dann muß versucht werden zu entscheiden, ob die positive Tuberkulinreaktion mit dem Lungenprozesse etwas zu tun hat oder nicht.

Abgrenzung gegen die perifokalen Infiltrate.

Verlauf und Prognose.

Die gewöhnliche Lungenentzündung nimmt den bekannten zyklischen Verlauf. Zwischen dem 5. und 9. Krankheitstage tritt gewöhnlich die kritische, seltener die lytische, Entfieberung ein. Die Prognose ist fast absolut günstig, falls es sich um sonst gesunde und kräftige Kinder handelt. Auch Säuglinge und kleine Kinder werden gewöhnlich mit einer lobären Pneumonie fertig, wenn man auch bei ihnen von vornherein etwas bedenklicher sein muß. Bei Pneumonien von Säuglingen unter 6 Monaten haben wir mehrfach Todesfälle gesehen. Kinder, welche die Pneumonie im Anschluß an eine Infektionskrankheit erleiden, sind eher gefährdet. Zweifelhaft wird die Prognose in dem Augenblicke, wo Komplikationen eintreten (Pleuritis, Empyem), wo mehr als ein Lappen ergriffen wird oder wo es sich gar um eine Wanderpneumonie handelt. Bei den Mehrlappenpneumonien tritt gewöhnlich Heilung ein; weniger gut steht es bei den Wanderpneumonien, die eine recht erhebliche Mortalität haben.

Ist die Krankheit erst einmal vorüber, so ist mit dem Zurückbleiben von Folgezuständen kaum zu rechnen. Rückfälle und Rezidive sind nicht gar so selten. Im unmittelbaren Anschluß an die Pneumonie kommen Rückfälle nicht häufig vor. Es ist aber beachtlich, daß Kinder, welche einmal eine Lungenentzündung durchgemacht haben, später, nach einem halben Jahre oder noch später, von neuem erkranken können. Die neuen Pneumonien können sich an der gleichen Stelle abspielen wie beim ersten Male, können aber auch andere Lungenteile befallen. Die von den Eltern

Rückfälle und Rezidive.

oft vertretene Ansicht, ein Kind habe drei-, vier-, fünfmal oder noch öfter Lungenentzündung gehabt, entspricht in der Regel den Tatsachen nicht. Fiebertypen In diesem Falle handelt es sich vielmehr meist um rezidivierende, fieberhafte Bronchitiden.

Die Lösung der Pneumonie geht in der Regel sehr schnell vor

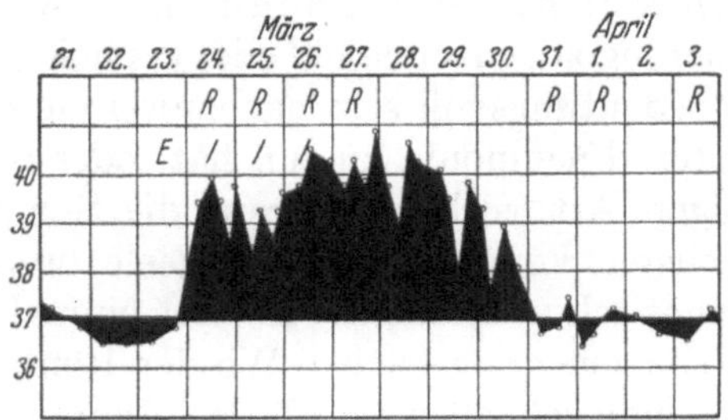

Fig. 197.

Herbert H., 13 Jahre, 5 Monate alt. — 1930 Nr. 168 — Kinderklinik Dortmund.

Typische 7 Tage-Pneumonie des linken Unterlappens. Der steile Fieberanstieg im Anfang, die durch Remissionen stark gezackte Fieberzeit sind für Kinderpneumonie typisch. Das kritische Ende ist weniger stark ausgeprägt.

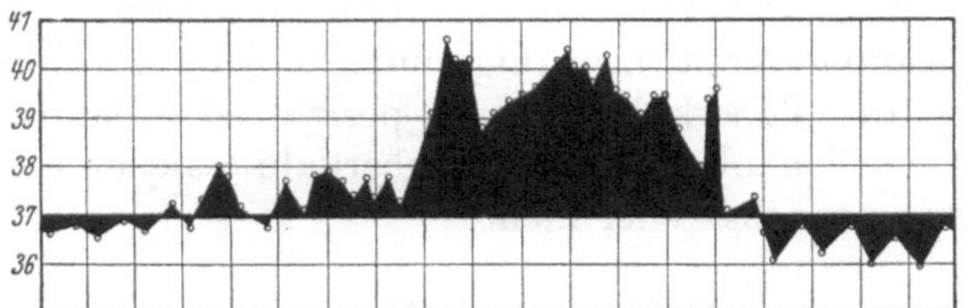

Fig. 198.

Kurt G., 4½ Jahre alt — 1928 Nr. 386 — Kinderklinik Dortmund.

Vollpneumonie mit katarrh. Vorstadium, aus den kleinen Vorzacken erhebt sich steil die Temperatur, um am 7. Tage ebenso jäh zu fallen. Dazwischen keine rechte Kontinua, aber dauernd Fieber zwischen 39° und 40,5°.

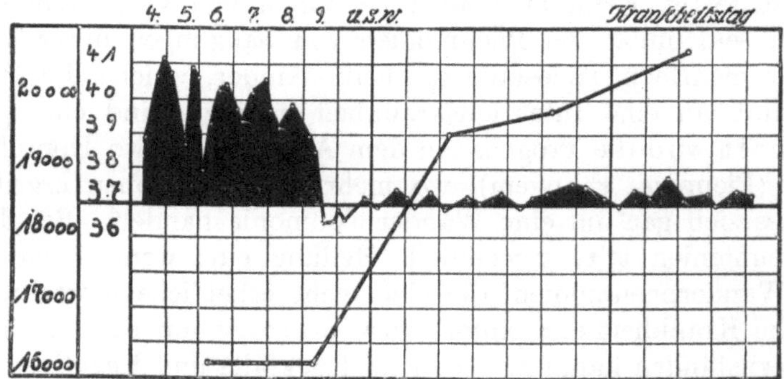

Fig. 199.

Varianten der Entfieberung bei lobärer Pneumonie.

Hermann B., 8½ J., 1921, Nr. 142. Pneumonie des rechten Oberlappens. Temperaturverlauf mit starken Remissionen, aber im Grunde kontinuierlich. Beeinflussung des Allgemeinzustandes war sehr gering. Selbst die Eßlust war von vornherein gut. Krisis am 9. Tage. In 14 Tagen 4½ kg Gewichtszunahme.

sich. Schon 2, 3 Tage nach der Krisis ist gewöhnlich nicht viel mehr nachzuweisen. In einer Minderzahl von Fällen, bei denen häufig auch die Entfieberung nicht kritisch sondern lytisch vor sich geht, läßt die Lösung

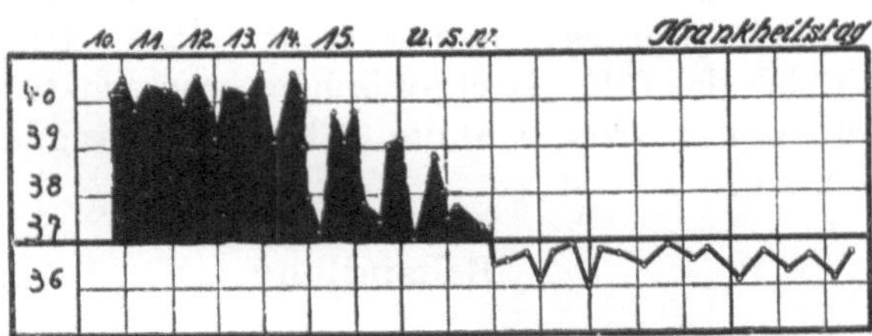

Fig. 200.

Varianten der Entfieberung bei lobärer Pneumonie.

Irmgard S., 3¼ J., 1922, Br. 343. Pneumonie des rechten Ober- und Unterlappens. Auf der Höhe der Erkrankung Kontinua mit kleinen Remissionen. Entfieberung lytisch mit großen Remissionen. Das Kind war bei der Einlieferung schon 11 Tage krank. Begonnen hatte die Entzündung im rechten Oberlappen. Nach 2 Tagen ging sie auf den Unterlappen über. Die Atmung war durch keuchendes Exspirium ausgezeichnet, Husten trocken und quälend. Nahrungsaufnahme war schlecht, Stimmung sehr ärgerlich. Mit der Entfieberung trat eine langsame Besserung auf.

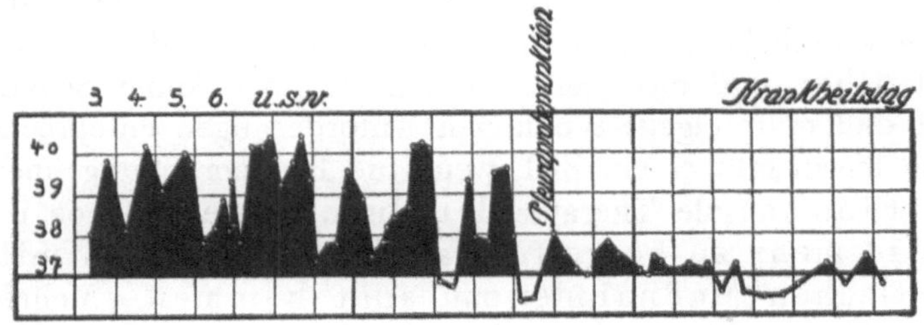

Fig. 201.

Varianten der Entfieberung bei lobärer Pneumonie.

Ingborg K., 1¾ J., 1922, Nr. 6. Lobäre Pneumonie des rechten Unterlappens. Der Fieberverlauf ist bald mehr gleichmäßig, bald mehr remittierend. Die Infiltration ist so dicht, daß an einen Erguß gedacht wird. Die Entfieberung war weder kritisch noch lytisch. Hiernach schnelle Lösung der Infiltration. Während der Fiebertage hatte das Kind einen quälenden Husten und nahm die Nahrung sehr schlecht auf. Nach der Entfieberung blieb das Allgemeinbefinden noch lange beeinträchtigt.

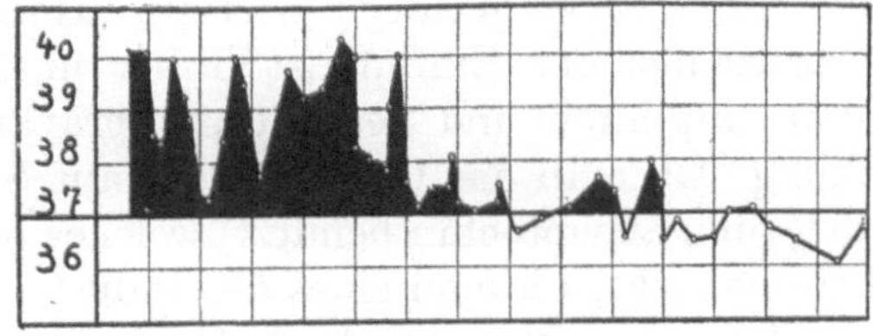

Fig. 202.

Varianten der Entfieberung bei lobärer Pneumonie.

Paul V., 2 J., 1922, Nr. 19. Vor 14 Tagen erkrankt, vor 8 Tagen Lungenentzündung festgestellt. Bei der Aufnahme Pneumonie des linken Unterlappens, große Unruhe, zyanotisches Aussehen. Temperaturkurve mit starken Remissionen und einigen Nachzacken. Hiernach schnelle Erholung. Dämpfung und rauhes Atmen noch drei Wochen später zu hören.

auf sich warten. Im Röntgenbild kann man manchmal noch nach Wochen Rückstände der Verdichtung nachweisen. Die Atmung in der erkrankten Lunge kann noch wochenlang nach der Krisis schwächer sein als vorher. Zur Bildung von Indurationen mit den unausbleiblich damit verknüpften Bronchiektasen kommt es offenbar recht selten. Ist es aber der Fall, so entwickelt sich das Bild der chronischen, bronchiektatischen Pneumonie, welche durch immer erneute akute Schübe ein langdauerndes Siechtum hervorrufen kann.

Behandlung.

Es ist nicht übertrieben, wenn man bei der gewöhnlichen kruppösen Pneumonie der Kinder sagt, daß sie mit, ohne und trotz jeder Behandlung heilt. Freilich kann sich das nur auf die unkomplizierten Einlappenpneumonien beziehen. Bei schweren Pneumonien — d. h. bei Mehrlappen- und Wanderpneumonien — bei Pneumonien im Anschluß an infektiöse Krankheiten, wird man dagegen gar nicht genug tun können, um des Zustandes Herr zu werden. Die ausgedehnten Erkrankungen nehmen das Herz sehr erheblich in Anspruch. Die Behandlung wird hauptsächlich darauf abgestellt sein müssen, das Herz in seinem Kampfe zu unterstützen. Die günstige Prognose der gewöhnlichen, unkomplizierten Lungenentzündung stammt zum großen Teil daher, daß das Herz des Kindes noch keine Schäden erlitten hat und daß es infolgedessen hohen Anforderungen entsprechen kann. Aber auch hierin gibt es ein Ziel, wenn die Beanspruchung übergroß ist.

Kausale Therapie?

Eine **kausale Therapie** der Pneumonie gibt es nicht. Das ist um so mehr zu begreifen, als wir gewöhnlich mit allen therapeutischen Maßnahmen zu spät kommen. Mehrfach haben wir schon darauf hingewiesen, daß die Pneumonie in der Regel drei Tage und mehr schon besteht, ehe es überhaupt möglich ist, eine sichere Diagnose zu stellen. Wenn wir zu diesem Zeitpunkte mit einem vermeintlich kausal wirkenden Mittel eingreifen, so dürfte die Wirkung schon deswegen unwahrscheinlich sein, weil die Krankheit zu weit vorgeschritten ist. Auf diese Tatsache wird weder bei der Propagierung von Pneumonieheilmitteln noch bei ihrer Prüfung hinreichend Rücksicht genommen. Die Erkenntnis, daß die Pneumonie in der Regel durch Pneumokokken bedingt sei, und zwar durch Pneumokokken von bestimmbarem Typus, hat verständlicherweise die Idee hervorgerufen, Antipneumokokkensera zu benutzen. Ein befriedigender Einfluß ist bisher nicht festgestellt worden. Die Behandlung mit alten und neuen Chininpräparaten ergibt gleichfall keine Einwirkung. Ob man das Chinin in der auf S. 723 angegebenen Lösung verwendet, ob man Optochin benutzt, welches besonders spezifisch auf Pneumokokken einwirkt, ob man eines der Industriepräparate nimmt(Solvochin, Transpulmin), es ist ganz gleichgültig, eine durchschlagende Wirkung erzielt man nicht. Selbstverständlich geht die Temperatur einmal vorübergehend zurück, das ist bei der antifebrilen Wirkung des Chinins nicht erstaunlich. Es kommt auch gelegentlich vor, daß am Tage nach der Injektion des Chininpräparates die kritische Entfieberung erfolgt. Wenn man sich aber Mühe gibt zu studieren, ob ein kausaler Zusammenhang zwischen der Applikation des Präparates und der Entfieberung besteht, so sieht man nicht viel Schönes. Wir haben längere Zeit alle kruppösen Pneumonien, auch die mit Hilfe des Röntgenapparates sehr frühzeitig diagnostizierten, mit Solvochin behandelt. Die Zusammenstellung der Resultate hat ergeben, daß die Entfieberung — und das ist ja schließlich das wichtigste Kriterium — in keiner Weise durch das Präparat beeinflußt wurde. Das gleiche negative Resultat erhält man auch bei der Verwendung unspezifischer Mittel. Das besonders beliebte Omnadin kann keinerlei Anspruch erheben, die Pneumonie günstig zu beeinflussen. Es ist ein reiner Zufall, ob die Pneumonie im Anschluß an eine Omnadininjektion abfiebert oder nicht, d. h. es hängt von dem zufälligen Termin der Omnadinapplikation ab.

Die Tatsache, daß kausale Behandlung der Pneumonie kaum möglich ist, braucht nicht zu hindern, daß man in der Praxis das eine oder das andere Mittel verwendet. Nur wenige Eltern vertragen es, wenn man eine rein exspektative Therapie treibt. Sie verlangen vom Arzte, daß er sich betätigt, daß er sich um das Gesundwerden bemüht. Er muß eben etwas unternehmen, nicht „ut aliquid fieri videatur", sondern weil die psychische Behandlung der Angehörigen eine wesentliche Aufgabe des Kinderarztes ist.

Symptomatische Behandlung.

Symptomatisch hat man sich mit der Linderung der Beschwerden und, wie schon erwähnt, mit der Unterstützung der Körperkräfte, des Kreislaufes zu befassen. In Anbetracht des hohen Fiebers werden kühle Einpackungen angenehm und nützlich wirken. Andere Wasserprozeduren kommen kaum in Frage. Der *Prießnitz*sche Umschlag ist nur bei pleuralen Schmerzen nützlich, sonst nicht. Antipyretika wird man nur dann geben, wenn das hohe Fieber sehr lange anhält und wenn man Interesse daran hat, die Temperatur herabzusetzen, z. B. um das Allgemeinbefinden für die Nahrungsaufnahme günstig zu beeinflussen. Der Reizhusten erfordert die Anwendung milder Narkotika, in erster Linie von Kodein oder Dikodid.

Für die Behandlung des Kreislaufes hat sich von jeher der Kampfer bewährt. Entweder verwendet man ihn in der bekannten Form des starken Kampferöles. Um allzu viele Injektionen zu vermeiden, ist es zweckmäßig, Kampferdepots von 3—5 ccm anzulegen. Man braucht dann nur einmal am Tage zu injizieren. Sehr angenehm sind auch die modernen synthetischen Ersatzpräparate des Kampfers, d. h. Mittel mit kampferähnlicher Wirkung. In erster Linie kommen Cardiazol und Coramin in Frage. Beide Präparate sind wasserlöslich, können tropfenweise per os gegeben werden, können aber auch, wenn man eine schnelle und intensive Wirkung erzielen will, subkutan eingespritzt werden. Die früher übliche Digitalisierung ist allgemein verlassen worden. Die Voraussetzungen für die Wirkung der Digitalis liegen nicht vor. Geht die Pneumonie mit starken Stauungserscheinungen, Gesichtsröte, evtl. mit zyanotischem Einschlag einher, so tritt die Venaesektion in ihre Rechte. Ein nicht zu knapper Aderlaß oder auch eine örtliche Blutentziehung in Gestalt von blutigen Schröpfköpfen an der erkrankten Rückenseite kann sichtliche Erleichterung bringen.

Achtung: die Ernährung!

In den Ausführungen über die Behandlung der Pneumonie darf die **Ernährung** nicht vergessen werden. Gewöhnlich machen die hochfieberhaften Kinder mit ihrer intensiv belegten Infektionszunge erhebliche Schwierigkeiten. Der Appetit liegt stark darnieder. Man wird sich, namentlich bei jüngeren Kindern, mit flüssigen Speisen, in erster Linie mit Milch, begnügen müssen. Durch Zusatz von Sahne oder durch eingequirltes Eigelb oder aber auch durch Zusatz von Zucker kann man den Nährgehalt der Milch erhöhen. Sonst kommen vor allen Dingen noch stark gezuckerte Limonaden (bis 16% Zucker), Fruchtsäfte, Kompotts, kalte Puddings aus Mondamin u. dgl. in Frage. Fleischbrühe, Fleischsaft, geschabter Schinken u. dgl. Zubereitungen sind entbehrlich und spielen eine untergeordnete Rolle.

Bauchkomplikationen.

Der schädliche Meteorismus.

Alle Lungenentzündungen, vornehmlich aber die kruppösen, können durch Meteorismus recht unangenehm werden. Ohne daß die Ernährung eine Ursache abgibt, blähen sich die Därme stark auf, der Leib wird gespannt und gewölbt. Im extremen Falle ist er trommelförmig aufgetrieben, so daß die Haut gespannt und glänzend wird. Abgesehen von der Unbequemlichkeit für den Patienten wird die Atmung dadurch gefährdet, daß das Zwergfell in die Höhe getrieben und in seiner Beweglichkeit gehindert wird. Die an sich schon durch die Entzündung beeinflußte Atmung wird noch weiter gestört.

Wie der Meteorismus zustande kommt, ist nicht ganz klar. Es ist auf Verbindungen des Lymphapparates zwischen Brust- und Bauchhöhle hingewiesen worden. Die Möglichkeit einer schwachen infektiösen oder toxischen Schädigung der Bauchhöhle ist daher gegeben.

Die Therapie muß anstreben, die Därme von ihrem Gasinhalt zu entlasten. Am wirkungsvollsten sind heiße Umschläge auf den Bauch, so heiß, wie sie nur irgend zu ertragen sind. Gelegentlich hilft die Einlegung eines Darmrohres. In verzweifelten Fällen wird man selbst die Darmpunktion versuchen müssen. Am sichersten ist es, wenn man am Oberbauch das Querkolon, etwa in der Mittellinie zu treffen sucht. Vorher versuche man eine Injektion von Hypophysin, die zuweilen ausgezeichnet wirkt.

Die Atelektase (Pseudopneumonie) der Rachitiker.

Bei der Atelektase der Rachitiker handelt es sich um eine spezifische Erkrankung des frühen Kleinkindesalters. Sie betrifft diejenigen Kinder des 2.—3. Lebensjahres, welche an schwerer Thoraxrachitis leiden. Wenn diese Fälle zur Zeit auch recht selten geworden sind, so dürfte doch eine kurze Schilderung am Platze sein.

Atmung bei rachitischem Brustkorb.

In den Fällen schwerer Thoraxrachitis sind die Rippen weich, der ganze Brustkorb bleibt im Wachstum zurück. Schon hieraus ergibt sich eine ungünstige Einengung des für die Lungen verfügbaren Raumes. Hierzu kommt noch, daß die weichen Rippen bei der Inspiration durch den atmosphärischen Druck eingepreßt und am Zwerchfellansatz durch das Zwerchfell eingezogen werden. So kommt es, daß der Brustkorb sowohl seitlich abgeflacht wird, als auch unten ringförmig eingeschnürt wird (*Harrison*sche Furche). Durch Deformierung des Brustkorbes wird das Thoraxinnere stark verengert. Hierdurch, sowie durch die Weichheit der Rippen, werden für die Atmung außerordentlich ungünstige Verhältnisse geschaffen.

Die fraglichen Kinder befinden sich eigentlich ständig in einem Zustande von mäßiger Atemnot. Die Atmung ist beschleunigt und oberflächlich, die Gesichtsfarbe ist blaßschmutzig-zyanotisch. Die Zyanose tritt an den Lippen am deutlichsten hervor. Hält der Zustand längere Zeit an, so bildet sich auch eine Akrozyanose heraus. Geht die Rachitis in Heilung über, so wird die Atmung mit dem Festerwerden der Rippen besser, der Thorax wächst nach und es können sich wieder geordnete Verhältnisse einstellen.

Gefährdet werden die Kinder dann, wenn ein akut entzündlicher Prozeß auftritt, solange die Rippen noch weich sind. Dabei spielt gar keine Rolle, was für eine Entzündung vorliegt. Es kann eine grippale Erkrankung ohne Lokalisation sein, es kann sich um Bronchitis, um Masern oder anderes handeln. Gleichbleibend ist immer, daß im Fieber erhöhte Ansprüche an die Atmung gestellt werden. Diesen Ansprüchen vermag aber die eingeengte Lunge nicht zu genügen. Es bildet sich ein Zustand höchster Atemnot heraus und die Kinder gehen dyspnoisch zugrunde. Gewöhnlich wird in solchen Fällen angenommen, daß eine Komplikation mit Pneumonie vorliege. Bei der Obduktion ergibt sich jedoch ein ganz anderes Bild. Sowie der Brustkorb eröffnet ist, sieht man das Herz in großer Ausdehnung frei liegen. Die Lungen befinden sich ganz klein rechts und links von der Wirbelsäule, sind zähe, schlaff, an Luftgehalt herabgesetzt. Pneumonische Herde sind nicht vorhanden oder höchstens vereinzelte, ganz kleine, welche für das Krankheitsbild keine Bedeutung haben. Die Kinder sind also nicht an der Lungenentzündung, sondern an der Atmungsinsuffizienz zugrunde gegangen.

Tod durch Atmungsinsuffizienz, nicht durch Pneumonie.

Alfred B., 2 Jahre, Prot. Nr. 532. Das Kind wurde als elender, schlaffer Rachitiker, zwerghaft klein, eingeliefert. Er stand ursprünglich unter dem Verdacht des Keuchhustens, der sich aber nicht bestätigte. Der Thorax war ausgesprochen rachitisch verändert. Gelegentliche Anfälle von Atemnot.

Bei einer Hausepidemie wurde er mit Masern infiziert. Während des Fiebers wurde die Atemnot immer stärker. Das Kind machte den Eindruck eines schwer pneumonisch Erkrankten. Es starb unter den Zeichen schwerer Zyanose. Sektion ergab ausgesprochene Thoraxrachitis. Die Lungen lagen schlaff, derb, luftarm hinten neben der Wirbelsäule. Sie enthielten keine pneumonischen Herde.

Epikrise: Es handelt sich um einen der typischen Fälle von Atmungsinsuffienz durch mangelnde Lungenentfaltung bei Rachitis.

Die Diagnose ist leicht zu stellen, wenn man sich nicht von dem äußeren Bilde zu stark beeinflussen läßt. Die schwere Rachitis, die Kleinheit und Verbildung des Brustkorbes, geben den entscheidenden Hinweis.

Die Prognose ist schlecht. Therapeutisch läßt sich gewöhnlich nicht viel anfangen, wenn es erst einmal zur fieberhaften Erkrankung gekommen ist. Das Kind muß in seinem Kampfe gegen den Lufthunger dadurch unterstützt werden, daß man seine Atmung unter möglichst günstige Verhältnisse bringt. Herumtragenlassen in frischer Luft, gute Lagerung, Zuführung von Sauerstoff, können in leichteren Fällen über die Krisis hinweghelfen. Am wichtigsten ist die Vorbeugung durch frühzeitige Behandlung der Rachitis.

Beiläufig sei hier noch einmal angeführt, wiewohl es an anderer Stelle dieses Buches schon hinreichend gewürdigt ist, daß auch leichtere Fälle von Rachitis auf den Verlauf von Respirationserkrankungen eine deletäre Wirkung ausüben können. Die hohe Sterblichkeit der Masern unter den Proletarierkindern ist nicht zum wenigsten auf die Gefährdung der rachitischen Kinder durch Pneumonie zurückzuführen.

Pneumonie und Pleuritis im Röntgenbilde.

Für das Kind ergeben sich bei der Röntgendiagnostik der Lungen aus anatomischen und physikalischen Bedingungen gewisse Besonderheiten. Wir sehen dabei von den Schwierigkeiten der Technik ganz ab, Schwierigkeiten, welche dadurch hervorgerufen sind, daß kleine Kinder sich in aufrechter Haltung nicht leicht untersuchen lassen und daß die Untersuchung recht häufig durch die Unruhe der Kinder gefährdet wird. All das läßt sich aber durch eine leistungsfähige, kurzfristige Aufnahmen zulassende Apparatur und durch ein geduldiges und geschultes Personal ausgleichen. Nicht vermeidbar ist jedoch die Ungunst der Verhältnisse, welche durch die anatomischen Verhältnisse geschaffen ist. Das Herz des Kindes nimmt im Verhältnis zu den Lungen sehr viel Raum im Brustkorbe ein. So kommt es, daß im Röntgenbilde die an sich sehr schmalen Lungenfelder der jungen Kinder erheblich verdeckt werden können und das um so mehr, je weniger leistungsfähig der

Technische Schwierigkeiten.

Apparat ist, je näher man mit der Röhre an die Kassette herangehen muß und je stärker hierdurch die Projektionsvergrößerung des Herzens wird. Wir machen grundsätzlich Kinderaufnahmen aus einer **Entfernung von 150 cm** und sind der Meinung, daß man bei Verkürzung dieser Entfernung die diagnostischen Verhältnisse allzu stark beeinträchtigt.

Am ungünstigsten sind die anatomischen Verhältnisse beim Säugling, dann bessern sie sich sehr schnell. Schon bei älteren Kleinkindern und beim jungen Schulkinde ist die Herzsilhouette recht schmal. Die Störung durch den Mediastinalschatten ist nicht schlimmer als beim Erwachsenen. Die physikalischen Verhältnisse für die Aufnahme liegen insofern günstig, als die dünnen Weichteile nicht stören.

Das normale Röntgenbild.

Wir können nur wenige Andeutungen machen, weil wir sonst wichtige Teile der gesamten Röntgenologie des Kindesalters hier abhandeln müßten. Für gewöhnlich zeigt das Röntgenbild des Brustkorbes die hellen Lungenfelder scharf gegen den Herzschatten abgegrenzt. Die sogenannte Hiluszeichnung (Hilusschatten) ist beim Säugling und beim jungen Kleinkinde sehr schwach. Ein merklicher Hilusschatten bildet sich kaum vor dem 4.—5. Jahre heraus. Wichtig für uns ist aber, daß der Hilusschatten sich bei katarrhalischen Affektionen gerade der jungen Kinder im Gebiete der Luftwege verstärkt, und zwar wahrscheinlich durch Lymphadenitis und Perilymphadenitis im Hilusgebiet (Hilitis). Wichtig ist ferner, daß es in der Hilusgegend zu Summationsschatten dadurch kommen kann, daß die am Hilus zusammenfließenden schattengebenden Organe bei der gewöhnlichen dorso-ventralen Strahlenrichtung sich mit den paravertebralen Teilen der Lunge und mit dem vorderen Lungenrand zusammen projizieren. Bedenkt man, wie sehr die paravertebralen Teile der Lunge zu pathologischen Veränderungen beim Kinde neigen, so ergibt sich, wie leicht der Hilusschatten durch den der paravertebralen Lungenteile verstärkt werden kann. Im allgemeinen liegen die Verhältnisse aber so, daß die Bewertung des Hilusschattens in der Lehre von der **Kindertuberkulose** eine größere Rolle spielt als in der Lehre von den **Pneumonien.**

Der Hilusschatten des jungen Kindes.

Für die Orientierung im Thoraxröntgenbilde des Kindes ist es wichtig, daß die Luftröhre mit ihren groben Verzweigungen gewöhnlich als Schattenaussparung gut zu erkennen ist. Hierdurch ist auch die Lage des Hilus bestimmbar. Da, wo die ersten Seitenbronchien von den Haupt- bzw. Stammbronchien abgehen, ist auch der Hilus zu suchen. Bei jüngeren Kindern, d. h. etwa bei Kindern bis zum Ende des 2. Lebensjahres liegt der Hilus rechts sowohl wie links noch innerhalb des Herzschattens. Später, wenn der Herzschatten schmaler wird, kommt er rechts an seinen Rand heran, während er links noch ein klein wenig innerhalb des Herzschattens bleibt.

Altersbedingtheit des Mediastinalschattens.

Form und Größe des Herz- bzw. des Mediastinalschattens sind stark vom Alter abhängig. Beim Säugling beansprucht der Herzschatten einen unverhältnismäßig großen Teil des gesamten Brustraumes, die Lungenfelder sind schmal. Die Ränder des Herzschattens sind beim Säugling wenig gegliedert. Später wird der Mittelschatten schmaler, sein Hals wird länger. Die Bogenzeichnung des linken Herzschattenrandes tritt immer deutlicher heraus, pflegt aber erst im Schulalter regelmäßig zu werden. Infantile Herzfiguren bei älteren Kindern sind nicht selten.

Für die Diagnostik der entzündlichen Lungenerkrankungen ist es gut, die Grenzen der Lungenlappen im Röntgenbilde zu kennen. Wichtig ist, daß nur der Spalt zwischen dem rechten Ober- und Mittellappen so gelagert ist, daß er ungefähr in die sagittale Strahlenrichtung fällt und somit leicht zur Darstellung kommen kann. Schon bei einem nicht kleinen Teile normaler guter Platten sieht man den „Haarstrich" recht deutlich. Kommt es zu interlobärer Pleuritis, so tritt er noch stärker hervor. Die großen Lungenspalten zwischen Ober- und Mittellappen und Unterlappen auf der rechten Seite, links zwischen Ober- und Unterlappen stehen zur dorso-ventralen Strahlenrichtung flächenhaft, so daß es zu einer scharfen Abgrenzung von Pneumonien des Unterlappens auf der rechten Seite, des Ober- und Unterlappens auf der linken Seite gar nicht kommen kann. Dagegen sind auf der rechten Seite Oberlappenpneumonien scharf abgegrenzt, sowie sie an die Basis, d. h. den Spalt gegen den Mittellappen heranreichen, und Mittellappenpneumonien, wenn sie nach oben an den Spalt herankommen (s. Fig. 216 auf S. 783).

Die Lungengrenzen.

Diese einfache Tatsache muß recht beachtet werden, weil sonst Ansprüche an die lobäre Abgrenzung der Pneumonie gestellt werden, welche nach Lage der Dinge nicht gestellt werden können.

Die Grenzen der Methode. Ehe wir dazu übergehen, die Röntgenbefunde im einzelnen zu besprechen, ist es gut, sich über die Grenzen der Methode klar zu werden. Zweifellos hat es Zeiten gegeben, wo das Röntgenverfahren überschätzt wurde. Wir sind ja in der Medizin so bescheiden, weil wir fast alle unsere Schlüsse aus indirekten Beobachtungen ableiten müssen. Wo uns Gelegenheit gegeben wird, ziffernmäßig oder gar bildlich, schwarz auf weiß, etwas zu erfassen, geht der Enthusiasmus gewöhnlich noch weit über das hinaus, was wirklich erfaßt werden kann.

Über das Problematische der Röntgendiagnostik wird man sich sofort klar, wenn man daran denkt, daß der gesamte Brustkorb mit seinem Inhalt auf eine Fläche projiziert wird. Ganz abgesehen von allen Unzuträglichkeiten, welche sich daraus ergeben, daß ein dreidimensionales, höchst kompliziertes Gebilde in eine Ebene zusammengelegt wird, kommt noch hinzu, daß diese Projektion von äußeren Umständen weitgehend abhängig ist. Ob man die Aufnahme bzw. Durchleuchtung im Liegen oder im Sitzen vornimmt, ob in der Einatmung oder Ausatmung oder gar im Schreien, ob das Kind ruhig oder unruhig ist, ob der Bauch leer oder voll ist und noch anderes mehr, müssen erhebliche Änderungen bei demselben Kinde hervorrufen. Auch die Technik der Photographie, ob die Aufnahme weich oder hart ist, kann von ausschlaggebender Bedeutung sein. Kleine Knötchen z. B., welche durch eine etwas härtere Aufnahme ohne weiteres weggeleuchtet werden, treten bei weicherer

Abhängigkeiten des Röntgenbildes.

Aufnahme hervor. Grobe Befunde werden sich natürlich immer abheben. An ihnen aber haben wir kein großes Interesse, weil sich derbe Veränderungen auch auf anderem, einfacherem und billigerem Wege nachweisen lassen. Was wir gern im Röntgenbilde sehen möchten, sind ja die anatomischen Veränderungen, welche unseren gewöhnlichen physikalischen Methoden nicht zugänglich sind.

Eine der wichtigsten Vorfragen, welche gestellt werden muß, wenn man sich über die Grenzen der Darstellungsmöglichkeit klar werden will, ist die, wie groß bzw. wie derb Verdichtungen sein müssen, um zur Darstellung zu kommen. Das läßt sich aber so einfach auch wieder nicht beantworten, weil nicht nur die Masse und Dichtigkeit, sondern auch die Lage von Bedeutung ist. Was mitten im freien Lungenfelde liegt, wird sich schärfer abheben als das, was mit dem Schatten der Thoraxhülle oder des Mediastinums kollidiert. Wir werden, um noch ein Beispiel zu nennen, auch sehen, daß gelegentlich minder umfangreiche Verdichtungen doch ein charakteristisches Bild geben können, weil ihr Schatten sich zu dem der hilären Gebilde hinzuaddiert und dadurch in Erscheinung tritt. Ohne diesen Additionsprozeß würden die fraglichen Infiltrate gewiß nicht erkennbar sein.

Mit einiger Sicherheit kann man sagen, daß die erkrankten Lungenpartien eine nicht zu kleine Ausdehnung haben dürfen, um einen leidlich sicheren, d. h. sicher deutbaren Schatten zu geben. Der Nachdruck liegt auf dem Wort **„sicher“**. Wir sind der Meinung, daß man bei der Beurteilung von Röntgenbildern nur solche Resultate verwenden sollte, welche hinreichend sicher sind. Phantastische Deutungen kleiner Flecke und Streifen sind geeignet, das Röntgenverfahren zu diskreditieren, nicht aber der ärztlichen Erkenntnis zu dienen. Es heißt, die Grenzen der Methode überschätzen und verkennen, wollte man den Nachweis kleiner und kleinster Infiltrate verlangen. Unter besonderen Umständen können allerdings auch solche Lungenverdichtungen zur Darstellung kommen. Wenn die Zahl der Herde so groß ist, daß in der Strahlenrichtung nicht nur einer, sondern viele getroffen werden, so kommt es zur Schattenbildung. Miliare Tuberkulose und miliare Pneumonien geben trotz der Unbeträchtlichkeit des einzelnen Herdes doch charakteristische Fleckungen, weil eben bei der großen Zahl der Herdchen immer eine ganze Reihe in der Strahlenrichtung getroffen wird.

Nur sichere Befunde deuten!

Ähnlich wie mit den Lungenverdichtungen verhält sich es auch mit dem anderen pathologischen Substrat, welches uns bei der Pneumonie und der Pleuritis am meisten interessiert, nämlich mit den **Flüssigkeitsergüssen** in die Pleurahöhle. Auch sie dürfen nicht allzu minimal sein, wenn sie sichtbar werden sollen. Vielfach machen auch kleine bzw. mäßige Flüssigkeitsergüsse charakteristische Schattenbilder, wie wir noch sehen werden. In vielen Fällen trifft das aber nicht zu. Die plastischen Ausschwitzungen der Pleura sind, soweit es sich um kleinere lokalisierte Bezirke handelt, kaum als schattengebend zu betrachten. Überzieht sich aber die ganze Pleura mit einer Fibrinschicht auch nur mäßiger Ausdehnung, so gibt es doch erkennbare Schattengebilde. Immerhin muß die Schicht so stark sein, daß sie die Lunge doch einigermaßen abdrängt.

Pleuritis im Röntgenbilde.

Charakteristisch in dieser Hinsicht war z. B. der Fall M., Prot.-Nr. 666. Das Kind, $1^1/_4$ Jahr alt, wurde schwer krank mit den Zeichen einer Respirationsstörung eingeliefert. Rechts hinten unten ergab sich eine Dämpfung mit Abschwächung des Atemgeräusches, die an einen Erguß denken ließ. Punktion war negativ. Das Röntgenbild ergab keinen Schatten, dagegen einen ausgesprochenen Zwerchfellhochstand. Es wurde daran gedacht, daß die Dämpfung durch das hochstehende Zwerchfell, die Lungeneinengung und das Heraufrücken der Leber bedingt sei. Als Grund für den Zwerchfellhochstand wurde ein geringfügiger, der Darstellung nicht zugängiger Lungenbefund angenommen.

Das Kind starb noch am gleichen Tage. Die Sektion ergab am hinteren Umfange des rechten Unterlappens einen etwa kleinhandtellergroßen, scharf begrenzten Bezirk mit dicken, fibrinös-eitrigen Belägen, aber keinen Erguß. Die Lunge war mäßig atelektatisch und enthielt keinerlei Verdichtung.

Es war also hier von dem derben Befunde nicht das geringste nachweislich gewesen.

Ein dankbares Gebiet für die Röntgendiagnostik sind Bewegungsstörungen der Lunge bzw. des muskulären Thoraxapparates. In erster Linie ist es das Zwerchfell, dessen Gestalt und Bewegung im Röntgenbild, vornehmlich in der Durchleuchtung, beurteilt werden kann. Ob das Zwerchfell hoch oder tief steht, ob es sich bewegt oder ob es sich bei der Atmung kaum verschiebt, ob einzelne Teile verzogen sind u. dgl. m. läßt sich auf dem Leuchtschirm gut erkennen. Wenn das Kind also wenigstens so weit bei Kräften ist, daß man es vor den Leuchtschirm stellen kann (besser als Untersuchung im Liegen!) so wird man es niemals unterlassen dürfen, die Durchleuchtung vorzunehmen. Das einzelne Röntgenbild kann uns gelegentlich einen Rückschluß auf gewisse Bewegungsvorgänge gestatten (z. B. Zwerchfellhochstand oder -tiefstand). Volle Sicherheit erhält man aber nur durch die Beobachtung des Bewegungsvorganges selbst.

Das Zwerchfell auf dem Leuchtschirm.

Die Lungenentzündung im Röntgenbilde.

Paravertebralpneumonie. Die charakteristischen Pneumonien des Säuglingsalters ergeben nicht immer, aber doch vielfach Befunde. Die Infiltrate sind, wie weiter oben ausgeführt, streifenförmig im Paravertebralraum angeordnet (s. S. 692), und zwar in den typischen Fällen so, daß die Vorzugslokalisation sich rechts oben befindet und daß die Ausdehnung und Intensität des Prozesses nach unten abnimmt. Die linke Seite ist weniger häufig befallen und hat ihre Lieblingslokalisation im mittleren Paravertebralteil des Unterlappens (hinter dem Herzen). Diese schmalen Infiltratstreifen geben in der Regel keinen Schatten. Reicht das Infiltrat aber so weit nach unten, daß es in die Hilusgegend kommt, so summiert sich sein schwacher Schatten mit dem ebenfalls schwachen Schatten der hilären Gebilde und nun ergibt sich ein derberer hilärer Schatten, wie er sonst beim Säugling nicht aufzutreten pflegt. So kommt es also, daß die Paravertebralpneumonie des Säuglings röntgenologisch im wesentlichen aus einer Verstärkung des Hilusschattens erkannt werden kann. Wenn die Infiltrate sehr derb sind und auch weiter unten noch eine gewisse Mächtigkeit haben, so kann der Hilusstreifen deutlicher hervortreten und auch seitliche Ausläufer haben. Ist der rechte Oberlappen besonders massiv infiltriert, d. h. reicht das Infiltrat weit genug nach vorn, so kann eine mehr oder minder starke Verdichtung des Oberlappens entstehen (z. B. bei den asthenischen Pneumonien der Frühgeburten).

Additionsbild der Paravertebralpneumonie am Hilus.

In den gar nicht zahlreichen Fällen, wo die Paravertebralpneumonien sich so weit ausbilden, daß sie wirklich in Gestalt von derben, streifenförmigen Infiltraten von oben bis unten reichen, kann man auch verhältnismäßig scharf begrenzte Schattengebilde sehen.

Diejenigen Formen der Säuglingspneumonie, welche nicht ausgesprochen paravertebrale sind, geben unsichere, wenig charakteristische Röntgenbilder, in denen gewöhnlich die bronchitische Zeichnung am stärksten in Erscheinung tritt.

Einen auffälligen Nebenbefund geben solche Pneumonien des Säuglingsalters, bei denen die Atelektase in der Verdichtung mitspricht. (Atelektatische Pneumonie.) In diesem Falle ist das Volumen der Lunge verkleinert und demgemäß kommt es zu Verlagerungen der mediastinalen Gebilde bzw. des Herzens nach der kranken Seite. Liegt der Krankheitsherd, wie es in der Mehrzahl der Fälle zu erwarten ist, auf der rechten Seite, so verlagert sich das Herz soweit nach rechts, daß man bei der Untersuchung den Eindruck einer Dextroposition des Herzens hat. Die Herztöne sind so weit nach rechts zu hören, daß man versucht ist, an Dextrokardie zu denken.

Der Röntgennachweis der Paravertebralpneumonie ist insofern von praktischer Bedeutung, als die physikalischen Hilfsmittel gewöhnlich versagen. Das Röntgenbild gibt besseren Aufschluß, doch sei nochmals betont, daß man nur selten wirkliche Streifen erwarten darf, daß man eher mit Verstärkung des Hilusschattens rechnen muß.

Lobulärpneumonie gibt schlechte Bilder.

Die **Lobulärpneunomien** könnten ein besonders dankbares Gebiet für die Röntgendiagnostik sein, da sie mit den Hilfsmitteln der physikalischen Diagnostik schwer anzugeben sind. Kleine, zerstreute Infiltrate sind mit den Mitteln der Perkussion und Auskultation nicht zu erfassen. Etwas Ähnliches gilt bedauerlicherweise auch für das Röntgenbild. Wenn es sich um zahlreiche Herde handelt, die sich bei der Röntgenprojektion summieren, dann allerdings erhält man gute Bilder. Die so beschaffenen Pneumonien machen aber so schwere Krankheitserscheinungen, daß man gewöhnlich auch ohne Röntgenbild nicht in Verlegenheit ist. Fließen die Herde zu größeren Komplexen zusammen (konfluierende Lobulärpneumonien), dann sind sie auch perkutorisch bzw. auskultatorisch erkennbar. Röntgenologisch machen sie Schatten der verschiedensten Art. Es können Schattengebilde sein, welche denen der Lobärpneumonie sehr ähneln. Gewöhnlich allerdings zeichnen sie sich durch größere Unregelmäßigkeit und verschiedene Dichte aus. Unglücklich für die Diagnose der lobulären Pneumonien ist die Tatsache, daß sie sich mit Vorliebe in den hinteren Teil der Unterlappen ansiedeln und zwar wieder mit Bevorzugung des linken Unterlappens. Gerade diese Stellen sind aber der Röntgendiagnostik ungünstig, da die paravertebralen Teile durch den Herzschatten beeinträchtigt werden. Die Lieblingslokalisation beginnender Lobulärpneumonien liegt also im Bereiche des Herzschattens. Man kann jedoch gar nicht selten Schattengebilde am Herzgrande erkennen. Störend machen sich auch die Luftpolster der unversehrten Lungenteile geltend.

Miliare Pneumonie.

Eine seltenere Form der Lobulärpneumonie läßt sich gut darstellen, nämlich die miliare Pneumonie. Anatomisch kann sie der Miliartuberkulose so weit gleichen, daß auch gewiegte pathologische Anatomen zunächst den Eindruck der Miliartuberkulose haben. Das Röntgenbild ähnelt demgemäß dem der Miliartuberkulose. Die Marmorierung der Lungenfelder pflegt aber weniger deutlich zu sein als bei Tuberkulose. Die miliaren Pneumonien sind zwar in der Regel sehr schwer, doch können sie ausheilen. Ehe es möglich war, sie mit Hilfe des Röntgenbildes zu verifizieren, sind sie wohl in der Mehrzahl der Fälle als Bronchiolitis gegangen.

Die **kruppöse Pneumonie** kann sehr deutliche Röntgenbilder machen, kann aber auch sehr unscheinbare Befunde ergeben. Bestimmend hierfür ist Größe und Lage des Infiltrates und der Sitz in den verschiedenen Lungenlappen. Klar ist ohne weiteres, daß Größe und Lage des Infiltrates von bestimmendem Einfluß auf die Schattenbildung sind. Große und massive Infiltrate werden unter allen Umständen deutlichere Schattengebilde verursachen als kleine. Handelt es sich um kleine oder mittlere Infiltrate, so wird es unter Umständen nicht gleichgültig sein, ob diese Infiltrate an der Peripherie oder im Innern eines Lappens liegen. Ob sich das Infiltrat gegen lufthaltiges Lungengewebe abheben kann, ob es mit dem mediastinalen Schatten kollidiert, ob es in der Strahlenrichtung vorn oder hinten von lufthaltigem Gewebe bedeckt ist, wird alles von Einfluß sein. Alle diese Umstände können häufiger oder seltener eintreten, je nach dem Lappen, um den es sich handelt. Ausgesprochen günstig liegen die Verhältnisse nur im rechten Oberlappen. Fast alle Infiltrate in diesem Lappen entwickeln sich anfangs oder später basal und so kommt es zu einer scharfen Abgrenzung im Röntgenbilde. Auch die hilären Pneumonien des rechten Oberlappens sind insofern gut zu erkennen, als der rechte Hilus ja an dem Herzrande oder gar außerhalb desselben liegt. In den Unterlappen dagegen rechts sowohl wie links nützt es der röntgenologischen Darstellung gar nichts, ob das Infiltrat durch die Interlobärpleura abgegrenzt wird oder nicht. Die Interlobärspalte liegt, wenigstens bei der üblichen Bestrahlung im sagittalen Strahlengang, flächenhaft da und kann infolgedessen keinen scharf abgegrenzten Schatten geben. In der Tat sieht man bei Pneumonien im Unterlappen gewöhnlich nur schwache Schleierschatten, welche nach der Peripherie zu schwächer werden.

Bedingung der Schattenbildung.

Die einzelnen Lappen bieten verschiedene Bedingungen.

Besonders wichtig aber ist es bei der röntgenologischen Beurteilung pneumonischer Befunde daran zu denken, daß im Gegensatz zu früheren Anschauungen ganze Lappen fast nie erfüllt zu sein pflegen. Die große Mehrzahl aller Pneumonien verläuft mit der Bildung von nur partiellen Infiltraten, ganz gleichgültig, ob sie peripher oder zentral d. h. hilär beginnen.

Die große Verschiedenheit der Bedingungen, welche der röntgenologischen Darstellung der Pneumonie entgegensteht, macht es notwendig, die einzelnen Lappen kurz getrennt voneinander zu besprechen.

Rechter Oberlappen: Der Beginn des Infiltrates sitzt häufig an der Peripherie. Der Schatten hat dort seine größte Ausdehnung und geht nun nach dem Hilus zu schmäler werdend mit basaler, scharfliniger Abgrenzung weiter. So bilden sich jene Dreiecksfiguren, auf die zuerst von französischen Autoren hingewiesen worden ist (triangle pneumonique). Diese rein deskriptive Schattencharakterisierung hat viel weniger

Rechter Oberlappen.

Bedeutung als die Tatsache, daß die Lage des Spaltes zwischen Ober- und Mittellappen ungefähr im sagittalen Strahlengange liegt und somit bewirkt, daß das Infiltrat in der Regel scharflinig abgegrenzt ist. Bei hilärem Beginn kann man, wenn man frühzeitig Aufnahmen macht, große Bronchialdrüsenschwellung antreffen, Tumoren, welche den rechten tracheobronchialen Lymphknoten entsprechen (Kartoffelschatten). Die Ausdehnung der Infiltrate ist, wie schon mehrfach erwähnt, verschieden groß, oft recht unscheinbar. Auch bei derben Infiltraten pflegt die Spitze des Oberfeldes frei zu bleiben. Beachtet muß werden, daß die lobäre Abgrenzung gegen den Mittellappen zu außerordentlich variabel sein kann. Die Abgrenzung kann recht hoch, sie kann aber auch tief liegen. Meist geht sie von innen unten nach außen oben, aber auch das umgekehrte Verhalten kommt vor. Der Bogen kann stärker oder kann schwächer sein. Das hängt wahrscheinlich nicht nur mit den anatomischen Verschiedenheiten der Lappen- bzw. Interlobärspaltbildung zusammen, sondern auch damit, ob der vordere oder hintere Teil des Oberlappens ergriffen, und wie die Richtung des Zentralstrahles ist.

Mittellappen.

Rechter Mittellappen: Pneumonien im rechten Mittellappen sind nur dann gut als solche im Röntgenbild erkennbar, wenn sie oben bis an den Interlobärspalt heranreichen. Dann ergibt sich eine obere scharfe Abgrenzung im Röntgenbild wie bei den Pneumonien des Oberlappens unten. Die Abgrenzung ist aber bei den Mittellappenpneumonien durchaus nicht so die Regel wie bei denen des Oberlappens. Gewöhnlich erhält man einen nicht sehr starken Dreiecksschatten, welcher seine Basis am unteren Teil des Herzschattens hat und nach der Peripherie spitzer und schmaler werdend verläuft. Der Schatten gehört dem Mittel- bis Unterfeld an. Interlobärpleuritis im unterem Hauptspalt kann ganz ähnliche Bilder geben. Entscheidend ist das Frontalbild.

Rechter Unterlappen.

Rechter Unterlappen: Die Unterlappenpneumonien sind fast regelmäßig hilären Ursprungs. Man sieht infolgedessen einen weichen, vom Hilus ausgehenden Schatten, welcher sich nach der Peripherie schnell auflöst. Nur selten ist der Schatten so stark, daß er das rechte Unterfeld ganz verschleiert. Noch seltener ist es, daß die Unterlappenpneumonie peripher beginnt, so daß die größte Intensität des Schattens an der Peripherie liegt.

Linker-Oberlappen.

Linker Oberlappen: Ganz abgesehen davon, daß der linke Oberlappen primär nur selten erkrankt, bieten sich charakteristische Bilder nicht. Die Lage des Interlobärspaltes bedingt es, daß bei der gewöhnlichen Aufnahme im sagittalen Strahlengange scharfe Abgrenzungen nicht zustande kommen können. Gewöhnlich ist der obere Teil des Lungenfeldes diffus verschleiert. In anderen Fällen aber sind es mehr umschriebene rundliche, derbere Schattengebilde an der Peripherie. Hiläre Anordnung kommt kaum vor.

Linker Unterlappen.

Linker Unterlappen: Auch vom linken Unterlappen gilt Ähnliches wie vom rechten: daß nämlich die Pneumonie fast stets hilär beginnt. Da der Hilus noch im Bereiche des Herzschattens liegt, so sieht man gewöhnlich weiter nichts als einen schwachen Schatten vom Herzrande aus hervorstrahlen. Zu einer diffusen Verschleierung des linken Unterlappens kommt es fast nie, da sich das Infiltrat auf den hilären paravertebralen Teil zu beschränken pflegt.

Wenn man Pneumonien grundsätzlich röntgenologisch verfolgt bzw.

wenn man jedes pneumonieverdächtige Kind der röntgenologischen Untersuchung unterwirft, so erlebt man immer wieder große Überraschungen. Solche Krankheiten, welche physikalisch nicht oder nur andeutungsweise nachweisbar sind, können einen verhältnismäßig deutlichen Röntgenbefund machen und solche Lungenentzündungen, welche klinisch durchaus derb und deutlich sind, machen einen unverhältnismäßig geringen röntgenologischen Befund. Das letztere gilt namentlich für die Unterlappenpneumonien, welche sich klinisch nachweisen lassen, welche röntgenologisch aber recht unscheinbar verlaufen (Luftpolster).

Dissonanz vom klinischen- und Röntgenbefund.

Die regelmäßige Röntgenuntersuchung zeigt auch recht gut das An- und Abschwellen des Infiltrates. Nur selten ist das Infiltrat auch röntgenologisch frühzeitig nachweisbar. Die ersten 2—3 Tage scheinen fast regelmäßig der Entwicklung des primären und sekundären Stadiums gewidmet zu sein, d. h. der Bildung des Primäraffektes und der Bronchialdrüsenschwellung. Die Ausbildung des Infiltrates beginnt dann am dritten bis vierten Tage. Entweder erreicht sie dann ihren Höhepunkt sehr schnell, oder es geht noch einige Tage schrittweise vorwärts. Manchmal ist es sogar so, daß nach der kritischen Entfieberung sich noch eine Infiltratsvermehrung zeigt. Die Auflösung läßt sich auch gut im Röntgenbilde verfolgen. In den normalen Fällen wird der Schatten schnell heller und weniger gleichmäßig. Nach 2—3 Tagen kann man oft nur noch einige Stränge nach dem Hilus zu oder eine verstärkte Hiluszeichnung beobachten. In der Minderzahl von Fällen ist die Auflösung verzögert. Bei Pneumonien des rechten Oberlappens bleibt öfter ein basaler Schattenstreif noch längere Zeit zurück.

Pleuritis. Die Pleuritis äußert sich anatomisch und demgemäß auch röntgenologisch sehr verschieden. Der wichtigste Fall ist der der Bildung von Flüssigkeitsergüssen innerhalb der Pleurahöhle. Auch dann, wenn scheinbar ein großer freier Flüssigkeitserguß in der Brusthöhle vorhanden ist, sollte man daran denken, daß gleichzeitig fibrinöse, d. h. fest-weiche Ausscheidungen vorhanden sein können, daß die Interlobärräume mitbeteiligt sein können und daß schließlich die Flüssigkeit durch Verklebungen abgegrenzt sein kann; alles Umstände, die nicht ohne weiteres erkenntlich sind und die imstande sind, die Entstehung des Röntgenbildes und damit seine Deutung entscheidend zu beeinflussen.

Die Verschiedenheit der pleuritischen Bilder.

Ist ein größerer Erguß erst einmal ausgebildet, so ist er physikalisch wie röntgenologisch leicht nachzuweisen. Auf diese Fälle wird sich also hier das Interesse nicht konzentrieren. Ganz besonders wichtig ist dagegen der Anfang. Wenn der Flüssigkeitserguß im Pleuraraum nur klein ist, so kann er, was man früher als die Regel betrachtete, den Komplementärraum ausfüllen und eine Verschleierung bzw. Verschattung dort machen. Diese Möglichkeit ist zweifellos vorhanden, scheint sich aber nicht häufig zu verwirklichen. Reichlicher Gebrauch des Röntgenapparates hat uns vielmehr eine andere viel häufigere und darum auch viel wichtigere Frühform der Pleuritis kennen gelehrt: das ist die sogenannte „Mantelpleuritis“. Es bildet sich ein schmaler Randschatten seitlich im Thorax. Das anatomische Substrat ist wahrscheinlich ein mantelförmiges Umgebensein der Lunge mit einer Fremdschicht. Wir sagen absichtlich nicht „Flüssigkeitsschicht“, weil offenbar jedes Abdrängen der Lunge von der kostalen Pleura ein ähnliches Bild hervorruft.

Die „Mantelpleuritis“.

Wenigstens haben wir Mantelpleuritis auch in solchen Fällen konstatieren können, wo eine gleichmäßige fibrinöse Schicht die Lunge umgab. (Anatomische Kontrolle!) Was wir als Mantelschatten sehen, entsteht durch die Absorption der tangential auf den Mantel auftreffenden Strahlen (Schattenbildung) und durch die Verdrängung der Lunge von der Brustwand. Ähnliche Bilder kann man auch beim Pneumothorax sehen, wo weder von Flüssigkeit noch von fibrinöser Auflagerung die Rede ist. Andererseits sehen wir manchmal eine Pleuritis als Mantelpleuritis beginnen und binnen Stunden in eine große Flüssigkeitsansammlung übergehen. In solchen Fällen muß wohl angenommen werden, daß die Lunge im Anfang tatsächlich nur von einer Flüssigkeitsschicht umgeben war. Ebenso sehen wir gelegentlich die Mantelpleuritis binnen kurzer Zeit wieder verschwinden, etwas, was sich wohl mit der Annahme einer Aufsaugung von Flüssigkeit, nicht aber von der Beseitigung fibrinöser Massen erklärt. So gehen klinische und anatomische Erfahrungen darauf hinaus zu zeigen, daß kleinere Flüssigkeitsergüsse sich der Regel nach nicht im Komplementärraum ansammeln, sondern sehr viel häufiger, wenn nicht gar in der Regel, peripulmonal.

Ganz große Flüssigkeitsergüsse machen diffuse gleichmäßige Verschattungen einer ganzen Brustseite. Von massiven und gleichmäßigen Infiltraten einer ganzen Lunge unterscheiden sie sich hauptsächlich dadaurch, daß sie das Mediastinum nach der gesunden Seite verdrängen. Sehr schön sieht man das bei Flüssigkeitsergüssen auf der linken Seite, weil die Verdrängung des Herzens nach rechts deutlicher in Erscheinung tritt wie umgekehrt die Verdrängung nach links. Auch die Verschiebung der Trachea (s. Fig. 166 auf S. 689 u. Fig. 233 auf S. 788) ist gewöhnlich für die Tatsache der Mediastinalverdrängung gut zu verwerten.

Zwischen den beginnenden und den großen Ergüssen kommen alle Übergangsformen vor. Wird die Ummantelung der Lunge stärker, so sieht man nicht mehr einen Mantelschatten, sondern eine diffuse Verschleierung der Lunge. Ähnliche Verschleierungen treten auch auf, wenn die Lunge sich mit einem dicken Mantel von fibrinösen oder fibrinöseitrigen Massen umgibt. Bei Ergüssen von mittlerer Ausdehnung bildet sich gar nicht selten eine Figur aus, welche auch dem physikalischen Befund entspricht. Mittlere Ergüsse pflegen sich ja so zu dokumentieren, daß eine Dämpfung entsteht, deren Grenzlinie von innen unten nach außen oben verläuft (*Damoiseau*sche Linie). Ähnliche schräge Schattengebilde kann man auch im Röntgenbild beobachten. Schließlich muß aber daran gedacht werden, daß die Pleuritis zu Verklebungen der beiden Pleurablätter neigt oder daß sich eine Pleuritis bei schon bestehender Adhäsion entwickeln kann. Damit ist die Möglichkeit für die Ausbildung der mannigfachsten Figuren und Schattengebilde gegeben. So kommen wir zu dem Schlusse, daß die typische Pleuritis wohl recht einfach zu deutende Bilder gibt, daß daneben aber auch solche Bilder entstehen können, welche nicht ohne weiteres gedeutet werden können.

Dreiecksschatten bei mittleren Ergüssen.

Eine immer stärkere Bedeutung beanspruchen die interlobären Pleuritiden. Hierüber wird in einem besonderen Kapitel abgehandelt.

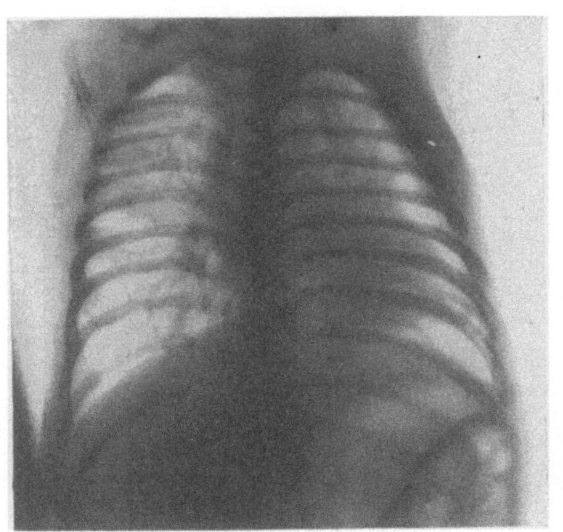

Fig. 203. *Margot G., 3 Mon. Ph.-Nr. 7160.* *Bronchitis. Große Verstärkung der Bronchialzeichnung.*

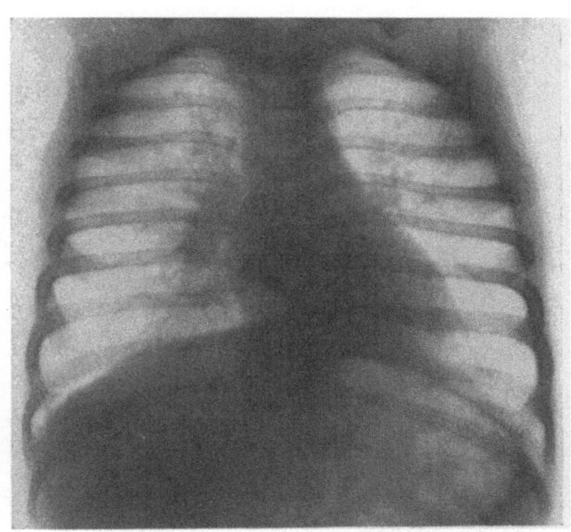

Fig. 204. *Günther E. 11 Mon. Ph.-Nr. 9989.* *Paravertebralpneumonie. Starker Hilusschatten rechts als Summationsschatten von paravertebraler Pn. mit hilären Organen.*

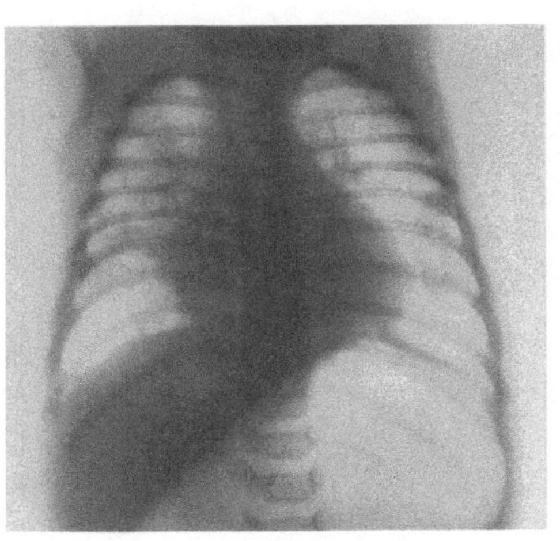

Fig. 205. *Heinz-Albert Kr., 4 Mon. Ph.-Nr. 7767. Paravertebralpneumonie. Im wesentlichen hiläre Verschattung mit Ausstrahlung im Lungenfeld.*

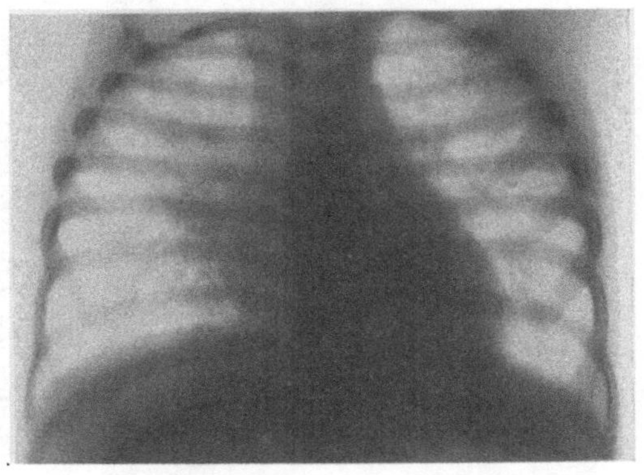

Fig. 206. *Irmgard W., 2 J., Ph.-Nr. 7119. Pertussispneumonie mit paravertebraler Anordnung. Es entsteht wieder ein wesentlich hilär angeordneter, sich weit nach oben erstreckender Schatten.*

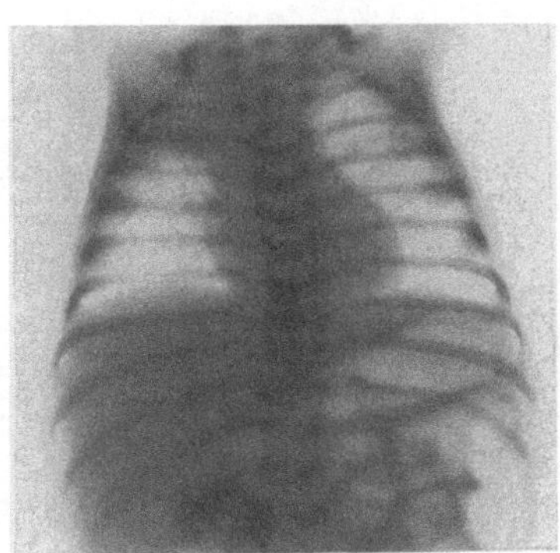

Fig. 207. *Georg-Paul K., 1 Mon., Ph.-Nr. 9822. Torpide Frühgeburtenpneumonie. Lokalisation rechts oben hat viel Ähnlichkeit mit kruppösen Pneumonien des r. Oberlappens.*

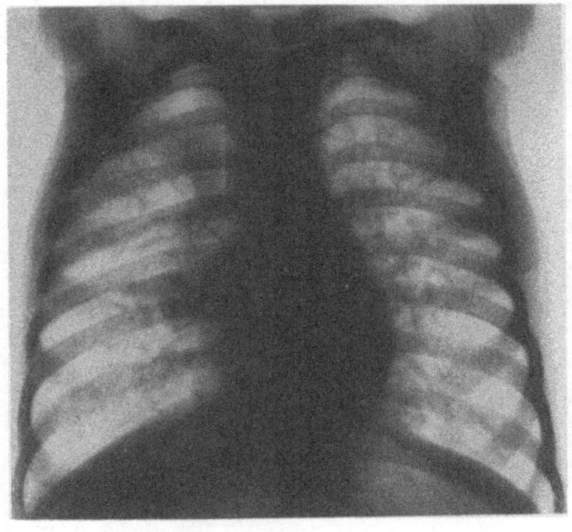

Fig. 208. *Hannelore H., 2¼ J., Ph.-Nr. 10081. Miliare Pneumonie (bei Masern). Die Tüpfelung bzw. Marmorierung der Lungenfelder ist ähnlich wie bei Miliartuberkulose.*

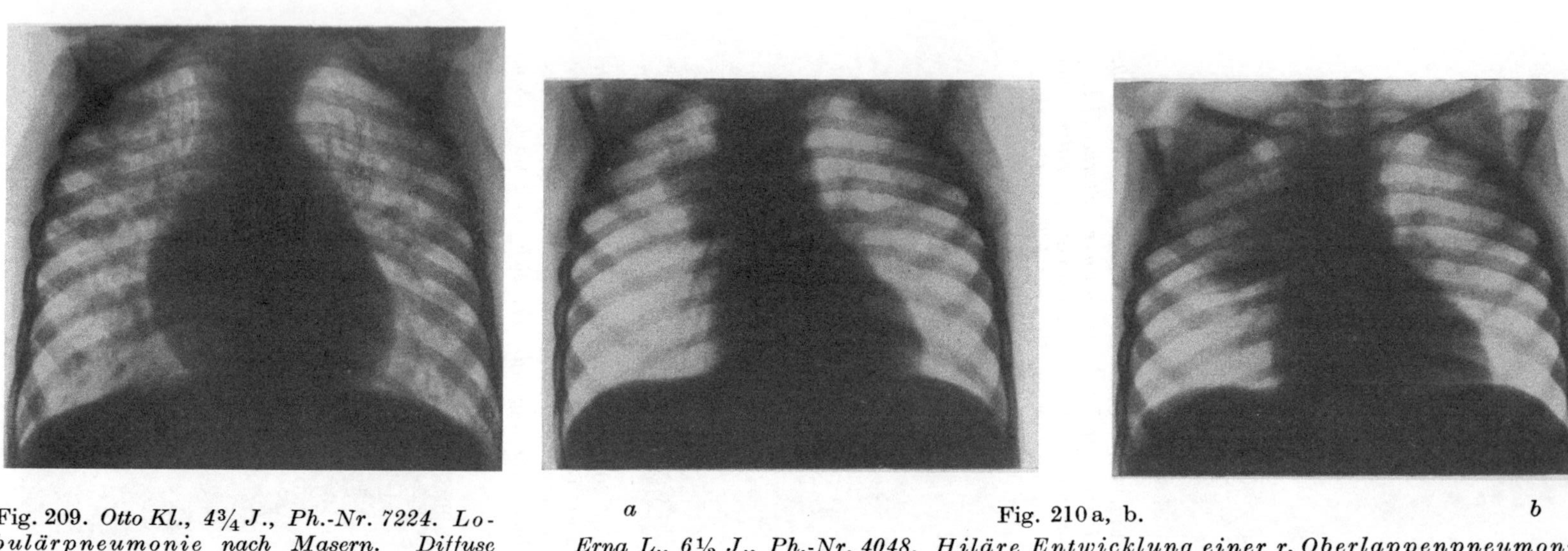

Fig. 209. *Otto Kl., 4¾ J., Ph.-Nr. 7224. Lobulärpneumonie nach Masern. Diffuse gröbere Schattenflecke. Seltenes Bild der über beide Lungen zerstreuten Lobulärpneumonie.*

a Fig. 210 a, b. *b*

Erna L., 6½ J., Ph.-Nr. 4048. Hiläre Entwicklung einer r. Oberlappenpneumonie. Im ersten Bilde (a) grober Tumor der r. tracheo-brochialen Lymphknoten. Ein Tag später (b) ist schon eine diffuse Verschattung vorhanden.

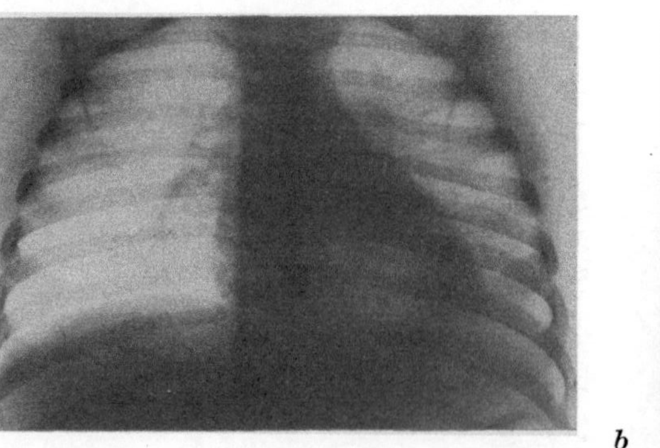

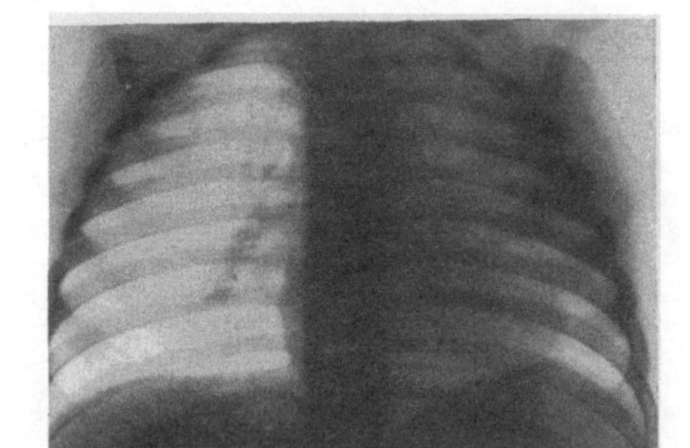

a *b* *c*

Fig. 211 a, b, c. *Kurt K., 3¼ J., Ph.-Nr. 3582. Hiläre Entwicklung einer l. Oberlappenpneumonie. Am ersten Tage war ein runder hilärer Schatten (a) mit ausstrahlenden Linien. Tags darauf hiläre Schattenbildung (b), schließlich derbe Totalverschattung.*

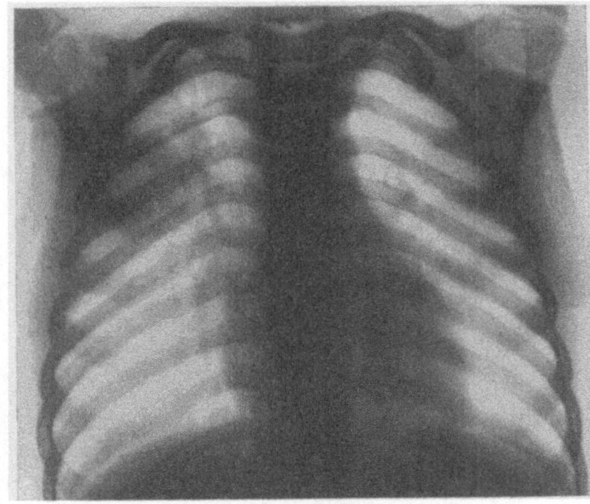

Fig. 212. *Helmut M., 5 ¼ J., Ph.-Nr. 4882. Pneumonie des r. Oberlappens. Klinisch nichts nachzuweisen. Temperaturverlauf typisch für kruppöse Pneumonie. Kleiner, peripher angeordneter Schatten.*

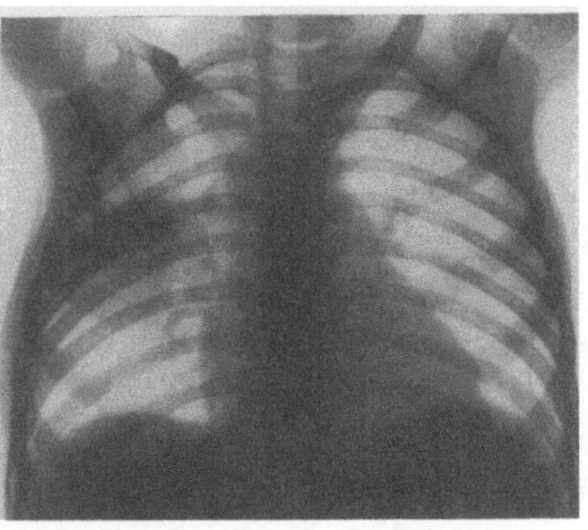

Fig. 213. *Liselotte L., 7 J., Ph.-Nr. 3144. Pneumonie des r. Oberlappens. Infiltrat klinisch nicht nachzuweisen. Temperaturkurve typisch für kruppöse Pneumonie. Kleiner, peripher liegender Schatten.*

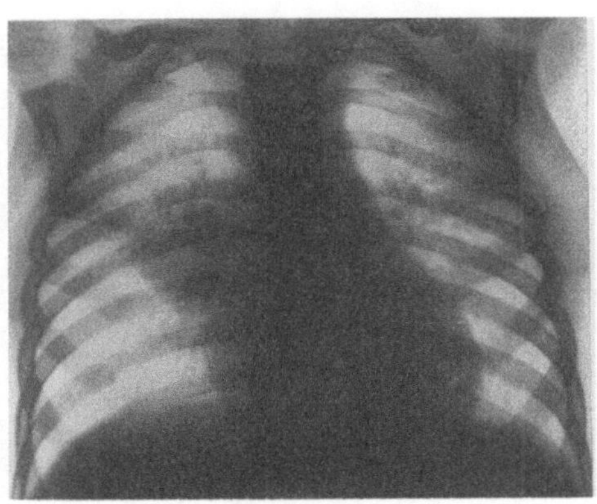

Fig. 214. *Johann D., 7 ¼ J., Ph.-Nr. 4690. Pneumonie des r. Oberlappens. Temperaturverlauf typisch für kruppöse Pneumonie. Im wesentlichen nur hilärer Befund. (2 Tage vor der Krisis aufgenommen.)*

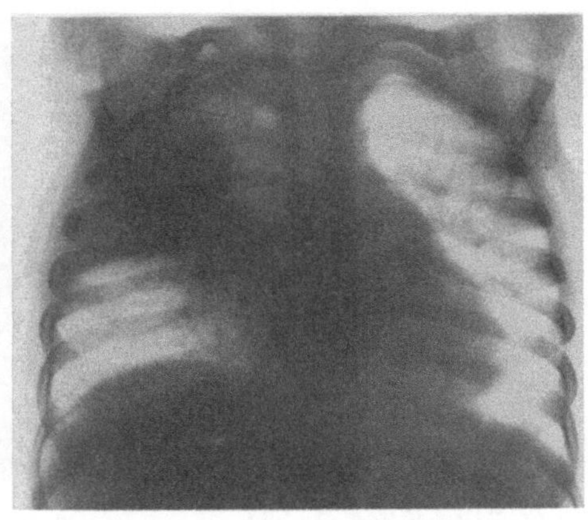

Fig. 215. *Karl-August D., 5¾ J., Ph.-Nr. 4469. Pneumonie des rechten Oberlappens. Grobes Infiltrat mit guter Abgrenzung, so wie man sich gewöhnlich die Pneumonie vorstellt.*

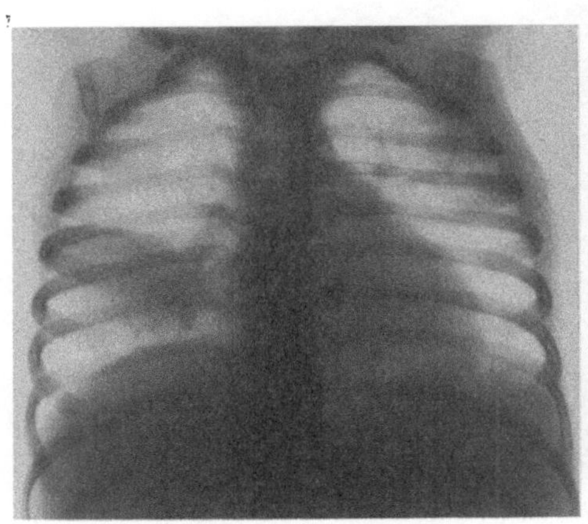

a

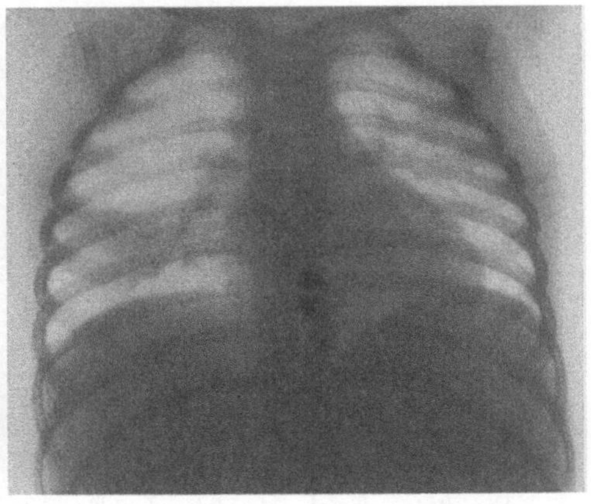

b

Fig. 216 a und b. *Gisela K., 1 ¼ J., Ph.-Nr. 4362. Pneumonie des rechten Mittellappens. Gute Abgrenzung nach oben, Dreieck mit der Basis am Mediastinalschatten (a). Am folgenden Tage schon weitgehende Lösung (b).*

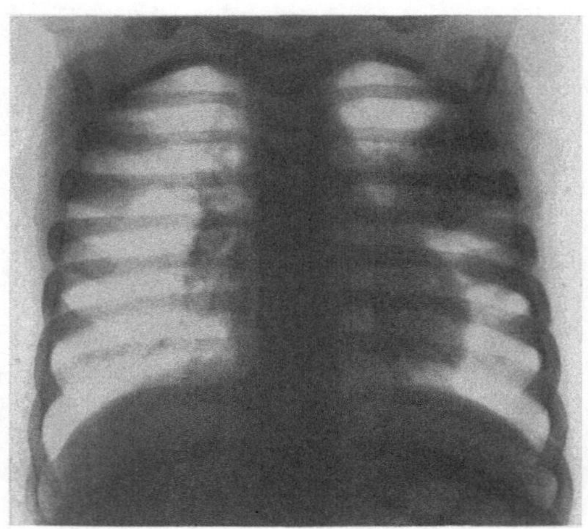

Fig. 217. *Bruno J., 1¼ J., Ph.-Nr. 10268.* *Pneumonie des linken Oberlappens. Tumorartiger, rundlicher Schatten auf der Höhe der Infiltration.*

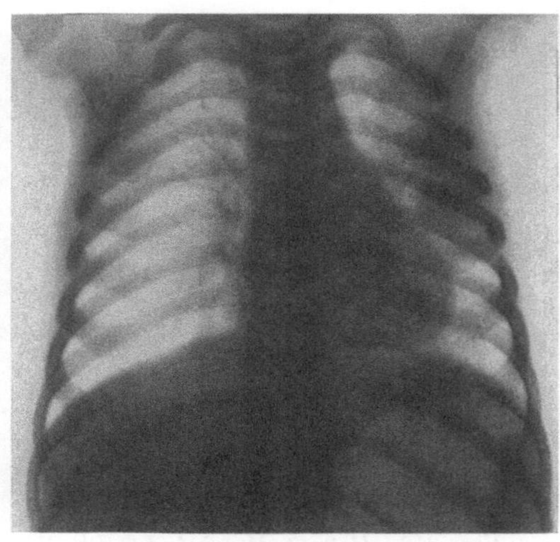

Fig. 218. *Georg P., 1¾ J., Ph.-Nr. 8547.* *Pneumonie des linken Oberlappens. Mehr diffuser Schatten im rechten Ober- und Mittelfeld. Lobäre Abgrenzung unmöglich.*

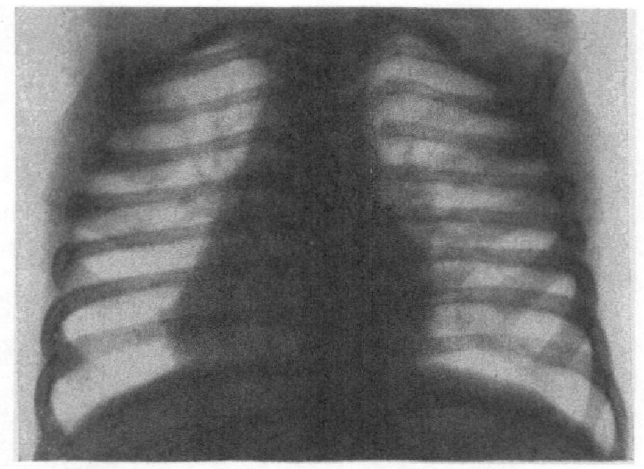

a

Fig. 219. *Alois H., 1½ J., Pneumonie des rechten Unterlappens. An den Herzschatten schließt sich rechts unten ein kleines Infiltrat an (a). Man erkennt es im Vergleich mit dem Bild nach der Heilung (b). Temperaturverlauf: Kontinua mit Krisis.*

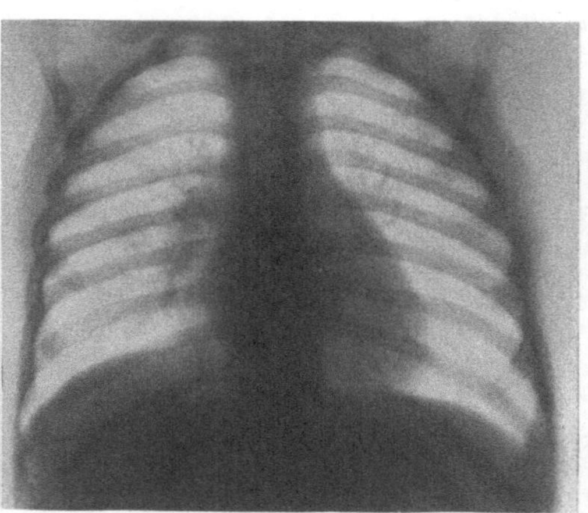

Fig. 220. *Erich M., 2¾ J., Ph.-Nr. 4378. Pneumonie des rechten Unterlappens. Der Temperaturverlauf entsprach einer kruppösen Pneumonie. Physikalisch kein Befund. Nur hilärer Schatten.*

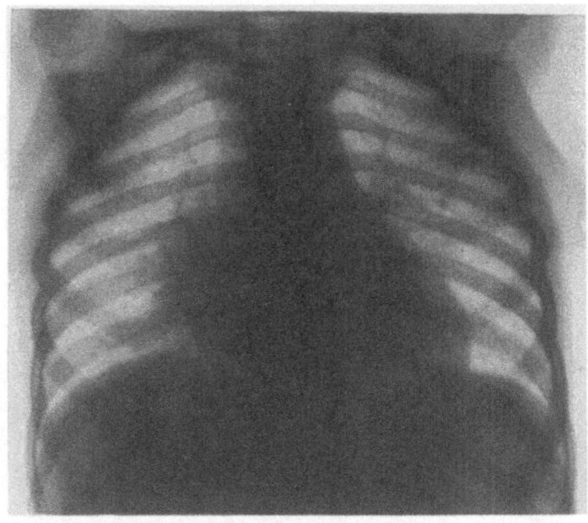

Fig. 221. *Fritz S., 6¾ J., Ph.-Nr. 3261. Pneumonie des rechten Unterlappens. Schweres Krankheitsbild, typische Pneumoniekurve. Nur hilärer Befund mit Ausstrahlung ins Unterfeld.*

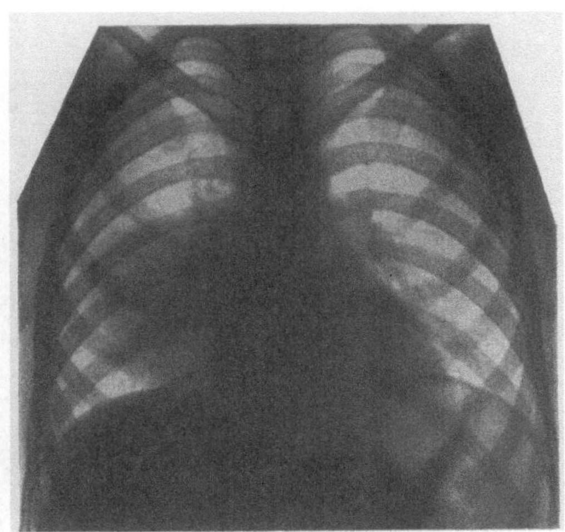

Fig. 222. *Hilde R., 12 J., Ph.-Nr. 9537. Pneumonie des rechten Unterlappens. Große, aber typisch hilär angeordnete Verschattung.*

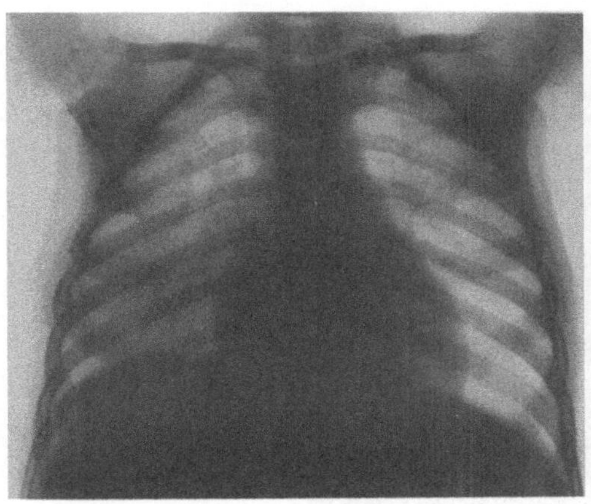

Fig. 223. *Kurt B., 7 J., Ph.-Nr. 5012. Pneumonie des rechten Unterlappens. Diffuse, ungewöhnlich große Verschattung des Unterfeldes.*

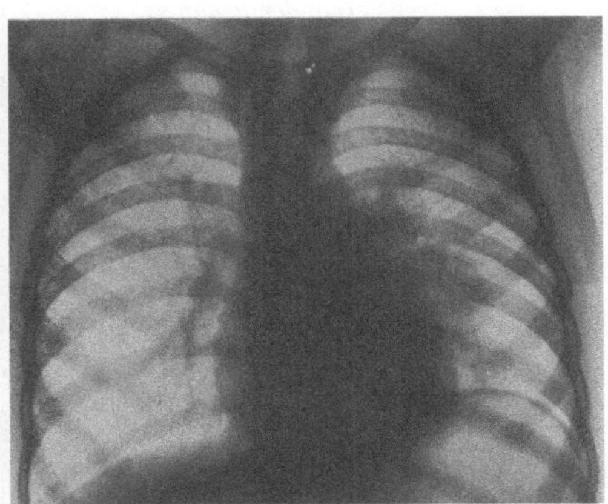

Fig. 224. *Kurt B., 8½ J., Ph.-Nr. 8636. Pneumonie des linken Unterlappens. Ausschließlich hilärer Befund. Krankheitsbild und Temperaturkurve typisch für kruppöse Pneumonie.*

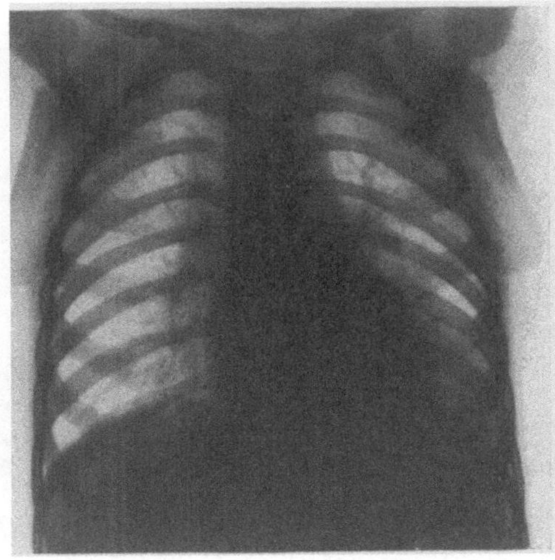

Fig. 225. *Siegfried N., 9 J., Ph.-Nr. 9534. Pneumonie des linken Unterlappens. Mäßige Verschattung im linken Unterfelde.*

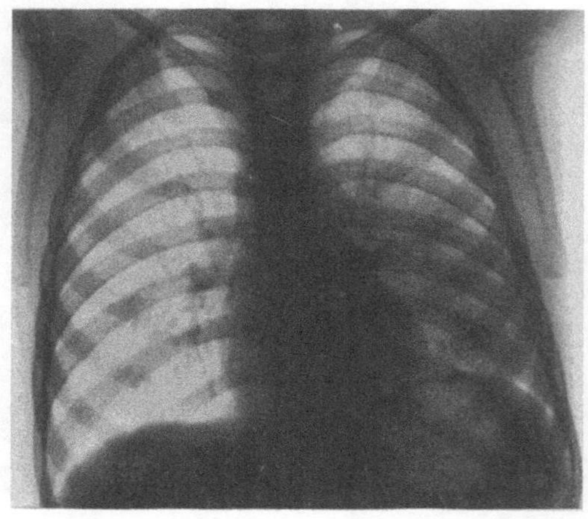

Fig. 226. *Gerda O., 3¼ J., Ph.-Nr. 10336. Pneumonie des linken Unterlappens. Ungewöhnlich starke, immer noch deutlich vom Hilus ausgehende Verschattung. Rippen links stark einander genähert.*

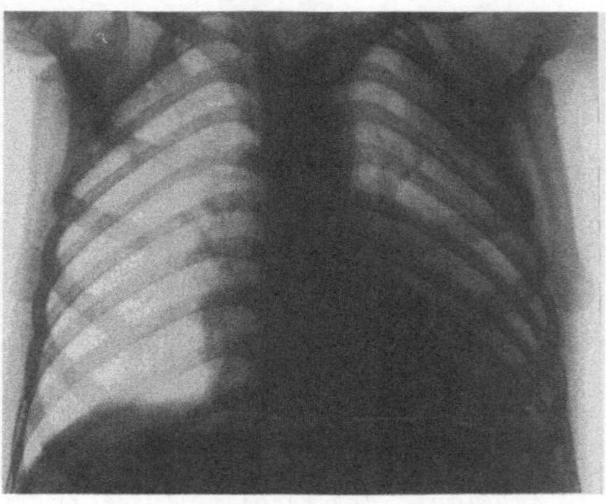

Fig. 227. *Karl K., 7¼ J., Ph.-Nr. 7135 Pneumonie des linken Unterlappens Starke und weit hinaufreichende Verschattung durch beginnende Pleuritis (Mantelschatten).*

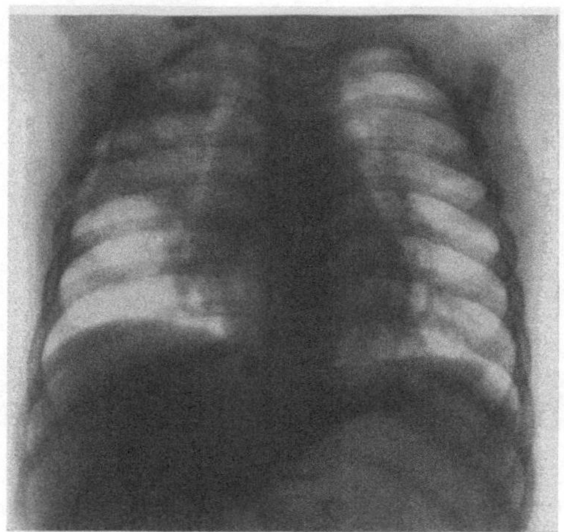

Fig. 228. *Lothar Sp., 9 Mon., Ph.-Nr. 10091. Pneumonie des rechten Oberlappens mit mantelförmigem Pneumothorax.*

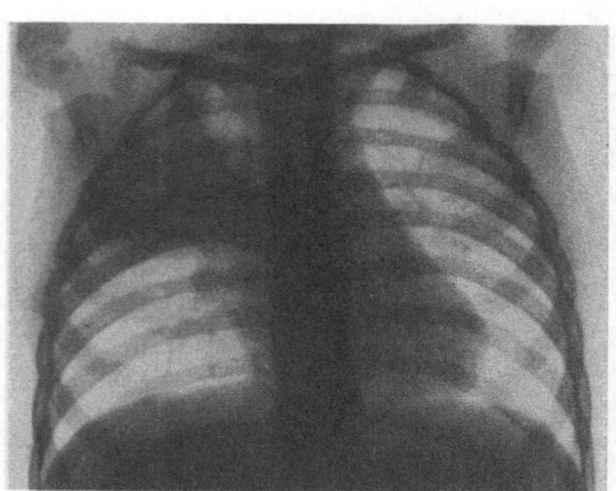

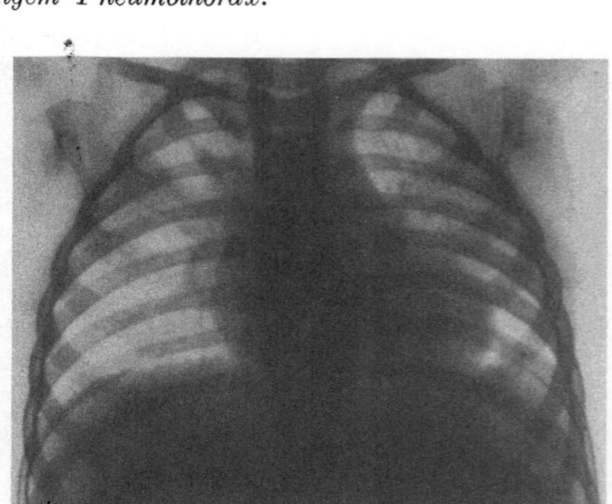

Fig. 229. *Waltraud E., 3¼ J., Ph.-Nr. 9935, 10204. Pneumonie des rechten Oberlappens mit Freibleiben des Lobus venae azygos (a). Nach Ausheilung (b) entsprechender Interlobärstrich zu sehen.*

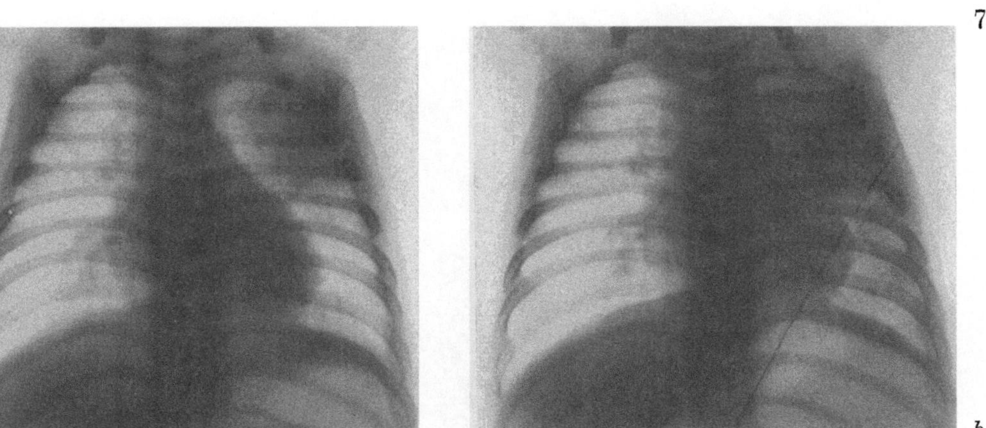

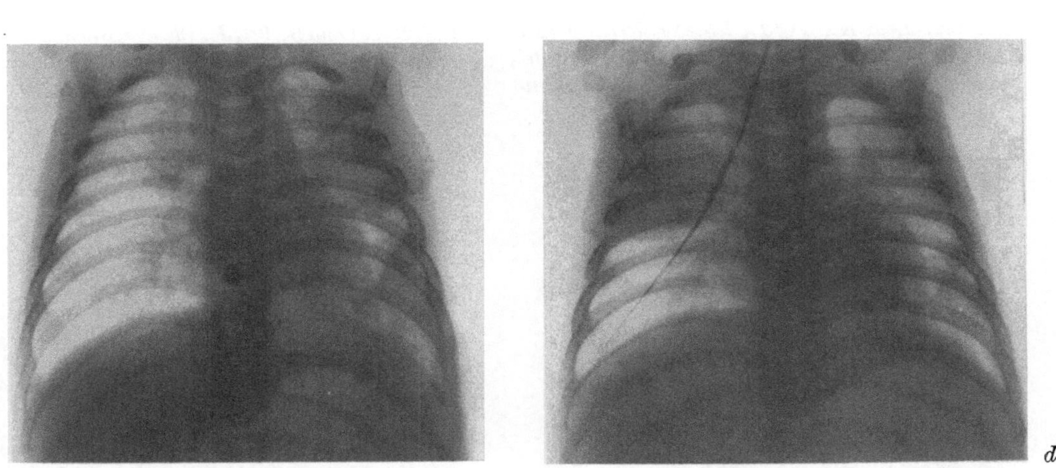

Fig. 230 a—d. *Günther L., 5 Mon., Ph.-Nr. 7248. Wanderpneumonie. Beginn im linken Oberlappen (a, b), Übergang auf rechten Oberlappen (c, d).*

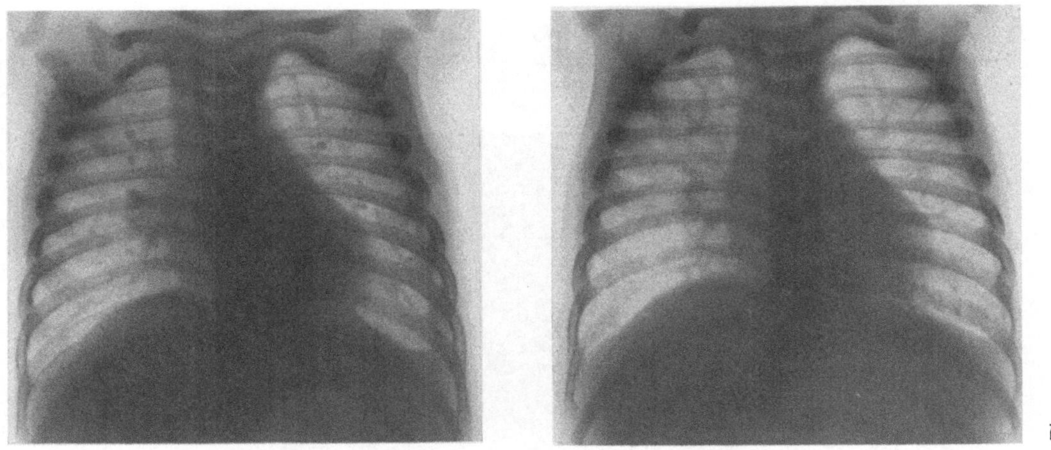

Fig. 231 a und b. *Bodo W., 10 Mon., Ph.-Nr. 8665. Mantelpleuritis, beiderseitig schwach, erst links, dann rechts (b) auftretend. (Sympathische Pleuritis s. S. 815.)*

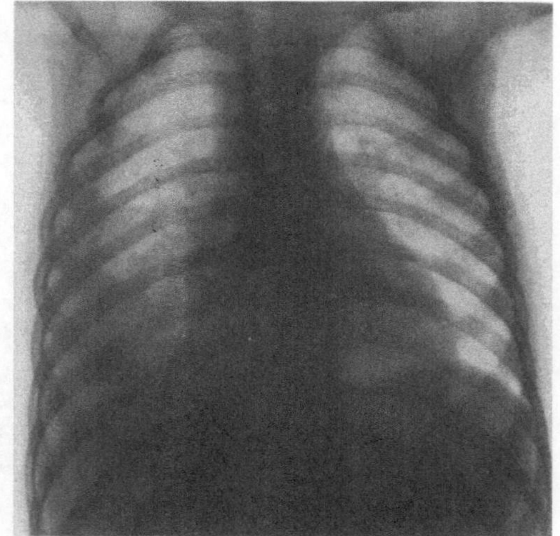

Fig. 232. *Leni K., 3¼ J., Ph.-Nr. 7072. Pleuritis serosa. Mittelzustand zwischen Mantelpleuritis und Abgrenzung in der Damoiseauschen Linie.*

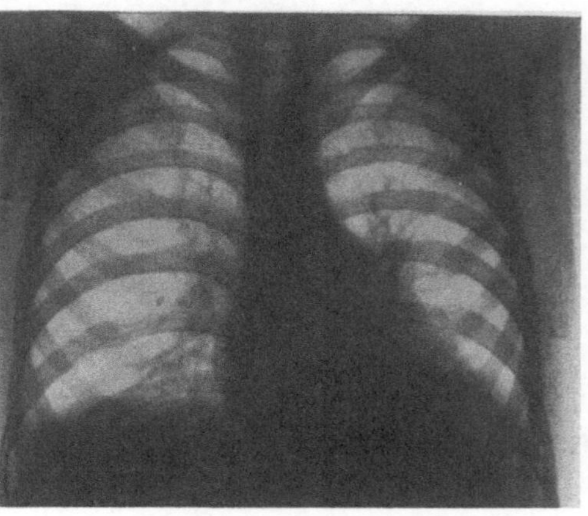

Fig. 233. *Anna B., 9¾ J., Ph.-Nr. 8772. Pleuraerguß. Beide Komplementärräume als Ausdruck des beginnenden Ergusses verschattet.*

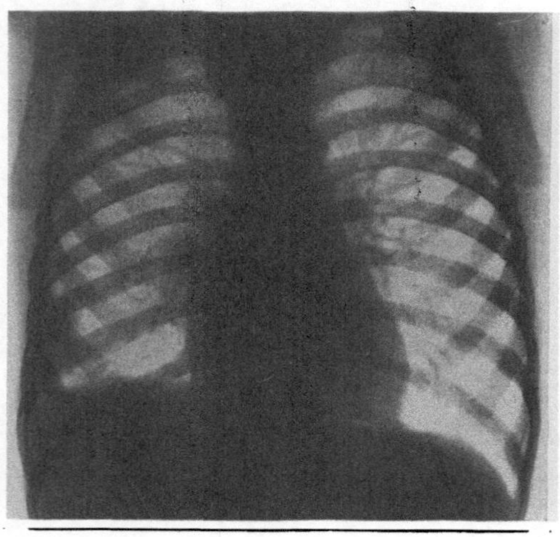

Fig. 234. *Karl S., 7 J., Ph.-Nr. 9000. Pleuritis serosa. Reste des Ergusses im rechten Komplementärraum.*

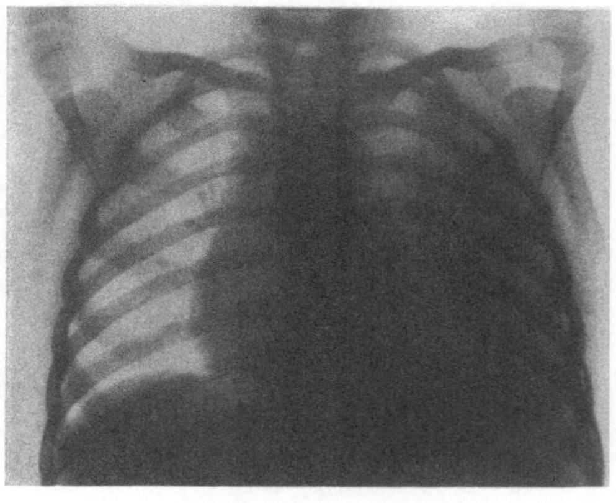

Fig. 235. *Erika G., 4 J., Ph.-Nr. 9909. Empyem. Fast kompletter Pleuraerguß mit Mediastinalverdrängung (Herz, Trachea).*

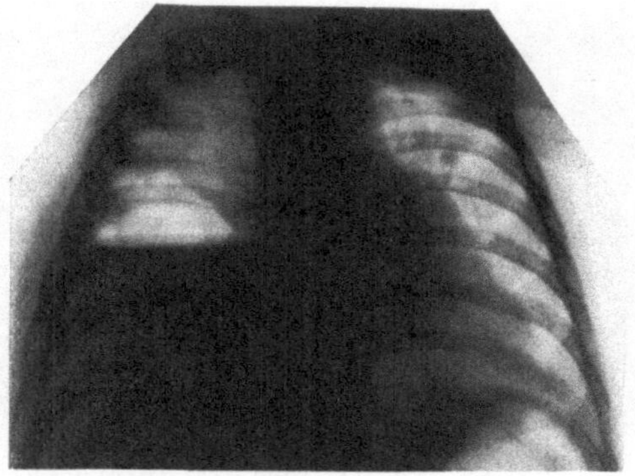

Fig. 236. *Winfried D., 10 Mon., Ph.-Nr. 7856. Pyopneumothorax. Der Flüssigkeitsspiegel zeigt die Anwesenheit von Luft an, er ist charakteristisch für Pyopneumothorax.*

Die Erkrankungen des Rippenfells.

Ätiologie und Pathogenese. Die Erkrankungen des Rippenfells sind nicht so häufig wie die der Lunge selbst. Wiewohl ein großer Teil der Lungenentzündungen, namentlich der kruppösen, das Rippenfell in Mitleidenschaft zieht, so kommt es doch nur in einem kleinen Teil der Fälle zu einer solchen Erkrankung, daß sie selbständiges Interesse gewinnt.

Zwei Gruppen der Pleuritis ziehen das Hauptinteresse auf sich: nämlich die sogenannten serösen bzw. paratuberkulösen Pleuritiden und diejenigen, welche sich als Begleit- bzw. Folgeerscheinungen von Lungenentzündungen einstellen. Die letzteren können alle Formen annehmen. Serös bleiben allerdings nur kleine Begleitexsudate kruppöser Pneumonien, sonst handelt es sich entweder um rein fibrinöse Auflagerungen bzw. um serös-fibrinöse, fibrinös-eitrige und rein eitrige Ergüsse.

Was die **Altersdisposition** anbetrifft, so ist folgendes zu bemerken: Eitrige Erkrankungen der Pleura kommen in jedem Lebensalter vor. Selbst bei Neugeborenen findet man sie schon als einen Teil der Sepsis. Bei der Sepsis der jungen Säuglinge (erster Trimenon) ist Pleuritis bzw. Peritonitis eine gewöhnliche Erscheinung. Bei älteren Kindern kann eine Pleuritis gelegentlich die Teilerscheinung einer Sepsis sein, doch sind solche Fälle selten. Scheinbar autochthone eitrige Pleuritiden bei Kindern sind wohl mit wenigen Ausnahmen als Verschleppungen von einem primären unter Umständen recht unscheinbaren Eiterherd zu betrachten. In solchen Fällen findet man auch nicht Pneumokokken als Erreger, sondern Staphylokokken oder Streptokokken. Treten Pneumokokkenpleuritiden scheinbar isoliert auf, so ist die vorangegangene Lungenerkrankung meist übersehen worden. Die Möglichkeit der Pneumokokkeninfektion von anderen Stellen (Mund, Rachen) her scheint nicht groß zu sein. Wenn wir uns daran erinnern, daß kruppöse Pneumonien oft nur mit minimalem Infiltrat verlaufen, so liegt die Möglichkeit des Übersehens leicht vor.

Pathogenese der eitrigen Pleuritis.

Ganz anders sind die rein serösen, „genuinen" Pleuritiden zu beurteilen, welche früher auch als „rheumatisch" bezeichnet wurden. Durch systematische Tuberkulinprüfung haben wir gelernt, daß die serösen Pleuritiden sich nur bei solchen Kindern finden, welche positiv auf Tuberkulin reagieren. Wir müssen daher annehmen, daß die Erkrankung im engsten Zusammenhang mit der Tuberkulose steht. Aus diesem Grunde pflegen wir jetzt die serösen Pleuritiden lieber als „paratuberkulöse Pleuritiden" zu bezeichnen. Wir lassen dabei dahingestellt ob es sich wirklich um eine reine paratuberkulöse Erkrankung handelt, oder ob die Pleuritis mit Tuberkelbildung in der Pleura einhergeht. In einem der wenigen Fälle, welche zur Obduktion kamen, haben wir in den Verklebungen des Oberlappens (die Pleuritis war schon seit einigen Wochen abgelaufen) Tuberkel gefunden.

Interessant ist die Beobachtung (*Walgreen*), daß von den Kindern mit Erythema nodosum, einer Krankheit, die gleichfalls fast ausschließlich bei tuberkulinpositiven Kindern vorkommt, eine erhebliche Zahl später an seröser Pleuritis erkrankt.

Semiotik der pleuralen Ergüsse.

Die Erscheinungen, welche von den pleuralen Ergüssen ausgehen, bleiben sich im Prinzip gleich, ob es sich um seröse, sero-fibrinöse oder eitrige Exsudate handelt. Wichtig ist nur, daß es sich um Flüssigkeit und nicht um plastische Substanzen handelt. Wir können also die Darstellung sehr verkürzen, wenn wir hier — für alle Flüssigkeitsergüsse gemeinsam — die wichtigsten Zeichen aufführen und in ihrer Wertigkeit diskutieren.

Beginnende Flüssigkeitsergüsse und solche von mäßigem Umfange geben verständlicherweise ein wesentlich anderes Bild als solche Ergüsse, welche den Brustraum ausfüllen oder ihn gar durch pralle Füllung zu erweitern trachten. Für die Anfangsergüsse gibt es verschiedene Möglichkeiten.

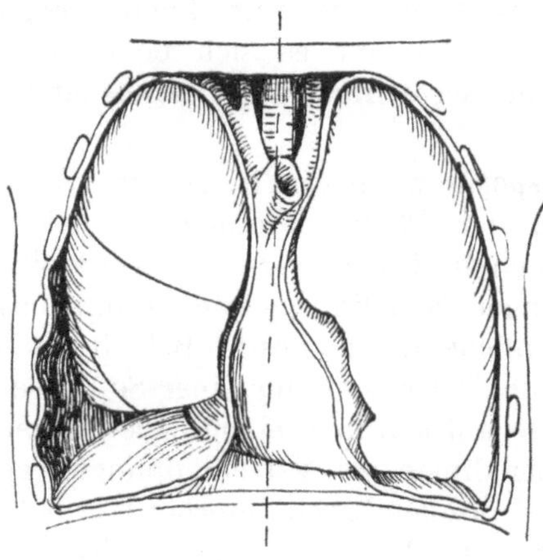

Fig. 237.

Lage der Lunge im Pleuraraum bei mäßigem (237) und hochgradigem Ergusse (238). Im ersteren Falle wird die Lunge nach oben und medial, nach dem Hilus zu abgedrängt. Man erkennt das anatomische Substrat der Damoiseauschen Linie und der Röntgenbefunde (s. Fig. 232). Bei völliger Verdrängung der Lunge (238) zieht sie sich ganz nach dem Hilus zu. Wächst der Erguß noch weiter, so kommt es zu Mediastinalverlagerungen.

(Nach Präparaten des Verfassers gezeichnet von Dr. *Ella Runge.*)

Entweder sie sammeln sich zunächst im Komplementärraum, d. h. in dem keilförmigen Raum zwischen der Brustwand und dem Zwerchfell. Hierdurch wird der scharfe untere Lungenrand etwas komprimiert, was klinische Erscheinungen nicht zu machen pflegt. Der Zustand kann eigentlich nur im Röntgenbild erkannt werden (s. Ausführungen auf Seite 779).

In den häufigeren Fällen, wo die Flüssigkeit sich anfänglich peripulmonär ausbreitete, d. h. im Falle der sogenannten Mantelpleuritis, entsteht Abschwächung des Klopfschalles und — durch die eingeschobene Flüssigkeit bedingt — Abschwächung des Atemgeräusches. Das ist das **Kardinalsyndrom** aller Flüssigkeitsergüsse in der Brusthöhle: Dämpfung mit abgeschwächtem Atmen weisen fast regelmäßig auf Flüssigkeitsergüsse hin. Bei kleinen Ergüssen ist es schon der Fall, geschweige denn erst bei den größeren.

Das klassische Syndrom der Pleuritis.

Wächst der Erguß, so wird die Lunge immer mehr nach ihrem Anheftungspunkt, d. h. nach dem Hilus zu verdrängt (s. Abb. 238). Die Masse der Flüssigkeit sammelt sich infolgedessen über dem Zwerchfell und an der seitlichen Brustwand an. Medianwärts muß der Spiegel niedriger sein (in aufrechter Haltung des Patienten gedacht), weil die peripheren Teile der Lunge beweglicher sind als die medialen. Bei der Perkussion erhält man hinten eine Dämpfung mit entsprechender Abgrenzung. Die Grenzlinie verläuft von innen unten nach außen oben und nicht horizontal, wie man bei primitiver Betrachtung zunächst denken sollte. Diese schräge Grenzlinie, welche unter dem Namen der *Damoiseau*schen Linie bekannt ist, hat etwas ungemein typisches. Da mindestens bei der Perkussion sofort die Frage auftaucht,

Die *Damoiseau*sche Grenzlinie.

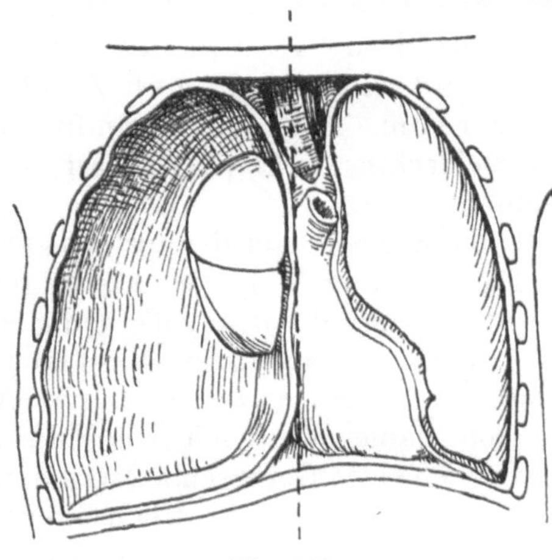

Fig. 238.

Lage der Lunge im Pleuraraum bei mäßigem (237) und hochgradigem Ergusse (238). Im ersteren Falle wird die Lunge nach oben und medial, nach dem Hilus zu abgedrängt. Man erkennt das anatomische Substrat der Damoiseauschen Linie und der Röntgenbefunde (s. Fig. 232 u. 235). Bei völliger Verdrängung der Lunge (238) zieht sie sich ganz nach dem Hilus zu. Wächst der Erguß noch weiter, so kommt es zu Mediastinalverlagerungen.

(Nach Präparaten des Verfassers gezeichnet von Dr. *Ella Runge*.)

ob die Dämpfung nicht auf eine Pneumonie zu beziehen sei, ist der Verlauf der Grenzlinie so wichtig, weil die Lappengrenzen doch umgekehrt, d. h. von innen oben nach außen unten verlaufen. So kommt es, daß eine Dämpfung mit *Damoiseau*scher Grenzlinie fast mit Sicherheit auf einen mittleren pleuralen Erguß zu beziehen ist.

Übersteigt das Exsudat ein gewisses Maß, so wird die Lunge hochgradig nach dem Hilus zu verdrängt. Eine Grenzlinie im Sinne der *Damoiseau*schen Linie ist dann nicht mehr vorhanden. Die Abgrenzung wird im ganzen unscharf, weil die immer fortschreitende Kompression der Lunge auch zu Verdichtungserscheinungen Anlaß gibt. Will man sich nur vermöge der Perkussion ins Klare kommen, so ist es zweckmäßig, den Befund im Liegen und in aufrechter Haltung zu ermitteln. In liegender Stellung erhält man vorn eine Dämpfung, die bei aufrechter Haltung verschwindet oder schwächer wird.

Der völlig ausgefüllte Pleuraraum.

Wächst das Exsudat schließlich so weit an, daß der Brustraum vollständig ausgefüllt ist, so wird die Lunge zu einem kleinen, vollständig atelektatischen Knoten am Hilus zusammengepreßt, der Thorax wird ausgeweitet und nun erhält man vorn sowohl wie hinten, unten ebenso wie oben harten Schenkelschall. Der Schall ist so hart, wie man ihn bei Lungeninfiltraten nur in seltenen Fällen hört. Das gleiche gilt vom Resistenzgefühl.

Auskultatorische Phänomene.

Was nun die auskultatorischen Erscheinungen anbelangt, so sind sie nach der Masse des Flüssigkeitsergusses verschieden. Immer wieder aber steht im Mittelpunkt die klassische Beobachtung, daß das Atemgeräusch leiser wird. Die Abdrängung der Lunge durch die Flüssigkeit ist ein Hindernis für die Schalleitung und macht, wie wir schon oben erwähnten, eine Abschwächung des Atemgeräusches. Um es noch einmal herauszuheben: Dämpfung und Abschwächung des Atemgeräusches sind die klassischen Zeichen der Flüssigkeitsergüsse im Brustraum. Auch der Stimmfremitus muß aus dem gleichen Grunde der verschlechterten Leitung zwischen Lunge und Brustwand abgeschwächt sein.

Je nach der Größe der Ergüsse sind die auskulatorischen Phänomene äußerst verschieden. Die Abschwächung des Atemgeräusches tritt auch bei kleinen Ergüssen, selbst wenn sie nur unvollständig ist, so doch immerhin deutlich in Erscheinung. Bei mittleren Exsudaten findet man die Abschwächung unterhalb der *Damoiseau*schen Linie. An der Grenzlinie und etwas oberhalb davon, namentlich nach dem Hilus zu, kann ein dem Bronchialatmen sehr nahestehendes Geräusch auftreten, welches mit Recht als **Kompressionsatmung** bezeichnet wird. Überschreitet der Erguß das mittlere Maß, so nimmt die Abschwächung des Atemgeräusches immer mehr zu, bis schließlich kaum noch etwas zu hören ist.

Erguß und Schwartenbildung.

Die hier geschilderten perkutorischen und auskultatorischen Phänomene beziehen sich nur auf reine und frische Flüssigkeitsergüsse. Bei älteren Zuständen können sich sekundäre Folgeerscheinungen im Brustraum entwickeln, welche den Nachweis von Flüssigkeit in der Brust vielfach sehr schwierig gestalten. Wenn die Pleura sich schon verdickt hat, wenn es zur Abgrenzung und Abkapselung von Flüssigkeit gekommen ist, so ergeben sich häufig Befunde, welche nicht ohne weiteres gedeutet werden können. Selbst dem Geübten wird es oft unmöglich sein zu sagen, ob man hinter einer Dämpfung mit abgeschwächtem bzw. verändertem Atemgeräusch ein Infiltrat der Lunge, eine Verdickung der Pleura, einen Erguß oder Kombinationen dieser Möglichkeiten zu suchen hat.

Massivpneumonie und Pleuritis.

Was bisher gesagt wurde, könnte sich ebenso gut auf den Erwachsenen wie auf das Kind beziehen. Die Eigenart des kindlichen Körpers verdient aber auch gebührende Berücksichtigung. Perkutorisch ist der Nachweis eines Widerstandes in der Brusthöhle gewöhnlich verhältnismäßig leicht, weil bei dem weichen und elastischen Brustkorbe größere Flüssigkeitsergüsse ein so starkes Resistenzgefühl erzeugen, daß man hieraus allein schon die Diagnose ableiten kann. Vergessen darf man allerdings nicht, daß es auch massive Lungeninfiltrate gibt (Epi- bzw. Paratuberkulose, Massivpneumonien), welche ein sehr hohes Maß von Widerstand für den perkutierenden Finger bieten und immer wieder zu

Nachforschungen verleiten, ob man es nicht doch mit Flüssigkeitsergüssen zu tun hat.

Bei der Auskultation gibt es insofern besondere Verhältnisse, als man unter Umständen über großen Exsudaten nicht nur keine Abschwächung des Atemgeräusches hat, sondern vielmehr lautes, rauhes bis bronchiales Atmen. Die Erscheinung ist nicht so häufig, wie man es wohl gelegentlich früher hingestellt hat, immerhin kommt sie vor, am ehesten anscheinend bei solchen jüngeren Kindern, welche einen flachen Brustkorb haben.

Johanna G., 11 Jahre, aufgenommen am 21. Nov. 1918. Das Kind erkrankte vor 5 Wochen mit Kopfschmerzen, Gliederschmerzen und Fieber. Am 2. Tage bekam es Nasenbluten und Hustenreiz. Nach etwa 14 Tagen wurde es fieberfrei, stand wieder auf. Der Arzt stellte damals Rippenfellentzündung fest.

Bei der Aufnahme zeigte sich das Kind blaß, leidend aussehend, stark abgemagert. Es ist von exquisit paralytischem Habitus. Die Brust ist ungewöhnlich flach. Thoraxdurchmesser in der Mitte des Brustbeins 11 cm. Die Untersuchung ergibt totale Dämpfung auf der linken Seite, in den gedämpften Partien abgeschwächtes, hauchendes Bronchialatmen. Da sich der Erguß nicht in deutlich seitlich absteigender Linie abgrenzen läßt, da ferner das Bronchialatmen bei dem immerhin 11 jährigen Mädchen sehr beträchtlich ist, wurde zunächst eher an eine Verdichtung der Lunge wie an einen Erguß gedacht. Aus diesem Grunde wurde erst verhältnismäßig spät zur Probepunktion geschritten, die wider Erwarten dicken, rahmigen Eiter ergab (Pneumokokken), Rippensekretion.

Heilung gestört durch mehrfache mit Fieber verbundene Eiterretentionen, aber sonst Wohlbefinden. Gewichtszunahme. Haare gehen stark aus. Am 22. Januar, das sind 2 Monate nach der Operation, ist die Wunde bis auf einen kleinen Spalt verheilt. Der Klopfschall ist etwa von der Höhe des 7.—8. Brustwirbels abwärts noch stark verkürzt, in einer zweifingerbreiten Zone ganz aufgehoben, darüber noch leises Kompressionsatmen.

Das *Rauchfuß*sche Dreieck.

Große Ergüsse machen, was aber mehr von theoretischem Interesse ist, eine eigenartige Dämpfungserscheinung auch auf der gesunden Seite. Unten neben der Wirbelsäule findet sich eine schmale dreiecksförmige Dämpfung, welche ihre Basis unten hat und welche sich neben der Wirbelsäule spitz nach oben zieht (*Rauchfuß*sches Dreieck). Das Gebilde ist darum mehr von theoretischem Interesse, weil bei so ausgedehnten Exsudaten, welche das *Rauchfuß*sche Dreieck hervorrufen, die Diagnose auch sonst kaum auf Schwierigkeiten stößt.

Große Flüssigkeitsergüsse in die Pleurahöhle machen noch allerhand andere Erscheinungen. Die erkrankte Seite bleibt in der Atmung zurück, gewöhnlich stärker als das bei Pneumonie der Fall zu sein pflegt. Bei mageren Kindern sieht man die Interkostalräume verstrichen, so daß die ganze erkrankte Brustseite größer erscheint. Die kranke Thoraxseite kann leicht ödematös sein.

Von ganz besonderer Bedeutung ist, daß die Flüssigkeitsabsonderung oft so stark ist, daß ein Überdruck im Thorax entsteht. Als Folge hiervon treten Mediastinalverdrängungen nach der gesunden Seite auf. Handelt es sich um eine Erkrankung der rechten Seite, so wird das Herz nach links verlagert, was sich durch die Verschiebung des Herzspitzenstoßes einfach erkennen läßt. Befindet sich der Erguß auf der linken Seite, so wird das Herz nach rechts gedrängt, manchmal so stark, daß Zirkulationsbeeinträchtigungen entstehen und man fast den Eindruck der Dextrokardie hat. Außerdem sind die Ergüsse auf der linken

Seite auch noch durch ein Phänomen im Gebiete des Zwerchfells ausgezeichnet. Der zwischen Leber, Herz und Milz gelegene *Traube*sche Raum, welcher sonst tympanitischen Magenschall ergibt, wird von dem weit nach unten reichenden Flüssigkeitserguß ausgefüllt und ergibt nun eine Dämpfung.

Mediastinal-Verschiebung

Schließlich sei noch erwähnt, daß über der erkrankten Pleura empfindliche Zonen auftreten können. Die Kinder reagieren mit Schmerzen schon wenn man mit dem Finger leise über die Brusthaut streicht. Palpation und Perkussion können natürlich erst recht schmerzhaft sein. Die gleichen Störungen ergeben sich allerdings auch bei Pneumonien, so daß sie unmittelbar für die Diagnose der Rippenfellentzündung nicht verwendet werden können.

Die Rückbildung der großen Ergüsse hinterläßt meist überraschend geringe Rückstände. Schrumpfungen und Verziehungen einer ganzen Brustseite, wie sie in der älteren Literatur eine große Rolle spielen, kommen verhältnismäßig selten vor. Auch in solchen Fällen, wo sich schon starke Schwarten gebildet haben, pflegt doch weitgehende Rückbildung ad integrum zu erfolgen.

Außerordentlich wichtig und aufschlußreich sind die Röntgenbilder der pleuralen Ergüsse. Hierüber s. Ausführungen auf S. 779.

Mit der Feststellung, daß ein Erguß vorhanden ist, ist noch nicht alles erreicht. Nun folgt erst die Prüfung, wie der Erguß beschaffen ist. Zu diesem Zwecke ist die **Probepunktion** unerläßlich. Die Probepunktion wird mit einer gewöhnlichen 5—10 ccm Spritze mit einer nicht zu dünnen Nadel vorgenommen. Man sticht am besten in den 6.—7. Interkostalraum ein und zwar in sagittaler Richtung in die hintere Axillarlinie. Narkose oder Lokalanästhesie ist überflüssig. Wichtig ist, daß man mit dem linken Zeigefinger die Stelle der Punktion gut markiert und durch mäßigen Druck dieses Fingers die Rippen etwas auseinanderdrängt. So vermeidet man den unangenehmen und schmerzhaften Zwischenfall, daß man mit der Nadel auf die Rippe kommt. Zu beachten ist, daß man kontinuierlich saugen muß, um unfreiwilligen Eintritt von Luft in die Pleurahöhle zu verhüten.

Die paratuberkulöse Pleuritis.

Die seröse, paratuberkulöse Pleuritis geht regelmäßig mit Fieber einher. Die Fieberperiode dauert gewöhnlich 2—3 Wochen. In den ersten Tagen steigt die Temperatur zur Höhe an, um dann langsam und unregelmäßig wieder zur Norm zurückzukehren. Dabei kann sich ein Plateau der Temperaturkurve bilden, welches zwar von Remissionen unterbrochen wird und welches auch nicht allzulange anzuhalten pflegt, welches aber doch relativ deutlich in Erscheinung tritt.

Unscheinbarer Beginn der Krankheit.

Der Krankheitsbeginn kann recht akut sein. In den meisten Fällen aber schleicht sich die Erkrankung sehr unscheinbar ein. Die Kinder fühlen sich nicht wohl, sind matt, blaß, appetitlos. Zu diesen allgemeinen Krankheitszeichen treten örtliche Erscheinungen zunächst nicht. Gelegentlich wird Seitenstechen angegeben, worauf man ja aber bekanntlich bei Kindern nicht allzuviel Gewicht legen darf. Husten ist gewöhnlich vorhanden, doch hat er keinen besonderen Charakter. Mit zunehmendem

Exsudat werden die Beschwerden größer und insofern charakteristischer, als die Kinder kurzatmig werden. Auch die Höhe des Fiebers trägt dazu bei, das Krankheitsbild zu verstärken Der Arzt, welcher gewöhnlich erst in diesem Stadium zugezogen wird, kann nun die Krankheit leicht erkennen.

Ilse E., 7 Jahre, aufgenommen am 20. Januar 1919. War immer gesund und kräftig. Seit 4 Wochen Durchfälle, seit 8 Tagen Schmerzen in der linken Brustseite. Allgemeinbefinden mäßig, Kind nicht bettlägerig.

Graziles Mädchen in reduziertem Ernährungszustand. Über der ganzen linken Lunge hinten und vorn totale Dämpfung und überall scharfes Kompressionsatmen.

Probepunktion ergibt gelblich-grünliche, klare Flüssigkeit. Durch Aspiration werden etwa 400 ccm entnommen. Hierauf deutliche Aufhellung bis knapp handbreit zur unteren Lungengrenze. Hinten nur noch leicht verschärftes Atmen, wohingegen vorn noch deutliches Kompressionsatmen.

Erhält man so, wie es gewöhnlich ist, die Kinder in der 2.—3. Krankheitswoche zu sehen, so präsentieren sie sich abgemagert, blaß. Die Atmung ist beschleunigt, aber nicht ausgesprochen dyspnoisch. Der Puls ist frequent, die Temperatur ist erhöht.

Der Verlauf der Krankheit erstreckt sich in den leichteren Fällen über mehrere Wochen. In schwereren Fällen kann es selbst einige Monate dauern, bis volle Wiederherstellung erzielt ist. Die Temperaturen gehen in der 3. Woche gewöhnlich zurück, die Aufsaugung des Exsudates aber kann noch recht lange auf sich warten lassen und kann durch die Ausbildung von Schwarten und Verwachsungen gestört werden. Zwischenfälle oder Verschlimmerungen in der einen oder anderen Richtung pflegen nicht aufzutreten. Auch die Neubildung von Flüssigkeit in der Brusthöhle (nach eventueller Punktion) spielt kaum eine Rolle.

Die Diagnose ist sofort gegeben, wenn man den pleuralen Flüssigkeitserguß festgestellt hat. Die Probepunktion muß der Feststellung des Ergusses folgen, um zu ermitteln, welcher Art der Erguß ist. Es gibt keine andere Form der Pleuritis, welche mit serösen Flüssigkeitsergüssen dauernd einhergeht. Wenn auch manchmal im Anschluß an Pneumonie zunächst ein seröser Erguß erfolgt, so ist er doch entweder klein und bildet sich schnell zurück oder er trübt sich schnell und geht in Eiterung über. Bakteriologische Untersuchung ergibt vollständige Keimfreiheit der serösen Ergüsse. Auch Tuberkelbazillen sind bisher nicht gefunden worden. Zur Stützung der Diagnose kann und soll man die Tuberkulinprobe nach *Pirquet* machen. Fällt sie zuverlässig negativ aus, so würde das gegen paratuberkulöse Pleuritis sprechen.

Der seröse Erguß ist keimfrei.

Die Prognose ist durchaus günstig. Wenn der Krankheitsverlauf auch verzögert ist, so pflegt doch völlige Wiederherstellung einzutreten. Übergang in echte tuberkulöse Erkrankung ist bisher nicht beobachtet worden. Adhäsionen und Schwarten bilden sich gut zurück.

Die Behandlung strebt an, den Flüssigkeitserguß zu beseitigen. Mit Hilfe von Punktionen wird dieses Ziel restlos erreicht. Bei kleinen und mittleren Ergüssen kann man sich darauf beschränken, 10—20 ccm mit der Punktionsspritze zu entnehmen. Die Erfahrung lehrt, daß dieser kleine Eingriff die Resorption der Ergüsse zu beschleunigen pflegt. Ist der Erguß sehr groß, ist er vor allen Dingen mit Mediastinalverschiebungen verbunden, so ist es zweckmäßig, größere Mengen von Flüssigkeit zur Entlastung des Mediastinums zu entfernen. Man bedient sich hierzu am besten eines Troikarts, der mit einer Saugpumpe (Potin) verbunden ist. Die Punktion erfolgt unter Lokalanästhesie (zweiprozentige Novokainlösung mit Zusatz von Adrenalin). Da nach der Entfernung größerer Flüssigkeitsmengen erfahrungsgemäß starker Hustenreiz auftritt, so empfiehlt es sich, schon eine halbe Stunde vor dem Eingriff eine ausreichende Dosis Kodein zu verabfolgen. Der Gebrauch von antirheumatischen Mitteln (Salizyls. Natr.) kann versucht werden. Auch auf Tuberkulininjektionen kann Besserung eintreten (s. Kap. Tuberkulose Bd. II).

Die para- bzw. metapneumonische Pleuritis.

Die Mehrzahl aller Pleuritiden, welche mit starker Eiteransammlung in der Brusthöhle verbunden sind, wird durch Pneumokokken bedingt und schließt sich an pneumonische Prozesse in der Lunge an. Pleuritis, durch Eitererreger oder Influenzabazillen hervorgerufen, ist selten. Im ersteren Falle handelt es sich um Begleiterscheinungen septischer Prozesse im letzteren um Empyeme, welche sich an Grippepneumonien anschließen. Solche Brustfellentzündungen, welche durch den Influenzabazillus bedingt werden, haben wir fast nur in der großen Grippepandemie kennengelernt.

Verschiedene Formen von Pleuritis bei Pneumonie.

Die Mitbeteiligung des Brustfells bei der Pneumonie kann sich in den verschiedensten Formen vollziehen. Entweder kommt es nur zur Trübung der Pleura durch geringfügige Fibrinauflagerung oder — in der Mehrzahl der Fälle — zu serösen bzw. eitrigen Begleitexsudaten. Diese Begleitexsudate bilden sich glatt zurück. In einer Minderzahl von Fällen gewinnt die Brustfellerkrankung selbständigen Charakter, d. h. es bildet sich ein reichliches Exsudat, welches dann regelmäßig eitrigen Charakter anzunehmen pflegt. Anfänglich kann es mehr serös, weniger getrübt sein. Als Ursache der Trübung findet man gelegentlich eine Unzahl von Pneumokokken. Diese trüb-serösen Exsudate gehen schnell in Eiter über. Gewöhnlich aber sind die Exsudate von vornherein eitrig und nehmen schnell an Umfang zu.

Besonders interessant und der Erwähnung wert sind die eitrigen Begleitexsudate. Wir haben sie vielfach durch Punktion festgestellt. Man erhält einen ziemlich dickflüssigen, rahmigen, gelblich oder gelbgrünlichen Eiter, der Pneumokokken enthält. Die ursprüngliche Erwartung, daß sich nunmehr ein Empyem bilden würde oder müsse, verwirklicht sich aber nicht. Ungeachtet der Pleuritis tritt die Krisis ein und das Begleitexsudat bildet sich ebenso schnell zurück wie das pneumonische Infiltrat. Sehr selten sind Mittelstufen zwischen Begleitexsudat und Empyem, wie es im Falle der Fig. 239 der Fall war und bei Ludwig H.

Ludwig H., 3½ Jahre, Prot. Nr. 357, Jahrg. 1921. Das Kind wurde mit einer typischen rechten Oberlappenpneumonie eingeliefert. Es hatte auffallend wenig Beschwerden. Die Atmung war kaum gestört. Pleurale Reizerscheinungen waren nicht vorhanden. Wenig Husten. Die Temperatur war anfangs kontinuierlich und ging am 6. und 7. Krankheitstage auf subfebrile Höhe herunter. Am Morgen des 8. Krankheitstages erhob sie sich plötzlich wieder zur febrilen Höhe und gleichzeitig trat eine vollständige Umwälzung des Bildes ein. Das Gesicht nahm eine bläßliche Verfärbung an, heftiger Reizhusten quälte das Kind und gab dem Gesicht einen verstörten Ausdruck. Die Atmung beschleunigte sich zusehends. Die Untersuchung ergab nunmehr eine starke Schallabschwächung im Gebiete des Unterlappens, mit der aber keine wesentliche Veränderung des Atemgeräusches verbunden war. Verdichtungserscheinungen waren nicht nachweislich. Probepunktion ergab 1 ccm seröse, trübe Flüssigkeit, in der Pneumokokken kulturell nachweislich waren.

Der Zustand hielt so einige Tage an. Das Exsudat vergrößerte sich nicht wesentlich. Die Dämpfung ging zunächst auch nicht zurück, dagegen besserte sich das Allgemeinbefinden, der Reizhusten verlor sich.

Epikrise: Bemerkenswert war die Verschlechterung des Allgemeinbefindens in dem Augenblick, wo die Pleura ergriffen wurde. Trotzdem das Exsudat von vornherein eine starke Eiterbeimischung aufwies, entwickelte sich aber kein Empyen. Die hochgradige Dämpfung ohne Verdichtungserscheinungen bei der Pleuritis ist wohl z. T. auf funktionelle Ausschaltung der Respiration zu beziehen (Atelektase).

Die Empyeme sind entweder para- oder metapneumonisch. Manchmal treten sie sofort mit Beginn der Pneumonie auf, gewöhnlich aber erst gegen Ende des pneumonischen Prozesses. In anderen Fällen erfolgt zunächst die regelrechte Krisis und dann schließt sich eine neue Krank-

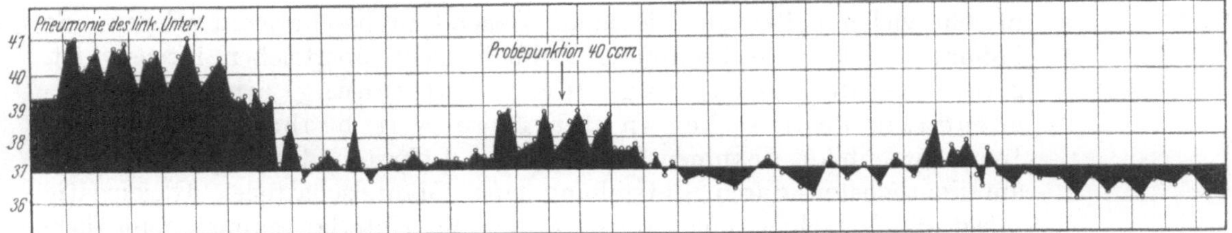

Fig. 239.

Lore B., 3 Jahre, 2 Monate alt — 1929 Nr. 287 — Kinderklinik Dortmund. Pneumonie des linken Unterlappens mit nachfolgendem kleinem Exsudat, deutlich im Röntgenbild zu sehen.

heitsperiode an, in welcher sich das Empyem ausbildet. Zwischen der Pneumonie und dem Beginn des Empyems kann ein Intervall von mehreren Tagen liegen.

In den wenigen Fällen, wo eine sichtliche Lungenentzündung dem Empyem nicht vorausgeht, dürfte es meist so sein, daß die Pneumonie wegen des schnellen Beginnes der Rippenfellentzündung nicht beobachtet werden konnte. In anderen Fällen wird, wie wir es mehrfach geschildert haben, die Pneumonie sehr geringen Umfang gehabt haben und der physikalischen Feststellung entgangen sein. Pneumokokkenempyeme ohne vorangegangene Pneumonie dürften nur selten vorkommen. Die theoretische Möglichkeit muß zugegeben werden.

Das klinische Bild. Die Begleitpleuritis der Pneumonie macht sehr wenig Erscheinungen. Manchmal ist eine sichtbare Verschlimmerung des Allgemeinbefindens mit der Pleuritis verbunden (s. Krankengesch. Ludwig H. auf S. 796). Dann geht die Pleuritis aber, wie es die Kurve Fig. 239 demonstriert, über den Rahmen einer Begleitpleuritis hinaus. Das vornehmste Symptom sonst ist der Schmerz. Bei kleinen Kindern äußert er sich in einem charakteristischen, kurzen, exspiratorischen Stöhnen. Es gibt wenige Zeichen, welche ohne Hilfsmittel zu beobachten sind, die mit gleicher Eindringlichkeit und Sicherheit den Rückschluß auf einen pathologischen Prozeß ermöglichen wie das exspiratorische Stöhnen der

Kleinkinder. Bei älteren Kindern werden die Schmerzen mit Worten geklagt, oft aber falsch lokalisiert, wie es ja beim Kinde ganz üblich ist. Gewöhnlich werden die Schmerzen in den Leib verlegt und so ist es nicht verwunderlich, daß die Kinder, wie es schon bei der Pneumonie geschildert wurde, als appendizitisverdächtig angesehen werden. Die Atmung wird durch die Schmerzen oberflächlich.

Bei der Untersuchung findet man, solange es sich um Begleitpleuritis handelt, nur eine mäßige Abschwächung des Klopfschalls und des Atemgeräusches. Wenn im Verlaufe einer Pneumonie hinten unten Dämpfung mit abgeschwächtem Atmen eintritt, so ist das fast stets auf Pleuritis zu beziehen. Das gilt nicht nur in den Fällen, wo die Pneumonie den Oberlappen betrifft, die unteren Teile der Lunge zunächst also keine physikalischen Zeichen geben, sondern auch dann, wenn die Pneumonie in den Unterlappen sitzt. Wir haben weiter oben schon gesagt, daß massive Pneumonien der Unterlappen verhältnismäßig selten sind, daß sie sich in sehr vielen Fällen auf die hiläre Gegend zu beschränken pflegen. So kommt es, daß die Dämpfung vielfach nicht übertrieben intensiv ist. Zunahme der Dämpfung durch Entstehung eines Begleitexsudates kann daher in der Regel gut beobachtet werden. Im Röntgenbilde dokumentiert sich das Auftreten des Begleitexsudates am deutlichsten durch Entstehung eines Mantelschattens. Gleichzeitig pflegt die Verschleierung, welche durch die Unterlappenpneumonie hervorgerufen war, stärker zu werden und auch die seitlichen Teile mitzuergreifen, welche sonst durch die Pneumonie nicht berührt werden. Auch Verschattung des Komplementärraumes durch Pleuritis kommt vor.

Zeichen der beginnenden Pleuritis.

Im allgemeinen wird man seine Aufmerksamkeit hauptsächlich auf die Unterlappenpneumonien zu richten haben. Begleitexsudate oder gar Empyeme entwickeln sich häufiger aus Unterlappen- als aus Oberlappenpneumonien. Die linke Seite scheint außerdem noch eine gewisse Bevorzugung zu genießen.

Empyem bei Unterlappenpneumonie.

Die Entstehung des Empyems ist häufig nicht deutlich durch eine Veränderung im Befinden festzustellen. Das gilt namentlich für die parapneumonischen Empyeme. Solange das Kind sich noch unter den schweren Zeichen der Pneumonie befindet, ist es verständlich, daß die Eiterbildung in der Pleurahöhle keine wesentliche Veränderung hervorruft. Im Anfang der Erkrankung können allerdings auch hier Stöhnen bzw. Schmerzäußerung auf den Zustand hinweisen. Anders ist es bei metapneumonischen Empyemen. Die Besserung des Befindens, welche mit der Krisis einherging, hält nicht an. Die Kinder machen wieder einen kränkeren Eindruck. Erneute Temperaturen weisen auf erneute Krankheit hin. Das schnell zunehmende Exsudat, Dämpfung und abgeschwächtes Atmen, lassen in der Regel die Ungewißheit nicht lange andauern. Die Temperatur pflegt wieder hohe Grade anzunehmen und sich auf dieser Höhe mit ziemlich großen Tagesschwankungen zu erhalten. Bleibt der Prozeß unerkannt, so entwickelt sich ein langdauerndes Eiterfieber. Die Kinder kommen sichtlich herunter und kommen schließlich in einen Zustand hochgradiger Abmagerung und Kachexie. Die Haut nimmt eine gelblich-blasse Färbung an. Ist das Exsudat sehr groß, was häufig der Fall ist, so kommt es zu Mediastinalverschiebungen, welche namentlich bei den häufigen Empyemen der linken Seite sehr beträchtlich sein können. Im Gefolge hiervon entwickeln sich Zirkulationsstörungen, die im Verein mit der Behinderung der rechten Lunge Kurzatmigkeit hervorrufen. Die Haut über der befallenen Brustseite kann ödematös und schmerzhaft sein.

Bleibt das Empyem sich selbst überlassen, so kann es zu spontanen Durchbrüchen kommen. Manchmal bahnt sich der Eiter seinen Weg durch die Interkostalmuskulatur. Es kommt zu umschriebenen Vorwölbungen der Haut. Sie kann durchbrechen, so daß der Eiter Abfluß erhält (Empyema necessitatis). Diese Fälle sind jetzt außerordentlich selten geworden. Durchbrüche des Eiters in einen Bronchus mit nachfolgendem Aushusten des Eiters, wie sie in der älteren Literatur angeführt werden, haben wir niemals beobachtet.

Die physikalischen Erscheinungen entsprechen je nach dem Umfange des Empyems den Zeichen, wie sie weiter oben für die Flüssigkeitsergüsse in die Brusthöhle geschildert worden sind. Auf diese Schilderung wird hier verwiesen.

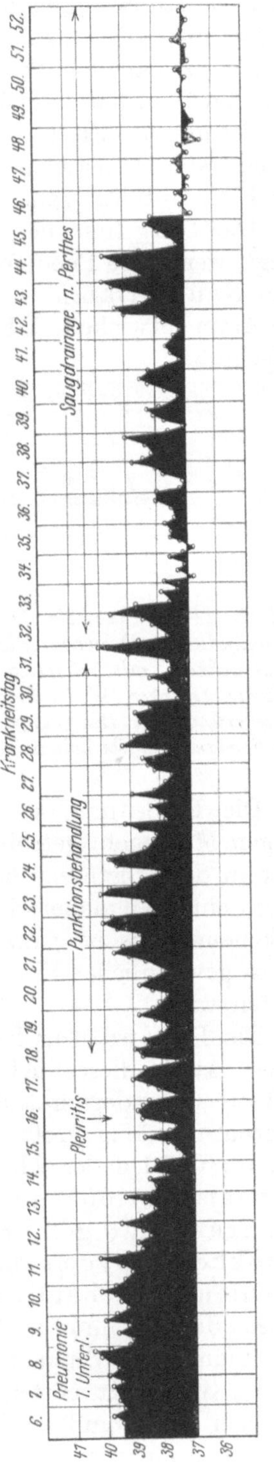

Fig. 240.
Dora H., 9 Jahre, 9 Monate alt — 1928 Nr. 310 — Kinderklinik Dortmund. Pneumonie des linken Unterlappens. Sehr schweres Krankheitsbild. Übergang in Empyem. Punktionsbehandlung führt nicht zum Ziel, dagegen erfolgt Heilung unter Saugdränage.

Paul K., 4 Jahre, Prot.-Nr. 323. Es handelt sich um eine Erkrankung der linken Brustseite. Die Dämpfung war so intensiv und die Abschwächung des Atemgeräusches so stark, daß man von vornherein an einen Flüssigkeitserguß dachte. Genaue perkutorische Feststellung war nicht möglich, da er außerhalb des Krankenhauses mit Senfpflaster behandelt worden war und als Folge davon große Epitheldefekte der Haut hatte. Probepunktion ergab nur einmal etwas trübe, seröse Flüssigkeit. Das Allgemeinbefinden war äußerst schlecht. Das Kind sah blaß, verfallen, septisch aus. Wider Erwarten ging aber die Temperatur herunter, das Allgemeinbefinden besserte sich. Nach wenigen Tagen aber setzte erneut Temperatursteigerung ein, die immer höher ging und immer mehr intermittierenden Charakter annahm, wobei sich das Allgemeinbefinden wieder verschlechterte. Schließlich stellte sich Ödem der linken vorderen Brust ein und kompakte Dämpfung mit abgeschwächtem Atem bis fast zur Spitze hin. Probepunktion ergibt dicken grünen Eiter.

Offenbar handelt es sich von vornherein um eine Pneumonie mit dem üblichen, aber etwas stärkeren Pleuraerguß. Die Pneumonie heilte, aber es entwickelte sich ein metapneumonisches Empyem. Ungewöhnlich war die starke Reaktion der Brustwand.

Es verdient hervorgehoben zu werden, daß neben den großen, die ganze Brusthöhle füllenden Eiteransammlungen auch kleinere Eiterungen vorkommen, die durch Adhäsion abgekapselt werden können. Werden sie, wie das gar nicht selten ist, durch schwartige Verbildungen der Pleura abgegrenzt, so kann ein Zustand entstehen, wo die Schwarte das Wesentliche ist und der Eiter nur noch einen spaltförmigen Raum füllt. In solchen Fällen kann es gelingen, mit einer einzigen oder mit wenigen Punktionen den Eiter auszusaugen.

Die Diagnose des Empyems ist sehr einfach. Der Verdacht wird erregt, wenn eine Pneumonie nicht regulär endet, wenn bei Fortbestehen oder Neuaufflammen von Fieber sich eine Dämpfung mit abgeschwächtem Atem entwickelt. Über die Art des Ergusses gibt die Probepunktion Aufschluß.

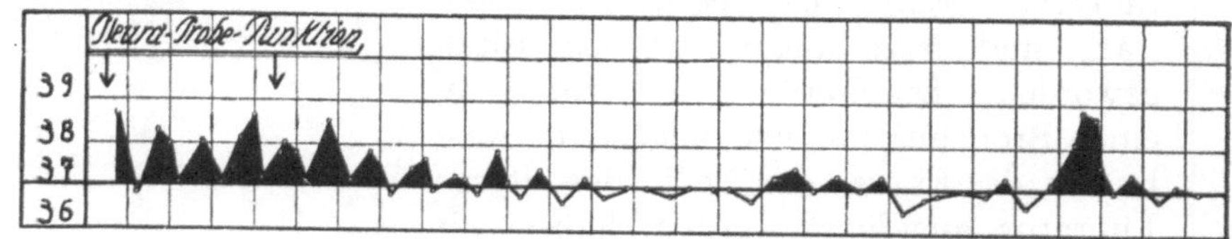

Fig. 241.

Karl V., 11 J., 1918, Nr. 419. Vor 10 Wochen Grippe (?) mit Lungen- und Rippenfellentzündung. Dauernd Fieber und schlechtes Befinden. Starke Dämpfung rechts hinten unten mit ziemlich lautem Atemgeräusch. Probepunktion durch dicke Schwarte (starker Widerstand) ergibt dicken Pneumokokkeneiter. Hierauf schnelle Entfieberung und Besserung. Weitere Punktionen nicht nötig. Eine zweite, 4 Tage nach der ersten ergibt keinen Eiter mehr. Nach 1 Jahr kaum mehr etwas von Dämpfung.

Gute Prognose der Pneumokokkenempyeme.

Die Prognose des Pneumokokkenempyems ist günstig, wenn die nötigen Maßregeln getroffen werden. Ungünstig wird sie nur, wenn man Eiter in der Brusthöhle beläßt und damit das Kind all den unangenehmen Folgen einer langdauernden Eiterung aussetzt. Die Prognose des Pneumokokkenempyems ist ganz wesentlich besser als eines Empyems, welches durch gewöhnliche Eitererreger oder durch andere Bakterien hervorgerufen wird.

Die Behandlung hat als erste Aufgabe die Entfernung des Eiters. Früher wurde dieses Ziel ganz allgemein durch Thorakotomie angestrebt. Bei kleinen Kindern hat die Rippenresektion eine schlechte Prognose. Ein unverhältnismäßig großer Teil von Säuglingen und jungen Kleinkindern geht im Gefolge der Thorakotomie zugrunde. Bei ihnen ist also die Rippenresektion unter allen Umständen zu vermeiden. Die Erfahrung hat gelehrt, daß auch bei älteren Kindern Pneumokokkenempyeme **niemals** der Resektion, also eines immerhin nicht unerheblichen Eingriffs, bedürfen. Wir sind in den letzten Jahren immer ohne Rippenresektion ausgekommen. Zunächst kann man einen Versuch machen, den Eiter durch wiederholte Punktion mit der Spritze zu entfernen. Kommt man hiermit nicht zum Ziel, d. h. füllt sich der Erguß wieder auf und geht die Temperatur nicht zurück, so soll man nicht lange zögern und zur ständigen Aufsaugung des Ergusses übergehen. Die ältere Methode von *Bülau* kann ausreichend sein. Hierbei wird durch ein Troikart die Brusthöhle geöffnet und dann mit Hilfe eines langen Gummirohres auf dem Wege der Heberwirkung das Absaugen vollzogen. Wir empfehlen die von uns ständig geübte Methode des Absaugens nach *Perthes*. Der Vorzug dieser Methode ist, daß die Saugwirkung beträchtlich größer ist und daß die Apparatur besser zu übersehen ist.

Das Verfahren wird wie folgt vorgenommen:

Die Einstichstelle in der hinteren Axillarlinie im 6. oder 7. Interkostalraum wird durch Novokain (2%, mit Adrenalin) auch in der Tiefe gefühllos gemacht (2—3 cm der Lösung). Die Haut wird mit einem spitzen Messer durchstoßen und durch diese Öffnung wird ein nicht zu dünner Troikart (ca. 4 bis 5 mm) in die Brusthöhle eingeführt. Der Mandrin wird herausgezogen und durch das Rohr ein Nélatonkatheter der Größe 16—18 eingeführt. Nunmehr wird das Rohr herausgezogen und der Schlauch abgeklemmt. Man hat es jetzt in der Hand, durch Öffnen der Klemme und Anschluß an den Saugapparat den Eiter schneller oder langsamer abzulassen. Es empfiehlt sich langsam vorzugehen, d. h. die große Menge des Eiters im Verlaufe etwa von 2—3 Stunden allmählich abzulassen, damit das Mediastinum langsam in seine Ruhelage zurückkehren kann. Andernfalls, d. h. bei schnellem Entfernen, können Kollapszustände eintreten. Ist erst einmal der Überdruck beseitigt, so läßt man die Saugeinrichtung ständig in Wirkung. Jeden Morgen wird der Apparat von neuem angestellt, mit Hilfe einer *Janet*schen Spritze angesaugt, um den Unterdruck zu erhalten. Geht er im Laufe des Tages herab, so muß man die Apparatur erneut in Ordnung bringen. Über die Apparatur selbst braucht nichts gesagt zu werden, alles Notwendige ergibt sich aus der Zeichnung (Fig. 243).

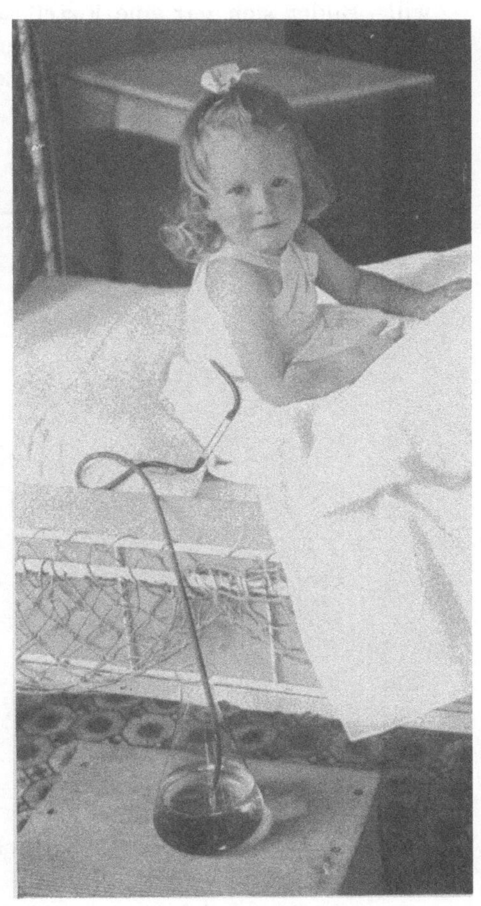

Fig. 242.
Heberdränage bei Empyem nach Bülau.

Die einzige Schwierigkeit, welche im Verlauf der Behandlung des Empyems durch Saugdränage erwächst, ist, daß die Öffnung im Thorax sich vergrößert, so daß der Katheter nicht mehr luftdicht anschließt. In diesem Falle muß man die Abdichtung durch Heftpflaster vornehmen.

Verlauf der Behandlung mit Saugdränage.

Die Behandlung der großen Empyeme mit Saugdränage erstreckt sich in der Regel über etwa 3—4 Wochen. Sie wird den Notwendigkeiten insofern am besten gerecht, als man ja ein Empyem im Prinzip als einen Abszeß mit starrer Wandung betrachten muß. Die Absaugung hat den Vorteil, daß sie nicht nur den Eiter entfernt, sondern auch die Lunge wieder zur Entfaltung bringt. Legt sie sich erst einmal an die Brustwand an, wo sie sich schnell durch Adhäsion fixiert, so wird die Abszeßhöhle verkleinert und damit der Prozeß bagatellisiert. Die Ausdehnung der Lunge kann durch exspiratorischem Überdruck begünstigt werden. Aufblasen von Gummibällen, Gummitieren, Singen, langes tönendes Exspirieren u. dgl. kann als Hilfsmittel herangezogen werden. Gelegentlich kommt es vor, daß sich schließlich eine kleine, starrwandige Höhle bildet, welche nicht mehr recht auf den Saugdruck ansprechen will. Bildet sich gar eine Fistel, so muß man schließlich die Höhle durch Resektion eines Stückchens Rippe zum Kollaps bringen.

Alle Komplikationen, welche im Verlauf der Saugdränage auftreten, beziehen sich hauptsächlich darauf, daß gelegentlich Retentionen eintreten, daß man mit dem Katheter nicht recht an einen abgesackten Eiterherd herankommt. In solchen Fällen treten erneute Temperaturen auf. Fast stets gelingt es aber, nach einiger Zeit den Eiterherd wieder zu fassen.

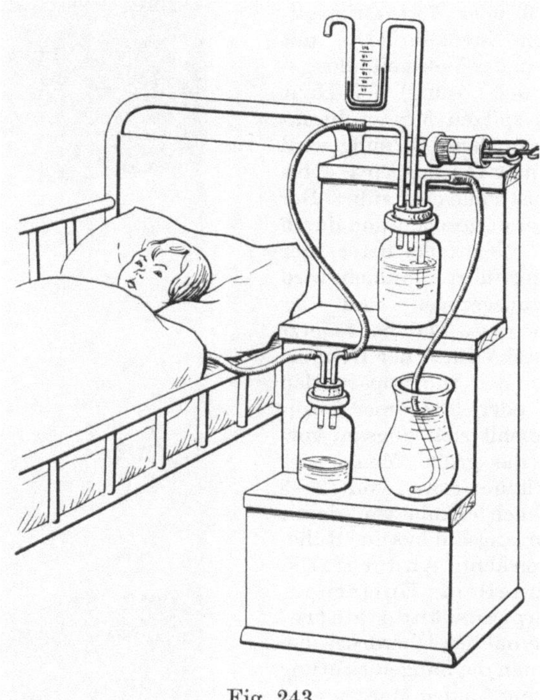

Fig. 243.

Unsere Anordnung der Apparatur für Saugdränage nach Perthes.

Im Verlauf der Behandlung erhält man allmählich immer weniger und weniger Flüssigkeit, bis man schließlich den Eindruck hat, eine Höhle sei nicht mehr vorhanden. Der Vorsicht halber legt man noch für einige Tage ein gewöhnliches Gummidrain ein und schließlich läßt man auch dieses weg — die Wunde heilt zu und es bleibt nur eine punktförmige Narbe.

Schwierigkeiten bei der Saugdränage.

Schwierigkeiten können bei dem Verfahren entstehen, wenn es sich um einen Pyopneumothorax handelt. Durch das Absaugen der Luft wird die Druckdifferenz schnell beseitigt, so daß man sich mit der Wiederherstellung beeilen muß. Diese Schwierigkeit hat keine Bedeutung, solange nicht von neuem Luft in den Hohlraum abgeschieden wird. Das kommt aber gar nicht so selten vor, wenn es sich um einen Ventilpneumothorax handelt. Mit Geduld kommt man aber auch in solchen Fällen zum Ziel.

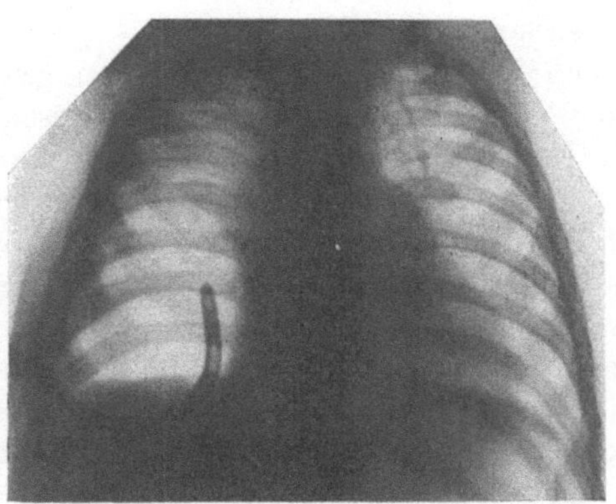

Fig. 244.
Pyopneumothorax mit einliegendem Nélaton-Katheter behufs Absaugung von Eiter und Luft.

In Fällen, wo man an Eiterreste schlecht herankommt, oder wo der Eiter sehr stark eingedickt ist, kann es nötig sein, mit Hilfe einer geeigneten Flüssigkeit zu spülen bzw. den Eiter zu verdünnen. Wir haben in diesem Sinne das von *Bier* angegebene Pepsin-Borsäuregemisch benutzt. Pepsin. 5,0, Aqu. borat. Aqu. sterilis. āā ad 100,0.

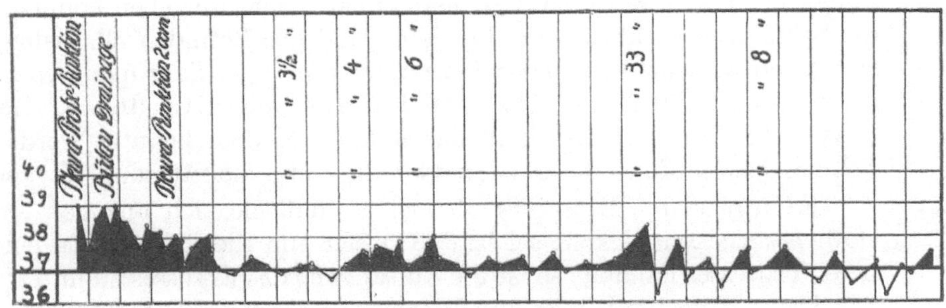

Fig. 245.
Heinrich P., 2¼ J., 1922, Nr. 236. Vor 4 Wochen mit doppelseitiger Lungenentzündung erkrankt. Besserung will nicht eintreten. Schwerkrankes, hochgradig dyspnoisches Kind. Totale Dämpfung rechts. Probepunktion ergibt dicken Pneumokokkeneiter. Entfieberung und Besserung durch wiederholte Punktionen. Die beabsichtigte Dränage nach Bülau scheiterte an der Unruhe des Kindes.

Die von *Gralka* angegebene Behandlung der Empyeme durch Einbringen von Optochin in die Pleurahöhle kann versucht werden. Über eigene Erfahrungen verfügen wir nicht.

Nach Entfernung des Eiters wird mehrfach mit Hilfe einer 10 ccm-Spritze 0,5% Lösung von Optochin. hydrochlor. eingeführt und wieder angesaugt, bis klare Flüssigkeit zurückfließt. Am Schluß gibt man (nach dem Alter) ein Depot von 2—5 ccm einer 5% Lösung von Optochin. hydrochlor. in die Pleurahöhle. Das Verfahren wird alle 3—4 Tage wiederholt.

In Fällen, wo es sich um dünnflüssiges Sekret handelt, kann man nach dem Vorschlage *Noeggeraths* verfahren. Es wird, nur mit Hilfe einer kleinen Thorakotomie (nicht Rippenresektion), ein kleines Gummidrain eingeführt, das liegen bleibt. Hierüber kommen dicke Lagen von Zellstoff, welche die Flüssigkeit ansaugen.

Spritzenabsaugung von Exsudaten.

Bisher haben wir ausschließlich von den großen Eiterungen gesprochen, welche früher allgemein mit Rippenresektion behandelt wurden. Wir haben die Beschreibung der Saugdränage vorangestellt, weil die Empyeme in den meisten Fällen so angegangen werden müssen und weil uns daran lag, ein Verfahren genau zu beschreiben, welches — bei Kindern wenigstens — die Rippenresektion überflüssig macht. Wir wollen aber nicht unterlassen zu betonen, daß man viele Empyeme, namentlich bei Säuglingen und Kleinkindern, durchaus mit der Spritze beherrscht. Wenn es auch manchmal nötig ist, 6—8mal oder noch öfter zu punktieren, so sieht man doch immer wieder, daß man mit der einfachen Methode zum Ziele kommt. Sie ist nicht nur der Einfachheit wegen zu empfehlen, sondern auch darum, weil sie ungefährlicher ist. Je kleiner der Eingriff ist, um so leichter übersteht ihn das junge Kind. Wir werden uns also bemühen, nicht nur die Rippenresektion, sondern auch die Saugdränage zu vermeiden.

Schließlich bleibt noch übrig zu erörtern, was in den Fällen getan werden muß, wo das Exsudat gar keine überragende Rolle spielt, also vornehmlich in den Anfängen einer Pleuritis. Hier wird es vor allen Dingen darauf ankommen, die Schmerzen zu bekämpfen. So wenig sich der *Prießnitz* für die Behandlung der Bronchitis oder der Pneumonie eignet, so angenehm ist er bei pleuralen Schmerzen. Kommt man mit dem Umschlag nicht zum Ziele, so wird man Opiate nicht umgehen können. Wenn die Schmerzen wirklich sehr stark sind und das Befinden allzusehr gestört ist, geben wir entweder 0,005 Morphium oder 0,01 Pantopon, aber auch nur dann, wenn es sich um Kinder jenseits des 4. Lebensjahres handelt. Sonst muß das mildere Kodein benutzt werden. Die Schmerzbekämpfung ist auch notwendig, um die Atmung zu vertiefen.

Reste der Pleuritis.

Klingt eine Pleuritis ab, sei es, daß sie sich aus den Anfangsstadien zurückentwickelt, sei es, daß es sich um die Rückstände eines gröberen Prozesses handelt, so ist die Aufsaugung des Ergusses zu unterstützen. Die beste Hilfe hierbei ist die Wärme. Am einfachsten wendet man sie an, indem man heiße Umschläge, Kataplasmen, machen läßt. Bequemer und angenehmer ist das elektrische Heizkissen, der elektrische Lichtbogen. Sind die Kinder so groß, daß sich bei ihnen Diathermie anwenden läßt, d. h. sind sie imstande anzugeben, ob sie keine übermäßige Hitze empfinden, so wird man von diesem ausgezeichneten Hilfsmittel Gebrauch machen.

Zuletzt ist die Verhütung bzw. die Behandlung von Thoraxschrumpfungen zu erwähnen. Bei gut behandelten Pleuritiden bilden sie eine enorme Seltenheit. Immerhin wird man daran denken müssen. Am wichtigsten sind alle die Mittel der Verhütung, alle Mittel, welche der Aufblähung der Lunge Vorschub leisten. Hierüber ist auf S. 802 gesprochen worden. Ist die Pleuritis gänzlich abgeklungen, so müssen weiter systematisch Atemübungen und Gymnastik getrieben werden. Eine schwere Pleuritis wird man längere Zeit einer Nachbehandlung unterziehen müssen. Verbindet man hiermit gleichzeitig eine klimatische Beeinflussung, am besten in größerer Höhenlage (800—1500 m), so hat man alles getan, was irgendwie möglich ist, um die schwere Krankheit aus dem Leben des Kindes zu tilgen.

Interlobär- und Mediastinalpleuritis.

Kennzeichnend für den Fortschritt, welchen unser Wissen von den Respirationskrankheiten des Kindes gemacht hat, ist die Ausdehnung, welche das vorliegende Kapitel erfährt. In der vorigen Auflage dieses Buches waren es nur einige Zeilen, welche dem Gegenstand gewidmet waren. Inzwischen hat sich unsere Kenntnis durch die Vertiefung der Röntgenforschung so erweitert, daß wir heute näher darauf eingehen müssen. Die Pflicht liegt um so mehr vor, als die interlobären und mediastinalen Pleuritiden nur selten anders als mit dem Röntgenapparat zu erkennen sind, wiewohl sie Anlaß zu beunruhigenden gesundheitlichen Störungen geben können.

Die interlobären Pleuritiden sind nicht selten.

Lokalisierte Entzündungen der interlobären und mediastinalen Pleura sind wesentlich häufiger als wir es früher geglaubt haben. An Zahl treten sie den peripulmonalen Entzündungen gegenüber allerdings beträchtlich zurück. Immerhin gibt es zahlreiche Fälle, welche man entweder zufällig oder bei dem Bestreben entdeckt, unsichere Krankheitsbilder zu klären. Die Entzündung kann sich entweder auf die interlobäre oder auf die mediastinale Pleura erstrecken. Bei der offenen Verbindung, in der die Interlobärspalten mit dem Mediastinum stehen, kann es aber auch zu Kombinationen von Interlobär- und Mediastinalpleuritis kommen. Verständlich ist, daß auch die peripulmonalen Pleuritiden mit Interlobär- bzw. Mediastinalpleuritis verbunden sein können und es häufig auch sind.

Ätiologie und Pathogenese. Wenn wir von der Tuberkulose absehen, welche hier nicht behandelt wird, so müssen wir sagen, daß es am häufigsten pneumonische Prozesse sind, welche zur Entzündung der interlobären bzw. mediastinalen Pleura führen. Notwendig sind diese Lungenerkrankungen nicht; wir können Interlobär- bzw. Mediastinalpleuritis vor allen Dingen auch dann haben, wenn die unter der Pleura gelegenen hilären Lymphknoten erkranken. Zweifellos gibt es Zustände von Lymphadenitis und Perilymphadenitis ohne Pneumonie, welche auf die umgebende Pleura weitergreifen können. Wenn wir weiter bedenken, daß bei der Entstehung der kruppösen Pneumonie die Lymphknoten von einem primären Lungenherd aus infiziert werden und daß dann erst wieder das Lappeninfiltrat als perifokale Entzündung entsteht, so ist ohne weiteres klar, daß es auch zur Infektion der Pleura von den Lymphknoten aus kommen kann, sei es, daß sich ein Lungeninfiltrat ausbildet oder nicht. Denkbar ist schließlich noch, daß die Pleura genau wie von jeder anderen Körperstelle von einem Eiterherd aus infiziert wird. Ob das wirklich des öfteren vorkommt, muß bezweifelt werden.

Die Entstehung der Interlobärpleuritis.

Das klinische Bild. Bei der versteckten und abgeschlossenen Lage sowohl der Interlobär- wie der Mediastinalpleuritiden sind gröbere und eindeutige Krankheitszeichen nicht zu erwarten. Wir befinden uns hier in der gleichen Lage wie bei der Bronchialdrüsentuberkulose, welche zwar auch gelegentlich durch Druck oder Zerrung ein Anzeichen machen kann, welche meist aber ohne oder mit uncharakteristischen Krankheitsäußerungen verläuft. Die Interlobärpleuritiden pflegen in der Mehrzahl der Fälle nur bescheidenen Umfang anzunehmen, d. h. die Pleura bedeckt sich mit wenig dicken Schichten von Fibrin oder fibrinös-eitrigen Massen. Durch Übergreifen auf die pulmonale Pleura, auch wenn dieses Übergreifen nur geringen Umfang hat, können die Zeichen der pleuralen Reizung entstehen. Diese Fälle scheinen aber nicht häufig zu sein, meist treten Verklebungen so zeitig auf, daß die Interlobärpleuritis, wenn man so sagen darf, „unter sich" bleibt. Ist das Exsudat einigermaßen beträchtlich, so leidet das Allgemeinbefinden. Mäßige Temperaturen können für Tage, aber auch für Wochen, bestehen. Der Appetit ist herabgesetzt. Schnell entwickelt sich das Bild des nichtgedeihenden Kindes mit unklaren Fiebererscheinungen, d. h. ein Bild, wie wir es so häufig zu sehen bekommen, welches aber, wie wir wissen, die verschiedensten Ursachen haben kann. Da alle diese Fälle große diagnostische Schwierigkeiten machen, ist es ein erheblicher Fortschritt, wenn wir wissen, daß auch versteckte, lokalisierte Pleuritiden die auslösende Ursache sein können. Nur verhältnismäßig selten werden wir, wie schon erwähnt, damit rechnen können, daß Reizerscheinungen von Seiten der Respirationsorgane — Husten vor allen Dingen und pleurale Schmerzen — uns einen Hinweis geben.

Das Krankheitsbild ist schwach und uncharakteristisch.

Etwas anderes ist es, wenn, wie in seltenen Fallen, sich im Interlobärspalt ein größerer Eiterherd bildet. Solche Eiterherde können bisweilen den Umfang einer Männerfaust oder darüber hinaus annehmen. Man erhält klinisch das Bild einer Lungenverdichtung, wenn sie auch in ihrer Abgrenzung und in ihrem auskultatorischen Befunde kein eindeutiges Bild gibt. Der Pneumonie gegenüber zeichnen sie sich dadurch aus, daß sie viel zu lange anhalten. Dämpfung, abgeschwächtes Atemgeräusch, aber auch Bronchialatmen (Kompressionsatmen) können mit unregelmäßig remittierendem Fieber viele Wochen lang anhalten, während gleichzeitig die Kinder immer weiter herunterkommen. In solchen Fällen hat man schon früher gern interlobäre Prozesse angenommen und sich durch Punktion Aufschluß zu schaffen versucht. Wenn man sich über die Lage des Interlobärspaltes einigermaßen im Klaren ist, so kann man in der Tat den Eiterherd erreichen und die Diagnose sichern. So derbe Befunde werden aber doch nur selten vorliegen. Die kleinen und mittleren Ergüsse sind die häufigeren.

Große Interlobärpleuritis macht deutliche Zeichen.

Ausschlaggebend ist das Röntgenbild. Wenn man Verständnis dafür erlangen will, so muß man sich mit der Anatomie der Interlobärspalten befassen (*Dietlen*, *Schall*, *Kreuzfuchs*). Es würde aber zu weit führen, wenn man mit vielen Worten hierauf eingehen wollte. Wir verweisen infolgedessen auf die schematischen Bilder, welche einer Arbeit von *Hermann Schall* entnommen sind.

Die großen Spalten zwischen Ober- und Unterlappen auf der linken Seite, zwischen Ober-, Mittel- und Unterlappen auf der rechten Seite bilden eine schräge in sich propellerförmig gewundene Ebene, welche man sich grobschematisch im Thorax schräg von unten vorn nach oben hinten stehend vorstellen kann. Ihre Kante weist nach der Axilla zu. Der Interlobärspalt zwischen dem rechten Ober- und Mittellappen liegt dagegen (bei aufrechter Haltung des Körpers gedacht) etwa horizontal. Die Kanten schauen sowohl nach vorn wie nach der Seite. Besser als Worte es schildern können — um es noch einmal zu betonen — geht all das aus dem schematischem Bilde Fig. 246 hervor.

Wenn wir unter Berücksichtigung der anatomischen Sachlage bedenken, ob und inwieweit pathologische Prozesse in den Interlobärspalten zur röntgenologischen Darstellung kommen können, so findet man, daß bei der üblichen dorso-ventralen Durchleuchtung im sagittalen Strahlengange nur der Mittelspalt gute Chancen bietet. Sie sind so ausgezeichnet,

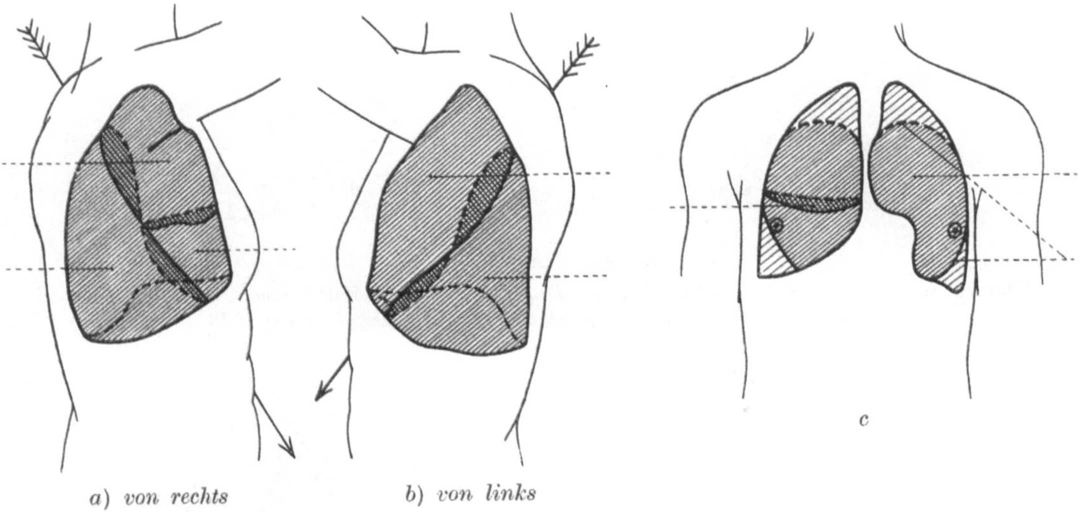

Fig. 246 a, b und c.
Die Lappenspaltflächen (stärker schraffiert) in sagittaler und frontaler Richtung betrachtet (schematisch).

daß man auf guten Platten fast in der Hälfte der Fälle einen feinen Haarstrich sieht, welcher dem Interlobärspalt entspricht. Bilden sich gar pathologische Prozesse in diesem Spalt aus, so werden sie erst recht bei der gewöhnlichen Durchleuchtung gute Bilder geben.

Die röntgenologische Darstellbarkeit der Interlobärräume.

Anders ist es mit den beiden großen Interlobärspalten. Bei der üblichen Durchleuchtung im sagittalen Strahlengange stellen sie sich flächenhaft dar. Enthält der Interlobärspalt pathologische Produkte, so daß ein Schatten entsteht, so liegt dieser Schatten im Lungenfeld und wird nur in den seltensten Fällen als zum Interlobärspalt gehörig erkannt werden können. Man braucht aber nur einen Blick auf die Fig. 246 zu werfen, um zu sehen, daß Durchleuchtung im horizontalen Strahlengang (von der Seite aus) ähnlich gute Verhältnisse bietet wie die sagittale Durchleuchtung für den Horizontalspalt. Bei frontaler Durchleuchtung werden die großen Interlobärspalten in der Richtung ihrer Flächen getroffen. Pathologische Produkte summieren sich infolgedessen stark und geben charakteristische, d. h. deutliche, scharf begrenzte Schatten. Nachteil der Methode ist, daß sich bei frontalem Strahlengang soviel auf der Platte durchkreuzt und überschneidet, daß es nicht einfach ist, schwächere Schattengebilde isoliert zu erkennen. Es ist daher willkommen, daß noch eine zweite von *Fleischner* angegebene Durchleuchtungsmethode Erfolg verspricht. Man kann nämlich dadurch in die Spaltrichtung zu kommen suchen, daß man von unten bzw. von oben (in der Richtung oder entgegen der Richtung der Pfeile von Fig. 246) durchleuchtet und kann dann auch scharf begrenzte Bilder erhalten. Am einfachsten nimmt man die Durchleuchtung in der sogenannten Kreuzhohlstellung vor, d. h. der

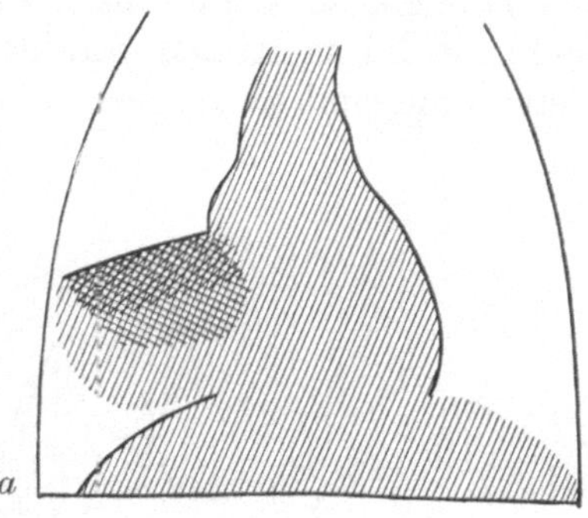

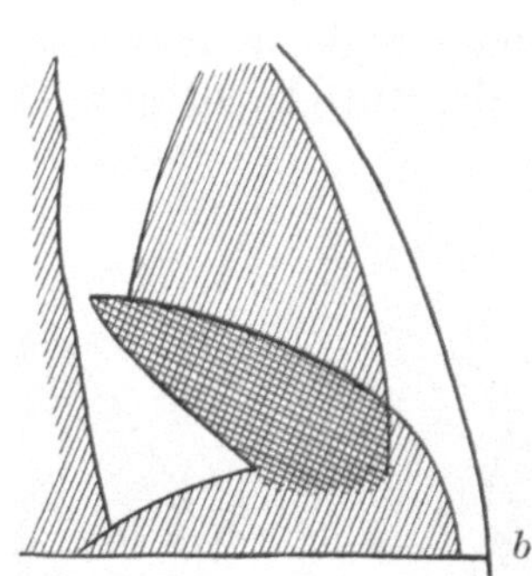

Fig. 247 a und b.
Sagittal- und Frontalbild eines interlobären Ergusses zwischen Mittel- und Unterlappen (schematisch nach Fleischner) Sagittalbild entspricht ungefähr Fig. 216.

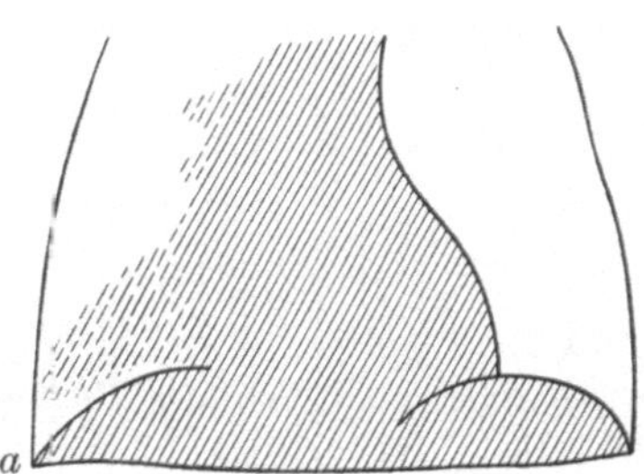

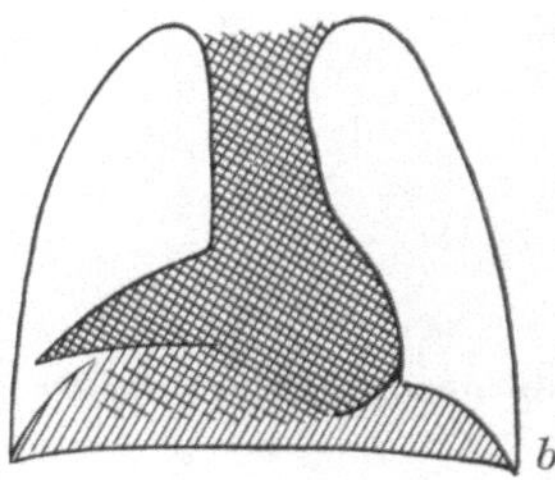

Fig. 248 a und b.
Mediastino-interlobäre Pleuritis (rechts) bei aufrechter und Kreuzhohlstellung (schematisch nach Fleischner).

Patient muß sich stark lordotisch nach hinten gebeugt mit dem Rücken gegen die Kassette legen, während die Röhre wie gewöhnlich ihre Strahlen wagerecht entsendet. Natürlich kann man den gleichen bzw. ähnlichen Effekt auch bei normaler Stellung des Patienten und entsprechend schräg gestellter Röhre erzielen. Man erhält etwas verkürzte Thoraxbilder, die denen, welche in normaler dorso-ventraler Weise aufgenommen werden, durchaus ähnlich sehen. Interlobäre Prozesse machen charakteristische, d. h. scharfrandig begrenzte Figuren von Dreiecks- oder Sichel- bzw. Streifenform.

Gerade bei den Interlobärpleuritiden ist die Untersuchung vor dem Leuchtschirm besonders wertvoll. Wenn man es in der Hand hat, den Körper in verschiedene Lagen zu bringen, so kann man unter Umständen schon auf dem Leuchtschirm sehen, wie eine diffuse Verschattung sich

Durchleuchtung in verschiedenen Ebenen wertvoll.

in eine scharf begrenzte verwandelt. Besonders eindrucksvoll ist die Durchleuchtung bei interlobären Prozessen im Horizontalspalt, wenn man die Röhre bzw. den Körper während der Durchleuchtung hebt und senkt. So erhält man bald das scharfe Bild des interlobären Strichs, bald aber, wenn die Strahlenrichtung nicht genau in der Horizontalebene geht, ein mehr verwaschenes, breiteres Band. (Fahnenzeichen von *Eisler.*)

Von Bedeutung ist nun, sich klar darüber zu werden, daß die Schatten von Interlobärpleuritiden nicht nur nach ihrer Lage sondern auch nach ihren Eigenschaften beurteilt werden müssen. Infiltrate der Lunge an der Interlobärpleura (z. B. Basis des r. Oberlappens) können der Lage nach ganz ähnliche Schatten machen. Liegt der Krankheitsherd im Interlobärraum, so muß man aber prinzipiell verlangen, daß der Schatten

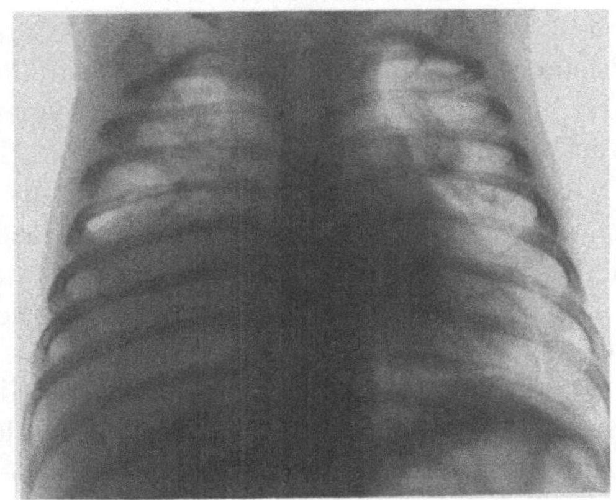

Fig. 249.
Heinz S. 4 Monate. Ph.-Nr. 7866. Das Frontalbild ergibt diffusen Schatten mit scharfliniger oberer Begrenzung. Interlobärpleuritis im rechten Unterlappenspalt.

Die Kennzeichen der interlobären Schatten.

beiderseits scharf begrenzt ist. Handelt es sich um ein Infiltrat, so kann nur die eine Seite scharf begrenzt sein, die andere nach der Lunge zu gelegene kann es nicht sein. Dieses Kriterium ist nicht absolut ausschlaggebend, weil bei der bogigen Begrenzung der Interlobärexsudate es kaum möglich sein wird, auf einem Bilde beiderseits vollständig gradrandige Konturen zu erhalten. Ausschlaggebend ist dann die Durchleuchtung mit Röhrenverschiebung bzw. die Aufnahme bei veränderter Röhrenstellung. Es müssen sich dann immer wieder Bilder ergeben, welche vorher unscharfe Grenzen nunmehr scharf erscheinen lassen.

Ein weiteres wichtiges Kriterium, welches in zweifelhaften Fällen herangezogen werden kann, ist die Dauer eines Prozesses. Die meisten Lungeninfiltrate werden in absehbarer Zeit verschwinden. Die Interlobärexsudate aber dauern in der Regel recht lange, namentlich dann, wenn das Exsudat einigermaßen umfangreich ist.

Wie man es aber auch nimmt, die klinische Untersuchung erlaubt nur in den allerseltensten Fällen eine Interlobärpleuritis zu diagnostizieren, sie erlaubt höchstens, die Pleuritis zu vermuten. Die Röntgenuntersuchung mit geeigneter Methodik deckt die Pleuritis mit großer Sicherheit auf. Sie zeigt sie dem überraschten Arzte oft in solchen Fällen, wo er nur der Sicherheit wegen nach Interlobärpleuritis gefahndet hat, ohne ernstliche Erwartung sie anzutreffen.

Die Diagnose der Krankheit stützt sich in erster Linie auf das Röntgenbild. Wir können also bezüglich aller differentialdiagnostischen Schwierigkeiten auf unsere Ausführungen über das Röntgenbild der Interlobärpleuritis verweisen.

Die Prognose ist im Durchschnitt gut. Große Exsudate erfordern daß sie entleert werden, sonst können sich alle die Schwierigkeiten einstellen, welche auch mit veralteten kostalen Empyemen verbunden sind.

Die Therapie wird nur in den Fällen der großen Exsudate aktiv vorgehen. Gestützt auf die anatomische Kenntnis von der Lage der Interlobärspalte und auf das Röntgenbild wird man versuchen, das Exsudat mit der Spritze zu entfernen. Im schlimmsten Falle, wenn man mit der Spritze nicht zum Ziele kommt, muß die operative Eröffnung in Frage gezogen werden. Bei kleineren Exsudaten kommt man mit konservativen Methoden aus. Die Herstellung allgemein günstiger hygienischer Verhältnisse, Freiluftbehandlung insbesondere, ist notwendig. Im Seeklima bzw. im Gebirgsklima wird man auf vorteilhaftere Verhältnisse treffen als in der Luft der Städte. Ist die Pleuritis aus dem akuten Stadium herausgetreten, so wird man die Wärme als Hilfsmittel zur Aufsaugung heranziehen. Bei der tiefen Lage der Prozesse kommt wohl nur die Diathermie in Betracht. Handelt es sich um kleine Kinder, bei denen die Anwendung von Diathermie nicht ratsam ist, so bleibt nichts übrig als die erwähnten klimatischen Methoden anzuwenden. Wir glauben besonders günstige Erfolge bei längerem Aufenthalt an der See gesehen zu haben. Sind klimatische Kuren nicht möglich, so kann man Soolbäder oder Abreibungen mit Soole mit nachfolgender warmer Ultraviolettbestrahlung (Vitaluxlampe) versuchen.

Mediastinalpleuritis. Auch die Pleura mediastinalis, d. h. die Pleura, welche das Mediastinum und die gegenüberliegenden Innenflächen der Lunge bekleidet, kann isoliert erkranken. Zu bedenken ist, daß diese Teile der Pleura in offener Verbindung mit der Pleura der Interlobärspalte und mit der großen Pleurahöhle stehen. Es kann also nicht verwunderlich sein, wenn Erkrankungen der Mediastinalpleura auch in die Interlobärspalte bzw. auf die kostale und peripulmonale Pleura übergreifen. Als Mediastinalpleuritis im engeren Sinne werden aber nur diejenigen Erkrankungen bezeichnet, wo der Prozeß sich im wesentlichen auf den mediastinalen Pleuraspalt beschränkt.

Klinisch verläuft die Mediastinalpleuritis noch stummer und uncharakteristischer als die Interlobärpleuritis. Es sind höchstens allgemeine Krankheitszeichen, Verzögerung bei der Heilung einer Pneumonie und ähnliches, die den Verdacht auf ein mediastinales Exsudat erwecken können. Örtliche Erscheinungen, welche einigermaßen charakteristisch sind, bestehen nicht. Auch der Nachweis mit klinischen Methoden ist kaum möglich, so lange wenigstens, als nicht die angrenzenden Teile der kostalen bzw. peripulmonalen Pleura mitergriffen sind.

Auch röntgenologisch sind die Darstellungsmöglichkeiten wesentlich schlechter als bei den Interlobärpleuritiden. Die im Prinzip sagittal angeordnete Mediastinalpleura gibt bei der gewöhnlichen sagittalen Durchleuchtung einen Schatten, welcher aufs engste mit dem des Mediastinums zusammenhängt und sich deswegen kaum von ihm loslösen läßt, soweit es sich um kleine oder mäßige Prozesse handelt. Bei frontaler Durchleuchtung entsteht ein Vorteil höchstens für das hintere Mediastinum. Charakteristische Summationsfiguren können aber nicht entstehen, da der Erguß von der Fläche getroffen wird und sein Schatten mit dem vieler anderer Gebilde, namentlich mit denen des knöchernen Thorax kollidiert.

Schlechte Bedingungen für die Röntgendarstellung.

Von den Röntgenfiguren, welche in der Deutung für die Mediastinalpleuritis in Frage kommen, sind am besten die Dreiecksschatten bekannt, welche sowohl rechts wie links entstehen können. Sie haben ihre schmale Basis auf dem Zwerchfell und gehen dann schräg und spitz nach oben zulaufend neben der Wirbelsäule in die Höhe. Man kann sie durch den Herzschatten durchscheinen sehen. Über die Deutung dieser Schatten besteht keine volle Klarheit. Die Einen nehmen an, sie kämen dadurch zustande, daß eine mediastinale Pleuritis auf die Kostalpleura übergreife,

Der Dreiecksschatten der Mediastinalpleuritis.

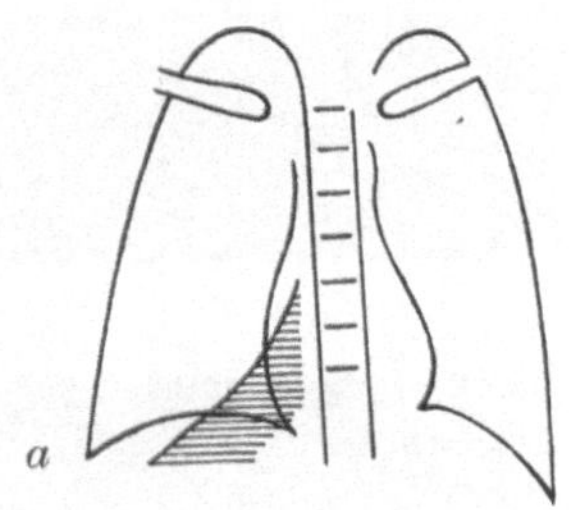

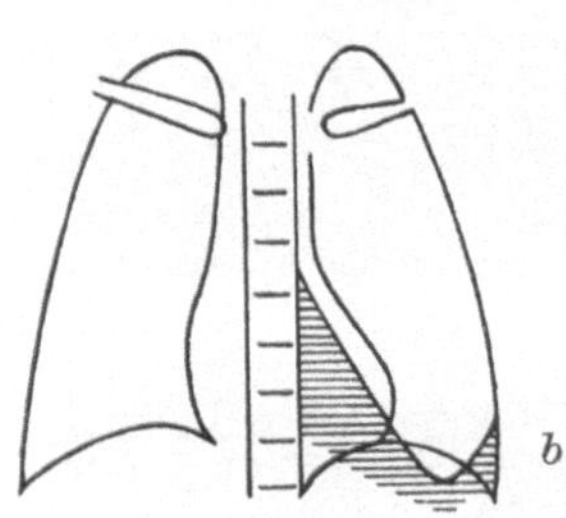

Fig. 250.
Dreiecksform der Mediastinalpleuritis (nach Schönfeld).

daß es sich in der Mehrzahl der Fälle um eine kosto-mediastinale Schwarte handle. Andere Beobachter sind der Meinung, daß es sich mehr um eine Pleuritis mediastino-diaphragmatica handle. Exsudate sowohl wie Schwarten können das Bild hervorrufen. Nimmt man hierzu noch, daß auch Interlobärexsudate gelegentlich ähnliche Schatten machen können, so sieht man, daß die Deutung der Dreiecksschatten nicht übertrieben sicher ist, daß sie nur mit großer Wahrscheinlichkeit auf das Bestehen einer Mediastinalpleuritis hinweisen. Wir verweisen noch darauf, daß bei Bronchiektasen ähnliche Schattengebilde entstehen, deren Abgrenzung allerdings nicht so deutlich ist, wie es bei den hier diskutierten Dreiecksschatten der Fall zu sein pflegt.

Über die Diagnose ist nach diesen Ausführungen nicht viel hinzuzufügen. Gelegentlich ist durch Punktion ein Erguß festgestellt worden. Doch wird die Punktion im allgemeinen nicht anzuraten sein.

Bezüglich Prognose und Therapie gilt etwa das gleiche wie das, was bei den Interlobärpleuritiden ausgeführt worden ist.

Eine zweite Form der mediastinalen Pleuritis.

Neben dieser hier geschilderten Form der Mediastinalpleuritis kommt namentlich beim jungen Kinde noch eine zweite, gut charakterisierte Form vor, welche bisher nicht beschrieben worden ist und die wir hier zum ersten Male veröffentlichen.

Man findet gar nicht selten bei Säuglingen und jungen Kleinkindern einen Schatten, gewöhnlich rechts oben, seltener links oben am

Mediastinum, welcher nach unten zu mit einer spitzen Zacke nach dem Lungenfeld vorspringt und dann eine horizontal oder schräg nach innen oben laufende scharfe untere Grenzlinie hat. Diese Schatten sind gelegentlich beobachtet, soweit wir die Literatur aber übersehen, falsch gedeutet worden. So werden sie von *Saupe* in seinem „Atlas des normalen Thoraxröntgenbildes vom Säugling" zum Thymus gerechnet. Auch wir

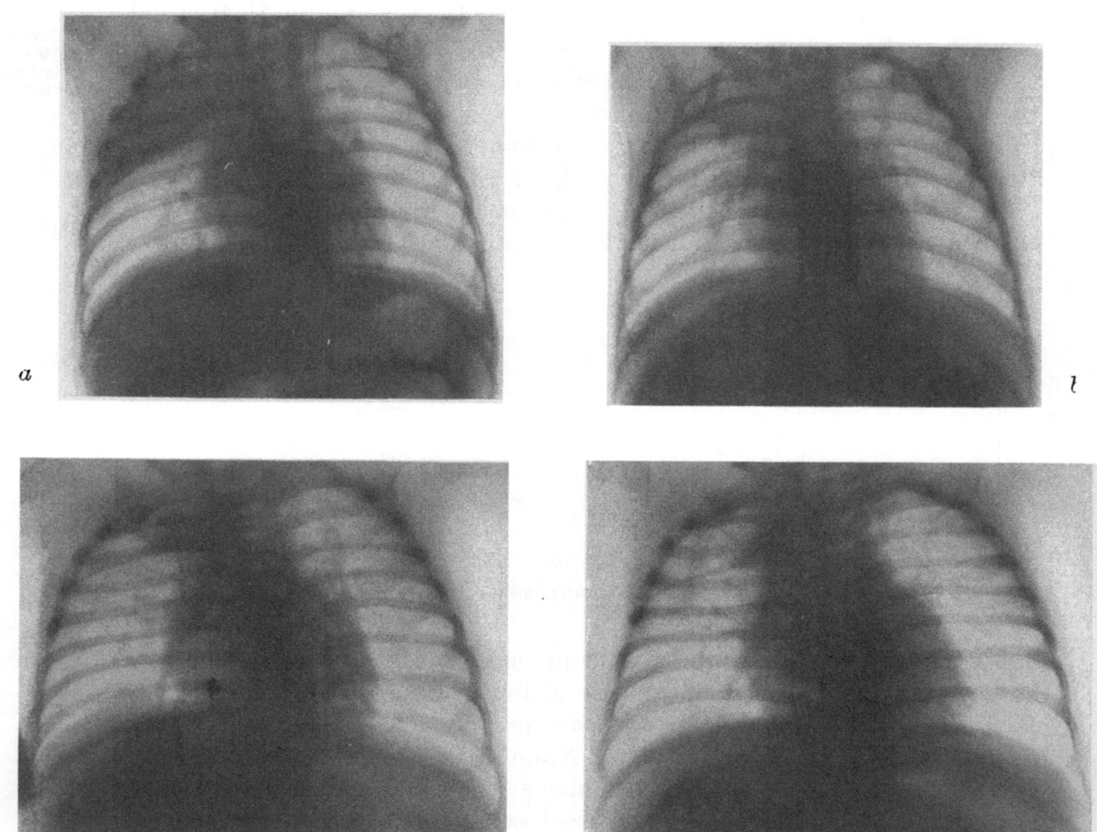

Fig. 251a—d.
Entwicklung einer Mediastinitis superior (Engel) nach einer Pneumonie des rechten Oberlappens. Typische Zipfelform mit Übergang in Interlobärstrich.

waren über die Bedeutung längere Zeit im unklaren, bis wir die Entstehung des Bildes verfolgen konnten. Wir haben in 2 Fällen die Röntgenfigur unmittelbar aus einer Pneumonie hervorgehen sehen und haben festgestellt, daß die spitze ins Lungenfeld vorspringende Zacke in einen horizontalen Interlobärstrich übergeht. Dieser Interlobärstrich, d. h. die dazugehörige Interlobärpleuritis, verschwindet nach kürzerer Zeit, wohingegen die spitze Mediastinalfigur lange bestehen bleibt und infolgedessen meist als isolierter Befund angetroffen wird. Eine sichere Pneumonie braucht aber nicht vorauszugehen. Wir haben das Bild auch bei solchen Kindern gefunden (Ammenkind der Klinik), wo wir sicher wußten, daß eine Pneumonie nicht vorangegangen war, wo aber mehr-

Entstehung der Pleuritis mediastinalis superior.

fache grippale Infekte stattgefunden hatten. Auch aus der Krankengeschichte sorgfältig beobachteter ambulanter Fälle läßt sich erschließen, daß eine Pneumonie kaum vorausgegangen sein kann.

Studiert man die anatomischen Verhältnisse, so sieht man, daß tatsächlich der rechte horizontale Spalt vielfach, nicht immer, direkt in das vordere und hintere, obere Mediastinum einmündet. Es besteht also durchaus

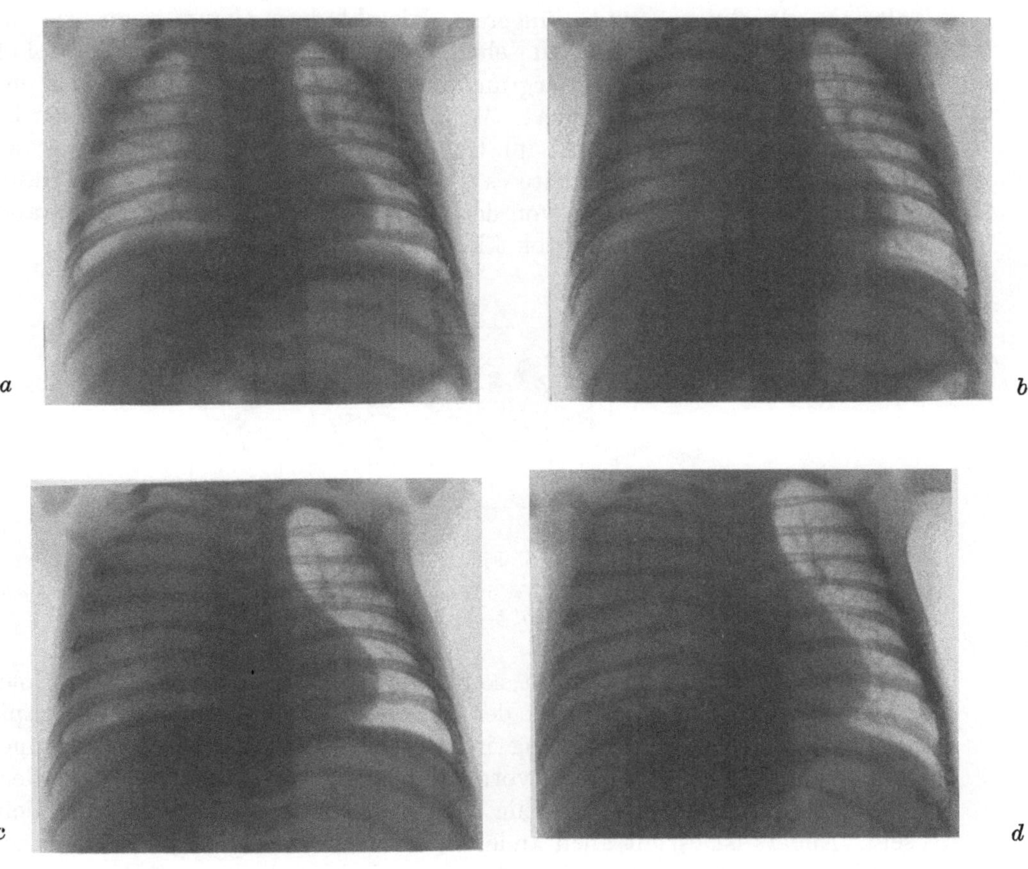

Fig. 252 a—d.
Günther S, 2 ½ Monate. Ph.-Nr. 8618, 28, 35, 45. Binnen 2—3 Tagen entstand aus einer unscheinbaren Mantelpleuritis (a) ein vollständiges Empyem (Staphylokokken). (1. Kurve Fig. 253.)

die Möglichkeit, daß ein Exsudat an dieser Stelle in seiner Abgrenzung durch die seitliche Mediastinalpleura und den Interlobärspalt die von uns beobachteten Bilder gibt. Wir glauben also mit großer Sicherheit sagen zu können, unter Bezug auf die anatomischen Verhältnisse und unter Bezug auf die Entstehungsgeschichte der Röntgenbefunde, daß wir es mit einer Pleuritis mediastinalis superior zu tun haben.

Über die Klinik ist nichts bemerkenswertes zu sagen. In einigen Fällen haben wir schlechtes Aussehen und subfebrile Temperaturen über längere Zeit beobachtet. Gröbere Krankheitserscheinungen sind nie vorhanden gewesen.

Bezüglich Prognose und Therapie gilt das gleiche, was bei den anderen interlobären und mediastinalen Pleuritiden zutrifft.

Nicht durch Peumokokken bedingte Empyeme.

Weiter oben hatten wir schon ausgeführt, daß Empyeme auch durch andere Bakterien als Pneumokokken verursacht werden können. Schon beim Neugeborenen kommen sie als Teil einer Sepsis vor und auch bei älteren Säuglingen und jüngeren Kleinkindern kann man sie als Teilerscheinung der Sepsis zu sehen bekommen. Dabei kann der fokale Herd durchaus in den Hintergrund treten, so daß das Empyem als eine genuine Erkrankung imponiert. Weitere, nicht durch Pneumokokken bedingte Empyeme haben wir im Gefolge der pandemischen Grippe vielfach gesehen. Damals handelte es sich um recht bösartige Ergüsse, dünnflüssig, gelb-bräunlich, etwa von der Farbe des Lehms. Die Erreger waren Staphylokokken oder Streptokokken und Influenzabazillen.

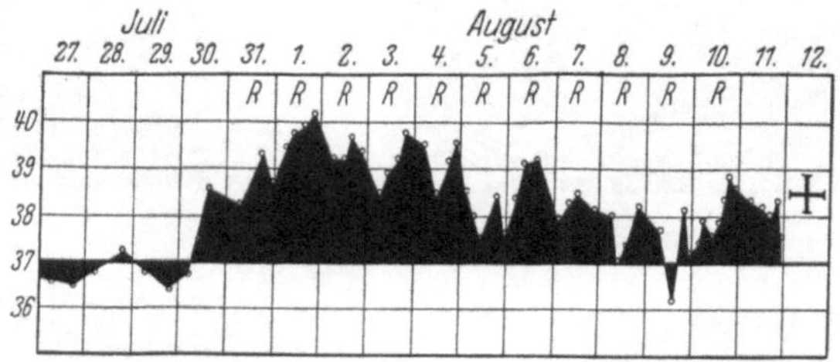

Fig. 253.
Günther S., 2 ½ Monate alt — 1930 Nr. 551 — Haut. Primäres Staphylokokkenempyem, Quelle unbekannt. Total beobachtet (s. Röntgenbild Fig. 252).

Ist ein Empyem festgestellt, so muß unter allen Umständen bakteriologisch geprüft werden, welches der Erreger ist. Prognose und Therapie hängen von dieser Feststellung in weitem Umfange ab. Die Pneumokokkenempyeme können von vornherein als gutartig betrachtet werden. Demgemäß werden sie so wenig eingreifend wie möglich zu behandeln sein. Anders ist es mit allen anderen Brustfelleiterungen. Wenn sie auch nicht unbedingt bösartig sein müssen, so sind sie doch zweifellos nicht so gutartig wie die Pneumokokkenerkrankungen.

Hat man einmal festgestellt, daß Staphylokokken oder Streptokokken die Erreger sind, so wird man sich bemühen, den Eiter so schnell wie möglich zu entfernen. Mit dieser Absicht ist man auch schon mitten in den Zweifeln. Die nicht durch Pneumokokken bedingten Empyeme kommen nämlich besonders gerne bei jüngeren Kindern vor. Bei ihnen ist aber, wie wir schon weiter oben erwähnten, die eingreifende Behandlung durch Rippenresektion überaus gefährlich. Diejenige Methode also, welche die breiteste Öffnung des Abszesses gewährleisten würde, kommt nicht in Frage. So wird man sich bemühen, durch häufigere Punktionen zum Ziel zu kommen. Handelt es sich um Staphylokokkenerkrankungen, so wird das nicht selten gelingen. Schlimmer ist es, wenn man Streptokokken als Erreger hat. Sie sind bei jüngeren Kindern fast als absolut bösartig zu betrachten. Im ganzen kann man also sagen,

Schwierige Therapie, Punktion oder Rippenresektion?

daß die Prognose der nicht durch Pneumokokken bedingten Empyeme unvergleichlich viel schlechter ist als die der Pneumokokkenerkrankungen. Am schlechtesten ist die Prognose bei den Streptokokkeneiterungen.

„Sympathische“ Pleuritis.

Eine merkwürdige Form der Pleuritis haben wir durch systematische Röntgenuntersuchung kennen gelernt. Wir sehen gar nicht selten, wenn eine Pleuritis sich auf einer Seite entwickelt hat, nach einiger Zeit auch auf der zweiten Seite eine Pleuritis auftreten. Das braucht nicht bösartig zu sein, stellt aber doch immer eine ernste Belastung dar. Gewöhnlich ist der Tatbestand so, daß sich im Anschluß an eine Pneumonie eine Pleuritis entwickelt, die sich im Röntenbild in der Regel als Mantelpleuritis darstellt. Während diese Pleuritis einen leidlichen Verlauf nimmt, d. h. sich nicht zu einem großen Ergusse auswächst, sehen wir auf einmal auf der anderen Seite auch einen Mantel-

Übergreifen der Pleuritis auf die gesunde Seite.

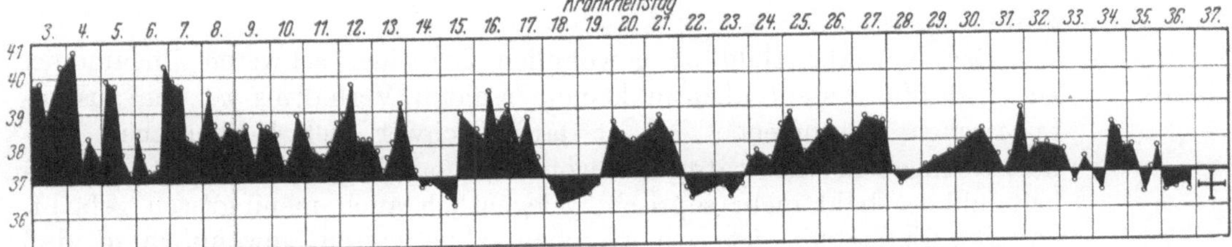

Fig. 254.
Elfriede W., 10 Mon. 1927, Nr. 57 (K).
Pneumonie des rechten Oberlappens (anschließend erst rechts und dann „sympatische“ Pleuritis links, Mantelpleuritis, s. a. Fig. 236).

schatten auftreten. Beide Pleuritiden können wieder zurückgehen. Die Schwere des Zustandes, bedingt durch Pneumonie und doppelseitige Pleuritis, kann aber auch die Kraftreserven des Körpers aufzehren, so daß es zum Exitus kommt.

Neben der praktischen Bedeutung, welche die doppelseitigen Pleuritiden haben, ist es auch von Interesse zu erwägen, wie es zur Infektion der zweiten Pleuraseite kommt, ohne daß die entsprechende Lunge erkrankt. Es sind alle möglichen Wege der Infektion, vor allen Dingen auch der Blutweg, denkbar. Sicheres läßt sich aber bisher nicht aussagen. Die Verhältnisse könnten denen bei der sympathischen Augenentzündung nicht unähnlich sein, so daß wir vorschlagen möchten, die hier skizzierten, noch nicht näher studierten Zustände als „sympathische Pleuritis“ zu bezeichnen. Es scheint sich um eine spezifische Reaktionsart des Kindesalters zu handeln. Aus der internistischen Literatur haben wir ähnliches nicht ersehen können. Zudem hat es sich bei unseren Fällen immer nur um Säuglinge oder jüngere Kleinkinder gehandelt, ein Zeichen, daß die Altersdisposition von bestimmendem Einflusse ist.

Die sero-fibrinöse bzw. die fibrino-purulente Pleuritis.

In dem Lebensalter der lobulären Pneumonien, d. h. also im Säuglings- und frühen Kleinkindesalter, kommt eine Form von Pleuritis vor, welche man später höchstens noch selten antrifft. Gewöhnlich im Anschluß an Pneumonien bilden sich nämlich Ergüsse in der Pleurahöhle, welche reichlich mit Fibrin versehen sind. Die Mischung kann so sein, daß einem serösen bzw. eitrigen Ergusse Fibrin in mäßiger Menge beigemischt ist. Bei der Eröffnung des Brustkorbes bei der Operation oder Obduktion findet man mehr oder minder dicke Flocken in der Flüssigkeit. Es kann aber auch umgekehrt so sein, daß die Fibrinmassen das Bild beherrschen und die Flüssigkeit durchaus an Menge zurücktritt.

Pathologisch-anatomisch — wir bekommen diese Dinge fast nur auf dem Leichentisch zu sehen — stellt es sich so dar, daß in den extremen Fällen beide Lungen von einem dicken, pelzigen Mantel zottigen Fibrins bedeckt sind. Daneben ist eine geringe Menge von eitriger Flüssigkeit vorhanden. Trifft man den Prozeß im Anfangsstadium, ist er sehr akut entstanden, so ist neben dem Fibrinbelage noch eine seröse Flüssigkeit vorhanden. In den meisten Fällen geht sie wohl in Eiter über, wenn nur hinreichend Zeit bleibt.

Die beschriebenen Pleuritiden können auch abgegrenzt sein. Es können ganz kleine, etwa kinderhandtellergroße Bezirke der Pleura ergriffen sein, es kann sich fast um einen ganzen Lappen handeln, und in den seltenen, äußersten Fällen ist eine oder sind gar beide Lungen restlos ergriffen.

Das Krankheitsbild ist gewöhnlich das einer schweren Pneumonie. Die Dämpfung steht aber in keinem rechten Verhältnis zu den auskultatorischen Phänomenen. Es ist darum schwer, sich Rechenschaft darüber abzugeben, was anatomisch wohl zugrunde liegen müsse. Das Krankheitsbild ist bald mehr septisch, gelegentlich auch meningitisch gefärbt.

Die Entstehung ist, wie wir oben schon sagten, gewöhnlich so, daß eine lobuläre Pneumonie vorangeht. Es gibt aber auch solche Fälle, wo nichts davon nachzuweisen ist, wo vielleicht eine primäre Infektion der Pleura vorliegt. Eine Sondergruppe dieser Fälle, wo häufig auch das Perikard noch mitergriffen ist, ist von *Heubner* als Polyserositis bezeichnet worden. Solche Polyserositiden kommen mit oder ohne Lobulärpneumonie vor und sind als eine septische Sonderform zu betrachten.

Spontan-Pneumothorax.

Nur bei jungen Kindern.

Ungewöhnlich häufig, wenn natürlich auch immer noch zahlenmäßig nicht oft, läßt sich beim jungen Kinde Spontanpneumothorax beobachten. Eine Altersdisposition besteht insofern, als fast alle Fälle von Spontanpneumothorax sich auf junge Säuglinge oder allerhöchstens noch junge Kleinkinder beziehen. Außerhalb dieses Alters kann Spontanpneumothorax noch vorkommen, wie es ja schließlich auch beim Erwachsenen der Fall sein kann. Das altersbedingte Häufigkeitsmaximum liegt jedoch bei dem jungen Kinde.

Der Pneumothorax kann wie ein Blitz aus heiterem Himmel bei Kindern eintreten, bei denen man auf nichts gefaßt ist. Säuglinge, welche durchaus gediehen und auch sonst keine pathologischen Zeichen erkennen ließen, insbesondere nicht an den Atmungsorganen, erkranken plötzlich mit Kollaps, Zyanose, heftig beschleunigter Atmung. Das Krankheitsbild kann außerordentlich beunruhigend sein. Die physikalische Untersuchung ergibt keinen eindeutigen Befund. — Das Röntgenbild deckt einen Pneumothorax auf.

Die Kinder können im Anschluß an die Entstehung des Pneumothorax akut zugrunde gehen, sie können sich aber auch wieder erholen, so daß nach verhältnismäßig kurzer Zeit die Lunge wieder entfaltet ist. Überdruckpneumothorax, wie man ihn nach Verletzungen der Lunge mit ventilartiger Eröffnung von Bronchien sieht, ist selten.

Noch häufiger als bei gesunden Säuglingen tritt Spontanpneumothorax bei Erkrankung der Lunge auf. Sowohl bei lobulären wie bei lobären Pneumonien haben wir ihn gesehen. Dabei braucht es aber nicht

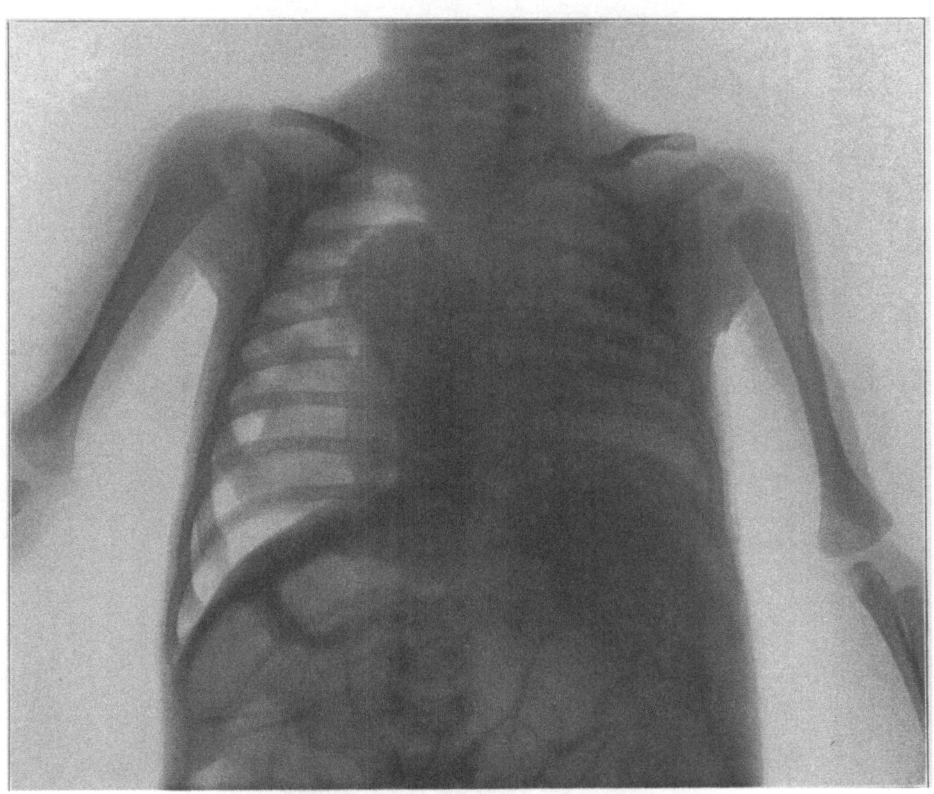

Fig. 255.
Linksseitiger Pneumothorax, rechtsseitige diffuse Bronchopneumonie. $2\frac{1}{2}$ Monate alter Säugling.
(Düsseldorfer Kinderklinik, Professor *Schloßmann*.)

die erkrankte Seite zu sein, wo der Pneumothorax entsteht, sondern es kann auch die gesunde sein (s. Fig. 225).

Die Entstehung des Pneumothorax kann beim kranken Kinde einen deutlichen Einschnitt im Befinden machen. Charakteristisch in diesem Sinne ist folgende Krankengeschichte:

Irmgard D. S. H. 5532. 8 Monate alt. Das Kind lag als gesundes Kind zum Aufziehen in einem konfessionellen Säuglingsheim. Plötzlich erkrankte es fieberhaft. Das Kind sah sehr elend aus, nasenflügelte und stöhnte, Lippen waren zyanotisch. Am zweiten Erkrankungstage ließ sich röntgenologisch eine Pneumonie des rechten Oberlappens feststellen. Am nächsten Tage trat schlagartig eine wesentliche Verschlimmerung des Zustandes ein. Erneute Röntgenuntersuchung zeigte einen Pneumothorax. S. Fig. 257.

Am Tage darauf ging das Kind unter den Zeichen von Herzinsuffizienz zugrunde.

Ein anderes Beispiel gibt die Fig. 256 wieder. Hier handelt es sich um ein Kind, bei dem anfänglich nicht feststand, ob es sich um eine Pneumonie oder ein tbc. perifokales Infiltrat handelte. Das einjährige Kind reagiert positiv auf Tuberkulin. Die Krankheit hatte sich schon etwa 14 Tage hingezogen, als das Kind plötzlich kollabierte und stark zyanotisch wurde. Die Atmung war gequält und aufgeregt. Die Röntgen-

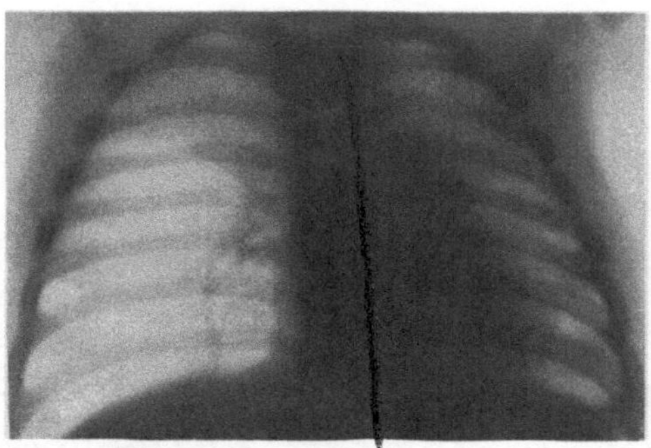

Fig. 256.
Günther F., 1 Jahr. Ph. Nr. 6889. Überdruckpneumothorax bei Paratb.-Infiltrat.

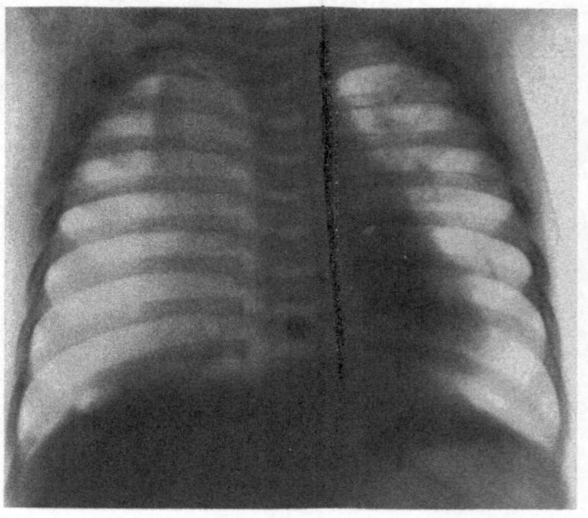

Fig. 257.
Irmgard D. 8 Monate. Ph. Nr. 7437. Nicht ganz vollständiger Pneumothorax bei Pneumonie des rechen Oberlappens.

untersuchung ergibt auf der erkrankten Seite einen Pneumothorax. Es herrscht Überdruck, was an der Verdrängung des Mediastinums nach der linken Seite zu erkennen ist. Der Überdruck ist so groß, daß punktiert werden muß. Sowie die Hohlnadel im Pleuraraum ist, wird der Spritzenstempel automatisch in die Höhe getrieben. Die Punktionen müssen mehrfach wiederholt werden, weil immer neue Schwierigkeiten durch Mediastinalverdrängung entstehen. Schließlich kommt es zur Resorption. Immerhin hat es ca. 3 Wochen gedauert, bis es so weit kam.

Der Pneumothorax braucht nicht immer eine so große Ausdehnung zu nehmen, wie es bisher geschildert wurde. Es kommt auch manchmal zum partiellen Pneumothorax in der Form, daß sich nur ein Luftmantel um die Lunge herum bildet (s. Fig. 228). Diese Fälle, die manchmal nur bei Gelegenheit von Röntgenaufnahmen nebenher entdeckt werden, machen keine stürmischen Erscheinungen oder doch wenigstens nicht so heftige Erscheinungen, daß der Verdacht auf Pneumothorax lebhaft geweckt wird.

Die Diagnose wird sich meist bei den kleinen Kindern nur mit dem Röntgenapparat exakt stellen lassen. Jedenfalls ist unser Wissen vom Pneumothorax des Kindes erst entstanden, als wir in der Lage waren, ihn mit dem Röntgenapparat einwandfrei festzustellen.

Bei der Therapie muß vor allen Dingen daran gedacht werden, das Mediastinum zu entlasten, falls Druck besteht. Ist das nicht der Fall, so kann man sich auf die Bekämpfung des Kollapses beschränken und die Resorption der Luft ruhig der Zeit überlassen.

Seltenere Erkrankungen.

Mißbildungen und Verbildungen trifft man anatomisch öfters. Klinisch pflegen sie allerdings nicht von Bedeutung zu sein. Am häufigsten ist abnorme Lappung, bzw. abnormer Verlauf der Interlobärspalten. Diese Abnormität kann sich sowohl auf die Lage der Interbolärspalten, auf ihre Vollkommenheit oder Unvollkommenheit, auf das Hinausschießen übers Ziel beziehen, wie auch auf die Unvollständigkeit in der Abtrennung der Lungenlappen. Manchmal sind die Interlobärspalten nur eben angedeutet, haben weder die gewöhnliche Ausdehnung noch Tiefe. In der Röntgenologie der Lunge können diese Anomalitäten wichtig sein. Abnorme Lappung.

Eine typische, immer wieder beschriebene Mißbildung ist der Übergang der Trachea unmittelbar in die Speiseröhre, eine Mißbildung, die mit dem Leben nicht vereinbar ist. Der Typus der schweren Mißbildung ist der folgende:

Neugeborener, Prot.-Nr. 374. Das Kind war normal und ohne äußere Mißbildungen geboren. Bei der Nahrungsaufnahme gab es sofort wieder alles zurück. Eine Sonde stößt nach 9 cm auf Hindernis. Nach einigen Tagen ging das Kind an Schwäche zugrunde.

Bei der Sektion zeigte sich, daß die Speiseröhre blind endigte und nur einige Zentimeter lang war. Vom Magen aus kam man nach oben in einen etwas engen Schlauch, der in der Höhe der Bifurkation in Knorpelringe überging. Schließlich zeigte sich, daß die Trachea an der Bifurkation unmittelbar in einen Schlauch überging, sich gleichzeitig aber normal verzweigte. Der Schlauch erwies sich als Speiseröhre. Sonstige Mißbildungen waren nicht vorhanden.

Von den seltenen Erkrankungen des Respirationstraktus sind zunächst die Echinokokken der Lunge und der Pleura zu erwähnen. Sichere Symptome hat man hiervon nicht zu erwarten. Dämpfung, Dyspnoe, Hustenanfälle weisen auf eine Lungenerkrankung hin, deren Spezifität sich gewöhnlich erst herausstellt, wenn Bestandteile des Echinokokkus, Hydatiden oder Haken, nachgewiesen werden. Manchmal wird das Röntgenbild kuglig abgegrenzte Schatten zeigen und dadurch auf die Diagnose hinweisen. In zweifelhaften Fällen wird man die Punktion versuchen. Spontanheilung ist in einzelnen Fällen beobachtet worden, die Aussichten hierzu sind aber schlecht. Chirurgische Eingriffe werden oft nicht zu entbehren sein. Echinokokken.

Geschwülste dürften beim Kinde außerordentlich selten vorkommen. Bronchialkarzinom ist beim Kinde unseres Wissens nur einmal von Hottinger beobachtet und in einer Sitzung der Baseler med. Gesellschaft besprochen worden. In einem Falle haben wir hämorrhagische Metastasen eines Hypernephroms in der Pleura gesehen. Die Krankheit verlief unter dem Bilde einer hämorrhagischen Pleuritis. Die Diagnose konnte erst bei der Obduktion gestellt werden.

Von ungewöhnlichen Infektionskrankheiten muß der Lues und der Aktimomykose gedacht werden. Gummöse Erkrankungen kommen bei schwerer angeborener Lues vor.

Willi D., 2 Monate. Prot.-Nr. 591. Das Kind war von vornherein durch Blässe aufgefallen. Als es 6 Wochen alt war, stellte sich eine enorme Leberschwellung ein. Der Wassermann war positiv.

Gumma der Lunge.

Die Sektion ergab die Lungen beiderseits hinten unten verwachsen. Rechts hinten unten fühlte man aneinandergelegte Knötchen etwa von Erbsengröße, einige kleine auch im linken Oberlappen. Auf dem Einschnitt erkennt man sie als typische speckige Gummata mit hellgelbem Zentrum.

Die Leber ist ungeheuer groß, gelblich-speckig.

Mikroskopisch ergibt sich eine ungewöhnlich hochgradige Hepatitis instertitialis, so hochgradig, daß kaum noch Reste der Leberzellbalken vorhanden sind. Die Lungenknoten erwiesen sich auch mikroskopisch als typische Gummata.

Die Fälle von Säuglingssyphilis sind selten (Weiße Pneumonie findet man nur bei totfaulen Früchten). Andere Formen kommen beim Kinde kaum vor, wiewohl sie natürlich theoretisch denkbar sind.

Aktimomykose haben wir bisher nicht beobachtet. Tritt sie auf, so dürfte der Verlauf nicht wesentlich anders sein als beim Erwachsenen. Auf jeden Fall wird es sich um eine schwere und äußerst ernst zu nehmende Infektion handeln.

Lungenabszesse sind jenseits des Säuglingsalters äußerst selten. Auch bei älteren Kindern können sie aber durch Pyämie oder durch eitrige Einschmelzung von Infiltraten entstehen. Es bilden sich Eiterhöhlen, welche differentialdiagnostisch gegenüber Interlobärpleuritis, Tuberkulose und Bronchiektasie abgegrenzt werden müssen.

Lungengangrän kann beim Kinde auch vorkommen, ist aber noch unendlich viel seltener als beim Erwachsenen. Der einzige von uns beobachtete Fall betraf einen Jungen von etwa 10 Jahren mit schwerem Diabetes. Bei ihm bildete sich unter den Zeichen einer fieberhaften Erkrankung ein auch im Röntgenbild gut erkennbarer Gangränherd im rechten Oberlappen. Elastische Fasern waren im Sputum reichlich nachzuweisen. Der Prozeß hat sich mit der Behandlung des Diabetes vollständig zurückgebildet. Um einen Fall von echtem Gangrän hat es sich auch hier nicht gehandelt, sondern um einen jener seltenen Zwischenfälle, wie sie aus der Pathologie des Diabetes bekannt sind.

Literatur.

Nur Sammelwerke, Monographien und einige neue Arbeiten sind aufgeführt.

Aeby, Der Bronchialbaum der Säugetiere und des Menschen. Leipzig 1880. — *Mehnert*, Topographische Altersveränderungen des Atmungsapparates. Jena 1901. — *Engel*, Anatomische und röntgenol. Grundlagen usw. Erg. d. inn. Med. u. Kinderheilk., Bd. 11. — *Tendeloo*, Studien über die Ursachen der Lungenkrankheiten. Wiesbaden 1902. — *Edens*, Lehrbuch der Perkussion und Auskultation. Berlin 1920. — *Aufrecht*, Die Lungenentzündungen. Wien und Leipzig 1919. — *Bacmeister*, Lehrbuch der Lungenkrankheiten. Leipzig 1921. — *Hofbauer*, Atmungspathologie und -therapie. Berlin 1921. — *Feer*, Krankheiten des Respirationssystems im Handbuch Pfaundler-Schloßmann, II. Aufl. Leipzig 1910. — *Rietschel*, Die Krankheiten der Respirationsorgane im Lehrbuch der Kinderheilkunde (Feer), 9. Aufl. Jena 1926. — *Galatti*, Erkrankungen des Kehlkopfes im Handbuch Pfaundler-Schloßmann, 2. Aufl. Leipzig 1910. — *Göppert*, Die Nasen-, Rachen- und Ohrerkrankungen des Kindes. Berlin 1914. — *Finkelstein*, Lehrbuch der Säuglingskrankheiten. Berlin 1924. — *Bossert*, Anatomische Untersuchungen chronischer Lungenerkrankungen infolge Influenza. Monatsschr. f. Kinderheilk., Bd. 19. — *Begg*, Beitr. zur Ätiologie des Stridor congenitus. Monatsschr. f. Kinderheilk., Bd. 45. — *Gralka*, Über die Behandlung von Pneumokokkenempyemen im Kindesalter mit Optochin. Monatsschr. f. Kinderheilk., Bd. 23. — *Piltz*, Beitrag zur Kenntnis der Bronchiektasie im Kindesalter. Monatsschr. f. Kinderheilk., Bd. 22. — *Langstein*, Die Grippe im Kindesalter. Jahreskurse f. ärztl. Fortb. 1915. — *Feer*, Zur Anwendung großer Kampferdosen, insbesondere bei der Grippepneumonie. Corresp.-Blatt f. Schweizer Ärzte 1918, Nr. 48. — *Vogt*, Zur Prophylaxe und Ernährungstherapie der Lungenerkrankungen im Kindesalter. Therap. Monatsh., 26. Jahrg. — *Leichtentritt*, Bakteriologische Befunde bei der Influenzaepidemie. Deutsche med. Wochenschr. 1918, Nr. 51. — *Bossert-Leichtentritt*,

Chronische Lungenerkrankungen bei Kindern infolge Influenza. Deutsche med. Wochenschr. 1919, Nr. 7. — *Feer*, Die Bronchiolitis und die Bronchopneumonie der kleinen Kinder. Med. Klinik 1912, Nr. 16. — *Engel*, Form, Lage und Lageveränderung des Bronchialbaumes im Kindesalter. Arch. f. Kinderheilk., Bd. 60/61. — *v. Recklinghausen*, Über die Atmungsgröße des Neugeborenen, Arch. f. d. ges. Physiol., Bd. 62. — *Zeltner*, Die Entwicklung des Thorax von der Geburt bis zur Vollendung des Wachstums und ihre Beziehungen zur Rachitis. Jahrb. f. Kinderheilk., Bd. 78. — *Gregor*, Untersuchung über die Atembewegung des Kindes. Arch. f. Kinderheilk., Bd. 35; Die Entwicklung der Atemmechanik im Kindesalter. Anat. Anz., Bd. 22. — *Lederer* und *Vogt*, Spirometrische Untersuchungen zur Pathologie und Pharmakologie der Atmung im Kindesalter. Jahrb. f. Kinderheilk., Bd. 75. — *Vogt*, Höhlenbildung in der kindlichen Lunge. Fortschr. d. deutschen Klinik 1911, 2. — *Eckstein* und *Rominger*, Beiträge zur Physiologie und Pathologie der Atmung. Zeitschr. f. Kinderheilk., Bd. 28; Arch. f. Kinderheilk., Bd. 70. — *Lederer*, Chronische Bronchitis, Bronchialasthma und Bronchotetanie. Ergebn. d. inn. Med. u. Kinderheilk., Bd. 19; Die chronischen, nicht tuberkulösen Atmungserkrankungen des Kindesalters. Jahrb. f. Kinderheilk., Bd. 96. — *Lehndorff*, Über die Entstehung des Garlandschen Dreiecks. Berl. klin. Wochenschr. 1921, Nr. 16. — *Franke*, Über die Lymphgefäße der Lunge, zugleich ein Beitrag zur Erklärung der Baucherscheinungen bei Pneumonie. Deutsche Zeitschr. f. Chirurgie, Bd. 119. — *Reifferscheid*, Über intrauterine im Rhythmus der Atmung erfolgende Muskelbewegungen des Fötus. Arch. f. d. ges. Physiol., Bd. 140. — *Ziemßen*, Pleuritis und Pneumonie im Kindesalter, Berlin 1862. — *Engel*, Die paravertebrale, dystelektatische Pneumonie der Säuglinge. Arch. f. Kinderheilk., Bd. 71. — *Thoenes*. Über Mediastinalverlagerung bei infiltrativen Lungenerkrankungen im Säuglingsalter. Monatsschr. f. Kinderheilk., Bd. 23. — *Bartenstein* und *Tada*, Beiträge zur Lungenpathologie des Säuglings. Wien 1907. — *Engel*, Über paratuberkulöse Lungenerkrankungen. Berl. klin. Wochenschr. 1921, Nr. 31. — *Eliasberg* und *Neuland*, Über epituberkulöse Lungeninfiltrationen. Jahrb. f. Kinderheilk., Bd. 93 und 94. — *Engel*, Der Rachitistod. Fortschr. d. Med. 1922, Nr. 35/36; *derselbe*, Die okkulte Tuberkulose im Kindesalter. II. Aufl. Leipzig 1930. — *Mettenheimer*, Anatomie des Neugeborenen; Morphol. Arbeiten v. Schwalbe, Bd. III, 1894. — *Symington*, The Anatomy of the child. London 1887. — *Lutz Schall*, Die Interlobärspalten usw. Ergebnisse d. ges. Tuberkuloseforschung Bd. II. — *Fleischner*, Das Röntgenbild der interlobären Pleuritis usw. Erg. d. med. Strahlenforschung Bd. II. — *Schönfeld*, Beiträge zur Röntgendiagnostik pleurit. Prozesse usw. Mon. f. Kinderheilk. Bd. 39. — *Hermann Schall*, Klinik und Therapie der interlobären Pleurit. Kinderärztl. Prax. 1931, II. Jahrg. — *Wiese*, Die Bronchiektasien im Kindesalter. Berlin 1927. — *Duken*, Klin. und exp. Studien zur Pathol. d. Bronchiektasien im Kindesalter. Zeitschr. f. Kinderheilk. Bd. 44. — *Loeschke*, Die Pathologie der Kinderpneumonien; *L. F. Meyer*, Zur Systematik und Therapie der Säuglingspneumonie; *Duken*, Die Bedeutung der Röntgenuntersuchung für die Beurteilung der kindlichen Pneumonie; *Engel*, Die Pathogenese der kruppösen Pneumonie sämtl. Monatsschr. f. Kinderheilk., Bd. 41. — *Lauche*, Die Entzündungen der Lunge und des Brustfells. Handb. d. spez. Pathol. Anatomie Bd. III, Henke-Lubarsch, Berlin 1928. — *Nassau*, Die Klinik der Säuglingspneumonie. Zeitschr. f. Kinderheilk. Bd. 41. — *Heim* und *Erös*, Beiträge zur Path. d. Pneumonie im Säuglingsalter. Arch. f. Kinderheilk. Bd. 87. — *Grosser*, Beiträge zur Pathogenese der kruppösen Pneumonie. Zeitschr. f. Kinderheilk., Bd. 50. — *Heim*, Die Pathologie der Säuglingspneumonie. Monatsschr. f. Kinderheilk. Bd. 45. — *Duken* und *v. d. Steinen*, Das Krankheitsbild der Bronchiatasie im Kindesalter. Erg. d. Inn. Med. u. Kinderheilk., Bd. 34. — *Neumann* und *Happe*, Zur Bakteriologie und spezifischen Prophylaxe der Säuglingspneumonie. Monatsschr. f. Kinderheilk., Bd. 45. — *Ibrahim* und *Duken*, Zur Behandlung der kindl. Pneumonie mit dem künstl. Pneumothorax. Arch. f. Kinderheilk., Bd. 84.

Die Erkrankungen des Herzens, der Blut- und Lymphgefäße.

Von

Karl STOLTE in Breslau.

Einleitung.

Höher organisierte Organismen bedürfen des Kreislaufes zur Aufnahme von Nahrungsstoffen aus dem Darm, zum Transport derselben an die verschiedenen Umsatz- und Verbrauchsstellen und schließlich zur Ausscheidung der verschiedenartigen Schlacken. Ein Teil der Nahrungsstoffe, insbesondere die Zufuhr von Sauerstoff, ist so unentbehrlich, daß die Unterbrechung des Transportes schon in Bruchteilen einer Minute zu schweren Störungen, ja vielfach zum Tode führen kann.

Es ist daher notwendig, daß dieser Transport von Nährstoffen in einer ausreichenden Weise garantiert ist. Entsprechend den wechselnden Lebensbedingungen finden sich in der aufsteigenden Tierreihe grundlegende Unterschiede in dem Aufbau des Gefäßsystems. Die Kiemenatmung bedingt eine andere Zirkulation als die Lungenatmung. Bei den Fischen, deren einfach gebautes Herz nur aus einem Sinus cordis, dem Vorhof, einer Kammer und einem Bulbus cordis besteht, finden wir noch einen ungemein einfachen Bau des Herzens. Zwischen Sinus und Vorhof bedingt die Sinusklappe, zwischen Vorhof und Ventrikel der Atrioventrikularklappenapparat eine Trennung. So wird die im Sinus beginnende peristaltische Welle in der Richtung zum Bulbus fortgeleitet und damit die Strömungsrichtung bestimmt. Bei den Amphibien besteht bereits eine Teilung der Vorhöfe aber nur eine Andeutung der Trennung von Ventrikel und Bulbus. Bei den Reptilien ist die Kammerteilung noch unvollkommen, es bekommt also auch hier der Körper noch kein rein arterielles Blut. Erst bei den Vögeln und Säugetieren kommt es zu einer anatomisch vollkommenen Unterteilung des Kreislaufes.

Die treibende Kraft des Kreislaufes ist das Herz. Die Gefäße regeln den Weitertransport und sorgen bei ihrer Verzweigung bis zu den Kapillaren für eine so feine Verteilung des Blutes im Körper, daß schließlich alle Zellen die für ihr Leben notwendigen Bedingungen finden. Es wird zweckmäßig sein, die normale Funktion der verschiedenen Abschnitte im einzelnen darzustellen und im Anschluß daran die pathologischen Vorgänge zu beleuchten.

I. Herz.

Die Entwicklung des Herzens erfolgt aus dem Zwischenblatt (Mesenchym), das zunächst nur die Aufgabe hat, als Füll- und Stützsubstanz für die aus den Epithelblättern sich entwickelnden Organe zu dienen. In diesem Zwischenblatt, aus dem sich durch Gewebsmetamorphose das Skelett, die Faszien, Aponeurosen und Sehnen bilden, entwickeln sich die Blut- und Lymphgefäße sowie das Herz (aber auch die

Blutkörperchen), indem Kanäle und Lücken des gallertigen Bindegewebes sich zu Gefäßen zusammenschließen.

Ursprünglich besteht der Kreislauf der Vertebraten aus einem dorsal (Aorta) und einem ventral des Darmes gelegenen Stamm. Der letztere wandelt sich zum Herzen um. In großen Zügen geschieht das so: Seitlich von den einander entgegenwachsenden Blättern der Darmplatten verdickt sich das viszerale Mittelblatt, seine Zellen werden größer und erscheinen durch gallertiges Zwischengewebe deutlich vom Darmdrüsenblatt abgesetzt. Von den darin liegenden Zellen wird die primitive Herzhöhle umgrenzt. Während nun die Darmfalten einander weiter entgegenwachsen, bilden die sich einander ebenfalls nähernden viszeralen Mittelblätter dickere, nach der primitiven Leibeshöhle vorspringende Wülste, welche sich auch bei höheren Wirbeltieren weit nach vorne erstrecken (Halshöhle). Schließlich treffen sich die Darmhöhlen mit den genannten Vorsprüngen in der Mitte, wobei dann auch die primitiven paarigen Herzen dicht nebeneinander zu liegen kommen. Nach Vereinigung der Darmdrüsenblätter liegen die Endothelbekleidungen beider Herzen dicht aneinander und durch Zerreißen der Trennungswände kommt es zur Bildung einer einheitlichen Herzhöhle. Die Zellen des die Herzhöhle umkleidenden viszeralen Mittelblattes werden größer, dicker und liefern das Material zur Entwicklung der Herzmuskulatur, während das innere Blatt zum Endocard wird. Durch ein dorsales Mesocardium kommt es zu einer leichten Fixation.

So stellt das Herz in einer ganz frühen Entwicklungsperiode einen gerade gestreckten Schlauch dar, dessen verschiedene Schichten sich zum Endokard, Myokard und Perikard entwickeln. Mit diesem Herzen stehen an beiden Enden etwa gleichzeitig entstandene Gefäße in Verbindung: Nach vorne der sogenannte Truncus arteriosus, der sich in der Gegend des ersten Schlundbogens in zwei Gefäße teilt, welche von beiden Seiten her die Kopfdarmhöhle umfassen, dann umbiegen und in der Längsachse des Körpers zum Schwanzende verlaufen (primitive Aorten). Unterwegs geben sie zu den Ursegmenten Zweige ab (die größten sind bei den Amnioten die Arteriae omphalo-mesentericae). Diese Gefäße teilen sich in immer kleinere Zweige; aus den kleinsten sammelt sich das venöse Blut unter Vereinigung zu immer größeren, zuletzt in die beiden Venae omphalo-mesentericae zum Sinus venosus, der wieder in das Herz mündet. Aus diesen Dottergefäßen gehen bei den Säugetieren die mächtigen Gefäße des Plazentarkreislaufes hervor. Die beiden Arteriae umbilicales verlaufen seitlich der Harnblase, die sich aus der Becken-Darmwand hervorwölbt, sie lösen sich in ein dichtes Kapillarnetz in der Placenta auf, welche sich zu zwei Nabelvenen sammeln und ihr Blut in die *Cuvier*schen Gänge nahe deren Einmündung in den Venensinus ergießen. Die rechte Vene verkümmert, die linke nimmt ihre Äste auf, wird zu einem immer ansehnlicheren Stamm, dessen Verbindung mit der linken Lebervene sich allmählich zum einzigen Strombett ausbildet. Mit der linken Lebervene mündet die linke Umbilikalvene am hinteren Leberrand in den Venensinus. Die ursprünglich viel größeren Dottergefäße bilden sich inzwischen zur Bedeutungslosigkeit zurück.

Umwandlung des Herzschlauches in ein gekammertes Herz.

Neben der Dickenzunahme der Wand des primitiven Herzschlauches geht ein besonders lebhaftes Längenwachstum einher, so daß bald der Herzschlauch wegen Raummangels in der Halshöhle genötigt wird, sich S-förmig zu krümmen. Hinten links liegt der venöse, vorne rechts der arterielle Teil. Dann wandert der venöse Teil weiter kopfwärts, der arterielle kaudalwärts, wobei sich der erstere dorsal, der letztere ventral dreht. Sie decken sich so, daß nur noch von der Seite her die S-Form zu erkennen ist. Gleichzeitig sondert sich das Herz in mehrere hintereinander liegende Abteilungen: der weitere venöse Teil setzt sich scharf von dem arteriellen ab. Dabei sind das Atrium (Vorhof) und der Ventrikel (Kammer) durch den Ohrkanal geschieden. Der Vorhof erweitert sich seitlich unter Bildung der Herzohren und legt sich um den arteriellen Truncus. Dadurch, daß sich der Ohrkanal in sagittaler Richtung zu einem engen Spalt abplattet, bedingt er eine schärfere Scheidung zwischen Vorhof und Kammer. Aus ihm entwickeln sich die Atrio-Ventrikularklappen. Inzwischen wird an der Vorder- und Hinterfläche des Herzens durch eine von oben nach unten verlaufende Furche die Scheidung des Herzens in einen rechten und linken Ventrikel eingeleitet. Der Truncus, der mehr von dem rechten Ventrikelabschnitt entspringt, erweitert sich in seinem unteren Teile zum Bulbus, der durch eine ganz wenig verengte Stelle, das „Fretum Halleri", von den Kammern abgesetzt und zum Entwicklungsort der Semilunarklappen wird.

In dieser ganzen Zeit ist das aus platten Zellen bestehende und einen verjüngten Ausguß des Muskelschlauches mit besonders scharfer Ausprägung aller Falten bildende Endothelrohr von diesem Muskelschlauch durch eine gallertige Zwischensubstanz getrennt. Im Vorhof bildet die Muskelmasse eine kontinuierliche Platte, der sich das Endothelrohr unmittelbar anlegt. Im Ventrikel erfolgt eine mächtigere Muskelbündelentwicklung, die wie das Gerüst eines Schwammes die gallertige Zwischensubstanz durchzieht, und deren einzelne Bündel vom Endothel eng umfaßt werden. Alle diese Spalträume kommunizieren frei im Herzinnern.

Da sich die Lungen aus einer Ausstülpung des Vorderdarms in unmittelbarer Nähe des Herzens entwickeln, erhalten sie auch ihre Blutversorgung aus dem dem Herzen nächstgelegenen Aortenbogen. Das venöse Blut, das sich daraus sammelt, fließt auf kürzestem Wege zum Herzen zurück, in dem sich die kleinen Lungenvenen zu zwei großen Venen vereinigen, die dann, zu einem Sammelgefäß verbunden, in den Vorhof einmünden. Solange besteht noch ein einheitlicher Kreislauf.

Erst die Scheidewände, die zu dieser Zeit im Herzen nur angedeutet sind, schaffen den doppelten Kreislauf. Diese Teilung des Herzens in eine arterielle (linke) und in eine venöse (rechte) Hälfte beginnt mit dem Ersatz der Kiemenatmung durch die Lungenatmung. Vollendet ist die Scheidung in 2 koordinierte Kreisläufe erst bei den Warmblütern. *A. Spitzer* vermochte eine große Anzahl von Herzmißbildungen auf das Verharren auf einer den Reptilien näherstehenden Stufe zurückzuführen[1]).

Die Herzteilung vollzieht sich in groben Zügen so: Schon in der 4. Fötalwoche macht sich beim Herzen im Vorhof eine Scheidung bemerkbar, indem von hinten oben nach vorne unten eine Vorstülpung, das Septum atriorum, sich entwickelt. In die rechte Hälfte münden die Dottervene, Nabelvenen und *Cuvier*sche Gänge, nachdem sie sich kurz zuvor zu einem großen Sinus venosus (Sinus reuniens) vereinigt haben. Dieser Sinus venosus kommuniziert in breiter Öffnung mit dem rechten Vorhof und ist nur durch die *Eustachi*sche Klappe von ihm geschieden. In den linken Vorhof mündet die unpaare Lungenvene, die sofort stromaufwärts in 4, zu je einem Lungenlappen abzweigende Äste zerfällt.

Die Vorhofscheidewand wächst weiter herab, bis sie die Mitte des Ohrkanals trifft. Sie würde den Vorhof in zwei Teile scheiden, wenn sich nicht in diesem Septum primum oben ein neues Loch bildete, das Foramen ovale. Die Stelle des Foramen ovale reißt entweder an einer zu dünnen Stelle ein, oder sie ist von Anbeginn durchlöchert und erweitert sich dann entsprechend den Strömungsbedingungen.

Der Ohrkanal, äußerlich weniger deutlich sichtbar, weil die Erweiterung der Kammerhöhle ihn mit einbezieht und die Wucherung der mächtigen Kammermuskulatur ihn außen umhüllt, stellt um diese Zeit einen Querspalt dar, der durch Endokardduplikaturen („Endocardlippen oder Endothellippen") noch mehr verengt wird. Durch die herabwachsende Vorhofscheidewand, das Septum atriorum, welches sich mit diesen Endothellippen verbindet, wird er in zwei getrennte Atrio-Ventrikularöffnungen geschieden. Dann erfolgt die Verschmelzung der einander gegenüberliegenden Endothellippen durch deren Übergreifen auf die trennende Scheidewand. Die auf dieser Scheidewand einander entgegenwachsenden Endothellippen werden zum Ursprungsort für die medianen Klappenzipfel.

Fehlt die Entwicklung der Scheidewand, oder ist sie so unvollständig, daß sie nicht bis zum Ohrkanale herabreicht, dann bleibt auch die Teilung des Ohrkanals aus.

Schon am Ende des 1. Monats beginnt die Scheidung der Ventrikel. Diese sind durch mächtige Muskelentwicklung sehr verdickt, wobei, wie wir oben sahen, die Muskeln ein schwammiges Geflecht im Ventrikelinneren bilden. Von der hinteren Wand kommt es durch Muskelwucherung zur Bildung einer halbmondförmigen, nach oben geöffneten Scheidewand an den Stellen des Sulcus interventricularis. Diese Scheidewand wächst der Vorhofscheidewand und der Mitte des Truncus arteriosus

[1]) Wien. klin. Wschr. Jg. 35, Nr. 25 u. 26 (1922). — Virchows Arch. Bd. 243.

entgegen. Schon in der 7. Fötalwoche ist die Trennung der Ventrikel eine vollständige. Bei dem nunmehr vierkammerigen Herzen bilden die von dem Septum atriorum vorwachsende Endothelfalte sowie Wulstungen an den lateralen Rändern des Ohrkanals die Trennung zwischen Vorhöfen und Kammern. Sie liefern für die definitiven Klappen nur den Rand. Der membranöse Klappenteil geht aus dem muskulösen Kammerabschnitt hervor: die äußeren Abschnitte der Kammerwandung werden immer kompakter, die Zwischenräume verschwinden; im Inneren ist das Gegenteil der Fall: die Balken werden dünner, die Zwischenräume weiter. Aus den Muskelbalken werden Papillarmuskeln und Trabekel und aus ihren verkümmerten bindegewebig umgewandelten Teilen entwickeln sich die Sehnenfäden (Chordae tendineae) und Klappen.

Während sich die Zweiteilung der Kammer vollzieht, plattet sich der Truncus arteriosus ab und wird zu einer spaltförmigen Höhle. An den platten Seiten bilden sich zwei leistenförmige Verdickungen, die einander entgegen wachsen und durch Vereinigung den Truncus analog der Kammer in zwei Röhren teilen: Aorta und Pulmonalis. Eine Furche deutet äußerlich die Trennung an. Eine Zeitlang bleibt noch die Adventitia gemeinsam. Dann erfolgt auch deren Durchtrennung, bis zwei freie Gefäße vorliegen. Zuletzt erfolgt die Vereinigung des Septums mit der Kammerscheidewand. Diese Pars membranacea ist gleichsam der Schlußstein der definitiven Trennung der Kammern und Gefäße. An der Stelle des Fretum Halleri entwickeln sich 4 Wülste. Die beiden längeren werden durch die Scheidewand geteilt, so daß jedes Gefäß 3 Klappen erhält. Sie waren ursprünglich Wülste; das Gallertgewebe in ihnen schwindet, so werden es dann Taschen. —

Inzwischen wird der venöse Sinus in den rechten Vorhof einbezogen: Vena cava superior, Vena cava inferior und Sinus coronarius münden getrennt in immer weiteren Abständen in den Vorhof ein. Die linke Klappe des Venensinus geht zugrunde, aus der rechten entwickelt sich die Valvula Eustachii und Valvula Thebesii.

Auch die Lungenvenenmündungen, die zuerst in einem gemeinsamen Stamm außerhalb des linken Vorhofes mündeten, werden bald in diesen einbezogen. Das Foramen ovale wird nach hinten unten begrenzt durch die Valvula foraminis ovalis, die aus der Vorhofscheidewand hervorging, vorne oben durch eine von der Vorhofswand ausgehende muskuläre Sichel (Limbus Vieussenii). Die Valvula foraminis ovalis membranacea erreicht diesen Limbus fast völlig, ist aber im fötalen Leben nach dem linken Vorhofe vorgebuchtet, so daß der weite Spalt das Blut der unteren Hohlvene in den linken Vorhof breit einströmen läßt. Diese hintere Falte liefert später, im extrauterinen Leben, den häutigen Verschluß des Foramen ovale, der sich fest an den Limbus Vieussenii anlegt.

Inzwischen erfolgt auch die Verlagerung des Herzens aus der Halshöhle in die Brusthöhle, die Entwicklung seiner Umhüllungen durch das Perikard und zugleich die Zwerchfellbildung, deren genauere Schilderung hier zu weit führen würde. Nur so viel sei hier angedeutet, daß der vordere Teil der Leibeshöhle im vorderen Darmgekröse das Herz eingebettet enthält. Durch sein energisches Wachstum dehnt es den umfassenden Raum. Dann entwickelt sich von vorn und von den Seiten her eine Falte, das Septum transversum, welches die Brust- und Bauchhöhle voneinander trennt. In dieser Falte verlaufen alle größeren Venen: Ductus Cuvieri, Vena umbilicalis, Dottervenen und Sinus reuniens. Dies Septum schiebt sich zwischen den venösen Sinus des Herzens und den Magen.

Einzelheiten über die Entwicklung des Herzens findet man in musterhafter Darstellung in der Entwicklungsgeschichte des Menschen und der Wirbeltiere von *Oskar Hertwig*, an dessen Darstellung sich die vorstehende Schilderung anlehnt.

Die Umwandlungen im arteriellen System.

Bei Embryonen von wenig Millimetern Länge teilt sich der aus dem einfachen Herzschlauch hervorgehende Truncus arteriosus in zwei den Schlunddarm umgreifende Gefäße, die dorsal des Schlunddarmes in die beiden primitiven Aorten übergehen. Es folgen ein zweites, drittes, viertes, fünftes bis sechstes Paar, immer neue Verbindungen zwischen diesem Truncus und den primitiven Aorten, in derselben Reihenfolge, wie auch beim Menschen die Schlundbogen hintereinander angelegt werden.

Aus dem Anfang des ersten Schlundbogengefäßes entspringt die Carotis externa und dorsalwärts die Carotis interna. Aus dem 4. Schlundbogengefäß entspringt ein Ast, der sich bald in die Arteria vertebralis und die Arteria subclavia teilt. Aus dem 6. Schlundbogengefäß werden die Lungengefäße.

Durch die Verkümmerung paariger Anlagen entstehen dann die unpaarigen Arterienverläufe. So verschwinden die Bogen 1 und 2 bis auf den Verlauf der Carotis externa, aus Bogen 3 wird die Carotis interna. Bogen 4 und 6 entwickeln sich am mächtigsten. Nach der Scheidung des Truncus wird aus Bogen 4 die Aorta, aus Bogen 6 die Pulmonalis. Dabei verkümmert die rechte Aorta zum gemeinsamen Stamme der Arteria anonyma und brachiocephalica für die Arteria vertebralis und subclavia. Die Aorta und Pulmonalis bleiben bei der Verkümmerung der übrigen Zweige miteinander in Verbindung durch den Ductus Botalli (das ursprüngliche 6. Schlundbogengefäß zur linken Aorta, aus dem die Pulmonalis entsprang).

Zu der Zeit dieser Veränderungen rückt das Herz tiefer vom Schlundbogen ab. Dadurch wird der zunächst quer vom Vagus abgehende, unter dem 4. Gefäßbogen durchtretende Nervus recurrens gezwungen, mit diesem Schlundbogen tiefer zu treten und links die Aorta, rechts die Subclavia zu umfassen. So erklärt sich der eigentümliche Verlauf dieses Nerven.

Variationen im Untergang bzw. im Erhaltenbleiben der einzelnen Schlundbogengefäße können interessante, praktisch aber zumeist gleichgültige Anomalien im Gefäßverlauf zur Folge haben.

Nachdem die Aorta kaudalwärts umgebogen, gibt sie an die verschiedenen Segmente paarige Gefäße ab. Aus ihr geht hervor die unpaare Arteria mesenterica superior, mesenterica inferior, dann teilt sie sich in die beiden großen Nabelarterien, die seitlich neben der Allantois zum Becken herabziehen, dann an der vorderen Bauchwand zum Nabel hochsteigen, um zur Placenta zu gelangen. Zuvor gibt jede der beiden Nabelarterien Äste zu den Extremitätenknospen ab, die bei der weiteren Entwicklung zumal im extrauterinen Leben eine besondere Mächtigkeit gewinnen. Die Aorta selber endet als kleines Gefäß, als Aorta sacralis bzw. caudalis.

Umwandlung im Venensystem.

Ursprünglich sind sämtliche Hauptstämme paarig und symmetrisch angelegt.

Vom Kopfe her kommen die Jugularvenen, vom kaudalen Ende die Kardinalvenen, beide vereinigten sich in den *Cuvier*schen Gängen, die später zu den oberen Hohlvenen werden. Diese *Cuvier*schen Gänge verlaufen in der gleichen Bahn der Herzbrusthöhle herab, hier treten sie zum Herzen in dem Septum transversum, woselbst sich die Eingeweidevenen hinzugesellen. So entsteht aus *Cuvier*schen Gängen, paarigen Dotter- und Nabelvenen der venöse Sinus, der unmittelbar zwischen Herzen und Septum transversum gelegen ist.

Die Dottervenen verlieren bald ihre Bedeutung. Die Nabelvenen, ebenfalls zuerst paarig angelegt, verlaufen in der seitlichen Bauchwand, dann im Septum transversum zum Venensinus. Dorthin zieht auch die unpaar angelegte unscheinbare untere Hohlvene von den Urnieren kommend mit seitlichen Ästen zur Kardinalvene.

Aber auch hier kommt es bald zu Änderungen: Durch Einbeziehung des Sinus in den Vorhof wird die Mündung der Venen in diesen direkt verlegt. Dazu muß sich der Sinus aus dem oberen Niveau des Septum transversum herausheben. Der Verlauf der *Cuvier*schen Gänge wird steiler, sie treten aus dem Septum transversum und der seitlichen Rumpfwand heraus und nähern sich median. Die Jugularvenen werden immer größer und lösen sich vom Ductus Cuvieri ab. Die untere Hohlvene gewinnt immer mehr an Bedeutung, indem sie aus den Kardinalvenen das Blut ableitet. Dann werden auch die Venae subclaviae immer größer, sie nehmen die Venae jugulares auf und werden zur oberen Hohlvene an Stelle des Ductus Cuvieri.

Die rechte, obere Hohlvene steigt in geradem, ziemlich senkrechtem Verlaufe zum Herzen herab. Die linke obere Hohlvene hat einen längeren Weg zurückzulegen, muß nach rechts umbiegen und dabei die Kranzvenen des Herzens aufnehmen. Durch eine quere Anastomose zwischen den beiden Hohlvenen, die das Blut aus der linken zur rechten führt, wird die rechte immer stärker, während die linke verödet bis auf die Kranzvenen, die zum Sinus coronarius werden. Etwa gleichzeitig erfolgt die

Rückbildung der rechten Kardinalvene, die die Vena hemiazygos aufnimmt und alles Blut in die rechte untere Hohlvene ergießt.

Diese untere Hohlvene ist erst ein kurzer Stamm, der rechts der Aorta zwischen beiden Urnieren entspringt. Der lange Stamm entwickelt sich aus der rechten Kardinalvene, nimmt das Blut der linken Kardinalvene, schließlich auch das Nabelblut auf.

Besonders wechselnd ist die Blutversorgung der Leber. Die aus dem Duodenum hervorsprossende Leber umgreift die Dottervenen und wird von diesen mit Blut versorgt (Venae advehentes). Diese lösen sich in ein Kapillarnetz um die Leberzellbänkchen auf und sammeln sich zu den Venae efferentes, die das Blut in die Dottervenen zurückführen. Inzwischen tritt das Nabelblut über die Leber zum Herzen. Zuerst sind es 2 Nabelvenen. Die rechte verkümmert und wird zur Bauchdeckenvene. Die linke gibt auch Bauchdeckenvenen ab, aber sie unterhält weitere Anastomosen, so eine unter der Leber zum Ringsinus der Dottervene. Da die Blutgefäße von den Dottervenen immer bedeutungsloser, der Blutbedarf der Leber aber immer größer wird, so wird diese bald der Hauptstamm. Erst später tritt zu diesem — vorübergehend ausschließlichen Wege des Nabelblutes — der Ductus venosus Arrantii, sobald die Leber das zum Aufbau des Kindes notwendige Blut nicht mehr ganz zu fassen vermag. Diese Zweigbahn unter der Leber entwickelt sich aus Anastomosen zwischen Nabel- und unterer Hohlvene. So bleibt es bis zur Geburt.

Die Pfortader entwickelt sich aus den Dottervenen. Sie verlaufen am Darmkanal dicht nebeneinander her und verschmelzen dort, wo sie das Duodenum 2mal ringförmig unterhalb der Leber umfassen, indem von dem unteren Ringe die rechte, von dem oberen Ringe die linke Hälfte verloren geht. Die Pfortader läuft daher erst links um das Duodenum nach hinten herum, dann tritt das rechte Stück in die Leberlappen ein. Diese Vena portae führt zuerst das Blut vom Dottersack, dann von der Vena mesenterica, d. h. von den Därmen, vom Pankreas und von der Milz. Nach der Geburt hört der Zufluß durch die Nabelvene auf. Sie verkümmert zum Ligamentum hepaticum oder Ligamentum teres. Der Ductus Arrantii verkümmert zum Ligamentum venosum.

Entwicklung des Reizleitungssystems im Herzen.

Bei der Entstehung der Herzmuskulatur und der Entwicklung zu normalen Herzmuskelzellen bleiben an bestimmten Stellen des Herzens einige untereinander in Verbindung stehende Muskelfasern auf der scheinbar primitiveren Entwicklungsstufe stehen. Die Fasern zeichnen sich histologisch durch eine geringere Differenzierung sowie durch größeren Reichtum an Glykogen und Fett aus. An der Übergangsstelle von der oberen Hohlvene in den rechten Vorhof befindet sich der sogenannte Keith-Flacksche Knoten dicht unter dem Epikard. Von hier verlaufen nach allen Richtungen ausstrahlend Züge von blassen Muskelfasern mit randständiger Anordnung der Fibrillen und großem blasigem Kern, die sogenannten Purkinjeschen Fasern. Eine zweite ähnliche Bildung, der sogenannte Atrioventrikularknoten oder Tawarasche Knoten liegt in der medianen Wand des rechten Vorhofs, zwischen der Mündung des Sinus coronarius und der Trikuspidalklappe. Mikroskopisch finden sich auch hier Purkinjesche Fasern, Ganglienzellen und Nervenbündel dicht vereint. Von diesem Artrioventrikularknoten zieht das sogenannte Hissche Bündel als einzige muskuläre Verbindung durch den bindegewebigen Abschnitt der Vorhöfe und Kammern nach der Kammerscheidewand. Hier teilt es sich in einen rechten und linken Schenkel. Der rechte zerfällt seinerseits in drei weitere Teile, einen subendothelialverlaufenden, einen zweiten zum mittleren Abschnitt und einen dritten wieder subendothelial zum unteren Abschnitt verlaufenden. Der linke Schenkel bleibt allenthalben subendothelial und zieht auf kürzestem Wege zu dem Fuße der Papillarmuskeln. Er verteilt sich geflechtartig in der ganzen Kammerwand. Diese Gebilde, sowohl der Keithsche als auch der Atrioventrikularknoten und vor allem das Hissche Bündel, besitzen deswegen eine überragende Bedeutung, weil man aus Erkrankungen, die nur diese Stellen betreffen, den hohen Wert dieser Purkinjeschen Fasern für die Reizleitung im Herzen erkannt hat. Die Anordnung des Sinusknotens, des Atrioventrikularknotens und des Hisschen Bündels zeigt nebenstehende Abbildung Fig. 258 mit schematischer Eintragung der wichtigsten Stellen. Die feine Verteilung dieser Fasern in der gesamten Herzmuskulatur geht am besten aus dem hier abgebildeten Injektionspräparat von *Bernhard Wahlin* hervor (Fig. 259).

Da man in der Herzmuskulatur bisher keine Nerven mit Sicherheit nachweisen konnte, so muß man wohl annehmen, daß die zum Herzen tretenden Nerven nur mit den Ganglienzellen und dadurch mit den Purkinjeschen Fasern in Verbindung stehen. Es ist außerordentlich wichtig und interessant, daß das Herz auch nach der Durchschneidung aller zu ihm führenden Nerven imstande ist, seine regelmäßige Schlagfolge fortzuführen, daß aber diese gestört wird, sobald durch Entzündungen, Degeneration, Blutung oder Tumoren das Reizleitungssystem betroffen wird.

Der fötale Kreislauf unterscheidet sich bis zum Augenblick der Geburt noch sehr wesentlich von dem Kreislaufe des neugeborenen Kindes. Die fehlende Lungenatmung die Versorgung des Blutes mit Sauerstoff und sonstigen Nährstoffen sowie die Abgabe von Stoffwechselprodukten durch die Placenta, bedingen den andersartigen Kreislauf. Von der Placenta strömt das Blut durch die Nabelvene zum Körper, wobei es zum großen Teil durch den Ductus venosus Arrantii nach der unteren Hohlvene fließt. Von der unteren Hohlvene tritt das Blut in den rechten Vorhof, von hier aus in gerader Richtung durch das Foramen ovale in den linken Vorhof. Auf diesem Wege zu den Vorhöfen mischt sich dem rein arteriellen Placentarblute das venöse Blut der Vena cava inferior unterhalb des Zwerchfells, der Vena cava superior im rechten Vorhof bei. Infolgedessen ist das Blut, das aus den beiden Ventrikeln entleert wird, nicht mehr völlig arterialisiert sondern eine Mischung von arteriellem und venösem. Aus dem rechten Ventrikel tritt das Blut durch die Arteria pulmonalis zur Lunge, ein Teil aber, der in der Lunge keinen Platz findet, tritt durch den Ductus Botalli zur Aorta. Aus dem linken Ventrikel wird das Blut durch die Aorta weitergegeben. Es verteilt sich innerhalb des Körpers in genau derselben Weise wie im postfötalen Leben. Wichtig ist nur, daß, wie eben gesagt, durch den Ductus Botalli ein Teil des Blutes aus der Pulmonalis beigemengt wird und daß, wie früher geschildert, sich die Aorta in der Höhe des 3. Lumbalwirbels in zwei mächtige Äste gabelt, die neben den Gefäßen für die unteren Extremitäten vor allem die Nabelarterien abgeben, welche zur Placenta führen.

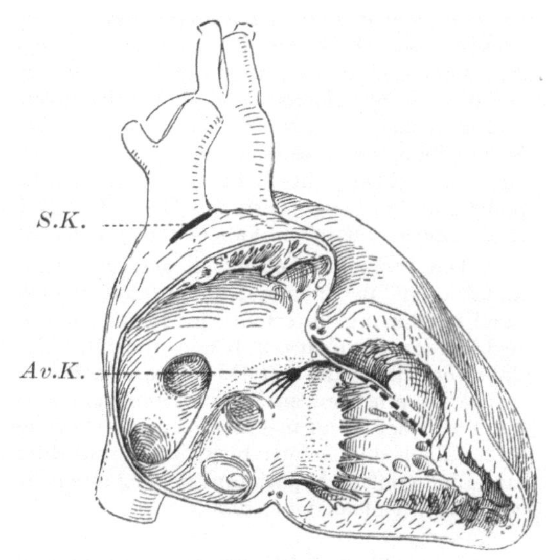

Fig. 258.

Schematische Zeichnung der Topographie des Sinusknotens (SK) und des Atrioventrikulärknotens (Av. K.) nach Koch.

Man kann das Blut, das den kindlichen Organismus in der fötalen Lebenszeit versorgt, nicht als rein arterielles Blut ansprechen. Trotzdem dürfen wir wohl annehmen, daß der Sauerstoffverbrauch eines solchen Fötus ein sehr erheblicher sein wird. Eine ausreichende Sauerstoffversorgung ist nur dadurch möglich, daß das Kind vor der Geburt einen sehr viel größeren Reichtum an roten Blutkörperchen besitzt. 10—14 Millionen Erythrozyten gelten als normal. Sie allein vermögen in der Placenta eine entsprechende Menge von Sauerstoff dem mütterlichen Blute zu entziehen; sie allein können dann, wenn sie auch prozentual weniger Sauerstoff enthalten mögen als in der Zeit nach der Geburt, dem Körper die nötige Sauerstoffzufuhr garantieren.

Vor der Geburt sind der rechte und der linke Ventrikel in ihrer Muskulatur etwa gleich stark (Fig. 262); beide Kammern versorgen gemeinsam den Körperkreislauf, der zu dieser Zeit mit dem Placentarkreislaufe innigst verbunden ist. Die beiden Kammern des Herzens wirken wie eine einheitliche. Es liegen ähnliche Verhältnisse vor wie bei der Kiemenatmung der Fische, wobei das einkammerige Herz das Blut durch die Kiemen (zwecks Arterialisierung) nach dem übrigen Körper treibt.

Änderung des Kreislaufs nach der Geburt.

Wenn sich auch schon während der ganzen fötalen Entwicklung sehr erhebliche Umwälzungen in dem Körperkreislauf vollzogen haben, so reichen diese doch nicht an die gewaltigen Umstellungen heran, die die Geburt für den Kreislauf bedingt. Der plazentare Kreislauf wird mit dem ersten Atemzuge überflüssig. Dafür aber muß bei der Entfaltung der Lunge ein vermehrter Blutstrom durch diese kreisen.

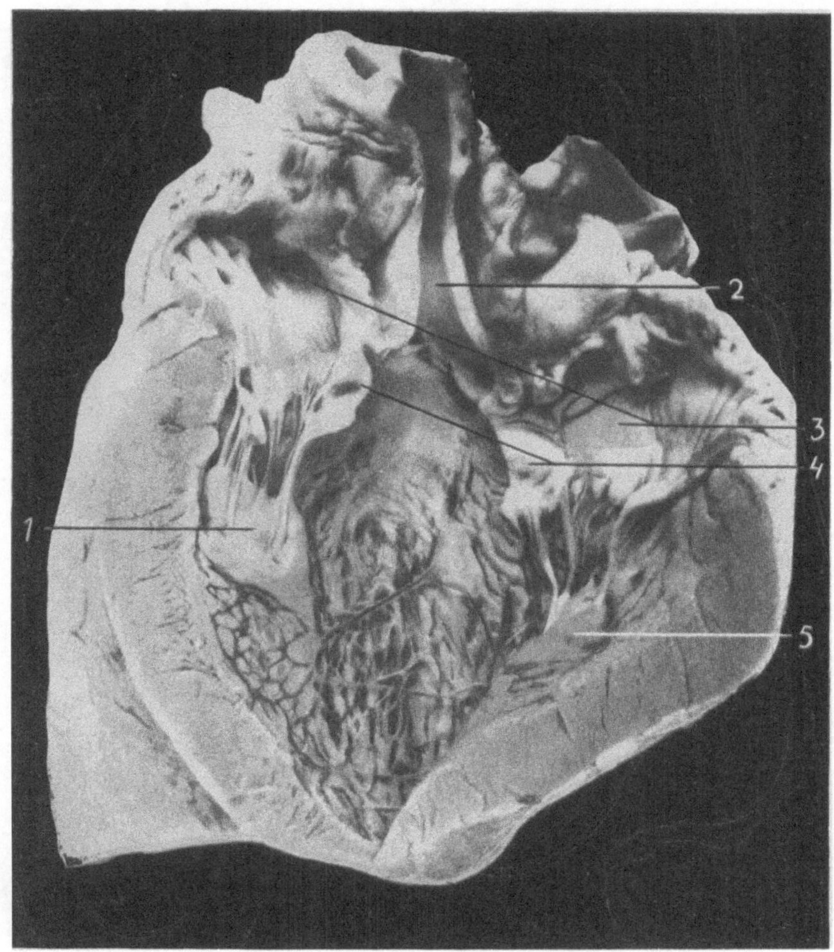

Fig. 259.

Linke Kammer und Vorkammer. Die linke Herzhälfte durch einen Schnitt geöffnet, der von der Spitze mitten zwischen beiden Papillarmuskeln durchgelegt und durch die Vorkammer weiter gezogen wurde; ein zweiter Schnitt durch das aortale Mitralissegel und die Aorta, das Herz herausgebogen, nichts weggeschnitten. 1 = vorderer Papillarmuskel, 2 = Aorta, 3 = linke Vorkammer, 4 = aortales Mitralissegel, 5 = hinterer Papillarmuskel. Die schwarzen Linien sind das injizierte Reizleitungssystem.

So wird die Sauerstoffversorgung des Blutes und die Kohlensäureabgabe mit einem Schlage an eine andere Stelle verlegt. Jetzt erfolgt die Trennung des kleinen und großen Kreislaufs. Die Mischung des Blutes hört auf. Die Verkleinerung der Strombahn um den Placentarkreislauf bedeutet eine Entlastung des Herzens, die der vermehrten Muskelleistung der Atmung und der nunmehr einsetzenden Darmtätigkeit mit der lebhafteren Drüsenfunktion (Speicheldrüsen, Magen-Darmdrüsen, Leber, Pankreas und Nieren!) zugute kommt.

Diese Umwälzung ist wohl vorbereitet: Schon die ersten Atemzüge, d. h. die Weitung des Brustkorbes und die einsetzende Zwerchfellatmung begünstigen den

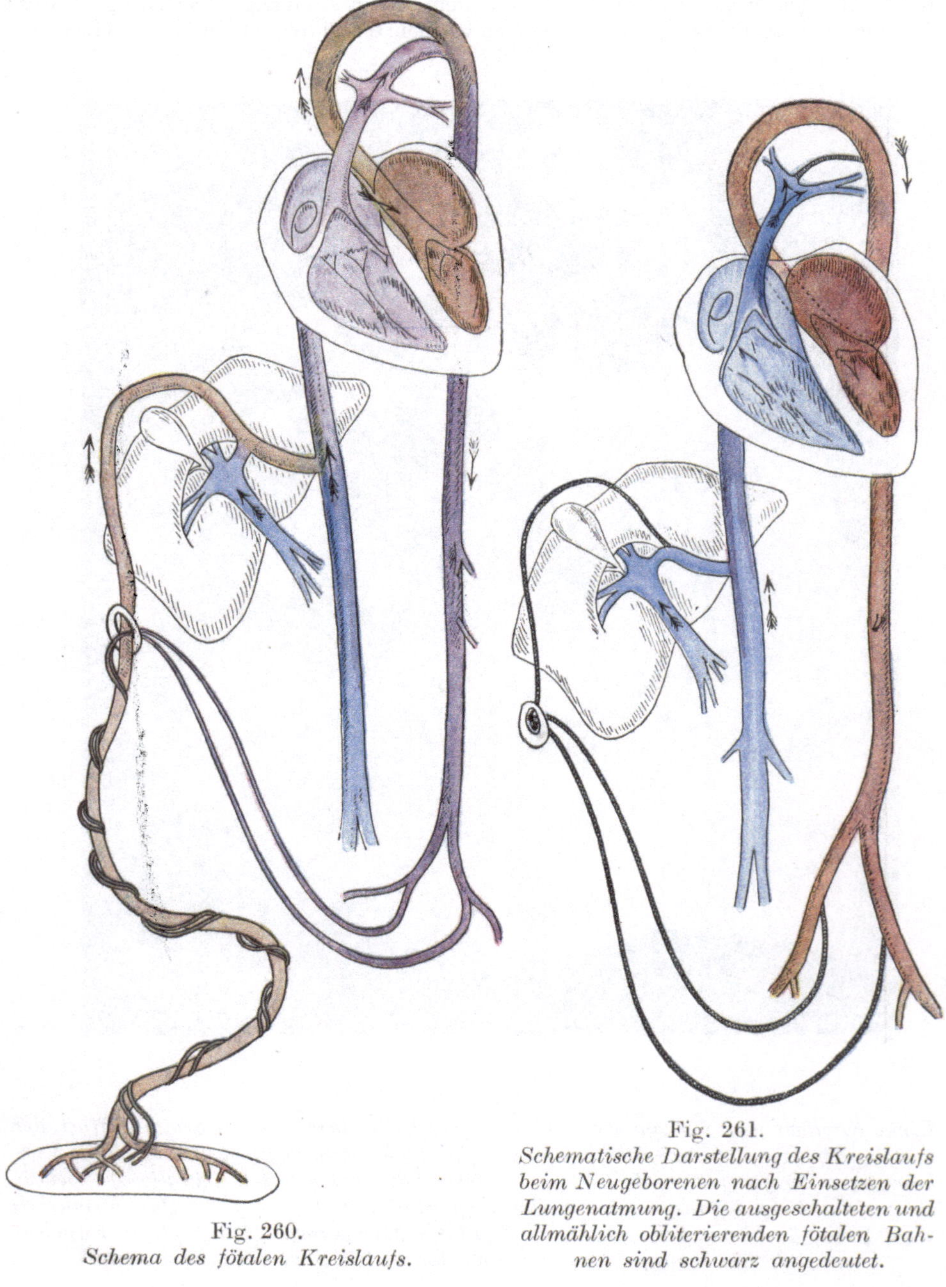

Fig. 260.
Schema des fötalen Kreislaufs.

Fig. 261.
Schematische Darstellung des Kreislaufs beim Neugeborenen nach Einsetzen der Lungenatmung. Die ausgeschalteten und allmählich obliterierenden fötalen Bahnen sind schwarz angedeutet.

Einstrom des Blutes in die Lunge. Da gleichzeitig die Mehrbelastung des rechten Vorhofs aus dem großen, d. h. dem plazentaren Kreislauf, fortfällt, sinkt der Druck im rechten Vorhof, infolgedessen kann sich das Foramen ovale schließen, wobei der vermehrte Zustrom von Blut durch die Lungenvenen in den linken Vorhof eine reichlichere Füllung desselben und damit einen besseren Klappenschluß bedingt. In fötaler Zeit floß wenig Blut aus der Lunge, dagegen sehr viel aus dem rechten Vorhof zum linken Vorhof hinüber; nach der Geburt tritt zu einer erhöhten Füllung im linken Vorhof eine Verminderung des Druckes im rechten Vorhof, es kommt zum Verschluß der letzten Kommunikation zwischen beiden Herzhälften und somit zur Trennung des kleinen und großen Kreislaufs.

Nunmehr fließt das gesamte venöse Blut, das sich im Körper gesammelt hat, aus den oberen und unteren Hohlvenen zum rechten Vorhof, von hier zur rechten Kammer. Diese treibt es durch die Lunge zum linken Vorhof. Der gibt es an die linke Kammer weiter, diese wirft es in den großen Kreislauf.

Nur eine Verbindung zwischen großem und kleinem Kreislauf kann sich nicht so schnell schließen, das ist der Ductus Botalli, die Verbindung zwischen Aorta und Arteria pulmonalis. Wenn hier nach der Geburt kein Blut von dem einen zum andern Gefäße übertritt, so liegt das daran, daß der erhöhte Druck in der Aorta das Gefäß gewissermaßen ventilartig verschließt. Sehr bald legt sich dann das Endothel des leeren kollabierenden Gefäßabschnittes in Falten, es kommt zu Verklebungen und nach Monaten (3.—10. Lebensmonat) zu einem Bindegewebsverschluß des Ductus Botalli. Selten erfolgt dieser Verschluß durch Thrombose. Immerhin sind Thromben doch mehrfach beobachtet. Sie können unter Umständen sogar dem Kinde gefährlich werden:

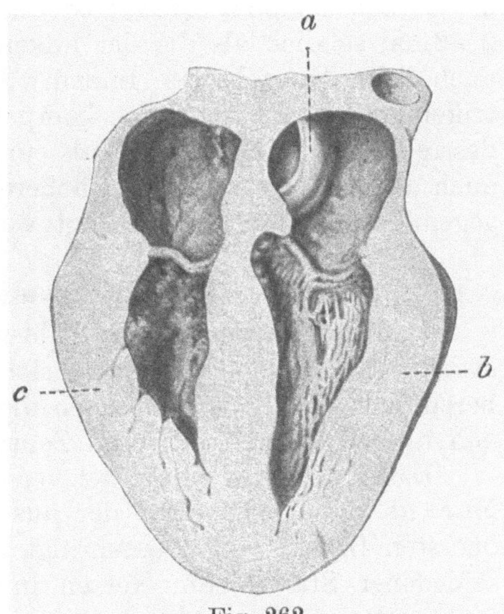

Fig. 262.
Schnitt durch das Herz eines sub partu verstorbenen kräftigen Fötus. a) Klappe des foramen ovale; b) Wand des linken; c) des rechten Ventrikels. Beide gleich dick.
(Aus dem Handbuch der Geburtshilfe von *Winkels*, Bd. III, nach *Seitz*, Physiologie, Pflege und Ernährung des Neugeborenen von *R. Th. v. Jaschke*, S. 25, Fig. 9.)

Ein 7 Tage alter Knabe war am Vormittag um 9 Uhr von dem Hausarzt darauf hin untersucht, ob er die Zirkumzision vertragen könnte, und für einwandfrei gesund erklärt. Einige Stunden später wird das Kind unruhig, bohrt den Kopf in die Kissen, trinkt nicht mehr, wird rasch anurisch, so daß es erst abends um 22 Uhr einige wenige Tropfen fast reinen Blutes an Stelle des Urins entleert. Die Lumbal punktion ergibt hämorrhagischen Liquor. Das Kind stirbt nach 48 Stunden. Die Sektion ergibt als Todesursache multiple Embolien in das Gehirn und in die Nieren, die von einem Thrombus im Ductus Botalli stammen.

Gewöhnlich kommt es nicht zu Thrombose, sondern zur Verengerung des Lumens durch Schleimhautfältelung und allmähliche Bindegewebsentwicklung wie oben beschrieben. Damit ist aber die Möglichkeit gegeben, daß durch den Ductus Botalli unter gewissen Umständen auch nach der Geburt der Übertritt von venösem Blut in den großen Kreislauf erfolgen kann, wie dies auch wohl noch tage- und wochenlang nach der Geburt durch das Foramen ovale möglich sein wird. So erklärt es sich, daß bei heftigem Schreien ein Neugeborener blitzblau werden kann, ohne daß später ein Herzfehler bei ihm nachzuweisen ist:

Kind von 10 Tagen wird, weil es beim Schreien tiefblau geworden ist, von der sehr besorgten Mutter in die Straßburger Kinderklinik gebracht. Bei dem schwarzblauen Kinde ist keine Verbreiterung des Herzens festzustellen, dagegen ein lautes, systolisches Geräusch über der Herzbasis. Nach der Beruhigung des Kindes verschwinden Zyanose und Geräusch, um später bei heftigem Schreien bis zum Alter von ½ Jahren, wenn auch in stets geringerem Grade, wiederzukehren. Danach bleibt das Kind gesund.

Im späteren Leben findet man als Rest des Ductus Botalli nur noch einen dünnen, sehnigen Strang, der die Aorta mit der Arteria pulmonalis verbindet.

Die Entwicklung des Herzens ist damit nicht abgeschlossen; insbesondere erfolgt in der Zeit unmittelbar nach der Geburt unter den veränderten Strömungsbedingungen eine wesentliche Veränderung in der Dicke der Muskulatur. Während vor der Geburt der linke und rechte Ventrikel etwa gleich-kräftig erscheinen, kommt es unter den veränderten Strömungsbedingungen, bei der relativen Entlastung des rechten und der relativ viel stärkeren Inanspruchnahme des linken Ventrikels sehr bald zu einer wesentlichen Wandverstärkung des letzteren. Bereits im 3.—6. Lebensmonat (*Hecht*) ist die Muskulatur der linken Kammer etwa 2—3mal so dick als die der linken. Dies sind Verhältnisse, wie wir sie auch beim Erwachsenen finden. Da die Kammerwand des linken Ventrikels außerdem mehr eine kompaktere Muskulatur besitzt, während die des rechten Ventrikels mehr als ein spongiöses Gebilde erscheint, so dürfte auch dadurch die wesentlich höhere Kraftentfaltung des linken Ventrikels gegenüber dem rechten bedingt werden.

Die Innervation des Herzens.

Daß der Herzmuskel auch lösgelöst von dem übrigen Zentralnervensystem die Fähigkeit besitzt, sich rhythmisch zu kontrahieren, wurde bereits erwähnt. Es fehlt noch die Darstellung der Zusammenhänge mit den übergeordneten nervösen Zentren.

Das Herz wird von zwei verschiedenen Nerven versorgt: Von dem Nervus Sympathicus, der aus zwei bis drei Halsganglien und dem obersten Brustganglion entspringt und beiderseits in drei Ästen von verschiedener Stärke zum Herzen hinabläuft, ferner dem Nervus vagus (auch „Parasympathicus" genannt), der in zwei Ästen zum Herzen herabzieht. Die sympathischen und parasympathischen Nerven bilden ein Geflecht (Plexus cardiacus). Dieses Geflecht liegt als Plexus cardiacus superficialis zwischen dem Bogen der Aorta und der Pulmonalarterie, außerdem liegt ein Plexus cardiacus profundus zwischen Aorta und Trachea. Beide Plexus stehen mit Nachbarplexus in Verbindung und lassen dann zwei weitere Nervengeflechte, die Plexus coronarii, hervorgehen.

Diese extrakardialen Nerven stehen mit dem intrakardialen Nervensystem in Verbindung, und es ist wahrscheinlich, daß sie nur durch dessen Vermittlung auf die Herzaktion einwirken. Dieses intrakardiale Nervensystem besteht aus marklosen Fasern und Ganglienzellen. Die Ganglienzellen kommen vor allem am Vorhofe vor. Ihre Existenz in den Kammern ist noch nicht sichergestellt. Außer den nach dem Herzen hinleitenden Bahnen sind auch gewiß solche vorhanden, die vom Herzen nach dem Zentralorgan — also zentripetal — gerichtet sind.

Es hat sich nun experimentell erweisen lassen, daß die Reizung des Nervus Sympathicus folgende Wirkungen auslöst: Das Herz schlägt rascher und kräftiger (Nervus accelerans). Außerdem bewirkt die Reizung des sympathischen Nerven eine Steigerung der Leitungsfähigkeit und eine Steigerung der Erregbarkeit des Reizleitungssystems. Von *Engelmann* wurden diese verschiedenen Wirkungen auf die Herztätigkeit als chronotrope, inotrope, dromotrope und bathmotrope Einflüsse gegeneinander abgegrenzt. Es ist interessant, daß der Vagusreiz genau die entgegengesetzten Wirkungen erzielt: Verlangsamung der Schlagfolge, Verminderung der Kontraktionskraft, Herabsetzung der Leitungsfähigkeit und der Erregbarkeit. Man hat sogar daran gedacht, innerhalb dieser Nervenbahnen einzelnen Fasern eine solche spezielle Wirkung zuzuschreiben.

Trotz der scheinbar gegensätzlichen Wirkung von Vagus und Sympathikus können sich beide Nerven auch in ihrer Wirkung unterstützen, z. B., wenn neben der Vermehrung des einen die Verminderung des anderen Nerventonus eintritt. Es ist ferner von Bedeutung, daß zwischen der Wirkung dieser Nerven und bestimmter endokriner Stoffe sehr enge Beziehungen bestehen. So vermag z. B. das Adrenalin ebenso wie der Sympathikusreiz die Blutbewegung zu fördern, so daß ein vergrößertes Schlagvolumen in kürzerer Zeit ausgetrieben und erhöhte Widerstände überwunden werden. Auch Extrakte von Leber, Niere, Milz, Skelettmuskeln, vom Gehirn und von der Bauchspeicheldrüse sowie Perfusionsflüssigkeit des tätigen Muskels können in die Herzregulierung eingreifen.

Löwi glaubt, daß bei der Einwirkung des Vagus wie des Sympathikus Stoffe im Herzen entstehen, die in der gleichen Weise wie der Herzreiz selber auf das Herz einwirken. Die bei der Vagusreizung entstehenden, hemmenden Inkrete sollen ihre Wirksamkeit schneller verlieren als die unter Sympathikusreiz sich entwickelnden, fördernden Stoffe[1]). Neben solchen, durch die Nervenreizung entstehenden, fördernden oder hemmenden Stoffen besitzen aber auch andere chemische Substanzen einen wesentlichen Einfluß auf die Herztätigkeit. Ohne Anwesenheit von Natrium-, Kalium- und Kalziumchlorid sowie Kalziumbikarbonat, ferner von Zucker als energiespendendem Material und von Sauerstoff, der für die Erholung des Herzmuskels maßgebend ist, kann das Herz nicht längere Zeit in Tätigkeit bleiben. Dabei hat sich gezeigt, daß das Ca- und K-Ion eine ganz besondere Bedeutung für die Herztätigkeit besitzen. Das Kalzium verstärkt die Systole, vermehrt das Schlagvolumen und läßt das Herz niemals vollkommen erschlaffen. Nur Kalzium mit Kochsalz vereint vermögen kurze Zeit die Herztätigkeit normal zu erhalten, erst die Zugabe von Kaliumchlorid ermöglicht eine normale Herztätigkeit. Überschuß an Kalium-Ionen setzt den Tonus herab, beschleunigt die Herzaktion.

Es wurde schon erwähnt, daß nervöse Bahnen nicht nur vom Zentralnervensystem zum Herzen, sondern auch umgekehrt verlaufen. Durch diese Bahnen ist die Möglichkeit gegeben, daß die Herzaktion durch außerhalb des Herzens liegende nervöse Momente beeinflußt wird, daß aber auch das Herz auf andere Körperabschnitte seinerseits einwirkt. Die Zentren für die hemmenden und fördernden Bahnen liegen in der Medulla oblongata. Infolgedessen kann durch Reizung des Trigeminus, z. B. bei Druck auf das Auge (*Aschner*), eine Wirkung auf die Herztätigkeit ausgeübt werden (Bradykardie); so kann rasches Beklopfen des Bauches beim Frosch die Zahl der Herzschläge vermindern,

[1]) Näheres darüber *O. Löwi*, Pflügers Archiv **189**, **193**, **204**, sowie Lehrbücher der Physiologie.

so kann ein starker Stoß gegen den Bauch beim Menschen den Tod herbeiführen (*Goltz*). Ähnlich sind wohl die Wirkungen schwerer Erkrankungen des Bauchfells wie der Pleuren als reflektorische zu erklären, ebenso Einklemmungen von Hernien, die unter Umständen in kürzester Zeit schwerste Zirkulationsstörungen auslösen können, oder der „reflektorische Herztod" spasmophiler Säuglinge nach einer großen Mahlzeit (in letzterem Falle wird die Wirkung der Magendehnung durch Verschiebung der Ca-, K- und P_2O_5-Ionen in den Geweben unterstützt).

Für die Regulierung des Kreislaufs unter normalen Verhältnissen sind aber andere Reflexe von größter Bedeutung: Vom Anfang der Aorta führt eine Nervenbahn nach der Medulla oblongata und steht dortselbst in Beziehungen zu den das Herz regulierenden Zentren, aber auch zu den Vasomotorenzentren, welche die Erweiterung bzw. Verengerung der Gefäßbahn beherrschen. So kann z. B. bei einem allzu großen Druck innerhalb der Aorta reflektorisch eine Gefäßerweiterung, damit eine Verminderung der Widerstände und so eine Erleichterung der Herzarbeit erzielt werden. Man nimmt sogar an, daß durch Vermittlung dieses wichtigen sensiblen, von der Aorta ausgehenden Nerven (Nervus depressor) die Sekretion der Nebenniere gehemmt und dadurch das die Vasokonstriktion steigernde Adrenalin in verminderter Menge in den Kreislauf geworfen wird.

Dem eben geschilderten Reflex ist der Karotis-Sinus-Reflex ganz analog. Bei Überdehnung, ja selbst schon bei Druck von außen auf eine bestimmte Stelle des Karotissinus, kann durch Vermittlung des Nervus glosso-pharyngeus eine ähnliche hemmende Wirkung auf das Herz und eine Gefäßerweiterung erzielt werden (*Hering*). Wenn man dies richtig würdigt, so muß man in dem Vorhandensein dieser Reflexe außerordentlich wichtige Sicherungen gegen die Überlastung des Kreislaufs erblicken.

Schließlich sei erwähnt, daß auch psychische Einflüsse: Freude, Angst, Schreck offenbar über dieselben Zentren eine Wirkung auf die Zirkulation, sowohl die Herztätigkeit wie die Vasomotoren, auslösen können.

Diese Zusammenhänge sind für das Verständnis plötzlicher, d. h. unerwarteter Todesfälle, für die sich autoptisch und sogar histologisch nicht der geringste Anhaltspunkt am Herzen findet, von größter Bedeutung. Man wird gut tun, die Ängstlichkeit der Umgebung kranker Kinder bei der Prognose nicht zu unterschätzen. In robusten Familien mit gesundem Nervensystem kommen diese Überraschungen kaum vor!

Das Herz als ererbtes Organ.

Trotz aller scheinbar sehr weitgehenden Übereinstimmung zwischen den menschlichen Herzen sehen wir doch recht erhebliche Unterschiede in der Herzgröße, der Herzform, der Herzleistung und der Disposition der Herzen zu Erkrankungen.

Die Herzgröße.

Das Herz des Neugeborenen wiegt durchschnittlich 23—24 g (nach *Vierordt*). Aber die Angaben in der Literatur lassen erhebliche Differenzen erkennen bis zu 13 g herunter. Weil die Herzgröße von der Reife des Kindes, dem Grade seiner Entwicklung zur Zeit der Geburt in weitestem Maße abhängig sein dürfte, so hat man vielfach versucht, die Herzgröße, wie bei Erwachsenen, auch bei Neugeborenen und bei Kindern bis zur Pubertät in eine gewisse Proportion zu der Gesamtgröße des Individuums zu bringen. Die dabei ermittelten Zahlen schwanken sehr erheblich. *W. Müller* fand das Verhältnis vom Herzgewicht zum Körpergewicht beim Neugeborenen 6,3 : 1000, *Vierordt* wie 8,9 : 1000, *Yllpö* bei Föten (von 900—1200 g) wie 5—7,5 : 1000.

Daraus geht hervor, daß doch recht erhebliche Schwankungen im Gewicht des Herzens vorkommen. Zwar hat man bei der Wägung einer großen Zahl von Herzen immer eine gewisse Proportion zwischen Herzgewicht und Körpergewicht gefunden, so daß man für die verschiedensten Lebensalter ein gewisses Durchschnittsgewicht angeben kann (vgl. Tab. 1). Dennoch darf man keineswegs eine absolute Übereinstimmung

Tabelle 1. Von *W. Müller*.

Alter	Bruttogewicht	
	Knaben	Mädchen
Neugeborene	20,79 g	19,24 g
1 Monat	16,19 „	14,36 „
2— 6 Monate	20,13 „	20,18 „
7—12 „	30,64 „	32,14 „
2— 3 Jahre	52,7 „	45,2 „
4— 5 „	65,2 „	69,0 „
6—10 „	103,6 „	82,5 „
11—15 „	163,8 „	177,4 „
16—20 „	236,9 „	215,2 „

erwarten. Auch das Alter der Kinder ist nicht geeignet, einen Maßstab oder einen nur einigermaßen zuverlässigen Anhaltspunkt für die Herzgröße zu geben, wie man vermuten könnte, wenn man die Tabelle von *W. Müller* betrachtet. Desgleichen ist die Körperlänge nicht ausschlaggebend, ebensowenig die Körperoberfläche. Am ehesten noch dürfte eine gewisse Relation zwischen der Entwicklung der gesamten Skelettmuskulatur und der des Herzens bestehen. (Vergl. Tabellen 3, 4, 5, S. 855.)

Noch unsicherer als die Gewichtsbestimmung ist die Bestimmung des Herzvolumens. So hat *Beneke* durch Eintauchen der Herzmuskelmasse in Wasser 20—25 ccm beim Neugeborenen gefunden, im zweiten Lebensjahr 30 ccm, im siebenten Jahr 100 ccm, mit 14 Jahren 130 ccm und dabei errechnet, daß dieses Volumen auf das Körpergewicht bezogen, relativ immer kleiner wird. Während der Pubertät erfolgt dann der allgemeinen Körperentwicklung entsprechend eine mächtige Zunahme des Herzvolumens (um mindestens 100 ccm), wodurch wiederum die günstigen Verhältnisse zwischen Herzmuskelvolumen und Körpergewicht, wie sie im zweiten Lebensjahr bestanden, erreicht werden.

Man hat ferner den Umfang des Herzens an der Basis in verschiedenen Lebensaltern bestimmt (*Rilliet* und *Barthez*) und dabei gefunden, daß sich dieser Umfang trotz der Massenzunahme des Herzens vom 15. Lebensmonat bis zu 5½ Jahren nur wenig verändert. Man hat daraus geschlossen, daß in den ersten Lebensjahren mehr ein konzentrisches Wachstum stattfände, während die Herzhöhlen relativ klein bleiben. Das soll für die Herzfunktion ein besonders günstiges Moment sein. Mir scheint das nicht ganz beweisend zu sein. Denn wenn das Herz von 30—65 g wächst, ohne an Umfang zuzunehmen, so müßte der Inhalt der Herzhöhlen um rund 30 ccm abnehmen. Das ist unmöglich. Daraus ist zu ersehen, daß lineare Maße für die Herzentwicklung allein keineswegs ausschlaggebend sein können. Man muß wohl annehmen, daß bei mangelnder Zunahme des Herzumfangs an der Basis das sichergestellte Wachstum des Herzens durch eine gewisse Längenzunahme ausgeglichen wird. Dies dürfte schon daraus hervorgehen, daß sich auch die Form des Herzens mit zunehmendem Alter ändert. Beim Neugeborenen ist das Organ im ganzen kugeliger, es hat noch nicht die charakteristische Form wie beim älteren Kinde und Erwachsenen und seine Spitze entspricht vielfach nicht dem linken, sondern ausschließlich dem rechten Ventrikel. Mit zunehmendem Alter rückt dann die Herzspitze immer mehr vor und wird schließlich unter normalen Verhältnissen nur noch vom linken Ventrikel gebildet.

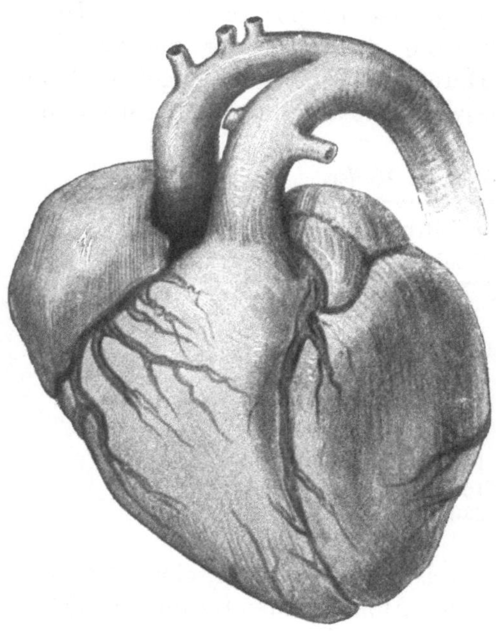

Fig. 263.
Herz eines reifen Neugeborenen, von links vorne gesehen (natürliche Größe).
(Physiologie, Pflege und Ernährung des Neugeborenen von *R. Th. v. Jaschke*, S. 27, Fig. 8).

(Vergleiche die Fig. 263 mit der Fig. 264.)

Es darf nicht übersehen werden, daß die Größe des Herzens, wenn sie auch in einem gewissen konstanten Verhältnis zu der Gesamtentwicklung des Organismus steht, doch von vielen Momenten abhängig ist. Insbesondere muß man bedenken, daß die meisten Herzen, die man bei Kindern mißt, von Kranken stammen, bei denen entweder bei relativ normalem Herzen die Schädigung (damit Volumen und Proportionen) des Gesamtkörpers oder bei normaler Entwicklung des Körpers die Erkrankung des Herzens gewisse Verschiebungen bedingen werden.

Auch die ganze Art der Ernährung und der Lebensweise der zur Untersuchung gelangenden Individuen ist gewiß nicht gleichgültig. Hier spielen zunächst familiäre Eigentümlichkeiten eine Rolle, wie wir dies auch bei anderen Organen und deren Proportionen zum Gesamtkörper wiederfinden. Erinnert sei an die Familien mit relativ großem Längenwachstum, mit relativ großem oder kleinem Kopf usw. Neben diesen angeborenen Momenten dürften aber auch die Einflüsse der Lebensführung nicht ohne Bedeutung sein. Wenn wir vorhin sahen, daß unmittelbar vor der Pubertätsentwicklung das Herzvolumen im Vergleich zum Gesamtkörper am geringsten ist, um dann mächtig zu wachsen, so dürften daran endokrine Momente einen wesentlichen Anteil haben. *Beneke* hat festgestellt, daß diese Entwicklung des Herzens ausbleibt, wenn bei 16—20jährigen Personen auch eine Hemmung in der Entwicklung des Genitalapparates beobachtet wird. So können wir auch verstehen, daß zur Zeit der Pubertätsentwicklung häufiger Störungen in der Herztätigkeit auftreten und daß dies besonders bei hochgeschossenen Individuen zu beobachten ist.

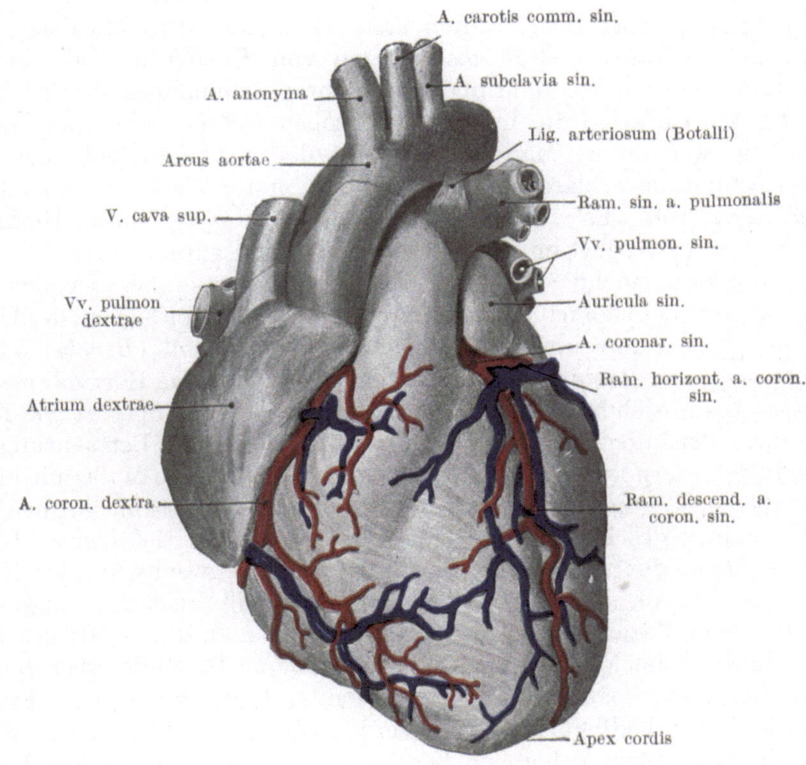

Fig. 264.

Herz von vorn nach einem in Formol gehärteten Präparat.

(Aus *Corning*, Lehrbuch der topographischen Anatomie 14/15. Aufl. 1923. S. 287.)

Wenn man nach *Aron* und *Lubinski* das Wachstum und die Entwicklung von Gymnasiasten und Volksschulkindern der Großstadt mit dem Wachstum der Landkinder vergleicht, so kann man bei den Gymnasiasten häufig ein überstürztes Längenwachstum, bei den Großstadtkindern der Volksschulen eine verlangsamte Gesamtentwicklung mit relativer Kleinheit, bei den Kindern des Landes ein mittelrasches Längenwachstum mit auffallend frühzeitiger Entwicklung in die Breite beobachten. Es ist interessant, daß dieses Längenwachstum der Gymnasiasten, d. h. der im allgemeinen wohl reichlicher ernährten und dabei nicht so sehr körperlich belasteten Kinder am ehesten zu Störungen von seiten des Herzens Anlaß gibt. Im Röntgenbilde findet man dabei häufig ein ungemein schmales, zum größten Teil hinter dem Brustbein verschwindendes Tropfenherz. Bei den unter ungünstigeren Verhältnissen lebenden Volksschülern, aber auch bei den schon frühzeitig zur Arbeit herangezogenen, dabei aber ausreichend ernährten Landkindern bleibt dieses Überwiegen des Längenwachstums aus, die Gesamtentwicklung erfolgt proportionaler, und die Leistung des Herzens ist fast stets eine ausreichende.

Größenbestimmungen an den venösen Ostien des Herzens haben eine relativ langsame Entwicklung des rechten Ostiums bis zur Pubertät ergeben, zu welcher Zeit mehr oder weniger plötzlich, wohl entsprechend der allgemeinen raschen Entwicklung des Herzens, eine bedeutende Vergrößerung stattfindet. Das linksseitige Ostium venosum wächst stetiger, soll aber gegenüber dem rechten stets an Größe zurückbleiben. Diese Angaben von *Rilliet* und *Barthez* werden von *Kreutzfeldts* Tabellen nicht bestätigt; dieser Autor fand doch ein mehr gleichmäßiges Wachstum.

Es fällt auf, daß die Lumina der großen Gefäße beim Neugeborenen auffallend weit sind. Man hat dies mit der Notwendigkeit einer reichlichen Blutzufuhr erklären wollen, die das lebhafte Wachstum aller Organe begünstigen soll. Es wird betont, daß die Gefäße in ihrem Umfang im Vergleich zum Wachstum des Herzens auffallend zurückbleiben.

Ich glaube nicht, daß diese Betrachtungsweise, bei der das Herzvolumen von der Geburt bis zur Pubertät bis zum zwölffachen, der Umfang der Aorta aber nur um das dreifache zunehmen soll (*Beneke*) oder die Darstellung von *Babinski*, der darauf hinweist, daß das Herzvolumen zum Aortenumfang sich bei der Geburt wie 25 : 20, vor der Pubertät wie 140 : 50 und nach der Pubertät wie 260 : 61 verhält, uns in der Betrachtungsweise irgendwie fördern kann. Es ist nicht angängig, kubische Maße mit linearen zu vergleichen. Es wäre richtiger, wenn man die Gesamtblutmenge mit dem Volumen des Herzens vergliche. Denn was den Gefäßen an Umfang verloren geht, das wird durch die mit dem Längenwachstum des Körpers verbundene Längenzunahme der Gefäße gewiß reichlich aufgewogen.

In dieser Beziehung ist es interessant, daß man die Größe des Gefäßquerschnitts beim Neugeborenen mit der größeren Blutfülle, über die dieser gegenüber allen späteren Lebensperioden verfügt, vergleicht. Der Plazentarkreislauf bedingt fast eine Verdoppelung der Blutmenge, die das Herz des noch nicht geborenen Kindes in Bewegung zu erhalten hat. Es wäre eine ganz unerhörte Belastung für das Herz, wenn es vor der Geburt nicht Gefäße mit auffallend großem Querschnitt, d. h. mit relativ kleinem Widerstand, zur Verfügung hätte. Bei dieser Betrachtungsweise versteht man auch das „Zurückbleiben der Gefäßentwicklung gegenüber der Entwicklung des Herzens". Die Gefäße sind eben für den Neugeborenen von reichlich großem Querschnitt. Was für die großen Gefäße, die Aorta und Pulmonalis, gilt, das gilt in ähnlicher Weise für die übrigen Gefäße. Es mag sein, daß die vielfach geäußerte Auffassung richtig ist, daß der relativ große Querschnitt der Karotiden beim Neugeborenen eine Begünstigung der Gehirnentwicklung ermöglichen soll[1]). Ferner sei erwähnt, daß auch im mikroskopischen Aufbau der Gefäße zwischen neugeborenen

---

[1]) In gleicher Weise soll beim fötalen Kreislauf eine Begünstigung des kranialen Körperabschnittes gegenüber dem kaudalen dadurch bedingt sein, daß das venöse Blut aus dem Körperkreislauf durch den Ductus Botalli sich unterhalb des Abgangs der großen, kranialwärts laufenden Gefäße in die Aorta ergießt, auch dadurch, daß das arterielle Nabelvenenblut direkt in den linken Vorhof geleitet wird.

und älteren Kindern erhebliche Unterschiede bestehen, insofern als sich erst mit $1\frac{1}{2}$ Jahren reichlichere Mengen von elastischen Fasern entwickeln und zu der Bildung von großen zusammenhängenden Lagen führen. In der Adventitia sollen sie nach *Thoma* überhaupt erst nach dem 1. Lebensmonate nachweisbar sein. Es wird vielfach auf die Unterschiede des Querschnittes von Aorta und Pulmonalis hingewiesen und dabei betont, daß die Aorta eigentlich in jedem Lebensabschnitt enger als die Pulmonalis ist, daß das Aortenostium bis zur Pubertät hin sich nur wenig, der Querschnitt der Pulmonalarterie dagegen sich schon vom 10. Jahre ab so stark entwickelt, daß er bedeutend größer als das Aortenostium wird.

Wenn man bedenkt, daß bei jeder Herzkontraktion durch beide Ostien jeweils dieselbe Blutmenge hindurchströmen muß, und wenn man ferner berücksichtigt, daß die Länge des Lungenkreislaufs im Vergleiche zu der des Körperkreislaufs eine wesentlich kürzere ist, so versteht man, daß zur Erreichung der gleich schnellen Beförderung gleich großer Volumina im Körperkreislauf ein höherer Druck herrschen muß. Dieser wird durch die größere Kraft des stärkeren linken Ventrikels und die größere Enge der Aorta bedingt.

Die Venen des kindlichen Körpers sind verhältnismäßig eng und relativ dickwandig im Vergleich zum späteren Leben. Es ist beachtenswert, daß häufig Schädelvenen deutlicher hervortreten als im späteren Leben, und daß auch auf der Brust- und Bauchhaut hie und da solche Venenzeichnungen beobachtet werden. (Betont sei, daß die Schädelvenen nur solange als physiologisch angesprochen werden dürfen, als sie im Niveau der Haut liegen. Treten sie als prallgefüllte Stränge deutlich hervor, dann liegt der Verdacht auf Hydrocephalus nahe. Sie werden in solchem Falle reichlicher gefüllt, weil die durch den vermehrten Hirndruck komprimierten, intrakraniellen Gefäße ihr Blut durch die Emissarien des Schädels an die äußeren Schädelvenen abgeben.)

Nur selten sieht man, im Gegensatz zum Erwachsenen, Hautvenen an den Extremitäten. Dies rührt daher, daß beim Säugling die Venen in ein dickeres Fettpolster eingeschlossen sind. Dennoch kann man diese Venen häufig, besonders in der Ellenbeuge oder auf dem Handrücken, durch energisches Abreiben mit Xylol sichtbar machen oder aber durch eine Stauung am Oberarm hervortreten lassen. Das ist wichtig für Blutentnahmen und intravenöse Injektionen (Blut, Salvarsan u. a.).

Auch die Kapillaren zeigen im frühen Kindesalter eine auffallende Weite. Nach *Seitz* sollen sie sogar absolut weiter sein als beim Erwachsenen.

Abhängigkeit der Körperentwicklung vom Herzen.

Es bestehen auffallend weitgehende Beziehungen zwischen der Entwicklung des Gesamtkörpers und der Funktion des Herzens. Von jeher wurde behauptet, daß die besonders günstige Entwicklung des Gehirns und der vorderen Körperhälfte während des intrauterinen Lebens durch die bevorzugte Belieferung dieser Abschnitte mit frischem Blute aus der Plazenta bedingt sei. Die Abhängigkeit der körperlichen Entwicklung von der normalen Herzfunktion wird aber auch im postfötalen Leben deutlich durch die Beobachtung der Wachstumshemmungen bei Kindern mit angeborenen Herzfehlern. Sobald diese Fehler erheblichere Grade erreichen, bleiben die Kinder in der Körperlänge, in der Breitenentwicklung, Gewichtszunahme und nicht selten sogar in der geistigen Entwicklung hinter den Altersgenossen zurück.

Dasselbe sehen wir bei erworbenen Herzfehlern. Auch diese können die bisher ausgezeichnete körperliche Entwicklung eines Kindes jäh unterbrechen. Am deutlichsten aber wird wohl der Beweis dadurch geliefert, daß man durch Beseitigung des Herzleidens die Allgemeinentwicklung des Kindes fördert:

Das Kind Gertrud Gr. kam mit der Diagnose „Cor bovinum" im Alter von 12 Jahren in die Universitäts-Kinderklinik. Es wurde als Ursache für die enorme Herzverbreiterung eine Verwachsung des Herzens mit der vorderen Thoraxwand sichergestellt. Jahrelange medikamentöse Behandlung ermöglichte eine Existenz, die bei völliger Ruhe leidlich erträglich war. Das Kind blieb aber im Wachstum zurück, war im Alter von 18 Jahren noch nicht entwickelt und etwa 12 cm kleiner als ihre um 2 Jahre jüngere Schwester. Wegen der erheblichen Beschwerden, die der Herzfehler verursachte, ließ sich die Patientin im Alter von 19 Jahren endlich zur Thoracolysis praecardiaca bestimmen. Die Operation hatte vollen Erfolg. Das Mädchen verließ erleichtert und dauernd geheilt die Klinik. Ein Jahr danach kam es wieder einmal, um sich vorzustellen. Es war um 10 cm gewachsen und die geschlechtliche Entwicklung, die vorher noch nicht angedeutet war, war vollendet.

Wie in einem Experiment trat hier zunächst schlechtes Gedeihen und Entwicklungshemmung mit der Entstehung des Herzfehlers, mit der Beseitigung der Kreislaufstörung sofortiger Ausgleich ein.

Umgekehrt kann aber auch die Entwicklung und Kraftentfaltung des Herzens durch die gesamte körperliche Entwicklung des Kindes beeinflußt werden.

In erster Linie ist hier der Ernährungszustand des Körpers von Bedeutung. Dieser wirkt sich in doppelter Richtung aus. Hungerzustände bedingen eine Abnahme der Gesamtkörpermasse und damit auch des Herzens. Dieses kann so sehr in seiner Masse reduziert werden, daß die übrig bleibende Muskulatur durch die Konzentration des darin verbleibenden Pigments dunkler erscheint (braune Atrophie des Herzens). Daß das Herz bei einer durch Unterernährung bedingten Wachstumshemmung des Gesamtkörpers ebenfalls in seiner Entwicklung leidet, ist selbstverständlich. Dabei bleibt das Herz aber dem Gesamtkörper proportional. Wichtiger erscheint die bisher wenig berücksichtigte Tatsache, daß partieller Hunger für das Herz besonders schädlich ist. So erlebt man z. B. bei dem Mangel an hochwertigen Nahrungsstoffen (Eiweiß, Lipoide, Vitamine), daß das Herz in seiner Funktion gestört wird. Die Kraft der Herzkontraktion läßt nach, der erste Herzton verschwindet, es kommt zu Wasserretention und, bei nicht ideal erzogenen Kindern, unter Umständen zur Enuresis. Die Bedeutung der kardialen Schädigung wird dadurch sichergestellt, daß diese Kinder bei Bettruhe die Wasserretention, die sonst am Tage stattfand, nicht mehr aufweisen und daß durch entsprechende Ernährung die gesamten Störungen zu beseitigen sind (s. u.).

Umgekehrt kann auch die zu reichliche Ernährung des Körpers dem Herzen in doppelter Weise schaden. Einmal durch Fettauflagerung auf das Herz, eine Erscheinung, die wir interessanterweise bei ganz jungen

Kindern trotz reichlicher Adipositas nicht erleben, sondern erst nach dem 2.—3. Lebensjahr in mäßigen, bei fortschreitendem Alter in immer reichlicherem Maße. Diese Fetthülle des Herzens bedeutet eine Erschwerung der Arbeit, weil das Herz „wie eine Hand im Handschuh" seine Fetthülle immer mitbewegen muß. Wenn das auch in gesunden Tagen vielfach gar nicht empfunden wird, so kann in Krankheitsfällen die Belastung des Herzens doch so groß werden, daß ein Versagen des Herzens eintritt.

Zweitens kann die Zunahme des Gesamtvolumens des Körpers bei allzu reichlicher Ernährung für das Herz dadurch gefährlich werden, daß der Mensch, entsprechend seiner größeren Körperfülle, ein größeres Blutvolumen und damit eine größere Gefäßbahn besitzt, ohne daß sein Herz deswegen wesentlich größer wird. Die Bewältigung der größeren Blutmenge, die Versorgung der größeren Körpermasse mit Nährstoffen bedeuten schon für gesunde Zeiten eine dauernde Belastung. Es ist erstaunlich, wie leicht das Herz diese Mehrarbeit jahrelang bewältigt. Vielleicht kommt ihm dabei eine gewisse Polyglobulie zu Hilfe, die wir bei sehr fetten Kindern wiederholt beobachteten. Aber wehe, wenn bei Infektionskrankheiten die Belastung durch Erschlaffung der ausgedehnten Gefäßgebiete für den Kreislauf zu groß wird!

Blutverluste oder große Wasserabgaben vermögen ebenfalls eine Kreislaufschädigung nach sich zu ziehen. Wie von *Czerny* bewiesen ist, kann das Herz bei erheblichen Wasserverlusten im Röntgenbild bis auf die halbe Größe seines Schattens reduziert werden. Daß bei der geringeren Füllung der Kreislauf Not leidet, ist klar. Es kommt hierbei besonders leicht zu Hypostasen, hypostatischer Pneumonie und zum Tode. Man muß diese Dinge kennen, weil sich solch ein durch Blut oder Wasserverluste zum „Leerpumpen" verurteiltes Herz nicht durch sogenannte Herzmittel kräftigen läßt, sondern nur bei entsprechender Auffüllung des Kreislaufs wieder normal funktioniert. Eine intravenöse Kochsalz-, Traubenzucker- oder Blutzufuhr läßt innerhalb von Sekunden das Herz wieder aufleben. Die zuvor kaum hörbaren Töne werden laut, paukend, der Puls wieder voll und kräftig, während bei einer unüberlegten Kampferbehandlung ein systolischer Herztod droht.

Immer mehr Bedeutung wird den hormonalen Einflüssen auf das Herz beigemessen. Am längsten ist die Beschleunigung der Herzaktion bei Hyperfunktion der Schilddrüse bekannt. Man spricht hier geradezu von einem Basedowherzen. Subjektiv leiden die Patienten an dauerndem oder anfallsweisem Herzklopfen, das vielfach quälend empfunden wird und den Patienten so belästigen kann, daß er selbst am Schlafen behindert wird. Die Pulsfrequenz ist bei meist regelmäßiger Aktion erhöht; vielfach sind dabei Extrasystolen beobachtet. Auch eine auffallend starke Pulsation peripherer Arterien gehört dazu. Es ist nicht immer notwendig, daß hierbei eine deutlich vergrößerte Schilddrüse gefunden wird. Es gibt auch sogenannte „Formes frustes", auf der anderen Seite aber auch rapide Verschlimmerungen mit rascher Entwicklung der Herzinsuffizienz. Solche Erscheinungen sieht man nicht selten besonders bei Mädchen kurz vor der Pubertät. Die Behandlung muß vor allem für Ruhe sorgen. Jodtherapie und Schilddrüsenpräparate schaden mehr als sie helfen.

Erst in allerletzter Zeit beobachteten wir bei einem 12jährigen Mädchen, dem wegen der Pubertätsstruma Jodtropontabletten gegeben wurden, das Auftreten quälender Extrasystolen, die beim Aussetzen der Therapie wieder verschwanden.

Ob einer Hyperfunktion der Nebennieren für das Kindesalter eine Bedeutung zuzuschreiben ist, halte ich für fraglich. Nach Untersuchungen von *Goldzieher* soll bei der Arteriosklerose der Erwachsenen die überreichliche Adrenalinmenge von Bedeutung sein. Bei der *Addison*schen Krankheit, deren Ursache eine Erkrankung der Nebenniere mit Herabsetzung der Funktion darstellt, scheint doch die leicht eintretende Ermüdbarkeit, die sich gelegentlich bis zur vollständigen Adynamie steigert, auf einer Schwäche des Herzmuskels zu beruhen, denn der Puls wird dabei oft auffallend klein und leicht unterdrückbar gefunden.

Besondere Bedeutung wird in neuerer Zeit dem Insulin zugeschrieben. Wie wir auf der einen Seite wissen (das wird bei der Therapie noch ausführlich gewürdigt), daß der Herzmuskel wie jeder andere Muskel für seine Funktion reichlicher Mengen von Kohlehydrat bedarf, so hat sich insbesondere durch die Untersuchungen von *Schäffer* nachweisen lassen, daß bei Zuckermangel Funktionsstörungen des Herzens auftreten können, die durch Zuckerzufuhr schnell zu beheben sind. Also ist die hochgradige Schwäche vieler Patienten im hypoglykämischen Zustande auf eine direkte Schädigung des Herzens zu beziehen.

Die Abhängigkeit der Herzaktion von dem Vorhandensein bzw. Fehlen bestimmter Salze ist theoretisch sehr interessant, dürfte aber bei Menschen wohl nur eine untergeordnete Rolle spielen, denn so weitgehende Verminderungen des Kaliums, daß dadurch wegen des Mangels an radioaktiver Kraft die Herzaktion aufgehoben würde, ist schlechterdings beim lebenden Organismus nicht zu erwarten. Eher schon könnte gelegentlich ein gewisser Mangel an Kalzium, insbesondere an ionisiertem Kalk eine gewisse Bedeutung gewinnen und hie und da an dem plötzlichen Herztod der Tetaniekranken, aber auch an der ungenügenden Wirkung von Medikamenten (s. o.) mit schuld sein.

Am wichtigsten ist für die Entwicklung des Herzens wohl neben der erblich übernommenen Anlage und der ausreichenden qualitativen und quantitativen Ernährung die Übung. Schon die Tatsache, daß ein an Turnen und Sport gewöhnter Mensch bei körperlicher Anstrengung weniger leicht ermüdet, beweist wenigstens zum Teil die besseren Kräfte des Herzens. (Daneben spielt allerdings eine zweckmäßigere Blutverteilung durch die Übung der Gefäße eine erhebliche Rolle.) Das übliche Spielen der Kleinkinder, Turnen und Bewegungen der Schulkinder sind geeignet, das Herz zu fördern. Unsinnige Überanstrengungen, wie sie vielfach durch übertriebenen Sport bedingt werden, schädigen das Herz. So kenne ich einen Patienten, der durch unsinniges Radfahren im Alter von 10 bis 11 Jahren eine deutliche Hypertrophie des linken Ventrikels mit nach außen verlagertem Spitzenstoß und peinigenden Herzpalpitationen bekam. Gut ist, daß im allgemeinen die Kinder beim Spiel sich nicht überanstrengen. Erst wenn der Ehrgeiz des Sportes mit dem Erstreben von Höchstleistungen dazu kommt, droht die Schädigung des Herzens.

Es ist auch hier wieder ein Parallelismus zwischen dem Herzen und der Skelettmuskulatur festzustellen. Kinder, die gelähmt sind und nur eine geringe Muskelentwicklung aufweisen, haben zumeist ein weniger kräftiges Herz als die Sporttreibenden. Es ist nur schwierig, in einzelnen Fällen zu entscheiden, ob die Minderfunktion des Herzens die Leistungsfähigkeit der Kinder herabsetzt und dadurch die geringere Entwicklung der Muskulatur bedingt, oder ob umgekehrt die schwach entwickelte Muskulatur zu einer mangelhaften körperlichen Bewegung Anlaß gibt und so das Herz gewissermaßen zu einer Inaktivitätsatrophie bringt. Wichtig sind diese Überlegungen, weil eine rasche Ermüdbarkeit bei einem Kinde mit gut entwickelter Skelettmuskulatur immer ein Zeichen der Herzinsuffizienz ist.

Schließlich können die Ansammlungen von Stoffen, die eigentlich aus dem Körper entfernt werden sollten, zu Störungen in der Herzaktion Anlaß geben. Erinnert sei hier an die Vermehrung der Reststickstoffkörper im Blute, die durch Erhöhung des Widerstandes in den Gefäßen das Herz zu vermehrter Arbeit zwingen und an die mit Ikterus einhergehenden Erkrankungen der Leber, die durch die Vermehrung der Gallensäuren im Blute eine Verlangsamung der Herzschlagfolge bewirken. Es sei aber darauf hingewiesen, daß diese Pulsverlangsamung bei jungen Kindern relativ selten beobachtet wird, wohl nie bei Ikterus neonatorum vorkommt, eher schon jenseits des 12. Lebensjahres deutlich wird.

Die Untersuchung des Herzkranken.

Allgemeines Verhalten gesunder bzw. herzkranker Kinder.

Der gesunde Mensch sitzt, steht oder liegt bequem, der Herzkranke hat stets eine gewisse angestrengte Haltung, weil ihn die Atemnot dazu zwingt. Eine flüssige, nicht durch Kurzatmigkeit unterbrochene Sprache ist charakteristisch für den Gesunden; der Herzkranke spricht in kurzen Absätzen, der kranke Säugling schreit nicht mehr in langgezogenen Tönen, sondern in kurz abgerissenen Lauten. Bei schlimmeren Zuständen wimmert er bloß, und bei höchstgradiger Dyspnoe hört jegliches Schreien auf.

Normale Kinder haben ferner einen großen Betätigungsdrang; werden sie nicht gehindert, so spielen sie am allerliebsten Bewegungsspiele. Selbst bei ruhiger Beschäftigung mit Bauklötzen, Flechtarbeiten, ja sogar beim Lesen und Schreiben in der Schule fällt ihnen der Zwang, stillzusitzen, außerordentlich schwer. Umgekehrt vermeidet der Herzkranke jede überflüssige Bewegung, weil diese seine Dyspnoe steigert. Nicht immer aber kommt die Dyspnoe dem Patienten als solche zum Bewußtsein. Er fühlt sich nur müde und matt und sucht bei jeder Gelegenheit sich zu setzen oder gar hinzulegen. Schwerere Herzleiden lassen dem Kranken aber auch im Liegen keine Ruhe, weil er dabei nicht so leicht atmen kann wie bei aufrechter Haltung. Das Zwerchfell wird durch die Därme nach oben gedrängt. Dadurch kommt eine gewisse Unruhe in den Patienten, die man als Jaktationen bezeichnet: Vor Müdigkeit fällt er hin, vor Kurzatmigkeit richtet er sich wieder auf, um bald darauf wieder zusammenzusinken und von neuem nach Luft zu ringen; ein bejammernswerter Anblick und ein Zeichen übelster Vorbedeutung.

Auch die Farbe des Patienten läßt oft tiefe Einblicke in die Kreislaufverhältnisse tun. Die gesunden Säuglinge haben nicht nur im Gesicht, sondern am ganzen Körper einen rosigen Schein, erst gegen das Ende des ersten Jahres blassen sie ein wenig ab, aber in der ganzen Kindheit sind frische, rosige Farben charakteristisch für eine normale Zirkulation. Der Grund der rosigen Färbung liegt beim ganz jungen Kinde in der Erweiterung der Hautgefäße und Kapillaren. Erst durch Übung wird die bessere, d. h. zweckmäßigere Blutverteilung erlernt, so daß das Kind bei großer Hitze die Hautgefäße erweitert, um mehr Wärme abzugeben, bei Kälte dagegen infolge der Kontraktion der Gefäße an der Oberfläche blaß wird, wodurch eine erhebliche Wärmeersparnis eintritt.

Auch psychische Momente können einen raschen Wechsel in der Farbe des Kindes bedingen. (Blässe der neuropathischen Säuglinge im Schlaf! Erröten bei Erregung!)

Besonders wichtig ist eine richtige Beurteilung der Blässe eines Kindes. Diese ist nicht immer gleichbedeutend mit Anämien (leichte Unterscheidung durch Blutstatus!), vielmehr kann sie ein sehr wichtiges Zeichen der Zirkulationsstörung sein. Wie beim Pressen und Schreien eines Kindes das Blut aus dem Inneren, dem Thorax und dem Bauche an die Oberfläche gedrängt wird, so sehen wir bei Lähmungen der Gefäße, besonders der großen Gefäßgebiete in den Lungen und im Splanchikusgebiet, ein Verschwinden des Blutes von der Oberfläche. Das Kind wird blaß, ja so weiß wie der Bettbezug. Es ist bedauerlich, daß dieser Zustand, der besonders bei postdiphtherischer Herzlähmung die höchsten Grade erreicht, so oft verkannt wird.

Eher schon wird eine graue Verfärbung der Haut ernst bewertet. Es steht noch nicht ganz sicher fest, wodurch diese eigentümliche Graufärbung bedingt sein mag, insbesondere, ob dabei eigenartige, bisher nicht erfaßte Veränderungen des Blutes vorliegen. Am wahrscheinlichsten ist es, daß die so ominöse Färbung eine Kombination von Blässe und der auch beim Erwachsenen bei Herzfehlern so häufigen Zyanose darstellt. Es ist beachtenswert, daß nicht nur im Gefolge von Herzkrankheiten und Lungenleiden, sondern auch als Ausdruck schwerer Ernährungsstörungen die merkwürdige Graufärbung beobachtet wird. Insbesondere kann man das erleben, wenn den Säuglingen die Kohlehydrate in der Nahrung fehlen, wie man das vor vielen Jahren bei der Einführung der Eiweißmilch, die zuerst ohne alle Kohlehydrate gegeben werden sollte, beobachtete. Es ist dies ein beachtenswerter Gegensatz zu der rosigen Färbung der Haut während des Anfangsstadiums des „Mehlnährschadens“ und insbesondere des Gesichtes beim unbehandelten Diabetiker, also dem Menschen mit einer Hyperglykämie.

Am seltensten wird wohl die Zyanose, wenn sie ausgesprochen ist, übersehen. Immerhin scheinen leichtere Grade nicht so ganz selten verkannt zu werden. Das ist vor allem deswegen bedauerlich, weil die leichten Herzstörungen sehr viel besser zu heilen sind als die langdauernden, schweren Veränderungen. Die Zyanose wird besonders deutlich an den Lippen, aber auch an den Bindehäuten, der Mundschleimhaut und kann vielfach besonders gut an den Nägeln der Finger und Zehen erkannt werden. Bei genauerer Betrachtung erkennt man aber auch bei Herzkranken das etwas dunklere Kolorit an der gesamten Körperoberfläche. Wenn auch, wie wir später sehen werden, zu allermeist bei schwerster Kreislaufinsuffizienz oder bei angeborenem Herzfehler mit sogenannter Mischungszyanose die Blaufärbung besonders intensiv wird, so darf man nicht übersehen, daß sie auch bei schweren Erkrankungen der Respirationsorgane, insbesondere Stenosen der Atmungswege (z. B. Diphtherie, Kompression der Trachea usw.) und vor allem bei miliarer Tuberkulose vorkommen kann, dagegen so selten bei anderen Lungenerkrankungen, daß man aus der hochgradigen Zyanose meist weitgehende Schlüsse auf das vorhandene Leiden ziehen kann. Ferner ist es beachtenswert, daß bei croupösen Pneumonien eine düstere Röte auf der Höhe der Wangen vorkommt, die neben dem Nasenflügelatmen schon dem Laien die Diagnose der Lungenentzündung nahelegt.

Neben diesen diffusen, wenn auch an den Schleimhäuten wegen ihrer größeren Durchscheinigkeit deutlicher erkennbaren Veränderungen in der Farbe kommen vielfach zirkumskripte Verfärbungen vor. Diese sind entweder durch vasomotorische Einflüsse, wie z. B. die rasch wechselnde Röte der Wangen bei der Meningitis oder durch lokale Reizung der übererregbaren Gefäße (die Dermographie) bedingt. Die *Raynaud*sche Krankheit, die Akrozyanose an Händen und Füßen, ist ein Ausdruck solcher lokaler Asphyxie (vgl. Gefäßkrankheiten). Kontraktion der zuführenden Arterien bedingt demgegenüber ein Blaßwerden der Extremitäten.

Weil aber die Hautfarbe und das allgemeine Verhalten des Patienten vieldeutig sind, muß man durch die Untersuchung des Herzens dessen Leistungsfähigkeit ermitteln.

I. Inspektion.

Schon die Betrachtung des Thorax läßt vielfach weitgehende Schlüsse auf die Herztätigkeit ziehen. Normalerweise sieht man keinerlei Herzbewegungen beim Gesunden. Nur bei sehr mageren Kindern kann man in den Zwischenrippenräumen leichte Einsenkungen bzw. Erhebungen wahrnehmen, die durch die Herzaktion bedingt sind. Zumeist sieht man solche Bewegungen in der Gegend der Herzspitze, nicht ganz selten auch in der Gegend des linken Vorhofes, sehr viel seltener auf der rechten Seite des Sternums.

Bei normaler körperlicher Fülle muß man bei sichtbarer Mitbewegung des Thorax an eine verstärkte Herzaktion denken. Diese Verstärkung kann psychisch oder nervös bedingt sein, daher das sichtbare Pulsieren bei jugendlichen Neuropathen. Häufiger aber ist sie wohl der Ausdruck dafür, daß das Herz angestrengter arbeitet, wie man dies bei den verschiedenartigsten Formen der Herzkrankheiten sieht. Sowohl angeborene als erworbene Herzfehler, insbesondere Folgezustände von Herzbeutelentzündung können eine Mitbewegung des ganzen Thorax in der Herzgegend bedingen: Die Herzfehler, weil sie meist mit einer Vergrößerung des Herzens und vielfach mit einer Verstärkung seiner Muskulatur einhergehen, wobei sich die Herzspitze dann mit größerer Gewalt als beim Gesunden (schon um der Raumbeengung willen) gegen die Thoraxwand (Rippe und noch deutlicher Interkostalraum) anstemmt; abgelaufene Herzbeutelentzündungen weil sie durch Verwachsungen von Herz und Thoraxwand die Mitbewegungen erzwingen.

Auch die Breite des sichtbaren Spitzenstoßes ist von diagnostischer Bedeutung. Ist er nur an zirkumskripter Stelle zu sehen, so kann man vermuten, daß es sich nicht um eine wesentliche Verbreiterung des Herzens handelt, weil bei dieser meist größere Partieen erschüttert werden.

Auch die Form des Thorax vermag oft einen Herzfehler beim ersten Blick erkennen zu lassen. Je früher ein Herzfehler erworben wird und je mächtiger die Verbreiterung des Herzens dabei ist, um so deutlicher werden die Formveränderungen des Brustkorbes durch das er-

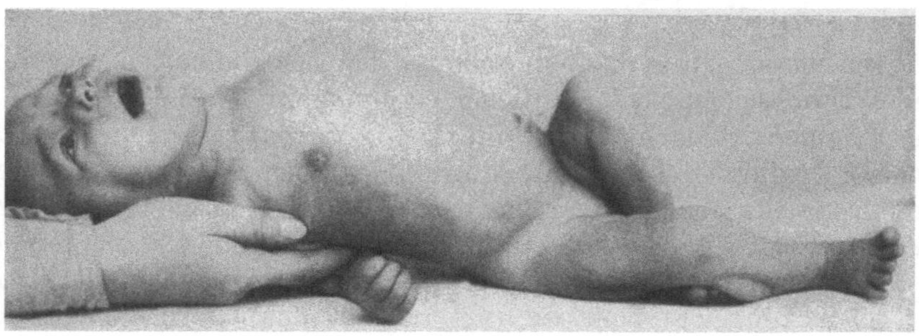

Fig. 265.
Herzbuckel bei einem Säugling mit großem perikardialem Exsudat.

krankte Organ. Es ist fast überraschend, wie symmetrisch bei der Erkrankung der Knochen, der Rachitis, die Thoraxveränderungen sich ausbilden. Die Trichterbrust und ebenso das Pectus carinatum sind symmetrisch. Wenn einmal bei Rachitis Asymmetrien auftreten, so geschieht dies an herzfernen Stellen, den seitlichen Abschnitten der Rippen und an der Wirbelsäule. Um so interessanter ist es, daß selbst bei gesunden Knochen das vergrößerte Herz zu erheblichen Verbiegungen Anlaß geben kann. Man spricht von einem Herzbuckel (Voussure) (Fig. 265). Solch ein Herzbuckel kann sogar beim Erwachsenen mit starren Rippen sich noch ausbilden, ein Beweis dafür, welche Gewalt die immer wiederkehrenden geringgradigen Druckwirkungen ausüben. Der Knochen gibt eben bei ständigem Drucke nach, wie man das ja auch bei Aortenaneurysmen vielfach beobachtet.

Größe der Herzfigur.

Die Feststellung der Herzgröße ist von erheblicher Wichtigkeit, aber leider sind die dabei ermittelten Resultate nicht immer ganz einfach zu verwerten. Die Größenbestimmung erfolgt bald im Stehen, bald im Liegen, und schon dieser Unterschied der körperlichen Haltung kann bei demselben Individuum zu erheblichen Unterschieden führen. Daran ist nicht die Methode der Größenbestimmung, sondern die Verlagerung des Herzens in erster Linie schuld.

Im Liegen erscheint das Herz bei jeder Untersuchungsart breiter als im Stehen. Das kommt daher, daß das Zwerchfell beim liegenden Kinde, insbesondere bei reichlicher Füllung des Bauches, in die Höhe gedrängt wird und so das Herz hinaufschiebt. Oft sieht man auch, wie gleichzeitig das Mediastinum an Breite erheblich zunimmt bis auf das Doppelte, ja $2\frac{1}{2}$fache gegenüber seiner Breite beim Stehen. Das ist nicht verwunderlich,

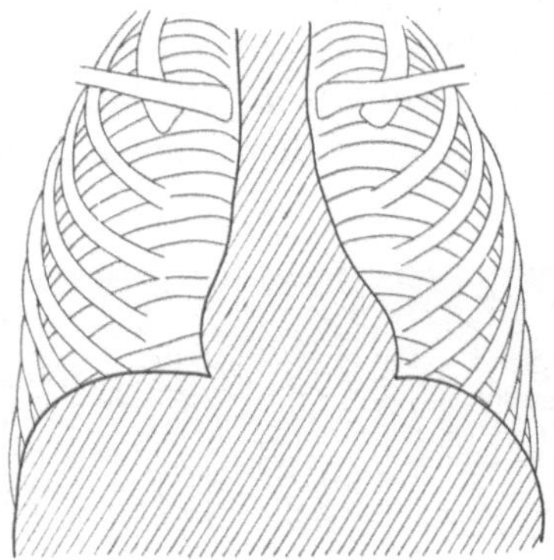

Fig. 266a.

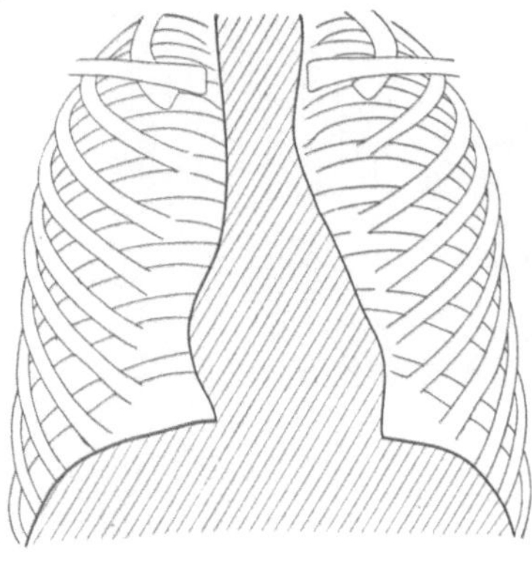

Fig. 266b.

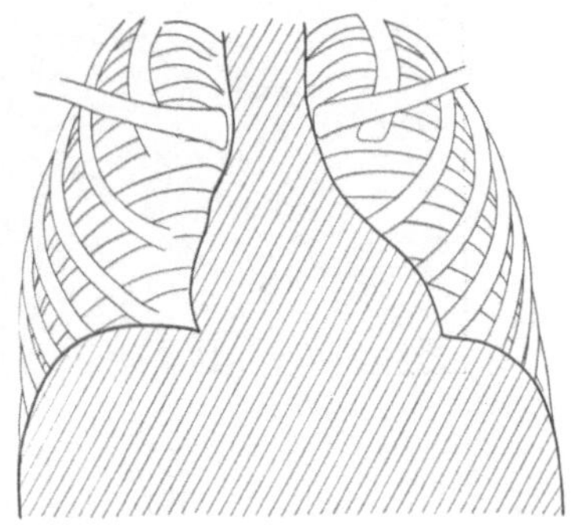

Fig. 266c.

Aufnahme desselben Herzens bei verschiedener Körperhaltung. Fig. 266a: Normalstellung Herzfernaufnahme. Fig. 266b: Bei übertriebener Inspiration. Fig. 266c: Bei Exspiration und im Liegen. Ein Beweis dafür, daß bei der Beurteilung von Röntgenbildern des Herzens die Methodik der Aufnahme eine wesentliche Rolle spielt; denn im Liegen erscheint nicht nur das Herz, sondern auch das Mediastinum ungewöhnlich breit.

weil natürlich mit dem Herzen die aus diesem hervortretenden bzw. in dasselbe hineintretenden großen Gefäße ebenfalls hinaufgeschoben werden und nun, da sie nicht nach oben ausweichen können, eine Verbreiterung des Mittelschattens bedingen (Bilder im Stehen und Liegen). Fig. 266a, b, c.

Sobald sich das Kind aufstellt, drängt der Bauchinhalt abwärts. Die Bauchdecken ziehen das Sternum und den Thorax herab; das Zwerchfell tritt tiefer. Damit kommt es zur Streckung des Herzens und der Gefäße. Manches Herz, das zuvor zu groß erschien, wird nach der Aufrichtung sich als völlig normal erweisen.

Wenn schon die Änderungen der körperlichen Lage solche Unterschiede bedingen können, so wird klar, daß auch der Habitus des Menschen von ausschlaggebender Bedeutung für die zu erwartende Herzform und -größe ist. Bei hochgeschossenen Kindern sieht man in dem langen, schmalen (asthenischen) Brustkorb ein schmales Herz, das zur Hälfte oder mehr vom Brustbein bedeckt ist; bei breitgebauten Individuen dagegen ein mehr quergelagertes Herz, weil bei dem gedrungenen Körperbau und dem relativen Hochstand des Zwerchfells ähnliche Momente wirksam werden, wie wir sie vorhin beim Hochdrängen des Zwerchfells beschrieben haben. Weil nun bei einem jungen Kinde, insbesondere beim

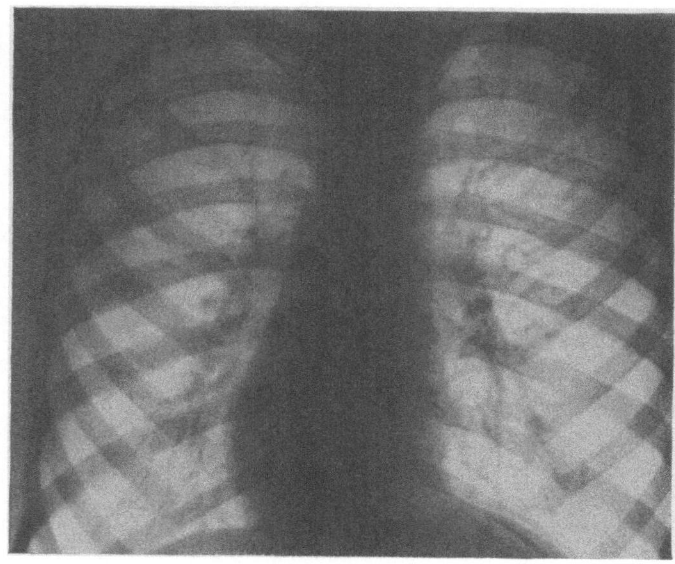

Fig. 267.
7jähriger Knabe „Inspiration“.

Säugling, der Thorax meist breit, ja faßförmig ist, so ergibt sich daraus die Notwendigkeit einer breiteren Herzfigur im Vergleich zum älteren Kinde. Mit der Aufrichtung des Kindes, insbesondere aber mit der Umformung des Körpers beim Erlernen des aufrechten Ganges (Entwicklung der Lendenwirbellordose und Herabsinken des Thorax) tritt das Zwerchfell tiefer, das Herz wird mehr gestreckt, und damit rückt auch der Spitzenstoß mehr nach innen. So kommt es, daß man beim Säugling das Hinüberragen des Spitzenstoßes über die Mamillarlinie um einen Querfinger für normal erklärt, daß man aber etwa mit dem 7. Jahre beim Kinde die Herzgrenzen verlangt, welche auch beim Erwachsenen gelten.

Auch die Phase der Atmung ist von großer Bedeutung: Je tiefer das Zwerchfell tritt, um so schlanker erscheint das Herz; vgl. die Röntgenbilder Fig. 267 und 268.

So richtig daher auch „Normal“-Zahlen im allgemeinen sein mögen, so behält doch die Bewertung der Thoraxformen die größere Bedeutung. Das heißt, bei einem Kinde von 3 Jahren, das bereits einen tadellos gestreckten Körper ohne den Froschbauch eines Rachitikers hat, wird man die normale Herzfigur mit dem Spitzenstoß innerhalb der Mamillarlinie verlangen, während man bei einem 8jährigen rachitischen Zwergwuchs auch die breitere Herzfigur nicht als pathologisch bezeichnen darf.

Die Bestimmung der Herzgröße.

Das weitaus beste Mittel zur Bestimmung der Größe eines Organs ist die Palpation. Ich schicke das voraus, weil ich es so oft erlebe, daß die wahre Größe einer

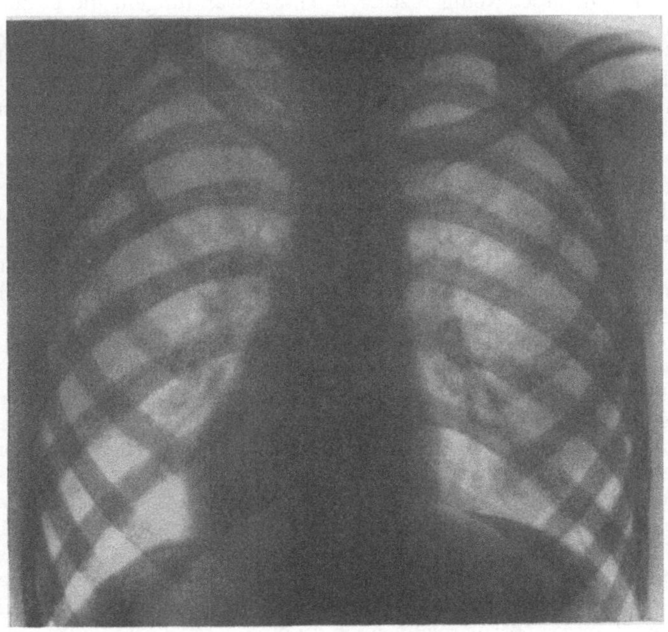

Fig. 268.
Dasselbe Herz bei der „Exspiration“.

Leber oder Milz durch Perkussion von Anfängern nicht festzustellen ist, während man bei Palpation wenigstens über den unteren Rand der Organe sich sehr genau orientieren kann. Ebenso wird leider zum Schaden vieler Patienten oft eine mächtige Herzerweiterung verkannt, weil man die absolute Dämpfung für die relative hält und nicht genügend weit außerhalb der zu erwartenden Herzfigur zu perkutieren beginnt. Dabei kann man doch gerade bei Herzkranken in der überwiegenden Zahl der Fälle die „Herzspitze“ ausgezeichnet palpieren. Daß nach Ansicht vieler Autoren nicht immer die Spitze selbst, sondern eine etwas weiter einwärts gelegene Stelle (weil die Spitze durch Lunge überdeckt ist) palpiert wird, sei nur erwähnt. Die wirkliche Spitze des Herzens liegt also manchmal etwas außerhalb des Spitzenstoßes. Wie oft begegnen uns Kinder mit angeblich normalen Herzgrenzen, bei denen man 2 bis 3 Querfinger außerhalb der normalen Grenze den Spitzenstoß sehen oder doch wenigstens fühlen kann! Die Palpation des Spitzenstoßes sollte so geschehen, daß man zunächst die ganze Hand auf die Herzgegend legt und sie sanft über der Haut verschiebt. Dabei kann man nicht nur Geräusche, die im Herzen oder zwischen Herzen und Perikard entstehen, fühlen, man kann auch die Herzaktion, die man durch den starren Thorax nicht sehen kann, vielfach wahrnehmen und dadurch schon wichtige Anhaltspunkte über die Herzgröße gewinnen. Wie oft fühlt man doch die Pulsation des rechten Vorhofs, wie viel häufiger die des linken und gar die Bewegung der Spitze. Wenn man bei diesem Abtasten mit der ganzen Hand ungefähr den Spitzenstoß bestimmt hat, dann legt man die einzelnen Finger in die entsprechenden Interkostalräume und auf die Rippen und kann so die Stelle des stärksten Anschlags in der Gegend der Spitze, d. h. den Spitzenstoß lokalisieren. Auch die Erkenntnis, ob es ein mehr zirkumskriptes Anschlagen der Spitze oder ein mehr diffuses Wogen ist, hat große Bedeutung. Das gesunde Herz hat einen zirkumskripten Spitzenstoß. Ein diffuser Spitzenstoß ist meist der Ausdruck einer nicht ganz einwandfreien Herzaktion, meist einer Herzverbreiterung.

Die Perkussion des Herzens

ist beim Kinde so viel leichter als beim Erwachsenen, daß man fast immer eine auffallend genaue Übereinstimmung mit einem Röntgenbilde erzielt. Das kommt von den dünneren und dabei weniger starren Thoraxwandungen, die einmal ein leiseres Perkutieren erlauben und auf der andern Seite nicht wie die starren Rippen beim Erwachsenen gewissermaßen als Plessimeter wirken. Prinzip muß dabei sein, daß man sich die zu erwartende Herzfigur auf die Thoraxfläche projiziert vorstellt und dann senkrecht zu den entsprechenden Tangenten von der Peripherie her nach dem Herzen zu perkutiert. Also nicht, wie das vielfach geschieht, in rein transversaler und rein vertikaler Richtung. Wenn man von der Gegend der rechten Mamillarlinie mit mittelstarken Schlägen auf das Sternum zu perkutiert, so bekommt man meist ½—1 cm rechts vom Sternum die Herzgrenze. Sie entspricht den tatsächlichen Verhältnissen, da der rechte Vorhof beim gesunden Kinde deutlich um 1—1½ cm den rechten Sternalrand überragt. Man perkutiere hierbei in verschiedenen Höhen, nachdem man den oberen Rand der Leber durch eine Perkussion in der Mamillarlinie festgelegt hat. Diese Perkussion in mehreren Höhen ist deswegen wichtig, weil man ungefähr eine senkrechte Begrenzung des Herzens auf der rechten Seite zu erwarten hat. Abweichungen hiervon können bedingt sein durch perikardiale Ergüsse, bei denen der Herzbeutel eine Dreiecksform annimmt und bei denen man dann nicht einen rechten Winkel zwischen dem rechten Herzrand und der oberen Leberbegrenzung, sondern einen stumpfen Winkel, den sogenannten *Epstein*schen Herzleberwinkel findet. Die rechte Herzgrenze reicht nach oben ungefähr bis zur 3. Rippe. Darüber kann man bis hinauf zur Klavikula den sonoren Lungenschall bis dicht an das Manubrium sterni verfolgen. Ist der Schall oberhalb des Herzens in der Richtung bis zur Klavikula hinauf gedämpft, dann muß man an Tumoren (große Tbc-Drüsen, *Hodgkin*sche Erkrankung) denken, ferner an Verbreiterung der vom Herzen hinaufsteigenden Gefäße (Anomalien der Aorta und Pulmonalis) und schließlich, falls die Dämpfung bis zur oberen Thoraxapertur reicht, auch an eine vergrößerte Thymusdrüse. Gerade die Bestimmung, ob die Dämpfung neben dem Mediastinum bis an die obere Thoraxapertur hinaufreicht oder nicht, ist von der allergrößten, differentialdiagnostischen Bedeutung. In derselben Weise können Tumoren und Thymusdrüse eine Verbreiterung der Dämpfungsfigur auf der linken Herzseite bedingen.

Die Perkussion in der Gegend der Herzspitze ist am schwierigsten. Sie muß meist mit sehr leisen Schlägen (evtl. unter Annäherung des Ohres an den Thorax) durchgeführt werden, weil der tympanitische Schall, der von dem lufterfüllten Magen oder von gashaltigen Därmen bei kräftigerer Perkussion wahrzunehmen ist, die feineren Unterschiede im Perkussionsschall beim Übergang von der Lunge zum Herzen sehr erschwert. Aber bei einiger Übung kann man auch hier eine weitgehende Sicherheit erwerben.

Von ganz besonderer Bedeutung ist die Festlegung der Herzgrenzen nach links oben. Normalerweise beginnt beim älteren Kinde die Dämpfung an der 3. Rippe, oft erst im 3. Interkostalraum (beim jüngeren [insbesondere Säugling] wohl immer an der 3. Rippe). Reicht diese Dämpfung höher hinauf und handelt es sich dabei nicht um ein schmales, dem Sternum parallel hinaufsteigendes Band, dann bedeutet das immer einen ernsten Befund, weil die Verbreiterung der Dämpfung an dieser Stelle auf den linken Vorhof bzw. das linke Herzohr zu beziehen ist, dessen Verbreiterung eine Stauung sicherstellt. Wir kommen bei der Diagnose der Herzfehler darauf zurück.

So wertvoll es auch wäre, es ist leider unmöglich, einzelne Abschnitte des Herzens durch die Perkussion gegeneinander abzugrenzen. Ebenso ist es unmöglich, das Herz gegen Flüssigkeitsansammlungen im Herzbeutel abzugrenzen und nur selten wird es gelingen, bei großen Ergüssen in der Pleurahöhle oder bei Infiltraten der Lunge, die bis dicht an das Herz heranreichen, die wahre Größe des Herzens mit dieser Methode zu bestimmen. Das ist wichtig, weil bei solchen Störungen Fehler nach beiden Richtungen vorkommen. Man unterschätzt oder überschätzt die wahre Größe des Herzens und läuft damit Gefahr, wichtige therapeutische Maßnahmen zu unterlassen. Daß ein erheblich vergrößertes Herz sowie Ergüsse im Herzbeutel durch Kompression der Lunge eine Pneumonie oder ein pleuritisches Exsudat vortäuschen können, wird noch eingehend gewürdigt.

Genauere Resultate ergibt

die Röntgenuntersuchung des Herzens.

Die Durchleuchtung, die Orthodiagraphie und die Röntgenfernaufnahme (Teleröntgenographie) sind die Methoden, die hierfür in Betracht kommen. Bei einiger Übung kann schon die einfache Röntgendurchleuchtung wesentliche Anhaltspunkte über Form und Größe und Beweglichkeit des Herzens geben. Die Größe erkennt man hierbei durch den Vergleich des Längendurchmessers des Herzens

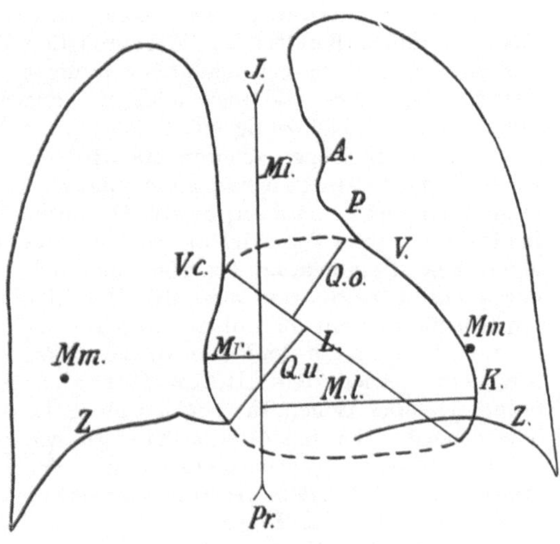

Fig. 269.

Orthodiagramm eines 9¾ Jahre alten Kindes (im Sitzen aufgenommen).

(Nach *Veith*, Jahrb. f. Kinderheilk. 68, 1908.)

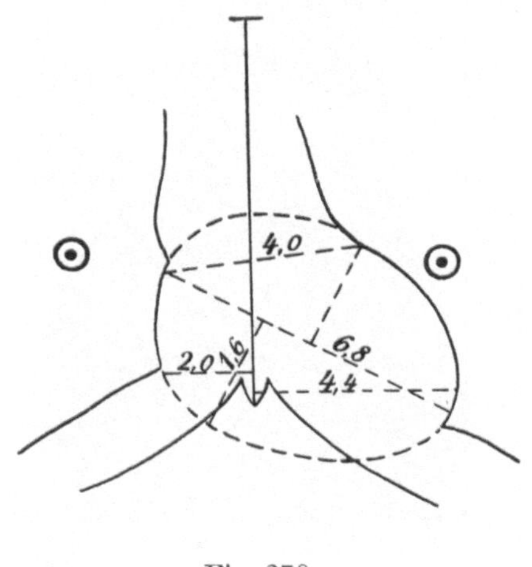

Fig. 270.

Orthodiagramm des Herzens eines neun Monate alten Säuglings, Knabe 60 cm lang, 5680 g schwer, nach Reyher.

(*Hochsinger*, dies. Handbuch, 2. Aufl.)

A = Aortenbogen. *P* = Pulmonalis. *V* = Vorhof. *K* = Kammer. *V. c.* = Vena cav. sup. *Mm* = Mamilla. *J* = Jugulum. *Pr* = Processus xyphoideus. *Mi* = Mittellinie. *Z* = Zwerchfellkuppe. *M. r.* = Medianabstand rechts. *M. l.* = Medianabstand links. *L* = Längsdurchmesser. *Q. o.* = oberer Querabstand. *Q. u.* = unterer Querabstand.

zu dem der Lungen, der bei Kindern dem Quotienten 1:1,7—1:1,9 entspricht (*Theo Grödel*). Die Durchleuchtung hat außerdem den Vorteil, daß sie über die Beweglichkeit des Herzens im Thoraxraum (bei Neigung des Kindes von einer Seite zur andern) und über die Bewegung der einzelnen Herz- und Gefäßabschnitte Auskunft gibt. Man kann hierbei Fixationen des Herzens durch Verwachsungen besser als auf einem Bilde erkennen und man kann häufig sehr leicht unterscheiden, ob der verbreiterte Mittelschatten einer Gefäßerweiterung entspricht oder ob er eine Auflagerung, z. B. eine vergrößerte Drüse darstellt. Ein Gefäßbogen pulsiert, d. h. man sieht den Ablauf der Pulswelle durch das Gefäßrohr, ein aufliegender Tumor wird in toto mitbewegt.

Für genauere Größenbestimmungen des Herzens ist die Röntgenorthodiagraphie bei älteren Kindern und bei Erwachsenen zu empfehlen (Fig. 269). Bei jungen Kindern, insbesondere Säuglingen, hat man sie wohl auch schon angewandt, wie das nebenstehende Orthodiagramm des Herzens von einem 9 Monate alten Säuglinge beweist (Fig. 270). Solch ein Orthodiagramm ist aber nicht ganz leicht zu gewinnen, weil die Kinder nicht stillsitzen bzw. = liegen und weil sie nicht die Atmung anhalten können. Deswegen ist eine viel zu große Ungenauigkeit im Herzbilde vorhanden, als daß man in der Pädiatrie von diesem Verfahren ausgiebig Gebrauch machen würde.

Dem gegenüber ergibt die Röntgenfernaufnahme eines Herzens im Kindesalter wesentlich einfacher zu gewinnende und genügend zuverlässige Bilder. Man muß dabei in Kauf nehmen, daß selbst bei Abständen des Herzens von der Lichtquelle von 1,5—2 m Fokus-Plattendistanz kleine Verzeichnungen vorkommen können. Bei dem geringen Tiefendurchmesser des Herzens wie des ganzen kindlichen Thorax sind diese Verzeichnungen ziemlich irrelevant. *Grödel* hält sogar für Säuglinge einen Abstand von nur 60 cm für hinreichend; ihm schließen sich *Gralka* und die meisten andern Autoren an.

Bei der Betrachtung der Herzsilhouette im Röntgenbilde (Fig. 271) lassen sich eine Reihe von wichtigen Herz- bzw. Gefäßabschnitten gegeneinander abgrenzen. Der sogenannte Mittelschatten, der oben die Gefäßbündel und unten das Herz umfaßt, läßt eine Reihe von Bögen erkennen, deren Kenntnis für die Beurteilung des ganzen Bildes von Wichtigkeit ist. Dieser Mittelschatten weist auf der rechten Seite zwei, auf der linken vier Bögen auf. Bei ganz jungen Kindern ist die Abgrenzung der einzelnen Teile gegeneinander weniger scharf. Beim Neugeborenen erscheint das Herz beinahe kugelförmig (cf. S. 836).

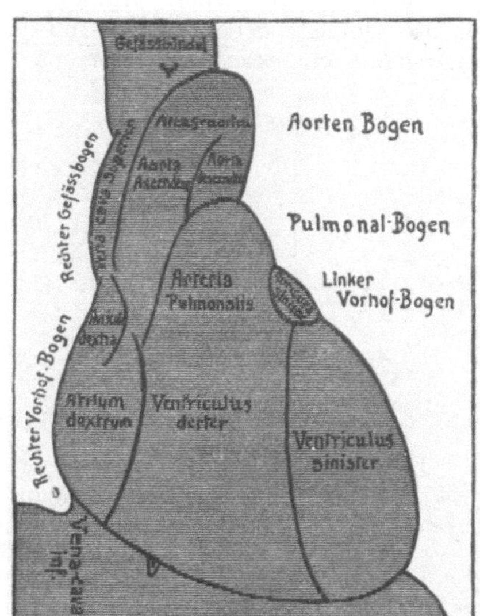

Fig. 271.
Anteil der verschiedenen Herz- und Gefäßabschnitte an der Bildung des sagittalen Mittelschattens.
Die Röntgendiagnostik der Herz- und Gefäßerkrankungen von *Franz M. Groedel*, Berlin 1912, Hermann Meußer.

Der obere Bogen rechterseits wird als rechter Gefäßbogen bezeichnet und entspricht der Vena cava superior. Darunter liegt der rechte Vorhofbogen, der die eigentliche Begrenzung des Herzens nach der rechten Seite hin darstellt. Auf der linken Seite sieht man oben den Aortenbogen, darunter den der Pulmonalis, dann folgt ein kleiner, dem linken Herzohre entsprechender Bogen, der sogenannte linke Vorhofbogen, der bei älteren Kindern wie bei Erwachsenen relativ klein ist, und darunter der große, dem linken Ventrikel entsprechende vierte Bogen.

Die Deutung eines solchen Röntgenbildes ist nicht immer ganz leicht. Schon die Entscheidung, ob eine Verbreiterung des Mittelschattens im oberen Anteile der Thymus angehört, ist nicht ganz sicher zu treffen. *Benjamin* und *Gött* haben mit Recht darauf hingewiesen, daß die Vena cava superior und die Vena anonyma ebenfalls eine Verbreiterung des Mittelschattens in dieser Höhe bedingen können, und haben sogar in einem Falle eine nur 3 g schwere Thymus bei breitem Mittelschatten gefunden. Ebenso kann die Entscheidung, ob es sich um eine Zeichnung des rechten Vorhofes oder der diesem angelagerten hyperplastischen Thymus handelt, schwierig sein. Immerhin pflegt die große Thymus bis zum Jugulum hinaufzureichen, während oberhalb einer selbst maximal vergrößerten Thymus noch lufthaltige Lunge zu sehen ist. Daß die Thymus insbesondere bei überfütterten Kindern einen mächtigen Schatten zwischen Klavikeln und Herz bedingen kann, kommt sehr schön in folgenden Abbildungen zum Ausdruck. (Fig. 272 u. 273.)

Je älter das Kind wird, um so mehr nähert sich das Röntgenbild seines Herzens dem vom Erwachsenen bekannten Bilde. Es sind hierfür die schon bei der Perkussion beschriebenen Momente, die Umformung des Thorax, das Tiefertreten des Zwerchfells von ursächlicher Bedeutung. So wird von *Lange* und *Feldmann*, *Bamberg* und *Putzig*, *Gralka* u. a. darauf hingewiesen, daß die Herzform beim Neugeborenen einer Kugel, im Säuglingsalter mehr einem schräg gelagerten Queroval entspricht und daß die deutlichen Einschnürungen fehlen. Selbst bei Kleinkindern lassen sich linkerseits nur zwei bzw. drei Herzbögen feststellen. Nach *Hecht* soll vom 6. Jahre an das

Bild dem des Erwachsenen entsprechen, während *Duken* erst bei 12—15jährigen Individuen die deutliche Erkennbarkeit des Aortenbogens annimmt.

Immerhin kann man aus den so gewonnenen Herzfiguren bei genauer Kenntnis des Normalbildes Abweichungen erkennen. Wichtig ist aber, daß uns diese Verfahren der Orthodiagraphie wie der Röntgenfernaufnahme genauere Bestimmungen der Herzgröße ermöglichen. Man mißt dabei den linken und rechten Medianabstand, indem man von dem äußersten linken bzw. äußersten rechten Bogen die Senkrechte auf die Mittellinie fällt, und bestimmt den Längendurchmesser des Herzens, d. h. den größten Abstand des linken Herzschattenrandes, d. i. zumeist die Herzspitze, von dem rechten Gefäßvorhofwinkel, d. i. die Einsenkung zwischen den beiden rechten Herzbögen.

Solche Messungen bestätigen zunächst die bereits anatomisch festgelegten Tatsachen, daß das Herz mit zunehmendem Alter relativ kleiner wird, denn die Herzbreite nimmt gegenüber der Lungenbreite etwas ab (von 1 : 1,7—1 : 2).

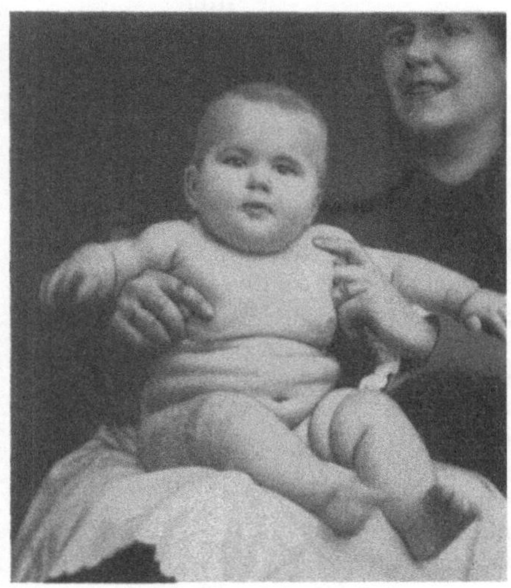

Fig. 272.
Überfüttertes Kind mit großer Thymus.

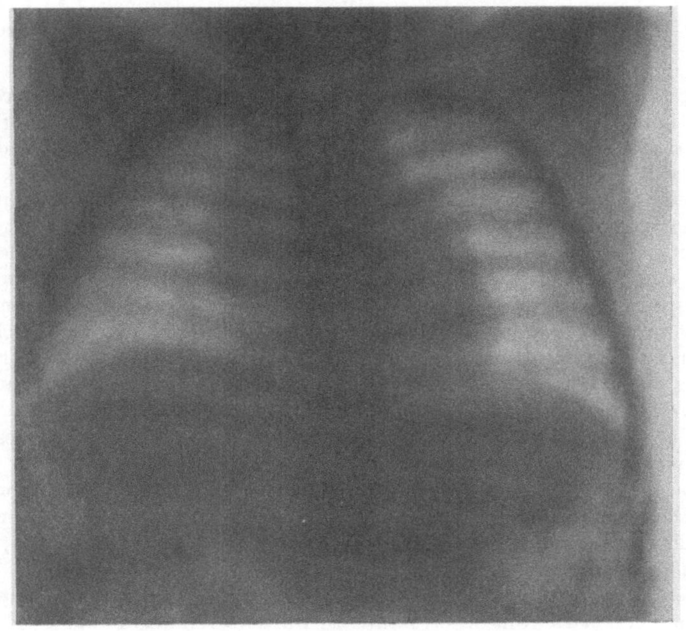

Fig. 273.
Röntgenbild vom gleichen Kinde wie Fig. 272.

Zur genaueren Orientierung seien hier einige Tabellen aus der *Gralka*schen Röntgendiagnostik im Kindesalter mitgeteilt (s. S. 854 und 855).

Weitere Herzmaße in Tabellenform wie z. B. Wachstum der Herzmaße, geordnet

Tabelle 2. Orthodiagrammaße bei Kindern nach *Reyher*.

Geschlecht	Alter	Körperlänge	Körpergewicht	Medianabstand cm		Transversaldimension	Längendurchmesser
		cm	kg	rechts	links	cm	cm
männlich	9 Monate 10 Tage	60,0	5,680	2,0	4,35	6,35	6,75
weiblich	11 Monate	63,0	7,500	2,0	4,6	6,6	6,7
,,	12 ,,	69,0	8,400	2,2	5,0	7,2	7,1
,,	12 ,,	70,0	7,440	2,3	4,5	6,8	7,1
männlich	1 Jahr 20 Tage	72,0	10,290	2,8	3,9	6,7	7,2
weiblich	2 Jahre 7½ Monate	83,0	12,00	2,6	5,45	8,05	8,65
männlich	3 ,, 4 ,,	76,0	10,500	2,0	5,4	7,4	8,15
,,	4 ,,	—	—	2,0	6,8	8,8	8,7
weiblich	4 ,, 4 ,,	100,3	15,500	2,2	6,0	8,2	8,4
männlich	5 ,, 10 ,,	106,5	16,00	2,5	5,85	8,35	8,8
weiblich	5 ,, 10 ,,	113,3	18,75	2,75	6,3	9,05	8,7
männlich	5 ,, 11 ,,	98	12,5	3,6	4,1	7,7	7,9
weiblich	7 ,, 5 ,,	—	—	3,4	5,9	9,3	9,8
männlich	8½ ,,	126,5	24,00	3,4	6,3	9,7	10,6
weiblich	9 ,, 2 ,,	131	24,00	3,1	6,8	9,9	10,2
,,	9 ,, 10 ,,	129	23,5	4,1	5,2	9,3	9,8
,,	10 ,, 8½ ,,	133	31,00	3,8	6,0	9,8	10,1
männlich	12 ,, 8 ,,	134	29,00	3,5	6,7	10,2	10,4
weiblich	12 ,,	—	—	2,8	7,7	10,5	11,7
männlich	12 ,, 10 ,,	154	41,5	3,6	7,2	10,8	11,6
,,	13 ,,	145	32,5	3,4	6,8	10,2	11,4
weiblich	13 ,, 5 ,,	162	45,5	4,0	7,4	11,4	11,5
männlich	13 ,, 8 ,,	151	37,2	3,6	6,5	10,1	10,8

nach Rumpflänge oder nach dem Rumpfumfang oder Herzmaße, geordnet unter Berücksichtigung der Körperlänge und des Verhältnisses der Rumpflänge zum Brustdurchmesser und schließlich die Maße der Aorten bei gesunden Kindern mögen bei *Gralka* a. a. O. nachgelesen werden.

Zur Technik sei noch kurz betont, daß die Aufnahmen womöglich nur im Sitzen oder Stehen gemacht werden sollen und daß für sie eine möglichst kurze Belichtungszeit, $^1/_{10}$ Sekunde und darunter zur Vermeidung von verwaschenen Zeichnungen zu empfehlen ist. Trotzdem sind die Grenzen wegen der Unmöglichkeit, eine bestimmte Herzphase zu treffen, nicht ganz so genau wie die bei der Orthodiagraphie gewonnenen, sie sind aber ausreichend für die Praxis. Für die Durchleuchtung ganz junger Kinder hat *Wimberger* ein Durchleuchtungsstühlchen konstruiert. Wir halten eine von *Wiener* der *Glisson*schen Schlinge nachgebildete Aufhängevorrichtung für besser.

Man darf bei den Größenbestimmungen des Herzens mit Hilfe des Röntgenverfahrens wie auch durch die Perkussion nie vergessen, daß man nur die Projektion des Herzens auf eine Ebene, also ein geometrisches Maß festlegt, während das Herz doch drei Dimensionen hat. Das kann bei Tumoren, die hinter dem Herzen sitzen, bei Anomalien des Brustbeins und der Wirbelsäule durch Kompression, aber auch bei Drehung des Herzens dazu führen, daß man arge Täuschungen erlebt und weitgehenden Fehlschlüssen unterworfen ist. Die pathologischen Formen der Röntgenbilder entsprechen etwa vom 6.—7. Jahre aufwärts durchaus dem eines Erwachsenen und werden bei der Schilderung der einzelnen Herzkrankheiten besprochen.

Feststellung über die Tätigkeit des Herzens.

Die Aufgabe des Herzens ist die Unterhaltung eines regelmäßigen, gleichmäßigen Blutstromes in den Gefäßen; darüber hinaus bei körperlichen Anstrengungen die diesen entsprechende Mehrleistung. Darum geht seit vielen Jahren das Bestreben

Tabelle 3, 4 und 5 geben die Herzmaße in Beziehung zur Körperlänge, zum Körpergewicht und zum Alter wieder.

Tabelle 3. Wachstum der Herzmaße geordnet nach dem Alter:

Alter	Transversaldimension cm	Längsdurchmesser cm
1 Monat	5,2	5,6
2 Monate	5,3	5,7
3 „	5,7	6,1
4 „	5,9	6,3
5 „	6,1	6,5
6 „	6,3	6,8
7 „	6,7	7,3
8 „	6,8	7,2
9 „	6,8	7,2
10 „	7,0	7,6
11 „	7,2	7,7
12 „	7,4	8,0

Tabelle 4. Wachstum der Herzmaße geordnet nach der Körperlänge:

Körperlänge cm	Transversaldimension cm	Längsdurchmesser cm
50—53	5,3	5,5
54—56	5,5	5,9
57—59	5,9	6,4
60—61	6,0	6,2
62—63	6,4	7,0
64—65	6,6	7,1
66—67	6,8	7,3
68—69	6,8	7,2
70	7,2	7,6
71	7,0	7,8
72—73	7,4	8,1
74	7,1	8,3

Tabelle 5. Wachstum der Herzmaße geordnet nach dem Gewicht:

Gewicht kg	Transversaldimension cm	Längsdurchmesser cm
unter 3,48	5,1	5,4
3,48—4,1	5,5	5,8
4,4 —5,0	5,9	6,3
5,3 —5,9	6,4	6,9
6,2 —6,5	6,8	7,3
6,8 —7,0	6,8	7,2
7,3 —7,6	7,2	7,7
7,9 —8,2	7,2	7,9
8,5 —8,7	7,1	8,0
9,2	7,2	8,4
9,5 —9,7	8,0	8,0
9,9	8,2	8,5

namhafter Forscher dahin, möglichst das Schlagvolumen, d. h. die bei der einzelnen Herzkontraktion durch die großen Gefäße (Pulmonalis und vor allem Aorta) fließende Blutmenge zu bestimmen. Hätte man diese Größe, so könnte man die Leistung des Herzens ohne weiteres mathematisch genau festlegen und seine Anpassung an verschiedene Lebensbedingungen studieren. Neben dem Schlagvolumen interessiert das Sekundenvolumen, das ja letzten Endes unter Berücksichtigung der Zeit und der Zahl der Herzkontraktionen bei bekanntem Schlagvolumen leicht zu errechnen wäre unter der Voraussetzung, daß bei jeder Herzevolution etwa die gleichen Blutmengen befördert werden.

Solange wir diese Maße nicht mühelos mit einfachstem Instrumentarium am lebenden Herzen des Menschen bestimmen können, fehlt uns das ideale Maß für die Bestimmung der Herzarbeit. Man hat nur gewisse Anhaltspunkte über die Tätigkeit des Herzens gewinnen können, indem man den Rhythmus der Herzaktion bestimmt. Auch dieser vermag uns allerlei Auskünfte über die Herztätigkeit zu geben. Er vermag uns aber nicht darüber aufzuklären, ob, was vielfach behauptet wird und wofür in der Tat manches spricht, das Herz bei größeren Anforderungen an den Kreislauf in der Lage ist, ein größeres Volumen in der Zeiteinheit auszuwerfen.

Jedenfalls ist die Anpassungsfähigkeit des gesunden Herzens an verschiedene Belastungen von der allergrößten Bedeutung. Ob das Herz hierzu imstande ist oder nicht, bzw. wie weit diese Fähigkeit dem Herzen verloren gegangen ist, das ist bestimmend für die Größe und Schwere eines Herzleidens.

Solange wir das Schlagvolumen nicht bestimmen können, sind wir zur Beurteilung der Herztätigkeit auf Rückschlüsse angewiesen, die uns die Auskultation, die Palpation des Pulses, und die sogenannten graphischen Methoden, Spitzenstoß-, Radialispuls-, Venenpulsschreibung, sowie das Elektrokardiogramm und vor allem die Auskultation erlauben.

Die Herz- und Pulsschreibung.

Mit verschiedenartigen Apparaten versucht man die Tätigkeit des Herzens durch Aufschreiben des Spitzenstoßes, des Pulses, (zumeist an der Radialarterie) und der Blutströmung in den Venen (zumeist an der Vena jugularis bzw. deren Bulbus) festzulegen. Diese Methode gibt einen sehr guten Aufschluß über Störungen im Rhythmus, aber auch über den zeitlichen Ablauf der Kontraktionen einzelner Herzabschnitte. Insbesondere ist von *Mackenzie* und *Wenckebach* diese Methode in hervorragender Weise für die Klinik ausgewertet. Die Autoren beweisen und belegen das mit vielen Kurven, daß man bei einer idealen Technik, wobei es vor allem darauf ankommt, daß die einzelnen Pulsschreiber genau senkrecht übereinander ihre Aufzeichnung auf die berußte Trommel machen, sehr weitgehende Einblicke in den Ablauf der Herztätigkeit erhält. Der Reiz für den Ablauf der einzelnen Herzevolution entsteht im Sinusknoten, also an der Stelle der Einmündung der Vena cava superior in den rechten Vorhof. Er veranlaßt die Kontraktion der Vorhöfe, worauf der Reiz durch das *His*sche Bündel in die Kammern übertritt und diese zur Kontraktion bringt. Normalerweise muß also die Kontraktion der Vorhöfe jener der Kammern voraufgehen. Man sieht daher auch bei ganz gesunden Herzen in dem Moment der Vorhofkontraktion bei der Pulsschreibung des Jugularvenenpulses eine sogenannte Vorhofzacke. Denn wenn der Vorhof sich kontrahiert, kann sich die Vene nicht entleeren, es kommt zu einer leichten Anschwellung, die graphisch als Zacke erscheint. Dann folgt die Kontraktion der Herzkammer, die leicht von dem Spitzenstoß durch eine *Marey*sche Kapsel auf den Pulsschreiber übertragen wird. Eine Folge dieser Herzkontraktion ist die Füllung der Arterien, die durch die Schreibung des Karotiden- bzw. Radialpulses festgelegt wird. Es ergibt sich daher eine genaue zeitliche Folge in dem Ablauf der einzelnen Kurven, woraus man mit großer Sicherheit Rückschlüsse auf die normale oder gestörte Herzaktion ziehen kann. Insbesondere ist es dadurch möglich geworden, festzustellen, ob bei den unregelmäßigen Schlagfolgen des Herzens trotz der Inkongruenz der Zeit der normale Ablauf der Erregung des Herzens gewahrt bleibt oder nicht. Die erstere Form ist harmlos, ja sie wird vielfach sogar für das jugendliche Alter als physiologisch bezeichnet und ist dadurch charakterisiert, daß der Herzzyklus gewöhnlich entsprechend den Respirationsphasen variiert, so daß bei der Inspiration eine gewisse Beschleunigung, bei der Exspiration dagegen eine Verlangsamung des im übrigen völlig normalen

Ablaufes der Herztätigkeit sich einstellt. Darum sind auch nur verhältnismäßig kleine Unterschiede in den Größen der einzelnen Pulsschläge wahrzunehmen.

Demgegenüber sind all jene Unregelmäßigkeiten in der Schlagfolge des Herzens, bei denen nicht der normale Ablauf der Herzkontraktionen gewahrt bleibt, von der allergrößten und vielfach von sehr ernster Bedeutung. In diesen Fällen entsteht nicht nur im Sinusknoten ein Erregungsimpuls, sondern vielfach auch an irgend einer anderen Stelle des Herzens, vermutlich in dem dort gelagerten Reizleitungssystem. Dabei kommt es zur Störung in der Rhythmik des Herzens derart, daß der normale, am Sinusknoten beginnende Ablauf der Herzevolution durch die von den anderen Stellen ausgehenden Kontraktionsreize gestört wird. Es kommt zu Extrasystolen im Sinne von *Mackenzie*. Diese werden erkannt an dem Auftreten eines vorzeitigen Radialispulses, der den normalen Ablauf des Sphygmogramms unterbricht. Es kommt also zu mehreren normalen Pulsen in der Radialis, worauf unvermittelt verfrüht ein kleinerer Puls und dann eine längere Pause folgt. Es ist charakteristisch, daß die Zeit bis zu dem Eintreten des nächsten normalen Radialpulses nach dem Auftreten einer solchen Extrasystole plus der Zeit zwischen dieser Extrasystole und dem voraufgehenden Radialpuls genau der Zeit von 2 normalen Herzevolutionen entspricht. Es wird also durch die Extrasystole eine Kammerkontraktion vorweggenommen, eine Kontraktion, die wegen der noch nicht genügenden Füllung der Kammer zu einer kleineren Pulswelle führt. Wenn nunmehr der Kontraktionsreiz vom Vorhof durch das *His*sche Bündel auf die Kammer übergreifen will, so befindet sich der Ventrikel in einem gewissen Zustande der Erschöpfung, der refraktären Phase, und kann auf den Reiz nicht mit einer Kontraktion reagieren. Erst der nächste Impuls des Vorhofes trifft dann wieder eine reagierende Kammermuskulatur. So kommt es, daß trotz der Extrasystolen der normale Rhythmus des Herzens vom Sinusknoten her unterhalten wird. Solche Extrasystolen kommen vielfach ohne ernste Bedeutung bei jugendlichen Individuen vor. Ich selbst habe jahrelang bestehende Extrasystolen im Anschluß an Scharlach verschwinden sehen.

Für diese Arhythmien gilt vornehmlich der Grundsatz, „daß sie je nach den Krankheitsfällen einzuschätzen sind, bei denen sie vorkommen, nicht aber der Gesamtzustand nach ihnen zu beurteilen ist" (*Krehl*, Die Erkrankungen des Herzmuskels.).

Sehr ernst ist im Gegensatz zu beiden zuvor genannten Formen immer der sogenannte nodale Rhythmus des Herzens. Hierbei hört die Abhängigkeit der Ventrikelkontraktion von der voraufgehenden Vorhofkontraktion mehr oder weniger auf, wie man dies z. B. im Experiment nach einer queren Durchtrennung des Atrioventrikularbündels unterhalb des Knotens (*Stannius*sche Ligatur), in Krankheitsfällen bei Schädigung der Muskulatur der Vorhöfe, aber auch bei Erkrankungen des Reizleitungssystems, beobachten kann. Nur schlägt im Gegensatz zu dieser experimentellen Durchtrennung des Bündels das Herz bei Erkrankungsfällen selten langsamer, sondern meist schneller und, abgesehen von einigen Fällen mit außerordentlicher Beschleunigung der Herztätigkeit, stets völlig unregelmäßig, „Irregularitas perpetua", „Delirium cordis". Bei der hohen Frequenz sind vielfach die Unregelmäßigkeiten der Schlagfolge nicht mehr mit Sicherheit wahrzunehmen. Diese Störungen, die besonders häufig nach rheumatischen Affektionen des Herzens vorkommen, können auch in ihrer Intensität wechseln, weil zunächst nur entzündliche Infiltrationen (die weit durch das Herz verstreuten rheumatischen Knötchen *Aschoffs*) vorhanden sind, die sich bald zurückbilden, bald in Narben übergehen. Daß solch eine Kammerkontraktion, die mit der Vorhofskontraktion zusammenfällt oder in andern Fällen ihr voraufgeht oder neben Vorhofflimmern besteht, die Zirkulation außerordentlich schwer behindern muß, ist selbstverständlich. Denn die normale Zirkulation ist darauf begründet, daß die Kammer das vom Vorhof empfangene Blut weitergibt, nicht aber, daß Kammer- und Vorhofkontraktion einander entgegen arbeiten und den Blutstrom „blockieren".

Die Extrasystolen werden oft — aber keineswegs immer — vom Patienten störend empfunden.

Genauere Aufschlüsse vermag die Elektrokardiographie zu geben.

Die Elektrokardiographie.

Bei der Tätigkeit sämtlicher Zellen und Gewebe kommt es zu der Entwicklung von elektrischen Potentialunterschieden. Eine jede erregte Stelle erscheint gegenüber

Tabelle 6.

			Nicolai	Einthoven	Hoffmann
Vorhof-Ekg.		Vorhofzacke	A	P	
		Vorhofnachschwankung	Ap		
Überleitungszeit (evtl. $= A + h$)			h		a
Kammer-Ekg.	Initialgruppe oder Vorschwankung	Initialzacken-Vorschwankung	Ja	Q	
		Initialzacke	J	R	
		Initialzacken-Nachschwankung	Jp	S	
	Zweite J-Zacke		$J2$		
	Horizontale Strecke zwischen $J + F$		t		β
	Finalgruppe oder Nachschwankung	Finalzacken-Vorschwankung	Fa		
		Finalzacke	F	T	
		Finalzacken-Nachschwankung	Fp		
U-Zacke			U	U	
Herzpause			p		y

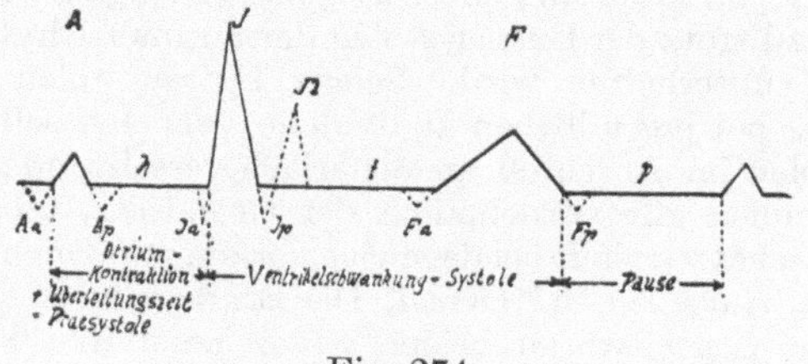

Fig. 274.

Schema des Elektrokardiogramms nach Kraus und Nicolai.
Nomenklatur der Zacken im Elektrokardiogramm.

A = (P nach Einthoven): Atriumzacke;
J = (R nach Einthoven): Initialzacke } *Ventrikelschwankung;*
F = (T nach Einthoven): Finalschwankung }
Ap: die der Atriumzacke folgende negative Zacke;
Jp = (S nach Einthoven): die der Initialzacke folgende negative Zacke;
Fp: die der Finalschwankung folgende negative Zacke;
Ja = (Q nach Einthoven): die der Initialzacke vorangehende negative Zacke;
h: Zeit, in der die Erregung im Hisschen Bündel verläuft;
t: Zeit, in der die Erregung im Treibwerk verläuft;
p: Herzpause.

der unerregten negativ elektrisch. Schreitet die Erregung von einer Stelle weiter, wie das bei dem Ablauf der Herzkontraktion der Fall ist, dann werden an der Stelle des Erregungsbeginnes zunächst die elektrisch negativ erscheinenden Stellen entstehen, während die noch nicht erregten sich diesen gegenüber als elektrisch positiv verhalten und diejenigen Stellen, bei denen die Erregung abgeklungen ist, gegenüber den später erregten wiederum positiv werden. Mit Hilfe verschiedener, besonders empfindlicher elektrischer Meßapparate (Kapillarelektrometer von *Marey*, Saitengalvanometer von *Einthoven* und Elektrokardiograph von *Siemens u. Halske* u. a.) gelingt es nun, diese im Körper bei der Herzaktion entstehenden Potentialunterschiede graphisch aufzuzeichnen. Am meisten benutzt ist wohl das von *Einthoven* im Jahre 1903 konstruierte Saitengalvanometer.

Man kann die Ableitung der elektrischen Ströme, die bei der Herzaktion entstehen, in verschiedener Weise vornehmen. Man unterscheidet als erste Ableitung die vom rechten und linken Arm, als zweite die vom rechten Arm und linken Bein und als dritte die vom linken Arm und linken Bein (vgl. *Hecht*). Man bezeichnet diese verschiedenen Formen auch als Ableitung der Aktionsströme in querer Richtung, schräger Richtung bzw. Längsrichtung. Da sich die Aktionsströme von der Stelle der Reizentstehung im Herzmuskel in bestimmter Form durch den Körper ausbreiten, so ist klar, daß die verschiedenen Formen der Ableitung dieser Ströme sehr verschiedene Bilder ergeben können; ebenso wird verständlich, daß eine Änderung in der Lage des Herzens (Hochdrängung der Spitze, Verschiebung, Verdrehung oder gar angeborene Dextrokardie) sehr verschiedene Bilder ergeben werden. Besonders im Kindesalter hat man hiermit zu rechnen, wie wir gleich sehen werden.

Wenn auch das Bild des Elektrokardiogramms im großen und ganzen beim gesunden Menschen immer wieder gleiche Formen erkennen läßt, so ist man sich doch über die Deutung der einzelnen Ausschläge noch keineswegs restlos einig. Schon darüber, ob nur die Erregung oder ob auch die Muskeltätigkeit das Bild beeinflussen, bestehen Unstimmigkeiten. Insbesondere hat man sich davor zu hüten, aus der Größe der Ausschläge irgendwelche Rückschlüsse auf die Kraft der Herzmuskulatur und auf die Herzleistung zu ziehen.

Zur genaueren Darstellung und zur Diskussion der elektrokardiographischen Befunde hat man den einzelnen Ausschlägen bestimmte Bezeichnungen beigelegt. *Einthoven* bezeichnete, um gar nichts zu präjudizieren, die einzelnen Zacken mit den Buchstaben: P, Q, R, S, T. In neuerer Zeit wird die von *Nikolai* angegebene Nomenklatur, der sich auch *F. Krauß* und *A. F. Hecht* anschließen, häufiger gebraucht, die in den Buchstaben schon gewisse Beziehungen zu den einzelnen Herzphasen erkennen läßt (s. Tabelle 6 und Fig. 274).

Für den Pädiater ist es wichtig, daß Säuglinge, wie bereits *Heubner*, *Funaro* und *Nikolai* nachgewiesen haben, in der ersten Ableitung eine sehr tiefe *Ip*-Zacke haben, die meist größer als die *I*-Zacke ist. Diese *Ip*-Zacke soll bereits in der zweiten Hälfte des 1. Jahres sich den Verhältnissen des späteren Lebens angleichen, was aber von *Hecht* bestritten wird, der hierfür eine viel langsamere Umwandlung annimmt. Er fand unter 26 Neugeborenen, daß die *Ip*-Zacke 3mal eben so groß und 11mal sogar etwas größer als die *I*-Zacke war und daß bei Schulkindern die Größe der *Ip*-Zacke zur *I*-Zacke sich wie 1 zu 2 verhielt, während nach *Nikolai* bei den gesunden Erwachsenen die *Ip*-Zacke etwa $^1/_{20}$ der *I*-Zacke beträgt. Manchmal bleibt sogar die tiefe *Ip*-Zacke der ersten Ableitung bei Kindern bis zur Pubertät erhalten. Auch die Vorhofzacke und die Nachschwankungen pflegen bei Säuglingen höher als bei Erwachsenen zu sein (*Hecht*).

Die pathologischen Formen des Elektrokardiogramms.

Bei Hypertrophie des rechten Ventrikels — hierzu gehört in gewissem Sinne ja auch der relativ mächtige rechte Ventrikel des Neugeborenen — insbesondere bei Hypertrophie des rechten Ventrikels infolge von Pulmonalfehlern, Trikuspidalinsuffizienz und Persistenz des Ductus Botalli findet sich eine sehr tiefe *Ip*-Zacke. Man spricht gewissermaßen von einem Mitraltypus. Demgegenüber bedingt die Hypertrophie des linken Ventrikels („Aortentypus") eine hohe *I*-Zacke in der ersten und eine sehr tiefe *Ip*-Zacke in der dritten Ableitung.

Besonders wertvoll ist die Tatsache, daß uns das Elektrokardiogramm auch über den zeitlichen Ablauf der Herztätigkeit orientiert. Nach *Groedel* sind für die Ablaufszeiten der wichtigsten Ekg.-Abschnitte folgende Zeiten ermittelt:

1. A bzw. P = Vorhof Ekg. = 0,08,
2. h = Überleitungszeit = 0,07,
3. $A + h$ = 0,15,
4. I (R) = Initialzacke = 0,03,
5. F (T) = Finalzacke = 0,23 (einschl. t),
6. Anfang Ia (Qu) bis Ende Fp = Kammer Ekg. = 0,33,
oder 6a Anfang Ia bis Scheitelhöhe F = Kammer Ekg. = 0,28,
7. Ende Fp bis Anfang A (P) = p = Herzpause = 0,34 oder
7a. Scheitelhöhe F bis Anfang A (P) = p = Herzpause = 0,39,
8. t = etwa 0,09.

Interessant ist, daß *Groedel* die absolute Dauer der einzelnen Zacken bei verschiedenen Altersgruppen fast genau übereinstimmend fand. Nur die Dauer von *p* beträgt bei Kindern 0,1, bei Erwachsenen 0,35. Die Beschleunigung der Herzaktion beim Kinde gegenüber der beim Erwachsenen beruht auf einer Verkürzung der Herzpause, während die Ventrikelsystole höchstens eine minimale Verkürzung aufweist. Auch die Überleitungszeit ist beim Kinde deutlich verkürzt. Nach *Hecht* 0,1 Sekunden gegenüber 0,12—0,17 beim Erwachsenen.

Die größte Bedeutung hat die Elektrokardiographie für die Deutung der Arhythmien.

Die Sinusirregularität läßt einzig und allein Ungleichheiten in den diastolischen Pausen erkennen. Besonders deutlich sieht man sie bei hochgradig neuropathischen Kindern, aber auch in der Rekonvaleszenz von verschiedenen Infektionskrankheiten, insbesondere von Pneumonie, worauf schon *Henoch* (Lehrb.) aufmerksam machte, aber auch nach Masern und Influenza. Auch in der Pubertätszeit stellt sich diese Sinusirregularität häufiger ein. Sie verschwindet oft bei Atropinverabfolgung, woraus man auf einen Zusammenhang zwischen Vaguseinflüssen und dieser Form der Herzstörung schließen zu dürfen glaubt. Vielfach bestehen zwischen der Sinusarhythmie und der Atmung deutliche Abhängigkeiten, so daß man geradezu

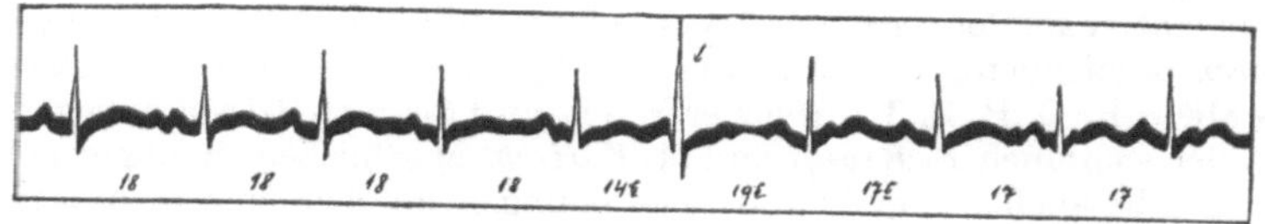

Fig. 275.

Säuglingspneumonie. I. Ableitung. Die Extrasystole ist durch einen Pfeil bezeichnet.
(Universitäts-Kinderklinik Wien. *Hecht.*)

von einer respiratorischen Arrhythmie gesprochen hat. *Paton, D. Hunter*[1]) halten sie sogar bei 8—18jährigen Mädchen für physiologisch und betrachten das Wiederauftreten dieser Arhythmie nach Infektionskrankheiten als Zeichen der Rekonvaleszenz.

Diese Form der Arhythmie ist vollkommen harmlos. Sie bedeutet niemals eine Herzschädigung, wenn auch die verschiedene Länge der diastolischen Pausen eine verschiedene systolische Belastung für das Herz bedingt. Bei der Meningitis tuberculosa, bei welcher diese Form der Sinusirregularität — unabhängig von der Atmung — sehr häufig eintritt, wird der Krankheitsverlauf einzig und allein durch das Grundleiden bestimmt. Die nach Infektionskrankheiten auftretenden Sinusarhythmien verlieren sich meist im Laufe von Wochen und Monaten. Gelegentlich kann man beobachten, daß jahrelang fortbestehende rein nervös bedingte Sinusirregularitäten (ja sogar Extrasystolen) im Anschluß an akute Infektionen verschwinden. (Vgl. S. 857.)

Während *A. F. Hecht* bei tausend elektrokardiographisch untersuchten Mittelschülern ungemein häufig Sinusirregularitäten feststellen konnte, fand er nur ein einziges Mal eine Extrasystole. (Fig. 276.) Ja er behauptet sogar, daß bei reichlicheren Befunden von Extrasystolen Verwechslungen mit Sinusirregularitäten vorgekommen sein müßten. Aber Extrasystolen kommen schon im allerfrühesten Kindesalter, sogar beim Neugeborenen vor (siehe Fig. 275).

Das elektrokardiographische Bild der Extrasystole entspricht durchaus dem bei der Kardiographie. Man findet beide Male, daß die Summe der Zeiten, die nach der letzten normalen Herzkontraktion bis zur Extrasystole sowie der von der Extrasystole bis zu der darauf folgenden normalen Herzkontraktion vergeht, genau der Zeit von 2 normalen Herzevolutionen entspricht. (Fig. 276.)

Während man früher bei dem Auftreten von Extrasystolen fast immer an das Bestehen schwerer Herzmuskelerkrankungen dachte, ist durch *Wenckebach* u. a. erwiesen, daß sie bei vollkommen leistungsfähigen Herzen vorkommen können. Wenn

[1]) Edinburgh. med. journ. Bd. 34, S. 1.

es lästig wird, so kann man es durch kleine Dosen von Strychnin, Digitalis, vor allem aber von Chinin und Chinidin (*Frey*) in Dosen von 3mal 0,1—0,2 am Tage beseitigen.

Reizleitungsstörungen und Herzblock treten bei Kindern wohl meist im Anschluß an akute Infektionskrankheiten auf.

Unter 37 veröffentlichten Fällen von „Herzblock“ (bis 1924) fand *Rosenou*[1]) als Ursache:

16mal Diphtherie,
2 „ Rheumatismus,
1 „ Lues congenita,
1 „ Herztumor,
1 „ Nasenrachenaffektion,
12 „ angeborene Herzfehler,
3 „ unbekannte Ursachen,
1 „ Herztrauma.

In einer Zusammenstellung von *Lukin* und *Frey* (31 Fälle von 15 Monaten bis zu 15 Jahren)[2]), die sich zum teil mit vorstehender deckt, werden außerdem Influenza 1mal, Morbillen 1mal und pyogene Infektion 1mal als Ursache genannt. *Hecht* fand Herzblock bei Diphtherie, nach Masern, bei Influenzapneumonie und bei Hydro-

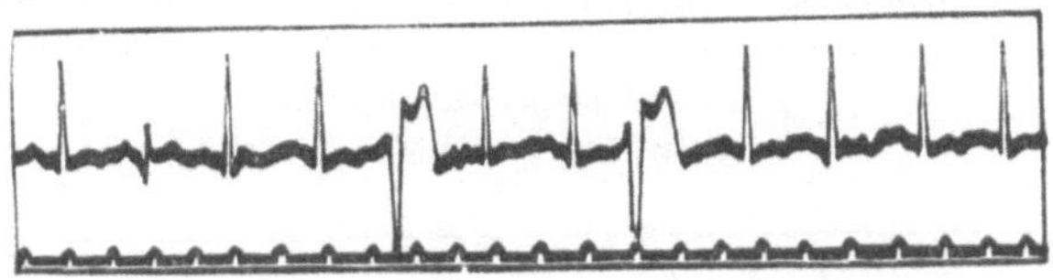

Fig. 276.
Ventrikuläre Extrasystolie bei einem 7jährigen Mädchen. Regelmäßig gruppierte Extrasystolen.
(Universitäts-Kinderklinik Wien. *Hecht.*)

zephalus. Sogar angeboren — wahrscheinlich schon im fötalen Leben kann der Herzblock vorkommen, wie *White*, *Eustis* and *Kerr*[3]) nachweisen.

Bei dem „einzig dastehenden“ Fall von Herztrauma von *Rosenou* handelt es sich um einen 10jährigen Knaben, der nach einem Faustschlag gegen die Brust matt war und nach 2 Tagen eine mehrere Minuten dauernde Bewußtlosigkeit infolge von elektrokardiographisch sichergestelltem Herzblock bekam.

(NB. Ich selbst obduzierte im Felde einen Soldaten, der beim Beschlagen eines Pferdes einen Hufschlag vor die Brust bekam und nach einem Schritt tot umfiel. Der Befund am Herzen war bei völlig intaktem Sternum eine ausgedehnte Blutung in der Herzmuskulatur an der Vorhof-Kammergrenze). So glaubt auch *Rosenou* seinen Fall durch eine geringere Blutung in der Gegend des *Tawara*schen Bündels erklären und die Heilung auf Resorption des Blutes zurückführen zu können.

Bei diesem Herzblock kann die Automatie der Kammern so hoch sein (60 Pulse pro Minute), daß der Untersucher kaum an diese Möglichkeit denkt, sie kann aber auf 46 ja 20 Schläge pro Minute sinken.

Fig. 277 und Fig. 278 sind Beispiele, die *Hecht* in der vorhergehenden Auflage dieses Werkes für Überleitungsstörung bzw. völligen Herzblock aus seiner eigenen Erfahrung wiedergab. Bei den Reizleitungsstörungen (Fig. 277) kommen doch noch eine Reihe von Erregungen durch das Atrioventrikularbündel vom Vorhof zur Kammer, während bei dem kompletten Herzblock die völlige Unterbrechung der Überleitung stattfindet, so daß das Herz im Vorhof- wie im Kammerbezirk automatisch weiterschlägt. Die hochgradigen Pulsverlangsamungen, die man vielfach nach Diphtherie, aber auch andern Infektionskrankheiten bei Kindern beobachtet, beruhen wohl zum größten Teil auf einer Unterbrechung der Reizleitung. Die Automatie der Kammer bedingt dabei eine relative Gleichmäßigkeit der lang-

[1]) Americ. journ. of dis. childr. Bd. 28, S. 594.
[2]) Arch. of paediatr. Bd. 44, S. 647.
[3]) Amer. journ. of dis. of childr. Bd. 22.

samen Schlagfolge, die mangelnde Zusammenarbeit zwischen Vorhöfen und Kammern die Ungleichheit in der Pulsfüllung, daher der Pulsus irregularis et inaequalis perpetuus. Interessant und wichtig ist die Tatsache, daß solche postinfektiösen Störungen, wie schon *Hecht* schreibt, innerhalb weniger Monate restlos ausheilen können. Ich habe aber gesehen, daß scheinbar ausgeheilte Arhythmien dieser Art bei frühzeitiger Belastung wiederkehrten.

Kind Grete B. kommt mit schwerster postdiphtherischer Irregularität, offenbar komplettem Herzblock zur Aufnahme. Unter Verwendung von Kardiazol, Kampfer und Digitalis-Exklud-Zäpfchen kommt es innerhalb von 6 Wochen nach Überwindung vielfacher schwerster bedrohlicher Zustände zur absolut gleichmäßigen, normalen Herzaktion. Beim Verlassen des Bettes tritt schon nach 2—3 Schritten das Gefühl der Schwäche auf unter Wiederkehr der scheinbar

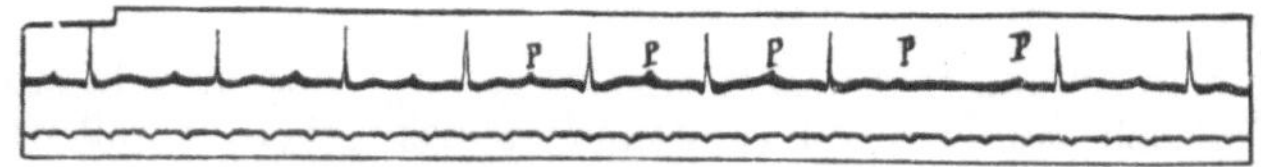

Fig. 277.

3jähriges Mädchen. Masernrekonvaleszenz. Überleitungsstörung. II. Ableitung. Zunahme der Überleitungszeit von 0,18 auf 0,30 Sek., dann erfolgt ein Ventrikelsystolenausfall.

(Universitäts-Kinderklinik Wien. *Hecht.*)

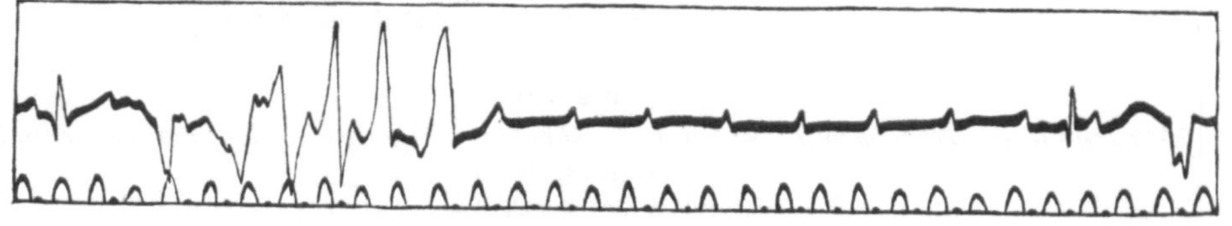

Fig. 278.

3jähriger Knabe. Block, über 3 Sek. dauernder Ventrikelstillstand nach kurzem paroxysmal tachykardischem Anfall; Adams-Stokes'sches Syndrom im Gefolge von Diphtherie.

(Universitäts-Kinderklinik Wien. *Hecht.*)

überwundenen Pulsirregularität und des Galopprhythmus. Erst nach weiteren 2 Monaten ist das Herz als definitiv geheilt anzusprechen.

Ähnliche Beobachtungen kann man bei besonderer Aufmerksamkeit auch nach anderen Infektionskrankheiten (z. B. Influenza) machen. Sie sind ein Beweis dafür, wie vorsichtig man in der Beurteilung der Herzleistung und in der Durchführung der Therapie der Herzschwäche nach Infektionskrankheiten sein muß. Das Studium dieser Beobachtungen mit Hilfe des Elektrokardiogramms dürfte eine Aufklärung darüber bringen, ob nicht in solchen Fällen auch das Reizleitungssystem rascher ermüdet bzw. sich schlechter erholt.

Bei vollkommenem Herzblock kann sich aber auch bei Kindern das *Adams-Stokes*sche Syndrom einstellen, das man sonst nur bei Erwachsenen mit schwerer Koronarsklerose beobachtet. Interessanterweise kommen nicht während der Dissoziation von Vorhöfen und Ventrikel, sondern „beim Eintritt derselben, ehe noch im Ventrikel seine Automatie erwacht" (*Hecht*) diese Bewußtseinsstörungen vor. Solche Anfälle bestehen in dem Auftreten von Schwindel und Ohnmacht und bei längerem Bestande der Zirkulationsstörung in Krämpfen, die man wohl als Erstickungskrämpfe ansprechen darf, die aber in ihrem ganze Verlaufe durchaus den epileptischen entsprechen und die deswegen hohe differentialdiagnostische Bedeutung haben. Solche Fälle wurden z. B. beschrieben von *Rosenou*, s. o. nach Herztrauma) und *Bosanyi*[1]). *Morquio* kennt eine Familie, in der von 8 Kindern 5 Knaben

[1]) Orvosi Metilap Jg. 66, S. 22.

vom vierten Jahre ab ein Krankheitsbild mit epileptiformen Ohnmachtsanfällen und langsamem, dauernd arhythmischem Pulse zeigten und mit etwa 8 Jahren starben. Ähnlich war der Verlauf bei einem Knaben seiner Beobachtung, der mit 10 Jahren im Ohnmachtsanfall starb. Weitere Fälle bei *Bosanyi*[1].)

Neben der Erkrankung des Reizleitungssystems kann hie und da auch eine Erkrankung des Nervus vagus eine solche Bradykardie bedingen. Insbesondere kommt es bei dem Übergange von Überleitungsstörungen zum Herzblock zu diesen bedenklichen Zirkulationsstörungen, da diese erfahrungsgemäß bei völligem Herzblock, wenn der Ventrikel seine Automatie erreicht hat, fehlen. Erwähnt sei, daß *Hecht* auch einmal eine andere Ursache für diese *Adams-Stokes*schen Anfälle beobachtete, nämlich den Beginn einer kurzen paroxysmalen Tachykardie, worauf ein über drei Sekunden dauernder Ventrikelstillstand folgte.

Fälle von Vorhofflimmern sollten nach bisheriger Ansicht im ersten Dezenium so gut wie garnicht vorkommen. Einen solchen Fall hat aber *Hecht* durch *V. Badel* publizieren lassen. Fünf andere Fälle bei 4, 5, 9 und 10 Jahre alten Patienten sind von *Resnik* und *Scott* (Lit. bei *Barker* und *Middleton*)[2]) beschrieben, die zwei weitere Beobachtungen bei Kindern im Alter von 10 und 11½ Jahren hinzufügen. *Poynton* und *Wyllie* haben es sogar beim 3½jährigen Kinde, bei dem seit dem vierten Monate Anfälle von Zyanose und Tachykardie (bis 250), Extrasystolen und Delirium cordis bestanden, bei mächtiger Herzverbreiterung und systolischem Geräusch an der Spitze beobachtet[3]). Hierdurch ist zugleich erwiesen, daß auch beim jungen Kinde eine Arhythmia perpetua als eine Folge der Vorhofstachysystolie, des Vorhofsflatterns bzw. Vorhofsflimmerns, verschiedener Geschwindigkeitsgrade der Vorhofskontraktionen vorkommt. Dabei nimmt man an, daß nur einzelne Reize verschiedener Stärke auf den Ventrikel wirksam übergehen. Im Gegensatze zu den Angaben der Literatur (cf. *Hecht*, vorige Auflage) erscheint mir besonders bei schweren rheumatischen Herzerkrankungen dieses Delirium cordis bzw. die Arhythmia perpetua, auch bei Kindern häufig vorzukommen.

Für die Behandlung der Reizleitungsstörungen wird gelegentlich, insbesondere dann, wenn bei hochgradig nervösen Individuen eine Gleichgewichtsstörung zwischen dem System des autonomen und dem des sympathischen Nervensystems besteht, die Verwendung von Atropin (*Hecht*) oder von Physostigmin evtl. unter Zugabe von Chinin (*Semerau-Siemianowski* und *Cieszynski*[4]), empfohlen. (Welches Mittel angezeigt ist, kann nur durch genaue Prüfung der Wirkung der einzelnen Pharmaka erkannt werden. Ich selbst halte trotz der begeisterten Empfehlung durch die letztgenannten Autoren wegen der Harmlosigkeit des Grundleidens nicht sehr viel von dieser Behandlung. Man darf doch nicht über der evtl. günstigen Wirkung auf die Herznerven die Wirkung auf das übrige vegetative Nervensystem übersehen, die garnicht erwünscht ist!)

Die Auskultation des Herzens.

Die Auskultation erfolgt in derselben Weise wie beim Erwachsenen. Gewisse Schwierigkeiten können durch die Unruhe und das Schreien, aber auch gelegentlich durch die Frequenz der Atmung bedingt werden. Häufig ist aber auch die Ungeschicklichkeit beim Aufsetzen des Stethoskops, dessen ungenügendes Anliegen oder zu starker Druck an der Unruhe und dem Schreien des Kindes schuld. Darum empfiehlt sich die Verwendung eines Schlauchstethoskopes (binaurikulares Stethoskop). Solche Stethoskope ermöglichen auch bei unruhigen Kindern, die sich der Auskultation entwinden wollen, eine gute Untersuchung des Herzens. Es ist zweckmäßig, die Oliven so groß zu wählen, daß sie den Gehörgang dicht verschließen, so daß man während der Auskultation nicht einmal die Unterhaltung der Umgebung hört.

Gegen allzu heftiges Pressen und Schreien ist eventuell ein Wiegen und Schaukeln oder ein sonstiger Versuch, das Kind zu beruhigen (Spielzeug, Schnuller), zu empfehlen. Am schwierigsten ist es, bei sehr frequenter Atmung die Herz- und Lungen-

[1]) Jahrb. f. Kinderheilkunde Bd. 99, S. 276.
[2]) Americ. jour. of dis. of childr. Bd. *35*, S. 420.
[3]) *Lancet* Bd. **211,** 371.
[4]) Monatsschr. f. Kdhkde. Bd. **26,** 175)

geräusche gegeneinander abzugrenzen. Hier kann unter Umständen ein auf wenige Sekunden beschränktes Zuhalten von Mund und Nase bei jungen Säuglingen die Auskultation des Herzens ermöglichen (Verfahren der Tierärzte).

Die Auskultation des Herzens hat stets an mehreren Stellen zu erfolgen, weil dadurch allein eine gewisse Lokalisation von Störungen möglich wird. Doch muß man bedenken, daß die genaue Lokalisation von Anomalien der Herztöne wegen der nahen Lage aller Ostien viel schwieriger ist als beim Erwachsenen. Die Deutung der Befunde entspricht ganz der bei älteren Menschen und wird bei der Besprechung der erworbenen Herzfehler eingehend erörtert.

Wichtig ist zunächst die Feststellung, ob die Herztöne laut oder leise sind. Bei Überlagerung des Herzens durch die Lunge (Asthma), bei Ergüssen im Herzbeutel oder in der Pleura kommt es vor, daß die Herztöne leise werden, unter Umständen kaum zu hören sind. Dies ist den meisten geläufig. Weniger bekannt ist, daß die sonst scharfen, klappenden, rhythmischen Herztöne auch unter anderen Umständen leise werden oder gar verschwinden können. Zu nennen ist hier vor allem das Leerpumpen des Herzens infolge ungenügender Füllung des Kreislaufes. Es muß aber wohl noch etwas besonderes hinzutreten, da die mangelhafte Füllung des Herzens allein keineswegs immer ein Verschwinden der Herztöne bedingt. Ich erinnere an die paukenden Herztöne bei pulslosen Individuen, z. B. im Verlaufe von Infektionskrankheiten, bei denen sich große Mengen von Blut im Splanchnikusgebiet sammeln. Auf der anderen Seite sehen wir, daß bei großen Wasserverlusten infolge eines Brechdurchfalls bei den Säuglingen der erste Herzton leiser werden, ja verschwinden kann, daß er aber bei plötzlicher Füllung des Kreislaufs, z. B. bei einer Bluttransfusion oder intravenöser Kochsalzzufuhr in kürzester Zeit wieder paukend wird.

Als Ursache für das Verschwinden des einen Herztones — man stritt sich früher darum, ob es der an und für sich leisere zweite oder der lautere erste Ton ist, welcher verloren geht — sieht man die mangelhafte Anspannung der Muskulatur an. Durch gleichzeitige Röntgendurchleuchtung und Auskultation konnte *Schlieps* einwandfrei feststellen, daß, so wie *Czerny* es immer angenommen hatte, der erste Herzton, der Muskelton, zunächst dem zweiten, leiseren Tone an Intensität gleich wird, ehe er ganz verschwindet, während dann der zweite Ton noch eine Weile allein zu hören ist, bis das Herz schließlich still steht. Der erste Herzton entsteht dadurch, daß sich die großen venösen Ostien im Herzen schließen; vor allem aber dadurch, daß sich die Muskulatur der Ventrikel anspannt, und zu solcher Anspannung ist eben ein gewisser Widerstand im Innern des Herzens notwendig. Verschwindet dieser, so hört die Akzentuation des ersten Herztones auf. Auf Grund der Beobachtungen, daß vielfach beim Leerpumpen des Herzens infolge großer Blutverluste oder infolge des Leerlaufs durch Erweiterung großer Gefäßgebiete die Herztöne laut bleiben, muß man, glaube ich, annehmen, daß noch eine weitere Schädigung, wie sie die alimentäre Intoxikation bzw. Exsikkation mit sich bringt, d. h. physikalisch-chemische Veränderungen der Muskulatur am Verschwinden des Herztones mit schuld sind.

Solche von der Füllung des Herzens unabhängigen Momente konnten wir auch bei älteren Kindern, insbesondere in der Kriegszeit beobachten. Bei unterernährten Patienten sahen wir ein Verschwinden des ersten Herztones verbunden mit einer verlangsamten Wasserausscheidung. Diese Kinder litten an einer verminderten Urinabgabe am Tage und einer großen Harnflut in der Nacht (*Rollet-Bossert*). Vorübergehend konnten solche Herzen bei Anstrengungen ebenfalls den normalen Rhythmus mit einem lauten ersten und leiseren zweiten Ton aufweisen. Dadurch ähnelten sie in der Funktionsstörung den toxisch geschädigten Herzen, die bei Infektionskrankheiten, insbesondere bei Scharlach, aber auch bei verschiedenen Sepsisformen, ebenfalls die Akzentuation des ersten Tones an der Spitze vermissen, aber bei Anstrengungen wieder hervortreten lassen. Auch hier sind Schädigungen der Muskulatur als Ursache anzunehmen. Das Symptom des Leiserwerdens ist also bald durch Wasserverluste, bald durch unzweckmäßige Ernährung, bald durch Vergiftung des Herzens bedingt.

An der Basis des Herzens pflegen die zweiten Töne lauter als die ersten zu sein. Dabei sind jeweils die beiden ersten und die beiden zweiten Töne unter sich gleich. Nur bei ganz jungen Kindern — meist bis zum 5. Lebensjahre — ist der zweite Pulmonalton lauter als der zweite Aortenton.

Der Vergleich der beiden zweiten bzw. der beiden ersten Töne an der Herzbasis wird für die Beurteilung pathologischer Zustände wichtig. Eine Vermehrung des Druckes in der Aorta bzw. Pulmonalis wird einen besonders energischen Schluß der Semilunarklappen bedingen. Darum schließen wir in der Klinik umgekehrt aus dem verstärkten Ton auf die Drucksteigerung. Dazu ist aber notwendig auszuschließen, ob nicht die Differenz in den Tönen durch andere Momente bedingt wird. Insbesondere können Tumoren, z. B. vergrößerte Drüsen, das Gefäß gegen die vordere Thoraxwand drängen und damit eine bessere Leitung der Auskulationsphänomene bedingen oder umgekehrt vorgelagerte Lunge oder Thymus u. a. den Ton abschwächen. Darum soll man stets nicht nur die zweiten, sondern auch die ersten Töne miteinander vergleichen. Die Differenz der zweiten Töne hat nur Bedeutung bei Gleichheit der ersten Töne. Ist der erste Aortenton infolge irgend welcher Momente leiser als der erste Pulmonalton, dann wird auch der zweite Pulmonalton lauter als der zweite Aortenton sein, ohne daß dies pathologische Bedeutung hat, es sei denn, daß die ersten Töne annähernd gleich seien, während die zweiten sehr erheblich differieren.

Von besonderer Wichtigkeit sind die Geräusche am Herzen. Man erklärt sie durch Wirbelbildung, aber auch durch das Hindurchpressen des Blutes durch verengte Ostien. Bei Veränderung der Klappen, z. B. 2 Rissen der Klappenränder, der Klappensegel, der Sehnenfäden, aber auch durch Auflagerungen auf den Klappenrändern, werden diese nicht mehr exakt schließen und bei dem hohen Druck im Innern der Kammer das Blut in der verkehrten Richtung zurückströmen lassen. Andererseits bedingen Verwachsungen der Klappenränder die Unmöglichkeit einer völligen Öffnung des Ostiums, es muß dann das Blut durch den Engpaß hindurchgetrieben werden. (Geräusche infolge von Herzmißbildungen s. u.)

Da an jeder der vier Klappen des Herzens Stenosen und Insuffizienzen vorkommen können, so sind acht verschiedene Möglichkeiten für die Entstehung von Geräuschen gegeben. Dabei ist noch gar nicht an die Möglichkeit der Kombination verschiedener Klappenfehler gedacht. Die Entscheidung, an welcher Klappe die Störung zu suchen ist, geschieht im allgemeinen dadurch, daß man die Prädilektionsstelle für die Geräusche aufsucht, d. i. für Geräusche an der Mitralklappe die Herzspitze bzw. das linke Herzohr, für Geräusche an der Trikuspidalklappe die Mitte des Sternums oberhalb des Schwertfortsatzes, für die Aortenklappen die Mitte des Sternums in der Höhe des Ansatzes der dritten Rippe oder auch die „Stelle der Aorta“ (zweiter Interkostalraum rechts vom Sternum) und für die Pulmonalklappen die „Stelle der Pulmonalis“ zweiter (Interkostalraum links neben dem Sternum.) Trotzdem ist die Entscheidung nicht immer leicht, weil die Klappen auf einen verhältnismäßig engen Raum zusammengedrängt liegen und ihre Projektion auf die vordere Brustwand eine Weiterleitung der Geräusche nach anderen Auskultationsbezirken ermöglicht. Darum darf man prinzipiell nicht auf ein Geräusch hin eine bestimmte Klappenerkrankung diagnostizieren. Die Diagnose wird erst sicher durch den Nachweis der Zirkulationsstörung.

Neben solchen Fällen, bei denen die Autopsie Stenosen oder Insuffiziensen der Klappen sicherstellt, findet man häufig andere Fälle, die während des Lebens deutliche Geräusche aufgewiesen haben, bei denen sich aber der Klappenapparat absolut intakt erweist. Man spricht in solchen Fällen von funktionellen Geräuschen. Diese sind bedingt einmal durch Veränderungen des Blutes (Chlorose, Blutkrankheiten — anämische Geräusche) oder durch Fieber (Toxinschädigung? — febrile Geräusche). Andere Male entstehen sie dadurch, daß die großen Gefäße gegen die vordere Thoraxwand angepreßt werden, wobei die Klappen, z. B. der Pulmonalis, infolge der Verzerrung des Querschnittes nicht völlig schließen (*v. Falkenhausen*). Dann wieder entstehen die Geräusche durch die Erschlaffung des Herzmuskels bei asthenischen oder durch Infektionskrankheiten geschädigten Individuen. Hier liegt die Ursache in der mangelhaften Kontraktion des die Klappen tragenden Muskelringes (relative Insuffizienz). Schließlich können Herzgeräusche dadurch vorgetäuscht werden, daß sich zwischen Herz und Thoraxwand Lungenabschnitte einschieben, in welchen eine Bewegung der Luft durch die Herzaktion erfolgt. Diese Luftbewegung imponiert, weil sie an die Herzaktion gebunden ist, als Herzgeräusch, obwohl es sich in Wirklichkeit um sogenannte kardiopulmonale Geräusche handelt.

Die Unterscheidung dieser funktionellen von den organischen Geräuschen am Herzen wird dadurch ermöglicht, daß, wie schon gesagt, bei den organischen Geräuschen Zirkulationsstörungen, Rückstauungen des Blutes, Zyanose, Ödeme, aber auch Erweiterung von Herzabschnitten zu finden sind. Auch der Habitus ermöglicht insofern eine Abgrenzung als funktionelle Geräusche bei muskelkräftigen Individuen mit breitem Thorax relativ selten sind, geht doch die Entwicklung der Skelettmuskulatur der Herzmuskulatur, wie wir oben gesehen haben, parallel. Ein Herzgeräusch bei muskelkräftigen Menschen ist daher fast immer der Ausdruck einer organischen Erkrankung. Da schließlich die Lage des Herzens und die Füllung der Lunge an Herzgeräuschen schuld sein können, so sollte man prinzipiell jedes Kind in verschiedenen Stellungen (Liegen, Stehen und Sitzen) untersuchen und prinzipiell zur Vermeidung der Herzlungengeräusche die Auskultation des Herzens vor der der Lunge durchführen, auch vor der Bestimmung der Verschieblichkeit der unteren Lungengrenzen. Das bringt zwar eine gewisse Unregelmäßigkeit, eine scheinbare Inkonsequenz in die Untersuchung des Patienten, es ist aber das einzige Mittel, um sich vor Irrtümern zu bewahren.

Willi V. hat bei normalen Grenzen und bei normaler Leistung des Herzens nur beim Liegen nach angestrengter Atmung ein systolisches Geräusch über dem Herzen. Sobald er aufrecht steht, verschwindet es; wenn er nicht angestrengt atmet, tritt es auch im Liegen nicht auf.

In anderen Fällen verschwindet ein Herzgeräusch nach angestrengtem Atmen. Es ist daher nur bei wiederholten Untersuchungen unter verschiedenen Bedingungen die Bedeutung eines Herzgeräusches richtig zu werten. Häufig werden sogenannte funktionelle Herzgeräusche bei Anstrengung verschwinden, während das Geräusch bei wirklichen organischen Fehlern, falls es nicht zu einer sehr guten Kompensation gekommen ist, vielfach lauter wird. Man darf aber nicht bei einer einfachen Änderung des Charakters der Geräusche bei verschiedenen Lagen einen Herzfehler unter allen Umständen ausschließen:

Hellmut P., 10 Jahre, erlitt mehrfach Schübe von Gelenkrheumatismus. Im Liegen hatte er ein lautes, fauchendes, systolisches Geräusch über der Spitze, das beim Sitzen und Stehen nur angedeutet war. Die Dilatation des Herzens nach links oben (linker Vorhof) und nach der Spitze zu, sowie die Akzentuation des zweiten Pulmonaltones beweisen, daß es sich um eine Mitralinsuffizienz handelt.

Funktionelle Herzgeräusche wurden schon im Säuglingsalter beobachtet (*Thiemich*). Auch ich selbst habe solche durch autoptisch-negativen Herzbefund sichergestellt. Häufiger kommen sie im Alter von 4—10 Jahren vor, um allmählich wieder gegen die Pubertät hin zu verschwinden. Leider werden sie meist nicht als solche erkannt und geben dann Anlaß zu falschen Diagnosen, zu falscher Therapie und somit unzweckmäßiger psychischer Beeinflussung des Patienten. Die bessere Formung des Thorax, die kräftigere Entwicklung der Muskulatur des Herzens müssen angestrebt werden. Man sieht daher unter körperlicher Betätigung und bei sportlicher Übung diese Geräusche viel schneller verschwinden als bei unangebrachter Schonung. Es ist bezeichnend, daß bei der Nachuntersuchung der in ein

Kindergenesungsheim überwiesenen Patienten etwa zwei Drittel aller Kinder an funktionellen Herzgeräuschen litten. Sie wurden zum Teil als Astheniker, zumeist aber auch unter der falschen Diagnose eines „Herzfehlers“ eingewiesen.

Daß ausnahmsweise einmal bei erhaltengebliebenem Sehnenfaden im Herzen belanglose Geräusche auftreten können, sei hier der Vollständigkeit halber erwähnt. Die von *Lüthje* beschriebenen Pulmonalstenosengeräusche, der sie bei Knaben in 76, bei Mädchen in 70% der Fälle, besonders bei Kindern mit flachen Thorax im Alter von 10—14 Jahren fand, erscheinen mir nicht, wie er annimmt, durch eine relative Pulmonalstenose erklärbar, zumal er eine Akzentuation des zweiten Pulmonaltons dabei feststellte. Es dürfte sich auch hier um akzidentelle Geräusche handeln.

Schließlich seien die perikardialen Geräusche erwähnt, die durch das Rauhwerden der sonst spiegelglatten, geräuschlos übereinander gleitenden Perikardblätter infolge von Entzündungen entstehen. Diese Geräusche zeichnen sich dadurch aus, daß sie besonders nahe dem Ohr zu liegen scheinen. Sie haben ferner einen ausgesprochen „reibenden“ Charakter und sind stets während der systolischen und während der diastolischen Phase zu hören, etwa so wie eine Bürste, die auf einer rauhen Unterfläche hin und her gleitet. Die Abgrenzung gegen funktionelle Geräusche ist daher leicht, da diese nur während einer Herzphase (meist während der Systole) zu hören sind. Die Abgrenzung gegen organische Geräusche kann sehr schwer werden, da bei Herzklappenfehlern sehr wohl systolische und diastolische Geräusche die Herzphasen ausfüllen können. Diese sind aber weicher, und es pflegt in solchen Fällen meist eine eindeutige Rückwirkung auf den gesamten Kreislauf nachweisbar zu sein.

Im Gegensatz zu den endokardial entstehenden Geräuschen lassen sich die perikardialen oftmals durch einen Druck des Stethoskops auf den nachgiebigen Kinderthorax verstärken, um beim Nachlassen des Druckes wieder leiser zu werden. Ferner pflegt die Endokarditis sowie deren Folgezustand, der Klappenfehler, schmerzlos zu verlaufen, während bei der Perikarditis oft geradezu unerträgliche Schmerzen das Krankheitsbild beherrschen. Also auch hier muß die Erfassung des Gesamtbildes die Diagnose ermöglichen. Da die Perikarditis meist mit Exsudatbildungen einhergeht, so wird es häufiger vorkommen, daß ein sichergestelltes perikardiales Reiben schon nach wenigen Stunden wieder verschwunden ist. Das Exsudat drängt die reibenden Flächen auseinander. Bei der Resorption dieses Exsudates kehrt das Geräusch oft wieder, um dann bei der Verwachsung der Herzbeutelblätter zu verschwinden.

Man vergesse nie, daß neben der Herzbeutelentzündung auch die Herzinnenhaut sowie die Muskulatur erkranken können. Das kann enorme, oft während des Lebens gar nicht zu entscheidende Schwierigkeiten bereiten. Denn neben den perikardialen Geräuschen können solche gleichzeitig an den Klappen bestehen, diese können aber auch infolge der Muskelschädigung atonisch bedingt sein (z. B. bei Scharlach). In solchen Fällen kann einzig und allein die Beobachtung eine Klärung herbeiführen.

Der Rhythmus des Herzens

wird ebenfalls am besten durch Auskultation festgestellt. Das Tasten des Pulses kann irreführen, weil nicht jede Pulswelle bis in die Peripherie zu gelangen braucht. Die elektrokardiographische Kontrolle der Herztätigkeit, die allerdings am idealsten wäre, ist demgegenüber fast nur in Kliniken möglich. Für den praktischen Arzt ist das Ohr das beste Mittel, um sich über die Herztätigkeit zu unterrichten.

Der Puls.

Die rhythmische Kontraktion des Herzens bedingt eine stoßweise Fortbewegung des Blutes in den Gefäßen. Diese kann an den Arterien als Puls gefühlt werden. Entsprechend den Herzkontraktionen fühlt man eine Volumenzunahme und -Abnahme der Gefäße.

Die Palpation des Pulses ist für das Kindesalter nicht von genau derselben Bedeutung wie beim Erwachsenen. Sie kann beim jungen Säugling schwierig sein, weil dessen Unruhe, das reichliche Fettpolster und die relative Kleinheit des Gefäßrohres die Palpation sehr erschweren. Auf der anderen Seite aber kann man wohl behaupten, daß ein gut fühlbarer Puls auch schon beim kleinen und kleinsten Kinde der Ausdruck einer guten Zirkulation ist.

Die Palpation des Pulses gibt uns zunächst Aufschluß über die Frequenz der Herzaktion. Wie kleine Tiere im Gegensatz zu großen stets eine sehr viel schnellere Herzaktion aufweisen, so auch der kleine Mensch gegenüber dem Erwachsenen. Im intrauterinen Leben beträgt die Pulszahl 135—140, am ersten Lebenstage 120 Schläge in der Minute, dann sinkt sie nach *Filatow*, so daß sie beträgt:

im ersten Halbjahr		120—140
im zweiten	,,	100—130
im zweiten Jahr		90—120
im 3.—5.	,,	72—100
im 6.—10.	,,	70—100.

Diese Zahlen haben nur ganz approximativen Wert. Wachsein und Schlaf, psychische Erregungen und völlige Ruhe können die Pulszahl wesentlich beeinflussen. Darum sind die beim schlafenden Kinde gewonnenen Zahlen im allgemeinen wertvoller als die beim ängstlichen oder gar widerstrebenden Kinde ermittelten.

Eine Beschleunigung erfolgt auch bei vielen Infektionskrankheiten. Sie kann eventuell zu einer ausgesprochenen Tachykardie werden. An dieser Tachykardie kann eine Vaguslähmung schuld sein. Das nimmt man besonders für das Endstadium der Meningitis an. In gleicher Weise kann jeder Hirndruck wirken, z. B. bei Hydrozephalus oder bei Blutungen aus der Arteria meningea media. Auch hereditäre Momente, milde tuberkulöse Infektionen bei Kindern mit erethischem Habitus, ferner das Tropfenherz bei hochgeschossenen Kindern können mit einer erheblichen Tachykardie einhergehen. Pulsbeschleunigungen erheblichen Grades kommen auch bei Bronchialdrüsentuberkulose gelegentlich vor und werden auf die Kompression des Nervus vagus zurückgeführt.

Paroxysmale tachykardische Anfälle sind im Kindesalter mit Sicherheit beobachtet. Ich selbst sah einen solchen Patienten, der anfallsweise nach psychischen Erregungen etwa 220 Pulse pro Minute durch mehrere Stunden bekam. Leider war mir die genauere elektrokardiographische Analyse nicht möglich. Ähnliche hochgradige Pulsbeschleunigungen kann man auch bei diphtherievergifteten Herzen finden; meist ein ominöses Zeichen. Hierbei sah ich den Puls innerhalb weniger Tage bis auf etwa 360 Schläge in der Minute ansteigen. Erwähnt sei, daß von *Hochsinger* die Obstipation als Anlaß für das Auftreten von Tachykardien angesehen wird, besonders bei Patienten, die an Migräne, Schwindel, Ohnmachten leiden. Die Behebung des Grundleidens soll auch die Folgezustände beseitigen. Empfohlen wird gegen diese Tachykardien bei eingetretener Herzschwäche Digitalis, sonst aber die Verwendung von Beruhigungsmitteln, Brom, Baldrian, Kalkpräparaten.

Während für den Erwachsenen hochgradige Tachykardien wegen der Gefahr der sogenannten „Vorhofpfropfung" bedenklich zu sein pflegen, haben diese für das Kind mit der verkürzten Dauer der Systole und der kürzeren Überleitungszeit geringere Bedeutung. Insbesondere darf man die beim beginnenden Scharlach auftretenden hohen Pulszahlen von 160—180 Schlägen in der Minute als unbedenklich ansehen, während das Hinaufschnellen des Pulses bei Diphtherie immer ein schlimmes Zeichen darstellt. Die Vorhofpfropfung kommt dadurch zustande, daß sich der Vorhof bei erheblicher Beschleunigung seiner Aktion bereits wieder kontrahiert, während der Ventrikel noch im Zustande der Systole verharrt. Infolgedessen kann sich das Blut aus dem Vorhof nicht in den Ventrikel ergießen. Es kommt zu Zirkulationsstörungen, welche bei längerem Bestande sehr gefährlich werden. Anfälle von *Adams-Stokes*schem Syndrom wurden z. B. bei einem 3½jähr. Mädchen mit Aneurysma der Art. pulmonalis und bei einem 12jähr. Knaben von *Sutherland* beobachtet (im letzteren Falle bei Pulszahlen von 160 pro Minute.)

Schuster und *Paterson* beschreiben Anfälle von Tachykardie bis zu 200 und mehr Pulsen pro Minute bei einem 8 Wochen alten Säuglinge, bei dem die seit Geburt bestehende Zyanose und Dyspnoe unter diesen Anfällen sehr zunahm. Tod im Anfall. Die Obduktion ergab Transposition der Aorta und Pulmonalis, offenes Foramen ovale und offenen Ductus Botalli. Da man bei der Digitalistherapie unter Umständen eine Verzögerung der Überleitung erreicht, so muß man diese, besonders bei hohen Pulsfrequenzen, ganz genau überwachen. Hier kann die elektrokardiographische Untersuchung besonders Gutes leisten, da man sofort die Superposition der A-Zacke (d. h. Atrium-Zacke) auf die F-Zacke (Ventrikel-Zacke) erkennt. Auch durch das Schreiben des Venenpulses vermag man diese Vorhofpfropfung sicherzustellen.

Wie die Tachykardie, so wird auch die Bradykardie im Kindesalter beobachtet. Durch elektrokardiographische Untersuchungen kann man feststellen, ob sie vom Sinusknoten ausgeht; dann betrifft sie das ganze Herz, oder ob sie von einer Überleitungsstörung bzw. einem Herzblock abhängt. Die Sinusbradykardien auf nervöser Basis lassen sich durch Bewegung, psychische Erregung und größere Atropindosen beseitigen. Die auf Automatie des Ventrikels beruhenden dagegen pflegen durch alle sonstigen Einflüsse, die die Herzaktion verändern können, nicht oder nur unwesentlich beeinflußt zu werden. Sie zeichnen sich gegenüber den Sinusbradykardien durch eine große Regelmäßigkeit in der Schlagfolge aus.

Diese Bradykardien sollen sich besonders häufig bei Obstipationen, schweren Neuralgien, sogar bei Erkrankungen des Blinddarms (*Löper*, von mir bisher nie beobachtet) finden. Häufiger sind sie bei Vagusreizung durch Hirndruck (Anfangsstadium der Meningitis); sie kommen auch bei Infektionskrankheiten vor und zwar in relativ harmloser Form bei Scharlach nach Abklingen des Fiebers und bei Typhus auf der Höhe der Erscheinungen, so daß die Pulsverlangsamung bei einer akuten, hochinfektiösen, unklaren Erkrankung beinahe mit Sicherheit auf Typhus schließen läßt. Für den Mumps hat sie *Pospischill* beschrieben. Sie wurde auch bei Grippe in hochgradigen Formen (50 bis 54 Pulse [*Jehle*] und mir selbst beobachtet (58 Pulse beim 4jähr. Kinde.)

Bei hochgradigen Bradykardien muß man immer auch an Giftwirkungen denken. *Hecht* erwähnt in dieser Beziehung Tabak- und Wurstgift. Bekannt ist ferner die Bradykardie bei Säurevergiftung, weswegen schon *Traube* und *Naunyn* für die Salizylsäurebehandlung dieses Symptom als Vorboten der Vergiftung erwähnen („Bradykardie und Bradydyspnoe"!). Daher ist es auch kein Wunder, daß bei Diabetikern mit starker Azidose Bradykardien vorkommen. Ich selbst habe eine hochgradigste Bradykardie (durch Auskultation kontrolliert) bei Santonin-Wurmkur bei einem Soldaten beobachtet (35 Schläge in der Minute, Heilung). Die Wirkung der Gallensäuren, die beim Ikterus eine hochgradige Bradykardie beim Erwachsenen hervorrufen, wird bei jüngeren Kindern vermißt. Erst vom 12. Jahre aufwärts kommt sie zur Geltung. Eine Behandlung der Bradykardie ist im allgemeinen schwer. Das Fortlassen bzw. die beschleunigte Entfernung der in den Körper eingeführten Gifte (Abführmittel bei Wurstgift und Santonin) ist selbstverständlich. Bei Säurevergiftung wirkt Alkalizufuhr in Form von Natrium bicarbonicum oder in Form von Natrium citricum ausgezeichnet. Bei infektiösen Giften versuche man große Dosen von Heilserum, insbesondere bei der Diphtherie und bei Scharlach. Bei Typhus ist dies nicht möglich. Für Überleitungsstörungen erinnere man sich an Chinin und Chinidin (3 × täglich 0,1—0,2 g).

Bei hochgradiger Bradykardie vergesse man nie, neben der Pulskontrolle das Herz zu auskultieren, weil häufig eine Bradykardie vorgetäuscht wird, wenn z. B. regelmäßige Extrasystolen nur jeden zweiten Puls zur Peripherie gelangen lassen. Man hört dann wenigstens über dem Herzen zwei Schläge. Noch feiner sind elektrokardiographische Aufnahmen, weil diese uns über die Tätigkeit des Vorhofs und der Ventrikel unabhängig von dem Wirkungseffekt Aufschluß geben.

Neben der Pulsfrequenz kommt es auf die Beschaffenheit der Pulswelle an. Wenn man beim Erwachsenen dem einfach beschleunigten Pulsus frequens und dem hüpfenden Pulsus celer, der so charakteristisch für die Aorteninsuffizienz ist, den Pulsus tardus gegenüberstellt, wenn man einen Pulsus rarus unterscheidet, der z. B. bei Mitralstenosen, aber auch bei all den zuvor genannten Erscheinungen der Bardykardie vorkommt, wenn man den Pulsus tardus mit der langgestreckten Pulswelle dem Pulsus altus mit dem hohen Druck und diesen wieder den Pulsus magnus bzw. parvus mit der großen bzw. kleinen Füllung der Arterie gegenüberstellt, so sind das Unterschiede, die man auch beim Kinde festzustellen sich bemühen sollte. Bei einiger Übung und Geduld kann man auch solche Unterschiede nachweisen und daraus Rückschlüsse auf Herzkraft und auf Gefäßfüllung, genau so wie beim Erwachsenen, ziehen. Vielfach aber müssen wir darauf verzichten, weil der kleinere Querschnitt der Gefäße sowie deren geringere Füllung, zumal bei relativ reichlichem Fettpolster, eine genaue Abgrenzung dieser Pulsqualitäten sehr erschweren. Wenn man neben diesen Schwierigkeiten noch die Unruhe gesunder und besonders dyspnoischer Kinder berücksichtigt, so wird verständlich, weswegen in der Pädiatrie so wenig Gebrauch von der Pulsbeschreibung gemacht wird.

Eher können bedeutungsvolle Irregularitäten durch die Palpation des Pulses auch schon bei Kindern festgestellt werden, so die respiratorische Irregularität, eine von der Atmung abhängige Schwankung der Herzschlagfolge, meist Beschleunigung bei der Ein-, Verlangsamung bei der Ausatmung. Ferner der Pulsus bigeminus, bei dem stets auf jeden normalen Puls mit kürzerer Pause ein zweiter folgt oder der Pulsus trigeminus, bei dem drei Pulswellen und dann eine längere Pause in regelmäßiger Folge, meist als Ausdruck von Extrasystole, entstehen. Es ist hier besondere Sorgfalt zu verwenden, eventuell durch Kontrolle am Herzen, damit man den dikroten Puls, der durch das Auftreten einer zweiten Pulswelle neben der Hauptpulswelle infolge der Weichheit des Gefäßes entsteht, nicht mit dem Pulsus bigeminus verwechselt.

Besonders wichtig ist neben der Feststellung der Irregularitäten die Feststellung, ob der Puls äqual oder inäqual ist, d. h. ob die einzelnen Pulswellen einer gleichen Füllung der Arterie entsprechen. Da die Arterien im allgemeinen sich in ihrer Spannung und in ihrem Querschnitt nicht plötzlich ändern, so kann man aus der ungleichen Füllung des Pulses Rückschlüsse auf eine ungleichmäßige Folge der Herzkontraktion ziehen. Darum hüte man sich vor der Verwechslung der soeben genannten Störungen des Pulses mit dem Pulsus alternans, bei dem infolge geschädigter Kontraktilität des Herzens stets ein größerer und ein kleinerer Puls miteinander abwechseln (cf. *Wenckebach*, Unregelmäßige Herztätigkeit; dort auch Literatur). Insofern behält die Feststellung eines Pulsus irregularis et inäqualis perpetuus auch heute noch trotz aller verfeinerten Methoden seine große Bedeutung für die Feststellung schwerster Kreislaufinsuffizienz am Krankenbett.

Der Blutdruck.

Je größer der Weg wird, den das Blut zurückzulegen hat, um so erheblicher muß der Druck werden, der das Blut befördert. Infolgedessen sehen wir auch mit zunehmendem Alter eine Zunahme des „normalen“ Blutdrucks. Von den verschiedenen Methoden der Blutdruckmessung dürfte wohl allgemein nur noch die Verwendung der breiten Armmanschette (für Kinder 7 cm breit) in Verbindung mit einem Quecksilbermanometer oder dem *Recklinghausen*schen Tonometer in Frage kommen. Es ist bei der Blutdruckmessung darauf zu achten, daß die Kinder sich in voller psychischer Ruhe befinden, weil sonst recht erhebliche Drucksteigerungen vorgetäuscht werden können. Infolgedessen soll man womöglich an mehreren aufeinander folgenden Tagen wiederholte Messungen vornehmen. Es ist ferner damit zu rechnen, daß bei hochgradiger Dyspnoe, aber auch bei Hirndruck Drucksteigerungen auftreten. Diese werden auf Vasomotorenreizung zurückgeführt. Solch eine Steigerung des Blutdruckes bei gesteigertem Hirndruck erscheint aus dem einfachen Grunde notwendig, weil bei zu hohem Liquordruck der Blutzufluß zum Gehirn sonst unmöglich wäre. Als ungefähre Anhaltspunkte für den zu erwartenden systolischen Blutdruck seien folgende Zahlen mitgeteilt:

Tabelle 7.

nach Alter		nach Größe		nach Gewicht	
Jahr	cm H_2O	Größe	cm H_2O	Gewicht	cm H_2O
6.	112	100—105	106	15 —20,5	114
7.	119	106—110	110,7	21 —25	121,5
8.	123	111—115	115	26 —30	126,5
9.	129	116—120	121	31 —35	133,7
10.	124,5	121—125	128	36 —40	140
11.	129,5	126—130	125,5	40,5—53	151,6
12.	136	131—135	133,5		
13.	142,5	136—140	136,6		
14.	142,5	141—145	135,6		
		146—150	148,4		
		151—165	149		

(*Hecht*, S. 694)

Die Umrechnung in mm Quecksilberdruck erfolgt durch Multiplikation mit $\frac{13}{100}$.

Eine weitere Zusammenstellung, in der auch jüngere Kinder berücksichtigt wurden, findet sich in der Arbeit von *Oppenheimer* und *Bauchwitz*[1]), worin die Kinder einmal nach dem Alter, dann nach der Größe geordnet sind. (Druck = mm Hg.)

Tabelle 8. Blutdruck (mm Hg) bezogen auf Alter.

Alter	*Eckart* auf dem von *Basch*schen Apparat	*Beretta* mit *Riva Rocci*	*Oppenheimer* und *Bauchwitz*
0—6 Monate	—	76	80
7—12 „	—	76	90
1—2 Jahre	—	—	—
2—3 „	97	—	90
4—5 „	102	89	107
5—6 „	—	—	—
6—7 „	109	98	—
7—8 „	111	—	111
8—9 „	116	105	—
9—10 „	—	—	—
10—11 „	115	120	112
11—12 „	—	120	112
12—13 „	113	120	112
13—14 „	—	—	—

Die bisher angegebenen Blutdruckwerte entsprechen dem sogenannten Maximaldruck. Darunter versteht man die Größe des Druckes, der gerade eben ausreicht, um die Pulswelle in der Arterie zu unterdrücken. Man muß sich nur darüber klar sein, daß bei der unblutigen Blutdruckmessung Fehler unterlaufen können, der Gegendruck der Weichteile sowie die Starre des Gefäßrohres selbst müssen durch den Druck in der Manschette erst überwunden werden, ehe der Puls unterdrückt werden kann.

Neben diesem Maximaldruck interessiert aber auch der Minimaldruck in

[1]) Arch. f. Kinderheilk. 42.

Tabelle 9. Blutdruck (mm Hg) bezogen auf Körperlänge.

Länge	*Eckart*	*Oppenheimer* und *Bauchwitz*
50—60 cm	—	82
60—70 „	—	85
70—80 „	95	102
80—90 „	99	94
90—100 „	106	110
100—110 „	111	92
110—120 „	116	109
120—130 „	114	115
130—140 „	—	—

den Gefäßen. Dieser wird bestimmt entweder nach *Recklinghausen* durch die oszillatorische Bewegung der Manometernadel, die in dem Augenblick abzulesen ist, wenn bei nachlassendem Druck die großen Schwankungen der Nadel wieder in kleine übergehen, oder durch die sogenannte auskultatorische Methode, die darin besteht, daß man 2—3 cm unterhalb der Manschette die Arteria brachialis auskultiert. Dabei hört man verschiedene Änderungen: bei einem Druck der wenig höher als der palpatorische Maximaldruck ist, erscheint bei jedem Pulse ein Ton, dieser wird bei sinkendem Druck zunächst stärker, dann immer leiser, um schließlich zu verschwinden. Die erste Wahrnehmung des Tones entspricht dem palpatorischen Maximum, die größte Stärke der Töne nach *Stähelin* etwa dem Übergang der großen Manometernadelschwingungen in die kleinen, also etwa dem, was man in der Praxis als Minimaldruck bezeichnet. Die Messung ist nicht ganz genau, aber für die Praxis ausreichend.

Der Unterschied zwischen maximalem und minimalem Druck wird als Pulsamplitude bezeichnet, eine kleine Pulsamplitude wird oft bei nachlassender Herzkraft beobachtet. Aber auch die große Pulsamplitude ist kein absolut zuverlässiges Maß für die Güte des Kreislaufes. Wenn auch im allgemeinen eine erhebliche Pulsamplitude wertvoll und günstig erscheint, weil sie ein Maß der Spannung in den Gefäßen ist, so ist doch zu bedenken, daß diese durch pathologische Zustände (Aorteninsuffizienz oder Erschlaffung der Gefäßwände bei Infektionskrankheiten), wenn der Blutdruck sinkt oder die Gefäße erschlaffen, nachläßt.

Die Versuche, durch Sphygmobolometrie und Sphygmoenergometrie die Energie der Pulswelle selbst zu messen oder durch Volumbolometrie die Energie des Pulses zu bestimmen, sind meines Wissens bei Kindern noch wenig geübt. Das Gleiche gilt für die blutige Venendruckmessung von *Moritz* und *v. Tabora.*

Die Blutdruckmessung hat nur Sinn bei Berücksichtigung der durch Alter und Körperentwicklung bestimmten Normalwerte. Ein hoher Blutdruck ist keineswegs besonders zweckmäßig. Er ist der Ausdruck für dauernd wirkende Widerstände, die das Herz zu überwinden hat. Eine Drucksteigerung pflegt sich auch bei körperlicher Anstrengung einzustellen; sinkt der Blutdruck hierbei, so ist das ein Zeichen der Herzinsuffizienz. Bezüglich der feineren Methoden und sonstiger Einzelheiten sei auf die Handbücher der klinischen Untersuchungsmethoden verwiesen. Hoher Blutdruck ist regelmäßig bei Retention von „Reststickstoffkörpern" im Blute, also bei Nierenschädigungen, zu beobachten. Sein Steigen und Sinken ist prognostisch sehr beachtenswert. Essentielle, d. h. in ihrer Genese unbekannte Hypertensionen sind beim Kinde selten[1]. Beachtenswert, aber bisher unerklärt, ist der hohe Blutdruck (110—150) bei *Feers* „Neurose des vegativen Nervensystems".

Die Arbeit des normalen Herzens.

Wie früher auseinandergesetzt, stellt das Herz den Motor dar, der für die regelmäßige Fortbewegung des Blutes sorgt. Diese Leistung des

[1] *Holzmann*, Mschr. Kinderheilk. 45.

Herzens ist gebunden an die treibende Kraft, die wir in der Muskulatur des Herzens zu suchen haben, und an eine bestimmte Steuerung dieser Kraft, welche sich den einzelnen durch das Leben bedingten Notwendigkeiten anzupassen hat. Im Momente der Anstrengung muß die Leistung besser werden, daneben aber kann durch eine andersartige Blutverteilung, falls einzelne Körperabschnitte ruhen, während andere Mehrarbeit leisten, ein Ausgleich der Blutversorgung ohne Mehrarbeit des Herzens erfolgen. Er wäre unzweckmäßig, würde z. B. wegen einer Mehrarbeit für den Kreislauf im Gebiete der Bauchorgane gleichzeitig eine bessere Durchblutung

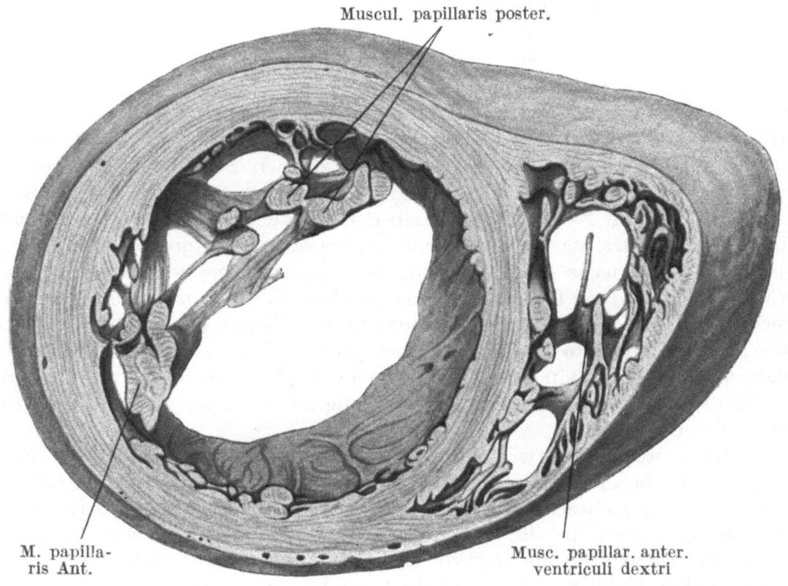

Fig. 279.

Querschnitt durch das diastolische Herz. (Untere Schnittfläche der oberen Hälfte.) (Nach *Tandler*.)

der Extremitäten erfolgen, während diese ruhen. Um solche Ausgleiche zu schaffen, bestehen eine Menge von nervösen Apparaten, die zum Teil das Herz innervieren, zum Teil die Gefäße erweitern oder verengern. Dadurch wird die bessere Blutversorgung an den Stellen der Arbeit garantiert; dadurch wird aber auch jede überflüssige Mehrbelastung des Herzens vermieden.

Die treibende Kraft des Herzens vermag nicht mehr zu leisten, als den Innenraum des Herzens zu verkleinern. Es ist daher notwendig, daß auch die Strömungsrichtung im Herzen durch entsprechende Vorrichtungen garantiert wird. Das geschieht in folgender Weise:

Die Wandung des Herzens besteht aus der zwischen dem Perikard und Endokard eingelagerten Muskulatur. Diese Muskulatur umfaßt zum Teil die einzelnen Herzabschnitte und besteht aus einem Muskelgewebe, welches eine ganz eigenartige, zwischen der glatten und der quergestreiften Muskulatur stehende Beschaffenheit aufweist. Die Muskulatur bildet große, netzartig untereinander verflochtene Bündel. Die Muskelfasern bestehen aus einem Sarkoplasma, in welches die kontraktilen Elemente, quergestreiften Muskelfibrillen eingelagert sind. Der Kern der Zellen liegt zentral. Zwischen den einzelnen Muskelelementen befindet sich Bindegewebe, in welches Blutgefäße, Lymphgefäße, Nervenbahnen und Ganglienzellen eingebettet sind.

An der Grenze zwischen Vorhöfen und Kammern befindet sich ein fibröser Ring, an dem die Muskulatur von Vorhöfen und Kammern ansetzt. Dieser Ring ist die einzige Stelle der Unterbrechung des Muskelfaserverlaufes.

Die Muskulatur an den Vorhöfen ist auffallend dünn im Vergleich zu der der Kammer. Zum Teil umschließt sie die einzelnen Vorhöfe, zum Teil ist sie beiden gemeinsam. Die Muskulatur der Kammern ist viel mächtiger. Sie nimmt ihren Ursprung an dem eben erwähnten Faserringe und verläuft in spiraliger Windung nach der Herzspitze zu, dringt hier gewissermaßen in das Innere des Herzens, bildet die Papillarmuskeln, die in den Chordae tendineae endigen; diese gehen ihrerseits in die Herzklappen über, die wiederum an dem Faserring ansetzen. So wird die äußerste und innerste Schicht der Kammermuskulatur gewissermaßen aus einem einheitlichen Muskelgewebe gebildet, welches an beiden Enden — ähnlich der Skelettmuskulatur — in sehnige Aponeurosen übergeht. Zwischen diesen beiden Muskellagen befindet sich noch eine dritte sehr mächtige, mehr zirkulär verlaufende Faserschicht.

Es ist interessant, daß sich durch die eigenartige Entwicklung der Papillar-

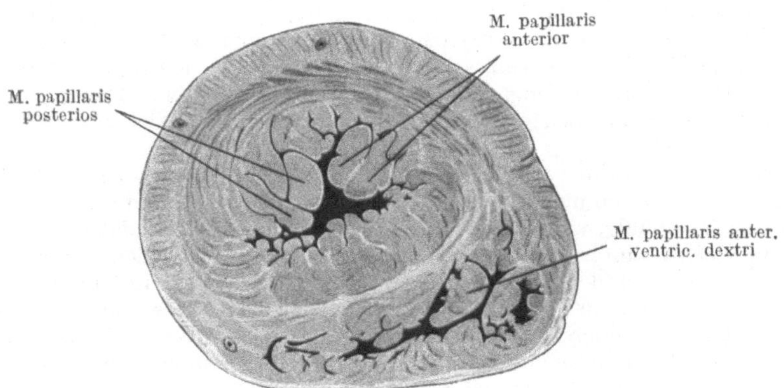

Fig. 280. *Gleicher Querschnitt bei Systole.* (Nach *Tandler.*)

muskeln, die relativ breit an der Spitze des Herzens oder in deren Nähe entspringen und sich nach oben zu in der Richtung nach den Sehnenfäden hin verdünnen, trichterförmige Räume bilden, deren Entleerung nach oben hin wegen der zunehmenden Weite besonders leicht erfolgt.

Der Querschnitt eines Herzens in der Diastole läßt die Ventrikel als große, nur durch die Papillarmuskeln und Sehnen untergeteilte Räume erkennen. Bei der Kontraktion legen sich Papillarmuskeln und Ventrikelwand so aneinander, daß kaum eine Lücke bleibt. (Fig. 279 u. 280.)

Nur im Zusammenhang mit einem die Strömungsrichtung bestimmenden Apparat vermag das Herz das Blut in der normalen Richtung fortzubewegen. In dieser Beziehung sind die Ventrikel besonders wichtig; sie sind gegen die Vorhöfe durch außerordentlich gut schließende Klappen abgetrennt. Das Blut kann also, solange keine Störung an Muskeln oder Klappen der Ventrikel vorliegt, nicht in die Vorhöfe zurückströmen. Es wird unter dem mächtigen Druck bei der Ventrikelkontraktion durch die beiden großen Gefäße Aorta bzw. Pulmonalis hinausgeworfen, und es kann, da diese Gefäße wiederum durch drei dichtschließende Semilunarklappen gegen das Herz abgeschlossen sind, nicht in die Ventrikel zurückströmen. Der Blutdruck in den großen Gefäßen preßt die Klappenränder fest gegeneinander und diese finden durch die Noduli Arrantii, das sind kleine in der Mitte dieser Klappensegel liegende Knötchen, die sich gewissermaßen miteinander verhaken, aneinander einen guten Halt. Erst wenn die neugefüllten Ventrikel sich wieder kontrahieren, werden diese Klappen nach den Gefäßen zu geöffnet.

Dadurch ist vom Schluß der Systole der Ventrikel ab jede der beiden Herzkammern leer und kann, wenn sie sich erweitert, das Blut der Vorhöfe einströmen lassen. Man hat sogar von einem negativem Druck in den Kammern bei ihrer Diastole gesprochen. Das Blut strömt von den Vorhöfen durch die Mitral- (zweizipflig, linkes Herz) bzw. Trikuspidal- (dreizipflig, rechtes Herz) Klappe in die Herzkammern ein. Die Klappen legen sich dabei nicht an die Wandungen der Ventrikel an; das verhindert sowohl ihr eigener Bau als auch das Vorhandensein der Papillarmuskeln. Sie erscheinen vielmehr als Trichter mit weitem Lumen, durch welches das Blut einströmt, so daß es durch eine Art Wirbelbewegung schon während der Füllung des Ventrikels die untere Fläche der Mitral- bzw. Trikuspidalsegel berührt, wodurch ein schnellerer Verschluß dieser Klappen ohne Rückströmung nach den Vorhöfen bei der beginnenden Kontraktion der Ventrikel garantiert wird.

So ist es möglich, daß die schwachwandigen Vorhöfe ihr Blut in die starkwandigen Ventrikel strömen lassen können. Trotzdem muß aber dafür gesorgt sein, daß das Blut aus den Vorhöfen nicht in die großen Venen, welche die Vorhöfe speisen, bei der Verkleinerung der Vorhöfe zurückströmt. Ein völliger Verschluß, der so tadellos arbeitet wie die Klappen beim Ein- und Ausgang der Ventrikel, ist hier allerdings nicht vorhanden. Am rechten Vorhof werden aber durch die Crista terminalis, welche die Grenze des eigentlichen Vorhofes gegen den Hohlvenensack (Sinus venarum) darstellt, sowie durch die Valvula Thebesii bzw. Eustachii die großen Venen verschlossen, so daß ein Rückströmen des Blutes in reichlicherem Maße unmöglich erscheint. Beim linken Vorhof scheint der Verschluß gegen die Lungenvenen durch eine in diesen gelegene Ringmuskulatur bewirkt zu werden. Dieser Abschluß wird wiederum durch eine Leiste in der Wand verstärkt, welche einen fast völligen Verschluß ermöglicht.

Der Verschluß der Vorhöfe gegen die in sie einmündenden großen Gefäße ist wesentlich unvollkommener als der Verschluß der Herzkammern. Das ist gewiß nicht unzweckmäßig, weil die Menge des dem Herzen zuströmenden Blutes oft einem starken Wechsel unterworfen ist, so daß die Vorhöfe gewiß nicht immer in der Lage wären, die wechselnden Blutmengen aufzunehmen. Man nimmt an, daß auch die sogenannten Ohren des rechten und linken Vorhofs, diese rudimentären Gebilde, insofern eine besondere Bedeutung haben, als sie größere Blutmengen, die dem Vorhof zufließen und nicht eben so schnell in die Kammer weiter gegeben werden können, vorübergehend aufzunehmen vermögen.

Für die Pathologie des menschlichen Herzens seien zwei Momente hervorgehoben: Bei der Behinderung der Herzaktion durch Verwachsungen werden die Ventrikel infolge ihrer größeren Muskelkraft leichter ihre Form bewahren als die Vorhöfe. Die Vorhöfe, die keine richtigen Verschlüsse gegenüber dem einströmenden Blut besitzen, werden leichter deformiert, die schwachen Leisten, die den Abschluß besorgen, vermögen diese Funktion nicht mehr in gleichem Maße zu erfüllen; es kommt sehr leicht zur Rückstauung (Leberschwellung bei der Herzbeutelverwachsung). Ferner kann bei vermehrter Beanspruchung die muskelschwache Wand der Vorhöfe dem Innendruck leichter nachgeben als die Wand der Ventrikel, d. h. die Vorhöfe werden schneller dilatiert und können sich schwerer zurückbilden als die Ventrikel mit ihrer starken Muskulatur.

Die Form des Herzens ändert sich je nach der Phase der Herzaktion. Bei der Erschlaffung der Herzwand, der sogenannten Diastole, paßt sich das Herz seiner Umgebung an; es liegt schlaff auf dem Zwerchfell oder es wird von der Lunge getragen. Bei der Systole dagegen bestimmt die Herzmuskelkontraktion seine Form. Wie jeder gespannte Muskel wird auch der Herzmuskel hart; er umschließt die in ihm enthaltene Blutmenge, um sie herauszupressen; dabei hebt sich die Spitze und stößt sichtbar und fühlbar an die vordere Brustwand an. Es wird allerdings die Frage diskutiert, ob nicht auch die Streckung der das Herz gewissermaßen tragenden Gefäße unter dem Einfluß der Gefäßfüllung das Anstoßen der Spitze bewirkt.

Beim gesunden Herzen beginnt die Kontraktion dieses Organs unter dem Einfluß des im Sinusknoten zu suchenden Reizsystems in den Vorhöfen (Vorhofsystole); dadurch werden die Kammern gefüllt. Gleichzeitig greift der Kontraktionsreiz auf die Kammermuskulatur über, und es erfolgt nunmehr die Kontraktion der Ventrikel. Sind diese entleert, dann tritt eine Pause ein (Herzpause); die Ventrikel erschlaffen, und nach kurzer Zeit beginnt wiederum die Kontraktion der Vorhöfe und so fort.

Es ist wichtig und beachtenswert, daß beide Ventrikel mit jeder Kontraktion dieselbe Blutmenge auswerfen, sonst müßte der Kreislauf zum Stillstand kommen. Wenn trotzdem die Ventrikel eine sehr verschiedene Mächtigkeit der Muskulatur aufweisen, so ist das die Folge davon, daß dieses gleiche Blutvolumen verschieden weite Wege und verschiedene Widerstände zu überwinden hat. Der Querschnitt der Aorta muß enger sein als der der Pulmonalis, damit wir im großen Kreislauf wegen seiner viel größeren Ausdehnung den größeren Blutdruck erzielen. Dazu muß wiederum der linke Ventrikel die entsprechend größere Kraftentfaltung aufweisen. Diese verlangt die mächtigere Muskulatur.

Früher schon wurde darauf hingewiesen und mit Zahlen belegt, daß das Verhältnis zwischen rechtem und linkem Herzen vor der Geburt ein anderes ist als nach der Geburt. Der Wechsel vollzieht sich auf Grund der veränderten Strömungsbedingungen. Diese rein physiologischen Vorgänge werfen ein außerordentlich interessantes Licht auf die im Herzen schlummernden Anpassungsmöglichkeiten. Entsprechend der stärker entwickelten Körpermuskulatur, entsprechend der Zunahme des gesamten Körpers erfolgt die Fortentwicklung des Herzens. Eine solche Fortentwicklung werden wir aber auch unter krankhaften Verhältnissen wiederfinden: Wenn infolge von Störungen in den Ventilen des Herzens eine Überlastung einzelner Herzabschnitte eintritt, dann wird niemals das ganze Herz an Masse und Kraft zunehmen, sondern jeweils nur der Abschnitt, dessen Widerstände wachsen.

Häufiger aber, als man im allgemeinen denkt, werden an einzelne Abschnitte des Herzens erhöhte Anforderungen gestellt. Diese dürfen unter physiologischen Verhältnissen kein Erlahmen, ja nicht einmal eine Störung der Zirkulation bedingen. Das Herz besitzt eben die Möglichkeit, sich den wechselnden Verhältnissen der Zirkulation anzupassen. Es kann nicht nur im Bedarfsfall größere systolische Kraft entfalten, sondern es vermag auch durch vermehrte Diastole größere Blutvolumina aufzunehmen und damit das Schlagvolumen zu vergrößern. Diese Anpassung des gesunden Herzens an vorübergehende gesteigerte Anforderungen erklärt man als die Folge der im Herzen ruhenden Reservekraft. Wie jeder Skelettmuskel nicht bei jeder Bewegung dieselbe Leistung vollbringt, so ist auch die durchschnittliche Leistung des Herzens nicht eine maximale. Das Herz hat, wie *Rosenbach* es ausdrückt, einen gewissen Bestand an „parater Energie". Solche Mehrleistung, die nur vorübergehend ist, bewirkt keine dauernde Veränderung am Herzen. Darum sehen wir, daß solche Herzen sich nicht vergrößern, nicht an Muskelmasse zunehmen, jedenfalls nicht mehr, als der Weiterentwicklung der Skelettmuskulatur z. B. bei einer sportlichen Betätigung entspricht. Anders ist es, wenn die Belastung eine dauernde wird. Wenn auch in der sogenannten Ruhe keine Erholung des Herzens möglich wird, wie dies z. B. bei Klappenfehlern der Fall ist, die selbst während der Bettruhe, ja während des Schlafes dem Herzen eine Mehrleistung aufzwingen, dann muß eine Hypertrophie, eine übermächtige Entwicklung der Herzmuskelmasse, einsetzen. Sind solche Zirkulationsstörungen z. B. durch anatomische Veränderungen an den Klappen nur geringgradig, dann kann sich wohl ein neuer Gleichgewichtszustand einstellen, so daß das Herz wieder annähernd normale Funktionen gewinnt. Völlig normal wird die Leistung wohl allerdings nie werden, das sieht man aus dem schnelleren Versagen solcher Herzen bei erheblicheren Belastungen.

Über die Art und Weise der Bereitstellung der Reservekräfte wissen wir zur Zeit sehr wenig. Man kann nur vermuten, daß auch im Herzen ähnlich wie in der Skelettmuskulatur nicht bei jeder Durchschnittsbewegung alle Muskelfasern gleichzeitig tätig sind. Auch hier mag die eine oder andere Faser vorübergehend ruhen. Daher die Unermüdlichkeit dieses wichtigen Motors, daher aber auch höchstwahrscheinlich das fast plötzliche völlige Versagen des scheinbar unermüdlichen, zu maximalen Leistungen angetriebenen Organes.

Man muß auch daran denken, daß bei einer dauernden Mehrbelastung des Herzens, bei einer Überfüllung, eine stärkere Dehnung der Wände eintritt, und daß diese Dehnung, wenn sie über das physiologische Maß der erweiterten Diastole dauernd hinausgeht, wohl zu einer schlechteren Versorgung des Herzens selbst mit Blut, d. h. Nährstoffen, Sauerstoff, und auf der anderen Seite zu einer Überlastung mit gelösten wie gasförmigen Abbauprodukten führt. Dadurch wird die Herzmuskulatur geschädigt, sie wird noch weniger leistungsfähig, weiter gedehnt, weiter überlastet und so fort, bis sie schließlich versagt.

Die Funktionsprüfung des Herzens.

Die Regulation der Herzkraft ist, wie wir gesehen haben, durch eine ganze Menge von verschiedenen Momenten garantiert. Der Herzmuskel als solcher besitzt eine große Anpassungsfähigkeit. Das Reizleitungssystem, die von außen hinzutretenden Nerven und die nervösen Zentren in der Medulla oblongata, die wiederum von übergeordneten Gehirnabschnitten beeinflußt werden können, sowie die Wirkung des Nervus depressor und der Karotissinus-Reflex können durch Rückwirkung auf die Gefäße wie auf das Herz die Zirkulation fördernd oder hemmend beeinflussen. Sicher wird bei den verschiedenartigsten Kreislaufstörungen bald an der einen, bald an der anderen Stelle, d. h. bald in der Muskulatur, bald in der nervösen Regulation die Störung zu suchen sein. Wir haben wohl die Möglichkeit, durch das Elektrokardiogramm Störungen der Reizleitung, durch Prüfung der Herzreflexe Störungen in der nervösen Beeinflussung dieses wichtigen Organs festzustellen. Wir haben aber auch gesehen, wie oft schon rein automatisch die Störung irgend eines dieser Momente Gegenregulationen auslöst, welche trotz der Schädigung den Fortbestand eines normalen Kreislaufs garantieren. Mehr als bei jedem anderen Organ ist bei der Zirkulation eine vielfältige Sicherung für die Aufrechterhaltung des Betriebes gegeben. So wertvoll diese automatische, durch Herzmuskel, Nerven, Reizleitungssystem, Vagus- und Sympathikusstoff (s. o.), Inkrete, ja sogar anorganische Ionen bedingte Regulation ist, so schwer ist es, im gegebenen Falle zu bestimmen, welche Momente stören. Wie wichtig dies für die theoretische Betrachtung an sich auch sein mag, klinisch entscheidet letzten Endes die Resultante aus all diesen Kräften über Gesundheit und Krankheit. Deswegen prüft man auch bei der Untersuchung des Kreislaufs nur ganz grob die Kreislauffunktion. Man verzichtet bislang auf die Prüfung der einzelnen hierfür in Frage kommenden Momente.

Handelt es sich darum, die Leistungsfähigkeit eines Herzens festzustellen, dann pflegt man durch die Aufgabe bestimmter mehr oder weniger anstrengender körperlicher Übungen das Herz zu belasten und festzustellen, wie rasch es sich nach einer dosierten Anstrengung, deren Wirkung auf den normalen Organismus bekannt ist, wieder erholt.

Jüngere Kinder läßt man im Zimmer hin- und herlaufen oder Treppen steigen, ältere Kinder pflegt man 10 Kniebeugen machen zu lassen oder, falls sie im Bett liegen, sich mehrmals aufsetzen und wieder hinlegen, oder die gestreckten Beine leicht von der Unterlage abheben zu lassen und dann festzustellen, wie sehr sie dabei ermüden, ob Herzgeräusche auftreten (ein Zeichen der beginnenden Herzinsuffizienz), oder ob sie dabei verschwinden (ein Zeichen der Harmlosigkeit, des funktionellen Charakters des Geräusches) (*Stolte*). Ebenso wichtig ist es, vor und nach einer solchen Anstrengung auf eine etwa eintretende Dyspnoe zu achten und die Beschleunigung bzw. die Geschwindigkeit, mit welcher die Herztätigkeit zur Norm zurückkehrt, festzulegen.

In der Praxis geschieht das folgendermaßen: Man zählt bei dem betreffenden Kinde während 10 oder 15 Sekunden den Puls und achtet darauf, ob er äqual und regulär ist. Dann läßt man das Kind 10 Kniebeugen machen und zählt wiederum unter Beobachtung der Pulsqualität fortlaufend in gleichen Abschnitten (10 bzw. 15 Sekunden) die Pulse, bis das Herz wieder zu der ursprünglichen Ruhelage zurückgekehrt ist. Dabei ergibt sich z. B. folgendes:

Zwei Zwillingsbrüder Walter und Herbert J. kommen wegen blassen Aussehens zur Untersuchung. Befund: Asthenischer Habitus, abfallende Schultern, deutlich hebender Spitzenstoß innerhalb der Mamillarlinie, keine Verbreiterung der Herzdämpfung. Der erste Herzton ist unrein, nach dem Laufen tritt ein deutliches systolisches Geräusch ohne Akzentuation des zweiten Pulmonaltons ein. Im Röntgenbild bei beiden Kindern ein Kugelherz. Keine Zyanose.

Funktionsprüfung.

	im Liegen	Sitzen	Stehen	nach Laufen			
				$^1/_4$	$^2/_4$	$^3/_4$	$^4/_4$ Min.
Walter.	19	18	19	20	17	16	17
Herbert	17	17	18	23	19	19	17

Bei beiden Kindern wird das Herzgeräusch deutlicher, es fehlt jede Irregularität, jegliche Stauung, daher das Schlußurteil: Herzfunktion trotz angeborenen Herzfehlers gut.

Im allgemeinen nimmt man beim Erwachsenen als längste, mit normaler Herzfunktion zu vereinbarende Zeit bis zur Beruhigung 3 Minuten an. Dauert es länger bis zur völligen Beruhigung, so ist das auch kein sicherer Beweis für eine Herzinsuffizienz, weil bei solchen Prüfungen häufig psychische Momente unangenehm mitspielen. Das ist auch bei Kindern der Fall. Auf dem Wege über die Herzinnervation sehen wir manchmal eine viel längere Beschleunigung, allerdings nur um wenige Schläge, dann wieder eine auffallend schnelle, ich möchte sagen „ruckweise" Rückkehr zur Norm und in vielen Fällen sogar bei gesunden Herzen nach der Anstrengung sehr bald eine langsamere Aktion des Herzens als bei der Zählung vor der Belastung. Diese kurze Zeit zur Beruhigung darf man nur nach den eben angegebenen „Funktionsprüfungen“ erwarten. Nach länger dauernder Anstrengung (Gebirgstouren u. a.) braucht auch das gesunde Herz längere Zeit bis zur Beruhigung.

Eine solche Herzfunktionsprüfung hat natürlich nur dann Sinn, wenn das sonstige Untersuchungsergebnis keine restlose Klärung brachte. In vielen Fällen kann der Nachweis von Ödemen, von Zyanose, von Kurzatmigkeit auch ohne Funktionsprüfung so eindeutig die Herzschwäche erkennen lassen, daß diese Momente geradezu eine Warnung vor der Herzfunktionsprüfung darstellen können. Wie bei bettlägerigen Kranken eine Herzfunktionsprüfung wegen der damit verbundenen Belastung vielfach kontraindiziert ist, so ist sie überflüssig in all den Fällen, bei denen man hört bzw. weiß, daß das Kind mühelos größere Anstrengungen tagtäglich beim Treppensteigen, Spielen, Turnen, Radfahren vollbringt. Andererseits aber lasse man sich nicht durch die anamnestischen Angaben allein irreführen, wenn nicht der ganze Habitus des Patienten sowie der Untersuchungsbefund im gleichen Sinne sprechen. Ich habe manches schwer herzkranke Kind gesehen, das vom Keller in den vierten Stock die Kohleneimer schleppte.

Förderung der Blutbewegung durch außerhalb des Herzens und der Gefäße liegende Einflüsse.

Für die richtige Würdigung etwaiger Kreislaufstörungen ist es wichtig, darauf zu achten, daß außer dem Herzen und den Gefäßen noch weitere Momente für die Aufrechterhaltung der Zirkulation von Bedeutung sind. So ist bekannt, daß bei jeder Muskelkontraktion die Blutgefäße im Muskel erweitert werden. Es bedeutet dies nicht nur eine Begünstigung des Stoffwechsels im tätigen Muskel, sondern auch eine Förderung des Kreislaufs. Ebenso wird bei der Mehrleistung einer Drüse eine Erweiterung der Gefäße beobachtet. Bei der Muskeltätigkeit bedingt der Wechsel zwischen Kontraktion und Erschlaffung des Muskels einen Wechsel in der Durchblutung insofern, als bei der Erschlaffung das Blut aus dem Muskel hinausgedrängt wird, und zwar in der Richtung zum Herzen, weil die Klappen in den Venen eine rückläufige Strömung verhüten. In derselben Weise wird der Lymphstrom begünstigt.

Darüber hinaus kommt vor allen Dingen der Atmung eine ausgesprochen fördernde Wirkung auf den Kreislauf zu. Bei der Inspiration wird der Thorax durch das Heben der Rippen erweitert. — Außerdem bedeutet die Abwärtsbewegung des Zwerchfells eine noch weitergehende Vergrößerung des Thoraxinnenraums. Dadurch wird der Einstrom venösen Blutes von der oberen Körperhälfte in den Brustkorb und damit in das Herz unterstützt. Für das Blut im Bauche sind verschiedene Wirkungen festzustellen: Die Abwärtsbewegung des Zwerchfells übt einen Druck auf die Leber aus. Da das Blut aus der Leber, wie *Hasse* nachgewiesen hat, nicht zum Darm zurückströmen kann, weil die Vena portae, die sich von hinten her über den Pankreaskopf nach der Leberpforte hinzieht, durch das Tiefertreten der Leber abgeklemmt wird, so muß das Blut aus der Leber wie aus einem komprimierten Schwamme bei der Inspiration in den Thoraxraum, d. h. zum rechten Vorhof, gepreßt werden.

Für die übrigen Venen des Bauches und die der unteren Körperhälfte gilt das Gegenteil. *Ledderhose* hat darüber sehr wertvolle Beobachtungen angestellt und nachgewiesen, daß während der Inspirationsbewegung die Venen der oberen Körperhälfte kollabieren, die Vena saphena und andere Venen dagegen eine leichte Rückstauung erfahren. Bei der Expirationsbewegung schwellen die Venen der oberen Körperhälfte leicht an, während die der unteren Körperhälfte kollabieren. Die Wirkung der Bauchpresse bedingt außerdem einen von der Symphyse nach dem Thorax hin fortschreitenden Druck, wodurch das Blut der Bauchorgane nach dem Herzen zu gedrängt wird. Dadurch wird abwechselnd das Blut der oberen und dann das der unteren Körperhälfte dem rechten Vorhof zugetrieben und ein kontinuierlicher Strom des Blutes zum Herzen erreicht. Diese Verhältnisse werden in ihrer vollen Bedeutung zumeist erst erkannt und gewürdigt, wenn durch Behinderung der Thorax- bzw. Zwerchfellbewegungen Zirkulationsstörungen auftreten.

Die angeborenen Herzkrankheiten.

Bei der Darstellung der Entwicklung des Herzens wurde darauf hingewiesen, daß der primitive Herzschlauch bei dem lebhaften Wachstum sich knickt und gleichzeitig einer Drehung unterworfen ist, daß dann durch Wachstumsverschiebungen die Entwicklung von weiten Höhlen (Kammern und Vorkammern) erfolgt, die durch engere Abschnitte, welche in der Entwicklung zurückbleiben, gegeneinander abgegrenzt werden. So werden durch den Ohrkanal die späteren Vorhöfe, in welche die Venae umbilicales und omphalo-mesentericae einmünden, von den Kammern geschieden, aus denen kranialwärts der Truncus arteriosus hervorgeht. Die Vorhöfe wie die Kammern werden durch Scheidewände gegeneinander abgetrennt. Eine unvollständige Entwicklung dieser Scheidewände kann Kommunikationen zwischen den beiden Vorhöfen bzw. zwischen den beiden Herzkammern zur Folge haben. Da die Scheidewände in den Kammern von verschiedenen Ursprungsorten aus entstehen, da ein Teil der Scheidewand von dem unteren Ende der Kammermuskulatur aus sich nach oben zu entwickelt, während der vordere Abschnitt der gemeinsamen Kammerhöhle durch eine Verlängerung der Scheidewand im Truncus arteriosus gebildet wird, so ist es verständlich, daß jede Abweichung von der normalen spiraligen Drehung des Herzschlauches und seines Truncus arteriosus zu abnormen Verbindungen zwischen den Herzhöhlen und den daraus das Blut weiterleitenden großen Gefäßstämmen führt. Es kommt durch die ungenügende Drehung des Truncus arteriosus, welche von *Spitzer* — im Gegensatz zur normalen Torsion — in einer sehr geistvollen und durchaus einleuchtenden Hypothese über die Entstehungen solcher Mißbildungen als Detorsion bezeichnet wird, zu einer Fülle von Herzmißbildungen, die sonst gar nicht zu verstehen wären, die aber nach seiner Theorie nur verschiedenen Graden der Detorsion entsprechen[1]). Was früher als reine Willkür und blinder Zufall erschien, das erklärt sich

[1]) Auf diese Arbeiten von *Spitzer* in Virchows Archiv, Bd. 243 u. 263 sei nachdrücklichst hingewiesen.

nach *Spitzers* Theorie nunmehr zwanglos. 4 Figuren, welche dem bekannten Lehrbuch der pathologischen Anatomie von *Aschoff*[1]) entnommen sind, vermögen leichter als viele Worte die *Spitzer*schen Grundgedanken zu erläutern. Es sind dies bloß einige typische Fälle, zwischen denen es natürlich alle möglichen Übergangsformen gibt[2]).

Daß neben der Transposition der großen Gefäße, neben kongenitaler Pulmonalstenose und Defekten im Sept. atriorum et ventriculorum

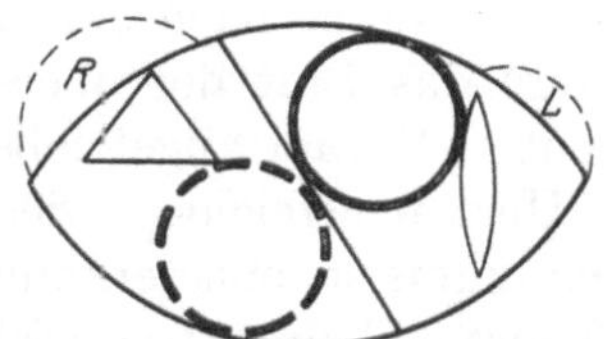

Fig. 281.

Normaler Situs. Pulmonalis vorn aus dem rechten Ventrikel mit 3 zipfliger, Aorta hinten aus dem linken Ventrikel mit 2 zipfliger venöser Klappe.

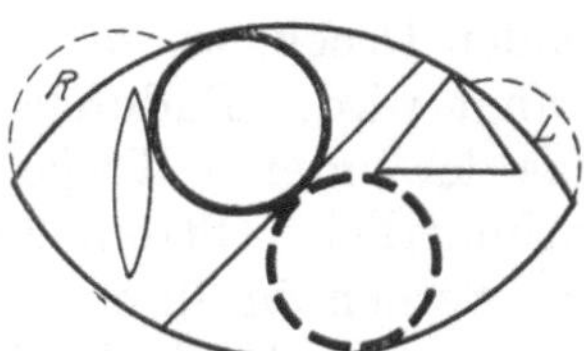

Fig. 282.

Situs inversus der Ventrikel, des Bulbus und Trunkus. Pulmonalis vorn aus dem linken Ventrikel mit 3 zipfliger, Aorta hinten aus dem rechten Ventrikel mit 2 zipfliger venöser Klappe.

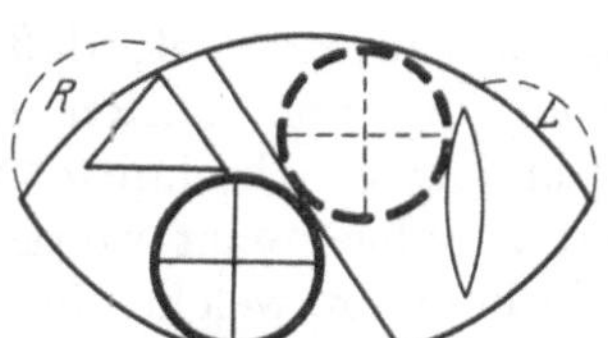

Fig. 283.

Normaler Situs, aber mit Ausbleiben der spiraligen Drehung im Trunkus. Aorta vorn aus dem rechten Ventrikel mit 3 zipfliger, Pulmonalis hinten aus dem linken Ventrikel mit 2 zipfliger venöser Klappe. Echte Transposition der Gefäße.

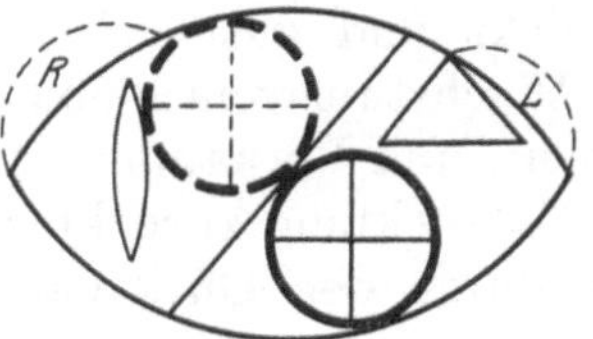

Fig. 284.

Situs inversus der Ventrikel, des Bulbus und des Trunkus mit gleichzeitigem Ausbleiben der spiraligen Drehung an letzterem. Aorta vorn aus dem linken Ventrikel mit 3 zipfliger, Pulmonalis hinten aus dem rechten Ventrikel mit 2 zipfliger venöser Klappe. Sogenannte korrigierte Transposition.

(Aus *Aschoff*, Pathologische Anatomie 7. Auflage, Bd. II, Figur 18, S. 10, Jena: Gust. Fischer 1928.)

infolge der Wachstumsanomalien der Scheidewände sogar ein dritter Ventrikel gebildet werden kann, sei der Vollständigkeit wegen erwähnt (*Dudzus*[3]).

Zum Teil im Zusammenhang mit dieser Detorsion, zum Teil aber auch unabhängig davon kann es an den Klappen des Herzens eine Reihe von Anomalien geben. Viele davon, z. B. eine Vermehrung der drei Aorten- oder Pulmonalklappen auf vier oder eine Verminderung der Klappenzahl, brauchen sich im Leben gar nicht störend

[1]) 2. Bd., S. 10.

[2]) Vgl. auch *Hans Mautner*, Beiträge zur Entwicklungsmechanik, Pathologie und Klinik angeborener Herzfehler; Jahrbuch f. Kinderheilkunde 96, Heft 3-4. — Ferner: *Berblinger*, Mißbildungen des Herzens und der großen Gefäße, Handbuch der allgem. pathol. Anatomie des Kindesalters. 1921. Bd. 2. Abt. 2.

[3]) Virchows Arch. 242, Heft 1 und 2.

bemerkbar zu machen. Diese Klappenmißbildungen sind dadurch bedeutungsvoll, daß sie leichter als normale Klappen zur Entstehung von Klappenerkrankungen endokarditischer oder arteriosklerotischer Natur Anlaß geben.

Eine völlig harmlose Erscheinung sind die sogenannten Klappenhämatome beim Neugeborenen, blauschwarze, bis hirsekorngroße Knötchen am Schließungsrande, meist der venösen Klappen, welche durch die Ansammlung von Blut in mit Epithel ausgekleideten Spalträumen am Klappenrande entstehen. Man darf annehmen, daß diese wohl relativ häufigen Erscheinungen in der frühen Fötalzeit regelmäßig zu finden sind, sich aber dann in der späteren Entwicklung stets zurückbilden. So wie diese Klappenhämatome gewissermaßen einen Restbefund aus einer früheren Entwicklungsperiode darstellen, so können durch mangelhafte Rückbildung der Sinusklappen netzförmige oder spinngewebsartige Bildungen entstehen, oder es kann sich aus dem Maschenwerk der Muskulatur der Ventrikel gelegentlich ein sogenannter falscher Sehnenfaden entwickeln, der vielfach zwischen dem Septum und dem vorderen Papillarmuskel verläuft und interessanterweise nicht selten Zweige des Reizleitungssystems enthält. Auch andere, kürzere Fäden können mit verschiedenartigem Verlauf in ihrem Ursprung auf die Trabekel des früheren Maschenwerkes zurückgeführt werden.

Von den Mißbildungen an den Gefäßen interessieren vor allem ungewöhnliche Ursprungsstellen der Koronargefäße (z. B. aus der Pulmonalis statt aus der Aorta), ferner das Fehlen solcher Gefäße, vor allem aber neben dem schon genannten ungewöhnlichen Ursprung der großen Gefäße die Stenosen der Aorta, besonders an der Eintrittsstelle des Ductus Botalli (Isthmusstenose), die meist eine Hemmungsbildung darstellen dürften, aber auch mit Störungen in der Rückbildung des Ductus Botalli begründet wird. Eine abnorme Entwicklung der Hauptarterienstämme, welche auf der Erhaltung der Wegsamkeit zumeist verödeter Abschnitte des Aortenbogens beruhen, haben mehr kasuistisches Interesse.

Wichtiger ist dagegen die Pathologie des Ductus arteriosus Botalli, der hier und da ohne ersichtlichen Grund, zumeist aber in Verbindung mit Anomalien am Herzen sich nach der Geburt nicht schließt. Von ihm können Embolien ausgehen, falls er sich — was an und für sich ungewöhnlich ist — durch Thrombenbildung statt durch Wucherung des Wandendothels schließt. Bei Neugeborenen kommen auch intramurale Hämatome und sogar gelegentlich Zerreißungen dieses Duktus vor. Daran sollen Drucksteigerungen in den Gefäßen während der Geburt schuld sein.

Schließlich kann das Herz im ganzen statt nach links nach rechts gelagert sein, wobei das Herz in jeder Richtung das Spiegelbild des normal gelagerten darstellt (Dextrokardie). Es kann aber auch nur zu einer Verlagerung der einzelnen Abschnitte kommen. Von der Dextrokardie ist die Dexiokardie streng zu scheiden, bei welcher die Herzspitze allein nach rechts verlagert ist, und bei der gleichzeitig eine Stenose und Atresie des Pulmonalostiums besteht. Die Dextroversio stellt eine Rechtsdrehung des Herzens dar, die auf Aortenstenose mit begleitender Hypertrophie des Herzens beruht.

Verlagerungen des Herzens bei angeborenen Spaltbildungen in der vorderen Thoraxwand kommen vor; dabei kann das Herz im Perikardium von Haut bedeckt oder auch völlig frei vorliegen. Wie vielfältig Anomalien miteinander kombiniert sein können, beweist ein Fall von *Dietlen*, der bei einem 12jährigen Knaben ein rechtsgelagertes Herz mit einem pulsierenden Herzdivertikel beschreibt, das in einer Bauchdeckenspalte zwischen Brustbein und Nabel lag. Abnorme Kleinheit wie abnorme Größe des Herzens sind ebenfalls schon bei Neugeborenen und Kindern des ersten Lebensjahres beobachtet. *Doxiades*[1]) beschreibt solche relative Kleinheit des linken Herzens, verbunden mit relativer Größe des linken Herzohres als „Fetalismus".

Häufiger sind aber wohl abnorm große Herzen, die ebenfalls angeboren und, wie eigene Beobachtung zeigt, familiär bedingt sein können. Die Ursache ist nicht klar. *Simmond* glaubt Hindernisse der Zirkulation während der Fötalzeit annehmen zu müssen (Cor bovinum congenitum). *Oberndorffer* fand Herzgewichte im ersten Jahre bis zu 132 g statt 20—40 g! Von der idiopathischen Herzhypertrophie muß man aber Hypertrophien des rechten Herzens (weil unmittelbar nach der Geburt normal), ferner die durch Stenosen bedingten Hypertrophien einzelner Abschnitte, sowie die durch Lungenerkrankungen (Bronchiektasen, Asthma, Lungenschrumpfungen) und durch Thoraxanomalien hervorgerufenen streng scheiden.

Der pathologisch-anatomische Befund ist bei der idiopathischen Herzhypertrophie nicht einheitlich. Bald findet man nur eine Hypertrophie der Herzmuskulatur mit großen Muskelzellen und großen Zellkernen, bald aber, über die ganze Muskulatur verteilt, die einzelnen Muskelfasern auseinanderdrängende Lymphozytennester (*Ceelen*). Nebenbei besteht eine Hypertrophie aller lymphatischen Apparate (Thymus) (*Hochsinger*, *Hutinel* und bei *Riesenfeld* 5 Fälle mit Hypertrophie des gesamten lymphatischen Apparates).

Der Verlauf dieses Leidens wird verschieden beschrieben: Zyanose und Blässe bei Kurzatmigkeit und beschleunigter Herzaktion, daneben Stauungsleber und -milz (selten Ödeme) sollen charakteristisch sein und in vielen Fällen bis zum dritten Lebensjahre zum Tode führen. Einen Fall, der in Heilung überging, beschreibt *Finkelstein*. Zumeist aber kommt es ohne vorangehende alarmierende Symptome zum raschen Tode. Monatelang werden solche Kinder wegen ihrer Körperfülle beneidet, bis gelegentlich eines an sich harmlosen Infektes der Zusammenbruch erfolgt. So sah ich selbst zwei Kinder einer Familie im Alter von 9 Jahren und 11 Monaten im Anschluß an eine katarrhalische, mit mäßigen Temperaturen einhergehende Angina binnen 12 Stunden sterben, nachdem schon vorher das erste Kind aus gleicher Ehe unter ähnlichen Symptomen zugrunde gegangen war. Die Autopsie bestätigte die Diagnose der Herzhypertrophie — damals waren leider die *Ceelen*schen Befunde noch unbekannt! Der Habitus der Kinder war so charakteristisch, daß dieser meines Erachtens

[1]) 37. Vers. d. Deutsch. Ges. f. Kinderheilkde. 1925.

führend für die Diagnose des Leidens werden kann. Die dem Laien imponierende Körperfülle erinnert sehr an den gedrungenen, faßförmigen Thorax bei adhäsiver Perikarditis, die jagende Herzaktion neben der ominösen, grau zyanotischen Hautfarbe macht trotz der Kurzatmigkeit das Bestehen einer Pneumonie unwahrscheinlich, vielmehr lenkt sie sofort die Gedanken auf ein schweres Herzleiden. Die perkussorisch erhobene mächtige Herzverbreiterung und die dumpfen Töne stellen es sicher. In solchem Zustand ist die Prognose infaust. Herzmittel können vielleicht für einige Stunden das Leben verlängern. Aber mehr als 24 Stunden dauert es wohl selten vom akuten Beginne bis zum Tode. Auch ganz akute, überraschende Todesfälle sollen vorkommen (*Hecht*).

Eine klinische Scheidung der beiden Formen ist leider wohl nicht möglich.

Von *A. Canelli*[1]) wird eine weitere Anomalie der Herzmuskelentwicklung beschrieben, deren Wesen in einer Persistenz der schwammigen Anordnung der Muskeltrabekel aus frühembryonaler Zeit besteht. Diese Embryomyokardie bedeutet nicht nur eine Unterentwicklung der Muskulatur, sondern auch eine mechanische Behinderung der Herzkontraktionen. Daraus folgen schwere Insuffizienz mit Rückwirkung auf alle anderen Organe und am Herzen selbst die Entwicklung des „Cor bovinum“. Daß es sich bei älteren Kindern hierbei um Über- oder Unterfunktion bestimmter Teile des endokrinen Systems (Nebenniere, Thymus), aber auch um ungünstige Einwirkungen von Erkrankungen (Tuberkulose, Anämie) handeln kann, liegt nahe.

Viele angeborene Anomalien des Herzens sind vollkommen belanglos. Andere wieder können mit der Erhaltung des Lebens nach der Geburt unvereinbar sein. Nur die völlig anders gearteten Zirkulationsbedingungen während des intrauterinen Lebens, während dessen sowohl die Aorta wie die Pulmonalis (letztere durch den Ductus Botalli) das Blut zum Stoff- und Gasaustausch durch die Plazenta treiben, machen es möglich, daß die Kinder sich bis zur Geburt oft geradezu ideal entwickeln können. Mit der nach der Geburt eintretenden Notwendigkeit der Lungenatmung werden die Störungen vielfach manifest und führen oft rasch zum Tode.

Die wichtigsten Formen der angeborenen Herzkrankheiten.

A. Abnorme Kommunikationen.

1. Kommunikationen zwischen den beiden Vorhöfen infolge mangelhafter Anlage des Vorhofs-Septums. Diese Kommunikation kann bedingt sein durch das Offenbleiben des Foramen ovale, das etwa bei jedem vierten Erwachsenen beobachtet wird und meist durch das ganze Leben belanglos bleibt. Diese Anomalie kommt bei beiden Geschlechtern etwa gleich oft vor. Nach *Nauagas* fand sie sich in 57% bei männlichen und in 64,7% bei weiblichen neugeborenen Philippinern[2]). Sie wird gelegentlich Symptome machen können, wenn beim heftigen Pressen und Schreien des Kindes venöses Blut aus dem rechten in den linken Vorhof hinübergedrängt wird, wodurch eine mehr oder minder

[1]) Klin. pädiatr., Jg. 6-9.

[2]) Anat. sec. Bd. 21, Nr. 4.

starke Zyanose auftreten kann. Es kann ferner durch die Möglichkeit der Verschleppung von Thromben vom rechten zum linken Vorhof zu den überraschenden Erscheinungen der Embolien im großen Kreislauf statt in der Lunge Anlaß geben (paradoxe Embolie, *Zahn*). Ferner kann die Kommunikation beider Vorhöfe gelegentlich bei einer Mitralinsuffizienz zu einem positiven Venenpuls führen. (Verwechslung mit Trikuspudalisinsuffizienz!) Wichtiger sind die durch Defekte in der Vorhofscheidewand entstandenen Lücken, weil diese dauernd geöffnet sind und entsprechend ihrer Weite — zumal bei gleichzeitigen weiteren Herzmißbildungen — sehr verschiedene Größen der Blutmischung bedingen können. Da zumeist in dem rechten und linken Vorhof etwa derselbe Druck herrscht, so wird man auch bei größeren Defekten in deren Scheidewand keineswegs immer eine hochgradige Zyanose finden.

Es kann, aber es braucht nicht zu Herzgeräuschen zu kommen. Diese können bald systolisch, bald diastolisch sein. Die Herzfigur kann vergrößert erscheinen und wird als „mitralkonfiguriert" beschrieben. Entsprechend den meist minimalen Symptomen pflegen die subjektiven Beschwerden gering zu sein, und es kann der Träger eines solchen Leidens ein hohes Alter erreichen.

Mit zunehmender Größe des Defektes in der Scheidewand der Vorhöfe sinken die Lebensaussichten, da sich bei völligem Mangel der Scheidewand (man spricht dann von einem „Cor triloculare biventriculare") vielfach schwerere Mißbildungen, auch Anomalien an den großen Gefäßen und Klappen finden. (Vgl. *Ratner*, *Bret*, *Mandi*, *Abbott* and *Beathik*.)

Ein angeborener Verschluß des Foramen ovale ist bisher sechsmal beschrieben. Der rechte Ventrikel übernimmt im fötalen Leben die arterielle Versorgung des gesamten Körpers. Nach der Geburt erweist sich der linke Ventrikel aber als insuffizient, daher erfolgt der Tod sehr bald (*E. Lehmann*)[2].

2. Ventrikelseptumdefekt. Nach *Rokitansky* finden sich die Lücken relativ selten im Septum membranaceum, am seltensten im unteren Drittel des Septums. Die Größe des Septumdefektes kann sehr wechseln. Manchmal besteht die Kommunikation in einem das Septum schräg durchsetzenden Kanal, der das Übertreten von Blut aus dem einen in den anderen Ventrikel unmöglich macht. Die isolierte, d. h. mit keinen anderen Mißbildungen verbundene Kommunikation zwischen beiden Ventrikeln wird vielfach als *Roger*sche Krankheit beschrieben. *Debré*, *Cordey* und *Olivier*[3]) beobachteten dieses Leiden bei Mutter und Kind und möchten der Lues eine gewisse ätiologische Bedeutung zuerkennen (?).

Die Symptome wechseln nach der Größe des Defektes, der Möglichkeit seines Verschlusses bzw. seiner Verlegung bei der Ventrikelkontraktion und nach den begleitenden andersartigen Mißbildungen.

Subjektive Erscheinungen können völlig fehlen. Es kann auch ein hohes Alter erreicht werden (nach *Blumenfeld* bis 67 Jahre). Eine Verbreiterung des Herzens tritt meist gar nicht oder nur spät ein. Das

---

[1]) Americ. Journ. of dis. of childr., Bd. 22, Nr. 5.

[2]) Americ. Journ. of dis. of childr., Bd. 33.

[3]) Bull. et mem. de la soc. d. med. Paris, Jg. 39, Nr. 37, S. 1742.

wichtigste Symptom ist das ungemein laut zischende Geräusch „Preßstrahlgeräusch" (*H. Müller*), andere Male ein gießendes und, weil es bei der Systole der Ventrikel entsteht, systolisches Geräusch. Es ist über dem ganzen Herzen, vielfach auch in besonderer Intensität im dritten linken Interkostalraum (z. B. *Tetz* und *Aroni Miskowsky*)[1]), und oft auf dem Rücken weithin hörbar. Das Geräusch kann vollkommen fehlen, wenn der gleiche Druck im rechten und linken Ventrikel vorhanden ist; aber auch dann, wenn die Kommunikation zwischen beiden Ventrikeln eine sehr große ist. Unter drei autoptisch sichergestellten Fällen von *Gautier* und *Megevard* fehlte das „schnurrende Geräusch" zweimal[2]). Kommt es,

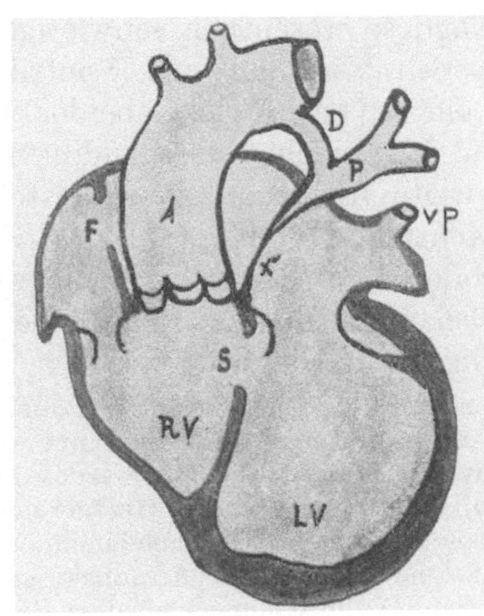

Fig. 285.

Schema über Atresie des Pulmonalostiums. Bei x verschlossener Anfang der Pulmonalis. A Aorta, P Pulmonalis, D Ductus arteriosus, vp Vena pulmonalis, F offenes Foramen ovale, RV, LV rechter, linker Ventrikel. Letzterer und linker Vorhof erweitert, ersterer und rechter Vorhof eng. S Defekt im Septum ventriculorum.

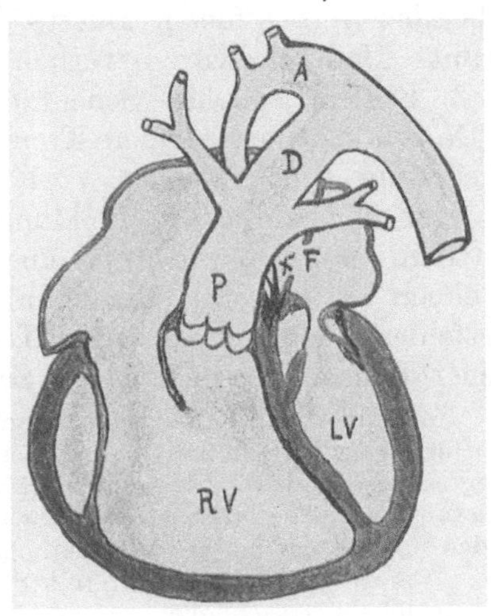

Fig. 286.

Schema über Atresie des Ostiums der Aorta. Bei x der verschlossene Anfang der Aorta. F offenes Foramen ovale. RV, LV rechter, linker Ventrikel. Ersterer und rechter Vorhof erweitert, letzterer und linker Vorhof eng. P Pulmonalis, A Aorta, D Ductus arteriosus.

(Aus *Sternberg*, Lehrbuch der allg. Pathol. u. der phathol. Anatomie 1928)

was durchaus nicht immer der Fall zu sein braucht, unter dem kräftigen Drucke des linken Ventrikels zu einem Hinüberpressen des arteriellen Blutes durch den rechten Ventrikel in die Pulmonalis, so soll nach *Hecht* eine Akzentuation des 2. Pulmonaltons beobachtet werden, die er für ein wichtiges differentialdiagnostisches Moment gegenüber der reinen Pulmonalstenose hält. *Hecht* macht mit Recht darauf aufmerksam, daß bei dem systolischen Geräusch und dem klappenden 2. Pulmonaltone eine Verwechslung mit einer Mitralinsuffizienz nahe liegt, vor der aber das Fehlen der Vorbucklung des linken Vorhofbogens im Röntgenbilde schützen kann. *Blumenfeld* erklärt den 2. Pulmonalton dagegen für meist nicht verstärkt. Eine Zusammenstellung von *Rautenstein*[3]) ergab bei 11 Fällen

[1]) Med. Journ., Jg. 7, Nr. 10.
[2]) *Nourissons*, Jahrg. 11, S. 93—98.
[3]) Zurnal detsk boleznej, Bd. 1, H. 2.

von Septumdefekt (keine Obduktion!) keine Zyanose, kaum veränderte Herzgrenzen, starkes systolisches Geräusch und Akzentuation des 2. Pulmonaltones.

Herzfehler mit alleinigem Ventrikelseptumdefekt sind sehr selten. Viel häufiger sind Kombinationen mit weiteren Anomalien. So führte *Casaubon*[1]) an, daß viel häufiger neben dem offenen Foramen interventriculare Verlagerung der Aorta und Pulmonalis, Verengerung des Infundibulums und der Pulmonalis, Hypertrophie des rechten Ventrikels („*Fallot*sche Tetralogie“ = 68% aller Fälle) oder neben der Kommunikation der Ventrikel eine Kreuzung oder gar Obliteration der Pulmonalis verbunden mit offenem Ductus Botalli („*Fallot*sche Trilogie“) vorkommt. Dadurch wird natürlich die Diagnose wesentlich schwieriger.

3. Fehlen jeglicher Scheidung zwischen Vorhöfen und Ventrikeln. Neben der mangelnden Trennung beider Vorhöfe bzw. beider Ventrikel kann auch zwischen Vorhöfen und Ventrikeln durch rudimentäre oder gar fehlende Klappenbildung eine weite Kommunikation bestehen. Trotzdem braucht, wie z. B. eine Beobachtung von *Wood* und *Williams* bei einem 15jährigen Patienten mit „Corbiloculare“ ergibt, solch schwerer Herzfehler nicht den raschen Tod herbeizuführen. Er kann, wie ein eigener Fall zeigt, sogar lange Zeit völlig latent bleiben:

Ein Kind von 9 Monaten(!) kommt wegen Rachendiphtherie in die Poliklinik. Am Herzen ist kein Befund zu erheben. Am nächsten Tage muß das Kind wegen hochgradiger Zyanose, die nicht durch eine Diphtheriestenose erklärt werden kann, sondern wegen eines inzwischen aufgetretenen, lauten systolischen Herzgeräusches auf das Herz bezogen wird, aufgenommen werden. Das Kind stirbt nach einem halben Tage. Es ist bei der Sektion mit Sicherheit eine Stenose der Atmungswege als Todesursache auszuschließen. Dagegen ergibt sich der höchst merkwürdige Befund, daß statt der beiden Vorhöfe und der beiden Kammern eine einzige große Herzhöhle vorhanden war mit einer allerdings recht auffallenden Wulstbildung an den Stellen der Scheidewände und der Klappen.

Ich teile diesen Befund nur mit, weil er beweist, daß bei völlig normalem Einmünden der Gefäße und bei dem Fehlen jeglicher Störung des Abgangs von Gefäßen die klinischen Symptome genau so wie die subjektiven Beschwerden so lange ausbleiben konnten, bis die Mehrbelastung durch eine hinzutretende Krankheit sehr schnell die Symptome manifest machte. Ähnliches vermutet *Bienvenue*[2]) bei einem zuvor scheinbar gesunden Kinde, bei dem die Zeichen des kongenitalen Herzfehlers im Anschluß an schwerste Verdauungsstörungen erkennbar wurden.

B. Anomalien an dem Ursprung der großen Gefäße.

Die Ausbildung der Scheidewand im Truncus arteriosus kann völlig ausbleiben oder so unvollständig ausfallen, daß mehr oder weniger weite Kommunikationen zwischen beiden Arterien (Aorta und Pulmonalis) bestehen bleiben (*H. Vierordt*). Ferner kann dadurch, daß die Wülste, aus denen das Trunkusseptum gebildet wird, mit ihrer Verbindungslinie nicht genau durch die Mitte des Trunkusquerschnittes ziehen, eine verschiedenartige Teilung erfolgen, derart, daß die eine oder andere Arterie kleiner im Querschnitt erscheint. Die so ent-

---

[1]) Semana med., 29, S. 32.

[2]) Arch. de med. des enf. Bd. **26**.

stehenden Stenosen können bald den Conus arteriosus, also den herznächsten Abschnitt, betreffen, bald das Ostium selbst, bald aber den Stamm des Gefäßes. Reine Fälle dieser Art sind selten, weil zumeist mit der abnormen Teilung des Trunkus eine Detorsion verbunden ist, welche eine Verbindung des Trunkus und Kammerseptums verhindert und so zu einem kombinierten Herzfehler, einer Stenose mit Septumdefekt, Anlaß gibt.

Stärkere Grade der Detorsion führen, wie schon früher erwähnt, zu einem abnormen Ursprung der Aorta oder der Pulmonalarterie. Dabei gibt es alle möglichen Übergänge. Es kann sowohl die Aorta wie die Pulmonalis beiderseits das Ventrikelseptum übergreifen, auf ihm „reiten", und dadurch das Blut aus beiden Ventrikeln gleichzeitig empfangen. In solchen Fällen kann bei extremstem Grade der Ausbildung sogar das eine oder andere Gefäß völlig verschlossen sein (Atresie der Aorta, Atresie der Pulmonalis). In den Übergangsfällen wird es immer enger. Wenn ein großer Unterschied im Lumen besteht, dann müssen mächtige Anastomosen sich ausbilden, um den Kreislauf einigermaßen aufrecht zu erhalten. Zumeist aber pflegt in solchen Fällen der Ductus Botalli stark erweitert zu sein und aus dem Gefäße mit dem größeren Querschnitt das Blut in das mit dem geringeren hinüberzuleiten.

Den höchsten Grad der durch Detorsion bedingten Mißbildungen stellt jene Form dar, bei der die Aorta aus der rechten, die Pulmonalis aus der linken Kammer entspringt. Dabei finden sich weiter Anomalien in der Kommunikation von Koronargefäßen, von großen Körper- und Lungenvenen mit dem Herzen.

Man spricht dabei von der Transposition der großen Gefäße. In seltenen Ausnahmen kann diese Transposition eine sogenannte korrigierte Transposition werden (*Rokitansky*), so daß die Aorta aus dem linken, die Pulmonalis aus dem rechten Ventrikel entspringt.

Als Ursache für diese verschiedenen Mißbildungen am Ursprung der großen Gefäße dürften wohl meist die erwähnten Hemmungsbildungen schuld sein. Nur selten kommt eine fötale Entzündung an den Klappen in Frage. Mit der Diagnose der fötalen Entzündung kann man gar nicht vorsichtig genug sein. Man wird sie nur dann diagnostizieren dürfen, wenn die Stenose des Ostiums der alleinige Herzfehler ist, und wenn nicht gleichzeitig bestehende abnorme Kommunikationen den Beweis für eine schwere Störung der Entwicklung des ganzen Herzens abgeben. Schließlich muß man vor allen Dingen auch eine genaue histologische Untersuchung verlangen.

Immerhin gibt es einige Beobachtungen von angeborener Aortenstenose ohne Septumdefekt und von Veränderungen an der Pulmonalis, Trikuspidalis und Mitralis, welche in diesem Sinne gedeutet werden. Die kausale Bedeutung der Lues (*Groodt*)[1]) dürfte oft überschätzt sein, *Henri Lemaire* und *Germain Bleckmann*[2]) machen erhebliche Traumen der Mutter vor der 10. Schwangerschaftswoche, aber auch „Autointoxikationen" (Arthritismus, Diabetes, Fettsucht, Kropf) verantwortlich. Alle solche Momente sollen zu Hemmungen in der Entwicklung des Herzens führen.

[1]) Vlaamsch genessk. tijdschr., Jg. 3.

[2]) *Nourisson*, Jg. 12, S. 2.

Klinische Formen der wichtigsten Typen.

1. Stenosen der Aorta.

Nach *Hecht* sind diese Stenosen dreimal so oft entzündlicher als nichtentzündlicher Natur, was aus dem Geschlossensein des Kammersystems und aus gleichzeitigen Veränderungen an der Mitralklappe hergeleitet wird. Häufig ist die Stenose mit Änderungen in der Zahl der Aortenklappen (2 oder 4 statt 3) verbunden (*de Vries*). Dabei besteht geringgradige (nach *Hecht* hochgradige) Zyanose, ein andermal Wachsblässe der Haut (*Becançon* und *Azoulay*[1]), auch *Movu*[2]), und ein sehr kleiner, verlangsamter Puls bei deutlich verstärktem Spitzenstoß. Der linke Ventrikel ist stark hypertrophisch. Man hört über der Aorta ein sausendes, systolisches Geräusch, das sich in die Karotiden fortpflanzt. Der zweite Aortenton an der Basis ist natürlich sehr leise. Die Palpation ergibt oft in der ganzen Gegend des Herzens ein deutliches systolisches Schwirren. Dieser seltene Herzfehler ist mit höherem Lebensalter wohl vereinbar. Entscheidend für die subjektiven Beschwerden wie für die Lebensaussichten ist der Grad der Stenose und die Kraft (Größe und Muskulatur) des linken Ventrikels.

Dieser verhältnismäßig häufige Herzfehler kann bei günstigen Begleiterscheinungen mit hohem Alter vereinbar sein (bis 92 Jahre!). Dementsprechend ist auch in den meisten Fällen die Leistungsfähigkeit der Patienten eine bedeutende. Der Tod erfolgt bald an Herzinsuffizienz, besonders bei Infektionskrankheiten, gelegentlich auch an Zerreißung einer dünnwandigen, erweiterten Stelle.

2. Persistenz des Truncus arteriosus communis.

Die subjektiven Beschwerden sind sehr erheblich, ein Ausdruck für das schwere Leiden, das meist bald zum Tode führt. Diese Mißbildung geht mit hochgradiger Zyanose und mit schwer zu lokalisierenden Geräuschen einher. Hier und da kann das Herz dabei verbreitert erscheinen.

3. Pulmonalstenose.

Dies ist der wichtigste der angeborenen Herzfehler, der vier Fünftel von allen das 12. Jahr überlebenden Kindern nach *Hecht* betrifft und der außerdem von allen angeborenen Herzfehlern, die überhaupt vorkommen, die Hälfte ausmacht. Wie bei den meisten angeborenen Herzfehlern überwiegt auch hierbei das männliche Geschlecht.

Völliger Verschluß der Pulmonalis (Atresie) ist mit dem Leben unvereinbar. Solche Kinder sterben meist bald nach der Geburt. Daß ausnahmsweise ein Alter von 6 Monaten erreicht wurde, beweisen *Chiari* und *Pilpel*[3]). In diesem Falle wurden die Lungengefäße durch den Ductus Botalli gespeist.

Wie bei der Aorta, so kann auch an der Pulmonalis die Stenose das Gefäß, das Ostium selbst oder den noch zum Bezirk des Herzens gehörenden Conus pulmonalis betreffen. Im letzteren Falle kann sich der

[1]) Arch. des mal. o. coeur, Jg. 17, S. 345.
[2]) Lancet, Bd. 188, Nr. 25.
[3]) Zeitschr. f. Kinderheilk., Bd. 37, S. 192—199.

Konus oberhalb dieser Verengerung mächtig, gleichsam zu einer dritten Kammer erweitern. Rein entzündliche Stenosen sind sehr selten, dagegen kommen in drei Viertel aller Fälle Kombinationen mit andern Herzmißbildungen wie Septumdefekt, offenes Foramen ovale, Persistenz des Ductus Botalli und schließlich Transposition der großen Gefäße vor. Der vor dem Hindernis gelegene rechte Ventrikel hypertrophiert meist stark, wird auch gelegentlich dilatiert. Nur in Fällen von Trikuspidalstenose neben der Pulmonalstenose bleibt der Ventrikel vielfach rudimentär.

Die Hypertrophie des rechten Ventrikels bedingt nicht selten eine Vorbuchtung der Brustwand (Herzbuckel; *Voussure*). Der Spitzenstoß ist verbreitert, hebend. Man hört meist ein lautes, systolisches Geräusch im 2. bis 3. linken Interkostalraum, nicht selten auch auf dem Rücken zwischen Wirbelsäule und linkem Schulterblatt in der Höhe des 4. Brustwirbeldorns. Diesem lauten Geräusch entspricht vielfach ein fühlbares Schwirren in der Herzgegend. Die Behinderung des Blutausflusses aus dem rechten Herzen in die Pulmonalis führt bei den vielen gleichzeitig bestehenden, zuvor genannten Kommunikationen zwischen großem und kleinem Kreislauf zu einer Mischung des venösen und arteriellen Blutes. Je nach dem Grade dieser Beimengung venösen Blutes wird eine mehr oder minder schwere Zyanose beobachtet.

Der zweite Pulmonalton ist zumeist wegen des geringen Drucks im kleinen Kreislauf leise. Nur wenn sich eine starke Hypertrophie des rechten Ventrikels eingestellt hat, die die Stenose mühelos überwindet, dann kann der zweite Pulmonalton akzentuiert sein. Dasselbe geschieht, wenn bei breiter Kommunikation zwischen beiden Ventrikeln der linke Ventrikel sich an der Beförderung des Blutes durch das Pulmonalostium beteiligt.

Die oft hochgradige Zyanose ist überraschenderweise gerade bei diesem Herzfehler nicht immer mit einer schweren Beeinträchtigung des subjektiven Befindens verbunden. Das kommt wohl daher, daß durch eine Vermehrung der roten Blutkörperchen trotz der Zyanose genügende Mengen von Sauerstoff dem Körper zugeführt werden. Eine einfache Überlegung kann uns das klarmachen: Wenn wegen der Pulmonalstenose etwa ein Drittel des venösen Blutes in den großen Kreislauf hinübergepreßt wird, so braucht dieses nur die $1\frac{1}{2}$fache Menge roter Blutkörperchen — z. B. 6,9 statt 4,6 Millionen pro mm^3 — zu enthalten, um den Sauerstoffbedarf des Körpers zu befriedigen.

Solche Überlegung beweist, daß nicht jede beliebige Stenose durch Vermehrung von roten Blutkörperchen wettgemacht werden kann. Es muß selbstverständlich unter allen Umständen eine genügende Menge von Blut der Lunge zum Zwecke der Kohlensäureabgabe und Sauerstoffaufnahme zugeführt werden. So wird es verständlich, weswegen die verschiedenen Pulmonalstenosen eine so sehr ungleiche Prognose ergeben. Man sollte daher prinzipiell die Prognose nicht nach der an sich schon recht bedenklichen Zyanose stellen, sondern das allgemeine Verhalten des Patienten mit berücksichtigen. Besteht schon bei völliger Ruhe erhebliche Kurzatmigkeit, so ist das ein bedenkliches Symptom. Besteht dagegen auch bei lebhaften Bewegungen trotz der Zyanose völliges Wohlbefinden, so ist das ein erfreuliches Zeichen. Darum entscheidet auch der Beginn lebhafterer Bewegungen oft über das Schicksal dieser Patienten. Viele sterben mit dem Eintritt in das Spielalter, während diejenigen, welche diese Belastung mühelos überwinden, alt werden können. Insbesondere bedeuten alle Infektionskrankheiten eine ernste, wenn auch nicht sicher tödliche Belastung für das Herz. Im allgemeinen nimmt man als Durchschnittsalter für diesen Herzfehler 10 Jahre, als Höchstalter 57 Jahre an.

Ein weiteres häufiges Symptom der Pulmonalstenose sind die sonst

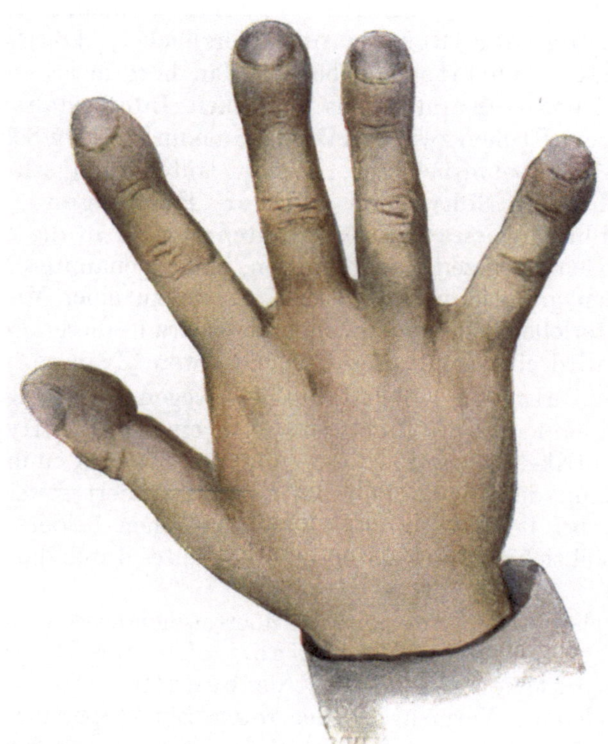

Fig. 287.
Trommelstockfinger bei 5jährigem Kind.
(Klinik v. *Pfaundler*, Graz.)

nur noch bei schweren Bronchiektasien vorkommenden Trommelschlägelfinger (Fig. 28). Sie sind so häufig, daß man bei ihrem Anblick und der allgemeinen Zyanose sowie beim Ausschluß chronischer Lungenerkrankungen zu allererst an die Pulmonalstenose denken muß. Die Entwicklung von Trommelschlägelfingern kann bei angeborenen Herzfehlern jahrelang ausbleiben und sich dann rasch entwickeln, wenn sich eine endokarditische Herzklappenerkrankung hinzugesellt (*Christian, Henry A.*)[1]). Nicht selten findet sich eine erhebliche Bradykardie, welche vielleicht als Herzblock infolge Mißbildung des Reizleitungssystems bei fehlender Scheidewand der Ventrikel zu deuten ist. Diese Bradykardie mag an der gerade bei diesen Herzleiden häufiger beobachteten Neigung

[1]) Med. clin. of North America, Bd. 7, S. 3.

zu Schwindelgefühl, Ohnmachten und epileptischen Anfällen schuld sein, wenn man diese nicht gewissermaßen als Erstickungskrämpfe ansprechen will.

Kommt es bei diesen Patienten zum Tode, so erfolgt dieser meist nicht, wie bei den im späteren Leben erworbenen Herzfehlern, unter dem Bilde des allgemeinen Hydrops, sondern unter schwerster Zyanose. Der Grund ist leicht verständlich. Die Zirkulation des großen Kreislaufs ist ja nicht gestört. Nur der Lungenkreislauf leidet. Erst wenn der rechte Ventrikel versagt und es zu einer Rückstauung über die Trikuspidalklappen hinaus in den rechten Vorhof kommt, kann man terminal noch

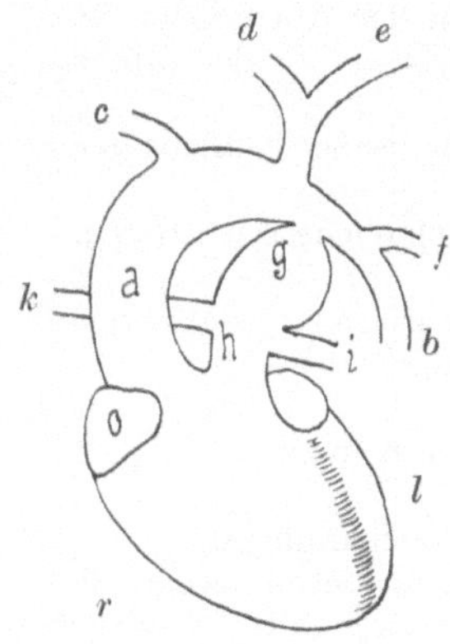

Fig 288.
Schema einer Erweiterung des Botallischen Ganges und der Lungenarterie.
(Nach *Hochsinger*, dieses Handbuchs 2. Auflage.)

a = *aufsteigende Aorta*,
b = *absteigende Aorta*,
c = *A. subclavia dextra*,
d, *e* = *die beiden Karotiden, aus einem gemeinsamen Trunkus entspringend*,
f = *A. subclavia sinistra*,
g = *Ektasie des Ductus Botalli und der Lungenarterie.*
h = *A. pulmonalis*,
k, *i* = *Rechter und linker Pulmonalarterienast.*
r = *rechts.* *l* = *links.*

eine Leberschwellung feststellen. In diesen Fällen kann einmal ein Herzmittel angezeigt sein, dessen Anwendung sonst durchaus nicht begründet ist.

4. Die angeborene Pulmonalinsuffizienz.

Diese ist ein seltenes Leiden, welches in seiner Prognose immer ernst zu beurteilen ist. Es führt zu einer Hypertrophie und Dilatation des rechten Ventrikels, geht mit einem diastolischen Geräusch in den reinen Fällen (bei gleichzeitiger Pulmonalstenose oder anderen Mißbildungen kann ein systolisches Geräusch daneben bestehen) einher. Dem Geräusch entspricht an der Stelle seines punktum maximum im zweiten bis dritten linken Interkostalraum ein diastolisches Schwirren. Wegen der nicht sehr reichlichen Füllung des linken Ventrikels ist der Puls oft klein. Dagegen soll man (entsprechend den Begleiterscheinungen der Aorteninsuffizienz beim großen Kreislauf) einen Doppelton der Lungenarterienäste wahrnehmen können und aus dem sakkadierten Atmen auf einen Pulsus celer im Lungenkreislauf rückschließen dürfen.

5. Anomalien am Ductus arteriosus Botalli.

Der Ductus Botalli stellt bekanntlich die Verbindung zwischen den beiden großen aus dem Herzen entspringenden Gefäßen, der Aorta und der Pulmonalis, dar. Im Moment der Geburt wird er überflüssig, weil nunmehr das Blut aus der Arteria pulmonalis in die Lungen und nicht mehr in den großen Körperkreislauf fließen soll. Die Entfaltung der Lungen lenkt das Blut, das aus der Arteria pulmonalis kommt, hierhin ab. Damit sinkt der Blutdruck in der Pulmonalarterie, und es kann der Duktus durch Wucherung des Wandendothels sein Lumen schließen. Falls der Ductus arteriosus Botalli offenbleibt, sind meist irgendwelche Mißbildungen hieran schuld, wie z. B. Stenosen der Aorta oder der Pulmonalis, wobei dann der Ductus Botalli die Überleitung des Blutes aus dem einen Gefäß in das andere vermittelt. Auch der Ursprung der linken Arteria subclavia aus dem Ductus Botalli kann zu einer Erhaltung dieses Ganges führen, weil dann zur Erhaltung der von der Subklavia versorgten Bezirke die Blutströmung den Duktus offen hält.

Das Offenbleiben des Ductus arteriosus Botalli wurde schon 1847 von *Bernutz* in seiner klinischen Bedeutung gewürdigt.

Wenn man im allgemeinen heute wohl auch noch die Strömung durch den Ductus Botalli für sein Offenbleiben verantwortlich macht, so soll doch erwähnt sein, daß auch eine mangelhafte Entwicklung der Duktusklappe an der Aorta oder eine nachträgliche Sprengung des bereits erfolgten Verschlusses (*Virchow*) für den offenen Ductus Botalli verantwortlich gemacht wird.

(Fig. 288 ergibt das Bild einer einfachen Apertur des Botallischen Ganges nach einer Skizze von *Hochsinger*.)

Die Formen des offenen Ductus Botalli können sehr verschiedene sein: *Gerhard* unterscheidet vier verschiedene Typen:

1. Äußerste Verkürzung des Ganges, so daß Aorta und Pulmonalis Wand an Wand liegen und durch eine Lücke miteinander kommunizieren.
2. Trichterförmige Verbreiterung nach der Aorta hin.
3. Zylindrische Form des verschieden weiten und langen Kanals.
4. Aneurysmatische Erweiterung des Ganges.

Das Offenbleiben des Ductus Botalli führt zu folgenden Erscheinungen:

Aus der Aorta strömt „in reinen Fällen“, wie *Bard* mit Recht betont, wegen des hier herrschenden höheren Druckes das Blut in die Arteria pulmonalis. Dadurch wird das rechte Herz zu einer Hypertrophie und häufig auch Dilatation veranlaßt. Das dabei auftretende, laute systolische Geräusch kann nach *Bard* in ganz reinen Fällen bei der Inspiration noch lauter werden infolge des größeren Gefälles von der Aorta nach der Pulmonalis. Ist dagegen der offene Ductus Botalli mit einer Aortenstenose kombiniert, dann fließt das Blut umgekehrt von der Pulmonalis zur Aorta, da hier der geringere Druck besteht (*Bard*). Die Diagnose wird dann schwierig, weil die Aortenstenose allein schon ein systolisches Geräusch bedingt. Schließlich fließt bei der Kombination von Pulmonalstenose mit offenem Ductus Botalli gemischtes arterielles und venöses Blut aus der Aorta in die Pulmonalis hinein (*L. Bard*). Aus diesem Grunde dürfte es angebracht sein, die von *O. Budde* zusammengestellten Symptome, die die klinische Diagnose des Ductus Botalli persistens ermöglichen sollen, hier anzuführen. *Budde* gibt sieben Punkte an, welche die Diagnose stützen sollen:

1. Die Anamnese, die auf einen angeborenen Herzfehler hindeutet.
2. Das Fehlen von Zyanose, welche sich allerdings in späterer Zeit in leichtem Grade entwickeln kann.
3. Infolge der Hyperthrophie des rechten Ventrikels die Entwicklung eines Herzbuckels.
4. Eine bandförmige, linkerseits des Sternums hinaufziehende Dämpfung. Dieser entspricht im Röntgenbilde ein stark vorgewölbter, gleichzeitig mit der Aorta pulsierender, linker zweiter Bogen.

(Vgl. die schematischen Zeichnungen von *Th.* u. *F. M. Gröedel*, Figur 289 a, b, c.)

5. Nachweisbare Pulsation und Schwirren im linken zweiten Interkostalraum.
6. Ein lautes systolisches, seltener auch diastolisches Geräusch, das nach den Halsgefäßen zu fortgeleitet wird und auch auf dem Rücken meist gut zu hören ist.
7. Beim *Valsalva*schen Versuch (Pressen bei geschlossenem Mund und geschlossener Nase) und beim Inspirium wird dieses Geräusch nach *Forschbach* und *Kolloczek* leiser; gleichzeitig flacht der Pulmonalbogen im Röntgenbilde ab. (Daran soll die Abnahme des Druckes in der Pulmonalarterie bei der Inspiration, dagegen eine Druckerhöhung in der Pulmonalarterie bei gleichzeitiger Druckverminderung in der Aorta beim *Valvalva*schen Versuch schuld sein.) Infolge der Drucksteigerung

in der Pulmonalarterie wird der zweite Pulmonalton stark akzentuiert. Manchmal ist er an der Auskultationsstelle der Pulmonalis geradezu fühlbar. *Hochhaus* macht darauf aufmerksam, daß das nur selten beobachtete, diastolische Geräusch dadurch zustande kommen kann, daß sich der Überdruck in der Aorta erst während der Diastole auswirkt.

H. von Schrötter konnte eine linksseitige Rekurrenslähmung im laryngoskopischen Bilde nachweisen, die er auf eine Einklemmung dieses Nerven zwischen dem Ductus Botalli und der Aorta zurückführt. — Es werden auch geringgradige

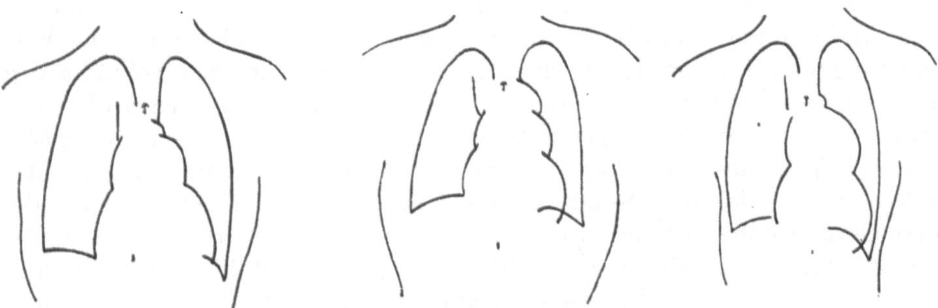

Fig. 289a, b, c.
Persistenz des Ductus arteriosus Botalli.

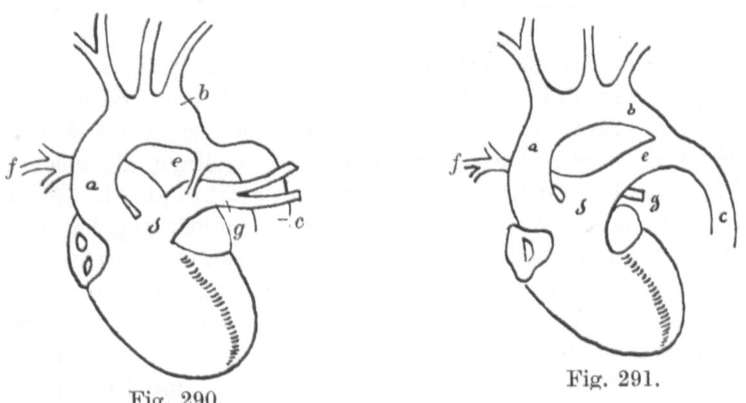

Fig. 290. Fig. 291.

Schematische Darstellung der Isthmusstenose der Aorta.
a Aorta ascendens. b Isthmus aortae. c Aorta descendens. d Arteria pulmonalis. c Ductus arteriosus. f und g Ramus dexter et sinister arteriae pulmonalis.
In Fig. 290 ist der Botallische Gang geschlossen, in Fig. 291 weit offen.
(Nach *Vierord*, „Die angeborenen Herzkrankheiten".)

Vergrößerungen von Leber und Milz bei offenem Ductus Botalli beschrieben (*Pearsen*). *Martinez Vargas* glaubt, den ausbleibenden Verschluß auf Lues zurückführen zu können. Vielfach (s. o.) wird bei persistentem Ductus Botalli eine aneurysmatische Erweiterung desselben gefunden, die bald auf mangelhafte Entwicklung seiner Wandung, bald auf die Drucksteigerung zurückgeführt wird. Solch ein Aneurysma kann rupturieren und damit den plötzlichen Tod herbeiführen (*Röder*). In anderen Fällen können die im Duktus entstandenen Thromben zu Embolien führen. (Vgl. Fig. 288).

Die Prognose des Leidens ist, falls es sich um eine isolierte Störung handelt, durchaus günstig. Die Patienten können alt werden, falls nicht interkurrente Infektionskrankheiten das Leben verkürzen. Die Entwicklung solcher Menschen ist aber vielfach verzögert. Man hat auch oftmals Anämieen, verspätetes Eintreten der Pubertätsentwicklung beobachtet. Zumeist aber wird die Prognose dieses Leidens durch gleichzeitig bestehende andere Mißbildungen am Herzen oder durch sonstige Entwicklungsstörungen (mongoloide Idiotie!) getrübt.

6. Isthmusstenose der Aorta.

Die Isthmusstenose der Aorta ist eine relativ häufige Anomalie. Schon von *Vierordt* wurden 135 Fälle beschrieben, wobei das männliche Geschlecht doppelt so oft als das weibliche beteiligt sein soll. Die Verengerung sitzt zumeist am Isthmus selbst, kann aber auch am Abgang der linken Arteria subclavia, an der Duktuseinmündungsstelle und sogar etwas peripher von derselben gelegen sein. *Sternberg* unterscheidet nur zwei Formen: Die Verengerung zwischen Abgang der linken Subklavia und Mündung des Ductus Botalli einerseits und die Verengerung unterhalb des Ductus Botalli andererseits. Im ersteren Falle, der meist angeborenen Form, bleibt der Ductus Botalli weit offen und die Aorta thoracica stellt gewissermaßen die Fortsetzung der Pulmonalarterie dar, z. B. ein Fall von *Hoche* und *Marlot*[1]). Bei Verengerungen unterhalb des Ductus Botalli findet man vielfach weite Kollateralgefäße, die den Kreislauf ermöglichen. An der Stelle der Stenose ist die Aorta oft deutlich verdickt.

Oberhalb der Stenose pflegt die Aorta erweitert zu sein, wobei ihre Wand zumeist verdünnt (selten verstärkt) erscheint. Sämtliche Stromgebiete, die ihr Blut aus dem vor der Stenose gelegenen Abschnitt der Aorta erhalten, weisen einen sehr kräftigen, vielfach als celer beschriebenen Puls, auch Blutdrucksteigerung auf, während die Gefäßgebiete, denen das Blut aus der Aorta unterhalb der Stenose zugeleitet wird, nur einen kleinen Puls aufweisen, der außerdem verspätet eintrifft. Nur durch die bereits erwähnten Kollateralen (Arteriae mammariae internae, Arteriae epigastricae superiores und inferiores, Interkostalarterien) kann der Kreislauf in ausreichendem Maße unterhalten werden. Die Kollateralgefäße sind oft als erweiterte, schwirrende Stränge sicht- und fühlbar. Meist ist ein systolisches Geräusch auch über dem oberen Drittel des Manubrium sterni zu hören. Daneben ist ein hebender Spitzenstoß tief und weit außerhalb der Mamillarlinie wahrzunehmen. Eine Zyanose ist selten zu beobachten.

Es kommt sogar vor (*Alfr. Gödel*), daß die Aorta nur die obere Körperhälfte versorgt, die entsprechend erweiterte Pulmonalis dagegen nach der Wirbelsäule umbiegt und Interkostalgefäße sowie die gesamte untere Körperhälfte mit Blut speist.

Die Fig. 290 und 291, S. 895 geben eine schematische Darstellung der Isthmusstenose der Aorta.

Die Leistungsfähigkeit solcher Patienten hängt in weitestem Maße von dem Grade der Stenose ab. Vielfach scheint das Leiden seinen Träger überhaupt nicht zu stören.

In einigen Fällen wird sogar die Pubertät erreicht bzw. überschritten.

---

[1]) Bull. et mem. de la soc. anat. de Paris, Bd. 18, S. 91—94.

[2]) Arch. Kinderheilkde., Bd. 69, H. 5.

Moon beschreibt einen 11 Jahre alten Knaben mit guter Allgemeinentwicklung, der nur durch gelegentliches Nasenbluten und besondere Blässe des Gesichtes aufgefallen war und bei dem eine leichte Herzverbreitung nach links, über der Aorta und den Karotiden ein kurzes, systolisches Schwirren und über der ganzen Herzgegend ein scharfes systolisches Geräusch zu finden war. Die nach plötzlichem Tode durchgeführte Sektion ergab neben einer großen Thymus eine alte Endokarditis und starke Hypertrophie des linken Ventrikels, ferner eine Stenose der Aorta zwischen Subklavia und Insertion des Ductus arteriosus und als sehr seltenen Befund eine Stenose im Niveau der Aortenklappen. Merkwürdig waren die unbedeutenden klinischen Erscheinungen während des Lebens. Eine Patientin von *Becancon* und *Azoulay* hatte infolge der Aortenstenose wachsbleiche Haut, Hypertrophie und Dilatation des linken Herzens, so daß der Spitzenstoß im 6. Interkostalraum außerhalb der Brustwarze zu fühlen war. Außerdem bestand ein systolisches Schwirren, am deutlichsten über der Aorta, und ein fauchendes systolisches Geräusch, das sich von der Aorta bis in die Karotiden fortpflanzte. Der Puls war klein, der Blutdruck niedrig, und aus dem Orthodiagramm konnte man auf eine Vergrößerung des linken Ventrikels bei gleichzeitig sehr schmaler Aorta schließen. Trotzdem wurde das Mädchen 23 Jahre alt.

Das hier geschilderte Bild ist charakteristisch für die angeborene Aortenstenose: Vergrößerung des Ventrikels, Schmalheit des Gefäßbandes (am besten im schrägen Durchmesser zu erkennen), systolisches Geräusch über der Aorta, das von *Bamberger* durch die plötzliche Überdehnung der verengten Gefäße bei der Systole erklärt wird. Der Überdruck in der Aorta kann zu einer Akzentuation des zweiten Aortentons führen. Meist besteht Tachykardie, die Patienten klagen dann über Herzpalpitationen. Die Rückwirkung dieser Anomalie auf den Gesamtorganismus erklärt sich aus der unzureichenden Zufuhr arteriellen Blutes. Diese bedingt in den meisten Fällen frühen Tod, seltener, d. h. bei geringerem Grade der Störungen eine Unterentwicklung und verspätetes Eintreten der Pubertät. Die Arterien sind gelegentlich (nach *Fränzel*) wie Stricke gespannt.

Subjektive Beschwerden hängen von dem Grade der Störung ab. Sie finden sich besonders bei der Entwicklung von Herzhypertrophie. Beim Erlahmen des Herzens kommt es zu Albuminurie und Ödemen. Die Patienten sind besonders durch akute Infektionskrankheiten gefährdet; sie neigen außerdem leicht zu Endo- und Myokarditiden.

Die hochgradige Stenose der Aorta kann auch mit einer völligen Atresie des Ostium aortae verbunden sein (Fall von *Trenkel,* der am dritten Tage starb und als Nebenbefund ein offenes Foramen ovale aufwies).

Bei hochgradigeren Stenosen aber hängt alles von der Leistungsfähigkeit des linken Ventrikels ab. Erlahmt dieser, dann kommt es auch noch zu einer sekundären relativen Aorteninsuffizienz. Dann versagt das Herz bald.

Die Verengerung der Aorta kann aber schon in den ersten Lebenstagen zum Tode führen. *Morlot* und *Vermelin* beschreiben zwei Neugeborene, bei denen solche Stenosen zwischen der linken Subklavia und dem Ductus Botalli bestanden. In dem einen Falle konnte die untere

Körperhälfte vom hypertrophischen rechten Ventrikel aus gespeist werden. Das Lumen der stenosierten Stellen betrug 3—3,5 mm.

Einen ähnlichen Fall beschreiben *Poche* und *Morlot* bei einem Mädchen, das einen Tag nach der Geburt an schwerster Herzinsuffizienz starb. Das Herz war vergrößert, der Muskel hypertrophisch. Unmittelbar hinter dem Abgang der linken Arteria subclavia verengerte sich dies Gefäß zu einem 3 mm weiten und 7 mm langen Strange, der in einen vom Ductus Botalli ausgehenden, arteriellen Gang führte und mit diesem gemeinsam die Aorta bildete. Die mächtig erweiterte Arteria pulmonalis mündete gleichfalls in diesen arteriellen Kanal. So entstand ein neuer Gefäßbogen aus Arteria pulmonalis, dem Ductus Botalli bzw. dem daraus hervorgehenden, arteriellen Strang und der Brustaorta, während die eigentliche Aorta als Gefäß von untergeordneter Bedeutung in den Ductus Botalli einzumünden schien. In einem Falle von *Lahn*, der unmittelbar zum Tode führte, bestand eine so hochgradige Stenose der Aorta ascendens mit extremer Hypertrophie des linken Ventrikels, daß die Aorta descendens fast ausschließlich vom Ductus Botalli aus gespeist wurde. Auch *Frahsa* beschreibt zwei Neugeborene, die bei sonst ausgezeichneter Entwicklung in den ersten Lebenstagen wegen der Enge der Aorta starben.

Weder die Perkussion noch die Röntgenuntersuchung vermögen die Diagnose dieses Leidens zu stützen, weil eine Verbreiterung sich erst spät entwickelt und zu vieldeutig ist, und weil der Isthmus hinter der Aorta ascendens selbst bei schräger Durchleuchtung verdeckt bleibt.

7. Die Verengerung des Aortensystems.

Diese angeborene Verengerung des Aortensystems kann im Zusammenhange mit anderen Mißbildungen am Herzen nicht ganz selten beobachtet werden. Es braucht keineswegs immer zu objektiven Beschwerden zu kommen, doch können sich solche vielfach noch nach der Pubertätsperiode geltend machen. Es sei erwähnt, daß *Virchow* Zusammenhänge mit Chlorose und Hämophilie annahm. Wie hochgradig die Verengerung des Arteriensystems sein kann, beweist eine Beobachtung von *Otto*, der bei einem großen Manne nur ein Aortenlumen fand, das dem eines 12jährigen Knaben entsprach. An dieser Verengerung des Lumens beteiligen sich alle Schichten der Arterienwand, die vielfach besonders dünn und zart erscheint. Daß nebenher andere Anomalien gefunden werden, sei kurz erwähnt; ebenso, daß nach *Vierordts* Darstellung auf 21 männliche nur 9 weibliche Fälle entfielen.

8. Die Transposition der großen Gefäße.

Nach einer Statistik von *Spieler* findet sich diese Anomalie bei 122 Fällen von angeborenen Herzfehlern nur in 3,27%.

Kurz erwähnt sei, daß auch der Truncus arteriosus communis wie in frühembryonaler Zeit als einziges arterielles Hauptgefäß bis nach der Geburt fortbestehen kann. Die Ursache ist das Ausbleiben der Gefäß-Septumentwicklung, die Folge zumeist die Entwicklung einer Gefäßbahn, die vor allem der Aorta entspricht; die Pulmonalis ist unterentwickelt oder fehlt ganz. Die Prognose des Leidens ist dementsprechend schlecht. Etwa ein Sechstel der Fälle überlebt das erste Jahr; die Mehrzahl stirbt in der ersten Woche. Dennoch sind ausnahmsweise höhere Alter erreicht worden ($5\frac{1}{2}$, 17 und 19 Jahre); das war nur möglich, weil die fehlende Arteria pulmonalis durch große Bronchialarterien ersetzt wurde.

Die Fälle von wahrer Transposition der Gefäße, bei denen die Aorta aus dem rechten, die Pulmonalis aus dem linken Herzen entspringt, und wobei sonst keinerlei Mißbildungen bestehen, sind mit dem Leben nicht vereinbar und deswegen von untergeordnetem klinischen, wohl aber sehr hohem pathologisch-anatomischen Interesse. Trotzdem konnte gelegentlich durch vermehrte Anastomosen zwischen dem Gefäßgebiet der Aorta und Pulmonalis eine Lebensdauer bis zu zwei Wochen erreicht werden.

Die Lebensaussichten steigen, wenn die Transposition der Gefäße mit anderen Mißbildungen am Herzen vergesellschaftet ist und auf diese Weise das Überströmen von arteriellem Blut vom kleinen zum großen Kreislauf gewährleistet wird (Defekt der Kammerscheidewand oder Fortbestand eines weiten Ductus Botalli; ein offenes Foramen ovale genügt nicht, um das Leben länger zu erhalten). *Blumenfeld* führt in dem Handbuch von *Kraus-Brugsch* treffend aus, „daß bei einer echten Transposition das Blut der unteren Hohlvene durch das Foramen ovale in den linken Vorhof, dann in den linken Ventrikel, dann durch die transponierte Arteria pulmonalis teils über den Umweg durch die Lungen, woselbst es arterialisiert wird, in die Aorta, teils über den Ductus arteriosus direkt zur Aorta fließt, während das Blut der oberen Hohlvene, ohne durch das Foramen ovale zu fließen, aus der rechten Kammer über die transponierte Aorta ascendens in die Karotiden und Subklavien strömt, so daß die Gefäße zum Kopf und zur oberen Extremität, die ja vor der Einmündung des Ductus arteriosus in die Aorta abgehen, gar kein sauerstoffhaltiges Blut erhalten würden, wenn nicht durch Anastomosen zwischen den Venae pulmonales und den Arteriae bronchiales, deren Abflußgebiet zur Vena azygos, also zur oberen Hohlvene, gehört, wenigstens etwas oxydiertes Blut in den oberen Kreislauf gelangte“. So kann bei weitem Ductus arteriosus wenigstens die untere Körperhälfte leidlich versorgt werden, und so kann durch den größeren Sauerstoffmangel in der oberen Körperhälfte die hier obwaltende stärkere Zyanose im Gegensatz zu der geringeren an der unteren Körperhälfte von diagnostischer Bedeutung werden.

Diese Zyanose kann die allerhöchsten Grade erreichen, ja sogar zu Erstickungsanfällen mit epileptiformen Krämpfen führen. Der Sauerstoffmangel führt zu hochgradiger Dyspnoe und bedingt bei vielen Kindern eine ausgeprägte Schlafsucht. Das Symptom der völlig reinen Herztöne und des klappenden zweiten Herztones an der Spitze (*Hochsinger*) darf man nicht immer erwarten. Ist es vorhanden, dann hat es große Bedeutung; bestehen aber Geräusche über dem Herzen, so sind diese auf die Kommunikation zwischen den Ventrikeln oder den offenen Ductus Botalli zurückzuführen.

In neuerer Zeit wird darauf hingewiesen, daß auch das Röntgenbild die Diagnose der Transposition der Gefäße zu stützen vermag: Infolge der starken rechtsseitigen Hypertrophie kommt es zu einer Mittelstellung des kugelförmigen Herzens (*Fortmann*), und *Hochsinger* gibt an, „daß man im Röntgenbilde rechts vom Wirbelschatten oberhalb des Schattenbogens der oberen Hohlvene und des Vorhofs einen weiteren Schattenbogen als Zeichen der transponierten Pulmonalarterie nachweisen kann, während er an der normalen Stelle links oben fehlt". Dies wird auch von *Rominger* bestätigt. Dennoch wird eine sichere Diagnose dieses seltenen Herzfehlers in den wenigsten Fällen möglich sein.

Die feinere Diagnose der verschiedenen Grade von Transposition der Gefäße wird nur selten, wenn überhaupt, während des Lebens zu stellen sein. Insbesondere machen die vielen sonstigen Herzanomalien, die zum Teil erst den Kreislauf ermöglichen, eine genaue Diagnosenstellung unmöglich.

Angeborene Klappenfehler.

Es kommen nicht nur Anomalien in der Zahl der Klappenzipfel vor, sondern es können auch, ähnlich wie im späteren Leben, echte Stenosen und echte Insuffizienzen angeboren vorkommen. Hieran können sowohl im fetalen Leben abgelaufene Entzündungen schuld sein als auch Hemmungsmißbildungen bei der Anlage dieser Klappen. Die Symptome der wichtigsten bisher nicht behandelten Form sind kurz folgende:

1. Angeborene Mitralstenose

Das in der Regel hypertrophische linke Herz zeigt Mitralkonfiguration. Man hört bei älteren Kindern über dem linken Herzohr und an der Herzspitze ein blasendes, präsystolisches oder diastolisches Geräusch. Bei kleineren Kindern ist dies jedoch nicht mit Sicherheit genau zu lokalisieren. Die Kinder sind meist stark zyanotisch, leiden an hochgradiger Kurzatmigkeit und sterben zumeist sehr früh. Der Puls ist deutlich verlangsamt.

2. Die Mitralinsuffizienz deckt sich in ihren Symptomen mit der erworbenen Mitralinsuffizienz.

3. Angeborene Trikuspidalstenose. Dieses sehr schwere, meist sehr rasch zum Tode führende Leiden pflegt mit intensiver Zyanose und hochgradigen subjektiven Beschwerden einherzugehen. Das Herz zeigt bei rudimentärem rechten Ventrikel eine Hypertrophie und Dilatation des linken. Man hört ein langgezogenes systolisches Geräusch am unteren Ende des Manubrium sterni.

4. Die angeborene Trikuspidalinsuffizienz stellt ein ungeheuer seltenes Leiden dar und ist meist mit einer starken Dilatation des rechten Herzens verbunden und durch systolische Geräusche charakterisiert. Es ähnelt durch die dabei auftretentenden schweren Dekompensationserscheinungen der erworbenen Trikuspidalinsuffizienz und geht vielfach mit erheblichen Ödemen und Zyanose einher.

Die Häufigkeit der einzelnen angeborenen Herzfehler geht am einfachsten aus der Tabelle von *Spieler* hervor. (Tabelle 10.)

Tabelle 10.

Persistentia ductus Botalli	36,88%	= 45 Fälle
Offenes Septum ventriculorum	33,60%	= 41 „
Angeborene Pulmonalstenose	19,67%	= 24 „
Angeborene Stenose der Aorta	1,64%	= 2 „
Foramen ovale apertum	2,45%	= 3 „
Transposition der großen Herzarterienstämme	3,27%	= 4 „
Angeborene Insuffizienz der Trikuspidalis	0,83%	= 1 „
Angeborene Insuffizienz der Mitralis	0,83%	= 1 „
Angeborene Insuffizienz der Mitralis und Aorta	0,83%	= 1 „
Total	100%	= 122 Fälle

Die Diagnose des angeborenen Herzfehlers.

Während es beim erworbenen Herzfehler meist nicht sehr schwer ist, den Ort festzulegen, durch welchen die Zirkulationsstörung bedingt ist, kann die feinere Diagnose des angeborenen Herzfehlers ganz außerordentliche Schwierigkeiten bereiten. Wir haben zwar im vorstehenden die wesentlichsten Symptome bei einzelnen angeborenen Herzfehlerformen beschrieben. Da es sich aber nicht immer um sog. „reine Formen" handelt, sondern weil sehr häufig Kombinationen verschiedenartiger Störungen vorhanden sind, welche nicht nur die Zirkulation erschweren, sondern vielfach begünstigen, so ist eine genaue Diagnose oft ungeheuer schwer. Dazu kommt, daß, wie von vielen Kinderärzten von jeher hervorgehoben wurde, bei der Kleinheit der kindlichen Verhältnisse die vier Klappen des Herzens aber auch die Stellen pathologischer Kommunikationen (Septumdefekt im Vorhof und im Ventrikel) auf einen so engen Raum zusammengedrängt sind, daß man das Punctum maximum eines Geräusches fast nie mit Sicherheit festlegen kann. Damit geht eines der wichtigsten und für die Klinik des Erwachsenen bedeutungsvollsten Symptome verloren.

Zur Erleichterung der Orientierung sei im nachstehenden die ausgezeichnete tabellarische Übersicht von *Blumenfeld* aus dem *Kraus-Brugsch*schen Handbuch, Band 4, 1. Hälfte, Seite 480, wiedergegeben. (Tabelle 11.)

Eines der wesentlichsten Momente für die Diagnose des angeborenen Herzfehlers ist die Feststellung, daß unmittelbar nach der Geburt schon Herzgeräusche gehört wurden. Auch dieses Symptom ist nicht ganz zuverlässig, denn man kann nicht nur akzidentelle Herzgeräusche schon in der allerfrühesten Lebenszeit wahrnehmen (*Thiemich*, *Heubner*), man kann auch um diese Zeit — besonders beim Pressen und Schreien der Kinder — Geräusche hören, die durch das Hinüberdrängen des Blutes aus dem rechten in den linken Vorhof entstehen. Bei genauerer Beobachtung über das Gesamtverhalten der Kinder, über die Beständigkeit solcher Geräusche kann man aber zumeist deren Bedeutung bald feststellen. Auf der anderen Seite muß betont werden, daß gerade bei hochgradigen Störungen in der Herzentwicklung, d. h. bei reitender Aorta oder Pulmonalis sowie bei sehr großen Defekten der Scheidewände Herzgeräusche völlig vermißt werden können. Ich schilderte ja schon das Herz eines Kindes, bei dem die Mitral- und Trikuspidalklappen nur durch kleine Wülste angedeutet waren und bei dem die Scheidewände zwischen den beiden Vorhöfen und den Kammern völlig fehlten, ohne daß ein Herzgeräusch in „gesunden Tagen" wahrnehmbar gewesen wäre. Erst als das Herz unter der Einwirkung von Diphtherietoxinen erlahmte, traten Geräusche auf. Aber auch bei relativ engen Kommunikationen zwischen den parallel geschalteten Herzabschnitten können Herzgeräusche so lange ausbleiben, als der Druck zu beiden Seiten der Kommunikationsöffnung gleich hoch ist; denn ein Geräusch entsteht nur dann, wenn das Blut durch einen Engpaß hindurchgepreßt wird.

Unter diesen Umständen ist es sehr wohl verständlich, daß der Zyanose von jeher eine überwiegende Bedeutung für die Diagnose des angeborenen Herzfehlers zuerkannt wurde. Es muß aber auch hierbei zu einer gewissen Vorsicht ermahnt werden, besonders dann, wenn das Kind bereits älter ist und ohne genügende Anamnese zur Untersuchung kommt.

Art der Störung	Cyanose u. deren Begleiterscheinungen (Trommelschlegelfinger, Blutveränderungen usw.)	Auskultatorischer Befund. (Geräusche, Beschaffenheit der Herztöne)	Hauptlokalisationsstelle der Geräusche, Fortpflanzungsrichtung	Tastbares Schwirren (Frémissement)	Herzvergrößerung	Röntgenbefund	Elel kar gra (A leitu
Größen-Defekte der Vorhofsscheidewand Foram. ovale apert. (meist symptomlos)	gewöhnlich vorhanden (?)	mitunter systolische od. diastolische Geräusche	Herzbasis?	—	soll bei größeren Defekten vorkommen (ähnlich wie bei Mitralfehlern)	Herz kann mitralkonfiguiert sein	
Isolierter Ventrikel-Septumdefekt (*Roger*sche Krankheit)	fehlen fast stets, nur bei schwersten Septumlücken manchmal beobachtet	ungewöhnlich lautes, rauschendes, gleichmäßiges, systolisches Geräusch (Preßstrahlgeräusch, *H. Müller*). II. Pulmonalton meist nicht verstärkt	unterhalb der 3. Rippe links neben dem Brustbein. In der Mitte der Herzdämpfung, mitunter auch am ganzen Thorax, oft Fortpflanzung in die Halsgefäße (*H. Müller*)	systolisches Schwirren an derselben Stelle	Herzvergrößerung (meist nach rechts) tritt gewöhnlich relativ spät ein	oft Reiten der Aorta auf dem Defekt mit Rechtslage (2 schräger Durchmesser!); starkes Pulsieren des rechten und linken Herzrandes mit Annäherung der Ränder (?)	negati Initia zacke
Pulmonalstenose und Atresie	in der Regel vorhanden (mitunter verspätet auftretend)	in reinen Fällen systolisches Geräusch bei leisen zweiten Herztönen	in der Regel im 2. bis 3. linken Interkostalraum, oft auch am Rücken am 4. Brustwirbeldorn bis zum linken Schulterblatt, nicht selten aber auch an anderen Stellen	Angaben sehr wechselnd	Hypertrophie des rechten Ventrikels	Herz nach rechts vergrößert (nicht besonders charakteristisch)	oft ne Initia zacke
Angeborene Pulmonalinsuffizienz	können vorkommen. In der Regel nicht sehr ausgeprägt	diastolisches Geräusch von unspezifischem Charakter, oft auch systolisch (in Kombination mit Pulmonalstenose?)	im 2. bis 3. linken Interkostalraum	in einem Teil der Fälle diastol. Schwirren an derselben Lokalisationsstelle beobachtet	Hypertrophie und Dilatation des rechten Ventrikels	?	
Stenose am Anfangsteil der Aortenbahn (links Konusstenose)	geringgradig	sausendes oder pfeifendes systol. Geräusch, II. Töne in der Regel sehr leise, aber vorhanden	über der Aorta oder in der Ventrikelgegend	starkes systolisches Schwirren an der Herzspitze bis zur Basis	Hypertrophie des linken Ventrikels ohne wesentliche Dilatation	Aortenherz	
Persistenz des Truncus arteriosus communis	meist vorhanden	mitunter Geräusche	nicht näher lokalisierbar	kann vorkommen (?)	mehrfach beobachtet	?	
Transposition der großen arteriellen Gefäße	stets sehr ausgeprägt (besonders der oberen Körperhälfte)	in reinen Fällen keine Geräusche, II. Töne manchmal akzentuiert	—	—	nicht selten Hypertrophie nach rechts	mitunter Kugelherz, Pulmonalbogen rechts von der Wirbelsäule	
Isthmusstenose der Aorta	fehlen in der Regel dagegen oft Ödeme und allgem. Stauungserscheinungen	häufig systol. Geräusch	Lokalisation wechselnd; nach *Hochsinger* vornehmlich am oberen Drittel des Manubrium sterni	systolisches Schwirren an derselben Stelle	nach links meist sehr ausgesprochen	Aortenherz, Aorta ascendens erweitert und stark pulsierend (*Weinberger, Dietlen*)	
Ductus arteriosus apertus (offener Ductus Botalli)	fehlen oder nur angedeutet	II. Pulmonalton verstärkt, langgezogenes systol. oder systdiastol. Geräusch, das bei tiefer, langausgedehnter Inspiration leiser, bei Druck auf die Bauchaorta lauter werden soll	im 2. linken Interkostalraum in der Nähe des Sternums mit Fortpflanzungsrichtung in die Halsgefäße und Rücken (mitunter am Rücken am deutlichsten hörbar)	systolisches Schwirren im 2. linken Interkostalraum mit derselben Fortpflanzungsrichtung wie das Geräusch	in der Regel Hypertrophie des rechten, mitunter Hypertrophie des linken Ventrikels	großer recht. Ventrikel, später auch linkes Herz erweitert, pulsierender Pulmonalbogen mit Abflachung beim Valsalvaversuch, vergrößerter, stark pulsierender rechter Hilus (?)	oft ne Initi zack stark gesp ne I Zack

Puls und Gefäßbeschaffenheit, Blutdruck usw.	Sonstige charakteristische Befunde	Kombination mit anderen angeborenen Anomalien am Zirkulationsapparate	Subjektive Beschwerden	Prognose (höchst beobachtetes Lebensalter)	Exitus erfolgt gewöhnlich an	Häufigkeit
)sitiver Venenpuls)ei Kombination nit Mitralfehlern	Paradoxe Embolien (auch beim offenen Foramen ovale)	Ventrikelseptumdefekt, Pulmonalstenose, offener Ductus art. usw.	nur bei großen Defekten	selbst bei großen Defekten im allgem. nicht ungünstig. Off. Forovale nur ausnahmsweise lebenskürzend	interkurrenten Erkrankungen mitunter an Tuberkulose oder paradox. Embol.	größere Defekte selten, For. ovale apert „normaler Befund" ($1/3$ aller Menschen)
ıne Besonderheiten	—	sehr häufig mit Defekten der Vorhofscheidewand, Pulmonalstenose, offener Duct. art.	können gänzlich fehlen; im allgemeinen lange Zeit nur gering	günstig, in der Regel mittleres Lebensalter erreicht; höchstbeobachtetes Alter 67 Jahre	oft an Pneumonien oder Tuberkulose (vorzugsweise der Lungen), seltener an Herzinsuffizienz oder sekundärer Eudokarditis	häufig (unter Hinzurechnung der mit ander. angeb. Herzstörungen verbund. Fälle wahrsch. das häuf. angeb. Vitium)
uls nicht selten klein, sonst ohne Besonderheiten	—	meist vorhanden Septumdefekte, ferner offener Duct. art.	in der Regel vorhanden	im allgemeinen ziemlich ungünstig, Durchschnittsalter bei Atresien 10 Jahre, Höchstalter 57 Jahre.	Herzinsuffizienz, Lungentuberkulose ($1/4$ aller Fälle) oder sonstigen interkurr. Erkrankungen	angeblich häufigstes angeborenes Vitium in Kombination mit anderen Vitien
leiner arterieller Puls, Doppelton d. Lungenarterienäste, Kapillarpuls des kleinen Kreislaufes (*Gerhardt*)	Spitzenstoß abgeschwächt, nicht nach außen verlagert	Pulmonalstenose, offenes Foramen ovale	abgesehen von Ausnahmen vorhanden	ungünstig (aber anscheinend doch besser als bei d. erworb. Form, höchstbeobachtetes Alter 31 Jahre (?))	Herzinsuffizienz	als angeborenes Vitium sehr selten
chwacher elender Puls (Pulsus tardus)	meist deutlich verstärkter Herzstoß	meist isoliert vorkommend	relativ gering, solange keine eigentliche Dekompensation besteht	nicht direkt ungünstig, höchstbeobachtetes Alter 49 Jahre	Herzinsuffizienz (linker Ventrikel!), interk. Erkrankungen	selten
—	—	stets vorhanden	hochgradig	sehr ungünstig, nur selten wird das 1. Lebensjahr überschritten, höchstbeobachtetes Alter 12 Jahre	Herzinsuffizienz	betrifft mit wenigen Ausnahmen nur junge Kinder, selten
—	—	Septumdefekte, Pulmonalstenose, offener Duct. art.	meist beträchtlich	ungünstig, $3/4$ aller Fälle starben im 1. Lebensjahre, höchstbeobachtetes Alter 56 Jahre	Herzinsuffizienz, interkurrenten Erkrankungen	im späten Alter sehr selten
ei stärk. Sten. arterieller Kollateralkreislauf (Bauch, Brust, Rücken) mit deutl. Schwirren, kleiner, träger, verspäteter Femoralpuls.; oft Blutdrucksteigerung an der Radialis	Spitzenstoß hebend, oft mehrere Zentimeter außerhalb der Mamillarlinie im 7. Interkostalraum	oft andere Mißbildungen am Zirkulationssystem; außerdem in 37% (*Barié*) sonstige körperliche Anomalien	nicht selten fehlend oder sehr geringfügig bei leichten Stenosen	in der Mehrzahl der Fälle günstig, höchstbeobachtetes Alter 92 Jahre	interkurrenten Erkrankungen, Herzinsuffizienz, Ruptur der Aorta vor der Stenose	häufig (?). Nach der älteren Literatur zweithäuf. angebor. Zirkulationserkrankungen
'ulsdifferens an rechter und linker Art. radialis (*Sokolow*); Pulsus paradoxus (?) (*François Franck*). Zuweilen vergrößerte Pulsamplitude	(*Gerhardt*sche) Dämpfungszone oberhalb der Herzdämpfung, links vom Sternum bis zum 1. Interkostalraum	Pulmonalstenose, Septumdefekte, Transposition der großen Gefäße	wechselnd je nach dem Grade der Dekompensation, in der Mehrzahl der Fälle lange Zeit geringfügig	relativ günstig, meist wird mindestens das Pubertätsalter erreicht, höchstbeobachtetes Alter 66 Jahre.	meist an interkurrenten Erkrankungen oder sekundärer Endokarditis, seltener an den direkten Folgen der Anomalie	nach neueren klinischen Beobachtungen viel häufiger, als früher angenommen

Tabel

Art der Störung	Cyanose u. deren Begleiterscheinungen (Trommelschlegelfinger, Blutveränderungen usw.)	Auskultatorischer Befund. (Geräusche, Beschaffenheit der Herztöne)	Hauptlokalisationsstelle der Geräusche, Fortpflanzungsrichtung	Tastbares Schwirren (Frémissement)	Herzvergrößerung	Röntgenbefund	Elek kar gra (A leitu
Angeborene Tricuspidalstenose	vorhanden, meist sehr intensiv	systolisches Geräusch (langgezogen oder intermittierend)	Herzbasis bzw. über dem Brustbein in der Höhe des 4. Rippenknorpels	systolisches Schwirren mehrfach beobachtet	Hypertrophie und Dilatation nach links, rechter Ventrikel oft rudimentär	?	?
Angeborene Tricuspidalinsuffizienz	vorhanden	systolisches Geräusch (?)	nicht lokalisierbar	systolisches Schwirren kann vorkommen	nach rechts	?	?
Angeborene Mitralfehler[1]) (Mitralstenose bzw. Atresien)	meist vorhanden	blasendes, präsystolisches oder systolisches Geräusch (?)	nicht streng lokalisierbar	vorhanden (Herzspitze)	in der Regel Hypertrophie nach links, selt. auch nach rechts	Mitralkonfiguriertes Herz, das nach links und rechts vergrößert sein kann	Befund wechs je nac das l od. r Herz wiegt
Situs inversus viscerum totalis	fehlen	normale Töne	—	fehlt	nicht vorhanden	Herzsilhouette. Spiegelbild des normalen Leberschattens links, Magenblase rechts	sämtli 3 Zac grupp unten richte (Spie bild norm.

(Tabelle von Blumenfeld in Spezielle Pathologie und Therapie in

Insbesondere kann bei miliarer Tuberkulose, aber auch bei den im Säuglings- und Kindesalter nicht seltenen Bronchiektasien, ferner bei abnormer Weichheit des Brustkorbes infolge von Rachitis, außerdem im asthmatischen Anfall und bei enormer Hochdrängung des Zwerchfells eine sehr hochgradige Zyanose beobachtet werden. Es gilt daher zunächst, solche Störungen differentialdiagnostisch auszuschließen. Ebenso ist es bei älteren Kindern notwendig einen erworbenen Herzfehler, der bekanntlich mit sehr erheblicher Zyanose verbunden sein kann, abzulehnen. Dies kann man meist auf Grund der folgenden Überlegung: Der erworbene Herzfehler entsteht oft an einem Herzen, das bei der Geburt normal war. In solch einem Falle waren die Scheidewände des Herzens geschlossen, der Ductus Botalli verödet, und es bestand keinerlei Kommunikation zwischen dem großen und kleinen Kreislauf außer dem normalen Wege der Blutbahn des Gesunden. Kommt es in solchen Fällen infolge von Verengerung oder Insuffizienz einer Klappe zu einer Störung der Zirkulation, so muß regelmäßig der stromaufwärts gelegene Herzabschnitt eine Mehrleistung vollbringen. Er wird erweitert, er hypertrophiert, und man kann aus der Akzentuation sonst nicht auffällig betonter Herztöne auf eine Drucksteigerung schließen und aus der Veränderung der Lungen (Stauungsbronchitis), der Nieren (Stauungsniere), aus der Vergrößerung der Leber (Stauungsleber) und aus der Ansammlung von Flüssigkeit in den Hohlräumen des Körpers (Aszites, Hydrothorax, Hydroperikard) oder in der Haut (Ödeme) den erworbenen Herzfehler erkennen und die Zyanose hiermit begründen.

[1]) *Duroziersche* Mitralstenose ist hierbei nicht berücksichtigt.

Puls und Gefäßbeschaffenheit, Blutdruck usw.	Sonstige charakteristische Befunde	Kombination mit anderen angeborenen Anomalien am Zirkulationsapparate	Subjektive Beschwerden	Prognose (höchst beobachtetes Lebensalter)	Exitus erfolgt gewöhnlich an	Häufigkeit
hne Besonderheiten	—	Pulmonalstenose, Septumdefekte, offener Duct. art.	abgesehen von wenigen Ausnahmen hochgradig	bei der auf Entwicklungsstörung beruhenden Form sehr schlecht (nur wenige Monate Lebensdauer), besser bei der Form infolge fötaler Endokarditis; höchstbeobachtetes Alter 29 Jahre	Herzinsuffizienz	selten
hne Besonderheiten	—	Pulmonalstenose, Septumdefekte	meist beträchtlich	nicht unbedingt schlecht, höchstbeobachtetes Alter 61 Jahre	Herzinsuffizienz, Tuberkulose	äußerst selten
hne Besonderheiten	—	Trikuspidalfehler	hochgradig	infaust, höchstbeobachtetes Alter etwa ½ Jahr	Herzinsuffizienz	ganz vereinzelt vorkommend
hne Besonderheiten	nicht selten Linkshändigkeit beobachtet, außerdem Tieferstehen des r. Hodens	kann in Verbindung mit fast allen angeb. Herzanomalien vorkommen (rel. häufig)	fehlen	durch die Anomalie als solche nicht beeinflußt	interkurrenten Erkrankungen	schwer beurteilbar, wahrscheinlich ziemlich häufig

:rankheiten. Herausgegeben von *Kraus-Brugsch.* Bd. IV, 1.)

Dennoch hat, wie schon erwähnt, die Zyanose für die Diagnose des angeborenen Herzfehlers die allergrößte Bedeutung. Gelingt es, all die eben genannten, sonst zur Zyanose führenden Momente auszuschließen, dann ist eben dieses Symptom der Ausdruck für einen angeborenen Herzfehler. Es geht dies soweit, daß man vielfach bei der Schwierigkeit der feineren Diagnose des angeborenen Herzfehlers, d. h. bei der Schwierigkeit, den Sitz der Erkrankung am Lebenden zu erkennen, vorgeschlagen hat, die Bezeichnung der Blausucht bzw. des Morbus coeruleus synonym der Diagnose des angeborenen Herzfehlers zu gebrauchen.

Wenn hieraus auch die Tatsache der großen Häufigkeit der Zyanose bei angeborenen Herzfehlern hervorgeht, so muß man andererseits bedenken, daß diese, wie wir im einzelnen ausgeführt haben, auch in vielen Fällen völlig fehlen kann. Es bleibt daher die Aufgabe, zu erklären, wodurch diese Zyanose entsteht.

Die *Hunter*sche Auffassung, daß die Durchmischung von arteriellem mit venösem Blut infolge der abnormen Kommunikationen an der Zyanose bei angeborenen Herzfehlern schuld sei, muß, so einleuchtend sie auf den ersten Blick erscheinen mag, abgelehnt werden, zumal sie bei einigen angeborenen Herzfehlern, bei denen mit Sicherheit eine solche Durchmischung ausgeschlossen ist (z. B. bei einer reinen Pulmonalstenose), die hochgradigsten Formen annehmen kann. Gegen die einfache Durchmischungstheorie kann man aber auch die Sauerstoffkapazität ins Feld führen, worauf besonders *Kraus* und *Plesch* hinweisen. Gelang es doch dem letzteren sogar, eine erhebliche Erhöhung dieser Sauerstoffkapazität (von 62—66% der Norm bis auf 87% bei Erkrankungen mit der „Durchmischung") festzustellen. Ein Zurückgreifen auf die Erklärungen von *Mortagni* und *Rokitansky* u. a., die die Blausucht beim angeborenen Herzfehler durch die Stauung im Venensystem erklären wollen, ist auch nicht möglich, da gerade bei den angeborenen Herzfehlern die sonstigen Zeichen der Stauung, wie wir sie für die erworbenen Herzfehler schilderten, vermißt werden.

Heute glaubt man vielmehr, daß einmal jede einzelne Kapillare eine reichlichere Menge von Blut enthält, daß ferner sehr viel mehr gefüllte Kapillaren an der Hautoberfläche zu finden seien. Dafür sprechen die Kapillaruntersuchungen von *O. Müller* und *Weiß*, ferner eine Beobachtung von *Rominger*, der bei einem Falle von Transposition der großen Gefäße geradezu variköse Erweiterungen und Schlängelungen der Kapillaren am Nagelfalz fand; dafür spricht auch die enorm rasche Entwicklung von Zyanose bei „Wutkrämpfen", auch wenn die Herzen der Kinder völlig intakt sind. Zu alledem tritt, worauf zuerst von *Krehl* und *Senator* hingewiesen wurde, eine Vermehrung der roten Blutkörperchen, die von 4,5—5 auf 7—8, ja 10 und 12, ja in extremen Fällen 13—14 Millionen Erythrozyten im mm^3 ansteigen. Auch diese Vermehrung der roten Blutkörperchen, die hier und da noch mit einer Zunahme des Hämoglobins im einzelnen Blutkörperchen verbunden sein kann, führt zu einer intensiveren Verfärbung der Haut und verstärkt den Eindruck der Zyanose.

Gewiß hat die Hyperglobulie in solchen Fällen als Kompensationseinrichtung eine erhebliche Bedeutung. Aber dem Vorteil, den die Erleichterung des Sauerstofftransportes mit sich bringt, steht der Nachteil gegenüber, daß das Blut visköser und schwerer beweglich wird. Immerhin vermögen diese Veränderungen des Blutes dem Träger des angeborenen Herzleidens ein längeres Leben zu sichern. Die Bedeutung der normalen oder übernormalen Blutzusammensetzung beim angeborenen Herzfehler wird uns durch die Gegenüberstellung von Patienten mit einem erworbenen Herzfehler, die gleichzeitig vielleicht infolge der Sepsis, die zu dem Herzfehler geführt hat, an hochgradiger Anämie leiden, besonders klar. Das schwere Krankheitsbild solcher Kinder, die entsetzliche Atemnot, lassen sich oft rasch beseitigen, wenn man durch wiederholte Transfusionen die Zusammensetzung des Blutes auf die Norm bringt[1]).

Die Zyanose bedeutet beim angeborenen Herzfehler also keineswegs so wie beim erworbenen den Ausdruck der Herzschwäche, vielmehr ist sie zum Teil eine Kompensationserscheinung. Deswegen kann man auch nicht wie beim ursprünglich Herzgesunden, der eine Herzinsuffizienz erworben hat, aus dem Grade der Zyanose prognostische Schlüsse auf die Schwere des Herzfehlers ziehen.

Wir müssen daher für die Prognose der angeborenen Herzleiden weitere Anhaltspunkte suchen. In erster Linie dürfte der Grad der Dyspnoe zu berücksichtigen sein. Kann ein Kind trotz seiner hochgradigen Blausucht sich bei ruhiger Atmung wohl fühlen, so ist das ein gutes Zeichen. Noch besser ist es, wenn das Kind ohne erhebliche Kurzatmigkeit gehen, laufen bzw. sogar Treppen steigen oder mit gleichaltrigen Kindern spielen kann. Auch die Beruhigung des Herzens und der Atmung nach körperlichen Anstrengungen ergibt wertvolle Hinweise. Schließlich sollte man nie vergessen, aus der Gesamtentwicklung des Körpers Rückschlüsse auf die Herzleistung zu ziehen, weil jede schwerere Zirkulationsstörung zur Entwicklungshemmung führt.

In den meisten Fällen steht und fällt die Prognose des angeborenen Herzfehlers mit dem verschiedenen Grade der Entwicklungsstörung. Da während des fötalen Lebens die Trennung zwischen rechtem und linkem Herzen im Prinzip gar nicht durchgeführt ist, so kann manches Herz bis zum Moment der Geburt vollauf genügen, um dort bei den veränderten Zirkulationsbedingungen sofort zu versagen. Vielfach läßt der Grad der Mißbildung überhaupt keine Kompensation zu. In anderen Fällen fehlt

[1]) Eine vorzügliche Zusammenstellung der heute bekannten Tatsachen über die Bedeutung der Zyanose bei angeborenen Herzleiden ist bei *Blumenfeld* a. a. O. zu finden.

dem Herzen die nötige Zeit, die es beim erworbenen Herzfehler zumeist hat, um die zu stark belasteten Herzabschnitte erstarken zu lassen. Infolgedessen versagen viele Herzen mit angeborenem Fehler schon in den allerersten Lebenstagen oder gar -stunden. Andere Kinder haben, ohne daß man ihnen wirksam helfen könnte, nur ein qualvolles Dasein. Auch für diese bedeutet der frühe Tod eine Erlösung. Vielfach macht, nachdem der Herzfehler eine Zeitlang erträglich erschienen war, die erhöhte Belastung im Spielalter dem Leben dieser Kinder ein Ende. Denn trotz aller Ermahnungen läßt sich das Kind nicht so wie der Erwachsene, der die Folgen seines Handelns leichter übersieht, zur völligen Ruhe verurteilen.

Die Behandlung angeborener Herzfehler.

Die Therapie angeborener Herzfehler ist höchst unbefriedigend.

Die Verwendung von Herzmitteln hat unter den vorher geschilderten Umständen nicht allzuviel Sinn. Sie kommt mehr beim akuten Erlahmen eines solchen Herzens in Frage und gewinnt die allergrößte Bedeutung bei akzidentellen Erkrankungen. Jede Infektionskrankheit, jede gesteigerte Belastung durch Turnen und Sport ist für diese Herzen eine Gefahr. Selbst eine Übungstherapie, die bei dem erworbenen Herzfehler in richtiger Dosierung zu einer Stärkung einzelner Herabschnitte führen kann, kommt für das angeborene Vitium kaum in Frage. Für solche Kinder bedeutet Schonung alles. Aber solche Schonung bedeutet letzten Endes den Verzicht auf viele Freuden im Kindesalter.

So entscheidet sich je nach Schwere des Herzfehlers und nach Temperament das Schicksal vieler Kinder. Da aber nicht in allen Fällen solchen Kindern ein frühes Ende beschieden ist und da in manchen Fällen wohl infolge der besseren Muskelentwicklung am Herzen eine Hebung der Zirkulationsverhältnisse eintritt, hat der Arzt die Pflicht, durch Vermeidung von Fehlern (Überfütterung, unnötiges Schreien) jede Schädigung fern zu halten, um dadurch dem Herzen Gelegenheit zur Kräftigung zu verschaffen.

Zu den angeborenen Herzfehlern gesellt sich in auffallender Häufigkeit ein erworbener. Es ist fraglich, ob sich diese Neigung rein mechanisch erklären läßt. Immerhin steht ja fest, daß auch beim gesunden Herzen besonders an den Stellen maximaler Beanspruchung sich entzündliche Prozesse lokalisieren. Wenn man ferner eine gewisse Häufung von angeborenen und von im späteren Leben erworbenen Herzfehlern in gewissen Familien findet, so ist das eine Tatsache, die man, ohne sie eigentlich erklären zu können, feststellen muß. *Bauer* erklärt diese Verhältnisse unter Heranziehung des Prinzips vom locus minoris resistentiae. „Je empfindlicher, je disponierter ein Herz ist, um so geringere exogene Noxen reichen aus, die Endokarditis hervorzurufen;" er betont, daß, wie auch von anderen Organen her bekannt, nicht immer die Minderwertigkeit eines Organs und die darin gelegene Disposition zu Erkrankungen grob morphologisch erkennbar sein müsse.

Die erworbenen Herzleiden.

Normale Leistung und Überbelastung des Herzens.

Wenn auch die Tätigkeit des Herzens im Schlafe und im wachen Zustande gewiß verschieden groß ist, so ist doch das Herz das einzige Organ, das von der Geburt bis zum Tode ununterbrochen in Tätigkeit bleibt. Es ist das um so wunderbarer, als wir beim Skelettmuskel schon nach relativ kurzen Anstrengungen eine hochgradige Ermüdung feststellen können, die im gleichen Maße beim Herzen nicht beobachtet wird. Es mag wohl sein, daß in der allgemeinen Ermüdung des Körpers die Ermüdung des Herzens untergeht. Es mag sein, daß das Herz später als der Skelettmuskel ermüdet und daß es durch die früher eintretende Ermüdung der Skelettmuskulatur in vielen Fällen vor eigener Ermüdung bewahrt bleibt. Immerhin ist es beachtenswert, daß es sich von den Anstrengungen nicht durch Ruhe, sondern nur unter verminderter Arbeitsleistung zu erholen vermag.

Die Leistungen des Herzens werden aber nicht nur durch die Herzarbeit selbst bedingt, eine Menge von exogenen wie endogenen Schädigungen kann diese Leistungsfähigkeit herabsetzen oder gar zerstören. Zunächst kommen körperliche Überanstrengungen in Betracht. Beim Kinde, insbesondere beim völlig normalen Kinde, pflegt die Muskeltätigkeit im Spielalter eine ganz ungeheuere zu sein. Stundenlang vermag das Kind umherzutollen, ohne dabei auch nur die geringsten Zeichen der Ermüdung erkennen zu lassen. Diese außerordentliche Leistungsfähigkeit des Herzens kann man sich wohl nur dadurch erklären, daß das Herz des jungen Kindes durch keinerlei infektiöse oder toxische Schädigung gelitten hat, vielleicht aber auch durch die Unterstützung, die solch ein Herz durch die völlig gesunden Gefäße erfährt, die sich beim Kinde leichter als beim Erwachsenen dank ihrer Unversehrtheit den jeweiligen Anforderungen anzupassen vermögen. Außerdem möchte ich aber in der bedingungslosen Reaktion des Kindes auf das gesteigerte Schlafbedürfnis einen wesentlichen Schutz für das Herz erblicken. Darum soll man auch Kinder mit einem gesteigerten Schlafbedürfnis nicht am Schlafe hindern, so verkehrt es auf der anderen Seite ist, wenn man Kinder, die nicht schlafen können, so wie es bei Laien leider vielfach vorkommt, kritiklos zum Schlafe verurteilt. Der Erwachsene muß aus Gründen des Berufs, gesellschaftlicher Formen oder sportlichen Ehrgeizes häufig gegen die Müdigkeit ankämpfen. Das Kind pflegt im allgemeinen solche Rücksichten nicht zu kennen. Das bedeutet einen sehr wesentlichen Schutz für das kindliche Herz gegen Überanstrengung.

Wenn man auch beim Erwachsenen in der Regel bei sportlicher Betätigung keine Schädigung des Herzens nachweisen kann, so steht doch fest, daß Menschen mit einem schwach veranlagten Herz und Gefäßsystem auf sportliche Belastung mit einer Herzerweiterung statt mit der Herzverkleinerung antworten. Man muß entschieden mit einer variablen Leistungsfähigkeit des Herzens bei den einzelnen Menschen rechnen. Unsere Untersuchungsmethoden des Herzens sind lange nicht genügend fein, um solche Differenzen vor dem Auftreten einer Schädigung zu erkennen. In dieser Beziehung dürfte die genaue Anamnese der Geschwister und Vorfahren entschieden eine größere Beachtung verdienen, als man ihr für gewöhnlich schenkt. Es gibt eben Familien mit mehr oder weniger leistungsfähigen Herzen. Daher kann auch bei Kindern gelegentlich körperliche Überanstrengung zu deutlicher Schädigung des Herzens Anlaß geben.

Als Beispiel führe ich hier einen Quintaner an, der täglich zwei- bis viermal auf dem Rade eine halbstündige Fahrt zur Schule machte und dabei nach jeder Fahrt mit seinen Kameraden Wettfahrten veranstaltete. Der Erfolg war der, daß das Kind nach einem Vierteljahr über Herzklopfen klagte und bei der Untersuchung eine deutliche Verbreiterung der Herzdämpfung mit nach links verlagerter Herzspitze aufwies. Der Junge war noch nicht leistungsunfähig geworden, aber die subjektiven Beschwerden und der objektive Befund ließen die Überanstrengung des Herzens als Ursache der Störung erkennen. Der Rückgang aller Erscheinungen nach Verbot des Radfahrens bestätigte die Richtigkeit der Diagnose.

Merkwürdigerweise bedeuten eine Reihe von Überanstrengungen, deren Bedeutung man erst am kranken Herzen voll erkennt, beim Herzgesunden oft jahrelang keine Belastung. Insbesondere ist es die oft recht erhebliche Nahrungs- und Flüssigkeitszufuhr, die bei herzgesunden Kindern ohne die allergeringsten subjektiven Beschwerden ertragen wird. Selbst bei einem Diabetes insipidus wird die unerhört große Flüssigkeitsaufnahme mühelos vom Magendarmkanal nach der Niere befördert. Oder sollte man vielleicht doch in der körperlichen Unterentwicklung solcher Kinder nicht bloß ein allgemein denegeratives Zeichen, sondern eine durch Herzinsuffizienz bedingte Hypoplasie erblicken? Es ist in dieser Beziehung die Gegenüberstellung eines Patienten mit Diabetes insipidus und eines solchen mit Polyurie infolge von chronischer Schrumpfniere sehr instruktiv, weil wir im letzteren Falle fast immer Herzbeschwerden beobachten, die offenbar darauf zurückzuführen sind, daß nicht bloß eine vermehrte Flüssigkeitsausfuhr, sondern die Rückwirkung von Stoffwechselschlacken (Rest-N.), die zu einer Blutdrucksteigerung Anlaß geben, auf dem Umwege über die Gefäßwiderstände zur Herzschädigung führen.

Die bei älteren Individuen so gefürchtete Durchsetzung und Überlagerung des Herzmuskels mit Fett, wodurch die Muskelzellen auseinander gedrängt werden und die freie Beweglichkeit des Herzens rein mechanisch behindert wird, kommt bei Kindern, wenn überhaupt, so doch trotz hochgradigster Fettsucht nur in unerheblichem Maße vor. Es befindet sich ja das Herz beim Kinde nicht allein in einer solchen Sonderstellung; auch sonst pflegt die Fettverteilung je nach dem Alter bei der Adipositas eine sehr verschiedene zu sein: beim Erwachsenen die Fettansammlung an den Hüften, im Bauche, in den Bauchdecken und am Magen, beim Kinde dagegen eine viel gleichmäßigere Verteilung des Fettes an der gesamten Körperoberfläche. Infolgedessen sehen wir bei sonst normalen, insbesondere geistig regsamen Kindern trotz erheblicher Adipositas eine überraschende Leistungsfähigkeit des Herzens beim täglichen Spiel wie auch bei Gebirgstouren.

Daß Allgemeinerkrankungen nicht-infektiöser Art wie rachitische Erweichung des Thorax, hochgradige Kyphose, Bronchiektasien, Asthma durch Behinderung der Zirkulation in der Lunge eine schwere Schädigung des Herzens bedeuten können, ist allgemein bekannt. Leider wird aber infolge oberflächlicher Untersuchung bei der Lungenblähung und der dadurch bedingten Überlagerung des Herzens die Herzdilatation sehr häufig übersehen, und es kommt zu einer Verabsäumung der oft sehr wirksamen Therapie der Kurzatmigkeit durch Hebung der Herzkraft. Auch beim Keuchhusten kann unter den wiederholten, langdauernden, außerordentlich anstrengenden Hustenanfällen vielfach eine deutliche Schädigung des Herzens, insbesondere eine Erweiterung des rechten Ventrikels beobachtet werden. Auch hier dürfte die Erschwerung des Lungenkreislaufes infolge des mächtig gesteigerten intrathorakalen Druckes, also ein rein mechanisches Moment, nicht aber eine spezifisch toxische Schädigung durch Gifte des Keuchhustenbazillus die Ursache sein. Dasselbe bedeutet die Anschoppung in der Lunge bei schweren Bronchopneumonien.

Bei den recht seltenen Todesfällen infolge der gesteigerten Unruhe bei Chorea minor (oder Encephalitis epidemica?) ist gewiß der unerhörten Belastung des Herzens als ätiologischen Faktors ebenfalls zu gedenken.

Vor 10 Jahren wurde ein etwa 11jähriges Mädchen in die Kinderklinik eingeliefert, weil es seit wenigen Tagen an „Chorea minor" erkrankt war und zu Hause nicht mehr im Bette zu halten war. Das Kind war nur 36 Stunden in der Klinik. Die choreatischen Bewegungen waren derart schwer, daß dauernd zwei Personen das Kind überwachen mußten, damit es nicht über die gepolsterten Seitenwände des Bettes hinausfiel. Dabei war das Kind in keiner Weise zu beruhigen. Chloralhydrat, Luminal, Skopolamin erwiesen sich als völlig wirkungslos. Die Unruhe war derart groß, daß trotz dauernder Glättung des Matratzenbezuges schon nach wenigen Stunden die gesamte Rückenhaut infolge des Abscheuerns der Epitheldecke blutete. Entsprechend dieser ungeheuren, nicht einmal für Minuten unterbrochenen körperlichen Anstrengung wurde das Herz insuffizient, es entwickelte sich eine immer stärkere Zyanose, bis das Kind kurz vor dem Tode intensiv blau gefärbt erschien.

Besonders bedeutungsvoll sind alle die Erkrankungen, die durch rein mechanische Behinderung des Herzens seine Arbeit erschweren: Ergüsse in den Pleuren sowie im Perikard, aber auch Ergüsse und Gasansammlung in der Bauchhöhle. Bei der Besprechung der Therapie wird ein solcher Fall von maximaler Gasansammlung in den Därmen angeführt, bei dem durch die Entleerung der Gase im Verlauf von einer halben Stunde auch die Lebensgefahr beseitigt wurde. Daß Flüssigkeitsansammlungen im Bauche Herz und Kreislauf auf das schwerste behindern können, zeigt folgende eigene Beobachtung.

Ein Kind wird wegen Bauchfelltuberkulose mit großem Flüssigkeitserguß aufgenommen. Die Flüssigkeitsansammlung nimmt derart zu, daß die Atmung stockt und das Kind intensiv zyanotisch wird. Eine Punktion des Bauches mit Entleerung von 5 Litern Flüssigkeit läßt für einige Stunden das Kind aufleben. Dann erfolgt aber eine sehr rasche Wiederansammlung der Flüssigkeit im Bauche mit Eindickung des Blutes und nach wenigen Tagen der Tod.

Diese Beobachtung leitet über zu einer Gruppe von Störungen der Herzaktion, die gerade im Kindesalter allergrößte Bedeutung besitzen, den Zirkulationsstörungen durch Wasserverlust. Insbesondere sind es die Säuglinge, die bei den schweren Wasserverlusten infolge von Magen-Darmerkrankungen eigenartige Zirkulationsstörungen aufweisen. Das hervorstechendste Symptom ist hierbei das Verschwinden des ersten Herztons, das von den meisten Autoren als Ausdruck der Schädigung der Muskulatur angesehen wird.

Es ist beachtenswert, daß auch andere gewaltsame Entziehungen von Flüssigkeit zu genau denselben Zirkulationsstörungen führen können. Ich beobachtete dies bei einem 14jährigen Knaben, der infolge einer wahrscheinlich zu frühen Rippenresektion bei einer foudroyanten Grippe-Pleuritis solche Mengen von Flüssigkeit verlor, daß man am Tage nach der Operation das durch die Matratzen hindurchgelaufene Wasser auf dem Fußboden aufziehen mußte. — Diese Wasserentziehung bedingte ja auch bei dem vorhin angeführten Patienten mit der Peritonitis neben der Hochdrängung des Zwerchfells die Kreislaufinsuffizienz.

Während wir bei den akuten Toxikosen vor allem in der Verschiebung von Wasser und Salzen den Grund für die Schädigung des Herzens erblicken, können wir bei unzweckmäßiger Ernährung, bei Hunger und einseitiger Kost Zustände am Herzen erleben, die wohl mehr durch den Mangel an wertvollem Aufbaumaterial bedingt sind.

Wenn auch bei Verhinderung des Klappenschlusses der 1. Herzton nachweisbar bleibt, so wird doch von einigen Autoren auch dieser für die Entstehung des Herztones unter normalen Bedingungen mit verantwortlich gemacht. *W. R. Heß* vertritt demgegenüber den Standpunkt, daß beide Momente, Muskelanspannung und Klappenverschluß für das Zustandekommen des 1. Herztones unwesentlich seien, daß dieser vielmehr erst entstehe, wenn der erste Teil der Systole durch die auftretenden Widerstände jäh unterbrochen werde[1]).

Diese Beobachtung, daß alimentäre Einflüsse, mögen sie das Wasser, die Salze oder gar hochwertige Nährstoffe betreffen, entscheidend für die Herzaktion werden können, ist viel zu wenig gewürdigt. Sicher ist die Unterernährung des Herzens, die sich ja nicht immer so leicht wie in den genannten Fällen mit Enuresis beweisen läßt, häufiger an der Leistungsunfähigkeit der Menschen schuld als man im allgemeinen denkt (vgl. S. 864).

Eine Folge von Stoffwechselstörungen ist auch der „plötzliche Herztod" bei Spasmophilie. Das Herz bleibt in solchen Fällen plötzlich in Diastole stehen. Da psychische Erregungen hierbei eine wesentliche Rolle spielen, muß man eine Mitbeteiligung des Nervensystems für sehr wahrscheinlich halten, vgl. S. 833. So hat man bei der elektrischen Untersuchung, bei der Racheninspektion und anderen an sich harmlosen Anlässen diesen plötzlichen Tod erlebt. Auch die Tatsache, daß bei solchen Kindern eine einzige große Mahlzeit den plötzlichen Herztod herbeiführt, wird zumeist als Ausdruck der nervösen Übererregbarkeit angesehen und als Vagusreflex gedeutet. Weniger wahrscheinlich ist es (es fehlen allerdings genaue Untersuchungen), daß in solchen Fällen eine Veränderung der Herzmuskulatur selbst vorliegt, wie sie *Bossert* bei Kindern mit Neigung zu Tetanie fand, deren Skelettmuskulatur einen außerordentlich langsamen Ablauf der Kontraktionswelle erkennen ließ. Für eine Verlangsamung der Herzkontraktion bei spasmophilen Kindern liegen aber keinerlei Beweise vor. Von *Schwenke* ist im Gegenteil das periodische Auftreten von Tachykardie mit stark hebendem Spitzenstoß beobachtet worden. Auch die Tatsache, daß solche Herzen selbst nach minutenlangem Fehlen jeglichen Lebenszeichens durch Herzmassage wieder zum Schlagen gebracht werden können, spricht dafür, daß der Herzmuskel selbst wohl nicht all zu schwer geschädigt ist. Man müßte denn annehmen, daß der Herzmuskel — durch die Alkalosis geschädigt — zum diastolischen Stillstande kommt und daß die nachfolgende Säuerung bei den Absterbeerscheinungen diesen Fehler beseitigt. Dafür könnte der Umstand sprechen, daß erst nach minutenlangen Bemühungen das Herz wieder zum Schlagen zu bringen ist. Weil diese Fälle von so außerordentlich großer klinischer Bedeutung sind, so seien hier ganz kurz zwei eigene, von *Magda Frei* ausführlich beschriebene Fälle[2]) angeführt:

1. Bei dem kräftigen Knaben Reinhard F. bestanden während des 13. und 14. Lebensmonates Krämpfe, die sich manchmal mehrfach am Tage wiederholten. Das

[1]) Vgl. *Abderhalden,* Lehrb. d. Physiol. Bd. II, 152, dort auch nähere Literaturangaben.

[2]) Monatschr. f. Kinderheilk. Bd. 15, S. 376.

Fazialis- und Peronäusphänomen waren stark positiv. Daneben bestand erhebliche elektrische Übererregbarkeit. Am vierten Tage des Aufenthaltes in der Klinik „zieht" das Kind plötzlich sehr stark; es wird blau, dann ganz blaß, Schaum tritt vor den Mund; die oberen Extremitäten zeigen starke Spasmen. Die Herztöne sind überhaupt nicht mehr zu hören, die Atmung steht still. Der anwesende Stationsarzt unternimmt sofort energische Herzmassage. Nach 15—20 Minuten erholt sich das Kind, der Puls kehrt wieder und einige tiefe Atemzüge beenden die unheimliche Situation. Das Kind kommt gleich nach dem Anfall in ein heißes Bad und erhält Magnesium sulphuricum, daneben die entsprechende milchfreie Kost. In der Herzgegend finden sich am nächsten Tage ausgedehnte Hautabschürfungen als Folge der Herzmassage. Die Spasmophilie wird allmählich geringer, aber am sechsten Tage nach dem ersten Anfalle tritt ein zweiter gleichartiger ein, der jedoch nach zwei Minuten langer Dauer wiederum durch Herzmassage behoben wird.

2. W. M. 8 Monate alt, seit zwei Tagen Krämpfe, wohl durch das zur Spasmophilie hinzugetretene Fieber infolge einer Bronchitis begünstigt. Ohne daß irgend etwas anderes vorausgegangen wäre, bekam das Kind einen Anfall von plötzlichem Wegbleiben, es wurde blau, dann schneeweiß und schlaff; minutenlang waren keine Herztöne mehr zu hören, aber nach 10 Minuten langem Bemühen war auch dieser Zustand der Leblosigkeit überwunden. Dieses Kind starb später an der Pneumonie.

Ich halte es für richtig, die Umgebung eines Patienten mit Spasmophilie auf diese Möglichkeit aufmerksam zu machen. Ich habe es einmal bei einem Kinde in der Provinz erlebt, daß ein solcher gleicher Anfall durch die anwesende Säuglingspflegerin mit Erfolg bekämpft wurde. Als der Hausarzt nach 20 Minuten erschien, war die Lebensgefahr vorüber.

Die Kenntnis dieser Ursache eines plötzlichen Todes ist aus forensischen Gründen besonders wichtig. Selbst bei allerbester Pflege ist es wiederholt vorgekommen, daß Säuglinge ganz unerwartet im Bette tot aufgefunden wurden, bei denen die Autopsie keine Klärung, nicht einmal den Status thymico-lymphaticus ergab. Es ist zu hoffen, daß mit der Verbesserung der Rachitis- und Spasmophilieprophylaxe durch rechtzeitige Verwendung von Vitamin D auch diese Todesfälle an Zahl abnehmen werden.

Die inneren Zusammenhänge des Stoffwechsels sind in dem Kapitel über Spasmophilie nachzulesen. Hier sei nur folgendes kurz erwähnt: Bei rachitischen Kindern kommt unter dem Einfluß besserer Belichtung (Frühjahr!) eine Verbesserung der Kalkapposition im Knochen zustande. Die Avidität des Knochengewebes für Kalzium wird dann so groß, daß anderen Geweben der Kalk entzogen wird. Dadurch kommt es nach *Klinke* zu einer Verarmung an „echt ionisiertem Kalzium und an Kalzium in komplexer Lösung". Gleichzeitig steigt die Menge der anorganischen Phosphorsäure im Blute an. Diese Verschiebung der Ionen bedingt die spasmophile Übererregbarkeit. Darum ist es zweckmäßig, wenn man zur Vermeidung der oben skizzierten Herzschädigungen durch prophylaktische Maßnahmen die Rachitis verhütet oder, in ausgeprägten Fällen von Rachitis, vor der Einleitung der so wirksamen Höhensonnenbestrahlung den Körper mit Kalziumsalzen überschwemmt, damit nicht die Kalziumsalze der Gewebe mobilisiert werden.

Daß eine Anämie ebenfalls eine Schädigung der Zirkulation bedeutet, ist vielfach beobachtet. Der Mangel an Hämoglobin bedingt einen Sauerstoffhunger der Gewebe, dieser löst reflektorisch infolge der Hirnanämie eine Blutdrucksteigerung aus, die gemeinsam mit der Herzbeschleunigung eine erhebliche Mehrarbeit für das Herz bedeutet. Wenn unter solchen Umständen auch dem Herz eine ungenügende Menge von Sauerstoff zugeführt wird, so bedeutet das natürlich eine wesentliche Schädigung für das Organ, die sich bei solchen Patienten durch verminderte Leistungsfähigkeit, raschere Ermüdbarkeit, unter Umständen Ohnmachtsanfälle zu erkennen gibt. Wiederholt konnten wir die Bedeutung der normalen Blutzusammensetzung für die Herzarbeit erkennen, wenn wir bei einem Patienten mit einer Herzinsuffizienz, mochte sie durch Klappenfehler oder Myokardschädigung bedingt sein, durch vorsichtige, wiederholte intravenöse Zufuhr von Zitratblut die normale Zusammensetzung des Blutes wieder herstellten. Auch die Zufuhr von Traubenzucker und Lipoiden (Eier) führt in der Mehrzahl aller Fälle beim ernährungsgeschwächten Herzen zur Besserung der Funktion. (Vgl. Krankheitsgesch. S. 954 u. 967.) Völlig matte, apathische Kinder lebten dabei wieder auf, ihre Herzaktion wurde ruhiger, kräftiger. Das

Übersehen dieser Zusammenhänge ist gewiß sehr häufig bei den durch Sepsis bedingten Herzfehlern mit postinfektiöser Anämie an dem mangelhaften therapeutischen Erfolge mit schuld. Haben wir doch kein besseres Mittel um die Erholung erkrankter Organe — mag es das Herz oder die Niere oder Lunge sein — zu fördern als die Zufuhr eines normal zusammengesetzten Blutes. (Krankengesch. S. 949.)

Toxische Schädigungen des Herzens.

War bei der Anämie ein Mangel an Sauerstoffträgern und vielleicht anderen, im Blute des Normalen in reichlicher Menge vorhandenen, lebenswichtigen Stoffen an der Herzinsuffizienz schuld, so können Stoffwechselschlacken, d. h. Stoffe, die normalerweise vom Körper ausgeschieden werden sollten, die Herzaktion ungünstig beeinflussen. Am bekanntesten ist die Rückwirkung des Ikterus auf das Herz. Die Pulsverlangsamung ist durch die Gallensäurevermehrung im Blute bedingt. Es bedarf noch der Erklärung, weswegen diese beim Erwachsenen so regelmäßig beobachtete Erscheinung bei jungen Kindern sehr selten festzustellen ist, am wenigsten bei Säuglingen mit Ikterus neonatorum, eher schon bei Kindern kurz vor der Pubertät. Aber auch hier sind Pulsverlangsamungen unter 70 Schläge etwas ungewöhnliches.

Nierenerkrankungen führen durch die Retention von Stoffwechselendprodukten (Reststickstoffkörper) zu einer Blutdrucksteigerung und damit zu einer Überlastung des Herzens.

Bei dem 12jährigen Mädchen Elfr. H. bestand neben einer Nephritis, die mit der Ausscheidung von Eiweiß, Zylindern, wenig roten, aber ziemlich viel weißen Blutkörperchen einherging, eine hochgradige Schwäche des Herzens, die das Kind zu fast absoluter körperlicher Ruhe zwang. Alle Versuche, das Herz zu schonen, diätetische Beschränkungen und Verminderung der Flüssigkeitszufuhr, blieben erfolglos. Herzmittel, insbesondere Digitalispräparate, verstärkten den Blutdruck und führten bald zu schwersten stenokardischen Erscheinungen. Als dann unter Berücksichtigung des niedrigen spezifischen Gewichtes des Urins (Hyposthenurie) die sehr zweifelhafte Schonung des Herzens durch Flüssigkeitsbeschränkung aufgegeben und beliebige Mengen von Flüssigkeit angeboten wurden, kam es zu einem völligen Umschwung des subjektiven Befindens, die Herzmittel konnten fortgelassen werden und das Kind erholte sich innerhalb von 8 Tagen so, daß es entlassen werden konnte. Es ist bei jahrelanger weiterer Beobachtung leistungsfähig geblieben.

Überschüssige, aber auch unternormale Sekretion innerer Drüsen vermag ebenfalls ungünstig auf die Herzaktion einzuwirken. Dabei sind zumeist die Inkrete selbst als Reizmittel für die Innervation des Herzens und der Gefäße anzusehen: Das Adrenalin, das sympathikotrope Mittel, erhält den normalen Blutdruck. Sein Überfluß steigert ihn, sein Mangel setzt ihn herab und bedingt die Adynamie, die man bei der *Addison*schen Krankheit, aber auch bei Infektionskrankheiten, die zu einer Nebennierenrindenschädigung führen, beobachtet (Diphtherie). Übermäßige Zufuhr von Jodothyrin bedingt den Krankheitskomplex der *Basedow*schen Erkrankung, von dem uns hier die Pulsbeschleunigung besonders interessiert, welche in vielen Fällen schließlich zur Herzinsuffizienz führen kann. Der Mangel an Schilddrüseninkret bei Myxödematösen ist mit einer Pulsverlangsamung und mit einer herabgesetzten Erregbarkeit des Herzens verbunden. Dieser Mangel bedeutet für das Herz an und für sich keine Schädigung.

Auch das Insulin vermag durch die Beeinflussung der Zuckerverwertung im Herzen die Herzleistung wesentlich zu beeinflussen. Darüber wurde schon früher gesprochen (S. 842). Wenig beachtet, aber immerhin sehr wichtig, ist ein gelegentlich schon im beginnenden Koma diabeticum auftretendes Symptom der Kreislaufschwäche, das sich in eigentümlichen, lividen Flecken an der Haut — das Koch-Bihlmeyersche Exanthem, das den Totenflecken durchaus ähnlich sieht — zu erkennen gibt. Dieses Symptom hat prognostische Bedeutung, es ist ein Warnungssignal; es kann aber unter geeigneter Therapie des Diabetes innerhalb weniger Tage wieder verschwinden.

Infektiös-toxische Schädigungen des Herzens.

Den wichtigsten Anteil an der Erkrankung des kindlichen Herzens haben die Infektionskrankheiten. Man kann wohl sagen, daß es kaum eine Infektionskrankheit gibt, die das Herz nicht in Mitleidenschaft ziehen könnte. Die Wirkung der Infektionserreger auf das Herz kann eine doppelte sein: Entweder gelangen die Krankheitserreger in den Kreislauf und so in das Herz und rufen hier entzündliche Veränderungen hervor, oder sie bleiben mehr oder weniger auf der Oberfläche der Haut und Schleimhäute und entfalten eine Giftwirkung durch ihre in den Kreislauf gelangenden Stoffwechselprodukte.

Toxische Schädigung des Herzens bedingen besonders Diphtherie, Influenza, Scharlach, Ruhr und Typhus. Es kommt unter der Einwirkung der Gifte zu degenerativen Veränderungen teils in den verschiedenen Schichten des Herzens, teils in den Gefäßen. Beides ist oft schwer voneinander zu trennen. Die Gefäßschädigung wird bei vielen dieser Krankheiten durch die vermehrte Zerreißbarkeit (s. unter Gefäßkrankheiten) erkennbar. Sicher wird auch die nervöse Regulation des Herzens vielfach gestört. Eine Klärung der Verhältnisse ist darum so schwer, weil bisher nicht zu entscheiden ist, ob nicht schon vor dem Auftreten sichtbarer, grob anatomischer oder histologischer Veränderungen eine Schädigung der Funktion durch die Gifte stattfinden kann. Wenigstens sterben viele Kinder bei dem foudroyanten Verlauf der stark toxisch wirkenden Infektionskrankheiten gewissermaßen aus voller Gesundheit heraus, ohne daß der pathologische Anatom irgendwelche Veränderungen an den Kreislaufsorganen nachweisen kann. Eine eigene Beobachtung brachte mir den sicheren Beweis für zentrale Störungen:

Ein 5jähriges Mädchen erkrankt an hochfieberhaftem Scharlach mit intensivstem Exanthem. Die Temperaturen bewegen sich zwischen 39 und 40,5 Grad. Am zweiten Abend der Erkrankung schläft das Kind fröhlich singend ein. Anderthalb Stunden später erwacht es und ruft ängstlich „ich muß sterben“. Es hat profuse Durchfälle und bricht wiederholt bei leerem Magen. Das Exanthem ist verschwunden, die Haut eiskalt, die Körpertemperatur, die vor zwei Stunden 40,5 betrug, ist auf weniger als 35 Grad gesunken. Der Puls ist nicht zu fühlen, die Herztöne bei jagender Herzaktion eben noch leise wahrnehmbar. Die Atmung setzt verschiedentlich aus. Unter Verabfolgung einer doppelten Dosis Scharlachserum (Behring-Werke) und unter reichlicher Verwendung von Digalen und Kardiazol überwindet das Kind die Zirkulationsschwäche. Es bleibt aber drei Tage pulslos, und, was für die vorliegenden Betrachtungen am wichtigsten ist, erst nach fünf Tagen verschwindet die *Cheyne-Stokes*sche Atmung. Dies ist wohl der beste Beweis dafür, daß 1. das Herz nicht irreparabel in seiner Muskulatur verändert sein konnte, und 2. die beiden dicht nebeneinander in der Medulla oblongata gelegenen Zentren des Vagus und der Respiration wohl toxisch geschädigt waren.

Sehr häufig kommen auch toxische und entzündliche Schädigungen nebeneinander vor (z. B. beim Scharlach). In vielen Erkrankungsfällen, vor allen Dingen bei der großen Gruppe der rheumatischen Erkrankungen, ist bis heute nicht entschieden, ob die Herzschädigung eine Wirkung der Toxine oder die Folge der Ansiedlung eines nicht sichtbaren Krankheitserregers ist.

Von besonderer Wichtigkeit ist die Kenntnis der Wege, auf denen die Bakterien in den Körper eindringen. Jede Verletzung der Haut- und Schleimhäute kann den Bakterien den Eintritt in den Körper ermöglichen; denn nur die intakte Haut und Schleimhaut kann sich gegen die Bakterieninvasion schützen. Wird aber die allgemeine oder lokale (z. B. Angina)

Widerstandskraft des Körpers herabgesetzt, dann vermögen die Bakterien auch scheinbar gesunde Haut und Schleimhäute zu durchdringen.

Das wichtigste Beispiel ist die alimentäre Intoxikation der Säuglinge, die so häufig mit dem Wasserverlust beginnt und dann mit der Sepsis endet. Zumeist sind es Kolibazillen, die in das Blut eindringen, es sind aber auch Enterokokken und andere Bakterien nachgewiesen worden (*Bessau, Bossert, Leichtentritt*). Auch die Austrocknung bzw. der einfache Wassermangel kann eine Durchlässigkeit der Schleimhäute bedingen.

In letzter Zeit hat die Lehre von der Bedeutung der oralen Infektion für das Zustandekommen schwerer Herzkrankheiten in der Pathologie des Erwachsenen immer mehr Anhänger gewonnen. Auch im Kindesalter kann der Infektionsweg durch kariöse Zähne oder das Eindringen von Erregern bei ulzerativen Prozessen im Munde (Skorbut) eine große Bedeutung haben. Beim Mangel sonstiger Anhaltspunkte für den Infektionsweg sollte man daher immer das Gebiß revidieren und gegebenenfalls in Ordnung bringen lassen.

Der wichtigste Ort für das Eindringen der Bakterien bleibt aber der lymphatische Rachenring. Selten wird es die Zungentonsille sein, häufiger die Rachen-, in weitaus den meisten Fällen aber werden die Gaumentonsillen die Bakterien einlassen. Wenn das Kind eine akute schwere Angina lacunaris hat und sich gleichzeitig Störungen am Herzen entwickeln, dann liegen die Verhältnisse sehr einfach. Es ist aber nicht immer so, daß sich die Erkrankung der Tonsillen aufdringlich manifestiert. Die Krankengeschichte S. 949 (2) soll dies beweisen.

Dieser Fall ist darum so interessant, weil er zeigt, daß Tonsillen auch bei wiederholter genauester Untersuchung äußerlich als gesund befunden werden, und doch der Grund für ein lebensbedrohendes Herzleiden (aber auch Nierenleiden!) sein können. Ich kann daher den Standpunkt amerikanischer Ärzte sehr wohl verstehen, wenn sie fürsorgerische Maßnahmen, z. B. Aufnahme von Kindern in die Schulen für Herzkranke, nur dann einleiten, wenn die Eltern sich zur Beseitigung der Tonsillen bei ihren Kindern entschließen. Ich gebe gerne zu, daß man in vielen Fällen auch damit vielleicht nicht die Quelle der Infektion beseitigen wird; aber bei dem völligen Mangel an anderen Anhaltspunkten sollte man diese große Gefahrenquelle beseitigen. Will man wirklich helfen, dann genügt in so ernsten Fällen das Kappen der Tonsillen nicht; sie müssen radikal entfernt („ausgeschält“) werden, weil sich oft hinter ihnen der Eiterherd findet.

Als Erreger der Endokarditis, Perikarditis und Myokarditis kommen eine sehr große Zahl von Bakterien in Frage. Nach einer Zusammenstellung von *Weil* (entnommen von *A. F. Hecht*) waren unter 258 Fällen von Endokarditis 150 auf Rheumatismus, 39 auf Chorea, 15 auf Tuberkulose, 12 auf Scharlach, je 7 auf Masern, Diphtherie und Pneumonie, 4 auf Typhus, 3 auf Dysenterie und 2 auf Erythema nodosum zurückzuführen; bei 12 Fällen war die Ursache unbekannt. *Hecht* nimmt ebenso wie *Weil* an, daß in diesen letzterwähnten Fällen die Tonsillen oder die Rachenmandel die Eintrittspforte gewesen seien. Welche Erreger dabei in Frage kommen, teilt er nicht mit. Man darf wohl annehmen, daß es sich hierbei um Streptokokken oder Staphylokokken gehandelt habe. Es kommen aber auch seltenere Erreger als Ursache der Endokarditis beim Kinde vor, z. B. Gonokokken oder gar die Erreger des Schweinerotlaufs, die ganz besonders schwere, mit girlandenförmigem Exanthem und hohen septischen Temperaturen einhergehende Endo- und Perikarditiden bedingen (eigene Beobachtungen).

Entzündliche Erkrankungen des Herzens.

Kein Lebensalter wird von der Endokarditis verschont. Wenn man dies Leiden so selten bei Säuglingen findet, so kommt das daher, daß diese meist sehr schnell an Sepsis zugrunde gehen. *L. W. Gilbert* fand unter 197 Fällen von Endokarditis (darunter 114 akute Fälle) 3% unter 4 Jahren, 25% zwischen 4 und 6, 36% zwischen 7 und 9 und 36% zwischen 10 und 12 Jahren; in 12 Fällen bestand gleichzeitig Perikarditis. Er führt die geringe Morbidität in den ersten 4 Lebensjahren auf die Seltenheit des Rheumatismus in dieser Lebensperiode zurück.

Daß in der frühen Kindheit die Endokarditis tatsächlich zur Beobachtung kommt, ergibt eine Zusammenstellung von *Geiger*[1]), der 90 Fälle innerhalb der ersten 4 Lebensjahre zusammenstellt, von denen 30 im ersten, 11 im zweiten, 9 im dritten und 40 Fälle im vierten Jahre beobachtet wurden. An dem ersten Gipfel waren insbesonders Fälle von Sepsis und Grippe, an dem zweiten schon der Rheumatismus beteiligt.

Gewiß spielen Besonderheiten der Erreger hie und da für die Entstehung der Endokarditis eine besondere Rolle. So beschreibt *M. Herz* epidemisch gehäufte Endokarditiden, die im Jahre 1910 in Wien beobachtet wurden, und *Forell* sieben Kinder, die in einem engen Bezirke Münchens eine akute Endo- und Myokarditis erwarben. Es handelte sich geradezu um ein epidemisches Auftreten dieser Erkrankung, wobei überraschenderweise die Eintrittspforte bzw. das Grundleiden unklar blieben. Auf der anderen Seite spielt auch eine gewisse familiäre Disposition eine erhebliche Rolle, wie man durch genaue Erhebung von Anamnesen Herzkranker feststellen kann[2]). Selten wird die familiäre Disposition so deutlich in Erscheinung treten, wie wir es vor einigen Jahren beobachten konnten: Zuerst erkrankte die Mutter an schwerer, rheumatischer Endokarditis, nach 1½ Wochen folgte ein Sohn, der innerhalb von 8 Tagen der Endokarditis erlag, wieder 8 Tage später starb die ältere Tochter, und am Tage nach deren Beerdigung konnte bei der überlebenden Tochter eine Chorea diagnostiziert werden. Bei dieser familiären Disposition muß es sich wohl letzten Endes um eine Resistenzverminderung des Organismus handeln. Ferner kommen als disponierende Momente Mißbildungen des Herzens vor. Diese sollen für die fötale Endokarditis einen besonders günstigen Boden darstellen. Schließlich glaube ich in übermäßiger Belastung des Herzens eine Ursache für Endokarditiden erblicken zu können. Das würde am besten eine Erklärung für die Beobachtung geben, daß in Arbeiterkreisen dieses Leiden häufiger als bei Wohlhabenden vorkommt. Fast alle aus Breslau stammenden herzkranken Kinder, vor allem die mit Endokarditis, wohnten (bis auf zwei Fälle, die im Hochparterre bzw. ersten Stock wohnten) im dritten bis fünften Stock. Dies stimmt auch mit der allgemeinen Feststellung überein, die zur Erklärung des Unterschiedes in der Lokalisation bei fötalen und postfötalen Endokarditiden gemacht wurden, daß nämlich in der Fötalzeit das rechte Herz, dessen Muskulatur entsprechend seiner Mehrleistung die des linken Ventrikels überwiegt, in der Zeit nach der Geburt aber das linke Herz entsprechend seiner größeren Belastung besonders leicht befallen werden soll. Der Vollständigkeit halber sei aber erwähnt, daß *Steffen* die Ansicht vertrat, daß sich die Bakterien besonders gern in den Herzabschnitten ansiedeln, in denen das sauerstoffreichere Blut zu finden ist.

Die Formen der Endokarditis.

Pathologisch-anatomische Betrachtungen.

In allen Lehr- und Handbüchern wird darauf hingewiesen, daß die bei den Neugeborenen vorkommenden Klappenhämatome, das sind kleine zystische, mit Blut gefüllte Hohlräume am Rande der Klappen, und ebenso die Noduli an den Klappenrändern, nicht falsch gedeutet werden sollen. Ferner unterscheiden die patholo-

---

[1]) Zeitschr. f. Kinderheilk. Bd. 40.

[2]) Literatur bei *Leichtentritt*, Rheumatismus und rheumathoide Erkrankungen in den Ergebnissen der inneren Medizin und Kinderheilkunde, Bd. 37 und in diesem Handbuch Bd. II).

gischen Anatomen je nach dem Sitz der Entzündung eine Endokarditis valvularis, E. chordalis, E. parietalis, E. trabecularis und E. papillaris. Nach der Statistik wird am häufigsten die Mitralis, etwa fünf- bis sechsmal seltener die Aorta, noch seltener die Trikuspidal- und Pulmonalklappe befallen. An Kombinationen steht die gleichzeitige Entzündung von Mitral- und Aortenklappen oben an. Andere Kombinationen sind entschieden seltener, aber durchaus möglich.

Die Entzündung der Herzklappen kann sich in sehr mannigfachen Formen äußern. Das geht schon aus den verschiedenartigen Bezeichnungen der Pathologen hervor. *Aschoff*, (Lehrbuch, dem ich das folgende entnehme,) z. B. spricht von einer Thromboendokarditis superficialis s. simplex bzw. Endokarditis verrucosa recens, bei der kleinste sandige, bis körnige, bis feinwarzige Auflagerungen auf dem Endokard, insbesondere an den Schließungsrändern, aber auch am Endokardium parietale gefunden werden. Diese Auflagerungen bestehen aus Plättchen, roten und weißen Blutkörperchen, die durch Fibrin zusammengehalten werden. Sie haften auf dem vom Epithel entblößten mehr oder weniger gequollenen und homogenisierten Gewebe der Klappen (*Aschoff*). Die erst leicht abzuwischenden, körnigen Auflagerungen verwachsen dann unter bindegewebiger Organisation mit der Unterlage und werden durch neugebildete, von der Basis der Klappe ausgehende Blutgefäße versorgt. Bei Verklebungen gegenüberliegender Klappenränder kann die Bildung von Bindegewebe zu einer festen Vereinigung führen. So wird die Beweglichkeit der Klappen behindert, sie können sich nicht mehr vollkommen öffnen (Stenosen), sie können aber auch durch Schrumpfung soweit verkürzt werden, daß ihr Schluß unvollkommen erscheint (Insuffizienzen). Besonders ist dies bei wiederholten Schüben und dementsprechend immer größerer Narbenbildung der Fall. Solche Veränderungen finden sich zumeist beim Gelenkrheumatismus und der Chorea minor. Man nimmt allgemein an (*Königer*), daß irgendeine Schädigung, höchstwahrscheinlich durch Toxine, die spiegelglatte Oberfläche des Endothels durch degenerative Veränderungen so rauh werden läßt, daß Bakterien, Thrombozyten usw. darauf haften können.

Diesen Formen steht die Thromboendokarditis septica s. ulcerosa gegenüber, bei welcher durch tiefergreifende Entzündung unter dem Einflusse der Mikroorganismen Zerstörungen der Klappen beobachtet werden. Bei diesen Prozessen sieht man (*Aschoff*), wenn frühzeitig der Tod eintritt, noch vor der Bildung der Geschwüre nicht solch kleine und kleinste körnige Auflagerungen, sondern mehr unregelmäßig begrenzte, nach der Basis der Klappen sich erstreckende Flecke, die gegenüber dem sonst silbergrau schimmerndem Glanz der Klappensegel einen mehr schmutzig-gelben Farbton besitzen. Es fehlt auch tatsächlich an diesen Stellen der endotheliale Überzug; wie bei einem Geschwür erscheint der Grund trocken grau. Aus solchen geschwürigen Veränderungen können Perforationen der Klappen entstehen, analoge Veränderungen an den Sehnenfäden ermöglichen deren Zerreißung, und Auflagerungen auf diesen großen, rauhen Flächen begünstigen die Bildung von Thromben auf dem Endokard, insbesondere der Klappen. Die entsprechenden Veränderungen an dem Endokardium parietale vermögen durch Übergreifen auf das Reizleitungssystem die Regulation der Herztätigkeit zu stören, oder durch Zerstörung einzelner Wandschichten zur Schwächung der Muskelschicht, u. U. mit nachfolgender Bildung eines Aneurysmas zu führen. Daß aus den Veränderungen der Klappensegel, der Sehnenfäden, des Reizleitungssystems und der Muskelwand bzw. Papillarmuskeln schwerste funktionelle Störungen erwachsen können, liegt auf der Hand. Durch Loslösung von Thromben können Embolien auftreten, die je nach dem Sitze bald zu Ausfallserscheinungen Anlaß geben, bald aber durch Verschleppen der Erreger an verschiedensten Stellen des Körpers neue Entzündungen aufflammen lassen.

Auch *Jores* schließt sich für die Pathologie des Kindes dieser Einteilung an. Er hält besonders die Endokarditiden bei Empyemen, nach vereiterten Kopfhämatomen, bei Scharlach, Masern und Diphtherie für rein bakteriotoxisch bedingt. Die Klappen bleiben hierbei zumeist dünn. Dieselben Prozesse sollen — wenn auch in stärkerem Grade — beim Gelenkrheumatismus auftreten. Wie bedeutungsvoll die Schädigung durch die Toxine ist, geht daraus hervor, daß nach *Baldassavi* auch die scheinbar intakten Abschnitte der Klappen durch die Quellung bzw. Abnahme der Färbbarkeit der Kerne oder gar durch das Abstoßen des Epithels histologisch als geschädigt zu erkennen sind. Er betont auch, daß bei der Endokarditis mykotica die ersten Anfänge des Prozesses den Befunden bei der Endokarditis bakteriotoxica durchaus ähnlich seien. Als Erreger werden für die akuten Formen der Thromboendokarditis, bzw. der Endokartitis mykotica, hämolytische Streptokokken, Pneumokokken, Meningokokken, Staphylokokken, Influenzabazillen, seltener Gonokokken, Diphtheriebazillen angeführt, denen ich den Erreger des Schweinerotlaufs hinzufüge. Bei den subakut oder mehr chronisch verlaufenden Fällen soll nach *Schottmüller* der Streptokokkus viridans eine besondere Rolle spielen. Wenn *Aschoff* auch mit vollem Recht betont, daß bis zum heutigen Tage der Erreger des Gelenkrheumatismus nicht bekannt sei, und daß man nicht aus dem Befunde von Kokken (Pneumokokken, Streptokokken) auf den Klappenrändern, die sich nachträglich angesiedelt haben, den Schluß ziehen dürfe, daß auch der Gelenkrheumatismus selber durch Kokken hervorgerufen sei, so möchte ich vom rein klinischen Standpunkte doch darauf hinweisen, daß man wohl nicht aus dem pathologisch-anatomischen Befunde allein einen Erreger ablehnen darf. Wie lange hat es gedauert, bis man die Spirochäta pallida, die in ungeheuren Massen in allen Organen der syphilitischen Kinder vorkommt, fand, von deren Anwesenheit man zuvor nur etwas ahnen konnte! Und wie lange wogt der Streit um die wahre Natur der jetzt so häufigen Enzephalitis nach Infektionskrankheiten, bei der viele Autoren auf Grund der pathologisch-anatomischen Befunde eine Vielheit der Erreger unter allen Umständen glauben annehmen zu müssen, während nach neueren Untersuchungen (*Knauer* und *Jaensch*) bei den verschiedenartigsten Infektionskrankheiten (Masern, Keuchhusten, Varizellen, Vakzination u. a. m.) dieselben Erreger durch Überimpfung des Liquors auf die Kaninchenkornea nachzuweisen sind. Immerhin wird man auch für diese Fälle Sektionen abwarten müssen, die, wie ich bestimmt erwarte, bei demselben Erreger die verschiedenartigsten anatomischen Bilder ergeben werden. — Ähnliche Inkongruenzen finden sich ja auch z. B. bei Ruhr und ruhrartigen Darmerkrankungen der Kinder.

Die Krankheit ist der Ausdruck der Abwehrreaktion des Makroorganismus gegen den Mikroorganismus. Die besondere Pathogenität vieler Mikroorganismen erklärt deswegen ohne weiteres besonders schwere Formen der Herzinnenhautentzündung, wie dies ja allgemein und unbestritten für die ulzeröse Form der Endokarditis anerkannt ist. Andererseits wird aber ein geschwächter, alimentär oder toxisch — letzteres ist vielleicht als indirekt alimentäre Schädigung aufzufassen — resistenzloser Organismus unter dem Ansturm weniger virulenter, d. h. für den Kerngesunden relativ harmloser Bakterien, schwerer erkranken, so daß sich bei ihm trotz harmloserer Erreger ausgedehntere degenerative Schädigungen des Endokards, größere Thrombenbildungen und leichter Ulzerationen einstellen können. Wir sehen ja ähnliches z. B. bei den Varizellen, die fast bei allen Kindern unter Hinterlassen einer leichten Pigmentierung ausheilen, aber beim schwer kachektischem Individuum tiefe, wie mit einem Locheisen ausgestanzte Hautdefekte hinterlassen können; — ferner bei der Noma bzw. Tuberkulose nach Masern.

Die Myokarditis.

Die Myokarditis ist in vielen Fällen eine Begleiterscheinung der Endokarditis. Man spricht von einer Myokarditis parenchymatosa, bei der es zu einer Herzmuskeltrübung kommt, welche durch körnige Veränderungen des Sarkoplasmas bedingt ist. Besonders häufig sind reine Formen von Myokarditis bei der Diphtherie zu finden. Hier kommt es zu einer hyalinen oder wachsartigen Degeneration, die Muskelfasern sterben ab und werden durch Bindegewebe ersetzt. Zumeist sind viele kleine Herde vorhanden. Ist aber das Muskelsystem durch solche Degenerationen in größerer Ausdehnung geschädigt, dann können plötzliche Überlastungen des Herzens zu einer Dehnung der geschwächten Wand oder gar zum Tode führen. Vielfach sind dabei auch Schädigungen des Reizleitungssystems beobachtet worden. Doch sollen nach *Mönckeberg* die bei der Diphtherie so häufigen Überleitungsstörungen zum Teil auch durch Veränderungen der Kammermuskulatur selbst zustande kommen. *Aschoff* macht ganz besonders darauf aufmerksam, daß gerade bei der Diphtherie sehr leicht Dilatationen auftreten, ohne daß erhebliche Veränderungen makroskopisch nachzuweisen sind, während sie bei histologischer Untersuchung wohl nie fehlen.

Neben den ulzerösen Entzündungen an den Herzklappen findet sich häufiger gleichzeitig eine Myokarditis purulenta. Während bei der Degeneration des Herzmuskels die Muskelfasern auffallend durchscheinend werden, erkennt man bei der Myokarditis purulenta feine, gelbe Stippchen mit roten Höfen und gelegentlich ganz feinen, grau-weißen Strichen. Diese entsprechen bei mikroskopischer Untersuchung zentralen Bakterienembolien, die von einem nekrotischen Hof umgeben sind. Dieser wiederum ist von einem Leukozytenwall eingeschlossen, der seinerseits von einer hyperämisch-hämorrhagischen Randzone umgeben ist. Solche Herde finden sich besonders am Conus arteriosus dexter und an den Papillarmuskeln der linken Herzhöhle. Größere septische Infarkte führen zu ausgedehnteren Schädigungen mit nachfolgendem Durchbruch nach dem Perikard oder Endokard. Auch hierbei kann die Schwächung der Herzwand zur Herzruptur führen.

Bei Typhus-, Meningokokken-, Influenza- und Streptokokkeninfektionen, aber auch bei der *Weil*schen Krankheit und Urämie kann es zu einer mikroskopisch erkennbaren, interstitiellen akuten Myokarditis kommen, die dann zur Bildung mikroskopischer Schwielen führt.

Die Myokarditis rheumatica ist ebenfalls makroskopisch schwer erkennbar, mikroskopisch dagegen wohl charakterisiert durch die Bildung von submiliaren Knötchen im interstitiellen Gewebe. Diese Knötchen bestehen aus radiär gestellten, großkernigen Zellen bindegewebiger Herkunft. Sie bevorzugen die Muskelschichten unterhalb des Endokards und wandeln sich allmählich in Schwielen um. Durch ihre Lage und Anordnung kommt es sehr häufig zu Zerstörungen verschiedener Äste des Reizleitungssystems.

Die Tuberkulose des Herzmuskels ist durch graue, subendokardial gelegene Knötchen charakterisiert. Sie ist selten und bald eine Teilerscheinung der miliaren Aussaat, bald die Folge des Übergreifens der Tuberkulose vom Perikard her.

Die Syphilis des Herzens führt beim Neugeborenen zur Gummabildung sowie zur Entwicklung einer diffusen, interstitiellen Myokarditis. Erstere bedingen durch ihre Lokalisation in der Nähe des Hauptstammes des Reizleitungssystems oftmals schwere Störungen im Ablauf der Herzaktion.

Aus den soeben in Anlehnung an das *Aschoff*sche Lehrbuch geschilderten Veränderungen an der Herzmuskulatur selbst wie an dem Reizleitungssysteme geht hervor, daß die Erkrankungen des Herzmuskels je nach ihrer Ausdehnung mehr oder weniger große Bezirke der muskulösen Herzwand zerstören und damit die treibende Kraft schwächen können; außerdem aber kann selbst ein relativ kleiner Erkrankungsbezirk durch Zerstörung des Reizleitungssystems schwerste Veränderungen im Herzrhythmus, unter Umständen einen sogenannten Herzblock, zur Folge haben. Diese Überlegungen sind wichtig, weil wir gerade bei den Erkrankungen des Herzens oft nach scheinbar harmlosen und primär schnell überwundenen Erkrankungen sehr schwere Folgen erleben.

Neben dem Endo- und Myokard kommt es sehr häufig auch zu Erkrankungen des Herzbeutels. Diese wollen wir aber später im Zusammenhange besprechen.

Die Klinik der Endo- und Myokarditis.

Bei jeder Infektionskrankheit, insbesondere bei Anginen, Scharlach, Diphtherie, Influenza und Gelenkrheumatismus muß man mit der Möglichkeit der Erkrankung des Endo- und Myokards rechnen. Man muß daher zunächst prophylaktisch den Versuch machen, diese Krankheiten abzukürzen und nach Möglichkeit die im Blute kreisenden Bakterien abzutöten, bzw. deren Toxine durch Heilsera zu entgiften. Dies sei vorausgeschickt, weil die Mitbeteiligung des Herzens an all diesen Erkrankungen im Beginne oft gar nicht zu erkennen, später vielleicht nur zu ahnen ist, und weil deutliche Symptome der Herzerkrankungen vielfach schon der Ausdruck einer nicht mehr völlig reparablen Veränderung an den Herzklappen, der Muskulatur und am Reizleitungssystem darstellen.

Infolgedessen sind auch die primären Erkrankungen des Herzens oft kaum zu diagnostizieren.

Akute Endo- und Myokarditis.

Primäre Erkrankungen des Herzens.

Bei jeder unklaren, fieberhaften Erkrankung muß man an eine primäre Infektion des Herzens denken. Wichtig ist für die Diagnose eine genaueste Untersuchung des ganzen Organismus. Dabei ist besonders auf Anginen, Entzündungen der Tonsillen und der dazu gehörigen Lymphdrüsen zu achten, ferner müssen auch Miliartuberkulose und entzündliche Erkrankungen der Niere und der Harnwege sowie der Ohren gewissenhaft ausgeschlossen werden. Ist das geschehen, dann kann eine auffallende Mattigkeit, insbesondere die rasche Ermüdung bei unbedeutenden Anstrengungen, auch die im Vergleich zum Pulse auffallend beschleunigte Atmung auf die drohende Gefahr einer Herzerkrankung hindeuten. Während normalerweise das Verhältnis von Puls zu Atmung gleich 4,5 : 1 ist, kann sich dies Verhältnis auf 2 : 1, ja 1 : 1 verschieben, ja es kann sogar die Atmung erheblichere Zahlen aufweisen als der Puls. *v. Jürgensen* bezieht diese Vermehrung der Atmungsfrequenz auf Schädigung des Atemzentrums durch Bakterientoxine.

Ferner ist eine auffallende Beschleunigung der Herzaktion bei geringen Anstrengungen, wie z. B. beim Aufsetzen im Bett oder beim bloßen Aufstehen, sehr zu beachten.

Das Fieber ist in solchen Fällen oft nur gering, andere Male können typische septische Temperaturen auftreten.

Die subjektiven Beschwerden wechseln. Die für den Erwachsenen so peinlichen Empfindungen der Dyspnoe können beim Kinde völlig fehlen; auch Schmerzen in der Herzgegend pflegen nicht vorhanden zu sein.

5jähriger Sohn eines Landgerichtsrats erkrankte vor 14 Tagen an einer Angina lacunaris, die bald unter der üblichen Behandlung abklang. 8 Tage später fiel der Mutter die Unlust des Kindes auf zu laufen oder sich lebhafter zu betätigen. Weil das Kind immer aufstehen wollte und kein Fieber hatte, hielt sie den Jungen für gesund. Schließlich entschloß sie sich, wegen der dauernden Mattigkeit und wegen der Blässe des Kindes ärztliche Hilfe nachzusuchen.

Die Untersuchung ergab bei dem etwas aufgeschwemmten, eigenwilligen Jungen völlig reizlose, zerklüftete Tonsillen. Der einzige krankhafte Befund bestand am Herzen, das deutlich nach links oben bis zur zweiten Rippe verbreitert war, ein weiches systolisches Geräusch an der Mitralklappe, einen akzentuierten zweiten Ton und eine auffallende Beschleunigung sowie große Labilität bei leichten körperlichen Bewegungen darbot. Es wurde strenge Bettruhe, viermal 15 Tropfen Kardiazol, zweimal 20 Tropfen Digalen und als einzige Kost ½ Liter Milch, auf fünf Portionen verteilt, verordnet. Nach drei Tagen reichte die Herzgrenze nur noch bis zum zweiten Interkostalraum, das Geräusch war verschwunden, ebenso der klappende zweite Ton, aber noch immer bestand bei geringster Anstrengung die erhebliche Zunahme des Pulses bis auf 140 Schläge. Es wurde daher bei knapper Kost dieselbe Medikation beibehalten, nur das Digalen auf zweimal 15 Tropfen herabgesetzt. Dabei war nach weiteren fünf Tagen das Herz zur normalen Größe (nach links oben dritter Interkostalraum) zurückgekehrt, der Puls etwa 80, die Labilität desselben verschwunden. Danach folgten zur Sicherung des Erfolges 2—3 Wochen weiterer Bettruhe mit vorsichtiger Gewöhnung an das Aufstehen. Später soll die Rachenmandel zur Verhütung ähnlicher Vorfälle beseitigt werden.

Aus alledem geht hervor, daß die Erkennung der drohenden Gefahr im Beginne der Krankheit vielfach geradezu unmöglich ist. Erst wenn durch die Auflagerung auf den Klappen deren Verschluß unvollkommen wird und infolgedessen erst ganz leise, eben angedeutete Geräusche auftreten, wird an das Herzleiden gedacht. Aber gesichert ist die Diagnose auch dann noch nicht, weil wir vielfach gerade beim Fieber akzidentelle, sog. febrile Herzgeräusche beobachten können. In gleicher Weise kann auch eine Schädigung der Muskelwand infolge der mangelhaften Stützung der Insertion der Klappen zu dem Auftreten von Herzgeräuschen Anlaß geben. Gesichert wird die Herzerkrankung aber dann, wenn sich deutlichere Zeichen eines Herzfehlers entwickeln. Wird das zunächst ganz leise, hauchende Herzgeräusch lauter, ev. fauchend, kommt es außerdem zu Erweiterungen des Herzens oder gar zu Stauungen, dann steht die Diagnose fest. Dann ist aber meist auch schon die Folgeerscheinung der Herzerkrankung, der Klappenfehler, bzw. die schwerere Degeneration, bzw. Schwielenbildung der Herzmuskulatur voll entwickelt.

Die Abgrenzung der Endo- und Myokarditis bzw. der dabei auftretenden Herzgeräusche von den sog. rein febrilen Herzgeräuschen läßt sich meist schon deswegen leicht durchführen, weil bei vielen fieberhaften Erkrankungen (z. B. Typhus, Meningitis), die mit solch febrilen Herzgeräuschen verbunden sind, echte Endokarditiden selten sind. Man wird wohl an eine Schädigung der Muskulatur denken müssen, nicht aber unbedingt an einen sich entwickelnden Herzfehler. Ein geradezu klassisches Beispiel für die verschiedenen Möglichkeiten ist der Scharlach; denn bei dieser Krankheit kann sowohl im Beginn während des hohen Fiebers ein rein febriles Herzgeräusch auftreten, es kann nach der Entfieberung eine muskuläre Insuffizienz sich entwickeln, die fast immer eine günstige Prognose gibt, es kann sich aber auch gerade beim Scharlach die allerschwerste, septische Endo- und Myokarditis ausbilden.

Der gewissenhafte Arzt wird aber nach Möglichkeit auch die Natur der Erreger festzustellen trachten, damit er eine causale Therapie treiben kann. Die bakteriologische Technik zum Nachweise von Bakterien im kreisenden Blute ist so gut ausgebildet, daß man bei länger dauernden, hochfieberhaften, unklaren Erkrankungen wenigstens den Versuch des Erregernachweises verlangen muß. Am besten ist es, wenn man am Krankenbett selbst die Überimpfung des durch Venenpunktion entnommenen Blutes auf die entsprechenden Nährböden vornimmt (Gießen von Blutplatten bei Viridanssepsis). Geht das nicht, so kann man das Blut in sterilen, mit 4%iger Zitratlösung beschickten Reagensgläsern oder Kölbchen auffangen, wobei man zu einem Teil der Zitratlösung etwa 9 Teile Blut fließen läßt (*Koschate*). Noch besser ist es, wenn man außerdem etwa ½ ccm des frisch entnommenen Blutes gleichzeitig in einem Bouillon- und einem Galleröhrchen auffängt und diese 3 Proben einem bakteriologischen Institut zur weiteren Verarbeitung übersendet.

Vielfach zeigt auch eine genauere Anamnese, daß irgendwelche Wahrscheinlichkeit für die ätiologische Bedeutung eines oder des anderen Bazillus gegeben ist. So wird man bei kürzlich überstandener Furunkulose, bei Phlegmonen, Impetigo kontagiosa vor allem an Streptokokken und Staphylokokken denken, bei Pneumonien und Empyemen an Pneumokokken, bei grippalen Erkrankungen an Influenzabazillen usw. Während ein vorangegangener Gelenkrheumatismus bzw. eine Chorea minor den Gedanken an eine rheumatische Infektion nahelegen, wird ein sehr häufiges Symptom dieser Erkrankung, das man auch in fieberfreien Intervallen, aber auch bei frischen Endokarditiden in mindestens 50% aller rheumatischen Erkrankungen des Kindesalters nachweisen kann, übersehen: der Rheumatismus nodosus. Es handelt sich hierbei um eigentümliche hirse- bis pfefferkorn- bis kirschgroße Knötchen bzw. Knoten von knorpeliger Konsistenz, die an den sehnigen Teilen der Gelenkkapseln,

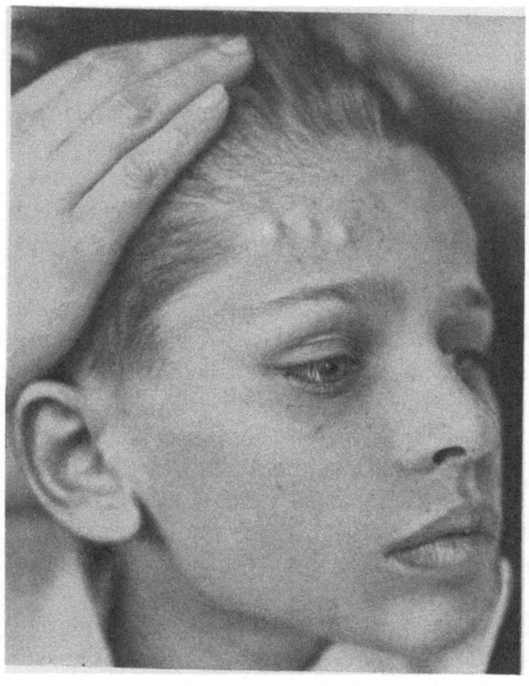

Fig. 292.
Paul L., 11 Jahre. Symmetrische Knoten auf Stirn und behaartem Kopf bei Rheumatismus nodosus.
(Nach *Leichtentritt*, Ergebnisse d. inneren Medizin. 37. Bd. S. 61 Abb. 6.)
Breslauer Kinderklinik.

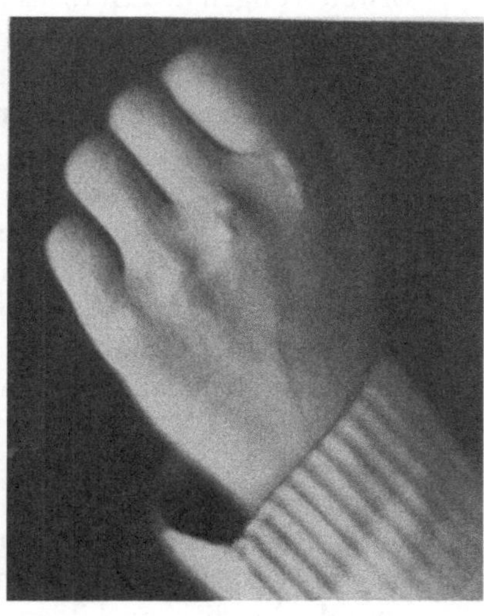

Fig. 293.
Mädchen R. Sch., 9 Jahre. Rheumatische Knötchen am Handrücken.
(Nach *Leichtentritt*, Ergebnisse der inneren Medizin. 37. Bd. S. 54 Abb. 4.)
Breslauer Kinderklinik.

den Sehnenscheiden und der Kopfschwarte zu finden sind; besonders bei genauem Abtasten der letzteren kann man diese kleinen Tumoren häufig fühlen; sonst kann man sie am leichtesten durch maximale Beugung der Finger, Zehen, Hand, Ellenbogen und Fußgelenke deutlich machen. Vielfach treten sie auch einzeln oder in langen Reihen an den Wirbeldornen hervor.

In anderen Fällen wird die bereits sicher gestellte Lues oder Tuberkulose die Diagnose ermöglichen, doch muß man bedenken, daß ein Luetiker auch akut-infektiöse Endo- und Myokarditiden erwerben kann und daß rein luetische Herzaffektionen ohne Fiebersteigerung vorkommen.

Da eine scharfe Trennung der Endo- und Myokarditis nicht möglich ist (dieselbe Ansicht wird von *Friedrich Krauss* und *Leschke* vertreten), so hat es auch keinen Zweck, eine Schilderung der reinen Formen zu geben, das würde nur zwecklose Wiederholungen bedeuten.

Die Entscheidung, ob ein Herzgeräusch, das man im Verlaufe einer Krankheit sich entwickeln hört, der Ausdruck einer Endokarditis ist, kann man nur nach längerer Beobachtung des Patienten treffen, wobei man besonders auf den eventuellen Rückgang aller Erscheinungen

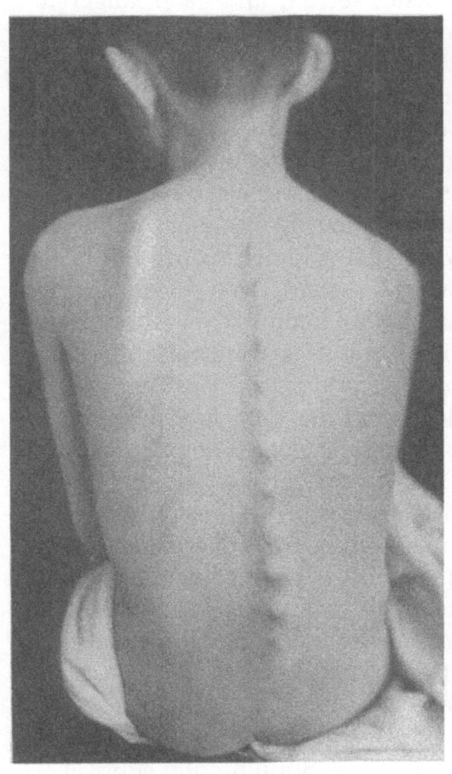

Fig. 294a.
Knabe W. H., 13 Jahre. Rheumatische Knötchen längs der Wirbeldornen.
Beobachtung der Breslauer Kinderklinik.

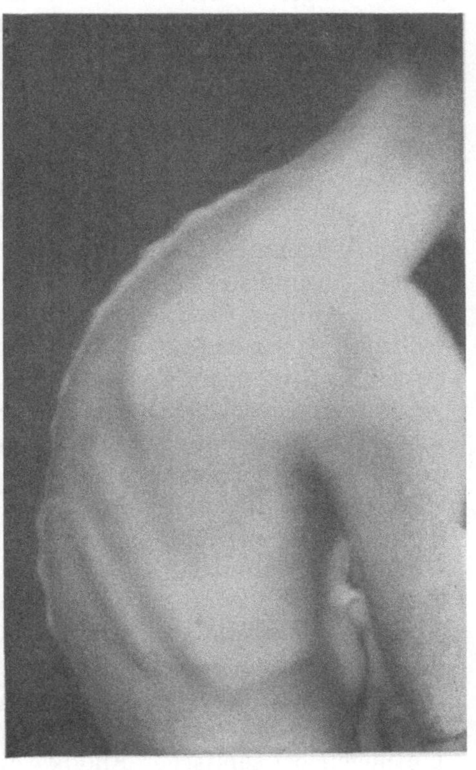

Fig. 294b.
Knabe W. H., 13 Jahre. Rheumatische Knötchen längs der Wirbeldornen in Seitenansicht.
Beobachtung der Breslauer Kinderklinik.

(Nach *Leichtentritt* in den Ergebnissen der inneren Medizin. 37. Bd. S. 55 Abb. 5a/b.)

von seiten des Herzens bei den Remissionen der Grundkrankheit zu achten hat. In Zweifelsfällen sollte man immer an die Möglichkeit der Endo- bzw. Myokarditis denken und danach handeln. Das ist im Gegensatz zum Unterlassen der Therapie (s. u.) der geringere Fehler. Insbesondere pflegt bei Gelenkrheumatismus und bei der Chorea minor das neu auftretende Herzgeräusch der sichere Ausdruck einer akuten Herzerkrankung zu sein. Da das Herz, wie bereits ausgeführt, über gewisse Reserven verfügt, so braucht die beginnende Endo- oder Myokarditis dem Patienten keineswegs auffällig zu werden. Insbesondere kann bei einer Chorea minor die Herzkomplikation sich völlig symptomlos entwickeln, weil diese Patienten nicht einmal zu fiebern brauchen. Bei der Durchsicht unserer

Krankengeschichten habe ich wiederholt solche Fälle gefunden, die mit Chorea ohne Herzbeteiligung aufgenommen wurden, und bei denen sich nach wochenlanger, fieberfreier Beobachtungszeit ein allmählich immer deutlicher werdender Herzfehler einstellte.

Erst wenn die Patienten wieder aufstehen wollen, fällt ihnen ihre Kraftlosigkeit auf. Sie wundern sich, daß sie nach der Entfieberung und trotz des scheinbar sonst guten Befindens so wenig leistungsfähig sind. Nach wenigen Schritten müssen sie sich wieder setzen, und nach längerem Stillsitzen verlangen sie wieder nach dem Bette.

Ähnlich ist die Entwicklung bei der Schädigung der Herzmuskulatur allein, d. h. ohne Beteiligung der Klappen. Auch hier fehlt dem Patienten vielfach durchaus das Bewußtsein, daß seine Schwäche, seine Leistungsunfähigkeit, seine rasche Ermüdbarkeit mit dem Herzen zusammenhängt. Ja, der Patient wird geradezu dadurch getäuscht, daß er ein schmerzhaftes Ermüdungsgefühl in den Beinen empfindet, eine Ermüdung besonders in der Wadenmuskulatur und eine Schwäche im Quadrizeps, die sich als das eigentümliche Gefühl, daß „die Knie versagen", zu erkennen gibt.

Bei Kindern ist dieses Gefühl der Schwäche der Grund, weswegen sie sich frühzeitiger auf den Schulweg begeben, sich unterwegs vor Ermüdung hinsetzen, sich von dem Spiel mit Altersgenossen, an dem sie sonst gerne teilgenommen, zurückziehen. In solchen Fällen hängt das Schicksal der Kinder in weitem Maße von der diagnostischen Kunst des behandelnden Arztes ab. Dieser muß den Wechsel in dem Benehmen der kleinen Patienten entweder durch die persönliche Kenntnis ihres früheren Verhaltens oder durch die genaue Aufnahme einer Anamnese über die frühere Leistungsfähigkeit der Kinder feststellen. Dann aber muß er eine ganze Reihe von Momenten, die zu ähnlichen Symptomen führen können, ausschließen. Es kommt also auf eine peinliche Gesamtuntersuchung des Patienten an, da auch eine beginnende oder fortgeschrittene Tuberkulose, Erkrankungen der Pleura, der Leber, der Niere ähnliche Symptome hervorrufen können. Einen sehr instruktiven Fall dieser Art beschreibt *Duken*, der profuse Lungenblutungen bei septischer Endokarditis infolge von Stauung und septischer Purpura beobachtete. Werden alle anderen Krankheiten mit Sicherheit ausgeschlossen, dann muß man weiterhin bedenken, daß auch eine Veränderung auf psychischem Gebiete das Gefühl der Leistungsfähigkeit bedingen kann. Durch leichtfertiges Untersuchen solcher Patienten kommt es zu falscher Therapie und schließlich zu schwerster Schädigung der Kinder. Zwei Beispiele zur Illustration:

Die psychische Schädigung: Im Jahre 1910 brachte ein Feldwebel seine 7 bzw. 8 Jahre alten Töchter wegen „Herzleidens" in die Straßburger Klinik. Beide Töchter hatten ein absolut gesundes und, wie eine wiederholte Belastungsprobe ergab, auch leistungsfähiges Herz. Sie klagten nur über Herzklopfen beim Treppensteigen, schnelleren Laufen und sonstigen körperlichen Anstrengungen. Dieses Herzklopfen war den Kindern durch ein ganz unglaublich ängstliches Verhalten des Vaters zum Bewußtsein gekommen. Der Vater hatte häufiger auf der Revierkrankenstube der Herzuntersuchung bei Soldaten beigewohnt und hatte gemerkt, daß bei vielen Herzleidenden eine Beschleunigung der Herztätigkeit und eine Empfindung des Herzklopfens auftrat. Daraufhin untersuchte er durch das Anlegen seines Ohres an die Brust den Herzschlag bei seinen Töchtern jedesmal, wenn sie die Treppe zur Wohnung im dritten Stock hinauf geeilt waren. Er fand selbstverständlich eine Pulsbeschleunigung und erklärte diese den Töchtern gegenüber als Ausdruck der Herzschwäche und gab ihnen auf, durch Anlegen der Hand auf die Herzgegend beim Treppensteigen, Laufen und Springen zu kontrollieren, ob das Herz nicht zu schnell schlüge, damit sie dementsprechend die Bewegung verlangsamten. Dieser gut gemeinte, aber auf absolut falscher Voraussetzung beruhende Hinweis brachte die Töchter bald dazu, daß sie auch ohne das Anlegen der Hand ihre Herzaktion kontrollieren konnten. Es dauerte nicht lange, dann konnten die beiden Mädchen auch bei völliger Ruhe, ja sogar im Bett vor dem Einschlafen das Herzklopfen wahrnehmen. Schließlich wurde das so arg, daß sie dadurch derart belästigt wurden, daß sie den Arzt aufsuchten. Obwohl den Kindern gar nichts fehlte, war es doch nicht möglich gewesen, sie vor dem Gedanken eines Herzleidens, das übrigens in der Familie sonst noch nicht aufgetreten war, abzubringen. Ich habe beide Mädchen 12 Jahre später in Breslau wiedergesehen. Ich konnte auch jetzt mit allen diagnostischen Hilfsmitteln nicht das geringste an den Herzen feststellen; aber das lästige Gefühl des Herzklopfens nahm auch jetzt den beiden Mädchen das Gefühl der völligen Gesundheit; sie glaubten immer noch schonungsbedürftig und leistungsunfähig zu sein.

So hat hier die Einstellung des Vaters, in vielen anderen Fällen gewiß auch die Überschätzung irgendwelcher Symptome von seiten des Herzens, unter Vernachlässigung des objektiven Herzbefundes durch den Arzt, vielen Kindern das Gefühl der Leistungsfähigkeit genommen. Glücklicherweise pflegen solche Menschen bei zunehmendem Alter sich von der Harmlosigkeit dieser Symptome selbst zu überzeugen und zu vollwertigen Menschen zu werden. Ich erinnere hierbei besonders an die vielen Kinder mit akzidentellen Herzgeräuschen, denen das Turnen, Schwimmen, Schulausflüge u. dgl. wegen eines „Herzleidens“ verboten wird und die, je nach ihrem Temperament, sich bald von dem Spiel mit den Kameraden zurückziehen oder aber zum Entsetzen ihrer Eltern dabei überrascht werden, daß sie bei diesen Spielen die wildesten sind. Statt sich darüber zu freuen und aus der Ausdauer der Kinder beim Spiel und dem Fehlen jeglicher Ermüdung hinterher die entsprechenden Schlüsse zu ziehen, werden solche Kinder durch Zwang von jeder körperlichen Betätigung abgehalten. Andere Eltern sehen aber die Inkongruenz zwischen der schwerwiegenden Diagnose und der überschäumenden Kraft ihrer Kinder ein, lassen sie von anderer Seite nachuntersuchen und verschaffen ihnen damit die alte Lebensfreude wieder.

Diesen Fällen stehen solche gegenüber, bei denen das Fehlen objektiver Symptome, das Fehlen von Herzklopfen, Geräuschen und leider auch — vielleicht infolge von ungenauer Untersuchung des Herzens — das Übersehen einer beginnenden Herzdilatation dazu führt, daß herzkranke Kinder als bequem, faul und widerspenstig einfach zu großen körperlichen Leistungen gezwungen werden. So z. B. das Kind eines Studienrats, der bereits zwei Ärzte wegen der Unlust seines Kindes, an den Spaziergängen der Familie teilzunehmen, mit dem Erfolge befragt hatte, daß diese ihm erklärten, es handele sich nur um Trägheit des Kindes. Daraufhin nahm die Familie die bereits eingestellten kleineren Sonntagsausflüge wieder auf, und die Eltern zwangen das Kind zu stundenlangen Märschen. Als nach einem solchen das Kind zusammenbrach, fand ich es schwer dyspnoisch und zyanotisch mit einer Herzerweiterung bis in die mittlere Axillarlinie, mit Stauungsbronchitis, Leberschwellung und Ödemen. Es war leider zu spät. Trotz intravenöser Strophantintherapie, trotz Kampfer und Hexeton starb das Kind innerhalb von drei Tagen.

Diese beiden Beobachtungen, die sich um viele weitere ergänzen lassen, beweisen, wie unendlich schwer die richtige Diagnose eines Herzleidens im Beginne sein kann, und wie notwendig es ist, in zweifelhaften Fällen in möglichst kurzer Zeit eine völlige Klärung des Zustandes herbeizuführen.

Insbesondere wird man gut daran tun, bei den geringsten Zeichen von Herzschwäche im Anschluß an jede Infektionskrankheit, aber auch bei überanstrengten, durch fehlende Nachtruhe geschädigten, unterernährten Kindern solange eine Schonung durchzuführen, bis man sich von der Harmlosigkeit und Bedeutungslosigkeit der Symptome überzeugt hat. Sind es nicht psychisch abnorme Kinder, dann kommt mit der Wiederherstellung der normalen Herzkraft der Bewegungsdrang der Kinder zum Durchbruch. Sie sind nicht mehr im Bett zu halten oder treiben bei erzwungener Bettruhe soviel Allotria, daß man dadurch schon auf die Wiederherstellung der Herzkraft hingewiesen wird.

Handelt es sich dagegen um eine ernste Schädigung des Herzens, dann pflegt meist das subjektive Befinden, das Verlangen nach Ruhe, die rasche Erschöpfung bei längeren Krankenbesuchen, die Kurzatmigkeit beim Sprechen, die Unmöglichkeit der horizontalen Lage auf den Ernst der Situation hinzuweisen. Die objektive Untersuchung solcher Kinder läßt neben diesen gar nicht hoch genug einzuschätzenden Änderungen in ihrem Verhalten bald weitere ernste Symptome erkennen. Bei der reinen Schwäche des Myokards ohne Beteiligung der Klappen fällt die Beschleunigung des Pulses schon in der Ruhe bzw. die erhebliche Zunahme der Frequenz und die auffallend lange Zeit bis zur völligen Beruhigung des Pulses auf. Dazu kommt häufig eine Irregularität, die nicht der für das Kindesalter physiologischen, von der Atmung abhängigen Sinusirregularität entspricht, auch nicht der noch mit völliger Gesundheit des Herzens zu vereinbarenden Extrasystole, sondern der Pulsus irregularis perpetuus, der durch den steten Wechsel der Frequenz, der Pulsgröße und -füllung gekennzeichnet ist. Manches Mal kann sich diese Störung auch erst nach kleineren Anstrengungen bei einem zuvor während der Bettruhe scheinbar intakten bzw. reparierten Herzen einstellen, wie folgender Fall beweist:

Das 10jährige Mädchen bekam im Anschluß an eine schwere, mit unzulänglichen Dosen von Diphtherieheilserum (nur 3000 J. E. am dritten Tage der Erkrankung!) behandelten Diphtherie eine hochgradigste Herzinsuffizienz, gekennzeichnet durch völlige Ermattung schon bei absoluter Ruhe, durch Kleinheit und Unregelmäßigkeit des Pulses. Unter Verabfolgung von weiteren 40 000 J. E. und täglich drei halben Suppositorien von Digitalisdispert erholte sich das Kind innerhalb von sechs Wochen so weit, daß es bei Bettruhe wieder eine völlig normale Herzaktion aufwies. Bei dem Versuche, das Kind aufstehen zu lassen, kollabierte es schon nach zwei bis drei Schritten, brach kraftlos zusammen, und der zuvor regelmäßige Puls war wieder total irregulär und inäqual, der bereits verschwundene Galopprhythmus kehrte wieder. Daraufhin wurde das Kind im Bette gehalten und erst nach etwa sechs weiteren Wochen war es unter fortgesetzter vorsichtiger Behandlung mit Digitalis und Kardiazol soweit hergestellt, daß es sich wieder wie jedes gesunde Kind frei bewegen konnte.

In vielen Fällen kommt es aber nicht, wie hier geschildert, zu den deutlichen Erscheinungen der Pulsveränderungen. Dann muß man mit besonderer Sorgfalt die Untersuchung des Herzens durchführen. Eine sehr peinliche Bestimmung der Herzgrenzen vermag dann eine leichte Verbreiterung des Herzens nach allen Seiten aufzudecken. Insbesondere kann dann die Röntgenuntersuchung eine „Kugelform" des Herzens erkennen lassen, vielfach ohne besondere Erweiterung eines bestimmten Herzabschnittes. Bei der Auskultation braucht man in solchen Fällen keine Geräusche zu hören; vielfach kommt es nur zu einem Leiserwerden, manchmal sogar zum Verschwinden des 1. Herztones.

Alle diese Erscheinungen sollten stets eine ernste Mahnung sein, dem Herzen bei der Therapie die nötige Aufmerksamkeit zuzuwenden; denn im Beginne sind diese Störungen oft leicht zu beheben. Wie später ausführlich dargestellt wird, kann durch Ruhe, Beschränkung der Nahrung, insbesondere der Flüssigkeitszufuhr und durch eine Kost, die in der Hauptsache aus Kohlehydraten und Eigelb besteht — bei qualitativ unterernährten

Kindern durch eine vollwertige Kost —, die völlige Herzkraft leicht wieder gewonnen werden, während die Verkennung des wahren Sachverhaltes, das Unterlassen der Schonung, die unzweckmäßige Herzbelastung zu sehr schweren, später meist nicht mehr reparablen Störungen führt.

Allerdings braucht, darauf sei nachdrücklichst hingewiesen, das Auftreten von Geräuschen während der Endokarditis nicht immer eine dauernde, schwere Schädigung des Herzens zur Folge haben. Man hat sowohl an der Mitralis wie an den Aortenklappen auftretende Herzgeräusche vielfach wieder verschwinden sehen. Das kommt davon, daß die Auflagerungen an den Klappenrändern, wenn die Entzündung nur kurze Zeit dauert, sich wieder soweit zurückbilden können, daß sie für die Funktion des Herzens belanglos bleiben. Vielfach hat man auch geglaubt, für solche Geräusche besonders an den Mitralklappen mehr die Schädigung des Herzmuskels, der ja fast immer bei rheumatischen Erkrankungen mitbeteiligt ist, verantwortlich machen zu sollen.

Leider ist diese Heilung, die zu einer restitutio ad integrum führen kann, selten. Zumeist resultiert eine dauernde Schädigung, und wenn diese nicht sofort eintritt, so muß man doch sowohl bei Chorea und Gelenkrheumatismus als auch bei der Viridans-sepsis mit wiederholten Schüben rechnen, deren Summation schließlich zu einem mit dem Leben unvereinbaren Herzfehler führt.

Variationen der Verlaufsformen je nach der Ätiologie.

Die Entzündungen des Endokards haben je nach ihrer Ursache sehr verschiedene Verlaufsarten und Folgen. Deswegen hat auch die Unterscheidung einer septischen Endokarditis von der rheumatischen und der Endokarditis lenta neben vielen anderen Formen (Endokarditis bei Chorea, bei Erythema nodosum und andern Infektionskrankheiten) mehr als theoretisches Interesse. Wie oben bereits angeführt, kann man die Prognose mehr nach dem Grundleiden als nach dem Herzbefunde allein stellen.

Die Endokarditis rheumatica gehört mit zu der allerhäufigsten Form der Endokarderkrankungen. Sie kommt bei 20—60% der Fälle von Gelenkrheumatismus beim Erwachsenen vor und bedeutet in etwa 37—65% die Ursache aller Herzleiden. Der Erreger des Gelenkrheumatismus ist nicht mit Sicherheit bekannt. Es wurden so viele Mikroorganismen für die Entstehung dieses Leidens verantwortlich gemacht, so daß man schon daran gedacht hat, daß diese eventuell gar nicht die eigentliche Krankheitsursache, sondern nur eine Mischinfektion darstellen. Man hat Streptokokken, Diplostreptokokken (*von Leyden*, *Klemperer*) im Schnittpräparate nachweisen können. *von Wassermann*, *Westphal* u. a. fanden diese auch im Blut. *Sahli* glaubte, daß der Gelenkrheumatismus nur eine mitigierte Staphylokokken- oder Streptokokkensepsis sei. Besonders interessant ist in dieser Hinsicht die Anschauung von *Weintraud*, der für den Gelenkrheumatismus an die Möglichkeit denkt, daß dieser nur eine anaphylaktische Reaktion darstellt[1]). Ferner sei erwähnt, daß *Löwenstein* (Wien) auf dem 2. internat. Pä-

[1]) Vgl. die ausgezeichnete Zusammenfassung von *Leschke* (*Krauss-Brugsch*) sowie die Darstellung von *Leichtentritt* (Ergebn. d. Inn. Med. u. Kinderheilk.).

diaterkongreß in Stockholm berichtete, daß er bei allen Fällen von echtem Gelenkrheumatismus im strömenden Blute Tuberkelbazillen fand. Da er ähnliche Befunde auch bei anderen nicht rheumatischen Infektionskrankheiten — wenn gleich viel seltener — erhob, so bleibt unentschieden, ob dieser interessante Befund mit der Entwicklung der rheumatischen Veränderungen am Herzen in engerem (ätiologischem ? ?) Zusammenhang steht, oder ob es sich nur um Mobilisation dieser Erreger durch bestimmte Infekte handelt. Besonders wichtig erscheint mir, daß bei der histologischen Untersuchung der Herzklappen bei rheumatischer Endokarditis von *Reye* und *Kuczynski* relativ häufig der Streptokokkus mitior gefunden wurde, der als der Erreger der Endokarditis lenta besonders seit den Untersuchungen von *Schottmüller* allgemein an Interesse gewonnen hat.

In diesem Zusammenhang muß ich darauf hinweisen, daß dieser Streptokokkus viridans allerdings relativ selten bei Herzerkrankungen gefunden wird. Ob man ihn deswegen als Erreger ablehnen darf, scheint mir fraglich. Denn der Viridans-Bazillus ist ungemein schwer zu züchten, und ein negativer Befund ist noch lange kein Beweis dafür, daß dieser Erreger nicht vorhanden ist. Mit je mehr Eifer man bei unklaren Fällen von Endokarditis den Viridans-Bazillus sucht, um so häufiger wird man ihn finden (*Leichtentritt*).

Außerdem erscheint es mir wenigstens für die Herzerkrankungen im Kindesalter sehr fraglich, ob man die von anderer Seite so streng durchgeführte Trennung zwischen rheumatischer Ätiologie und Erkrankungen durch den Streptokokkus viridans auf die Dauer wird aufrecht erhalten können. Es ist doch sehr auffallend, daß *Leichtentritt* in den Knötchen an den Sehnen und Aponeurosen, die als charakteristisch für den „Rheumatismus nodosus" gelten, auch den Erreger der Viridans-Sepsis gefunden hat. Unter solchen Umständen halte ich die Annahme für gewagt, daß die Herzinnenhautentzündung durch ein „rheumatisches Virus" hervorgerufen sei, während der aus dem Blute gezüchtete bzw. der in den Knötchen gefundene Streptokokkus viridans nur eine Mischinfektion darstelle. Ich möchte vielmehr vermuten, daß der Streptokokkus viridans sowohl bei der „rheumatischen" als auch bei der als „Viridans" Endokarditis bezeichneten Entzündung des Endokards den Erreger darstellt. Es erscheint mir nicht angängig zu sein, daß man so lange von rheumatischer Endokarditis redet, als man den Viridanserreger nicht nachweisen kann und, sobald er gefunden, von einem Aufpfropfen der Viridansinfektion auf die rheumatische spricht. Auch die Unterschiede in der klinischen Verlaufsform und in der Reaktion des Endokards bzw. Myokards, im besonderen der von *Aschoff* erhobene Befund von perivaskulären Plasmazellenknötchen im Herzmuskel, die sich durchaus von den rheumatischen Myokardherden unterscheiden und die für die Duplizität der Erreger ins Feld geführt werden, brauchen nicht als bindender Beweis angesehen zu werden, denn das Wesentliche für das Zustandekommen beider Erkrankungsformen (wenn man sie trennen will) bleibt doch zunächst die familiäre und die Altersdisposition. Daran ist nicht zu zweifeln, daß die Erreger der Endokarditis „rheumatika" wie „lenta" eben bei disponierten Familien zu vielfachen Herzerkrankungen führen, in anderen Familien aber allem Anscheine nach überhaupt nicht pathogen wirken können.

Abgesehen davon, daß der Gelenkrheumatismus im Kindesalter oft allerschwerste, dann wieder so milde, kaum beachtete Erscheinungen macht, daß es dem Ermessen des einzelnen überlassen bleibt, ob er überhaupt von Gelenkrheumatismus reden will oder nicht, ist es auch interessant, daß der Erreger der Endokarditis lenta in unserer Klinik von *Leichtentritt* bei der Chorea minor und bei der sogenannten *Still*schen Krankheit bald aus den Knötchen nachgewiesen wurde und bald aus dem Blut, bald aus den Drüsen gezüchtet werden konnte. Es will mir daher scheinen, als ob die große Krankheitsgruppe des Gelenkrheumatismus, der Chorea minor, der Endokarditis lenta und der *Still*schen Krankheit doch wohl einen engeren inneren Zusammenhang besitzt, als dies auf Grund der Literatur bisher angenommen wurde. Wenn man auch hie und da kleine Variationen in dem kulturellen Verhalten der Erreger hat nachweisen können, so scheint mir doch die Reaktion des Makroorganismus, die Disposition zur Erkrankung von seiten der einzelnen Organe (Endokard,

Gelenke, Sehnen, Aponeurosen und Lymphdrüsen) von größerer Bedeutung für den Krankheitsablauf, insbesondere für die Lokalisation der Erreger und die Art der Abwehr zu sein: bei den meisten Menschen kann der gewiß ungemein verbreitete Erreger überhaupt nicht Fuß fassen, bei anderen kommt es zu einem einmaligen, hochfieberhaften, mit dem Siege des Makroorganismus endenden Entscheidungskampf. In wieder anderen Fällen wird erst nach wiederholten Schüben die Infektion überwunden, und schließlich besteht bei einer letzten Gruppe ein dauernder fauler Frieden, bei dem der Mikroorganismus ähnlich wie bei der Lues, Tuberkulose oder Framboesie langsam aber sicher den Organismus, insbesondere das Herz vernichtet.

Im Rahmen dieses Handbuches halte ich es aber für meine Pflicht darauf hinzuweisen, daß bisher von den meisten, gerade auf diesem Gebiete sehr bewanderten und an der Erforschung des Leidens hervorragend beteiligten Klinikern wie pathologischen Anatomen immer noch an der Duplizität der Erreger festgehalten wird.

Der klinische Verlauf des akuten Stadiums der Endokarditis rheumatica wurde bereits geschildert. Man diagnostiziert eigentlich fast immer erst dann mit Sicherheit die Erkrankung des Endokards, wenn bereits Folgeerscheinungen sich eingestellt haben, wenn durch Veränderung der Klappen (deren Schlußunfähigkeit oder deren Verwachsung) die normale Fortbewegung des Blutes gestört wird. Dann kommt es zu Zirkulationsstörungen, Geräuschen, Veränderungen der Herzform und Stauungen, die weiter unten im Zusammenhang besprochen werden sollen.

Der Verlauf der rheumatischen Endokarditis wird vielfach dadurch charakterisiert, daß sich nach scheinbarer Abheilung in buntem Wechsel bald eine Chorea minor, bald eine mehr oder weniger heftige Entzündung der Gelenke, bald ein neuer endokarditischer Schub einstellt. Dieser Wechsel der Erscheinungen ist für die rheumatische Endokarditis von größter diagnostischer und prognostischer Bedeutung. Dabei muß ausdrücklich auf den Unterschied im Verlaufe des Gelenkrheumatismus beim Erwachsenen gegenüber jenem beim Kinde hingewiesen werden. Je jünger das Kind ist, um so uncharakteristischer sind die Gelenkerscheinungen; meist besteht nur eine flüchtige, wenige Stunden andauernde Schmerzhaftigkeit, Rötung und Schwellung einzelner Gelenke. Bis der Arzt zum Kinde kommt, sind oft alle Erscheinungen restlos verschwunden. Ich erinnere mich an Fälle, die bei der Morgenvisite um 8 Uhr die genannten Erscheinungen einwandfrei darboten, aber schon um 11 Uhr nicht mehr demonstrierbar waren. Darum soll der Arzt die Angaben der Angehörigen, daß solche Erscheinungen vor einigen Stunden mit Sicherheit bestanden hätten, nicht unterschätzen, sondern sofort die entsprechende Therapie durchführen. Bei älteren Kindern wird die Erkrankung jener des Erwachsenen immer ähnlicher. Es kann bei Beteiligung vieler Gelenke zu einem entsetzlich quälenden Leiden kommen, so daß die Kinder jegliche Berührung fürchten und regungslos Tag und Nacht in ihrem Bette liegen, damit ja nicht durch eine ungeschickte Drehung die erkrankten Gelenke bewegt werden. So kann auch ein sehr verschiedenartiger klinischer Verlauf der Herzerkrankung beobachtet werden: Bald nur ein einziger, kurzer Anfall von Endokarditis, der nach den oben geschilderten Symptomen schnell abheilt, bald ein tage- ja wochenlanger Bestand der Erscheinungen, wobei jede neue Untersuchung eine neue Verschlimmerung aufdeckt, und unter hohen, fast septischen Temperaturen immer weitergehende Schädigungen des Endokards, Myokards (evtl. Perikards), insbesondere der Klappen sich einstellen, bis die Zeichen des Herzklappenfehlers, der Myokardschädigung immer deutlicher werden, und bis schließlich unter zunehmender Dyspnoe und Zyanose, sowie ständig wachsender Stauung evtl. beim ersten Schube der Tod erfolgt.

Für die Endokarditis lenta wird als charakteristisch angeführt, daß sie bei denselben subjektiven Beschwerden sich sehr häufig erst auf eine vorangegangene rheumatische Herzerkrankung aufpfropft (siehe oben). Bei ihr wird häufiger ein Frösteln und Unbehagen ohne sichere Veränderungen am Herzen beobachtet, so daß selbst hervorragende Ärzte bei dem Fehlen objektiver Symptome zunächst an „influenzaartige" Erkrankungen dachten. Erst die Veränderungen der Herztöne, der Herzform und -größe evtl. auch des Pulses lassen die wahre Ursache erkennen. Dann aber sollen kleinste Embolien, die in der Haut stecknadelkopf- bis pfefferkorngroße, rötliche oder blaue Flecke bedingen, andere Male kleine Petechien, die durch toxische Schädigung der Gefäßwand mit nachfolgender Zerreißung entstehen, den Gedanken auf die Lenta-Infektionen lenken. Das *Rumpel-Leede*sche Phänomen wird positiv (d. h. bei Umschnürung des Oberarms, welche zu einer venösen Stauung führt, aber doch den Puls nicht unterdrückt, kommt es zu punktförmigen Blutungen unterhalb der Stauungsbinde). Ferner soll auf metastatischem Wege eine Beteiligung insbesondere der kleinen Gelenke charakteristisch sein und als weiterer Ausdruck der Allgemeininfektion eine hämorrhagische Nephritis und ein Milztumor selten vermißt werden. Entsprechend dieser septischen Verlaufsform kommt es nicht selten zu einer erheblichen Leukozytose (bis 20000 Leukozyten), doch sollen auch Leukopenien nicht ungewöhnlich sein. Nach *Bittorf* und *Schilling* findet man in den Blutausstrichen auch vielfach Endothelzellen, besonders reichlich, wenn man (nach *Morawitz*) das Ohrläppchen vor der Blutentnahme zwischen den Fingern etwas knetet.

Die septische Endokarditis kann bald die Folge einer eitrigen Entzündung an irgendeiner Stelle des Körpers (z. B. Empyem) sein, bald scheinbar die erste Lokalisation der oft an unsichtbarer Stelle eingedrungenen Sepsiserreger darstellen. Infolge der starken Entzündung kommt es hier zumeist bald zu der als ulzeröse oder maligne Endokarditis beschriebenen Veränderung. Insbesondere liefern die durch die Rauhigkeit des Endokards sich rasch entwickelnden, thrombotischen Auflagerungen reichlichen Stoff zu weiteren Verschleppungen der Erreger aber auch mitgerissener Teile der Herzklappen durch den ganzen Körper. Die Folgen einer solchen Entzündung sind klar: Neben schwersten Erscheinungen der allgemeinen Sepsis mit typisch septischen Temperaturen, schwerster Störung des Allgemeinbefindens, hochgradiger Appetitlosigkeit und rapidem Kräfteverfall, kommt es zum Auftreten von gelegentlicher, hämorrhagischer Nephritis, septischer Leberschädigung mit nachfolgendem Ikterus und vor allen Dingen zu tagtäglich zunehmender Schwere der Erkrankung des Herzens selbst. Die dicken Auflagerungen auf den Herzklappen bedingen deren Schlußunfähigkeit, die Defekte in den Klappen erleichtern das Rückströmen des Blutes, bald stellt sich eine Herzerweiterung ein, und schließlich erliegt der Mensch der allgemeinen Sepsis und der fortschreitenden Herzinsuffizienz.

Die Folgen der Endokarditis sind zunächst Schlußunfähigkeit der Klappen bzw. Verwachsungen derselben. Dadurch wird die normale Weiterbeförderung des Blutes in der physiologisch vorgeschriebenen Richtung bald erschwert (Stenosen), bald kommt es zu einem Rückströmen des Blutes (Insufficienzen). Der Erfolg ist die Stauung und das Auftreten von Geräuschen.

Letztere werden zuerst beobachtet. Erst nur leise werden sie allmählich immer intensiver, fauchender und zeigen häufig einen musikalischen Klang. Diese Geräusche allein darf man aber niemals als sicheren Beweis für eine Erkrankung der Herzklappen ansehen. Sie können als rein „febrile Geräusche“ völlig harmlos sein, es kann sich um zufällig bei der genauen Untersuchung eines erstmalig in die Behandlung des Arztes Tretenden entdeckte „akzidentelle Geräusche“ oder um angeborene Geräusche handeln. Darum ist es so wichtig, auf Störungen der Herzaktion, insbesondere Arythmien zu achten, die, falls es sich um Reizleitungsstörungen handelt (siehe oben), mit Sicherheit auf einen myokarditischen Prozeß hinweisen, der den Verdacht einer bestehenden Endokarditis wegen des häufigen Zusammentreffens beider Erscheinungen einwandfrei erhärtet.

Vor allem sind es die Stauungserscheinungen, die den Herzfehler sicherstellen. Die oben genannte Erschwerung der Weiterbewegung des Blutes bzw. die durch den defekten Klappenschluß ermöglichte Rückwärtsbewegung, führen dazu, daß in den stromaufwärts gelegenen Bezirken mehr oder weniger reichliche Blutmengen sich ansammeln. Die Kenntnis dieser Symptome, die sich beim Kinde in keiner Weise von jenen beim Erwachsenen unterscheiden, ermöglicht am besten die genaue Lokalisierung eines Herzfehlers. Das ist wichtig, weil, wie bei den angeborenen Herzfehlern beschrieben, bei kleinen Kindern die für die Pathologie des Erwachsenen so wichtige Feststellung des punctum maximum eines Geräusches nicht leicht möglich ist, da wegen der Kleinheit des kindlichen Herzens die 4 Herzostien zu dicht beieinander liegen und auch die Fortleitung der Geräusche fast immer über dem ganzen Herzen wahrnehmbar ist.

Die Herzklappenfehler.

Die Entzündungen, Verdickungen, die Auflagerungen und Schrumpfungen der zarten Herzklappen bedingen Schlußunfähigkeit und damit ein Zurückströmen des Blutes, in andern Fällen eine Verengerung der Ostien.

Der häufigste Herzfehler ist die Erkrankung der Mitralklappe.

Die Mitralstenose

behindert den Einfluß des Blutes während der Diastole vom linken Vorhof zum linken Ventrikel. Dabei kommt es zunächst zu einer Stauung des Blutes vor der stenosierten Klappe, es steigt der Druck im Vorhof und führt zu seiner Erweiterung. Dieser gedehnte Vorhof muß eine erheblich vermehrte Arbeitsleistung vollbringen, da das Blut nicht — wie gewöhnlich — während des ersten Teiles der Diastole durch den noch erschlafften Vorhof in den linken Ventrikel weiterströmen kann. Infolgedessen hypertrophiert die Wand des gedehnten Vorhofs. Weil trotzdem seine Kraft nicht ausreicht, muß der rechte Ventrikel mit-hypertrophieren. Die vermehrte Leistung des rechten Ventrikels bedingt eine vermehrte elastische Spannung in den Lungengefäßen und im rechten Vorhof, „eine Art von Windkesselwirkung“, wie es *Sahli* ausdrückt, wodurch es allein möglich wird, daß eine systolische Kontraktion die diastolische unterstützt. Eine Dilatation des rechten Ventrikels braucht sich dabei nicht zu entwickeln. Durch diese Mehrarbeit des linken Vorhofs bzw. rechten Ventrikels kann die Mitralstenose völlig überwunden werden, so daß man eine gute Leistungsfähigkeit des Herzens feststellen kann. Der linke Ventrikel pflegt seine normale Größe beizubehalten oder doch nur erweitert gefunden zu werden, wenn neben der Mitralstenose eine Mitralinsuffizienz vorliegt. (Die Möglichkeit einer terminalen Erschlaffungsdilatation lasse ich unberücksichtigt.)

Die Untersuchung eines Herzens mit Mitralstenose ergibt eine Verbreiterung nach links oben als Ausdruck der Vorhoferweiterung. Die Herzdämpfung reicht bis an den oberen Rand der dritten, ja bis zur zweiten Rippe hinauf. Eine Verschiebung der Spitze nach links kann durch die Vergrößerung des rechten Ventrikels bedingt sein. Dem entspricht auch das Röntgenbild: nach *Groedel* und *Gralka* erscheint das Herz im ganzen gegenüber jenem bei Mitralinsuffizienz klein. Die Form entspricht der eines „stehenden Eies“ (*Groedel*). Die Vergrößerung betrifft neben dem Pulmonalbogen den linken Vorhofbogen, an dem man starke, schnellende Pulsationen wahrnimmt. Die Ausweitung des linken Vorhofbogens bedingt die Verkürzung des linken Ventrikelbogens.

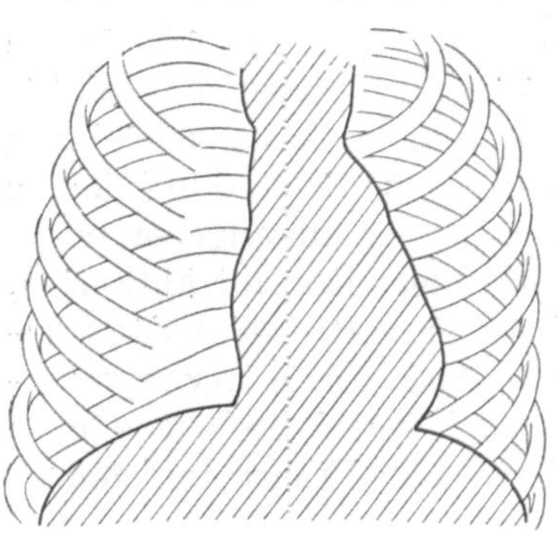

Fig. 295.
Martha L. 9 Jahre 2 Mon. nach Gelenkrheumatismus leicht ermüdbar, kurzatmig. Herzgrenzen nur nach links oben etwas verbreitert, paukender erster Ton und diastolisches Geräusch an der Spitze. Fadenförmiger Puls. Im Röntgenbild bei verhältnismäßig kleinem Herzen deutlich hervortretender linker Vorhofbogen. Linker Ventrikelbogen verkürzt. Diagnose: Mitralstenose.

Die Auskulation ergibt ein mehr oder minder lautes diastolisches Geräusch. Dasselbe kann bald präsystolisch, bald rein diastolisch sein. Gleichzeitig hört man eine Verstärkung des zweiten Pulmonaltones als Ausdruck der Drucksteigerung im kleinen Kreislauf und nicht selten eine Verdoppelung des zweiten Tones. Der Puls ist meist verlangsamt infolge der langsameren Füllung des linken Ventrikels.

Die Mitralinsuffizienz.

Ihre Folge ist das Zurückströmen des Blutes während der Systole aus dem linken Ventrikel in den linken Vorhof. Dadurch wird der linke Vorhof dilatiert und häufig auch hypertrophisch. Weil der linke Ventrikel aber aus dem linken Vorhof während der Diastole vermehrte Blutmengen aufnehmen muß — er muß ja um so viel mehr fassen, als er in rückläufiger Richtung befördert — wird auch er erweitert. Die Mehrarbeit bedingt bald eine Hypertrophie. Daraus ergibt sich bei der Perkussion eine Verbreiterung des Herzens nach links oben (Vorhof), nach links seitlich (linker Ventrikel), aber auch nach rechts, weil ähnlich wie bei der Mitralstenose auch hier der rechte Ventrikel die Stauung im kleinen Kreislauf zu überwinden hat. Das Röntgenbild ergibt infolgedessen eine Vergrößerung des Herzschattens nach allen Richtungen („Kugelform“ *Groedel*). Neben der starken Ausbuchtung des Pulmonalbogens fällt vor allem die Verbreiterung des linken Ventrikelbogens auf, die sich besonders nach links oben erstreckt. Es kann dadurch zu einem Verschwinden des linken Vorhofbogens kommen. Im Bereiche des rechten Herzens sieht man nur eine mäßige Vorwölbung des rechten Vorhofbogens.

Die Auskultation ergibt ein systolisches, blasendes Geräusch, besonders am linken Herzohr (im dritten linken Interkostalraum), aber auch an der Spitze wahrnehmbar, außerdem eine Akzentuation des zweiten Pulmonaltons.

Häufig sind beide Fehler miteinander kombiniert, da die Entzündung der Klappe teils Verwachsungen, teils unvollkommenen Verschluß bedingt. Dieser kombinierte Fehler zeigt dann die Eigentümlichkeiten beider, die mächtige Verbreiterung des Herzens nach allen Richtungen, systolisches und diastolisches Geräusch mit dem punctum maximum an der Mitralklappe, stark akzentuierten zweiten Pulmonalton.

(Vgl. auch Krankengeschichte Liesbeth St. S. 947.)

Die **Erkrankungen der Aortenklappen** kommen nach *Feer* äußerst selten vor

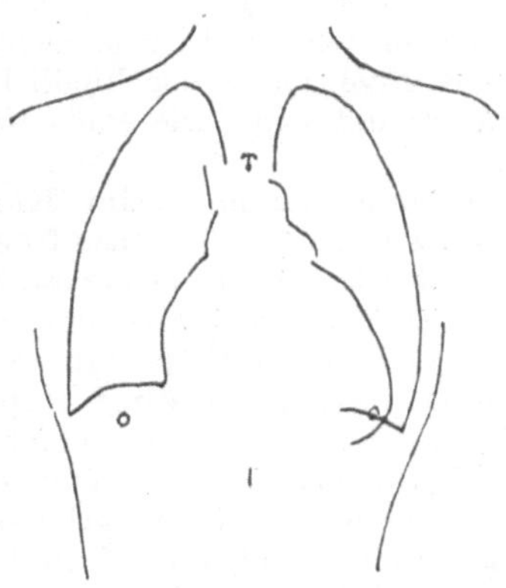

Fig. 296.
Mitralinsuffizienz. (Groedel, Die Röntgendiagnostik usw., Fig. 48.)

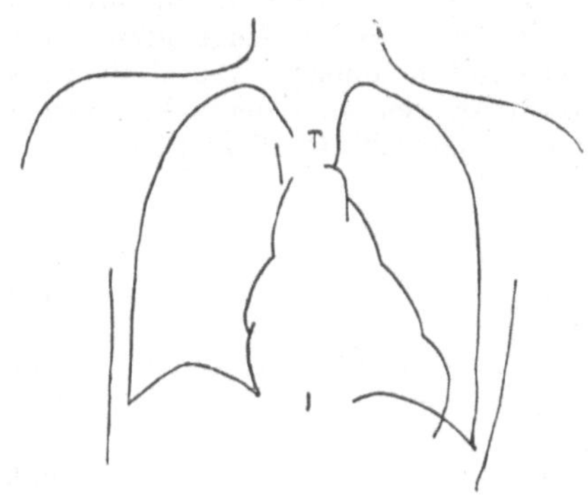

Fig. 297.
Unterteilter rechter unterer Herzbogen bei Mitralfehler. (Groedel, Die Röntgendiagnostik usw., Fig. 38.)

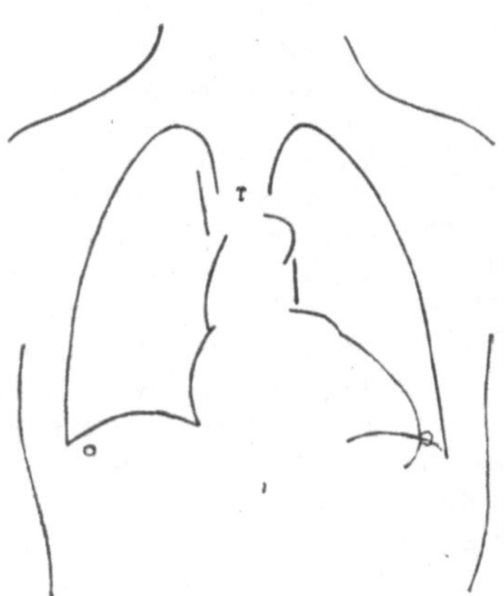

Fig. 298.
Insufficientia aortae. Pulsatorische Dilatation der Aorta. (Groedel, Die Röntgendiagnostik usw., Fig. 42.)

dem 10.—12. Lebensjahre vor. Zumeist soll hierbei Stenose und Insuffizienz miteinander kombiniert sein. Zum Verständnis seien die Symptome der reinen Fehler kurz skizziert:

Bei der **Aorteninsuffizienz** kommt es zu einer beträchtlichen Zunahme des linken Transversaldurchmessers des Herzens bei gleichbleibender Herzhöhe. Das Herz erscheint daher im ganzen quergelagert („liegende Eiform" oder „Walzenform" *Groedel*). Bei der Aorteninsuffizienz strömt wegen der Schlußunfähigkeit der Aortenklappen ein Teil des während der Systole aus der Aorta herausgeworfenen Blutes wieder in das Herz zurück. Da gleichzeitig die normale Menge des zur Aufrechterhaltung der Zirkulation notwendigen Blutes durch die Mitralklappen aus dem linken Vorhof in die linke Kammer einströmt, erweitert sich diese (Dilatation); dennoch vermag sie bis zu einer gewissen Grenze entsprechend der vermehrten Kraftentwicklungsmöglichkeit infolge der Dilatation, d. h. der vermehrten Spannung der Herzwand die vermehrte Blutmenge zu bewältigen. Dabei hypertrophiert die Herzwand allmählich. Die Symptome sind außer der veränderten Herzform der tief nach links unten seitlich verlagerte, meist sehr kräftige, kuppelförmige Spitzenstoß (*Sahli*), ein diastolisches Geräusch, das am lautesten an der Stelle der Aortenklappe, d. h. am Ansatz der dritten Rippe auf der Mitte des Sternums zu hören ist, aber auch über der Herzspitze, der Aorta, ja sogar der Karotis.

Der Puls wird beim Erwachsenen deutlich celer, d. h. hüpfend, jedoch ist erst bei größeren Kindern ein einwandfreier Kapillarpuls (erkennbar an der pulssynchronen Rötung des Nagelfalzes oder der durch Reiben hyperämisch gemachten Stirn) wahrnehmbar. Daran dürfte besonders die relative Weite der kindlichen großen Arterien und deren hervorragende Elastizität schuld sein. Die Puls- bzw. Blutdruckamplitude pflegt hierbei sehr groß zu sein.

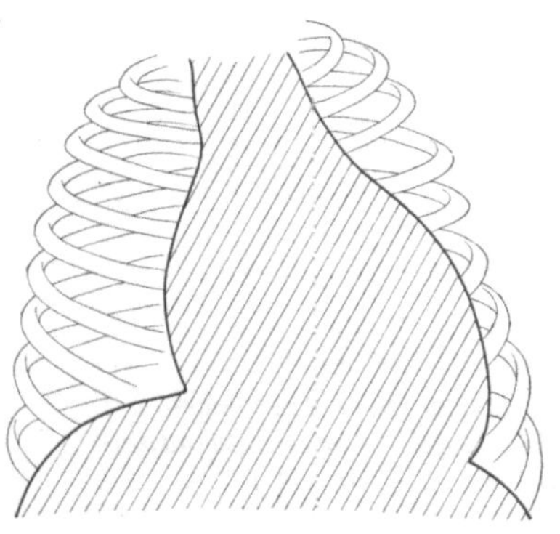

Fig. 299.
Liesbeth St. 11 Jahre. Dorsoventralaufnahme. Allseitige Verbreiterung des Herzens ohne besonders auffälliges Hervortreten eines Herzbogens. Im Originalbild mächtige Stauung in den Lungen. Diagnose: Pankarditis, Stauungskatarrh.

Die **Aortenstenose** kommt beim Kinde fast immer gleichzeitig mit der Insuffizienz vor. Die reinen Formen der Aortenstenose bedeuten ein Hindernis für die Entleerung des linken Ventrikels, der diesen Widerstand vermöge seiner Reservekraft, später seiner Hypertrophie meist überwindet. Zunächst kommt es zu einer kaum merklichen Vergrößerung des linken Ventrikels, die weder durch Perkussion noch durch das Röntgenbild mit Sicherheit nachweisbar zu sein braucht. Erst wenn bei Überdehnung des Ventrikels und nicht restloser Entleerung desselben eine Rückwirkung auf den Lungenkreislauf (mit oder ohne relative Mitralinsuffizienz) stattfindet, kommt es zu entsprechender Erweiterung der stromaufwärts liegenden Herzabschnitte. Das systolische Herzgeräusch ist am lautesten an der Stelle der Aortenklappen, Mitte des Sternums, am Ansatz der dritten Rippe, es ist weit hinauf auf der linken Seite des Brustbeins zu verfolgen und kann auch sehr laut an der Herzspitze wahrnehmbar sein.

Die reinen Formen der Aortenstenose und -insuffizienz sind wie gesagt selten, relativ häufig dagegen eine Kombination von Erkrankung der Mitral- und Aortenklappe, weil die vordere Klappe der Mitralis unmittelbar neben der Wand der Aorten-wurzel liegt und deswegen ein Übergreifen der Entzündung ohne weiteres verständlich wird. Das Bild einer solchen Kombinationsform ist auf Fig. 299 wiedergegeben. Es vereint die Charakteristika beider Fehler. Je nach dem Überwiegen der einen oder anderen Erkrankung wird auch ein Wechsel in der Intensität der einzelnen Symptome beobachtet.

Die **Trikuspidalinsuffizienz** ist, wie alle Erkrankungen am rechten Herzen, selten auf eine Entzündung, d. h. primäre Erkrankung zurückzuführen. Um so häufiger kommt sie als relative Insuffizienz vor, d. h. sie ist die Folge einer Überdehnung des rechten Herzens, das bei den Kompensationsbestrebungen bei Erkrankungen des linken Herzens versagt. Der dilatierte, hypertrophische rechte Vorhof liefert dem rechten Ventrikel übernormale Mengen von Blut und ermöglicht so eine einigermaßen normale Zirkulation. Weil aber jede Systole des rechten Ventrikels bei der Trikuspidalinsuffizienz das Blut nicht nur in die Pulmonalarterie, sondern auch in den rechten Vorhof zurückwirft, dieser aber nicht wie der linke Vorhof eine aktive Unterstützung durch einen vorgelagerten Ventrikel erfährt, so kommt es gar bald zum Erlahmen der Zirkulation. Im Röntgenbilde sieht man dann neben den durch die Erkrankungen der Klappen des linken Ventrikels bedingten Erscheinungen — der zuvor beschriebenen Veränderung der Herzfigur — eine besonders starke Erweiterung des Ventrikelschattens, daneben aber auch eine Erweiterung des rechten Vorhofs.

Die Herzdämpfung reicht hierbei besonders weit über den rechten Sternalrand hinaus. Neben der allseitigen Erweiterung des Herzens ist in solchen Fällen ein systolisches Geräusch am rechten unteren Rande, am Ansatz der sechsten Rippe am Brustbein charakteristisch, ein Geräusch, das sich im Gegensatz zu dem systolischen Geräusch bei der Aortenstenose nur relativ wenig weit nach oben erstreckt (etwa bis zur dritten Rippe). Besonders wichtig ist aber, daß sich die rückläufige Pulswelle bei der Trikuspidalinsuffizienz über den rechten Vorhof hinaus fortpflanzt bis in die Jugularvenen (Herzsystolischer Venenpuls, nicht zu verwechseln mit dem diastolischen Anschwellen des Bulbus jugularis!), ebenso bis in die Leber, die im Gegensatz zu der einfachen Stauungsleber nicht nur vergrößert erscheint, sondern herzsystolische Pulsationen aufweist (*Friedreich*).

Nur solange der rechte Ventrikel und rechte Vorhof unter dem Einfluß von Herzmitteln einigermaßen leistungsfähig bleiben, kann der zweite Pulmonalton seine physiologische Akzentuation beibehalten. Das Verschwinden dieser Akzentuation ist ein Beweis für die mangelhafte Füllung der Arteria pulmonalis, ein außerordentlich bedrohliches Zeichen. Meist erfolgt dann bald der Tod.

Die Trikuspidalstenose

ist angeboren wie erworben ein äußerst seltenes Leiden. Nach *Romberg* soll sie bisher nicht als isolierter Klappenfehler beobachtet, dagegen stets mit Insuffizienz kombiniert sein. Sie verhindert die normale Füllung des rechten Ventrikels. Der rechte Vorhof ist stark dilatiert und von seiner Kraft hängt es ab, ob er die Stenose überwindet, den Ventrikel genügend füllt und somit einen normalen Kreislauf ermöglicht. Daraus geht schon hervor, daß nur unbedeutende Stenosen mit längerem Leben vereinbar sind. Genügende Füllung des rechten Ventrikels geht mit einer entsprechenden Akzentuation des zweiten Pulmonaltons einher. Ihr Fehlen hat dieselbe Bedeutung, wie soeben bei der Trikuspidalinsuffizienz geschildert. Die Stenose selbst ist durch ein diastolisches Geräusch über der Trikuspidalklappe (Ansatz der sechsten Rippe am rechten Sternalrand) charakterisiert.

Die Pulmonalstenose

kann einzig und allein durch eine Hypertrophie des rechten Ventrikels überwunden werden. Ist die Hypertrophie nicht rechtzeitig genügend entwickelt oder erlahmt das hypertrophische rechte Herz, dann kann eine Dilatation sich dazu gesellen, die über den Weg der relativen Trikuspidalinsuffizienz zu den allerschwersten Kreislaufstörungen führt. Je nachdem, ob eine Dilatation des Ventrikels vorhanden ist oder nicht, kann die Herzdämpfung bzw. das Röntgenbild eine Verbreiterung ergeben. Diese ist also keineswegs obligat und tritt vielfach erst relativ spät ein. Daher bleibt am Herzen selbst vor allem das laute, gießende systolische Geräusch an der Auskultationsstelle der Pulmonalis im zweiten, linken Interkostalraum. Erleichtert wird die Diagnose aber durch die Entwicklung von Trommelschlägelfingern, die sonst nur bei chronischen Bronchiektasien, Pleuraempyemen und sehr selten bei schweren Tuberkulosen beobachtet werden. Diese anderen Krankheiten sind so leicht zu diagnostizieren, weil nur ausgeprägte Fälle zu Trommelschlägelfingern führen, daß bei deren Fehlen die Pulmonalstenose eigentlich feststeht.

Die Pulmonalinsuffizienz

entspricht durchaus der Insuffizienz der Aorta bei sinngemäßer Übertragung der Erscheinungen auf das rechte Herz. Sie ist als erworbener chronischer Klappenfehler außerordentlich selten. Noch am häufigsten führt die Lues zu dieser Erkrankung. Wegen der Überfülle im Ventrikel infolge des Einströmens des Blutes von zwei Seiten kommt es zur Dilatation, die bald zur entsprechenden Hypertrophie der rechten Kammerwand führt. Dadurch wird eine Verbreiterung des Herzens besonders nach rechts, aber auch nach links bei der Perkussion wie im Röntgenbilde gesehen. Man hört neben oder kurz nach dem zweiten Pulmonalton, im zweiten Interkostalraum links, oft noch lauter im dritten Interkostalraum links des Sternums, ein deutliches diastolisches Geräusch.

Bei all diesen erworbenen Herzfehlern hängt die Schädigung des Kreislaufes von folgenden Umständen ab:

1. dem Grade der anatomischen Veränderungen an den Klappen. Je mehr die Verhältnisse noch den normalen ähneln, um so geringer ist die Störung.
2. der Kraft der Herzmuskulatur:
   a) bei Stenosen desjenigen Abschnittes, der den vermehrten Widerstand physiologischer Weise zu überwinden hat.
   b) bei Insuffizienzen (auch den relativen, sich zur Stenose hinzugesellenden) außerdem von dem stromabwärts gelegenen Herzabschnitt.
   c) von der Intaktheit der Muskulatur. Eine durch ulzeröse bzw. rheumatische Myokarditis geschädigte Herzwand verträgt die elastische Dehnung bei der Dilatation sehr viel weniger und vermag auch nicht dieselbe systolische Kraft der verschiedenen Herzabschnitte zu gewährleisten. Es kommt unter Umständen infolge der Überdehnung schwer geschädigter Herzwandabschnitte leicht zu Zerreißungen oder zu aneurysmatischen Ausbuchtungen. Solche Ausbuchtungen werden ebenso wie die Schwielen in der Herzwand eine restlose Entleerung des Blutes unmöglich machen.
3. dem Zustande des Endokards. Rauhigkeiten können an den Klappen wie an der Herzwandung, besonders wenn gleichzeitig eine aneurysmatische Erweiterung besteht, zur Thrombenbildung Anlaß geben. Diese können ihrerseits zu Embolien führen, wobei das weitere Schicksal vom Vorhandensein oder Fehlen von Entzündungserregern in den verschleppten Embolis, aber auch von der Größe der Emboli und der Lebenswichtigkeit des durch den Embolus verschlossenen Gefäßbezirkes abhängt (Gehirnembolien, Lungenembolien, Niereninfarkte usw.).
4. Schädigungen des Reizleitungssystems, — die den physiologischen Ablauf der Kontraktionen einzelner Herzteile mehr oder weniger schwer stören. Harmlose Extrasystolen stellen sich ein, es kann aber auch infolge der Leitungsunterbrechung zu einer Kammerautomatie kommen, welche durch Kontraktion der Ventrikel zur selben Zeit, in der sich die Vorhöfe kontrahieren, das Einfließen des Blutes aus den Vorhöfen unmöglich macht. Schwerste Zirkulationsstörungen sind die Folge. Bei rasch vorübergehenden Störungen werden die Patienten bewußtlos und können Erstickungskrämpfe bekommen (s. o.). Bei länger dauernden Störungen erfolgt der Tod.

Bei der Endokarditis entwickeln sich die Störungen von seiten der Klappe und des Herzmuskels natürlich erst ganz allmählich. Infolgedessen kommt es, abgesehen von den schweren toxischen bzw. infektiösen Veränderungen im Reizleitungssystem meist nicht von vornherein zu so schweren Veränderungen. Oft wird tagelang gar nicht an die Möglichkeit eines Herzfehlers gedacht, weil nur ganz harmlose, vieldeutige Symptome der allgemeinen Abgeschlagenheit und der raschen Ermüdbarkeit vorhanden sind. Wird die Schädigung erheblicher, dann bleiben allerdings Rückwirkungen nicht aus. Denn das Blut staut sich nicht nur vor den erkrankten Klappen bzw. in und vor den in der Muskelwand geschädigten Herzabschnitten sondern auch weiter stromaufwärts in denjenigen Organen, deren venöse Blutausfuhr mit dem geschädigten Herzabschnitt in direkter

Verbindung steht. Diese Stauungen können häufig, weil — wie oben auseinandergesetzt — Herzgeräusche trotz der Erkrankung der Klappen und Muskeln fehlen, einen entscheidenden Hinweis auf das bestehende Herzleiden geben. So finden sich bei Erkrankungen des linken Herzens infolge der Rückstauung nach der Lunge regelmäßig eine Gefäßerweiterung und Blutfülle in den Lungen. Die hieraus resultierende Abnahme der Lungenelastizität bedingt im Verein mit der Strömungsverlangsamung zunächst eine erhebliche Dyspnoe. Bald kommt es aber auch zum Durchtritt zunächst von Blutserum durch die geschädigten Lungenkapillaren. Es entwickelt sich die sog. Stauungsbronchitis, die ihrerseits bei erheblicheren Graden der Stauung sich bis zum Lungenödem steigern kann. Die Stauungsbronchitis wie die Erscheinungen des Lungenödems beginnen zumeist an den abhängigen Partien, im Röntgenbilde sind sie durch eine Verminderung der Strahlendurchlässigkeit, die Blutfülle in den Gefäßen durch eine vermehrte Hiluszeichnung charakterisiert. Kräftige Dosen von Herzmitteln, ein Aderlaß oder eine geschickt durchgeführte Senfpackung können nicht nur eine rasche Abwendung der Gefahr, sondern — e juvantibus — auch eine diagnostische Klärung bringen. Die Stauungsbronchitis kann bei älteren Kindern genau so wie beim Erwachsenen zum Auftreten sog. Herzfehlerzellen im Sputum führen, welche aus Alveolarepithelien mit gelblichbraunen Blutpigmentschollen (Hämosiderin) bestehen, die durch veränderten Blutfarbstoff braun gefärbtes Pigment enthalten.

Handelt es sich um eine Stauung im großen Kreislauf, die sowohl durch primäre Erkrankung des rechten Herzens, als auch durch die rückwirkende Stauung bei Störungen in der linken Herzhälfte stattfinden kann, so wird es bald zur Schwellung der Leber, bald zum Ödem an den abhängigen Partien kommen.

Die Stauungsleber ist ein ungemein feiner Gradmesser für die Herzinsuffizienz. Oftmals sind die Beschwerden, die die Spannung der Kapsel bei rasch auftretender Stauung bedingt, das erste alarmierende Symptom, der erste Anlaß, überhaupt einen Arzt aufzusuchen. Die Leber ist dabei mehr oder minder prall gespannt und hat einen abgerundeten, unscharfen unteren Rand. Die Palpation wird vielfach als schmerzhaft empfunden. Subjektiv hat der Patient ein Gefühl der Völle in der oberen Bauchgegend, vielfach auch eine auffallende Appetitlosigkeit, gelegentlich auch Aufstoßen, so daß der Laie oft mehr an eine Erkrankung des Magens als des Herzens denkt. Dieser Irrtum unterläuft leider auch Ärzten, wenn neben den geschilderten subjektiven Symptomen Erbrechen und auffallende Blässe auftreten. Dann wird ein sehr wichtiges Symptom, die auffallende Pulsbeschleunigung aber auch eine etwaige Irregularität des Herzschlages sowie die Blässe als Folgeerscheinung des Erbrechens gewertet, zumal häufig jegliche Zyanose in solchen Fällen vermißt wird.

Die Ödeme treten — wie gesagt — besonders an den abhängigen Partien auf: am Fußrücken, an den Knöcheln, an den Unterschenkeln bei Patienten, die noch herumgehen, in der Kreuzbeingegend bei liegenden Patienten. Hier findet man auch häufig den Wechsel in der Verteilung des Ödems je nach der Lage. So kann bei rechter Seitenlage die rechte Gesichtshälfte so anschwellen, daß das Auge nicht geöffnet werden kann und so wird die aus dem Bett heraushängende Hand evtl. auch der Vorderarm im

Vergleich zur andern Seite ein mächtiges Ödem aufweisen, wobei charakteristisch ist, daß die Lagerung auf die andere Seite oder das Aufsetzen bald das Bild ändert.

Differentialdiagnostisch kommt in Betracht die Abgrenzung gegen nephritische Ödeme, die unabhängig von der Körperlage das weiche Unterhautzellgewebe der Augenlider bevorzugen, sowie die alimentären Ödeme, die mit besonderer Vorliebe bei magerem Körper, aber auch, wenn universelle Ödeme am Körper vorhanden sind, eine besonders deutliche Schwellung des Gesichtes in der Wangengegend unabhängig von der Lagerung bedingen. Der Wechsel der Ödeme bei Lageveränderungen spricht jedoch nicht mit absoluter Sicherheit für deren kardiale Genese, da wir auch bei Nephrotikern, bei denen nicht der geringste Anhaltspunkt für eine Herzbeteiligung nachweisbar war, eine gewisse Abhängigkeit der Intensität der Ödemverteilung von der jeweiligen Körperlage feststellen konnten. Vermutlich dürfte bei diesen Patienten neben dem niedrigen Blutdruck die Schädigung der Kapillaren hierfür verantwortlich sein.

Bei hochgradigen Stauungen kommt es auch in den Körperhöhlen, den Pleuren, dem Perikard und im Abdomen zu sog. Transsudaten, die im Gegensatz zu den entzündlichen Exsudaten im allgemeinen durch einen geringeren Eiweißgehalt (negativer Ausfall der Probe von *Rivalta*) gekennzeichnet sind.

Bei älteren Kindern kann ebenso wie bei Erwachsenen — im Gegensatz zu Säuglingen und Kleinkindern — die Herzinsuffizienz auch zu Zyanose führen. Der Hauptgrund hierfür ist wohl ausschließlich in der mangelhaften Ventilation des Blutes in der Lunge zu suchen. Sie ist am ausgesprochensten an den Lippen, Konjunktiven, Ohren, Fingern und Zehen, und nicht selten an den Wangen außerordentlich deutlich. Aber auch für diese Zyanose wird nicht die Verminderung der Arterialisation, d. h. der Sauerstoffversorgung des Blutes in den Lungen als alleinige Ursache anerkannt; auch hier soll eine Überfüllung der kleinsten Venen und Kapillaren an der Hautoberfläche an der Zyanose, d. h. der Blaufärbung wesentlich beteiligt sein. Wichtiger noch als diese Zyanose, die nur selten von den Ärzten, ja sogar von den Laien fast niemals übersehen wird, ist die Blässe der jungen Kinder, die soeben kurz erwähnt wurde. Es scheint so, als ob bei kleinen Kindern sehr viel häufiger das Blut sich bei Stauungen in den Lungen bzw. in den Organen der Bauchhöhle sammelt, und daß deswegen die prognostisch sehr ungünstige Blässe auftritt. Ihre Bedeutung muß deswegen hier nochmals betont werden, weil nach meinen Erfahrungen gerade dieses wichtige Symptom der Zirkulationsschwäche so oft übersehen wird. Dabei kommt es bei den verschiedenartigsten Störungen als Ausdruck der Kreislaufschwäche vor! Die Inkarzeration einer Hernie kann auf reflektorischem Wege ebensogut dazu führen wie die Vergiftung der das Herz und die Gefäße regulierenden Zentren und Nervenbahnen (z. B. beim plötzlichen Kollaps, beim Scharlach oder bei der Diphtherie). Wer an diese Möglichkeit denkt und nach weiteren Symptomen der Herzschwäche sucht, der wird sie in dem ebenfalls reflektorisch bedingten Gähnen (Blutleere des Gehirns oder besserer Gasaustausch in der Lunge ?), in dem Erbrechen, vor allem aber an dem kleinen, flatternden Pulse, evtl. der enormen Tachykardie (bei Diphtherie 200—360 Schläge pro

Minute), aus dem Leiserwerden bzw. Verschwinden eines oder beider Herztöne leicht diagnostizieren können.

Der Verlauf der Endo- und Myokarditis ist wiederum unendlichen Variationen unterworfen. Bald bleibt es bei einem einzigen, harmlosen Schube, der zu einer leichten Stenose oder Insuffizienz einer Klappe führt, ein Befund, der nach der Ansicht vieler Autoren restlos ausheilen bzw. ausgeglichen werden kann. Die Ausheilungsmöglichkeit, die pathologisch-anatomisch durchaus verständlich ist, wird immer einen gewissen Zweifel hinterlassen, ob es sich tatsächlich um eine Erkrankung der Klappen oder nicht vielmehr um eine nur relative Insuffizienz infolge der Schädigung der Muskulatur gehandelt hat. In der Beziehung wäre eine genaueste pathologisch-anatomische, womöglich histologische Nachprüfung solcher geheilter Fälle sehr erwünscht.

Leider ist der Verlauf aber wohl in der Mehrzahl der Fälle nicht so günstig. Es kommt zu immer neuen Schüben und damit immer weitergehender Schlußunfähigkeit bzw. Stenosierung an den Herzostien, bis schließlich in der oben geschilderten Weise wegen fehlender Ausgleichsmöglichkeiten der Kreislauf erlahmt.

Die Zahl der durch ein erworbenes Herzleiden in ihrer Lebensfreude und Leistungsfähigkeit gestörten Kinder ist eine so große, daß man sich allen Ernstes fragen sollte, ob nicht eine wirksamere Behandlung hier einen Wandel schaffen könnte. Bei der Behandlung der Herzerkrankungen muß scharf unterschieden werden, ob es sich um die Bekämpfung der akut entzündlichen, der toxischen und degenerativen Prozesse oder um eine Behandlung der Folgezustände, der Herzmuskelschwäche bzw. der Klappenfehler handelt. Nichts ist verkehrter als halbe Maßnahmen und die so oft geübte, nicht streng indizierte Verwendung von Herzmitteln.

Therapie.

Die Behandlung toxischer Herzschädigungen.

Im Kindesalter kommt es hierbei fast ausschließlich auf die Bekämpfung bakterieller Toxineinwirkungen an. Leider sind wir bei voll entwickelten Toxinschädigungen fast machtlos. Um so wichtiger ist es, von den uns zur Verfügung stehenden prophylaktischen Maßnahmen weitestgehenden Gebrauch zu machen.

Beim Scharlach bedingt das Gift des Scharlacherregers besonders bei überfütterten, von „Gesundheit strotzenden“ Kindern, wohl weil die Erreger hier einen besonders günstigen Nährboden finden, häufig einen plötzlichen Zusammenbruch. Der Laie spricht wegen des raschen Abblassen des Exanthems von einem „Nachinnenschlagen der Krankheit“. Es ist fraglich, ja sogar unwahrscheinlich, daß in solchen Fällen schon das Gift eine wesentliche Veränderung der Muskulatur hervorgerufen hat, weil wir bei überlebenden Fällen eine relativ rasche Erholung des Herzens und eine längerdauernde Störung der Atmung beobachten können. Diese Gefahr kann — das ist vielleicht die einzige, aber äußerst wichtige Bedeutung des neuen Heilmittels, im Gegensatz zu allen anderen Komplikationen des Scharlachs — durch rechtzeitige Verwendung des Scharlachserums vermieden werden. Sie kann sogar, wie ich oben ausführte, mit doppelter (evtl. vielfacher) Einzeldosis auch noch im Momente des Kollapses lebensrettend wirken (vgl. S. 914).

Kommt es nicht zu einem Herztode, so zeigen sich oftmals, gerade beim Scharlach, am Ende der ersten oder zu Beginn der zweiten Woche, vielfach nach der Entfieberung gewisse Störungen: ein inäqualer, sehr labiler Puls, eine gewisse dilatative Herzschwäche und ein weiches, blasendes Herzgeräusch (nach *Schieck* in 33% aller Fälle). Nach *Hecht* stellt sich dann eine gewisse Neigung zur Pulsbeschleunigung schon bei geringsten Anstrengungen (Ansteigen des Pulses z. B. von 70 auf 120 Schläge pro Minute) ein, während *Lederer* Bradykardien — allerdings auch mit erheblicher Labilität des Pulses — feststellte. *Lederer* und *Stolte* konnten den Nachweis erbringen, daß solche Herzgeräusche, wie auch von *Schick*, *Romberg* schon früher behauptet wurde, relative Insuffizienzen anzeigen, weil sie durch kurzdauernde Steigerung der peripheren Widerstände (Kompression der Aorta oder Kontraktion der großen Gefäße durch Faradisation) ein Verschwinden der Geräusche erreichten, die hinterher wieder auftraten. Es handelt sich danach auch bei diesem „Scharlachherzen" um eine Schädigung des Myokards, die scheinbar — es fehlen zahlenmäßige Feststellungen — bei den mit Serum behandelten Kindern sehr viel seltener auftreten. Daß auch bei dieser vorübergehenden Herzmuskelschwäche die Körperfülle eine gewisse Rolle spielt, dürfte daraus hervorgehen, daß sich diese Erscheinungen besonders bei denjenigen Kindern finden, die während des Scharlachs große Gewichtsverluste aufweisen, und daß die Geräusche wieder verschwinden, sobald die Rekonvaleszenten ihr Anfangsgewicht erreicht haben.

Daß beim Scharlach auch endo- und perikarditische Entzündungen und gleichzeitig wohl auch sicher Myokardentzündungen vorkommen können, steht fest. Oftmals sind diese Ereignisse mit den Erscheinungen von Chorea oder Gelenkrheumatismus verbunden. Die dabei auftretenden Veränderungen können dauernde werden; u. U. stellen sich wiederholte Schübe der rheumatischen Erkrankung ein, auch wenn der Scharlach längst überwunden ist. Da wir mit dem Scharlachserum die Folgekrankheiten des Scharlachs (Otitis, Nephritis usw.) nicht verhüten können, so werden wir damit auch nicht die als Komplikation des Scharlachs zu betrachtenden septischen bzw. malignen Endokarditiden verhindern. Deren Bekämpfung muß nach den weiter unten angegebenen Methoden durchgeführt werden.

Bei der Diphtherie wird beinahe noch häufiger als beim Scharlach durch Toxine eine Schädigung des Herzens bedingt. Man sieht oft schon wenige Tage, nachdem die Erkrankung diagnostiziert war, besonders wenn es sich um sehr ausgedehnte Beläge im Rachen oder gar um die sog. maligne Diphtherie mit den schmierigen Belägen und den mächtigen Ödemen um die geschwollenen Drüsen am Halse handelt, Störungen von seiten des Herzens. Bei leichteren Erkrankungsformen tritt eine auffallende Arhythmie ein: der Puls wird irregulär und inäqual, ohne daß dabei eine deutliche Abhängigkeit von der Atmung festzustellen wäre. Diese Störungen kann man häufiger beobachten. Sie sollen immer dazu mahnen, den Patienten vor körperlichen und psychischen Belastungen zu bewahren, weil man doch gelegentlich Verschlimmerungen bis zur ausgesprochenen

Herzinsuffizienz oder gar plötzliche Todesfälle der scheinbar auf dem besten Wege der Rekonvaleszenz befindlichen Kinder erlebt.

Ein etwa 6jähriges Kind hatte eine mittelschwere Diphtherie unter Verwendung mäßiger Serummengen glatt überstanden. Bei der Visite durch den Stationsarzt beobachtet dieser, wie das Kind in seinem Bette sitzt und spielt. Es unterhält sich mit ihm in fröhlicher Stimmung; als er sich zum nächsten Bett wendet, fällt das eben genannte Kind tot um.

Bei diesen plötzlichen Todesfällen handelt es sich wohl, zumal alle sonstigen Zeichen der Herzinsuffizienz bis auf die genannte Irregularität fehlen, hauptsächlich um Überleitungsstörungen. Prognostisch ungünstiger, weil fast immer tödlich verlaufend, sind die Fälle von postdiphtherischer Herzstörung, die durch auffallende Tachykardie (bis über 300 Pulse in der Minute) bedingt sind.

Ein 7jähriges Mädchen hatte vor drei Wochen eine „Halsentzündung mit großen Belägen", ohne daß die Diphtheriediagnose gestellt war, ohne Verwendung von Serum — scheinbar glücklich — überstanden. Die Mutter will mit dem Kinde über Breslau in ein schlesisches Bad reisen. Auf der Reise erkrankt das Kind von neuem, es wird extrem blaß, matt, kurzatmig, klagt über Schmerzen im Bauch und muß wiederholt erbrechen. Daher denken die Angehörigen zunächst an eine Gastritis. Bei der Einlieferung in die Klinik ist die schwere Herzinsuffizienz aus der extremen Blässe, der schmerzhaften Leberschwellung, aus den beginnenden Ödemen und der extrem jagenden Herzaktion ohne weiteres sicherzustellen. Der Rachenabstrich ergibt noch das Vorhandensein von Diphtheriebazillen und die Erzählung der Mutter, daß große, flächenhafte Beläge im Rachen vorhanden gewesen seien, bestätigt die Diagnose. Trotz aller Herzmittel, Digitalis, Kampfer, Adrenalin, steigt der Puls von 180 in anderthalb Tagen bis auf etwa 360 Schläge. Das Kind stirbt.

Nicht minder schlimm als diese Pulsbeschleunigungen ist die oft sehr ausgesprochene Pulsverlangsamung, die man als fast ebenso schwer einschätzen muß:

5 Jahre alter Sohn eines Beamten hatte täglich mit einem Kinde gespielt, das vor 14 Tagen von ihm wegen Diphtherie getrennt und ins Krankenhaus gebracht worden war. Das Kind bleibt vorerst munter. Aber acht Tage nach der Trennung von seinem Spielgefährten ist es appetitlos, unlustig zum Spielen und entgegen seiner sonstigen Gewohnheit recht verdrießlich. Nunmehr wird ein Arzt zugezogen, der bei dem Kinde eine enorme Diphtherie der Nase, des Rachens und der Gaumentonsillen feststellt und sofort 40 000 I. E. injiziert. Die Beläge schmelzen weg. Nach fünf Tagen erscheint der Rachen fast frei, aber das Kind wird, ohne daß es über etwas bestimmtes zu klagen hätte, immer matter, Nasenspitze, Hände und Füße scheinen leicht livide verfärbt, sonst ist das Kind extrem blaß, seine Haut kühl, die Temperatur zwischen 35 und 36 Grad. Das Herz schlägt, wie am Pulse und bei der Auskultation am Herzen festzustellen ist, immer langsamer. Innerhalb von vier Tagen geht der Puls von 80 bis auf 40 Schläge herunter. Die einzigen subjektiven Beschwerden des bis zum Tode absolut klar bleibenden Kindes waren gelegentliche Anfälle von heftigen Leibschmerzen und die unsagbare Schwäche.

Das Erbrechen, die Blässe, die Leibschmerzen, dann die Veränderungen des Pulses, bald enorme Beschleunigung, bald extreme Verlangsamung, bald Galopprhythmus, sind das sichere Zeichen der schweren postdiphtherischen Herzstörung. Diese Störung ist bedingt durch die Wirkung des Diphtherietoxines auf den Herzmuskel, der ungemein schlaff und leicht dilatiert wird, woran nach *Eppinger* geradezu eine Auflösung der Muskelbündel schuld ist, welche sich an die toxische Myokarditis anschließt. Von *Sperk* und *Hecht* wurde durch das Elektrokardiogramm der Nachweis erbracht, daß bei den postdiphtherischen

Pulsverlangsamungen evtl. nur jede zweite Kontraktion des Vorhofs auf den Ventrikel fortgeleitet wird. Typischer Herzblock ist gerade bei Diphtherie mehrfach elektrokardiographisch sichergestellt. *Marwin* und *Buckley* fügen „9 bisher beschriebenen 2 eigene", durch Elektrokardiogramme sichergestellte Fälle an. In dem einen Falle wurde der Kammerrhythmus wenige Tage vor dem Tode völlig unregelmäßig; die Autopsie ergab ausgedehnte Myokardveränderungen mit tiefgreifender Schädigung des Reizleitungssystems. *Rosenou* stellt unter 37 Fällen von Herzblock 16 postdiphtherische zusammen. In einem seiner Fälle (11 jähr. Mädchen) kamen auf 100 Kontraktionen des Vorhofs nur 48 der Kammer. *Schmeusen* beschreibt bei einem 9jähr. Kinde am 6. Tage der Diphtherie partiellen, am 9. Tage kompletten Herzblock, der Puls sank erst auf 76—48, später auf 30—20 Schläge pro Minute. Neben dem bekannten Kollaps kam es dabei zu typischen Synkopeerscheinungen. Vorhofflimmern neben Herzblock wurde von *Barber* und *Middleton* bei einem 9 jähr. Knaben kurz vor dem Tode an diphtherischer Herzlähmung beschrieben. Man hat aber auch degenerative oder entzündliche Veränderungen am Vagus als Folge der Diphtherievergiftung für möglich erklärt, ohne daß sie restlos bewiesen wären. Schließlich kommt gerade bei der Diphtherie eine vielleicht zentral bedingte Lähmung der Vasomotoren hinzu, die im Zusammenhang mit der schweren Störung des Herzens den Tod beschleunigt.

Zu vermeiden sind diese Störungen, die sich nie mit Sicherheit voraussehen oder ausschließen lassen, nur durch eine sehr frühzeitige und sehr reichliche Verwendung von Diphtherie-Antitoxin. Die von den Firmen in den Packungen angegebenen Serumdosen sind nach unseren Erfahrungen zu gering. So sehr wir uns vor jeder überflüssigen (dazu gehören auch die prophylaktischen) Seruminjektion hüten, so sehr dringen wir auf reichliche Verwendung im sicheren Krankheitsfall. Die Sicherheit der Diagnose ist bis auf ganz wenige Fälle klinisch zu erhärten, d. h. wir warten bei klinisch sicheren Diphtherien nicht einmal die bakteriologische Untersuchung ab. Denn je reichlicher und je zeitiger das Serum gegeben wird, um so besser die Wirkung. Diphtheriekranke Säuglinge erhalten bei kleinen Belägen 1500, bei größeren 3—6000 Einheiten, ältere Kinder nicht unter 6—10000 Einheiten intramuskulär. Sind es verschleppte Fälle, dann steigern wir die Dosis auf 20, ja 40000 und mehr Einheiten, wovon wir etwa 10—15000 intravenös geben. Was man an den ersten Krankheitstagen versäumt hat, läßt sich später leider nur selten wieder gut machen. Immerhin sei betont, daß es nicht nur *Eckert* in der *Heubner*schen Klinik gelungen ist, schwere Herzschädigungen durch nachträgliche hohe Dosen von Serum (80—120000 J. Einheiten) zu retten. Auch wir verfügen über solche Fälle, doch bleibt die Deutung der Wirkung schwierig, da man ja nebenher sehr energische Herztherapie treibt, die u. U. auch allein in schwersten Fällen hilft.

13¾jähriger Knabe, bei dem sich im Anschluß an eine zu spät mit Serum behandelte Rachendiphtherie eine schwerste postdiphtherische Herzschwäche eingestellt hatte. Keine Dilatation, jedoch auffallend leise und dumpfe Herztöne, Galopprhythmus. Er erhält in steigenden Dosen im Verlaufe von 48 Stunden 60000 J. E., gleichzeitig wegen der Gefahr der Anaphylaxie regelmäßig Kampfer, Pitugandol und Adrenalin. Im Rachen Diphtheriebacillen dauernd positiv. Nach fünf Tagen ist die Herzaktion bereits völlig ruhig, regelmäßig und kräftig. Neben der Serumbehandlung wurden 9 Tage lang dreimal 15, dann bis dreimal 5 Tropfen abnehmende Dosen von Digalen gegeben. — Heilung.

9jähriges Mädchen, erkrankte am 10. 11. an Rachendiphtherie, erhielt 4000 J. E.; Belag geht zurück, scheinbare Rekonvaleszenz. Am 15. 11. Gaumensegellähmung, die am 25. verschwunden ist. Am 30. 11. Atemnot, Schwellung des Bauches, Leibschmerzen, fast völliges Aufhören der Harnsekretion, extreme Blässe mit einem Anflug von Zyanose. Deswegen Einlieferung in die Klinik. Neben den geschilderten Symptomen folgender Herzbefund: Das Herz reicht nach oben bis zur zweiten Rippe, nach rechts anderthalb Querfinger über das Sternum, nach links bis in die mittlere Axillarlinie. Galopprhythmus, Extrasystolen. Das Kind erhält am 6. Dezember ein Zäpfchen Pandigal neben absoluter Bettruhe und erheblicher Flüssigkeitsbeschränkung, am 7. und 8. Dezember vier halbe Zäpfchen, am 9. drei ganze, am 10. vier ganze Zäpfchen u. s. f. bis zum 13. Von da ab werden täglich zwei halbe Digitalis-Dispert-Zäpfchen und nebenher dreimal 10 Tropfen Adovern vom 11.—16. gegeben. Am 13. XII. sind die Herzgrenzen etwas eingerückt: zweite Rippe, vordere Axillarlinie, rechter Sternalrand; dabei besseres subjektives Befinden; dennoch Fortbestehen des Galopprhythmus; dieser verschwindet vom 14. XII. ab. Gleichzeitig rücken die Grenzen von allen Seiten um ½ Querfinger weiter ein, die Leber fängt an abzuschwellen. Merkwürdigerweise stellt sich jetzt von neuem eine Gaumensegellähmung ein, und es verschwinden sogar die bei der Aufnahme noch sicher nachgewiesenen Patellarsehnenreflexe. Am 21. treten Schluckschwierigkeiten und Akkomodationslähmungen hinzu. Am 26. reicht das Herz bloß noch einen Querfinger über die linke Mamillarlinie hinaus. Vom 23. XII. ab werden neben zwei halben (ab 27. drei halben) Digitalis-Dispert-Zäpfchen dreimal 7 Tropfen Tinktura Strychni gegeben. Vom 5. Januar ab dreimal 15 Tropfen Kardiazol, vom 9. Januar dreimal 12 Tropfen Kardiazol und dreimal 7 Tropfen Tinktura Strychni. Am 13. Januar gutes Aussehen, normale Herzgrenzen: linke Mamillarlinie, Mitte des Sternums, dritte Rippe, Herztöne rein. Die Gaumensegellähmung verschwindet, Leber und Milz sind klein, Patellarsehnenreflexe kehren wieder. Beim Versuche aufzustehen, bricht das Kind nach zwei Schritten zusammen, der Galopprhythmus kehrt für einige Minuten zurück. Im Bett erholt es sich schnell. Es wird schließlich auf Drängen der Eltern am 26. mit guter Prognose entlassen und ist, wie spätere Nachfragen ergaben, restlos gesund geworden.

Am selben Tage wird ein zweites Kind aus derselben Kleinstadt mit derselben Anamnese aufgenommen. Dieser Knabe, Rudi K. war am 21. XI. an Diphtherie erkrankt und hatte drei Tage später nach bakteriologischer Sicherung des Resultates 4000 J. E. erhalten. Am 29. XI. trat eine Gaumensegellähmung auf. Am 3. XII. Verdacht, am 5. Sicherstellung einer Pneumonie. Das Kind macht schwerstkranken Eindruck. Nasenflügelatmen, stöhnendes Exspirium, leichte Gedunsenheit. Ausgedehnte Pneumonie im rechten Mittel- und Unterlappen sowie im linken Unterlappen, intensive Dämpfung, Bronchialatmen. Bauch leicht gespannt, Leber 2½ Querfinger unter dem Rippenbogen. Herzgrenzen: Mitte des Sternums, oberer Rand der dritten Rippe, nach links wegen der anschließenden Dämpfung über der Lunge nicht abzugrenzen. Spitzenstoß im sechsten Interkostalraum außerhalb der Mamillarlinie. Frequenz über 200, nicht sicher zu zählen. Die Töne sind sehr leise, insbesondere ist der erste Ton an der Spitze kaum wahrzunehmen. — Verlauf: An die Pneumonie auf der rechten Seite schließt sich ein Empyem an, das zu mehrfachen Punktionen zwingt. Die Kulturen bleiben steril. Therapie: vier halbe Zäpfchen Pandigal, dreimal 20 Tropfen Kardiazol und zur Beruhigung mehrfach 1½ g Bromkalium; dabei langsame aber sichere Rekonvaleszenz.

Man hätte durch größere Serumdosen im Beginne der Erkrankung in beiden Fällen nicht nur eine wesentliche Abkürzung der Krankheit, sondern vor allem die gefährlichen Herzkomplikationen vermeiden können.

Bei der sog. malignen Diphtherie kann — wenn überhaupt — auch nur eine möglichst frühzeitige energische Behandlung vor tödlicher Herzschwäche bewahren. Während wir schon am 2.—4. Tage der Krankheit oft machtlos gegenüberstehen, haben wir am 1. Tage durch die Verwendung größter Serummengen (20—60000 J. E.) und (nach *Knauer*) großer intravenöser Dosen von Neosalvarsan auch hier eine Rettung erreicht. Wir geben solchen Kindern täglich 0,1—0,3 g Neosalvarsan intravenös. — Daß aber bei verschleppten Fällen absolute Bettruhe und reichliche Verwendung von Herzmitteln gelegentlich auch einen verloren erscheinenden Fall zu retten vermögen, wurde in vorstehenden Krankengeschichten bewiesen. Gerade bei der Diphtherie sollte man niemals vergessen, dem Herzen energiespendendes Material in Form von Traubenzuckerlösung (vorsichtige intravenöse Injektion) und von Lipoiden (in Form von Gelbeiern) zuzuführen. Man hat oft geradezu den Eindruck, als ob das Gelbei entgiftend wirken könnte.

Bei der Ruhr kommt es nicht selten zu schwerster Schädigung des Herzens und der Gefäße. Die Gefäßschädigung erkennt man an der Neigung solcher Kinder zu Hautblutungen und zur Blasenbildung der Haut selbst bei absolut einwandfreier Applikation von warmen Umschlägen. Die Herzschwäche, die offenbar je nach der Konstitution, aber auch in Abhängigkeit von der Giftresorption mehr oder weniger leicht eintritt, kann sehr erhebliche Grade erreichen. Auch hier kann durch Verwendung von dem polyvalenten Ruhrserum (*Ruete Enoch*) gelegentlich ein überraschender Erfolg erzielt werden.

K. H., 4 Jahre, erkrankt im Oktober 1924 an Ruhr. 20 Stunden nach Beginn des Durchfalls komme ich zu dem Kinde. Die Eltern halten es für sterbend. Bewußtlos, reaktionslos, pulslos liegt der Knabe mit halbgeöffneten Augen und oberflächlicher Atmung, die häufig aussetzt, im Bett. Aus dem weit klaffenden Anus fließt ein kontinuierlicher, rötlichbrauner Strom von Sekret ab. Das Kind erhält sofort 40 und nach weiteren 4 Stunden abermals 40 ccm Ruhrserum neben reichlichen Herzmitteln. Nach 12 Stunden schlägt es die Augen auf, erkennt offenbar seine Umgebung, ist aber zu matt um zu reagieren. Herzmittel werden weiter gegeben und am zweiten Tage noch einmal 40 ccm Ruhrserum intramuskulär. Nun erfolgt ganz langsame Erholung. Der Puls kehrt wieder, die Herztöne werden wieder beide hörbar, die Atmung wird regelmäßiger, aber erst nach drei bangen Wochen ist das Kind mit Sicherheit außer Lebensgefahr. Die Neigung zu immer wiederkehrenden, ruhrartigen Stühlen wird dann durch die *Boehnke*sche Ruhrvakzine definitiv behoben. Heute ist es ein gesundes, leistungsfähiges, aber — was vielleicht für die besonders schwere Reaktion dieses Kindes bedeutungsvoll sein dürfte — an Asthma bronchiale leidendes Kind.

Das Ruhrserum kann also therapeutische Erfolge bringen. Es liegt kein Anlaß vor, es in allen Fällen von Ruhr wahllos zu verwenden. Aber bei so schweren Fällen — ich habe deren ungefähr 6 gesehen, die sich absolut glichen —, hat die Verwendung von großen Dosen (evtl. in 3 Tagen bis zu 300 ccm) unbedingt eine hervorragende Wirkung.

Leider haben wir für die Influenza, für den Typhus, Paratyphus und andere erheblich toxisch wirkende Infektionskrankheiten kein spezifisches Serum. In solchen Fällen muß man sich auf die nachher zu schildernde Therapie der akuten bzw. chronischen Herzschwäche beschränken.

Die Pertussis scheint trotz der sicher erwiesenen Toxinwirkung auf Hirnzellen (*Husler*) auf das Herz meist nur indirekt einzuwirken. Infolge der tiefen Inspirationen wird das venöse Blut nach dem Herzen angesaugt, dann aber kommt es bei den heftigen Hustenanfällen zur Stauung des Blutes vor der Lunge, somit zur Erweiterung des rechten Herzens und des Vorhofes (*Hecht*), die im Röntgenbilde und bei der Perkussion nachweisbar wird. In den Pausen erholt sich das Herz meist rasch — es kann aber versagen bzw. nur unter energischen Herzmitteln funktionstüchtig bleiben.

Bei einem 5 Monate alten Säuglinge konnte nur durch 72 Injektionen von je 1 ccm Ol. camphorat. in 3 Tagen auf der Höhe des Leidens die akute Herzschwäche, die bei jedem schweren Hustenanfall auftrat, behoben werden. — Bei Sektionen wurde in ähnlichen Fällen fettige Degeneration der Muskeln gefunden (*Henoch, Heubner, Neurath*). Jedes zur Abkürzung der Pertussis geeignete Verfahren ist deswegen prophylaktisch wertvoll (Rachenpinselung mit 2% Ag NO_3-Lösung, psychische Beeinflussung des Kranken (*Czerny*), Vaccine, Pertussinbalsam usw.).

Bei der häufigsten Infektionskrankheit im Kindesalter — den Masern — werden Herzkomplikationen relativ sehr selten beobachtet, daß sie aber vorkommen, zeigt Fall S. 958. Es gibt überhaupt kaum eine Infektionskrankheit im Kindesalter, bei der nicht gelegentlich Herzkomplikationen beobachtet worden wären. Die Gonorrhöe, die sich relativ oft auf dem Blutwege ausbreitet und zu Gelenkmetastasen führt, ruft — im Gegensatz zu diesen Komplikationen beim Erwachsenen — nur ganz ausnahmsweise eine Erkrankung des Herzens (Endo- und Perikarditis) hervor.

Herzschädigungen bei Lues können bald angeboren (vgl. 12 Fälle von *A. Scott Warthin*)[1]) vorkommen, bald erst im späteren Leben (z. Zt. der Pubertät, *G. Milian*) deutlich werden. Viele der angeborenen Fälle führen bald zum Tode; bei längerem Leben kommt es oft zu Hypertrophie, auch zur Neigung zu Endokarditis. Die Schädigung betrifft weniger das Endokard als das Myokard, das oft diffuse Myokarditis aufweist. Hier findet sich, wie so oft auch bei luetischer Erkrankung, eine Beteiligung der kleinen Gefäße, die von fibroblastischen oder epitheloiden Wucherungen des Stromas voller Spirochäten umgeben sind. Vielfach kommt es daher auch zur Degeneration der Muskelfasern und zur Unterbrechung des Reizleitungssystems[2]). — Energischste antiluetische Behandlung bietet allein Heilungsaussichten.

Die Behandlung der rheumatischen Infektion.

Die energische Behandlung des Gelenkrheumatismus bzw. der ersten verdächtigen Zeichen einer Herzerkrankung bei einem Rheumatiker ist darum so wichtig, weil die Folgezustände der Entzündung um so geringer werden, je kürzer die Entzündung dauert.

Längeres Zögern und halbe Maßnahme rächen sich nirgends so schwer als bei der Endocarditis rheumatica!

Seit *Traube* verwenden wir mit bestem Erfolge bei rheumatischen Erkrankungen Salizylsäurepräparate. Dabei halte ich es für gleichgültig, ob wir Acidum salicylicum oder Natrium salicylicum oder das wesentlich schmackhaftere Aspirin verwenden. Man kann sich natürlich auch anderer Salizylsäurepräparate (Diplosal usw.) bedienen. Weniger das Präparat als vielmehr die Dosis und die Art der Verabfolgung entscheiden über den Erfolg. Man muß, wie *Naunyn* es ausdrückte, sich stets an der Vergiftungsgrenze bewegen, wenn man einen Erfolg erzielen will. Die Vergiftungsgefahr ist aber nicht zu fürchten, wenn man die Symptome der Vergiftung kennt und evtl. rechtzeitig Gegenmittel gibt.

---

[1]) The Americ. Journ. of the medical sciences 141, 398, 1911.

[2]) vgl. *Aschoff*, Spec. pathol. Anatom. 7. Aufl., S. 37.

Das Vorgehen ist folgendes: an 3 aufeinander folgenden Tagen erhält das Kind jeweils pro Tag $1/3$ soviel Gramme Salizylsäure, als es Jahre zählt (d. h. man gibt einem Kinde von 9 Jahren 3 g täglich, mit 12 Jahren 4 g usw.). Bei kräftigen Kindern kann man auch ruhig bis zu halb so vielen Grammen steigen, als das Kind Jahre alt ist, so daß man dem 6 jährigen 2—3 g, dem 12 jährigen unter Umständen sogar 6 g am Tage verordnet. Die Verabfolgung des Medikaments hat stets mit reichlich Wasser zu erfolgen, damit eine Ätzung der Magenschleimhaut und damit die Gefahr des Erbrechens vermieden werden. Außerdem ist es wichtig, daß das Mittel „massiert" gegeben werde, nicht über den ganzen Tag verteilt, sondern innerhalb von 3 Stunden. Selbst das gestörte subjektive Wohlbefinden des Kindes darf uns an der Fortsetzung der Behandlung nicht hindern, ebensowenig die evtl. rasch auftretende Entfieberung.

Beispiel: Ein Kind von 12 Jahren soll 4—5—6 g Salizylate erhalten. Man gibt ihm an drei aufeinanderfolgenden Tagen vormittags um 8, um 9, um 10 und um 11 Uhr je 1—1,25 g Aspirin. Weder Ohrensausen, noch auftretendes Schwindelgefühl dürfen die Therapie unterbrechen lassen! Sie sind allerdings ein Warnungssignal, ebenso wie eventuell auftretendes Erbrechen., falls letzteres nicht rein psychisch bedingt ist. Nach der dritten Dosis, die im allgemeinen wohl als ganz ungefährlich gelten darf, muß der Arzt den Patienten besuchen und sich davon überzeugen, ob nicht die beiden wichtigsten Symptome, Bradykardie und Bradydyspnoe vorhanden sind. Diese sind der Beweis einer Säurevergiftung und zwingen zum Abbruch der Behandlung und zur Zufuhr reichlicher Mengen Alkali. Dieses Alkali verabfolgt man am besten in der Form einer Brauselimonade: auf zwei gehäufte Teelöffel Natrium bicarbonicum wird 1 Teelöffel Zitronensäure gegeben. Beide Stoffe werden zuvor in getrennten Gläsern gelöst und unmittelbar vor dem Trinken gemischt. Die reichliche Entwicklung von Kohlensäure verhütet den für viele Kinder sehr unangenehmen, laugenhaften Geschmack und erleichtert dadurch die Aufnahme reichlicher Alkalimengen. Die Zitronensäure ist für die Therapie bedeutungslos, weil sie sofort nach der Resorption zu Kohlensäure verbrannt wird. Die Wirkung dieser Alkalitherapie ist so prompt, daß schon nach einer halben, längstens nach zwei Stunden die Atmung wieder normal wird und die eventuelle Albuminurie und Zylindrurie wieder verschwinden.

Meist wird, abgesehen von dem etwas unangenehmen Geschmack, die Zufuhr auch der vierten Dosis möglich sein. Danach hat der Patient bis zum nächsten Morgen Ruhe. Dann gibt es eine zweite auf 4 Einzelportionen verteilte Dosis und ebenso am dritten Tage. Im oben genannten Beispiele würde das Kind also an den drei Tagen 12 (bis 18) g Salizylsäure erhalten.

Nachdem 3 Tage lang diese Dosis gegeben wurde, gibt man zweckmäßig noch eine ganze Woche lang täglich 3 mal $1/2$—1 g Aspirin. Damit ist die einmalige Kur vollendet und gewöhnlich ein voller Erfolg erreicht.

Unter dieser Therapie verschwindet der Gelenkrheumatismus zumeist prompt. Ich habe Kinder, die sich vor Schmerzen tagelang nicht zu rühren, sich weder aufzusetzen noch umzudrehen wagten, schon nach der 3. Dosis des Medikaments am 1. Tage völlig euphorisch angetroffen, so daß weder sie noch die Umgebung die Fortsetzung der Therapie für nötig erachteten. Dennoch ist sie notwendig, denn erfahrungsgemäß flammt nach unzulänglichen Dosen der Rheumatismus bzw. die Endokarditis sofort wieder auf. Dann sind sie merkwürdigerweise selbst mit Salizylsäurepräparaten sehr viel schwerer zu bekämpfen als bei der frischen Erkrankung. Bei solchen „anbehandelten Fällen" muß man unter Umständen 5—8 Tage Pyramidon zur Entfieberung geben — auch hiervon sind nicht zu kleine Mengen notwendig (etwa 4 × 0,1—0,2 g über den ganzen Tag verteilt) —, um danach von neuem mit ganz energischer Salizylsäuretherapie einzusetzen.

Krankengeschichte. Das 11jährige Mädchen Liesbeth St. erkrankte im Anschluß an eine Angina an einer relativ leichten Endokarditis. Das Kind wurde in ein Herzheilbad geschickt und dort sehr energisch mit Bädern behandelt. Der Erfolg war schlecht. Die subjektiven Beschwerden nahmen so zu, daß die Eltern das Kind in die Kinderklinik gaben. Hier wurde eine Verbreiterung des Herzens nach links oben und links seitlich festgestellt, außerdem ein systolisches Geräusch an der Mitralklappe, sowie ein paukender zweiter Pulmonalton. Es bestanden ferner ausgesprochene Dyspnoe, ein leichter Stauungskatarrh und eine deutliche Schwellung der Leber. Unter Bettruhe und Digitalisbehandlung besserte sich der Zustand. Das Kind kam nach Hause, wurde dort äußerst sorgfältig gepflegt, aber nach etwa ½ Jahre kam ein neuer Schub von Gelenkschmerzen und zunehmenden Herzbeschwerden. Deshalb wurde es abermals in die Klinik gebracht, wo man neben den zuvor geschilderten Symptomen der Mitralinsuffizienz deutliches perikarditisches Reiben und einwandfreie Einziehungen in der Gegend der Herzspitze fand. An drei aufeinanderfolgenden Tagen um 8, 9, 10 und 11 Uhr wurden je 1,25 g Aspirin verabfolgt. Das Fieber schwand, die Gelenkschwellungen gingen zurück, aber die Herzbeschwerden blieben in unverändertem Maße bestehen. Das Kind war nicht fähig, das Bett zu verlassen. Es wurde daher der Versuch gemacht, durch große Digitalisdosen, dreimal 20 Tropfen Digalen pro die, das Herz zu verkleinern. Dabei lebte das Mädchen sichtlich auf, so daß wir daran dachten, es aufstehen zu lassen. Da bekam es plötzlich schwere allgemeine Konvulsionen, die etwa drei Stunden anhielten und mit völliger Bewußtlosigkeit einhergingen, während der Puls auffallend kräftig und regelmäßig war. Es folgte nach etwa zwei Stunden Pause ein zweiter solcher Schub von Krämpfen, die das Kind außerordentlich schwächten. Dann verfiel es unter einer großen Dosis von Chloralhydrat in einen tiefen Schlaf. Das anfängliche Röcheln verschwand, und als das Kind erwachte, war es wohl noch matt, aber klagte weniger als zuvor über Beschwerden. Das Herz war etwa um einen halben Querfinger kleiner geworden, die systolischen Einziehungen an der Spitze waren nicht mehr nachzuweisen; wir hatten den Eindruck, als ob die Verwachsung an dieser Stelle sich gelöst hätte und als ob die schweren Anfälle von Krämpfen durch kleine Embolien ausgelöst wären. Nach wenigen Tagen war das Kind so munter, daß wir es nach Hause entlassen konnten. Hier wurde es maximal geschont. Um Treppensteigen zu vermeiden, ließen die Eltern neben dem Schlafzimmer des Kindes im ersten Stock einen Balkon anbauen. Aber es kehrten neue Schübe von Gelenkrheumatismus wieder, die mit einigen Tabletten Aspirin erträglich gestaltet wurden. Als dann bei einem schwereren Schube der Hausarzt um telefonische Beratung bat, weil von neuem Reibegeräusche über dem Herzen hörbar wurden, Oppressionsgefühl aufgetreten war und immer deutlicher die Herzinsuffizienz hervortrat, da riet ich ihm zu ganz großen Dosen von Salizylsäure. Das Kind bekam jeden Morgen innerhalb von drei Stunden 6—7 g Acidum salicylicum. Am dritten Tage wurde ich gerufen, weil der Vater sich darüber wunderte, daß das Kind so angestrengt und laut atmete, daß er es in seinem unter dem Schlafzimmer des Kindes gelegenen Büro deutlich hören konnte. Es fand sich eine mächtige Salizylsäurevergiftung bei sonst ganz leidlichem Befinden. Die Salizylsäure wurde weggelassen; nach dieser Pferdekur kehrte kein einziger Anfall von Gelenkrheumatismus und kein neuer Schub von Endo- oder Perikarditis wieder. Das Kind wurde noch ein volles Jahr maximal geschont. Es wurde die Treppen hinauf und hinunter getragen, es wurde nur gefahren, äußerst vorsichtig ernährt und der Erfolg war der, daß sich seine Kräfte ständig hoben, daß es nach etwa 1½ Jahren in der Stadt spazieren ging und ohne Mühe Treppen stieg. Aber auch jetzt noch suchten die Eltern jede Belastung des Herzens zu vermeiden: damit das Kind nicht in seinem körperlichen Wohlbefinden, nicht in seinem Schlafe gestört wurde, ließ man es privatim unterrichten (verkürzte Schulzeit!). Dabei erholte sich das Herz so, daß es, als das Mädchen 17 Jahre alt war, nur noch einen Querfinger über die Mammillarlinie hinausreichte und daß das Herzgeräusch gerade eben noch wahrnehmbar war. Nun fing das Kind an, sich seiner Gesundheit bewußt zu werden, es setzte bei den Eltern durch, daß es vorsichtig radfahren durfte, es fing an zu tanzen, machte größere

Spaziergänge und lernte schwimmen. Aus alter Anhänglichkeit kommt das inzwischen 22 Jahre alte Fräulein gelegentlich zu mir. Dabei konnte ich feststellen, daß der Herzfehler kaum noch nachweisbar ist (es besteht wohl noch eine gewisse Hypertrophie des linken Ventrikels, aber das Geräusch ist nicht mehr mit Sicherheit festzustellen).

Diesen Fall schilderte ich deswegen so genau, weil er am besten zeigt, daß trotz der beginnenden Salizylsäurevergiftungserscheinungen kein dauernder Schaden entstand, daß vielmehr die mächtige Salizylsäurewirkung, die vier volle Tage fortbestand, zur definitiven Überwindung der rheumatischen Infektion geführt hat, und daß dann die jahrelange peinlichste Schonung und die ganz allmähliche Steigerung der Herzbelastung schließlich zu einem in jeder Weise leistungsfähigen Herzen geführt hat.

Im Falle des Versagens dieser Therapie, woran die leider viel zu oft geübte unzulängliche Dosierung mit schuld sein dürfte[1]) empfiehlt es sich, entweder nur Pyramidon zu geben oder aber Melubrin. Ersteres in Mengen von 3—5 × täglich 0,1(— 0,2) g, mindestens aber so viel, daß das Fieber unter allen Umständen unterdrückt wird; letzteres in denselben großen Dosen wie die Salizylate, nur mit dem Unterschied, daß das Melubrin auf den ganzen Tag in 3—5 Dosen verteilt gegeben wird.

Vielfach hat sich uns eine Behandlung der Endokarditiden durch eine Mischung von verschiedenen Antifebrilien bewährt: Rp. Aspirin 25,0, Chininum sulfuricum 10,0, Melubrin 20,0. M. f. pillulae Nr. 200, S. täglich 8—15 Pillen, je nach dem Alter. Zur Erleichterung des Schluckens Apfelmus, Kartoffelbrei, Semmelbrei. Dieses Mittel kann nicht nur beim akuten Gelenkrheumatismus, sondern auch mit Vorteil bei der Endokarditis lenta und bei septischen Infektionen gegeben werden.

Die Versuche, die Endokarditis lenta durch Vakzination günstig zu beeinflussen, haben bisher zu keinem nennenswerten Erfolg geführt (*Leschke*, *Leichtentritt*).

Behandlung der septischen Endokarditiden.

Die erste Aufgabe ist das Aufsuchen und die Beseitigung des zur Sepsis führenden Herdes, beim Fehlen anderer sichtbarer Ursachen die genaueste Revision der Tonsillen. Der allgemeine Grundsatz, Tonsillen nur dann zu entfernen, wenn sie vollkommen reizlos geworden sind, scheint mir in vielen Fällen falsch zu sein. Man darf nicht vergessen, daß solch ein Patient bereits ein infiziertes Herz hat, daß bei ihm die Erreger schon im Blute kreisen und muß deswegen zur Verhütung weiterer Schübe unter Umständen trotz des bestehenden Fiebers die nicht völlig reizlosen Tonsillen beseitigen. Abwarten kann man nur dann, wenn mit den obengenannten großen Dosen von Salizylsäure oder mit dem Salizylsäure-Chinin-Melubrin-Gemisch das Fieber dauernd beseitigt wird. Gelingt das nicht, dann muß trotz des Fiebers die Entfernung der Tonsillen vorgenommen werden. Ein Fall soll die Wirkung dieser Maßnahme erklären:

1. Kind St. erkrankte an rezidivierenden Anginen. Schon nach einem der ersten Schübe zeigte sich das Herz beteiligt, es entwickelte sich eine Endokarditis. Wiederholte Dosen von 0,5 g Aspirin pro Tag hatten subjektive Erleichterung verschafft, aber keine Heilung bringen können. Der Rat, größere Salizyldosen zu geben und die Tonsillen zu entfernen, wurde nicht befolgt. In der elften Erkrankungswoche kam ein neuer, schwerer Schub von Angina mit einer Entzündung des Perikards, die

[1]) Denn ähnlich wie sich der Erreger der Lues an Salvarsan gewöhnen kann, so kann sich der Erreger des Rheumatismus unter Umständen als salizylsäurefest erweisen; das ist besonders der Fall nach wiederholten, unzulänglichen Dosen.

eine Verbreiterung der Herzdämpfung von der linken Axillar- bis zur rechten Mamillarlinie brachte. Angesichts dieser schweren neuen Herzkomplikation entschloß man sich endlich trotz des Fiebers von 39 Grad zur Tonsillektomie. Das Fieber verschwand binnen 1—2 Tagen. Es war aber zu spät. Die Perikarditis führte zur adhäsiven Mediastinoperikarditis und schließlich durch Einflußstauung zum Tode.

Dasselbe Schicksal drohte einem anderen Patienten:

2. Karl Sch. hatte mehrfach an Anginen gelitten und fühlte sich im Anschluß an eine solche Angina, die mit einem eigentümlichen girlandenförmigen, leicht erhabenen Exanthem einherging, das in ½—1 cm breiten Bändern den gesamten Körper befallen hatte (Erythema *Leiner*), so elend, daß die Eltern ihn zu uns brachten. Wir fanden eine Dilatation des Herzens, ein systolisches und diastolisches Geräusch, am lautesten an der Mitralklappe, einen akzentuierten zweiten Pulmonalton, eine Leberschwellung, so daß dieses Organ drei Querfinger unter dem Rippenbogen zu fühlen war, eine Milzvergrößerung um 1½ Querfinger und eine hämorrhagische Nephritis. Das typische Bild der septischen Allgemeininfektion mit bevorzugter Beteiligung des Herzens. Große Salizyldosen versagten. Die Pillen mit Aspirin 0,3, Chinin 0,1, Melubrin 0,15 wirkten geradezu wunderbar. Das Fieber sank, der völlig fehlende Appetit kehrte wieder, das Exanthem verlor sich, aber bei jeder Verminderung der Pillenzahl (6—8 am Tage) kehrte sofort das septische Exanthem und das Fieber wieder. Ein Ausgangspunkt für die Entzündung fand sich nicht. Eines Tages aber klagte der Junge über Schluckbeschwerden, es wurden die Tonsillen genauestens revidiert und es zeigte sich bei absolut harmloser äußerer Beschaffenheit der Tonsillen, daß bei Druck auf dieselben beiderseits ein Tröpfchen Eiter hervortrat. Die Tonsillen mußten also entfernt werden. Der Operation stand im Wege 1. eine erhebliche sekundäre Anämie, 2. die Gefahr einer besonders schweren septischen Blutung. Darum wurde eine Woche Frist gegeben, damit in dieser Zeit durch Bluttransfusionen die Anämie behoben, und durch hohe Kalkdosen die Gerinnbarkeit des Blutes verbessert wurde. Während dieser Zeit bekam der Junge täglich 6—8 der zuvor genannten Pillen, um ein Fortschreiten der Entzündung an den Herzklappen nach Möglichkeit zu unterdrücken. Nach acht Tagen erfolgte dann die restlose Ausschälung beider Tonsillen (Prof. *Hinsberg*). Der Erfolg war der erwartete. Der Junge fieberte noch zwei Tage nach der Operation; am achten Tage erfolgte eine recht unangenehme, große septische Nachblutung aus der Operationswunde, die wiederum mit zwei Bluttransfusionen von insgesamt ½ Liter Blut der Mutter und der Schwester ausgeglichen wurde. Dann aber ging es bergauf. Die Herzdämpfung rückte ein, und nach drei Wochen konnte der Junge entlassen werden mit einem Herzen, das nur noch ein leises diastolisches Geräusch aufwies, nur einen Querfinger über die linke Mamillarlinie hinausreichte, diesmal ohne Milz- und Leberschwellung bei gesunden Nieren. Ein Vierteljahr später war die Herzdämpfung völlig normal und nur für den, der wußte, welch schwere Erkrankung vorauf gegangen war, war eben noch das diastolische Geräusch wahrzunehmen. Wieder ein Vierteljahr später konnte der Junge ohne Anstrengung den weiten Weg vom Lande in die Stadt zur Schule zurücklegen, mit seinen Kameraden spielen und reiten.

Die medikamentöse Therapie vermag in solchen Fällen nicht mehr als eine rasche Entwicklung des entzündlichen Prozesses an den Klappen hintanzuhalten. Das ist aber, um Zeit zu gewinnen, vielfach unerläßlich. Man darf auf diesen Versuch niemals verzichten, weder wenn man die Operation hinausschieben muß, noch wenn eine solche sofort ausführbar ist; denn die Erreger sind im Kreislauf vorhanden und müssen nach Möglichkeit bekämpft werden.

Mit gutem Erfolge haben wir in solchen Fällen auch von der intravenösen Behandlung mit Trypaflavin Gebrauch gemacht. Allerdings kommt auch hier gelegentlich ein Versager vor. Daran sind sicher vielfach die zu kleinen Dosen, in andern Fällen die Unmöglichkeit der spezifischen Einwirkung auf den Krankheitserreger schuld. Aber bei allen

Strepto- und Staphylokokken-Sepsisformen sollte man außer dem Streptokokkenserum von diesem Mittel ausgiebigsten Gebrauch machen und dabei schon bei Säuglingen täglich 5—10 ccm, vom 4. Lebensjahre ab täglich 15—20 ccm, vom 10. Lebensjahre an aber mindestens 20 ccm der $^1/_2$%igen Lösung intravenös injizieren.

Bei dem 15jährigen Sohne eines Laboratoriumsgehilfen, der wegen einer Viridanssepsis (Erreger mehrfach im Blute nachgewiesen!) mit schwerster Herzbeteiligung trotz aller erdenklichen Mittel immer elender wurde, konnten wir durch wiederholte Injektion von 40—60 ccm einer 0,5 prozentigen Trypaflavinlösung eine restlose Heilung erzielen. Der junge Mensch ist seit über 4 Jahren im Kaufmannsberufe tätig und vollkommen leistungsfähig.

In vielen Fällen steht und fällt die Prognose des Leidens mit der Kunst des Arztes, diese Injektionen auszuführen. Ich möchte aber an dieser Stelle ausdrücklich betonen, daß man diese Kunst der intravenösen Injektion an den äußeren Kopf- bzw. Kubital-, Hand- und Fußvenen leicht erlernen kann. Es gibt keinen Säugling, bei dem man dies nicht vermöchte, und bei älteren Kindern wird das Verfahren immer leichter.

Ausdrücklich gewarnt sei aber vor der Injektion des Trypaflavins in den Sinus longitudinalis. Aus diesem kann man wohl zu diagnostischen Zwecken Blut entnehmen, aber die außerordentlich schweren Gewebsläsionen, die das Trypaflavin hervorruft, wenn auch nur ein Tröpfchen neben die Vene geht, müssen eine dringende Warnung vor diesem letzteren Verfahren abgeben.

2 weitere Fälle sollen den Nutzen der Trypaflavinbehandlung dartun:

6¾ Jahre alter Knabe aus gesunder Familie stammend, der vor zwei Monaten akut mit Fieber und äußerst schmerzhafter Schwellung fast sämtlicher Arm- und Beingelenke erkrankt ist, auffallend starkes Schwitzen. Ambulant mit Salizyl sowie Einreibungen behandelt. Fast jede Woche trat ein neuer Schub auf, besonders heftig am rechten Hand- und linken Schultergelenk. Wegen der Erfolglosigkeit der bisherigen Therapie zur Aufnahme geschickt. Dauer des ersten Aufenthaltes 30. XII.—18. I.

Aufnahmebefund: Gelenkschwellungen, Herzverbreiterung links und rechts um einen Querfinger, systolisches Geräusch, akzentuierter zweiter Pulmonalton, mäßige Stauungserscheinungen. Temperaturen um 38 Grad, Puls 120. Therapie: dreimal 10 Tropfen Digalen, Salizylsäure 3×1 g. Herzgrenzen werden rasch normal, Geräusch unverändert. Da die Gelenksschwellungen fortbestehen, beiderseitige Tonsillektomie. In der Folgezeit Yatrenpillen und Kardiazol. Nach Abheilung der Tonsillektomiewunde Entlassung. Trotzdem erneute Rezidive. Nach 10 Tagen zweite Aufnahme (Dauer 28. I.—7. IV.).

Befund: Temperaturen über 39°, starke Gelenkschwellungen, Herz wiederum dilatiert. Trotz Aspirin, Atophanyl, Melubrin Fortbestehen der Temperaturen, Nirvanol sine effektu, desgleichen Kollargol. Temperaturen bis 40 Grad, deshalb Trypaflavin intravenös. 10 Tage je 20 ccm (0,5% Lösung), schlagartiges Absinken der Temperaturen. In der Folgezeit Rezidivfreiheit. Am Herzen besteht jetzt der Befund einer Mitralinsuffizienz und -stenose. Langdauernde, absteigende Digitalisverabreichung (dreimal 15—9 Tropfen) bringen das Herz in einen suffizienten Zustand, so daß Entlassung bei Wohlbefinden erfolgt. Der Verdacht einer Viridanssepsis konnte durch zahlreiche Blutkulturen nicht bestätigt werden.

3½jähriges Kind, akuter Gelenkrheumatismus. Septische Temperaturen. 10 Tage lang Aspirin und Melubrin in großen Dosen; trotzdem Weiterbestehen der Gelenkerscheinungen und Temperaturen, deshalb Trypaflavin intravenös 7 Tage lang je 20 ccm. Die Temperaturen sind zur Norm zurückgekehrt, jedoch ist inzwischen eine Mitralinsuffizienz aufgetreten. 15 Tage lang Digalen dreimal 15—10 Tropfen bis zur beginnenden Intoxikation (Bradykardie), Herzgrenzen normal, auskultatorischer Befund unverändert.

In den Krankengeschichten wurde wiederholt von einer **Bluttransfusion** gesprochen. Wie solch eine Bluttransfusion bei einem Kinde mit sekundärer Anämie im Anschluß an eine Pyurie eine schlagartige Besserung, ja Heilung bringen kann, wie solch eine Blutübertragung durch Hebung des Allgemeinzustandes bei den alimentären Anämien die große Gefahr tödlicher Pneumonien und Bronchitiden beseitigt, so kann sie auch bei der Behandlung septischer Allgemeinerkrankungen unschätzbare Dienste leisten. Wenn bei einer Frühgeburt von noch nicht 2000 g mit einer Sepsis, die mit der Erkrankung von 9 Gelenken einherging, durch die Transfusion eine Rettung des Kindes möglich wurde, so ist nicht daran zu zweifeln, daß 1. die Wiederherstellung eines normalen Blutstatus für das Kind mit Endokarditis ganz andere Heilungsaussichten bietet, und daß 2. solch ein übertragenes Blut auch vielfach Abwehrstoffe enthalten kann, die den Erkrankten mangeln. Unter Umständen haben wir auch von dem von amerikanischer Seite angegebenen Verfahren Gebrauch gemacht, daß wir den Spender des Blutes vor der Blutentnahme mit dem Erregerstamm vakzinierten. Wenn man das tut, so kann man ein Blut zur Übertragung gewinnen, das neben den allgemein günstigen Eigenschaften auch spezifische Abwehrstoffe enthält. Die Wirkung einer solchen Blutübertragung sei in nachfolgender Krankengeschichte wiedergegeben:

12jähriger Knabe, Mitralinsuffizienz im Anschluß an Gelenkrheumatismus. Starke Verbreiterung des Herzens nach links, systolisches Geräusch, akzentuierter 2. P. T., Temperaturen zwischen 38 und 39 Grad; Karelltage, Digalen, Aspirin üben keinen sichtlichen Einfluß aus. Erythema annulare Leiner. Hinzutreten eines ausgedehnten Rheumatismus nodosus, neue Gelenkschwellungen mit Ergüssen. Blutkulturen, Gelenkpunktat steril. Septische Temperaturkurve. Hinzutreten einer schweren Perikarditis. Vakzination (Streptokokken) sine effektu, Melubrin, Arthigon desgleichen. Erneute Salizyl-, Melubrin-, Athophanylbehandlung hat keinen Erfolg. Als ultimum refugium Bluttransfusionen (insgesamt 350 ccm). Danach langsame, aber konstant fortschreitende Besserung, so daß ambulante Weiterbehandlung erfolgen kann.

Die Behandlung der Herzinsuffizienz.

Die Herzinsuffizienz ist zumeist der Folgezustand der toxischen bzw. entzündlichen Schädigungen des Endo-, Myo- und Perikards. Es wird daher oft notwendig sein, schon während der akuten Entzündungsprozesse der sich etwa einstellenden Herzschwäche Rechnung zu tragen. Es scheint mir aber in der allgemeinen Praxis die Notwendigkeit der Scheidung unserer therapeutischen Bemühungen bei den Erkrankungen der Herzen nicht immer genügend gewürdigt zu werden. Der Arzt muß sich darüber klar sein, ob er die Entzündung bzw. toxische Schädigung des Herzens bekämpfen will, oder ob er es mit einer Insuffizienz des Organs zu tun hat.

Es ist zur Genüge darauf hingewiesen, daß sowohl Veränderungen an den Klappen wie an der Muskulatur zu einer Störung des Blutumlaufes führen können (von den Erkrankungen des Perikards soll später im Zusammenhange gesprochen werden). Für unsere therapeutischen Betrachtungen ist es notwendig zu betonen, daß wir kein Mittel besitzen, um irgendwelche Wiederherstellung der durch Auflagerung, Ulzerationen oder Verwachsungen veränderten Klappen herbeizuführen, obwohl es auch hier einer Spontanheilung gleichkommende Rückbildungen der Entzündungsvorgänge gibt. Das einzige, was wir tun können, ist die Prophylaxe, d. h.

die möglichst energische Durchführung der oben genannten Therapie zur Bekämpfung der toxischen und entzündlichen Schädigung. Ist aber einmal die Veränderung der Klappen eingetreten, dann muß die Muskulatur durch vermehrte Arbeitsleistung den Schaden auszugleichen trachten. Ob bzw. wie weit sie dazu in der Lage ist, hängt von der Schwere der Veränderungen der Muskulatur bzw. ihres Reizleitungssystems, aber auch von dem Grade der Veränderungen der Klappen ab. Es gibt viele Menschen, die nach einer Angina oder sonstigen akuten Infektionskrankheit einen Herzfehler erworben haben, ohne jemals im Leben sich dessen bewußt zu werden. Erst eine zufällige ärztliche Untersuchung deckt denselben auf. Das ist der beste Beweis dafür, daß die Reservekraft des Herzens, wie bei sportlichen Höchstleistungen so auch bei den Mehrbelastungen durch kleinere Klappenveränderungen, spielend die Mehrleistung vollbringt. Immerhin kann in solchen Fällen die Höchstgrenze der Leistungsfähigkeit herabgesetzt sein, weil ja schon für die normale Zirkulation ein Teil der Reserven des Herzens ständig herangezogen wird. Daher kommt es, daß solche Menschen im täglichen Leben von ihrem Herzleiden keine Ahnung haben, aber bei besonderen Gelegenheiten (weiten Wanderungen, insbesondere Gebirgstouren) sich der verminderten Leistungsfähigkeit bewußt werden.

In solchen Fällen pflegt nur eine kleine Schädigung an den Klappen bei einem völlig oder doch fast völlig intakten Herzen vorzuliegen.

Ganz anders sind jene Fälle zu beurteilen, bei denen das Herz bereits bei den normalen Leistungen versagt. Es kann dies schon während der Entwicklung des Herzleidens geschehen. Das sind meist die schweren Fälle, weil sich der Patient bei der Bettruhe, also bei sehr geringen Anforderungen an die Herzkraft, der Herzschwäche bewußt wird. Andere Male wird die Situation erst bei vermehrten Anforderungen, beim ersten Aufstehen, beim ersten Ausgange nach der Krankheit oder bei der Ausübung des Berufs, des gewohnten Spiels, des Schulbesuchs klar.

Je nach der Schwere des Leidens ist eine verschiedene Behandlung nötig.

Bei den ganz leichten Störungen, die sich unter Umständen erst bei lebhafterem Spiele, bei wildem Hinaufspringen in die höheren Stockwerke bemerkbar machen, genügt oft die Beschränkung dieser Übertreibungen, um eine rasche Wiederherstellung der normalen Herzfunktion zu erreichen. Weil der Mensch aber nicht dauernd nur an sein Herz denken kann, so ist es in diesen Fällen schon ratsam, durch eine systematische Übung das Herz zu kräftigen. Man muß jede plötzliche Überbelastung vermeiden, große Nahrungs- und Flüssigkeitsaufnahmen verbieten und die körperlichen Bewegungen nur insoweit erlauben, aber auch bis zu dem Grade vorschreiben, als eben keine Kurzatmigkeit bzw. Ermüdung erfolgt. Jede innerhalb der Leistungsfähigkeit des Herzens liegende Beanspruchung fördert dies Organ; jede darüber hinausgehende Anstrengung hinterläßt einen Schaden!

Hat sich ein Herz nach irgendeiner Belastung, d. h. unter Umständen schon bei der normalen täglichen Beanspruchung als nicht leistungsfähig erwiesen, dann muß möglichst rasch die Wiederherstellung der vollen Herzkraft angestrebt werden. Dazu gehört:

1. Absolute Ruhe. Der Herzkranke gehört ins Bett, um jede unnötige Bewegung auszuschalten. Ausnahmen sind nur dann gestattet, wenn Kinder im Bett durchaus nicht zu ruhigem Verhalten gebracht werden können. Mit dieser Schwierigkeit in der Behandlung hat man zumeist bei ganz kleinen Kindern (2.—4. Jahr) zu kämpfen, weil solchen Patienten oft jede Empfindung für die Schwere ihres Leidens abgeht. Ich habe ein Kind mit schwerster Herzinsuffizienz noch am Tage vor dem Tode im Bett Purzelbäume schießen sehen! In solchen Fällen genügt es, falls die Störung nicht zu schwer ist, die Kinder auf einen bequemen Stuhl an einen Tisch zu setzen, falls sie sich für irgendwelche Spiele so interessieren, daß sie um derentwillen stillsitzen. Bei schweren Graden der Herzinsuffizienz muß man allerdings von Beruhigungsmitteln (Veronal, Luminaletten Säuglingen 1—3 mehrmals täglich, im Spielalter 3—5, im Schulalter 3—5 (8) oder Bromkalium ($^1/_2$—2 g am Tage) oder Urethan (Säuglingen 0,5—0,8, Spielalter 1,0, Schulalter 2,0 g mehrmals täglich) Gebrauch machen. Die Menge der Beruhigungsmittel ist so zu dosieren, daß eine angenehme Müdigkeit auftritt. Vor Morphium, das wie beim Erwachsenen bei älteren Kindern (über 10 Jahre) gewiß vielfach sehr gute Dienste leisten könnte, muß gewarnt werden, wenn nicht ein Arzt oder eine Schwester in unmittelbarer Nähe sind und die Atmung des Kindes überwachen, weil es Idiosynkrasien gegen Morphium gibt, die rasch zu Atemstillstand führen. In solchen Fällen erinnere man sich an das Lobelin, das man prinzipiell in Dosen von mehrmals 0,01 anwenden müßte, im Notfall künstliche Atmung.

2. Psychische Ruhe. Bei älteren Kindern sind alle aufregenden Szenen der beunruhigten Angehörigen ebenso zu vermeiden wie überflüssige Gespräche über die Dauer der Erkrankung, schlechte Heilungsaussichten, unnötiges Betonen der notwendigen Beschränkung späterer Betätigung. Ganz besonders wichtig aber erscheint mir auch die Rücksichtnahme auf die Angst solcher Kinder vor ärztlichen Maßnahmen. Die Angst vor der Spritze kann mehr Schaden stiften, als Medikamente wieder gut zu machen vermögen, die auf diese Weise beigebracht werden.

3. Die Diät. Die fehlerhafte Vorstellung, daß der Kranke unter allen Umständen besonders kräftig und besonders reichlich ernährt werden müßte, hat schon vielen Herzkranken geschadet. Je magerer der Herzkranke ist, um so leichter wird das Herz für den Körper genügen. Es besteht also kein Grund für eine Mastkur. Im Gegenteil, jede über das unbedingt erforderliche Maß hinausgehende Zufuhr an Flüssigkeit und an Nahrungsmitteln ist vom Übel. Die erschwerte Flüssigkeitsausscheidung bei vielen Herzkranken, die Neigung zu Ödemen bei den hochgradigeren Fällen sollten vor der unnötigen Überlastung des Kreislaufs mit Flüssigkeit warnen. Am besten ist es, wenn der Herzkranke in etwa 500 ccm Urin alles aufgenommene Wasser und darin die Stoffwechselschlacken ausscheidet. Dies kontrolliert man zweckmäßig durch die Waage; denn bei knapper Ernährung kann ein Gewichtsanstieg nur auf Wasserretention zurückgeführt werden. Es gibt eine einzige Ausnahme von dieser Regel, das ist das gleichzeitige Bestehen einer Nierenerkrankung, die mit mangelhaftem Konzentrationsver-

mögen einhergeht. Hier kann einzig und allein die Ausschwemmung der retinierten Schlacken eine Entlastung des Herzens herbeiführen.

Zu große Nahrungsmengen in konzentrierter Form sind deswegen unerlaubt, weil die Resorptionsarbeit eine ungemein lebhafte Flüssigkeitsbewegung in den Darm und zurück zum Blut zur Voraussetzung hat.

Die Kost, die wir den Kindern geben, soll knapp und dabei gehaltreich sein. Vor allem haben sich uns vitaminreiche Nahrungsmittel, die gleichzeitig entsprechende Mengen von Eiweiß und Lipoiden enthalten müssen, bewährt. Ganz besonders konnten wir bei infektiös-toxisch geschädigten Herzen in der reichlichen Verwendung von Eiern einen wesentlichen Nutzen erblicken. Wenn dem Kinde sonst nichts beizubringen ist, dann versuche man wenigstens, 5—10 Eigelb in irgendwelcher Form dem Kinde zu geben. Diese Eierzufuhr bewirkt — vielleicht durch die Ergänzung der von den Toxinen bzw. den Bakterien beschlagnahmten, hochwertigen Stoffe — eine sichtliche Hebung der Herzkraft. Ich glaube, daß hierdurch, ehe es noch ein Scharlachserum gab, so manches schwerkranke Kind gerettet wurde. Das noch umstrittene „Herzhormon“, das in letzter Zeit vielfach zur Behandlung erheblicher Herzinsuffizienzen empfohlen wurde, dürfte wohl in ähnlicher Weise zu beurteilen sein.

Vor allen Dingen sollte man nie vergessen bei schwerster Herzinsuffizienz, wenn alles erbrochen wird oder die Aufnahme infolge der allgmeinen Schädigung des Organismus eine gar zu geringe ist, den Kindern Zucker zuzuführen. Die ursprünglich von *Büdingen* inaugurierte Zuckertherapie der akuten Herzinsuffizienz ist ungemein wertvoll. Man sieht nach einer intravenösen Zuckerzufuhr die Kinder sofort aufleben. Das einzig unangenehme bei der Behandlung ist der Zwang zu häufiger Wiederholung. Was diese Therapie zu leisten vermag, sei an einem Falle von postoperativer schwerster Herz- und Kreislaufschwäche bei einem Kinde von 4 Monaten geschildert:

Am 19. 4. 30 abends 20^{15} mußte bei einem 4 Monate alten Knaben wegen Invagination ein etwa 30 cm langes Darmstück reseziert werden. Operationsdauer bei sonst tadellosem Verlauf 45 Minuten. Während der Operation 0,1 Kardiazol subkutan. Eine Stunde später wegen beginnender Kreislaufschwäche 100 ccm Ringerlösung, 2,0 Kampferöl, 0,5 Digalen subkutan (s. c.). Um 23 Uhr 20 ccm 20% Traubenzucker intravenös (i. v.), 0,5 Koffein s. c. Am 20.: um 1 Uhr 1,0 Cardiazol s. c., um 3 Uhr 0,5 Koffein + 0,5 Digalen s. c., um 5 Uhr 1,0 Cardiazol, um 7 Uhr 100 Ringerlösung s. c., 20 ccm 20% Traubenzucker i. v. Um 11 Uhr 150 Ringerlösung s. c., 25 ccm 25% Traubenzucker i. v., 1,0 Cardiazol s. c., 13 Uhr 0,5 Koffein, 0,5 Digalen, 16 Uhr: 150 Ringer s. c., 25 ccm 25% Traubenzucker i. v., 17 Uhr 2,0 Kampfer i. m., 19 Uhr 20 ccm 20% Traubenzucker i. v.; 21 Uhr: 0,5 Digalen, 0,5 Koffein s. c. 23 Uhr 20 ccm 20% Traubenzucker i. v., 160 Ringer s. c. Die Körpertemperatur betrug 39,2°, das Kind sah bisher ganz leidlich, ja gut aus und um 23 Uhr erfolgte normaler Stuhl. Das Kind mußte aber in Rücksicht auf die Operation absolut hungern, daher die vielen Ringer- und Traubenzuckerinjektionen. Am 21. 4. 1 Uhr 1,0 Cardiazol, 3 Uhr 0,5 Digalen + 0,5 Koffein, 5 Uhr 1,0 Cardiazol s. c. Die Temperatur betrug 38,6°, das Kind fing an zu erbrechen, zu verfallen, die Augen lagen tief, der Lidschlag wurde selten. Darum um 8 Uhr 150 Ringer s. c. und 25 ccm 25% Traubenzucker i. v. Um 11 Uhr dieselbe Traubenzuckerdosis. Wegen des schweren Kollapses werden alsdann von 12—23 Uhr stündlich 10,0 20% Traubenzucker i. v. gegeben. Um 12 Uhr außerdem 0,5 Pituglandol, weil der Leib und die Leber anschwollen, und 0,5 Solvochin s. c., um einer drohenden Pneumonie vorzubeugen. Um 13 Uhr 0,5 Koffein + 0,5 Digalen s. c. Um 15 Uhr: 120 ccm zur Hälfte Ringerlösung, zur Hälfte 8% Traubenzuckerlösung s. c. Um 17 Uhr: 1,0 Cardiazol, um 19 Uhr 0,5 Koffein + 0,5 Digalen s. c.; außerdem 200 ccm ½ Ringer ½ 8% Traubenzucker i. v. Temperatur 38,3°. Um 21 Uhr, am 22. 4. 30 um 1 und um 5 Uhr je 1 ccm Cardiazol. Von 6 Uhr ab 2stündlich erst 10 später 20 ccm 20% Traubenzucker i. v. Morgens um 8 Uhr wiederholt sich der schwere Kollaps, das Kind liegt zwar noch ziemlich unbeweglich im Bett, verfolgt aber mit den Augen alle Bewegungen seiner Pflegerin. Es erhält löffelweise Tee zu trinken. Um 10 Uhr erhält es wieder 0,25 Digalen + 1,2 Cardiazol. Um 12½ Uhr treten kurzdauernde Krämpfe ein. Nach der Beruhigung beginnt die stündliche Verabfolgung von 5 ccm Frauenmilch. Um 14 Uhr 1,0 Cardiazol s. c., um 16 und 19 Uhr: je 20 ccm 20% Traubenzuckerlösung i. v., um 19 Uhr verbunden mit 120 Ringerlösung s. c. Ferner 1,0 Cardiazol + 0,25 Digalen s. c. und 0,5 Solvochin i. m. Temperatur 39°. 23 Uhr 20 ccm 20% Traubenzucker. Am 23. 4.: 1 Uhr 2,0 Kampfer, 5 Uhr 1,0 Cardiazol + 0,25 Digalen, 9 Uhr 37,8°, Frauenmilch wird langsam gesteigert. Um 9 und um 13 Uhr erhält das Kind noch einmal je 20 ccm 20% Traubenzuckerlösung i. v. Am gleichen Tage werden noch einmal 9 Tropfen Digalen und 3mal 12 Tropfen Cardiazol per os gegeben. Am 24. normale Temperatur, keine Traubenzucker- oder Ringerinfusionen mehr. An Medikamenten 4mal 8 Tropfen Digalen, 5mal 12 Tropfen Cardiazol, 1mal 0,5 Koffein s. c. 25. IV. dasselbe + 5mal ½ Teelöffel Koffeinlösung (1%). Am 26. 4. nur noch 3mal 5 Tropfen Digalen und 5mal 8 Tropfen Cardiazol. Dann werden auch diese Mittel langsam weggelassen.

Das Kind hat also im ganzen 9 subkutane Ringerlösunginfusionen erhalten und 29 intravenöse Traubenzuckerinfusionen innerhalb von 4 Tagen. Und jedesmal wirkte die Traubenzuckerinfusion sichtlich belebend. Es gibt nur wenig Säuglinge, die nach einer so langdauernden und schweren Laparatomie am Leben erhalten wurden. Auch dieses Kind schien 1½ Tage nach der Operation im Kollaps zu sterben. Dieser Kollaps hatte sich eingestellt nach einer 9stündigen Pause bei den Traubenzuckerinjektionen. Er wurde durch erneute i. v. Traubenzuckerzufuhr überwunden. Noch während 24 Stunden mußten dem Kinde neben den unzulänglichen Frauenmilchmengen Zuckerinfusionen gegeben werden. Erst als genügende Mengen von Nahrung oral gegeben werden konnten, durften wir es wagen, die intravenöse Traubenzuckerzufuhr zu unterlassen.

Das Kind hatte danach eine völlig ungestörte Rekonvaleszenz. In der 4. Woche nach der Operation trat ein leichtes exsudatives Ekzem im Gesicht auf und nach der 6. Woche verließ das Kind völlig geheilt, als ob nie etwas geschehen wäre, die Klinik.

So haben wir in letzter Zeit immer häufiger bei schweren Kreislaufstörungen, insbesondere bei alimentären Intoxikationen und bei postinfektiös-toxischen Zuständen von Herzschwäche mit bestem Erfolge von der Zuckerzufuhr Gebrauch gemacht. Diese Therapie ist zwar sehr unbequem, aber sicher oftmals lebensrettend. Bei intravenöser Zuckerzufuhr, wobei 10—25 ccm in hoher Konzentration (20—25%, u. U. sogar 50%) zweckmäßig sind, hört man sofort ein kräftiges Schlagen des vorher nur schwachen Herzens. Solch prompte Wirkungen erzielt man nicht mit subkutaner, geschweige denn mit oraler Zufuhr. Es ist wohl kaum nötig zu betonen, daß bei subkutaner Traubenzuckerinjektion im Gegensatz zu der intravenösen die physiologische Konzentration (8%!) eingehalten werden muß.

4. Bluttransfusion. Zumeist pflegt man bei Kreislaufinsuffizienzen, insbesondere bei erheblicher Stauung mit Überlastung des rechten Herzens durch einen Aderlaß, dem für das jüngere Kind die Senfpackung gleichzusetzen ist, das Herz zu entlasten. In vielen Fällen, ganz besonders bei Bronchiolitis und beim Lungenödem kann dieser Aderlaß die unmittelbare Todesgefahr abwenden. Das sollte man nie vergessen.

Diese Gedankengänge führten dazu, daß man das Umgekehrte, eine Bluttransfusion beim Herzkranken wohl nur selten in Erwägung gezogen hat. Man fürchtet die Überlastung des rechten Vorhofs bzw. des rechten Ventrikels. Diese Befürchtung ist durchaus begründet, wenn man bei einem schwer geschädigten Herzen — vielleicht aus dem Bestreben, dem Patienten die unangenehme Prozedur abzukürzen — z. B. in die venae jugulares recht schnell größere Dosen einspritzen wollte. Auf der anderen Seite darf man aber nicht vergessen, daß neben der durch die Herzschwäche bedingten Kreislaufinsuffizienz oft gleichzeitig infolge der Grundkrankheit eine erhebliche Anämie besteht, die die mangelhafte Sauerstoffversorgung noch weiter verschlechtert. Wenn man daher unter Vermeidung der Überlastung des Herzens in wiederholten kleinen Portionen in eine möglichst peripher gelegene Vene ganz langsam das Blut, evtl. sedimentierten Blutkörperchenbrei einfließen läßt, so kann man hierdurch die Zusammensetzung des Blutes soweit verbessern, daß das zuvor absolut schlaffe, selbst bei völliger Bettruhe hochgradig dyspnoische Kind sich wieder wohl fühlt, sich aufsetzt, nach Beschäftigung verlangt und evtl. sogar wieder das Bedürfnis empfindet, aufzustehen. Diese Therapie erfordert eine große Aufopferung von seiten des Arztes. Sie kann, wenn die Transfusionen von geübter Hand durchgeführt werden, ungeheuer segensreich wirken und braucht, nachdem das Kind sich von der guten Wirkung dieser Therapie überzeugt hat, nicht schwerere psychische Erregungen hervorzurufen. Wir haben Kinder in dieser Weise behandelt, die sich bei der Wiederkehr der Herzbeschwerden geradezu nach der Wiederholung der Bluttransfusionen sehnten. Bei richtiger Würdigung der gesamten Situation sollte man sich häufiger, als es im allgemeinen üblich, dieser Therapie erinnern, zumal das Blut des völlig Gesunden, wie weiter oben bei der Behandlung der akuten infektiösen Störungen auseinandergesetzt wurde, möglicherweise auch eine Resistenzsteigerung im Gefolge hat.

Unter keinen Umständen darf aber die Blutübertragung zu einer Kreislaufüberlastung führen. Das wäre der größte Kunstfehler, denn

5. die Flüssigkeitsbeschränkung ist und bleibt, wie unter Nr. 3 bereits erwähnt, eines unserer wirksamsten Mittel, um die Herzarbeit zu erleichtern. Daher hat sich beim Erwachsenen wie beim Kinde die von *Karell* empfohlene Therapie so rasch allgemeine Anerkennung erworben. Der Erwachsene soll nach *Karells* Angaben am Tage 1 l Milch auf 5—6 Portionen verteilt als einziges Nahrungsmittel — also Einzelportionen von etwa 180—200 g in vierstündlichen Intervallen — bei schwerer Herzinsuffizienz erhalten. Bei Kindern muß man diese Milchmenge entsprechend der Kleinheit des Körpers reduzieren. Im allgemeinen dürften für 5—8-jährige 500 ccm, für 8—10jährige 700 ccm und bis zu 14 Jahren etwa 800 ccm ein entsprechendes Maß darstellen. Die Patienten verlangen auch meist nicht mehr, und man muß die Umgebung ausdrücklich darauf aufmerksam machen, daß jede noch so gut gemeinte Mehrzufuhr, seien es feste Nahrungsmittel oder auch nur Wasser, unerlaubt ist, weil sie das Prinzip durchbricht. Ich habe Fälle behandelt, die bei alleiniger Verabfolgung von Milch in den angegebenen Mengen innerhalb von 24 Stunden die Leberschwellung verloren und sich subjektiv völlig wohl befanden, bei einer deutlichen Beruhigung und Verkleinerung des Herzens.

Im folgenden mögen drei Beispiele den Erfolg dieser Behandlung beleuchten:

4½jähriger Knabe, wegen Chorea minor aufgenommen, mit Nirvanol behandelt. Anfangs fieberloser Verlauf. Am Ende der 5. Woche akuter Fieberanstieg bis 39°. Einen Tag später Steigerung der Plusfrequenz bis 150 (vorher 80), Auftreten von Ödemen, Leberschwellung. Dilatation, systolisches und diastolisches Geräusch. Auf Melubrin, Digitalis Abklingen der Temperaturen, Puls 100—120, jedoch immer noch Stauungserscheinungen, deshalb Karelltage. Die Diurese steigt hierbei von 3—500 schlagartig auf 9—1150 an. Die Ödeme gehen zurück, Kind wird in gutem Zustand entlassen.

12jähriger Knabe mit Chorea und Mitralinsuffizienz. Aspirin 3mal 1,5, Digalen 3mal 20 Tropfen, trotzdem schlechte Diurese. An Karelltagen steigt die Urinmenge auf das Doppelte bis Dreifache der vorherigen Portion an. Die Temperaturkurve hat sich auch bei der Entlassung noch nicht völlig beruhigt, das Herz befindet sich in leidlichem Zustande.

W. S., 12 J. Mitralinsuffizienz im Anschluß an Rheumatismus besteht bereits seit vier Jahren, mehrfache Klinikbehandlung. Wegen erneuter Verschlechterung mit Fieber und enormem Katarrh aufgenommen. Digitalis (2×1 Zäpfchen Dispert) sowie Cardiazol 4×10 Tropfen beeinflussen die Diurese nur wenig. Die tägliche Urinmenge schwankt um 300 ccm. Auf Apfeltage (1 kg Obst mit 100 g Zucker, Äpfel evtl. mit Apfelsinen gemischt) jedesmal Anstieg der Urinmenge bis 1000 und darüber.

6. Die Sorge für einen kleinen Bauch ist ebenso wichtig. Hierbei kommt es nicht nur darauf an, daß man den Patienten, die infolge der Bettruhe und der veränderten Kost an Obstipation leiden von dieser befreit; viel wichtiger ist, daß man auch den Meteorismus, der sich so oft als Folge der Herzinsuffizienz einstellt, beseitigt, weil der Meteorismus durch Hochdrängung des Zwerchfells und dadurch bedingte Querlagerung und Hochdrängung des Herzens bei Kindern wie bei Erwachsenen unangenehme Sensationen, ja gelegentlich peinlich empfundene Extrasystolen auszulösen vermag (*Alwin Hoffmann*, *Bittorf*), und weil die rhythmischen Kompressionen der Leber (s. oben) durch das Zwerchfell für die Förderung der Bewegung des venösen Blutstromes von allergrößter Bedeutung sind. Einen charakteristischen Fall dieser Art habe ich oben geschildert. Eine gewisse Schwierigkeit besteht darin, daß man wohl durch Sonden Gasansammlungen aus dem Magen wie aus dem Dickdarm beseitigen kann, daß man aber hierdurch auf die gerade bei Herzinsuffizienz so häufigen Gasansammlungen im Dünndarm nur wenig Einfluß gewinnt. In solchen Fällen kann man unter Umständen durch eine größere Dosis rektal verabfolgten Glyzerins (für Säuglinge 10—15, für ältere Kinder 20—40 ccm), das möglichst lange zurückgehalten werden soll, eine gute Wirkung erzielen. Der Bauch fällt zusammen, die Atmung wird frei, und eine subjektive wie objektive Besserung ist nach wenigen Minuten erreicht. Unangenehm ist nur die oft rasche Wiederkehr des Meteorismus. Diese kann man durch vorsichtig gewählte Dosen von Istizin bzw. Isacen bekämpfen. Dadurch wird der Tonus der Darmmuskulatur erhöht, und die gleichzeitig bewirkte, milde (Vorsicht bei der Dosierung) Anregung der Peristaltik sorgt für die raschere Beseitigung der angesammelten Darmgase. Eine protrahierte günstige Wirkung läßt sich auch vielfach durch Verwendung innersekretorischer Mittel erreichen: Man gibt eine Mischspritze Adrenalin 1:1000 und Pituglandol im Verhältnis von 1 : 2 (oder, was dasselbe ist, Asthmolysin) und zwar ½ ccm für Säuglinge, 1 ccm für größere Kinder evtl. mehrmals am Tage. Schließlich bedenke man, daß die Zufuhr von unzerkleinertem Gemüse und grobem

Roggenbrot in entsprechenden Mengen auch Peristaltik beschleunigend wirkt. Man muß nur genau beobachten, um den individuellen Reaktionen der Patienten auf die verschiedenen Nahrungsmittel Rechnung zu tragen.

Gelegentlich läßt sich auch der Meteorismus durch eine vorsichtige Massage des Bauches, die von vielen Kindern angenehm empfunden wird, beseitigen.

7. Die Lagerung der Herzkranken muß eine möglichst bequeme sein. Es geht nicht an, daß der Patient z. B. im Rücken eine gute Stütze hat und dabei stundenlang sich abmüht, den Kopf zu halten. Die Lagerung darf auch nicht eine dauernd gleichmäßige sein, weil dadurch die Gefahr des Dekubitus sowie die Gefahr der Thrombenbildung in den Gefäßen und die der hypostatischen Pneumonie zunimmt. Prinzipiell muß bei jedem Herzkranken mehrmals am Tage ein Lagewechsel vorgenommen werden; die dauernde aufrechte Haltung im Bett ist im Gegensatz zum Erwachsenen für viele Kinder durchaus nicht sehr erwünscht. Und wenn bei älteren Kindern das Sitzen im Bett auch im großen und ganzen als besonders angenehm empfunden wird, so bedeutet doch der Lagewechsel immer eine willkommene Abwechslung.

8. Die Sauerstoffzufuhr. Bei der Besprechung der günstigen Wirkung der Bluttransfusion wurde die bessere Versorgung sämtlicher Gewebe, insbesondere auch des Herzens mit Sauerstoff als dringendes Postulat hingestellt. Nun kann man nicht immer Blut übertragen. Dazu sind längere Vorbereitungen (Blutgruppenbestimmung, Wahl des Spenders, Sterilitätsprobe und evtl. Wassermannsche Reaktion, ferner das Vorspritzen zum Zwecke der Feststellung der Verträglichkeit des Blutes) notwendig. Die Herzinsuffizienz kann sich aber insbesondere bei schwerer Erkrankung der Lungen ungemein rasch entwickeln und kann eine ebenso schnellwirkende Therapie notwendig machen. Dazu sind Sauerstoffeinatmungen oft unerläßlich.

Das 12jährige Mädchen M. B. erkrankt im Anschluß an Masern an schwerster Bronchiolitis und Bronchopneumonie. Das zuvor intakte Herz versagt allmählich infolge der Widerstände, die das rechte Herz durch die Erkrankung der Lunge erfährt. Von Stunde zu Stunde nimmt die Zyanose zu; das erst paukende Herz wird leicht dilatiert, seine Aktion unregelmäßig, die Töne leiser und die üblichen Exzitantien verpuffen wirkungslos. Daraufhin erhält das Kind Sauerstoff zur Inhalation; die dunkelblaue Färbung der Lippen schwindet bald, die entsetzlich angestrengte, ermüdende Atmung wird ruhiger, das Kind erholt sich von dem bedrohlichen Zustande, übersteht die Pneumonie und geht aus der ganzen Erkrankung ohne bleibenden Schaden für das Herz hervor.

(Bei der Sauerstoffeinatmung ist zu berücksichtigen, daß der Sauerstoff, der aus der Bombe ausströmt, viel zu trocken für die Atmung ist. Man muß ihn daher zweckmäßig mit Wasserdampf sättigen, indem man ihn durch eine sogenannte Waschflasche hindurchschickt. Es muß auch dafür gesorgt werden, daß das Kind nicht krampfhaft den Trichter sich selbst vor die Nase halten muß, das wäre eine zu große Anstrengung, da ja der Sauerstoff eventuell stundenlang eingeatmet werden soll. Bei kleinen Kindern kommt auch noch die Aufregung hinzu, die das Anblasen des Sauerstoffs hervorruft. Darum muß eine Pflegeperson den Trichter halten, durch freundlichen Zuspruch das Kind beruhigen und es allmählich davon überzeugen, daß der vorgehaltene Trichter ihm nicht die Möglichkeit der Atmung nimmt, sondern diese begünstigt. Ältere Kinder ziehen es oft vor, wenn man an Stelle des Trichters, der ihnen vor die Nase gehalten wird, bzw. an Stelle des Mundstückes des *Dräger*schen Inhalationsapparates eine Zigarettenspitze mit dem Gummischlauch verbindet, die sie in den Mund nehmen.)

9. Die Massage. Durch vorsichtige Massage läßt sich nicht nur die Ansammlung von Ödemen beseitigen, sondern auch die Blutzirkulation direkt fördern. Dies ist nicht nur eine Unterstützung für die Herzkraft, es bedeutet auch für den Patienten, der ja zur Regungslosigkeit verurteilt ist, eine große Annehmlichkeit, zumal, wenn die Massage mit vorsichtigen, passiven Bewegungen verbunden wird. Allzuviel darf man sich jedoch nicht von der Massage versprechen; immerhin wird sie bei frühzeitiger und konsequenter Anwendung auch der Entwicklung von Thromben entgegen wirken können.

10. Punktionen. Wie der Meteorismus die Bewegung des Zwerchfells hemmt, so können auch Ergüsse im Bauch wie in den Pleurahöhlen oder im Perikard die Blutzirkulation ungemein beeinträchtigen. Der Aszites steht in dieser Beziehung auf derselben Stufe wie der hochgradige Meteorismus. Die Wirkung der pleuritischen Transsudate kann eine verschiedenartige sein: bald wird durch Kompression der Lunge die Atmung erschwert werden oder der Widerstand für die Zirkulation in der Lunge in unerwünschtem Maße steigen, bald kann (bei einseitigen Ergüssen) das Herz nach der anderen Seite verdrängt werden, und dadurch eine Drehung, ja sogar Abknickung der großen Gefäße, die im oberen Mediastinum unverschieblich befestigt sind, eintreten, bald wird die Diastole des Herzens durch den Gegendruck von außen behindert werden. — Ähnliches kann ja auch ein Ventilpneumothorax bedingen. — In solchen Fällen kommt nur eine möglichst rasche Beseitigung der komprimierenden Flüssigkeit bzw. Luft in Frage. Die Aszitespunktion ist, wenn sie lege artis ausgeführt wird, absolut ungefährlich, die Pleurapunktion, die man früher wegen der Möglichkeit des Auftretens eines Lungenödems so sehr fürchtete, solange man die Punktion unter Vermeidung des Nachströmens von Luft vornahm, kann man neuerdings wohl auch als ungefährlich bezeichnen, wenn man bei dem Wechsel der Spritze, mit der man die Entleerung der Pleurahöhle vornimmt, kleinere Mengen von Luft einströmen läßt, wodurch die akute Dehnung der Lunge, die früher zum Lungenödem führte, vermieden wird.

11. Die medikamentöse Therapie. Unser Arzneischatz verfügt über eine sehr große Anzahl von wirksamen Medikamenten zur Unterstützung der Herzkraft. Diese Mittel sind in ihrer Wirksamkeit sehr verschieden. Zur richtigen Verwendung ist die genaueste Kenntnis ihrer Wirksamkeit auf der einen Seite und ein scharfes Abwägen des Allgemeinzustandes, insbesondere der Herzkraft des Patienten andererseits unerläßlich. Der größte und häufigste Fehler bei der medikamentösen Behandlung des Herzens besteht in der, ich möchte sagen automatischen, d. h. wahllosen Verwendung dieser Pharmaka bei allen möglichen Schwächezuständen, die anders evtl. ebensogut oder besser bekämpft werden können. Darum habe ich auch mit Absicht alle anderen Momente, die die Herzkraft unterstützen können, vorausgeschickt. Erst wenn diese nicht ausreichen, oder wenn dringendere Hilfe nötig ist, dann soll man zu den Medikamenten greifen. Verwendet man diese, dann soll man sich darüber klar sein, wie sie wirken, was sie für Gefahren mit sich bringen und wie man trotzdem die schnellste Wirkung mit ihnen erzielt.

Während die zuvor geschilderten Maßnahmen dazu dienen sollen, die

Arbeitsleistung des Herzens durch Ruhe, bequeme Lagerung, Wahl und Dosierung der Ernährung usw. möglichst herabzusetzen, bedeutet die Behandlung mit Herzmitteln ein Antreiben des ermüdenden Organs. Das Herz ist das einzige Organ, das nie ruhen kann. Es ist das einzige Organ, das zu seiner eigenen Erholung kräftiger arbeiten muß. Nur wenn das Herz selbst gut mit Blut und Sauerstoff und sonstigen Nahrungsmitteln versorgt wird, vermag es leistungsfähig zu bleiben. Jedes Nachlassen der Herzleistung bedeutet somit auch eine schlechtere Versorgung der Herzmuskulatur selbst. Darum die Notwendigkeit, das kranke Organ zu vermehrter Leistung anzutreiben.

Die Mittel, die wir hierzu besitzen, sind außerordentlich zahlreich. Schon allein von der Digitalis purpurea gibt es eine Unmenge Präparate, die in ihrer chemischen Zusammensetzung durchaus nicht einheitlich sind, und keineswegs alle dieselben pharmakologisch wirksamen Substanzen enthalten. Für die praktische Anwendung kommt es nicht so sehr auf eine bestimmte Zusammensetzung der in der Digitalisdroge enthaltenen Glykoside an. Heute sind wir leider noch nicht so weit, daß wir für einzelne Präparate — Digalen, Digipurat, Folia digitalis titrata, Verodigen und wie sie alle heißen — besondere Indikationen aufstellen könnten. Das ist eine Hoffnung, die sich vielleicht nach jahrzehntelanger klinischer Forschung einmal erfüllen dürfte. Bisher kommt es mehr darauf an, daß der Arzt sein Präparat kennt und dieses richtig zu dosieren versteht. Die Dosierung lernt niemand aus Büchern. Nur Erfahrung am Krankenbett bei peinlichster Überwachung des Patienten bringt die erforderliche Sicherheit!

Wenn das Herz erlahmt, so bedeutet das, daß die Verlängerungsmöglichkeit seiner Muskelfasern, die innerhalb gewisser Grenzen beim gesunden Herzen zu einer größeren Kraftentfaltung führt, überschritten wird. Denn nur bis zu einem gewissen Grade vermag das Herz, wie es bei der Schilderung der Reservekraft beschrieben wurde, durch größere Füllung einen Zuwachs an elastischer Herzmuskelkraft zu gewinnen. Die überdehnten Herzmuskeln sind der vermehrten Anforderung nicht gewachsen und erlahmen. Dann kommt es zum Zustande der Dekompensation. Die Digitalisdroge befähigt das Herz zu kräftigeren und vollständigeren Kontraktionen, sie wirkt also der Überfüllung und damit der Überdehnung entgegen; das Herz erholt sich. Seine Erweiterung geht zurück, die Stauungserscheinungen verschwinden, die Diurese steigt an. Außerdem vermag Digitalis unter bestimmten Umständen, die man als eine Wirkung auf den Nervus vagus auffassen kann, eine reichlichere Anfangsfüllung des Herzens herbeizuführen; auch dadurch kann die Leistung des Herzens gesteigert werden. Besonders interessant ist die neuerdings erwiesene Tatsache, daß auch am Herzen der Antagonimus von Kalium zu Kalzium, den wir auch sonst in der Pädiatrie außerordentlich hoch einschätzen (vgl. das Kapitel über Spasmophilie), nachweisbar ist, insofern als bei einem Überschuß von Kalium durch Sympathikusreizung ein diastolischer, bei einem Überschuß von Kalzium durch Vagusreizung ein systolischer Stillstand des Herzens hervorgerufen werden kann. Der Zustand des Erfolgsorgans ist für die Wirkung der Digitalismedikation ausschlaggebend[1]). Dadurch werden viele bisher unverständliche Wirkungen der Digitalisdroge und oft unerwünschte Mißerfolge der Behandlung erklärt. Nach einer Zusammenstellung von *Edens* bedingt die Digitalisbehandlung:

Keine Pulsverlangsamung bei:

anatomisch normalen Herzen,
hypertrophischen leistungsfähigen Herzen und bei
insuffizienten aber nicht hypertrophischen Herzen.

Eine Pulsverlangsamung dagegen bei gleichzeitig hypertrophischen und insuffizienten Herzen.

Es ist eine alte Erfahrung, daß die Wirkung der Digitalis um so unzuverlässiger wird, je mehr der Herzmuskel durch übermäßige Arbeit und, wie oben gesagt, damit verbundene ungenügende Versorgung mit Nährstoffen (einschließlich Sauerstoff) geschädigt wurde. Darum müssen wir vor allen Dingen bestrebt sein, möglichst frühzeitig auch die geringsten Schwächen des Herzmuskels zu behandeln. Dabei ist insbesondere dafür zu sorgen, daß das Herzmittel möglichst rasch zum Herzen gelangt. Wir müssen bei daniederliegender Zirkulation auf die orale Zufuhr verzichten und das Mittel intramuskulär oder — noch besser — intravenös geben. Auch die Dosis darf nicht zu klein sein. Die richtige Wahl derselben ist vielleicht das schwierigste bei der Digitalistherapie, weil man durch eine Überdosierung zunächst Extrasystolen (*Hecht*), dann einen Herzblock[2]), kenntlich an miserablem Allgemeinbefinden, qualvoller Mattigkeit, evtl. Erbrechen und am Auftreten von Extrasystolen (Puls. bigeminus), dann aber auch je nach dem Zustand des Herzens bald einen systolischen, bald einen diastolischen Stillstand heraufbeschwören kann. Am besten läßt sich die Behandlung des Herzkranken mit Digitalis durchführen, wenn man von vornherein recht große Dosen gibt, dabei aber peinlichst die Wirkung der Digitalis verfolgt.

Die Verwendung von zu kleinen, d. h. unwirksamen Dosen bedeutet Zeitverlust und damit eine fortgesetzte, weitere Schädigung des insuffizienten Herzens. Es ist nicht angängig, einem solchen Patienten unzulängliche Dosen zu verschreiben und ihn dann in der Woche 1—2 mal zu besuchen. Da der Patient auch nicht den Arzt aufsuchen kann, so muß der Arzt, wenn er wirksame Digitalistherapie betreiben will, seinen Kranken 2—3 mal an jedem Tage sehen. Dann kann man auch mit Sicherheit eine schwerere Digitalisintoxikation, die ihrerseits wieder eine Zirkulationsstörung bedeutet, verhüten. In der Praxis dürfte sich folgendes Verfahren empfehlen: Nachdem die unter Nr. 1—10 empfohlenen Maßnahmen die entsprechende Berücksichtigung gefunden haben, erhält der Patient bei sehr schwerer Insuffizienz intravenös oder intramuskulär — (die parenterale Zufuhr ist immer dann geboten, wenn die Brechneigung eine genaue Dosierung unmöglich macht, oder wenn die oral zugeführten Medikamente nicht sicher und schnell genug resorbiert werden) — und nur bei leichteren Fällen per os die Dosis von 0,1 (Säuglinge 0,05) Folia

[1]) vgl. die ausgezeichnete Darstellung von *Edens*, Die Krankheiten des Herzens und der Gefäße S. 226 u. f.

[2]) *Sutherland*, Arch. of. pediatr: Bd. 38, S. 180.

Digitalis bzw. die dieser Menge entsprechende Dosis von einem Digitalispräparat. In schweren Fällen wird dieselbe Dosis 2—4 × täglich intravenös oder intramuskulär und nach Besserung der Zirkulation oral verabfolgt. Unter Umständen muß man auch bei Kindern noch größere Dosen geben. So haben wir einmal bei einem 12 jährigen Kinde mit bestem Erfolge pro Tag 140 (!) Tropfen Digalen, das entspricht 0,7 g Folia Digitalis gegeben. So etwas darf man natürlich nur tun, wenn man das Kind stündlich überwacht, um eventuell rechtzeitig die Behandlung abzubrechen. Es kommt interessanterweise bei der Verwendung der Folia Digitalis — gleichgültig welches Präparat — nie sofort zu einer maximalen Wirkung auf das Herz.

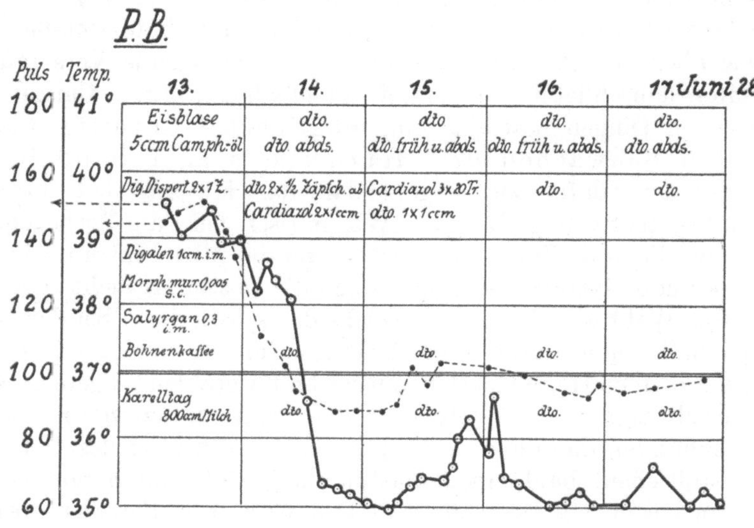

Fig. 300.
Beispiel einer energischen Digitalisbehandlung. Unterbrechung der Digitaliszufuhr bei der Pulsabnahme. Weitergabe von Kardiazol.

Erst allmählich entfaltet sich der Digitaliseinfluß (Kumulation); nur langsam bessert sich unter dieser das Herz, und dadurch wird wiederum die Wirkung der Folia Digitalis eine immer bessere. Außerdem kommt es zu einer Speicherung der Digitalisglykoside im Herzen, so daß erst bei der Erreichung eines gewissen Niveaus der volle Effekt zu erwarten ist, andererseits aber können sich eventuell nach einer sehr guten Wirkung Vergiftungserscheinungen einstellen. Diesen kann man am besten dadurch begegnen, daß man, wie aus den beigefügten Krankengeschichten ersichtlich ist, die großen Digitalisdosen solange dreist weitergibt, bis eine deutliche Senkung des Pulses eintritt. War im Behandlungsbeginn die Pulszahl 160, sinkt sie bis zum Abend desselben Tages auf 140 und bis zum nächsten Morgen auf 120, dann breche man ab, weil sicher zu erwarten steht, daß der Puls bis auf 100 bzw. 80, in Ausnahmefällen bis auf 60 Schläge heruntergeht. Versäumt man dies rechtzeitige Unterbrechen der Digitaliszufuhr, dann kommt es leicht zu Vergiftungen, die sich — abgesehen von einem Pulsus bigeminus — durch sehr unangenehme subjektive Empfindungen, Oppressionsgefühl evtl. Herzschmerzen kundgeben. Solche Digitalisintoxikationen kann man leicht bekämpfen, indem man

Digitalis wegläßt und statt dessen einige Tage lang 2—3 mal 3—5 ccm Oleum camphoratum oder mehrmals 0,5—1,0 ccm Cardiazol gibt.

Je genauer wir auf die ersten Zeichen der Digitaliswirkung achten, um so seltener sind bei uns Vergiftungserscheinungen eingetreten, obwohl wir im Vergleich zu den beim Erwachsenen üblichen Dosen sehr erhebliche Digitalismengen geben. Es scheint überhaupt allgemein eine viel zu große Angst vor der Digitalisverwendung zu bestehen. So sind z. B. die in dem bekannten Rezepttaschenbuch von *Rabow* angegebenen Dosen viel zu klein (mit 1 Jahr 0,0005, mit 15 Jahren 0,008 pro dosi). Wir geben, wenn die Indikation vorliegt, dem Säugling als erste Dosis 0,05—0,1, älteren Kindern 0,1—0,15—0,2. Hier gilt außerdem der Satz: wer schnell gibt, gibt doppelt.

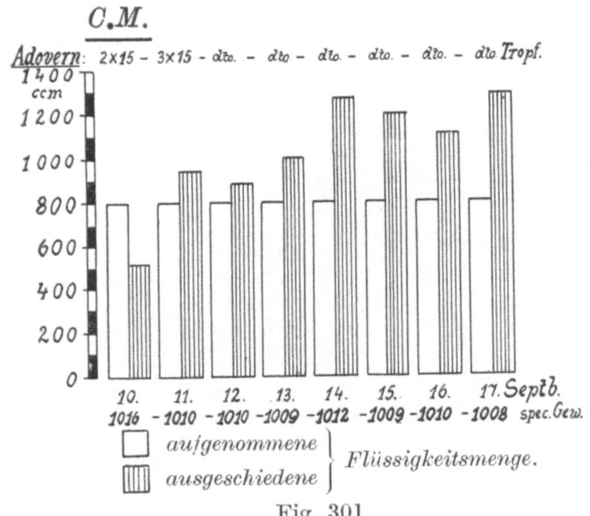

Fig. 301.

Steigerung der Urinausscheidung bei gleichmäßiger Flüssigkeitszufuhr unter Adovernbehandlung.

Die in letzter Zeit vielfach empfohlene Verabfolgung von Digitalispräparaten in Form von Stuhlzäpfchen hat uns oft gute Dienste geleistet. Die Wirksamkeit steht der intramuskulären Injektion nur um ein Geringes nach. Die Verabfolgung per rectum hat den Vorteil, daß sie auch bei sehr ängstlichen Patienten, bei denen man gerne auf die Spritze verzichtet sowie bei Kindern, die die Medikamente nur unter Zwang nehmen und evtl. wieder ausbrechen, angewandt werden kann, und daß sie meist zu einem sehr schnellen Erfolge führt. Der Grund hierfür wird in der Umgehung des Leberkreislaufes bei der Resorption im alleruntersten Darmabschnitt gesehen, da ja bekanntlich die Venae hämorrhoidales inferiores direkt in die Vena cava inferior einmünden. Säuglinge erhalten $\frac{1}{4}$, 5—8 jährige $\frac{1}{2}$, ältere Kinder ein ganzes Stuhlzäpfchen von Digitalisdispert oder Digitalisexklud oder Pandigal, letzteres in doppelter Menge, je nach Bedarf 1—3 mal am Tage. Im übrigen gilt auch hierfür das oben Gesagte bezüglich der Dosierung und Überwachung des Patienten.

Ausgezeichnet entwickeltes Mädchen, das dauernd in poliklinischer Beobachtung stand, erkrankt im Anschluß an grippalen Infekt akut an Insuffizienzerscheinungen (Zyanose, enorme Leberschwellung, Herzdilatation, Mitralinsuffizienz).

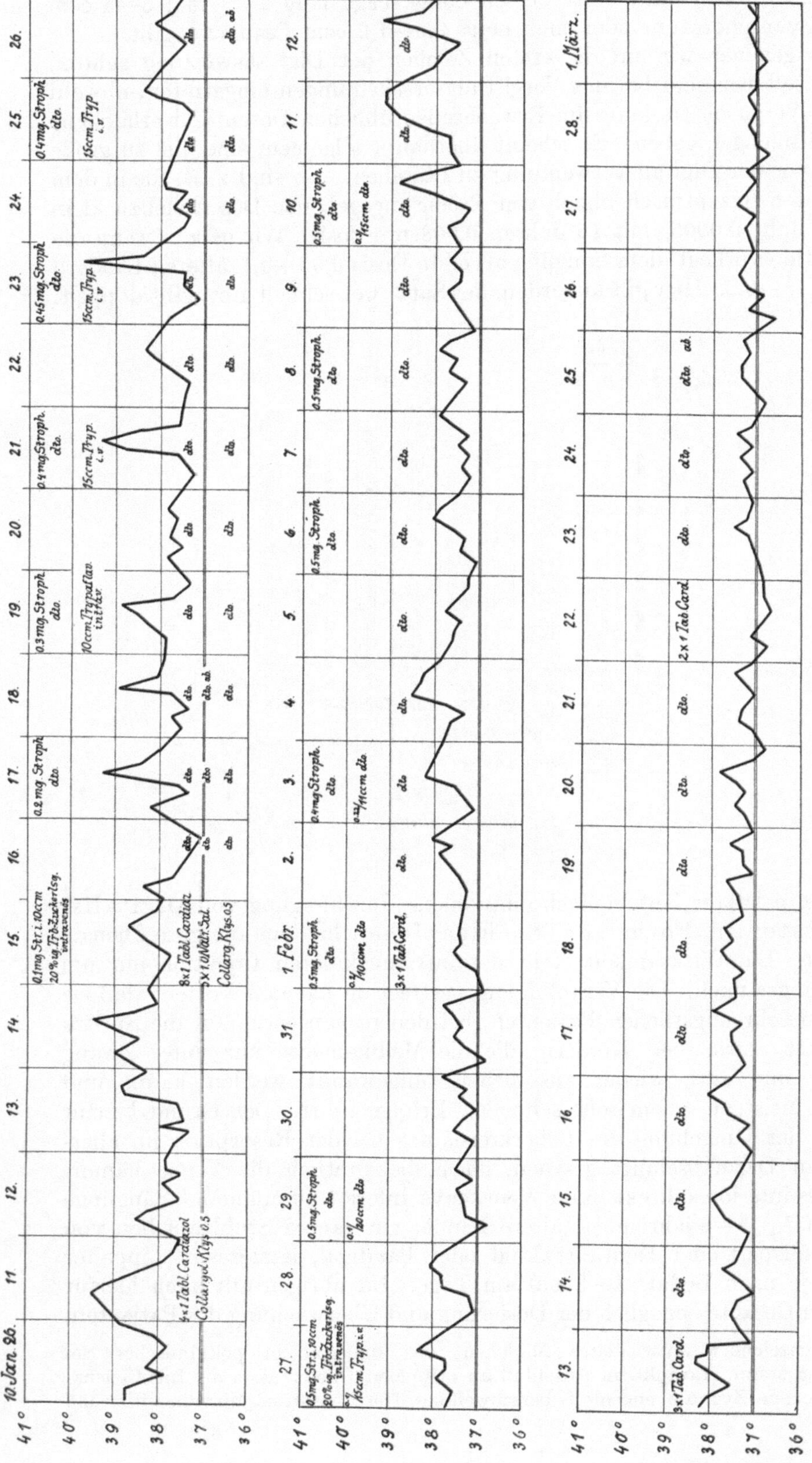

Fig. 302.
Kind L. A.: Intravenöse Injektionen von Strophantin und Trypaflavin.

Karelltage, Digitalisdispert 2 mal 1 Zäpfchen bis 2 mal ½ Zäpfchen. Innerhalb von wenigen Tagen völliger Rückgang des Herzbefundes sowie der Stauungserscheinungen. In den ersten 2 Tagen der Digitalisbehandlung bei Karelltagen Gewichtsabnahme um 1,2 kg. Fig. 300.

Will man eine besonders rasche Wirkung auf das Herz erzielen, dann muß man die Digitalispräparate intravenös geben. In solchen dringenden Fällen kann man aber auch mit bestem Erfolge vom Strophantin, das man womöglich immer nur intravenös geben sollte,

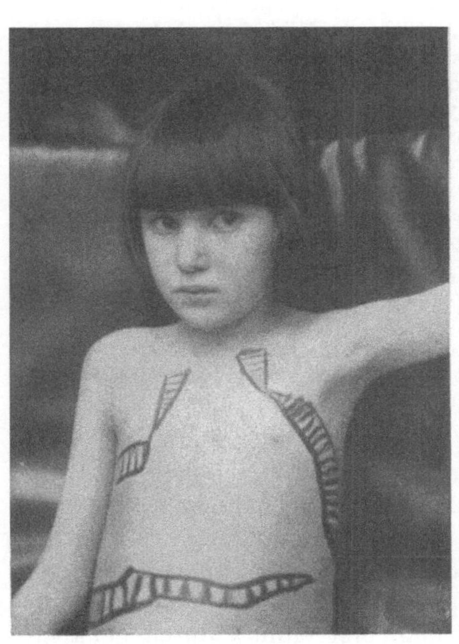

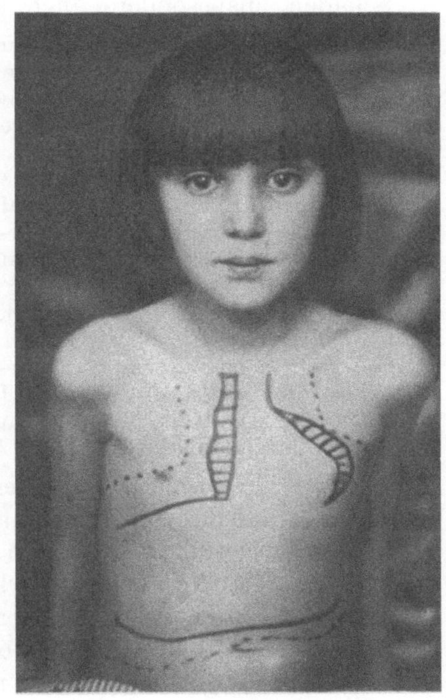

Fig. 303.

Johanna E., 10 Jahre alt, wird wegen schwerster Herzinsuffizienz am 6. März 1926 eingeliefert. Das linke Bild läßt noch deutlich das allgemeine Ödem, die Gedunsenheit der Haut im Gesicht und am Thorax erkennen, außerdem den Rückgang der Herzgrenzen und der Leberschwellung unter ausschließlicher Verabfolgung von 800 g Milch während 3 Tagen. Gleichzeitig erhielt das Kind am 6. 3. 30 Tropfen, am 7., 8. und 9. 3. 60 Tropfen Digalen am Tage. Unter dieser energischen Digitalistherapie geht bis zum 10. 3. das Herz soweit zurück, wie es auf dem 2. Bilde angezeichnet ist (absolute und relative Dämpfung). Das Kind bleibt aber matt, und nunmehr wird auf Grund der immer noch enormen Leberschwellung sowie der bei Lagewechsel perkussorisch und im Röntgenbild nachweisbaren Unverschieblichkeit des Herzens eine Mediastino-Perikarditis adhäsiva diagnostiziert. Die vorgeschlagene Kardiolyse lehnen die Eltern ab. Das Kind fiebert weiter und stirbt am 31. März unter den Erscheinungen der schwersten Herzinsuffizienz. Die Autopsie ergibt eine Pankarditis, schwerste Veränderungen des Endo- und Myokards, sowie eine allseitige Verwachsung des Herzens.

Gebrauch machen. Wir geben Strophantin Böhringer (in 1 ccm 1 mg Stroph. puriss. B.) in Dosen von ¼—½—¾—1 mg pro Tag als Einzeldosis intravenös. Bei dieser Behandlung ist folgendes zu beachten: wegen der Gefahr der Kumulation darf Strophantin niemals bei einem

Patienten intravenös gegeben werden, der noch unter Digitalis steht. Will man, weil das Herz auf Digitalispräparate nicht wunschgemäß anspricht, zu Strophantin übergehen, dann muß man 4, besser 5 Tage lang die Digitalispräparate fortlassen, ehe man die erste Dosis Strophantin gibt. Ferner ist es zweckmäßig, das Strophantin nicht in zu großer Konzentration und dann gar noch sehr schnell zu injizieren. Je langsamer und je verdünnter das Mittel injiziert wird, um so besser. Wir geben es in 10—20 ccm 10—20% Traubenzuckerlösung und lassen diese nur ganz langsam in 1—2 Minuten in die Vene einfließen. Dabei haben wir nie einen Schaden, insbesondere auch keinen Todesfall erlebt.

12jähriges Mädchen. Mitralinsuffizienz und -stenose, Perikarditis.

Erkrankungsbeginn 2 Monate vor der Aufnahme. Müdigkeit, Schwäche, Abmagerung. Aufnahmestatus: schwerkrankes Kind, hochgradige Dyspnoe, starke Zyanose, keine Gelenkerscheinungen. Leichter Herzbuckel. Grenzen: links 3, rechts 2 Querfinger nach außen gerückt. Lautes systolisches und diastolisches Geräusch, 2. P. T. akzentuiert. Fieberhafter Verlauf. Aspirin, Cardiazol, Digalen, Koffein ohne sichtlichen Erfolg, desgleichen Melubrin und Kollargol. Starke Leberschwellung. Wegen des septischen Verlaufs, des schlechten Allgemeinzustandes und der geringen Diurese Strophantin in 20% Traubenzuckerlösung, außerdem Trypaflavin. Hierdurch intensivste Diurese (1. Tag der Strophantininjektion 2200 Urin, 1010 spezifisches Gewicht bei 1000 Flüssigkeitszufuhr), insgesamt 13 Strophantininjektionen bis 0,5 mg Stroph., 9 Trypaflavininjektionen. Temperatur und Puls kehren jetzt völlig zur Norm zurück, die Diurese bleibt gut, die Herzgrenzen sind völlig normal, Leberschwellung zurückgegangen, Herzgeräusch unverändert. In den letzten Wochen außerdem CO_2-Bäder (jeden 2. Tag), die gut vertragen werden. Das Kind wird in gutem Zustande entlassen. (Vgl. Temperaturkurve Fig. 302.)

Bei chronischen Insuffizienzen des Herzens bei Kindern, die ohne Digitalis auf die Dauer nicht auskommen können, hat sich uns das Scillaren gut bewährt. Es hat den Vorteil des nicht unangenehmen Geschmacks und einer ausreichenden Wirkung bei oraler Verabfolgung. Wir geben solchen Kindern je nach Alter und Grad der Herzschwäche von dem Sandozpräparat $^1/_2$ bis 2 Tabletten täglich. Das Präparat kann monatelang weitergegeben werden, nachdem man erst einmal durch genauere Beobachtung die für den Patienten zweckmäßigste Dosis ermittelt hat.

In neuester Zeit haben wir ferner die Glykoside der Adonis vernalis (Präparat *Adovern-Roche*) in die Herztherapie einbezogen. Dieses Präparat wirkt weniger kumulierend als die Digitalisdroge und besitzt andererseits eine diuretisch ausgezeichnet wirkende Komponente. Es kommt demnach besonders für die mit starker Wasserretension einhergehenden Fälle in Betracht. Die Dosierung ist die gleiche wie beim Digalen; auch Kombinationen mit Cardiazol evtl. Digitalis sind möglich. (Fig. 301.)

Zur Behebung peinigender Extrasystolen hat sich das Chinidin vielfach ausgezeichnet bewährt.

Beim Kinde M. K. besteht eine ausgesprochene Herzverbreiterung um $^1/_2$—1 Querfinger, lautes systolisches Geräusch, massenhaft Extrasystolen, enorme Schwankung der Pulsfrequenz. (Morgendliche Senkung bis 60, mittägliche Steigerung bis 110). Behandlung mit Chinidin 3mal 0,1—3mal 0,2. Nebenher Cardiazol 3mal 20 Tropfen. Unter dieser Behandlung erholt sich das Herz. Die Extrasystolen verschwinden, die Pulsschwankungen halten sich innerhalb normaler Grenzen.

12. Die Behandlung der akuten Kreislaufinsuffizienz. Ist Gefahr im Verzuge, z. B. bei Operationen, bei Infektionskrankheiten, bei akutem Versagen chronisch Herzkranker infolge von Überanstrengung,

dann muß man möglichst rasch, d. h. in wenigen Minuten eine volle Wirkung auf das Herz erzielen. Dazu stehen uns heute glücklicherweise eine ganze Reihe von Mitteln zur Verfügung:

1. Das Kampferöl (10%), ein ausgezeichnetes, altbewährtes Mittel, das auch Säuglinge in großen Dosen gut vertragen. Im allgemeinen wird es genügen, wenn man z. B. bei einer Pneumonie früh und abends beim Säuglinge neben Digitalispräparaten 3—4 ccm subkutan verabfolgt. Bei älteren Kindern (von 5 Jahren aufwärts) kann man statt dessen Oleum camphoratum forte (20%) in derselben Dosis geben. Um die falsche Scheu vor diesem Mittel zu bekämpfen, will ich erwähnen, daß ich selbst bei einem kräftigen Säuglinge von 5 Monaten, der an schwerem Keuchhusten litt, einmal innerhalb von 3 Tagen 72 Kampferspritzen zu 1,0 ccm gegeben habe. Das Kind schien mehrfach im Hustenanfall zu sterben und brauchte neben diesen großen Kampfermengen künstliche Atmung, Sauerstoffzufuhr, warme Bäder mit kalter Übergießung und Herzmassage zur Wiederbelebung. Es konnte aber schließlich als geheilt entlassen werden.

2. Das Cardiazol. Dies Mittel wirkt prompter wie das Kampferöl und hat gleichzeitig wie dieses eine gute Wirkung auf das Atemzentrum. Darum wird es auch allgemein als willkommenes Ersatzpräparat für Kampfer verwendet. Sehr angenehm ist vor allem die Möglichkeit der oralen Zufuhr, weil das Cardiazol fast geschmacklos ist und sehr schnell resorbiert wird. Man kann es daher mit Vorteil zur Unterstützung der Digitalistherapie besonders im Beginn, ehe noch die volle Digitaliswirkung erreicht ist, verwenden. Man gibt Säuglingen — unter Umständen stündlich — ½—1 ccm subkutan bzw. 10—20 Tropfen per os. Kleinere Dosen sind Unsinn. Wenn man schon eine Wirkung erzielen will, dann gebe man auch die entsprechende Dosis des Medikaments.

13jähriges Mädchen mit starker Chorea und ausgesprochener Mitralinsuffizienz. Herzgrenzen rechts 1, links 1½ Querfinger nach außen gerückt. Erfolgreiche Nirvanolbehandlung (4mal 0,1). Unter Cardiazol 3mal 1 Tablette (0,1) und Digalen 3mal 15 Tropfen werden die Herzgrenzen normal. Ausgezeichnete Diurese, keine Stauungserscheinungen. Mit Cardiazol entlassen.

1¾ Jahr altes Mädchen, das im Anschluß an Diphtherie an Herzinsuffizienz erkrankt ist. Dilatation nach rechts und links, Stauungserscheinungen (Leberschwellung, Ödeme). Therapie: Karelltage, täglich 2 Eier, Digidispert 3mal ⅓ bis 3mal ½ Zäpfchen, nebenher Cardiazol 3mal 15 Tropfen. Der Puls geht innerhalb von 4 Tagen von 160 auf 100 zurück, die Herzgrenzen werden normal, Ödeme und Leberschwellung verschwinden. Auskultatorisch ist ein präsystolisches Geräusch, Extrasystolen und Arhythmie wahrzunehmen.

Man hüte sich davor, ein „Cardiazoldepot“ zu setzen, weil dieses im Gegensatz zum Kampferdepot wegen der ungeheuer schnellen Resorption zu schwersten Krämpfen führt. Kampfer als „Depot“ zu geben, ist nur deswegen möglich, weil der Kampfer aus der öligen Lösung so langsam resorbiert wird. Ich habe zweimal diese Überdosierung mit Cardiazol bei Säuglingen erlebt. Wegen schwerster Bronchiolitis und Bronchopneumonie hatten die Kollegen, die mich wegen der Krämpfe zuzogen, 3 ccm Kardiazol „als Depot“ injiziert. Das Kind bekam binnen 5 Minuten schwerste klonische Krämpfe am ganzen Körper und konnte nicht durch die üblichen Dosen von Chloralhydrat (0,5 g) beruhigt werden. Der unerfreuliche Zustand hielt ungefähr 3 Stunden an. Dann schlief das Kind ein und erwachte am nächsten Tage frei von allen Lungenerscheinungen. Diese Cardiazolwirkung hat in den beiden von mir mit beobachteten Fällen ebenso in einem dritten Fall, von dem mir Herr Prof. *Aron* berichtete, geradezu lebensrettend gewirkt, weil alle drei Patienten eigentlich wegen der schweren Pneumonie als Todeskandidaten galten.

3. Die Verwendung von Koffein- und Theobrominpräparaten bedeutet bei jeder Form der Herzinsuffizienz eine wesentliche Unterstützung der Therapie. Auch hier sind gewisse Unterschiede zwischen den einzelnen Präparaten zu verzeichnen. Der Hauptvorteil beruht wohl darin, daß diese Stoffe den Wasseraustausch zwischen den Geweben und dem Gefäßsystem begünstigen und durch die vermehrte Diurese eine Entlastung des Herzens herbeiführen (vgl. weiter unten die Behandlung der Herzbeutelverwachsung). Wenn irgend möglich, soll man auch diese Mittel den Kindern in einer angenehmen Form geben, zumal die Wirkung einer guten Tasse Kaffee die einer reinen Koffeinlösung sicher übertrifft. In Notfällen darf man sich auch von dem rektal verabfolgten, mit 10% Traubenzucker versetzten Kaffee (körperwarm) die besten Erfolge versprechen. Insbesondere habe ich bei älteren Kindern, die wegen der Herzinsuffizienz brachen, mit Kaffeeklystieren sehr gute Erfolge erzielt. (Dosis: 17 g Kaffee = 1 Lot entsprechen der für den Erwachsenen üblichen Maximaldosis von Koffein).

4. Wiederholt wurde in der Literatur auf die lebensrettende Wirkung intrakardial gegebenen Adrenalins hingewiesen (Einstich mit gefüllter Spritze linkerseits im 4. Interkostalraum dicht neben dem Sternum, so tief, bis bei der Aspiration Blut einströmt. Dann sofort Injektion von ½—1 ccm Adrenalinlösung 1 : 1000). Daran sollte man sich bei allen akuten „Herztodesfällen" (Thymustod, Tod durch elektrische Ströme u. dgl.) neben der Herzmassage erinnern. Die subkutane Adrenalinzufuhr hat weniger prompte Wirkung, sie ist auch bei sehr schlechtem peripherem Kreislauf zwecklos. Bei toxisch erheblich geschädigten und deswegen versagenden Herzen (z. B. nach Diphtherie) habe ich auch von tagelang fortgesetzten Adrenalininjektionen nur immer ein kurzes Aufflackern, niemals eine Lebensrettung gesehen. (Die Bedeutung des Adrenalins für die Bekämpfung des großen Bauches oder des bronchialen Asthmas, die beide ja auch eine schwere Zirkulationsbehinderung bedingen, wird hierdurch nicht berührt).

Schließlich möchte ich darauf hinweisen, daß wir insbesondere bei den sehr gefährlichen Masernbronchiolitiden im Stadium der Anschoppung in der Lunge oftmals durch intravenöse Injektion von 10 ccm (auch beim Säugling!) Afenil rasches Nachlassen des Lungenödems und damit Besserung der Herzkraft beobachteten.

Entzündungen des Herzbeutels und deren Folgezustände.

Die Perikarditis.

Entzündungen des Herzbeutels kommen im Verlaufe der verschiedensten Erkrankungen vor. Am häufigsten findet man Perikarditiden während des Kindesalters als Begleiterscheinungen der rheumatischen Erkrankungen. Sie kommen dabei bald allein, bald im Zusammenhang mit den Erkrankungen des Endo- und Myokards vor. Oft sind die Entzündungen des Herzbeutels auch die Folge von Entzündungen in der Nachbarschaft. Tuberkulöse und eitrige Entzündungen der Pleuren oder des Mediastinums können auf das Perikard übergreifen. Schließlich kommt die Perikarditis bei Aussaat von Bakterien auf dem Blutwege vor; so wird sie eine Teilerscheinung bei der Miliartuberkulose und ein nicht ganz seltenes Ereignis bei der Sepsis.

Normalerweise stellt das Perikard in seinen zwei Abschnitten, dem Perikardium viscerale und dem Perikardium parietale ein von Fett und elastischen Fasern reichlich

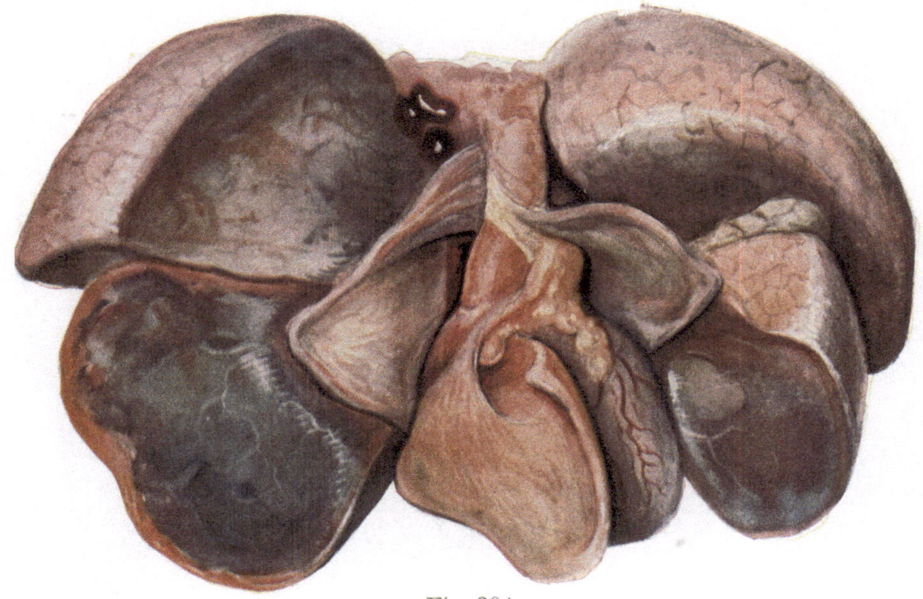

Fig. 304.

Mächtiges Fibringerinnsel im Herzbeutel bei einer schweren Nephrose ohne jedes Zeichen der Entzündung.

durchsetztes Bindegewebe dar. Nach der Perikardhöhle zu wird das Gewebe fester und zeigt hier einen Belag von Serosaepithelien. Im Perikardialraum findet man stets gewisse Mengen seröser Flüssigkeit, so bei 1—2jährigen Kindern etwa 5 ccm, bei 2—6jährigen 7—10 ccm, beim Erwachsenen 20 ccm.

Diese geringen Mengen von Flüssigkeit haben in Gemeinschaft mit der spiegelglatten Oberfläche der Perikardblätter den Vorteil, ein leichtes Hin- und Hergleiten des Herzens ohne Reibung zu ermöglichen. Infolgedessen können Flüssigkeitsvermehrungen wie z. B. das Hydroperikard ganz belanglos sein, solange sie nicht zu groß werden und nicht zu entzündlichen Veränderungen der glatten Flächen führen. Die beigefügte Fig. 304 gibt den Befund von einem durch Nephrose bedingten, außerordentlich fibrinreichen Exsudat wieder, bei dem sich in der Herzhöhle neben mäßigen Flüssigkeitsmengen ein mit keinem der Perikardblätter verwachsener Tumor fand, der ein großes Fibringerinnsel darstellte. Dieses Gerinnsel lag dem Herzen auf, es war zu klein, um die Herzaktion zu stören und konnte auch durch seine Weichheit und glatte Oberfläche zu keiner Behinderung der Herztätigkeit führen. Größere Ansammlungen von seröser Flüssigkeit, von Blut, von entzündlichen Exsudaten, dehnen das Perikardium parietale, führen aber bald, wenn sie in größerer Menge vorhanden sind, zu einer Behinderung der Diastole des Herzens (Herzbeuteltamponade).

Das Hydroperikard ist die Folge von Stauungserscheinungen, das Hämoperikard kommt im Kindesalter nur selten vor, z. B. im Anschluß an Spontanruptur des Herzens oder seiner Gefäße, in andern Fällen durch ein das Herz treffendes Trauma bedingt sein. (Kleinere Blutungen [Ecchymosen] findet man nicht selten bei Erstickung (*Tardieu*sche Flecke) oder bei hämorrhagischer Diathese als einen für die Arbeitsleistung des Herzens unerheblichen Nebenbefund.)

Die Entzündungen des Perikards können in ihren Erscheinungen außerordentlichem Wechsel unterworfen sein. Man unterscheidet pathologisch-anatomisch wie klinisch ein seröses, ein serofibrinöses, ein fibrinös-eitriges Exsudat, ferner ein rein-eitriges (Pyoperikard) und ein blutig-eitriges

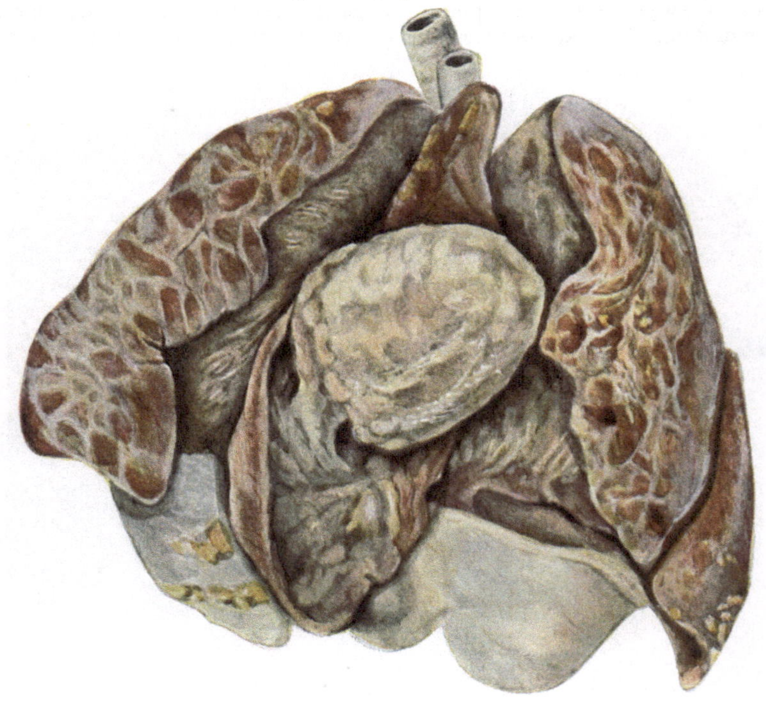

Fig. 305.
Eitrige Pericarditis als Teilerscheinung einer Staphylokokkensepsis, die zur eitrigen Entzündung sämtlicher seröser Höhlen und zur Bildung kleiner Abscesse in der Lunge geführt hat.
(Beobachtet von Professor *Aron*-Breslau, gezeichnet von *E. Haehndel.*)

Exsudat. Letzteres soll besonders bei tuberkulösen Formen vorkommen, wird aber sicher auch bei akut entzündlichen, mit hämorrhagischer Diathese verbundenen Prozessen gefunden.

Bei den Entzündungen des Perikards verliert das spiegelglatte Epithel infolge von Fibrinauflagerungen seinen Glanz. Wenn auch in den ersten Stunden nach der Entzündung diese Fibrinauflagerungen noch abstreifbar sind, so pflegt dies schon nach relativ kurzer Dauer des Prozesses nicht mehr möglich zu sein (Fig. 305). Und wenn es selbst denkbar ist und von pathologischen Anatomen als möglich anerkannt wird, daß minimale Fibrinniederschläge auf dem Perikard, ohne weitere Folgen nach sich zu ziehen, durch Organisation zu weißlichen, derben Sehnenflecken, die für die Herzfunktion relativ gleichgültig sind, umgewandelt werden, so dürfte auf der anderen Seite bei heftigeren Entzündungen und reichlicherer Fibrinausscheidung die Herzoberfläche ungemein rauh werden; dann finden sich fest mit ihr verwachsene Fibrinniederschläge, und gelegentlich bilden sich aus den von dem Perikardium parietale nach dem Perikardium viscerale führenden Fibrinsträngen derbe, bindegewebige Stränge, die evtl. sogar zu flächenhaften

Verwachsungen führen; in diesen Auflagerungen kann es zum Niederschlag von großen Kalkmassen kommen, die wie ein Panzer das Herz umlagern. Daraus ergibt sich das ungemein mannigfaltige Bild, das die Klinik der Perikarderkrankungen so besonders interessant gestaltet.

Die Häufigkeit der Erkrankungen des Perikards wird sehr verschieden beurteilt. Rechnet man alle Sehnenflecke mit, die man zufällig bei den Obduktionen findet, als abgelaufene Perikarditiden, so wird deren Zahl wesentlich größer erscheinen, als wenn man nur die ausgesprochenen Fälle mit entzündlichen Exsudaten oder den genannten Folgeerscheinungen als Perikarditis gelten läßt. Das Vorkommen des Leidens soll beim Kinde seltener sein als beim Erwachsenen. Ich glaube, daß das nicht ganz zutrifft. Der Unterschied wird vielmehr dadurch bedingt sein, daß so manche Perikardveränderung, die bei der Sektion eines Erwachsenen gefunden wird, einen Restbefund aus der Kindheit darstellt — ähnlich wie die Bronchiektasien — und daß eben immer wieder neue Fälle mit zunehmendem Alter hinzutreten. So wird von *Cnopf* die Häufigkeit bei Kindern auf 5%, bei Erwachsenen auf 10% berechnet. Er glaubt, diesen Unterschied allerdings anders erklären zu müssen und zwar durch die Tatsache, daß der akute Gelenkrheumatismus so wie die Chorea minor, die etwa 60% aller Perikarditiden bedingen sollen, im Kindesalter seltener auftreten. Nach einer Zusammenstellung von *Füller* soll dagegen $^1/_3$ aller rheumatischen Erkrankungen im Kindesalter, dagegen nur $^1/_{10}$ beim Erwachsenen mit Perikarditis einhergehen. Auch ist beachtenswert, daß die Perikarditis bei Kindern vielfach als erste Lokalisation der rheumatischen Infektion anzusehen ist. Die Häufigkeit anderer Infektionskrankheiten als Ursache einer Perikarditis ist demgegenüber weit geringer. Höchstens macht die Tuberkulose eine Ausnahme, die nach *Weill* etwa in $^1/_5$ aller Fälle die Perikarditis verursacht. Dann folgen Scharlach, Masern und die ganze Menge der übrigen Infektionskrankheiten (Gonorrhoe, Erysipel, Furunkulose, Nabelinfektionen und die verschiedensten sonstigen Formen von septischen und pyämischen Erkrankungen).

Die klinischen Erscheinungen der Perikarditis wechseln ungemein entsprechend der verschiedenartigen Ätiologie und der unberechenbaren Reaktion des Perikards auf den Entzündungsreiz. Man unterscheidet trockene Perikarditiden von den exsudativen Formen.

Symptome: Die Perikarditis beginnt meist mit mittlerem bis hohem Fieber und führt bald zu erheblichen subjektiven Beschwerden. Wenn auch im ersten Beginn nur Abgeschlagenheit und mehr oder weniger erhebliche Atemnot das Krankheitsbild beherrschen, so gesellt sich doch bald mehr oder minder erheblicher Schmerz in der Herzgegend dazu. Der Patient liegt am liebsten leicht aufgerichtet im Bette, vermeidet unnötige Bewegungen und fixiert nach Möglichkeit den Thorax. Weil aber Atmung und Herzbewegungen weitergehen müssen, kommt es zu einem dauernden Reiben der entzündeten, rauhen Perikardflächen gegeneinander und dadurch bei vielen — aber keineswegs bei allen — Kindern zu erheblichen Schmerzen, die typisch in die Gegend des Herzens lokalisiert werden. Der Patient wird kurzatmig und fällt oft durch eine leichte Zyanose bei hochrotem Gesichte auf. Die Untersuchung ergibt, wenn es sich um eine trockne Perikarditis ohne sonstige Komplikationen am Herzen handelt, keine Veränderung der Herzdämpfung, etwaige Herzfehler können natürlich auch bei der trockenen Perikarditis eine solche bedingen. Am wichtigsten ist aber für die Diagnose das erst sehr weiche, späterhin immer rauher werdende Reibegeräusch, das im Gegensatz zu den durch Herzklappenfehler bedingten Geräuschen etwas der Herzaktion nachfolgt und stets in zwei Absätzen (evtl. auch mehr) entsprechend der Systole und der Diastole zu hören ist. Oft läßt sich solch ein Geräusch durch den Druck des Stethoskopes wesentlich verstärken, weil dadurch die reibenden Flächen gegeneinander gepreßt werden.

Spontan, evtl. auch infolge zweckentsprechender Behandlung, die bei rheumatischer Erkrankung durchaus dem Verfahren bei rheumatischer Endokarditis entspricht (vgl. S. 945), kann es

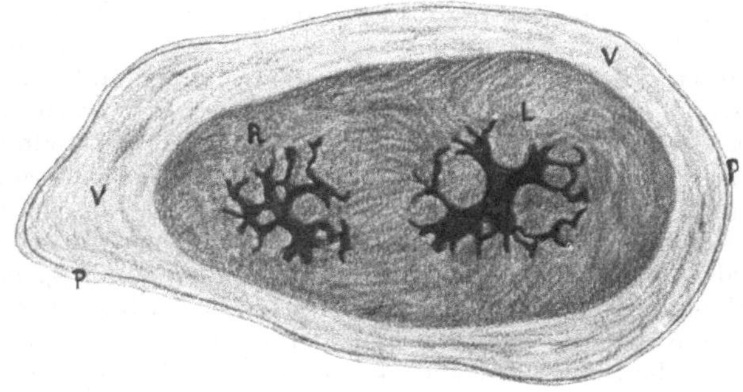

Fig. 306.
Totale Concretio des Herzbeutels. Querschnitt im unteren Drittel der Ventrikel. R L rechter, linker Ventrikel, P P parietales Blatt des Herzbeutels, V V neugebildetes, den Herzbeutel ausfüllendes Bindegewebe.
(Aus *Sternberg*, Lehrbuch der allg. Patholog. und der path. Anatomie 1928.)

nach mehr oder weniger lange dauerndem Bestehen dieses Reibens zur Abheilung kommen. Die Perikardblätter können wieder ihre spiegelnde Oberfläche zurückgewinnen, sie können aber auch miteinander verkleben und schließlich bindegewebig fest verwachsen. Die Folgen sind verschieden. Bei Ausheilung normale Funktion; bei der Verwachsung wird das Herz für alle Zukunft nicht mehr im Herzbeutel frei beweglich bleiben, sondern diesen bei jeder Bewegung mitschleppen (Perikarditis obliterans). Es ist interessant und mehrfach beschrieben, daß selbst eine komplette Concretio pericardii intra vitam keinerlei Erscheinungen zu machen braucht. So sezierte *Henke* kürzlich einen 80 jährigen, an Pneumonie gestorbenen Mann, bei dem sich als Nebenbefund eine völlige, sicher schon sehr lange bestehende Verlötung beider Perikardblätter fand, die klinisch niemals diagnostiziert war und auch dem Patienten nicht die geringsten Beschwerden gemacht hatte.

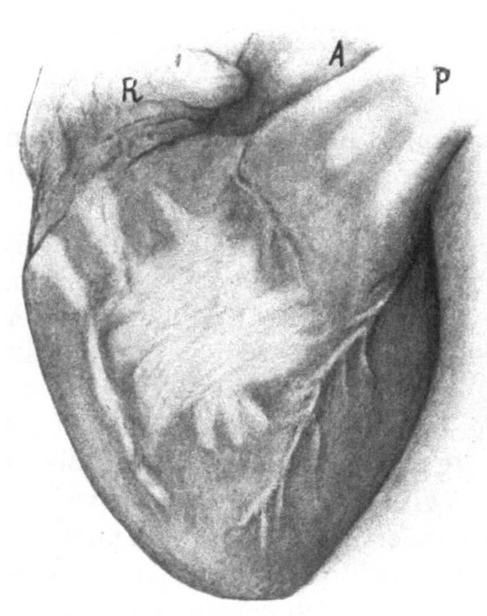

Fig. 307.
Herz von vorn gesehen. Auf dem rechten Ventrikel ein großer und mehrere kleinere, helle Sehnenflecke. P Pulmonalis, A Aorta, R rechter Vorhof.
(Aus *Sternberg*, Lehrbuch der allg. Patholog. u. der path. Anatomie 1928.)

Greift die Entzündung über das äußere perikardiale Blatt hinaus, dann kann dieses wiederum mit den umliegenden Organen, der Pleura, dem

Zwerchfell, der vorderen Thoraxwand und durch das Mediastinum mit der Wirbelsäule verwachsen; doch davon später.

Selten bleibt es bei der geschilderten, relativ milden Form der Perikarditis, die nur mit wenigen Auflagerungen und Rauhigkeiten der Perikardoberfläche einhergeht. Meist schließt sich eine reichlichere Flüssigkeitsausscheidung an, deren Charakter, wie wir oben sahen,

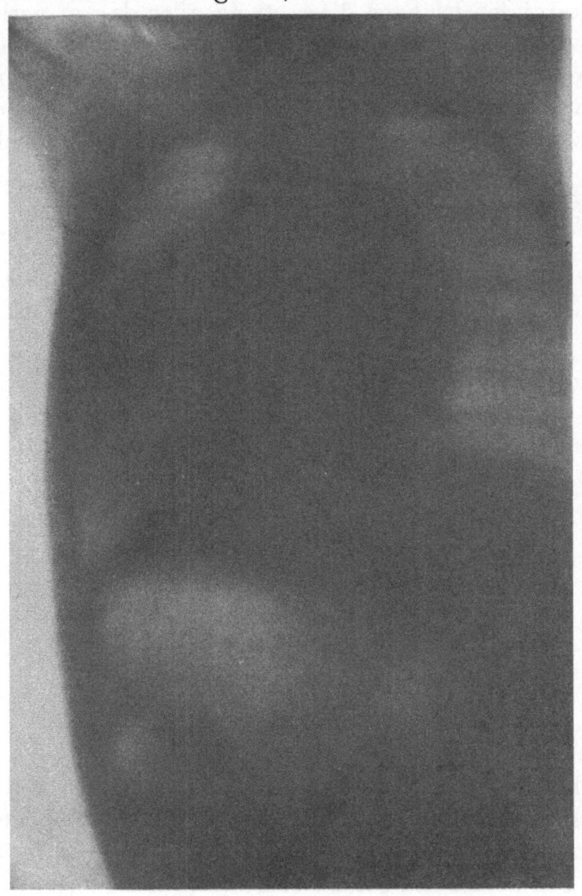

Fig. 308.

Großes, eitriges Perikardialexsudat, nach Furunkulose entstanden, bei einem 10 monatigen Kinde.

Großer, kreisförmiger Herzschatten mit vollständig verstrichenen Gefäßbögen.

(Erstes öffentliches Kinderkrankeninstitut Wien, Abt. *Hochsinger*.)

entsprechend der verschiedenen Ätiologie der Entzündung wechselt. Allen Exsudatformen aber entspricht folgendes klinische Bild:

Unter mehr oder minder heftigem Fieber, das vielfach ausgesprochen septischen Charakter aufweist, kommt es zu denselben subjektiven Beschwerden wie sie oben geschildert wurden: Schmerz auf der Brust in der Herzgegend, Beklemmung bei der Atmung, deutlichere Zyanose. Die Untersuchung ergibt Reibegeräusche, die bald wieder verschwinden, weil die Perikardblätter durch zwischengelagerte Flüssigkeit auseinandergedrängt werden. Vorübergehend kann man noch durch den Druck des Stethoskopes, manchmal durch starkes Vornüberbeugen des Oberkörpers (evtl. Knieellenbogenlage), das Reibegeräusch wieder entstehen lassen. Je größer das Exsudat wird, um so sicherer verschwindet das perikardiale Reiben. Ich erinnere mich an einen Fall von schwerstem Gelenkrheumatismus, bei dem schon 12 Stunden nach den ersten Erscheinungen des perikardialen Reibens dieses trotz aller darauf gerichteten Bemühungen nicht mehr zu hören war.

Wird das Exsudat reichlicher, dann nehmen die subjektiven Beschwerden zu. Das ist verständlich, weil die diastolische Erweiterung des Herzens durch die Tamponade des Herzbeutels immer mehr erschwert wird.

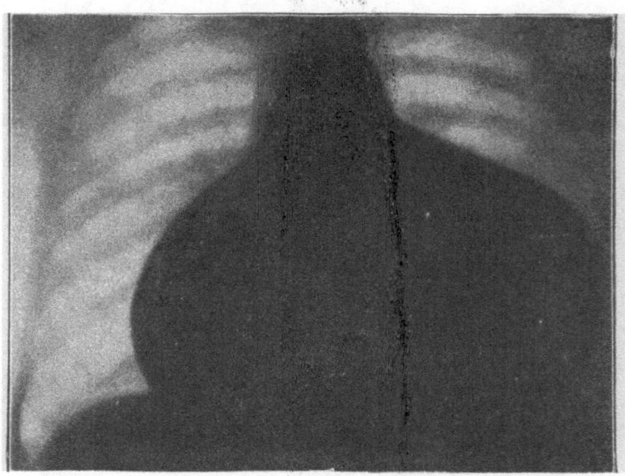

Fig. 309.
Großes Perikardialexsudat.
(*Schwarz*, in v. Jagič' „Handbuch" usw., Fig. 236.)

Das Herz bemüht sich zwar, die geringere diastolische Füllung durch häufigere Kontraktionen auszugleichen, aber die Unzulänglichkeit dieser Bemühungen wird dem Patienten durch das zunehmende Gefühl der Schwäche, durch Schwindel und Ohnmachtsanwandlungen, sowie durch sehr erhebliche Dyspnoe schon nach den geringsten Anstrengungen (einfaches Aufsetzen im Bett!) immer mehr bewußt. Steil aufgerichtet, deutlich zyanotisch, mit jagender Atmung und ängstlich suchendem Blick sitzt das Kind im Bett. Es macht einen schwerkranken Eindruck. Unter Umständen kommt es zu dem entsetzlichen Zustande der Jaktationen, wobei das Kind sich voller Angst aufrichtet, dann wieder kraftlos infolge dieser Anstrengung in die Kissen zurückfällt, sich wieder aufrichtet, evtl. aus dem Bette heraus will, um dabei doch wieder kraftlos zusammenzubrechen. Die Schmerzen in der Herzgegend sind zwar verschwunden, aber die Lebensbedrohung ist eine enorme.

Solche Zustände deuten mit Entschiedenheit auf die Schädigung des Herzens hin. Aber nur die genaueste Untersuchung vermag, zumal dann, wenn der Arzt nicht das voraufgegangene Stadium des perikardialen Reibens feststellen konnte, die Situation zu klären. Die Perkussion des Herzens ergibt eine mächtige Ausdehnung der Dämpfung auf der vorderen

Brustwand (vgl. Fig. 308 u. 309), die Palpation der Leber eine mächtige Stauung. Bei leichtfertiger Untersuchung, insbesondere wenn man nicht an die Möglichkeit der Pericarditis exsudativa denkt, wird dann die nichtssagende Diagnose „Cor bovinum" gestellt. Es ist aber durchaus nicht so schwer, in solchen Fällen durch rein physikalische Untersuchung die Diagnose zu klären. Neben der Größe der Herzdämpfung muß bei vorsichtiger, schulgerechter Perkussion auch die eigentümliche Figur der Dämpfung auffallen, die einem Dreieck entspricht, weil durch die Schwere der Flüssigkeit und entsprechend seinem anatomischen Bau der Herz-

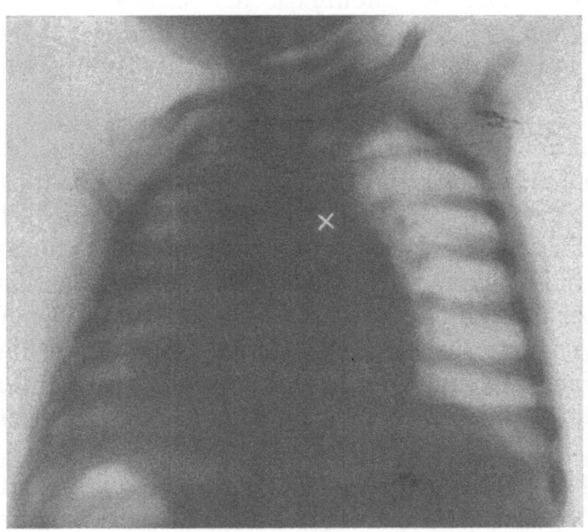

Fig. 310.
Hilde Ma. Eitrige Perikarditis. Luft im Herzbeutel nach Ablassen des Eiters.
× Luftblase.

beutel an seiner unteren, dem Zwerchfell aufgelagerten Fläche am meisten gedehnt wird. Bei einer maximalen Erweiterung des Herzens rückt der rechte Herzrand parallel dem rechten Sternalrand nach außen; bei der Perikarditis dagegen zieht die Dämpfung vom Ansatz der 2. Rippe am Sternum schräg nach unten außen. Der Herzleberwinkel ist bei Herzerweiterung ein rechter, bei perikadialem Exsudat wesentlich größer (*Ebstein*scher Herzleberwinkel). Die allseitige Vergrößerung der Herzdämpfung nach oben wie nach beiden Seiten läßt sich insbesondere dann auf einen Erguß im Herzbeutel zurückführen, wenn diese Dämpfung in voller Ausdehnung eine absolute ist (weil ja das Exsudat der vorderen Thoraxwand dicht anliegt), und wenn außerdem die Dämpfung weit über den Spitzenstoß hinausreicht. Oft verschwindet der Spitzenstoß aber auch vollständig.

In seltenen Fällen kann man auch hierbei noch leise Reibegeräusche wahrnehmen, wenn der Patient sich stark nach vorne neigt. Außerdem aber sind die Herztöne infolge der Exsudatbildung um das Herz stark abgeschwächt. Dasselbe gilt von etwa vorhandenen, auf komplizierende Endokarditis zurückzuführenden Geräuschen.

Beachtenswert, weil er häufig zu Fehldiagnosen führt, ist auch der begleitende Befund an der Lunge: Über dem linken Unterlappen besteht häufig eine mehr oder weniger intensive Dämpfung und Bronchialatmen; man ist geneigt, eine lobäre Pneumonie zu diagnostizieren und doch handelt es sich nur um eine Kompression der Lunge durch den großen Herzbeutelerguß. Dasselbe Phänomen kann übrigens auch gelegentlich durch ein enorm vergrößertes Herz entstehen.

Die Prognose dieser perikardialen Ergüsse hängt von 2 Momenten ab:

1. von dem Grundleiden, das bei einer Sepsis mit metastatischer Perikarditis trotz aller therapeutischer Maßnahmen zur Entlastung des Herzens zum Tode, bei rheumatischer Genese zu allen denkbaren Komplikationen am Endo- und Myokard führt, bei der Tuberkulose durch das Fortschreiten der Krankheit bestimmt wird.
2. von der Therapie.

Bei der Zunahme des perikardialen Exsudates kann die Behinderung der diastolischen Füllung des Herzens zu schwersten Zirkulationsstörungen führen. Der Puls wird infolge mangelhafter Füllung des Herzens immer kleiner, und schließlich erfolgt der Tod. Man muß daher die Exsudatbildung bekämpfen bzw. die Rückresorption der Flüssigkeit begünstigen, indem man die Flüssigkeitszufuhr beschränkt und bei rheumatischer Genese gleichzeitig eine sehr energische Salizylsäuretherapie durchführt. Ich habe manche bedrohlich erscheinenden perikardialen Ergüsse unter den oben bei der Endokarditis geschilderten, großen Salizylsäuregaben zurückgehen, ja ausheilen sehen.

Man kann sich aber nicht auf diese Möglichkeit verlassen. Der Patient mit exsudativer Perikarditis bedarf dauernder Überwachung, damit man, sobald sich schwere Zirkulationsstörungen einstellen, durch eine Entleerung der Flüssigkeit die Todesgefahr bannt.

Die Punktion des Herzbeutels ist das meist geübte Verfahren. Sie vermag bei geschickter Ausführung in wenigen Minuten aus dem schwerkranken Patienten einen euphorischen Menschen zu machen, weil mit der Besserung der Zirkulation das subjektive Wohlbefinden und neuer Lebensmut wiederkehren.

Mehrere Methoden werden empfohlen, von denen hier 2 genannt seien:

1. kann man im 5.(—6.) Interkostalraum unmittelbar neben dem Sternum senkrecht auf das Herz zu einstechen. Dies Verfahren ist immer etwas unheimlich, weil man nicht weiß, wie weit das Herz von der vorderen Brustwand abgedrängt ist. Es ist besonders dann nicht ganz ungefährlich, wenn das Herz zufällig wegen früherer Herzbeutelentzündungen an dieser Stelle mit der Brustwand verwachsen ist. Darum sollte man prinzipiell zunächst mit einer relativ dünnen Nadel, die eine möglichst kurze Spitze besitzt, vorsichtig in die Tiefe dringen. Dabei muß die luftleere Rekordspritze angeschlossen sein, damit nicht etwa, falls man in den Ventrikel eindringen sollte, Luft angesaugt wird. Geht man in dieser Weise Millimeter für Millimeter unter ständiger leichter Aspiration in die Tiefe, dann stürzt plötzlich, sobald man eine genügende Tiefe erreicht hat, das Exsudat in die Spritze. Daraufhin wird man bei klarem (serösem, rheumatischem bzw. tuberkulösem) Exsudat durch dieselbe Nadel unter mehrmaligem

Ansaugen mit der Spritze so viel Flüssigkeit als irgend möglich ablassen. Bei eitrigem Exsudat mit gröberen Flocken wird man gut tun, diese erste Punktion als Probepunktion aufzufassen und hier, ohne erst viel Flüssigkeit abzulassen, wodurch das Herz der Brustwand in unzweckmässiger Weise genähert würde, mit einer dicken, stumpfen Nadel an derselben Stelle wieder eingehen.

2. kann man außerhalb der Herzspitze im Bereiche der intensivsten Dämpfung die Punktion vornehmen. Sticht man hier in sagittaler Richtung oder unter nur geringer Drehung der Nadel nach dem Mediastinum hin ein, so muß man sich natürlich ebenso wie bei dem ersten Versuch davor hüten, das Herz zu verletzen. Ganz besonders wichtig ist es, zu vermeiden, daß die Herzspitze über die Spitze der Nadel hin- und herwetzt, weil dadurch Gefäße des Herzens oder gar die Herzwand durchschnitten werden können; man muß dann die Nadel etwas zurückziehen.

Je mehr Flüssigkeit man abläßt, um so besser ist es für den Patienten, weil dadurch die Möglichkeit der diastolischen Entfaltung und der freien Beweglichkeit des Herzens so sehr gebessert wird, daß sofort subjektives Wohlbefinden wiederkehrt. Zweckmäßig verbindet man aber mit der Punktion eine entzündungswidrige Behandlung. Für tuberkulöse Ergüsse kommt das nicht in Frage. Bei rheumatischen Erkrankungen tut man dies durch orale Verabfolgung von Aspirin und anderen Salizylaten. Bei eitrigen Entzündungen ist aber eine gegen die Eitererreger spezifisch wirkende Waschung des Herzbeutels analog der Spülungsbehandlung der Pleuritis (*Gralka*) sehr zu empfehlen. Dazu verwendet man bei Pneumokokkeninfektion ½% Optochinlösung, bei Staphylokokken, Streptokokken, Gonokokken ½—1‰ Rivanollösung, wobei man zweckmäßig solange spült, bis die Spülflüssigkeit klar zurückfließt, und dann etwas von der Spülflüssigkeit im Herzbeutel zurückläßt.

Wenn neben der ausgedehnten Dämpfung des Herzbeutels eine Pleuritis exsudativa besteht (diese führt ja nicht selten durch Übergreifen auf den Herzbeutel zur Pericarditis exsudativa), dann kann die Entscheidung, ob man mit der Punktionsnadel den Herzbeutel oder die Pleurahöhle erreicht hat, schwierig sein. Um sicher zu gehen, braucht man aldann nur etwas Luft einzublasen, die sich bei der Perikarditis an der Oberfläche sammelt und entweder durch Perkussion oder aber durch ein Röntgenbild nachweisbar wird. Ein solches Bild zeigt beigefügte Fig. 310.

Die Untersuchung läßt die schwere Prostration des Kindes und den mächtigen Herzbuckel deutlich erkennen. Perkuttorisch ergibt sich eine Dämpfung über der ganzen linken unteren Thoraxpartie. Man muß deswegen an die Möglichkeit eines Empyems aber auch einer Perikarditis denken. Für letztere spricht besonders der Herzbuckel. In Rücksicht auf diese Möglichkeit wird die Punktion im Bereich der maximalen Dämpfung etwas außerhalb des Spitzenstoßes vorgenommen. Sie ergibt dicken, staphylokokkenhaltigen Eiter. Um sicher zu gehen, woher der Eiter stammt, werden, nachdem der Eiter abzufließen aufhört, 5 ccm Luft injiziert. Gleich danach wird von dem Kind in sitzender Stellung ein Röntgenbild angefertigt. Das beigefügte Röntgenbild läßt deutlich eine durch Luftfüllung bedingte Aufhellung im oberen Abschnitte des Herzbeutels erkennen. Nach 13 Tagen erfolgt der Tod unter hinzutretender Bronchopneumonie. Die Sektion ergibt ein relativ kleines, mit Fibrinzotten und Eiter bedecktes Herz, das an seiner

Rückfläche bereits breit adhärent ist; außerdem eine mächtige Stauungsleber und diffuse bronchopneumonische Herde.

Da die Möglichkeit einer erneuten Füllung des entlasteten Perikards immer gegeben ist, muß man unter Umständen die Punktion wiederholen. Sie wird von Mal zu Mal schwieriger, weil nach den Punktionen, besonders wenn sie ausgiebig waren, Verklebungen und Verwachsungen zwischen dem Herzen und der vorderen Brustwand eintreten können. Darum ist in jedem Falle zu erwägen, ob man nicht eventuell eine chirurgische Eröffnung des Herzbeutels vornehmen sollte. Die Erfolge dieses Verfahrens sind noch nicht so zahlreich, daß man ein abschließendes Urteil darüber abgeben kann. Es ist für das Herz die Freilegung und das Einführen von einem Drainrohr oder von Tampons sicher nicht ganz gleichgültig. Wenn es gelänge, spätere Verwachsungen auf diese Weise zu verhüten, dann wäre allerdings diese Methode ein großer Fortschritt. Bisher dürfte sie im allgemeinen auf die Fälle von eitriger Herzbeutelentzündung zu beschränken sein.

Zum Schluß sei erwähnt, daß die Diagnose der Herzbeutelentzündung häufig genug nicht gestellt wird, daß insbesondere bei Säuglingen (vgl. Fig. 265), die an Sepsis sterben, die Obduktion häufig eine Perikarditis als Nebenbefund aufgedeckt hat.

Folgezustände der Perikarditis.

Die Verschiedenartigkeit der Erreger, der ungleiche Grad der Entzündung und ihrer Ausdehnung, sowie die verschiedenartigen Formen der Exsudate bedingen einen ungeheuren Wechsel im Verlaufe der Perikarditis, nachdem die akuten Erscheinungen abgeklungen sind.

Ganz allgemein gesprochen, handelt es sich bei den Folgezuständen um Verwachsungen, die bald zirkumskript, bald diffus den ganzen Herzbeutel betreffen, bald werden einzelne Abschnitte des Herzens, bald die großen Gefäße, bald Herz und Gefäße im ganzen in die Verwachsungen einbezogen. Dann wieder kommt es nur zur Bildung von Strängen, die einzelne Teile des Herzens oder die Gefäße mehr oder minder abschnüren. Daraus ergibt sich ein so buntes Bild und eine so unendliche Variationsmöglichkeit, daß es schwer ist, ein einheitliches Bild zu zeichnen. Weiterhin werden diese Folgeerscheinungen dadurch kompliziert, daß sich Kalkeinlagerungen in den mehr oder minder dicken Auflagerungen um das Herz einstellen können, und schließlich dadurch, daß die Entzündung über den Herzbeutel hinausgreift, und dadurch das Herz mit den umgebenden Organen verlötet wird.

Am günstigsten liegen die Verhältnisse dann, wenn nach einer serösen oder serofibrinösen Entzündung nur die beiden Perikardblätter miteinander verwachsen (Obliteratio pericardii). Kommt es dabei nicht zu einer wesentlichen Verdickung, dann kann das Herz sehr wohl eine ausgezeichnete Bewegungsfreiheit behalten. Es bewegt sich wie eine Hand im Handschuh (*Wenckebach*). Aber mit Recht hat *Rehn* schon darauf aufmerksam gemacht, daß jeder Handschuh, sei er auch noch so dünn, stets eine gewisse Behinderung für die Handbewegung bedingt, um so mehr wird dies der Fall sein, je dicker und unnachgiebiger er ist. Weil aber gerade bei der Perikarditis ungemein große Unterschiede in der Dicke der Auflagerungen bestehen, weil außerdem mächtige Kalkeinlagerungen oder Umwandlungen der fibrinösen Niederschläge in kallöse Massen vorkommen, so ist zu verstehen, daß nicht nur die Fähigkeit des Herzmuskels, sich jedem Füllungszustand innerhalb physiologischer Grenzen anzupassen, verloren geht, sondern daß das Herz auch bei jeder Kontraktion seiner einzelnen Abschnitte die mit diesen verlöteten Massen mitbewegen muß.

Es ist klar, daß diese Zustände zu ganz verschiedenen Konsequenzen führen. Bleibt es bei der einfachen Verlötung der seidenpapierdünnen Herzbeutelblätter, so wird der Patient keine Ahnung davon haben, daß er eine Obliteratio pericardii erworben hat. Er wird sich höchstens wundern, daß er nach der Erkrankung nicht mehr ganz so leistungsfähig ist wie früher, etwas schneller ermüdet und kurzatmiger wird. Solche Fälle werden als Zufallsbefunde oft genug bei Sektionen entdeckt, ohne daß der Träger des Leidens je eine Ahnung davon hatte. Ganz anders ist es aber, wenn die Auflagerungen dicker werden oder gar Kalkplatten enthalten. Dann muß das Herz nicht nur bei jeder Kontraktion die normale Herzarbeit leisten, sondern außerdem durch die Mitbewegung der Auflagerungen eine mehr oder minder große Mehrleistung vollbringen. Das Herz verliert seine Anpassungsfähigkeit an den Inhalt wie an die Umgebung. Infolgedessen ermüdet es viel rascher, und so entsteht ein ernstes Leiden, das jede Lebensfreude, die mit körperlicher Bewegung verbunden ist, unmöglich macht. In der Ruhe kann solch ein Patient sich leidlich wohl fühlen, aber schon das Treppensteigen bedeutet eine Anstrengung. Jeglicher Sport wird unmöglich.

Schon im Jahre 1873 hat *Kußmaul* darauf hingewiesen, daß nicht selten neben dem serösen auch das fibröse Perikard sich an der Entzündung beteiligt (Fibroperikarditis nach *Gendrin*). Die Beteiligung des subserösen Bestandteiles des Perikards führt dann zu Verwachsungen des Herzens mit der Nachbarschaft, so daß die Herzmuskulatur durch das darauf liegende viszerale Blatt des Perikards mit dem parietalen Blatt, dieses wieder mit der Brustwand, den Lungen, dem Zwerchfell, dem Mediastinum und durch dessen Vermittlung mit der Wirbelsäule verbunden wird.

In solchen Fällen muß das Herz bei jeder Kontraktion die mit dem betreffenden Herzabschnitt verbundenen Nachbarorgane mit bewegen. Weil nun bald das ganze Herz, bald aber nur Teile desselben, z. B. ein Vorhof oder eine Kammer — der Variationen gibt es ja so viele — mit der Umgebung verwachsen sind, weil ferner diese Verwachsungen nicht immer flächenhaft, sondern strangförmig sein können, so daß gewissermaßen nur einzelne Punkte der Herzmuskulatur fixiert sind, während das übrige Herz noch eine große Bewegungsfreiheit besitzt, so erklären sich ohne weiteres die Mannigfaltigkeit der Krankheitsbilder und die vielfach geradezu enormen Schwierigkeiten bei der Diagnose.

Außerdem kann die Klärung dadurch ganz besonders erschwert werden, daß bald die Auflagerungen die normale Konfiguration des Herzens verändern, bald Verwachsungen solche Verzerrungen in der Gegend der Ostien bedingen, daß es zu relativen Insuffizienzen mit lauten Herzgeräuschen kommen kann. In wieder anderen Fällen bedingt die Umschnürung des Herzens eine Einflußstauung

(*Volhard*), so daß bei oberflächlicher Betrachtung ein schwerer Herzfehler, der durch die Stauung und die Geräusche vorgetäuscht wird, den wahren Zustand verschleiert.

Dennoch kann eine genaue Aufnahme der Anamnese, noch besser die fortlaufende Beobachtung eines Patienten vom Beginne der Erkrankung ab und die Sicherstellung des Vorhandenseins einer Perikarditis oft die Diagnose sehr erleichtern. Hat z. B. der Arzt den Gelenkrheumatismus diagnostiziert, dann die sich anschließende Erkrankung des Herzens verfolgt, dabei die Reibegeräusche — und seien sie noch so vorübergehend vorhanden gewesen — festgestellt, dann wird er an die Möglichkeit all dieser Folgen ohne weiteres denken. Aber auch der klinische Verlauf birgt viel diagnostisch Wertvolles in sich: Die Kinder scheinen die Attacke der akuten Herzerkrankung vielfach gut überwunden zu haben. Sie gehen mit oder ohne Herzgeräusch, vielleicht mit einer geringgradigen Verbreiterung des Organs aus der Krankheit hervor. Sie fangen wieder an, sich lebhafter zu betätigen, aber bald zeigt sich, daß die Genesung nicht in dem gewünschten Maße fortschreitet, sondern daß die Kinder, denen es schon ganz gut ging, in auffälliger Weise immer rascher ermüden, daß ihnen der Schulweg zu weit, das Treppensteigen zu anstrengend wird, und daß sie sich von dem so heiß ersehnten Spiel mit ihren Altersgenossen mehr und mehr zurückziehen. Bald sind sie wieder so weit, daß sie in der Stube bleiben wollen, dann mögen sie auch nicht mehr das Bett verlassen und schließlich kommt es zu einem chronischen Siechtum mit Adynamie, Zyanose, Dyspnoe und Ödemen. So werden im Anschluß an den Gelenkrheumatismus oder an andere Formen der Perikarditis oft innerhalb weniger Wochen die zuvor munteren, lebenslustigen Kinder zu bejammernswerten Menschen.

Daß es sich in solchen Fällen mit den geschilderten subjektiven Symptomen im weitesten Sinne um eine Herzschwäche handelt, wird auch dem Laien klar. Dennoch ist eine rasche, einwandfreie Diagnose gerade hier wegen der Therapie, die hier mehr wie sonst über die Prognose entscheidet, dringendste Notwendigkeit.

Bei der Untersuchung bietet schon der Habitus des Kranken gewisse Eigentümlichkeiten: Zumeist erscheinen solche Kinder an der oberen Körperhälfte leicht gedunsen: „Pamstiges Aussehen“. Sie haben auch eine sehr ausgeprägte Kyphose der Brustwirbelsäule, vermutlich dadurch bedingt, daß die Fixation am Zwerchfell durch das Herz die großen Gefäße und deren Aufhängebänder den oberen Teil der Brustwirbelsäule zum Zwecke der Entlastung des Herzens nach unten ziehen. Dadurch bekommt der ganze Thorax ein faßförmiges Aussehen.

Die Perkussion ergibt zumeist eine Vergrößerung der Herzdämpfung. Oft hört man, bald wegen des gleichzeitig erworbenen Klappenfehlers, bald wegen der Deformierung der Herzostien, meist laute, systolische oder diastolische Geräusche. Die Diagnose der Herzinsuffizienz wird gestützt durch den Nachweis einer mächtigen Lebervergrößerung (Stauungsleber) und durch das Vorhandensein einer mehr oder minder starken Dyspnoe und Zyanose.

Alle diese Erscheinungen können auch bei Herzerkrankungen ohne Beteiligung des Perikards vorkommen. Sie bieten aber bei der Herzbeutelverwachsung gewisse Eigentümlichkeiten, die bei genauerer Untersuchung dem Arzte kaum entgehen dürften.

Zunächst fällt auf, daß das Herz durch keinen Lagewechsel zu verschieben ist. Während beim gesunden Menschen, noch mehr aber bei Patienten mit erheblicher Vergrößerung des Herzens, dieses Organ sich entsprechend der rechten bzw. linken Seitenlage der Schwere nach verschiebt, bleiben die Grenzen bei der adhäsiven Mediastinoperikarditis unverrückbar. Ferner pflegt bei solchen enormen Vergrößerungen des Herzens infolge von Herzmuskelschwäche eine hochgradige Irregularität des Pulses vorhanden zu sein. Bei den Patienten mit der Herzverwachsung fehlt diese, wenigstens so lange die Muskulatur des Herzens intakt ist. Es fällt jedem Arzt die Regelmäßigkeit und Gleichförmigkeit der einzelnen Pulsschläge auf. Dennoch kann man, wenn man den Puls und die Atmung graphisch registriert, feststellen, daß während der Inspiration der Puls kleiner, während der Exspiration dagegen größer wird (Pulsus paradoxus).

Auch die enorme Schwellung der Leber, die oft bis zum Nabel und darunter reicht, sollte stets den Gedanken an eine adhäsive Perikarditis wachrufen. Denn bei jeder anderen Herzkrankheit, die mit einer solchen Leberschwellung einhergeht, pflegen sich vorher in recht erheblichem Grade Ödeme an den Beinen und ein Erguß im Bauch einzustellen. Hier ist aber die Leberschwellung durch lange Zeit das einzige Symptom der Stauung, dem sich erst bei dem Ermüden der Herzkraft Aszites und Ödeme beigesellen.

Wenn man diese beiden — wie mir scheint wichtigsten — Unterschiede zwischen maximal dilatiertem Herzen und dem mit der vorderen Brustwand verwachsenen Herzen richtig erfaßt hat, dann wird man mit Leichtigkeit noch eine Reihe von weiteren Symptomen erkennen, die in mehr oder minder ausgeprägtem Grade — wechselnd nach der Art und Schwere der Verwachsungen — sich einzustellen pflegen.

Das Charakteristische aller Erscheinungen bei der Verwachsung des Herzens mit der Nachbarschaft ist der Umstand, daß zwei sonst voneinander unabhängige lebenswichtige Bewegungsvorgänge sich gegenseitig stören: Die Herzaktion und die Atmung[1]).

Die Herzaktion wird durch die Inspirationsbewegungen des Thorax sowie durch den Zug des Zwerchfells in der Diastole gefördert, an der Systole dagegen gehindert. Umgekehrt wird durch die systolischen Kontraktionen des Herzens die mit diesem verwachsene Umgebung mitbewegt. Daraus folgen die wichtigsten Symptome: Eine inspiratorische Anschwellung der Halsvenen, die von *Kußmaul* und *Griesinger* auf eine Strangulation der großen, zum Herzen führenden endothorakalen Venen zurückgeführt wurde, während *Wenckebach* die Ursache der Stauung in einer mangelhaften Ventrikelentleerung erblickt. Diese mangelhafte Ventrikelentleerung ist auch der Grund für das inspiratorische Kleinerwerden des Pulses, von dem eben die Rede war. Auch das *Fried-*

---

[1]) Schon von *Meckel* [1757] als bedeutungsvolles Symptom erkannt, zitiert nach der eingehenden Schilderung *Kreibitz*, Krankheiten des Herzens II/2, S. 620, 1817.

*reich*sche Symptom des herzdiastolischen Halsvenenkollapses kann diagnostisch bedeutungsvoll werden. Während normalerweise bei der Diastole der Herzkammer, d. h. bei der Systole der Vorhöfe, eine kleine Stauung in dem Abfluß aus den Halsvenen eintritt, bedingt das besonders kräftige Eröffnen der Ventrikel ein beschleunigtes Hineinstürzen des Blutes, so daß an Stelle der Anschwellung des Bulbus jugularis ein Kollaps beobachtet wird (*Brauer*).

Deutlicher fällt manchmal die Mitbewegung des Thorax durch die Herzarbeit in die Augen. Bald sind es zirkumskripte, systolische Einziehungen in der Gegend der Herzspitze, die ohne weiteres die Verwachsung zwischen Herzen und Brustwand sicherstellen. Diese Einziehungen dürfen nicht verwechselt werden mit dem leichten Einsinken der Brustwand im Interkostalraum oberhalb der Herzspitze, die man sehr häufig, besonders bei aufgeregten, mageren Patienten beobachtet. Diese kommt dadurch zustande, daß sich das Herz bei seiner Kontraktion mit der Spitze gegen die Brustwand anstemmt, dagegen mit der darüberliegenden Wand entsprechend der Umformung des Herzens von der Thoraxwand abrückt. Dünne Haut- und Muskellagen folgen der Herzbewegung und täuschen so eine Einziehung vor. Dieses Symptom der systolischen Einziehung der Herzspitze ist leider nur relativ selten bei Kindern zu beobachten. Daran ist wohl weniger die Erlahmung der Herzkraft schuld als der Umstand, daß wohl meist eine flächenhafte Verwachsung vorliegt, die eine solch isolierte Einziehung unmöglich macht. Dasselbe gilt für das diastolische Thoraxschleudern, das von *Brauer* mit vollem Recht als ein ungemein wichtiges Symptom der Herzverwachsung hervorgehoben wird. Es kommt dadurch zustande, daß der Ventrikel bei seiner systolischen Kontraktion die vordere Brustwand nach innen zieht und daß diese im Moment der Diastole, also beim Nachlassen der Herzkontraktion, in ihre Ruhelage zurückfedert. Die herzsystolische Aufwärtsbewegung des Zwerchfells bedingt die so häufigen systolischen Einziehungen im Epigastrium. In gleicher Weise vermag das Herz durch den Zug am Zwerchfell leichtes Einsinken des Zwerchfellansatzes auch fern vom Herzen in den Interkostalräumen bedingen, es kann sogar zu einer geringen herzsystolischen Einziehung an der Wirbelsäule kommen (*Stolte*). Während diese letztgenannten Symptome nicht immer sehr deutlich sind, kann die Unbeweglichkeit des Brustbeins, das beim Gesunden bei jeder Ein- und Ausatmung ausgiebigste Bewegungen zeigt, wieder ein Beweis für die Fixation des Herzens sein. Ebenso ist eine oft recht erhebliche Kyphose der Brustwirbelsäule (zur Entlastung) ein fast regelmäßiger Befund.

Nicht unerwähnt sei, daß man nach *Brauer* nicht selten Verdoppelungen der Herztöne, gelegentlich sogar neben diesen vier Tönen einen fünften hören kann, der auf das ruckweise Zurückschleudern der Thoraxwand bei der Diastole zurückzuführen ist. Dieser Ton war schon *Friedreich* bekannt. Wenn er von *Brauer*, *Umber* und anderen auch nach der Kardiolysis praecardiaca noch gehört wird, so braucht das meines Erachtens nicht der Beweis für eine aktive Diastole zu sein, vielmehr kann auch dann noch eine extrakardiale Entstehung, wie sie *Friedreich* annahm, die Ursache sein, weil nach dieser Operation elastisch wirkende

Schwarten auch nach Entfernung der Rippen das Rückschleudern bedingen können.

Die röntgenoskopische Untersuchung solcher Herzen ergibt einige weitere, wertvolle Anhaltspunkte: Zunächst erscheint das Herz ungewöhnlich breit, seine Grenzen verwaschen, es fehlt meist die — nur bei guten Aufnahmen des gesunden Herzens sichtbare — Rundung des Herzens, besonders rechterseits über dem Zwerchfell. Dagegen geht bei der adhäsiven Perikarditis der Herzschatten beiderseits in schräg nach außen und unten gerichteter Linie mit verwaschener Zeichnung in das Zwerchfell über. Bei der Durchleuchtung vermißt man deutliche Kontraktionen am Herzen wie an den Gefäßen die Pulsationen. Bei alleiniger Fixation des Herzens an der Rückseite können aber trotz schwerster Zirkulationsstörung alle sonstigen sicheren Symptome fehlen[1]).

Das eigentümliche Verhalten der Leber bedarf noch einer besonderen Erklärung. Die anatomische Untersuchung ergibt, daß dieses Organ plump, dicht und blutreich erscheint (*Weiss*), eine deutliche Muskatnußzeichnung aufweist, von derber Konsistenz ist, und seine Oberfläche oft sehr uneben, ja höckerig wird (*Friedel Pick*). Die zirrhotische Umwandlung der Leber ist der Grund für den Fortbestand der Lebervergrößerung nach der Kardiolyse. Alle diese Veränderungen sind die Folge der Stauung in der Leber; nicht ein primäres spezifisches Leberleiden, sondern die Zirkulationsstörung ist für die Vergrößerung der Leber als ursächliches Moment anzusprechen. Die Ursache für die hervorragende Beteiligung der Leber an der Stauung ist, wie *Hess* und später *Klose* mit Sicherheit erwiesen haben, die Herzbeutelverwachsung. Es bleibt nur noch zu erklären, warum die Stauung vor allem die Leber, weniger aber das Zustromgebiet der Vena cava inferior betrifft. Von einzelnen Autoren wird behauptet und durch Sektionsbefunde wahrscheinlich gemacht, daß es sich um Umschnürungen der durch das Zwerchfell hindurchtretenden und, teils in der Höhe des Zwerchfells, teils unmittelbar darüber, in die Vena cava einmündenden Lebervenen handelt. Diese Erklärung ist aber sicher nicht für alle Fälle anzuerkennen. Ich selbst habe, wie übrigens auch andere Autoren, bei Sektionen eine enorme Erweiterung der Lebervenen gesehen, die dem Querschnitt der Vena cava in keiner Weise nachstanden. Nach *Wenckebach*, der sich auf Untersuchungen von *Ledderhose* und *Hasse* stützt, müssen wir den Hauptgrund der Störung in der Fixation des Zwerchfells erblicken, weil hierdurch die Möglichkeit der rhythmischen Kompression der Leber genommen wird. Wie oben auseinandergesetzt ist sonst eine normale Blutbeförderung in der Leber ausgeschlossen. Die unzureichende Zwerchfellbewegung bedingt die mangelhafte Entleerung der Leber; diese wird die Ursache der Stauung, die Stauung ruft die bindegewebige Induration der Leber hervor und kann so dann wieder zu dem Bilde der Zuckergußleber führen. Diese anatomischen Veränderungen der Leber sind ihrerseits wieder daran schuld, daß auch nach Beseitigung der Herzstörung die Leberveränderungen oftmals nicht zurückgehen, was doch geschehen müßte, wenn es sich um eine reine Stauung handelte.

---

[1]) Eigene autoptisch sichergestellte Beobachtung.

Zu der Stauungsleber, der Dyspnoe, der raschen Ermüdbarkeit kann sich beim Erlahmen des Herzens eine Flüssigkeitsansammlung im Bauch und schließlich auch ein Ödem an den Beinen evtl. auch am ganzen Körper hinzugesellen; dann wird die Diagnose noch schwieriger[1]). In solchen Fällen wird aber eine energische Digitalisbehandlung die Situation klären, weil dadurch die peripheren Ödeme verschwinden, während der Restbefund der adhäsiven Perikarditis mit ihren Begleiterscheinungen nicht zu beseitigen ist. Wir haben es bei solchen Patienten erlebt, daß unter der — nebenbei bemerkt erfolglosen — Digitalisbehandlung unangenehme Sensationen in der Herzgegend auftreten; diese Schmerzen dürften dadurch bedingt sein, daß das vermehrt arbeitende Herz an den Verwachsungen zerrt.

So setzt sich das Krankheitsbild der Concretio pericardii aus einer Reihe von einzelnen Komponenten zusammen. Leider wird die Diagnose häufig nicht gestellt und infolgedessen auch die richtige Behandlung verabsäumt.

Noch schwieriger werden die Verhältnisse, wenn nicht, wie in den bisher geschilderten Fällen, eine große, breite Verwachsung des Herzens mit der Umgebung im Vordergrunde steht. *Brauer*, später *Wenckebach* und in letzter Zeit *Volhard*, *Schmieden* und *Rehn* haben sich besonders mit dem Krankheitsbild der Umklammerung des Herzens beschäftigt. Während wir bisher vor allem die Behinderung der Systole zum Gegenstande der Betrachtungen machten, müssen wir nunmehr die gar nicht so seltene Behinderung der Diastole berücksichtigen. Diese Behinderung führt, wie *Volhard* es so treffend bezeichnet, zur sogenannten „Einflußstauung". Wenn diese auch gelegentlich — wie in einem Falle von *Wenckebach* — dadurch bedingt sein kann, daß der rechte Vorhof, also die Eintrittsstelle des Blutes aus dem Körper in das Herz, durch einen isolierten Strang abgeschnürt wird, so sind derartige Kuriositäten doch so selten, daß man bei dem ausgeprägten Bilde der Einflußstauung im allgemeinen nur an die Umklammerung des Herzens durch das schrumpfende Perikard denken muß. Die Einflußstauung kommt also vor allen Dingen dann zustande, wenn die Verwachsungen sich auf den Herzbeutel beschränken, nicht über das parietale Blatt desselben hinausgreifen und zu Verwachsungen mit der Umgebung führen. Die Einflußstauung kann sich aber auch an die Lösung des verwachsenen Herzens von der Brustwand anschließen. Beigefügte zwei Pausen von Röntgenbildern geben den Unterschied in der Herzschattengröße in vorzüglicher Weise wieder: Erst die breite Verlötung des Herzens von der rechten Mamilla bis zur linken Axilla, dann fast normale Herzgröße. Die Symptome der Umklammerung des Herzens sind folgende: Kraftlos und kurzatmig sitzt der Patient aufrecht im Bett, er meidet jede Bewegung, weil schon die geringsten Anstrengungen allerschwerste Orthopnoe auslösen. Sein Aussehen ist zyanotisch. Er ist am ganzen Körper gedunsen, hat an den abhängigen Partien ausgeprägte

[1]) *Knauer* machte kürzlich darauf aufmerksam, daß in differentialdiagnostisch schwierigen Fällen die Untersuchung der Blutlipoide wertvolle diagnostische Fingerzeige ergeben kann, da bei hydropischen Herzkranken die Lipoide immer vermindert, bei Nephrotikern dagegen erheblich vermehrt sind.

Ödeme, Leberschwellung, Flüssigkeitsergüsse im Bauch und in den Pleuren. Ein jammervolles Bild! Ein Nierenleiden läßt sich nicht immer ganz leicht ausschließen, wenngleich die Art der Wasseransammlungen, die typische Stauung dies unwahrscheinlich machen. Häufig wird auch die Differentialdiagnose gegenüber der Polyserositis große Schwierigkeiten bereiten können. Ebenso ist ein Herzleiden keineswegs immer leicht sicherzustellen, weil in den Fällen von Herzbeutelobliteration ohne oder mit nur teilweiser Verwachsung sich weder perkussorisch eine Vergrößerung noch auskultatorisch ein Geräusch nachweisen zu lassen braucht. Höchstens kann die Dumpfheit der Herztöne auffallen. *Volhard* drückt das in sehr charakteristischer Weise folgendermaßen aus: „Was das Bild der Umklammerung des Herzens kennzeichnet, ist das

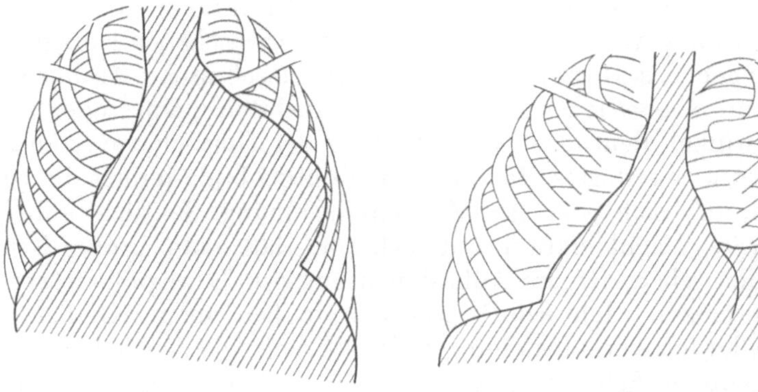

Fig. 311. Fig. 312.

Kind H. St., etwa $5\frac{1}{2}$ Jahre alt, litt an mächtiger Perikarditis exsudativa mit ausgedehnter nachfolgender Verwachsung (Fig. 311). Nach Kardiolyse vorübergehende hocherfreuliche Besserung, aber nach etwa 2 Jahren Tod an Einflußstauung bei wesentlich kleinerem Herzen (Fig. 312). Der Rückgang der Herzgröße sowie das mächtige Exsudat sind auf der Abbildung ohne weiteres zu erkennen.

auffallende Mißverhältnis zwischen den hochgradigen, auffallenden, offensichtlich kardialen Stauungserscheinungen und dem geringfügigen objektiven Herzbefund.“ Die in die Augen springende Überfüllung der gestauten Halsvenen, die auch im Sitzen und im Stehen nicht leer laufen und namentlich bei aufrechter Haltung einen sehr charakteristischen doppelten Kollaps in der Systole und in der Diastole erkennen lassen, die sehr hohen Werte des an den Armvenen nach *Moritz-Tabora* gemessenen Venendrucks, der 200—300 mm Wasser betragen kann, sind diagnostisch ebenso beachtenswert wie die gewaltige Stauung der Leber und die Neigung zu frühzeitigem Hydrothorax und Aszites, ehe noch stärkere Ödeme an den Beinen auftreten.

Das Krankheitsbild erinnert in mancher Beziehung auch an eine Mitralstenose. Bei dieser aber läßt sich leicht die Überfüllung des rechten Herzens mit Erweiterung des Conus pulmonalis und vor allem die Erweiterung des rechten Vorhofes nachweisen, die hier, im Gegensatz zu der perikardialen Umklammerung, meist mit einer dauernden Pulsunregelmäßigkeit verbunden sind. An den gestauten Halsvenen sieht man einen diastolischen Kollaps, aber auch eine kammersystolische Anschwellung, da in diesen Stadien der Mitralstenose, die zu solchen Verwechslungen Anlaß geben könnte, ganz regelmäßig eine funktionelle oder organische Trikuspidalinsuffizienz besteht. Auch die Röntgenuntersuchung, die bei der Einflußstauung das kleine, wenig bewegliche Herz, bei der hochgradigen Mitralstenose das erweiterte rechte Herz, insbesondere den erweiterten rechten Vorhof erkennen läßt, kann zur Klärung benutzt werden. Die Röntgendurchleuchtung scheint merkwürdig wenig zur Klärung dieser schwierigen Diagnosen herangezogen zu werden, vielleicht ein Beweis dafür, daß sie keine Entscheidung herbeizuführen vermag. Aber doch kann man mittels derselben die Unbeweglichkeit oder die verminderte Exkursion des an das Herz fixierten Zwerchfells erkennen (*Groedel, Benedik*); man kann Stränge sehen, die von der Pleura zum Perikard oder vom Herzbeutel zum Zwerchfell ziehen und dessen Bewegungen hindern, ferner Zacken an der Herzkontur finden, die trotz der *Moritz*schen Warnung vor einer Überschätzung verwaschener Herzgrenzen als Verwachsungen des Herzens anzusehen sind (technische Anweisungen bei *Lehmann* und *Schmoll*); ferner bandartige Ausfüllung eines oder beider Herzzwerchfellwinkel, deutliche Zackenbildung der Herzschattenkonturen. (Ein noch so stark erweitertes Herz läßt im Röntgenbilde immer die rundlichen Formen, die sich von der Zwerchfellwölbung deutlich abheben, erkennen). *Stürz* macht darauf aufmerksam, daß man grobe Bänder unter Umständen sehen, feinere Adhäsionen aus den Bewegungsstörungen diagnostizieren müsse. Ich selbst beobachtete bei einem Knaben, der inspiratorische, lordotische Einziehungen der Wirbelsäule deutlich erkennen ließ, im Röntgenbilde Schwarten, die vom Herzen dreieckig nach hinten zur Wirbelsäule zogen.

Ablagerungen von Kalksalzen um das lebende Herz konnten röntgenologisch von *Grödel, G. Schmorz* und *H. Rieder* nachgewiesen werden. Sie sind stets ein untrügliches Zeichen überstandener Perikarditis und können bei entsprechenden sonstigen Funktionen für die Diagnose der Einflußstauung, aber auch der perikardialen Verwachsungen mit der Umgebung, bedeutungsvoll werden.

Es ist tief betrübend, daß fast alle Fälle von Obliteration des Perikards und von Herzbeutelverwachsungen nicht nur bei uns, sondern, wie aus der Literatur hervorgeht, auch bei anderen Kliniken unter der nichtssagenden Diagnose „Herzinsuffizienz", „Cor bovinum" und dergleichen eingeliefert werden. Das ist darum ganz besonders zu bedauern, weil man nur bei der richtigen Diagnose den bemitleidenswerten Patienten eine wesentliche Besserung, unter Umständen sogar eine Heilung bringen kann.

Wie so oft, ist auch hier die Prophylaxe besser als die Therapie. Darum sei vor der Besprechung der Behandlung der Verwachsung noch einmal mit allem Nachdruck auf eine rücksichtslos energische Behandlung der akuten Herzbeutelentzündungen hingewiesen.

Therapie.

Haben sich aber einmal perikardiale Verwachsungen entwickelt, so braucht die Prognose keineswegs immer infaust gestellt zu werden. *Schrötter* schreibt, daß nach den Verwachsungen Lockerungen und Dehnungen von Strängen erfolgen können, ja daß eine völlige Ausheilung möglich sei.

Zur gleichen Annahme glaubt sich *Schäfer* in Analogie mit dem restlosen Verschwinden von Pleuraschwarten bei Kindern berechtigt. Wir selbst sahen zwei sichere Fälle von Spontanheilung. Das eine Kind, ein 12 Jahre altes Mädchen, hatte mehrfache Rezidive von Gelenkrheumatismus, bekam im Anschluß daran eine Perikarditis mit nachfolgenden deutlichen systolischen Einziehungen an der vorderen Thoraxwand. Es war zwei Jahre lang äußerst elend und hinfällig, dann folgte die Erholung und jetzt kann das 22jährige Fräulein schwimmen, radeln, reiten und tanzen. Der andere Patient, ein 7jähriger Knabe, der mit perikardialem Reiben zur Aufnahme gelangte, zeigte bald deutliche Symptome der Herzbeutelverwachsung. Jetzt aber fühlt er sich wieder gesund und leistungsfähig, und das einzige Symptom, das noch an das alte Leiden erinnert, ist die indurierte Leber (s. o.). Nicht immer wird die Erholung eine so völlige. Bei einem 3jährigen Kinde (*E. H.*) wurde im Jahre 1922 die Operation abgelehnt. Wegen der Schwellung des Leibes und der erheblichen Kurzatmigkeit mußte es 1½ Jahre lang in einem Wagen gefahren werden. Dann besserten sich ganz allmählich die Beschwerden. Der Bauch wurde infolge des Rückganges des Aszites kleiner, das Kind fing wieder an zu laufen. Aber die große Leberschwellung und die breite Verlötung des Herzens an der vorderen Brustwand blieben bestehen; das Kind blieb leicht ermüdbar, und nur bei ruhiger Beschäftigung war es beschwerdefrei.

So kann sich nach anfänglich stürmischen und sehr bedrohlichen Erscheinungen ein erträglicher Zustand entwickeln. Die körperliche Leistungsfähigkeit bleibt aber zumeist sehr beeinträchtigt; nur Kinder mit anspruchslosem Gemüt gewöhnen sich so an ihre herabgesetzte Leistungsfähigkeit, daß sie ein leidliches Dasein fristen. Auch *Lazarus* ist der Ansicht, daß bei ruhigem Abwarten manche Folgen von Perikarditis wieder ausheilen können.

Wenn er Massage zum Vertreiben der Ödeme und eine bequeme Lagerung des Kranken empfiehlt, so sind das gewiß Maßnahmen, die vor allem zur Beruhigung des Patienten dienen sollen. Aber er schreibt doch ausdrücklich, daß solche Erfolge nicht so selten seien, daß man nicht manchmal mit ihnen rechnen könnte. Für den Fall der Verwachsung der Pleura mit dem Perikard, insbesondere bei der Schrumpfung einer Lungenhälfte mit Verziehung des Herzens und Abknickung der Gefäße will er trotz der Schmerzen, die dabei entstehen — aber nur bei Fieberlosigkeit — durch passive Dehnung des Thorax mittels Armbewegungen, durch besondere Lagerung, durch Verwendung von Gürteln, Korsetten und pneumatischen Kammern die Lunge zur Dehnung bringen und damit das Herz lockern. Aus gleichem Grunde empfiehlt er auch den Aufenthalt in Kurorten in der Annahme, daß die vertiefte Atmung in der verdünnten, reinen Luft zu einer passiven Dehnung der Verwachsungen Anlaß geben möchte. Eine vorübergehende günstige Einwirkung des Höhenluftkurortes habe auch ich bei einem Patienten erlebt.

Die früher viel empfohlenen Fibrolysininjektionen habe ich nach schwersten Enttäuschungen definitiv aufgegeben, weil bei aller Energie, insbesondere bei der kombinierten Behandlung mit Fibrolysin und gleichzeitigen reichlichen Digitalisdosen, die eine energische Kontraktion des Herzens bewirken sollten, nur mächtige Schmerzen in der Herzgegend hervorgerufen, niemals aber eine Lösung des Herzens erreicht wurde.

Von medikamentösen Mitteln sind vor allem die diuretischen zu loben. Ihre gute Wirkung ist wohl dadurch zu erklären, daß die vermehrte Flüssigkeitsabgabe in solchen Fällen durch die Anregung der Niere begünstigt wird. Das Herz wird entlastet, weil es ja nur durch Blutdrucksteigerung eine ähnliche Wirkung erreichen könnte. Außerdem aber wissen wir, daß die Diuretika der Puringruppe eine Erweiterung der Herzgefäße, damit eine bessere Durchblutung des Organs und eine Steigerung seiner Leistungsfähigkeit bewirken. Die hochinteressanten Beobachtungen bei der Ausschälung eines solchen Herzens aus seinem Panzer haben erkennen lassen, daß das infolge des hohen Druckes blasse Herzmuskelfleisch sich nach der Lösung intensiv rötet, und daß der Herzmuskel bei dieser besseren Durchblutung kräftiger arbeiten kann. Beachtenswert ist, daß man viele Kinder mit Herzbeutelverwachsungen durch regelmäßige, große Gaben von Diureticis jahrelang in einem recht erfreulichen Zustande erhalten kann. Merkwürdigerweise braucht aber fast jedes Kind ein anderes Diuretikum. Im allgemeinen muß man Kindern von diesen Präparaten 3—5 mal am Tage die maximale Einzeldosis für den Erwachsenen geben. Man wird mit kleineren Dosen beginnen und bis zur vollen Entfaltung der diuretischen Wirkung (Verschwinden der Ödeme, Nachlassen der Kurzatmigkeit) die Dosis steigern, dann aber bei derselben in unveränderter Stärke gegebenenfalls jahrelang bleiben. Die Verwendung von Digitalispräparaten hat für die chronischen Zustände wenig Bedeutung. Ich habe von ihnen niemals trotz ziemlich großer Erfahrungen auf diesem Gebiete etwas Nachhaltiges gesehen. Sie kommen aber sehr wohl in Frage, wenn das Herz bei seiner dauernden Mehrbelastung zu versagen beginnt, wenn z. B. im Anschluß an erhebliche körperliche Anstrengung sich rasch starke Kurzatmigkeit, Aszites, Ödeme und schwere Grade von Zyanose einstellen. Dann kann man mit den oben für die Behandlung der Herzinsuffizienz angegebenen Dosen oft in 3—4 Tagen wieder einen leidlichen Zustand herbeiführen. Das haben wir z. B. bei einem älteren Mädchen (Gertrud G.) zu wiederholten Malen getan. Das Kind war bei täglicher Einnahme von großen Dosen Theobromin imstande, nach dem Tode der Mutter den Haushalt allein zu führen. So oft aber Logierbesuch kam, stellte sich infolge der Mehrarbeit die Herzinsuffizienz wieder ein, die nur durch Verwendung von großen Digitalisdosen überwunden werden konnte.

Man hat danach das Recht, bei der Verwendung dieser Mittel längere Zeit abzuwarten, insbesondere dann, wenn man eine fortschreitende Besserung sieht, und die Patienten beim Aufenthalt außer Bett einigermaßen leistungsfähig sind. Verschlimmert sich dagegen der Zustand, und kann man auch mit energischer medikamentöser Behandlung kein erträgliches Dasein für den Patienten erreichen, dann bleibt nur die operative Lösung der Verwachsungen übrig. Zwei Methoden verdienen hier kurz hervorgehoben zu werden:

1. Die *Brauer*sche Kardiolyse oder besser gesagt Thoracolysis praecardiaca, d. h. die Wegnahme so vieler Rippen in so großer Ausdehnung, als dem Verwachsungs-

bezirk entspricht. Man kann gar nicht ausgiebig genug resezieren! Dadurch wird die Beweglichkeit des Herzens wesentlich erhöht. Es bleibt zwar mit dem Zwerchfell und mit dem Mediastinum vielfach in großer Ausdehnung fest verbunden, aber das Herz hat doch, weil seine Verwachsungen mit den starren Rippen gelöst sind, eine viel größere Bewegungsfreiheit, es kann dem Zuge des Zwerchfells leichter folgen. Der Erfolg solcher Operationen ist oft großartig. Das zuvor kurzatmige, stark ödematös geschwollene Kind bekommt schon in der auf die Operation folgenden Nacht eine sehr viel bessere Diurese, es schwemmt die Ödeme aus und fühlt sich bald wieder völlig leistungsfähig. — So habe ich einen Patienten gesehen, der beim Versuche in der Klinik die Treppe hochzusteigen, bei der 6. Stufe zusammenbrach, dunkel zyanotisch und pulslos wurde und sich nur unter großen Kampferdosen einigermaßen erholte. Nach der Operation konnte der Junge bald herumlaufen, und schon ein halbes Jahr danach rodelte er mit seinen Kameraden, als ob ihm nie etwas gefehlt hätte. Leider starb er dann später an den weiteren Schüben der Endokarditis. —

Da das Herz nicht nur an der Thoraxwand, sondern auch am Zwerchfell fest verwachsen sein kann und durch dessen Zug bei jeder Inspiration in seiner eigenen Kontraktion behindert wird, so haben wir vor, durch linksseitige Phrenikusexhairese diese Störung zu beheben. Wir konnten dies erst in einem Falle mit sichtlichem Erfolge tun. Die Wirkung ist zwar nicht so groß wie die der Rippenentfernung; ich führe aber dies Verfahren an, weil es unter Umständen in Kombination mit der *Brauer*schen Operation deren Nutzen verstärken könnte.

Wenn die Rippenresektion nicht in genügender Ausdehnung erfolgt, so kann mitunter auch eine gewisse Erleichterung der Herzaktion, nie aber ein voller Erfolg erzielt werden. So sahen wir ein Mädchen sterben, bei dem die Sektion ergab, daß das Herz noch außerhalb der entfernten Rippen in einem etwa kleinfingerbreiten Rande nicht gelöst war. Ich führe den Fall an, um vor unzulänglichen Resektionen nachdrücklichst zu warnen.

Nach der Resektion muß man natürlich durch das Tragen einer dünnen Blech- oder Aluminiumplatte für einen Schutz des Herzens gegen Traumen sorgen.

Selten wird es wohl vorkommen, — aber nach meiner eigenen Erfahrung muß man stets mit der Möglichkeit rechnen —, daß im Anschluß an eine Thoracolysis praecardiaca eine neue Störung sich entwickelt, die in der Schrumpfung der das Herz umgebenden Schwarten besteht. So kann nach einem vorübergehenden Zustande des Wohlbefindens sich ganz allmählich der Zustand der Einflußstauung herausbilden, der sich von vornherein dann einzustellen pflegt, wenn die Entzündung des Herzbeutels nicht auf die Umgebung übergegriffen und hier zu ausgedehnten Verwachsungen geführt hat. Für die Behebung dieses Zustandes ist empfohlen worden

2. die Ausschälung des Herzens nach *Delorme.* Dies ist ein schwerer Eingriff, aber wohl selten wird der Chirurg eine derartige Freude erleben wie nach einer solchen Operation, wenn sie von Erfolg begleitet ist. Das Herz wird freigelegt, dann dringt der Chirurg mit dem Messer bis auf das Herz durch die Schwarten hindurch vor und löst es, was bei Erreichung der richtigen Schichttiefe nicht ganz schwierig sein soll, aus den Verwachsungen, er schält es aus. Das komprimierte, infolge Blutmangels blasse Herz, quillt hervor, rötet sich unter den Augen des Operateurs, füllt sich diastolisch wieder vollkommen und nimmt dann seine volle Funktion wieder auf. Schon mancher Patient, der in hoffnungslosem Zustand die Klinik betrat, wurde von *Rehn, Schmieden, Gulecke, Sauerbruch* — um nur einige deutsche Chirurgen zu nennen — wieder zur vollen Leistungsfähigkeit gebracht.

Schwierig ist nach den angeführten klinischen Symptomen wohl in jedem Fall die Diagnose. Aber bei der Aussicht, durch eine wenn auch sehr eingreifende Operation aus einem dem Tode geweihten Patienten einen absolut leistungsfähigen Menschen werden zu sehen, sollte man sich immer dieser Möglichkeit erinnern und mit allen Mitteln die Diagnose sichern, um im gegebenen Falle (d. h. wenn rein mechanische Einwirkungen versagen, eine Spontanheilung ausbleibt und Medikamente keinen durchschlagenden Erfolg bringen) zur Operation zu raten. Das Risiko einer solchen Operation ist gewiß nicht klein. Aber in Anbetracht der unendlichen Qual der Herzinsuffizienz und des hierdurch in relativ kurzer Zeit sicher zu erwartenden Todes muß man diesen Eingriff erwägen.

Gefäße.

Einen breiten Raum nehmen in der Pathologie des Kindesalters Mißbildungen, sowie Erkrankungen der Gefäße ein.

Die Mißbildungen der großen Gefäße sind zum wesentlichen Teile bereits bei den Anomalien des Herzens mit beschrieben. Immerhin ist es wohl zweckmäßig, an dieser Stelle darauf hinzuweisen, daß eine Reihe von Störungen auf die angeborene Enge einzelner Gefäße zurückzuführen ist, wodurch vielfach das Leben unmöglich gemacht wird. *Junker* beschreibt z. B. zwei Fälle von echter Transposition der großen Gefäße mit besonderer Berücksichtigung der Blutversorgung des Herzmuskels, wobei er annimmt, daß arterielles Blut durch das offene Foramen ovale aus dem linken Vorhof in den rechten überströmte, wodurch die Ernährung des Herzens garantiert wurde. In ähnlicher Weise erklärt *Hickel* die Lebensdauer von 1 Jahr, weil neben der Transposition der großen Gefäße ein Septumdefekt bestand, während bei einer reinen Transposition ohne sonstige Herzmißbildung nur eine Lebensdauer von 2 Tagen möglich war. Einen teratologisch besonders interessanten Obduktionsbefund von Transposition der Aorta beschrieben in letzter Zeit *Mautner* und *Löben*, wobei sie wahrscheinlich machen, daß die Aorta in einer bisher beim Menschen nicht nachgewiesenen, aber für Reptilien charakteristischen Form die restierende, aus der rechten Kammer entspringende Aorta sei, während die linksseitige Aorta verkümmerte.

Die Stenosen an der Aorta in den verschiedenen Abschnitten sind bereits oben abgehandelt. Einen besonders lehrreichen Fall einer Mißbildung im Ursprung der Gefäße beschreibt *Kiyokawa Wataru*, der einen Säugling beobachtete, der zur Zeit der Geburt absolut gesund erschien, bald danach aber an Atemnot litt, immer deutlicher zyanotisch wurde und schließlich unter Krämpfen starb. Bei diesem Kinde ergab die Sektion einen enorm vergrößerten, „ballonartigen“ linken Ventrikel, der vom Abgang der Gefäße bis zur Herzspitze 9 cm (statt 4!) maß, bei dem das Ventrikelseptum nach rechts ausgebogen war bei gleichzeitiger Verdünnung der Muskulatur auf 1 mm. Dabei war die Muskelmasse teils düster violett, teils schmutzig-grau, lehmfarben, so daß sie marmoriert erschien. Die Ursache für diese schwere Myomalacie war der Abgang der linken Koronararterie aus der Arteria pulmonalis statt der Aorta, wodurch der Ventrikel nur mit venösem Blut versorgt wurde. Ähnliche Fälle sind bereits früher in der Literatur beschrieben.

Weniger bedeutungsvoll sind Kommunikationen zwischen den großen Gefäßen, insbesondere zwischen Aorta und Pulmonalis im Bereiche des Septums Trunci oder Stenosen der großen Gefäße, soweit diese nur durch Collateralgefäße bzw. einen offenen Ductus Botalli einen Ausgleich finden. Abnorme Verlaufsformen größerer wie kleinerer Gefäße brauchen keineswegs immer zu schweren Zirkulationsstörungen zu führen. Allerdings können solche auch vorkommen, wie z. B. eine trichterförmige Verengerung der Trachea infolge von abnormem Verlauf der Arteria pulmonalis (Fall von *Lund* und *Munck*), wobei das Kind im 5. Monate starb.

Die Rückbildung des Ductus Botalli beginnt normalerweise, wie *Variot, Caillau* und *Brzezicki* u. a. annehmen, schon zur Fötalzeit (vgl. auch S. 72). Sie schließen das daraus, daß dieser Ductus im 6. bis 8. Fötalmonate sich nicht weiter entwickelt. Sie betonen auf Grund von 74 untersuchten Fällen, daß die Länge des Ductus zwischen 4—10 mm, seine Weite zwischen 4—7 mm variiert, daß der Verlauf im fötalen Leben ein horizontaler sei, während das Gefäß beim Neugeborenen von links vorne unten nach rechts hinten oben sich erstrecke. Die kurzen Kanäle zeichnen sich durch gerade Strecken aus, während die längeren vielfach gewunden sein können. Einen Monat nach der Geburt ist der Ductus in der Regel noch nicht geschlossen. Es kann bis zum 16. Monate dauern, bis der Gang völlig obliteriert ist. Dieser Verschluß erfolgt, wie durch viele Untersuchungen festgestellt wurde, zumeist nicht durch Thrombose, sondern durch Wucherung der Elastica interna, die manchmal beim 5½ cm langen Embryo bereits unregelmäßige Wucherungen erkennen läßt. In diese Wülste wächst im 3. Lebensmonate in radiärer Richtung kollagenes Bindegewebe. Die Ausschaltung des Ductus Botalli aus dem Kreislauf erfolgt dadurch, daß bei der Eröffnung der Lungenarterien im Anschluß an die einsetzende Atmung das Blut von dem Ductus abgeleitet wird, während gleichzeitig die stärkere Füllung der Aorta ,,wie eine Wasserstrahlpumpe" ansaugend wirkt, wodurch das Gefäß kollabiert. Daher kommt es auch, wie *Melka* und *Stefl* mit Recht betonen, daß eine unvollkommene Ausdehnung der Lunge, ferner Hypoplasie der Pulmonalarterie oder die Verengerung des Isthmus der Aorta den normalen Verschluß des Ductus Botalli verhindern.

Es ist zwecklos und wäre wohl auch unmöglich, alle Varianten im Verlaufe von Gefäßen — Arterien wie Venen — zu schildern. Es kommen in dieser Beziehung die merkwürdigsten Überraschungen vor, wie z. B. das völlige Fehlen der Vena cava inferior bei Persistenz der Kardinalvenen. Wichtiger ist für den Arzt die Erinnerung daran, daß unter Umständen eine Anomalie im Verlaufe der Radialarterie einen ungewöhnlich kleinen Puls oder gar das Fehlen des Radialpulses bewirken kann. Die Bedeutungslosigkeit dieser Pulsabschwächung wird meist durch die Kontrolle der anderen Radialarterie, eventuell sonstiger Arterien (Temporalarterien, Karotiden, A. femoralis) erwiesen.

Die Entwicklung der Arterien wie der Venen ist zur Zeit der Geburt noch keineswegs abgeschlossen. Die Wandungen der Gefäße erfahren durch Bildung von Bindegewebe und elastischen Fasern in der Intima (*Thoma, Jores*) eine wesentliche Verstärkung. Interessant ist, daß sich gleichzeitig schon bei sehr jungen Kindern Einlagerungen von Lipoiden zeigen. So fand *Zinserlin*, der 302 Aorten von Kindern untersuchte, in 95,2% der Fälle bereits Verfettungsherde in der Aortenintima. Die weiteren 4,8% seiner Fälle, bei denen solche Verfettung fehlte, wurden nur bei Kindern von 1 Monat bis zu 2 Jahren erhoben. Mit zunehmendem Alter konnte auch *Schmidtmann* die Häufigkeit und Ausdehnung dieser Veränderungen feststellen. Diese Veränderungen führt *Schmidtmann* — im Gegensatz zu *Zinserling*, welcher glaubt, daß Infektionskrankheiten hierfür belanglos seien — auf die verschiedenartigsten Erkrankungen (Tuberkulose, chronischen Darmkatarrh, Infektionskrankheiten, insbesondere septische Prozesse und Osteomyelitis) zurück, da er im Gegensatz zu Patienten mit solcher Vorgeschichte bei plötzlich verstorbenen Kindern diese Veränderungen viel seltener fand. Daß bei Nierenkranken (ein Fall von renalem Infantilismus, drei Fälle von chronischer Nephritis mit Urämie im Anschluß an Scharlach) eine Atherosklerose bereits bei Kindern vorkommt, erwähnt *Evens* und bestätigt dadurch die alte, auch für den Erwachsenen geltende Anschauung dieser Ätiologie. Interessant ist ferner die Mitteilung von *Köhler*, der bei einem 9 Monate alten, mongoloiden Mädchen bereits röntgenologisch geschlängelte Arterien mit deutlich sichtbarer Verkalkung nachweisen konnte, analog einer Beobachtung von *Sven Johansson*, der das Gleiche bei Osteogenesis imperfecta sah (zitiert nach *Köhler*).

Diese Veränderungen sind des öfteren beschrieben. *Henoch* z. B. führt drei solcher Fälle (15 Monate, 5 Jahre und 10 Jahre alt) schon 1903 in seinem bekannten Lehrbuche an.

Im allgemeinen geschieht die Lipoideinlagerung in die Intima wohl frühzeitig, aber doch in sehr beschränktem Ausmaße. Die Kalkeinlagerung erfolgt erst später und führt dann zu den von *Marchand* als Atherosklerose beschriebenen Veränderungen. Es entwickeln sich beetartige, leicht erhabene Veränderungen der Gefäßwand; diese verliert ihre physiologische Glätte, es kommt zu Niederschlägen von Thrombozyten und zur Möglichkeit der Verschleppung kleinerer oder größerer Thromben.

Während diese degenerativen Veränderungen zumeist Folgen von vermehrter Drucksteigerung und toxischen Schädigungen darstellen, vermögen Entzündungserreger der verschiedensten Art in kürzerer Zeit zu schwerwiegenden Veränderungen der Gefäßwände zu führen. Bei den Arterien kann man wohl eine Endarteriitis, Mesarteriitis, Periarteriitis und Panarteriitis unterscheiden. Aber auch hier ist es, ähnlich wie bei den Erkrankungen der Venen, meist so, daß die Entzündung der einen Schicht die der anderen nach sich zieht. Die Dünnwandigkeit der Venen begünstigt nur die schnellere Entwicklung der Erkrankung der gesamten Gefäßwandschichten. Solche Schädigung der Gefäßwände fördert die Bildung von Aneurysmen. Zwei solche Fälle, die Aorta abdominalis betreffend, führt *Henoch* bei neunjährigen Kindern an[1]).

Im Anschluß an Pneumonien haben *Ribadau*, *Dumas* und *Chabrun* entzündliche Veränderungen an kleineren und größeren Gefäßen gefunden. In Gemeinschaft mit *Wolf* beschreiben sie drei Fälle von Lungenarteriitiden, die zu zahlreichen umschriebenen Lungeninfarkten führten, welche klinisch Zyanose und paroxymale Dyspnoe zur Folge hatten. Sie vermuten, daß bei den drei Patienten, die 4 Wochen, 5 Monate bzw. $2\frac{1}{2}$ Jahre alt waren, die Lues das Zustandekommen dieser Störung begünstigte.

Während in einem Falle von *Pagés*, *Fiedel* und *José Pardo* bei einem Säugling der Verschluß der linken Arteria subclavia durch Embolie leicht zu diagnostizieren war und sogar durch operative Beseitigung des Embolus behoben werden konnte (dennoch Tod nach zwei Tagen infolge der Sepsis), macht der Verschluß der Mesenterialgefäße, der Arterien sowie der Venen durch Thrombosierung durchaus uncharakteristische Symptome: Plötzliche Leibschmerzen, die bald

[1]) cf. Zentralbl. inn. Med. 1899, S. 814).

dauernd bestehen, bald kolikartig auftreten und sehr verschieden lokalisiert werden, lassen an eine Erkrankung der Bauchorgane denken. Die Temperatursteigerung, der Schock und Kollaps sind ebenfalls so uncharakteristisch, daß man hiermit keine Sicherung der Diagnose erhält. Eher könnte der schnelle, irreguläre Puls, die blaß-zyanotische Verfärbung, das Erbrechen sowie die Entleerung von blutigen Stuhlmassen auf die richtige Fährte leiten. Immerhin dürfte nur selten die Diagnose so weit gesichert werden, daß man sich zu einer Operation, die in der Entfernung des Thrombus bestehen müßte, entschließen wird.

Die Sinusthrombosen im Anschluß an primäre Mittelohrerkrankungen sind so häufig, daß sie kaum erwähnt zu werden brauchten. Unerfreuliche Erfahrungen zwingen mich aber zu betonen, daß die Ohrerscheinungen, insbesondere eine deutliche Schmerzhaftigkeit oder gar Erweichung des Warzenfortsatzes keineswegs obligate Begleiterscheinungen sind. Bei septischen Temperaturen, besonders aber bei Schüttelfrösten, plötzlichem Verfall im Anschluß an — selbst scheinbar harmlose — Mittelohrerkrankungen sollte man regelmäßig an Erkrankungen der großen venösen Sinus in der Nachbarschaft des Ohres denken und durch rechtzeitige Radikaloperation die Diagnose klären, eventuell durch nachfolgende Jugularisunterbindung weitere Verschleppung der entzündlichen Thromben verhüten. (Persönliche Mitteilungen von Professor *Hinsberg* und eigene reichliche Erfahrungen). Interessant ist, daß *Hamburger* bei 26 Fällen von Sinusthrombose, die er ausschließlich auf Infektionen zurückführt, 10mal eine Toxikose, 6mal infektiöse pneumonische Prozesse, 2mal Pyelonephritis, 1mal Hautritzung, 1mal Erkrankung der Nase, 4mal solche des Ohres als auslösende Ursachen ermitteln konnte. In der Hälfte der Fälle gelang es ihm, Staphylokokken, Streptokokken oder Pneumokokken nachzuweisen. Die Bedeutung pneumonischer Erkrankungen für das Zustandekommen primärer Thrombosen der Arteria pulmonalis hebt *Gerth* hervor, der diesen Befund 7mal bei Kindern unter 2 Jahren (2mal nach Grippe, 5mal nach Masern) erheben konnte.

Durch Verschleppung entzündlicher Thromben, die bald aus dem Herzen, sehr selten aus dem Ductus Botalli, gelegentlich aus den großen Arterien (Aorta) stammen können, kommt es zu den mannigfaltigsten Krankheitsbildern, die durch den Sitz des Embolus bestimmt werden. *Kowalski* fand nach Verschleppung von Thromben aus dem Ductus arteriosus bei einem am 6. Tage erkrankten, am 11. Tage verstorbenen Säuglinge die verschleppten Thromben in den Nierenarterien (klinisch: plötzlicher Abgang von Blut durch die Harnwege), im Gehirn (klinisch: Krämpfe, Nackensteifigkeit; pathologisch-anatomisch: Erweichungsherd im Gehirn). Als Ursache für die Thrombenbildung sieht er eine Isthmusstenose an. *Milhit, de Pfeffel* und *Broca* beschreiben bei einem 4 Monate alten Brustkinde bilaterale, trockene Gangrän der Finger durch Arterienentzündung infolge von Pyozyaneussepsis. Es würde zu weit führen, die gesamte Kasuistik mit allen möglichen Varianten anzuführen. Nur darauf sei hingewiesen, daß nicht nur am Endokard und an den Herzklappen sich Thromben, die dann weiter verschleppt werden, entwickeln, sondern daß auch in den verschiedensten Arterien solche Entzündungsprozesse sich etablieren können.

Zwei Formen der Entzündung bedürfen aber besonderer Erwähnung:

1. Die tuberkulöse Arteriitis und Phlebitis, die bald in der Intima, bald in der Media oder in der Adventitia beginnen kann. Es kommt dabei zur Entwicklung von Intimatuberkeln, die an den Venen oft zu längeren, grau-gelben, flachen Wülsten werden oder zu tuberkulösen, vielfach später verkäsendem Granulationsgewebe. Dadurch ist einmal infolge der Schwächung der Wand die Möglichkeit der Aneurysmabildung bei Arterien mit eventuell nachfolgender Gefäßruptur gegeben, auf der anderen Seite aber auch die Gelegenheit zur Verschleppung hochvirulenten, tuberkulösen Materials, beim Einbruch der verkästen Massen in die Blutbahn, nahe gerückt. Seltener wohl kommt es infolge der Wucherung des tuberkulösen Granulationsgewebes zum Verschluß und zu späterer Verödung kleinerer Arterien. Diese ziehen dann unter Umständen als Stränge durch tuberkulöse Kavernen.

2. Die Syphilis bedingt an den kleineren Arterien Lymphozyten- und Plasmazelleninfiltrationen mit erheblicher Verengerung des Lumens. Vor allem aber kommt es dabei zu einer mächtigen Bindegewebswucherung der Intima mit Verengerung des Gefäßlumens, die besonders bei den Gehirnarterien durch die mangelhafte Versorgung dieses hochwichtigen Organs zu schweren Folgeerscheinungen führt (Endarteriitis obliterans, *Heubner*). Außerdem wird auch schon bei Kindern nicht selten eine Veränderung der Aorta, die Mesaortitis syphilitica, die zu Wulstbildungen auf der Intima mit dazwischen liegenden Rillen führen kann, beschrieben. Auch die Veränderungen an den Aortenklappen, Verdickungen und Schrumpfungen, können wie beim Erwachsenen so im Kindesalter — wenn auch selten — vorkommen.

Die Schädigung der Gefäßwandungen durch toxische und entzündliche Prozesse bedingt nicht selten diffuse oder sackartige Erweiterungen mit der steten Gefahr der Zerreißung und der mehr oder minder gefahrvollen Blutungen (Blutungen in den Herzbeutel bei Ruptur der Aorta, Lungenblutungen bei Tuberkulose der Wandung kleiner Lungenarterien usw.).

Demgegenüber muß aber darauf hingewiesen werden, daß auch alimentäre Einflüsse zu Gefäßwandschädigungen Anlaß geben können. Das sehen wir am besten an dem Kapillarsystem.

Die Kapillaren.

Die Kapillaren sind der Ort, an dem der Austausch von Stoffen zwischen Blut und Geweben stattfindet. „Herz, Arterien und Venen samt ihrer komplizierten Innervation sind ja nur Hilfswerkzeuge, die der Funktion der Kapillaren dienen.“ So drückt *Heubner jun.* mit Recht die Bedeutung dieser Kapillaren aus. Es ist interessant, wieviel Neues in den letzten Jahren über die Kapillaren bekannt wurde: So die Tatsache, daß die Kapillaren in viel größerer Anzahl zumeist im Körper und in den einzelnen Organen verhanden sind, als sie von Blut durchflossen werden. Es handelt sich gewissermaßen um Reserven, die bereit liegen für den Fall gesteigerter Beanspruchung einzelner Organe. *Krogh* nimmt für den Muskel des Meerschweinchens an, daß bei stärkerer Arbeit etwa zwanzigmal so viel Kapillaren sichtbar werden als in der Ruhe, und daß das Volumen, der Inhalt desselben auf das Fünfzigfache, ja noch mehr, unter dem Einfluß der Arbeit ansteigen kann.

Die Kapillaren sind also fähig, sich zu erweitern und zu verengen, evtl. bis zum völligen Verschluß. Sie werden dazu befähigt durch kontraktile Elemente, die das Endothelrohr umspinnen; insbesondere an den Stellen der Teilung von Kapillaren finden sich solch eigentümliche kontraktile Elemente, wie sie zuerst von *Rugte* beschrieben wurden. Sowohl direkte Reize als auch nervöse Impulse vermögen die Erweiterung bzw. Verengerung der Kapillaren zu beeinflussen. Sie sind nicht nur von dem Druck und der Menge des ihnen aus den Arterien zugeführten Blutes abhängig. Trotz reichlichen arteriellen Zustroms können sie eng bleiben, dann erscheint die Haut trotz lebhafter Durchblutung relativ blaß. Umgekehrt vermögen sie relativ weit zu sein, auch wenn nur geringer Zufluß von den Arterien aus erfolgt; dann erscheint die Haut deutlich gerötet, eventuell zyanotisch, aber kühl, weil nunmehr der Blutstrom verlangsamt ist. Die Motorik der Kapillaren wird zunächst durch die Nerven bestimmt, wobei der Sympathikus eine Kontraktion, der Parasympathikus eine Erweiterung bedingt. Daneben scheinen aber auch für die Kapillaren gewisse, von höheren nervösen Zentren unabhängige, automatische Innervationsmöglichkeiten zu bestehen. Wahrscheinlich hängt unter physiologischen Umständen die Verengerung bzw. Erweiterung der Kapillaren von Stoffwechselprodukten, Wasserstoffionen-Konzentration u. v. a. ab. Die Kapillaren stehen eben entsprechend ihrer Aufgabe, den Stoffaustausch zu ermöglichen, sicher auch unter dem Einfluß der Gewebe, welche sie durchfließen, denen sie bald mehr Nährstoffe zuführen, bald eine raschere Entlastung von Stoffwechselprodukten schaffen müssen.

Ein Spezialfall ist die vielgeprüfte Wirkung des Histamins, des Wittepeptons auf Kapillaren sowie größere Gefäße. Insbesondere werden diese Untersuchungen wegen der Gefäßbeteiligung beim anaphylaktischen Schock für die Pathologie des Kindesalters bedeutungsvoll. *B. Mautner* und *E. P. Pick*[1]) haben darauf hingewiesen, daß neben der Erweiterung und vermehrten Durchlässigkeit der Kapillaren eine Konstriktion der Venolen im Stromgebiet der Vena hepatica eintritt, auf die die mächtige Leberanschoppung bei diesen Vergiftungen zurückzuführen ist, daß aber auch unter physiologischen Bedingungen der Lebersperre für die Wasserverteilung und für die Blutdruckregelung und Herzfüllung eine große Bedeutung zukommt.

Diese Regulationsmechanismen der Kapillaren finden sich in ganz ausgezeichneter Weise dargestellt in der „Regulierung des Blutkreislaufs" von *R. Hess*, sowie in der „Physiologie und Pharmakologie der Blutkapillaren" von *Wolfgang Heubner*[2]).

Da Zirkulationsstörungen zu einer schlechteren Versorgung der Gewebe mit frischem, sauerstoffhaltigem Blut und zu einem langsameren Abtransport von Stoffwechselendprodukten Anlaß geben, so werden wir verstehen, daß sich hier ein Circulus vitiosus ausbildet, derart, daß die

[1]) Arch. exp. Path. u. Pharm., Bd. 142, H. 5/6-

[2]) Erstere im Verlag von Thieme, Leipzig 1930, letztere Klinische Wochenschrift, 2. Jahrgang, Nr. 43/44.

schlechtere Gewebsversorgung eine Erweiterung der Kapillaren, die Erweiterung der Kapillaren zu einer größeren Blutfülle in der Peripherie (z. B. bei der Zyanose oder Leberschwellung, Stauungsniere usw.) Anlaß gibt, wodurch wiederum die Zirkulation erschwert wird. Darum ist es auch keineswegs möglich, daß durch noch so energisches Antreiben des Herzens oder durch Mittel wie Koffein und dergleichen in kurzer Zeit eine Stauung beseitigt wird; eine dringende Mahnung, es nicht erst zu erheblichen Stauungen kommen zu lassen.

Für die Pathologie des Kindesalters ist von besonderer Bedeutung, daß entsprechend der größeren Jugend die Zerreißlichkeit der Kapillaren eine erheblichere ist als im späteren Leben. So hat *Yllpö* auf die große Zerreißlichkeit der Gefäße beim Neugeborenen und die noch größere bei Frühgeburten hingewiesen. Klinisch macht sich diese Lädierbarkeit der Gefäße durch die überraschende Erfahrung unangenehm bemerkbar, daß bei Sturzgeburten, bei denen bekanntlich die Kinder besonders klein sind, verhältnismäßig leicht durch die Verschiebung der Schädelknochen und den schnell wechselnden Druck intrakranielle Blutungen auftreten, die entsprechend der Lokalisation bald tötlich verlaufen, bald unter Hinterlassung von verschieden schweren Störungen (Narben, Epilepsie eventuell nach Jahren) ausheilen. Durch das Aufsetzen einer Saugglocke und Erzeugung eines negativen Druckes lassen sich bei Frühgeborenen und debilen Neugeborenen verhältnismäßig häufig punktförmige Blutungen in der Haut erzielen, die schon bei normalen Säuglingen nicht mehr auftreten sollen.

Unter pathologischen Zuständen kann sich aber auch im späteren Alter gesteigerte Zerreißlichkeit der Gefäße wieder einstellen. Ich nenne die große Gruppe der Blutkrankheiten, die manchmal schon im Beginn, andere Male erst sub finem mit solcher Gefäßzerreißlichkeit einhergehen (vergl. darüber das Kapitel Blutkrankheiten), ferner die große Gruppe der Infektionskrankheiten, unter denen wieder der Scharlach, die Genickstarre und die Ruhr besonders hervortreten.

Schon die Entwicklung infektiöser und septischer Exantheme (Masern, Scharlach usw.) deuten ebenfalls auf Beeinflussung der kleinen Gefäße durch die Krankheitserreger bzw. deren Toxine hin. — Das Auftreten von Hämorrhagien beim Kneifen der Haut des Scharlachkranken gilt vielen Autoren als differentialdiagnostisch wichtiges Symptom. Viele Fälle von zerebrospinaler Meningitis beginnen als „Purpura". Erst kürzlich sah ich solch einen Fall, bei dem innerhalb der kurzen foudroyanten Krankheitsdauer von nur 36 Stunden der ganze Körper mit Blutungen überdeckt war und bei dem sich erst nach 24 Stunden Nackensteifigkeit und Krämpfe einstellten, worauf bald der Tod erfolgte. Das Blutbild ergab nichts wesentliches, die Gehirnsektion desgleichen; dagegen ließ die Blutkultur, die nach erfolgtem Tode mittels Herzpunktion angelegt war, eine Meningokokkensepsis sicherstellen. (Im Liquor fanden sich keine Meningokokken!) Die Blutungsbereitschaft bei der Ruhr wird meist bei der Applikation von heißen Umschlägen auf den Bauch manifest. Daneben kann solch ein Umschlag auch eine starke Blasenbildung, die ja ebenfalls ein Ausdruck für die Schädigung der Kapillarwand ist, bedingen.

Möglicherweise handelt es sich bei der Ruhr um eine Blutungsbereitschaft, die zu den Avitaminosen hinüberleitet. Vieles spricht dafür, daß, wie die Pneumonie eine Keratomalacie begünstigt, so die Ruhr skorbutartige Erscheinungen durch Mehrverbrauch von Vitaminen hervorruft. Auch die Neigung zu Ödemen wie zu Blasenbildungen (bei Einwirkung geringer Wärme) spricht bei der Ruhr für eine dem Skorbut ähnliche Gefäßschädigung.

Eine besonders wichtige Ursache für schwerste Schädigung von Blut-

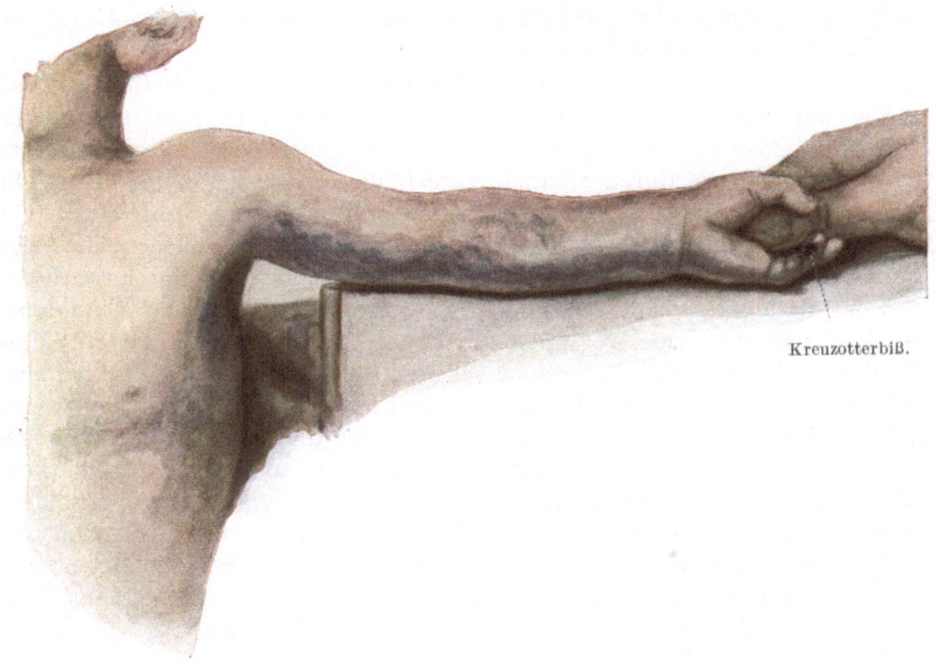

Fig. 313.
Schwellung und Verfärbung des Armes und der linken Brustseite bei einem 3 Jahre alten Knaben nach einem Kreuzotterbiß.
(Beobachtung der Breslauer Universitäts-Kinderklinik.)

gefäßen stellt der Kreuzotterbiß dar, dem die Kinder beim Beeren- und Pilzesuchen im Walde ausgesetzt sind. Dieses Gift der Viperiden, „Hämotoxin", kann, wenn es in die freie Gefäßbahn gelangt, sehr rasch Gerinnung des gesamten Blutes und Auflösung der roten Blutkörperchen bewirken. Es verändert aber auch die weißen Blutkörperchen und die Endothelien der Gefäße. So kommt es rasch zur Entwicklung mächtiger, von Blutungen durchsetzter Ödeme an der gebissenen Extremität. — Nur bei sofortigem Abbinden des Gliedes, bei Ausbrennen der Wunde und bei rechtzeitiger Anwendung des antitoxischen Schlangenserums ist das Leben zu erhalten. Die beigefügte Fig. 313 zeigt aufs deutlichste die Veränderung an der gebissenen Extremität. Der Junge kam mit abgeschnürtem Arm in die Klinik, erhielt 20 ccm des französischen Serums (Institut *Pasteur*) zur Hälfte intravenös, zur Hälfte intramuskulär, dann wurde die Stauungsbinde beseitigt; nach 3 Tagen ging die Schwellung und Verfärbung des Armes zurück und nach 8 Tagen verließ der Patient geheilt die Klinik.

Auch bei der Tuberkulinreaktion, bei der *Schick*schen Probe, ebenso bei der *Dick*schen Reaktion hat die Toxinvergiftung der Kapillaren eine erhebliche Bedeutung für das Auftreten der Rötung und der Infiltration.

Auch durch medikamentöse Einflüsse kann häufig eine Störung in der Funktion der Kapillaren hervorgerufen werden. Am besten sind diese Verhältnisse wohl beim Nirvanol studiert, das nach längerem Gebrauche nicht nur eine Eosinophilie des Blutes mit Temperatursteigerungen, sondern auch eine mächtige Erweiterung großer Kapillarbezirke in der Haut, die oft Tage lang bestehen kann, hervorrufen.

Es muß aber betont werden, daß nicht jeder Mensch in derselben Weise auf Nirvanol reagiert. Offenbar spielen auch hier persönliche Eigentümlichkeiten eine große Rolle. (Das sehen wir bei allen Exanthemen, mögen sie durch Medikamente [Pyramidon, Veronal und in sehr seltenen Fällen Aspirin] bedingt sein, oder durch andere Stoffe der zuvor genannten Gruppen.) Der Wirkungsmechanismus ist auch keineswegs immer einheitlich. Bei vielen Medikamenten entstehen die Exantheme erst bei häufigerem Gebrauch oder bei längerer, regelmäßiger Einnahme, so daß man an eine Art „Sensibilisierung" denken muß, andere Male bei dem ersten Genuß. So können schwerste Überraschungen vorkommen. Ich erlebte einmal in der Eisenbahn, daß ein 18jähriges Mädchen wegen heftiger Kopfschmerzen eine Tablette Aspirin (die erste in ihrem Leben) einnahm und danach ein mächtiges hochrotes, urtikarielles Exanthem am ganzen Körper bekam und gleichzeitig ein Enanthem mit solcher Schwellung des Kehlkopfs, daß Erstickungsgefahr auftrat. Erst als einige Tage später auf eine zweite Aspirintablette dieselbe, glücklicherweise etwas mildere Reaktion auftrat, war der ursächliche Zusammenhang klar.

Hier mußte es sich um eine Idiosynkrasie gegen Aspirin gehandelt haben. Im allgemeinen rechnet man ja gerade beim Aspirin nicht mit solchen Möglichkeiten.

Auch Nahrungsmittel können ähnliche Wirkungen bedingen. So sind urtikarielle Ausschläge nach dem Genuß von Erdbeeren, Krebsen, Muscheln allgemein bekannt, seltener solche nach Eiern, Tauben, Äpfeln, Birnen, Stachelbeeren, Mandarinen und anderen Obstarten. Die Beteiligung der Kapillaren kann man aus der Rötung, die auf Druck verschwindet, erkennen; aber die Schwellung zirkumskripter Hautpartien in anderen Fällen, welche auf zirkumskripte Ödeme zurückzuführen ist, beweist eine vermehrte Transsudation aus den Kapillaren infolge der lymphagogen Wirkung dieser Stoffe. Der Grad all dieser Kapillarreaktionen hängt genau so wie die Reaktion auf Insektenstiche in hohem Maße von persönlichen, vorläufig nicht näher ergründeten Eigentümlichkeiten ab.

Ein besonderes Kapitel verdienen die Innervationsstörungen der Gefäße, die wir vor allem bei neuropathischen Kindern unter dem Einfluß psychischer Erregungen beobachten. Bei solchen Kindern kann ein scharfes Ansprechen, eine peinliche Frage zu einer intensiven Rötung des Gesichtes Anlaß geben, schon das Entblößen des Körpers zur ärztlichen Untersuchung bewirkt das Erythema pudoris. Auf der anderen Seite erscheinen solche Kinder nach längerer geistiger

Anstrengung, manchmal auch bei Langeweile, blaß und werden wegen der mit dieser Blässe verbundenen Erscheinung eines dunklen Ringes unterhalb der Augen als leidend und vielfach krank angesehen.

Mit zunehmendem Alter verlieren sich diese extremen Schwankungen in der Blutverteilung vermutlich infolge der anatomischen Veränderungen der Gefäßwände und vor allem durch Übung. Bei jungen Individuen aber wird aus Unkenntnis des wahren Sachverhaltes wegen der Blässe oft eine Anämie und wegen des „schlechten Aussehens" irgendeine latente Erkrankung (Tuberkulose, asthenischer Habitus vergl. Fig. 314 u. 315) vermutet, die oft zu unzweckmäßiger Behandlung Anlaß gibt. Die richtige Behandlung ist in solchen Fällen nicht Schonung, sondern Übung. Wie man bei gesunden, stundenlang sich körperlich betätigenden Kindern solche Störungen nur selten zu sehen bekommt, so führt bei den schwächlichen und zarten Individuen die lebhaftere Bewegung oft zu einer Beseitigung der Blässe und der Vasolabilität.

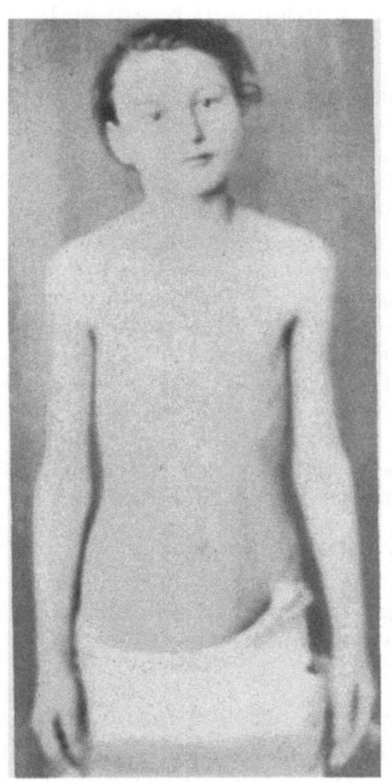

Fig. 314.
Asthen. Habitus.

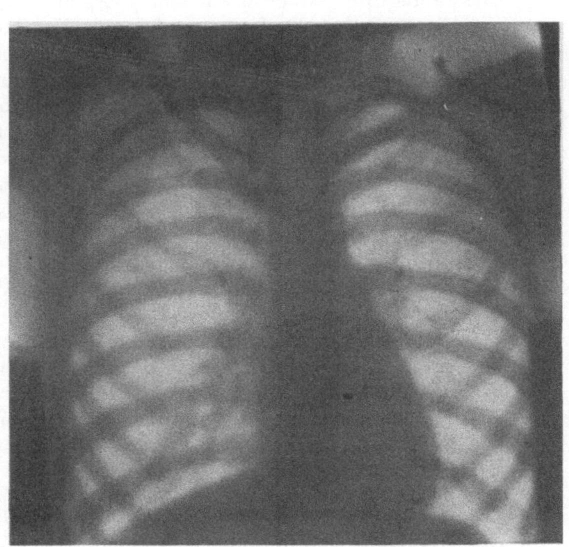

Fig. 315.
Tropfenherz beim asthenischen Habitus.

Wie hier die mangelhafte Übung, so kann in anderen Fällen übermäßige Belastung des Kreislaufes durch überstürztes Wachstum („Wachstumsblässe", *Aron*) oder durch Erkrankung des Organismus zu einer Störung der normalen Funktion der Kapillaren — vielfach bei gleichzeitiger Störung an größeren Gefäßen eventuell am Herzen — Anlaß geben. Die Analyse solcher Fälle ist nicht ganz leicht, nur Rückschlüsse erlauben uns einen gewissen Einblick in das Geschehen. Zwischen dem Tode, der bei Infektionskrankheiten unter der Entwicklung extremster Blässe eintritt, bei dem wir ebenfalls mit einer Störung der Vasomotoren, wohl des ganzen Gefäßsystems, zu rechnen haben, und diesen Folgeerscheinungen nach so schweren Erkrankungen bestehen gewiß nur graduelle Unterschiede. Daher dauert es auch nach schweren Infektionen oft geraume Zeit, bis die Kinder ihre alte Frische und Leistungsfähigkeit wieder erreicht haben. Es ist nicht richtig, wenn man bei blassen Kindern unter allen Umständen nur die Neuropathie, die ja durch übertriebene Ängstlichkeit und sorgsamste Pflege während der akuten Erkrankungen vielfach begünstigt wird, als alleinige Ursache der Blässe der Kinder anspricht. Eine abwechslungsreiche, nicht zu voluminöse Kost, ausgiebige Ruhe, eventuell ein ½—2stündiger Nachmittagsschlaf, gegebenenfalls eine Liegekur in der Sonne lassen solche Beschwerden und Krankheitserscheinungen rasch ausheilen.

Eine 14jährige Komtesse, die jeden Tag eine halbe Stunde mit dem Rade zur Schule hin und zurück fuhr, bereitete ihren Eltern zu der Zeit des gesteigerten Pubertätswachstums außerordentliche Sorgen wegen des schlechten Aussehens. Hochgeschossen, schmalbrüstig mit leichter Kyphose machte das blasse Kind tatsächlich einen Eindruck, als ob eine beginnende Tuberkulose vorläge. Die genaueste Untersuchung ergab aber hierfür keine Anhaltspunkte. Der einzige Befund bestand in einem Tropfenherzen. Die rasche Ermüdbarkeit und das schlechte Aussehen wurden daher durch das überstürzte Wachstum, die Belastung durch die Schule und durch die Überanstrengung durch die Schulwege und vor allem durch die Beschwerden des Tropfenherzens erklärt, die so oft bei Fettansatz im Bauch und besserer Unterstützung des Zwerchfells zu beheben sind (vgl. *Wenckebach*). Das Kind wurde von Mitte Mai bis Ende August aus der Schule genommen und zu Hause weiter unterrichtet. Es schlief daraufhin bis morgens gegen 9 Uhr, lag nachmittags etwa 2 Stunden in der Sonne und hatte ohne irgendwelche appetitanregenden Mittel geradezu einen Heißhunger, der vorher durchaus nicht bestand. Unter einer Zunahme von 14 Pfund innerhalb von 3 Monaten änderten sich alle Proportionen des Körpers, das Kind verlangte wieder nach körperlicher Bewegung und sehnte sich nach dem Unterricht in der Schule. Nach den Herbstferien wurde es für gesund erklärt, fuhr wieder mit dem Rade nach der Schule, hielt nun alle hiermit verbundenen Anstrengungen mit Leichtigkeit aus und vor allen Dingen war auch der Gegenstand der großen Sorge, „die krankhafte Blässe" restlos verschwunden.

Solche Beispiele könnte ich beliebig vermehren. Sie beweisen, daß die Blässe ein wichtiges, keineswegs immer zu vernachlässigendes Symptom darstellt und zeigen, daß man nicht bei jedem blassen Kinde ohne weiteres mangelhafte körperliche Betätigung als Grund ansprechen darf. Bei Verkennung der wahren Ursachen schleppen sich solche Kinder monatelang hin, sie leiden unter der körperlichen Überanstrengung und der seelischen Qual, daß sie in der Schule nicht mitkommen, und daß ihre Unfähigkeit falsch gedeutet wird.

Der auffallend häufige Befund des „krummen Rückens" (hochgradige Kyphose des thorakalen Wirbelsäulenabschnittes) scheint mir bei diesen Kindern weniger auf Schwäche der Rückenmuskulatur zu beruhen als auf dem Bestreben, Jugulum und Zwerchfell einander zu nähern.

Bei zerebraler wie bei spinaler Kinderlähmung geht mit der Atrophie der Muskulatur stets eine auffallende Kühle der Extremitäten einher, die auf eine mangelhafte Blutversorgung zurückzuführen ist.

Besonders unangenehm sind für Säuglinge wie für ältere Kinder periodisch auftretende Störungen in der Blutversorgung der Extremitäten, Finger, Zehen, Ohren, Nasenspitze. Die betreffenden Körperteile werden blaß, kalt, später zyanotisch. Infolge länger dauernder Unterbrechung der Blutzufuhr kommt es dann zur Zerstörung der Haut und eventuell zum Verlust von Fingern und Zehen, sogar von Händen und Füßen (*Raynaud*sche Krankheit). Vieles spricht für eine rein nervöse Ätiologie, während die Lues, an die man vielfach gedacht hat, fast immer durch die negative *Wassermann*sche Reaktion abgelehnt werden konnte.

Die Therapie dieses Leidens ist oft undankbar. Der Erfolg hängt wohl weniger von unseren therapeutischen Maßnahmen als von der Schwere der Störung ab. Vielfach kann man wenigstens im Anfang durch Wärmeapplikationen, gelegentlich auch durch vorsichtige Massage die Anfälle abkürzen, aber wohl nur selten einen dauernden Nutzen bringen.

Die beigefügte Fig. 316 zeigt einen Neugeborenen, bei dem kurz nach der Geburt die „lokale Asphyxie“ unter Störungen der Atmung auftrat,

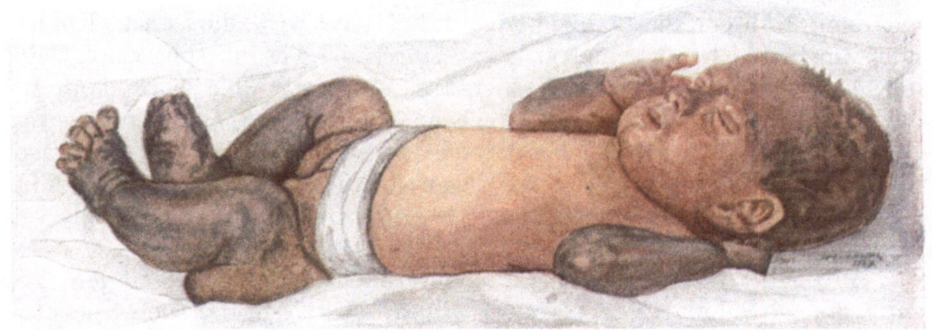

Fig. 316.
Akrocyanose bei einem Neugeborenen (eigene Beobachtung).

aber bei wiederholten Lobelingaben unter Besserung der Respiration binnen 36 Stunden restlos verschwand. — Das Herz war völlig intakt.

Beim Dekubitus dürften nervöse Störungen in der Gefäßversorgung neben der schlechteren Ernährung des Gewebes beteiligt sein. Daß die Gefäßschädigung die einzige Ursache sei, erscheint unwahrscheinlich, weil nicht der Druck allein bei sonst gesunden Individuen zur Trophoneurose führt. So wird z. B. bei Extensionsverbänden (man denke an die Behandlung von Hüftgelenkluxationen) ein wochenlanger, sehr kräftiger Druck auf das Gewebe ohne jeden Schaden vertragen. Wenn demgegenüber bei konsumierenden Krankheiten (Typhus, schwere Tuberkulose) der Dekubitus so leicht auftritt, so dürfte neben der Schädigung durch den Druck die allgemeine Entkräftung eine sehr erhebliche Rolle spielen.

An den Arterien, Venen und Blutkapillaren beobachtet man nicht selten geschwulstartige Vergrößerungen. Diese können zum Teil angeboren sein, wie z. B. das Angioma arteriosum und die Teleangiektasien. Diese letzteren kommen sehr häufig im Kindesalter vor. Ihr Lieblingssitz ist die Haut; sie können aber auch an inneren Organen sich entwickeln und je nach dem Sitz mehr oder minder schwere Störungen bedingen. So beobachtete ich einen Fall von Teleangiektasien, die, ausgehend von den weichen Hirnhäuten, in der motorischen Region des Gehirns sich entwickelten und zu schweren epileptiformen Insulten Anlaß gaben. Die Entfernung der Geschwulst brachte vorübergehende Heilung, aber die Fortentwicklung führte zu erneutem Auftreten von epileptischen Krämpfen. An der äußeren Haut, dem Lieblingssitze der Teleangiektasien, kommt es zu kosmetischen Entstellungen. Oftmals sind diese Naevi bei der Geburt stecknadelkopfgroß oder noch kleiner, um dann sehr schnell weiter zu wachsen. In anderen Fällen behalten sie zeitlebens ihre Größe oder bilden sich gar zurück. Es ist daher notwendig, diese Geschwülste, solange sie klein sind, zu beseitigen, schon aus dem Grunde, weil sie sehr leicht verletzlich sind und dann zu sehr heftigen Blutungen Anlaß geben können. Diese Entfernung kann entweder durch Bestrahlung mit Radium erfolgen oder aber durch Vereisung mit Kohlensäureschnee. (Der Kohlensäureschnee wird gewonnen, indem man eine Kohlensäurebombe am Mündungsende mit einem Lederbeutel verschließt und dann, während die Bombe horizontal gelagert wird, die flüssige Kohlensäure im Strahl herausschießen läßt. Durch die Verdunstung erfolgt eine solche Abkühlung, daß die Kohlensäure erstarrt.) Sie wird dann wie Schnee zusammengekratzt, entsprechend geformt und auf das Feuermal 10—30'' lang aufgepreßt. Es entsteht eine tiefe Delle, die sich rasch wieder ausgleicht; nach wenigen Tagen entwickelt sich eine Blase über der vereisten Stelle und schon nach 8—10 Tagen pflegt der Naevus verschwunden zu sein.

Auf diese Weise kann man recht erhebliche Naevi beseitigen. So entfernte ich einmal Naevi an der Hand eines Neugeborenen, die etwa 3 Finger und die Hälfte des Handrückens bedeckten.

Oft gelang es auch durch Pockenschutzimpfung, die geschickt um solch einen Naevus angeordnet wird, das weitere Wachstum durch die Narbenbildung unmöglich zu machen, unter Umständen sogar das ganze Hämangiom zu veröden.

Versäumt man die rechtzeitige Entfernung, dann wachsen die Naevi und können dadurch außerordentlich entstellend wirken.

Im Gegensatz zu diesen Feuermalen sind die als „Storchenbiß" bekannten Kapillarerweiterungen an der Stirn, oberhalb der Nase und im Nacken an der Haargrenze bedeutungslos. Sie unterscheiden sich von den Teleangiektasien, die als kleine, intensiv rote, oft leicht höckerige Tumoren auftreten, dadurch, daß man hier einzelne Gefäße in längerem Verlauf durch die sonst intakte Haut hindurch erkennt. Diese Gefäßmale verschwinden im Laufe von Monaten bis Jahren spurlos. Ihnen stehen gegenüber die kavernösen Angiome, die besonders in der Haut und im subkutanen Gewebe, aber auch in den inneren Organen verkommen. Auch sie gehen aus gewucherten Kapillaren hervor, bilden aber mehr oder minder höckerige, blaurote Knoten. Die Entfernung solcher Knoten gelingt meist nicht mit der einfachen Vereisung; hier ist Alkoholinjektion oder Entfernung mit dem Messer angezeigt.

Erweiterungen, Wucherungen und Schlängelungen von Venen (Varizen) kommen schon bei Neugeborenen, wenn auch relativ selten, vor. Sie entwickeln sich aber auch häufig erst infolge von Erschwerungen des venösen Abflusses bei wenig widerstandsfähiger Gefäßwand. Am wichtigsten sind die Hämorrhoiden, die gelegentlich auch schon bei jungen

Kindern, ja Säuglingen durch Blutungen oder durch Entzündungserscheinungen infolge von Einklemmungen lästig werden können.

Das Lymphgefäßsystem.

Die flüssigkeiterfüllten Hohlräume zwischen den Zellen der einzelnen Organe stellen die sogenannten Lymphspalten dar, aus denen die Lymphgefäße hervorgehen, äußerst zarte, nur von einem Endothelrohr umschlossene Gebilde, die sich zu immer größeren Gefäßen vereinigen und schließlich in die Vena jugularis beiderseits am Halse übergehen. Auf der rechten Seite münden nur die aus der rechten Thoraxhälfte und von der rechten Kopfseite sowie dem rechten Arm stammenden Lymphgefäße in die Jugularvene ein, auf der linken Seite dagegen ist die Größe des Ductus thoracicus deswegen eine so erhebliche, weil sich in ihm die gesamte Lymphe der unteren Extremitäten und des Bauches ansammelt. Hier wird nicht nur das resorbierte Fett, das die milchige Trübung des Chylus bedingt, dem Blutgefäßsystem zugeführt, es kommt auch auf dem Lymphwege zur Einschwemmung von endokrinen Stoffen in die Blutbahn, wie dies z. B. für das Insulin tierexperimentell erwiesen ist.

Die Lymphkapillaren durchfließen, ebenso wie die größeren und größten Lymphgefäße eine Menge von Lymphdrüsen. Das ist von großer Bedeutung, weil die Möglichkeit einer Infektion der Lymphbahnen durch jegliche Läsion der Haut und der Schleimhäute, aber auch im Anschluß an die Verbreitung von Entzündungserregern auf dem Blutwege gegeben ist, und weil dann in diesen Lymphdrüsen das weitere Fortschreiten der Entzündung aufgehalten werden kann.

Infolgedessen sehen wir sehr oft entzündliche Vorgänge, die bald als exsudative, bald als eitrige anzusprechen sind. Auch die Tuberkulose verbreitet sich sehr häufig auf dem Wege der Lymphbahnen. Es kommt zur Entwicklung miliarer Tuberkel in den Lymphgefäßen, aber auch zu mehr oder minder schwerer tuberkulöser Infektion der Lymphdrüsen, die schließlich in erheblicher Ausdehnung erkranken und zu mächtigen Tumoren sich umwandeln können. Diese Tumoren bestehen aus miteinander verbackenen, entzündlich geschwollenen Lymphdrüsen, die bald fest mit der Haut verlöten. Rötung der deckenden Hautschicht und nach Erweichung der Drüsen Perforation der Haut mit nachfolgender Fistelbildung schließen sich an. Monate-, ja jahrelange Sekretion erfolgt aus solcher Fistel, bis schließlich unter narbiger Einziehung der Haut eine Spontanheilung eintritt. Solange die Haut trotz des Versiegens der Sekretion aus der Fistel nicht abgeblaßt ist, muß man mit einem neuen Durchbruch rechnen. Erst nach völligem Abblassen der Haut darf man von Heilung sprechen. Besonders an Kiefer- und Mundbodendrüsen kann eine Mischinfektion — z. B. infolge von Zahnkaries — eine ruhende tuberkulöse Infektion zum Aufflammen bringen. Man diagnostiziert dann zunächst wegen der raschen, schmerzhaften und heißen Drüsenvergrößerung eine akute Lymphadenitis. Erst nach einigen Tagen, wenn sich die Symptome der akuten Entzündung verloren haben, und die Schwellung der Drüsen ohne Fieber fortbesteht, wird die tuberkulöse Grunderkrankung klar. Auf die Therapie ist hier nicht eingegangen (vgl. Kapitel der Tuberkulose). Durch das Einschwemmen von Tuberkelbazillen in die Venen kann es dann schließlich auch zu einer allgemeinen Aussaat der Tuberkulose kommen.

Die Bedeutung der Lymphdrüsenbeteiligung bei einzelnen Erkrankungen, insbesondere bei den Blutkrankheiten, wird in anderen Kapiteln besprochen. Hier seien nur einige wichtige Lymphdrüsenerkrankungen erörtert, die an anderer Stelle des Handbuchs keinen Platz finden:

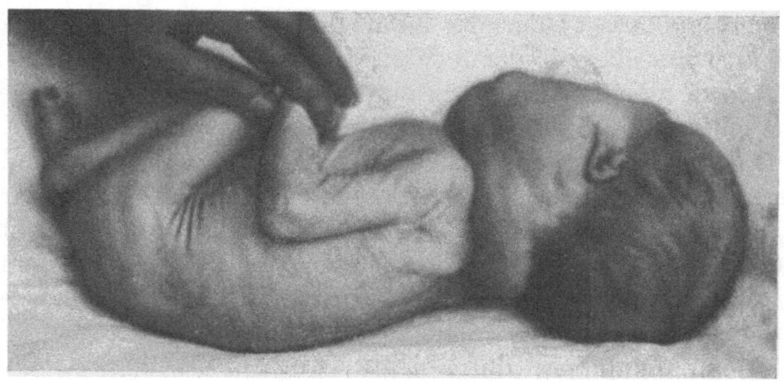

Fig. 317 a.

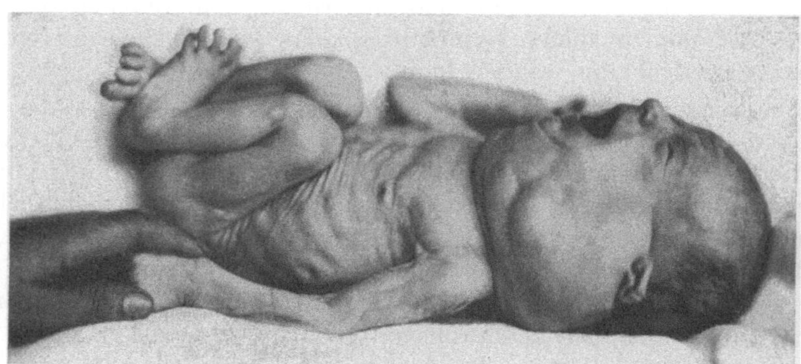

Fig. 317 b.

Mächtiges Lymphangiom bei einem jungen Säugling, das vom Ohr bis zum Mundwinkel und herab bis zum Sternum und zum Rücken sich erstreckt.

Infolge von Verlegung der Lymphbahnen bei entzündlicher Schwellung der Lymphdrüsen (z. B. bei Lues oder Tuberkulose), aber auch durch Tumorbildung (Sarkom, Karzinom, *Hodgkin*sche Tumoren) kann eine solche Stauung in den zarten Gefäßen auftreten, daß diese zerreißen und daß es im Anschluß daran zu der Ansammlung von Lymphe in den großen Körperhöhlen (chylöser Aszites bzw. Chylothorax) kommt. Die Folge davon ist zunächst die Ansammlung eines erheblichen Flüssigkeitsergusses im Bauch oder in der Brusthöhle, wobei die Punktion ein von Fetttröpfchen getrübtes Exsudat erkennen läßt. Die Prognose hängt weniger von dem Verlust an Nahrungsstoffen als von der Grundkrankheit ab. Bei Entwicklung neuer Lymphbahnen, aber auch beim Wiederdurchgängigwerden der alten kann der chylöse Erguß spontan zurückgehen.

Eine weitere wichtige Erkrankung der Lymphdrüsen ist das sogenannte „*Pfeiffer*sche Drüsenfieber“[1]), das oft zur Erklärung sonst unklaren Fiebers herangezogen wird. Offenbar handelt es sich hierbei um eine primäre Infektion des Nasen-Rachenraumes[2]), die entweder unbemerkt blieb oder bald vergessen wurde, mit nachfolgender Beteiligung der regionären, d. h. zwischen dem Musculus sterno-cleido-mastoideus und der Wirbelsäule gelegenen Lymphdrüsen. Diese schwellen dann scheinbar spontan unter erheblichen Fiebersteigerungen an und können recht druckempfindlich werden. Hie und da behindern sie auch die freie Bewegung der Halswirbelsäule. Bei gleichzeitiger Milz- und Leberschwellung sowie bei begleitender Nephritis liegt der Gedanke einer septischen Allgemeininfektion nahe (Blutkulturen!). Sonst wird bei den fehlenden oder zu wenig prägnanten Symptomen im Beginne auch an Scharlach, bei längerem Verlaufe an Tuberkulose oder Typhus, eventuell an *Hodgkin*sche Lymphogranulomatose zu denkeusein. Daher stellt man die Diagnose meist per exclusionem. Die Gefahr einer septischen Allgemeininfektion ist nie auszuschließen. Im allgemeinen aber ist die Prognose günstig, selbst wenn die Krankheit, wie ich es erlebte, 7, ja 11 Wochen dauert.

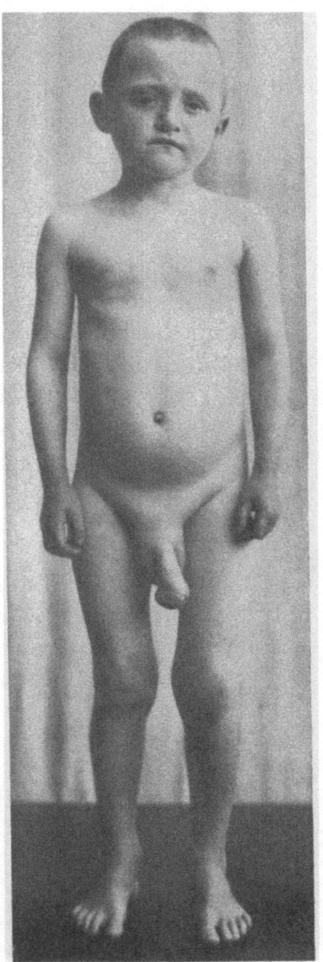

Fig. 318.

Elephantiasis am Penis infolge von chronischer Entzündung. (Fig. 317 u. 318 sind Beobachtungen der Breslauer Universitäts-Kinderklinik.)

Die Erweiterung der Lymphbahnen kommt besonders in der Haut vor. Hierbei kann es sich um einfache allgemeine Erweiterung von Lymphräumen handeln, z. B. bei chronischen Entzündungen an den Extremitäten (sogenannter „Elephantiasis“). Wichtiger aber sind die sogenannten zystischen oder kavernösen Lymphangiome, die meist aus mehreren, durch bindegewebige Septen voneinander geschiedenen, größeren und kleineren Hohlräumen bestehen und je nach ihrer Lage in der Zunge, der Lippe, am Halse, in der Schultergegend usw. zu entstellenden Geschwülsten werden.

Die nebenstehende Fig. 317a u. b zeigt solch ein Lymphangiom, das vom Ohr bis zum Mundwinkel und hinab bis aufs Sternum bzw. auf den Rücken ungefähr bis zur Höhe der Brustwarzen reichte. Die Geschwulst bestand seit der Geburt, vergrößerte sich bis zum Alter von

[1]) Jahrb. f. Kdhlkd. 1899, Bd. 29.

[2]) *Hochsinger*, Wiener med. Wochenschr. 1902.

$^3/_4$ Jahren, schließlich kam es nach dem Aufplatzen einer Zyste zur Infektion, die sich wegen der Kammerung — die Punktion ergab aus einzelnen Kammern reinen Eiter, aus daneben gelagerten unveränderte Lymphe — durch viele Monate nur langsam weiter ausbreitete, bis sie schließlich zur allgemeinen Sepsis und dadurch zum Tode führte.

Auch chronische Entzündungen können durch narbige Schrumpfung zur Stauung von Lymphe führen und dann zu „Elephantiasis" Anlaß geben. In unseren Gegenden ist das selten der Fall. In den Tropen dagegen kommen solche in den Lehrbüchern der Pathologie beschriebenen Verunstaltungen infolge der Infektion mit Filarien häufiger vor. Sie sind aber, wie beifolgende Fig. 318 zeigt, auch bei uns nicht ausgeschlossen.

Es handelt sich um einen etwa 8 Jahre alten Knaben W. H., bei dem ein Diabetes insipidus bestand und bei dem sich infolge chronischer Entzündung das mächtige Ödem — von narbigem Gewebe durchsetzt — am Penis und am Mons veneris einstellte und so zu der elephantiastischen Verunstaltung führte.

Die Behandlung solcher Geschwülste kann gar nicht früh genug einsetzen. Sie hat nach Möglichkeit die Ursachen der Entzündung zu beseitigen oder bei spontan auftretenden Geschwülsten, solange diese klein sind, in der Totalexstirpation zu bestehen. Bei größeren Geschwülsten ist dies leider oft nicht mehr möglich. Punktionen führen meist nicht zu einem wesentlichen Erfolge, weil sich die Geschwülste relativ schnell wieder füllen, und weil die Gefahr einer sekundären Infektion eine recht erhebliche ist.

Schluß.

Das Gebiet der Herz- und Gefäßerkrankungen ist so groß, daß es auf dem mir zugewiesenen Raume wohl kaum möglich sein dürfte, es wirklich völlig lückenlos zur Darstellung zu bringen. Ich hoffe aber in den vorstehenden Ausführungen die wichtigsten Fragen besprochen zu haben.

Wenn die Literaturzitate einzelnen Lesern nicht genügen sollten, so erlaube ich mir darauf hinzuweisen, daß die großen Handbücher sowie die fortlaufend referierenden Zeitschriften heutzutage eine Orientierung außerordentlich leicht machen.

An zusammenfassenden Werken mit reichlicher Literaturangabe seien hervorgehoben:

1. *Kraus-Brugsch*, Spezielle Pathologie und Therapie innerer Krankheiten. Bd. 4, 1. u. 2. Teil. Berlin: Urban & Schwarzenberg 1925.
2. Handbuch der inneren Medizin. 2. Aufl. Hrsg. v. *G. v. Bergmann* u. *R. Staehelin*, Bd. 2. Berlin: Julius Springer 1928.
3. *Romberg, E.*, Lehrbuch der Krankheiten des Herzens u. der Blutgefäße. 4./5. Aufl. Stuttgart: Ferd. Enke 1925.
4. *Krehl*, Krankheiten des Herzens.
5. *Edens, E.*, Die Krankheiten des Herzens und der Gefäße. Berlin: Julius Springer 1929.
6. *Wenckebach, K. F.* u. *H. Winterberg*, Die unregelmäßige Herztätigkeit. 2 Bände. Leipzig: W. Engelmann 1927.
7. *Mackenzie* u. *Rothberger*, Lehrbuch der Herzkrankheiten. 2. deutsche Aufl. nach der 3. engl. Ausgabe. Berlin: Julius Springer 1923.

Vor allen Dingen sei auch auf die Abhandlungen über Erkrankungen des Herzens, der Gefäße und Lymphknoten in den voraufgehenden drei Auflagen dieses Handbuches von *Hochsinger* bzw. *Hecht* und auf das Zentralblatt für die gesamte Kinderheilkunde und endlich auf das Handbuch der allgem. Pathologie und der Patholog. Anatomie von *Brüning-Schwalbe* (Artikel von *Berlinger* und *Jores* im 2. Bande) sowie auf die Lehrbücher der Physiologie und Pathologie verwiesen.

Diagnostik der Kinderkrankheiten mit besonderer Berücksichtigung des Säuglings. Eine Wegleitung für praktische Ärzte und Studierende. Von Professor Dr. **E. Feer,** Direktor der Universitäts-Kinderklinik in Zürich. Vierte, umgearbeitete und erweiterte Auflage. (Aus „Enzyklopädie der klinischen Medizin", Allgemeiner Teil.) Mit 279 zum Teil farbigen Textabbildungen. Etwa 400 Seiten. Etwa RM 24.—. Erscheint im Juni 1931.

Lehrbuch der Säuglingskrankheiten. Von Professor Dr. **H. Finkelstein,** Berlin. Dritte, vollständig umgearbeitete Auflage. Mit 178 zum Teil farbigen Textabbildungen. XV, 898 Seiten. 1924. Gebunden RM 39.—

Die Krankheiten des Neugeborenen. Von Dr. **August Ritter von Reuß,** Assistent an der Universitäts-Kinderklinik, Leiter der Neugeborenen-Station an der I. Universitäts-Frauenklinik zu Wien. (Aus „Enzyklopädie der klinischen Medizin", Spezieller Teil.) Mit 90 Textabbildungen. VIII, 550 Seiten. 1914. RM 22.—

Lehrbuch der Kinderkrankheiten. Von Dr. **Heinrich Lehndorff,** Privatdozent für Kinderheilkunde an der Universität Wien. Dritte, vollkommen umgearbeitete Auflage. VIII, 329 Seiten. 1928. RM 10.80; geb. RM 12.—

Prophylaxe und Therapie der Kinderkrankheiten mit besonderer Berücksichtigung der Ernährung, Pflege und Erziehung des gesunden und kranken Kindes nebst therapeutischer Technik, Arzneimittellehre und Heilstättenverzeichnis. Von Professor Dr. **F. Göppert,** Direktor der Universitäts-Kinderklinik in Göttingen, und Professor Dr. **L. Langstein,** Direktor des Kaiserin Auguste-Viktoria-Hauses zur Bekämpfung der Säuglingssterblichkeit im Deutschen Reiche in Berlin-Charlottenburg. Mit 37 Textabbildungen. XXII, 607 Seiten. 1920. RM 22.50; gebunden RM 24.—

Die Nasen-, Rachen- und Ohrerkrankungen des Kindes in der täglichen Praxis. Von Professor Dr. **F. Göppert,** Direktor der Universitäts-Kinderklinik zu Göttingen. (Aus „Enzyklopädie der klinischen Medizin", Spezieller Teil.) Mit 21 Textabbildungen. XIII, 169 Seiten. 1914. Gebunden RM 18.—

Die akuten Erkrankungen der Gaumenmandeln und ihrer unmittelbaren Umgebung. Leitfaden für Ärzte und Studierende. Von Dr. med. **Werner Schultz,** Dirigierendem Arzt der II. Inneren Abteilung des Krankenhauses Charlottenburg-Westend. Mit 18 farbigen Abbildungen. VI, 149 Seiten. 1925. RM 9.60

Atmungs-Pathologie und -Therapie. Von Privatdozent Dr. **Ludwig Hofbauer,** Leiter der Atmungspathologischen Abteilung der I. Medizinischen Klinik (Professor K. F. Wenckebach), Wien. Mit 144 Textabbildungen. XII, 336 Seiten. 1921. RM 12.—

Studien über die Entstehung und den Verlauf der Lungenkrankheiten. Von Dr. **N. Ph. Tendeloo,** o. ö. Professor der Allgemeinen Pathologie und der Pathologischen Anatomie, Direktor des Pathologischen Instituts der Reichsuniversität Leiden. Zweite, umgearbeitete und vermehrte Auflage. Mit 6 Abbildungen. V, 219 Seiten. 1931. RM 26.—

Die Krankheiten des Herzens und der Gefäße. Von Dr. **Ernst Edens,** a. o. Professor an der Universität München. Mit 239 zum Teil farbigen Abbildungen. VIII, 1057 Seiten. 1929. RM 66.—; gebunden RM 69.—